HANDBUCH DER HAUT- UND GESCHLECHTSKRANKHEITEN

J. JADASSOHN

ERGÄNZUNGSWERK

BEARBEITET VON

J. ALKIEWICZ · R. ANDRADE · R. D. AZULAY · H. J. BANDMANN · L. M. BECHELLI · M. BETETTO
H. H. BIBERSTEIN · R. M. BOHNSTEDT · G. BONSE · S. BORELLI · W. BORN · J. v. d. BOSCH · O.
BRAUN-FALCO · W. BURCKHARDT · F. T. CALLOMON · C. CARRIÉ · H. CHIARI · G. B. COTTINI
R. DOEPFMER · CHR. EBERHARTINGER · G. EHRMANN · F. FEGELER · E. FISCHER · G. FLADUNG
H. FLEISCHHACKER · H. GÄRTNER · O. GANS · M. GARZA TOBA · P. E. GEHRELS · H. GÖTZ · L.
GOLDMAN · H. GOLDSCHMIDT · K. GREGORZCYK · A. GREITHER · H. GRIMMER · TH. GRÜNE-
BERG · J. HÄMEL · D. HARDER · W. HAUSER · E. HEINKE · H.-J. HEITE · S. HELLERSTRÖM · A.
HENSCHLER-GREIFELT · J. J. HERZBERG · H. HILMER · H. HOBITZ · H. HOFF · G. HOPF
L. ILLIG · W. JADASSOHN · M. JÄNNER · R. KADEN · K. H. KÄRCHER · FR. KAIL · K. W. KAL-
KOFF · W. D. KEIDEL · PH. KELLER · J. KIMMIG · G. KLINGMÜLLER · N. KLÜKEN · A. G.
KOCHS · FR. KOGOJ · G. W. KORTING · E. KRÜGER-THIEMER · H. KUSKE · F. LATAPI
H. LAUSECKER† · P. LAVALLE · A. LEINBROCK · K. LENNERT · G. LEONHARDI · W. F. LEVER
P. G. LIEBALDT · W. LINDEMAYR · K. LINSER · H. LÖHE · L. J. A. LOEWENTHAL · A. LUGER · E.
MACHER · F. D. MALKINSON · K. MEINICKE · W. MEISTERERNST · N. MELCZER · A. MEMMES-
HEIMER · J. MEYER-ROHN · G. MIESCHER · P. MIESCHER · A. MUSGER · TH. NASEMANN
FR. NEUWALD · G. NIEBAUER · W. NIKOLOWSKI · F. NÖDL · R. ORTMANN · B. OSTER-
TAG · R. PFISTER · K. PHILIPP · A. PILLAT · H. PINKUS · W. POHLIT · H. PORTUGAL · M. I.
QUIROGA · W. RAAB · R. V. RAJAM · B. RAJEWSKY · J. RAMOS E SILVA · H. REICH · R. RICHTER
G. RIEHL · H. RIETH · H. RÖCKL · ST. ROTHMAN · S. A. P. SAMPAIO · R. SANTLER · C. SCHIRREN
C. G. SCHIRREN · H. SCHLIACK · W. SCHMIDT · R. SCHMITZ · W. SCHNEIDER · U. W. SCHNY-
DER · H. SCHREINER · H. SCHUERMANN · K. H. SCHULZ · R. SCHUPPLI · J. SCHWARZ · H.
SEELIGER · H. W. SIEMENS · R. D. G. PH. SIMONS · J. SÖLZT'SZÖTS · C. E. SONCK · H. W. SPIER
R. SPITZER · D. STARCK · Z. STARY · G. K. STEIGLEDER · H. STORCK · G. STÜTTGEN · A. SZA-
KALL · J. TAPPEINER · J. THEUNE · W. THIES · J. VONKENNEL · F. WACHSMANN · G. WAGNER
W. H. WAGNER · E. WALCH · K. WEINGARTEN · A. WIEDMANN · H. WILDE · A. WINKLER
A. WISKEMANN · P. WODNIANSKY · KH. WOEBER · H. WÜST · K. WULF · J. ZEITLHOFER
J. ZELGER · P. ZIERZ · M. ZINGSHEIM

HERAUSGEGEBEN GEMEINSAM MIT

O. GANS · H. A. GOTTRON · J. KIMMIG · G. MIESCHER · H. SCHUERMANN
H. W. SPIER · A. WIEDMANN

VON

A. MARCHIONINI

SECHSTER BAND · DRITTER TEIL

SPRINGER-VERLAG
BERLIN · GÖTTINGEN · HEIDELBERG
1960

FERTILITÄTSSTÖRUNGEN BEIM MANNE

BEARBEITET VON

S. BORELLI · R. DOEPFMER · E. HEINKE

HERAUSGEGEBEN VON

H. SCHUERMANN UND R. DOEPFMER

MIT 203 ABBILDUNGEN

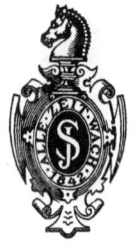

SPRINGER-VERLAG
BERLIN · GÖTTINGEN · HEIDELBERG
1960

ISBN-13: 978-3-642-94785-8   e-ISBN-13: 978-3-642-94784-1
DOI: 10.1007/978-3-642-94784-1

Alle Rechte, insbesondere das der Übersetzung in fremde Sprachen, vorbehalten

Ohne ausdrückliche Genehmigung des Verlages ist es auch nicht gestattet, dieses Buch oder Teile daraus auf photomechanischem Wege (Photokopie, Mikrokopie) zu vervielfältigen

© by Springer-Verlag OHG / Berlin · Göttingen · Heidelberg 1960
Softcover reprint of the hardcover 1st edition 1960

Die Wiedergabe von Gebrauchsnamen, Handelsnamen, Warenbezeichnungen usw. in diesem Werk berechtigt auch ohne besondere Kennzeichnung nicht zu der Annahme, daß solche Namen im Sinn der Warenzeichen- und Markenschutz-Gesetzgebung als frei zu betrachten wären und daher von jedermann benutzt werden dürften

Vorwort

In weiten Gebieten der Erde stehen sich heute zwei große Probleme diametral gegenüber: die ständig steigende Zahl der kinderlosen Ehen einerseits und die Überbevölkerung andererseits. Daraus erwachsen gerade für den Arzt völlig neue, zum Teil noch kaum lösbare Aufgaben. Die hinreichend bekannten, tragischen Einzelschicksale bei Nichterfüllung des Kinderwunsches können jedoch nicht ohne weiteres kollektiven Menschheitsproblemen geopfert werden.

Im Handbuch der Haut- und Geschlechtskrankheiten von JADASSOHN war die männliche Infertilität nur kurz im Rahmen der seinerzeit so vorherrschenden postgonorrhoischen Komplikationen abgehandelt. Ohne Zweifel wurden damals andere Ursachen zu wenig beachtet.

Die große Bedeutung der männlichen Infertilität bei sterilen Ehen wurde erst während der letzten 3 Jahrzehnte erkannt. Die Kenntnisse über dieses Gebiet haben sich so stark ausgeweitet und so stürmisch entwickelt, daß innerhalb der Dermatologie mit ihrer langen Tradition auf diesem Gebiet sozusagen ein neues Spezialfach — ähnlich wie die Endokrinologie innerhalb der inneren Medizin — entstanden ist. Die von gynäkologischer Seite vielfach erhobene Forderung der Betreuung von beiden Ehepartnern durch *einen* Arzt dürfte heute nur selten möglich sein. Eine Abtrennung des Forschungsgebietes der männlichen Infertilität von der weiblichen Infertilität und Sterilität, also eine Abtrennung der Andrologie von der Gynäkologie war nach entsprechender Entwicklung in den anglo-amerikanischen und anderen europäischen Ländern unvermeidbar.

Trotz aller Mahnungen von Andrologen und Gynäkologen wird auch heute noch oft die Untersuchung des Ehemannes unterlassen, der Frau aber ohne Notwendigkeit eine Kette von differenten diagnostischen Eingriffen und mehrfachen Operationen zugemutet.

Die zahlreichen neuen Erkenntnisse aus den verschiedenen Fachgebieten wie der Dermatologie, Urologie, Gynäkologie, Endokrinologie, Psychiatrie, Psychologie, Anatomie, Veterinärmedizin, Zoologie, Physiologie und Biochemie machten es notwendig, erstmals in diesem Umfang im Rahmen eines Handbuches Tatsachen von Hypothesen abzugrenzen, zu ordnen und kritisch zu sichten. Dabei ist zu betonen, daß gerade auf diesem jungen, in voller Entwicklung begriffenen Gebiet die Wahrheit von heute der Irrtum von morgen sein kann.

Dem Band wurde der Entwurf der noch wenig bearbeiteten Medizingeschichte über die Fertilitätsstörungen beim Mann vorangestellt. An Hand einiger berühmter Beispiele konnte gezeigt werden, wie wesentlich die männliche Infertilität die Weltgeschichte z. B. bei der Erbfolge beeinflußte.

Die Entwicklungsgeschichte, die Anatomie und die Physiologie wurden nur kurz abgehandelt. Besonderen Nachdruck legten die Verfasser auf die Darstellung der Pathogenese, der Ätiologie und der Klinik der Störungen der männlichen Fertilität. Die Diagnostik ist heute so kompliziert geworden, daß bei pathologischen Veränderungen die verschiedenartigen Spezialuntersuchungen nur noch in wenigen Kliniken durchgeführt werden können. Diagnostische Maßnahmen wurden besonders eingehend und umfassend aufgezeigt, da die Ergebnisse dieser Untersuchungen vielfach schwerwiegende Konsequenzen für das einzelne Individuum und die ganze Familie mit sich bringen.

Bei dem Studium des Kapitels über Hodendystopien wird auffallen, wie weit die Auffassungen über die verschiedenen klinischen Probleme — ganz gleich ob aus der Sicht des Pädiaters, des Andrologen, des Endokrinologen oder des Chirurgen — insbesondere wegen der schlechten Prognose im Hinblick auf die spätere Fertilität und die große Gefahr der malignen Entartung auseinandergehen.

Die forensische Beurteilung der männlichen Zeugungsfähigkeit mußte, von einem Kliniker geschrieben, erwartungsgemäß in einigen Punkten von der bisherigen Auffassung der Gerichtsmediziner abweichen. Ebenso bieten die Ausführungen über die versicherungsrechtliche Beurteilung der männlichen Fertilität zum Teil völlig neue Gesichtspunkte.

Die in der Literatur schwer zugängliche Impotentia coeundi wurde wegen der starken Zunahme der Morbidität recht erschöpfend bearbeitet. Hierbei wurden die zahlreichen psychischen Faktoren bei der Genese der Impotentia coeundi im Zusammenhang mit Somatogenese durch eindrucksvolle Beispiele erläutert. Die Synthese der somatischen und psychischen Problematik durch die Bearbeiter mit dem Ziel, dem behandelnden Arzt in jeder Hinsicht eine Basis zu bieten, stellt eine Besonderheit dieses Werkes dar. Bei der Häufigkeit der psychogenen Ursachen für die Impotentia coeundi dürfen natürlich organische Veränderungen nicht außer acht gelassen werden.

In einem besonderen Kapitel wurde die Wirkung der Aphrodisiaca aufgezeigt. Eine derartige Übersicht wurde bislang in der dermatologischen Literatur noch niemals zusammengestellt.

Die Therapie der männlichen Subfertilität oder Infertilität steht noch in den Anfängen. Wir können durch medikamentöse oder chirurgische Maßnahmen in 10 bis höchstens 20% eine Zeugungsfähigkeit erzielen.

Wegen der schlechten therapeutischen Beeinflußbarkeit dieser Störungen hielten wir es für notwendig, im Rahmen dieses Bandes auch die künstliche Samenübertragung und ganz besonders die Adoption, die letzten Auswege für die oft verzweifelten Ehepartner, eingehend abzuhandeln.

Dem Springer-Verlag gilt unser besonderer Dank für die großzügige, keine Kosten scheuende Berücksichtigung der zahlreichen Wünsche bei der Ausstattung, der Bebilderung und ganz besonders der Gestaltung des Umfangs dieses Bandes.

Bonn, den 20. August 1960

H. SCHUERMANN   R. DOEPFMER

Inhaltsverzeichnis

Seite

Fertilitätsstörungen beim Manne, Somatischer Teil. Von Prof. Dr. med. ERNST HEINKE-Gießen, und Priv.-Doz. Dr. med. RUDOLF DOEPFMER-Bonn. (Mit 187 Abbildungen) . 1

A. Entwurf einer Medizingeschichte der Fertilitätsstörungen beim Manne 1
   I. Die Bedeutung der Fruchtbarkeit für das Denken und Handeln des naturhaften Menschen 1
  II. Die Infertilität des Mannes in der alten Medizin des nahen Ostens und Indiens 4
      1. Altägyptische Medizin 4
      2. Bibel und jüdische Auslegung (Talmud) 4
      3. Altindische Medizin 6
 III. Die Bedeutung der Fertilitätsstörungen beim Manne in der Medizingeschichte des Abendlandes 8
      1. Antike Medizin 8
      2. Arabische Medizin 10
      3. Die Medizin des Mittelalters 12
         a) Die Mönchsmedizin 12

           α) Scholastische Medizin 15 — β) Kanonisches Recht 15

         b) Die Laienmedizin 16
      4. Die Medizin der frühen Neuzeit 17
         a) Die Medizin des 16. Jahrhunderts 17
         b) Einfluß der Magie auf die Fertilität 20
         c) Die Medizin des 17. Jahrhunderts 21
      5. Die Medizin zu Beginn der Spermatologie im 18. Jahrhundert 23
      6. Die Spermatologie im 19. und 20. Jahrhundert bis zur Neuzeit 24
      7. Die Bedeutung der männlichen Infertilität in der Weltgeschichte . . . 28

B. Zur Entwicklungsgeschichte 29
   I. Entwicklung des Genitalsystems 29
      1. Indifferente gonadale Anlage 30
      2. Entwicklung des Wolffschen Ganges 32
      3. Entwicklung des Müllerschen Ganges 32
      4. Differenzierung des Urogenitalsinus 34
      5. Differenzierung des äußeren Genitale 34
      6. Descensus der Keimdrüsen 34
  II. Faktoren der Geschlechtsdifferenzierung 36
      1. Genetische Faktoren 36
      2. Genetische Geschlechtsdetermination 37
      3. Gonadale Faktoren 37
      4. Beziehungen zur menschlichen Gonadogenese und Geschlechtsdifferenzierung 39

C. Anatomie der männlichen Geschlechtsorgane 41
   I. Makroskopische Anatomie der inneren Geschlechtsorgane 42
      1. Hoden 42
      2. Nebenhoden 43
      3. Samenleiter 44
      4. Bläschendrüsen 44
      5. Vorsteherdrüse 45
      6. Cowpersche Drüsen 45
  II. Anatomie der äußeren Geschlechtsorgane 45
      1. Hodenhüllen und Hodensack 45
      2. Das männliche Glied 48
      3. Gefäße und Nerven der Geschlechtsorgane 50

Inhaltsverzeichnis

	Seite
III. Mikroskopische Anatomie der inneren Geschlechtsorgane	51
1. Hoden	51
a) Tunica albuginea	51
b) Die Samenkanälchen	51
c) Zellen der Spermiogenese	55
d) Das Zwischengewebe	59
2. Das reife Spermium	63
3. Der Hoden in den einzelnen Lebensabschnitten	64
a) Der fetale Hoden	64
b) Der natale Hoden	65
c) Der kindliche Hoden bis zur Pubertät	66
d) Der puberale Hoden	68
e) Der adulte Hoden	69
f) Der senile Hoden	70
4. Die Histochemie des menschlichen Hodens	70
a) Das Samenepithel und die Sertoli-Zellen	71
b) Die Tubuluswand und das intertubuläre Bindegewebe	73
c) Die Zwischenzellen (Leydig-Zellen, Leydig-Zwischenzellen)	75
5. Die samenableitenden Wege und akzessorischen Geschlechtsdrüsen	76
a) Das Rete testis	76
b) Der Nebenhoden	77
α) Zur Histochemie des Nebenhodens 79 — β) Zur Funktion des Nebenhodens 80	
c) Vas deferens, Ampulle und Ductus ejaculatorius	81
d) Die Bläschendrüsen	82
e) Die Prostata	84
f) Die Bulbourethraldrüsen (Cowpersche Drüsen)	86
D. Die Physiologie der männlichen Keimdrüsen. Von Ernst Heinke-Gießen	87
I. Einleitung	87
II. Einfluß des Zwischenhirns auf die Hypophyse	88
III. Beziehung zwischen Hypophyse und Gonaden	90
IV. Die Gonadotropine	90
V. Hodenveränderungen nach Hypophysektomie (Ausfall der Gonadotropine)	92
VI. Einfluß der Gonaden auf die Hypophyse	95
1. Einfluß der endokrinen Hodenfunktion auf den Hypophysenvorderlappen	95
a) Androgene	95
b) Oestrogene	96
c) Weitere Hodenhormone	97
2. Einfluß der Tubulusfunktion auf den Hypophysenvorderlappen	98
VII. Einwirkungen auf die sekretorische und spermiogenetische Aktivität der Gonaden	98
VIII. Die Hormone des Hodens	99
1. Natürliche Androgene	100
2. Künstliche Androgene	100
IX. Der Testosteron-Abbau und -Umbau	102
X. Die 17-Ketosteroide	103
XI. Wirkung der Androgene	105
1. Wirkung auf das männliche Genitale	106
2. Wirkung auf den Stoffwechsel	107
3. Wirkung auf die somatische Prägung	108
4. Wirkung auf die Psyche	109
5. Wirkung auf den weiblichen Organismus	109
XII. Die Pubertät	110
XIII. Die männlichen Genitalreflexe (Erektionsreflex, Ejaculationsreflex). Der Ejaculationsablauf	114
E. Klinik der Fertilitätsstörungen beim Manne. Von Ernst Heinke-Gießen	115
I. Patho-Physiologie der Hodenfunktionsstörungen	116
1. Definition der Formenkreise der Hodenfunktionsstörungen	116

a) Sekundärer Hodenschaden 116
b) Primärer Hodenschaden 116
c) Zusammenfassung 117
2. Funktionsdiagnostik der Fertilitätsstörungen 117
a) Untersuchungsmethoden 118
b) Funktionsprüfungen 118
α) Die gonadotrope Aktivität der Adenohypophyse 118 — β) Die androgene Aktivität der Zwischenzellen 118 — γ) Die spermiogenetische Aktivität der Tubuli 119

II. Der Androgenmangel oder -ausfall 120
1. Der präpuberale Androgenmangel oder -ausfall 120
2. Der postpuberale Androgenmangel und -ausfall 121

III. Klinik der Fertilitätsstörungen 123
1. Die Fertilitätsstörung beim sekundären Hodenschaden 123
Die diagnostischen Kennzeichen beim sekundären Hodenschaden . . . 124
α) Die Harngonadotropine 124 — β) Der Choriongonadotropintest 125 γ) Das histologische Hodenbild 125
a) Der sekundäre Hodenschaden nach Hypophysenvorderlappenstörung oder durch Ausfall bei krankhaften Vorgängen in oder in der Umgebung der Hypophyse 126
α) Tumoren und Cysten der Hypophyse und ihrer Umgebung 127 — β) Granulomatöse und entzündliche Krankheiten der Hypophyse 129 γ) Kreislauf- und traumatisch bedingte Veränderungen der Hypophyse 129 — δ) Das Simmonds-Sheehan-Syndrom 132
b) Der sekundäre Hodenschaden nach Hypophysenvorderlappenstörungen, die durch Androgene oder Oestrogene ausgelöst werden 132
Androgene 132
Oestrogene 135
c) Sekundäre Hodenschäden nach Hypophysenvorderlappenstörungen, die durch allgemeine Krankheiten, auch durch Mangel- oder Unterernährung ausgelöst werden 139
d) Der sekundäre Hodenschaden nach Hypophysenvorderlappenstörungen, die durch unbekannte Ursachen ausgelöst werden 140
Idiopathischer sekundärer Hypogonadismus 140
2. Die Fertilitätsstörung beim primären Hodenschaden 148
α) Einleitung 148 — β) Gruppierung der primären Hodenschäden 148 γ) Diagnostische Kennzeichen beim primären Hodenschaden 149
a) Primärer Hodenschaden mit Androgenmangel oder -ausfall 151
b) Primärer Hodenschaden ohne Androgenmangel 152
α) Pathologische Erscheinungen am Samenepithel (Parenchymschäden) 153 — β) Pathologische Veränderungen der intertubulären Räume (Stromaschäden) 153
c) Fertilitätsstörungen, deren Ursachen nicht in den Gonaden liegen . . 154
α) Verschluß (und Stenose) der samenableitenden Wege (Aspermie) 154
Hodenbiopsie 154
β) Schäden nach Traumen 163 — γ) Wärmeschäden 163 — δ) Fertilitätsstörungen nach Rückenmarkverletzungen 163
d) Fertilitätsstörungen durch Schäden innerhalb der Gonaden 165
α) Schäden von Samenepithel und testalem Bindegewebe (Parenchym- und Stromaschäden) 165 — Anorchie 165 — Aplasie = „funktionelle präpuberale Kastration" 171 — Das männliche Turner-Syndrom 173 β) Isolierte Schäden des Samenepithels — Parenchymschäden 174 — Fehlen des Samenepithels („Fehlen des germinativen Epithels") 175 Spermiogenese-Stop 180 — Desorganisation des Samenepithels 185 — Spermiogenese-Hemmung 187 — γ) Schäden des testalen Bindegewebes — Stromaschäden 190 — Tubuluswandveränderungen 191 — Das Klinefelter-Syndrom 197 — Die idiopathische Tubulus-Degeneration 207 — Interstitielle Veränderungen — Entzündungen 212 — Vasale Erkrankungen 217 — Die interstitielle Fibrose 225 — Synopsis und Klassifikation der Fertilitätsstörungen 226

F. Die Therapie der Fertilitätsstörungen beim Manne. Von ERNST HEINKE-Gießen . . . 231
    I. Die Allgemeinbehandlung 231
    II. Hygiene des Geschlechtslebens einschließlich Hinweise zur Bestimmung des Ovulationstermines und weiterer Tests 232
        Methoden der Bestimmung des Ovulationstermines 233
    III. Medikamentöse Therapie der Fertilitätsstörungen 237
        1. Einleitung 237
        2. Grundformen der hormonalen Behandlung 238
            a) Substitutionsbehandlung 238
            b) Das Choriongonadotropin 239
            c) Das Serumgonadotropin 239
            d) Die Androgene 240
    IV. Substitutionstherapie des sekundären Hodenschadens 241
        1. Indikation der Substitution 241
        2. Die Substitution mit Choriongonadotropin (ICSH) 242
            Kontrollmöglichkeiten der Behandlung 244
        3. Die Substitution mit Serumgonadotropin (FSH) 244
        4. Die Substitution mit Testosteron beim sekundären Hodenschaden . . . 245
    V. Die Substitutionstherapie beim primären prä- und postpuberalen Hodenschaden mit Androgenmangel 246
        1. Aufbaudosis 246
            Kontrollmöglichkeiten 246
        2. Erhaltungsdosis 247
    VI. Die Therapie des primären Hodenschadens ohne Androgenmangel 247
        1. Einleitung und Problemstellung 247
        2. Behandlung mit geringen Testosterongaben 249
        3. Behandlung mit hohen Testosterongaben 251
            a) Das sog. „Rebound-Phänomen" 251
            b) Auslösung des „Rebound-Phänomens" mit Oestrogenen 258
        4. Behandlung durch kombinierte Gonadotropin-Testosterongaben . . . 259
            a) Serumgonadotropin + Testosteron 259
            b) Choriongonadotropin + Testosteron 259
        5. Andere medikamentöse Maßnahmen 260
            a) Vitamine 261
            b) Schilddrüsenpräparate 262
            c) Diätetisch-hormonale Behandlung 263
            d) Die Cortison-Behandlung der Fertilitätsstörungen 264
            e) Bestrahlungen mit Röntgen (und Kurzwelle) 264
            f) Die Behandlung mit Spasmolytica 265
            g) Die Cellular-Therapie bei Fertilitätsstörungen 265
    VII. Die chirurgische Behandlung des Verschlusses. Von RUDOLF DOEPFMER-Bonn 265
G. Diagnostische Untersuchungsmethoden bei Störungen männlicher Fertilität . . . 269
    I. Einleitung: Die bei der Fertilitätsuntersuchung zu beobachtenden funktionellen Zusammenhänge. Von ERNST HEINKE-Gießen 269
    II. Klinische Untersuchungen. Von ERNST HEINKE-Gießen 272
        1. Anamnese 272
        2. Somatisch-maskuline Differenzierung 274
    III. Das Ejaculat. Von RUDOLF DOEPFMER-Bonn 281
        1. Einleitung 281
        2. Gewinnung des Samens 282
            a) Masturbation 282
            b) Coitus interruptus 282
            c) Coitus condomatus 283
            d) Die postcoitalen Tests 283
            e) Bläschendrüsenexpressat 284
            f) Die Hoden- und Nebenhodenpunktion 284
            g) Elektrophysikalische Verfahren 285

3. Der extragenitale Transport des Ejaculats 286
4. Physikalische und chemische Beschaffenheiten des Ejaculats 287
   a) Aussehen, Geruch und Geschmack 287
   b) Trübung 288
   c) Viscosität 288
   d) Koagulation und Verflüssigung 289
      α) Koagulation 290 — β) Verflüssigung 290
   e) Die Fraktionen des Ejaculats 291
   f) Das Volumen 293
   g) Wasserstoffionenkonzentration (p_H-Wert) 294
   h) Spezifisches Gewicht 295
   i) Spermaelektrophorese 296
   j) Fermentkomplexe 296
      α) Hyaluronidase 296 — β) Phosphatase 301
   k) Fructose und Fructolyse 302
   l) Citronensäure und Inosit 305
   m) Hormone 306
   n) Vitamine und Spurenelemente 306
   o) Sonstige Eigenschaften und Bestandteile des Ejaculats 307
5. Geformte Bestandteile des Samens 308
   a) Die Spermien 308
      α) Einleitung 308 — β) Eigentümlichkeiten der Spermien in den verschiedenen Abschnitten des männlichen Genitale 308 — γ) Motilität der Spermien 312 — δ) Vitalitätstest 332 — ε) Zahl der Spermien 333 ζ) Morphologie der Spermien 342
   b) Zellen der Samenreifungsreihe 353
      α) Technik des Spermiocytogramms und des Differentialcytogramms 353 — β) Klinische Bedeutung der Zellen der Samenreifungsreihe 353 γ) Die Beurteilung der Zellen der Samenreifungsreihe 354
   c) Sonstige celluläre Bestandteile des Samens 355
   d) Nichtcelluläre Bestandteile des Samens 358
6. Beurteilung der Samenbefunde 362
   a) Beurteilung des Spermiogramms 362
      α) Nomenklatur 363 — β) Sogenannte Standardwerte 365 — γ) Hinweise für die Deutung von Einzelbefunden im Spermiogramm 366 — δ) Beispiele für scheinbare Diskrepanzen zwischen Ejaculatbefund, klinischem Befund und Hodenbiopsiebefund 370
   b) Bedeutung der sexuellen Karenz für den Samenbefund 370
   c) Die Konzeptionschance bei gesunden Ehepartnern 372
      α) In Abhängigkeit von der Dauer der Ehe 373 — β) In Abhängigkeit vom Alter des Mannes und der Frau 373 — γ) Die Beziehung der Samenqualität zu Fehlgeburten, Totgeburten und Mißbildungen 374
   d) Zahl, Motilität und Morphologie von aus Hoden und Nebenhoden gewonnenen Spermien 374
   e) Für die Praxis zu empfehlende, einfache und schnell durchzuführende, wichtige Untersuchungsmethoden des Ejaculats 376
   f) Spezielle Untersuchungen des Ejaculats 377
7. Anhang: Die Hämospermie und die Pyospermie 378
   a) Hämospermie 378
      α) Ätiologie 378 — β) Der Untersuchungsgang 379 — γ) Therapie 381 δ) Prognose im Hinblick auf die Fertilität 381
   b) Pyospermie 382
IV. Die Hodenbiopsie. Von ERNST HEINKE-Gießen 382
1. Einleitung 382
2. Technik der Hodenbiopsie 383
3. Verarbeitung des Hodengewebes 384
   a) Zupfpräparat 385
   b) Gefrierschnitt 385
   c) Paraffin-Einbettungspräparate 385
      α) Methodik der Fixierung 385 — β) Färbemöglichkeiten 386

	Seite
4. Beurteilung des histologischen Hodenbildes	387
a) Tubuli (Samenepithel)	388
b) Tunica propria	389
c) Interstitium	390
5. Zusammenfassende Beurteilung	391

V. Hormonuntersuchungen. Von Ernst Heinke-Gießen ... 391
   1. Die Harngonadotropine ... 391
      a) Allgemeines ... 391
      b) Extraktions-Methoden (Beispiele) ... 392
          α) Alkoholfällungs-Dialysemethode nach Klinefelter, Albright und Grisworld 393 — β) Ultrafiltration nach v. Massenbach und v. Eickstedt 394 — γ) Chromatographische Gonadotropingewinnung nach Taubert und Weller 395
      c) Verfahren der biologischen Erfassung ... 396
      d) Selektive Bestimmungsmethoden für die verschiedenen Gonadotropine 397
          α) Selektive Bestimmungsmethoden für FSH (nach Diczfalusy und Heinrichs) 397 — β) Selektive Bestimmungsmethoden für ICSH 398
      e) Auswertung des Mäusetests ... 400
          α) Methode nach Klinefelter u. Mitarb. 400 — β) Methode nach Levin und Tyndale 400
      f) Erfahrungen mit den verschiedenen Methoden der Gonadotropinbestimmung ... 400
      g) Diagnostische Auswertung in qualitativer und quantitativer Hinsicht ... 401
   2. Die 17-Ketosteroide im Harn ... 402
      a) Literatur ... 402
      b) Methoden ... 402
          α) Mikrobestimmungsmethode nach Zimmermann und Pontius 402 β) Modifikation nach W. Rick 404
   3. Oestrogene im Harn ... 405
      a) Methoden ... 405
      b) Ergebnisse ... 406

VI. Chromatin-Test (Barrscher Test). Von Ernst Heinke-Gießen ... 406
   1. Einleitung ... 406
   2. Untersuchungsmethoden ... 407
      a) Hautbiopsien (Moore, Graham und Barr 1953) ... 407
      b) Mund-, Vaginal- und Urethralausstriche ... 408
          α) Methoden und Färbungen 408 — β) Modifikationen obiger Methoden 408
      c) Blutausstriche ... 409
      d) Pränatale Geschlechtsdifferenzierung ... 409
   3. Beurteilung und Auswertung ... 409
   4. Klinische Anwendung des Chromatintests ... 410

VII. Choriongonadotropin-Test. Von Ernst Heinke-Gießen ... 410
   1. Prinzip und Indikationen ... 410
   2. Methoden ... 410
      a) 1. Ausführung. Einfacher Test (Bestimmung der 17-Ketosteroide im Harn) ... 410
      b) 2. Ausführung. Choriongonadotropin-Test nach Maddock und Nelson. (Bestimmung der Oestrogene und 17-Ketosteroide im Harn) ... 411
      c) 3. Ausführung ... 412

VIII. Fructose-Test. Von Ernst Heinke-Gießen ... 412
   1. Prinzip ... 412
   2. Methodik ... 412

IX. Citronensäure-Test. Von Ernst Heinke-Gießen ... 413

X. Die röntgenologische Darstellung der samenabführenden Wege. Von Rudolf Doepfmer-Bonn ... 413

Schema des Gießener Fertilitäts-Fragebogens ... 414

H. Ätiologie der Fertilitätsstörungen beim Manne. Von Rudolf Doepfmer-Bonn . . . 417
    I. Einleitung 417
    II. Vererbung 418
    III. Genitalmißbildungen 420
    IV. Angeborene und konnatale Krankheiten 422
        1. Einleitung 422
        2. Hypoplasien 422
        3. Minderwuchs und Hochwuchs 422
        4. Neuro-ektodermale Dysplasien 423
        5. Dystrophia myotonica (Curschmann-Batten-Steinert-Syndrom) 423
        6. Angeborene Herzfehler 424
        7. Das Laurence-Moon-Biedl-Syndrom 424
    V. Erworbene, nicht infektiöse Krankheiten 424
        1. Einleitung 424
        2. Innersekretorische Krankheiten 425
            a) Schilddrüse 425
            b) Pankreas 425
            c) Nebenniere 426
            d) Zirbeldrüse, Prostata, Milz 426
        3. Lebercirrhose 427
        4. Die sogenannten Kollagenosen 428
        5. Hypotonie und Hypertonie (Arteriosklerose) 428
        6. Gehirn- und Rückenmarkskrankheiten 429
        7. Psychosen 429
        8. Krankheiten mit möglicher Tubulusschädigung 429
        9. Hodentumoren 430
       10. Gynäkomastie 431
    VI. Psychische Einflüsse 432
        Anhang: Der Einfluß des Lichtes 434
    VII. Infektionskrankheiten 434
        1. Einleitung 434
        2. Häufigkeit 434
        3. Klinisches Bild 435
        4. Histologie 435
        5. Pathogenese 436
            a) Orchitis 436
            b) Epididymitis 437
            c) Epididymitis spermiostatica granulomatosa 437
            d) Deferentitis 438
            e) Prostatitis und Spermatocystitis 438
        6. Ätiologie 438
            a) Geschlechtskrankheiten 439
            b) Genitaltuberkulose 439
            c) Mumps 440
            d) Morbus Bang 442
            e) Grippe 443
            f) Malaria 443
            g) Lepra 443
            h) Sonstige Krankheiten 443
        7. Prognose 444
        8. Therapie 444
    VIII. Berufskrankheiten 444
        1. Einleitung 444
        2. Chemische Einflüsse 447
        3. Physikalische Einflüsse 449
            a) Wärmeschäden 449
            b) Kälteschäden 450
            c) Sauerstoffmangel durch Aufenthalt in großen Höhen 451
            d) Strahlenschäden 453

Inhaltsverzeichnis

Seite

IX. Iatrogene Schäden 453
  1. Einleitung 453
  2. Diagnostische Eingriffe 453
     a) Cystoskopien und Legen von Ureterkathetern 453
     b) Prüfung der Durchgängigkeit der samenabführenden Wege 454
     c) Hodenbiopsien 454
     d) Hodenpunktionen 454
  3. Operative Eingriffe 454
     a) Hypophysektomie 454
     b) Grenzstrangresektionen 454
     c) Leistenhernien 455
     d) Mastdarmresektionen 457
     e) Prostatektomien 457
     f) Vasektomien (Sterilisationen) 458
     g) Varicocelenoperationen 458
     h) Hydrocelenoperationen 458
     i) Eingriffe am Scrotum 459
  4. Medikamentöse Maßnahmen 459
     a) Gonadotropine 459
     b) Testosteron und Oestrogen 459
     c) Vitamin E 459
  5. Strahlentherapeutische Maßnahmen 460
  6. Sonstige Maßnahmen 460
     a) Tragen von Suspensorien 460
     b) Falsche Verhaltungsmaßregeln der Vita sexualis . 460
     c) Zu lange konservative Behandlung von Hodendystopien 460

X. Traumen 461
  1. Einleitung 461
  2. Scrotum 461
  3. Testis, Epididymis und Adnexe 462
  4. Medulla spinalis 463
  5. Cerebrum 464
  6. Torsion 465
  7. Becken 467

XI. Wärmeschäden 467
  1. Einleitung 467
     a) Tierversuche 467
     b) Die Frage der mutagenen Wirkung durch Wärmeeinflüsse 468
  2. Einflüsse durch Wärme von innen 469
     a) Fieberhafte Zustände 469
     b) Leistenhernien 470
     c) Varicocelen, Hydrocelen, Spermatocelen und Hämatocelen ... 470
     d) Durch Scrotumveränderungen 473
  3. Einflüsse durch Wärmeschäden von außen 473
     a) Tragen von Hodensuspensorien und enganliegender Unterwäsche .. 474
     b) Heiße Bäder 474
     c) Einflüsse von Klima und Jahreszeit 474

XII. Ernährungsschäden 475
  1. Einleitung 475
  2. Unterernährung 476
  3. Überernährung 477
  4. Avitaminosen 479

XIII. Genußmittelschäden 480
  1. Einleitung 480
  2. Alkohol 480
  3. Nicotin 482
  4. Coffein 483

XIV. Strahlenschäden 483
  1. Einleitung 483
  2. Ergebnisse der Strahlengenetik 484

		Seite

      3. Tierversuche 486
      4. Strahleneinflüsse beim Menschen 487
           a) Bei Katastrophen und Unfällen 488
           b) Iatrogene Schäden 489
           c) Im Beruf 490
           d) Im Alltag 491
      5. Prophylaxe 491
      6. Anhang: Ultraschall, Kurzwelle 492

XV. Schädigungen durch Medikamente, Chemikalien und empfängnisverhütende Mittel 493
      1. Einleitung 493
      2. Spermienschädigende Mittel 493
      3. Spermiogenesehemmende Mittel 494
           a) Narkotica und Rauschgifte 494
           b) Cytostatica 494
           c) Antibiotica und Sulfonamide 495
           d) Weitere verschiedenartige, in Tierversuchen untersuchte Stoffe . . . 496
      4. Empfängnisverhütende Mittel 498

XVI. Die sogenannte Spermaimmunität 499
      1. Einleitung 499
      2. Spermien- oder Spermaresorption bei der Frau 499
      3. Parenterale Sperma- oder Spermieninjektionen bei der Frau 500
      4. Die immunbiologisch bedingte Infertilität beim Manne 501
           a) Durch Spermienagglutination 501
           b) Infertilität durch parenteral verabreichte Spermien oder Hodenextrakte 502
      5. Anhang: Probleme der Empfängnisverhütung durch temporäre oder permanente Zeugungsunfähigkeit 503
           a) Die Wärmeapplikation auf die Scrotalgegend 503
           b) Die parenterale Injektion von Spermien oder Hodenextrakten . . . 503
           c) Die Spermiogenesehemmung durch Verabreichung von Testosteron oder Oestrogenen 503
           d) Vasektomie 504

XVII. Alter und Fertilität 504
      1. Einleitung 504
      2. Die Fertilität bei Jugendlichen 505
      3. Die Fertilität im hohen Alter 505
      4. Veränderungen an den Genen in Abhängigkeit vom Alter 510

XVIII. Sogenannte Syndrome und seltene Krankheiten mit gleichzeitiger Hodenschädigung 512

I. Hodendystopien (Kryptorchismus). Von Rudolf Doepfmer-Bonn 517
      1. Einleitung 517
      2. Häufigkeit 519
      3. Pathogenese und Ätiologie 519
      4. Histologie 522
      5. Untersuchungsgang 523
      6. Komplikationen 524
      7. Prognose 526
           a) Beidseitige Hodendystopien 526
           b) Einseitige Hodendystopien 526
      8. Therapie 526
           a) Die konservative Behandlung 527
           b) Die hormonale Behandlung 527
           c) Die chirurgische Behandlung 529
      9. Zusammenfassung 531

K. Gerichtliche und versicherungsrechtliche Begutachtung der männlichen Fertilität. Von Rudolf Doepfmer-Bonn 532
      1. Einleitung 532
      2. Besonderheiten bei der Begutachtung 533

	Seite
a) Trennung zwischen Impotentia coeundi und Impotentia generandi	533
b) Bisherige Auffassungen	534
c) Das Einverständnis für notwendige diagnostische Maßnahmen	535
d) Vorgeschichte	535
3. Untersuchungsmethoden	536
a) Klinischer Befund	536
b) Spermiogramm	537
c) Bläschendrüsen- und Prostataexpressat	537
d) Elektrophysikalische Tests	537
e) Postcoitale Tests	538
f) Hoden- und Nebenhodenpunktion	538
g) Hodenbiopsie	538
h) Hormonale Untersuchungen	538
i) Röntgenologische Darstellung der samenabführenden Wege	538
k) Chromosomales Geschlecht	539
4. Das gerichtliche (forensische) Gutachten auf Zeugungsfähigkeit	539
a) Die Abstammungs-Gutachten	539
b) Betrugsmanöver	540

α) Begutachtung des Ejaculats einer zeugungsfähigen, vorgeschobenen Person 540 — β) Unterschieben eines fremden Ejaculats oder einer spermaähnlichen Flüssigkeit 540 — γ) Zusatz von spermiociden oder spermienimmobilisierenden Mitteln oder Abgabe eines anders vorbehandelten Spermas 541 — δ) Die Erschöpfungs-Azoospermie 543 — ε) Die medikamentös hervorgerufene Azoospermie 543

c) Beurteilung der vorliegenden Zeugungsfähigkeit zum Zeitpunkt der Untersuchung	545
d) Beurteilung der Zeugungsfähigkeit zu einem früheren Zeitpunkt	548
e) Beurteilung der Zeugungsfähigkeit zu einem späteren Zeitpunkt	549
5. Versicherungsrechtliche (Renten- und Unfall-) Begutachtung auf Zeugungsfähigkeit	550
a) Impotentia coeundi	550
b) Impotentia generandi	551
c) Einschätzung der Schädigungsfolgen	552
d) Sachliche und ideelle Beurteilung der Schädigungsfolgen	554
Literatur	555

Die psychogenen Fertilitäts- und Sexualstörungen beim Manne. Von Priv.-Doz. Dr. med. Dr. phil. Siegfried Borelli-München. (Mit 11 Abbildungen) 641

I. Vorstellungen über die Entstehung von Sexualstörungen in der Medizingeschichte	641
II. Die Triebe und die Sexualität	643
III. Allgemeine Normen	646
1. Entwicklung; anatomische und neurologische Vorbedingungen	646
2. Die sexuelle Leistung	648
3. Klimakterium virile	650
4. Die zeitliche Begrenzung der Beischlafsfähigkeit im Alter	654
IV. Sexualität, Sexualfunktionen, Zellgeschlechtlichkeit, Hormone	654
1. Die Zellgeschlechtlichkeit	654
2. Die hormonale Geschlechtlichkeit	655
3. Die Sexualität	655
4. Das sexuelle Verhalten der Kastraten	657
5. Das sexuelle Verhalten von Hermaphroditen	659
V. Wirkung der Sexualhormone auf die Psyche	660
1. Störungen der Fertilität (Impotentia generandi)	664
a) Befunde am Tier	664
b) Befunde beim Mann	665
2. Störungen der Beischlafsfähigkeit (Impotentia coeundi)	674
a) Symptomatologie	674
b) Die Störungen der Libido	675
Übersicht über die Libidostörungen	677

Seite

    c) Störungen der Erektionsfähigkeit 677
    d) Störungen der Ejaculation 678
    e) Störungen des Orgasmus. 679
    f) Störungen im emotionellen Erleben 679

VI. Organische bzw. funktionelle Symptome und Diskussion ihrer Bedeutung . 679
    1. Allgemeines. 679
    2. Körperliche Ursachen 681
    3. Ernährung und Vitaminmangel 684
    4. Bedeutung der Masturbation und des Coitus interruptus 686
    5. Epididymitis erotica seu sympathica 686
    6. Spermatorrhoe 687
    7. Priapismus 689
    8. Hypersexualität 692

VII. Störungen der Kohabitation 695
    1. Allgemeines. 695
    2. Bedingte Reflexe 696
    3. Wechselwirkung männlicher und weiblicher Verhaltungsweisen 698

VIII. Die Entwicklung psychogener Störungen 700
    1. Psychogene Störungen (der Beischlafsfähigkeit) auf Grund der Persönlichkeitsentwicklung 700
        a) Die funktionelle Betrachtungsweise 700
        b) Die Persönlichkeitsentwicklung in der Kindheit. Die Störung der Entwicklung des Kontaktes 701
        c) Die Entwicklung des Antriebs 702
        d) Die Entwicklung der Hemmung 704
        e) Die Sexualerziehung 705
        f) Tiefenpsychologische Aspekte 706
    2. Die psychogenen Ursachen in zusammenfassender Übersicht 708
        Die situationsbedingte Potenzstörung 710 — Die partnerabhängige Potenzstörung 711 — Die ich-abhängige Potenzstörung 711

IX. Die Ursachen psychogen bedingter Impotentia coeundi 712
    Darstellung in klinischen Studien 712
    1. Studie: Beispiel einer Impotentia coeundi infolge negativer Einflüsse auf die Persönlichkeitsentwicklung in Kombination mit einer partnerabhängigen Störung 712
    2. Studie: Beispiel für eine partner- und situationsabhängige Störung der erektiven Potenz 722
    3. Studie: Beispiel für eine partner- und ich-abhängige Sexualstörung . . 725
    4. Studie: Beispiel einer ich-abhängigen Sexualstörung 727
    5. Studie: Beispiel einer relativen Potenzstörung. 728

X. Zusammenfassung. 729

Literatur 730

Die Aphrodisiaca. Von Priv.-Doz. Dr. med. Dr. phil. SIEGFRIED BORELLI-München. (Mit 5 Abbildungen) 737

  I. Definition 737

  II. Medizinhistorische Angaben über die Aphrodisiaca 737
    1. Aphrodisiaca im Altertum 737
    2. Volkstümliche Aphrodisiaca des Mittelalters und der Neuzeit 740

  III. Medizinisch angewandte Aphrodisiaca und andere Drogen, die das Sexualgeschehen stimulieren sollen 743
    1. Drogen mit der Wirkung vorwiegend auf das nervale Sexualgeschehen . 743
        Yohimbin 743
        Pharmakologie 744 — Tierexperimentelle Erforschung der Wirkung von Yohimbin 746 — Toxicität des Yohimbins 746 — Indikation 748 Nebenwirkungen 748 — Dosierung und Applikation 748
    2. Drogen mit vorwiegend diuretischer und das Urogenitalsystem reizender Wirkung 749
        a) Canthariden (Lytta vesicatoria) 749
        b) Petroselinum sativum (Petersilie) 749

c) Apium graveolens (Sellerie) 750
d) Asparagus officinalis (Spargel) 751
e) Eryngium aquaticum, maritimum, campestre et planum 751
3. Drogen mit vorwiegend allgemein tonisierender Wirkung 752
    a) Strychnin 752
    b) Muira-puama (Ptychopetalum olacoides Benth. und P. uncinatum Anselmino, Potenzholz) 752
    c) Damiana (Turnera aphrodisiaca) 753
    d) Ginseng (Panax Ginseng) 754
    e) Colanuß (Cola acuminata) 755
    f) Avena sativa (Hafer) 755
    g) Phosphor 755
4. Drogen mit vorwiegend zentral erregender bzw. enthemmender Wirkung 756
    a) Pervitin (Phenylisopropylmethylamin, ein Weckamin) 756
    b) Benzedrin (Phenylisopropylamin) 756
    c) Cocain (Methyl-Benzoylester des Ekgonins) 757
    d) Opium 757
    e) Morphin 757
    f) Preludin, Ritalin 758
    g) Die Nachtschattengewächse (Solanaceen) 758
    h) Haschisch, Marihuana (Cannabis Indica, indischer Hanf) 761
    i) Knabenkraut (Orchis mascula), Akelei und Schwertlilie (Iris) 761
5. Drogen mit anaphrodisierender Wirkung, die durch die Homöopathie Verwendung als Aphrodisiaca finden 762
    a) Hopfen (Humulus lupulus) 762
    b) Vitex agnus castus (Mönchspfeffer, Keuschlamm oder Abrahamsstrauch) 762
    c) Caladium seguinum (Schierlings-Caladium oder Schweigrohr) . . . 762
    d) Nuphar luteum (die gelbe Teichrose) 762
6. Handelsübliche Präparate und Kombinationspräparate mit aphrodisierender Wirkung 763
7. Zusammenfassung 764
Literatur 765

Die künstliche Samenübertragung. Von Priv.-Doz. Dr. med. Dr. phil. Siegfried Borelli-München und Priv.-Doz. Dr. med. Rudolf Doepfmer-Bonn 767
1. Einleitung 767
2. Nomenklatur 767
3. Historisches 768
4. Die Indikationen 769
5. Die Gegenindikationen 772
6. Die Gefahren bei der künstlichen Samenübertragung 773
7. Die Technik 774
    a) Die Samengewinnung 774
    b) Die Zeitwahl für den Eingriff 775
    c) Die Methodik der Übertragung der Spermien 775
        α) Die intravaginale Deponierung 775 — β) Die intracervicale Deponierung 775 — γ) Die intrauterine Deponierung 776 — δ) Die intratubare Deponierung 776
    d) Eingriffe zur Verbesserung der Erfolgsaussichten 777
8. Die Erfolge 777
9. Die willkürliche Geschlechtsbestimmung unter Berücksichtigung der künstlichen Samenübertragung 779
    a) Die Beeinflussung des Feten während der Embryonalzeit, also nach der Zeugung 780
    b) Die Beeinflussung durch Manipulationen vor der Befruchtung . . . 780
        α) Durch die Trennung der sog. Androspermien von den sog. Gynospermien vor der künstlichen Samenübertragung 780 — β) Durch Veränderungen des Säuregrades in der Vagina 780 — γ) Durch das Vorhandensein des Orgasmus der Frau bei der Kohabitation 780 — δ) Durch künstliche Samenübertragungen 781 — ε) In Abhängigkeit der Befruchtung vom Ovulationstermin 781

	Seite
c) Die Beeinflussung des Zahlenverhältnisses von männlichen und weiblichen Geburten	782
10. Die Problematik der künstlichen Samenübertragung	783
a) Soziologische und ethische Probleme	791
b) Gesinnungsänderung des Ehemannes	792
c) Juristische Probleme	793
d) Keine strafrechtliche Regelung	793
11. Zusammenfassung	793
Literatur	794

Die Adoption. Von Priv.-Doz. Dr. med. RUDOLF DOEPFMER-Bonn und Priv.-Doz. Dr. med. Dr. phil. SIEGFRIED BORELLI-München 797

1. Einleitung	797
2. Adoption oder Pflegekindschaft	798
3. Die Indikationen zur Adoption	799
4. Die Adoptionsvermittlung	800
5. Die Voraussetzungen zur Adoption	804
a) Voraussetzungen in der Person des Adoptierenden	805
α) Familienstand 805 — β) Eigene Kinder 805 — γ) Alter 805 — δ) Vorbehalte, die vorwiegend in der Person liegen 806	
b) Voraussetzungen in der Person des Adoptierten	806
α) Familienstand 806 — β) Alter 806 — γ) Vorbehalte in der Person des Adoptierten 806	
c) Verwandtschaftliche und andere Beziehungen zwischen beiden Teilen	807
6. Das Zustandekommen der Adoption	807
a) Der Adoptionsvertrag	807
b) Einwilligungserklärungen	808
c) Genehmigung	808
d) Gerichtliche Bestätigung	809
7. Rechtsfragen der Adoption	809
a) Elterliche Gewalt	810
b) Vermögensverwaltung	810
c) Unterhaltspflicht	810
d) Erbrecht	810
e) Namensgebung	811
f) Staatsangehörigkeit und Religion	811
g) Beurkundung	811
8. Rechtliche Auswirkung späterer Veränderungen	811
9. Aufhebung der Adoption	812
a) Gerichtliche Aufhebung wegen Untragbarkeit	812
b) Gerichtliche Aufhebung auf Antrag eines übergangenen leiblichen Elternteils	812
c) Aufhebung durch Anfechtung	812
d) Vertragliche Aufhebung	812
e) Folgen der Aufhebung	813
10. Das Adoptionsrecht außerhalb Deutschlands	813
11. Zur Frage der Konzeptionsfähigkeit nach der Adoption	813
12. Die Entwicklung adoptierter Kinder	814
Literatur	815
Namenverzeichnis	817
Sachverzeichnis	853

Fertilitätsstörungen beim Manne
Somatischer Teil

Von

Ernst Heinke, Gießen, und **Rudolf Doepfmer**, Bonn

Mit 187 Abbildungen

A. Entwurf einer Medizingeschichte der Fertilitätsstörungen beim Manne*

I. Die Bedeutung der Fruchtbarkeit für das Denken und Handeln des naturhaften Menschen

„Quaerelae quot non, pro dolor, quotidie audiuntur tam a viris quam a coniugibus; ab his quidem, quod iucundissimo alias foecundi matrimonii usu carere, noctesque frigidas, annos suos steriles ac tristes transigere cogantur; ab illis vero multo magis eae augentur, si cum primis causis se esse agnoscant tantarum molestiarum ob quas coniugibus adeo invisi sunt, dum socias thalami dulcissimas intactas plane relinquere cumque Nasone ingemiscere necessum habent:

„Tu Dominam fallis, per Te depressus inermis
tristia cum magno damna pudore tuli."

Mit diesen Worten beginnt BENJAMIN EWALDT seine im Jahre 1647 erschienene medizinische Dissertation, die die Fertilitätsstörungen des Mannes behandelt. Gerade zu dieser Zeit scheint dieses Thema besondere Aufmerksamkeit gefunden zu haben, denn die Zahl der Dissertationen und sonstiger Arbeiten führten Titel wie: De impotentia virili oder De sterilitate utriusque sexus. Vielen Menschen mag diese Tatsache verwunderlich erscheinen, da doch immer darauf hingewiesen wird, wie wenig bisher die Kenntnis von der Möglichkeit einer Infertilität des männlichen Partners einer sterilen Ehe in die breite Masse des Volkes Zugang gefunden hat. Vielfach wird daraus der Schluß gezogen, das Wissen über die männliche Infertilität sei eine Errungenschaft der neuesten Zeit und frühere Epochen hätten daran keinen Anteil gehabt.

JOËL legte in seiner „Geschichte der Spermatologie seit der Erfindung des Mikroskopes" dar, daß die Zusammenhänge des Befruchtungsgeschehens und der Fruchtbarkeit keinesfalls am Rande des wissenschaftlichen Interesses standen. Seit LEEUWENHOEK mit seinem Mikroskop Spermaflüssigkeit untersuchte, traten sie häufig ins helle Licht des allgemeinen Streitgespräches, wie etwa während jener Jahrzehnte dauernden heftigen Fehde zwischen Ovulisten und Animalkulisten. Daß auch die breite Masse nicht abseits stand, scheint jene stattliche

---

* In Anlehnung an die Dissertation „Über die Bedeutung der Infertilität des Mannes in der Medizingeschichte mit Beispielen aus der Weltgeschichte" von W. MÜLLER, Würzburg 1957.

Schar von Quacksalbern zu beweisen, die mit der tatsächlichen oder befürchteten Infertilität ihrer Mitbürger ein einträgliches Geschäft zu treiben verstand, wie etwa ein Dr. GRAHAM in London, dessen Tempel der Gesundheit die Heilungsbedürftigen massenweise anzog (BLEI); oder wie der berühmte CAGLIOSTRO, der angeblich die Infertilität durch heilende Tränke vertrieb (BLEI).

Wer allerdings die Medizingeschichte der männlichen Infertilität über den Zeitabschnitt der mikroskopischen Forschung hinaus verfolgen will, wird außer von kurzen Versuchen einer zusammenhängenden Darstellung (GUTTMACHER, SCHÖNFELD u. a.) und der eingehenden Darstellung JOËLs bei dem und jenem medizinischen Schriftsteller der älteren Zeit — wie etwa den Arbeiten von HOOPS über die Infertilitätslehre AVICENNAS — wenig finden.

In den Religionen Griechenlands und Roms, die ihr bäuerliches Brauchtum noch beibehielten, als die Schwerpunkte der Kultur schon auf die städtische Zivilisation übergegangen waren, spielte die Fruchtbarkeit in ihren 3 Aspekten — Fruchtbarkeit des Bodens, der Herden und des Menschen — naturgemäß eine hervorragende Rolle, da sie letztlich die bäuerliche Existenz verbürgte.

Die Strafe der Götter für menschlichen Frevel betraf eben diese Fruchtbarkeit in ihrer dreifachen Gestalt, wie MARIE DELCOURT an zahlreichen Beispielen nachwies. Zeugungsunfähigkeit betraf Ödipus und die Stadt, deren König er war. Mit Zeugungsunfähigkeit bestraften die Götter die Räuber der Chryseis bei Homer. Apollo war der Gott, in dessen Macht es stand, die Unfruchtbarkeit zu heilen (DELCOURT).

Fluch- und Segensformeln des Altertums galten der Fruchtbarkeit des Menschen, vor allem des Mannes, so in Assur, wo die Verheißung des Pestgottes Ischum an den Menschen erging: Dein Same bleibe ewig bestehen (PEUCKERT); so in der Bibel, wo Abraham eine ähnliche Verheißung erfährt: Dein Same sei zahlreich wie der Sand am Meer; so schließlich auch in der griechischen Sage, wo Phoinix, der seinen Vater mit dessen Nebenfrau hinterging, zur Kinderlosigkeit verflucht wird (PEUCKERT).

In der Kaiserzeit erlebte Rom eine neue Welle des Fruchtbarkeitskultes in den vorderasiatischen Mysterien, die in großer Zahl von Rom übernommen wurden.

In den religiös-kultischen Bereich gehörte wohl auch die Auspeitschung, von der HAMMARSTRÖM berichtete, daß sie zur Hebung der Zeugungskraft im minoischen Kulturkreis vorgenommen wurde.

Ihren besonderen Ausdruck fand die Wertschätzung der Fruchtbarkeit in der göttlichen Verehrung, die den Symbolen des männlichen und des weiblichen Prinzips — als den Repräsentanten der menschlichen Fruchtbarkeit — erwiesen wurde. Nach PEUCKERT sind die hohen zylindrischen Säulen, die im alten Griechenland auf Bergeshöhen aufgestellt waren und deren Sinn von späteren Schriftstellern nicht mehr begriffen wurde, als Phallosbilder anzusehen. In Japan dient der Phallos in ländlichen Gegenden noch heute als Wegweiser und im alten Ägypten war sein Bild ein gebräuchliches Schriftzeichen.

Der Verehrung der Fruchtbarkeit stand die beständige Angst vor dem Versiegen dieser Quelle allen Wohlstandes gegenüber. Böswillige Dämonen und magische Kräfte hatten darüber Gewalt. Zur Abwehr solcher magischen Einflüsse trugen die römischen Knaben Priapusbilder um den Hals. Priapus, der römische Gott der Zeugungskraft, aber auch der Klosette und Bordelle, wurde mit erigiertem Glied dargestellt. Zahlreich waren die heilkräftigen Mittel, die der Abwehr solcher Gefahr dienten. Ihre Zusammenstellung entsprang gleichermaßen medizinischen wie magischen Vorstellungen, wie ja Magie und Medizin lange Zeit miteinander verknüpft waren.

Vor allem in China, dessen Kultur auch auf ihrem Höhepunkt ihr bäuerliches Wesen nie verlor, wurde eine Unzahl von Lebenselixieren und Liebestränken von Ärzten, Mönchen, Quacksalbern und Zauberkünstlern jeder Art angepriesen und reißend verkauft, darunter manches, was auch in die europäische Apotheke Zutritt fand, so das bekannte Gin-seng (HARTNER). Tibet und vor allem die Abhänge des Khang-Tise und Tsari waren das berühmte Reservoir chinesischer Aphrodisiaca (DAVID-NEEL). Hsi-Men, der Held des chinesischen Liebesromans Kin-Ping-Meh, verbrauchte ein beträchtliches Quantum solcher Mittel für seine zahlreichen Abenteuer und starb schließlich an deren übermäßigem Gebrauch durch eine „Orchitis".

Bei alldem ist es interessant, wie gerade in den bäuerlichen Fruchtbarkeitsreligionen immer wieder die Kastration als besondere Form des kultischen Opfers auftrat. Die verschiedenen Arten der Kastration werden in einem besonderen Kapitel „Zur Geschichte der Kastration" in: „Klinik der Fertilitätsstörungen" dargestellt.

Die systematische Vornahme der Kastration setzte das Wissen um die Fruchtbarkeit und Unfruchtbarkeit des Mannes voraus. Die Erklärung wird vielfach darin gesucht, daß die Viehzüchter bereits bei den Tieren die Zusammenhänge des Befruchtungsgeschehens erkannten und schon vor Jahrtausenden die Kastration an Tieren vornahmen.

Bisher wurde jedoch unter den primitiven Völkerstämmen, deren Kulturstufe weit hinter der des Viehzüchters zurückliegt, noch kein Volk entdeckt, das die Zusammenhänge zwischen Befruchtung und Geburt nicht kannte. Von einigen australischen Stämmen behaupteten völkerkundliche Gewährsmänner allerdings, sie führten die Empfängnis der Frau auf das Schwingen des sog. Schwirrholzes zurück. Dabei ließ man aber außer acht, daß die Primitiven streng zwischen religiös-dämonischer und natürlicher Alltagsrealität zu unterscheiden wußten. Jedenfalls weiß man heute, daß gerade diese australischen Primitiven teilweise eine recht raffinierte Operation zur Empfängnisverhütung ausführten, indem sie das männliche Glied an der Wurzel durchbohrten, so daß eine Befruchtung zwar nicht unmöglich war, aber doch seltener eintrat (DIEPGEN).

Wenn man annimmt, daß die vielfach geübte rituelle Beschneidung als Rudiment einer ursprünglich geübten Kastration anzusehen sei, wäre die Kastration als bester Beweis für die Kenntnis der männlichen Fruchtbarkeitszusammenhänge in noch urtümlichere Kulturformen zurückzuverfolgen. Gerade diese Frage hat an Bedeutung gewonnen, seit FREUD Kastrationsdrohung und Kastrationsfurcht zu wesentlichen Bestandteilen seines psychologischen Systems machte und seit vor allem seine Schüler bestrebt waren, die Richtigkeit seiner These an Hand der Völkerkunde zu beweisen.

Besonders weisen wir auf die umfassende Arbeit von ERNA LESKY über „Die Zeugungs- und Vererbungslehren der Antike und ihr Nachwirken" hin. Bei den Bemühungen der Ärzte und Denker der Antike um die Frage nach dem Ursprung und dem Wissen des Zeugungsstoffes und des in ihm enthaltenen Erbgutes waren nach LESKY 3 große Generationssysteme von Bedeutung:

1. Die encephalo-myelogene Samenlehre, die die Herkunft des Samens mit dem Gehirn bzw. dem Rückenmark verbindet,

2. die Pangenesislehre, die den Zeugungsstoff aus allen Körperteilen herleitet und

3. die hämatogene Samentheorie, die im Blut das Ausgangssubstrat für das Sperma erkennt.

Ferner sind die in den Jahren 1870—1872 in 3 Fortsetzungen erschienenen Arbeiten von WILHELM HIS über die „Theorien der geschlechtlichen Zeugung" von Interesse.

Aufschlußreiche Literaturangaben über die männliche Infertilität finden sich auch in dem anläßlich des III. Internationalen Kongresses für Fertilität und Sterilität in Amsterdam von DONGEN und SALOMONSON zusammengestellten Katalog „Human and Animal Fertility and Sterility in History and Art".

Eine weitere Arbeit über die Stellung der Infertilität im Altertum von GUTTMACHER findet sich im ersten Kongreßband über den I. Internationalen Kongreß für Fertilität und Sterilität in New York.

II. Die Infertilität des Mannes in der alten Medizin des nahen Ostens und Indiens

1. Altägyptische Medizin

Als älteste uns erhaltene schriftliche Fixierungen ärztlicher Krankheitslehren und ärztlichen Heilwissens gelten verschiedene Papyri der altägyptischen Kultur, so der Berliner Papyrus 3038, der Londoner medizinische Papyrus, der wichtige Papyrus Ebers (WRESZINSKY) und der Papyrus Kahun (GRAPOW). Zwar bietet keiner der genannten Papyri konkrete Angaben über die Infertilität und ihre Behandlung; doch verraten diese Schriften immerhin einige Kenntnisse des Befruchtungsgeschehens durch Abhandlungen über Empfängnisverhütung und Schwangerschaftsnachweise (Pap. Berl. 3038, Nr. 192; Kahun), so daß ein Wissen der Verfasser über krankhafte Störungen des Zeugungsvermögens nicht unwahrscheinlich wäre. So könnte sich vielleicht hinter dem Rezept des Papyrus Ebers, das Salben für den Penis angibt (GRAPOW), und dem Rezept Nr. 38 des Londoner medizinischen Papyrus (WRESZINSKY) mit einem Medikament und Beschwörungsformeln gegen eine ungenannte Krankheit des Penis, eine Therapie für die Impotentia coeundi verbergen.

Erst aus späterer Zeit erhalten wir einen konkreten Bericht über einen Fall von Zeugungsunfähigkeit — einer Impotentia coëundi — und deren Behandlung, zwar auch hier nicht aus ägyptischen Quellen direkt, sondern durch den Griechen Herodot, der vom ägyptischen König Amasis wissen wollte, er sei durch Zauberei zeugungsunfähig geworden, habe aber durch Beschwörungen und Gebet seiner Priester Heilung gefunden.

2. Bibel und jüdische Auslegung (Talmud)

Die Bibel — vor allem das Alte Testament — mißt der Fruchtbarkeit des Menschen eine besondere Bedeutung bei. Denn zuerst oblag es der Fruchtbarkeit des Einzelnen, die an Abraham ergangene Verheißung der Volkwerdung seiner Nachkommen zu erfüllen, dann aber mußte sie den Bestand dieses Volkes gewährleisten, um den zweiten Teil der Verheißung — das Auftreten des Messias aus diesem Volke — zu verwirklichen. Die messianische Erwartung bestimmte das Denken dieses Volkes so sehr, daß der kinderlos Gebliebene der Schande verfallen war, wie uns verschiedene Episoden des Neuen Testamentes erzählen.

Die Gesetzgebung des Alten Testamentes kannte eine besondere Einrichtung, um den Fortbestand der Familie auch bei Unfruchtbarkeit des Familienhauptes zu sichern. Diese als „Leviratsehe" bekannte Einrichtung des Eherechts zwang den nächstjüngeren Bruder eines kinderlos verstorbenen Mannes, die Frau des Verstorbenen zu ehelichen, um mit ihr in dessen Namen Kinder zu zeugen, die dann vor dem Gesetze als Kinder des Verstorbenen galten. Genesis 38, 6 nennt sogar den Namen eines solchen Mannes: Her, Judas Erstgeborener. „Er machte sich dem Herrn mißfällig, und so ließ ihn der Herr sterben. Da sagte Juda zu Onan: ‚Lebe mit der Frau deines Bruders! Leiste ihm die Schwagerpflicht, damit du deinem Bruder Nachkommen verschaffst!'" Später bekam diese Frau einige Kinder. Eine derartige Gesetzgebung wäre ohne die Kenntnis der männlichen Infertilität schwer zu verstehen.

Leviticus 15 erwähnt dann auch eine konkrete Form der männlichen Infertilität: Verstopfung der Samenausflußwege bei einer Krankheit, die Samenfluß genannt wird (nach KOLLATH ist sie gleichbedeutend mit „Gonorrhoe").

Zahlreicher und ausführlicher als in der Bibel sind die Angaben über die Fertilitätsstörungen des Mannes, die sich im Talmud finden (GOLDSCHMIDT); denn die Stellung des Unfruchtbaren in der Gesellschaft bot den rechtsgelehrten Rabbinern mancherlei Anlaß zur Diskussion.

Nach dem Talmud gliedert sich der Zeugungsapparat des Mannes in Hoden, Samenstrang und Glied. Verstümmelung, Zerquetschung oder Durchschneiden eines jeden dieser 3 Teile machen den Betreffenden zeugungsunfähig.

Erzeuger des Samens ist der Hoden. Durch den Samenstrang und das Glied fließt der Samen nach außen. Das Glied hat 2 Kanäle: aus dem einen fließt der Urin, aus dem anderen der Samen. Die Wand zwischen beiden Kanälen ist dünn wie eine Knoblauchschale. Wer nur einen oder keinen Hoden hat, heißt nach der Schrift „Hodenzerquetschter" und gilt als zeugungsunfähig. Nach Rabbi Aqiba auch der, dessen Hoden aufgedunsen sind (Bekhoroth VII, 5). Um befruchten zu können, muß der Samen wie ein Pfeil hervorschießen (Hagiga II, 1). Ein weiteres Hindernis für das Zustandekommen einer Befruchtung ist die Verwesung des Samens in den ersten Tagen nach der Begattung (Bekhoroth IX).

Jeder infertile Mann gilt als „Kastrat". Die Kastraten werden unterschieden in Kastrierte durch Menschenhand und in Naturkastraten. Diese können geheilt werden, jene sind unheilbar (Jabmuth VIII, 3)! Eine Form der Naturkastration wird bereits intrauterin erworben: „Wenn nämlich die schwangere Mutter in der Mittagssonne gebacken und verschnittenen Met getrunken hat." Diese Form ist ebenfalls unheilbar (Jabmuth VIII, 4, 4). Die sonstige Naturkastration ist „durch Hitze und Fieber, infolge Krankheit in früher Jugend" entstanden (Jabmuth VIII, 1, 2); ebenfalls als Naturkastrat gilt der Schwindsüchtige (Anm. GOLDSCHMIDTs: Nach Ansicht der Toephta identisch mit einer Hodenentzündung) (Sota IV). Diese Formen sind heilbar (Jabmuth VIII, 3, 4).

Das wesentliche Charakteristikum für den Naturkastraten ist, „daß er mit 20, nach der Schule Sammajs mit 18 Jahren, unten keinen Bart hat, genauer, keine 2 Haare". Er gilt als minderjährig und darf die „Leviratsehe" nicht vollziehen (Jabmuth VIII, 4). Zur Sicherstellung der Diagnose empfiehlt Raba dem Betreffenden, falls er mager ist, fett werden zu lassen, und falls er fett ist, ihn mager werden zu lassen. Die Pubertätszeichen sollen zuweilen infolge der Abmagerung oder der Fettleibigkeit fehlen (Jamuth X, 8, 9). Weitere Kennzeichen sind: „Er hat keinen Bart, sein Haar ist weich und seine Haut glatt; sein Urin schäumt nicht. Er läßt Wasser, das keinen Bogen macht. Sein Same ist blaß, sein Urin wird nicht übelriechend. R. Simon b. Eleazàr sagte, „Seine Stimme ist weich und zwischen der eines Mannes und eines Weibes nicht zu unterscheiden." Man war sich aber nicht einig darüber, ob eines oder alle diese Kennzeichen erforderlich waren (Jabmuth VIII, 4, 5).

„Sterilität" kann auch im späteren Alter noch auftreten; dann fehlen die obigen Kennzeichen des Naturkastraten. Wer öfter sein Wasser zurückhält, bekommt in der dünnen Wand zwischen den beiden Kanälen des Gliedes ein Loch und wird infertil (Behoroth VII, 5). Ferner wird der Same verdorben, wenn Luft in das Glied eindringt und das Glied dadurch kalt wird (Jabmuth VIII, 1, 2). Es wird auch eine iatrogene Infertilität durch Verabreichung von nicht näher bezeichneten Mitteln gegen Gelbsucht erwähnt (Sabbath XIV).

Der Talmud kennt auch eine Behandlung gegen Infertilität: „Wer für den Beischlaf nicht kräftig ist, nehme 3 Qapik Mistsafran, zerreibe ihn, koche ihn mit Wein und trinke ihn" (Gittin VII, 1). Doch scheint diese Verordnung mehr für die Impotentia coëundi im Greisenalter bestimmt gewesen zu sein, denn R. Johanan sagte: „Er ist es (der Safran), der mir meine Jugend wiedergab."

3. Altindische Medizin

In der Medizingeschichte nehmen die Fertilitätsstörungen des Mannes in keinem Medizinsystem einen so hervorragenden Platz ein, wie es in den Suŝrutas Ayurvédhas der Fall ist (HESSLER).

Nach den Suŝrutas Ayurvédhas ist der Chylus der erste Körpersaft. Er durchläuft, der Ausbreitung des Schalles, des Wassers und des Lichtes gleich, in Minutenschnelle den ganzen Körper. Aus dem Chylus entsteht das Blut, daraus das Fleisch, aus dem Fleisch das Zellgewebe, aus dem Zellgewebe der Knochen, daraus das Mark, aus dem Mark entsteht aber der männliche Samen. Dieser Werdegang besitzt, ebenso wie die Menstruation der Frau, einen monatlichen Turnus.

Das Mark bewirkt die Wollust, die Zusammensetzung, die Kraft, die Ernährung des menschlichen Samens und die Füllung der Knochen. Der Same bewirkt die Festigkeit, die Bewegung, die Wollust, die Stärke des Körpers, die Freude und die Erzeugung. Er erfüllt den ganzen Körper und hat neben der Aufgabe der Fortpflanzung und Befruchtung die zweite, ebenso wichtige Funktion der Erhaltung der Lebensfähigkeit des Körpers. Er besitzt die Qualität des Wassers („einige aber glauben, daß er dem Öl des orientalischen Sesam ähnlich sei").

„Wie in der Milch die Butter und im Zuckerrohr ein süßer Saft ist, so ist in den Körpern der Männer der Samen. Zwei Daumenlängen abwärts und auf der rechten Seite der Bauchpforten kommt der Samen auf dem Wege des Harnflusses hervor. Nachdem er den ganzen Körper durchdrungen hat, fließt der Samen eines mit ernstem Sinne begabten und nach Frauen verlangenden Mannes mit Vergnügen heraus." Die austreibende Kraft für den Samen sind die Winde (das hippokratische Pneuma?). Sie können allerdings auch das Sperma austrocknen oder die Samenmenge verringern.

Die Schuld an diesen Störungen liegt hauptsächlich an der „diffusen" und der „unteren" Luft, während die „obere" Luft das Auftreten der sekundären Geschlechtsmerkmale verhindert (Filiozat). Die unmittelbaren Organe des Zeugungsapparates sind: Hoden, Samenleiter und Harnröhre. Sie sind alle sehr empfindlich, „darum möge sich der Arzt vor einem chirurgischen Eingriff an diesen Organen hüten". Der Eunuchismus dagegen geht vom Perineum aus.

Wenn der Samen die Farbe der Luft hat, so liegt in der oben angegebenen Entwicklungsreihe die Störung beim Chylus; wenn er schlecht riecht, die Farbe des Blutes hat und bei der Ejaculation schmerzt, liegt die Störung im Blute. Der arthritische Samen kommt vom Phlegma und der Luft her; der dünnflüssige von der Luft und dem Chylus; der nach Kot und Urin riechende rührt daher, daß alle Säfte verdorben sind. Diese angeführten Störungen verursachen entweder eine Infertilität oder verderben das Sperma so, daß für die Nachkommenschaft daraus „Erbkrankheiten" erwachsen. Die Veränderungen mit Kot- und Uringeruch sind unheilbar; die anderen können geheilt werden.

Auch bei vielen Krankheiten des Körpers, die das Sperma zwar nicht primär betreffen, wird dieses doch in Mitleidenschaft gezogen. „Wenn die Bauchluft gestört ist", entstehen schreckliche Krankheiten für das Sperma, die aber nicht näher erörtert werden. Wenn die gestörten Säfte den Unterbauch angreifen, wird der Samen verändert. Der gestörte Chylus wird durch die Luft nach hinten getrieben und bewirkt die Vertreibung des Samens. Gleiches bewirkt das gestörte Phlegma. Die Bauchluft kann auch den Urin verhindern, in das Abdomen zu gelangen. Hämorrhoiden sind durch verdorbenen Samen entstanden; sie wirken ihrerseits auf das Sperma zurück und vermindern dessen Menge und verdünnen seine Konsistenz. Ein zur Beschaulichkeit neigender Mensch hat einen hinfälligen Körper, der in seinen Säften vertrocknet ist. Einige dieser Menschen weisen die sekundären Geschlechtsmerkmale nicht auf.

Auch durch Beeinträchtigung der Hoden und des Gliedes kann eine Infertilität entstehen. Genannt werden Gangrän und Vergrößerung der Hoden. Durch sie wird das Sperma verbraucht. Es folgen retardierte Ejaculation blutigen Spermas und später Impotentia coëundi. Auch eine infolge Würmerfraß entstandene Analfistel bewirke eine Infertilität, da das Sperma vom natürlichen Ort des Austrittes abgelenkt werde. Auch der häufige Beischlaf, Hunger und Durst sowie der gewundene Uterus der Frau sollen das Sperma verderben.

Die Impotentia coeundi wird in 6 Arten unterschieden, die aber nicht näher genannt werden. Die vierte besteht aus einer Krankheit oder Verletzung des Gliedes. Bei der sechsten ist der „Samen" unbeweglich.

Eine große Rolle spielen die sog. „Samensteine". Sie entstehen im Inneren des Gliedes oder des Hodens, wenn zu reichlicher Samen vorhanden ist, oder wenn er dauernd zurückgehalten wird bei zu großer Enthaltsamkeit oder durch Schwellungen am Anus und Scrotum. Diese Steine werden chirurgisch mit einem Haken entfernt. Man hüte sich aber, etwa die Scrotalorgane oder die Samenwege zu verletzen, da sonst Entmannung oder gar Tod eintritt.

Es werden auch psychische Störungen der Fruchtbarkeit genannt, ebenso wie durch Zauberei entstandene („Pfeile"). Phimosen und Paraphimosen beeinträchtigen die Zeugungsfähigkeit.

Wir finden schließlich eine stattliche Anzahl von Heilmitteln zur Behebung der Infertilität in der Suśrutus Ayurvédahs angegeben. Es handelt sich um eine große Menge von Pflanzen, die in verschiedener Zusammensetzung als Salben, Räuchermittel und Heiltränke verabreicht werden. Zwei dieser Rezepte seien angeführt:

„Lixivium causticum ist sozusagen ein Helfer des männlichen Samens. Die Eunuchen sind aber dadurch nicht zu kurieren!

Der Arzt, der das Lixivium causticum bereiten will, sei rein! Er nehme zur Herbstzeit eine am Fuße eines Berges gewachsene Bigonia indica und verbrenne sie! Sie soll an einem günstigen Tage und in einer günstigen Gegend aufgewachsen sein; sie sei im mittleren Alter und nicht beschädigt. Er soll sie erst mit Räucherwerk behandeln und dann am folgenden Tage abreißen. Dabei bete er den Hymnus: „Feuerskraft, große Kraft, möge deine Kraft nicht vergehen! Hier stehe ich, Erhabene! Verrichte du mein Werk und dann mögest du in Indras Himmel eingehen!" Tausend weiße und rote Blüten soll er opfern. Wenn er die Pflanze Teil um Teil geziert, abgerissen und an einer windstillen Stelle gelagert, Seitenwände und Steine aufgerichtet hat, soll er sie mit den Spitzen von orientalischem Sesam anzünden. Dann, wenn das Feuer erloschen ist, sammle er diese Asche und die Ascheteilchen getrennt."

„Trichosanthes dioeca, die drei Myrobalanusarten, Melia azidaracta, Justica adhenatoda, Michelia champaga, Asclepias acida, Hedysarum alhagi, Trayamana und Oldenlandia biflora gebe der Arzt jeweils zu 2 Pala in eine Drona Wasser und er erhält eine Infusion. Mit dem Sediment sind folgende Arzneien zu verreiben: Jeweils eine halbe Pala Trayamana, Cyperus rotundus, Echites antidysenterica, Hordeum hexastichon, Sirium myrtifolium, Gentiana cherayta und Piper longum; er bringe dieses in ein klares Wasser und koche es ab. Solches beeinflußt die Zeugungsunfähigkeit des Mannes."

Außerdem wird noch das sog. „obere Genital-Klystier" angewandt und der Aderlaß in der Mitte des Gliedes. Das Waschen und Salben der Füße und das Tragen von Schuhen wird Zeugungsunfähigen sehr empfohlen.

Dazu besteht noch eine ausgedehnte Diätenlehre. Fleisch verschiedener Rinderarten und Gänsebraten werden empfohlen, ebenso Rhizinusöl, Milch, süße Speisen und die Pflanze Oryza rubra. Mit Sirup gekochte Milch, mit klarer Butter vermischt, wird gegen kranken Samen empfohlen.

III. Die Bedeutung der Fertilitätsstörungen beim Manne in der Medizingeschichte des Abendlandes

1. Antike Medizin

Die Gedankengänge und Erkenntnisse griechischer Ärzte waren für die Heilkunst des Abendlandes bis ins 18. Jahrhundert hinein von grundlegender Bedeutung. Ihre besondere Eigenart beruhte darauf, daß neben ärztlicher Erfahrung in besonderem Maße philosophische Spekulationen zu ihrer Entfaltung beitragen konnten, da die verschiedenen Wissensgebiete noch keine scharfe Trennung erfahren hatten. Oft stand zu Anfang einer ärztlichen Erkenntnis nicht die aus einer Reihe gleichartiger Phänomene gezogene Schlußfolgerung, die sich einem unvoreingenommenen kritischen Beobachter aufgedrängt hätte. Vielfach trat der Arzt mit gewissen, aus seinem spekulativen System hervorgegangenen Erwartungen an den Kranken heran, um für seine Betrachtungen Bestätigung zu suchen. Die Weltoffenheit des alten Griechenlands gab dem ärztlichen Wissen fremder Kulturkreise die Möglichkeit, neben uralter eigener Heiltradition Ausgangspunkt neuer Anschauungen zu werden. So ist es gerade für das begrenzte Gebiet der männlichen Infertilität nicht unwahrscheinlich, daß den Griechen altindische ärztliche Lehren nicht unbekannt waren.

Zwei Ärzte und ihre Schulen sind es vor allem, die für kommende Zeiten bedeutungsvoll wurden, der eine am Anfang, der andere am Ende der Blüte griechischer Heilkunst stehend: HIPPOKRATES und GALEN.

Nach dem *Corpus Hippocratium* werden im Beischlaf die Säfte durcheinandergeschüttelt, bis sie schäumen. Dieser Schaum wird durch das Pneuma als Samen entleert.

Bei der Infertilität der Männer entströmt entweder wegen Lockerheit des Körpers das Pneuma nach außen, so daß es den Samen nicht entsenden kann, oder es entweicht das Feuchte wegen der Dichtigkeit nicht nach außen, oder aber es erhitzt sich der Samen wegen der Kälte des Körpers nicht, so daß er sich nicht an dieser Stelle des Körpers sammeln kann, oder es geschieht endlich dasselbe infolge der Wärme (Aphorismen).

Außerdem werden die Männer zeugungsunfähig, wenn gewisse hinter dem Ohr verlaufende Adern angeschnitten werden, denn sie vermitteln den Transport des Samengrundstoffes vom Gehirn zum Genitalapparat. Auch wenn die Aufzweigungen der Hohlader am Ober- und Unterschenkel derart beschädigt werden, tritt eine Infertilität ein (De locis in homine). Solche Menschen können zwar den Beischlaf ausüben und ejaculieren auch, entsenden aber nur wenig und obendrein nur schwachen und unfruchtbaren Samen (Genitura). Bei den Kindern sind die Äderchen hinter dem Ohr dünn und voll und hindern so die Bahn des Samens; es besteht bei ihnen nicht der gleiche Grad von wollüstigem Kitzel. Aus diesem Grund wird bei ihnen auch nicht das Feuchte durcheinandergerüttelt, so daß es nicht zur Ejaculation kommen kann (Genitura).

Der Frühling ist die geeignete Zeit für die Konzeption. Der Mann trinke nur starken und sehr reinen Wein, betrinke sich aber nicht. Er esse die kräftigsten Speisen, mache sich warme Bäder und erfreue sich bester Gesundheit (De superfetatione). Wer Knaben zeugen will, übe den Beischlaf gegen Ende der weiblichen Periode aus und umschnüre den linken Hoden, denn nur der rechte erzeugt Knaben. Will er Mädchen zeugen, so ist der Beischlaf auf dem Höhepunkt der Regelblutungen zu empfehlen unter Umschnürung des rechten Hodens (De superfetatione).

Öfteres und angestrengtes Reiten verursacht Gelenkschwellungen, Hüftweh und Podagra, eine Zeugungsunfähigkeit. Kälte und Ermüdung bringen das Liebesverlangen zum Erlöschen.

CELSUS bezeichnet die Kälte als schädlich für die Zeugungsorgane. Auch den Jahreszeiten räumt er einen Einfluß auf die Zeugungsfähigkeit ein.

DIOSCORIDES führt zwei Heilpflanzen an, Terebinte und Knabenkraut, von denen die erste für irgendwelche Beeinträchtigungen der Zeugungsorgane heilsam sei und die andere die Potentia coeundi steigere, wenn sie der Betreffende auch nur in der Hand halte, und noch mehr, wenn er sie mit Wein vermischt genösse.

Durch GALEN, der sich in den „Definitiones" mit den bisherigen Ansichten auseinandersetzt, erfahren wir einiges über die Lehren vorgalenischer Autoren. Nach PLATO und DIOCLES werde das Sperma aus Gehirn und Rückenmark abgesondert. Nach HIPPOKRATES und ARISTOTELES soll es vom ganzen Körper gebildet werden.

GALEN selbst bekennt sich zur letzteren Ansicht. Der Zustand der einzelnen Körperteile — ihre Gesundheit oder Krankheit — sei maßgeblich für das von ihnen gelieferte Sperma und damit für das gesamte Sperma. Die Hoden sind — nach den „Definitiones" — von fleischiger Beschaffenheit und in kleinste Sektoren unterteilt. In ihren Gängen, einer Verbindung aus je einer Arterie und einer Vene, spielt sich die Kochung des Spermas ab. Nach „De semine" trägt das Stroma des Hodens zur Samenbildung bei. Die Hoden sind nur wie Gewichte, die durch ihren Zug die bessere Entfaltung der Gefäße bewirken und diese in sich hineinziehen und zusammenknäueln. In diesen Gefäßen, die aus den großen Gefäßen vor der Wirbelsäule stammen und über die Darmbeine zu den Hoden geführt werden, stagniert das Blut und aus seinen Stoffen wird das Sperma bereitet. Die Gefäße beschreiben deshalb einen so langen Weg, damit in ihnen um so mehr Sperma gebildet werden kann. Deshalb liegen die Hoden nicht in der Bauchhöhle wie bei den Vögeln. GALEN richtete sich gegen „eine große Zahl von Ärzten, die der Meinung sind, das Sperma werde von den Hoden gebildet".

Von ASKLEPIADES übernahm GALEN die Erkenntnis, daß ein Mann sehr wohl Sperma ausscheiden, aber trotzdem zeugungsunfähig sein könne. Daraus leitete er die Folgen ab, die Befruchtung gehe nicht allein vom Sperma aus, sondern es müsse noch eine besondere Zeugungskraft dazukommen.

GALEN kannte also die männliche Infertilität. Diese Krankheit entwickelte sich bei GALEN auf Grund einer Dyskrasie oder Dystemperierung.

Analog den 4 Elementen — Luft, Wasser, Feuer, Erde — besitzt jedes Körperorgan, also auch die Hoden, 4 Temperaturqualitäten: Kälte, Feuchtigkeit, Hitze und Trockenheit. Mit Ausnahme der 2 Gegensatzpaare (Kälte—Hitze; Feuchtigkeit—Trockenheit), die sich ausschließen, können sich jeweils 2 Qualitäten kombinieren, so daß sich 8 Typen ergeben, 4 einfache und 4 kombinierte. Die warme Hodentemperatur ist fruchtbar und geschlechtstüchtig. Sie bringt Knaben hervor und bewirkt eine ausgedehnte Genitalbehaarung. Die kalte Temperatur bewirkt das Gegenteil. Die feuchte Temperatur erzeugt reichlichen und fetten Samen. Die trockene bewirkt das Gegenteil. Wärme mit Trockenheit verbunden erzeugt sehr fettiges Sperma, ist sehr fruchtbar und bewirkt dichte und ausgedehnte Genitalbehaarung. Solche Individuen neigen zu frühzeitiger geschlechtlicher Betätigung, sind aber schnell befriedigt. Wärme mit Feuchtigkeit kombiniert führt zu weniger ausgedehnter Genitalbehaarung, verfügt jedoch über einen Überfluß an Sperma. Solche Individuen vertragen ein Übermaß an geschlechtlicher Betätigung besser, können sich aber nicht ohne Schaden von ihr enthalten. Kälte und Feuchtigkeit läßt die Genitalien unbehaart sein; hier ist das Sperma dünn und wäßrig; es bringt Mädchen hervor oder es vermag überhaupt nicht zu befruchten. Solche Individuen kommen erst spät zu geschlechtlicher Betätigung und verspüren wenig Verlangen danach. Kälte und Trockenheit ist der vorigen Kombination in ihren Symptomen ähnlich, erzeugt aber fettigeres und spärliches Sperma.

Oribasius, ein Grieche des 4. Jahrhunderts, Leibarzt des Kaisers Julian Apostata (nach Diepgen), versuchte noch einmal das Heilwesen der Antike zusammenzufassen. Für die begrenzte Fragestellung der männlichen Infertilität finden sich in seinem Werk keine neuen Gesichtspunkte.

2. Arabische Medizin

Im 9. Jahrhundert etwa begannen Ärzte des islamischen Kulturkreises das Wissensvermächtnis der Antike zu übernehmen. Das Werk des Hippokrates und vor allem des Galen beeindruckte diese Ärzte in hohem Maße. Sie machten sich das galenische System der Krasenlehre zu eigen und ordneten ihr reiches Erfahrungswissen nach Gesichtspunkten der galenischen Theorie. Neben ihrer praktischen Erfahrung brachten diese Ärzte eine reiche Kenntnis über die Pharmakologie gewissermaßen als Mitgift mit. Darüber hinaus aber verfügten sie als Angehörige eines seefahrenden Kaufmannsvolkes über enge und dauernde Beziehungen zu Indien, dessen Reichtum an ärztlichem Wissen einen großen Ruhm eingebracht hatte.

Die große Zahl jüdischer Volksangehöriger, die im islamischen Kulturkreis lebte, macht es begreiflich, daß außerdem noch biblisch-talmudische Ideen in die Medizin der Araber Eingang finden konnten.

Nach den beiden Zentren dieser islamischen Kultur, dem Nahen Osten und dem Süden der iberischen Halbinsel, können wir 2 Gruppen arabischer Ärzte unterscheiden: die frühere Gruppe der Perser und Syrer und die spätere der Andalusier. Zwischen beiden Gruppen steht der größte aller arabischen Ärzte: Avicenna.

Haly Abbas, ein Perser des 10. Jahrhunderts (nach Meyer-Steinegg), beschreibt Einzelheiten über die Samenbildung, die den Ansichten Galens entsprechen, z. B. die Abkochung des Sperma aus dem Blute durch die Hoden.

Haly Abbas bringt die Lehre Galens von der Temperatur (jetzt von den Übersetzern mit „complexio" = Verfassung wiedergegeben) der Hoden. Aus den Charakteristika, die Galen für die einzelnen Typen anführt, baut Haly Abbas eine Diagnostik auf. Die Menge und die Stärke der Schamhaare, die Konsistenz des Sperma und die anderen galenischen Merkmale spielen dabei eine große Rolle.

Unter den Störungen der Fruchtbarkeit führt Rasis die hippokratische Lehre von der retroauriculären Gefäßincision an. Von Hippokrates hat er auch die Ansicht übernommen, daß das Reiten für die männliche Fruchtbarkeit unzuträglich ist. Als Hodenkrankheiten führt er „Ulcera" und „Apostemata" an; bei den Ulcera fordert er eine Incision der Hoden unter Berufung auf Galen. Apostemata der Hoden können durch eine „Retentio spermatis" hervorgerufen werden. Diese kann auch zum Kryptorchismus führen. Haly Abbas bezeichnet als Folge von

Hodenerkrankungen den Verlust des Geschlechtstriebes oder des Zeugungsvermögens, geringe Samenmenge und Ulcera. Die Spermaproduktion kann durch schlechte „Complexio", durch Ernährungsstörungen oder durch eine Funktionsstörung der Hoden in der Verarbeitung der Grundstoffe vermindert werden. Ähnliches kann auch eine Hernie bewirken. Wenn kein Sperma mehr produziert wird, schwindet auch die Potentia coëundi, die zudem noch durch Verwundungen an den Genitalien gestört werden kann. Nach RASIS ist Enthaltsamkeit von geschlechtlicher Betätigung für den Körper nicht schädlich.

Da die Substanz des Sperma „pneumatisch" ist, fordert HALY ABBAS eine Therapie der Infertilität mit blähenden Medikamenten und blähenden Speisen. JOHANNES SERAPION erwähnt Rezepte zur Spermavermehrung und Aphrodisiaca. RASIS nennt die Pflanze „nenufar" als ein Pharmakon, dessen häufiger Genuß zu Infertilität führe.

AVICENNA hält sich in seinen Ausführungen über die Anatomie der Hoden und der Samengefäße weitgehend an GALEN. Mit RASIS ist er der Meinung, daß bei der Mehrzahl der Männer der rechte Hoden kraftvoller sei als der linke.

In „De causis spermatis" beschäftigt er sich mit der Befruchtung. Das männliche Sperma vermittle das Gestaltungsprinzip (formatio), während im „weiblichen Sperma" die Kraft liege, gemäß dem erhaltenen Gestaltungsprinzip die Gestaltung auszuführen (informatio). Zur Verdeutlichung vergleicht er das männliche Sperma mit einem Stoffe, der die Gerinnung der Milch herbeiführt. So obliege also dem männlichen Sperma, den individuellen Geist des Kindes zu bilden, während das weibliche Sperma im Verein mit dem Menstrualblut den individuellen Körper ausbilde. Das Sperma stammt nach AVICENNA nicht aus dem Gehirn allein, wiewohl es diesem seine Wirksamkeit verdanke. Jedes Grundorgan (membrum principale) trage seinen Teil zur Bildung des Sperma bei. Diese verschiedenen Bausteine, zusammen mit den Ausschwitzungen anderer Organe zum einheitlichen Sperma umzuarbeiten, sei die eigentliche Aufgabe der Hoden. Mit dieser Theorie will AVICENNA die Vererbung besonderer Merkmale, insbesondere der Organmißbildung, erklären.

Es ist schon beinahe selbstverständlich, daß sich AVICENNA auch die Complexionsschemata GALENs zu eigen macht und die darauf aufgebaute Diagnostik, die schon HALY ABBAS brachte, noch erweitert. Er fügt den bisherigen eine neue Gruppe zu, die „complexiones innaturales". Darunter versteht er Symptome, die aus dem Rahmen der natürlichen Complexionszeichen herausfallen und zu diesen hinzutreten. Ihre Differenzierung überläßt er der Beobachtungsgabe des einzelnen Arztes unter Verzicht auf eine systematische Aufzählung.

Ausgehend von der Annahme, daß sich die Verdauung in 4 Etappen abspielt, in deren vierte erst eine solche Anreicherung von Nahrungsstoffen in den einzelnen Organen stattfindet, daß genügend Sperma aus dem Überfluß gebildet werden kann, untersagt AVICENNA den Beischlaf unmittelbar nach dem Essen. Noch zur Zeit der dritten Verdauungsstufe empfiehlt er Vorsicht.

Betrunkene, Schwachsinnige, Kinder und Leute, die oft geschlechtlich verkehren, seien infertil. Allgemein träte eine Infertilität dann ein, wenn die Hoden eine üble Complexio besäßen oder wenn die Beweglichkeit des Sperma unzulänglich sei. Dies sei zum Beispiel dann der Fall, wenn die Virga virilis zu lang sei, so daß sich das Sperma zu stark abkühle, bis es zum Uterus gelange. Auch der werde infertil, der in unpassender Weise eine warme Complexio der Niere besitze. Auch eine Krankheit der „membra principalia" könne das Sperma verderben.

AVICENNA erwähnt auch die Ansicht des HIPPOKRATES von der retroauriculären Phlebotomie. „Retentio spermatis" führe zu Hodengangrän. Infolge kalter Complexio könne es zuweilen zu einer Schrumpfung und Atrophie der Hoden oder einem Kryptorchismus mit Harnverhaltung und Schmerzen kommen. Weitere Ursachen der Infertilität seien Ulcera der Hoden. Das Apostema führe zur vollständigen Zerstörung der Hoden, wenn nicht schon vorher aus therapeutischen Gründen eine Kastration vorgenommen werde. Heilungsaussicht bestehe nur dann, wenn zufällig ein Husten dazutrete, der die Krankheit zur Brust abziehe.

Sterilitätstests finden sich schon bei AVICENNA.

Unter den arabischen Ärzten der andalusischen Gruppe geht AVERROES mit wenigen Worten, welche die Ansichten GALENs widerspiegeln, auf die Funktion der Hoden und ihre Anatomie ein. AVENZOAR spricht über das „Klimakterium virile": Aristoteles habe das Alter von 70 Jahren dafür festgelegt. Er selbst habe aber noch zeugungsfähige Männer von 80 oder gar 100 Jahren gesehen. Später nennt er das Alter die „natürliche Erkrankung" der Hoden.

AVENZOAR geht auch ausführlicher auf die Lehre von den Complexionen ein und spricht über ihre Diagnose aus der Schambehaarung. Nach AVERROES können die Hoden dadurch funktionsuntüchtig sein, daß ihre Nerven zu lang sind. Sie erschlaffen und hängen weit herab, so daß die Eingeweide in das Scrotum hinuntersteigen und ihre hodenfremde Eigentümlichkeit (ventositas oder aquositas) mitbringen.

Nach AVENZOAR kann schon intrauterin die Eigenschaft erworben werden, daß die Hoden das Sperma nicht richtig bereiten. Solchen Männern könne der Arzt nicht helfen. Wenn dagegen durch eine Erkrankung in utero eine connatale Infertilität erworben worden sei, müsse man frühzeitig mit der auch bei Kindern schon schwierigen Behandlung beginnen. Bei älteren Personen sei sie dann aussichtslos.

Nach demselben Autor kann bei geschlechtsreifen Männern durch eine abnorme Complexio oder Fieber plötzliche Infertilität entstehen. Er nennt dann noch ein unbestimmtes „Schwinden der verdauenden Kraft der Hoden".

Schlechte Bereitung des Sperma in den Hoden tritt nach AVENZOAR bei Stoßverletzung oder außergewöhnlicher Vergrößerung der Hoden ein. Die Erkrankungen der Hoden unterteilt er in schmerzhafte und schmerzlose. Dazu führt er noch Lähmungen und Erschlaffungen an. Er erwähnt auch die Hodenwassersucht, der er durch einen Einschnitt ins Scrotum Abfluß verschafft. AVENZOAR kennt ferner eine Reihe von mechanischen Behinderungen der Ejaculation, so Verletzungen des Samenstranges und Verstopfungen der Urethra durch Steine und Blutkoagulationen.

ALBUKASIS zählt allerlei Affektionen des Penis als Ursache einer Infertilität, auf, die im übrigen auch auf Gerinnung des Samens bei langdauernder Enthaltsamkeit zurückgehen kann.

Über eine Therapie von Fertilitätsstörungen erfahren wir bei AVENZOAR durch einen kleinen Bericht aus seinem Leben. Er sei einmal, so schreibt er, ohne den Grund zu wissen, infertil geworden. Er habe dann unter anderem Gurken, „nenufar" und Kampfer mit Äpfeln angewandt. Da sei das Fieber von ihm gewichen und er habe danach seine Söhne gezeugt.

3. Die Medizin des Mittelalters

a) Die Mönchsmedizin

Im vorigen Abschnitt über die arabische Medizin wurde darzulegen versucht, wie sich die Lehren der griechisch-römischen Medizin nach der Übernahme durch die Araber weiterentwickelten. Auch im Abendland ging das antike Vermächtnis nicht gänzlich unter, sondern überlebte, wenn auch sehr abgeschwächt, die Katastrophe des Römischen Imperiums. Bald wurde es erneut zusammengefaßt und der Nachwelt überliefert. Da die Weitergabe des antiken Bildungsgutes lange Zeit durch christliche Mönche erfolgte und weitgehend auf die Klöster beschränkt blieb, erhielt diese Epoche der abendländischen Medizingeschichte den Namen „Mönchsmedizin".

Bischof Isidor v. Sevilla, der im 6. Jahrhundert in seinen „Ethymologiae" das gesamte von der Antike überkommene Wissen zusammenfaßte, weiß über die männliche Infertilität nicht viel zu berichten. Etwas ausführlicher sind seine Angaben über Anatomie und Physiologie der Hoden. Unter Berufung auf die Bibel (Hiob) bezeichnet Isidor die Lende als Sitz der Libido des Mannes, wie es bei der Frau der Nabel sei. Die Hoden erhalten das Sperma vom Rückenmark, den Nieren und den Lenden „zur Gnade der Erzeugung". Durch Kochung der Speise und der Körpersäfte wird es zubereitet und durch Rückenmark und Venen verteilt. In den Nieren bläht es sich auf wie die Hefe und wird ausgeschleudert. Um zeugen zu können, muß es mit Menstrualblut begossen werden. Daher ist das Sperma mehrere Tage nach der Menstruation nicht mehr fruchtbar. Andeutungsweise schimmern galenische Lehren durch, wenn Isidor berichtet, die Männer seien aus 2 Gründen infertil: Wegen eines zu dünnen Samens, der im Uterus nicht haften bleibt, und wegen eines zu fettigen Samens, der sich nicht mit dem Menstrualblut vermischen kann. Auch wird von Isidor die Satyriasis erwähnt.

Bei Esculapius (nach Meyer-Steinegg ein Arzt an der Wendezeit vom 6. zum 7. Jahrhundert; nach Diepgen eine anonyme Compilation derselben Zeit) stehen unter den männlichen Fertilitätsstörungen die mannigfaltigen Störungen der Potentia coeundi ganz im Vordergrund. Sonst kennt er offenbar nur den Verschluß der Samenwege bei Samenfluß (= Gonorrhoe) (biblisch ?). Für die nachlassende „Potenz" der Greise weiß Esculapius eine Reihe von Medikamenten und Diätvorschriften anzugeben. Als weitere Genitalkrankheiten erwähnt er noch Satyriasis und Priapismus.

Gariopontus (nach Meyer-Steinegg eine erweiterte Fassung der Esculapius-Compilation des 8.—9. Jahrhunderts) erwähnt ebenfalls die Verlegung der Samenausflußwege bei Gonorrhoe. Außerdem versucht er unter dem Namen „Apoximorion" ein Krankheitsbild abzugrenzen, das er allgemein als „inoperatio (= Inaktivität) der Teile, die zu Liebesdingen unfähig sind", definiert. Allgemeine Symptome davon sind: Fettleibigkeit, Verdauungsstörungen, Ekel gegen Speisen, geringe Energie, häufiger Schweißausbruch, „inneres Zittern" und Verwirrtheitszustände durch „Verstopfung der Sinne". Speziell äußerte sich diese Krankheit in Erektionsschwäche und Ejaculationsstörungen bis zur Impotentia coeundi. Ursache der Krankheit sei die Schwäche der Nerven. Gariopontus erwähnt außerdem noch Satyriasis und Priapismus.

Constantinus Africanus, ein gebürtiger Nordafrikaner und späterer Mönch in Monte Cassino (?), vermittelte dem Abendland die Kenntnis der arabischen Medizin und über diese die Wiederentdeckung der antiken Medizin. Zur Fragestellung der männlichen Infertilität sind es Hippokrates und Galen, deren Lehren Constantinus darlegt und zu vereinigen sucht. Wir können in seinen Abhandlungen einen hippokratischen und einen galenischen Teil genau unterscheiden.

Drei Dinge sind die natürlichen Voraussetzungen für den Beischlaf: Der „appetitus", der aus der Leber herrührt, der „spiritus", der aus dem Herzen stammt, und der „humor", der aus dem Gehirn kommt. Während der „appetitus" durch die „cogitatio phantastica" angeregt wird, erwärmt sich der „humor" im Gehirn, wie auch alle anderen Organe des Körpers, durch die „ergötzliche Bewegung" im Beischlaf. Durch die retroauriculären Venen, die überdies noch eine Anziehung auf ihn ausüben, fließt der „Humor" ab und gelangt über Medulla spinalis, Nieren und Hinterkeule (clunes) zur Virga, aus der er durch einen besonderen Gang ausgeschleudert wird. Der „Spiritus" schließlich wird vom Herzen bewegt und erreicht durch die absteigende Arterie das „Cavum virgae", das er zur Erektion aufbläht. Dies kann man als die „hippokratische Spermatogenese" bei CONSTANTINUS bezeichnen.

Sich auf GALEN berufend führt CONSTANTINUS aus, daß das Sperma „substantia humida, pura et calida" sei, gekocht und eingedickt und daher Träger eines Spiritus, der bald entweiche, wenn es an einen ihm nicht gemäßen Ort fiele, weshalb es nach der Ejaculation nicht fruchtbar bleibe. Die Hoden ständen in einer Wechselbeziehung zum Körper: Sie sammelten das Sperma aus dem gesamten Körper und veränderten es im ebengenannten Sinne. Sie gäben dafür dem Körper eine Kraft, deren Ausfall mangelnden Bartwuchs, dünne Venen und den Schwund der Libido bewirke. Die Natur der Hoden (im Sinne der galenischen Temperaturlehre) bestimme die Natur des Sperma. Im Anschluß daran bringt CONSTANTINUS in knapper Form die galenische Einleitung in 4 einfache und 4 kombinierte Typen. Zur warmen Qualität bemerkt er noch, daß durch Alkoholgenuß und in der Sommerzeit wegen der Wärmewirkung Sperma und Libido vermehrt sei.

Auch die hippokratische „Spermatogenese" des CONSTANTINUS kann natürlich gestört werden. CONSTANTINUS unterscheidet 3 Grundformen: 1. Die „humorale" Störung, wobei das Ejaculat fehlt, während Erektion und Libido ungestört ist. 2. Störung des „spiritus", wobei nur der „appetitus" erhalten ist. 3. Störung des „appetitus", wodurch Ejaculation und Libido zugrunde geht.

Da „humor" und „spiritus" Grundstoffe des Samens sind, verlangt CONSTANTINUS von den Medikamenten, daß sie entweder „ventositas" erzeugen oder bessere Ernährung bewirken oder beides. Je nachdem, wie ein Heilmittel diese Bedingungen erfüllt, unterscheidet er „nutrimentum" und „medicamentum". Unter der großen Zahl der angegebenen Nahrungsmittel und Heilpflanzen sind viele, die bei den Arabern eine Rolle spielten, wie Zwiebeln, Hülsenfrüchte, Knabenkraut.

Von der häufigen Ausübung des Beischlafs glaubt CONSTANTINUS, daß sie das Leben sehr verkürze. Daher soll den Eunuchen ein besonders langes Leben beschieden sein.

Macer floridus (nach DIEPGEN ein nachkonstantinisches, in Frankreich entstandenes Kräuterbuch) nennt verschiedene Pflanzen, die eine Wirkung auf die Genitalorgane ausüben sollen. Herba anetum verschließt die Samenwege, da es das in den Gängen befindliche Sperma austrocknet. Folia lauri, Herba pastinaca, Herba cuenta, Herba senecion und Kümmel sind Mittel gegen Hodenschwellungen. Herba saturegia, Herba eruca, Herba pastinaca und Herba asarum gelten als Aphrodisiaca. Der später erschienene *Hortus sanitatis* fügt dem nichts Neues hinzu.

„Causae et curae" der Äbtissin HILDEGARD v. BINGEN gelten als Höhepunkt und gleichzeitiges Ende der Mönchsmedizin (MEYER-STEINEGG). HILDEGARD nennt das Sperma einen in der Hitze der Leidenschaften kochenden Schaum. Außer der Beschaffenheit des Sperma spielt beim Zustandekommen der Befruchtung die Innigkeit der Liebe der Geschlechter zueinander eine Rolle. Sie zeigt verschiedene Möglichkeiten der Kombination dieser beiden Faktoren auf und beschreibt die aus diesen verschiedenen Kombinationen hervorgehenden Zeugungsprodukte. Unter Beschaffenheit des Sperma versteht sie etwa galenische Kriterien, da sie Kälte und Wärme als Eigenschaften der Körpersäfte angibt und die Menschen in die bekannten 4 Temperamente unterteilt: Choleriker, Sanguiniker, Phlegmatiker und Melancholiker. Dabei ist sie der Meinung, der Phlegmatiker besitze überhaupt keinen Samen und sei daher zeugungsunfähig.

Das Sperma könne mit Siechtum und Fäulnis vermischt sein und führe dann zu kränklichen Kindern oder zu eitrigen Geschwüren. Ein ähnliches Schicksal erleide der Unmäßige. Zur Realisation der Zeugung sei ferner von Bedeutung, daß der Mann im richtigen Alter sei und die für den Beischlaf richtige Mondzeit beachte.

HILDEGARD gab auch ein Rezept für einen Mann an, ,,dessen Samen ohne zu befruchten zerfließt": ,,Er nehme Haselnußkerne, den Dritteil davon scharfen Mauerpfeffer und den vierten Teil vom Mauerpfeffer Zaunglockenkraut und ein wenig gewöhnlichen Pfeffer. Diese koche man mit der Leber eines jungen Bockes, der bereits sprungreif ist, und gebe noch rohes, fettes Schweinefleisch hinzu. Dieses Fleisch genieße man oft mit Brot, das man zuvor in die Kochbrühe tunkt, bis von dessen Saft der Same Zeugungskraft gewinnt, wenn es das gerechte Urteil Gottes erlaubt, daß dem so geschieht."

α) Scholastische Medizin

Die unter dem Namen des ALBERTUS MAGNUS laufenden ,,*Secreta mulierum et virorum*" sollen nach DIEPGEN möglicherweise ein Werk der Schüler des ALBERTUS sein, gehören aber auf jeden Fall in das 13. Jahrhundert und in den Kreis der scholastischen Medizin.

Die Samenbildung wird in den ,,Secreta" sehr summarisch behandelt. In einer Verknüpfung von astrologischen Ideen und medizinischem Traditionsgut wird behauptet, bei der ersten Verdauung werde im Magen das ,,purum terrestre" vom ,,impurum terrestre" abgesondert und das letztere den Samengefäßen zugeleitet. Daraus werde dann das Sperma. Die Infertilität nach Kastration wird lediglich damit erklärt, daß die den Samen transportierenden Gefäße fehlen. Aber auch dies wird noch in Frage gestellt, da ein kastrierter Stier immer noch Substanz, wenn auch minder gute, ausscheide. Daran anschließend wird die Meinung geäußert, daß zur Erde vergossenes Sperma noch zeugen könne, wenn es nachträglich in den Uterus verbracht werde. Eine Frau könne daher im Bade ohne Beischlaf geschwängert werden, wenn sich im Badewasser zufällig Sperma eines vorher badenden Mannes befinde (Diese Ansicht scheint aus dem Talmud übernommen zu sein.).

Auch den Planeten, vor allem dem Saturn, wird ein Einfluß auf das Sperma eingeräumt, da er dem Samen die ,,virtus vegetativa" vermittle.

Die ,,Secreta" bringen einen Sterilitätstest: Urin vom Manne und von der Frau werden jeweils in einen Krug gebracht und beiden Weizenkleie zugegeben. Die Krüge werden etwa 9 Tage lang gut verschlossen aufbewahrt. Auf wessen Seite die Schuld an der Unfruchtbarkeit der Ehe liegt, in dessen Krug findet man sodann Würmer oder eine stinkende Kröte oder sonst ein Ungeheuer. Mit Ausnahme der Angaben über Kröten und Ungeheuer findet sich dieser Test schon bei AVICENNA.

β) Kanonisches Recht

Es ist kein Zufall, daß die eherechtlichen Termini und Grundsätze des Kanonischen Rechts ungefähr in der Zeitspanne fixiert werden, die in der Medizingeschichte als Zeit der Mönchsmedizin gilt: in dieser Zeit lag das medizinische Wissen vorwiegend beim Klerus.

Augustinus gab infertilen Ehepartnern den Rat, dieses Leiden wie jedes andere geduldig zu ertragen und verbot ihnen die Scheidung (FREISEN). In den alten Rechtsquellen wird die spätere ,,Impotentia coeundi" oder ,,Impotentia perficienda copulam carnaleum" noch als ,,Frigiditas" bezeichnet und nur für den

Mann erwähnt. Erst GALEN trennte für die Frau den Begriff „arctatio" ab (FREISEN). Allgemein unterscheidet man später die beiden Begriffe „impotentia coeundi" und „impotentia generandi". Die letztere war kein Scheidungsgrund, obwohl die Erzeugung der Nachkommenschaft, um deretwillen die Ehe eingegangen wurde, verhindert war (HINCMAR). Die bei schon bestehender Impotentia coeundi geschlossene Ehe galt als „error", falls der Partner nicht vorher davon gewußt hat. Die Partner solcher Ehen konnten auseinandergehen, wobei Alexander III. einschränkte, „falls keine ärztliche Heilung möglich ist" (FREISEN). Die abendländischen Bußordnungen (WASSERSCHLEBEN) erwähnten die Impotentia coeundi sowohl des Mannes als auch der Frau. Die Impotentia generandi der Frau wird „Sterilitas" genannt, die Impotentia generandi des Mannes findet keine sichere Erwähnung. HINCMAR unterscheidet 2 Ursachen der Impotentia coeundi: „Commixionis impossibilitas naturalis" und „per operationem diaboli", zu deren Feststellung man 2 Jahre warten muß, bis die Ehe gelöst werden kann. Die „Impotentia coeundi per operationem diaboli" hat auch in der Medizingeschichte eine wichtige Rolle gespielt.

b) Die Laienmedizin

Seit etwa 900 n. Chr. bestand in Salerno in Süditalien eine medizinische Schule von ausgesprochen laikalem Charakter (DIEPGEN). Ihren Aufschwung und ihre große Berühmtheit im ganzen Abendlande gewann sie zur Zeit des CONSTANTINUS AFRICANUS, der um 1000 nach Salerno gekommen war, und in den Jahrzehnten danach. Aus dieser Blütezeit der salernitaner Laienschule sind uns einige Schriften überliefert, die sich unter anderem auch mit der Infertilität des Mannes befassen. Hier wurde neben einer alten Ausgabe des unter dem Namen *„Trotula"* bekannten gynäkologischen und geburtshilflichen Werkes die Sammlung salernitaner Schriften von DE RENZI, DAHLEMBERG und andere verwendet.

Die „Demonstratio anatomica" und die „Practica Petroncelli" (DE RENZI) gehen auf die Anatomie und Funktion der Hoden ein. Die „Demonstratio" bezeichnet die Hoden als wichtigstes unter den Zeugungsorganen. Die übrigen werden im Hinblick auf die Hoden als „defendentia", „expurgantia" und „deservientia" eingeordnet. Zur Entleerung (expurgantia) dienen die „vasa seminaria", die das Sperma aufnehmen; zur Versorgung (deservienta) gehören gewisse Gefäße, die den Grundstoff des Sperma heranbringen. Die Hoden sind mit einer dem Bauchfell entstammenden Haut bedeckt. Sie erzeugen das Sperma, das in einem „folliculus", der über den Hoden und unter den Nieren liegt, vorgebildet wird. Jeder Teil dieses „folliculus" (der auch als „panniculus" erwähnt wird) hat 2 Ausführungsgänge zu den Hoden (offenbar ist der Verfasser dieser Darlegungen von Tiersektionen ausgegangen!). Die „Practica Petroncelli" äußern eine recht unklare Meinung über die Hodenanatomie und die „Hodennerven", die „cremasteres" genannt werden. Die „Demonstratio" führt weiter aus, daß sich am unteren Hodenpol der Ausführungsgang zum Glied befinde. Dieser Ausführungsgang sei lang, damit das Sperma unterwegs noch besser ausgekocht werde, und weit, damit die Beförderung schneller vonstatten gehe. Schließlich kommt noch die Anatomie der Virga zur Sprache, der die „Demonstratio" 2 Funktionen zubilligt: 1. die Erektion zur Ejaculation, 2. die Mictio.

Ein Grund für die Infertilität des Mannes ist nach „De aegritudinum curatione" (DE RENZI) die schlechte Temperaturqualität (warm oder kalt) des Sperma. Sie wird mit Umschlägen in Abhängigkeit von der jeweiligen Temperatur behandelt. TROTULA nennt nur die kalte und trockene Qualität der Hoden und die Dünnflüssigkeit des Sperma als Ursache der Infertilität.

In „De aegritudinum curatione" wird die Lehre des CONSTANTINUS (dort wurde sie als die „hippokratische Spermatogenese" bei CONSTANTINUS bezeichnet) von den 3 Grundprinzipien der Erzeugung ausgeführt: Appetitus (jetzt „Calor" genannt), Spiritus und Humor. Es werden die nämlichen Störungen dieser Grundprinzipien angegeben wie bei CONSTANTINUS. Etwa ebenso ausführlich finden wir diese Lehre bei TROTULA und etwas dürftiger auch in den „Practica Bartholomaei" (DE RENZI). In „de aegritudinum curatione" finden sich einige Ratschläge zur Empfängnisverhütung, die allerdings magischen Gedankengängen entspringen und keine Beziehung zu einer anatomischen oder physiologischen Realität besitzen, im Gegensatz zum „Regimen sanitatis" (DE RENZI), das unmittelbar nach dem Beischlaf Vaginalspülungen empfiehlt. „DE secretis mulierum" (DE RENZI) führt die Kälte und die Dünnflüssigkeit des Sperma auf die mangelnde Behaarung der Genitalien zurück (nicht umgekehrt!) und glaubt außerdem, daß Infertilität sich immer in Schmerzen des ganzen Körpers oder wenigstens der Hoden äußere.

Die „Glossulae 4 magistrorum" (DE RENZI) berichten über die Hodenentzündung, die sie mit einer Incision unterhalb der Hoden unter unbedingter Schonung der Hodensubstanz behandeln.

Die „Practica petroncelli" erwähnen ein Rezept für eine „Wunde der Hoden". „De secretis mulierum" befassen sich mit der Entzündung nur jeweils eines Hodens und behandeln die Entzündung des rechten mit der Phlebotomie der von der Leber kommenden Vene und die des linken mit der Phlebotomie einer von der Niere kommenden Vene.

Weitere Ursachen einer Behinderung der Zeugung liegen in Verstümmelungen des Gliedes, das entweder zu kurz oder verkrümmt sein kann (De aegritudinum curatione, De secretis mulierum). „De aegritudinum curatione" erwähnt auch die Impotentia coëundi und empfiehlt einen Heiltrank, der im Bade einzunehmen ist. Die „Practica petroncelli" geben eine Therapie der Impotentia coeundi, vorzüglich des Greisenalters an und erwähnen das Auftreten der Impotentia coeundi durch Zauberei.

Der Chirurg GUY DE CHAULIAC (GUIDO DE CAULIACO) aus der Schule von Montpellier (DIEPGEN) befaßte sich im 14. Jahrhundert mit der Anatomie der Hoden, die er als fleischiges, drüsenartiges und weißliches Organ beschreibt und als wichtigstes Organ für die menschliche Zeugung bezeichnet. Außerdem geht er ausführlich auf die Anatomie der Leistenkanäle ein. Das Sperma werde in den Hoden durch die letzte Verdauung aus dem Blut gebildet. Das Blut gelange durch die Venen, die bei den Nieren aus der Vena cava entspringen, zu den Hoden. Wegen der Herkunft des Blutes habe das Sperma die Natur des Herzens, der Leber und der Nieren. Aus dem Gehirn steige das Sperma über die Nerven dank der Lust hinunter zu den Hoden. Deshalb wird das Sperma nicht nur der Masse nach, sondern auch in einer innewohnenden Kraft vom ganzen Körper abgeschieden.

Die verschiedenen Fertilitätsstörungen unterteilt GUIDO DE CAULIACO in die „sterilitas" der Frau und die „infrigidatio" und die „malefactio" der Männer. „Infrigidatio" oder „mala complexio frigida" äußere sich in Erektionsstörungen und „malefactio" oder einfach „mala complexio" bewirke die Schrumpfung und Zerstörung des Gliedes und der Hoden.

4. Die Medizin der frühen Neuzeit
a) Die Medizin des 16. Jahrhunderts

Die „Neuzeit", die in der allgemeinen Geschichte etwa mit der Wende vom 15. zum 16. Jahrhundert beginnt, bedeutet auch in der Medizingeschichte eine Wendung, da unmittelbar vorausgehende Ereignisse allmählich oder plötzlich ihre tief eingreifenden Folgen für die Entwicklung der Heilkunst zeigten. Vornehmlich 3 solcher Ereignisse sind zu nennen: die Erfindung der Buchdruckerkunst, die das medizinische Schrifttum rasch anwachsen ließ; die Gründung zahlreicher Universitäten im gesamten Abendlande, die die Zahl akademisch gebildeter Ärzte vermehrte, daneben aber auch das medizinische Schrifttum bereicherte; schließlich die Wiederaufnahme der Sektionen am menschlichen Körper, die die Entwicklung der modernen Anatomie einleitete.

Aus den Werken der beiden französischen Ärzte JAQUES DUBOIS (SYLVIUS) und JEAN FERNEL ein Bild der Meinungen der Zeitgenossen über die männliche Infertilität zu konstruieren, ist wegen der extrem gegensätzlichen Auffassungen berechtigt. SYLVIUS, der Lehrer des VESALIUS, war Gräcist und eifrigster Verehrer GALENS. FERNEL, Leibarzt der Katharina v. Medici, verwarf GALEN auf das heftigste und ließ nur HIPPOKRATES gelten (MEYER-STEINEGG, DIEPGEN).

SYLVIUS setzte die fruchtbare Lebensspanne beim Mann zwischen das 12. und das 60. Lebensjahr. Im Gegensatz zur Frau schwanke die Fruchtbarkeit der Männer während dieser Zeit nicht turnusmäßig.

Unter den Ursachen der Infertilität nennt SYLVIUS die ,,hippokratische Phlebotomie", dann auch die galenische Lehre von der Temperatur des Sperma, das in den Hoden ausgekocht wird. Eine weitere konstitutionelle Ursache ist die Fettleibigkeit der beiden Partner, die neben anderem zur Herabsetzung der Libido führt. Äußere Schädigungen der Hoden, die zur Infertilität führen, sind Veränderungen der Temperatur (übermäßige Wärme oder Kälte, heiße Bäder), ferner harte Arbeit, unmäßige Liebe, schlechte Ernährung oder langer Schlaf, Genuß kalten Wassers, Völlerei, zuviel rohes Gemüse. Dazu gehören auch verschiedene Pharmaka wie Opium, Mandragora und Schlafmittel überhaupt, Campher, Rost und Leuchtkäfer. Indirekt wirken im gleichen Sinne Krankheiten des Gehirns, der Bauch- und Brustorgane. Infertilität tritt auch auf, wenn die Hoden von einer ,,Phlegmone" oder ,,einem anderen, großen, außernatürlichen und langwährenden Tumor" befallen sind, wenn sie ,,verhärtet, sichtbar ulceriert, verwundet oder verkrampft" sind oder wenn sie in der Bauchhöhle liegen oder am häufigsten durch Hernien.

SYLVIUS erwähnt den Steinschnitt und die Verletzungen der ableitenden Samenwege, der Vasa spermatica und der Prostata, wie auch die Kompression der Samenwege durch einen benachbarten Tumor als Ursache der Infertilität.

Verschiedenartige Mißbildungen und ,,Lähmungen" der Genitalien und des Penis und besonders die Gonorrhoe verhindern die Zeugung. Nicht zuletzt unterliegt die Fertilität des Mannes dem Einfluß dämonischer Mächte und zauberischer Handlungen.

FERNEL schreibt den Hoden keinerlei Zeugungskraft zu, sondern glaubt, die Fertilität entspringe dem ganzen Körper. Insbesondere sei es das Gehirn, welches den Samen ausscheidet, daneben aber auch jeder Nerv und jeder Knochen. Die Hoden könnten ähnlich wie die Nieren Urin bilden. Diese Bildungskraft wirke so lange, bis die Hoden prall gefüllt und damit gesättigt seien. Dann werden der Grundstoff gekocht, bis er fettiger und weißer hervorgehe und mit der ,,Fülle der Pneumata überschwemmt sei", die aus den zuführenden Arterien stammten.

Eine Infertilität entsteht nach FERNEL auch durch ,,Gehirntraumen", durch die selbst bei leichten Graden eine kranke Nachkommenschaft entstehen kann. Ursache männlicher Infertilität sind auch akute und chronische Krankheiten, die auf die Säfte und das Pneuma wirken und sich in ,,Kachexie, Leukophlegmatie, Ikterus, Tabes, langsamem Fieber und Kakochymie" äußern.

Nach FERNEL läßt die operative Entfernung der Hoden die Manneskraft schwinden und macht den Betroffenen weibisch oder frühzeitig zum Greis.

PARACELSUS V. HOHENHEIM nimmt unter den Ärzten seiner Zeit eine besondere Stellung ein. Er ist der Ansicht, die Samenerzeugung bei den Tieren und beim Menschen habe nichts mit der Samenproduktion der Pflanzen gemein, denn es hänge vom Willen der Tiere und besonders des Menschen ab, ob er Samen habe oder nicht. Er tadelt mit heftigen Worten die Ärzte, die Samen und Sperma begrifflich gleichsetzten. Das Sperma sei nicht der Samen, der die Zeugung des Menschen bewirkt. Der zeugende Samen sei nicht stofflich und seine Produktion könne nicht erblickt werden, denn sie vollziehe sich geistig. Diese spirituelle Samenproduktion vollziehe sich folgendermaßen: der Mensch steht zur Natur in einem besonderen Verhältnis, das PARACELSUS „lux naturae" nennt. Vermöge dieser besonderen Stellung besitzt er die „speculatio". Trifft diese „speculatio" auf ein „obiectum", so regt sich die „libido" oder „phantasia concupiscentiae". Die „phantasia" des Subjektes bildet aber erst mit der „phantasia" des Objektes zusammen eine volle Einheit, die „phantasia". Zum Objekt ist dem Manne die Frau von Gott gesetzt. Der Mensch besitzt nun noch ein inneres geistiges Ebenbild, den „liquor vitae", der dem Schatten an der Wand oder einem Spiegelbild vergleichbar ist, von eigener Substanz und Empfindung, aber ohne eigenes Leben und eigene Seele. Dieser „liquor vitae" ist im ganzen Körper verteilt. Durch die „phantasia" wird er entflammt wie das Holz durch die Hitze, so daß aus ihm Samen wird, wie aus dem Holze Feuer. Dieser Samen trennt sich vom „liquor vitae", bleibt aber an der gleichen Stelle liegen und sinkt nicht nach unten. So hat jedes Körperorgan und jedes Glied seinen Samen, wie es sein Ebenbild im „liquor vitae" hat. Durch die Anziehungskraft der Gebärmutter fließen sie zusammen und bilden einen einheitlichen Samen. Da jeder der beiden Partner aber nur gewissermaßen eine halbe „phantasia" besitzt, hat er auch nur einen halben Samen, so daß zur Zeugung eines neuen Menschen Samen von Mann und Frau gehört.

Das Sperma ist eine Abscheidung des „liquor vitae", die dann vor sich geht, wenn der „liquor vitae" von der „phantasia" entzündet wird; aber das Sperma fließt dann sogleich nach unten in die Vasa spermatica und bleibt nicht an seinem Ort liegen wie der Samen. Diese Abscheidung ist der Abscheidung der Schlacken von den Nahrungsstoffen bei der Verdauung zu vergleichen. Sie geht deshalb vor sich, weil die Empfindung der Wollust die Venen für jenes Abgeschiedene öffnet. Die Funktion des Sperma ist die Erhaltung der Gesundheit des Körpers und nicht die Zeugung neuen Lebens. Da nun das Sperma ein Secretum des „liquor vitae" ist, wie der Nasenschleim ein Sekret des Gehirns oder wie das Ohrenschmalz, enthält es zwar die innere Form des „liquor vitae" und darum entsteht aus ihm nur wieder die Form des „liquor vitae". Freilich wird es mit dem Samen zusammen ejaculiert, wobei sich der Samen mitten unter dem Sperma befindet. Man könnte das Sperma also als den Träger des Samens bezeichnen.

Der Samen von Mann und Frau muß übereinstimmen, sonst findet keine Empfängnis statt. Der Samen muß sich auch mit dem Stand der Sterne in Harmonie befinden. Fehler des Samens wirken sich auf die Entwicklung des Feten aus.

Das Sperma kann, bevor es mit seiner Abscheidung vom „liquor vitae" zu Ende ist und in die Vasa spermatica abfließt, verfaulen. Dies nennt PARACELSUS einen „Tartarus". Dieser „Tartarus" äußert sich zuerst in mißgebildeten und schwächlichen Kindern oder meistens in Sterilität. Die Lepra ist ein Tartarus des Sperma nach der Abscheidung vom „liquor vitae".

Wenn die Produktion des Sperma nicht auf dem oben angeführtem natürlichen Wege, sondern nur in der Einbildung vor sich geht, entsteht daraus etwas, was PARACELSUS als Incubus und Succubus bezeichnet. PARACELSUS zieht den Vergleich zum Getreidekorn, das im guten Acker natürlich keimt und eine Frucht bringt, im Sumpf zwar auch keimt, aber nur Mißbildungen hervorbringt, die nur äußerlich der Frucht gleichen. Dieses der Einbildung entsprungene Sperma bricht aber die Kraft der natürlichen Spermaerzeugung und ist dann eine Ursache der Sterilität und der „mola" (USLEBER übersetzt später diesen Begriff mit „Mondkalb").

PARACELSUS unterscheidet 2 Formen der Zeugungsunfähigkeit, die natürliche als Folge der Kastration und die unnatürliche durch Zauberei und Verhexung.

Die *spanische Medizin* scheint einer dem übrigen Abendlande nachhinkenden getrennten Entwicklung unterworfen gewesen zu sein. Das „Regimiento de la salud y de la esterilidad" des Hofarztes LOBERO DE AVILA lehnt sich noch eng an AVICENNA an. Es bringt in kurzer Form die Temperaturenlehre nach AVICENNA und erwähnt auch die retroauriculäre Phlebotomie, freilich nur einfach als Wunde hinter dem Ohr. Weitere Ursachen einer Infertilität des Mannes sind künstliche Abkühlung der Hoden, ungünstige Verfassung der Genitalien überhaupt, Inkongruenz der Veranlagung der beiden Partner und Dünnflüssigkeit des Sperma. Hunger, Übersättigung und Trunkenheit unterbinden zeitweilig die Spermaproduktion. Frühzeitiger Beginn geschlechtlicher Betätigung und Beischlaf mit zu jungen Mädchen verderben den Samen des Mannes. Weiterhin kommt es nicht zur Konzeption, wenn der Samenerguß der Partner nicht zusammenfällt. LOBERO DE AVILA erwähnt dann noch die Impotentia generandi nach Steinschnitt.

Er bringt auch die beiden Fruchtbarkeits-Tests des AVICENNA und zwar den schon erwähnten durch Versetzung von Kleie mit Urin und einen zweiten, bei dem Sperma von Mann und Frau in ein Glas Wasser geworfen werden; beim Schwimmen an der Oberfläche besteht Zeugungsunfähigkeit.

Die intensive Bearbeitung überkommener Tradition in Spanien scheint zu bemerkenswerten Ergebnissen geführt zu haben, da DON GREGORIO MARAÑON Zeugnisse anführte, nach denen im 15.—16. Jahrhundert in Spanien die künstliche Samenübertragung ausgeführt wurde. „Fecerunt medici cannam auream, quam regina in vulvam recepit, an per ipsam semen inicere posset; nequivit tamen. Mulgere item fecerunt feretrum eius et exivit sperma, sed aquosum et sterile" (MÜNZER, Viaje por España y Portugal en los años de 1494 y 1495. Version del latin, noticia preliminar y notas por J. Puyol, Madrid 1924; nach MARAÑON). Nach diesem Autor ist Juana la Beltraneja, von der man glaubte, sie sei einem Ehebruch der Königin Juana mit Don Beltran entsprungen, durch künstliche Befruchtung der Königin mit dem Sperma ihres Mannes, König Heinrich IV. von Kastilien, geboren worden.

b) Einfluß der Magie auf die Fertilität

Die Zeugung des Menschen kann nach der Meinung der damaligen Ärzte auf vielfache Weise durch magische Beeinflussung gestört werden. Solche Krankheiten, die auf magische Einflüsse zurückzuführen sind, werden „unnatürliche" im Gegensatz zu den natürlichen genannt. Einmal kann das Pneuma, das den Samen entleert, zerstört werden; dann können die Samenwege verstopft werden; schließlich kann auch die Erektion gestört sein. Die Frigidität der Frau und der vaginale Krampf sind unnatürliche Erkrankungen. Endlich sind noch Incubus und Succubus dämonische Störungen der Zeugung. Beim Succubus fangen statt der Frau die bösen Geister den Samen des Mannes auf. Diesen Samen applicieren sie wieder einer anderen Frau, indem sie ihr beischlafen (Incubus). So gezeugte Kinder werden Wechselbälge genannt (CODRONCH).

Die unnatürlichen Krankheiten sind auf die Tätigkeit der bösen Geister zurückzuführen, die entweder direkt wirken, wie beim Incubus und Succubus, oder sich der Hilfe einer Hexe oder eines Hexenmeisters bedienen (CODRONCH). Die von Hexen angewandte Methode der Verhexung ist die des „Nestelknüpfens" (BODINUS). Hierbei wird einfach unter bestimmten Formeln ein Knoten auf einen Strick (Nestel) gemacht, worauf die betroffene Ehe steril wird. Im Laufe der Jahre „kön man daran sehen daß er aufflauffe und geschwelle als ob er Wartzeln bekäme; welches die Gemerk und Anzeigungen der Kinder seind, die sie miteinander gehabt hätten wan die Personen nicht verstrickt gewesen weren" (BODINUS).

Neben den unnatürlichen können grundsätzlich auch natürliche Erkrankungen einer magischen Therapie unterzogen werden. Solche Therapie ist einmal bei Verhexung die Begütigung der Hexe, falls man sie kennt (BODINUS). Weiterhin werden kirchliche Fürgebete, Segnungen und Exorzismen angewandt (BODINUS). Schließlich erfolgt als wirksamste Therapie die Anwendung magischer Mittel und magischer Formeln (PARACELSUS, Archidoxis magica, Lib. I).

c) Die Medizin des 17. Jahrhunderts

Das 17. Jahrhundert ist in der Medizingeschichte dadurch gekennzeichnet, daß man sich zwar noch nicht von den überkommenen Traditionen frei machen konnte, daß aber doch eine Reihe neuer Erkenntnisse der aufkommenden exakten Naturwissenschaften ihren Eingang in das ärztliche Denken fand. Die „iatrophysischen" und „iatrochemischen" Ideen und das durch unvoreingenommenere Beobachtungsweise beträchtlich angewachsene Erfahrungsgut ließen sich vielfach nur schwer mit den einfachen galenischen Schemata vereinbaren. So finden wir eine Fülle von Modifikationen der galenischen Lehren.

Im 17. Jahrhundert wurden bereits an verschiedenen Universitäten Dissertationen über „Sterilität" verfaßt. Sie geben wertvolle Einblicke in das Erfahrungswissen wie in die theoretischen Erwägungen dieser Zeitepoche.

Im übrigen finden sich von SIMON, der seinen Ideen nach noch gänzlich dem vorigen Jahrhundert angehört, bis hin zu BLEGNY, der offenbar schon Spermien unter dem Mikroskop gesehen hatte, alle Übergänge.

Zur Anatomie der Hoden führte KRUSCHIUS aus, sie seien gewöhnlich paarig angelegt, seltener seien es drei. Infolge connataler Mißbildung oder Unfall könne auch nur ein Hoden vorhanden sein. Die Hoden könnten auch in der Bauchhöhle liegen, zumeist würden sie dann aber in der Pubertät unter Schmerzen heruntersteigen.

Über die „Spermiogenese" berichtete PRATENSIS. Der im Hoden gebildete Samen ziehe sich die ihm gemäße Menge Blut aus dem Körper an, das dem Samen Nahrung zubringe.

Nach USLEBER ist der Grundstoff des Blutes, das in die Hoden gelangt, roh, chylusartig und fett. Die kleinsten Gefäße schwitzen im Hoden diese Materie aus. Durch den „fermentum" genannten Stoff, der salzig und pneumatisch ist, entsteht der Samen. So wird aus dem im Hoden aschfarbenen wäßrigen Samen der milchige und fettige des Nebenhodens. Das „fermentum" des Hodens entsteht im 14. Lebensjahr und bewirkt die Pubertätszeichen; den Eunuchen fehlt es, darum sind sie weibisch. Dieses Ferment bewirkt zum Beispiel auch die plötzliche Heilung hoffnungsloser Fälle von kindlicher Epilepsie in der Pubertät. ULLSTÄTT vertieft diese Ansicht noch durch Beispiele aus der Tierwelt. Er glaubt, daß auch die Lymphgefäße noch einen Teil beisteuern und hält das gasige Ferment für die Ursache des typischen Geruches der Böcke.

Nach BLEGNY sind die Hoden nichts anderes „als ein Haufen kleiner Drüschen, aus denen wiederum vielfältige Fäden hervorgehen. Sie filtrieren das Blut und entnehmen ihm Stoffe, aus denen der Same entsteht." Der Samen ist zusammengesetzt aus gasigen und fettigen Teilen. „Die Gase bewegen sich und geben dadurch dem Samen die Form". Die Zerstreuung des Samens im Körper bewirkt die Geschlechtsmerkmale. Das Sekret der Prostata macht den Samen für den Uterus annehmbar.

EWALDT trennte die Sterilität oder Insuffizienz als Störung der Samenerzeugung von der Impotentia coeundi, als Störung der Geschlechtstätigkeit. KRUSCHIUS stellte fest, daß auch infertile Männer eine normale Potentia coeundi haben können.

Über die Sterilität schreibt BELLOVACUS, daß sie einmal vom Manne ausgehe, dann von der Frau und daß es schließlich noch eine Sterilität unbekannter Ursache gebe. Die Infertilität der Männer habe 3 Gründe: 1. unzureichende Quantität, 2. unzureichende Qualität des Samens, 3. unzureichende immissio des sonst normalen Samens. PRATENSIS nennt noch die Kastration, die mangelnde Liebe, die angeborene und die vor der Pubertät erworbene Infertilität der Männer als Ursache für eine sterile Ehe.

ULLSTÄTT kennt noch eine Form der Infertilität, wobei der Samen nur geschwächt ist, so daß der Versuch der Seele, sich einen Körper zu bilden, nur zu einem Uterus myomatosus (= mola = Mondkalb) führt.

Unter „Qualität des Samens" versteht BELLOVACUS nach GALEN seine Temperatur. BELLOVACUS unterscheidet bei der äußeren Störung Grade der Intensität.

Das eheliche Zerwürfnis gehört zu den leichtesten. Fehler des Samens führen dann nicht zur Sterilität, wenn sich die Fehler der beiden Partner ausgleichen.

Auch bei PRATENSIS wirkt noch die galenische Temperaturlehre nach. Die beiden Partner müßten verschiedene Temperaturqualität haben; die Qualität des Mannes sei warm, die der Frau „feucht". Bei PRATENSIS taucht im Zusammenhang mit der Infertilität auch wieder die Lehre von den 4 Temperamenten auf, die schon bei HILDEGARD VON BINGEN angetroffen wurden. Wie sie schreibt PRATENSIS jedem der 4 Charaktere besondere Eigenschaften der Fertilität zu. Schließlich spielen bei PRATENSIS auch hippokratische Ideen eine Rolle. Irgendwie scheint auch das Gehirn bei der Erzeugung des Samens beteiligt, so daß die Temperaturqualität des Gehirns sich auf den Samen auswirkt. Darum hätten Tollwütige und Wahnsinnige einen fehlerhaften Samen. Auch bei USLEBER spielt die Abkühlung innerer und äußerer Herkunft eine Rolle, nur daß sie eben bei diesem Autor das „fermentum" des Hodens zerstört. Ein gerne zitiertes Beispiel vieler Autoren ist die Infertilität von Soldaten, die im Winter einen eiskalten Fluß überqueren mußten.

Eine weitere Gruppe von Schädigungen der Fertilität entsteht bei Fettleibigkeit und Kachexie. Die meisten sind sich darüber einig, daß das Sperma solcher Leute in irgendeiner Form fehlerhaft ist. Bei USLEBER wird dadurch der chylusartige Grundstoff verdorben.

Damit ist eigentlich schon in eine weitere Gruppe von Störungen der Fertilität übergeleitet, nämlich die, welche die Grundstoffe des Sperma vor ihrem Eintritt in den Hoden betreffen. BELLOVACUS und USLEBER erwähnen diese Gruppe; ULLSTÄTT führt die Schädigung dieser Grundstoffe auf zu frühen Beginn der geschlechtlichen Tätigkeit oder Abusus veneris und Ähnliches mehr zurück. Bei vielen Autoren finden sich Tabes spinalis und Lues als Ursache einer Infertilität des Mannes. Auch werden noch toxische Einflüsse von Speisen und Medikamenten angeführt, die entweder die Samenbildung direkt stören oder die Temperatur der Hoden verändern und damit zur Infertilität führen. So bewirkt der Skorpionenstich die Infertilität des Gestochenen (PRATENSIS). An Medikamenten nennt USLEBER Vitriolgeist, Quecksilber, Natron in Bernsteinwasser; alle scharfen Nahrungsmittel bewirken Ähnliches.

BELLOVACUS beschreibt verschiedene Anomalien der Hoden wie Vergrößerung, intraabdominelle Lage und Cremasterlähmung. Die Vergrößerung der Hoden bringt eine Spermavermehrung mit sich. Nach EWALDT bringt der Kryptorchismus eine Veränderung der Größe und der Struktur der Hoden mit sich und auch bei einseitigem Kryptorchismus wird der außenliegende in Mitleidenschaft gezogen. BORELIUS glaubt durch die Farbe der Schamhaare die Fertilitätschance beurteilen zu können. KRUSCHIUS erwähnt ein hartes Geschwür der Hoden, das er „Scirrhus" nennt.

ULLSTÄTT und BELLOVACUS beschäftigen sich mit der Veränderung der zum Hoden führenden Gefäße durch Verletzungen und Tumoren. BELLOVACUS gibt an, daß jede Schädigung der Gefäße zur Atrophie des Hodens führe. Die Infertilität der Reiter führt er auf Zerrung der Hoden zurück.

BELLOVACUS führt auch Affektionen der Prostata und Bläschendrüsen an. Mit USLEBER und EWALDT spricht er über die Erektionsschwäche als Ursache einer sterilen Ehe. Sonst sei die Impotentia coeundi noch durch Phimose, Paraphimose, Ulcera und Lues des Penis bedingt. Eindringlich mahnt er zur hygienischen Pflege der Genitalregionen, da das ästhetische Moment für das Zustandekommen des Beischlafs wichtig sei. Er empfiehlt die Rasur der Schambehaarung, da sonst in dieser Gegend flache oder vielfüßige Tierchen entstünden. Auch übermäßiger Achsel- oder Fußschweiß hätten schon zur Kinderlosigkeit mancher Ehe beigetragen.

BELLOVACUS behandelt die falsche Temperierung mit andersgearteten Speisen und beschreibt außerdem mehrere Aphrodisiaca. USLEBER unterscheidet Medikamente, die die Samenkraft heben, wie Senfkörner, Knabenkraut, grüner Ingwer und andere, die den Samen erzeugen helfen, wie Mandeln, Pinien, Pistazien und schließlich solche, die den Samen vermehren, wie Frauenmilch, möglichst direkt aus der Mamille. Um eine Sterilität zu verhindern, möge man Vipern und Schlangen genießen. Pfeffer, Hahnenblutgeist und Canthariden werden als Aphrodisiaca angeführt.

5. Die Medizin zu Beginn der Spermatologie im 18. Jahrhundert

Die Medizin des 18. Jahrhunderts und teilweise schon die des 17. Jahrhunderts wird durch die Erfindung des Mikroskopes bestimmt, das allmählich eine neue Epoche der Medizingeschichte heraufführte.

Nach JOËL hatte Galilei schon vor 1610 das nach ihm benannte Fernrohr für die genauere Beobachtung kleinerer Objekte benutzt und später ein zusammengesetztes Mikroskop konstruiert. Erstmalig habe STELLUTI das von den Gebrüdern Jansen u. a. ausgebaute Mikroskop für zootomische Untersuchungen benutzt und MALPIGHI habe es als erster zu physiologischen Untersuchungen herangezogen. Der spätere Bürgermeister von Arnheim, HAM, ein Arzt, soll zuerst die Spermien entdeckt haben (SCHÖNFELD). LEEUWENHOEK, der schon 3—4 Jahre vorher auf Bitten eines Bekannten Ejaculat untersucht haben soll, hätte damals die Samentierchen nicht gesehen. HAM berichtete über seine Entdeckungen an die Royal Society in London und teilte gleichzeitig LEEUWENHOEK darüber mit. Dieser untersuchte dann die verschiedensten Samenflüssigkeiten und sandte die Ergebnisse seiner Forschungen in 150 Briefen an die Royal Society. Es scheint, daß auch BLEGNY bereits Spermien unter dem Mikroskop, allerdings nicht im Ejaculat, sondern im Hodenschnittpräparat sah. Anders ist die Bemerkung von den vielen schmalen Fäden, welche aus den kleinen „Drüschen" des Hodens hervorgehen, die BLEGNY in seinem 1685 erschienenen Zodiacus medico-gallicus bringt, nicht zu erklären. LEEUWENHOEK, der noch ursprünglich die Entstehung der Spermien durch Urzeugung annahm, hat die Infertilität des Mannes als Folge des Fehlens von Spermien im Samen oder deren geringer Lebenskraft angesehen.

Schönfeld stellte in seiner Arbeit: „Um die Entdeckung der menschlichen Samenfäden" klar, daß der damalige holländische Student Johan Ham in Leiden 1677 der wahre Entdecker der Spermien war; es sei eine Laune der Geschichte gewesen, daß Ludwig von Hammen ohne sein Zutun über 200 Jahre als Entdecker der Spermien angesehen wurde. Der Grund hierfür war die Autorität Hallers und die Beharrlichkeit, mit der viele Gelehrte weiter zurückgehende medizinische Zitate unnachgeprüft übernahmen (Schönfeld).

Andry faßte die Spermien als eine besondere Art von Würmern auf, die er mit den Bandwürmern und Spulwürmern zusammen abhandelt. Seine Beobachtung an den Spermien faßt er in 9 Punkten zusammen. „1. Diese Würmer werden nur angetroffen, wenn ein Thier das Alter erreicht, da es zur Zeugung düchtig ist; und sind also weder bey den gantz jungen noch bey den gantz alten zu sehen. 2. In dem Saamenfluß und den venerischen Kranckheiten sind sie schwach oder meistens gantz todt.

3. Bey denen, die zum Kinderzeugen undüchtig, sind sie entweder gar nicht zugegen, oder zum wenigsten nicht lebendig ...

... 7. Daß der männliche Saamen weiß aussieht, kommt von der Menge dieser Würmer her, die in ihm sind. Denn je weniger von ihnen darinnen sind, desto weniger siehet er weiß aus.

8. Die anderen Würmer werden in den meisten gifftigen Fiebern ausgebrüttet, die Saamenwürmer aber sterben alsdann fast alle.

9. Diejenigen, die sich im Venuswerk allzusehr übernehmen, haben ördentlich keine Saamenwürmer."

Er zieht daraus die Folgerung. „Was kann anderes daraus schließen, als daß die Saamenwürmer die Zeugung der Thiere zuwege bringt."

Wenn de Buffon „die Samenflüssigkeit" aus dem „Überfluß der Nahrung" bilden läßt und den Beweis in der Fettleibigkeit der Eunuchen sieht, bei denen „der Überfluß der Nahrung nicht entleert" werden könne, so erinnern diese Worte sehr an vergangene Epochen der Medizingeschichte, insbesondere an Galen. Nach Joël bestünde das Verdienst de Buffons allerdings darin, daß er die Spermien, im Gegensatz zu den Animalkulisten, nur als „Elementarteilchen mit kaum vorhandener Organisation" betrachtete.

v. Gleichen-Russworm machte im Jahre 1778 die gleichen grundsätzlichen Bemerkungen über die Infertilität des Mannes, wie schon Andry zu Beginn des Jahrhunderts, doch knüpft er daran eine entscheidende Folgerung. „Das Mikroskop könnte also bei unfruchtbaren Ehen den Streit zwischen Mann und Frau, zumal, wenn letztere zuvor in einer fruchtbaren Ehe gelebt hätte, bald entscheiden und manches Ehegeheimnis entdecken." Theoretisch bedeutet diese Forderung den Beginn des spermatologischen Abschnittes in der Medizingeschichte der männlichen Infertilität, wenn auch noch 1824 durch Treviranus den Spermien jede Bedeutung für die Fortpflanzung des Menschen abgestritten werden konnte (Joël).

6. Die Spermatologie im 19. und 20. Jahrhundert bis zur Neuzeit

Die Geschichte der Spermatologie des 19. und 20. Jahrhunderts wurde eingehend von Joël in seinem Buche „Studien am menschlichen Sperma" dargestellt.

Einzelheiten über die zahlreichen Entdeckungen in diesem Zeitabschnitt finden sich in den verschiedenen Kapiteln dieses Handbuches.

Zoologie und Anthropologie werden zu Beginn des 19. Jahrhunderts wesentlich von dem botanischen System von LINNÉ beeinflußt. Im Jahre 1827 prägte VON BAER offenbar als erster das Wort „Spermatozoen".

In der ersten Hälfte des 19. Jahrhunderts war die Bedeutung der Spermien für die Befruchtung noch sehr umstritten. OKEN, SCHWEIGGER und TREVIRANUS ordneten die Spermien der Klasse der „Cercarien", also der niederen Würmer zu. Zu dieser Zeit, in der die Samenfäden noch als wirkliche Tiere angesehen wurden, glaubte man, auch deutliche Spuren von innerer Organisation gefunden zu haben. VALENTIN beschrieb innere Eingeweide, Magenblasen wie bei polygastrischen Infusorien. EHRENBERG ordnete die Spermien den Saugwürmern zu. HENLE und SCHWANN nahmen ursprünglich bei menschlichen Spermien eine mittlere Sauggrube an.

PRÈVOST und DUMAS wiesen um 1820 nach, daß die Spermien nur in den Hoden und nicht in den übrigen Teilen des männlichen Genitale produziert werden.

Erst in der Mitte des 19. Jahrhunderts setzte sich die einheitliche Auffassung durch, daß nur durch die Spermien eine Befruchtung erzielt wird.

Bereits 1843 berichtete WAGNER, daß Befruchtungen auch bei unverletztem Hymen beobachtet wurden. Nach der damaligen Auffassung soll die Möglichkeit einer Weiterbewegung der Spermien im Uterus und in den Tuben teils durch die Flimmerbewegungen im Muttermundhalse, teils durch die Kontraktion der Tuben und teils durch die freie Beweglichkeit der Spermien gegeben gewesen sein.

BURDACH berichtete über zeugungsfähige Männer mit mißgebildeten Geschlechtsteilen, Hypospadien und Epispadien oder teilweiser Amputation des Penis. Die Glaubwürdigkeit der Zeugungsfähigkeit dieser Männer dürfte dadurch gegeben sein, daß sich die Mißbildungen der Eltern auch bei den Kindern manifestierten.

WAGNER zeigte in seinem Lehrbuch der „Physiologie", daß damals bereits zahlreiche Arbeiten über die Wirkung von Blut und Eiter auf die Spermienmotilität, über die spermiozide Wirkung verschiedener Substanzen sowie das Verhalten der Spermien in den Geschlechtsteilen der Frau veröffentlicht wurden. Auch stellte man damals bereits pathologische Veränderungen und deren Besonderheiten an menschlichen Spermien fest.

Durch die Arbeiten KÖLLIKERS aus den Jahren 1841, 1847 und 1856 wurde die bisherige Auffassung von der tierischen Natur der Spermien endgültig widerlegt. Mit Recht sieht daher JOËL KÖLLIKER als ersten Vertreter einer neuen Epoche auf dem Gebiete der Spermiologie an.

1850 werden von dem deutschen Anatomen FRANZ VON LEYDIG die nach ihm benannten Zwischenzellen entdeckt. 1865 beschreibt der italienische Tierarzt ENRICO SERTOLI die seinen Namen tragenden „vegetativen Hodenzellen", deren Funktion und Bedeutung damals wie auch heute im Brennpunkt der Diskussion stehen. Am Ende des 19. Jahrhunderts erschienen zahlreiche grundlegende, teilweise auch heute noch allgemein gültige Arbeiten über die Histiogenese und Morphologie der Spermien (s. Kapitel Ejakulat).

1895 führte ALOIS LODE die Auszählung der Spermien im Ejakulat mit Hilfe der für die Zählung der roten Blutkörperchen angewandten Kammern ein. Die damals gefundene Durchschnittszahl von 61 Mill. Spermien im Kubikzentimeter hat auch heute noch ihre Gültigkeit.

1868 schrieb MARION J. SIMS eine Arbeit „Über die Hilfe des Mikroskops zur Diagnostik und Behandlung der Sterilität". GOSSELIN wies damals bereits auf die zu einer Infertilität führenden postgonorrhoischen Komplikationen hin. Wichtige Beiträge über die Diagnostik und Therapie der männlichen Infertilität lieferte P. FÜRBRINGER 1899 in seinem Buche „Über die Störungen der Geschlechtsfunktionen des Mannes". 1912 befaßte sich ROHLEDER in dem Buche „Die Zeugung des Menschen" bereits eingehend mit der Samenübertragung. Seit dem Jahre 1927 erschienen zahlreiche wertvolle Beiträge von MOENCH, der sich vor allem mit der Bedeutung der Morphologie, aber auch der Biologie der Spermien abgab. Ein Niederschlag seiner zahlreichen Arbeiten findet sich in dem 1952 erschienenen Handbuchbeitrag „Männliche Fruchtbarkeit" in SEITZ-AMREICH: Biologie und Pathologie des Weibes. 1937 bearbeiteten STIASNY und GENERALES in einer Monographie die Frage „Erbkrankheit und Fertilität". Seit 1939 wurden von MACLEOD, dem wohl bedeutendsten Forscher auf dem Gebiete der Spermatologie, wichtige Arbeiten über die Biologie der Spermien veröffentlicht. Seit 1950 wurden von ihm zusammen mit seiner Statistikerin R. GOLD an einem riesigen, bisher von keinem anderen Autor zusammengetragenen Untersuchungsmaterial neue Erkenntnisse über die einzelnen Samen- und Spermiencharakteristika zusammengetragen. Mit zahlreichen Arbeiten bereicherten JOËL und seine Mitarbeiter seit 1939 das Gebiet der Spermatologie. Die von ihnen gelieferten, zahlreichen, neuen Bausteine sind in der 1953 erschienenen Monographie „Studien am menschlichen Sperma" geordnet. 1944 kam die im Jahre 1941 geschriebene Abhandlung über „Die Unfruchtbarkeit beim Manne" von STIASNY heraus. Eine ebenso, vor allem klinische Belange berücksichtigende, wesentliche Monographie aus dem Jahre 1944 stellt das Buch von HOTCHKISS „Fertility in Men" dar. Erwähnenswert ist auch die Ausgabe von WEISMAN aus dem Jahre 1941 „Spermatozoa and Sterility". Eine Fülle neuer Betrachtungsweisen und Erkenntnisse brachte 1949 die fesselnde und anregende Monographie von BELONOSCHKIN, in der unter Berücksichtigung der Funktionen der verschiedenen männlichen und weiblichen Genitalorgane die Odyssee der Spermien auf dem Wege von den Tubuli zu der Tube geschildert wird. Im gleichen Jahr erschien eine umfassende Monographie von HELLINGA über die Zeugungsunfähigkeit des Mannes, in der besonders aufschlußreich die Beurteilung des Spermiogramms ist. Von Interesse sind auch die 1944 herausgekommene Dissertation von RICHARD HAMMEN aus Kopenhagen: „Über Fertilitätsstörungen beim Menschen mit besonderer Berücksichtigung des Mannes" und das Buch in tschechischer Sprache von MOUDRY „Fertilita a Sterilita". Die Funktionen der männlichen Genitalorgane wurden auf Grund zahlreicher früherer Beiträge über dieses Gebiet 1950 von KNAUS in dem Buche „Die Physiologie der Zeugung des Menschen" sehr instruktiv dargestellt. Im gleichen Jahre erschien von dem amerikanischen Anatomen E. J. FARRIS „Human Fertility and Problems of the Male" mit diagnostisch-technischen und klinischen Problemstellungen. In französischer Sprache gab R. PALMER das Buch „La stérilité involontaire" heraus, in dem die Diagnostik und Therapie der männlichen und weiblichen Infertilität ausführlich aufgezeigt werden. Einen wichtigen Beitrag zur Diagnostik der Störung der männlichen Fertilität lieferte 1952 WEYENETH durch seine Abhandlung „La biopsie du testicule". NELSON schrieb in dem 1953 von GOLDZIEHER erschienenen Buch „Endocrine Treatment in General Practise" das Kapitel „Male Infertility". ENGLE gab 1947 das Buch „Diagnosis in Sterility" und 1952 „Studies on testis and Ovary eggs and Sperm" heraus.

Wesentliche Fortschritte stellten die von MANN und seinen Mitarbeitern gefundenen Ergebnisse dar, die in dem 1954 erschienenen grundlegenden Buche „Biochemistry of Semen" niedergelegt wurden. 1955 veröffentlichte NOWAKOWSKI das Buch „Zentrale Steuerung der Sexualfunktionen, die Keimdrüsen des Mannes" mit Beiträgen unter anderen von KIMMIG „Die Biochemie des menschlichen Spermas", von TONUTTI „Über die Strukturelemente des Hodens und ihr Verhalten unter experimentellen Bedingungen" und von NOWAKOWSKI „Klinik und Therapie der Hodeninsuffizienz". Anregend für die Fertilitätsforschung erscheint uns auch das 1957 erschienene Buch von CHARNY und WOLGIN über den Kryptorchismus. Im gleichen Jahr gab LABHART die eingehende Monographie über „Klinik der inneren Sekretion" heraus. Besonders sei auch auf den von JORES verfaßten Handbuchbeitrag: „Die Keimdrüsen und ihre Krankheiten" sowie „Krankheiten der Hypophyse und des Hypophysenzwischenhirnsystems" im Handbuch der inneren Medizin (1955) hingewiesen.

Mit der ausgezeichneten und umfassenden Monographie „Artificial Insemination in the Human" schuf der Holländer SCHELLEN ein Standardwerk. 1949 gaben BAYLE und GOUYOU in französischer Sprache die anregende Monographie „La Function Spermatogénétique du Testicule Humain" heraus. Die eingehendste Darstellung über die „Morphologie der menschlichen Spermien" schrieb 1958 SCHULTZ-LARSEN. Seit 1950 wurden uns durch die Italiener GIAROLA und BALLERIO zahlreiche neue Kenntnisse, besonders über die Biochemie des Samens geschenkt. 1960 gab VASTERLING mit der Monographie „Praktische Spermatologie" einen Leitfaden für Ärzte heraus. Im gleichen Jahre wurde von TONUTTI, WELLER, SCHUCHHARDT und HEINKE das Buch „Die männliche Keimdrüse" veröffentlicht.

Die zunehmende Bedeutung der Störungen der männlichen und weiblichen Fertilität zeigte sich besonders in der Gründung zahlreicher Gesellschaften und der Herausgabe verschiedener Zeitschriften, die sich ausschließlich mit diesen Problemen befassen. In den USA erschienen seit 1945 „Transactions of the American Society for the Study of Sterility" und seit 1950 die Zeitschrift „Fertility and Sterility" als offizielles Organ der American Society for the Study of Sterility. In Großbritannien wurden 1949 erstmals die Proceedings of the Society for the Study of Fertility" veröffentlicht, die seit 1954 von HARRISON unter dem Namen „Study of Fertility" herausgegeben werden.

Anläßlich der 1. Tagung der Brasilianischen Gesellschaft für Sterilität wurde 1951 von BERNARD WEINSTEIN, CARLOS GUERRERO, ABNER WEISMAN, WALTER WILLIAMS und ARTHUR CAMPOS DA PAZ die internationale Gesellschaft für Fertilität und Sterilität gegründet. Die International Fertility Association hielt 1953 in New York, 1956 in Neapel und 1959 in Amsterdam bisher 3 internationale Kongresse ab. Berichte über diese Tagungen wurden von KLÜKEN (Hautarzt 1955, 37), von NIKOLOWSKI (Hautarzt 1956, 465), von DOEPFMER (Hautarzt 1960, 232) und von WILL (Zeitschrift für Frauenheilkunde und Geburtshilfe 1959, 940) verfaßt. Der 4. Internationale Weltkongreß soll 1962 an dem Ort der Gründung dieser Gesellschaft in Rio de Janeiro stattfinden.

Am 17./18. 5. 1958 wurde, ähnlich wie bereits in zahlreichen anderen europäischen und außereuropäischen Ländern, die Deutsche Gesellschaft zum Studium der Fertilität und Sterilität im Rahmen der International Fertility Association durch Prof. FIKENTSCHER gegründet. Die auf der Gründungstagung gehaltenen Vorträge erschienen 1959 in einem Beiheft zur Zeitschrift für Geburtshilfe, Band 152. Am 30. 9. 1959 trafen sich die Deutsche Gesellschaft zum Studium der Fertilität und Sterilität und die Österreichische Gesellschaft zum Studium der Sterilität und Fertilität in Lindau zu einer wissenschaftlichen Gemeinschaftssitzung.

Die große Teilnahme an den regionalen und internationalen Kongressen von Vertretern der verschiedensten Fachgebiete, wie Gynäkologen, Dermatologen, Urologen, Chirurgen, Internisten, Endokrinologen, Genetikern, Veterinären, Zoologen und Biologen unterstreicht die große Bedeutung für den persönlichen Gedankenaustausch und für die Lösung der Fülle ungeklärter Probleme.

7. Die Bedeutung der männlichen Infertilität in der Weltgeschichte

Die männliche Infertilität dürfte in der Weltgeschichte besonders bei der Erbfolge eine sehr wesentliche Rolle gespielt haben. Diese Tatsache wurde jedoch von den meisten früheren Historikern nicht beachtet, da bis zur Jahrhundertwende bei einer sterilen Ehe der Frau die alleinige Schuld zugeschoben wurde. Aus diesem Grunde können die meisten Quellennachweise lediglich gedeutet bzw. mit einiger Wahrscheinlichkeit als zutreffend bewertet werden.

Diese medizin-historische Frage wurde von unserem Doktoranden W. Müller in seiner Dissertation „Über die Bedeutung der Infertilität des Mannes in der Medizingeschichte" mit Beispielen aus der Weltgeschichte ausführlich bearbeitet. In diesem Abschnitt geben wir nur kurze Auszüge dieser Dissertation, deren Probleme für alle Länder der Erde von gleicher Aktualität waren und sein werden. Unseres Erachtens sind viele von Müller zitierten Literaturangaben so treffend und anschaulich, daß wir auf Grund dieser Beschreibungen nicht nur eine Infertilität annahmen, sondern diese Störung pathogenetisch einzuordnen versuchten. Von besonderem Werte und Interesse wäre für uns in manchen Fällen die Auffassung bzw. auch Widerlegung von Medizinhistorikern zu erfahren.

Kastraten waren der berühmte französische Philosoph, Theologe und Dichter Abaelard (1079—1142), der Kirchenvater Origenes (185—254 n. Chr.), der Feldherr des oströmischen Kaisers Justinian Narses (552—567).

Gaius Julius Cäsar (100—44 v. Chr.), der möglicherweise an einer Epilepsie litt, war in seiner Jugend zunächst fertil. Von seiner zweiten Frau Cornelia stammte eine Tochter. Die dritte und vierte Ehe blieb steril. Die spätere Infertilität Cäsars dürfte die Folge einer Gonorrhoe gewesen sein, die er sich bei seinen geschlechtlichen Ausschweifungen mit zahlreichen Frauen acquiriert hatte.

Ebenso war der römische *Kaiser Augustus* (30 v. Chr. bis 14 n. Chr.) infertil. In seinen 3 Ehen sollen keine *eigenen* Kinder gezeugt worden sein. Augustus soll dauernd kränklich gewesen sein und als Kind an sehr schweren, langdauernden Krankheiten gelitten haben. Besonders im 15.—16. Lebensjahr habe er an einer hoch fieberhaften Krankheit gelitten. Seine sekundären Geschlechtsmerkmale, insbesondere sein Bartwuchs, seien ganz schwach ausgeprägt gewesen. Die Zuordnung des Hodenschadens (sekundärer Hodenschaden oder präpuberale Kastration ?) stößt in diesem Falle auf gewisse Schwierigkeiten.

Kaiser *Karl der III.* (*Karl der Dicke*, 876—887) wies charakteristische endokrine Ausfallserscheinungen auf. Der disproportionierte Hochwuchs, die Fettsucht und die allgemeine Körperschwäche mit weitgehender Leistungsunfähigkeit lassen an einen sekundären Hodenschaden denken. Die Annahme erscheint uns jedoch fraglich, daß dieser sekundäre Hodenschaden durch einen raumbeengenden Prozeß im Gehirn bedingt gewesen sein soll.

Die Infertilität *Heinrichs des II.* (1002—1024) dürfte nach mehreren Literaturhinweisen auf eine traumatische Genese zurückzuführen sein. Einige Autoren nehmen eine Hodenquetschung nach einem Sprung aus dem Fenster an, andere geben einem Jagdunfall die Schuld. Weiterhin ist auch ein chronisches Blasensteinleiden in Betracht zu ziehen, durch das möglicherweise ein Verschluß der Ductus ejaculatorii aufgetreten sein kann. Wegen dieses Blasensteinleidens soll 2 Jahre vor dem Tode ein „Steinschnitt" (Sectio alta) vorgenommen worden sein. Von einigen Autoren wurde auch behauptet, daß die Kinderlosigkeit Heinrich des II. mit Kunigunde durch das Führen einer sog. „Josefsehe" bedingt sei. Diese Deutung wurde jedoch besonders von mehreren Theologen verworfen, da die Josefsehe damals mit dem Eheideal der Kirche nicht vereinbar war.

Heinrich der V. (1106—1125) dürfte infertil gewesen sein, da seine Ehefrau Mathilde nach seinem Tode in 2. Ehe von 3 Kindern entbunden wurde. Über die Ursache der Zeugungsunfähigkeit fanden wir keine sicheren Hinweise.

Heinrich der VI. (1190—1197) litt wiederholt an einer Malaria sowie an einer Nekrose und Gangrän der Hoden. Möglicherweise lag ein primärer Hodenschaden infolge einer postinfektiösen Orchitis vor. Der von seiner Ehefrau Konstanze geborene Sohn soll nach zahlreichen Literaturquellen durch extramatrimoniellen Verkehr gezeugt worden sein.

Die Infertilität Heinrich des VI. birgt eine besondere Tragik in sich, da dieser Herrscher den Fürsten seines Reiches das erbliche Kaisertum abzuringen versuchte. Sieben Söhne des im 16. Jahrhundert lebenden Kurfürsten *Philipp von Hessen* starben alle ohne Nachkommen. Diese auffällige Tatsache läßt sich möglicherweise auf eine erblich bedingte germinale Aplasie oder einen Spermiogenesestopp zurückführen.

Heinrich der VIII. von England (1509—1547) litt ohne Zweifel an einer Lues, durch die zahlreiche Fehlgeburten bei seiner ersten Frau Katharina von Aragonien während der 18jährigen Ehe zustande kamen. Seine zweite Frau Anna Boleyn hatte 3 Schwangerschaften, davon 2 Fehlgeburten. Die Annahme der Übertragung einer Lues von Heinrich dem VIII. auf Anna Boleyn muß mit Sicherheit abgelehnt werden, da ein Luiker nach 10 Jahren nicht mehr kontagiös ist. In dritter Ehe mit Johanna Seymour soll ein Sohn von Heinrich dem VIII. gezeugt worden sein, der mit 15 Jahren an einer ererbten Krankheit mit Ausfall der Haare und der Nägel starb. Die Annahme, daß es sich bei diesem Sohne um eine Lues connata handelte, wäre nur dann aufrechtzuerhalten, wenn er seine dritte Gemahlin bereits als Luikerin geheiratet hätte.

Das Ausbleiben weiterer Schwangerschaften bei der fünften und sechsten Frau — mit der vierten soll kein Geschlechtsverkehr zustande gekommen sein — dürfte auf eine Zeugungsunfähigkeit als Folge einer neben der Lues bestandenen Gonorrhoe zurückzuführen sein. Manche Literaturhinweise deuten auch auf eine Impotentia coeundi im höheren Alter hin.

Die Infertilität *Friedrichs des Großen* (1740—1786) dürfte nach vielen, recht treffenden Quellenangaben die Folge einer Gonorrhoe gewesen sein. Für das gleichzeitige Bestehen einer Lues liegen keine sicheren Beweise vor.

Der französische König *Ludwig der XVIII.* (1814—1824) dürfte an einem sekundären Hodenschaden gelitten haben. Für diese Schädigung sprechen die Fettsucht, das disproportionierte Wachstum, die hohe Stimme, das Fehlen des Bartwuchses sowie das infantile Aussehen. Gewisse Hinweise für diese Störung gab auch der Sektionsbefund. Ludwig der XVIII. blieb mit seiner Frau kinderlos.

Trotz eines riesigen Aufwands an Literaturstudien sollten diese Ausführungen Anreiz zu weiteren Nachforschungen und neuen Betrachtungsweisen über Herrscher und Staatsmänner geben, deren Infertilität die Schicksale ihrer Völker beeinflußten.

B. Zur Entwicklungsgeschichte
I. Entwicklung des Genitalsystems

Die Entwicklungsgeschichte der männlichen Genitalorgane ist nur in kurzen Umrissen zum Verständnis der Geschlechtsdifferenzierung und der Mißbildungen der männlichen Genitalorgane aufgezeigt.

Einzelheiten müssen bei CLARA, STARCK, BRANDT, sowie HAMILLTON, BOYD und MOSSMANN nachgelesen werden.

1. Indifferente gonadale Anlage

Im anfänglichen Entwicklungsstadium befindet sich die Keimdrüse in einem indifferenten Zustand, d. h. die Entwicklung von männlichen und weiblichen Keimdrüsen ist zunächst völlig gleichlaufend; sie werden zur gleichen Zeit und am gleichen Ort angelegt und zwar an der medialen Seite der Urnierenfalte. Morphologisch zeigen also die Keimdrüsen in ihrer ersten Entwicklungsstufe keine Unterschiede. Sie sind völlig gleichartig und weisen erst später eine Differenzierung

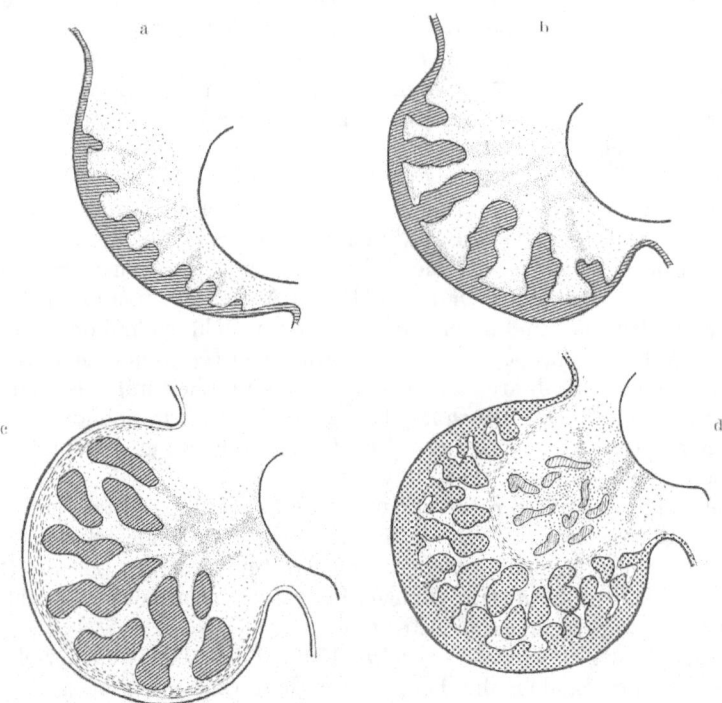

Abb. 1a—d. Schematische Darstellung der Gonadenentwicklung. a Beginnende Vorsprossung der Keimstränge. b Indifferentes Stadium: Medulla besteht aus primären Keimsträngen, der Cortex entspricht dem in der Abbildung schraffierten Keimepithel. c Anlage des Testis. Beachte die Anlage der Tunica albuginea (gestrichelt), die Hodenstränge und Oberflächenepithel trennt. d Anlage des Ovariums. Weiterausbau des Cortex mit Bildung sekundärer Keimstränge, rudimentäre albuginea (fein gestrichelt) zwischen Rinde und Mark. Im Mark Rete ovarii. (Nach BURNS 1955.) (Aus LABHART, Klinik der inneren Sekretion. Berlin-Göttingen-Heidelberg: Springer 1957)

zum männlichen oder weiblichen Geschlecht auf. Wenn auch das Geschlecht durch den Chromosomenbestand bereits festgelegt ist, befindet sich doch die Keimdrüse noch in einem Zustand, der beide Entwicklungsmöglichkeiten offen läßt. Erst später wird durch die Einwirkung der entsprechenden Geschlechtshormone das Geschlecht auch nach außen hin sichtbar. Entscheidend, zu welchem Geschlecht sich die indifferente gonadale Anlage differenziert, ist die Lage der Urgeschlechtszellen in den Keimdrüsen. Wenn die Urgeschlechtszellen in den Rindenteilen der Drüsen überwiegen, wird eine weibliche Keimdrüse gebildet, erfolgt aber ein Überwiegen der Urgeschlechtszelle im Markteil, so entwickelt sich eine männliche Keimdrüse (CLARA) (Abb. 1).

Nach POLITZER befinden sich die Urgeschlechtszellen nicht gleich in den Geschlechtsdrüsen, sondern sie finden sich zuerst im Entoderm, wandern bei Embryonen von wenigen Millimetern Länge aus dem inzwischen gut abgegrenzten Hinterdarm durch das Gekröse in die hintere Bauchwand und in den Bereich der

Urogenitalfalte. Sie lassen sich bis zu ihrer Differenzierung zu Spermatocyten bzw. Oocyten als besondere Zellart verfolgen. Das Verhalten der Urgeschlechtszellen spricht dafür, daß sie amöboid beweglich sind. Durch die Einwanderung der Urgeschlechtszellen in die Keimdrüsenanlage werden diese zur Entwicklung angeregt.

An der medialen Seite der Urnierenfalte prägt sich ein stärkeres Epithel aus, welches sich von kranial nach caudal zieht (Genitalleiste). Das zylindrische hohe Epithel wird als Keimdrüsenepithel, das topographische Gebiet des Epithels als Keimdrüsenfeld bezeichnet. Das daruntergelegene Mesenchymgewebe beginnt zu wuchern und bildet die Genitalleiste. Sowohl im Epithel als auch im Mesenchym finden sich eingelagerte Urgeschlechtszellen. Die Keimdrüse besteht aus einem Mesenchymkern, in dem sich die Keimstränge befinden, und aus dem Keimdrüsenepithel (Abb.2).

Nach BEJDL gibt es primäre und sekundäre Keimstränge. Erstere bestehen aus Blastem, die sekundären aus der subepithelialen Keimschicht. Die frühere Anschauung über die Entstehung der Urgeschlechtszellen aus dem Epithel wird abgelehnt.

Es grenzt sich das Gebiet der Keimdrüsen durch die mediale und laterale Keimdrüsenfurche gegen die übrigen Teile der Urnierenfalte ab. Wir haben jetzt zwei nebeneinander verlaufende Falten: die Keimdrüsenfalte (Plica genitalis) und die Urnierenfalte (Plica mesonephritica). Gemeinsam bilden

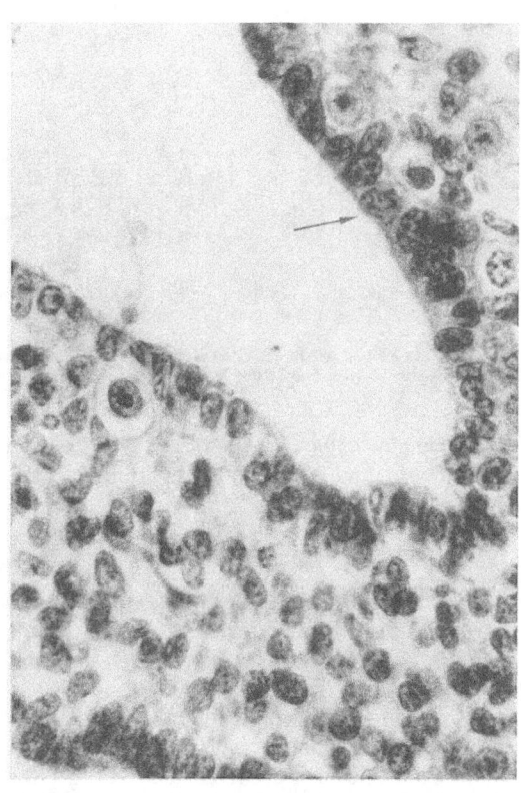

Abb. 2. Ausschnitt des Meso dorsale und des Keimleistenepithels eines menschlichen Embryos von 2,5 mm. Beachte die beginnende Verdickung des Cölomepithels im Bereiche der späteren Keimleiste (Pfeil) und die Urgeschlechtszellen, die am runden Kern mit Nucleolus und an ihrer Größe zu erkennen sind. (Aus LABHART, Klinik der inneren Sekretion. Berlin: Springer 1957)

sie die Urnierengeschlechtsfalte (Plica urogenitalis). Die Gonaden erstrecken sich anfangs über 14 Segmente vom 6. Brustsegment bis zum 2. Sacralsegment. An diesem langgestreckten Keimdrüsenbezirk bildet sich das kraniale Ende zurück. Am caudalen Ende treten im Bereich von 3—4 Segmenten progressive Entwicklungsvorgänge auf. An 15—17 mm langen Keimlingen zeigen sich sichere Unterschiede in der Gonade zwischen beiden Geschlechtern (STARCK).

Ende des 2. Monats zeigt sich eine Differenzierung des Mesenchymkerns. Die unter dem Keimdrüsenepithel gelegene Zone bildet die Anlage der Tunica albuginea (Homo 15 mm). Die Keimstränge im Inneren des Mesenchymkerns wandeln sich um zu Hodensträngen, den späteren Hodenkanälchen (Abb. 3). In dem Teil, welcher der Urniere zugewandt ist, bilden die Hodenstränge ein Netzwerk, welches die Anlage des Rete testis darstellt und später mit den Hodensträngen verschmilzt.

Nach STARCK sind die Kanäle des Rete testis auch als Derivate der Urniere aufzufassen. Die Hodenstränge werden zu den Tubuli contorti. Die Leydigschen Zwischenzellen werden im 3. Monat im Mesenchym zwischen den Hoden-

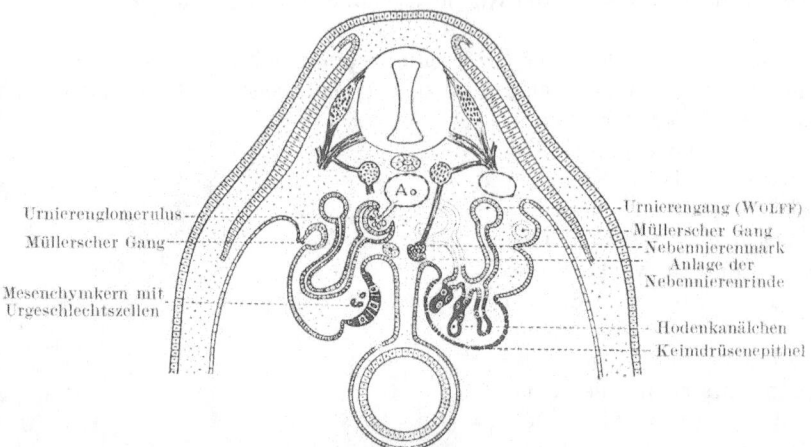

Abb. 3. Entwicklung der männlichen Keimdrüsen. Auf der linken Seite das jüngere, rechts das ältere Stadium dargestellt. Schema in Anlehnung an CORNING. (Nach BENNINGHOFF, Lehrbuch der Anatomie des Menschen. München: Urban & Schwarzenberg)

kanälchen sichtbar. Nach STARCK entstammen sie zur Hauptsache aus dem Mesenchym und vielleicht zum kleinen Teil auch aus dem Epithel der Hodenstränge.

2. Entwicklung des Wolffschen Ganges

Bei der Keimentwicklung zeigen die Harn- und Geschlechtsorgane eine innige Verquickung miteinander. Sie entstehen in unmittelbarer Nachbarschaft voneinander und Teile der Harnorgane werden zum Aufbau der Geschlechtsorgane herangezogen. Wir unterscheiden beim Menschen 3 Nieren: Vorniere, Urniere und Nachniere (die bleibende Niere). Die Vorniere ist völlig rudimentär. Aus der Urniere entwickeln sich Ureter und das Nierenbecken. Die Nachniere wird zur bleibenden Niere. Der Wolffsche Gang oder Urnierengang verläuft in der Urnierenfalte lateral von der Keimdrüsenfalte caudalwärts (Abb. 4).

Die Urniere erfährt eine weitgehende Rückbildung. Dadurch wird sie in einen kranialen und einen caudalen Teil gesondert. Der kraniale Teil der Urnierenkanälchen erhält beim männlichen Geschlecht über die Markstränge (Rete testis) Anschluß an die den Urnierenkanälchen benachbarten Keimdrüsen und wird so zum Geschlechtsteil der Urniere (Epigenitalis). Der caudale Teil der Urnierenkanälchen wird beim männlichen Geschlecht als Paragenitalis bezeichnet. Er wird später in Form eines Kanälchenkonvolutes (Paradidymis) am Beginn des Samenstranges gefunden. Die Kanälchen des Epigenitalisabschnittes liefern später die Ductuli efferentes des Nebenhodenkopfes. Beim männlichen Geschlecht bildet der Urnierengang den Ductus deferens, die Ampulla ductus deferentis und die Glandula vesiculosa.

3. Entwicklung des Müllerschen Ganges

In der Plica urogenitalis entsteht Ende des 2. Monats (Homo 15 mm) in der Höhe des 3. Brustsegmentes eine Epithelverdickung ventral und lateral vom Urnierengang. Sie vertieft sich in ihrer Mitte und wächst caudalwärts, indem sie

Entwicklung des Müllerschen Ganges

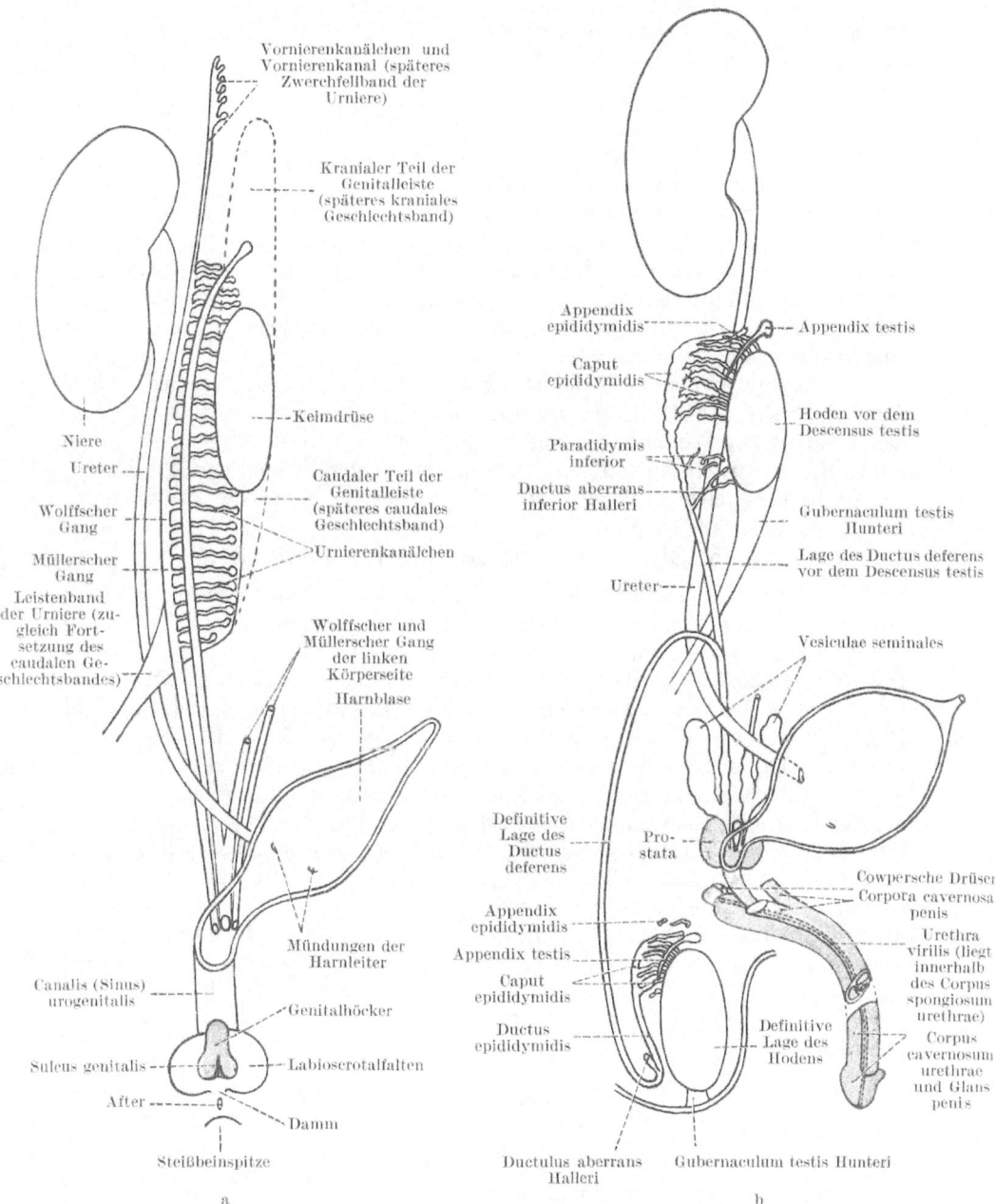

Abb. 4a u. b. Anlage des männlichen Geschlechtsapparates, Schema. a Indifferentes Ausgangsstadium beim Embryo. b Endgültiger Zustand beim Mann. (Aus BRAUS-ELZE, Anatomie des Menschen. II. Bd., 3. Aufl. Berlin-Göttingen-Heidelberg: Springer 1956)

den Wolffschen Gang als Leitgebilde benutzt. Der Strang höhlt sich zum Müllerschen Gang aus.

Beim männlichen Geschlecht setzt sehr früh eine Rückbildung der Müllerschen Gänge ein, die in der Mitte des Uterovaginalkanals beginnt und nach kranial und caudal fortschreitet. Die Appendices testis sind Überreste des kranialen Teils der Müllerschen Gänge. Das caudale Endstück liegt in dem Müllerschen Hügel. Es verschmilzt mit dem Conus vaginalis und erhält eine Aushöhlung, die mit dem Sinus urogenitalis zusammenhängt (CLARA). Es wird zum Utriculus prostaticus und entspricht der weiblichen Vagina.

4. Differenzierung des Urogenitalsinus

Am Sinus urogenitalis unterscheiden wir 2 Abschnitte, den oberen Teil (pars pelvina) und den unteren Teil (pars phallica). Während der obere Teil im Becken bleibt, dient der untere Teil der Bildung des Geschlechtshöckers. Beim männlichen Geschlecht liefert die pars pelvina die primäre Harnröhre (pars prostatica und pars diaphragmatica der Urethra), das ist der Abschnitt der Harnröhre, der von den Einmündungsstellen der Ductus ejaculatorii bis zum Diaphragma urogenitale reicht. Die pars phallica bildet die pars cavernosa urethrae. Beide zusammen bilden die Harnröhre.

Aus dem Sinus urogenitalis bilden sich weiterhin bei beiden Geschlechtern die Anhangsdrüsen. An der Hinterwand der primären Harnröhre tritt in der Höhe der Mündung der Wolffschen Gänge beim männlichen Geschlecht eine zunächst solide Epithelwucherung auf; später kommen an der Seiten- und Vorderwand der Harnröhre gleiche Anlagen dazu. Beide Anlagen bilden die Prostata.

5. Differenzierung des äußeren Genitale

Die Bildung der äußeren Genitalien beginnt mit dem Auftreten des Kloakenhöckers, einer durch vermehrte Mesenchymzellen hervorgerufenen Erhebung, die vom Nabelstrangansatz bis zum caudalen Kloakenende reicht. In der kranialen Hälfte vergrößert sich der Kloakenhöcker zu einem deutlichen Wulst, dem Geschlechtshöcker (Tuberculum genitale), das sich bei weiterer Entwicklung zum Phallus verlängert. Vom rechten und linken lateralen Rand des Geschlechtshöckers wachsen die Geschlechtsfalten caudalwärts, zwischen denen die Urogenitalrinne (Sulcus urogenitalis) liegt. Durch Verwachsung der freien Ränder der Geschlechtsfalten ist an der Unterfläche des Phallus als Verlängerung des Sinus urogenitalis ein Kanal entstanden, der zusammen mit diesen den Canalis urogenitalis, die spätere Harn-Samenröhre bildet. Die Geschlechtsfalten verschmelzen in der Medianlinie und entwickeln sich zum Corpus cavernosum urogenitale und der Glans penis. Zu beiden Seiten der Geschlechtsfalten, zwischen ihnen und der medialen Abgangsstelle der hinteren Gliedmaßen vom Rumpf, entwickeln sich durch Mesenchymwucherung die Geschlechtswülste (Tori genitales), aus denen das Scrotum hervorgeht. Die Raphe scroti ist die Verwachsungslinie beider Wülste.

6. Descensus der Keimdrüsen

Die Keimdrüsen zeigen anfangs nur scheinbar bei beiden Geschlechtern ein Abwärtswandern. Tatsächlich ist es so, daß sich die hintere Körperwand des Keimlings stark ausbildet und kranialwärts stark ausdehnt. Dadurch entsteht das scheinbare Caudalwärtswandern der Keimdrüsen. Nur der Austritt der männlichen Keimdrüsen aus der Bauchhöhle und die Wanderung in das Scrotum ist ein tatsächlicher Descensus (Abb. 5).

Im 3. Monat liegt der Hoden an der inneren Öffnung des Leistenkanals, wo er bis zum 7. Monat liegen bleibt. Im 6. bzw. 7. Monat bildet sich eine Ausstülpung des Bauchfells (Processus vaginalis peritonei) in das Scrotum hinein. Der zunächst an der hinteren Bauchwand retroperitoneal liegende Hoden schiebt sich etwa im 8.—10. Schwangerschaftsmonat in das Scrotum vor. Bei der Geburt ist der Descensus bei normaler Entwicklung bereits erfolgt. Wenn die Hoden erst nach 3 Monaten oder während des 1. Lebensjahres descendieren, spricht man während der Zeit, in der der Hodensack leer ist, von einem physiologischen Hodenhochstand. Bei normaler Entwicklung obliteriert der Processus vaginalis, so daß der winzige, spaltförmige Peritonealraum innerhalb des Scrotums keine Verbindung mehr mit der Bauchhöhle besitzt. Der obliterierte Gewebsstrang wird

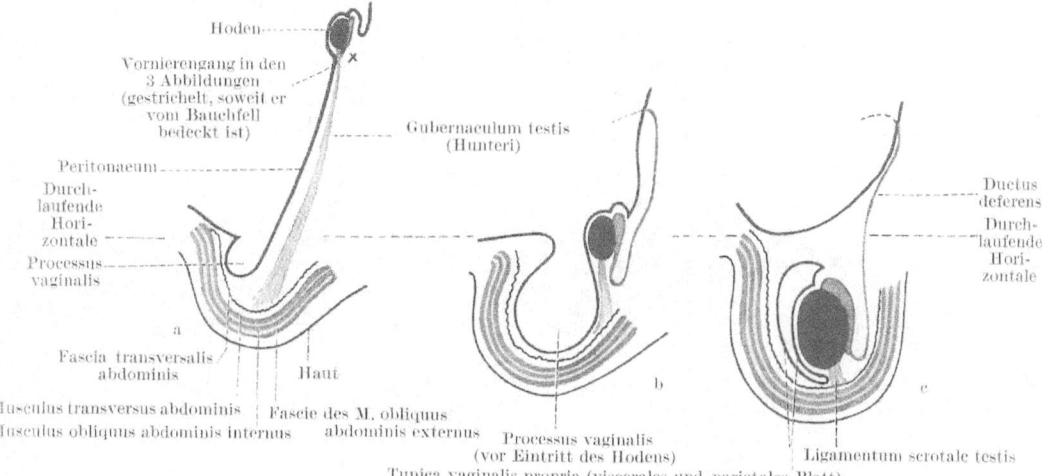

Abb. 5a—c. Descensus testis, Schema. a Hoden und Nebenhoden in der Höhe des 1. und 2. Lendenwirbels. b Hoden und Nebenhoden beim Eintritt in den Leistenkanal. c Hoden und Nebenhoden im Hodensack, Verbindung des Processus vaginalis mit dem Peritonaeum obliteriert. × in Abb. a entspricht der Umbiegung des Ductus deferens in Abb. b und c. Durchlaufende Horizontale in der Höhe des Abganges des Processus vaginalis vom Peritonaeum. (Aus BRAUS-ELZE, Anatomie des Menschen. II. Bd., 3. Aufl. Berlin: Springer 1956)

resorbiert, so daß eine Retraktion der Hoden unmöglich wird bzw. die Voraussetzung für das Entstehen einer angeborenen Leistenhernie entfallen.

Die Entwicklung der verschiedenen männlichen und weiblichen Genitalorgane aus den indifferenten Ausgangsformen stellte STARCK in der Tabelle 1 dar.

Tabelle 1. *Indifferente Ausgangsform und spätere Entwicklung* nach STARCK

Männlich	Indifferente Ausgangsform	Weiblich
Hoden	Gonade	Ovar
Nebenhoden	Urniere	Rudimente: Markstränge des Ovars, Epoophoron
Rudimente: Ductuli aberrantes des Nebenhodens, Paradidymis		
Ductus deferens	Wolffscher Gang	Rudiment: Gartnerscher Gang
Rudimente: Utriculus prostaticus, Hydatide des Hodens	Müllerscher Gang	Tube, Uterus, Vagina
Gubernaculum testis (= Lig. scrotale testis)	Inguinalband der Urniere und der Gonade	Chorda utero-inguinalis und Ch. utero-ovarica
—	Zwerchfellband der Urniere und kraniales Geschlechtsband	Plica suspensoria ovarii
Corpus cavernosum penis	Geschlechtshöcker (Phallus)	Clitoris
Terminalende des Corpus cavernosum penis	Glans des Phallus	Glans clitoridis
Corpus cavernosum urogenitale mit Glans penis	Geschlechtsfalten	Labia minora
Scrotum	Geschlechtswülste	Labia majora
Pars cavernosa	Sinus urogenitalis	Vestibulum vaginae

II. Faktoren der Geschlechtsdifferenzierung
1. Genetische Faktoren

Im folgenden soll eine kurze Übersicht über die Keimdrüsenentstehung bei den Vertebraten gegeben werden. Diese ist für bestimmte Krankheitsbilder, zum Beispiel dem Klinefelter-Syndrom, von Interesse. Weiterhin sollen Theorien der Gonadenentstehung beim Menschen diskutiert werden, wobei vor allem die Ansichten von GRUMBACH, BLANC u. ENGLE sowie WITSCHI, NELSON und SEGAL sowie OVERZIER herangezogen werden.

Von den 3 zu unterscheidenden Stufen der embryonalen Geschlechtsentwicklung der placentären Säugetiere, die nacheinander folgen, und zwar die Diffe-

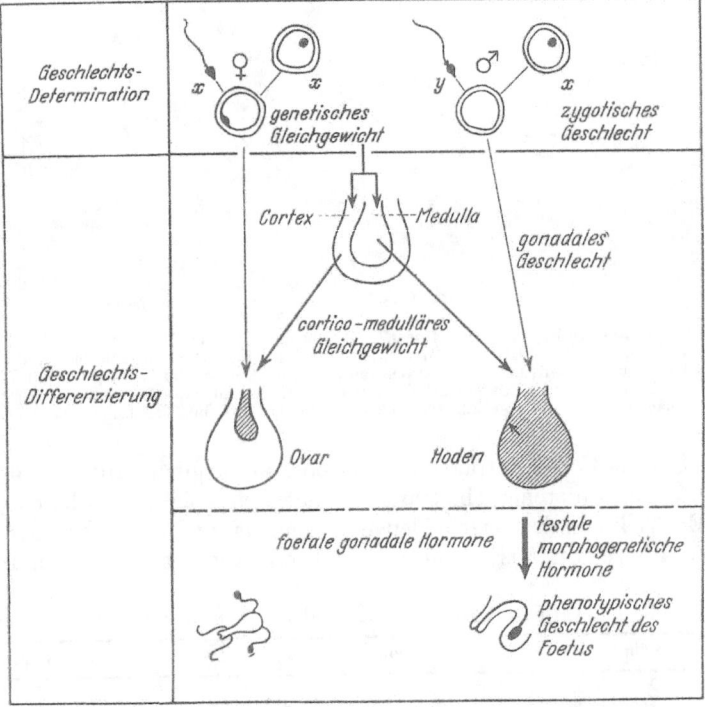

Abb. 6. Schema der menschlichen Geschlechts-Dermination und Differenzierung nach GRUMBACH u. Mitarb
[J. clin. Endocr. 17, 703—736 (1957)]

renzierung der Gonaden, der Genitalgänge und der unteren Genitalwege, ist relativ wenig über den komplexen Mechanismus, der die Entwicklung und die Funktion der Gonaden kontrolliert, bekannt. Normalerweise ist der eingeschlechtliche Verlauf der künftigen gonadalen Differenzierung durch das genetische Geschlecht der Zygote, das im Augenblick der Befruchtung festgelegt wird, prädeterminiert. Das genetische Geschlecht umfaßt dabei nicht nur die Geschlechtschromosomen, sondern auch eine unbekannte Zahl geschlechtsdeterminierender Gene der Autosomen.

Bei der Betrachtung der Geschlechtsfestlegung im Fetus ist es notwendig, klar zwischen Geschlechtsdetermination und Geschlechtsdifferenzierung zu unterscheiden. *Geschlechtsdetermination* ist ein genetisches Phänomen, das genetischen Grundgesetzen folgt und zum genetischen Geschlecht oder dem geschlechtlichen

Genotyp des Embryo führt. Auf der anderen Seite ist bei Säugetieren die *Geschlechtsdifferenzierung* ein hormonaler Prozeß, der von der Funktion und dem Geschlecht der fetalen Gonade abhängt und welcher den Verlauf der embryonalen Entwicklung der übrigen Geschlechtsorgane bestimmt. Die Geschlechtsdifferenzierung prägt das phänotypische Geschlecht des Fetus (Abb. 6).

2. Genetische Geschlechtsdetermination

Die Genetik der Geschlechtsdetermination wurde bei Pflanzen und niederen Wirbeltieren untersucht und bildet die Grundlage der Theorie auch für die Säugetiere (BRIDGES, GOLDSCHMIDT, CREW, STERN und WITSCHI). Beim Menschen sind 23 Paare von Autosomen und ein Geschlechtschromosomenpaar vorhanden (PAINTER und EVANS und SWEZY). Nach GOLDSCHMIDT trägt das x-Chromosom die weiblichen determinierenden Gene und die Autosomen enthalten die männlichen Faktoren. Es wird angenommen, daß die physiologischen Reaktionen, die von dem Gleichgewicht dieser geschlechtsbestimmenden Gene abhängen, die Differenzierung der bipotenten Gonade zum Hoden oder zum Ovar bewirken. In dem heterogenen Manne (xy), im Gegensatz zum homogenen Weibe (xx), ist das einzige x-Chromosom nicht in der Lage, das männliche genetische Übergewicht der Autosomen zurückzudrängen. Obwohl GOLDSCHMIDT gewichtige Argumente für die Abwesenheit genetischer Geschlechtsdeterminatoren in y-Chromosomen und speziell weiblicher Determinatoren in den Autosomen anführt, sind auch andere Interpretationen der sogenannten Gleichgewichtstheorie vorgeschlagen worden (BRIDGES und WITSCHI). Spontane und experimentell erzeugte Formen ambisexueller Entwicklung bringen den Nachweis, daß das genetische Gleichgewichtssystem von männlichen und weiblichen geschlechtskontrollierenden Genen durch verschiedene genetische, hormonale und Umweltfaktoren verändert werden kann.

3. Gonadale Faktoren

Es wird allgemein angenommen, daß das Übergewicht entweder zugunsten der männlichen oder der weiblichen geschlechtskontrollierenden Gene das Geschlecht der Gonade bei den Säugetieren bestimmt. JOST hat jedoch gezeigt, daß im Prinzip der fetale Hoden durch seine hormonale Sekretion die nachfolgende Entwicklung des übrigen primordialen Genitaltrakts kontrolliert. Die Gene können insofern bei diesem Prozeß beteiligt sein, als sie die quantitative Seite der Hodensekretion und die Ansprechbarkeit der Gewebsreaktion kontrollieren (BURNS).

Bei der frühen Entwicklung besteht die embryonale Gonade nach GRUMBACH und Mitarbeiter aus 2 unipotenten, getrennten, mesodermalen Primordia, dem jedes für sich über eine bestimmte physiologische als auch morphologische Kapazität verfügt:

a) einer *corticalen Komponente*, die aus dem Keimepithel besteht,

b) einer *medullären Komponente*, die die primären Geschlechtsstränge (sex cords) und mesonephritischen oder Blasten-Elemente umfaßt.

Die Geschlechtsspezifität der medullären und corticalen Strukturen bei den Säugetieren ist in physiologischer und anatomischer Beziehung wohl begründet. Beim Menschen wird die indifferente Gonade während der 5 Wochen des Embryonallebens sichtbar (GILLMAN und AREY). Ihre morphologischen Bestandteile sind nicht so deutlich abgegrenzt wie bei den niederen Wirbeltieren (WITSCHI). Die germinalen Elemente der Gonaden stellen die Urgeschlechtszellen dar, die dem Entoderm entstammen und beim Menschen zur Zeit der frühesten gonadalen Differenzierung in die Genitalfalte einwandern.

Nach den Ergebnissen der Experimente an niederen Wirbeltieren (EVERETT; BURNS; HUMPHREY) scheinen die Gonocyten bipotente Zellen zu sein und ihre letztliche Entwicklung zu Oogonien oder Spermatogonien wird durch corticale und medulläre Induktoren bestimmt. Beim Fehlen von Keimzellen werden sterile Gonaden, die Hoden ähneln, in beiden Geschlechtern gebildet. So sind bei niederen Wirbeltieren offenbar primordiale Keimzellen für eine normale corticale Entwicklung notwendig (WITSCHI; WILLIER).

Das corticale und medulläre Gewebe sind heterologe Strukturen etwa in dem Sinne, wie die Müllerschen und Wolffschen Gänge; und zwar insofern, als das Entwicklungspotential einer jeden Struktur klar umrissen ist. Die Rinde kann sich nur zum Ovar und das Mark nur zum Hoden differenzieren (WITSCHI; HUMPHREY; WILLIER; BURNS; LILLIE). Während der Differenzierung „kämpft" jedes dieser Elemente um die *Dominanz*. Das dominierende Element richtet sich nach dem genetischen Geschlecht der Zygote und das recessive Element bildet sich zurück. Wenn die Gonade sich in männlicher Richtung entwickelt, erfolgt die Involution der corticalen Komponente und es entstehen nur sekundäre Geschlechtsstrangformationen im begrenzten Umfang (GRUENWALD). Jedoch bis zum vollständigen Verschwinden der corticalen Komponente besteht die Potenz zur Bildung ovarieller Elemente. Die Gonade, die zum Ovar bestimmt ist, entwickelt aus dem Keimepithel der Rinde sekundäre Geschlechtsstränge. In Verbindung mit deren Proliferation geht die medulläre Komponente einschließlich der primären Geschlechtsstränge zurück. Bei placentaren Säugetieren vollzieht sich der Vorgang aus der sexuell indifferenten Gonade relativ schneller als bei vielen niederen Arten und die recessive Komponente verschwindet schneller und ist weniger deutlich (WITSCHI; BURNS; TORREY). Weiterhin besteht ein Unterschied in den Rudimenten der recessiven Komponente in der vollentwickelten Gonade zwischen den Geschlechtern. Das menschliche Ovar enthält deutlich Reste der recessiven medullären Komponente, während solche im Hoden, vielleicht mit Ausnahme des visceralen Blattes der Tunica vaginalis, nicht vorhanden sind.

Der Beleg für einen gewichtigen Geschlechtsunterschied bei der gonadalen Morphokinese wird durch die *Differenzierungsrate* erbracht. Dies bezieht sich auf die sichtbaren Geschlechtsunterschiede in der Gonade (WITSCHI; AREY), wie auch auf die Zeit, in der der Verlauf der zukünftigen Entwicklung der indifferenten Gonade endgültig und unwiderruflich für jedes Geschlecht festgelegt ist (BURNS; TORREY; MOORE und PRICE). Mit der Organisation der primären Geschlechtsstränge in der Medulla — dies erfolgt beim Manne in der 7. Woche — wird der Hoden kenntlich. Spezifische ovarielle Besonderheiten erscheinen erst später (AREY). Die Ergebnisse von Transplantationsversuchen embryonaler Rattengonaden von BUYSE, MOORE und PRICE, TORREY, HOLYOKE und MACINTYRE haben gezeigt, daß bei genetisch männlichen Tieren die weitere Hodendifferenzierung bereits zu der Zeit, zu der die indifferente Gonade sichtbar wird, festgelegt wird. Die ontogenetische Fixierung erfolgt beim Ovarium auf einer viel späteren Stufe und bevor dies eintritt, kann das Transplantat zur Entwicklung eines rudimentären Hodens oder Ovotestis als auch zu einem Ovarium führen. Der Geschlechtsunterschied beim Eintritt der Stabilität der gonadalen Organisation bei Säugetieren und das frühzeitige Überwiegen der medullären Komponente in beiden Geschlechtern wurde von TORREY als eine Prädilektion der Gonade zur männlichen Differenzierung sowohl beim Manne wie beim Weibe ausgelegt. In diesem Sinne beginnt die primordiale Gonade ihre Entwicklung zuerst als Hoden und erst sekundär treten Modifikationen in weiblicher Richtung auf, wenn sekundäre Geschlechtsstränge sich bilden und vermehren.

Die Gonadogenese kann als ein lokaler, um Dominanz kämpfender Prozeß zwischen den beiden gonadalen Anlagen angesehen werden, der nicht nur Wachstum eines Elementes sondern auch Hemmung des heterologen Elementes bedeutet (Witschi; Burns; Torrey). Der Ausgang ist normalerweise von dem genetischen Geschlecht der Zygote vorausbestimmt. Nichtsdestoweniger kann das Gleichgewicht zwischen den medullären und corticalen Komponenten entgegen der genetischen Konstitution durch viele und augenscheinlich nicht in Beziehung zueinander stehende experimentelle Eingriffe verändert werden und zwar durch Hemmung des dominanten Elementes. Das Wirksamwerden der recessiven Komponente führt zu gradmäßig verschiedenen Keimdrüseninversionen.

Physikalische und andere *Umweltfaktoren* können zusätzlich zu *Hormonen* solche Veränderungen induzieren. Bruns hat diese Faktoren bei Vertebraten aufgezählt. Im allgemeinen kann gesagt werden, je höher die Art, um so geringer der Eintritt spontaner und induzierter Umkehr in der Keimdrüsenentwicklung. Von besonderer Bedeutung sind die Ergebnisse der embryonalen Gonadentransplantationsversuche bei Ratten, die nicht nur die größere Stabilität der Hodenanlage gezeigt haben, sondern auch nahelegten, daß diese Hoden eine geschlechtsdifferenzierende Substanz sezernieren, die die Entwicklung der Ovarien hemmt.

Aus den Arbeiten von Gallien, Padoa, Witschi, Willier und andern ist bekannt, daß verschiedene Steroidhormone Umkehr in der Keimdrüsenentwicklung bei Amphibien und Vögeln verursachen können. Trotz aller ähnlichen Versuche bei einer Zahl von Säugetieren gelang aber nur eine überzeugende experimentelle Demonstration von hormoneller Keimdrüseninversion beim Opossum. Bruns erzeugte Ovotestis und Ovarium bei männlichen Opossumfeten durch Verabreichung von Oestrogenen zu einem kritischen Punkt der gonadalen Morphokinese. Obgleich die Keimdrüsenumkehr mit Hilfe steroider Geschlechtshormone bei Säugern experimentell nicht belegt ist, wurden doch wichtige Tatsachen über die Wirkung embryonaler Geschlechtshormone durch das Studium der Anomalien in der Geschlechtsentwicklung bei Zwicken erhalten.

4. Beziehungen zur menschlichen Gonadogenese und Geschlechtsdifferenzierung

Die gegenwärtige Auffassung über die Gonadogenese bei den Säugern, die im Prinzip für alle Wirbeltiere gilt, bietet nach Grumbach u. Mitarb. eine Erklärung für die Befunde beim echten Klinefelter-Syndrom mit chromosomal weiblichen Kernen. Bei diesen Patienten führt ein Fehler in der corticalen Komponente dazu, daß diese sich nicht entwickelt und das medulläre Element nicht unterdrückt, mit dem Ergebnis, daß sich ein Hoden aus der primordialen Gonade differenziert, die konstitutionell ein Ovar werden sollte. Nach der Induktortheorie bezieht sich dieser Defekt auf eine basale Störung im corticalen und medullären Induktormechanismus, wobei die medulläre Substanz eine dominierende Rolle einnimmt. Diese Patienten demonstrieren gleichzeitig das latente morphologische und physiologische Potential der medullären Anlage beim Weibe, wenn sich ein Hoden entwickelt und als solcher funktioniert. Es ist nicht geklärt, ob dieser Defekt in der corticalen Differenzierung auf einen Fehler der primordialen Keimzellen zurückgeht, daß sie nicht in die Genitalfalte wandern oder nicht nach Einwanderung in die Gonaden überleben oder sich vermehren. Primordiale Keimzellen sind für die gonadale Differenzierung eines niederen Vertebraten nicht notwendig, fehlen sie aber, so ist die Gonade steril (Witschi; Willier; Burns) und die Entwicklung des Hodens bleibt aus oder ist gering. Trabucco und del Castillo u. Mitarb. haben vermutet, daß das Fehlen der Keimzellen bei „Aplasie" des Samenepithels des Hodens auf den Fehler dieser Zellen, nicht in die primordiale Gonade einzuwandern, zurückgeht. Es ist aber bei chromosomal weiblichen Individuen möglich, daß der Fehler in der corticalen Entwicklung eng mit Unvermögen der primordialen Keimzellen selbst zusammenhängt (Abb. 7).

Als Ergebnis der anomalen-hormonalen Funktion des fetalen Hodens bei sog. „Tubulus-Dysgenesie" nach GRUMBACH, BLANC u. ENGLE differenziert sich der Genitalschlauch in männliche Richtung (GRUMBACH, VAN WIK und WILKINS).

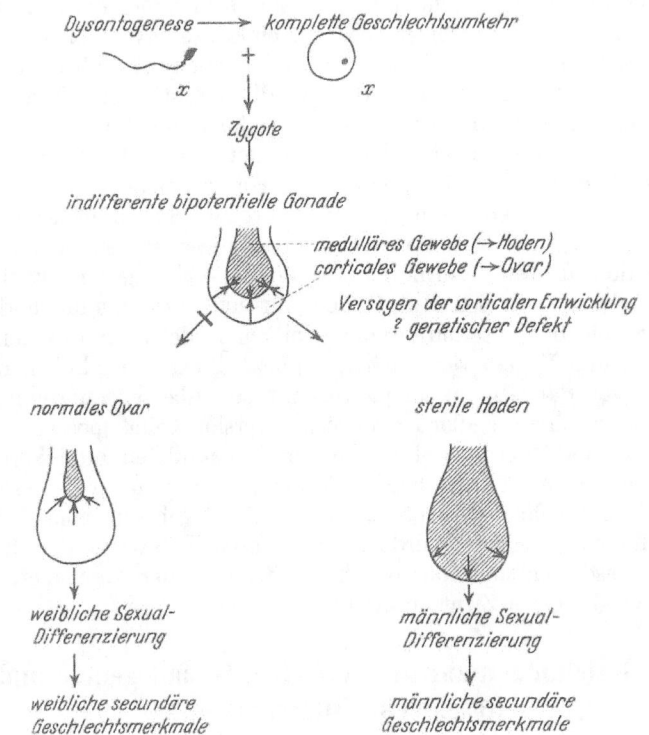

Abb. 7. Schema der gonodalen Dysontogenese und ihre Auswirkung bei chromosalweiblichen Individuen mit Tubulus Dysgenese, z. B. „Echtes Klinefelter-Syndrom". Nach GRUMBACH u. Mitarb. [J. clin. Endocr. 17, 703—736 (1957)]

Hypospadien wurden beobachtet, sind aber selten (REIFENSTEIN). Weiter treten in der Pubertät bei entsprechender Funktion der Leydigschen Zwischenzellen männliche sekundäre Geschlechtsmerkmale auf. Die Gynäkomastie ist ein sekundäres Ereignis dieser Hodenveränderungen; ihr Auftreten steht nicht in spezifischer Beziehung zum Geschlechtschromatin.

Bei chromosomal männlichen und weiblichen Individuen mit sog. „Tubulus-Dysgenesie" geht nach GRUMBACH u. Mitarb. daher der Defekt in der Gonadogenese hauptsächlich auf die germinalen Elemente zurück. Seltene Fälle zeigen bei sorgfältiger Untersuchung des Hodens Anzeichen von Gametogenese (siehe Kapitel „Klinefelter-Syndrom").

Es ist bekannt, daß genetisch weibliche Amphibien durch Verabreichung von Hormonen in einem kritischen Punkt der Entwicklung zu spermienproduzierenden funktionellen männlichen Tieren umgewandelt werden können. Bei Hühnchen kann, wenn das linke Ovar entfernt wird, die rechte Gonade, obgleich der Gehalt an Keimzellen gering ist, eine vollständige spermiogenetische Aktivität aufnehmen. Das Auftreten von Ovotestes bei Säugern demonstriert auch das Prinzip, daß die Keimzellen bipotent sind und daß sie, von äußeren Faktoren abhängig, entweder den spermiogenetischen oder den ovogenetischen Differenzierungsweg einschlagen können. Der erhobene Befund von vollständiger Spermiogenese im Hoden von Patienten mit echtem Klinefelter-Syndrom belegt wiederum das Prinzip einer natürlich vorkommenden Dysgenesis. Ob der verursachende Faktor für die fast vollständige Geschlechtsumkehr in solchen Fällen seinen Ursprung nimmt a) im unbefruchteten Ei, wie WITSCHI vermutet, oder b) zur Zeit der Befruchtung oder c) während der uterinen Entwicklung, in der die Gonadendifferenzierung äußeren Einflüssen ausgesetzt sein kann, bleibt z. Z. unbeantwortbar.

C. Anatomie der männlichen Geschlechtsorgane[1]

Die Geschlechtsorgane werden in innere und äußere eingeteilt. Zu den *inneren Geschlechtsorganen* zählen die Hoden (Testes) und samenableitende Wege (Adnexe)

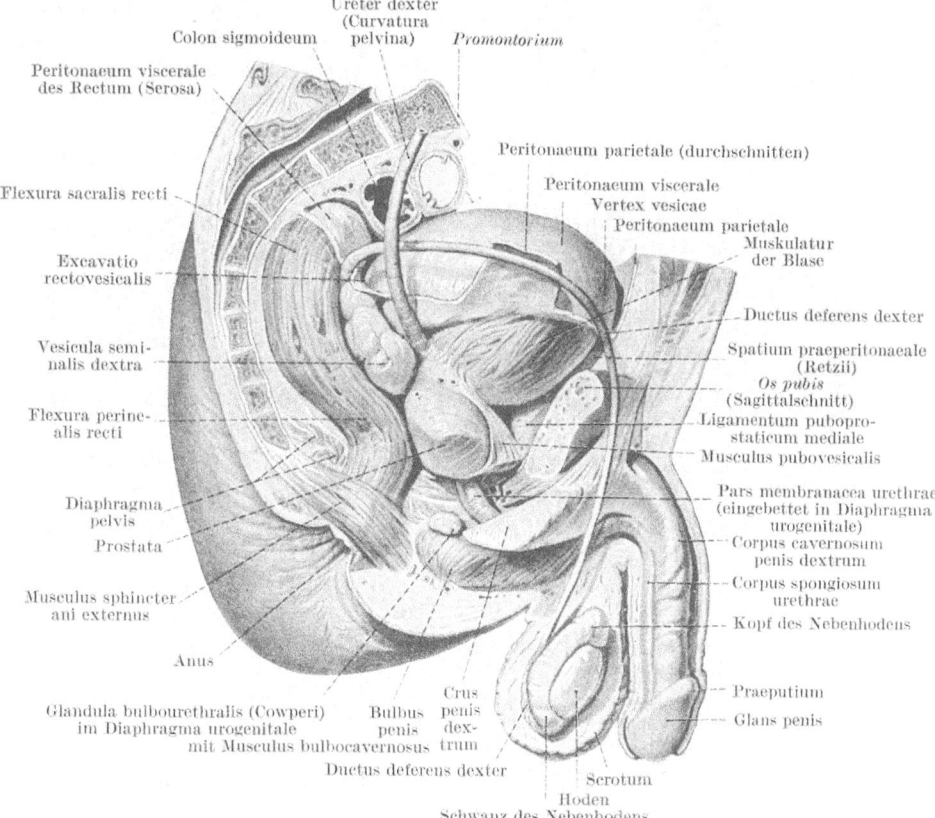

Abb. 8. Geschlechtsorgane des Mannes. Die rechte Becken- und Bauchwand entfernt. Der Schnitt geht median durch die Wirbelsäule, aber etwas seitlich von der Symphyse durch das rechte Schambein. Der rechte Hodensack ist so weit abgetragen, daß der Hoden und Nebenhoden frei vorliegen. Die Haut des Penis und die weiche Bauchdecke sind genau median durchtrennt und auf der rechten Körperseite entfernt. Man sieht auf die rechte Seite der inneren und äußeren Geschlechtsorgane. (Aus BRAUS-ELZE, Anatomie des Menschen. II. Bd., 3. Aufl. Berlin: Springer 1956)

---

[1] Nach einem Entwurf von E. SCHUCHARDT-Gießen, bearbeitet von E. HEINKE-Gießen.

im engeren Sinne (Nebenhoden, Epididymides; Samenleiter, Ductus deferentes) und deren Anhangsdrüsen (Bläschendrüsen, Glandulae vesiculosae; Vorsteherdrüse, Prostata; Cowpersche Drüsen, Glandulae bulbourethrales). Zu den *äußeren Geschlechtsorganen* gehören das männliche Glied (Penis) und der Hodensack (Scrotum) (Abb. 8).

I. Makroskopische Anatomie der inneren Geschlechtsorgane

1. Hoden

Die Hoden sind paarig im Hodensack hängende, ovale, seitlich abgeplattete Körper. Man unterscheidet einen oberen und einen unteren Pol (Extremitas capitalis et caudalis), einen vorderen und hinteren Rand (Margo liber et mesorchicus). Am hinteren Rand und oberen Pol ist der Nebenhoden dem Hoden angelagert. In der Höhe des oberen Pols treten die Blutgefäße aus und ein, ferner gelangen die ausführenden Gangsysteme des Hodens in den Nebenhoden (Abb. 9).

Das durchschnittliche Gewicht eines Hodens beträgt 20—30 g; die Durchschnittsmaße und die Länge 4—5 cm, in der Breite 2—3,5 cm und in der Dicke 2—2,5 cm. Beide Keimdrüsen sind selten kleiner; der linke Hoden ist gewöhnlich stärker und hängt tiefer im Hodensack. Der von seinen Hüllen befreite Hoden hat ein weißes spiegelndes Aussehen, das von der derben bindegewebigen Kapsel, der Tunica albuginea, und dem derben visceralen Blatt einer Bauchfelltasche (Epiorchium) herrührt. Die Tunica albuginea ist nur gering dehnbar und liefert dem Binnendruck elastischen Widerstand. Die Konsistenz des Hodens ist prall-elastisch.

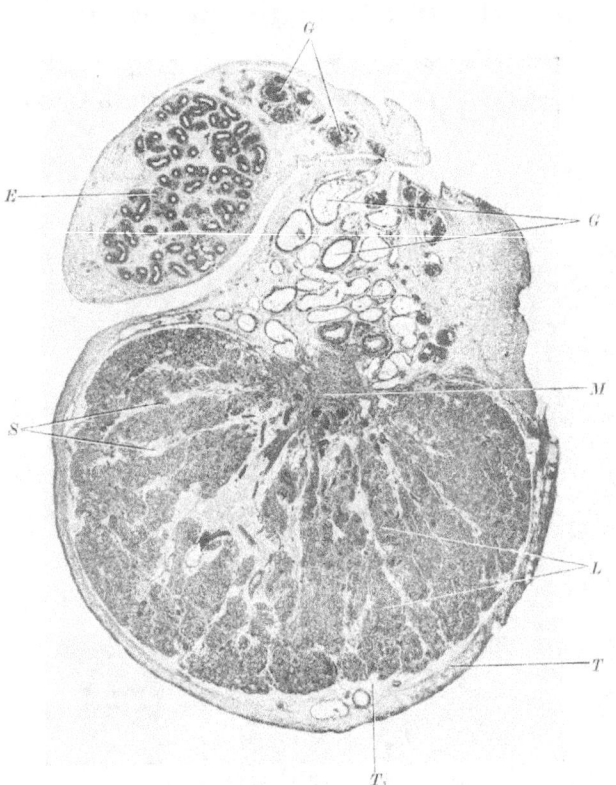

Abb. 9. Querschnitt durch den Hoden eines Neugeborenen. *L* Lobuli testis; *S* Septula testis; *M* Mediastinum mit Rete testis; *T* Tunica albuginea; T_1 Tunica vasculosa; *G* Blutgefäße; *E* Epididymis. Formol. Hämatoxylin-Eosin. 20mal vergrößert. (Aus STÖHR jr., Lehrbuch der Histologie und mikroskopischen Anatomie des Menschen. Berlin: Springer 1951)

Durch seine Scheidewände (Septula testis) wird das Innere des Hodens durchbrochen und in einzelne Kämmerchen zerlegt. Die Septula strahlen von der Kapsel radiär zu einem Bindegewebslager (Mediastinum testis). In den Septen verlaufen Blut-, Lymphgefäße und Nerven. Das Hodenparenchym wird in etwa 200—350 keilförmige Hodenläppchen (Lobuli testis) unterteilt, die verschieden groß sind. Die Hodenläppchen sind erfüllt von 2—3 Samenkanälchen

(Tubuli seminiferi contorti). Die gewundenen Kanälchen, in denen die Keimzellen gebildet werden, sind 30—80 cm lang und haben einen Durchmesser von 180 bis 220 μ. Die Gesamtlänge aller Kanälchen wird auf 150—300 m geschätzt.

Die gewundenen Hodenkanälchen münden in ein weitmaschiges, mit plattem oder kubischem Epithel ausgekleidetes Netzwerk, das Rete testis, welches im Mediastinum testis gelegen ist. Das Hodennetz zählt bereits zu den ableitenden Wegen, die im Nebenhoden ihre Fortsetzung finden.

2. Nebenhoden

Der Nebenhoden ist auf den hinteren Rand des Hodens aufgelegt. Er läßt 3 Abschnitte erkennen: 1. den breiten abgerundeten Kopf (Caput epididymidis), über und am oberen Pol des Hodens gelegen, 2. den schmalen Körper (Corpus

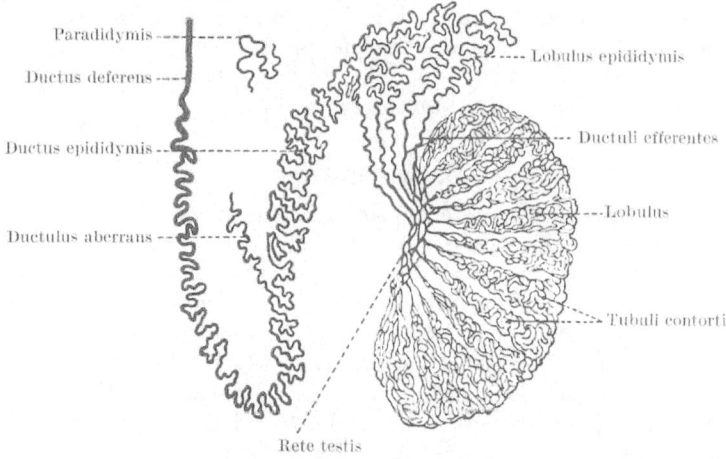

Abb. 10. Das Gangsystem des Hodens und Nebenhodens. Schema. (Nach BENNINGHOFF, Lehrb. d. Anatomie des Menschen. München: Urban & Schwarzenberg 1942)

epididymidis), der dem hinteren Rand folgt und an den sich 3. der dickere Nebenhodenschwanz (Cauda epididymidis) anschließt. Dieser verläuft zunächst in Richtung zum unteren Pol und zieht dann nach scharfer Biegung aufwärts, um in den Samenleiter überzugehen.

Caput und Corpus werden vom Epicrenium bedeckt.

Im Inneren findet man ausführende Kanälchen (Ductuli efferentes), die aus dem Hodennetz (Rete testis) kommend zum Nebenhodenkopf hinstreben, sich hier aufknäueln und die 12—18 kegelförmigen Läppchen (Lobuli epididymidis) bilden. Die Ductuli efferentes von etwa 15—30 cm Länge münden bereits im Kopf des Nebenhodens in den etwa 3—6 m langen Nebenhodengang (Ductus epididymidis), der bis zum Schwanz herabreicht, hier umbiegt und als Samenleiter (Ductus deferens) wieder aufsteigt. Der Durchmesser der Kanälchen liegt bei 0,5 bis 0,6 mm. Der Gang verengt sich im Nebenhodenkörper auf 0,3 mm, um sich allmählich beim Übertritt in den Samenleiter zu vergrößern. Die Kanälchen sind in Bindegewebe eingebettet, aber nicht von einer Albuginea überzogen. Sie schwellen bei Entzündung leicht an und sind schmerzhaft. Das Gangsystem des Nebenhodens dient zur Samenreifung und Speicherung. Als Hauptspeicher wird der Nebenhodenschweif angesehen (v. LANZ) (Abb. 10).

Die *Ductuli efferentes* haben einen anderen Bau als der eigentliche Nebenhodengang. Sie sind mit einem Epithel ausgekleidet, das sich stellenweise zu einem mehrreihigen Cylinderepithel erhebt, dessen Oberfläche von flimmernden Zellen besetzt ist. Dazwischen finden sich Buchten, die kubische Zellen besitzen und als endoepitheliale Drüsen zu bezeichnen sind. Der Kanälchenwand liegen vereinzelt glatte Muskelfasern auf.

Der *Ductus epididymidis* enthält ein hohes zweireihiges Cylinderepithel, das auf der Oberfläche zwischen den Schlußleisten einen Schopf von Fibrillen (Stereocilien) trägt, die zusammen mit Absonderungen aus Schleimvacuolen als Sekret in das runde, auffallend weite Kanälchenlumen abgeschieden werden.

Wenn die Spermien ihre Verbindung mit den Sertolischen Stützzellen im Hoden gelöst haben, zeigen sie im Schnittbild wirbelartige Strömungsfiguren. Der Druck im Hoden begünstigt das Strömungsgefälle zum Nebenhoden. Sie gelangen durch das Gangsystem des Hodenhilus und die Ductuli efferentes in den Nebenhodenkopf und füllen den Nebenhodengang. Hier wird die Spermiogenese durch Abstoßung der überflüssigen Cytoplasmasubstanz abgeschlossen. Es herrscht eine zunehmende saure Reaktion (p_H-Wert 6,48—6,61), die die Beweglichkeit der Spermien im Sinne einer Energieersparnis hemmt. Bei der Ejaculation erfolgt die Weiterbeförderung der Spermien durch die Peristaltik des Nebenhodenganges in den Samenleiter (BENNINGHOFF).

3. Samenleiter

Der *Samenleiter* (Ductus deferens) geht aus dem Nebenhodengang hervor. Der runde Kanal (äußerer Durchmesser 3 mm, Lichtung 0,5 mm, Länge 50—60 cm) ist durch eine dicke Wand ausgezeichnet. Er verläuft stark gewunden von der medialen Seite des unteren Endes des Nebenhodens nach oben (Pars epididymica) und zieht dann gestreckt, von Gefäßen und Nerven begleitet, im Samenstrang (Funiculus spermaticus) zur Bauchwand, die er im Leistenkanal durchquert (Pars funicularis). Am inneren Leistenring biegt er caudalwärts in das kleine Becken ein (Pars pelvina). Hier gelangt er seitlich der Harnblase nach Überkreuzung des Ureters zum Blasengrund. In diesem Abschnitt besitzt der Leiter eine spindelförmige Erweiterung (Ampulla ductus deferentis) und durchbohrt von hinten oben den Körper der Vorsteherdrüse, in dem er sich zu dem zugespitzten Spritzkanal (Ductus ejaculatorius) verengt. Beide Kanäle münden auf einer kleinen Schleimhauterhebung, dem Samenhügel (Colliculus seminalis), in die Harnröhre. Der Ductus ejaculatorius ist bei einer lichten Weite von 0,2 mm 2 cm lang.

Die Schleimhaut des Samenleiters bildet 3—6 Längsfalten und besitzt ein zweireihiges Cylinderepithel. Der Bindegewebskörper der Schleimhaut ist reich an elastischen Fasern. Die Muskulatur ist dick und bedingt die Härte der Wand. Sie besteht aus rechts und links gewundenen Spiralringen glatter Muskelzellen. Wenn sich der Samenleiter unter Spannung kontrahiert, dann wird das Lumen weiter und es kann eine Ansaugung des Samens aus dem Nebenhoden erfolgen. Am Ende dieser ersten Phase der Kontraktion haben sich die Längsmuskelzüge mehr dem Ringverlauf genähert. Bei fortschreitender Kontraktion kann nunmehr eine Verengung des Lumens erfolgen, wodurch der Inhalt unter Druck gesetzt wird. Die auftretende Drucksteigerung führt zum Herausschleudern des Samens in die Urethra (Ejaculation).

4. Bläschendrüsen

Seitlich der Ampullen liegen die *Bläschendrüsen* (Glandulae vesiculosae). Die Drüsen haben eine schlauchartige Gestalt, sind von Muskelgeflecht und Bindegewebe umgeben und münden dort in die Samenleiter ein, wo diese in die Prostata eintreten. Ihre Länge beträgt etwa 5—12 cm, die Weite 0,5 cm. Durch viele Schlängelungen entsteht ein 4—5 cm langes und 1,5—2,5 cm breites Organ, das in der Harnblase seitlich hinten befestigt ist. Die Schleimhaut bildet Buchten und wird von einem einschichtigen oder zweireihigen Epithel ausgekleidet, in dem zähgelatinöses Sekret und gelbbraune Pigmentgranula zu beobachten sind. Das eiweißhaltige Sekret ist alkalisch und wird bei der Ejaculation mit ausgeschieden. Es wirkt erregungsauslösend auf die Samenfäden und es wird ihm die Fähigkeit zugeschrieben, den Spermien in Form eines Schutzkolloides eine größere Resistenzfähigkeit gegenüber dem ungünstigen Scheidenmilieu zu verleihen. Die Bläschendrüsen sind keine Samenspeicher.

5. Vorsteherdrüse

Die Vorsteherdrüse (Prostata) ist ein derbes drüsiges Organ von der Form einer Eßkastanie, deren stumpfe Spitze nach abwärts gerichtet ist. Die Hinterfläche ist dem Rectum zugewandt und läßt sich vom Rectum aus abtasten. Die Harnröhre (Pars posterior urethrae) durchbohrt die Prostata im vorderen Drittel. Der Körper der Drüse wird hauptsächlich von den Seitenlappen (Lobus dexter et sinister) gebildet. Diese treffen hinter der Urethra auf den Mittellappen (Isthmus prostatae = Lobus medius). Seine Grenzen decken sich ungefähr mit den Eintrittsstellen des Ductus ejaculatorius. Nach vorne schließen sich die Seitenlappen zur Pars praeurethralis (auch als Vorderlappen bezeichnet) zusammen.

Die Prostata enthält 30—50 tubulär-alveoläre Drüsen, die in ihrer Gesamtheit das Corpus glandulare bilden. Sie liegen von derbem Bindegewebe und glatten Muskelfasern umgeben vor allem im Seiten- und Mittellappen. Die Pars praeurethralis ist nur schwach besetzt. Ihre Ausführungsgänge (Ductus prostatici), etwa 15—20, enden mit punktförmigen Öffnungen hauptsächlich in den seitlichen Furchen und nur vereinzelt auf der Kuppe des Samenhügels. Das Zwischengewebe ist vollkommen von glatten Muskeln durchsetzt; auch elastische Fasern sind vorhanden. Die Drüsenschläuche sind von einschichtigem Epithel umkleidet. Das milchig-dünnflüssige Prostatasekret wird bei der Ejaculation durch Kontraktion der glatten Muskulatur in die Harnröhre ausgestoßen. Es reagiert alkalisch und enthält einen Stoff, der dem Sperma den eigentümlichen Geruch verleiht. Es dient als Verdünnungsmittel mit dem Bläschendrüsensekret für die dichten Spermienmassen.

6. Cowpersche Drüsen

Die paarigen Drüsen (Glandulae bulbourethrales) sind erbsengroß, von gelbbrauner Farbe und liegen hinter dem Bulbus urethrae im Trigonum urogenitale. Es handelt sich um tubulo-alveolare Drüsen, die mit einschichtigem, wechselnd hohem Cylinderepithel ausgekleidet und in Läppchen zusammengefügt sind. Die Drüsengänge vereinigen sich zu einem Ausführungsgang (Ductus excretorius), der konvergierend in einer Länge von 3—4 cm das Schwammwerk des Bulbus urethrae durchdringt und sich in der Fossa bulbi der Harnröhre öffnet.

Das schwach alkalische, schleimig-fadenziehende Sekret wird bereits bei der geschlechtlichen Erregung vor der Ejaculation ausgeschieden.

II. Anatomie der äußeren Geschlechtsorgane

1. Hodenhüllen und Hodensack

Hoden und Nebenhoden werden während der Embryonalentwicklung von der hinteren Bauchwand in Höhe der letzten Lendenwirbel caudalwärts verlagert und verlassen dabei durch den Leistenkanal die Bauchhöhle (Descensus testium). Sie gelangen noch vor der Geburt in die als Hodensack (Scrotum) bezeichnete

Hautausstülpung (KIESSELBACH), die durch eine bindegewebige Scheidewand (Septum scroti) unterteilt ist (Abb. 11). Das den Hoden überziehende viscerale Blatt wird als Epiorchium bezeichnet und schlägt mit einem kurzen, breiten Mesoorchium am Nebenhoden in das parietale Blatt des Periorchium um. Die Hoden sind von verschiedenen Hüllen umgeben, die eine Fortsetzung der Bauchwandung darstellen und sie schwebend aufhängen (Tunica vaginalis testis aus der Fascia transversalis; M. cremaster aus M. transversus und obliquus internus abdominis; Fascia cremasterica aus der Aponeurose des M. obliquus abdominis externus). Außen folgt das eigentliche Scrotum. Die Raphe scroti medianae zeigt die Entstehung aus einer paarigen Anlage noch an. Die Haut ist darunter pigmentiert, fast fettfrei und zeichnet sich in ihrem subcutanen Bindegewebe durch eine Schicht glatter Muskelfasern, der Fleischhaut (Tunica dartos), aus Abb. 12a und b.

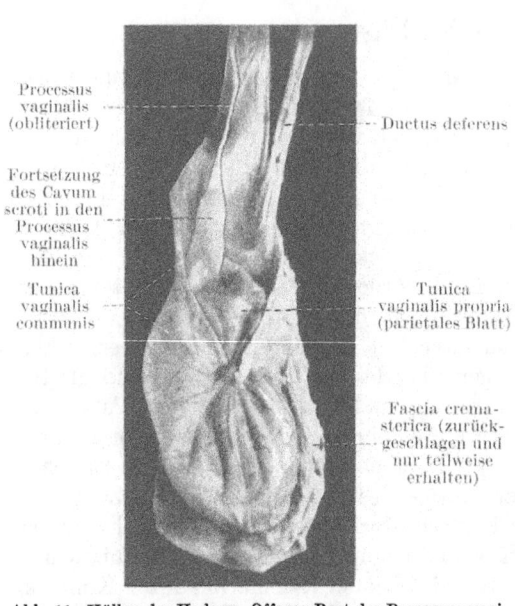

Abb. 11. Hüllen des Hodens. Offener Rest des Processus vaginalis (Varietät). Die Tunica vaginalis communis ist nur zum Teil gespalten und zur Verhinderung weiteren Einreißens am Ende des Schnittes zu einem Knötchen künstlich vernäht. (Aus BRAUS-ELZE, Anatomie des Menschen. II. Bd., 3. Aufl. Berlin: Springer 1956)

Beim Bestreichen der Innenseite der Oberschenkel kommt es reflektorisch zu einer Kontraktion des M. cremaster und damit zu einem Heben des Hodens (Cremasterreflex). Die Temperatur im Scrotum beträgt 2,5—4° weniger als in der Bauchhöhle. Die niedrige Temperatur ist für eine normale Spermiogenese notwendig. Bei Hodenverlagerung (Dystopien, Kryptorchismus, Retentio testis abdominalis, Retentio testis inguinalis, Ektopie) tritt eine Störung im Keimepithel ein. Daher zeigt auch die Tunica dartos eine ausgesprochene Reaktion auf Temperaturschwankungen; sie kann durch Erschlaffung die Oberfläche vergrößern und die Wärmeabgabe steigern oder durch Kontraktion die Oberfläche verkleinern. Hierbei spielen die Hautgefäße eine Rolle.

Nach seinem *histologischen Bau* stellt das Scrotum nicht etwa nur eine unmodifizierte Aussackung des äußeren Integuments dar, sondern ist durch verschiedene Besonderheiten gekennzeichnet:

1. Es enthält zahlreiche glatte Muskelbündel — zusammengefaßt zur sog. Tunica dartos —, die in elastische Sehnen und Einzelfasern übergehen oder von solchen unterbrochen werden („inscriptiones elasticae"), wodurch *ein in sich geschlossenes elastisch-muskulöses Netzwerk* (NAGEL) entsteht. Dieses ist zwischen Praeputium, Ligamentum suspensorium penis und Muskelfascien des Perineums ausgespannt, greift also über das eigentliche Scrotum hinaus. Im letzteren nehmen die Faserbündel nach unten an Dicke zu, an Dichte der Anordnung ab. Dementsprechend überwiegen mit zunehmender Auflockerung der Muskelbündel in den tieferen Schichten allmählich die elastischen Anteile des Systems. Nach NAGEL ist im Scrotum „die Beziehung zur Elastica eine so vielfältige wie wohl nirgends im Körper".

2. *Fettgewebe fehlt* praktisch vollständig (PETERSEN). Diese und das elastisch-muskulöse System „scheinen sich funktionell auszuschließen" (NAGEL).

3. *Schweißdrüsen* sind *relativ spärlich* vorhanden (ESSER).

4. *Blut- und Lymphgefäße* weisen *enge räumliche Beziehungen zum elastisch-muskulären System* auf, was besonders an sog. Häutchenpräparaten gut zu erkennen ist (NAGEL).

5. Im Vergleich zu anderen Hautgebieten ist ein *besonders ausgeprägter subepidermaler Lymphgefäßplexus* vorhanden (ESSER).

Neben der vasalen und elastisch-muskulären Funktionsgemeinschaft spielt auch das Fehlen des Fettgewebes eine Rolle für vermehrte Wärmeabgabe. Ferner ist eine Art „Vorkühlung" des arteriellen Blutes durch den — ontogenetisch bedingten — sehr langen, teilweise extraabdominalen Verlauf der A. spermatica diskutiert worden (HARRISON).

Hierzu greift die Tunica dartos über ihre elastischen Zügel von außen am Gefäßnetz an und zwar durch sinnvolle Überschneidungen des Gefäß- und Muskel-Elastica-Netzes. Die venösen Strombahnschenkel werden dabei offengehalten, die arteriellen nach Bedarf gedrosselt. Direkter Durchtritt kleiner Arterien durch Muskelschlitze und geeignete Anordnung elastisch-muskulärer Schlingen vermögen Muskelkontraktion in arterielle Drosselung umzusetzen, während Venen und Lymphgefäße durch parallelverlaufende Muskelzüge oder durch Insertion der elastischen Endaufzweigungen in die Adventitia offengehalten bzw. erweitert werden (NAGEL). Einen

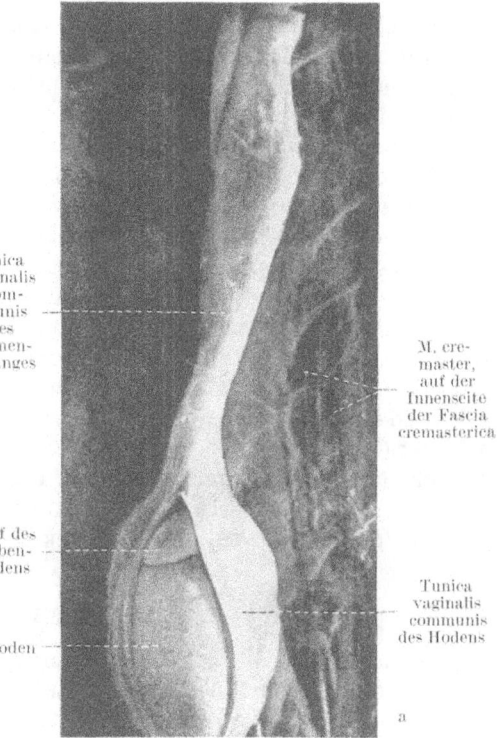

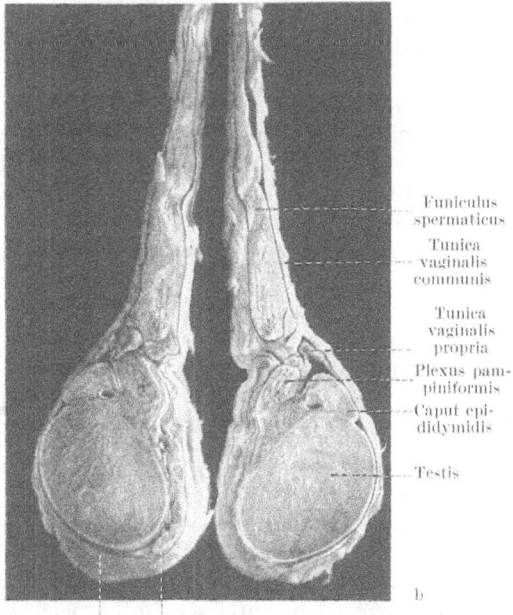

Abb. 12a u. b. Hüllen des Hodens und Samenstranges. a Fascia cremasterica und M. cremaster zurückgeklappt, Tunica vaginalis communis und parietales Blatt der Tunica vaginalis propria eröffnet, soweit das Cavum scroti reicht. Photo. b Medianschnitt. Photo. (Aus BRAUS-ELZE, Anatomie des Menschen. II. Bd., 3. Aufl. Berlin: Springer 1956)

ausgezeichneten Einblick in dieses Zusammenspiel vermittelt die Untersuchung vorwiegend zweidimensional ausgebreiteter Gewebslamellen („Häutchenpräparate"), während im histologischen Schnitt die Zusammenhänge weniger klar zum Vorschein kommen.

Mit der Pubertät nimmt die Hautfeuchtigkeit des Hodensacks und damit die Möglichkeit zum Wärmeentzug durch Verdunstung gegenüber dem kindlichen Zustand deutlich zu. Dermatohygrometrische Untersuchungen bei Erwachsenen haben ergeben, daß Scrotum und Planta pedis die für die jeweilige Hauttemperatur maximale Wasserdampfspannung fast erreichen (ESSER). Bei Kindern liegt dagegen die Wasserdampfspannung am Hodensack ganz erheblich unter dem Niveau der Erwachsenen, an den Fußsohlen annähernd auf gleicher Höhe. Da die Zahl der Schweißdrüsen am Scrotum klein, an den Fußsohlen sehr groß ist, kann die Hautfeuchtigkeit des ersteren nur zum geringeren Teil durch Schweißsekretion erklärt werden. In der Hauptsache dürfte sie durch *Perspiration* bedingt sein, für die die oberflächennahe Blut- und Lymphzirkulation von Bedeutung ist (ESSER) (s. auch „Wärmeschäden" S. 467).

Eine nähere Besprechung der Funktion des Scrotums findet sich in den Arbeiten von MOORE, ESSER, KNAUS, DICK, NAGEL, DOEPFMER u. HORNSTEIN.

2. Das männliche Glied

Das männliche Glied (Penis, Membrum virile) wird in seiner Länge von der Harnröhre durchbohrt und bildet in Ruhelage einen nach unten offenen Winkel, in dem seine freie, vor dem Scrotum herabhängende Pars pendulans (P. libera) gegen die am Stamm befindliche Pars fixa abgeknickt ist (KIESSELBACH). Bei der Begattung erhebt sich das Glied unter erheblicher Vergrößerung und versteift sich (Erektion). Man unterscheidet beim männlichen Glied Wurzel (Radix), Schaft (Corpus), Eichel (Glans), sowie den Rücken (Dorsum penis) und die Unterseite (Fascies urethralis) (Abb. 13a und b).

Der *Schaft* ist aus 3 Schwellkörpern zusammengesetzt, die von einer sehr dehnbaren Fascia penis umgeben sind. Von diesen liegen die paarigen Tubenschwellkörper (Corpora cavernosa penis) am Rücken des Gliedes, während an ihrer Unterseite in eine seichte Rinne der Schwellkörper der Harnröhre (Corpus cavernosum urethrae) sich einbettet. Diese verdickt sich hinten keulenförmig zur Zwiebel (Bulbus corporis cavernosi urethrae), vorne zur Eichel (Glans), die sich durch einen vorspringenden Rand (Corona glandis) und eine Ringfurche (Collum glandis) von den Tubenkörpern absetzt.

Während die *Schwellkörper* vorne eng verbunden sind, weichen sie hinten auseinander. Außen sind die Rutenschwellkörper von einer derben Hülle, der Tunica albuginea corporis cavernosi penis, umgeben, die sich in der Medianebene in Gestalt einer unvollständigen Scheidewand (Septum pectiniforme) zwischen den rechten und den linken Schwellkörper einlagert.

Die *Erektion des Gliedes* wird dadurch bewirkt, daß sich die Kavernen in den Rutenschwellkörpern prall füllen und die Albuginea spannen und zwar durch eine Erweiterung der zuführenden Arterien und Tonusverminderung unter gleichzeitiger Drosselung des venösen Abflusses. Die Erschlaffung erfolgt durch Drosselung des arteriellen Zuflusses, unter gleichzeitiger Tonussteigerung der Muskulatur der Kavernenwände und Zunahme des venösen Abflusses. Der Harnröhrenschwellkörper zeigt einen anderen Bau. Durch Fehlen einer kräftigen Tunica albuginea ist bei der Erektion die Drosselung des Abflusses nur unvollkommen, bleibt unter der Erektion zusammendrückbar und ermöglicht infolge dieser Nachgiebigkeit bei der Ejaculation den Durchtritt des Samens (KIESSELBACH).

Bei der Erektion spielen 2 quergestreifte Muskeln eine Rolle. Der M. bulbocavernosus, der den Bulbus und die Peniswurzel umgreift, und der M. ischiocavernosus, den Schenkel des Rutenschwellkörpers bedeckend. Beide können

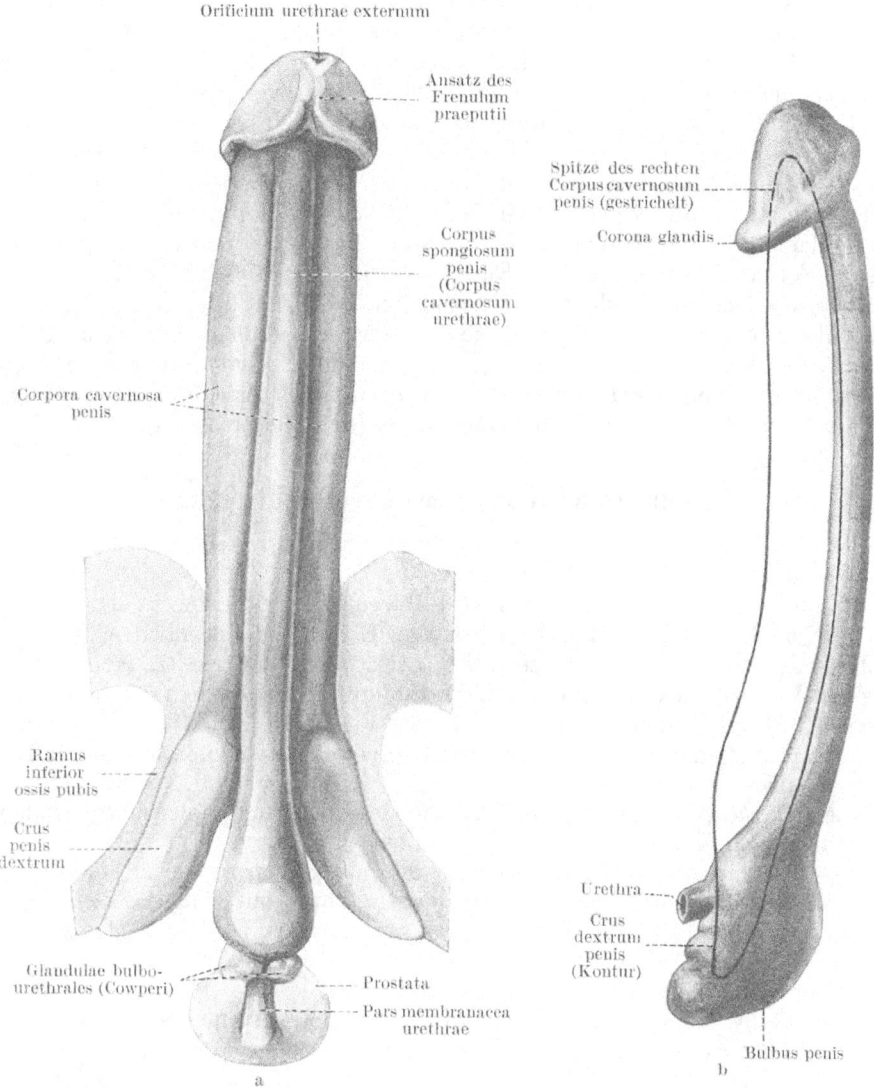

Abb. 13a u. b. Die Schwellkörper des männlichen Gliedes. a Die drei Schwellkörper im natürlichen Verband, Penis gegen die Bauchwand aufgerichtet, er verdeckt die Symphyse. b Corpus cavernosum urethrae mit Glans penis, isoliert. Von einem anderen Präparat. Ansicht von der Seite, rechtes Corpus cavernosum nur als Kontur. Die Schwellkörper sind durch Injektion erigiert. (Aus BRAUS-ELZE, Anatomie des Menschen. II. Bd., 3. Aufl. Berlin: Springer 1956)

durch Kompression der hinteren Schwellkörperabschnitte Blut in die vorderen Penisanteile treiben und hier die Erektion verstärken. Der M. bulbocavernosus dient zur Herausschleuderung des Samens aus der Harnröhre (Samenerguß).

Die Harnröhre beginnt in der Blase mit dem Orificium urethrae internum und zieht als Pars prostatica durch die Prostata. Die anschließende Pars diaphragmatica (membranacea) ist der engste und kürzeste Teil und durchbohrt das

Diaphragma urogenitale und tritt dann 1—2 cm vom Bulbusende entfernt schräg von oben in den Harnröhrenschwellkörper ein und mündet nach einer spindelförmigen Erweiterung, der Fossa navicularis, mit dem Orificium urethrae externum auf der Eichel aus.

Die Pars prostatica zeigt ein Übergangsepithel oder mehrschichtiges Cylinderepithel, die Pars cavernosa urethrae ein mehrschichtiges Cylinderepithel. Im distalen Abschnitt der Fossa navicularis beginnt bereits das auf die Eichel überziehende mehrschichtige Plattenepithel. In der Pars cavernosa finden sich neben Kolben und Buchten (Lacunae urethrales Morgagni) auch kleine verästelte Einzeldrüsen mit Cylinderepithel, den Glandulae paraurethrales (Littresche Drüsen).

Der Penisschaft ist von einer dünnen fettlosen, leicht verschiebbaren Haut überzogen, die an der Corona glandis befestigt und von hier an fest mit der Oberfläche der Eichel verwachsen ist. In der Ruhe bildet die Haut eine Duplikatur, die als Vorhaut (Praeputium) die Eichel bedeckt. Diese stellt eine Reservefalte bei Vergrößerung des Gliedes dar. Vom inneren Blatt geht das Vorhautbändchen (Frenulum praeputii) zur Unterfläche der Eichel und hemmt das zu starke Zurückstreichen der Vorhaut. Das Samenblatt der Vorhaut sowie die Eicheloberfläche sind von einem geschichteten Pflasterepithel bekleidet, dessen oberste Zellagen verfetten und den Vorhauttalg bilden (Smegma praeputii).

3. Gefäße und Nerven der Geschlechtsorgane

Da die *Keimdrüsen* einen Descensus durchgemacht haben, entspringen ihre Gefäße im Ort der ursprünglichen Bildung.

Hauptarterie ist die Arteria spermatica interna, die aus der Aorta abdominalis entspringt. Sie hat ihr Verbreitungsgebiet im Hoden und Nebenhoden. Für den Nebenhodenschwanz tritt ergänzend die A. spermatica externa (A. m. cremast.) aus der A. epigastrica inf. hinzu. Der Blutabfluß erfolgt über ein dickes Venengeflecht (Plexus pampiniformis) im Samenstrang; die Abflußbahn stellt die Vena spermatica dar. Diese mündet rechts in die V. cava inferior, links in die Vena renalis.

Die *Lymphwege* von Hoden und Nebenhoden ziehen im Samenstrang zu den regionalen Lymphdrüsen (Lymphonodi lumbales).

Das umspinnende *vegetative Nervengeflecht* (Plexus spermaticus) entstammt dem Plexus renalis und mesentericus superior, sowie mit einigen Fasern dem Plexus aorticus abdominalis. Die Fasern gelangen mit den Gefäßen zu den Hoden und Nebenhoden. Der Samenleiter versorgt die A. deferentialis. Ampulle und die gefäßreichen Bläschendrüsen werden ebenfalls von der A. deferentialis, letztere auch von der A. vesicalis inf. und von Ästen der A. rectalis sup. und inf. versorgt. Fasern des Plexus deferentialis und Plexus glandulae vesiculosae mit zahlreichen großen und kleinen Ganglien innervieren diese Organe und haben Verbindung zu den vegetativen Beckengeflechten.

Die Arterien der Prostata kommen aus der A. vesicalis inf. und A. rectalis inf. Das Blut sammelt sich im Plexus prostaticus und gelangt dann zu den beiderseitigen Venae ilicae internae.

Die Nervenversorgung stammt aus dem Plexus ilicus und z. T. aus dem Nervus pelvicus; zahlreiche Ganglien liegen der Außenfläche der Prostata an. Die Cowperschen Drüsen sind Verzweigungen der A. pudendalis interna angeschlossen. Die Arterien des Scrotum kommen aus der A. pudendalis interna und externa. Der Abfluß der Venen erfolgt z. T. in die V. pudendalis interna, z. T. in die V. saphena magna. Die Lymphgefäße ziehen in den Leistenknoten. Die Nerven gehören zum N. pudendalis und zum N. ilioinguinalis.

Die den Penis versorgenden Arterien, die A. profunda penis und die A. dorsalis penis, sind Endäste der A. pudendalis interna. Von der A. pudendalis externa ziehen Äste zur Penishaut. Die Venen sammeln sich zu den Vv. profundae penis zur V. dorsalis penis subfascialis und zu den Vv. dorsales penis subcutaneae. Die Lymphgefäße führen zu den Inguinalknoten, z. T. auch zu den Beckenlymphknoten. Die sensiblen Nerven gehören zum N. pudendus. Die sympathischen und parasympathischen Fasern kommen aus dem Ductus pelvicus, in den die parasympathischen Anteile aus den II.—V. Sacralnerven gelangen.

III. Mikroskopische Anatomie der inneren Geschlechtsorgane

1. Hoden

Der Hoden beherbergt 2 charakteristische Gewebsstrukturen, denen besondere Aufgaben zufallen:

1. Die Samenkanälchen (Tubuli contorti; Tu), in denen sich die Samenbildung abspielt, und
2. die Zwischenzellen (ZZ, Leydig-Zellen, Leydig-Zwischenzellen, interstitielle Hodenzellen), die inkretorische Funktion haben.

2—5 Samenkanälchen liegen in einem Lobulus testis zusammen und sind von lockerem, reticulärem Bindegewebe umgeben. Die Zwischenzellen gehören diesem Gewebe an und sind zwischen und auf den Wandungen der Kanälchen verteilt. Die durch die Hodensepten begrenzten Läppchen werden von der Tunica albuginea umschlossen.

a) Tunica albuginea

Die Tunica albuginea ist eine 400—600 μ dicke Bindegewebskapsel, die durch ihre Festigkeit das Hodenparenchym unter hohem Binnendruck hält. Kollagene Faserbündel bilden mit einigen elastischen Fasern den Aufbau der Kapsel.

Unter der Tunica albuginea findet sich eine dünne subfibröse Schicht, in der Arterien und Venen verlaufen (Lamina vasculosa testis). Von der Kapsel zweigen kollagene Fibrillenbündel ab; diese bilden in fächerförmiger Ausbreitung als Septula testis die Grenzen der Hodenläppchen. Sie werden von kleinen Gefäßen und Nerven durchzogen und finden ihre Verankerung im Mediastinum testis.

b) Die Samenkanälchen

Die Samenkanälchen (Tubuli contorti) (Abb. 14) beherbergen das Keimepithel, an denen sich die Keimbildung vollzieht. Ihre Wandungen werden von einer bindegewebigen Tunica propria gestellt, die zusammen mit dem Verband der Sertoli-Zellen dem Samenepithel als Lager dient.

Das reife normale Hodenkanälchen mißt 200—300 μ im Durchmesser.

α) *Die Tunica propria* hat eine Dicke von 3—6 μ und besteht aus feinen Bindegewebsfasern, die in 3—5 lamellären Schichten angeordnet sind. Außen lassen sich Lagen gröberer, kollagener Fibrillen erkennen. Diese werden von feinen reticulären Fasern ausgefüllt, die in die innere Lage übergehen. Vereinzelt können auch elastische Fasern den Bindegewebsfibrillen beigegeben sein. Die elastischen Fasern treten jedoch erst mit Beginn der Pubertät auf (DE LA BALZE und Mitarbeiter) (s. Abb. 105, S. 195, Klinischer Teil). Zwischen den Fasern sind Fibrocyten und Histiocyten gelegen.

Nach innen folgt eine Gitterfaserschicht, auch als Glashaut (Basalmembran) bezeichnet. Diese Haut wird erst zur Zeit der Geschlechtsreife deutlich und verdickt sich im Alter (Abb. 15).

Der Tunica propria fallen wichtige funktionelle Aufgaben zu. Die scherengitterartige Struktur der Fibrillenbündel setzt dem Expansionsdruck des wach-

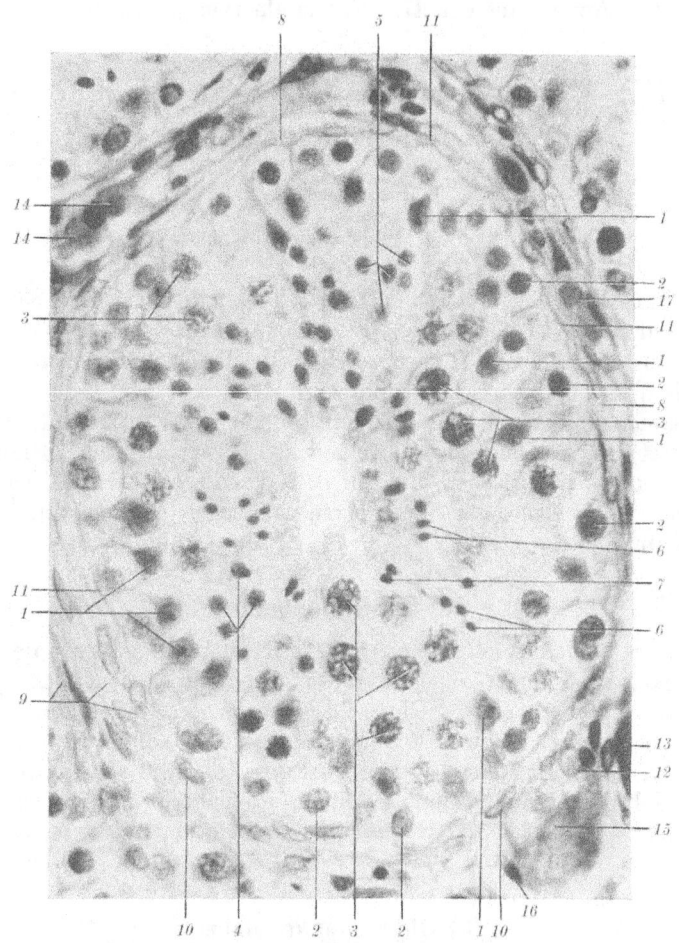

Abb. 14. Querschnitt eines Samenkanälchens. Biopsiematerial. H.E. (515fach). *1* Sertoli-Zellen; *2* Spermatogonien; *3* Spermatocyten; *4* Vierergruppe von Präspermatiden II.Ordnung; *5* Spermatiden mit Plasmaleib, *6* Spermatozoen mit Plasmaschweif; *7* Spermatozoen (reife); *8* Tunica propria mit 3—4 Faserlagen; *9* Tunica propria tangential angeschnitten; *10* Fibrocytenkerne der Wand; *11* Basalmembran; *12* Capillare; *13* Angeschnittenes größeres Gefäß; *14* Leydigsche Zwischenzellen; *15* Angeschnittenes Plasma von Zwischenzelle, Kern angedeutet; *16* Fibrocyt; *17* Eingequetschte, längsovale Leydigsche Zwischenzelle, Plasmaleib elongiert. (Nach Prof. Dr. E. SCHUCHARDT-Gießen, Anatomisches Institut der Univ.)

senden Samenepithels Widerstand entgegen; zugleich bedingt die Konstruktion eine Spannungselastizität, um sich den verschiedenen Spannungen anzupassen. Die derbe Hodenkapsel und die flüssigkeitsgefüllten Intertubularräume bilden ein weiteres Widerlager. Bei diesem Bauprinzip des Hodens kann es nur einen Druckabfall über die Kanälchen nach außen geben. Dies zeigt sich in dem „kontinuierlich lumenwärts gerichteten Abschub der Samenzellvorstufen" (ROLSHOVEN) und in der Ausbildung der Strömungsfiguren im Kanälcheninnern.

Das Keimepithel ist frei von Blutcapillaren. Ein Stoffaustausch ist nur über die Tubuluswand möglich. Die Glashaut wirkt hierbei als Filtermembran, die in ihrer Permeabilität wahrscheinlich unter Kontaktwirkung der Zwischenzellen durch deren Inkret beeinflußt wird.

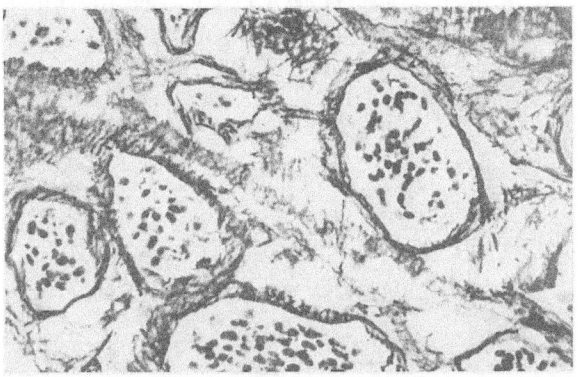

β) Die *Sertoli-Zellen* (Fuß- oder Stützzellen) sind neben den Zellen der Spermiogenese ein charakteristisches Element im Inneren der Kanälchen. Der Zellkörper ist von polymorpher Gestalt und durch einen breiten Fuß der Glashaut angelagert. Sie erstrecken sich, nur durch den Kern spindelförmig aufgetrieben, durch das Keimepithel zur Lichtung und enden in fingerförmigen Fortsätzen (Abb. 16). Die Zelle ist nicht als ein Einzelelement zu werten. Benachbarte Zellen schließen sich mit ihren Fortsätzen zusammen, die von Hohlräumen durchsetzt sind. Es entsteht ein Zellverbandsystem (Schwammwerk) besonderer Art (Syncytium), in dem die Zellen des Keimepithels liegen. Der Kern der Sertoli-Zellen ist von ellipsoider Form, relativ groß und mißt in den Achsen 4—6 μ bzw. 12—15 μ. In seinem größten Durchmesser ist er senkrecht zur Basalmembran orientiert. Der Kern zeigt häufig eine deutliche Kerbung. Das Kerngerüst ist ein feines Netzwerk und nur schwach mit Chromatin besetzt. Auffällig wirkt der große dichte Nucleus. Es finden sich häufig Lipoidtröpfchen an der Basis der Zellen. Glykogen ist nachzuweisen. In Kernnähe befinden sich ein Golgi-Apparat, Lubarsche Kristalle, Nadeln von 15—17 μ Länge sowie kurze Stäbchen (Charcot-Böttchersche Kristalle).

Abb. 15. 13jähriger Patient, gleiches Hodenbild wie Abb. 33, Hoden in den einzelnen Lebensabschnitten (4.—8. Lebensjahr). Infantiles Hodenparenchym. Silberimprägnationsmethode der Reticulumfibrillen nach GÖMÖRI: Locker-bürstenförmiges, um die infantilen Hodenkanälchen geflochtenes Gestrüpp von argyrophilen Fibrillen. Undeutliche Ausbreitung auch im Interstitium (vorwiegend circumvasal). Das dichte Gerüst der sog. Basalmembran reifer Tubuli fehlt noch. (Priv.-Doz. Dr. HORNSTEIN, Univ.-Hautklinik Bonn-Venusberg)

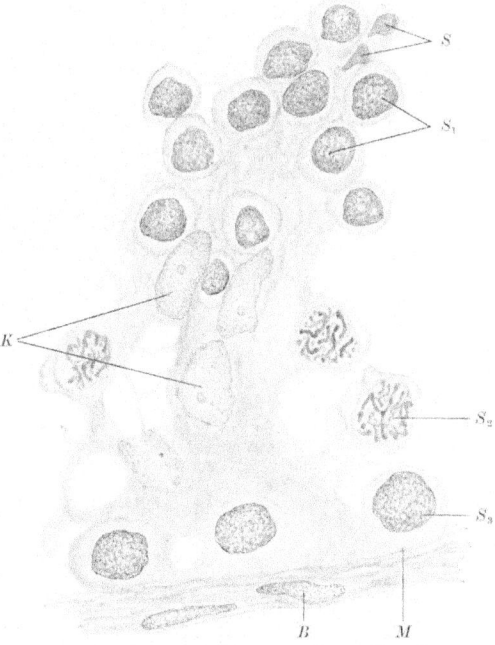

Abb. 16. Querschnitt aus der Wand eines Hodenkanälchens. Erwachsener Mann. S Spermien; S_1 Spermatiden; S_2 Spermatocyt; S_3 Spermatogonie; K Kerne des Sertolischen Syncytiums; M Membrana propria; B Bindegewebskern. ZENKER. Hämatoxylin-Eosin. 1400mal vergrößert, auf $^7/_8$ verkleinert. (Aus STÖHR jr., Histologie. Berlin: Springer 1951)

Die Zellen stehen in enger Beziehung zur Spermiogenese und man faßt sie als Nährstoffträger der unfertigen Zellen auf. Auch können die Fußzellen als Spermiophagen tätig sein.

Die Sertoli-Zellen sind die widerstandsfähigsten Elemente der Kanälchen. Bei starken Schädigungen können die Tubuli bis auf die Sertoli-Zellen entvölkert sein.

γ) In dem *Samenepithel* vollzieht sich die Bildung der befruchtungsfähigen Keimzellen über verschiedene Entwicklungsstufen. Die einzelnen Stadien lassen sich in den 5—8schichtigen Zellagen erkennen. Die nicht differenzierten (unent-

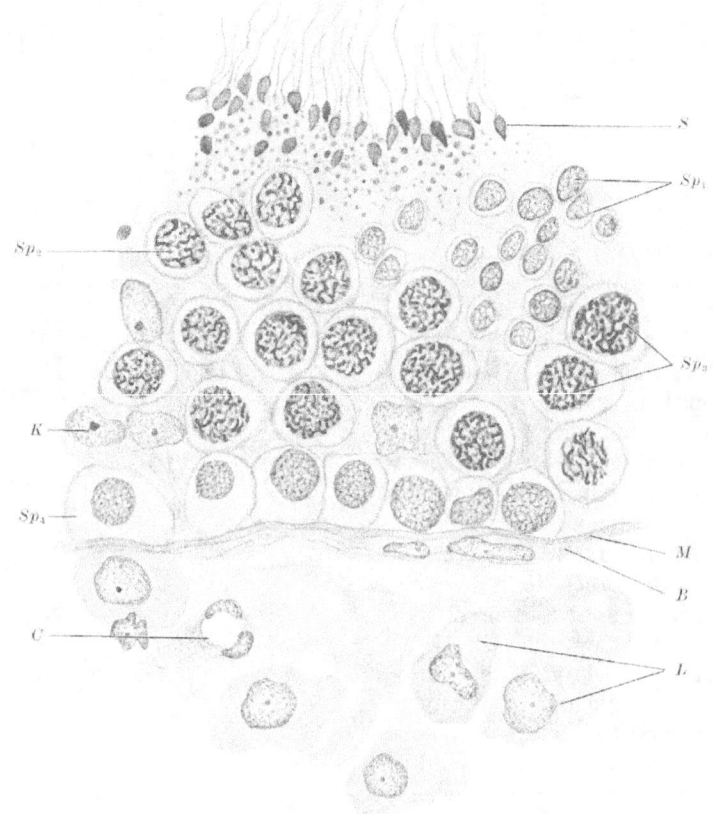

Abb. 17. Querschnitt durch die Wand eines Tubulus contortus. Hoden. Erwachsener Mann. *S* Spermien; *Sp₁* Spermatiden; *Sp₂* Spermatocyten II. Ordnung; *Sp₃* Spermatocyten I. Ordnung; *Sp₄* Spermatogonien; *K* Kern des Sertolischen Syncytiums; *M* Membrana propria; *B* Bindegewebe; *L* Leydigsche Zellen; *C* Capillare. ZENKER; Hämatoxylin-Eosin. 1400mal vergrößert. (Aus STÖHR jr., Lehrbuch der Histologie und mikroskopischen Anatomie des Menschen. Berlin: Springer 1951)

wickelten) Zellen liegen zwischen den Sertoli-Zellen der Glashaut an, während die Samenfäden im Innern lumenwärts zu finden sind (Abb. 17).

Der Zellreifungsvorgang vollzieht sich beim Menschen im steten Ablauf. Im selben und im benachbarten Tubulus sind verschiedene Phasen nebeneinander zu beobachten; jedoch sind in einem Kanälchensektor niemals alle Entwicklungsstufen gleichzeitig vertreten, da eine Differenzierung von Stufe zu Stufe verschieden lange Zeit beansprucht.

Folgende Generationen der Keimzellreifung werden unterschieden (s. Abb. 18 bis 20):

Spermatogonien (Spermiogonien, Ursamenzellen, Samenmutterzellen),
Spermatocyten (Spermiocyten, Spermatocyten I. Ordnung),
Präspermatiden I. Ordnung (Spermiocyten, Spermatocyten II. Ordnung),

Präspermatiden II. Ordnung (z. B. bei Mensch und Katze beobachtet, da hier 3 Reifeteilungen vorkommen),
Spermatiden (Spermiden),
Spermien.

Die Entwicklung der Keimzellen nimmt von den undifferenzierten Hodenzellen ihren Ausgang. Diese Zellen vermehren sich mitotisch und sind in großer Zahl im unreifen Hoden zu finden. Nach Ansicht von STIEVE, ROMEIS, SCHINZ und SLOTOPOLSKY stehen diesen Zellen 2 Entwicklungsrichtungen offen, nämlich die zur Samenmutterzelle oder zur Sertoli-Zelle (s. Abb. 18, 2). Kommt es zur Samenzellentwicklung, so wandeln sich die undifferenzierten Hodenzellen zu Spermatogonien. Im Laufe der Pubertät finden sich mehr Hodenzellen, so daß mit Einsetzen der Spermiogenese die meisten basalen Elemente als Spermatogonien anzusprechen sind. Durch wiederholte indirekte Teilung wächst die Zahl der Spermatogonien, jedoch werden gleichzeitige Mitosen im großen Umfange nicht beobachtet. Bisher rechnete man mit 3—4 Generationen von Spermatogonien, nach neueren Untersuchungen mit 7—8 Altersstufen. Kommt innerhalb einer Linie die Vermehrungsperiode zum Abschluß, so wächst die Zelle (Wachstumsperiode), d. h. Kern und Zelleib nehmen an Masse zu, und werden zur Spermatocyte, wobei das Kernvolumen sich verdoppelt.

Vermehrungs- und Wachstumsperioden spielen sich als selbständiger Zellvorgang ab, die *keiner* äußeren Steuerung unterliegen. Erst die nachfolgende weitere Entwicklung ist von hormonalen Faktoren abhängig (Steuerung durch die gonadotropen Hormone des Hypophysen-Vorderlappens [HVL]).

Schickt sich die Spermatocyte zur Teilung an, so entsteht ein neues Zellelement (Reifeperiode). Unter jeweiliger Halbierung des Kernvolumens verläuft der Prozeß über 3 Reifeteilungen von der Spermatocyte über die Präspermatide I. Ordnung (1. Reifeteilung) zur Präspermatide II. Ordnung (2. Reifeteilung) und endet bei der Spermatide (3. Reifeteilung). Aus einer Spermatocyte gehen 8 Spermatiden hervor. Das Kernvolumen dieser Zellen steht im Verhältnis 8:1, d. h. der Kern der Spermatocyte ist um das 8fache größer als der der Spermatide. Der Schritt von der 1. zur 2. Reifeteilung ist sehr kurz; daher werden Präspermatiden I. Ordnung selten im Schnittpräparat gefunden. Während der Reifungsperiode werden die Chromosomen haploid auf die Spermatiden verteilt. Welche der 3 Teilungen als Reduktionsteilung zu gelten hat, ist unbekannt.

Die letzte Stufe der Entwicklung umfaßt die Differenzierungsperiode. In der sog. Spermiohistogenese entsteht aus der bewegungsunfähigen Spermatide über verschiedene morphologisch faßbare Stadien das befruchtungsfähige, mobile Spermium.

Der Spermiogenese liegt ein ungemein komplizierter Cyclus zugrunde, in dem sich viele Stadien unterscheiden lassen. Über die feinere Dynamik der Spermiogenese s. LEBLOND und CLERMONT, ROOSEN-RUNGE.

c) Zellen der Spermiogenese

α) Die *unentwickelten Hodenzellen* (Abb. 18, *1*). Es handelt sich um mittelgroße Zellen mit einem Durchmesser von 10—12 μ, die einen relativ kleinen Kern (5—7 μ) besitzen. Der Kern ist von kugeliger oder eiförmiger Gestalt und wird von einer dünnen Membran begrenzt. Im Innern ist die Chromatin-Substanz fein verteilt. 1—2 Kernkörperchen sind deutlich zu erkennen. Die Zelleiber sind meist abgeplattet oder vieleckig, bisweilen ragen sie halbkugelförmig nach innen. Die Zellgrenzen sind häufig unscharf, das Cytoplasma ist eosinophil, feingranuliert und frei von Einschlüssen.

β) Die *Spermatogonien* (s. Abb. 18, *3*) liegen der Kanälchenwand an und bilden im allgemeinen eine einzige Zellschicht. Die Plasmaleiber sind von variabler Größe

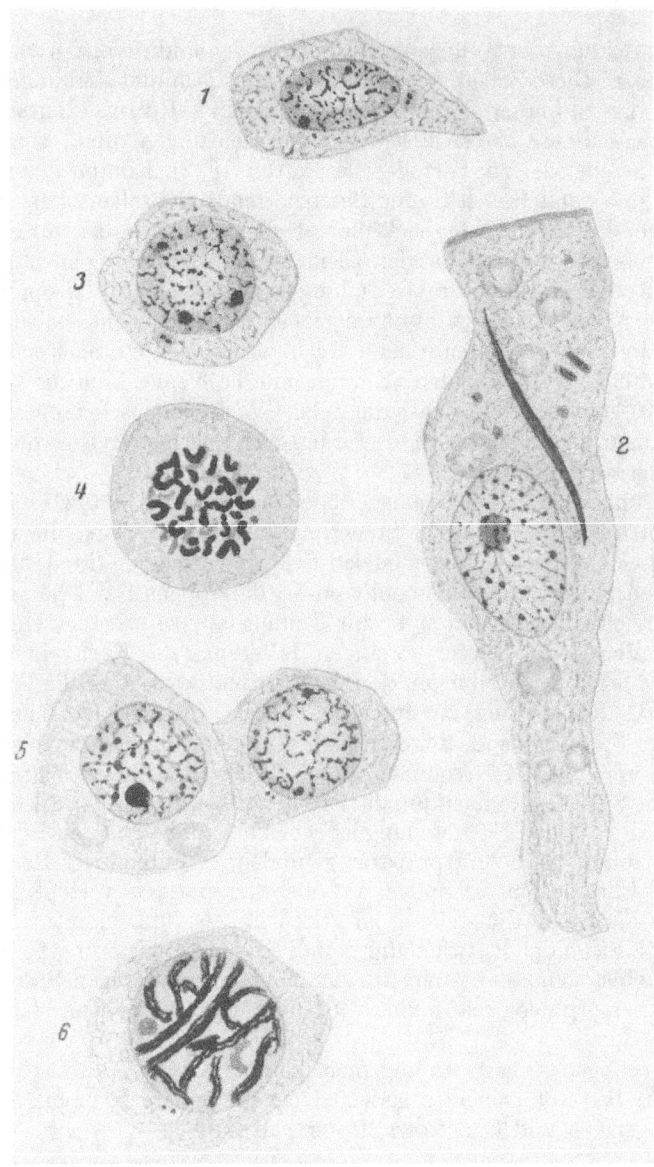

Abb. 18. *1—6* Spermiocytogenese. Zellen aus dem Hoden eines 21jährigen gesunden Mannes. Fixiert in Sublimat-Formalin-Eisessig, Methylbenzoat-Celloidin-Paraffin, 7 μ Hämatoxylin-Heidenhain-Lichtgrün; Vergrößerung 1350fach. *1* Unentwickelte Hodenzelle, *2* Fußzelle mit verschiedenen Einlagerungen im Cytoplasmaleib, *3* Spermatogonie, *4* Spermatogonienteilung, *5* zwei Zellen, die wahrscheinlich Spermatocyten sind, *6* Spermatocyte mit Tetraden. (Nach H. STIEVE, Männliche Genitalorgane in Handbuch der mikroskopischen Anatomie des Menschen, Bd. VII, Tl. 2. Berlin: Springer 1930)

(10—15 μ) und unterschiedlicher Gestalt. Die Zellkerne sind im Vergleich zur Plasmamasse klein (8—10 μ). Ihre Gestalt ist kugelig, selten ellipsoid. Der reiche, z. T. grobkörnige Chromatingehalt verdeckt häufig den großen Nucleolus. Das

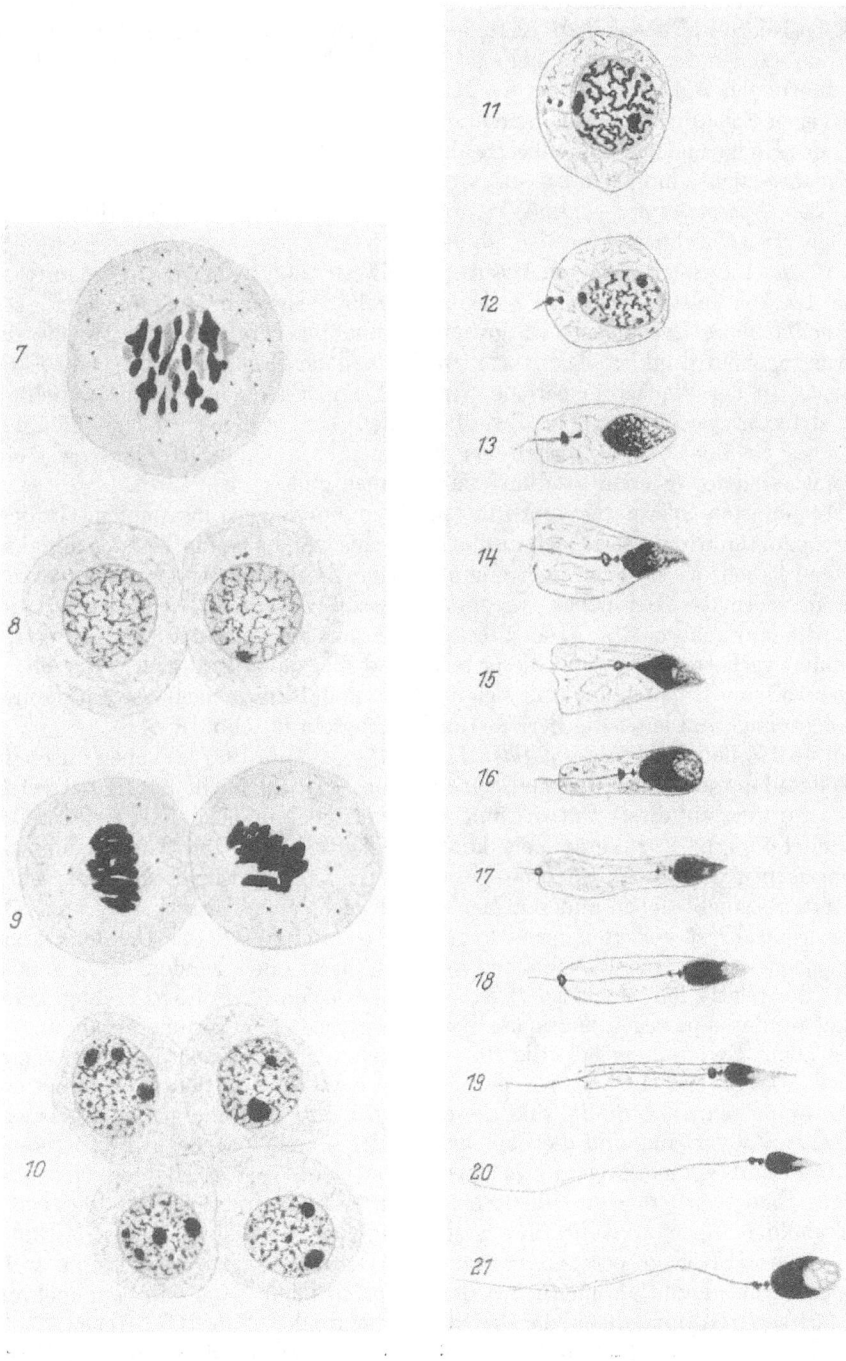

Abb. 19.   Abb. 20

Abb. 19. *7—10* Spermiocytogenese (wie Abb. 18). *7* 1. Reifeteilung, *8* Präspermatiden, *9* 2. Reifeteilung, *10* Spermatiden. (Nach H. STIEVE, Männliche Genitalorgane in Handbuch der mikroskopiscchen Anatomie des Menschen, Bd. VII, Tl. 2. Berlin: Springer 1930) (s. auch Abb. 164)

Abb. 20. *11—21* Spermiohistiogenese. Umwandlung der Spermatiden in Samenfäden. (Nach H. STIEVE, Männliche Genitalorgane in Handbuch der mikroskopischen Anatomie des Menschen, Bd. VII, Tl. 2. Berlin: Springer 1930)

Cytoplasma ist von spongiöser Natur, reich an Flüssigkeit und läßt den Zelleib wasserhell erscheinen. Die Zone des Golgi-Apparates besitzt eine gewisse Färbbarkeit (Idiozom, Nebenkern). Es finden sich gelegentlich Eiweißkristalle. Da die Spermatogonien der Teilung fähig sind, finden sich auch prämitotische Strukturveränderungen und Plasmabilder der Mitosen (s. Abb. 18, *4*). Die Spermatogonien sind gegen Schädlichkeiten ungemein empfindlich. So entsteht z. B. die Schädigung des Hodens nach Röntgenbestrahlung durch Blockierung der empfindlichen Spermatogonienteilung (ESCHENBRENNER).

γ) Die *Spermatocyten* (s. Abb. 18, *5* u. *6*) sind die größten Zellen des Samenepithels. Der Durchmesser des Zelleib beträgt 8—20μ, das Ausmaß der Kerngröße 11—12,5μ. Die Spermatocyten besetzen in Zweier- und Dreierreihen die mittlere Zone des Epithelstreifens. Die Zelle ist kugelig, bisweilen tropfenförmig. Das schwachfärbbare Cytoplasma ist granuliert und im Vergleich zum Plasma der Spermatogonien dunkler. Die Kerne wechseln nach Größe, Struktur und Färbbarkeit. In der Wachstumsperiode wird aus einem kleinen, chromatindichten, fast strukturlosen Kern über Zwischenstufen ein größeres, locker gefügtes, kugeliges Gebilde, das bei erhaltener Kernmembran knäuelartig aufgewickelte Chromatinbänder (Spirem-Stadium) zu erkennen gibt.

Die jüngsten Spermatocyten sind von ihren Vorgängern morphologisch nicht zu trennen, funktionieren jedoch insofern verschieden, als sie die Teilungsfähigkeit verloren haben; sie besitzen aber eine intensive Wachstumstendenz, die, bei den älteren Spermatocyten neben Vergrößerung des Zelleibes den Kern auf das Doppelte anwachsen läßt. Die ältesten und größten Spermatocyten (Spirem-Stadium) verharren länger auf dieser Stufe und sind daher zahlreich vertreten. — In der weiteren Entwicklung teilt sich das Spirem der Länge nach, zerfällt dann in Chromosomen und leitet die Periode der Reifung ein (s. Abb. 18, *6*).

δ) Je 2 Zellen der *Präspermatiden I. Ordnung* (s. Abb. 19, *7*, *8*) gehen durch die 1. Reifeteilung aus einer Spermatocyte hervor. Sie sind nicht häufig vertreten, da sie nur kurz auf dieser Entwicklungsstufe verweilen und sich bald weiter teilen (2. Reifeteilung). Für kurze Zeit kommt ein Ruhekern zur Ausbildung. Sie erinnern im Aussehen an Spermatogonien. Ihre Lage und ihr häufig paarweises Auftreten schließt neben anderen Merkmalen leicht eine Verwechslung aus. Die Präspermatide ist von annähernd kugeliger Gestalt (10—12 μ). Das feinwabige Cytoplasma ist frei von Einschlüssen und beherbergt einen runden, selten ovalen Kern, der relativ fein strukturiert ist. 1—2 Nucleolen (0,8—1,5 μ) können beobachtet werden und liegen häufig als ovale Körperchen der Kernmembran an.

ε) Die 2. Reifeteilung läßt die *Präspermatiden II. Ordnung* (s. Abb. 19, *9*) entstehen. Da die Entwicklung von den Spermatocyten bis zu den Präspermatiden II. Ordnung schnell verläuft, sind diese Zellen häufig in Vierergruppen gelagert. Im engen Zellverband sind die Zelleiber (8—10 μ) mehr oder weniger polygonal, bei Auflockerung mehr kugelrund geformt. Der Kern (7—8 μ) ist stets von runder Form. Eine Kernhaut umschließt ein gröberes Lininnetzwerk, das die relativ großschollige Chromatinsubstanz in gleichmäßiger Verteilung trägt. Mitunter sind mehrere Kernkörperchen vorhanden. Der Plasmaleib besitzt eine weitwabige Struktur und enthält neben dem Idiozom nicht selten ein oder mehrere gut färbbare, basophile Gebilde, die sog. chromatoiden Nebenkörperchen.

ζ) Die *Spermatiden* (s. Abb. 19, *10*) gehen aus der Vorstufe durch die 3. Reifeteilung hervor. Sie haben Kugelgestalt (7—10μ). Der zentral gelegene, relativ kleine Kern ist rund und mißt im Durchschnitt 5,0—6,5 μ. Die Chromatinstruktur ist verhältnismäßig dicht und zeigt gelegentlich hellere Kernlücken. Ein oder mehrere große Nucleolen werden beobachtet. Das Cytoplasma hat ein grobschaumiges Aussehen und ist gut färbbar. Die große Zahl der in den Tubuli anzutreffenden Spermatiden zeigt, daß die Zellen länger auf dieser Entwicklungsstufe verweilen, ehe sie in die Differenzierungsperiode eintreten.

η) Die *Spermiohistogenese* (Abb. 20, *11—21*) charakterisiert die Differenzierungsperiode, in der durch komplizierte Vorgänge aus den ortsgebundenen Spermatiden die beweglichen Keimzellen entstehen. Hier nur folgendes: die in Umwandlung begriffene Spermatide zeigt im Kern eine starke Verdickung des Chromatins. Der Kern nimmt längliche Gestalt an und geht im Zelleib in exzentrische Lage. Diese Elemente, 4—8 an der Zahl, suchen die Sertoli-Zellen auf und bekommen innige Verbindung mit dem Zellplasma, das sie erst als fertige Spermien verlassen.

d) Das Zwischengewebe

Das Zwischengewebe (Interstitium testis) zwischen den Hodenkanälchen besteht aus einem lockeren fibrillären Bindegewebe, das sehr zart ist und Fibroblasten, einzelne Histiocyten, nicht selten Mastzellen und ferner Zwischenzellen enthält.

Die sternförmigen Fibrocyten mit ihren spindeligen Kernen treten durch feine Fasern netzartig miteinander in Verbindung. Nur vereinzelte größere kollagene

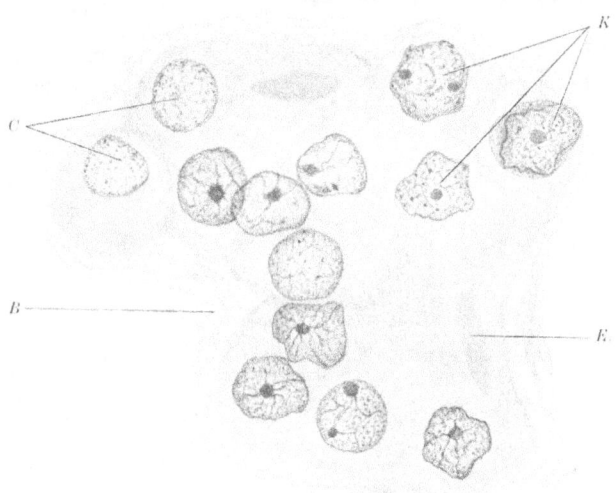

Abb. 21. Leydigsche Zellen aus dem interstitiellen Bindegewebe des Hodens. Erwachsener Mann. *K* verschieden gestaltete Kerne von Leydigschen Zellen; *C* chromatinarme, nucleolenfreie Kerne; *E* Eiweißkristall; *B* Bindegewebe. Zenker-Formol. Hämatoxylin-Eosin. 1400mal vergrößert, auf f/f verkleinert. (Aus STÖHR jr., Lehrbuch der Histologie. Berlin: Springer 1951)

Fibrillenbündel dienen dem Einbau der Gefäße und verlaufen als festigende Brückenelemente zwischen den Tubuli. Elastische Fasern sind nur wenig zu finden. Sie können mit fortschreitendem Alter zunehmen. In der Umgebung von Gefäßen werden Mastzellen und Histiocyten beobachtet. Die charakteristische Zellformation des intertubulären Gewebes sind die Zwischenzellen (Abb. 21).

Das Zwischengewebe beherbergt die Gefäße, kleinere Arterien, das Netzwerk der Capillaren und zahlreiche dünnwandige Venen, Lymphbahnen und Nervenfasern; diese begleiten die Gefäße, umspinnen sie in Geflechten, liegen den Zwischenzellen und den Wandungen der Tubuli an, ohne jedoch die Glashaut zu durchdringen; Ganglienzellen fehlen.

Die Leydig-Zelle zeichnet sich durch einen großen, leicht granulierten, manchmal auch etwas spongiös aussehenden Plasmaleib (15—25 μ) und durch einen

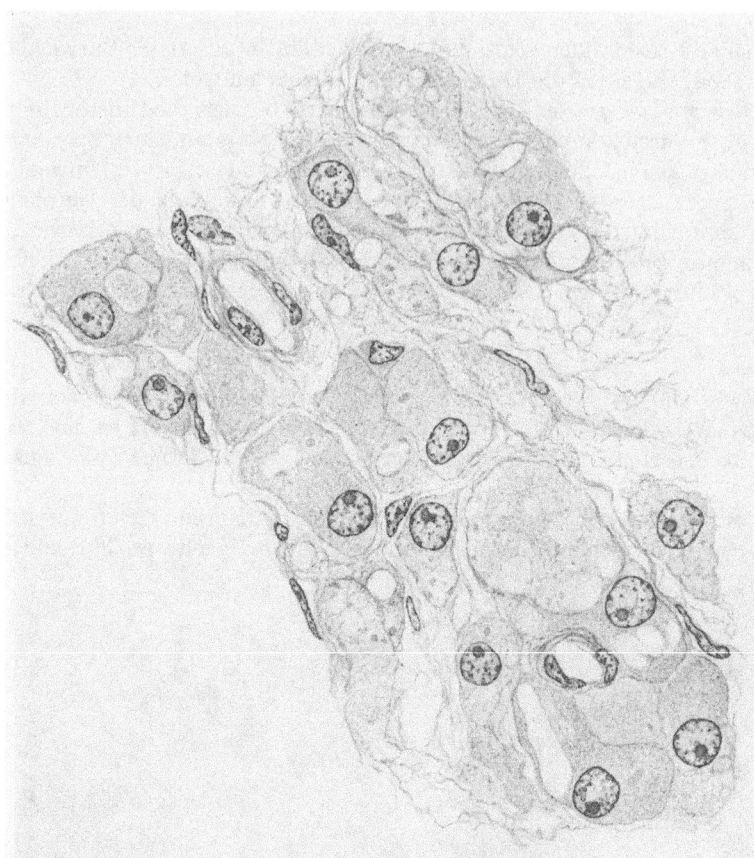

Abb. 22. Zwischenzellen aus dem Hoden eines 34jährigen Mannes. Fixiert in Zenker, Methylbenzoat. Celloidin-Paraffin, 10 μ, Hämatoxylin-Heidenhain-Chromotrop 2 R; Vergrößerung 800fach. Zeigt die Vacuolen in den Zwischenzellen und das Geflecht bindegewebiger Fasern, das sie umspinnt. (Nach H. STIEVE, Männliche Genitalorgane in Handbuch der mikroskopischen Anatomie des Menschen, Bd. VII, Tl. 2. Berlin: Springer 1930)

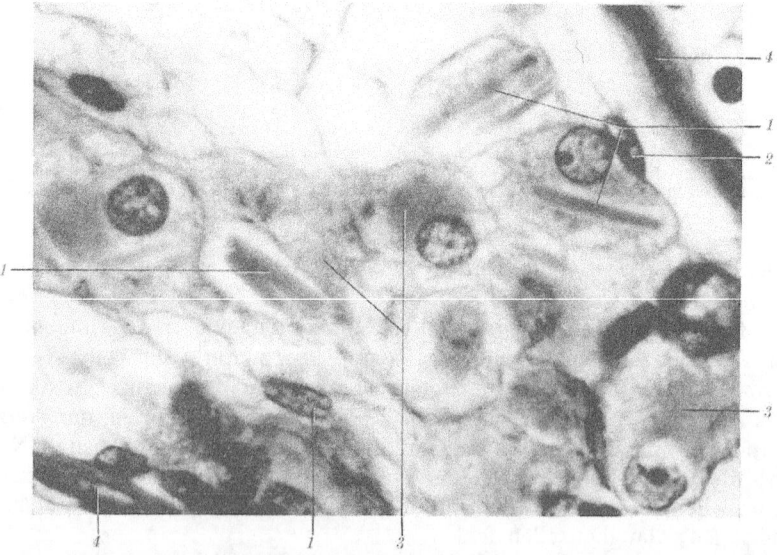

Abb. 23. Patient (646), 24jähriger Mann. Reinkesche Kristalle in Leydigschen Zwischenzellen. *1* Reinkesche Kristalle im Zwischenzell-Plasma; *2* Fibroblast; *3* Pigmentablagerungen (Lipofuscin); *4* Tubuliwände, Hopa. (× 2227.5 Apo Öl 90/1.32 Leitz. Panphot.)

großen, bläschenförmigen Kern (7—9 μ) aus. Dieser besitzt 1—2 Nucleolen und nimmt im Zelleib meistens eine exzentrische Lage ein. Die Kernmembran ist deutlich ausgebildet und umschließt ein zartes Liningerüst. Ein Cytoplasma von schwach eosinophiler Färbbarkeit läßt um den Kern eine starke tingierbare innere

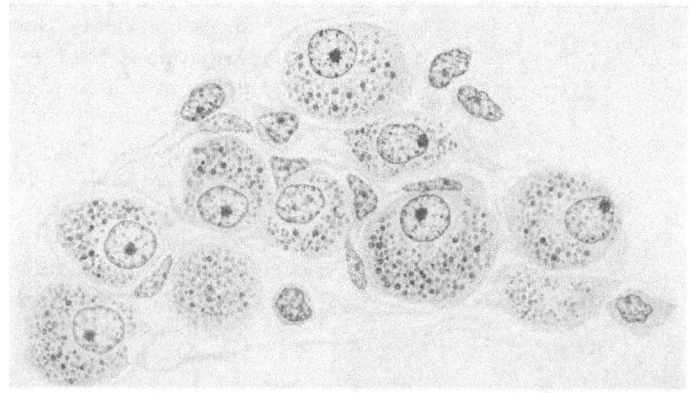

Abb. 24. Zwischenzellen aus dem Hoden eines 34jährigen Mannes. Fixiert in Zenker, Methylbenzoat-Celloidin-Paraffin. 5 μ, Hämatoxylin-Delafield; Vergrößerung 800fach. Zeigt Einlagerungen von Pigmentkörnchen in den Zwischenzellen, die in diesem Fall besonders deutlich und in sehr großer Menge zu erkennen sind. (Nach H. STIEVE, Handbuch der mikroskopischen Anatomie des Menschen. Bd. VII, Tl. 2. Berlin: Springer 1930)

Zone von granuliertem bzw. feinwabigem Bau erkennen. Diese wird umgeben von der hellen, grobschaumigen Außenzone, in der gelegentlich Vacuolen vorhanden sind (Abb. 22). Gestalt von Kern und Zelleib, Art und Umfang der Einlagerungen

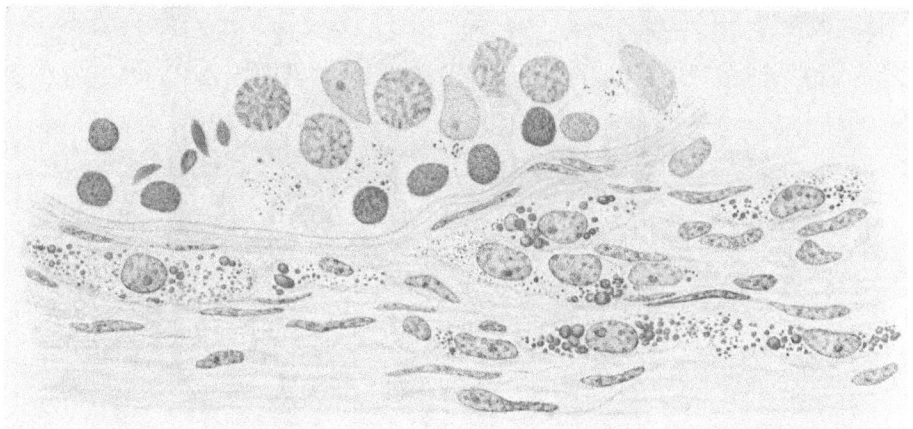

Abb. 25. Zwischenzellen in der Albuginea des Hodens eines 11jährigen Mannes. Fixiert in Formalin-Gelatine, 15 μ, Sudan III-Hämalaun; Vergrößerung 800fach. (Nach H. STIEVE, Handbuch der mikroskopischen Anatomie des Menschen. Bd. VII, Tl. 2. Berlin: Springer 1930

paraplasmatischer Substanzen stehen in enger Beziehung zum Funktionswechsel (SCHUCHARDT). Die Gestalt der epitheloiden Zellen ist im Verband polygonal, einzelne liegen dagegen rundlich oval. Auch längliche, fusiforme Typen, die wahrscheinlich unreif sind, kommen vor. Es finden sich häufig längliche Eiweißkristalle (Reinkesche Kristalle) eingelagert, die einzeln oder in Bündeln in einem hellen Plasmahof liegen (Abb. 21 u. 23). Cholesterine und Cholesterinester sind eingelagert. Ascorbinsäure ist nachweisbar. Schon im Hoden Jugendlicher können Pigmente vorhanden sein. In manchen Fällen ist ein goldgelbes Pigment

(Abb. 23 u. 24) in den Zwischenzellen zu sehen, das wahrscheinlich Lipofuscin darstellt (Abb. 104 u. 118).

Die Zwischenzellen sind in epitheloiden Platten und Strängen angeordnet, die reichlich vascularisiert sind und eine Art äußeren, vielfach durchbrochenen Wandbelag der Tunica propria der Tubuli bilden. In den Zwischenzellnestern finden sich marklose Nervenfasern. Argyrophile Bindegewebsfasern umspinnen teils die einzelnen Leydig-Zellen teils kleine oder größere Gruppen derselben (DE LA BALZE und MORB) (s. Abb. 109). Die Zahl der Zwischenzellen unterliegt erheblichen Schwankungen. Vermehrung wird oft bei Tubulusverkleinerung durch das Aneinanderdrücken der Zwischen-

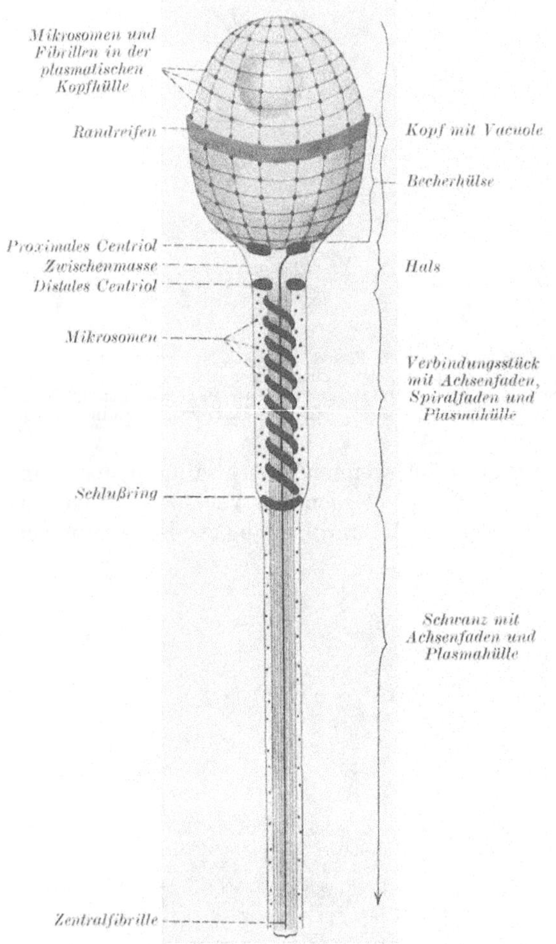

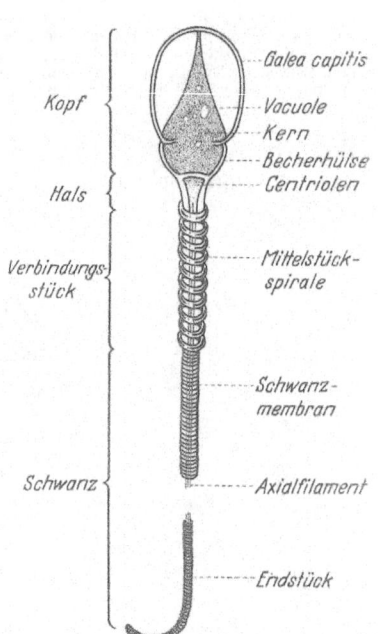

Abb. 26. Schema des Baues eines Samenfadens; zusammengestellt nach den verschiedenen Angaben im Schrifttum; Vergrößerung ungefähr 6000fach. (Nach H. STIEVE, Handbuch der mikroskopischen Anatomie des Menschen. Bd. VII, Tl. 2. Berlin: Springer 1930)

Abb. 27. Schematische Zeichnung des menschlichen Spermatozoons, zusammengestellt nach elektronenmikroskopischen Untersuchungen von Priv.-Doz. Dr. med. E. LANDES, Univ.-Hautklinik Frankfurt a. M. Hab.-Schrift 1957.

zellstränge und -platten vorgetäuscht. Auch in den inneren Lagen der Tunica albuginea und dicht unter derselben finden sich häufig größere Gruppen von Leydig-Zellen (TONUTTI) (Abb. 25).

Die inkretorische Funktion der Zwischenzellen steht außer Zweifel. So konnte KOOKER (1948) nicht nur die Parallelität zwischen Hormon- und Zwischenzellgehalt im Hoden aufzeigen, sondern es gelang auch der Nachweis (POLLOCK 1952), daß nur in den Zwischenzellen Verbindungen mit den chemischen Eigenschaften des Testosterons vorkommen.

2. Das reife Spermium

Das Spermium besteht aus Kopf, Mittelstück (Hals und Verbindungsstück) und Schwanz (Abb. 26, 27). Es hat eine Länge von etwa 55—65 μ. Den Kopf bildet eine kompakt gelagerte Kernsubstanz; als besondere Gebilde finden sich die Centriolen und Mitochondrien im Mittelstück. Die der Motilität dienenden Fibrillen ziehen vom Kopf aus durch Mittelstück und Schwanz.

Der *Kopf* ist elliptisch, von der Kante gesehen birnenförmig. In der Fläche ist die Form oval (Länge 4—5μ, Breite 3,0—3,5 μ). In der Kantenansicht mißt der Kopf im hinteren Abschnitt 1,0—1,5 μ. Mittelstück und Hauptabschnitt des Schwanzteiles besitzen einen Durchmesser von etwa 1μ. Der Hals ist 1—2 μ lang, auf das Verbindungsstück fallen 5—9 μ. Die Länge des Schwanzes schwankt zwischen 45—50 μ, wobei die fast hüllenlose Schwanzspitze 6—10 μ messen kann. Der Kern des Kopfes wird von dichtem Chromatin gebildet; auf seiner Spitze sitzt eine kappenartige Verdickung. Im vorderen Drittel liegt ein vacuolenartiges Gebilde. Die apikalen Abschnitte sind von einer dünnen Cytoplasmahaut umgeben. Im Plasma des Kopfes lassen sich Mikrosomen und ein gitterartiges Fibrillennetz nachweisen (Abb. 26, 27, 28).

Der kurze *Hals* enthält die beiden Centriolen. Das proximale Ende scheint in 2 Körner zerfallen zu sein, von denen eines die Zentralfibrille entsenden soll. Das Halsstück gilt als kinetisches Organ. Der Achsenfaden besteht aus feinen Fibrillen. Ein weiteres Fibrillensystem geht vom Inneren des Kopfes aus und durchzieht Hals und Verbindungsstück. Das Verbindungsstück liegt zwischen dem hinteren Centriol und einem von diesem abgesprengten, distal verlagerten Schlußring, dem sich dann der Schwanz anschließt. In der Plasmamanschette des Verbindungsstückes verläuft in 9—10 Windungen um den Achsenfaden herum der sog. Spiralfaden, der aus den Mitochondrien hervorgegangen ist.

Abb. 28 a—c. Reite Samenfäden, Mensch. a Schema (frei nach MEVES), b Natürliche Abbildung von der Fläche. c Dasselbe im Profil. (b und c nach RETTZIUS, aus GEGENBAUR-FÜRBRINGER, Lehrbuch der Anatomie Bd. 1. 1909.) (Aus Braus-Elze, Anatomie des Menschen II. Bd. 3. Aufl. Berlin: Springer 1956)

Der *Schwanz* besteht aus dem quergestreiften Achsenfaden mit der Zentralfibrille und der dünnen Schwanzhülle, die ihn als Fortsetzung der cytoplasmatischen Hülle des Verbindungsstückes umkleidet. Ein kurzes Endstück ist fast plasmafrei (Endspieß) (s. Abb. 152—163, S. 346 u. 351).

3. Der Hoden in den einzelnen Lebensabschnitten

Die Kenntnis der Morphologie der Keimdrüsen in den einzelnen Lebensabschnitten ist für die Beurteilung der histologischen Hodenbilder wichtig.

a) Der fetale Hoden

Zu *Beginn* des *3. Schwangerschaftsmonats* erfolgt eine deutliche Abgrenzung der Tunica albuginea und eine Vermehrung der Zellen der Hodenstränge, die dadurch an Dicke und Länge zunehmen. Aus dem zwischen den soliden Hodensträngen gelegenen Mesenchym entwickeln sich große und epitheloide Zwischenzellen, die sich lebhaft mitotisch vermehren. Eine solche Gonade entwickelt sich zur männlichen Keimdrüse.

Im *3. Monat* tritt eine wesentliche Veränderung der Hodenbilder ein. Die Drüse wird größer, vor allem durch das Längenwachstum der Hodenstränge auf Grund ihrer lebhaften Zellvermehrung sowie durch die Zunahme des Zwischengewebes und die Ausbildung großer epitheloider Zellansammlungen, die als Zwischenzellnester anzusprechen sind. Die Entwicklung setzt sich bis zum 4. Schwangerschaftsmonat fort. Die Samenkanälchen geben sich durch die in Ausbildung begriffene Tunica propria deutlich zu erkennen. Mengenmäßig hat das Zwischengewebe die Masse der Hodenstränge überschritten (Abb. 29, 30).

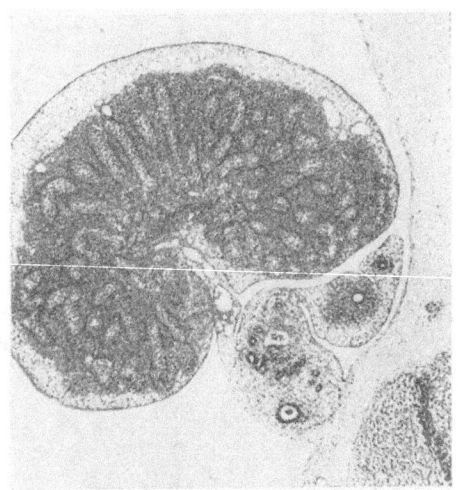

Abb. 29. Querschnitt durch den Testis eines menschlichen Feten von etwa 6 cm SSL. Beachte die locker gebaute Tunica albuginea, das Oberflächenepithel und die in einem zellreichen Interstitium eingebauten Keimstränge. Dorsomedial: Urnierenrest mit Wolffschem und Müllerschem Gang. (Aus LABHART, Klinik d. inneren Sekretion. Berlin: Springer 1957)

Im *5.—7. Monat* ändert sich wiederum das Bild. Die Hodenstränge treten gegenüber den Zwischenzellen stärker in den Vordergrund. Ein Teil der Zwischenzellen unterliegt regressiven Veränderungen. Die amorphe Grundsubstanz des Zwischengewebes enthält jetzt zahlreiche feine kollagene Fibrillen, wobei die Gebiete ausgespart bleiben, in denen ein Teil gutentfalteter Zwischenzellen als Inseln eingelagert ist. Die Hodenstränge, die nun deutlich durch eine Tunica propria abgegrenzt sind, bleiben jedoch ohne Lumen. Alle Formen undifferenzierter Hodenzellen mit Spermiogonien-ähnlichen Zelltypen bilden als solider Verband die Hodenstränge.

Im *8. und 9. Schwangerschaftsmonat* treten keine weiteren tiefgreifenden Veränderungen ein. Unter weiterer Größenzunahme wird die eingeschlagene Tendenz beibehalten. Die Hodenstränge bleiben solide, die Tunica propria ist weiterhin äußerst dünn, das Zellmaterial der Hodenstränge besteht überwiegend aus sehr dichtgelegenen Elementen mit dunkel färbbaren Kernen. Dazwischen liegen einzelne größere, hellere, meist scharf konturierte Zellen (Durchmesser $12-15\,\mu$) mit kugeligen ($6-7\,\mu$), großen Kernen, die Spermatogonien gleichen. Die Stränge lassen nach wie vor eine Lumenbildung vermissen. Aber auch hier gibt es wechselnde Bilder wie bei der Tendenz des Zwischengewebes in der Rückbildung der

Leydig-Zellen. Es bleiben die epitheloiden polygonalen Zwischenzellen kennzeichnend für den fetalen Hoden. Ihre Menge ist zur Zeit der Geburt beträchtlichen individuellen Schwankungen unterworfen, obwohl sie weniger zahlreich als bei Embryonen von 30—100 mm Länge (STIEVE) sind. Diese *Erst*-Zwischenzellgeneration ist wahrscheinlich auf die Stimulierung des fetalen Hodens durch mütterliches Choriongonadotropin zurückzuführen.

In der fetalen Hodenentwicklung gibt es also wechselweise verschiedene Perioden, in denen die beiden Gewebsanteile der Keimdrüse, Zwischengewebe und Hodenstränge einander ablösend in den Vordergrund treten. Im Gegensatz hierzu gibt es beim postnatalen Hoden, entsprechend den einzelnen Lebensphasen unter normalen Bedingungen, nur progressive Veränderungen, die sich mehr oder weniger in zeitlicher Parallele vollziehen.

b) Der natale Hoden

Individuelle Besonderheiten und Reifegrad bestimmen das Bild des Hodens beim Neugeborenen. Das Versiegen der mütterlichen Hormonquelle bedingt eine rapide Involution der Zwischenzellen, so daß im allgemeinen 2 Wochen nach der Geburt fast uniforme Verhältnisse vorliegen. Die Zwischenzellen zeigen z. T. bei schrumpfendem Plasmaleib Verkleinerung und Entrundung des Kernes. Sie werden den Bindegewebszellen zum Verwechseln ähnlich (Atrophie). Ein anderer, nicht geringerer Teil verfällt dem Untergang, eingeleitet durch Plasmaschwellung und Vacuolisierung mit Pyknose

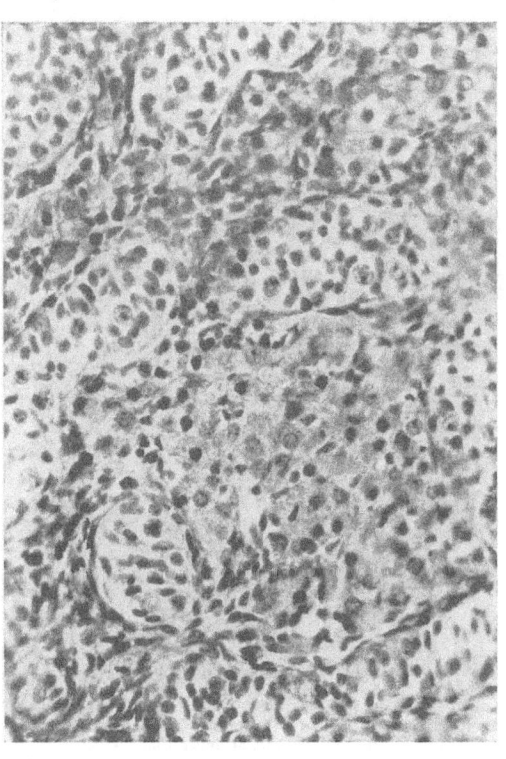

Abb. 30. Ausschnitt desselben Präparates (Abb. 29) bei stärkerer Vergrößerung. Keimstränge mit großen Spermatogonien, dazwischen Nester von Leydigschen Zwischenzellen. (Aus LABHART, Klinik der inneren Sekretion. Berlin: Springer 1957)

des Kernes (Destruktion). Nach kurzer Zeit gleicht das Zwischengewebe einem mesenchymalen Zellverband (SNIFFEN; ALBERT; CHARNY).

Das *Hodenbild* läßt sich wie folgt beschreiben: Eine etwa 200 μ dicke Tunica albuginea umspannt das Hodenparenchym und läßt 2 Schichten, eine äußere dichte Lage sich verflechtender kollagener Fibrillen und eine innere locker gefügte Schicht mit weiten Maschen erkennen. Es finden sich in beiden Lagen größere Gefäße. Das Parenchym wird durch breite Septen und Läppchen aufgeteilt. Die Trennwände sind aus lockeren Bindegewebsfasern gefügt und enthalten dünnwandige Gefäße. Von den Wänden treten die Fasern in das Zwischengewebe über. Dieses ist wenig zellarm, besitzt feinere Fasern und ist reicher an amorpher Grundsubstanz. Die ehemals gut entfalteten Zwischenzellen sind morphologisch nicht abzusondern. Durch die Zwischenzellrückbildung liegen die Hodenstränge dichter beieinander. Ihr Durchmesser beträgt 70—80 μ. Die Tunica propria ist deutlich abgesetzt und *frei* von elastischen Fasern. Es finden sich in geringerer Anzahl Elemente, die als Spermatogonien anzusprechen sind. In den Strängen steht die Lumenbildung noch aus. Man trifft wohl Abschnitte, in denen die Achse der Kanälchen hell erscheint. Hier liegen plasmareiche Zellen, die später zugrunde gehen und somit die Lichtung schaffen.

c) Der kindliche Hoden bis zur Pubertät

Nach Abschluß der postnatalen Veränderungen, bis etwa zum 12. und 13. Lebensjahr, stehen histologisch differente Veränderungen des Hodenparenchyms im Hintergrund. Der Hoden wird langsam größer, was in erster Linie auf das Längenwachstum der Hodenstränge zurückgeht. Selbst bei starker Schlängelung beanspruchen die Stränge immer mehr Raum. Einige Zahlenangaben, bei denen die Massenzunahme deutlich wird, hat STIEVE durch Bestimmung von Hodengewichten niedergelegt.— Bei der Geburt wiegt ein Hoden etwa 0,2 g, nach dem 1. Jahr 0,8—1,0 g und zu Ende des 12. bis zum 13. Lebensjahr 1,3—1,6 g. So zeigt sich nach dem 1. Lebensjahr eine Gewichtszunahme um das 4—6fache, hingegen während der nachfolgenden Jahre bis zum 13. Lebensjahr kaum eine Verdoppelung. Erst mit der Reife setzt eine erhebliche Gewichtszunahme ein, und zwar um das 10—15fache. Das Gewicht eines Hodens beträgt mit 18 bis 20 Jahren 20—25 g und steigt im Mannesalter nur noch wenig an.

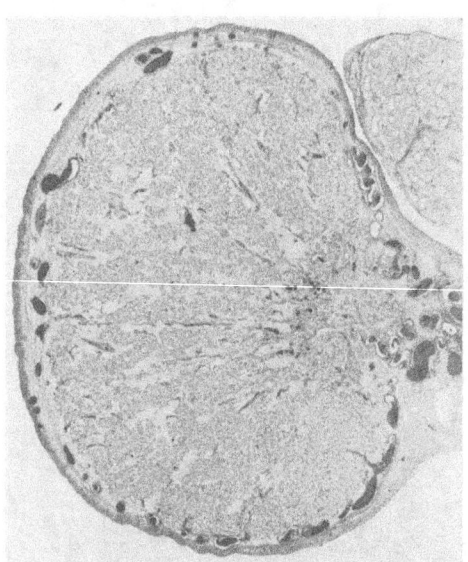

Abb. 31. Querschnitt durch den Hoden eines 4jährigen Knaben. Beachte die vielen Gefäße unter der Tunica albuginea, Septula testis und Lobuli angedeutet. Rete testis gut zu sehen. (Aus LABHART, Klinik der inneren Sekretion. Berlin: Springer 1957)

In der Tunica albuginea setzen während der *Kindheitsperiode* bauliche Veränderungen ein; ohne wesentliche Dickenzunahme wird das Gewebe dichter, die kollagenen Fibrillen vergröbern sich, die Gewebslücken werden kleiner. Ähnliche Vorgänge spielen sich auch an den Hodensepten ab. Zwischen dem 2. und 13. Lebensjahr mißt die Tunica albuginea 300—350 μ, im Jünglingsalter wird eine Wandstärke von 350—400 μ gemessen und die des reifen Hodens beträgt 400—600 μ. Die ersten Jahre nach der Geburt bringen das Hodenparenchym zu keiner weiteren Differenzierung. Bis zum *4. Lebensjahr* (Abb. 31, 32) sind nur dünne primäre Samenkanälchen (65 μ) vorhanden, die leicht geschlängelt verlaufen. Im Zellmaterial der primitiven Tubuli ist eine sehr geringe mitotische Aktivität zu beobachten. Hin und wieder sind größere Zellen auszumachen, die zum Zentrum der Kanälchen abgedrängt sind. Die runden vergrößerten Kerne von hellem Aussehen liegen in einem klaren, z. T. vacuolisierten Plasmaleib. Es handelt sich um eine erste Generation der Spermatogonien. Lumenbildung ist stellenweise angedeutet. Das Zwischengewebe ist spärlich und frei von Leydig-Zwischenzellen.

Zwischen dem *4. und 8. Lebensjahr* nimmt die Schlängelung der Stränge zu, die Zahl der Mitosen steigt. Die großen hellen Zellen (Spermatogonien) werden häufiger. Es sind deutlich Lichtungen zu erkennen. Hier sind die Zellen zweischichtig angeordnet. Veränderungen im Interstitium sind nicht bemerkenswert. Vielleicht ist das Gewebe dichter und zellreicher. Zwischenzellen fehlen (Abb. 33).

In den beiden nächsten Jahren *(8.—10. Jahr)* beginnt eine allmähliche Vergrößerung der primären Tubuli (70—75 μ). Diese zeigen stärker gewundene Verläufe. Die Teilungsfähigkeit wächst; die Zahl der Spermatogonien ist leicht vermehrt. Sie liegen in einem undifferenzierten Syncytium (späteres Sertoli-Syncytium). Die Lumenbildung ist vermehrt. Am Ende des 10. Lebensjahres liegt das Zellmaterial in mehreren Schichten (2—3; 3—4). Viele Zellen sind als Spermatogonien anzusprechen, die sich z. T. in Mitose befinden und z. T. weiterer Differenzierung unterliegen. Das Syncytium der Sertoli-Zellen ist im Entstehen. Das Interstitium erscheint infolge des weiteren Dickenwachstums der Tubuli „komprimiert" (TONUTTI). Es treten fusiforme, schwach färbbare Zellen mit rundovalen Kernen auf, die als unreife Leydig-Zwischenzellen anzusehen sind (s. Abb. 61a u. b und 106b).

Der Hoden im *10.—12. Lebensjahr* — also kurz vor der Pubertät — zeigt im Tubulus gehäuft Mitosen und reichlich Spermatogonien. Die stark gewundenen Tubuli (Durchmesser 90—100 μ) sind nun von einem 3—4 Kernreihen umfassenden Zellbelag ausgekleidet und weisen deutlich ein Sertoli-Syncytium und Entwicklungsstufen bis zur Spermatide auf (Abb. 34).

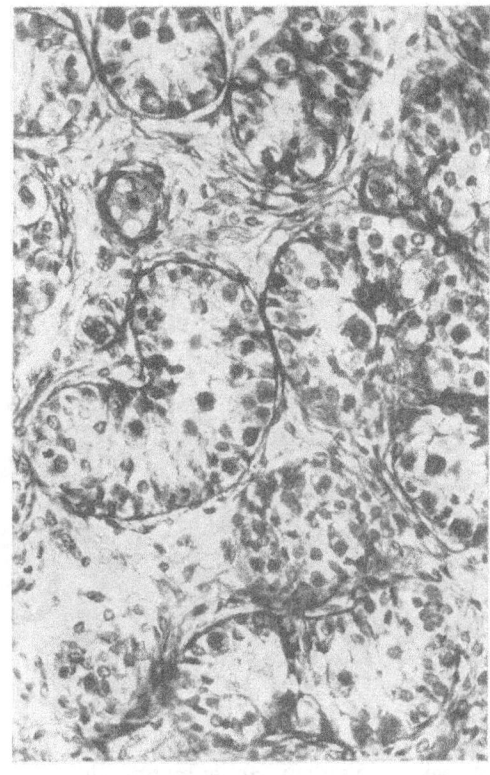

Abb. 32. Ausschnitt aus demselben Präparat (Abb. 31) 300fach. Samenkanälchen im Interstitium eingebettet, dem alle Zwischenzellen fehlen. (Aus LABHART, Klinik der inneren Sekretion. Berlin: Springer 1957)

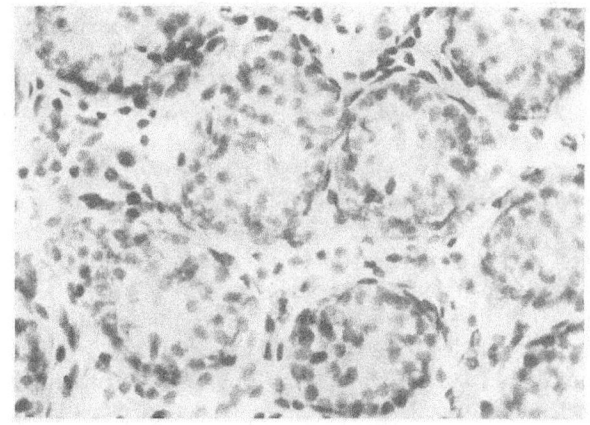

Abb. 33. 13jähriger Patient ohne Pubertätszeichen. Hodenbiopsie anläßlich operativer Orchidopexie. — H.E.-Färbung: Unreife, engkalibrige Hodenkanälchen mit nur angedeuteter Lumenbildung, erfüllt von undifferenzierten, vorwiegend zweireihig gestellten Zellelementen. Auch im „leeren" Interstitium nur indifferente Mesenchymzellen, aber keine Leydigschen Zwischenzellen nachweisbar. Tubulusstruktur eher einer jüngeren Altersstufe (6.—9. Lebensjahr) entsprechend (kryptorchidale präpuberale Schädigung?). (Priv.-Doz. Dr. HORNSTEIN, Univ.-Hautklinik Bonn-Venusberg)

Die Tubuli sind jetzt weitgehend kanalisiert. Die Leydig-Zwischenzellen vom fusiformen Typ haben an Zahl zugenommen; in ihnen lassen sich schon häufig sudanophile Tropfen nachweisen (s. auch Abb. 123a, S. 242).

Durchmesservergrößerungen, Lumenbildung, Ordnung des Zellmaterials in 2 Schichten, die etwa um das 6. Lebensjahr beginnen, erlauben bei einer etwaigen

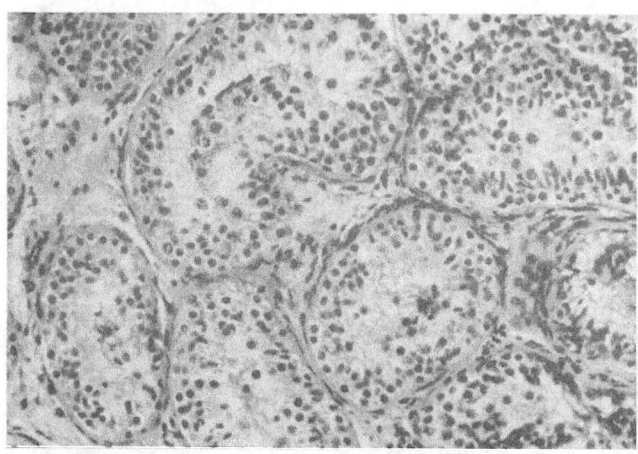

Abb. 34. Patient 438. 15jähriger Patient. Diagnose: Fettsucht bei verzögerter Pubertät (Pubertas tarda). Hodenbild entspricht einem präpuberalen Hoden im 10.—12. Lebensjahr (s. Text). H.E. 225fach

späteren Entwicklungsstörung des Hodens ungefähr den Zeitpunkt des Eintritts derselben aus dem Hodenbiopsiebild retrospektiv zu diagnostizieren (SNIFFEN; ALBERT; TONUTTI).

d) Der puberale Hoden

Der zeitliche Eintritt der Pubertät, betrachtet am Auftreten der sekundären Geschlechtsmerkmale, ist großen rassischen und individuellen Schwankungen unterworfen; er erfolgt etwa vom 9.—19. Lebensjahr (SCHONFELD). Die Geschlechtsreife manifestiert sich am Hodenparenchym; es vollziehen sich hier starke Veränderungen, die in ihrem Ablauf Jahre benötigen.

Im Hoden wird zuerst die Entfaltung der Tubuli bemerkbar; diese sind stark gewunden und ihr Durchmesser vergrößert (130—150 μ, nach Abschluß der Reife 180—200 μ). Die Spermatogonien entfalten eine rege Teilungsaktivität und besetzen die Peripherie der Tubuli. Viele der zuerst entstehenden Spermatogonien sterben ab (Eosinophilie und Vacuolisierung des Plasmas, Hyperchromasie und Pyknose der Kerne). In der nächsten Phase treten Spermatocyten auf und erst nach weiterer Entfaltung der Tubuli die folgenden Stadien der Spermiogenese bis zu den reifen Samenfäden (s. Abb. 63, 65). Gleichzeitig mit dem Aufbau des reifen Samenepithels entsteht sehr langsam und gradweise aus dem primitiven Syncytium des präpuberalen Tubulus das reife Sertoli-Syncytium. Es findet sich mit Eintritt der Samenzellreifung Differenzierung von Kern und Plasma dieser Zellen. Der Zelleib vergrößert sich und gewinnt durch Vermehrung der Mitochondrien gestreiftes Aussehen. Lipoidtröpfchen, Glykogen und Kristalle sind nachzuweisen. Der Kern bekommt seine längsovale Form mit feinverteiltem Chromatin und deutlichem Nucleolus; die Kerbung seiner Membran wird sichtbar.

Der Spermiogenese scheint die Entwicklung der Zwischenzellen im Interstitium nachzubleiben, obwohl man annimmt, daß der Nachweis von lipoiden und sudanophilen Fettsubstanzen in den erwähnten fibrocytenähnlichen fusiformen

Zellen („unreife Leydig-Zellen") eine Hormonproduktion anzeigt. Aus diesen Zellen entstehen durch Zunahme des Plasmaleibes und allmählichen Verlust ihrer Bindegewebshüllung große epitheloide Leydig-Zwischenzellen, die der Tubuluswand eng anliegen. Der Zelleib vergrößert sich durch die Ansammlung von Lipoidtröpfchen; diese sind zunächst fein und gleichmäßig verteilt. Mit dem Auftreten

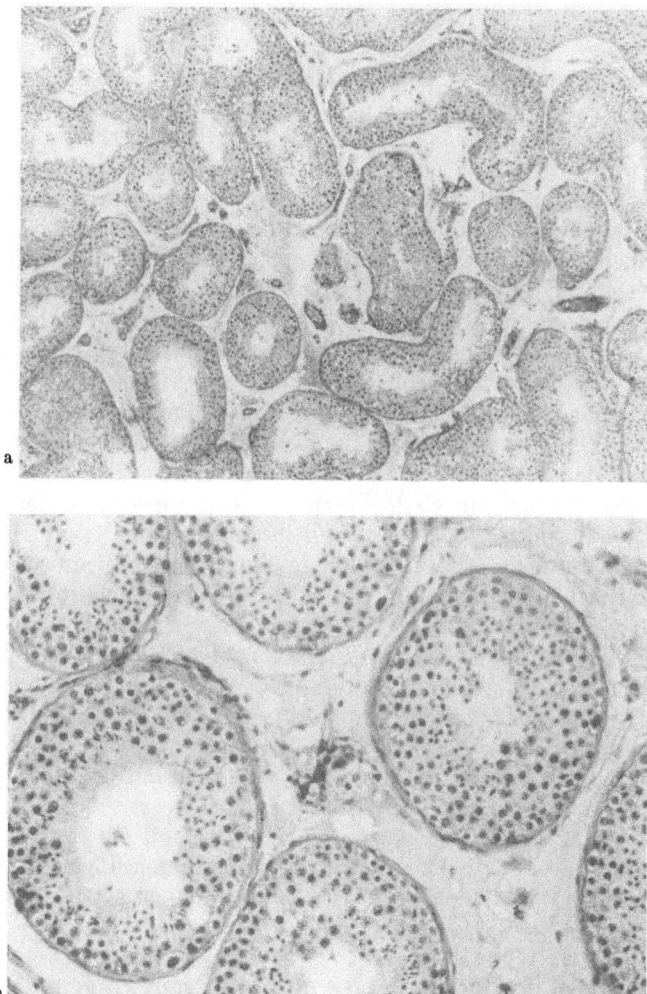

Abb. 35a u. b. Patient 1071. Normale Hodenbilder (Biopsie), 25jähriger Mann. Tubuli: weit, Wände zart, normaler, regelrechter Keimepithelbesatz. Kanälchen zeigen weite und lichte Lumina. Interstitium etwas aufgelockert, Zwischenzellen genügend vorhanden, gut entfaltet. Hopa: a 78fach, b 104fach

von Kristalloiden finden sie sich dann als kleine Tröpfchen in der Außenzone des Plasmas. Eiweißkristalle und auch Pigmente werden im allgemeinen nicht vor dem 17. Lebensjahr in den Zwischenzellen beobachtet. Diese Zelleinschlüsse entstehen erst mit dem Abschluß der Geschlechtsreife (SNIFFEN).

e) Der adulte Hoden

Das histologische Bild des reifen Hodens wurde bereits oben beschrieben (Abb. 35a und b).

f) Der senile Hoden

Der Mann bleibt im Gegensatz zum Weibe, bis ins hohe Alter zeugungsfähig. Diese Tatsache setzt eine unveränderte biologische Wertigkeit des Hodenparenchyms voraus, d. h. normale Funktion von Zwischenzellen und Tubuli. Man wird daher kaum andere Befunde als im besten Mannesalter erwarten können. Jedoch ist mit physiologischen Altersveränderungen zu rechnen. Viele Untersuchungsergebnisse bieten ein falsches Bild, da es sich sicherlich um pathologische Veränderungen, wie hyaline Degeneration im Zwischengewebe, am Tubulusapparat, pathologische Reaktionen an den Gefäßen, Zwischenzellwucherungen u. a. handelt. Man findet solche Veränderungen auch an den Hodenbiopsien jüngerer Männer. Die Mannigfaltigkeit der Bilder und die Unsicherheit der Beurteilung nimmt nicht wunder, da die Keimdrüse ein äußerst empfindliches Organ ist und auf die verschiedensten Einflüsse in irgendeiner Weise reagiert. Es können auch interkurrente Krankheiten Residuen hinterlassen oder Reaktionsbereitschaften fördern, die sich bei anderen Gelegenheiten manifestieren. Das Altersbild des Hodens ist aber nur durch Biopsien von gesunden Greisen zu gewinnen. Ein solches Biopsiematerial größeren Umfanges fehlt (s. Abb. 103 und 104).

Die *Tubuli* sind im allgemeinen von normaler Stärke oder nur geringfügig enger. In der *Kanälchenwand* beobachtet man Verdickungen der Basalmembran und eine Zunahme der elastischen Fasern. Die Samenzellreifung ist meistens reduziert. Der Zellbesatz ist daher in allen Stadien schwächer; das Sertoli-Syncytium tritt deutlicher hervor. Es finden sich häufiger Kanälchenabschnitte, die nur basale Zellstadien aufweisen (Spermatogonien, Spermatocyten); die nachfolgenden Stufen fehlen. Solche Tubuli besitzen kleine Durchmesser, ihre Wandungen sind verdickt. Es werden häufig abnorme Spermienformen entdeckt. Das Zwischengewebe ist fast immer absolut und relativ vermehrt (SCHUCHARDT). Es ist faserreicher, besonders reticuläre Fasern können vermehrt sein. Das Bild der *Zwischenzellen* variiert von Fall zu Fall nach Zahl und Entfaltungsgrad. Häufig finden sich Leydig-Zellnester, die dicht von Bindegewebe umhüllt sind. Die Zellen brauchen nicht bezüglich ihrer Abmessungen in Kern und Plasma von der Größe normaler Elemente verschieden zu sein.

Im ganzen weist der senile Hoden, wenn man auch mit einer altersbedingten Funktionsminderung des Hypophysenvorderlappens rechnet, auf einen Vergleich mit dem Bild des sekundär geschädigten Hodens hin, mit der Ergänzung jedoch, daß im Alter die Zwischenzellen reicher an gelbbraunem Pigment (Lipofuscin) und z. T. Kristalloiden beladen sind. Die Gefäße können arteriosklerotisch verändert sein.

4. Die Histochemie des menschlichen Hodens

Auch die chemische und physikalische Beschaffenheit von Zellen und Geweben kann neben der rein deskriptiven Schilderung histologischer Befunde erfaßt und diese mit ihrer Funktionen in Verbindung gebracht werden. In den letzten Jahren sind eine Reihe von histochemischen Methoden entwickelt worden, die es gestatten, chemische Komponenten der Zellen und ihrer Einschlüsse mindestens qualitativ mehr oder weniger eindeutig zu unterscheiden. Der Wunsch nach quantitativer Bestimmung ist bisher nicht befriedigend erfüllt worden. Qualitative und quantitative Untersuchungen dieser Art werden zum Verständnis des metabolischen Geschehens in der Zelle beitragen, ihre funktionelle Bedeutung erkennen lassen, die Abgrenzung pathologischer Abläufe ermöglichen und es erlauben, diese Prozesse mit der Aussicht auf therapeutische Beeinflussung zu kontrollieren. Einstweilen müssen sich die Untersuchungen mit der Feststellung der chemischen

Konstituenten der Zelle begnügen. Solche Ergebnisse, die Vergleichsmöglichkeiten und Rückschlüsse gestatten, liegen für den normalen und hypogonadalen Hoden vor.

Die Untersuchungsmethoden gelten dem Nachweis von Kohlenhydraten, Eiweiß und Fetten sowie dem Nachweis von Hormonen, Vitaminen und Fermenten, wenn diese auch auf Grund ihrer chemischen Struktur zur einen oder anderen bereits erwähnten Gruppe zählen. Meistens handelt es sich jedoch nicht um einfache chemische Verbindungen, sondern um solche komplexer, z. T. unbekannter Natur.

Auf die spezifischen Darstellungsmethoden der einzelnen Substanzen und Verbindungen soll hier nicht eingegangen werden (s. CAIN 1950).

Befunde am Hoden

Histochemische Untersuchungen der menschlichen Keimdrüse liegen nicht in großer Anzahl vor. Eine eingehende Analyse des normalen Hodengewebes haben MANCINI, NOLAZCO und DE LA BALZE (1952) durchgeführt. Die nachfolgende Darstellung bezieht sich in erster Linie auf deren Befunde.

Nach Ort, Zahl und Konzentration der chemischen Konstituenten sowie ihrer Lokalisation lassen sich 3 Schwerpunkte im Hoden aufzeigen:

a) Das *Samenepithel* und die *Sertoli-Zellen*. In den basalen Zellen vor allem finden sich Lipoide und Glykogen sowie unter den Fermenten in reichem Maß alkalische Phosphatase. Für die Wachstumsvorgänge scheinen diese Stoffe von Bedeutung zu sein. In den Sertoli-Zellen sind ebenfalls Lipoide und Glykogen gespeichert. Ascorbinsäure ist nicht nachzuweisen. Das Ganze spricht für ein reges Stoffwechselgeschehen, das wahrscheinlich im Zusammenhang mit der Spermienreifung steht.

b) Die *Tubuluswand* und das *intertubuläre Bindegewebe*. Diese sind die Fundstätte von Glykoproteiden. In der Tunica propria sind saure Mucopolysaccharide anzutreffen, während die Basalmembran neutrale Polysaccharide unbekannter Natur enthält. Diese Substanzen können für die Permeabilitätsverhältnisse der Wandungen verantwortlich zeichnen.

c) Die *Leydig-Zellen*. Sie enthalten Lipoide, Cholesterin und Cholesterinester sowie Ascorbinsäure. Dieser Befund weist auf die Funktion der Zellen als Bildungsstätte des Testosterons hin.

Im einzelnen ergeben sich folgende Besonderheiten.

a) Das Samenepithel und die Sertoli-Zellen

Glykogen findet sich in feinverteilter Form, z. T. diskret verdeckt, in den Zellen der basalen Stadien. Am stärksten sind die Spermatogonien beladen, schwächer jüngere Spermatocyten. In den reifen Spermatocyten sind gelegentlich geringe Spuren zu beobachten. In den nachfolgenden Zellgenerationen läßt sich kein Glykogen nachweisen. Glykogen ist auch in den Sertoli-Zellen enthalten (LONG u. ENGLE; ARZAC). Die feinen Glykogentröpfchen sind im gesamten Plasma zu finden. Sertoli-Zellen, die von Spermien belegt sind, sollen weniger Glykogen besitzen als solche ohne Spermien. Hier dient Glykogen wahrscheinlich als Energiequelle für den Reifungsprozeß der Samenfäden, wie überhaupt die Art der Verteilung im Samenepithel darauf hinweist, daß Glykogen in der Spermiogenese eine Rolle spielt. So findet sich bei verändertem Hodengewebe weniger Glykogen in den der Zahl nach reduzierten Zellen von Tubuli mit fibrös verdickter Wand.

Lipoidsubstanzen sind z. T. in großer Menge in den Samenkanälchen vertreten. Auf dem Querschnitt wird die Peripherie von einem ringförmigen sudanophilen

Saum eingenommen. Bei Färbung mit Sudan-Schwarz stellen sich Lipoide als schwarze Tröpfchen mit Übergängen bis zu diffuser grauplasmatischer Verteilung dar. Im selben Hoden und in Hoden gleicher Altersklasse werden jedoch weite Schwankungen beobachtet. Die sudanophile Substanz verteilt sich in den basalen Zellagen auf Spermatogonien und Spermatocyten sowie auf Sertoli-Zellen in z. T. dichter Anordnung um den Kern. Mehr zentral gelegene Spermatocyten enthalten nur staubähnliche Fetttröpfchen. Aus der blauen Farbreaktion nach Nilblausulfat muß man auf *saure Lipoide* schließen, von denen wahrscheinlich ein nicht geringer Anteil *Lipine* sind.

In den Sertoli-Zellen normaler Tubuli erscheinen die Fetttröpfchen zwar relativ dichtgelagert, aber in feinverteilter Form. Bei bindegewebiger Verdickung der Kanälchen sind die Fußzellen stärker mit Lipoiden beladen. Diese sind dann großtropfig und zeigen sich häufig als vacuolisierte Ablagerungen. Die Lipoidbeladung der Sertoli-Zellen beginnt erst nach der Pubertät (15. Lebensjahr), und zwar nach dem Erscheinen lipoidbeladener Leydig-Zellen (12. Lebensjahr) (LYNCH u. SCOTT). Nach dem 40. Lebensjahr wird der bis dahin durchweg spärliche Lipoidgehalt der Sertoli-Zellen reichlicher, während die Lipoidspeicherung der Zwischenzellen abnimmt (HOTCHKISS). Der Natur nach soll es sich um Depotfette handeln. Einlagerungen dieser Art mit grobscholligem Erscheinungsbild könnten Zeichen des Funktionswandels der Sertoli-Zellen sein. Es wird vergleichend auf die Nebennierenrinde hingewiesen. Die bestehende Ähnlichkeit in den Bildern der überbeladenen Sertoli-Zellen des im Mannesalter veränderten Hodens und des senilen Hodens läßt in beiden Fällen inaktive Zellen vermuten. Die Tubuli der unreifen Keimdrüsen sind frei von lipoiden Substanzen oder kaum nachweisbar besetzt.

Cholesterin und *Cholesterinester* konnten von verschiedenen Untersuchern, wie LONG und ENGLE (1952), McENERY u. NELSON (1950), nicht in überzeugender Weise in den Zellen der normalen Tubuli nachgewiesen werden. Die gelegentlich leicht grüne Farbe in vereinzelten Zellen unterscheidet sich stark von der blaugrünen Farbe der Cholesterinreaktion. Mit Sicherheit wurde nie eine grüne Farbreaktion in Sertoli-Zellen beobachtet, in denen sudanophile Substanz augenscheinlich vorhanden war. Über andere Ergebnisse berichten PERLMANN (1950), MONTAGNA und HAMILTON (1951) bei der Ratte und auch beim Menschen. Sollte in diesen Fällen das Vorhandensein von Cholesterin Wahrscheinlichkeit haben, so kann die Vermutung, daß vielleicht die Sertoli-Zellen an einer Hormonproduktion teilnehmen, Boden gewinnen. Diese Vermutung läßt sich nicht ganz von der Hand weisen, da sich auch im Verhalten der Ascorbinsäure in den Sertoli-Zellen gewisse Parallelen ergeben.

Vitamin C ist kein Konstituent der Zellen des Samenepithels. Nur ausnahmsweise sind Spuren in Spermatocyten zu beobachten. Die Reaktion auf Vitamin C ist negativ in den Sertoli-Zellen der Keimdrüsen des Mannesalters, jedoch fällt sie im Greisenalter positiv aus. Ansammlung von Ascorbinsäure und Zunahme der Lipoide im Alter läßt zumindest auf eine veränderte Funktion schließen, wenn man nicht gar darin einen spezifischen Funktionsausfall sieht und einen Vergleich mit dem Verhalten von Vitamin C und Cholesterin in der Nebennierenrinde zieht. Bei Aktivität der Nebennierenrinde nimmt der Gehalt beider Substanzen in diesem Organ ab.

Plasmalogen enthalten die Zellen der basalen Schichten der Kanälchen; es fehlt im unreifen Hoden.

Der Nachweis von *alkalischer Phosphatase* kann in allen Zellkernen des Samenepithels einschließlich der Sertoli-Zellen (MANCINI) erbracht werden. Im Cytoplasma der Spermatogonien und der anliegenden Spermatocyten fällt die

Reaktion schwach aus, sie ist stärker in den mehr zentral gelegenen Zellen. *Saure Phosphatase* ist in den Kernen nur in geringer Menge vorhanden. Im Tierexperiment verschwindet nach Hypophysektomie das Enzym aus den Zellen des Keimepithels.

Als Ergänzung kann das *basophile Verhalten des Plasmas* herangezogen werden. Spermatogonien und Spermatocyten sind nur leicht gefärbt. Die Präspermatiden zeigen eine leichtere Tönung, die bei den Spermatiden noch dichter ist und erst in der Transformationsphase in ein blasses Blau übergeht. Nach Behandlung mit

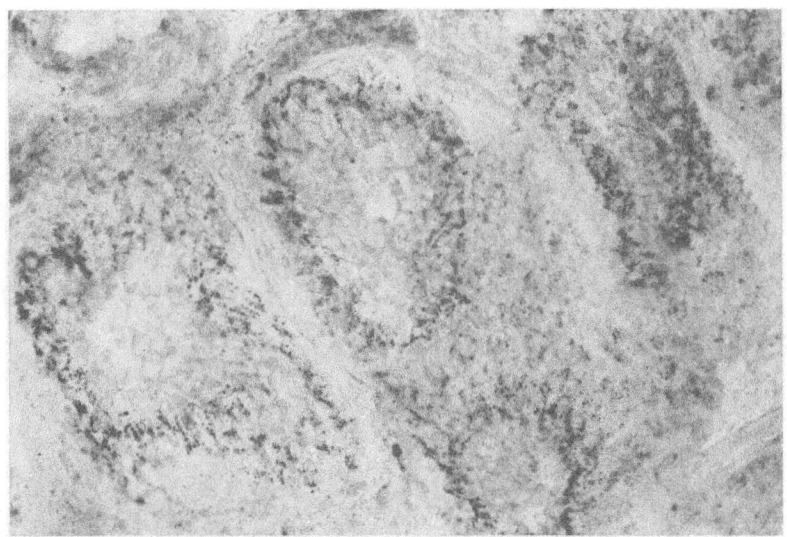

Abb. 36. Cytochromoxydase-Reaktion bei mäßiger Hodenparenchymschädigung. Noch deutlich vorhandene Fermentaktivität in den peripheren Tubuluszonen, hauptsächlich an die Sertoli-Zellen und Spermatocyten I gebunden. (Histoenzymatische Untersuchungen über Bernsteinsäuredehydrose und die Cytochromoxydase von Priv.-Doz. Dr. O. HORNSTEIN-Bonn.) [Aus Arch. f. klin. u. exper. Dermat. **206**, 758 (1957)]

Ribonuclease bleibt die Farbreaktion aus. Der Zelleib der Sertoli-Elemente nimmt keinen Farbstoff an. Metachromatische Farberscheinungen finden sich nur im Plasma der Spermatocyten, aber auch nur schwach (Abb. 36).

b) Die Tubuluswand und das intertubuläre Bindegewebe

Diese haben einen viel komplizierteren Aufbau durch die histochemischen Untersuchungen ergeben, als gemeinhin nach der morphologischen Struktur angenommen wird. Nach den Untersuchungen von MONTAGNA und HAMILTON bestehen 2 innere Schichten, die frei von Zellen sind und daher als Basalmembran gewertet werden müssen. Dann folgen eine 3. und 4. Schicht, die Bindegewebszellen enthalten. Die 3. Schicht ist die eigentliche Tunica propria, die 4. Schicht kann auch fehlen. Wenn sie vorhanden ist, wird sie aus Fibrillen gebildet, die eine enge Verbindung mit Fasern des Zwischengewebes halten. Die Verhältnisse gelten nur für den reifen Hoden und kommen erst mit der Reife des Samenepithels und der Entfaltung der Zwischenzellen zur Ausbildung.

Die sog. Basalmembran enthält *alkalische Phosphatase*. Die 1. innere Schicht ist sehr dünn ($3\,\mu$) und stets von gleicher Dicke. Sie wird von Mucopolysacchariden aufgebaut, die nicht durch Hyaluronidase aufgelöst werden kann. Es handelt sich um ein noch unbekanntes Glykoproteid, das eine positive Periodsäure-Schiff-Reaktion gibt. Die 2. innere Schicht ist nur schwach positiv. Ihre

Dicke ist funktionellen Veränderungen unterworfen. Im Altershoden wird eine Verbreiterung beobachtet, bei der ersten nicht. Die Tunica propria als 3. Schicht ist zellhaltig. Ihre Zellen weichen in ihrem histochemischen Verhalten nicht von dem des Bindegewebes ab. Die noch aktiven Fibroblasten beherbergen *Ascorbinsäure* und *Lipoide*. Die Kerne enthalten *alkalische Phosphatase*. Die Fasern der Eigenhaut zeigen eine stark positive *Schiff-Reaktion*. In der amorphen Interfibrillärsubstanz sind *saure Mucopolysaccharide* vorhanden, die durch Hyaluronidase angegriffen werden. Es kann sich also nur um *Hyaluronsäure* bzw. *Chondroitinschwefelsäure* oder deren Ester handeln. In der 4. Schicht fällt die Reaktion

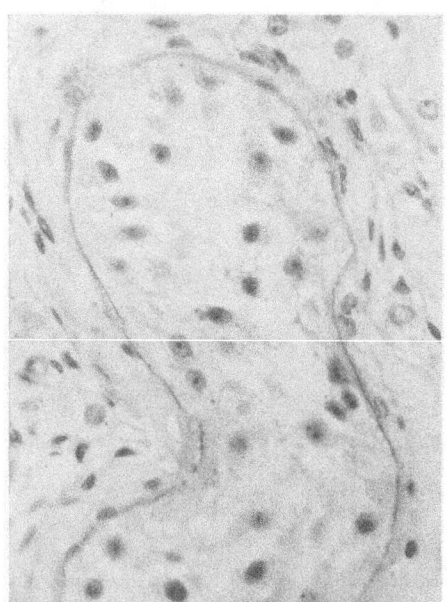 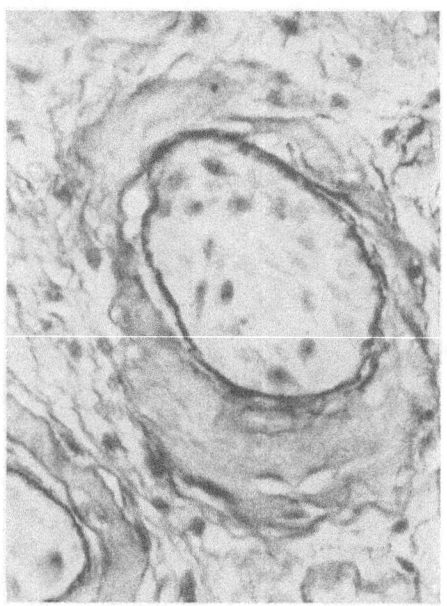

Abb. 37. MB 2996/53, 25jähriger Mann. Hoden bei Klinefelter-Syndrom. Darstellung der Basalmembran, links mit Perjodsäure-Leukofuchsin-Färbung, rechts mit Silberfärbung nach PAP. Die Basalmembran ist deutlich erhalten. (Im Präparat als schwarze, scharf gezeichnete Linie erkennbar.) Die Verdickung der Wand betrifft die Tunica propria der Kanälchen, in der noch Kernreste erkennbar sind. 429:1. (Aus LABHART, Klinik der inneren Sekretion. Berlin: Springer 1957)

wieder schwächer aus. Das Glykoproteid der Grundsubstanz wird von Hyaluronidase nicht aufgelöst. Die Bindegewebszellen enthalten, sofern es sich noch um Fibroblasten handelt, *Vitamin C* und *Lipoide*, auch ist eine Phosphatase-Aktivität nachzuweisen. Die Bildung von Fibrillen und Interfibrillärsubstanzen ist eine Funktion der Fibroblasten. In einem ausgereiften Bindegewebe überwiegen an Zahl die Fibrocyten, die histochemisch inaktiv sind (Abb. 37).

Oben wurde schon hinsichtlich der Tubuluswand die Bedeutung der *Mucoproteide* für die Permeabilitätsverhältnisse gestreift. Bei gestörter Hodenfunktion und im Altershoden wird mit Veränderungen der Wand, die sich vor allem in gesteigerter Mucoproteidanlagerung, Vermehrung der reticulären Fibrillen und elastischen Fasern der Tunica propria, ohne deutliche Beteiligung der Basalmembran äußern, Zunahme der histochemischen Konstituenten — wie der Lipoide, des Glykogens und z. T. auch der Ascorbinsäure in Spermatogonien, Spermatocyten und Sertoli-Zellen — beobachtet. Es ist nicht unwahrscheinlich, daß die Tubuluswand entgegen dem intertubulären Gewebe eine eigene Reaktionsbereitschaft besitzt, die hormonell beeinflußt werden kann und nun ihrerseits pathologische Phänomene mitbestimmt.

c) Die Zwischenzellen (Leydig-Zellen, Leydig-Zwischenzellen)

Die bekannten morphologisch sichtbaren Veränderungen, die sich an den Leydigschen Zwischenzellen abspielen, und ihre Bedeutung als Inkretbildner kommen auch in der Zusammensetzung und der Dynamik ihrer chemischen Konstituenten zum Ausdruck.

Schon bei Färbung mit *Sudan-Schwarz* unterscheiden sich die Fibroblasten des Zwischengewebes, die als Entwicklungselemente der Zwischenzellen gelten können, durch zahlreiche Lipoideinschlüsse von solchen der Septulartestes und der Tunica albuginea. Manche Zellen sind reich mit Lipoiden beladen, andere zeigen nur eine Reihe von Fetttröpfchen in den Plasmafortsätzen.

Der Bestand an *sudanophiler Substanz* in den Zwischenzellen schwankt erheblich; örtliche und zeitliche Unterschiede werden beobachtet. Diese sind in Form kleinerer und größerer Tröpfchen in das Plasma eingelagert. Gelegentlich ist auch nur eine diffuse Anfärbung des Plasma zu sehen. Sowohl die großen Zwischenzellen als auch die fusiformen, fibroblastenähnlichen, unreifen Typen besitzen Speicherfähigkeit für sudanophile Fette. In den großen Zwischenzellen sind meist sehr zahlreiche feine Tröpfchen, in den kleineren wenige, aber große Tropfen, die sudanophiles Fett enthalten (NELSON u. HELLER) (s. Abb. 24). Die Leydig-Zellen des fetalen Hodens enthalten nach LYNCH u. SCOTT keine Lipoide. Nach der Geburt finden sich dagegen reichlich sudanophile Substanzen in den Zwischenzellen bis zum 2.—4. Monat. Sodann nimmt die Lipoidbeladung mit dem Verschwinden der ersten Zwischenzellgeneration ab. Erst um das 12. Lebensjahr treten erneut lipoidhaltige Zwischenzellen (2. Zwischenzellgeneration) auf. Nach dem 40. Lebensjahr nimmt der Lipoidgehalt derselben mit fortschreitendem Alter mehr und mehr ab. Bei 75—80jährigen gesunden Männern fand HOTCHKISS nur noch Spuren (weiteres s. MONTAGENA u. HAMILTON).

Cholesterin und *Cholesterinester* lassen sich nach der Schultzschen Reaktion schon in fast allen unreifen Zwischenzellen nachweisen. Stark blau-grüne Farbreaktion findet sich in den reifen Zellen, aber ohne Ausnahme werden auch alle Übergänge bis zur cholesterinfreien normalen Zelle gefunden. Vacuolisierte Zelltypen scheinen nur Depotfette zu enthalten. So schwankt der Cholesteringehalt der Zellen nicht unbedeutend. Diese Verbindung ist mit anderen Fetten gelöst in den Lipoidtröpfchen eingeschlossen, zumal die Reaktion im allgemeinen dann stark positiv ausfällt, wenn auch sudanophile Substanzen in reichem Maße vorhanden sind. Sudanophilie und Fehlen von Cholesterin schließen sich nicht aus. Cholesterin und Cholesterinester stellen wahrscheinlich wichtiges Ausgangsmaterial für die Androgenbildung dar. Bei rascher Konversion in Steroidhormone nimmt der Gehalt der Leydig-Zellen an Cholesterin und Cholesterinester ab (LONG u. ENGLE 1952). Zudem ist die Schultzsche Reaktion zwar spezifisch, aber nicht sehr empfindlich, so daß sicherlich geringe Cholesterinmengen dem Nachweis entgehen. DEMPSEY und WISLOCKI fanden reichlich doppelbrechendes, acetonlösliches Material in menschlichen Leydig-Zellen.

Doppelbrechung von *Lipoiden* ist nicht selten in großen unreifen und auch in typischen Leydig-Zellen zu demonstrieren. Sie ist jedoch kein konstantes Kriterium und läßt nicht unbedingt auf acetonlösliche Lipoide schließen. Ebensowenig sind Granula zu finden, die unter kurzwelligem Licht Fluorescenz zeigen. Wenn solche vorhanden sind, so geben sie sich in den unreifen Zellen durch helle gelbe Farbeffekte zu erkennen, in den reifen Formen wird dann orangegelbe Fluorescenz sichtbar.

Acetalphosphatide sind ebenfalls Plasmabestandteile der Zwischenzellen.

Ascorbinsäure ist in reifen Leydig-Zellen nahezu immer vorhanden (WALLRAFF, MÜLLER). Auf die mutmaßliche Bedeutung wurde schon wiederholt hingewiesen. Direkte Beziehungen zwischen Vitamin C und Cholesteringehalt konnte jedoch nicht festgestellt werden (MANCINI u. Mitarb. 1952).

Glykogen ist in normalen Zwischenzellen nicht nachweisbar, jedoch lassen sich durch die Period-Schiff-Reaktion unbekannte Polysaccharide bzw. Glykoproteide ubiquitär nachweisen.

Alkalische Phosphatase-Aktivität ist deutlich in den Kernen unreifer Zellen vorhanden. Diese lassen auch eine Basophilie erkennen, dagegen nur schwach in reifen Zellen.

Lipase (Esterase) ist das Enzym, das fast allen Zwischenzellen und deren Zwischenstufen gemeinsam ist und ohne Frage einen aktiven Lipoidstoffwechsel kennzeichnet.

17-Ketosteroid-Nachweismethoden und Versuche zur Darstellung der von Leydig-Zellen produzierten Hormone (Androgene und Oestrogene) s. bei ASHBEL u. Mitarb. und bei BURKL.

Die morphologisch zu beschreibenden Zellveränderungen im Zwischengewebe von Fibroblasten bis zur reifen Leydig-Zelle und deren regressive Umbildung, Art und Umfang der chemischen Konstituenten dieser Zellen und die Reaktion des Gewebes unter physiologischen und pathologischen Bedingungen sowie unter altersgebundenen Faktoren, z. B. die Fibrilleneinhüllung der Zwischenzellnester, weisen auf die Besonderheiten des Zwischengewebes hin (s. auch Abb. 109). Doch scheinen gerade die Ergebnisse der histochemischen Untersuchungen eine wichtige Stütze für die Annahme der mesenchymalen Natur der Zwischenzellen zu sein.

5. Die samenableitenden Wege und akzessorische Geschlechtsdrüsen

Zu den samenableitenden Wegen im engeren Sinne gehören die Abschnitte des Genitaltraktes, die zwischen Keimdrüsen und Harnröhre die Verbindung herstellen. Obwohl diese Abschnitte dem Durchtritt der Samenfäden dienen, haben sie noch funktionelle Aufgaben, z. B.: die der Sekretion und Resorption von Stoffen. Zudem sind als Anhangsgebilde Drüsen vorhanden, deren Sekrete erst mit den Spermien das vollständige Ejaculat bilden. Die physiologischen Besonderheiten kommen auch im mikroskopischen Bau der „samenableitenden Wege" zum Ausdruck.

a) Das Rete testis

Das Hodennetz, im Bindegewebskörper (Mediastinum testis) gelegen, ist ein Bestandteil des Hodens und nimmt einerseits die Samenkanälchen auf und öffnet sich andererseits zum Nebenhoden. So zählt das Hodennetz bereits funktionell zum Gangsystem (s. Abb. 10).

In dem lockergefügten, aus kollagenem Bindegewebe bestehenden Mediastinum, das erst im Alter stark mit elastischen Fasern durchsetzt wird, verlaufen die spaltartigen, netzförmig verbundenen Hohlräume senkrecht zur Oberfläche der Hodenhülle. Die Auskleidung des Netzes besteht aus einem einschichtigen Epithel, das sich durch eine dünne Basalmembran vom umgebenden Bindegewebe abgrenzt. Eine Tunica propria ist nicht ausgebildet. Das Epithel zeigt aber Übergänge von flachen bis zu cylindrischen Zellen. Die Vereinigung von Samenkanälchen und Hodennetz geht nicht immer über die Zwischenschaltung von Tubuli recti, vielmehr ist dies ein seltenes Ereignis. Bei den Verbindungen von End-zu-End oder End-zu-Seite, wie sie beobachtet werden, verlieren die Samenkanälchen das germinative Epithel; zunächst sind noch basale Zellstadien vorhanden, dann schließt sich eine einschichtige Lage von Zellen an, die z. T. als Sertoli-Zell-Elemente aufgefaßt werden müssen, die aber ihrem Erscheinungsbild nach durchaus als typische Cylinderzellen des Hodennetzes gelten können. Da diese Übergangszonen, wenn sie sich über mehrere Zellbreiten erstrecken, meist gekrümmt verlaufen, ist der Begriff der Tubuli recti eine Fiktion.

Der eigenartige spaltförmige Netzbau des Rete testis hat sicherlich eine besondere physiologische Bedeutung, die darin zu suchen ist, daß dieses Netzwerk den Druckabfall im Hoden verhindert. Wie schon an anderer Stelle erwähnt, besteht im Hoden ein hoher Binnendruck, der offenbar für die Spermiogenese notwendig ist; eine direkte offene Verbindung zum Nebenhoden würde einen schnellen Flüssigkeitsabstrom nicht vermeiden lassen. Hier wirkt das Hodennetz gleichsam als Reduzierventil; aber selbst bei einem stagnierenden oder nur langsamen Flüssigkeitsdurchtritt ist die Passage der Spermien wahrscheinlich nicht verzögert, da diese auf Grund ihrer Motilität den Hoden verlassen.

b) Der Nebenhoden

Im Nebenhoden sind Abschnitte des Gangsystems vorhanden, die sich durch verschiedenen histologischen Bau unterscheiden, nämlich die von den Lobuli epididymis beherbergten *Ductuli efferentes* und des *Ductus epididymidis*. Die abführenden Kanälchen schließen sich an das Hodennetz an und finden ihre gemeinsame Fortsetzung im Nebenhodengang (s. Abb. 10).

Ductuli efferentes (Abb. 38). Der als Conus vasculosus in einem Nebenhodenläppchen verlaufende Ductulus efferens ist in seiner Ausbildung unterschiedlich weit und unterschiedlich stark geschlängelt. In dem hodennahen Bereich besitzt das Kanälchen eine weite Lichtung und ist windungsarm; zum Nebenhodengang hin wird die Lichtung enger und die Schlängelung nimmt zu. Gleichzeitig werden auch strukturelle Veränderungen beobachtet. Anfangs besteht die Wandung nur

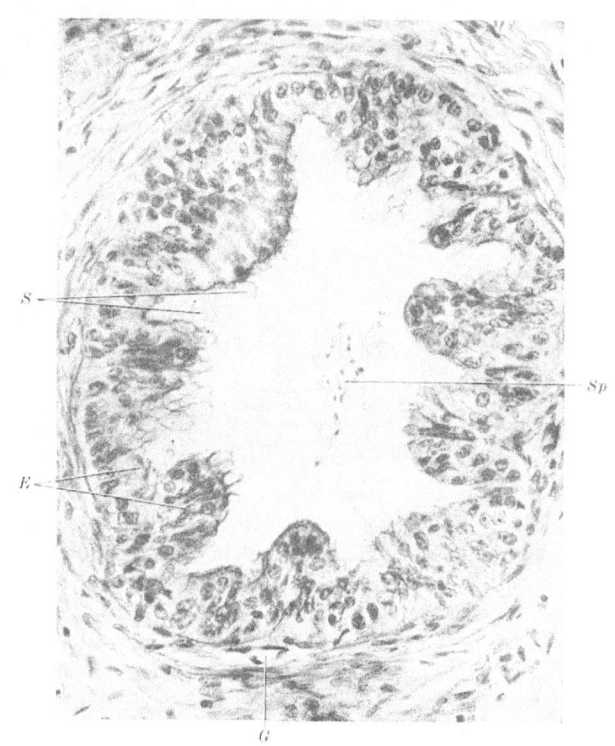

Abb. 38. Querschnitt durch einen Ductulus efferens. Nebenhoden des erwachsenen Menschen. *E* Epithel; *S* Sekrettropfen; *Sp* Spermien; *G* Gefäß. Zenker-Formol. Hämatoxylin-Erythrosin. 310mal vergrößert. (Aus STÖHR jr., Lehrbuch der Histologie und mikroskopischen Anatomie. Berlin: Springer 1951)

aus einigen Lagen leimgebender Fibrillen, untermischt von einzelnen glatten Muskeln, die noch keine geschlossene Schicht bilden. Nach innen folgt eine Basalmembran, der das Epithel aufsitzt. Dieser Zellbelag ist vorwiegend einschichtig und aus Cylinderzellen gefügt, die aber von ungleicher Höhe sind. Auf dem Kanälchenquerschnitt wird das Lumen sternförmig begrenzt; Gruppen hoher Zellen, die leistenartig vorspringen, wechseln mit solchen niedriger Zellen, die gruppenförmige Vertiefungen bilden, ab. Die Gruben sind als endoepitheliale Drüsen aufzufassen. Die Zellordnung der Epithelleisten kann als mehrschichtig bezeichnet werden. Neben hohen Cylinderzellen, die von der Basalmembran bis zur Lichtung ziehen, finden sich sowohl basalständige Zellen als auch solche, die im Verband liegen und die Grenzhaut nicht erreichen. Größe und Gestalt der Kerne variiert mit der Zellform. Manche Zellelemente tragen einen Besatz von Flimmerhärchen. Auf der Kuppe der Leisten kommen vorwiegend Flimmerzellen vor, während sie in den Grübchen nur vereinzelt stehen.

In den nebenhodennahen Abschnitten wächst mit der Verengung des Lumens die Höhe der Zellen an; die Tunica propria erfährt eine Verdickung, die eingelagerten Muskelzellen sind zahlreicher und ringförmig geordnet.

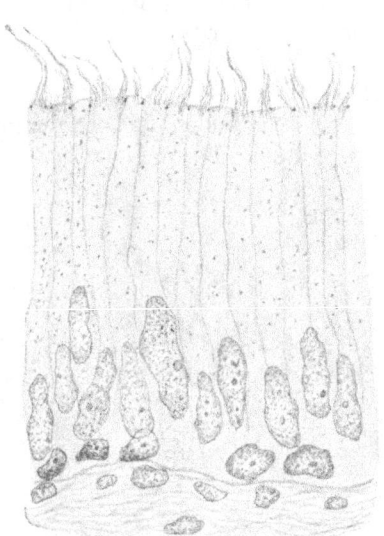

Abb. 39. Epithel des Ductus epididymidis aus dem Nebenhoden. Mensch. An der Oberfläche Stereocilien. Kerne der Cylinderzellen längsoval, der Basalzellen rundlich. Sublimat-Eisessig. Hämatoxylin-Eosin. 800mal vergrößert. (Aus STÖHR jr., Lehrbuch der Histologie und mikroskopischen Anatomie des Menschen. Berlin: Springer 1951)

Ductus epididymidis. Der Ductus epididymidis nimmt die Ductuli efferentes auf; aus dem am kranialen Pol des Nebenhodens gelegenen Läppchen geht das abführende Kanälchen durch eine End-zu-End-Verbindung in den Gang über. Die nachfolgenden Kanälchen haben eine seitliche Anastomose. Der Nebenhodengang verläuft in seiner ganzen Länge geschlängelt; sein Hauptteil liegt im Körper und Schwanz des Nebenhodens. Da der Gang als Samenspeicher dient, hängt sein Durchmesser bei verschiedener örtlicher Weite — im Körperbereich enger als im Kopf- und Schwanzteil — zudem vom Füllungsgrad des Depots ab.

Um die Lichtung steht ein zweireihiges Cylinderepithel, dann folgt eine dünne Basalmembran, der sich ein Belag von Bindegewebsfibrillen und zirkulär angeordneter Muskelfasern anschließt (Abb. 39). Im Nebenhodenschwanz verdickt sich die Muskelschicht; außen lagern sich längsverlaufende Muskelzellen an und damit vollzieht sich allmählich der Übergang zum Samenleiter (Ductus deferens).

Das Epithel zeigt Besonderheiten. Die beiden Zellreihen bestehen aus einer Lage kleiner basaler Zellen, die aber keinen geschlossenen Verband bilden und einer Schicht hoher Cylinderzellen, die eng beieinanderstehen und durch einen Stereocilienbesatz ausgezeichnet sind, der eine glatte Oberfläche begrenzt. Die Ausbildung des Epithels variiert mit dem Füllungszustand des Ganges und zwar nicht so sehr durch eine passive Verformung, als vielmehr durch eigenen funktionsabhängigen Umbau (niedrigere Zellen werden in einem gefüllten Gang gefunden).

Die Basalzellen liegen der Grenzhaut an und sind von kegelförmiger bis halbkugeliger Gestalt. Der Kern ist meist von runder Form. Das Zellplasma ist wabig und hebt sich häufig durch sein helleres Aussehen von den benachbarten Cylinderzellen ab. Tropfige Einschlüsse in Kern und Plasma machen für diese Zellen Sekretionsvorgänge wahrscheinlich.

Ein weiteres absonderndes Element sind die Cylinderzellen. In der Nähe des walzenförmigen Kernes, der in seiner Größe mit der Höhe der Zellen wechselt, befindet sich der Golgi-Apparat als wahrscheinlich aktives Zentrum für die Bildung färberisch darstellbarer Prosekrete, die in Tropfenform auftreten. In einer angrenzenden Zone, die auch als Pars secretoria bezeichnet wird und durch eine innere Plasmaverdichtung abgesetzt zu sein scheint, fließen Sekrettropfen mit fibrillärer Struktur zusammen. Bei der Absonderung wird Sekret und Besatz teilweise oder als Ganzes abgestoßen (apokrine Sekretion). Die Zellen erscheinen dann niedriger. Dieses Zustandsbild wird bei gefülltem Nebenhodengang angetroffen. Ist der Gang entleert, dann treten hohe Zellen mit gut ausgeprägtem, breitem Pinselbesatz (verklebte Stereocilien) in Erscheinung.

Die funktionelle Bedeutung des Nebenhodenepithels ist noch nicht genügend erhellt. Sekretorische und resorptive Vorgänge scheinen eine Rolle zu spielen.

Das Gangsystem des Nebenhodens ist in ein lockeres Bindegewebe gehüllt, das reich an Gefäßen ist. Capillaren können bei den dünnwandigen Kanälchen bis unter das Epithel vordringen. Markarme Nervenfasern und vereinzelt kleine Ganglienzellen sind vorhanden. Im Bindegewebe finden sich Histiocyten und Mastzellen.

α) Zur Histochemie des Nebenhodens

Die Basalmembran der Tubuli recti und das Rete testis zeigen histochemisch nicht das komplizierte Verhalten, wie es für die gewundenen Kanälchen charakteristisch ist. Die dünne Membran enthält hyaluronidase-resistente Mucopolysaccharide und entspricht insofern der inneren Schicht der Wandungen der Samenkanälchen. In den Epithelzellen der geraden Tubuli und des Netzes sind zahlreiche Glykogentröpfchen nachweisbar. Ähnliche Verhältnisse liegen bezüglich der Basalmembran bei den Ductuli efferentes und beim Ductus epididymidis vor. Die Zellen der abführenden Kanälchen enthalten Glykogen in unterschiedlicher Menge und sudanophile Substanzen; diese sind z. T. doppelbrechend und ergeben eine positive Reaktion auf ungesättigte Steroidverbindungen (Cholesterinester). Die Lipoide, einschließlich des anisotropen Anteils, nehmen an Menge ab, je mehr sich die Ductuli dem Nebenhodengang nähern, d. h., je ähnlicher sich ihre histologischen Strukturen werden.

Das Epithel des Ductus epididymidis enthält zwar Lipoide, aber in sehr feinverteilter Form und in unterschiedlichem Ausmaß, die jedoch keine Doppelbrechung zeigen und die auf die Schultzsche Reaktion nicht ansprechen.

Nach dem Farbausfall mit Nilblausulfat zu schließen, sind in allen Fällen (sowohl in den Kanälchen als auch im Gang) bei hohem Lipoidgehalt hauptsächlich saure Fettverbindungen (Lipide und Fettsäuren) vorhanden und nur vereinzelt tropfige Neutralfette.

Da sich Lipoide nicht nur in den Epithelien der Gänge befinden, sondern z. B. sudanophile Substanz auch in großer Menge in der Lichtung der Ductuli efferentes anzutreffen ist, dem dann eine starke Lipoidbeladung der Fibroblasten des umgebenden Bindegewebes und der darin enthaltenen Phagocyten parallel geht, hat man auch vermutet, daß es sich wahrscheinlich dabei in den Epithelzellen nicht um Sekretionsvorgänge handelt, sondern daß diesen Zellen die Aufgabe zufällt, durch Resorption Lipoide neben anderen Stoffen (z. B. Pigmenten), die den Samenkanälchen entstammen, aus den Lichtungen zu entfernen.

Auch eine Aktivität von alkalischer und saurer Phosphatase kann im Epithel der Kanälchen und des Ganges nachgewiesen werden. In den Zellen der Ductuli findet sich jedoch überwiegend alkalische Phosphatase und umgekehrt im Nebenhodengang hauptsächlich das saure Enzym.

Der Nebenhoden verhält sich wie eine lange tubuläre Drüse, deren Zellen mit dem Gehalt an Phosphatase, Lipoiden und Glykogen sowie den nachweisbaren Sekrettröpfchen absondernde Tätigkeit ausüben. Die Sekretion von Glykogen und Ausscheidung in das Gangsystem erfolgt in den Tubuli recti und dem Hodennetz, daneben auch durch Zellen der Ductuli efferentes, die des weiteren Glykoproteide und wahrscheinlich Cholesterinester produzieren, ausscheiden und zudem resorptive bzw. phagocytäre Funktionen besitzen. Ohne Frage sezernieren die Cylinderzellen der Ductuli epididymidis hochmolekulare Zucker-Eiweißverbindungen von unbekannter Natur, aber offenbar physiologischer Bedeutung. Die glykogenhaltigen Basalzellen können als Energielieferanten für die sekretorische Funktion der Cylinderzellen angesehen werden (MONTAGNA 1952).

β) Zur Funktion des Nebenhodens

Die funktionellen Verhältnisse im Gangsystem des Hodens und Nebenhodens stellen sich wie folgt dar:

Die Samenfäden sind das celluläre Produkt des Hodens. Ihre Erzeugung vollzieht sich kontinuierlich, während sich die Verwendung nach temporärem Bedarf richtet. Damit die Spermien den Ort ihrer Entstehung verlassen können und für ihre Aufgabe verfügbar sind, ist ein Ausführungsgangsystem besonderer Art vorhanden, das die Keimzellen speichert und am Leben erhält. Da es sich aber um bewegungsfähige Zellelemente handelt, ist ein adäquates flüssiges Milieu notwendig. Die Flüssigkeit wird vom Hoden bereitgestellt. Neben der Verwendung als Suspensions- und Transportmittel, in welchem die Keimzellen die Drüsen verlassen, hat die Flüssigkeit noch eine andere Aufgabe zu erfüllen. Für den Ablauf der Spermiogenese ist ein konstanter hoher Binnendruck im Hoden erforderlich. Für optimale Druckverhältnisse sind Flüssigkeitsansammlungen in den Spalten und Hohlräumen des Parenchyms verantwortlich. Der Hoden hat also das Problem zu lösen, den Binnendruck aufrechtzuerhalten, den Samenfäden ein Vehikel zur Verfügung zu stellen und ihnen den Austritt aus der Produktionsstätte zu gewähren. Für den Binnendruck ist maßgeblich eine stete Flüssigkeitsabsonderung aus den Gefäßen und der Widerpart einer dehnungsresistenten Tunica albuginea sowie die Drosselung eines Flüssigkeitsabflusses durch die Konstruktion des Hodennetzes. Für die Regulation des Druckes sorgt die hormonal gesteuerte Permeabilität der Wandungen der Samenkanälchen. Mit der durch die Wandung diffundierenden Flüssigkeit und dem lumenwärts gerichteten Abschub der Zellstufen lösen sich die zwar bewegungsfähigen, aber wahrscheinlich noch nicht befruchtungsreifen Samenfäden aus ihren Spermatophoren (Sertoli-Zellen) und gelangen über die Tubuli recti in das Hodennetz.

Die Epithelien dieser Gangabschnitte stellen durch Glykogenabsonderung den Energiekörper für die Aktion der Spermien bereit. Diese durchwandern dann aktiv das Netz. Ein der Motilität der Spermien dienliches alkalisches Milieu (p_H 7,1—7,3) ist erwiesen. So erreichen die Zellen die Ductuli efferentes und den Ductus epididymidis. Mit dem Flüssigkeitsstrom gelangen aber auch andere Zellmaterialien, die ebenfalls dem Hoden entstammen, in die Kanälchen. Des weiteren entledigen sich hier mit fortschreitender morphologischer Reifung die Spermien ihrer plasmatischen Resthülle. Als aktive Leistung der Epithelzellen, vorwiegend der des Kanälchensystems, wird nun neben der Rückgewinnung von Flüssigkeit das Produkt des Hodens sozusagen gereinigt und von Ballaststoffen befreit (Resorption und Phagocytose des Gangsystems).

Die Funktion der erwähnten Ganggebiete ist wenig geklärt (s. Kapitel Ejaculat).

Mit dem Übertritt in den Nebenhodenschwanz sind die Spermien dichter bepackt und haben in dem sauren Milieu (p_H 6,1—6,3) ihre Bewegungsaktivität eingestellt. Sie verbleiben in Reserve und füllen als Samendepot den zum Speicher bestimmten distalen Teil des Nebenhodenganges. Die Keimzellen bilden hier eine

„Samenbank". Die Entleerung geschieht bei Bedarf durch peristaltische Kontraktionen des Ductus epididymidis (Saug- und Druckmechanismus) in das anschließende Gangsystem. Erst mit der Ausstoßung im Ejaculat gewinnen dann die Spermien durch das Sekret von Bläschendrüsen und Prostata ihre frühere Beweglichkeit wieder.

Der Nachweis des Kreislaufes der Hodenflüssigkeit (Absonderung im Hoden, Rückgewinnung im Nebenhoden) wird durch tierexperimentelle Untersuchungen gestützt (TOOTHILL u. YOUNG 1931; YOUNG 1933; WAGENSEIL 1928 und 1939).

c) Vas deferens, Ampulle und Ductus ejaculatorius

Im Nebenhoden vollzieht sich der allmähliche Übergang des Ductus epididymidis in den Samenleiter. Das Epithel der Schleimhaut zeigt keine

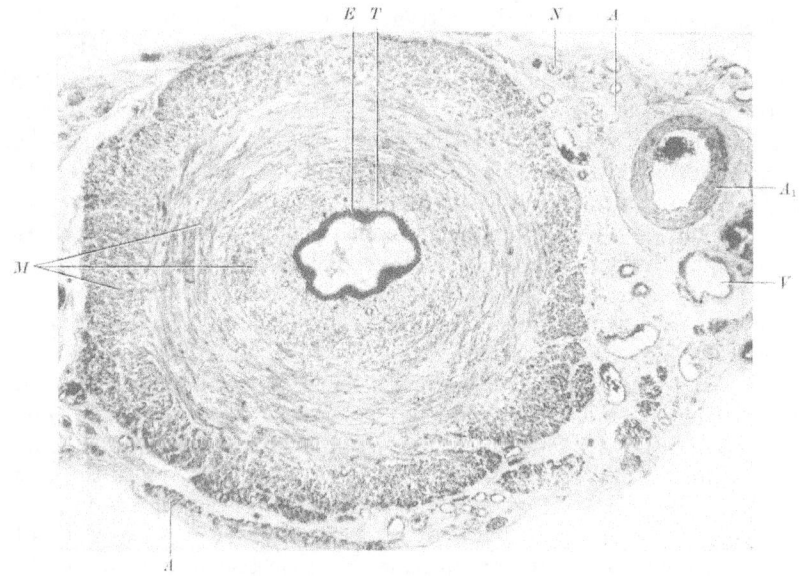

Abb. 40. Querschnitt durch den Anfangsteil des Ductus deferens. Erwachsener Mann. *E* Epithel; *T* Tunica propria; *M* Muskulatur; *A* Adventitia; A_1 Arterie; *V* Vene; *N* Nervenbündel. Zenker-Formol. Hämatoxylin-Erythrosin. 45mal vergrößert. (Aus STÖHR jr., Lehrbuch der Histologie und mikroskopischen Anatomie. Berlin: Springer 1951)

wesentlichen Veränderungen. Die starke Ausbildung der Muskelschichten hingegen läßt den Samenleiter schon bei der Betastung als solchen durch den derben, dreh-runden Muskelschlauch erkennen. Histologisch besteht der Leiter aus der Schleimhaut und einer vorwiegend elastischen Eigenhaut, dann folgt der dreischichtige Muskelschlauch, dem eine bindegewebige Adventitia aufliegt. Eine Submucosa ist nicht ausgebildet (Abb. 40).

Das Epithel ist zweireihig und ähnelt dem des Nebenhodenganges, wenngleich die Basalzellen zahlreicher vorhanden sind und die Cylinderzellen mit ihrem Stereocilienbesatz niedriger in Erscheinung treten. Auch Zeichen einer Sekretion sind vorhanden und Kerneinschlüsse, wie im Epithel des Nebenhodenganges, werden häufig beobachtet. Der Stereocilienbesatz der Cylinderzellen ist kein durchgehendes Kriterium; er kann möglicherweise, in Abhängigkeit vom Funktionszustand der Zellen, streckenweise fehlen.

Histochemisch gleichen die Verhältnisse denen des Ductus epididymidis. Neuere Untersuchungen über Auftreten und Natur der Kerneinschlüsse (MCDONALD 1950) haben gezeigt, daß eine gewisse Altersabhängigkeit besteht, wobei diese in jüngeren Jahren (15—25 Jahren) selten beobachtet werden. Sind Kerneinschlüsse vorhanden, dann handelt es sich um kugelförmige, acidophile Gebilde, die nach Zahl und Größe variieren (1—3 μ, 2—3 μ Durchmesser). Sie bestehen aus basischem Protein, enthalten Arginin und sind wahrscheinlich auf Grund von Protein-Kohlenhydratverbindungen Schiff-positiv. Dem Epithel sitzt eine dünne Basalmembran auf und an diese grenzt die Tunica propria, die vorwiegend aus einem dichten Netz elastischer Fasern besteht, die bis in die Muskelschicht zu verfolgen sind.

Die Tunica muscularis wird von großen glatten Muskelfasern, die deutlich Fibrillenstreifung erkennen lassen, gebildet. Man unterscheidet eine äußere und innere Longitudinale und eine mittlere zirkuläre Schicht. Die Untersuchungen von GOERTTLER (1934) haben jedoch ein kontinuierliches, sich kreuzendes Spiralsystem aufgedeckt, wobei die Spiralzüge der Muskelzellen aus der inneren Schicht mit steilem Faserverlauf über die mittlere Zone mit flachem Steigungswinkel wiederum in die Außenzone in steilem Anstieg übergehen und umgekehrt. Diese Faseranordnung ist typisch für den Samenleiter im Bereich der beweglichen Pars funicularis. Der Mechanismus des Fasersystems liegt in einer Saug- und bei fortschreitender Kontraktion sich anschließender Druckwirkung; nämlich bei beginnender Kontraktion verkürzt sich der Leiter und die Lichtung wird erweitert. Hierdurch kommt es zur Aspiration des Samens aus dem Nebenhoden. Die äußeren und inneren Faserzüge gelangen zum Schluß dieser Phase ebenfalls in eine fast zirkuläre Verlaufsrichtung, so daß sich bei weiterer Faserverkürzung jetzt eine Verengung des Lumens ergibt, die nunmehr zu einer Drucksteigerung führt und somit den Inhalt des Samenleiters zu einer Ejaculation bringt. Das Funktionsprinzip des Samenleiters ist also das einer Saug- und Druckpumpe.

Die Ampulla ductus deferentis besteht in einer spindelförmigen Auftreibung des proximalen Endes des Samenleiters. Neben einer erweiterten, von vielen Schleimhautfalten umstandenen Lichtung wird die Anschwellung durch eine Verdickung der Muskulatur hervorgerufen. Die Schichtordnung der Muscularis hat sich aufgelöst und wird von einer starken Faserdurchflechtung ersetzt, bei der jedoch zirkulär schräg verlaufende Faserzüge überwiegen. Von der Adventitia aus durchzieht und umspinnt ein feines Netz elastischer Fasern die Muskelzellbündel und ist bis in die Tunica propria zu verfolgen. Hier bilden die elastischen Fasern das Gerüst für die Auffaltung der Eigenhaut. Die Zellen des einschichtigen, schlauchartige Vertiefungen, Gruben und Buchten bildenden Epithels zeigen alle Übergänge zwischen hochprismatischer und kubischer Gestalt. Dem Verhalten nach handelt es sich um sekretorische Elemente. Pigmentkörnchen in den Zellen, vor allem bei älteren Individuen, werden häufig beobachtet.

An die Ampulle schließt sich der *Ductus ejaculatorius* an. Der Übergang vollzieht sich unter Einengung des Lumens bei gleichzeitiger Abnahme der Wandstärke. Die noch vorhandenen zirkulären Muskellagen verlieren sich nach Eintritt in die Prostata. Die Schleimhautfalten werden niedriger. Ihre Bekleidung besteht aus einschichtigem Cylinderepithel verschiedener Höhe. Der Gang wird in der Prostata von elastischen Fasernetzen und einem röhrenförmigen Schwellkörper umgeben, der, unterstützt von der glatten Muskulatur der Drüse, einen Gangverschluß herbeiführen kann.

d) Die Bläschendrüsen

Der bis zu 20 cm lange schlauchartige Drüsengang enthält zahlreiche drüsige Schleimhautbuchten und verläuft selbst stark geschlängelt. Das Schleimhautrelief besteht aus faltigen Erhebungen und drüsenförmigen Vertiefungen, die durch eine an elastischen Fasern reiche Tunica propria gestützt werden (Abb. 41).

Eine Submucosa ist nicht ausgebildet. In der Muskelschicht des Ganges trifft man bei starker Verflechtung der Faserbündel auf eine vorwiegend zirkuläre und schräge Verlaufsrichtung. Nicht selten sind im äußeren Bindegewebe, das den Gang zusammenhält, Muskelfasern zu finden, die in dünner Schicht eine Längsanordnung zeigen.

Die Einzeldrüse des Ganges ist tubulo-alveolär, und nur dünne Septen trennen benachbarte Drüsenkörper. Im typischen Fall kann man von einer Drüsen- und

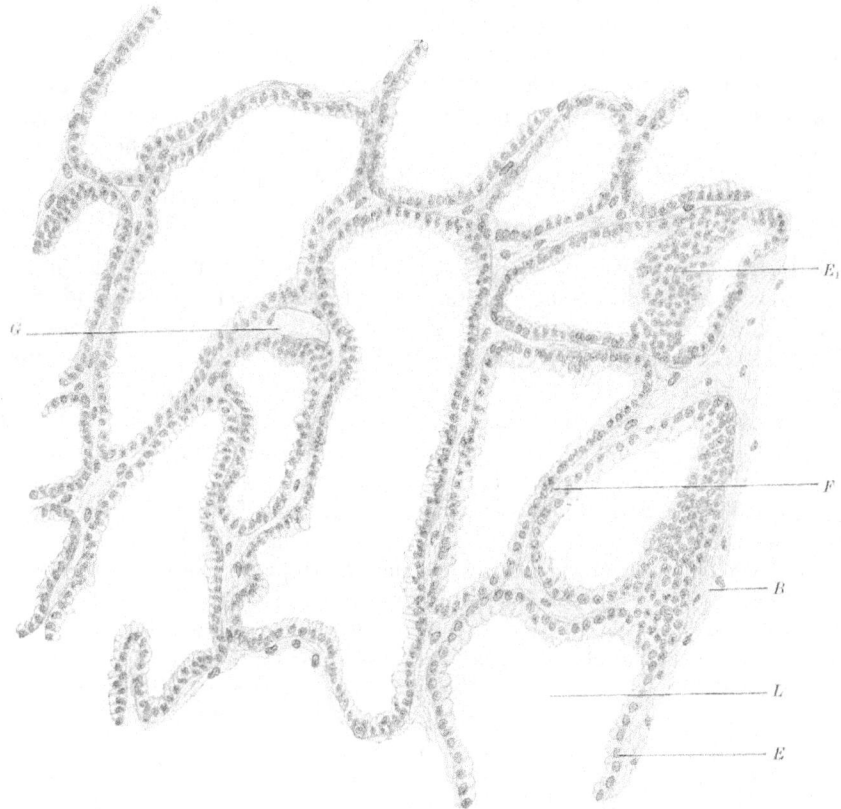

Abb. 41. Schleimhaut der Glandula vesiculosa. Mensch. E Epithel; E_1 Flachschnitt durch das Epithel; L Lumen; F Falte; B Bindegewebe; G Gefäß. Zenker-Formol. Hämatoxylin-Erythrosin. 330mal vergrößert, auf $^6/_7$ verkleinert. (Aus STÖHR jr., Lehrbuch der Histologie und mikroskopischen Anatomie. Berlin: Springer 1951)

Faltenschicht sprechen, die sich auch im Epithel unterscheidet. Das Drüsenepithel ist einschichtig; die Zellen sind hell. Das Plasma ist schaumig-wabig und umschließt einen großen Zellkern. Die Grenzen zur Drüsenlichtung sind unscharf; kuppelartige Vorwölbungen und plasmatische Fortsätze, z. T. Ablösungen im Sinne einer apokrinen Sekretion werden beobachtet; andere Zellen scheinen sich im ganzen zu verändern und im Sekret aufzugehen. Das Oberflächenepithel der Falten hingegen ist häufig zwei- bis mehrreihig, die Zellen sind meist von cylindrischer Form, ihr Plasma ist ausgesprochen eosinophil, die Kerne walzenförmig. Die Zelleiber sind vielfach pigmenthaltig. Das Epithel sieht daher im Vergleich dunkler aus. Im Verband werden einzelne Zellen beobachtet, die deutlich Sekretionserscheinungen zeigen (WATZKA 1943). Das Bild der Schleimhaut ist nicht nur im Funktionswechsel Veränderungen unterworfen, sondern auch örtliche individuelle Unterschiede treten deutlich hervor. In der Bläschendrüse ist die Falten-

und Drüsenschicht am stärksten im ampullennahen Bereich ausgeprägt. Die Drüse erfährt ihre Entfaltung erst mit der Geschlechtsreife. Im Alter treten Rückbildungserscheinungen in den Vordergrund (Androgenmangel).

Das Sekret der Drüse ist bei der Entleerung von alkalischer, sagokornartiger Beschaffenheit und reich an Fructose. Nach der Verflüssigung steht unter dem sekretorischen Beitrag der Prostata den Spermien ein adäquates Milieu zur Verfügung, in dem sie ihre Beweglichkeit wiedergewinnen und aus anaerober Glykolyse ihre Betriebsenergien schöpfen. Die Bläschendrüse hat nicht die Aufgabe eines Samenspeichers. Spermien, die ins Innere vordringen, verlieren nach kurzer Zeit ihre Lebensfähigkeit und werden resorbiert. An der Resorption ist vor allem das Oberflächenepithel beteiligt. Wahrscheinlich bestehen Beziehungen zwischen Pigmenteinlagerung und Spermienresorption, da einerseits von der Geschlechtsreife ab mit fortschreitendem Alter auch die Pigmenteinlagerung zunimmt und andererseits bei Samenleiteraplasie und bei Eunuchen die Drüsen pigmentfrei bleiben (BRACK 1923; PRIESEL 1924).

e) Die Prostata

Die Vorsteherdrüse ist aus 30—50 tubulo-alveolären Drüsen zusammengesetzt. Diese sind in ein von zahlreichen glatten Muskelzellen durchsetztes Bindegewebe eingebettet. Der Drüsenanteil beläuft sich auf etwa $^2/_3$—$^3/_4$ des Organgewebes. Die Relation (Drüsen und Zwischengewebe) hängt von individuellen und altersbedingten Faktoren ab, da die Prostata wie die Bläschendrüsen in ihrer funktionsgebundenen Struktur hormoneller Steuerung unterliegen (Androgenwirkung). Zudem besteht auf Grund der entwicklungsgeschichtlichen Verhältnisse eine verschiedene physiologische Ansprechbarkeit einzelner Drüsenabschnitte, die sich in einem normalen Präparat nicht besonders hervorheben, für die Pathologie aber eine Rolle spielen.

Auf einem Querschnitt durch die Prostata in Höhe des Samenhügels ist ein die Urethra umschließendes Gebiet abzugrenzen, das als medullärer Kern (Innendrüse nach LÖSCHKE) bezeichnet werden kann. Nach außen folgt der drüsige corticale Mantel (Außendrüse nach LÖSCHKE) als eigentlicher entwicklungsgeschichtlich männlicher Anteil der Prostata. Den Kerndrüsen sind die sphincternahen Periurethraldrüsen der Frau homolog, wo in beiden Fällen durch Oestrogenzufuhr adenomatöse Proliferationen hervorzurufen sind; auf den Rindenabschnitt hingegen wirken Androgene stimulierend, während unter Oestrogen sich hemmende Auswirkungen zeigen. Die Zweiteilung kommt auch in der Gefäß- und Nervenversorgung zum Ausdruck.

Die Prostata wird von einer Kapsel umgeben, die aus 3 Schichten besteht. In einem äußeren Stratum vasculare verlaufen in lockerem Bindegewebe zahlreiche Gefäße, vor allem weite, muskelarme Venengeflechte, dann folgt ein Stratum fibrosum, das Lagen kollagener Bindegewebsfibrillen enthält, die in der inneren Zone von Netzen grober und feiner elastischer Fasern durchsetzt werden. Den Übergang zum Zwischengewebe bildet das Stratum musculare, in dem eine parallel zur Oberfläche orientierte Schicht glatter Muskulatur zu finden ist. Von dieser Schicht zweigen mehr oder minder starke Bündel ab und ziehen, begleitet von kollagenen und elastischen Fasern, nach innen, um in das Zwischengewebe überzugehen. Das Drüsenbindegewebe ist ein verfilztes Netzwerk kollagener und vor allem elastischer Fasern, durchzogen von offenbar regellos in alle Richtungen verspannten Muskelzellen. Das Bindegewebe ist relativ zellarm; wenige Fibrocyten und gelegentlich Histiocyten und Lymphocyten sind anzutreffen.

Größere Gefäße finden sich in der Kapsel, im subkapsulären Gewebe und zwischen den Läppchen. Die Arterien sind vielfach mit Drossel- und Sperrmechanismen versehen (subendotheliale Epitheloidzellpolster in den Arterien); subintimale Längsmuskelfasern in den Arterien und Venen; zudem sind arteriovenöse Anastomosen vorhanden. Die Bedeutung dieser Mechanismen im Gesamtgeschehen ist unbekannt.

Die verzweigten Drüsenschläuche der Prostata zeigen auch auf dem Anschnitt eine bezeichnende Unregelmäßigkeit in der Begrenzung ihrer Lichtungen, die durch Falten und Leisten des Epithels bedingt wird (Abb. 42). Das Drüsenepithel ist einschichtig und besteht aus sechseckigen (prismatischen) Zellen, deren Höhe mit dem Funktionszustand wechselt. Die Leisten werden durch besonders hohe Cylinderzellen gebildet; sie sind daher nur eine temporäre Erscheinung, während in den Falten der Zellverband durch ein Bindegewebsgerüst angehoben wird. Das Bindegewebe formiert keine eigentliche Tunica propria; vielmehr wird die Grenze von Zwischengewebe und Epithel ohne Ausbildung einer Glashaut allein von einem feinen Saum dünnster, verflochtener elastischer Fasern gezogen. Die Epithelzellen variieren bei einer Dicke von 5—10 μ, in der Höhe zwischen 4—60 μ, und damit verändern sich auch in der Lage die fast ausschließlich runden bis leicht ovalen Kerne. In ein und derselben Drüse werden für benachbarte Zellgruppen verschiedene Funktionsgruppen beobachtet.

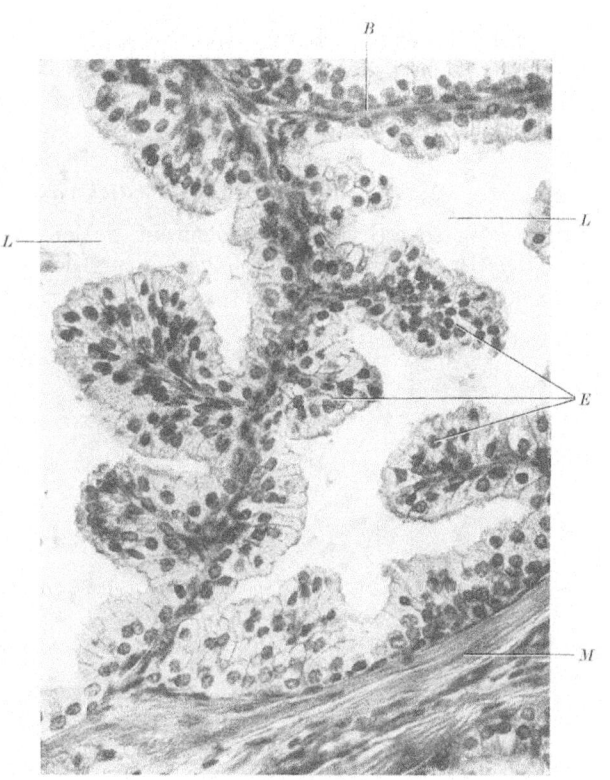

Abb. 42. Drüsengewebe der Prostata eines erwachsenen Mannes. L Lumen; E Epithel; B Bindegewebe; M Muskelfasern. Zenker. Hämatoxylin-Erythrosin. 350mal vergrößert. (Aus STÖHR jr., Lehrbuch der Histologie und mikroskopischen Anatomie. Berlin: Springer 1951)

Funktionsbedingt wölben sich die Zellen z. T. kuppelartig gegen die Lichtung vor; die dünne Zellmembran ist bogenförmig ausgebuchtet und stellenweise zerrissen, dann zeigen sich plasmatische Ausläufer, die im Drüsenlumen verdämmern. In weiten Abschnitten der Drüsenschläuche finden sich meistens flache Zellen, die sich auf den Abschnitt isodiametrisch ausdehnen und nach allen Seiten scharfe Zellgrenzen zeigen. Das Schlußleistennetz liegt in der Höhe der Zelloberfläche. Der basalständige Kern ist häufig scheibenförmig abgeplattet. Die zu beobachtenden Übergangsformen zwischen flachen und hochprismatischen Zellen sind als funktionsabhängige Zustandsbilder ein und derselben Zellart zu deuten. Alle Zellen besitzen einen Golgi-Apparat, der in Nähe des Kernes zur Lichtung hin orientiert ist. Die Struktur des Plasmas wechselt mit der Sekretbildung. Die Sekretzwischenstufen gehen über Körnchen verschiedener Färbbarkeit. Bei der Absonderung gelangen acidophile Granula im Verein mit abgelösten Plasmafetzen in den Drüsenhohlraum, daneben finden sich regelmäßig Lipoidtröpfchen, die auch in den Zellen nachzuweisen sind. An substantiellen Bestandteilen sind im Sekret ausgewanderte Leukocyten und abgestoßene Drüsenzellen vorhanden sowie die als „Prostatakörper" bezeichneten Einschlüsse, die um das 20. Lebensjahr auftreten und mit dem Alter an Zahl und Größe zunehmen. Diese Einschlüsse entstehen wahrscheinlich durch gestaute Sekreteindickung als Niederschlagsprodukte an organischen Partikelchen; bei älteren Menschen können sie verkalken (s. S. 360).

Mit der Ejaculation wird der Drüsengehalt durch Kontraktion der Muskulatur des Zwischengewebes nach außen befördert. Im frischen Zustand ist das Sekret dünnflüssig, milchtrübe und von alkalischer Reaktion. Bemerkenswert ist der hohe Gehalt an Citronensäure sowie an saurer und alkalischer Phosphatase (androgenabhängig).

f) Die Bulbourethraldrüsen (Cowpersche Drüsen)

Die Cowpersche Drüse ist im groben eine Schleimdrüse. Sie besteht aus tubuloalveolären Drüsenschläuchen von häufig ungleicher Weite. Im Prinzip unter-

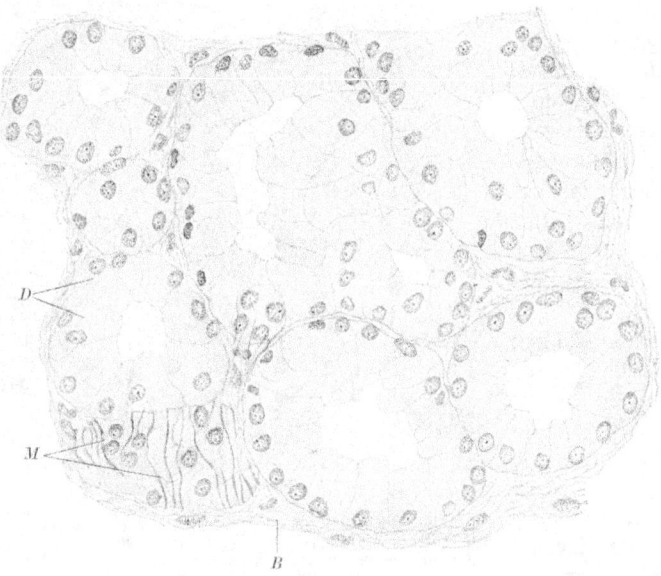

Abb. 43. Schnitt durch die Glandula bulbourethralis Cowperi. Mensch. *B* Bindegewebe; *M* Myoepithelzellen; *D* Drüsenzellen. Zenker. Hämatoxylin-Eosin. 480mal vergrößert, auf $^6/_7$ verkleinert. (Aus STÖHR jr., Lehrbuch der Histologie und mikroskopischen Anatomie. Berlin: Springer 1951)

scheidet sie sich nicht von den Schleimdrüsen (Paraurethraldrüsen) der Harnröhre (Abb. 43).

Die Drüsenkammern besitzen eine Basalmembran, der teilweise Korbzellen aufgelagert sind. Das Epithel ist einschichtig. Höhe der Zellen, Lage und Gestalt der Kerne hängen vom Funktionszustand ab. Die einzelnen Endstücke zeigen entsprechend den Sekretionsphasen unterschiedliche Bilder. Die hochzylindrischen Elemente ähneln Schleimzellen; in dem schaumig-wabigen, prämucinhaltigen Zelleib liegt der entrundete Kern an der Basis. An der inneren Zelloberfläche finden sich acidophile Granula, in den basalen Abschnitten wetzsteinartige Einschlüsse, Atraktosomen. Nach Absonderung flachen sich die Zellen ab, der kugelige, dunkel färbbare Kern rückt in eine zentrale Lage. Mit dem Übertritt des Zellinhaltes in die Drüsenlichtung verflüssigt sich das Prämucin zu Schleim; die ausgestoßenen Atraktosomen zerfließen und bilden längliche schleimige Flocken, denen sich die acidophilen Körnchen als kleinere und größere Kolloidtröpfchen beimischen.

Das glasig-schleimige Sekret der Cowperschen Drüse reagiert schwachalkalisch und soll das saure Milieu der Harnröhre vor der Ejaculation neutralisieren.

D. Die Physiologie der männlichen Keimdrüsen
Von
Ernst Heinke-Gießen

I. Einleitung

Obwohl die anatomischen Zusammenhänge der innersekretorischen Drüsen schon frühzeitig aufgeklärt wurden, blieb jedoch ihr funktionelles Wechselspiel noch lange unklar. Man kannte schon im Altertum und im Mittelalter eine „Organtherapie", doch gründete sie sich keineswegs auf die Vorstellungen, daß in den verwendeten Organen ein aktiver Wirkstoff vorhanden sei. Der eindeutige Beweis einer inneren Sekretion wurde erst im Jahre 1849 zum ersten Male von dem Göttinger Physiologen ARNOLD ADOLF BERTHOLD (1803—1861) durch Versuche an Hähnen erbracht. Nach Replantation der Testes erhielt der Kapaun sein Hahnengefieder wieder. Damit wurde eine humorale Wirkung der Keimdrüsen bewiesen. Doch die weittragende Bedeutung dieser Bertholdschen Versuche wurde damals nicht erkannt; man zweifelte an ihrer Richtigkeit. Erst ARTUR BIEDL hat 1910 die Arbeit des Göttinger Physiologen der Vergessenheit entrissen und seine Verdienste gebührend gewürdigt. Heute wird das Jahr 1849 allgemein als das Geburtsjahr der Endokrinologie und BERTHOLD als ihr experimenteller Begründer angesehen.

Die Bezeichnung „Hormon" wurde 1905 von ERNEST HENRY STARLING in einer Vorlesung in die Endokrinologie eingeführt. Schon 5 Jahre später erfolgte die erste umfassende und kritische Darstellung aller Kenntnisse auf dem Hormongebiet durch ein von dem Physiologen und Endokrinologen ARTUR BIEDL in Berlin und Wien veröffentlichtes Werk. „Innere Sekretion". Den ersten bewußten hormontherapeutischen Erfolg erzielte BROWN-SÉQUARD (1889) durch eine Selbstbehandlung des alternden Organismus mit Stierhodenauszügen. Man bezeichnete diese Stoffe damals als „Eigenarzneien des Körpers". 1910 machten CROWE, CUSHING, HARVEY und HOMANS und 1912 ASCHNER in Wien darauf aufmerksam, daß nach Entfernung der Hypophyse die Fortpflanzungsorgane atrophisch werden, eine Feststellung, die zunächst die durch klinische Bilder längst geahnten Beziehungen zwischen Hypophyse und Genitale experimentell erklärten. 1926 teilten ZONDEK (geb. 1891) und ASCHHEIM (geb. 1878) mit, daß es ihnen gelungen sei, bei infantilen Mäusen durch Transplantation des Hypophysenvorderlappens eine vorzeitige Geschlechtsreife auszulösen. Damit war die Existenz von hypophysären gonadotropen Wirkstoffen bewiesen. 1931 gelang es BUTENANDT (geb. 1903), Androsteron als erste androgenwirksame kristalline Verbindung aus dem männlichen Urin zu extrahieren und 1934 in ihrer chemischen Konstitution aufzuklären. Aus dem Hodengewebe wurde 1 Jahr später (1935) von LAQUEUR (1880 bis 1947) das Testosteron isoliert.

Unter dem Begriff „Hormon" definiert man heute einen spezifisch organischen Stoff, der unter physiologischen Bedingungen von spezifischen Zellen gebildet wird und zur Regulation der von den Hormonbildungsstätten entfernt liegenden

Organen dient. Da der Hormonbedarf im allgemeinen wechselnd ist, unterliegen die Hormonbildungsstätten gewissen Regulationsmechanismen (SELYE, TONUTTI).

Die männlichen Keimdrüsen haben 2 Funktionen zu erfüllen: 1. die Bildung und Lieferung von reifen Keimzellen (Samenzellen, Spermien, Spermatozoen), die sich in den Samenkanälchen (Tubuli contorti) abspielen, und 2. die Inkretion von männlichen Prägstoffen (Androgene und wahrscheinlich auch Oestrogene), die sich in den sog. Leydigschen Zwischenzellen vollzieht. Nach TONUTTI erreichen beide Funktionen erst dann ihre volle biologische Bedeutung, wenn sie synchron ablaufen, da die Verwertung befruchtungsfähiger Keimzellen weitgehend an die Intaktheit der Inkretion gebunden ist. Beide Funktionen, die Samenzell- und die Hormonbildung, unterliegen der Korrelation und Stimulation der gonadotropen Partialfunktion der Adenohypophyse (HVL). Diese ist verantwortlich für die Entwicklung des Hodens zum reifen funktionstauglichen Organ während der Pubertät und für die Erhaltung der Strukturelemente des Hodens und ihrer Funktionen während des ganzen Lebens.

Im einzelnen stellt sich die Regulation der Gonaden wie folgt dar (Abb. 44):

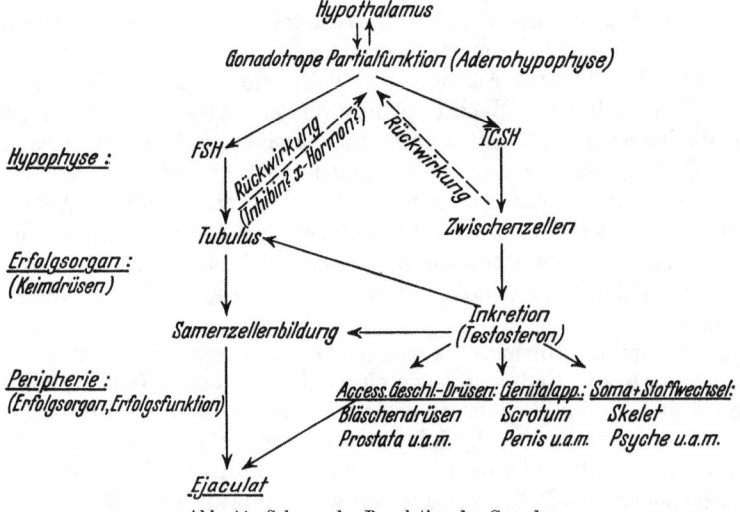

Abb. 44. Schema der Regulation der Gonaden

II. Einfluß des Zwischenhirns auf die Hypophyse

Versuche von SPATZ an infantilen Kaninchen zeigen, daß bei Veränderungen des Medialfeldes des Tuber cinereum die Sexualreifung im Gegensatz zum Verhalten der Kontrolltiere völlig ausblieb; bei Ausschaltung im Corpus mamillare blieb die Sexualreifung intakt. Es gelang weiterhin durch Tuber cinereum-Ausschaltung schweren sexuellen Infantilismus hervorzurufen, der meist ohne Wachstumsstörungen verlief. BUSTAMANTE fand bei entsprechenden Eingriffen an erwachsenen Kaninchen schwere Keimdrüsenatrophien. NOWAKOWSKI löste durch elektrische Reizung des medialen Feldes bei erwachsenen weiblichen Kaninchen Ovulationen aus. SPATZ schloß daraus, daß im medialen Feld das Tuber cinereum ein die Keimdrüsentätigkeit anregendes hypothalamisches Sexualzentrum anzunehmen ist und daß maßgeblich die Gonadotropinbildung der Adenohypophyse hierdurch reguliert wird (DE GROOT, HARRIS).

Es drängt sich die Frage auf, wie sich die Verbindung zwischen Hypothalamus und HVL vollzieht. Der Hypophysenvorderlappen stammt entwicklungsgeschichtlich aus dem Dach der Mundbucht, hat also ursprünglich keine festen Verbindungen zum Zentralnervensystem wie der Hypophysenhinterlappen, der eine Ausstülpung des Zwischenhirns ist. SPATZ glaubt, daß in der Verbindung Tuber cinereum—HVL offenbar ein nervöser und ein humoraler Anteil hintereinandergeschaltet seien. Die Art und Weise, wie dies geschehe, sei z. Z. noch strittig, aber die Bedeutung dieses Systems als Ganzes für die Regulation der Keimdrüsentätigkeit stünde fest.

Heute glaubt man in dem hypophysären Portalvenensystem das bisher fehlende hypothalamische-hypophysäre Bindeglied entdeckt zu haben (MARKEL u. Mitarb., HARRIS, DE GROOT). Man neigt zu der Annahme, daß hypothalamische Neurone einen noch unbekannten Überträgerstoff (Chemotransmitter) in ein primäres infundibulär gelegenes Capillarnetz des Pfortadersystems abgeben und dieses sodann durch die Pfortadern entlang dem Hypophysenstiel dem in der Adenohypophyse gelegenen sekundären Capillarnetz zugeleitet wird. Auf diesem Wege sollen die hypophysären Zellen in ihrer sekretorischen Aktivität vom Hypothalamus her kontrolliert werden. Untersuchungen von ZUCKETMANN an weiblichen Frettchen zeigten — entgegen dieser Hypothese —, daß trotz vollständiger Durchtrennung des Hypophysenstiels die hypothalamischen Impulse auf den HVL wirksam bleiben. Die Frage nach dem Überträgerstoff muß nach seiner Ansicht noch offen bleiben.

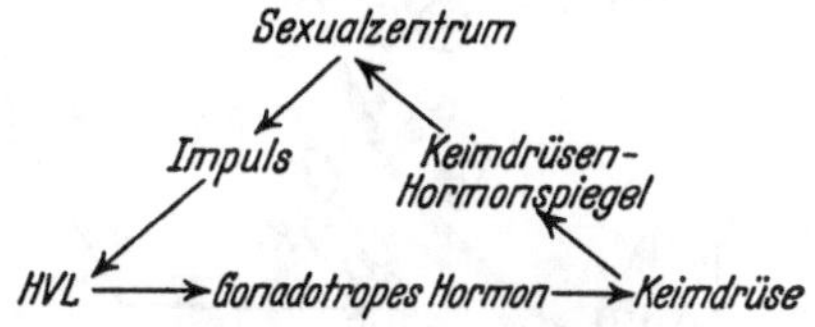

Abb. 45. Schema der Beziehungen zwischen Sexualzentrum—HVL—Keimdrüse

Für eine Rolle der Portalgefäße bei der Vermittlung hypothalamischer Impulse an die Adenohypophyse sprechen auch die Ergebnisse von Hypophysentransplantationen auf hypophysektomierte Tiere. Nur solche Transplantate, die in der Sella turcica oder unmittelbar unter dem Tuber cinereum liegen und bei denen sich eine ausreichende Gefäßverbindung Hypothalamus—Transplantat herstellen kann, vermögen die Normstruktur der Gonaden, der Schilddrüse und der Nebennierenrinde zu erhalten. Dies kann nach HARRIS u. Mitarb. als Zeichen normaler gonadotroper, thyreotroper und corticotroper Aktivität des Transplantats gewertet werden (bei TONUTTI). Bei Einpflanzung in die Körperperipherie ist dies nicht möglich.

Nach HOHLWEG kontrollieren bestimmte Nervenzellen im Zwischenhirn den Keimdrüsenhormonspiegel im Blut. Ob die receptorischen Nervenzellen selbst mit der Bildung eines Neurohormons reagieren oder nervöse Reize auf neurosekretorische Zellen übertragen, weiß man nicht. Jedenfalls kommt es mit dem Sinken oder Steigen des Hormonspiegels im Blut zu einer vermehrten oder verminderten Abgabe eines Neurohormons, das über die Portalgefäße der Pars tuberalis des Hypophysenstieles zum Vorderlappen gelangt und dessen gonadotrope Tätigkeit entsprechend beeinflußt. Die Empfindlichkeit der Nervenzellen des Sexualzentrums im Hypothalamus gegenüber dem Keimdrüsenhormongehalt des Blutes ist entscheidend für die Stärke der Hormonproduktion des HVL und damit auch für die Keimdrüsen (Abb. 45). Auf den Hormonspiegel spricht das Sexualzentrum an und gibt dem HVL Impulse, gonadotrope Hormone in bestimmter Menge zu erzeugen. Andererseits sprechen aber die Keimdrüsen auf das gonadotrope Hormon ebenfalls an. Liegt beim geschlechtsreifen Organismus der Keimdrüsenhormonspiegel über der physiologischen Grenze, so werden die Impulse des Sexualzentrums auf den HVL eingestellt und damit auch die Produktion von gonadotropen Hormonen.

Es kann abschließend gesagt werden, daß eine Verbindung zwischen Sexualzentrum und HVL besteht. Die Art und Weise dieser Verbindung ist jedoch noch strittig. Es steht ferner fest, daß das Sexualzentrum Impulse zur Produktionssteigerung bzw. Verminderung oder gar Einstellung der Produktion von gonadotropen Hormonen erteilt.

III. Beziehung zwischen Hypophyse und Gonaden

Die Adenohypophyse sondert nach dem heutigen Wissen beim Manne 2 gonadotrope Hormone ab und zwar das follikelstimulierende Hormon (FSH), das morphokinetisch auf den Tubulusapparat wirkt und die Bildung reifer Samenzellen bewirkt, und das die interstitiellen Zellen stimulierende Hormon (ICSH) oder Luteinisierungshormon (LH), das morphokinetisch auf die Leydigschen Zwischenzellen (ZZ) und stimulierend auf die Inkretion der männlichen Prägstoffe wirkt. Die entstehenden Androgene nehmen auf die Wand der Samenkanälchen Einfluß und sind dadurch auch für die Samenzellbildung von Bedeutung. FSH und ICSH wirken beim Manne nur auf die Strukturelemente des Hodens. Beim Kastraten ist ihre Zufuhr erfolglos (TONUTTI) (Abb. 46). (Näheres s. bei G. WERTH.)

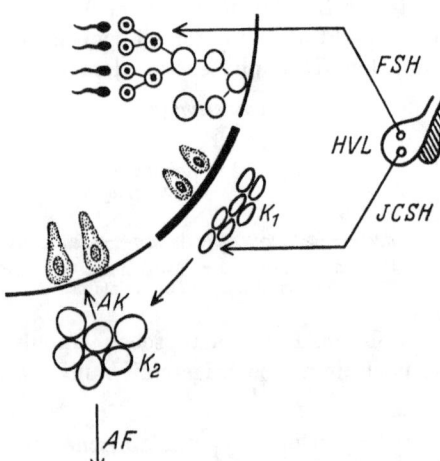

Abb. 46. Schematische Darstellung der ICSH- und FSH-Wirkung. *HVL* Hypophysenvorderlappen. *AF* Androgene Fernwirkung. *AK* Androgene Kontaktwirkung der Leydigschen Zellen. K_1 Leydig-Zelltypus nach Hypophysektomie. K_2 Leydig-Zelltypus mit doppelt so großem Kernvolumen als K_1. (Aus TONUTTI in 1. Symposion Dtsch. Ges. f. Endokr. Berlin: Springer 1955)

Nach Ausfall der beiden hypophysären Gonadotropine oder nach Hypophysektomie atrophieren beide Strukturelemente der Gonaden, der Tubulusapparat und die Zwischenzellen; beide Hodenfunktionen kommen zum Stillstand, die Samenzellbildung erlischt (Azoospermie), die Inkretion versiegt (Androgenmangel). Es kommt zur Rückbildung der akzessorischen Geschlechtsdrüsen (Bläschendrüsen, Prostata u. a.) wie nach einer Kastration.

Nach der bisherigen Meinung war die Hypophyse das Zentralorgan für die Steuerung der endokrinen Drüsen. Wie schon berichtet, kann diese Meinung nicht mehr ganz aufrechterhalten werden. Die Hypophyse produziert auf Impulse des Sexualzentrums unter anderem Gonadotropine, die auf die Gonaden einwirken. Im Gegensatz zu den geschlechtsspezifischen Keimdrüsenhormonen sind die übergeordneten Gonadotropine des HVL geschlechtsunspezifisch. Ihre regulatorische Funktion ist beim männlichen wie beim weiblichen Individuum die gleiche. Als Beweis hierfür kann man den Parabioseversuch anführen. Wird ein hypophysenloses männliches Tier mit einem weiblichen Tier, das noch seine Hypophyse hat, verbunden (Kreislauf), dann wachsen die atrophisch gewordenen Hoden des männlichen Tieres, weil die gonadotropen, unspezifischen Hormone des weiblichen Tieres durch die Verbindungsstelle mittels des Gewebssaftes zum hypophysektomierten männlichen Tier übergetreten sind.

IV. Die Gonadotropine

1. **Die hypophysären Gonadotropine** werden beim Manne in der Kindheit nicht oder nur in einer sehr geringen Menge gebildet. Mit dem Pubertätsbeginn setzt die

HVL-Aktivität ein und verbleibt nach dieser Zeit auf einem ziemlich gleichmäßigen Niveau. Dieses ist nicht von dem Alter sondern von der somatischen Reife abhängig. Man unterscheidet daher ein sog. somatisches Alter (Skelet, Knochenkerne, Epiphysenkerne) und ein sog. endokrines Alter.

Die Gonadotropine werden beim Mann im Harn ausgeschieden *(Harngonadotropine)*. Und hierbei wiederum vorwiegend FSH (FSH-Bestimmung im Harn, s. S. 391).

Das Verhältnis von FSH zu ICSH im Harn beträgt etwa 2:1. FSH und ICSH (LH) sind chemisch Glykoproteide, die in weitgehend reiner Form aus dem HVL isoliert werden konnten. Molekular-Gewicht um 70000 (FSH) und 40000 (ICSH) (LI u. EVANS). FSH und ICSH werden wahrscheinlich in den δ-Zellen der Hypophyse („gonadotrope Basophile") gebildet.

Die quantitative Bestimmung der FSH-Ausscheidung im Harn ist von Bedeutung für die Diagnostik von Hodenfunktionsstörungen. Eine erniedrigte Ausscheidung spricht für eine Verminderung der gonadotropen Aktivität der Adenohypophyse und für das Vorliegen eines sog. sekundären Hodenschadens (sekundärer Hypogonadismus); eine normale oder erhöhte Ausscheidung spricht bei vorliegenden Hodenstörungen für eine primäre Schädigung des Hodens (sog. primärer Hodenschaden) (primärer Hypogonadismus), durch die die Adenohypophyse sekundär in Mitleidenschaft gezogen wird.

Es ist bisher nicht möglich gewesen, Standardwerte für FSH oder für ICSH (LH) zu schaffen.

2. Das sog. Choriongonadotropin entsteht in der menschlichen Placenta (nicht in der Hypophyse) und wird in dem Harn von schwangeren Frauen ausgeschieden. Es wurde von ASCHHEIM und ZONDEK gefunden und als „Prolan" bezeichnet. Es enthält ausschließlich den gonadotropen Faktor LH bzw. ICSH, nicht aber den follikelstimulierenden Faktor FSH. Es kann aus dem Harn von Schwangeren in verhältnismäßig großer Menge gewonnen und in relativ reiner Form dargestellt werden. Da das Hormon vom Menschen stammt, ist es besonders für die Therapie beim Menschen geeignet und löst weder Überempfindlichkeitsreaktionen aus, noch führt es zur Bildung von Antihormonen.

Auf Vorschlag der 3. Internationalen Konferenz zur Standardisierung der Hormone wurde im Jahre 1939 ein Standard-Trockenpulver geliefert, von dem 0,1 mg die I.E. des Choriongonadotropins darstellt; dieses wurde definiert als die spezifisch gonadotrope Wirksamkeit, die in 0,1 mg des Standard-Präparates enthalten ist und gilt für alle gonadotropen Präparate aus menschlichem Schwangerenharn. Trotz seiner nicht absoluten Reinheit hat es sich als Standard von hinreichender Konstanz für alle praktischen Auswertungszwecke bewährt (VOSS). 1 mg = 4000—5000 I.E.

3. Das Stutenserumgonadotropin wird aus dem Serum trächtiger Stuten gewonnen. Es wird ebenfalls nicht in der Hypophyse, sondern in der Stutenplacenta gebildet und hat die Eigenschaft, daß es nicht oder nur in verschwindend kleinen Mengen in den Harn übergeht, sondern nur im Blutserum, und zwar in relativ hoher Konzentration, gefunden wird. Es besitzt vorwiegend FSH-Aktivität, daneben aber auch gewisse Beimengungen des LH- bzw. ICSH-Faktors.

Die spezifisch gonadotrope Wirksamkeit von 0,25 mg des Standard-Trockenpulvers stellt die I.E. für alle aus dem Serum trächtiger Stuten gewonnenen Gonadotropine dar (VOSS). (1 I.E. = diejenige Menge Hormon, die bei einer Ratte das Uterusgewicht innerhalb dreier Tage verfünffacht.)

4. Gonadotrope Hormone aus Kastraten und postklimakterischem Harn sind wahrscheinlich hypophysären Ursprungs und zeigen die gleichen Wirkungen wie das FSH aus dem HVL (Kastraten-Harngonadotropine, Menopausen-Harngonadotropine).

V. Hodenveränderungen nach Hypophysektomie
(Ausfall der Gonadotropine)

Die wichtige Rolle des Hypophysenvorderlappens für die Hodenfunktion ist seit den grundlegenden Experimenten von SMITH in zahlreichen Arbeiten gesichert worden. Nach Hypophysektomie bleiben die Hoden bei infantilen Tieren auf einer unreifen Entwicklungsstufe stehen. Es unterbleibt weiterhin die Ausbildung der sekundären Geschlechtsmerkmale. Nach der Geschlechtsreife führt die Hypophysektomie zum Erlöschen der Samenzellbildung und der Inkretion des Hodens. Der Hoden wird atrophisch. Die Rückbildung erfolgt bei der Ratte in etwa 3—4 Wochen (TONUTTI). In gleicher Weise bilden sich die von der Androgensekretion abhängigen Organe, wie Bläschendrüsen, Prostata und anderes, ebenso wie nach einer Kastration zurück. Gonadotropinpräparate in genügender Menge und Dauer verabfolgt, verhindern die Atrophie der Hoden und die Rückbildung der akzessorischen Geschlechtsdrüsen oder, erst nach der Rückbildung verabreicht, restaurieren sich die Organe bis zur Norm.

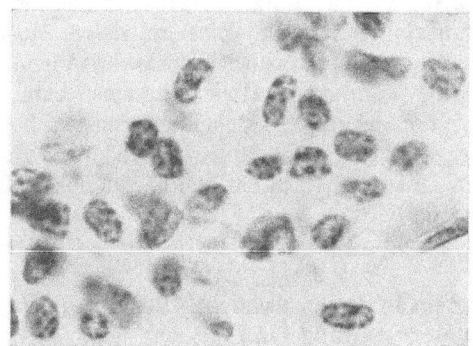

Abb. 47. Leydigsche Zellen des Rattenhodens 10 Wochen nach Hypophysektomie, „Schachbrettmuster" der Kerne. Vergr. 1200mal. (Aus TONUTTI, 1. Symposion Dtsch. Ges. f. Endokr. Berlin: Springer 1955)

ENGLE und LEVIN beobachteten bei Ablatio der Hypophyse beim Manne, daß die samenbildenden Tubuli und die Zwischenzellen atrophieren und eine Abnahme der Größe der akzessorischen Genitaldrüsen und der Androgenproduktion eintrat. Weitere Experimente weisen darauf hin (SMITH u. ENGLE und TYNDALL), daß die Androgenbildung in den Zwischenzellen durch ICSH und die Spermiogenese durch FSH stimuliert wird. Hypophysektomierte Tiere zeigten, daß durch Zufuhr von Androgenen die Spermiogenese eine Zeitlang aufrechtzuerhalten war. Diese Vorgänge weisen auf einen Zusammenhang zwischen Samenreifung und Androgenbildung im Hoden hin.

In experimentellen Untersuchungen an der Ratte haben sich TONUTTI und Mitarbeiter für das Verständnis der Einzelwirkungen von FSH und ICSH bemüht. Sie kommen hierbei zu folgenden Ergebnissen: Hypophysektomie schaltet sowohl die gonadotrope als auch die androgene Beeinflussung der 3 Bauelemente des Hodens — Leydigsche Zwischenzellen, Samenepithel, „Lager" des Samenepithels (Tubuluswand und Sertoli-Syncytium) — aus und bringt Inkretion und Samenzellreifung der Gonaden zum Erliegen. Nach Hypophysektomie weist das Zellbild der Leydigschen Zellen typische Veränderungen auf (Abb. 47); Zellkern und Plasmaleib der normalerweise großen Epitheloid-Zwischenzellen verschwinden, die Kerne werden plump, ovalgeformt und stark verkleinert, sie zeigen ein dichtes Chromatinmuster (Schachbrettmuster). Der Plasmasaum um die Zellkerne ist kaum noch auszumachen. Dabei rücken die Zwischenzellen näher aneinander; sie sind dadurch scheinbar vermehrt. Das Bindegewebe nimmt zu, die Zwischenzellen werden von Bindegewebsmassen umhüllt, die Arteriolen zeigen eine hyaline Verdickung ihrer Wandung (Abb. 48).

Nach ICSH-Zufuhr entfalten sich die atrophischen Zwischenzellen in wenigen Tagen wieder zur Norm, die Androgenbildung wird angeregt, die 17-Ketosteroidausscheidung nimmt zu, die Maskulinisierung tritt ein. Selbst sehr hohe ICSH-

Gaben bringen jedoch die einzelne Zwischenzelle nur wenig über ihr „normales" Entfaltungsniveau hinaus. Man schließt hieraus, daß die normale hypophysäre ICSH-Stimulation die Zwischenzellen schon zu ihrem maximal möglichen Entfaltungsniveau bringt.

Klinische Beobachtungen (HELLER und NELSON) zeigten beim menschlichen Hoden ein gleiches Verhalten wie beim Rattenhoden. Die ICSH-Aktivität des HVL reguliert sowohl die Morphokinese als auch die androgene Aktivität der Zwischenzellen (s. auch Abb. 63, 65).

Nach Ausfall der Hypophyse bleiben die basalen Stufen der Spermiogenese intakt (TONUTTI). Es finden sich nur Spermatogonien und Spermatocyten

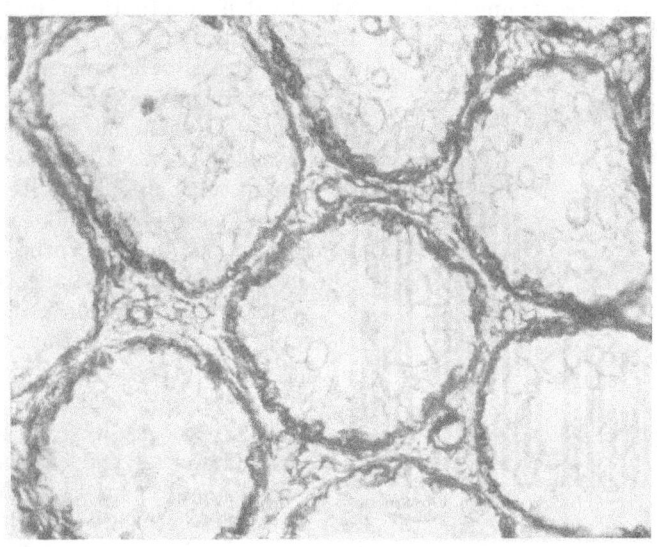

Abb. 48. Bindegewebsvermehrung im Rattenhoden 10 Wochen nach Hypophysektomie. Tannin-Eisen. Vergr. 360mal. Fibröse Verdickung der Tubuluswand. Im intertubulären Raum: Maschenwerk von Bindegewebe, das die atrophischen Leydigschen Zellen einschließt. Zellen färberisch nicht dargestellt. (Aus TONUTTI, 1. Symposion Dtsch. Ges. f. Endokr. Berlin: Springer 1955)

1. Ordnung; die folgenden Phasen der Spermio-Histogenese bleiben aus. Es kommt zum Verlust der Reifeteilung durch ein Versiegen der Spermiogenese bei den Spermatocyten 1. Ordnung. FSH-Gaben führen bei der Ratte zur Wiederaufnahme der Spermiogenese. Die Zwischenzellen werden durch FSH nicht beeinflußt, wie umgekehrt eine ICSH-Zufuhr eine Wiederaufnahme der erloschenen Spermiogenese nicht einzuleiten vermag.

Die basalen Vorgänge der Spermiogenese bis zu den Spermatocyten 1. Ordnung sind autonom; sie laufen auch ohne Einflußnahme des HVL ab. FSH scheint auf die Spermiogenese nur eine Beschleunigung auszuüben, da für eine in Gang befindliche Spermiogenese anscheinend FSH nicht unbedingt erforderlich zu sein scheint. Es gelingt nämlich bei hypophysektomierten Ratten, durch hohe Testosterondosen oder durch intertestale Instillationen von Testosteronkristallen die Spermiogenese aufrechtzuerhalten (HOHLWEG und ZAHLER).

Nach Hypophysektomie zeigen die Samenkanälchen eine starke Abnahme der Kaliber. Es kommt hierdurch zur Verkleinerung des Hodens. Die Tunica propria wird beträchtlich fibrös verdickt. Mehrere Lagen kollagener Fibrillen lassen sich deutlich unterscheiden. Nach ICSH-Stimulierung der Zwischenzellen ändert sich die Tubulusweite praktisch nicht, während die vorher fibröse Tubuluswand wieder dünn und annähernd normal wird. Die Tubuluswand scheint demnach ein unmittelbares Erfolgsorgan der Androgene zu sein. Tonutti bezeichnet diese Wirkung als sog. „androgene Kontaktwirkung" und stellt ihr die „androgene Fernwirkung" (Systemwirkung) gegenüber (s. auch Abb. 46). Neben den Fibroblasten der Tunica propria scheinen auch die Bindegewebszellen des intertubulären Gewebes ein unmittelbares Erfolgsorgan der Androgene zu sein (DE LA BALZE u. Mitarb.).

Die Sertoli-Zellen zeigen nach Hypophysektomie nur geringe morphologische Veränderungen. Das Syncytium schrumpft etwas zusammen. Es wird angenommen, daß die Gestalt der Sertoli-Zellen passiv vom jeweiligen Zustand des Samenepithels abhängt (ROLSHOVEN).

Eine gewisse Beziehung scheint zwischen den zugeführten Gonadotropinen und der Wirkung derselben auf die Erfolgssubstrate zu bestehen, wie experimentelle Untersuchungen gezeigt haben. Gewaltige Überhöhungen bringen keine entsprechend größere Entfaltung des Substrates zustande als die normalen physiologischen Hormondosen. So kommt es nach einer FSH-Zufuhr bei einem normalen funktionstüchtigen Hoden zu keiner Verbesserung der Spermiogenese; ebenfalls bringt eine normale ICSH-Zufuhr keine Verbesserung der 17-Ketosteroidausscheidung bei normal stimulierten Zwischenzellen. Nur wenn ein echter Substitutionsbedarf vorliegt, wie in Fällen von sekundärem Hypogonadismus auf Grund einer hypophysären Insuffizienz, läßt sich wie beim juvenilen Organismus durch exogene Gonadotropingaben die Spermiogenese einleiten oder steigern. Nur bei sehr hohen Dosen und einer längeren Zufuhr von ICSH kommt es zu einer Vermehrung der Zwischenzellen, wobei sich große Komplexe von Zwischenzellen in den intertubulären Spalten bilden (BOMSKOV).

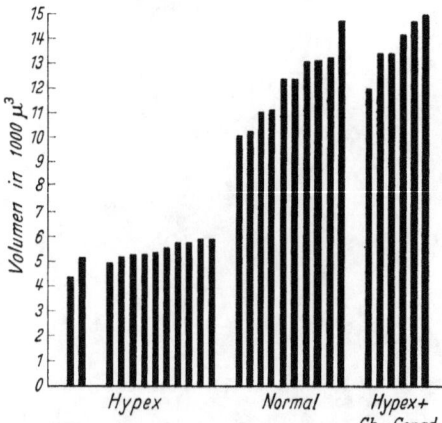

Abb. 49. Gesamtvolumen von je 100 Leydig-Zellkernen pro Ratte von 140—150 g. Hypex = 4 Wochen nach Hypophysektomie, die 2 Säulen links 4 Monate nach Hypophysektomie. Normal = unbehandelte Normaltiere. Hypex + Ch.-Gonad. = 5 Wochen nach Hypophysektomie und 12 Tage nach täglich 16 E Choriongonadotropin. (Aus TONUTTI in 1. Symposion Dtsch. Ges. f. Endokr. Berlin: Springer 1955)

Weiterhin nimmt die Androgen- und Oestrogenausscheidung im Harn zu (MADDOCK u. NELSON; JAYLE u. Mitarb.).

Aus Kernmeßuntersuchungen (TONUTTI u. MUSCHKE) im Experiment und am Menschen ist zu ersehen, daß die Zwischenzellen unter physiologischen Verhältnissen nahe dem höchstmöglichen Differenzierungsgrad gelegen sind bzw. nur ein geringes Differenzierungsniveau haben (Abb. 49). Selbst hohe Dosen von ICSH können die normalen Leydig-Zellen nur unwesentlich vergrößern. Die Entfaltungsgröße der Zwischenzellen kann daher nur ein gewisser Indicator für die Sekretionskapazität derselben sein. Sind dagegen die Zwischenzellen ungenügend stimuliert, so wird die exogene ICSH-Zufuhr (Choriongonadotropin) eine wesentliche Kernvergrößerung und somit eine vermehrte Androgenproduktion zur Folge haben. Darauf beruht auch der sog. *Choriongonadotropintest* (MADDOCK u. NELSON).

Werden beim normalen Menschen während 3—5 Tagen täglich 500—1000 I.E. Choriongonadotropin verabreicht, so ändert dies den 17-Ketosteroidausscheidungsspiegel im Harn nur unwesentlich (die Androgene verlassen als 17-Ketosteroide den Organismus); hingegen steigt bei Zwischenzellen-Insuffizienz durch ungenügende Hypophysenstimulation die ausgeschiedene 17-Ketosteroidmenge erheb-

VI. Einfluß der Gonaden auf die Hypophyse

Die normale Hodenfunktion übt einen Einfluß (Bremswirkung) auf die gonadotrope Partialfunktion des Hypophysenvorderlappens aus. Bei Hodenfunktionsänderungen kommt es zur Änderung im gonadotropen Gehalt der Adenohypophyse und in der Menge der zur Ausscheidung durch den Harn kommenden Gonadotropine. Nach Kastration kommt es zur Anreicherung der Gonadotropine im HVL, zur Bildung von „Kastrationszellen", zu einer Gewichtszunahme des HVL und zu einer vermehrten Ausschüttung von Gonadotropinen im Harn (Hypergonadotropie) (Abb. 50). Es sind dies ähnliche Vorgänge, wie man sie in der Menopause der Frau (Klimakterium) beobachtet (Tonutti).

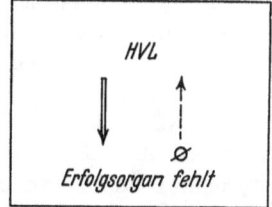

Abb. 50. Hypergonadotropie bei Ausfall des Erfolgsorgans (z. B. Kastration)

1. Einfluß der endokrinen Hodenfunktion auf den Hypophysenvorderlappen

a) Androgene

Eine längere Androgenzufuhr verhindert bei infantilen Individuen die Entwicklung der Gonaden zu einem reifen Organ. Bei reifen Hoden tritt eine Atrophie derselben ein. Leydig-Zwischenzellen und Tubulusapparat (Zahler) atrophieren; es zeigen sich aber keine somatischen Ausfallserscheinungen (maskierte Insuffizienz der Zwischenzellen nach Tonutti). Es entsteht das typische Bild des sekundären hypogonadotropen Hypogonadismus. Im HVL nimmt die gonadotrope Aktivität unter der Androgenbehandlung ab (Moore u. Price) (Abb. 51).

Implantiert man HVL, von mit Androgenen vorbehandelten Tieren bei anderen Tieren, so wird keine aktive Wirkung der implantierten Drüsen beobachtet.

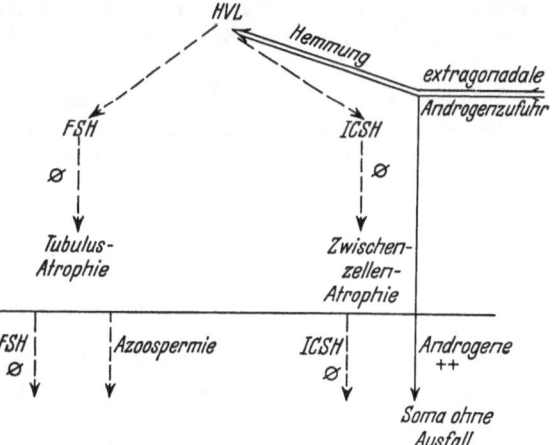

Abb. 51. Schema einer maskierten Insuffizienz der Leydigschen Zwischenzellen durch extragonadale Androgenzufuhr (z. B. beim Rebound-Phänomen)

Werden mit den Androgenen Gonadotropine zugeführt, so bleibt die Atrophie der Strukturelemente des Hodens aus (Bottomley u. Folley) (sog. kompensatorische Atrophie). Hohe Androgengaben beim Menschen bewirken eine Verminderung bzw. ein völliges Erlöschen der Spermiogenese bis zur Azoospermie, eine Verkleinerung der Tubuli, Hyalinisierung der Basalmembran, der Tunica propria und eine Rückbildung der Leydigschen Zwischenzellen (Heller u. Mitarb.; Heinke u. Tonutti) (s. auch Abb. 126 und 127). Nach dem Aussetzen der Testosteronbehandlung kommt es wieder zu einer Regeneration und damit zu einem

Anstieg der Spermienzahl, wobei die Ausgangswerte um ein wesentliches überschritten werden können („Rebound-Effekt" nach HECKEL u. Mitarb.). Infolge der maskierten Insuffizienz kann der Zustand der Hodenatrophie nur im Samen (Azoospermie) oder mittels der Hodenbiopsie nachgewiesen werden (s. auch S. 251).

Der gleiche Vorgang ist bei extragonadaler Androgenbildung, z. B. bei Nebennierenrindentumoren, zu beobachten (andrenogenitales Syndrom). Bei Entfernung oder therapeutischer Inaktivierung der Androgenquelle kommt es zur Wiederaufnahme der Gonadotropinbildung und Gonadenfunktion (WILKINS u. CARA; NOWAKOWSKI u. PÜSCHEL) (s. auch Abb. 66).

Bei unphysiologisch hohen exogenen Androgengaben, z. B. bei Implantationen ins Hodengewebe oder bei androgenwirksamen Zwischenzellen-Tumoren (SCHMIDT u. TONUTTI) besteht ein direkter spermiogenetischer Effekt auf den Tubulusapparat. Die Spermiogenese bleibt dann trotz fehlender FSH-Stimulierung erhalten. Man kann sogar beim hypophysenlosen Tier eine, allerdings dürftige, Spermiogenese beobachten (TONUTTI). Zur Fertilität können solche Tiere nicht gebracht werden. Dieser spermiogenetische Effekt der Androgene entsteht anscheinend durch innige nachbarschaftliche Beziehungen zwischen den Androgenen und dem Tubulusapparat.

Tierversuche (Ratten) mit androgenen Wirkstoffen in verschiedener Dosierung hat vor allem ZAHLER durchgeführt, um die Wirkung auf den HVL festzustellen. Er verwandte hauptsächlich Testosteronpropionat als Injektion oder Implantat. Der Allgemeinzustand der Tiere war auch bei den größten Androgengaben nicht gestört, auch dann nicht, wenn die Versuche über 3 Monate dauerten. Im HVL sind Veränderungen der Zellanordnung und des Verhältnisses der einzelnen Zellarten zu beobachten. Bei höheren Gaben tritt eine hemmende Wirkung der Androgene zutage, die zu schweren degenerativen Veränderungen führt. Das Endergebnis ist ein Schwund der granulierenden Basophilen und eine Atrophie des gesamten Zellapparats. Bei Abbruch der Androgenzufuhr erfolgt eine Wiederherstellung durch Neuaufbau.

Zusammenfassend sind folgende Wirkungen der Androgene festzustellen:
1. Rückwirkungen auf die gonadotrope Partialfunktion der Adenohypophyse;
2. Rückwirkungen auf den Tubulusapparat; 3. periphere Wirkung, wie Maskulinisierung, Entwicklung des Genitale, Stimme und anderes mehr.

b) Oestrogene

Oestrogene finden sich ebenfalls im Hoden vor und zwar als Oestradiol. Man fand sogar Oestradiol in den Spermatozoen. Der Mann scheidet es nur in sehr geringer Menge im Urin aus (unter 1 μ/24 Std-Urin).

Es fragt sich nun, ob die Oestrogene zur Regulation (Hoden—Hypophyse) dienen, da sie eine hohe Hemmwirkung, gleich den Androgenen, auf die Gonadotropinproduktion des HVL ausüben (MADDOCK u. NELSON; NELSON). Kleine Mengen von exogen zugeführten Oestrogenen führen bereits zur Atrophie des Hodens. Es kommt zur fibrösen Entartung der Tubuluswand und zur Atrophie des Keimepithels wie auch der Zwischenzellen (DE LA BALZE u. Mitarb.; MECHOW u. HEINKE). Im Gegensatz zu den Folgen nach Testosterongaben (maskierte Insuffizienz) tritt hier eine manifeste endokrine Insuffizienz mit somatischen und psychischen Veränderungen ein (Gynäkomastie, Verweiblichung u. a.) (Abb. 52; s. auch Abb. 68, 69, 70).

Die Bildungsstätten der Oestrogene im Hoden sind bisher nicht bekannt. Man nimmt an, daß sie in den Sertoli-Zellen oder in den Zwischenzellen-Organen gebildet werden (DEL CASTILLO; WITSCHI u. MENGERT). DEL CASTILLO u. Mitarb.

beschreiben einen Patienten mit einem hypogonadalen Syndrom und bewerten es als einen Beweis dafür, daß Oestrogen von den Sertoli-Zellen produziert wird. Bei einer Gruppe von Männern ohne Zeichen einer endokrinen Störung wurden kleine Testes, Azoospermie und eine normale Harngonadotropinausscheidung gefunden. Das histologische Hodenbild zeigt hier nur Zwischenzellen und Sertoli-Zellen ohne Keimepithel. Die Verfasser sehen daher diese Sertoli-Zellen als Ursprungsort der Oestrogenbildung an, die ein Anwachsen der Gonadotropinausschüttung verhütet. In Fällen von starker Degeneration des Tubulusepithels wäre sonst eine erhöhte Gonadotropinausscheidung zu erwarten gewesen. SOFFER dagegen ist der Ansicht, daß die alleinige Gegenwart von Sertoli-Zellen kein Beweis für eine hemmende Wirkung auf die Hypophyse ist.

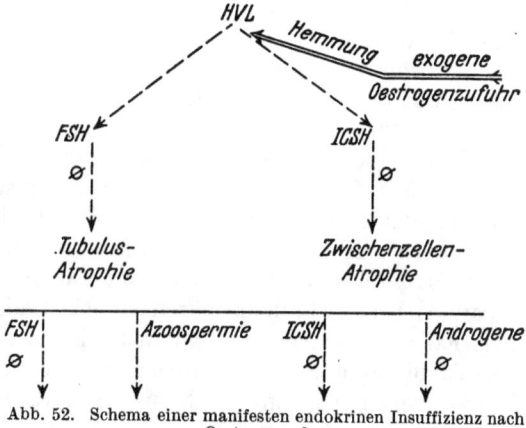

Abb. 52. Schema einer manifesten endokrinen Insuffizienz nach Oestrogengaben

Eine große Schwierigkeit stellt sich der Erforschung der Oestrogene im Hoden entgegen, nämlich die Tatsache der Konversion von Testosteron zu Oestrogenen. Zufuhr von Testosteron steigert die Oestrogenausscheidung; markiertes Testosteron erscheint z. T. als markiertes Oestradiol. Der Umbau ist nicht an die Gonaden gebunden.

c) Weitere Hodenhormone

Neben Androgenen und Oestrogenen sollen *weitere Hormone im Hoden* vorhanden sein.

Es sei hier auf die Arbeiten von TÖRNBLOM, KLINEFELTER u. Mitarb., McCULLAGH u. Mitarb. und HOWARD u. Mitarb. verwiesen, die diese Hypothese geprüft haben. Es soll demnach ein Hormon im Tubulusepithel durch Reizung von hypophysärem FSH gebildet werden. Das Hormon soll in seiner pharmakologischen Wirkung dem Oestrogen ähnlich sein, das einen bremsenden Effekt auf den HVL ausübt. Wegen dieser Fähigkeit wurde es „Inhibin" genannt; es soll dem *X-Hormon* von ALBRIGHT u. Mitarb. entsprechen. Die Beobachtungen basieren auf Tierexperimenten, bei denen Schäden an den Testes durch Radium und künstlichen Kryptorchismus hervorgerufen wurden. Durch diese Verfahren wird das Keimepithel der samenbildenden Tubuli zerstört, während die Zwischenzellen und damit die Androgensekretion erhalten bleiben. Die Gegenwart der typischen Kastrationszellen in der Adenohypophyse, verbunden mit der wachsenden FSH-Produktion, stellt einen Beweis dar, daß das „Inhibin" entfernt worden ist. Durch Gaben von Testesextrakten, die „Inhibin" enthalten, kann die vermehrte FSH-Produktion gebremst werden (s. Abb. 44).

NELSON dagegen ist nicht von dem Vorhandensein weiterer gonadaler Hormone überzeugt. Er räumt aber dennoch die Möglichkeit ein, daß beim Manne Oestrogene, die von den Gonaden oder an anderer Stelle des Organismus gebildet werden, eine wichtige Rolle bei der Erhaltung der Hypophysen-Gonaden-Achse spielen. Seiner Meinung nach sind jedoch die Leydig-Zellen, wenn sie degeneriert sind, für den erhöhten FSH-Betrag verantwortlich.

HOWARD, SNIFFEN, SIMMONS u. ALBRIGHT kamen zu der Ansicht, daß das „X-Hormon" 1. ein wesentlicher Faktor der Spermiogenese ist, 2. die Adenohypophyse an der Sekretion von FSH hindert, 3. die Adenohypophyse stimuliert, LH (ICSH) zu produzieren, und 4. die Entwicklung der Gynäkomastie zu verhindern vermag. Sie vermuten, daß das Hormon von den Sertoli-Zellen produziert wird.

2. Einfluß der Tubulusfunktion auf den Hypophysenvorderlappen

Nicht allein die Kastration führt zur Erhöhung der gonadotropen Aktivität der Adenohypophyse, sondern auch der „isolierte Tubulusschaden" bei erhaltener Inkretion der Zwischenzellen.

Man beobachtete eine Erhöhung der Harngonadotropine unter anderem 1. bei Schädigung des Samenepithels des Tubulusapparates in Rattenhoden nach einer Dosis von 600—800 r (Rö-Einheiten); es kommt zur Atrophie der Tubuli, zur Tubuluswandverdickung und zu einer völligen Depopulation der Zellen des Keimepithels bis auf die Sertoli-Zellen („Sterilitätszellen"); 2. beim spontanen oder experimentellen Leistenhoden, wo ebenfalls das Keimepithel völlig fehlt oder verlorengeht, jedoch ein funktionstüchtiger Zwischenzell-Apparat vorhanden ist; 3. bei Hitzeschäden des Tubulusapparates; 4. bei Krankheiten des Tubulusapparates bei gewissen primären Hodenschäden. Die Androgensekretion ist in allen Fällen intakt. Es ist daher anzunehmen, daß vom normalen funktionstüchtigen Tubulusapparat eine hemmende Rückfunktion auf den HVL stattfindet, dagegen vom geschädigten Tubulus nicht. Es muß offen bleiben, ob es sich hierbei um einen „Inhibin"- oder „X-Hormon"-Effekt handelt (s. oben). Der Nachweis von erhöhten Harngonadotropinen bei Hodenfunktionsstörungen (isolierter Tubulusschaden) ist daher ein wichtiger diagnostischer Hinweis auf das Vorliegen eines primären Hodenschadens (hypergonadotroper Hypogonadismus) (Tonutti).

VII. Einwirkungen auf die sekretorische und spermiogenetische Aktivität der Gonaden

Die gonadotropen Hormone FSH und ICSH und die im Hoden gebildeten Androgene haben physiologischerweise einen direkten Einfluß auf die Struktur und Funktion der Gonaden. Indirekt beeinflussen Oestrogen und Progesteron den Hoden, indem sie die Gonadotropinbildung des HVL hemmen (Tonutti). Direkte regulative Beziehungen zwischen dem Hoden einerseits und der Schilddrüse, den Nebennieren, dem Inselapparat oder den Epithelkörperchen andererseits lassen sich nicht feststellen (Staemmler).

Der Descensus findet normalerweise vor der Geburt statt; bleibt er aus, kommt es durch die Wärmewirkung im unteren Bauchraum bzw. Leistenkanal zu einer Schädigung der Zwischenzellen und des Tubulusapparates. Der Descensus gewährleistet somit die normale Entwicklung der Hoden und damit die Weiterentwicklung des männlichen Organismus. Für die normale Entfaltung des Samenepithels ist eine Temperatur von 35° C nötig. Bei artefiziellen Bauchhöhlenhoden treten ebenfalls Tubulusschäden auf, die nach einer längeren Verweildauer des Hodens im Bauchraum irreparabel werden.

Obwohl die Funktionen der Spermienproduktion und der Androgenproduktion unabhängig voneinander verlaufen können, gehen sie im allgemeinen parallel vonstatten. Ein störender Faktor auf eine der beiden Funktionen kann möglicherweise auch auf die andere Funktion mit einwirken, wenn er es hinreichend stark oder sehr lange tut. Das Keimepithel der Tubuli ist für Einwirkungen pathologischer oder physiologischer Art viel empfindlicher als das interstitielle Gewebe und die Zwischenzellen. Es ist daher verständlich, wenn die spermiogenetische

Aktivität häufiger gestört ist als die endokrine Aktivität der Zwischenzellen. Hieraus ergibt sich die Häufigkeit der männlichen Fertilitätsstörungen.

Außer Erkrankungen der Hypophyse selbst gibt es eine Anzahl extrahypophysärer Krankheiten oder Zustände, die den HVL beeinträchtigen und in der Folge auch die Hoden treffen. So zeigt sich oft eine Abnahme der hormonalen und spermiogenetischen Funktion bei Entkräftung, besonders wenn sie mit Mangel an Vitamin A, B und E verbunden ist. JAKOBS machte in einem japanischen Kriegsgefangenenlager die Beobachtung, daß durch längeres Hungern (mehr als 20 Monate) und durch Krankheiten die Potentia coëundi verlorenging, die männlichen Geschlechtsmerkmale zurückgingen und die Größe der Testes abnahm. Die gleichen Beobachtungen konnten von uns nach dem zweiten Weltkriege an deutschen Kriegsgefangenen gemacht werden. Weiterhin konnte durch Tierexperimente festgestellt werden, daß es zu diesen Veränderungen durch eine mangelhafte Hypophysenstimulation der Testes kam.

Auf die Veränderungen an den Gonaden unter hohen Oestrogen- und Testosterongaben wurde schon hingewiesen.

Veränderungen des Tubulusapparates bei und nach erhöhten Körpertemperaturen z. B. durch Pneumonie sind von MILLS beschrieben worden. Es liegen hier auch eigene bestätigende Beobachtungen vor. McLEOD und HOTCHKISS stellten nach einer künstlich erzeugten Hyperpyrexia eine temporäre starke Reduktion der menschlichen Spermienzahl fest (s. Kapitel Ätiologie, S. 469).

Der Verschluß der samenableitenden Wege, z. B. durch operative Eingriffe, durch angeborene Fehler oder durch entzündliche Prozesse führt zwar zu einer Verringerung (Oligospermie) oder einem Verlust (Aspermie) der Spermienzahl im Ejaculat, jedoch kaum zu einer Schädigung des Keimepithels; die Zwischenzellen werden sicherlich nicht betroffen. Beobachtungen im Tierexperiment weisen darauf hin, daß die Spermiogenese trotz Vasoligation andauert, selbst wenn der Ductus deferens von Geburt an fehlt (Aplasie). Eigene Beobachtungen bestätigten diese Befunde (siehe Kapitel: Ätiologie und Ejaculat).

VIII. Die Hormone des Hodens

Mit dem Sammelnamen „*Androgene*" bezeichnet man Substanzen mit männlicher Prägwirkung. Das wichtigste Androgen ist das *Testosteron*, das aus dem Stierhoden isoliert werden konnte (LAQUEUR 1935) und daher als das eigentliche Hormon des Hodens gilt. Neben den Androgenen werden im Hoden noch Oestrogene und hier vor allem Oestradiol im Hodengewebe gebildet (GOLDZIEHER u. ROBERTS); auch Pregnenolon kommt im Hoden vor (TONUTTI).

Die Bildung von Androgenen setzt zur Zeit der Pubertät ein und erreicht in den Jahren nach der Pubertät ihren Höhepunkt. Große Schwankungen in der Hormonproduktion treten im Leben des Mannes nicht ein; doch kann ein Nachlassen der Androgenproduktion des Hodens jenseits des 35.—40. Lebensjahres beobachtet werden (HAMILTON u. Mitarb.). Im Organismus gibt es mehrere Orte, die mit Sicherheit Androgene produzieren; es sind 1. der Hoden in den Leydigschen Zwischenzellen, 2. bei der Frau das Ovarium, 3. die Nebennierenrinde und 4. wahrscheinlich auch die Placenta. Die wirksamsten Androgene stammen aus den Leydigschen Zwischenzellen, die dem männlichen Organismus das typische somatische Erscheinungsbild geben.

Die Androgene gehören zu den Steroiden, die sie von der großen Gruppe der Stearine ableiten und dem Oestradiol, Progesteron und den Nebennierenrindenhormonen chemisch nahestehen. Sie haben alle das gleiche chemische Grundskelet, dem das aus 4 Ringen bestehende Cyclopentanophenantren zugrunde liegt. Die Androgenaktivität ist 1. an die Kranzverbindung der Ringe AB, 2. an Substitution am C_{17}-Atom gebunden. Die Art der Substituenten am C_{17}- und C_3-Atom und die Doppelverbindung Δ_4 entscheidet über den Grad der androgenen Wirksamkeit.

Zwei Gruppen von Androgenen können unterschieden werden: 1. die *natürlichen Androgene*, die in der Natur vorkommen, unabhängig davon, ob sie auch synthetisch hergestellt werden können oder nicht und 2. die *künstlichen Androgene*, die sich *nur* chemisch darstellen lassen.

1. Natürliche Androgene

Zu den natürlichen Androgenen gehören:

a) **das Testosteron,** das durch direkte Isolierung aus Stier- und Hengsthoden gewonnen werden kann. Auch im Venenblut menschlicher Hoden wurde es nachgewiesen (SAVARD u. Mitarb.). Außerdem finden sich im Hoden noch weitere Steroide, wie das Δ_{16}-Androstenol-(3β) und das Δ_{16}-Androstenol-(3α), die ohne große Hormonwirksamkeit sind (JUNKMANN). Die Bildung des eigentlichen männlichen Hormons, des Testosterons, wird in die Leydigschen Zwischenzellen lokalisiert, die wiederum von dem gonadotropen Hormon ICSH stimuliert werden.

b) **Androsteron,** das als ein Umwandlungsprodukt des Testosterons gilt und 1932 von BUTENANDT erstmals im Harn von Männern dargestellt wurde; es ist das wirksamste Androgen des Harns.

c) **Andere biologisch aktive Androgene,** die im normalen menschlichen Urin vorkommen:

Dehydroisoandrosteron, das aus der Nebennierenrinde stammt und nur in sehr geringen Mengen im Harn vorkommt. Es ist das wichtigste Steroid der Nebennierenrinde.

Nach JUNKMANN finden sich im Harn noch zahlreiche andere Androgene bzw. ihre Stoffwechselprodukte, die anscheinend durch chemische Einflüsse bei der Aufarbeitung als Artefakte entstehen. Sie gehören teils der *Androstan-* teils der *Ätiocholanreihe* an.

Zu erwähnen ist ferner noch das *Ätiocholanol*, das bei Nebennierenrindentumoren in vermehrtem Maße gefunden wird.

2. Künstliche Androgene

Das Testosteron selbst wird als Therapeuticum nicht verwandt, da es im Organismus sofort abgebaut wird und daher kaum zur Wirkung kommt. Man erkannte aber, daß besonders Ester des Hodenhormons das Testosteron an Wirkungsstärke und -dauer um das 4—5fache übertreffen. Die Bemühung, eine neue Form der Steroidhormone zu finden, die eine über längeren Zeitraum ausgedehnte Versorgung des Organismus gewährleistet, hat zu verschiedenen Lösungen geführt (VOSS):

a) Die Benutzung von öligen Injektionslösungen geeigneter *Ester des Hormons* (Testosteron-Propionat, Testosteron-Önanthat, Testosteron-Cyclopropionat, Testosteron-Valerianat).

b) Die Verwendung von *Hormonpreßlingen* zur Implantation.

c) Die Injektion von *Kristallsuspensionen*.

DEANESLY und PARKES (1937) haben die Implantation von Testosteronkristallen in die Therapie eingeführt. Die Kristallimplantation übertraf eindeutig die Wirkung des reinen Testosterons gegenüber den Estern. Auch die Wirkungsdauer der Kristallimplantation ist erheblich länger. Nach SCHREUSS implantiert man in eine subcutane Hauttasche in den unteren Abschnitten der Bauchhaut. Die Resorption beträgt nach SCHREUSS etwa 0,22—0,82 mg/die. HOWARD und VEST berichteten über Implantationen mittels eines für diese Zwecke entwickelten Instrumentes.

Als vorteilhaft erwiesen sich vor allem in der Praxis die *Testosteronpropionate*. Das Propionat muß erst im Organismus gespalten werden und kommt dann zur Resorption. Hohe Fettsäureester, sog. *Önanthate*, *Cyclopropionate* und *Valerianate*, erweisen sich in ihrer Wirkung sowohl dem Testosteron als auch Testosteron-Propionat als überlegen. Es handelt sich bei den hohen Fettsäureestern um ausgesprochene Depotpräparate mit einer protrahierten Wirkungsdauer von etwa 2—3 Wochen bei nur einer intramuskulären Injektion.

Testosteronpropionat

Testosteronönanthat

Methyltestosteron

Das Testosteronpropionat muß ausschließlich parenteral verabfolgt werden, da es per os kaum eine oder keine Wirkung zeigt. Es wird in der Leber sofort abgebaut (SEGALOFF). Für den oralen Gebrauch über die Mundschleimhaut wurde das *Methyltestosteron* als künstliches Androgen geschaffen. Der Abbau des Methyltestosterons erfolgt nicht in der Leber. Seine Wirksamkeit wurde von RUZICKA, GOLDBERG und ROSENBERG studiert. Man stellte fest, daß es dem Testosteron überlegen ist. BISKIND erklärte die Tatsache, daß es bei oraler Gabe besser als Testosteron wirkt, daraus, daß die Resorption im Magen durch Drüsen und Lymphgewebe erfolgt und so der Durchgang durch die Pfortader und die das Hormon zerstörende Leber vermieden wird.

Tabelle 2. *Biologische Aktivität der verschiedenen Androgene*

Testosteron-propionat	Testo-steron	Andro-steron	Dehydro-isoandro-steron	Ätiocholenolon
1	11	250	2500	keine Androgenwirksamkeit
0,7 γ	8 γ	170 γ	940 γ	keine

Aus Tabelle 2 ist zu ersehen, daß die biologische Aktivität in den Testosteron-Abbauprodukten stark zurückgeht. Bei Androsteron ist erst die 250fache Menge dem Testosteron-Propionat wirkungsäquivalent. Weiterhin ist zu ersehen, daß das Testosteron-Propionat 11mal wirksamer ist als das nicht veresterte

Testosteron (Steroid). Die Resorption kommt beim veresterten Androgen wesentlich langsamer zustande, da zunächst die Abspaltung der Fettsäure durchgeführt werden muß. Die Wirkungsdauer beim Propionat beträgt etwa 3 Tage, beim Önanthat und Valerianat etwa 2—3 Wochen.

IX. Der Testosteron-Abbau und -Umbau

Das vom Hoden in das Blut abgegebene und dort kreisende Testosteron wird nach Entfaltung seiner biologischen Wirkung rasch um- und abgebaut. Dieser Um- und Abbau ist *nicht* an die Hoden gebunden, sondern geht vorwiegend in der Leber, z. T. auch in der Niere vonstatten.

In den Pfortaderkreislauf verbrachtes Testosteron ist unwirksam. In die Milz implantierte Testosteronpreßlinge entfalten bei kastrierten Tieren nur geringe Wirkung (BISKIND).

Das Testosteron wird in der Leber von 2 Enzymsystemen angegriffen (LABHART). Ein erstes, das als Co-Enzym Diphosphopyrolidin-Nucleotid (DPN)

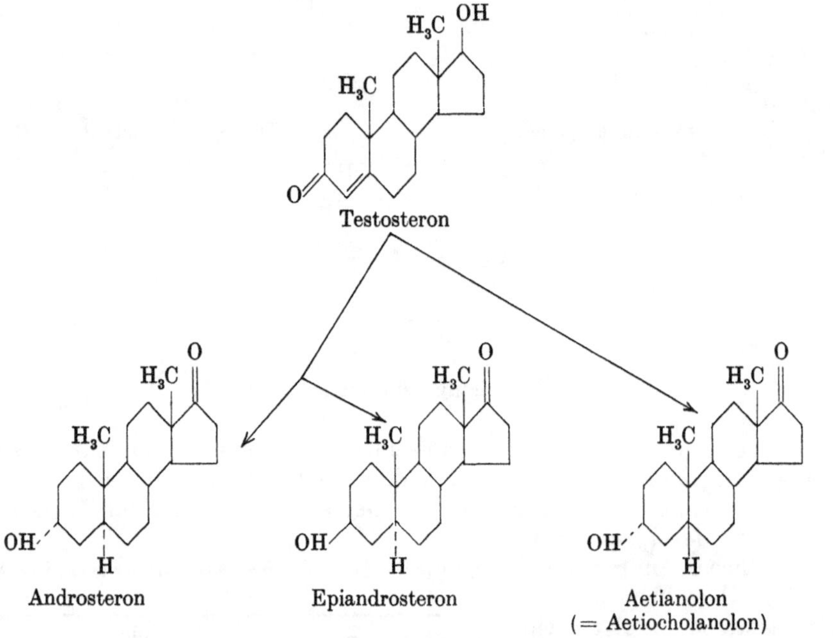

Abb. 53. Die wichtigsten Abbauprodukte des Testosterons. (Nach LABHART, Klinik der inneren Sekretion. Berlin: Springer 1957)

braucht, oxydiert die 17ständige Hydroxylgruppe zu einem 17-Ketosteroid und reduziert den Ring A zu einem gesättigten Alkohol; das zweite, Micitrat als Co-Enzym, spielt beim Menschen wahrscheinlich eine geringe Rolle und wirkt zuerst auf den A-Ring ein. Bei Leberkrankheiten verläuft dieser Umbau verzögert und unvollständig. Testosteron trägt am C_{17}-Atom eine OH-Gruppe und gehört damit nicht zu den 17-Ketosteroiden; es wird aber zu den 17-Ketosteroiden umgebaut und als solches ausgeschieden. In der Leber wird es zudem am C_3-Atom an Glucoron und Schwefelsäure gepaart. Die Ausscheidung des Testosterons im Urin erfolgt etwa zu 40% als Ätianolon, Androsteron und seinem isomeren Epiandrosteron sowie ihren 11-Hydroxyderivaten im 24-Std-Harn. Mehr als die Hälfte des Testosterons verläßt den Körper als unbekanntes Abbauprodukt. Der Umbau des Testosterons zu 17-Ketosteroiden (alle Ausscheidungsprodukte des

Testosterons werden 17-Ketosteroide genannt, weil sie an C_{17} eine Ketogruppe führen), von verschiedenen, heute teilweise bekannten Enzymsystemen gelenkt, ist großen Schwankungen unterworfen, auch beim gesunden Individuum in weiten Grenzen (Abb. 53).

Nach BORROWS und DORFMAN kann Testosteron vermutlich auch in Oestrogene, vorwiegend in Oestron, umgebaut werden.

X. Die 17-Ketosteroide

Die Harn-17-Ketosteroide sind sog. Neutral-17-Ketosteroide. Als *Harn-17-Ketosteroide* bezeichnet man eine große Menge über 30 Abarten von Substanzen, die aus den Metaboliten des Testosteronstoffwechsels der Hodenhormone und aus den Metaboliten der Nebennierenrindenhormone ihren Ursprung haben. Beim Manne entstammen sie zu einem Drittel bis zur Hälfte dem Hoden und zu zwei Drittel bis zur Hälfte der Nebennierenrinde, bei der Frau dagegen nur der Nebennierenrinde. Die Höhe der 17-Ketosteroidausscheidung ist daher nicht ohne weiteres zur Beurteilung der Androgenproduktion des Hodens brauchbar. Besonders im Alter gibt die 17-Ketosteroidausscheidung kein zuverlässiges Bild der endokrinen Hodenfunktion. Die der Nebennierenrinde entstammenden schwach androgenen 17-Ketosteroide nehmen nämlich nur wenig ab, während die vom Testosteronstoffwechsel herrührenden, stark Androgen wirksamen 17-Ketosteroide erheblich vermindert ausgeschieden werden (HAMILTON u. Mitarb.). Da die Hormonmetabolite im Harn eine recht verschiedene Androgenwirksamkeit aufweisen — Ätianolon (=Ätiocholanolon) ist z. B. hormonell inaktiv —, kommt es bei der Beurteilung der 17-Ketosteroide nicht auf die Menge derselben, sondern auf ihre Androgenaktivität an. Eine Erfassung der androgenen Wirksamkeit der einzelnen ausgeschiedenen 17-Ketosteroide ist nur in sehr langwierigen und kostspieligen biologischen Testverfahren möglich, so z. B. im Hahnenkammtest oder Bläschendrüsen- und Prostatatest an Kapaunen oder kastrierten Mäusen und Ratten (HAMILTON u. Mitarb.). Als internationale Standardisierung dient Androsteron, von dem $100\,\gamma$ einer internationalen Einheit (I.E.) entsprechen (JUNKMANN).

Nachweismethoden der 17-Ketosteroide:

Für klinische Zwecke ist die *Zimmermannsche Farbreaktion* zur Bestimmung der Gesamtmenge der 17-Ketosteroide im Harn wichtig (Näheres s. bei ZIMMERMANN und S. 402).

Nach JUNKMANN ist die physiologisch bestimmbare Androgenausscheidung:

Beim normalen erwachsenen Manne . . . . 50 i.E./Tag
bei der erwachsenen Frau. . . . . 20 i.E./Tag
beim Kastraten . . . . 10 i.E./Tag
beim Kryptorchen . . . . 26 i.E./Tag

Die Ausscheidung ist individuell und altersabhängig (Abb. 54) verschieden. Die 17-Ketosteroidausscheidung beträgt:

in der Jugend . . . . 2— 5 mg/Tag
beim Manne bis zum 25. Lebensjahr . . . . 15—25 mg/Tag
bei der Frau . . . . 8—10 mg/Tag

Durch das Verfahren der *Chromatographie* der *Harn-17-Kestosteroide* ist es nunmehr möglich, die 17-Ketosteroide in solche zu trennen, die vom Testosteronabbau herkommen und solche, die den Nebennierenrindensteroiden entstammen. Man kann somit aus den chromatographierten 17-Ketosteroiden direkt auf die Aktivität des Hodens und der Nebennierenrinde schließen. Hier unterscheidet man zwei verschiedene Fraktionen. Es stammt die α-Fraktion aus dem Hoden und der Nebennierenrinde (Androsteron, Ätiocholanolon) und die β-Fraktion nur aus der Nebennierenrinde (das wichtigste davon ist das Dehydroisoandrosteron) (Abb. 55).

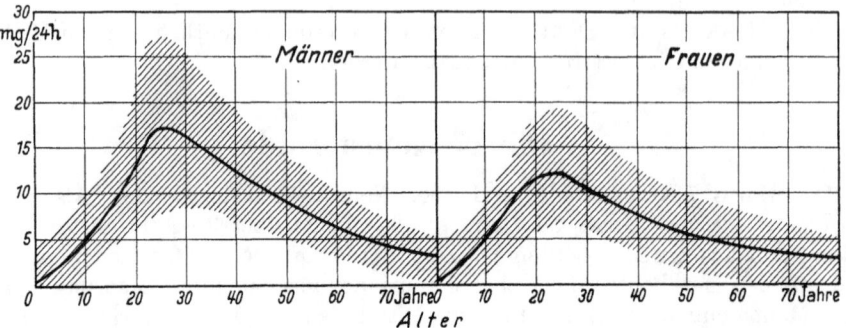

Abb. 54. Mittelwerte und Streuung der 17-Ketosteroide in Abhängigkeit von Alter und Geschlecht. (Nach ZIMMERMANN, Chemische Bestimmungsmethoden von Steroidhormonen. Berlin: Springer 1955)

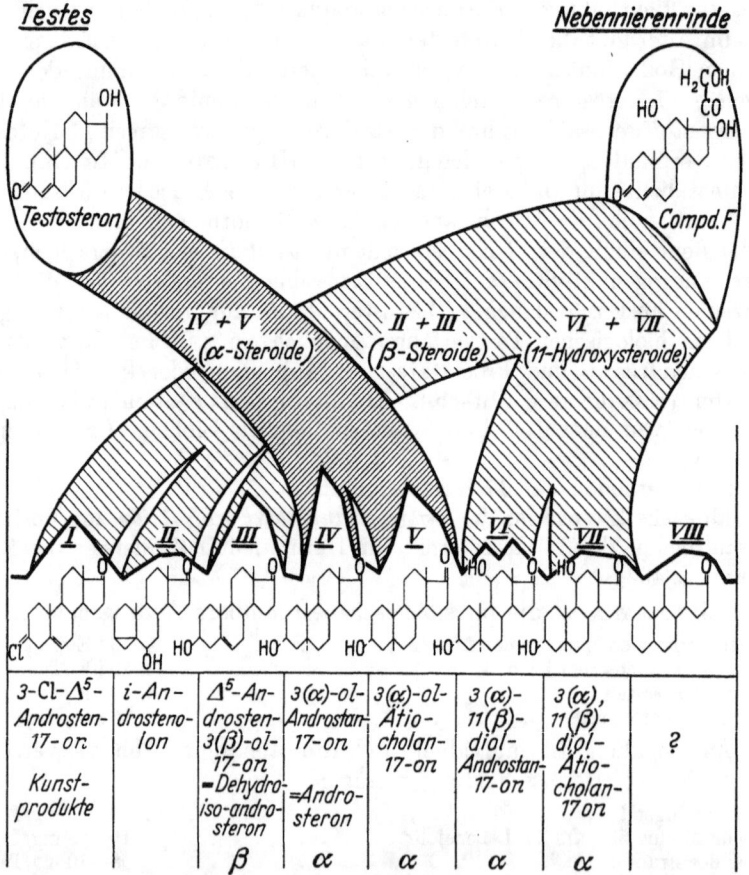

Abb. 55. Schema der hauptsächlichsten Herkunft der einzelnen Fraktionen bei der chromatographischen Trennung der 17-Ketosteroide. (Nach ZIMMERMANN, Chemische Bestimmungsmethoden von Steroidhormonen. Berlin: Springer 1955)

Die normale prozentuale Verteilung der gefundenen 17-Ketosteroide auf die einzelnen Fraktionen ist aus Tabelle 3 zu entnehmen. Es fällt auf, daß die Gruppen IV und V bei Erwachsenen höher als bei Kindern sind. Hierbei handelt es sich um Steroide, die beim Manne vorwiegend aus den Testes, bei der Frau anscheinend aus dem Ovarium stammen. Umgekehrt scheinen die Gruppen VI, VII und VIII bei den Kindern höher als beim Erwachsenen zu sein. Zwischen beiden Geschlechtern werden bei Erwachsenen keine wesentlichen Unterschiede gefunden. Im Mittel kann man sagen, daß der Anteil der Gruppe der β-Steroide und ihrer Derivate (Fraktion I—III) etwa 20%, der Gruppe der α-Steroide (Fraktionen IV und V) etwa 65% beträgt bei einem Verhältnis von Androsteron zu Ätiocholanolon wie 1:1; die Menge der 11-Oxy-Steroide beläuft sich auf rund 10%, der Rest ist nicht identifiziert. Die Androsteron-Ätiocholanolon-Gruppe spiegelt dabei den Grad der Virilisierung wieder; sie nimmt bei Vermännlichung zu (Tabelle 3).

Tabelle 3. *Normale prozentuale Verteilung der 17-Ketosteroide bei der chromatographischen Trennung.* (Nach ZIMMERMANN)

Autor: Gruppe	Kinder 1—6 Jahre De %	Kinder 7—17 Jahre De %	Frauen nach Di %	Frauen nach BP %	Frauen nach Po %	Frauen nach Zy %	Männer nach Di %	Männer nach BP %	Männer nach Po %	Männer nach Zy %
I. nichtalkohol. Steroide	9—27	6—30	1—27	7—8	}20	1,7	2—16	5—8	}21	2,4
II + III β-Steroidgruppe	0—36	0—34	1—29	5—8		39,7	8—41	6—10		47,4
IV + V α-Steroidgruppe	3—28	5—45	30—66	61—65	66	48,8	33—63	65—68	66	36,1
VI + VII 11-Ox-Steroidgruppe	20—42	27—31	3—26	10—13	9	9,8	4—23	6—11	10	14,6
VIII ?	15—43	8—24	0—19	1—3	—	—	0—15	2—3	—	—

Anmerkung: De = DEVIS, Di = DINGEMANSE, BP = BIRKE u. PLANTIN, Po = POND, Zy = ZYGMUNTOWICZ.

Die klinische chromatographische Fraktionierung ist wegen der Umständlichkeit und der Kosten der Methode nur auf bestimmte Fälle zu beschränken. Sie ist von Bedeutung für das Verständnis von physiologischen und pathologischen Vorgängen im Steroidstoffwechsel (Näheres s. ZIMMERMANN).

XI. Wirkung der Androgene

Testosteron, das vom Hoden gebildete Androgen, ist ein *anabolisch* wirkendes *Stoffwechselhormon*. Die Wirkungen des Testosterons lassen sich am besten veranschaulichen an den Veränderungen des männlichen Genitalapparates, dem Soma und der Psyche, dem Eiweißstoffwechsel, am Wachstum und der Skeletreife, die sich während der Pubertät bei der Reifung des Mannes einstellen. Nach TONUTTI trifft die Bezeichnung „männliches Sexualhormon" nur einen Ausschnitt aus dem breiten Wirkungsbereich des Testosterons. Nach vollzogener Pubertät ist eine ständige androgene Aktivität der Hoden erforderlich, um den Genitalapparat in funktionstauglichem Zustand zu erhalten. Ein Ausfall des Testosterons (Kastration) vor der Pubertät verhindert das Eintreten sexueller Reife (präpuberaler Hodenschaden). Der Organismus bleibt auf einer infantilen präpuberalen Stufe stehen. Ein Ausfall nach vollzogener Pubertät führt zur Atrophie und weitgehenden Funktionseinstellung des Genitalapparates, die männlichen Skeletformen z. B. bleiben jedoch erhalten, da gebildete und vorhandene Prägungen — je nach Organ — nicht mehr oder nur gering zurückgebildet werden (postpuberaler Hodenschaden). Es sind die gleichen Erscheinungen, wie sie nach funktioneller Stillegung der Gonaden durch Hypophysektomie zu beobachten sind (sekundärer Hodenschaden).

Zusammenfassend kann gesagt werden, daß das *Testosteron* für die *männliche Prägung* und für die *Erhaltung* derselben *erforderlich* ist.

1. Wirkung auf das männliche Genitale

Schon vor der Geburt setzt die Androgenbildung im Hoden ein und ist für die Differenzierung des männlichen Genitalapparats aus der indifferenten Genitalanlage im Embryonalleben von Bedeutung. Bei Entfernung des Hodens differenziert sich die bisexuelle Genitalanlage stets in weiblicher Richtung (JOST). Die Teile des fertig differenzierten männlichen Genitalapparats sind vor und nach der Pubertät unmittelbare Erfolgsorgane der Androgene (TONUTTI). Sie bringen den gesamten Genitalapparat zur Entfaltung; dies gilt insbesondere für den Penis und die zugehörige quergestreifte Muskulatur sowie das Wachstum und die Pigmentation des Scrotums und den M. cremaster, für Nebenhoden, Vas deferens, Bläschendrüsen, Prostata, Cowpersche Drüsen, Littrésche Drüsen und Präputialdrüsen. Für diese Organe stellt Testosteron einen spezifischen Wachstums- und Differenzierungsfaktor dar, der sie zu normaler Größenentwicklung und funktionsbereiter Differenzierung bringt und diesen Zustand erhält (TONUTTI). Bei einem Androgendefizit oder bei Kastration bilden sich die Organe allerdings unterschiedlich zurück, am stärksten jedoch die drüsigen Organe. Exogene Testosteronzufuhr behebt die Folgeerscheinungen. Die Ansprechbarkeit ist jedoch verschieden groß. Sie ist während der Pubertät am größten. Die Prostata spricht erst nach längerer Behandlung an (HOOKER). Die Testosteronwirkung ist unabhängig von anderen endokrinen Drüsen (BURROWS, BOMSKOV, SCHWALLA).

Es steht fest, daß dem Testosteron ein trophischer Einfluß auf die *Tubuli contorti* zukommt.

Einen besonderen Einfluß hat das Testosteron auf *Bläschendrüsen* und *Prostata*. Die Sekretion der Bläschendrüsen bildet mengenmäßig den größten Anteil der Samenflüssigkeit und enthält die für die Energieversorgung der Spermien wichtige *Fructose* (MANN u. PARSONS). Der Fructosegehalt nimmt bei Androgenmangel ab und steigt nach Testosterongaben an (GASSNER); in den Bläschendrüsen wird das Epithel nach Kastration niedrig und die cytologischen Zeichen der sekretorischen Aktivität verschwinden (TONUTTI). Nach Testosterongaben entfaltet sich das vorher atrophische Bläschendrüsenepithel wieder zur Norm. Es steht dabei in Abhängigkeit von der Höhe und Zeitdauer der zugeführten Testosteronmenge und -wirkung (CAVAZOS u. MELANEPY). Die Fructosekonzentration (Norm 1500—2000—6000 γ/cm^3) ist ebenfalls vom Grad der Androgenstimulation abhängig und vermittelt daher einen gewissen Einblick (Fructosetest = bei einem Androgendefizit steigen die Fructosewerte im Samen nach Testosterongaben an) in den Stand der Androgenversorgung des Organismus (LANDAU u. LONGHEAD). Da zudem das Sekret der Bläschendrüsen neben dem des Prostatasekrets die Hauptmasse des Ejaculats ausmacht (Norm = 2,0 bis 5,0 cm^3), stellt daher auch das Ejaculatsvolumen einen rohen Indicator der Androgenstimulation dar. Findet man mehr als 2,0 cm^3 Samenflüssigkeit, liegt in der Regel kein Androgendefizit vor.

Die Entfaltung des Drüsenepithels der *Prostata* und die sekretorische Aktivität hängt ebenfalls vom Grad der Androgenstimulation ab. Bemerkenswert ist der Prostatagehalt an *Citronensäure* und *saurer Phosphatase*. Nach dem Grad der Drüsenstimulation werden Werte zwischen 400—3000 mg/100 cm^3 gefunden; der Enzymgehalt kann bis 4000 E/cm^3 ansteigen. Nach Kastration fehlt die Citronensäure, nach Zufuhr von Testosteron tritt sie wieder in Erscheinung. Vor der Pubertät ist der Gehalt der menschlichen Prostata an saurer Phosphatase niedrig und steigt mit dem Eintritt der Reife deutlich an. Die Untersuchung des Verhaltens der Citronensäure läßt daher Rückschlüsse auf die Androgenproduktion der Keimdrüsen (Citronensäure-Test) und gleichermaßen das Verhalten der Phosphatase (Phosphatase-Test) zu. Testosteron wirkt auf Prostata und Bläschendrüsen in gleicher Weise, dagegen Androsteron in viel stärkerem Maße auf die Prostata als auf die Bläschendrüsen (TONUTTI). Zu erwähnen ist, daß die Prostata in der Pubertät unter der Testosteroneinwirkung am spätesten heranreift.

2. Wirkung auf den Stoffwechsel

Die Androgene und vor allem das Testosteron und Methyltestosteron (BASSETT u. KLUTMANN) — nicht dagegen Androsteron — fördern die Stoffwechselverwertung im Sinne eines Eiweißansatzes, einer Speicherung von Glykogen und auch von Mineralsalzen, die vorwiegend in der Skeletmuskulatur abgesetzt werden. Die anabole Wirksamkeit scheint der androgenen Wirksamkeit parallel zu gehen. Schwächer virilisierende Verbindungen sind auch weniger anabol wirksam (LABHART). Die Wirkung auf den Proteinstoffwechsel tritt am deutlichsten bei Kastraten oder bei verminderter endokriner Hodenfunktion zutage. Ausdruck dieses anabolischen aufbauenden Stoffwechselgeschehens ist eine Retention von N, P, S, Ca und K. Es tritt eine Verminderung der Harnausscheidung ein; der Eiweißansatz und das Körpergewicht nehmen entsprechend zu. K wird retiniert, aber nicht im extracellulären Raum (Blut), sondern es wird in das unter der anabolischen Testosteronwirkung neu aufgebaute Gewebe eingelagert (im Gegensatz zum Cortison!). Die anabolische Wirkung der Androgene ist unabhängig von der Anwesenheit der Nebennierenrinden- und Hypophysenhormone. Nach Testosteron-Ausfall werden die genannten Elemente vermehrt ausgeschieden, die Eiweißanlage und Gewichtszunahme geht verloren. Beim Kastraten finden wir daher eine vermehrte Kreatinausscheidung; diese Kreatinurie schwindet nach Testosterongaben.

Nach Kastration nimmt auch das Gewicht von Herz, Leber und besonders der Nieren ab, dagegen unter Testosteron zu. Ob diese sog. „renotrope" Wirkung der Nieren von der allgemeinen anabolen Wirkung des Testosterons verschieden ist, steht noch nicht fest (KOCHAKIAN; HENDERSON u. Mitarb.). Durch Testosteronzufuhr kommt es offenbar am Herzmuskel wie auch an der Skeletmuskulatur durch vermehrte Einlagerungen von Glykogen zu besseren Funktionsbedingungen (VEIL u. LIPPROSS) und zu einer besseren Coronardurchblutung (RENN). Dem Testosteron und anderen anabolwirksamen Steroiden wird eine die Atrophie der Nebenniere infolge ACTH-Ausfall verhütende Wirkung zugeschrieben. Ob und wie das Testosteron den Kohlenhydratstoffwechsel beeinflußt, ist ungewiß (LABHART).

Die Kenntnis der anabolen Stoffwechselwirkung der Androgene hat in praxi therapeutische Möglichkeiten. Bei Erkrankungen, bei denen der Eiweißabbau über den Eiweißansatz dominiert — z. B. nach schweren Infektionskrankheiten und in der Rekonvaleszenz —, kann Testosteron erfolgreich verabreicht werden. Es ist jedoch zweckmäßig, in diesen Fällen reichlich Aminosäuren zuzuführen.

Zu einem großen Eiweißverlust kann es auch bei schweren Verbrennungen kommen. Hier besteht außerdem noch eine gesteigerte Nebennierenrindenaktivität, wobei in vermehrtem Maße eiweißabbaufördernde (katabolische) Nebennierenrinden-Hormone gebildet werden. Auch hierbei ist eine Zufuhr von Testosteronen und Aminosäuren aus obengenannten Gründen empfehlenswert (TONUTTI).

3. Wirkung auf die somatische Prägung

(s. auch „Diagnostik der männlichen Fertilitätsstörungen")

Die Androgene beeinflussen auf Grund ihrer anabolen Wirkung das Wachstum, die Reifung, den Epiphysenschluß und die Prägung des *Skelets*. Es ist möglich, daß die Androgene hierbei die Sekretion des Wachstumshormons (Somatotropin) einschränken, da nach der sexuellen Reifung die Körpergröße nur noch gering zunimmt (WELLER). Kastration vor oder während der Pubertät führt zum Hochwuchs mit überlangen Extremitäten, da die Epiphysenfugen der Röhrenknochen übermäßig lange offenbleiben und somit das Längenwachstum über das normale Maß hinausgeht (eunuchoider Hochwuchs). Die Spannweite der Arme überragt dabei die Körperlänge beträchtlich. Der Eunuch hat ein kleines graziles Rumpfskelet; seine Länge ist nur durch die überlangen Extremitäten bedingt. Dieses Mißverhältnis von Größe zu Spannweite der Arme (Somatogramm) ist bereits bei dem Vorliegen verminderter endokriner Hodenfunktion während der Pubertätszeit zu beobachten (WAGENSELL) und gilt als ein wichtiges diagnostisches Merkmal. Bei Zwergwuchs mit hypogonadotropem Hypogonadismus löst jedoch Testosteron ein fast reguläres Längenwachstum aus. Es ist möglich, daß das Somatotropin hierbei eine Rolle spielt, wie überhaupt Wachstum, Reifung und muskuläre Prägung des Skelets an die Mitwirkung mehrerer endokriner Faktoren geknüpft sind, von denen bisher Somatotropin, Thyroxin und die Androgene bekanntgeworden sind. Charakteristisch für das männliche Skelet sind die breiten Schultern, das enge und hohe Becken, so daß der männliche Stamm eine V-Form erhält. Die typische männliche Entwicklung der Skeletmuskulatur ist ebenfalls androgen bedingt.

Beim normal entwickelten Manne ist das *Muskelrelief* stark profiliert. Dies betrifft vor allem die Gesichts-, Extremitäten- sowie Schulter- und Beugemuskulatur. Durch die Vergrößerung der Muskelmasse ist zugleich eine größere physische Leistungsfähigkeit bedingt. Der anabole Effekt des Testosterons ist alters- und geschlechtsunabhängig. Bei pathologischen Androgenquellen, z. B. bei Zwischenzelltumoren, können schon Neugeborene oder Kleinkinder den Typ von „Herkules-Säuglingen" zeigen.

Das *Integument* eines Kastraten ist blaß und zart, von gelblicher Tönung; die Haut eines normalen Mannes dagegen ist derb, dick; sie nimmt an Durchblutungs- und Pigmentierungsfähigkeit stark unter Androgeneinfluß zu. Ein wichtiges Differenzierungszeichen stellt das subcutane Fettpolster *(Panniculus adiposus)* dar. Beim normal entwickelten Manne ist es schwach entwickelt, bei der Frau wesentlich stärker; dagegen ist es in der oberen Körperhälfte stärker als in der unteren ausgebildet, bei der Frau gerade umgekehrt (VAGUE). Vor allem sprechen die *Anhangsorgane der Haut* auf das Testosteron an. So nimmt die *Schambehaarung* die charakteristische männliche rhomboide, bis zum Nabel reichende Form an, während sie gewöhnlich beim Kastraten oder der Frau waagerecht nach oben begrenzt bleibt. Diese horizontale Schamhaarbegrenzung findet sich allerdings nicht selten auch beim Manne und ist daher nicht ohne weiteres als ein Zeichen eines Androgenmangels zu werten, sondern häufig konstitutionell oder auch rassebedingt (CURUTSCHET, RAGUSIN u. ABBATE). Die *Körperbehaarung* (Terminalbehaarung) kann sich ebenfalls unter Testosteron entwickeln. Diese hängt jedoch auch von den vorhandenen Haaranlagen des Integumentes ab. Die Erhaltung der Terminalbehaarung ist auch im Alter zu gewissen Graden androgen abhängig (BARTELHEIMER). *Bart- und Schnurrbartwuchs* sind — mit Ausnahmen, wie z. B. bei Indianern und Indonesiern, — die Regel. Die *Behaarung des Kopfes* erfährt regelmäßig nach der Pubertät eine typische Veränderung und zwar tritt an der Stirn-Schläfengegend ein Haarverlust ein. Man bezeichnet diese Erscheinung als Alopecia triangularis (Geheimratsecken oder -winkel). Der Jugendliche oder der Eunuch haben eine „Haarkapuze". Die bogenförmige Grenzlinie der Haare an Stirn und Schläfe ist nicht unterbrochen. Ferner beobachtet man unter der Androgenwirkung Stirn- und Kopfglatzenbildung. Mit der Pubertät kommt die Tätigkeit der merokrinen und apokrinen *Schweißdrüsen* („Duftdrüsen") in den Achselhöhlen und der Genitalregion in Gang. Die Sekretion der *Talgdrüsen* nimmt ebenfalls unter dem Einfluß des Testosterons zu (Acne vulgaris der Jugendlichen).

Unter dem Einfluß der Androgene während der Pubertät nimmt der Gehalt an Pigmenten (Melanin) in der Haut zu. Eine starke *Pigmentierung* tritt vor allem im Bereich des Scrotum, der Rima ani, den Achselhöhlen und der Linea alba ein. Der gesunde, androgen normale Mann pigmentiert in der Sonne, der Kastrat dagegen nicht.

Der *Larynx* wächst ebenfalls unter Testosteroneinwirkung in der Pubertät (Stimmbruch). Es kommt zur Ausbildung des Adamsapfels (s. Abb. 57).

4. Wirkung auf die Psyche

Der völlige Androgenmangel führt zu einem Ausfall von Libido und Potentia coëundi. Je stärker der Ausfall, desto stärker die Einwirkung auf die Psyche. Hierbei wird vor allem die körperliche Triebhaftigkeit beeinflußt, es treten Verstimmungen und Depressionen der verschiedensten Grade auf (Näheres siehe BLEULER). Der Frühkastrat oder der präpuberale hypogonadale Mann wird den Ausfall der Geschlechtsfunktionen nicht als Mangel empfinden. Anders hingegen der geschlechtsreife Mann. Hier sei auch das sog. „Climacterium virile" mit seinen Ausfallserscheinungen erwähnt (s. S. 218). Bei normalen Männern sahen wir trotz sehr hoher Testosterongaben bei Auslösung des „rebound"-Phänomens nie psychische Veränderungen irgendwelcher Art; auch trat bei diesen Männern, da kein Androgen-Defizit bestand, keine Veränderung in der bestehenden Libido oder Potentia coëundi auf, jedoch bei solchen Männern, die ein verdecktes oder offensichtliches Defizit hatten. Es kommt dann zu einer Stimulierung ihrer Stimmungslage und damit zu einer Triebsteigerung (JORES).

5. Wirkung auf den weiblichen Organismus

Bei der Frau wirkt das Testosteron in hohen Dosen (etwa 200—300 mg/Cyclus) „virilisierend". Es sprechen vor allem die Rudimente männlicher Genitalorgane, wie Clitoris und Präputialdrüsen, an. Es besteht eine spezifische proliferative Wirkung auf die Vagina mit Ausbildung eines Oberflächenepithels, die man z. B. bei Vaginitis senilis und Pruritus vulvae therapeutisch nutzen kann. Der Bart-Schnurrbartwuchs, die Körperbehaarung und die Glatzenbildung kommen je nach konstitutioneller Veranlagung in Gang. Auch kommt es zu einer Libidosteigerung bei Frigidität. Anabolische Stoffwechselwirkungen und Skeletveränderungen sind ebenfalls zu beobachten, ganz besonders eindrucksvoll beim sog. adrenogenitalen Syndrom der Frau.

Aus Tierexperimenten ist bekannt (WITSCHI), daß bei chromosal weiblich bestimmten Embryonen frühzeitige Androgeneinflüsse zur Maskulinisierung des Genitalapparates führen. Die bisexuelle Anlage geht dann in männlicher Richtung, ohne hormonelle Einflüsse immer in weiblicher Richtung. Bei bereits weiblich differenzierter Genitalanlage und nachträglichem Androgeneinfluß entwickeln sich Mißbildungen (OVERZIER). Bemerkenswert ist die Feststellung, daß die Clitoris durch Oestrogene gebildet wird, daß aber das Wachstum nur auf Androgeneinfluß zurückzuführen ist.

XII. Die Pubertät

Die Pubertät ist die Phase im Leben, in der die Reifung des Kindes zum Mann sich vollzieht, in der sich die sekundären Merkmale ausbilden und die Testes ihre sekretorische und inkretorische Reifung erhalten. Die Veränderungen betreffen Soma und Psyche.

Tabelle 4. *Zeittafel der Pubertätsentwicklung beim Knaben.* (Nach LABHART)

Alter (Jahre)	Somatische Merkmale	Hormonbefunde
vor 10	Infantile Verhältnisse	17-Ketosteroide im Urin sehr gering
11—12	Testes, Penis und Prostata beginnen zu wachsen	17-Ketosteroide im Urin beginnen anzusteigen
12—13	Erste Pubes = Pubarche Zunahme des Längenwachstums Erstes Daumensesambein	
13—14	Starkes Wachstum von Testes, Penis und Prostata	17-Ketosteroide im Urin steigen stark an
	Leichte Brustdrüsenschwellung	Gonadotropine (FSH) im Urin nachweisbar
14—15	Axillarbehaarung Stimmbruch Pubesbegrenzung noch weiblich Beginnende Schnauzbehaarung Stärkere Brustschwellung	
15	Reife Spermien	17-Ketosteroide höher als beim Mädchen
16—17	Zunehmende Körper- und Gesichtsbehaarung Stirn-Haar-Grenze männlich Pubesbegrenzung männlich Rückgang der Brustschwellung Acne	
18—19	Epiphysenschluß Wachstumsstillstand	

Eines der ersten Anzeichen der Pubertät ist der Beginn der gonadotropen Aktivität des Hypophysenvorderlappens. Damit erscheinen die Gonadotropine im Harn in meßbaren Mengen. Die gonadotropen Hormone werden jedoch anscheinend schon lange vor der eigentlichen Pubertät in der Adenohypophyse gebildet, aber nicht ausgeschieden (Tabelle 4).

Die 17-Ketosteroide sind etwa vom 10. Lebensjahr an meßbar. Mit Erreichung des Pubertätsbeginnes ist der 17-Ketosteroidspiegel gleich hoch dem Erwachsenen. Während die 17-Ketosteroide kontinuierlich steigen, findet man bei der Androgenausscheidung um das 15. Lebensjahr einen steilen Anstieg. Wahrscheinlich ist die ausgeschiedene 17-Ketosteroidmenge beim Pubertierenden deshalb schon so hoch wie beim Erwachsenen, weil die Nebennierenrinde, die ja einen großen Anteil an der Bildung von 17-Ketosteroiden hat, gerade zur Pubertätszeit völlig ausgereift ist. Mit 17 Jahren überwiegen dann die ausgeschiedenen 17-Ketosteroide beim Manne die Werte einer Frau.

Die Pubertät dauert etwa 4 Jahre und endet mit der erreichten Fertilität kurz vor Abschluß des Körperwachstums. Man bezeichnet den ersten Abschnitt der Entwicklung als *Pubertät*, den zweiten anschließenden Entwicklungsabschnitt als *Adoleszenz*. Der Eintritt und Ablauf der Pubertät ist rassisch und hereditär großen Unterschieden unterworfen. Seit Generationen macht sich eine vermutlich auf exogene Faktoren zurückzuführende Verschiebung der Pubertät (Pubertätsacceleration) bemerkbar (LABHART). Beim Mädchen beginnt die Pubertät heute zwischen dem 8. und 14., beim Knaben zwischen dem 10. und 16. Lebensjahr. Das Mädchen ist mit 14—18 Jahren, der Jüngling mit 13—20 Jahren geschlechtsreif (fertil) (Tabelle 4).

Mit dem Ansteigen der Testosteronproduktion — durch Stimulation der Gonadotropine — treten Veränderungen im gesamten Körperbild ein, die eine fortschreitende Gestaltwandlung vom Knaben zum Manne bedeuten. Den Angriffspunkten der Androgene entsprechend, nimmt die *Skeletmuskulatur* in der Pubertät stark zu. Sie ist stärker modelliert gegenüber den weichen Muskelformen der Mädchen. Es tritt eine Leistungssteigerung ein. In gleicher Weise kommt es zu einem Zuwachs der Gesichtshöhe und Gesichtsverbreiterung. Das ebenmäßige Gesicht des Kindes wird durch Verlust des Unterhautfettgewebes und durch Umbildung des Gesichtsschädels, auch durch eine Umgestaltung der Nase, differenzierter und schärfer profiliert (SCHMIDT-VOIGT).

Das beschleunigte *Wachstum* und die zum Epiphysenschluß und Wachstumsstillstand führende Knochenentwicklung um das 18.—20. Lebensjahr gehören mit zu den Hauptmerkmalen der Pubertät. Die Steigerung des Längenwachstums kann Größenwerte von 8—10 cm im Jahr erreichen. Der Wachstumsschub trifft zu Pubertätsbeginn fast ausschließlich die Extremitäten (Pubertätsakromegaloid), mehr die Arme als die Beine. Erst im mittleren Abschnitt der Reife verlangsamt sich das Wachstum der Extremitäten und das Rumpfwachstum setzt stark ein und bestreitet jetzt fast die ganze Längenzunahme.

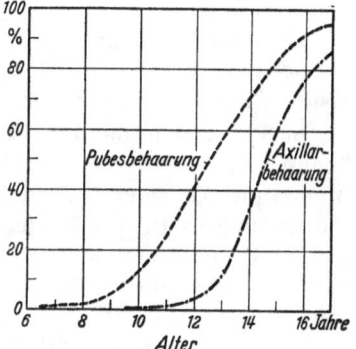

Abb. 56. Die zeitliche Streuung der Pubertätsentwicklung beim Knaben in Deutschland. (Schematisch nach OSTER 1954.) (Aus LABHART, Klinik der inneren Sekretion. Berlin: Springer 1957)

Nach LABHART steht die Knochenentwicklung zur Pubertät in viel engerer Beziehung als das chronologische Alter oder die Körpergröße. Man kann daher den Pubertätsbeginn aus dem chronologischen Alter und dem Knochenalter voraussagen. Der Zusammenhang zwischen Pubertät und Knochenentwicklung und zwischen Knochenentwicklung und Wachstumsabschluß erklärt auch, warum das Wachstum um so früher zum Stillstand kommt, je früher die Pubertät eintritt.

Auch die *Haut* des Knaben erfährt während der Pubertät merkliche Veränderungen. Es kommt zunächst zu einer vermehrten Pigmentierung am Perineum, in den Achselhöhlen und der Linea alba. Ebenfalls dunkler werden das Genitale und die Brustwarzen. Von den *Drüsen der Haut* beginnen die apokrinen Schweißdrüsen der Achselhöhlen zu wachsen und zu sezernieren. Es tritt eine vermehrte Tätigkeit der Talgdrüsen auf, die zu einer Acne vulgaris führen kann Ein empfindliches, androgenabhängiges Merkmal der Pubertät ist die *Terminalbehaarung*, die sich in der Schamgegend, den Achselhöhlen, dem Gesicht und den Streckseiten der Extremitäten lokalisiert. Das Auftreten dieser Behaarung nimmt einen fast gesetzmäßigen Ablauf und galt früher als grundlegendes Kriterium der Pubertätsentwicklung bei somatoskopischen Untersuchungen. Ein äußerliches Merkmal der beginnenden Reife ist das Wachstum der Terminalhaare in der *Regio pubica*. In zeitlicher Gesetzmäßigkeit dehnt sich das Haarfeld, von der Peniswurzel ausgehend, seitlich nach der Inguinalgegend aus. Es reicht dann über das Scrotum bis zur Gegend des Anus und der Crena ani. Bei diesem Vorgang verstärkt sich die Behaarungsdichte und es tritt eine Kräuselung der einzelnen Haare ein. Die obere Begrenzung der Pubesbehaarung bleibt lange Zeit horizontal. Erst später bildet sich die typische virile Rautenform bis zum Nabel hin aus (ZELLER); mitunter erst am Ende des 2. Lebensjahrzehntes (Abb. 56).

Die *Achselhöhlenbehaarung* verläuft nicht in einer deutlich zeitlichen Abstufung. Das Haarwachstum geht von der Mitte der Axilla aus und breitet sich von hier langsam nach dem Oberarm und Brustkorb hin aus. SOHVAL nimmt an, daß die Behaarung der Achselhöhle den Nebennierenrindenandrogenen untersteht. Die *Bartbehaarung* beginnt an der Oberlippe. Erst später folgen Kinn, Wange und seitliche Halsgegend.

Während der Pubertät dunkelt das *Kopfhaar*, wächst schneller und wird straffer. Temporal weicht die Stirn-Haargrenze zurück (Alopecia triangularis, Geheimratsecken).

Regelmäßig kommt es zur Ausbildung der Terminalbehaarung an den Streckseiten der Extremitäten; sie gilt als ein Frühsymptom der beginnenden Pubertät.

Ein weiteres, nicht so seltenes, cutanes Symptom der Pubertät sind *Striae distensae* der *Glutäalregion*, auch an den Oberschenkeln, die nicht nur bei adipösen, sondern auch bei mageren Kindern auftreten (LABHART).

Im Pubertätsbeginn tritt bei den meisten Knaben eine *Brustdrüsenschwellung* (physiologische Pubertätsgynäkomastie oder *Pubertätsmakromastie* nach SCHMIDT-VOIGT) auf. Sie bildet sich in der Regel ohne Behandlung nach 2—3 Jahren wieder zurück und betrifft gewöhnlich nur den Warzenhof, der sich in seiner Gewebskonsistenz auflockert und anschwillt, ein Vorgang, der durch Wucherungen des Milchdrüsengewebes zustande kommt. Die Pigmentierung kann unterschiedlich verstärkt werden. Mitunter nimmt die physiologische Brustdrüsenschwellung, die einseitig oder doppelseitig sein kann, so zu, daß sie sich kaum von einer weiblichen Brustentwicklung unterscheidet. Eine Beeinträchtigung der weiteren somatischen Entwicklung muß nicht vorliegen. Die Ursache ist noch nicht geklärt (s. Kapitel Gynäkomastie, S. 431).

Es tritt auch eine Veränderung der *Stimme* durch das Wachstum des Kehlkopfes ein. Infolge einer veränderten Stellung der Schildknorpelplatten und einer Vergrößerung des Organs wachsen auch die Stimmbänder und die Stimmritzen. Nach Abschluß der Pubertät liegt die Stimme um eine Oktave tiefer als die weibliche Stimme. Der Adamsapfel tritt stärker hervor (Abb. 57).

Mit dem Einsetzen der Reifung nimmt der *Penis* zunächst an Länge, dann an Durchmesser zu. Die Schwellkörper verändern ihren Bau und damit ihr Fassungsvermögen; das Glied wird durch Verstärkung der glatten Muskulatur und Tonuserhöhung fester. Mit der Entfaltung der Glans kommt es zur Smegmaabsonderung und einer Veränderung der cytologischen Verhältnisse der Urethralschleimhaut (s. STIEVE).

Eines der ersten und auffallendsten Merkmale der einsetzenden Pubertät stellt die Umfangszunahme des *Hodens* dar. Es tritt eine Volumenzunahme während dieser Zeit um das Fünffache ein und setzt sich bis etwa zum 25. Lebensjahre fort. Die Größenzunahme des Tubulusapparates ist eine Folge der Tubulusentfaltung. Der linke Hoden nimmt stärker an Umfang zu als der rechte (Näheres s. Abschnitt: „Der Hoden in den einzelnen Lebensabschnitten"). In gleicher Weise, jedoch mit einer nicht so schnellen Vergrößerung, nehmen der *Nebenhoden* und das *Vas deferens* am Wachstum teil. Der kindliche *Hodensack* wird länger und erhält einen breiteren Fundus, indem die Gonaden hervortreten. Die Scrotalhaut verliert dabei eine gewisse Strafheit, sie wird pigmentierter und stärker gefältelt. Die Hautgefäße werden sichtbarer.

Im Verlauf der Reifezeit entwickelt sich die beim Knaben nicht sicher zu palpierende *Prostata* bis zu Walnußgröße; gleichzeitig ist ein konstanter, gleichförmiger Anstieg der sauren Phosphatase im Sekret festzustellen (SCOTT u.

HUGGINS). Die Bildung von Citronensäure nimmt ebenfalls zu. Die *Bläschendrüsen* beginnen sich in gleicher Weise zu vergrößern und Fructose zu sezernieren (MANN, LANDAU u. LOUGHEAD). Neben diesen Organen kommt es gleichfalls zur Entwicklung der *Cowperschen Drüsen*. Die Entwicklung der akzessorischen Geschlechtsdrüsen führt schon während der Pubertät zu Pollutionen, meist zwischen dem 12. und 13. Lebensjahr, etwa $1/4$—$1/2$ Jahr nach Eintritt der ersten Geschlechtsmerkmale. Das Ejaculat enthält jedoch in der ersten Periode noch keine Samenfäden, sondern nur Sekretprodukte genannter Drüsen. Eine genaue Aussage

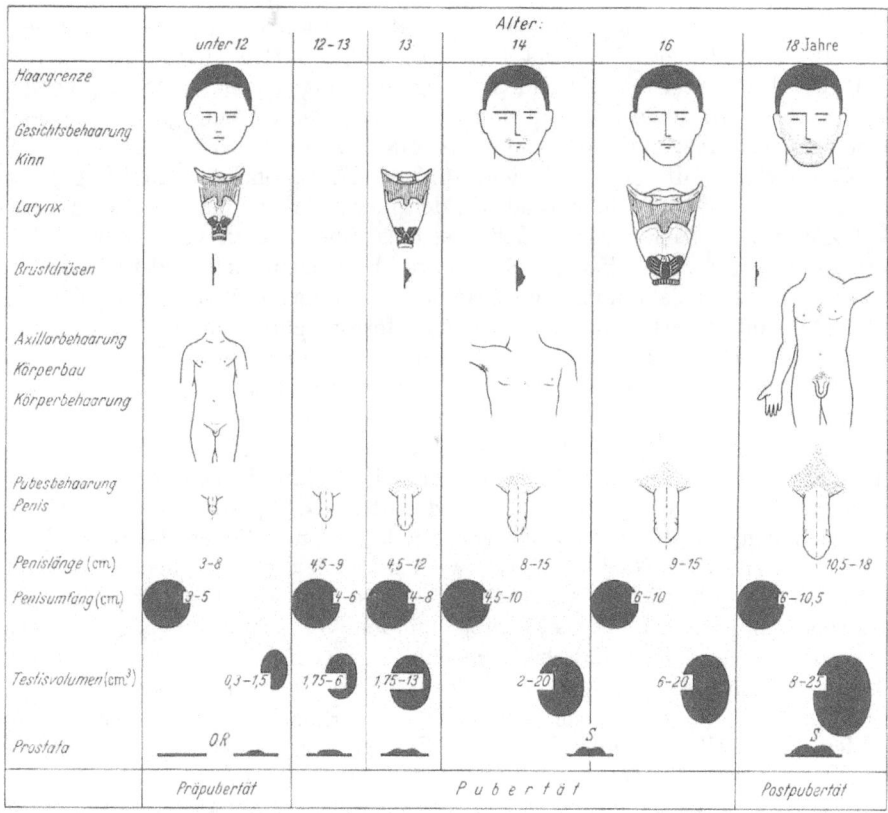

Abb. 57. Schematische Darstellung der Pubertätsentwicklung beim Knaben. Modifiziert nach SCHONFELD. (Aus LABHART, Klinik der inneren Sekretion. Berlin: Springer 1957)

über den Eintritt der Fertilität, d. h. der Bildung reifer und befruchtungsfähiger Samenfäden, ist schwer zu machen.

Mit dem Abschluß der Pubertät um das 18.—20. Lebensjahr beginnt die Zeit des reifen Mannes, die beim Gesunden keine wesentlichen Veränderungen der Gonaden selbst oder Androgene erkennen lassen. Die maskulin-somatische Differenzierung ist dann abgeschlossen. Es beginnt das Stadium der *Maturität*, der vollen Geschlechtsfunktion, der *Fertilität des Mannes*.

Der Eintritt der Pubertät sowie die Reihenfolge und die Entwicklung der einzelnen Organe sind, wie schon gesagt, sehr unterschiedlich. Die *Varianten* können mitunter recht erheblich sein, so daß man *konstitutionelle Abweichungen* von einer echten Fehlbildung nicht mehr unterscheiden kann.

LABHART unterscheidet folgende Varianten:

1. Die zu früh oder zu spät auftretende, im übrigen aber normal verlaufende Pubertät: *idiopathische Pupertas praecox* und *idiopathische Pubertas tarda*.

2. Das isolierte vorzeitige Auftreten einzelner sekundärer Geschlechtsmerkmale: *prämature Pubarche*.

3. Die schwere und persistierende *Pubertätsgynäkomastie* (Pubertätsmakromastie).

4. Die allgemein somatischen und psychischen *Variationen in „Männlichkeit" und „Weiblichkeit"*, die mit einer wirklichen Intersexualität nichts zu tun haben.

5. Die kurz vor und während der Pubertät auftretende Fettsucht und Magerkeit: *Präpubertäts- und Pubertäts-Adipositas* und *Pubertäts-Magersucht*.

Da es sich hierbei um rein endokrinologische Fragen handelt, die das Thema dieser Arbeit nur tangieren, soll daher nur kurz darauf eingegangen werden. Näheres s. bei LABHART, JORES und WILKINS (s. auch S. 475).

Eine *Pubertät*, die erst nach dem 16. und 17. Lebensjahr eintritt, gilt als *verzögert* und ist nicht mehr normal. In den meisten Fällen läßt sich aber keine Endokrinopathie nachweisen, sodaß meistens eine zeitlich verschobene, aber normale Pubertät zu erhoffen ist. Zeichen von Eunuchoidismus sind zu erwarten. Sind im 18. Lebensjahr immer noch keine Pubertätsmerkmale festzustellen, so kann man die Pubertät durch Choriongonadotropingaben auslösen und damit beweisen, daß es sich wirklich um einen Gonadotropinmangel und nicht um eine primäre Gonadenstörung gehandelt hat (LABHART). Geht die Pubertät dann allein weiter, so läßt sich retrograd sagen, daß es sich nur um eine Pubertätsverzögerung gehandelt hat. Meistens leitet man allerdings, schon aus psychologischen Gründen, im 16.—17. Lebensjahr eine solche Behandlung ein.

Nicht selten ist die *Präpubertäts- und Pubertäts-Adipositas*, die sich häufig erst nach dem 8.—10. Lebensjahr entwickelt und mit Pubertätsbeginn ihren Höhepunkt erreicht. Nach LABHART werden durch die irrtümliche oder mindestens unklare Bezeichnung der Präpubertäts- und Pubertäts-Adipositas als Dystrophia adiposogenitalis diese Knaben mit dem Verdacht des Hypogonadismus gebrandmarkt und einer falschen und überflüssigen Behandlung unterzogen. Es handelt sich hierbei jedoch weder um einen Hypogonadismus noch um eine Endokrinopathie. Als Ursache steht meist eine erhöhte Nahrungsaufnahme im Vordergrund. Alle organisch bedingten Formen von Adipositas kommen viel seltener vor und unterscheiden sich von Präpubertäts- und Pubertäts-Adipositas durch einen fast regelmäßig vorhandenen Kleinwuchs. LABHART stellt daher für das Kindes- und Pubertätsalter die allgemeine Regel auf, daß sich bei einer Adipositas mit überdurchschnittlicher Körpergröße meist keine Endokrinopathie und überhaupt keine organische Ursache finden läßt (physiologische Variante der normalen Pubertät), dagegen bei einer Adipositas mit Kleinwuchs ganz besonders sorgfältig nach Endokrinopathien und hypothalamischen Störungen zu fahnden ist.

XIII. Die männlichen Genitalreflexe (Erektionsreflex, Ejaculationsreflex). Der Ejaculationsablauf

Nach KIESSELBACH gleichen die Genitalreflexe des Mannes denen der Frau. Im Sacralmark befindet sich ein parasympathisches Zentrum für die Erektion, im oberen Lumbalmark ein sympathisches für die Ejaculation, übergeordnete liegen im Gehirn.

Die *Erektion* kann durch Eindrücke von Sinnesorganen oder auf Grund sinnlicher Vorstellungen zustande kommen. Ferner wird sie rein reflektorisch durch Reizung von Endorganen in der Glans penis hervorgerufen.

Der afferente Schenkel des Erektionsreflexes verläuft im N. dorsalis penis über den N. pudendalis zu dem im II.—V. Sacralsegment gelegenen Erektionszentrum. Die hier beginnenden efferenten parasympathischen Fasern kommen über die Nn. pelvici zum Plexus pelvicus; hier werden sie umgeschaltet. Die postganglionären Fasern gelangen zu den Schwellkörpern, wo sie durch eine Erschlaffung der glatten Muskulatur eine Füllung der Kavernen bewirken (auf eine mechanische Reizung dieser Nerven durch Druck der gefüllten Harnblase oder des gefüllten Rectums werden die morgendlichen Erektionen zurückgeführt).

Die Summierung von Reizen an der Glans penis führt schließlich zur Auslösung des *Ejaculationsreflexes* (s. Abb. 143).

Der N. dorsalis penis bildet den afferenten Schenkel. Er gelangt über den N. pudendalis zu dem im oberen Lumbalmark gelegenen Ejaculationszentrum. Die efferenten sympathischen Fasern ziehen über den Grenzstrang in den Plexus pelvicus, wo sie umgeschaltet werden. Die postganglionären Nerven verlaufen zur glatten Muskulatur von Samenleiter, Ampulle, Bläschendrüsen und Prostata, deren Kontraktion sie bei der Ejaculation bewirken. Hierdurch werden Samenfäden und Drüsensekrete in die Harnröhre gepreßt. Ein weiterer Reflex führt dann zur stoßweisen Kontraktion von quergestreifter Beckenbodenmuskulatur, wobei der M. bulbocavernosus die Ausschleuderung des Samens aus der Harnröhre bewirkt. Die reflektorischen Muskelkontraktionen lösen den Orgasmus aus. Die Erregung beim Orgasmus breitet sich auf das gesamte sympathische Nervensystem aus (Pupillenerweiterung, Pulsbeschleunigung, Blutdrucksteigerung, Schweißausbruch).

Die einzelnen Geschlechtsdrüsen sondern bei der *Ejaculation* ihr Sekret nicht gleichzeitig ab. Die Cowperschen Drüsen und Urethraldrüsen (Littré-Drüsen) sezernieren bereits vor dem Samenerguß. Die Ejaculation erfolgt in mehreren Fraktionen. Die erste Fraktion entstammt der Prostata. Das Sekret ist milchigtrüb, relativ leichtflüssig, nicht fadenziehend und frei von Spermien. Die Mittel- oder Hauptfraktion besteht aus einem Gemisch von flüssigem und gelatineartigem Sekret und enthält den Hauptteil der beweglichen Spermien. Der flüssige Teil setzt sich aus Resten der Prostataabsonderung, den Sekreten der Ampullen und den hochaktiven Spermien zusammen. Der gelatinöse Anteil ist ein Vorläufer der aus den Bläschendrüsen kommenden Endfraktion. Die Endfraktion selbst ist rein gelatinös und stellt allein das Produkt der Bläschendrüsen dar (OETTLE 1954) (s. Kapitel „Das Ejaculat" S. 291).

E. Klinik der Fertilitätsstörungen beim Manne

Von

Ernst Heinke-Gießen

Die *somatische Fertilitätsstörung* beim Manne findet immer ihren Ausdruck in einer *Minderwertigkeit des Samens*.

Fertilitätsstörungen (Impotentia generandi) können bedingt sein durch: *Störungen der Hodenfunktionen* und durch *Störungen, die im Bereich der samenableitenden Wege* liegen.

Diese können durch *direkte* oder *indirekte, exogene* oder *endogene Faktoren* ausgelöst werden.

I. Patho-Physiologie der Hodenfunktionsstörungen

1. Definition der Formenkreise der Hodenfunktionsstörungen

Bei allen glandotrop gesteuerten Organen kann man zwischen einer sekundären und einer primären Funktionsstörung unterscheiden. Diese Feststellung trifft auch auf den Hoden zu. Bei einer sekundären Störung des Hodens (sekundärer Hodenschaden) liegt primär eine Störung der Adeno-Hypophyse des Hypophysenvorderlappens vor; die Hodenfunktion wird hierdurch sekundär betroffen.

Bei einer primären Störung (primärer Hodenschaden) liegt primär eine Hodenfunktionsstörung zugrunde; hierbei wird sekundär die Adenohypophyse des Hypophysenvorderlappens mit beeinflußt.

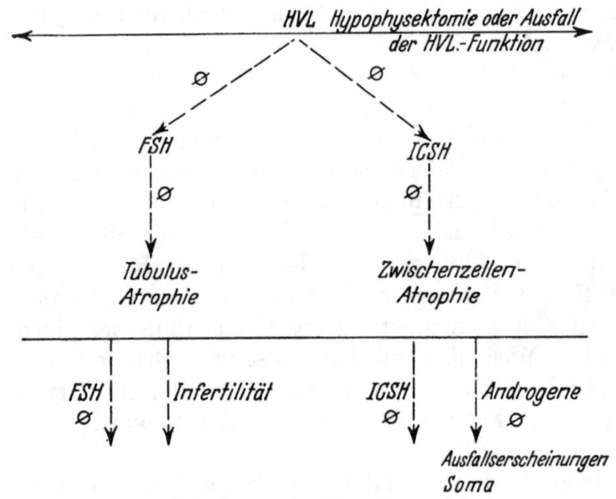

Zweckmäßigerweise teilt man die Hodenerkrankungen in folgende Formenkreise ein.

Abb. 58. Schema des sekundären Hypogonadismus

a) Sekundärer Hodenschaden

Dem sekundären Hodenschaden liegt eine verminderte oder fehlende gonadotrope Aktivität des Hypophysenvorderlappens zugrunde.

Die Kennzeichen (Abbildung 58) für einen sekundären Hodenschaden sind: die *Harngonadotropine* fehlen, sind erniedrigt oder vermindert. Daher bezeichnet man den sekundären Hodenschaden auch als hypogonadotropen Hypogonadismus; der *Choriongonadotropintest* fällt positiv aus; das *histologische Hodenbild* zeigt immer eine uniforme Schädigung der einzelnen Strukturelemente des Hodens.

b) Primärer Hodenschaden

Dem primären Hodenschaden liegt eine Schädigung des Hodenparenchyms infolge peripher, nicht hormonell wirkender Mechanismen der verschiedensten Art zugrunde. Solche peripheren Schädigungen können den Tubulus- und den Zwischenzellapparat oder beide gemeinsam in Mitleidenschaft ziehen. Man rechnet zum primären Hodenschaden im weiteren Sinne auch solche Veränderungen, die im Bereich der samenableitenden Wege liegen und einen Einfluß auf die Fertilität ausüben.

Die Kennzeichen für den primären Hodenschaden: die *Harngonadotropine* sind normal hoch, erhöht oder stark erhöht. Daher wird auch vom hypergonadotropen Hypogonadismus als dem primären Hodenschaden gesprochen.

Der *Choriongonadotropintest* fällt negativ aus.

Das *histologische Hodenbild* zeigt unterschiedlich, je nach der Noxe, die den Hoden getroffen hat, eine mehr herdförmige Anordnung der Degenerationserscheinungen im Parenchym, dagegen ein mehr uniformes Bild bei außerhalb der Hoden gelegenen primären Schäden; beim Verschluß ein normales oder fast normales Hodenbild.

Die Einteilung der Hodeninsuffizienzen verdanken wir vor allem den Arbeiten von HELLER und NELSON, MCCULLAGH und der Schule ALBRIGHT. Diese Autoren haben die Aufteilung nach den Analysen der Harngonadotropine in hypergonadotrope und hypogonadotrope Hodenschäden vorgenommen. HOWARD, SNIFFEN, SIMMONS und ALBRIGHT haben drei Formenkreise von Hypogonadismus unterschieden und zwar solche mit erniedrigten, solche mit normalen und solche mit erhöhten Harngonadotropinen. In der zweiten Gruppe vermuten die Autoren mindestens für einen Teil der Fälle eine verminderte ICSH-Bildung.

c) Zusammenfassung

Zusammenfassend ist über die Einteilung der Keimdrüsenstörungen zu sagen, daß man heute zweckmäßigerweise nach der Entstehungsweise zwei Formenkreise von Schäden unterscheidet: den sekundären und den primären Hodenschaden.

Der *sekundäre* Hodenschaden ist stets hypophysär bedingt und kommt durch fehlende bzw. verminderte Gonadotropinabgabe des Hypophysenvorderlappens zustande. Die Ursache kann auf einem partiellen oder totalen Ausfall der Adenohypophyse verschiedenster Genese beruhen. Die Störung betrifft am häufigsten die ICSH- und FSH-Bildung gemeinsam und führt somit zu einer Insuffizienz der inkretorischen und spermiogenetischen Hodenfunktion. Es liegt also auch eine Fertilitätsstörung vor. Diese Störung kann irreversibler oder temporärer Art sein.

Dem *primären Hodenschaden* liegen Veränderungen des Hodengewebes zugrunde, die durch peripher angreifende, *nicht hormonale hypophysäre Faktoren* entstehen, wobei entweder der Tubulusapparat oder die Leydigschen Zwischenzellen bzw. beide gemeinsam betroffen sind. Meist liegt ein isolierter Tubulusschaden vor. Bei diesem Schaden steht die Fertilitätsstörung ganz im Vordergrund.

Da den sekundären Hodenschaden eine fehlende oder verminderte Gonadotropinausscheidung im Harn begleitet und beim primären Hodenschaden normale oder erhöhte Gonadotropinwerte zu finden sind, wird aus praktischen klinischen Erwägungen heraus auch von einem *hypogonadotropen* und *hypergonadotropen Hypogonadismus* gesprochen. Für die Auswirkung der Hodenschäden auf den Organismus und den Genitalapparat ist der *Zeitpunkt ihres Auftretens von* entscheidender *Bedeutung*.

Fällt vor der Pubertät die inkretorische Hodensekretion aus — der Ausfall der Tubulusfunktion ist hier nicht entscheidend —, so unterbleibt die somatische und genitale maskuline Differenzierung. Tritt der Ausfall nach der Pubertät ein, d. h. nach der normalen somatischen und genitalen maskulinen Differenzierung, so kommt diese nach der bestehenden Rückbildungsfähigkeit zur Involution. Aus diesen Gründen ist eine weitere Unterteilung in *prä-* und *postpuberalen sekundären und primären* Hodenschaden notwendig (s. Kapitel „Der Androgenmangel", „Der präpuberale Androgenmangel" und „Der postpuberale Androgenmangel").

2. Funktionsdiagnostik der Fertilitätsstörungen

Die Kenntnis der verschiedenen klinischen Bilder beim Hypogonadismus (Fertilitätsstörung) hat sich in den letzten 10—15 Jahren erweitert. Dieser Fortschritt ist sicherlich auch der Einführung neuer Untersuchungsmethoden zu verdanken. Es ist daher eine exakte klinische Diagnose ohne Anwendung dieser neuen Untersuchungsmethoden nicht mehr möglich, denn letztlich ergibt sich aus einer genauen Diagnosestellung die Möglichkeit einer Behandlung.

a) Untersuchungsmethoden

Folgende Untersuchungsmethoden stehen uns zur Funktionsdiagnostik zur Verfügung:

Bewertung der androgenbedingten somatischen Prägung des Patienten; somatischer Allgemeinbefund durch Inspektion, Palpation, Wägen, Messen und evtl. Photoprotokolle; durch Erhebung der Anamnese.
Die Röntgenuntersuchung des Skelets.
Die Untersuchung des Samens.
Die Kenntnis des Hodenbiopsiebildes.
Hormonbestimmungen: Bestimmung der Harngonadotropine (FSH-Bestimmung), Bestimmung der 17-Ketosteroide im Harn (ZIMMERMANN), evtl. Bestimmung der Oestrogene im Harn.
Bestimmung des genetischen (chromosomalen) Geschlechtes (Chromatintest).
Choriongonadotropintest zur Bestimmung der Funktionsreserve der Zwischenzellen.
Röntgenologische Darstellung der samenabführenden Wege.

b) Funktionsprüfungen

Folgende Funktionen sind zu prüfen:

α) die gonadotrope Aktivität der Adenohypophyse, β) die androgene Aktivität der Leydig-Zellen, γ) die spermiogenetische Aktivität der Tubuli contorti.

α) Die gonadotrope Aktivität der Adenohypophyse

1. Die gonadotrope Aktivität der Adenohypophyse ist aus den ausgeschiedenen *Gonadotropinen im Harn* (Harngonadotropine) bestimmbar. Wichtig hierbei ist, im eigenen Laboratorium bei der angewandten Untersuchungsmethode die normalen physiologischen Ausscheidungsmengen zu kennen. Ist die Norm erheblich unter- (sekundärer Hodenschaden) oder überschritten (primärer Hodenschaden) und haben Kontrolluntersuchungen zu dem gleichen Ergebnis geführt, so darf man auf eine Hypo- oder Hyperfunktion der gonadotropen Partialfunktion der Adenohypophyse schließen (s. Bestimmung der Harngonadotropine).

2. Eine weitere Methode, die gonadotrope Aktivität der Adenohypophyse festzustellen, besteht in der Beurteilung des histologischen *Hodenbildes*, dessen Strukturelemente die Zwischenzellen und der Tubulusapparat, die unmittelbaren Erfolgsorgane der Gonadotropine — ICSH und FSH — sind. Der Zwischenzell- oder Tubulusdifferenzierungsgrad ist von der Stimulierung der gonadotropen Hormone abhängig. Sind z. B. die Zwischenzellen diffus uniform atrophisch oder sind die Tubuli in gleicher Weise verändert, dann sind Rückschlüsse auf eine verminderte ICSH- oder FSH-Aktivität möglich (sekundärer Hypogonadismus).

3. Fructose- und Citronensäuretest (s. unten) (MANN 1954 und MANN u. PARSON 1950).

β) Die androgene Aktivität der Zwischenzellen

1. Die androgene Aktivität ist am *somatischen Bild* des Patienten ablesbar (Prägung des männlichen Habitus, Integument, Pigmentierung, Wuchsform, Proportionsstörungen, Verhältnis der Größe zur Spannweite der Arme, Behaarung, Duftdrüsenentwicklung, Alopecia triangularis, Genitalentwicklung, Skeletalter u. a.).

2. Die androgene Aktivität ist weiterhin am *Ejakulatvolumen* ersichtlich (Bläschendrüsen und Prostata sind Erfolgsorgane der Androgenwirkung). Ein niedriges Volumen (0,5—1,0 cm^3) spricht für ein Androgendefizit. Bei niedrigem Volumen muß man auch an eine Bläschendrüsen- oder Prostatakrankheit oder aber an einen Verschluß denken.

3. Ein weiterer Funktionstest der Androgenaktivität stellt die Bestimmung des *Fructosegehaltes* des Samens dar. Werte unter 1000—1500 γ sprechen ebenfalls für einen Androgenmangel (s. S. 302).

Der *Fructosetest* ist von Bedeutung als Indicator für die Ansprechbarkeit der Leydig-Zellen auf Choriongonadotropin (ICSH- und Androgenaktivität s. oben) (MANN). Die klinische Anwendung des Fructotests hat zum Ziel, Aufschluß über die Androgenversorgung des Organismus zu erhalten und gegebenenfalls den Erfolg einer Behandlung zu kontrollieren. Bei dem großen Normbereich der Fructosewerte ist es jedoch schwierig, einen verbindlichen Grenzwert für den Androgenmangel anzugeben (s. S. 412).

4. Das für die Fructose Gesagte gilt analog für die *Citronensäure* (Bestimmung der Citronensäure, *Citronensäuretest*) (HUMPHREY u. MANN 1948, 1950 und MANN u. PARSON 1950) (s. S. 305 u. 413).

5. Einen gewissen Einblick in die Androgenaktivität der Zwischenzellen gibt auch die Bestimmung der *17-Ketosteroide*. Jedoch gibt die Gesamt-17-Ketosteroidausscheidung allein keinen näheren Anhalt für die Beurteilung der Zwischenzellfunktion, da $^2/_3$ der Metabolite aus der Nebennierenrinde stammen, abgesehen von besonderen Situationen. Die Abnahme der vom Hoden herrührenden 17-Ketosteroide muß bedeutend sein, um ins Gewicht zu fallen.

Das Verhalten spezieller 17-Ketosteroidfraktionen im *Chromatogramm* kann eine wertvolle Hilfe bei der Diagnostik von Hoden- bzw. Zwischenzellschäden sein.

Liegen stimulierungsfähige, nicht entfaltete atrophische Leydig-Zellen vor, dann kann die Sekretionskapazität durch parenterale Chorion-Gonadotropingaben und damit die gesamte 17-Ketosteroidmenge im Harn erheblich gesteigert werden *(Choriongonadotropin-Test*, s. S. 410).

6. Aus dem bioptischen Hodenbild der Leydig-Zellen können wir auf deren Wirkungsgrad und Sekretionskraft *nicht* schließen, sondern *nur* auf die der gonadotropen Partialfunktion der Adenohypophyse, wie oben schon ausgeführt.

Der Tubulusbefund einschließlich dem der Tubuluswände läßt im histologischen Schnitt gewisse Rückschlüsse auf die Sekretionskraft der Zwischenzellen zu.

γ) Die spermiogenetische Aktivität der Tubuli

Über die spermiogenetische Aktivität gibt uns zunächst die Untersuchung der Spermienzahl *im Samen* Auskunft. Die Bestimmungen der Motilität, Vitalität und der morphologischen Beschaffenheit der Samenfäden im Spermiogramm und Cytogramm erweitern diese Untersuchungen. Liegt eine Normospermie vor, dann kann auf eine Hodenbiopsie verzichtet werden. Liegt dagegen eine Hypo-, Oligo-, Azoo- oder Aspermie vor, so darf auf eine verminderte oder fehlende Spermiogenese geschlossen werden, wenn das *histologische Hodenbild* einen Tubulusschaden aufweist. Beim Fehlen der Samenfäden im Ejakulat (Azoospermie oder Aspermie) kann auch ein Verschluß oder eine Stenose der samenableitenden Wege vorliegen. Das Hodenbild würde in diesem Fall normal sein.

Nach einem *vollständigen Ausfall* oder einer verminderten Produktion von Testosteron kommt es zu somatischen und psychischen Ausfallserscheinungen. Der Testosteronmangel kann durch eine Schädigung der Leydig-Zellen (primärer Hodenschaden) oder auch durch eine mangelnde oder ungenügende Stimulierung der Zwischenzellen, durch einen Ausfall oder eine Insuffizienz der gonadotropen Partialfunktion des Hypophysenvorderlappens (sekundärer Hodenschaden) bedingt sein. Für die Entwicklung der klinischen Erscheinungsform sind wichtig das Ausmaß und der Zeitpunkt des Eintrittes des Testosteronmangels bzw. der

Störung der Leydig-Zellen (Inkretion). Treten die Störungen schon vor der Pubertät auf, dann unterbleiben die Symptome der Entwicklung oder sie kommen nur unvollständig zur Auswirkung, wenn die puberale Entwicklung schon eingeleitet war. Treten die Störungen dagegen erst nach der Pubertät, also nach Abschluß der Entwicklung auf, so werden nur bestimmte Ausfallserscheinungen eintreten bzw. zu beobachten sein. Graduell bezeichnet man die Ausfallserscheinungen beim vollständigen Ausfall als „Eunuchismus", bei einem unvollständigen, partiellen Ausfall als „Eunuchoidismus". Man unterscheidet weiterhin hinsichtlich des Androgenmangeleintritts zwischen einem *präpuberalen, puberalen* und *postpuberalen Eunuchismus* oder *Eunuchoidismus*.

II. Der Androgenmangel oder -ausfall

1. Der präpuberale Androgenmangel oder -ausfall

Der einsetzende *vollständige Androgenausfall vor der Pubertät* verhindert die normale Pubertätsentwicklung, den Wandel vom Knaben zum Jüngling und erwachsenen Manne *(präpuberaler Eunuchismus)*. Mit dem Ausbleiben der Pubertät verbleiben die Erfolgsorgane der Androgene, Hodenfunktion, wie der Geschlechtsapparat, die Muskulatur, die Haut und ihre Anhangsgebilde, die Haare u. a. in einem infantilen Zustand.

Es fehlen die männlichen *Geschlechtsmerkmale*. Der Penis behält, auch beim erwachsenen Manne, die Größe desjenigen eines Kindes. Der Hodensack ist unentwickelt, glatt und nicht pigmentiert, die Prostata klein und kaum fühlbar, desgleichen die Bläschendrüsen. Es liegt immer eine *Fertilitätsstörung* wie beim echten Kastraten vor.

Die *Skeletbildung* läuft nicht normal ab und prägt eine charakteristische Wuchsform aus mit dem Überwiegen der Spannweite der Arme gegenüber der Körpergröße und dem Überwiegen des Abstandes der Symphyse vom Boden über das Anderthalbfache der Körpergröße. Es kommt zur Ausbildung einer Unterlänge. Diese Körperproportionen hängen mit dem verzögerten Epiphysenschluß und einer verlängerten Fortdauer des Wachstums zusammen. Man spricht von einem *eunuchoiden Hochwuchs*. Die den Eunuchen charakterisierenden Proportionen müssen nicht immer vorhanden sein (HAMILTON; WAGENSEIL). Der Schädel ist in seinen drei Durchmessern kleiner, das Gesicht auf der Orbitalhöhe breiter. Die hervorspringenden Backenknochen geben dem Patienten ein mongoloides Aussehen. Das Becken nimmt eine Zwischenform zwischen der engen männlichen und der ausladend breiten weiblichen Form an (LABHART).

Der *Fettansatz* bevorzugt beim Eunuchen bestimmte Körperstellen, wie den Unterbauch, die Hüften, die Nates und den Mons pubis. Es gibt einen mageren, hochgewachsenen und einen fetten, gedrungenen Körperbautyp. Durch Ausfall der anabolen Stoffwechselwirkung kommt es häufig zur *Osteoporose* und *Osteochondrose* mit ihren Folgeerscheinungen (NOWAKOWSKI u. GADERMANN; ALBRIGHT u. REIFENSTEIN).

Auch das *Ausbleiben der Muskelentwicklung* verleiht dem Körper ein infantiles Aussehen. Die physische Leistung eines muskelschwachen Eunuchen ist daher herabgesetzt. Die Störung im Muskelstoffwechsel läßt sich auch in der Kreatinausscheidung nachweisen.

Die Kastration beeinflußt auch gewisse *Blutbefunde*, so sind Hämoglobin, Hämatokrit und Erythrocyten erniedrigt (HAMILTON); die Blutsenkung ist beschleunigt. Die *Haut* der Eunuchen ist blaß und schlecht durchblutet; sie entwickelt keinen Pigmentschutz (Bräunung) bei UV-Bestrahlung, sondern nur eine Rötung. In der Jugend ist die Haut noch weich und glatt. Dieser Zustand, die fehlende Behaarung und das Ausbleiben der Veränderung des Gesichtes, gibt dem Eunuchen ein kindliches Aussehen. Acne vulgaris-Erscheinungen bleiben aus. Im Alter wird die Haut der Eunuchen besonders reich an Falten und Runzeln. Das Integument erscheint nunmehr gelblich-grau. Die Anhangsorgane der Haut bleiben unentwickelt. Es fehlt die Terminalbehaarung an Schamgegend, Achselhöhlen und Extremitäten. Ebenfalls können Bart- und Schnurrbarthaare vollständig ausbleiben; es finden sich nur spärliche Lanugohaare an der Oberlippe und den Wangen. Das Kopfhaar dagegen ist reichlich und zeigt an beiden Seiten der Stirn keine Alopecia triangularis (Kapuzenform des Haares). Eunuchen zeigen keine Glatzenbildung (s. auch F. PINCUS in ,,Die normale Anatomie der Haut", ,,Die Behaarung des Menschen", Handbuch für Haut- und Geschlechtskrankheiten, JADASSOHN, Bd I/1 und J. STRANDBERG: Haut- und innere Sekretion, JADASSOHN, Bd III/3 Berlin: Springer 1927 u. 1929).

Der ,,Adamsapfel" tritt nicht hervor, d. h., der Larynx entfaltet sich nicht, das Wachstum der Stimmbänder und die Vergrößerung der Stimmritze bleiben aus. Die *Stimme* der Eunuchen ist daher hoch und kindlich. Die Nachgiebigkeit der Venen führt häufig zum varicösen Symptomenkomplex und zur Ausbildung von Hämorrhoidalknoten. Die *17-Ketosteroide im Harn* sind immer erniedrigt. Die *Harngonadotropine* sind, der Ursache des Leidens entsprechend, bei einem hypophysären Schaden erniedrigt, bei einem primären Hodenschaden meist stark erhöht (HAMILTON; CATCHPOLL, HAMILTON u. HUBERT).

Die *Libido und die Potentia coëundi* des präpuberalen Kastraten sind stark reduziert oder fehlen völlig. Je früher die Kastration erfolgt, desto stärker ist auch ihre Auswirkung auf die *Psyche* (BLEULER); hypochondrische Verstimmung, Passivität und neurotische Störungen stehen im Vordergrund (LANGE).

Beim eintretenden *Androgenmangel* wird man die oben beschriebenen Ausfallserscheinungen des Eunuchismus nur in unvollständiger oder abgeschwächter Form nachweisen können (präpuberaler Eunuchoidismus, *Eunuchoidismus*). Je später die Schädigung eintritt, desto weniger werden sich Veränderungen geltend machen.

Um gewisse anlagemäßige und rassisch bedingte, noch physiologische Variationen von solchen androgenabhängigen Veränderungen abzugrenzen, bedarf es gerade beim Eunuchoidismus genauer differentialdiagnostischer Untersuchungen. Hier spielen die Untersuchungen des Genitale und insbesondere des Samens eine besondere Rolle. Bläschendrüsen und Prostata werden durch die nur ungenügende Testosteronbildung nicht vollständig ausgebildet sein. Das Volumen des Samens und der Fructosespiegel sind entsprechend erniedrigt (Fructosetest). Auch die Fertilität wird vermindert (Hypo- oder Oligospermie), wenn überhaupt vorhanden, sein (SOFFER). Der Penis kann fast normale Größe haben, desgleichen das Scrotum. Die Hoden sind jedoch klein und meist von weich-elastischer Konsistenz. Die Behaarung wird wechselnd stark sein. Spärlich ist immer die Gesichts- und Extremitätenbehaarung. Das Skelet zeigt fast immer eine Proportionsstörung, da zum Epiphysenschluß ein hoher Testosteronspiegel nötig ist. Beim Eunuchoidismus liegt meist eine verminderte Potentia coëundi bei weitgehend normaler Libido vor.

2. Der postpuberale Androgenmangel und -ausfall

Setzt der *vollständige Androgenausfall* erst *nach der abgeschlossenen Pubertät* im Mannesalter ein, so werden die somatischen Ausfallserscheinungen nicht so augenscheinlich wie beim präpuberalen Androgenausfall sein. Die Reifeentwicklung ist abgeschlossen, und es werden nur solche Organe zur Involution kommen, die nach ihrer Entwicklung die Fähigkeit zur Rückbildung erhalten haben *(postpuberaler Eunuchoidismus)* (Näheres s. bei LANGE; s. Abb. 86).

Da das *Skeletwachstum* bereits abgeschlossen ist, werden unter einem Testosteronmangel die Proportionsveränderungen *nicht* vorhanden sein, dagegen kommt es unter dem Androgenausfall zu Demineralisationserscheinungen, zur Osteoporose (NOWAKOWSKI u. GADERMANN). Es tritt vermehrt organischer Phosphor im Serum und Calcium im Harn auf (die Sulkowitschsche Probe ist positiv).

Der einmal ausgebildete *Kehlkopf* unterliegt keinen Veränderungen. Für den Betroffenen ist der Verlust der inkretorischen Hodenfunktion mit einer baldigen Minderung der *Muskulatur* bzw. der physischen Leistungskraft verbunden. Durch die Stoffwechselveränderungen kommt es stets zu einer vermehrten Anlagerung von Fett in der Haut (Panniculus adiposus), vor allem im Hüften-, Brust- und Oberschenkelbereich (sog. Kastratenfettsucht).

Die *Haut*veränderungen gleichen denen, wie sie beim präpuberalen Kastraten beschrieben wurden; die Haut wird faltig, pigmentarm und zeigt ein blaßgelbliches Kolorit. Die Terminalbehaarung wird verringert, der Bartwuchs ist erheblich verzögert.

Nach der Kastration nimmt in Abhängigkeit vom Alter die *Potentia coëundi* ab, die *Libido* dagegen *erlischt langsamer*. Gleichzeitig treten vegetative und psychische Störungen auf, wie Hitzewallungen, Kreislaufbeschwerden, Unruhe, Reizbarkeit und ein Nachlassen der jugendlichen Spannkraft, der Konzentration (vgl. sog. Klimakterium virile).

Tritt der vollständige Androgenausfall bei einem sekundären Hodenschaden auf, so wird man eine Verringerung der Hodengröße und eine Konsistenzminderung feststellen können. In gleicher Weise atrophieren die akzessorischen Geschlechtsdrüsen, wie Bläschendrüsen, Prostata u. a. Es kommt ebenfalls zur Atrophie des Tubulusapparates und somit zu einer Fertilitätsstörung oder Infertilität.

Nach McCULLAGH, BECK u. SCHAFFENBURG sowie LANDAU und DOEPFMER gibt es aber Eunuchoide mit allen Kriterien, wie Hochwuchs, hohe Stimme u. a., die im histologischen Hodenbild eine Spermiogenese und im Samen eine Oligo- oder Normospermie aufweisen. McCULLAGH u. Mitarb. sprechen daher von sog. „fertilen Eunuchen". Die Harngonadotropine zeigen normale FSH-Werte, dagegen anscheinend erniedrigte ICSH-Werte. Der Fructosegehalt des Samens ist herabgesetzt wie bei einem Androgenmangel (s. präpuberale Form des selektiven ICSH-Mangels S. 143 u. 370).

Samenergüsse sind 1—2 Monate nach dem vollständigen Ausfall der Androgene noch möglich.

Kommt es beim Manne nur zu einem *unvollständigen* bzw. *partiellen Androgenausfall*, so werden die Regressionserscheinungen kaum faßbar sein. Auch hier, wie beim präpuberalen Eunuchoidismus, wird der *Fructosetest* differentialdiagnostisch entscheidend sein (s. sog. Klimakterium virile). Auch Therapietests mit Testosterongaben oder der Choriongonadotropintest (HELLER u. NELSON; THOMPSON) können diagnostisch weiterhelfen. Die Fertilität muß bei einem partiellen Androgenausfall nicht gestört sein.

Von McCULLAGH wurde ein bestimmtes Erscheinungsbild unter der Bezeichnung „*Pseudo-Eunuchoidismus*" beschrieben. Er faßt unter dieser Gruppe somatisch differenzierte Männer zusammen, die eine normale Androgenproduktion und -ausscheidung aufweisen, die aber an verschiedenen Androgen-Erfolgsorganen, wie den Barthaaren, der Behaarung in den Achselhöhlen, an der Brust und der Schamgegend eine mangelnde Entwicklung bei normalen Geschlechtsorganen zeigen. Die Hormonausscheidungen liegen ebenfalls im Normbereich. McCullagh glaubt, daß es sich bei diesen Männern um kongenital bedingte Anlagefehler handelt, die sich durch ein mangelhaftes Ansprechen des Erfolgsorgans auf Testosteron bemerkbar machen. Auch besteht die Möglichkeit einer verzögerten Androgenbildung, die zu einer individuell verschieden verzögerten Pubertät oder zu einem Nichtansprechen der einzelnen Erfolgsorgane geführt hat. Auch die Behandlung mit sehr hohen Testosterongaben fördert in Fällen von „Pseudo-Eunuchoidismus" das Wachstum der ausgefallenen Erfolgsorgane nicht. Eine Fertilitätsstörung muß bei diesen Männern *nicht* vorliegen.

III. Klinik der Fertilitätsstörungen

Bei einer Zeugungsunfähigkeit des Mannes stehen die Krankheiten der Keimdrüsen im Vordergrund. Beide Formenkreise, der *sekundäre* und der *primäre Hodenschaden,* sind letztlich *immer* mit einer *Fertilitätsstörung verbunden.*

Präpuberale Schädigungen der Gonaden haben inkretorische Ausfälle im Gefolge, die zum Zeitpunkt der Pubertät das Krankheitsbild bestimmen, wie es sich am deutlichsten in der durch den *Androgenausfall* ausbleibenden genitalen und somatischen maskulinen Differenzierung zeigt. Gegenüber diesem Leitbild des *präpuberalen* sekundären und primären *Hodenschadens* ist die *Fertilitätsstörung* nur als ein *Begleitsymptom* zu bewerten. Nach der Häufigkeit des Auftretens ist diese Gruppe von Krankheiten im Rahmen der Fertilitätsstörungen von untergeordneter Bedeutung, zumal die Betroffenen ohnehin selten eheliche Verbindungen eingehen.

Den nach *Abschluß der Pubertät* beobachteten Keimdrüsenstörungen liegt weitaus am häufigsten ein *primärer Hodenschaden* zugrunde. Das Leitsymptom dieser Krankheiten stellen *Fertilitätsstörungen ohne* bzw. ohne wesentliche inkretorische *Ausfallserscheinungen* (isolierter Keimepithel- bzw. Tubulusschaden) dar. Es handelt sich hierbei fast ausschließlich um Ehemänner, die nur wegen Kinderlosigkeit (Impotentia generandi bei vorhandener Potentia coeundi) den Arzt aufsuchen und denen unser besonderes Interesse in dieser Arbeit gilt.

Die Anzahl der sterilen Ehen beträgt in Deutschland nach Rohleder 10%, Englemann 10—15%, Stiasny 10%, nach französischen Autoren in Frankreich bis zu 20% und in England nach Green-Armitage 10%, für die Schweiz hat Moser 6,6—15,2% errechnet, für Schweden nimmt man 5,7% bei einer Maximalehedauer von 20 Jahren an.

Der Anteil der Männer an der sterilen Ehe beträgt etwa 30—50% (Green-Armitage 30%, Stiasny, Joël, Belonoschkin, Hotchkiss, Rondell 50% und McCollum 54%). Bei 493 wegen Kinderlosigkeit untersuchten Ehemännern fand May (Gießen) in 49,1% im Samen Hinweise, die für eine Sub- oder Infertilität sprechen.

1. Die Fertilitätsstörung beim sekundären Hodenschaden

Der Formenkreis des sekundären Hypogonadismus ist durch eine verminderte oder fehlende Gonadotropin-Aktivität der Adenohypophyse charakterisiert.

Man kann die Krankheitsbilder dieses Hodenschadens nach der Ursache und dem Sitz der Störung einteilen und zwar wie folgt:

a) Hypophysenvorderlappeninsuffizienz oder Ausfall durch krankhafte Vorgänge in oder in der Umgebung der Hypophyse.

b) Hypophysenvorderlappenstörungen, die durch Androgene oder Oestrogene ausgelöst werden können, die aus pathologischen Quellen stammen oder exogen zugeführt wurden.

c) Hypophysenvorderlappenstörungen durch allgemeine Krankheiten, auch durch Mangel- oder Unterernährung.

d) Hypophysenvorderlappenstörungen, die durch unbekannte Ursachen ausgelöst werden.

Die Hypophysenvorderlappeninsuffizienz kann hierbei als totale Störung aller Hypophysenvorderlappenfunktionen oder auch isoliert auftreten. Die Ausfallserscheinungen können von so vitaler Bedeutung sein, daß die sekundäre Störung der Keimdrüsen und die daraus resultierende Fertilitätsstörung nur von untergeordneter Bedeutung für den Kranken sein kann.

Die isolierten Störungen der gonadotropen Partialfunktionen lassen sich wie folgt einteilen:

1. Der selektive Mangel an FSH oder/und ICSH.
2. Die präpuberale Form des selektiven ICSH-Mangels. Hier steht der Androgenmangel im Vordergrund; der Organismus zeigt deshalb beim frühzeitigen Ausfall eine eunuchoide Prägung; die spermiogenetische Aktivität kann vorhanden sein.
3. Die postpuberale Form des ICSH-Mangels.
4. Der selektive Mangel an FSH. Es handelt sich hierbei um einen isolierten Tubulusschaden bei normaler Zwischenzelltätigkeit. Die androgen-maskuline Prägung ist erhalten; es besteht nur eine Fertilitätsstörung.

Am häufigsten besteht eine gemeinsame Störung von FSH- und ICSH-Bildung, sodaß es zu spermiogenetischen und inkretorischen Ausfallserscheinungen kommt. In jüngster Zeit hat sich ergeben, daß die isolierte Verminderung der ICSH-Bildung und die isolierte Verminderung von FSH-Bildung anscheinend häufiger auftritt, als man bisher geglaubt hat bzw. nachweisen konnte (Nowakowski; eigene Erfahrungen).

Aus dem Gesagten ist ersichtlich, daß der sekundäre Hodenschaden nur bei wenigen Patienten ein selbständiges Krankheitsbild darstellt und daß die Störung der Keimdrüsen bzw. die bestehende Fertilitätsstörung nur *ein* Symptom ist. Für den Untersucher ist es daher von Wichtigkeit zu wissen, daß bei intra- und extrasellären Erkrankungen die Fertilitätsstörung, die mangelnde Libido und der niedrige Harngonadotropinspiegel Frühsymptome darstellen. Eine exakte Diagnosestellung erscheint von großer Wichtigkeit hinsichtlich der Ursache des Leidens und der einzuschlagenden Behandlung.

Die klinischen Erscheinungsbilder des sekundären Hodenschadens sind die gleichen wie beim präpuberalen und postpuberalen Androgenmangel oder -ausfall des primären Hodenschadens (s. dort). Sie sollen im folgenden nicht mehr besprochen werden. Die Ausfallserscheinungen können total oder auch partiell sein.

Das Zurückbleiben der gesamten körperlichen und seelischen Entwicklung hinter dem Alterssoll wird als „Infantilismus" bezeichnet; die Retardierung der Organe bei vorhandener Entwicklung ist, wie oben erläutert, gewöhnlich nicht gleichmäßig. Manche Organe entsprechen fast dem Lebensalter, andere sind auf frühkindlicher Stufe stehengeblieben. Den Grad der Retardierung bezeichnet man mit dem Lebensjahr, in dem von einem normalen Kind der vorliegende Entwicklungsstand erreicht wird; das Verhältnis des „Knochenalters", „Keimdrüsenalters", „psychischen Alters" usw. zum wirklichen Lebensalter drückt den Grad des Zurückbleibens bzw. Vorausseins zahlenmäßig aus (Orthner).

Die diagnostischen Kennzeichen beim sekundären Hodenschaden
(s. auch Kapitel „Diagnostische Untersuchungsmethoden")

α) *Die Harngonadotropine*

Die Harngonadotropine *fehlen*, sind erniedrigt oder *vermindert*. Die Alkoholfällung, die Dialysin-Methode nach Klinefelter u. Mitarb. oder das chromatographische Adsorptionsverfahren nach Taubert u. Weller (s. Diagnostische Untersuchungsmethoden), ergibt bei gesunden Männern Harngonadotropinwerte zwischen 12 und 40 MUE (Mäuse-Uterus-Einheiten). Bei einem sekundären Hodenschaden liegen die Gonadotropinwerte unter 10 MUE oder sind mit diesen biologischen Testverfahren nicht mehr zu erfassen (KLINEFELTER u. Mitarb.; TAUBERT u. WELLER). Um einen selektiven ICSH-Mangel, z. B. beim „fertilen Eunuchen", festzustellen, bedarf es anderer Untersuchungsmethoden, wie z. B. der von SCHAFFENBURG u. MCCULLAGH angegebenen Bestimmung der alkalischen Prostata-Phosphatase als eines Tests der ICSH-Aktivität. Die von KLINEFELTER und TAUBERT u. WELLER angegebenen Methoden erfassen vorwiegend nur die FSH-Ausscheidung und versagen bei einem selektiven ICSH-Ausfall, da sie dann auch normale Werte (FSH) nachweisen.

β) Der Choriongonadotropin-Test

Der Choriongonadotropin-Test ist *positiv* (s. auch S. 410):

1. Unter der Verabfolgung von 5×750 E oder 5×1000 E Choriongonadotropin innerhalb 5 Tagen kommt es beim Vorliegen von einem ICSH-Mangel zu einem Anstieg der 17-Ketosteroidausscheidung im Harn und zwar über 45% der Ausgangswerte. Auch bei normalen gesunden Männern kommt es zu einem Anstieg der 17-Ketosteroide, der jedoch nicht über 35% liegt. Der Test bleibt bei einem primären Hodenschaden oder, besser gesagt, bei einem Schaden der Zwischenzellen negativ, da die vorhandenen Zwischenzellen auf die ICSH-Stimulation nicht ansprechen. Bei Leberparenchymschäden ist der Test nicht anwendbar, da dann die 17-Ketosteroidausscheidung verändert ist.

2. Von MADDOCK und NELSON wurde ein *zweiter Choriongonadotropin-Test* angegeben, der als ein sehr empfindlicher Test der Funktionsreserve der Zwischenzellen gilt. Er geht von dem Prinzip aus, daß unter Choriongonadotropin die Oestrogene stärker als die Androgene bzw. 17-Ketosteroide ansteigen. Bei diesem Test werden die Oestrogene biologisch oder chemisch im 24-Std-Urin bestimmt. Am Testtag werden 5000 i.E. Choriongonadotropin intramuskulär verabfolgt und in den folgenden 24 Stunden die Oestrogenausscheidung gemessen. In der Norm scheidet der Mann weniger als 1γ Oestradiol in 24 Stunden aus. Unter der Choriongonadotropineinwirkung findet ein Anstieg um das 3—10fache statt. Bei einer primären Zwischenzellschädigung erfolgt kein Anstieg der Oestrogene; bei einer sekundären Schädigung und auch bei normaler Funktion der Leydig-Zellen erfolgt ein Anstieg von mehr als 300%.

Bei diesem Test kann parallel zur Oestrogenbestimmung auch die 17-Ketosteroidausscheidung im Urin verfolgt werden (erweiterter *kombinierter Choriongonadotropin-Test*, JAYLE u. Mitarb.).

3. Der *Choriongonadotropin-Test* kann in einer *dritten Variante* durchgeführt werden, vor allem dann, wenn die Möglichkeit der genauen Oestrogenbestimmung nicht gegeben ist. Es werden hierbei in einem sog. „Therapie-Test" wöchentlich 3×1000 E Choriongonadatropin über 6—8 Wochen verabfolgt. Beim Vorhandensein von stimulierbaren Zwischenzellen nimmt beim präpuberalen sekundären Hodenschaden die Entwicklung der Terminalbehaarung und des Genitale (Penis und Scrotum) zu. Die 17-Ketosteroide im Harn treten vermehrt auf. Liegt ein postpuberaler sekundärer Hodenschaden vor, dann wird das Ejakulatvolumen und die Fructosekonzentration sowie die Ausscheidung der 17-Ketosteroide ansteigen; beim primären Hodenschaden dagegen nicht.

γ) Das histologische Hodenbild

Das histologische Hodenbild des *sekundären Hodenschadens* zeigt weitgehend eine uniforme Schädigung der einzelnen Strukturelemente des Hodens im Gegensatz zum primären Hodenschaden.

Bei einem *sekundären Eunuchismus (präpuberaler Hodenschaden)* — also dem Ausbleiben jeglicher Gonadotropin-Stimulierung — bleiben die Strukturelemente der Gonaden auf einer kindlichen präpuberalen Stufe stehen. Die Tubuli sind klein und enthalten nur das basale Samenepithel mit undifferenzierten Zellen. Reife Teilungsstadien fehlen. Die Tubuluswände bleiben zartwandig, dünn. Im Interstititum sind die Zwischenzellen nicht erkennbar; es finden sich nur Bindegewebszellen, elastische Fasern sind nicht nachweisbar (s. anatomischer Teil).

Sind dagegen die Tubulus-Durchmesser vergrößert und finden sich im Samenepithel reife Teilungsstadien ohne Spermien und zeigen die vereinzelt sichtbaren Zwischenzellen schon eine epitheloide Form mit Plasmaausläufern und der Zellkern Chromatineinlagerung, dann liegt wahrscheinlich eine *geringe Gonadotropin-Stimulierung* vor. Von diesem Zeitpunkt an lassen sich auch schon elastische Fasern nachweisen. Das klinisch-somatische Bild führt zum *sekundären Eunuchoidismus*.

Beim *postpuberalen sekundären Hodenschaden* mit einem *totalen Gonadotropin-Ausfall* tritt eine starke Verkleinerung der Tubulus-Durchmesser und eine starke Verdickung der Tunica propria ein. Es kommt zu einer fast völligen Depopulation bis auf vereinzelte Spermatogonien und selten Spermatocyten 1. Ordnung, während die Fußzellen erhalten bleiben. Als Beispiel kann das Hodenbild unter sehr hohen Testosterongaben gelten (Rebound-Phänomen). Nach längerer Zeit kommt es mitunter zu einem völligen Schwund der Tubuli, wobei die sehr stark verdickten Tubuluswände im Laufe der Zeit verdämmern können (Tubulusschatten). Die Zwischenzellen atrophieren und sind dann von fibrocytären Elementen kaum noch zu unterscheiden. Das Interstitium selbst wird stark bindegewebig verdichtet. Mitunter erscheinen die Leydigschen Zwischenzellen von kollagenen Massen eingehüllt (Charny und Meranze).

Trifft den reifen Mann ein *unvollständiger Gonadotropinausfall*, so wird hieraus im Hodenbild eine Verdickung der Tunica propria und eine Spermiogenesehemmung resultieren, Veränderungen, wie sie auch z. T. beim primären Hodenschaden auftreten, wobei eine Differenzierung allein durch das histologische Hodenbild nicht möglich sein wird. Die Zwischenzellen zeigen unter Gonadotropinmangel eine Verkleinerung des Zellkerns und Protoplasmas; das Interstitium ist bindegewebig verdichteter.

Wie schon gesagt, wird der Ausfall der gonadotropen Partialfunktion der Adenohypophyse immer eine *Fertilitätsstörung* zur Folge haben. Während beim totalen Ausfall kein Samen zu erhalten ist, wird dies beim partiellen Ausfall durchaus noch möglich sein. Auch hier lassen die Untersuchungen des Samens (Volumen, Fructose, Phosphatase, Spermiogramm, Cytogramm, Motilität und Vitalität u. a.) gewisse Rückschlüsse auf die Größe und Auswirkung der jeweiligen partiellen Schädigung zu.

Im folgenden sollen die Krankheitsbilder des sekundären Hodenschadens nur kurz besprochen werden, da sie im Vergleich zu den Fertilitätsstörungen *ohne* endokrine Ausfallserscheinungen relativ selten sind, andererseits diese Krankheiten in die Hand des Endokrinologen gehören. Ausführliche Darstellungen sind zu finden bei Wilkins, Labhart, Jores, Orthner, Fassbender, Tonutti u. a.

a) Der sekundäre Hodenschaden nach Hypophysenvorderlappenstörung oder durch Ausfall bei krankhaften Vorgängen in oder in der Umgebung der Hypophyse

Nach Oberdisse ist der Umfang des Hypophysenausfalles abhängig von 1. der Natur der Krankheit, 2. von dem Ausmaß der Zerstörung und 3. von der Dauer der Krankheit.

Als Ursache einer partiellen Vorderlappeninsuffizienz sind in Erwägung zu ziehen:

α) Tumoren und Cysten der Hypophyse und ihrer Umgebung,
β) granulomatöse und entzündliche Krankheiten der Hypophyse,
γ) kreislauf- und traumatischbedingte Veränderungen der Hypophyse,
δ) das Simmonds-Sheehan-Syndrom.

Näheres s. bei FASSBENDER und ORTHNER.

α) Tumoren und Cysten der Hypophyse und ihrer Umgebung

Da die intraselläre Hypophyse oral, basal und caudal von den knöchernen Sellawänden seitlich und dorsal von meist derben Duralblättern umgeben ist, hat sie nur geringe Ausweichmöglichkeiten. Bei auftretenden Geschwulstbildungen hat sie daher nur geringen Spielraum (ORTHNER). Die häufigsten Geschwülste sind *Adenome des Vorderlappens*. Sie können hormonal aktiv oder inaktiv sein und treten fast ausschließlich nach dem 20. Lebensjahr auf (Abb. 59).

Zu den hormonal aktiven gehört das *eosinophile Adenom*, das durch Mehrproduktion von Somatotropin zu *Akromegalie* oder *Riesenwuchs* führt.

Hier ist auch das Krankheitsbild des *basophilen Adenoms* zu nennen, das mit einer erhöhten ACTH-Produktion einhergeht (Morbus Cushing) und bei entsprechender Größe die gonadotrope Partialfunktion ebenfalls beeinträchtigen kann. Daher findet man beim Morbus Cushing häufig als Begleitbefunde auch eine Fertilitätsstörung infolge eines sekundären Hodenschadens.

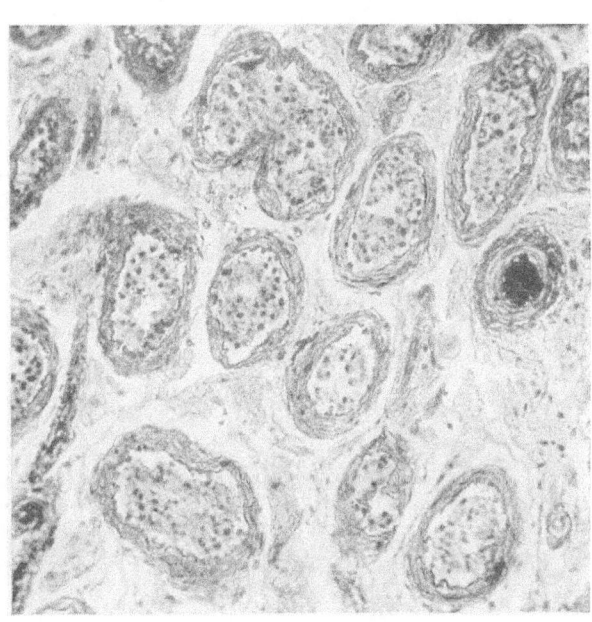

Abb. 59. Histologischer Befund bei *sekundärer* Hodenatrophie von einem 37jährigen Patienten (H. Pr) mit intracellulärem Hauptzellenadenom. Klinisch eine tubuläre und hormonale Hodeninsuffizienz, *kein* gonadotropes Hormon im Harn nachweisbar. (Aus NOWAKOWSKI, 1. Sympoison d. Dtsch. Ges. f. Endokrinol. Berlin: Springer 1955)

Zu den hormonal inaktiven Tumoren kann man das *chromophobe Adenom* rechnen (COSTERO). Es macht nach den verschiedensten Statistiken etwa 6—7% aller Hirntumoren aus (HEDINGER bei LABHART). Regressive Veränderungen und Cystenbildungen sind häufig (Abb. 60, 61).

Zwischen den eosinophilen und den chromophoben Adenomen gibt es *gemischte Adenomformen* (BAILEY u. CUSHING).

Nach KÖHLMEYER sind die echten Carcinome der Hypophyse selten.

Die Hypophysenadenome zerstören das funktionstragende Parenchym gewöhnlich nicht vollständig (ORTHNER). Nach OBERDISSE ist in der Regel die Sexualfunktion zuerst gestört, da sie am stärksten vom glandotropen Hypophysenhormon (FSH und ICSH), im übrigen aber auch vom Hypothalamus abhängig ist. Der entstehende sekundäre Hypogonadismus und die damit beim Mann verbundene Fertilitätsstörung stellen daher häufig ein erstes Leitsympton dar. Erst an zweiter Stelle folgt der Ausfall der Schilddrüsenfunktion und an dritter Stelle der der Nebennierenrinde, die offenbar über die größte Autonomie verfügt. Es gibt aber auch einige Abweichungen von der Regel, wo z. B. bei der partiellen Hypophysektomie des Menschen Ausfälle nicht immer komplett sind. So kann z. B. die Sexualfunktion völlig erhalten bleiben.

Zu den intrasellären Geschwülsten gehören die Plattenepithelgeschwülste des Hypophysenganges, die sog. *Craniopharyngome*, die fast immer zu einer totalen

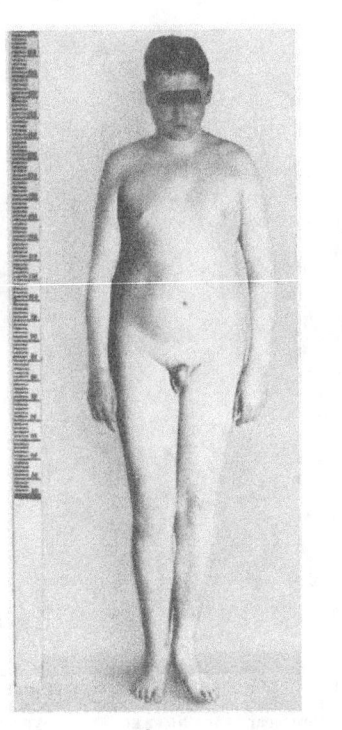
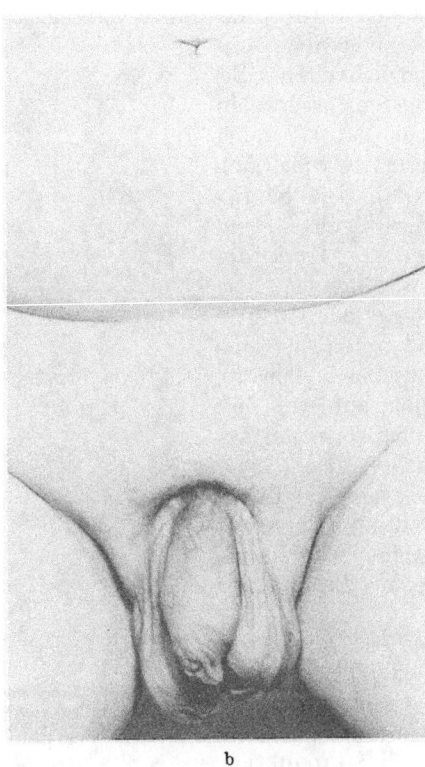

a b

Abb. 60a u. b. Patient (923) 21jähriger Mann. Seit 10. Lebensjahr Kopfschmerzen. Diagnose: Chromophobes Adenom mit Vorderlappeninsuffizienz (präpuberale Form). Sekundärer Hodenschaden. Soma: Infantiler Habitus. Genitale: Kleiner Penis, kleine Hoden. Hormone: FSH: ⌀, 17-Ketosteroide: 3,2—4,4 mg/Tag (erniedrigt). Ejaculat: ⌀. Hodenbiopsie: Präpuberales Hodenbild (s. Abb. 61). Tubuli eng, Wände verdickt; nur undifferenzierte Basalstadien des Keimepithels vorhanden. Zwischenzellen von fibrocytären Elementen kaum zu unterscheiden

Druckatrophie führen. Da sich die Tumoren am häufigsten in den beiden ersten Lebensjahrzehnten entwickeln (ZÜLCH), resultiert hieraus das Bild des hypophysären Infantilismus (Abb. 62—65). Es besteht dann eine vollständige Degeneration der germinativen und inkretorischen Strukturelemente der Keimdrüsen, ein Stillstand des Wachstums bzw. eine Atrophie der Nebennierenrinde und der Schilddrüse (ORTHNER u. SCHIEBLER). Regressive Veränderungen sind meist ausgesprochen, vor allem auch Verkalkungen, die eine Röntgendiagnose erleichtern. Häufig kommt es beim Craniopharyngom auch zu einer *Veränderung des Hypothalamus* (suprasellares Craniopharyngom). Es entwickelt sich dann im präpuberalen Alter ein Leiden, das durch Fettsucht, einen Stillstand der Genitalentwicklung, der sekundären Geschlechtsmerkmale u. a. gekennzeichnet ist.

Dieses sog. *„Fröhlich-Syndrom"* (Dystrophia adiposogenitalis) ist von der Präpubertäts- oder Pubertätsadipositas oder dem Pseudo-Fröhlich-Syndrom zu unterscheiden (Näheres bei FASSBENDER und LABHART).

β) Granulomatöse und entzündliche Krankheiten der Hypophyse

Ferner können *entzündliche Prozesse* im Bereich der Hypophyse zu gonadotropen Ausfällen führen. Es seien hier Folgezustände nach Septicopyämien,

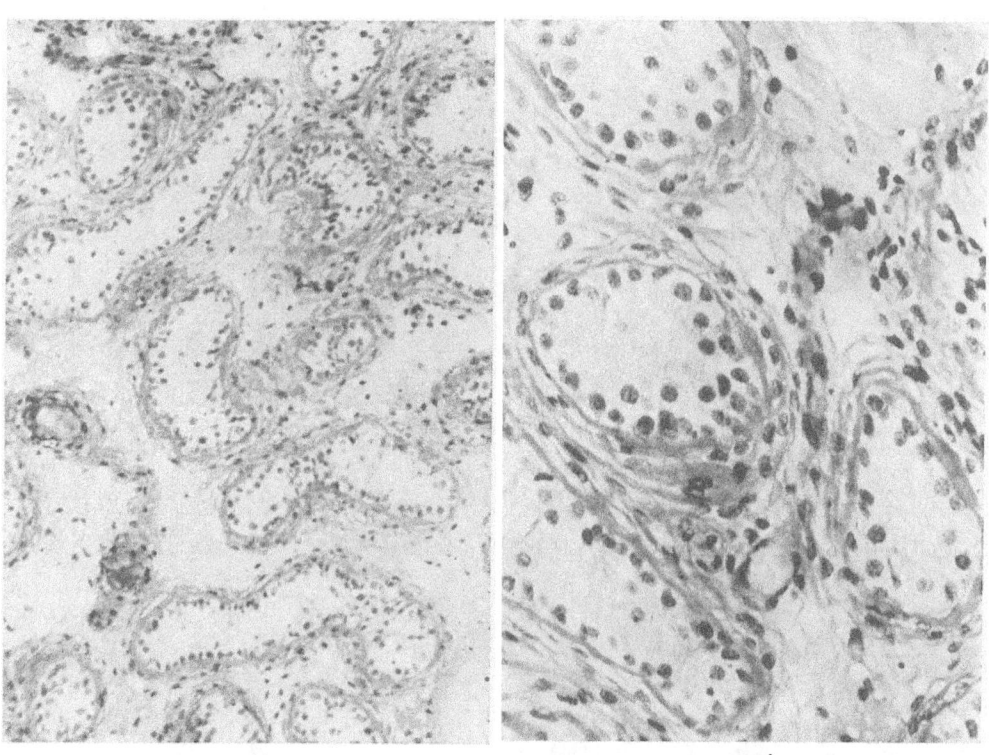

Abb. 61a u. b. Patient (923) 21jähriger Mann. Diagnose: Chromophobes Adenom (s. Abb. 60). Hodenbild: Prä- bzw. puberales Hodenbild, Altersstufe etwa 10. Lebensjahr. Tubuli: Eng, Wände verdickt, Keimepithel zeigt nur undifferenzierte basale Stadien. Zwischenzellen von fibrocytären Elementen kaum zu unterscheiden, da unentfaltet. b Ausschnitt aus a. (Hopa: a 225fach; b 570fach)

nach luischen und tuberkulösen oder anderen Krankheiten erwähnt, die das Organ weitgehend durch Nekrose zerstören können.

Zahlenmäßig an erster Stelle stehen jedoch *Riesenzell-Granulome*, die sich aus Histiocyten und Riesenzellen aufbauen, deren Abstammung aus dem Epithel diskutiert wird. Die Ursache dieser Granulome ist nicht bekannt. Selten wird die Hypophyse auch von Morbus Boeck und Pilzkrankheiten, wie Aktinomykose, befallen, die zu tuberkuloiden Granulomen führen können (FASSBENDER u. ORTHNER).

γ) Kreislauf- und traumatisch bedingte Veränderungen der Hypophyse

Restzustände nach Traumen, nach Encephalitiden, nach chronisch-entzündlichen Veränderungen, so auch ein Hydrocephalus, können einen Teil oder auch die ganze hypothalamische Region in ihrer normalen Funktion stören

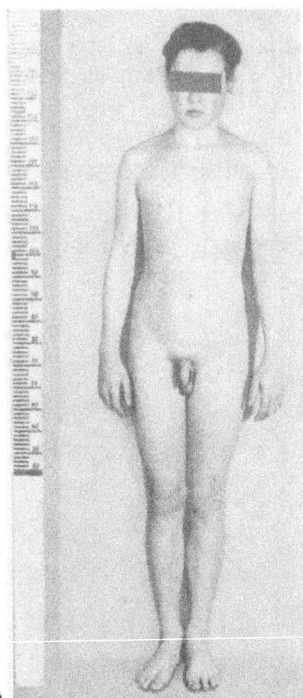 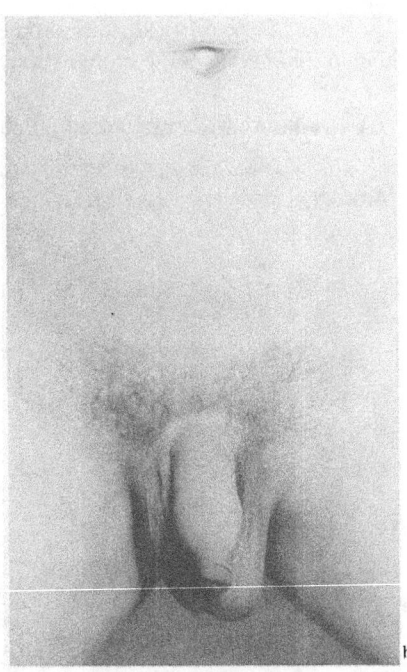

Abb. 62a u. b. Patient (1044)^I 16jähriger Mann. Diagnose: Intraselläre Epidermoidcyste (P. D. Pia, Chirurg. Univ.-Klinik Gießen). Sekundärer Hodenschaden. Soma: Infantiles puberales Stadium. Seit dem 12.—13. Lebensjahr Stillstand der somatischen Entwicklung. Ejaculat: nicht zu gewinnen.

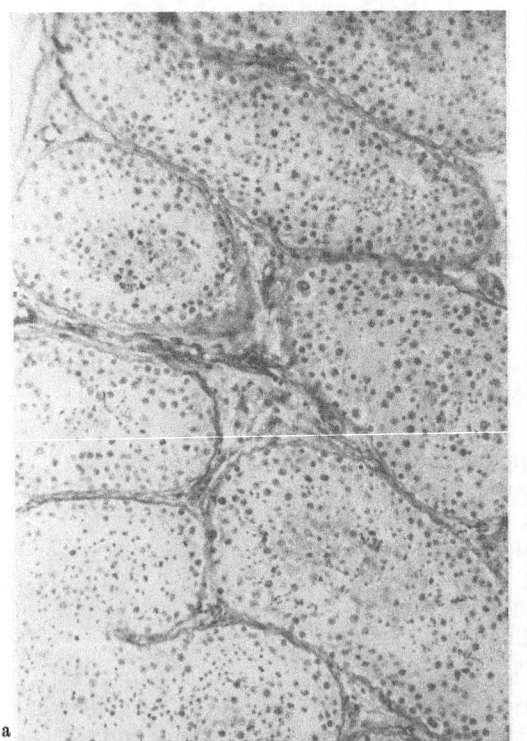 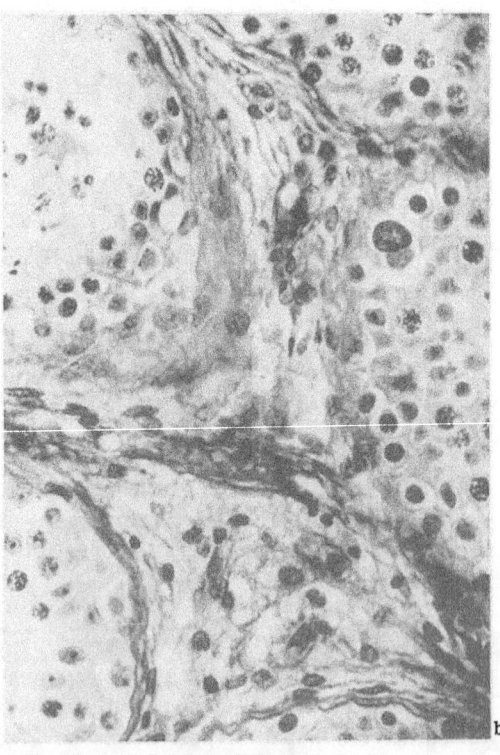

Abb. 63a u. b. Patient (1044)^I 16jähriger Patient, s. Abb. 62. Diagnose: Puberaler Hoden zwischen 12. und 14. Lebensjahr. Entwicklungsstillstand durch intraselläre Epidermoidcyste. Sekundärer Hodenschaden. Hodenbild: Tubuli entfaltet, Spermiogenesehemmung mit fast nur basalen Stadien in reger Teilung. Selten Spermatozoen nachweisbar. Wände leicht verdickt, Zwischenzellen nicht entfaltet. b Ausschnitt aus a.
(Hopa: a 225fach; b 570fach)

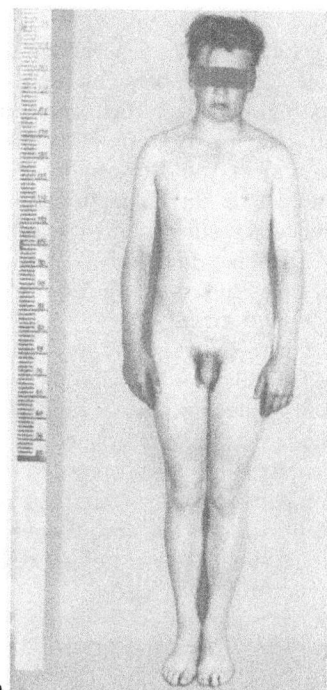
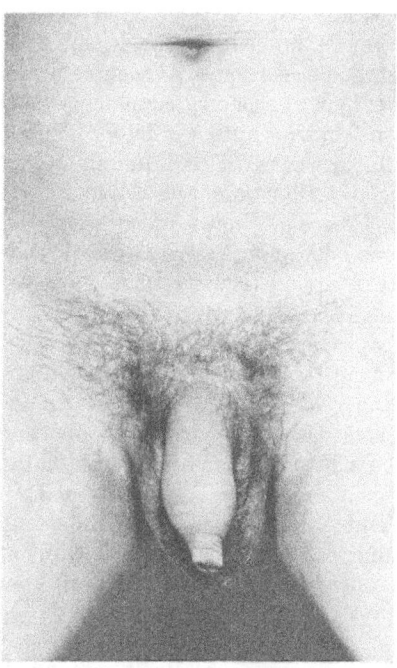

Abb. 64a u. b. Patient (1044)III 16jähriger Mann. Diagnose: s. Abb. 62. 4 Monate nach Operation. Behandlung mit wöchentlich 3× 1000 E Choriongonadotropin post operationem über 3 Monate. Soma: Wiederaufnahme der sistierenden Pubertätsentwicklung (Therapie-Test) s. Kapitel „Therapie". Ejaculat: Volumen 2,0 cm³, Fructose 4300 γ/cm³, 7,5 Mill. Spermien je Kubikzentimeter. Hodenbild: s. Abb. 65

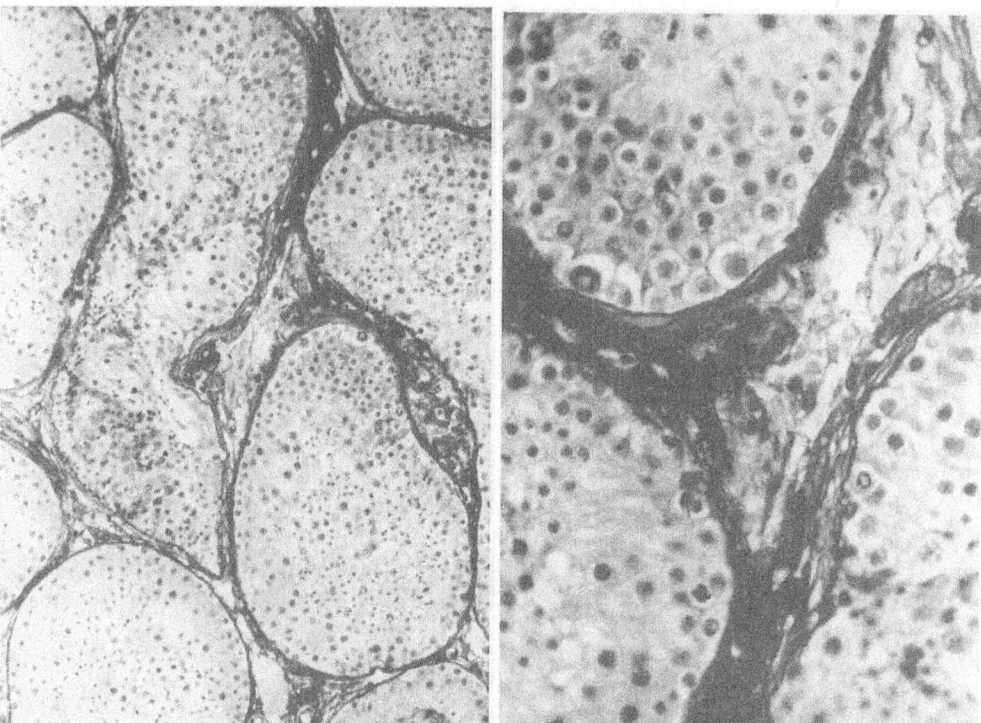

Abb. 65a u. b. Patient (1044)III 16jähriger Mann. Diagnose: s. Abb. 62. Hodenbild nach Behandlung mit Choriongonadotropin (3 Monate, wöchentlich 3× 1000 E). Hodenbild: Tubuli weit, Wände zart, Keimepithel aller Stadien einschließlich Spermatozoen jedoch rarifiziert vorhanden. Interstitium zeigt entfaltete Zwischenzellen. b Ausschnitt aus a, Zwischenzellen entfaltet. Vgl. mit Abb. 63a u. b. (1044)I. (Hopa: a 225fach; b 570fach)

und — trotz intakter Hypophyse — zu einem sekundären Hodenschaden führen. TAUBENHAUS und OBERHILL kommen in einer Literaturübersicht zu der Ansicht, daß die vorderen Kerngebiete des Hypothalamus zerstört sein müssen, wenn sich ein Hypogonadismus entwickeln soll. Nach den Untersuchungen von SPATZ u. Mitarb. muß im Tuber cinereum besonders die Region des Nucleus infundibularis zerstört sein, um einen Hypogonadismus zur Folge zu haben. Die Störungen der Sexualentwicklung sind aber meistens nicht das einzige Symptom solcher Prozesse. Man findet häufig einen Diabetes insipidus, Wachstumsstörungen oder andere zentrale Stoffwechselstörungen zusammen mit den Zeichen eines Hirntumors (Näheres s. FASSBENDER u. ORTHNER).

Infolge obengenannter Prozesse kommt es auch zu *örtlichen Kreislaufstörungen* im Hypophysenvorderlappenbereich, sei es durch Druck oder Embolie als Ursache. Nach SCHMIDT ist auch jede intrakraniale Drucksteigerung oder örtliche Druckeinwirkung an der Hirnbasis in der Lage, über eine Kompression des Sinus cavernosus den venösen Abfluß aus der Hypophyse zu erschweren. Erweiterungen der Kapselvenen oder flächenhafte Blutungen, Stauungen, sind ein Befund bei solchen Prozessen. In funktioneller Hinsicht scheint ein chronischer Hirndruck keine sofortige Leistungsminderung, sondern zunächst sogar eine Leistungssteigerung des Hypophysenvorderlappens hervorzurufen (KRAUS).

Traumen (Schädelbasisfrakturen) können in der gleichen Weise zu schweren Hypophysenstörungen führen.

δ) Das Simmonds-Sheehan-Syndrom

Unter den degenerativen Veränderungen bei der Frau, die das Parenchym der Hypophyse treffen können, sind die postpartuellen und ihre Restzustände am häufigsten. Die auftretenden Nekrosen (Infarzierungen) können den ganzen Hypophysenvorderlappen betreffen und führen zu einer weitgehenden Destruktion des ganzen Drüsengewebes, das durch Narben (Sklerose) ersetzt wird.

In vielen Fällen eines partiellen Unterganges muß man annehmen, daß der Hypophysenvorderlappen in gewissem Maße wieder regenerieren kann. Die Regenerationsfähigkeit dürfte vor allem von dem Ausmaß der Narbenbildung abhängen (ORTHNER). Auch hier sind die Keimdrüsen-Ausfallserscheinungen im allgemeinen meist die ersten Symptome. In $^1/_5$ der Fälle kann die Ursache der Degeneration nicht mehr geklärt werden.

Hier zu erwähnen ist auch das sog. Laurence-Moon-Bardet-Biedl-Syndrom, das gewisse Ähnlichkeit mit der Dystrophia adiposogenitalis hat (s. ORTHNER u. FASSBENDER sowie LABHART) (s. S. 424).

b) Der sekundäre Hodenschaden nach Hypophysenvorderlappenstörungen, die durch Androgene oder Oestrogene ausgelöst werden

Beim Mann und bei der Frau können Androgene und Oestrogene, in genügend großer Menge und Dauer dem Organismus zugeführt, eine Hemmung auf die gonadotrope Partialfunktion des Hypophysenvorderlappens ausüben und somit indirekt einen sekundären Hypogonadismus auslösen. Die genannten Hormone können dem Körper exogen zugeführt werden oder aus abnormen endogenen Quellen stammen. Bei der Hypophysenvorderlappenhemmung handelt es sich um eine funktionelle Hemmung der ICSH und FSH-Produktion, die eine Fertilitätsstörung zur Folge hat (s. S. 95).

Androgene

Wie schon ausgeführt, kommt es unter der exogenen oder endogenen Zufuhr von Androgenen [Methyl-Testosteron (MCCULLAGH u. ROSSMILLER), Testosteron-

Propionat, Testosteron-Önanthat und andere Ester] zu einer funktionellen Hemmung der gonadotropen Partialfunktion des Hypophysenvorderlappens und damit zu einer verminderten Stimulierung der Hodenstrukturelemente, zu einer Rückbildung von Leydigschen Zwischenzellen und Tubuli (McCULLAGH und McGURL; HECKEL; HOTCHKISS). Der Ausfall der Androgenproduktion der Leydigschen Zwischenzellen (SELYE u. ALBERT; LAHR u. RIDDE) wird jedoch durch die genügend hohen zugeführten Androgengaben aufgehoben (maskierte Insuffizienz der Zwischenzellen nach TONUTTI); die tubuläre Insuffizienz wird jedoch im Samenbefund deutlich sichtbar. Es tritt eine Oligospermie oder Azoospermie auf (s. Abb. 126, 127).

Das Bild eines sekundären hypogonadotropen Hypogonadismus bildet sich mit gewissen Unterschieden heraus. Die gonadotrope Aktivität hat abgenommen,

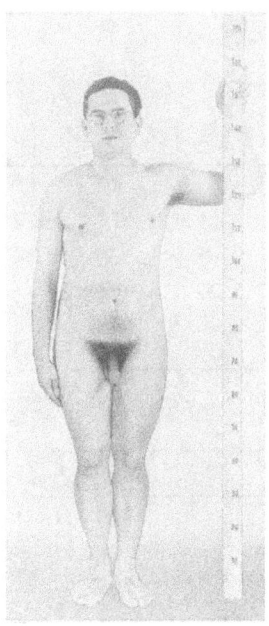
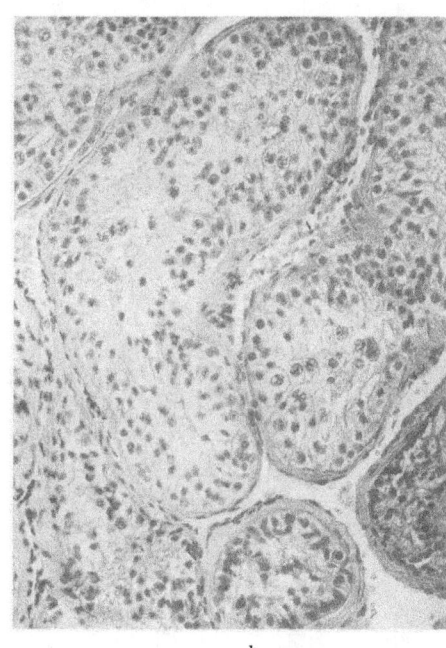

a   b

Abb. 66a u. b. a 25jähriger Patient (G. K.) mit isosexuellem adreno-genitalen Syndrom und Nebennierenrindenhyperplasie. Kleinwuchs, normale Entwicklung der sekundären Geschlechtsmerkmale, beide Hoden jedoch nur bohnengroß („dissoziierter Virilismus"). b Histologisches Bild des linken Testes: schwere Reifungshemmung, beginnende Hyalinisierung der Kanälchenwände. (Aus NOWAKOWSKI, 1. Symposion Dtsch. Ges. f. Endokrinol. Berlin: Springer 1955)

weshalb die Harngonadotropine erniedrigt sind. Die Hoden werden kleiner und weich, obwohl somatisch die maskuline Prägung erhalten bleibt. Die 17-Ketosteroide erhöhen sich durch die Zufuhr der Androgene (s. Rebound-Phänomen).

Zwei Möglichkeiten einer pathologischen Androgenquelle sind gegeben durch Zwischenzelltumoren und Tumoren (Carcinome) oder Hyperplasien der Nebennierenrinde.

α) **Leydig-Zwischenzelltumoren** kommen nur sehr selten vor (DIXON und MOORE); nach FRIEDMANN und MOORE machen sie nur 1% aller Hodentumoren aus. In der Literatur sind etwa 50 Fälle mitgeteilt worden. Nur in etwa 15% der Fälle führen die Tumoren zum Verlust von Libido und Potentia coëundi und evtl. auch zu einer Gynäkomastie (MELLICOW u. Mitarb.; FRASER, MONASCHKIN; HUNT u. BUDD; SACCHI; STEWART u. Mitarb.; HUFFMANN).

Es handelt sich um etwa hasel- bis walnußgroße Tumoren, die in der Regel gutartig sind. Beobachtungen von malignen Tumoren mit Metastasen sind selten. Die Tumoren können sehr große Mengen von 17-Ketosteroiden zur Ausscheidung bringen. Die biologische Aktivität der Androgene kann sehr unterschiedlich sein. Beim Manne kommt es zu einer maskierten Insuffizienz der Zwischenzellen, bei Kindern im präpuberalen Stadium zu einer Pseudopubertas praecox mit disproportioniertem Kleinwuchs (vorzeitiger Skeletreife) und extrem ausgeprägten

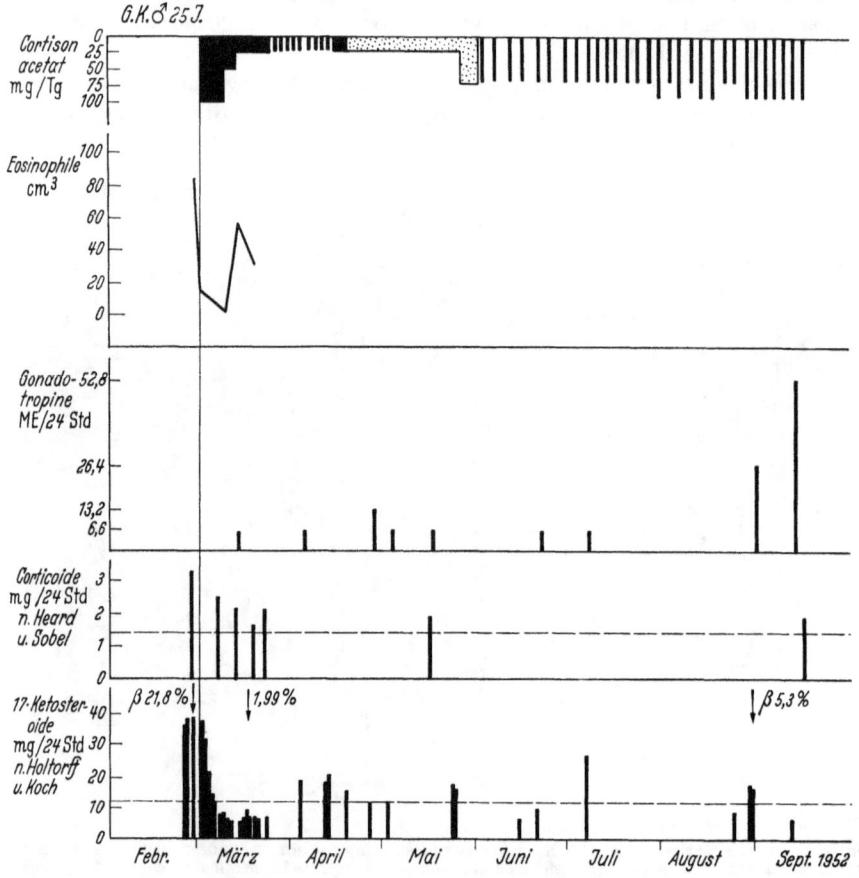

Abb. 67. Cortisonwirkung auf die Hormonausscheidung bei einem Patienten mit isosexuellem oder adrenogenitalem Syndrom und Nebennierenrindenhyperplasie (vgl. Abb. 66a u. b): Absinken der 17-Ketosteroide und Corticoide, Normalisierung der Gonadotropinwerte. (Aus NOWAKOWSKI, 1. Symposion d. Dtsch. Ges. f. Endokrinol. Berlin: Springer 1955)

männlichen Geschlechtsmerkmalen (Herkulestyp), jedoch ohne Wachstum und Entfaltung der Gonaden (SCHMIDT-TONUTTI) (Pseudopubertas praecox).

Auch *Oestrogene* können von den Zwischenzelltumoren ausgeschieden werden. Es tritt dann eine Gynäkomastie auf.

β) **Tumoren (Carcinome) oder Hyperplasien der Nebennierenrinde,** die in der Regel mit einer erhöhten Ausscheidung von Androgen einhergehen, imponieren klinisch als adrenogenitales Syndrom mit erhöhter Ausscheidung von Glucoproteiden unter dem klinischen Bild des Cushing-Syndroms (s. S. 426).

Es kommt hierbei immer sekundär zu Keimdrüsenfunktionsstörungen (Fertilitätsstörungen), da die gonadotrope Aktivität des Hypophysenvorderlappens durch die Nebennierenrinden-Überfunktion gebremst wird.

Über einen solchen Patienten haben NOWAKOWSKI und PÜSCHEL berichtet (JORES) (Abb. 66 u. 67).

Es handelt sich um ein *kongenitales adrenogenitales Syndrom* mit *Nebennierenrinden-Hyperplasie* bei einem 25jährigen Mann, bei dem die während der ganzen Jugend bestehende Überproduktion an androgenen Substanzen zu einer Unterdrückung der Gonadotropinbildung geführt hat. Der Mann kam wegen seiner Zeugungsunfähigkeit zur Untersuchung. Er war klein und sehr muskulös, die sekundären Geschlechtsmerkmale waren normal entwickelt; lediglich die Hoden befanden sich in einem infantilen Zustand und waren nur bohnengroß. Die Analyse der Samenflüssigkeit ergab bei mehrfacher Kontrolle eine Azoospermie. Die histologische Untersuchung der Hoden deckte eine schwere Reifungshemmung mit beginnenden Degenerationserscheinungen der Kanälchenwände auf. Es fehlten reife Leydigsche Zwischenzellen. Die Harngonadotropine ließen sich nicht nachweisen. Die Ausscheidung der 17-Ketosteroide war mit 38 mg/Tag erhöht und ließ den Verdacht auf einen Nebennierenrindenprozeß aufkommen. Die Unterdrückung der Androgenbildung der Nebennierenrinde durch Cortison führte zu einem deutlichen Anstieg der Gonadotropine, zum Abfall der 17-Ketosteroide und zu einer fortschreitenden Reifung des Hodens. An dem Vorliegen einer Nebennierenrinden-Hyperplasie war nicht mehr zu zweifeln *(isosexuelles adrenogenitales Syndrom)*. Bei dem Patienten war in der Jugend eine Pubertas praecox diagnostiziert worden (Erben) (Abb. 67).

Näheres über Pseudopubertas praecox und über die verschiedenen Formen der Pubertas praecox s. NOWAKOWSKI, JORES, LABHART, FASSBENDER und ORTHNER.

γ) **Exogen zugeführtes Testosteron.** Ebenfalls bei der exogenen Testosteronzufuhr von hohen Gaben und längerer Dauer kommt es zu einer Hemmung der gonadotropen Partialfunktion der Adenohypophyse und zu den schon oben genannten Veränderungen der Strukturelemente des Hodens (s. Rebound-Phänomen). Auch hier stellt sich eine Verminderung oder ein Schwund der Harngonadotropine ein. Im Samen tritt eine Oligo- oder Azoospermie auf (Abb. 127).

Oestrogene

Durch Zufuhr von Oestrogenen kommt es zu einer Hemmung der Gonadotropinbildung und infolgedessen auch zu einer Rückbildung der Hodenelemente. Die Tubuluswände entarten fibrös, das Keimepithel depopuliert. Hieraus resultiert eine Oligo- oder Azoospermie. Ebenfalls atrophieren die Zwischenzellen. Im Gegensatz zu den Folgen nach Testosterongaben (maskierte Insuffizienz der Zwischenzellen) kommt es bei Oestrogenzufuhr zu einer manifesten endokrinen Insuffizienz mit somatischen und psychischen Veränderungen. Hierbei kommt die Libido und Potentia coëundi zum Erlöschen (CHARNY u. MERANZE; HOWARD u. Mitarb.), eine Tatsache, die man sich bei Hypersexualismus oder auch in der forensischen Medizin bei Sexualverbrechern zu Nutzen macht (DUNN).

Als Initialsymptome für den Androgenmangel sind das Volumen des Ejakulats häufig vermindert und die Fructosekonzentration herabgesetzt. Die Harngonadotropine sind erniedrigt oder kaum nachweisbar. Die Oestrogene wirken außerdem auf das Wachstum der Brustdrüsen; es bildet sich bisweilen eine Gynäkomastie. Das Prostatastroma proliferiert (s. auch S. 96 u. Abb. 52).

α) **Oestrogen-Therapieschäden.** Da *Oestrogene* sehr häufig aus *therapeutischen Gründen* bei Prostatacarcinomen gegeben werden und meist die Behandlung über einen längeren Zeitraum durchgeführt wird, sind diese Hormonauswirkungen relativ häufig zu beobachten. Die Oestrogen-Therapie führt beim Manne durch eine Hemmung der Gonadotropinproduktion zu einem sekundären Hypogonadismus. Es kommt zu einer Atrophie der Testes, des Tubulusapparates und der Zwischenzellen. Die Samenzellbildung und auch die Inkretion kommen zum Erliegen. Das histologische Hodenbild zeigt kleine Tubuli, deren Wände sind zunächst verdickt, das Keimepithel ist weitgehend depopuliert, die Sertoli-Zellen können ebenfalls schwinden. Die Kanälchen sklerosieren später vollkommen. Die Zwischenzellen sind meist in dem stark verdichteten interstitiellen

Bindegewebe nicht mehr von fibrocytären Elementen zu unterscheiden (MECHOW u. HEINKE). Die Empfindlichkeit der männlichen Brustdrüsen auf Oestrogene ist sehr verschieden; meist kommt es jedoch zu einer Gynäkomastie. Die Libido geht verloren. Die Ejaculation bleibt aus. Bei längerer Behandlung bildet sich die Terminalbehaarung zurück. Die Harngonadotropine sind vermindert oder nicht nachweisbar. Psychische Veränderungen stellen sich ein. Es kommt zum typischen Bild des postpuberalen Kastraten („hormonelle Kastration" nach BLEULER).

Nach Absetzen der Oestrogenbehandlung kommt die Gonadotropinbildung in Gang, die Hodenelemente werden wieder stimuliert und regenerieren meist in einer Zeit von 3—6 Monaten restlos (s. S. 258).

MECHOW u. HEINKE haben über die Oestrogeneinwirkungen bei einem 63jährigen Manne berichtet, der wegen eines vermeintlichen Prostatacarcinoms

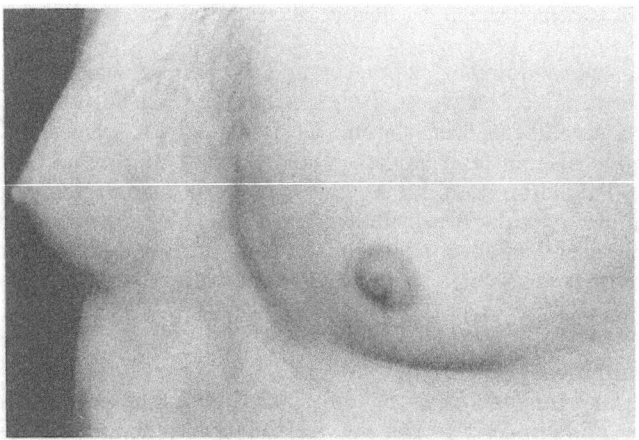

Abb. 68. Patient (604)[I] 63jähriger Mann, wie Abb. 69, 70. Gynäkomastie nach längerer Oestrogenbehandlung

über 1 Jahr lang mit einem Oestrogenpräparat behandelt wurde. Es kam zur Ausbildung eines temporären Hypogonadismus:

Nach der ersten Implantation stellte sich ein völliges Nachlassen der bis dahin starken Libido ein; es entwickelte sich eine Gynäkomastie (Abb. 68), der Bartwuchs ging zurück. Der Kranke bemerkte bei sich neben einer psychischen Unsicherheit und Unausgeglichenheit hin und wieder depressive Verstimmung. Im Laufe der Monate büßte er erheblich an Arbeitskraft ein. Die somatischen Veränderungen waren außer der Gynäkomastie nicht ausgeprägt. Die 17-Ketosteroide lagen an der unteren Grenze der Norm bzw. waren erniedrigt, die Harngonadotropine kaum nachweisbar (5—6 MUE). Im histologischen Hodenschnitt fanden sich kleine Tubuli. Die Wände waren deutlich verdickt, das Keimepithel völlig depopuliert bis auf die Sertolizellen, einzelne Tubuli vollständig hyalinisiert. Im stark bindegewebig verdichteten Interstitium waren Zwischenzellen nicht auszumachen bzw. von fibrocytären Elementen kaum zu unterscheiden (Abb. 69).

Die gleichen Kontrollen 8 und 12 Monate nach der ersten Untersuchung und dem Aussetzen der 1jährigen Oestrogenbehandlung ergaben sehr hohe Harngonadotropinwerte von 96 und 40 MUE. Die nicht mehr gehemmte gonadotrope Partialfunktion des Hypophysenvorderlappens war wieder aktiv und überschüssig geworden (Rebound-Phänomen). Die 17-Ketosteroide blieben im unteren Normbereich. Ein nunmehr durchgeführter Choriongonadotropintest hatte ein negatives Ergebnis, d. h., die Zwischenzellen hatten jetzt schon ihre volle Sekretionskapazität unter der eigenen Gonadotropinstimulierung wieder erreicht. Die Regeneration von Tubulus- und Zwischenzellapparat war vollständig (Abb. 70). Der Patient wurde wieder voll leistungsfähig; Zeichen eines sekundären Hypogonadismus waren nicht mehr nachzuweisen.

Bei *Mumpsepidemien* machte man sich früher den Oestrogeneffekt beim Manne zunutze, indem man während der Pubertät den gefährdeten Jünglingen Oestrogene verabreichte und somit eine kurzbefristete Ausschaltung der sonst sehr virusempfindlichen Hoden vornahm (SALORAN; MOYENE u. Mitarb.). Die Ansprechbarkeit des Hodens wird stark herabgesetzt, Schäden sind nicht beobachtet worden.

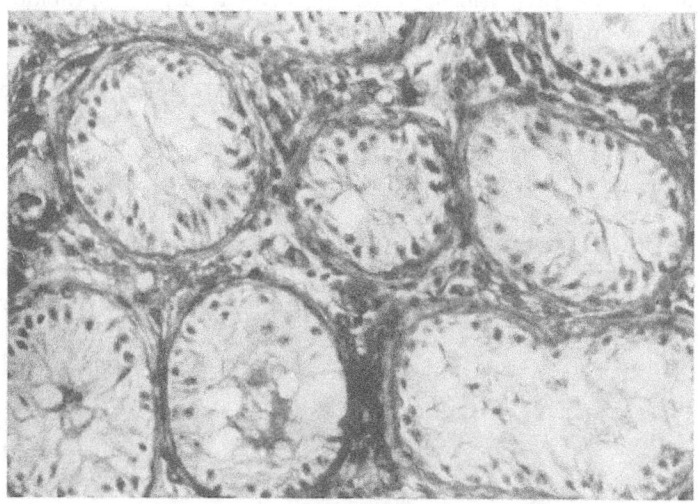

Abb. 69. Patient (604)^I 63jähriger Mann. Diagnose: Sekundärer Hodenschaden, nach $1^1/_2$jähriger Behandlung mit Oestrogenen wegen Prostatacarcinom-Verdacht. Hodenbild: Tubuli völlige Depopulation. Sklerose und Verdickung der Wände. Interstitium weit, bindegewebig verdichtet, Zwischenzellen klein, nicht entfaltet (atrophisch), s. Text. (Hopa: 225fach)

β) **Pathologische Oestrogenentstehung.** Häufig ist durch *Leberschäden* (GLASS u. EDMONSON) der Abbau und die Inaktivierung der Oestrogene gestört. Es

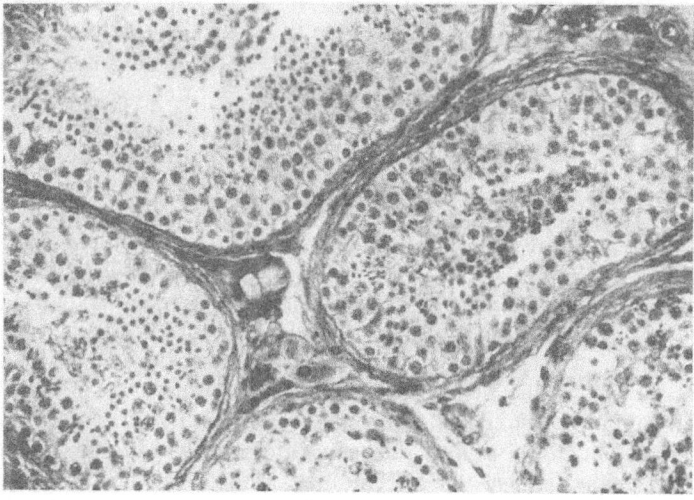

Abb. 70. Patient (604)^{III} 64jähriger Mann, wie Abb. 68, 69. 12 Monate nach Aussetzen der Oestrogenbehandlung (s. Text). Hodenbild: Weite Tubuli, normales Keimepithel mit reichlich Spermatozoen, Wände leicht verdickt. Interstitium: Zart, zeigt reichlich gut entfaltete Zwischenzellen (s. Kapitel „Therapie": Rebound-Phänomen). (Hopa: 225fach)

kommt zu einer *Hyperoestrogenämie* (LABHART) und über die damit verbundene Hemmung der gonadotropen Produktion des Hypophysenvorderlappens zu einem *sekundären Hodenschaden*, zu einer Fertilitätsstörung. Die Oestrogenvermehrung kann aber auch durch eine verminderte Ausscheidung derselben auf dem Gallenwege oder durch eine gesteigerte Konversion der Androgene zu Oestrogenen entstehen. Die Veränderungen des Hodenparenchyms hängen von der Dauer des pathologischen Zustandes ab (LLOYD u. WILLIAMS). Bei älteren Männern kommt es neben den üblichen Involutionserscheinungen, dem Ausfall von Libido, Potentia coeundi und Samenerguß, zur Gynäkomastie und zur Bildung einer sog. ,,Bauchglatze" (s. auch S. 427).

Fertilitätsstörungen bei Spätheimkehrern waren häufig die Ursache eines Leberschadens (HEINKE).

Bei *Pigmentcirrhose* als Teilsymptom einer *Hämochromatose* mit Eiseneinlagerungen im Hypophysenvorderlappen kommt es ebenfalls zu schweren Veränderungen im Sinne eines sekundären Hodenschadens (Abb. 71) (s. S. 426).

γ) **Feminisierende Tumoren.** Oestrogenbildende Tumoren sind bei Männern selten (WILLIS). Sie entstehen entweder in der Nebennierenrinde (WILKINS) oder im Hoden (ÖSTERGAARD).

Diese Männer weisen immer eine Gynäkomastie und eine Hodenatrophie auf. Libido und Potentia coeundi sind meist nicht mehr vorhanden. Es handelt sich auch hier um einen sekundären Hypogonadismus, da die gonadotrope Partialfunktion der Adenohypophyse durch die unnatürlich gebildeten Oestrogene gehemmt wird.

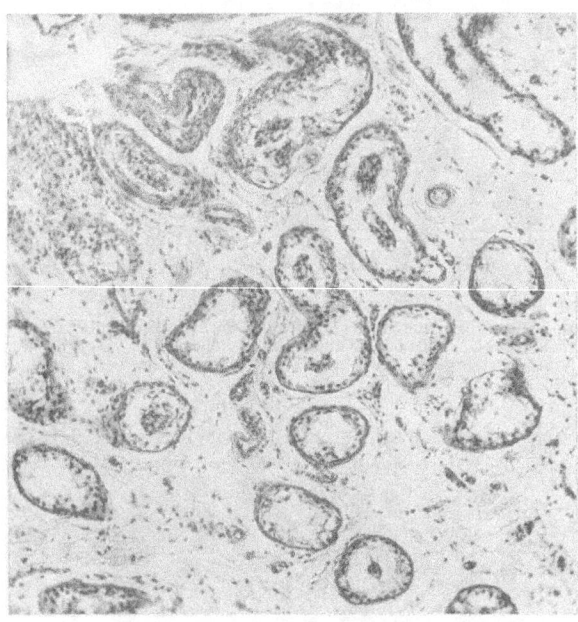

Abb. 71. Sekundäre Hodenatrophie bei einem 41jährigen Patienten mit Hämochromatose. Hodenbild: Atrophie von Tubulus und Zwischenzellapparat. Hormone: Harngonadotropine nicht nachweisbar. (Aus NOWAKOWSKI, 1. Symposion d. Dtsch. Ges. f. Endokrinol. Berlin: Springer 1955)

Pathologische Oestrogenbildung kommt auch bei gewissen Hodencarcinomen, bei Chorionepitheliomen (HAMBURGER, SMITH; TWOMBLY) und bei Sertoli-Zelltumoren (HUGGINS u. MOULDER; MULLIGANREWELL; TEILUM; PICK; MASSON; KRÜCKMANN; HUGGINS u. PAZOS) vor. Die die Tumoren aufbauenden Zellen enthalten nach HUGGINS und MOULDER große Mengen von Lipoiden, deren Oestrogengehalt beträchtlich ist.

Die dämpfenden Einflüsse der Androgene auf das Zwischenhirn-Hypophysensystem macht man sich bei der Behandlung klimakterischer Beschwerden bei Mann und Frau zunutze (JUNKMANN und UFER).

Auch eine stark verminderte oder ausfallende Schilddrüsenhormonbildung kann einen hemmenden Einfluß auf die Gonadotropinbildung ausüben. Man konnte nachweisen, daß eine normale gonadotrope Aktivität an die Anwesenheit von Schilddrüsenhormonen gebunden ist. Es treten daher auch beim *idiopathischen Myxödem* Fertilitätsstörungen auf; Libido und Potentia coëundi sind meist herabgesetzt. Beim angeborenen Myxödem sind Wachstums- und Entwicklungsstörungen (präpuberaler Hypogonadismus) zu beobachten.

c) Sekundäre Hodenschäden nach Hypophysenvorderlappenstörungen, die durch allgemeine Krankheiten, auch durch Mangel- oder Unterernährung ausgelöst werden

Fertilitätsstörungen leichterer und schwererer Art treten bei den verschiedensten körperlichen oder seelischen Belastungen auf. Immer sind sie durch eine verminderte Sekretion der hypophysären Gonadotropine bedingt. Diese Störungen sind im allgemeinen reparabel. Es handelt sich meist um temporär bedingte sekundäre Hodenstörungen. Näheres s. bei FASSBENDER u. ORTHNER.

Solche temporären Störungen sind vor allem *nach größeren Operationen* zu beobachten.

So konnte HEINKE während längerer Beobachtungen nach Blinddarm- und Leistenbruchoperationen, sehr häufig auch nach Hodenbiopsien, mitunter ein völliges Versiegen der spermiogenetischen Aktivität bis zur Azoospermie beobachten. Die Regeneration trat bei solchen Patienten gewöhnlich nach 1—3 Monaten wieder ein. Von Hengst und Bulle sind solche temporären Fertilitätsstörungen auch bekannt (EIBL).

STIEVE berichtete von tubulärer Atrophie bei Männern, die nach einer längeren Haftzeit hingerichtet wurden.

Die gleichen Erscheinungen sind auch bei schweren *chronischen Krankheiten*, wie Tuberkulose und bei Carcinose, zu beobachten, auch bei schwerem Diabetes mellitus, bei schwereren Kreislaufstörungen u. a.. Treten die Krankheitserscheinungen vor oder während der Pubertät auf, so kann ein hierdurch ausgelöster zeitlicher Androgenmangel zu einer verzögerten Pubertät oder gar zu schwereren Störungen führen (Eunuchoidismus).

Auch bei schweren *Mangel- und Hungerzuständen* kommt es, z. B. bei Kindern, zu Reifungshemmungen (Infantilismus bei Spätrachitis). Bei *Hungerzuständen Erwachsener* können die Störungen noch lange sistieren. Es sei hier an das nach dem 2. Weltkrieg bekannt gewordene Bild der „*Heimkehrerdystrophie*" erinnert (JAKOBS; SALTER u. Mitarb.). Man nimmt an, daß durch ein Überwiegen der ACTH-gesteuerten Glykosteroide der Nebennierenrinde ein rasches Auffüllen der Fettdepots bewirkt wird, zumal auch die Verbrennung durch eine Schilddrüsenunterfunktion noch vermindert ist. Die Eiweißassimilation bleibt infolge des relativen Mangels an anabolen Hormonen gedrosselt. Die Folge ist eine mit Sexualstörungen verbundene Fettsucht. Hinzu gesellen sich Störungen der Kopulationsreflexe (GIESE), Kreislauf-, Darmstörungen und psychische Versagenszustände. Analog zum Mann kommt es bei der Frau zur sog. „Fluchtamenorrhoe".

Hier sind auch die Fertilitätsstörungen der Heimkehrer nach Leberschäden (mangelhafter Oestrogenabbau) zu nennen (s. Oestrogen).

So hat ERSHOFF über den Effekt allgemeiner Unterernährung und über den Entzug einzelner Vitamine und einzelner Nahrungsbestandteile berichtet (bei ORTHNER). Die Ergebnisse stimmen darin überein, daß im Zustand der Inanition alle Vorderlappenhormone (Gonadotropin, Luteotropin, Thyreotropin und Somatotropin), mit Ausnahme des ACTH (Stress-Situation), in vermindertem Maße ausgeschüttet werden („Sparschaltung"). Die Veränderungen nach längerem Calorienentzug sind denen nach Entfernung der Hypophyse in mancher Hinsicht so ähnlich, daß für sie der Ausdruck „Pseudohypophysektomie" geprägt wurde. Nicht nur das Wachstum bleibt bei Jugendlichen zurück, sondern auch die Keimdrüsenreifung wird verzögert. Daß es sich hierbei um die Folge einer Verminderung der Gonadotropinbildung handelt, erhellt daraus, daß die Keimdrüsen durch exogene Gonadotropinzufuhr trotz Hunger zur Funktion gebracht werden können. Nach SELYE scheint die mangelhafte Ernährung die Hypophyse zu veranlassen, ihre Tätigkeit mehr auf die Aufrechterhaltung der Nebennierenrindenfunktion im Sinne des allgemeinen Adaptionssyndroms zu konzentrieren.

Ganz sicher ist jedoch der Mechanismus noch nicht geklärt, der zu der verminderten Gonadotropinbildung führt. So wird unter anderem ein Leberschaden mit gestörtem Oestrogenabbau, ein Vitaminmangel und teils ein Inhibinausfall dafür verantwortlich gemacht (LABHART). Problematisch ist vor allem auch das Auftreten von Gynäkomastie nach der Wiederaufnahme einer normalen Ernährung. Möglicherweise hängt das Mammawachstum mit der raschen Funktionsaufnahme der Leydigschen Zwischenzellen nach langer Inaktivität zusammen; ähnlich wie in der Pubertät oder bei hoher Choriongonadotropinzufuhr könnte es hierbei zu einer übergroßen Oestrogenproduktion kommen (LABHART).

Mangel- und Hungerschäden werden relativ schlecht von noch nicht voll ausgereiften Jugendlichen und von Männern nach dem 40.—45. Lebensjahr überstanden, wie die Erfahrungen der Jahre nach 1945 ergeben haben.

Reine Mangelzustände von *Vitamin A, B und E* kommen praktisch nur im Tierversuch vor (s. auch S. 475).

d) Der sekundäre Hodenschaden nach Hypophysenvorderlappenstörungen, die durch unbekannte Ursachen ausgelöst werden

Idiopathischer sekundärer Hypogonadismus

Unter dem Krankheitsbild des idiopathischen sekundären Hypogonadismus werden diejenigen Fälle zusammengefaßt, die durch eine erniedrigte oder fehlende Gonadotropinausscheidung im Harn charakterisiert sind. Der Ausfall der Gonadotropine kann FSH und ICSH gemeinsam oder isoliert treffen.

Man kann daher folgende Formen von partiellem Ausfall der gonadotropen Hypophysenvorderlappenfunktion beim Manne abgrenzen:

α) den selektiven Mangel an FSH und ICSH,
β) die präpuberale Form des selektiven ICSH-Mangels,
γ) die postpuberale Form des selektiven ICSH-Mangels,
δ) den selektiven Mangel an FSH.

Die *Ursachen* der hypophysären Störungen sind *unbekannt*. Eine kongenitale Mißbildung kann nach SOHVAL und SOFFER sowie RYAN und MCCULLAGH nur vermutet werden. Möglicherweise spielen embryonale Schäden oder Infektionen eine Rolle. Das gelegentliche familiäre Auftreten des idiopathischen sekundären Hypogonadismus wurde unter anderem von HURTHAL (3 Brüder) und OVERZIER (2 Brüder) beobachtet.

α) **Der selektive Mangel von FSH und ICSH.** Synonyma: idiopathischer Eunuchoidismus mit tiefem FSH-Spiegel (HOWARD); hypogonadotroper Eunuchismus (HELLER u. NELSON).

Der Mangel beider gonadotroper Hormone (FSH und ICSH) führt zum Ausbleiben der normalen Gonadenentwicklung in der Pubertät mit den entsprechenden Folgen für die sexuelle und somatische Entwicklung. Er kommt fast immer in der präpuberalen Form vor und wurde erstmals von FRASER u. Mitarb. als ein Typ des männlichen Eunuchoidismus beschrieben. Dieses Krankheitsbild wurde im folgenden auch als „idiopathischer Eunuchoidismus mit niedrigem FSH" bezeichnet (HOWARD u. Mitarb.; FRASER u. Mitarb.), was dem eigentlichen Krankheitsbild nicht gerecht wird, da sowohl FSH als auch ICSH ausfallen (s. Abb. 58). Der eigentliche selektive Ausfall der Gonadotropine wurde erstmals von HELLER u. NELSON und von ALBERS u. Mitarb. beschrieben.

Auf Grund der histologischen Hodenbefunde muß man bei diesen Fällen annehmen, daß weder FSH noch ICSH in genügender Menge zur Verfügung gestanden haben, denn beide Hodenstrukturelemente wiesen keine Zeichen einer hypophysären Stimulation auf. Harngonadotropine konnten ebenfalls nicht nachgewiesen werden (Abb. 72) (s. auch Abb. 123a u. b, S. 242).

Das klinische Bild entspricht dem präpuberalen Eunuchismus oder Eunuchoidismus, wie sie im Kapitel des Androgenmangelsyndroms beschrieben wurden. Gerade bei diesem Krankheitsbild kommt der eunuchoide Habitus gut zur Beobachtung, da es sich ja hier allein um einen FSH- und ICSH-Ausfall handelt. Anders hingegen bei den anderen Formen des sekundären Hypogonadismus, wo es meist, z. B. bei Tumoren, zu einer Unterfunktion der ganzen Adeno-

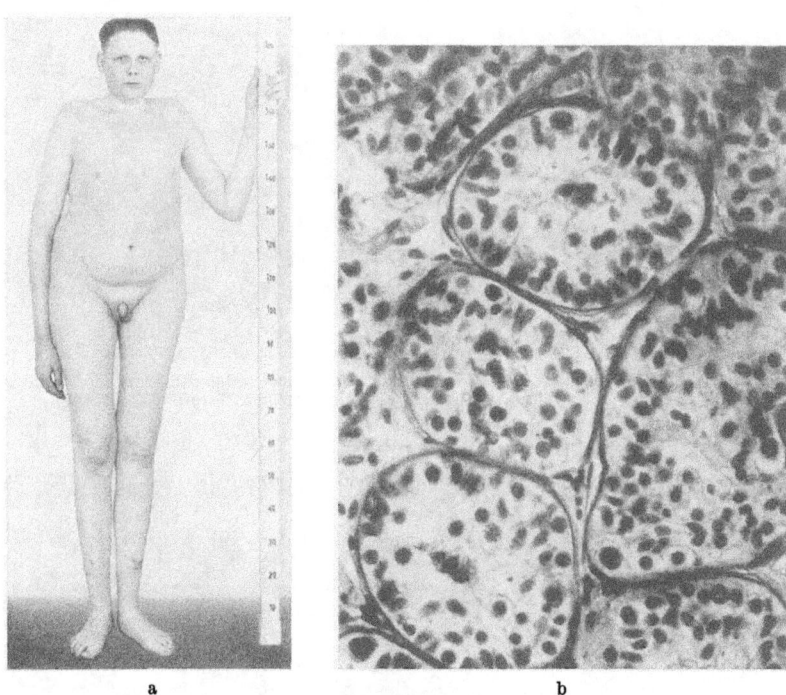

a   b

Abb. 72a u. b. a 36jähriger Patient (H. Gr.) mit „idiopathischem Eunuchoidismus". Im Harn kein gonadotropes Hormon nachweisbar. b Histologisch schwere Reifungshemmung der Testes. Vergr. 125fach, Hämatoxylin-Eosin. (Aus NOWAKOWSKI, 1. Symposion d. Dtsch. Ges. f. Endokrinol. Berlin: Springer 1955)

hypophyse kommen kann und demzufolge ein Minderwuchs und angedeutete Skeletstörungen zu beobachten sind. Das Soma (Genitale, Brust u. a.) bleibt daher beim selektiven FSH- und ICSH-Mangel fast immer *völlig infantil*. Eine Gynäkomastie wird nie beobachtet (Abb. 73, 74).

Die klinische Diagnose stützt sich zunächst auf den Nachweis des sekundären Hodenschadens, wie er oben beschrieben wurde (Harngonadotropine stationär negativ; Choriongonadotropintest positiv; Hodenbild zeigt keine oder kaum stimulierte Strukturelemente). Es sind weiterhin auszuschließen: kraniale Prozesse (Tumoren, Entzündungen usw.), Krankheiten von seiten der Nebennierenrinde und der Hypophyse. Beim jugendlichen Patienten soll das Längen- und Knochenalter dem chronologischen Alter entsprechen (Anamnese). Der Patient muß nach der Pubertät typische eunuchoidale Proportionen des Skeletts aufweisen. Es müssen vor der endgültigen Diagnosestellung alle organischen Leiden durch eine eingehende Untersuchung ausgeschlossen worden sein.

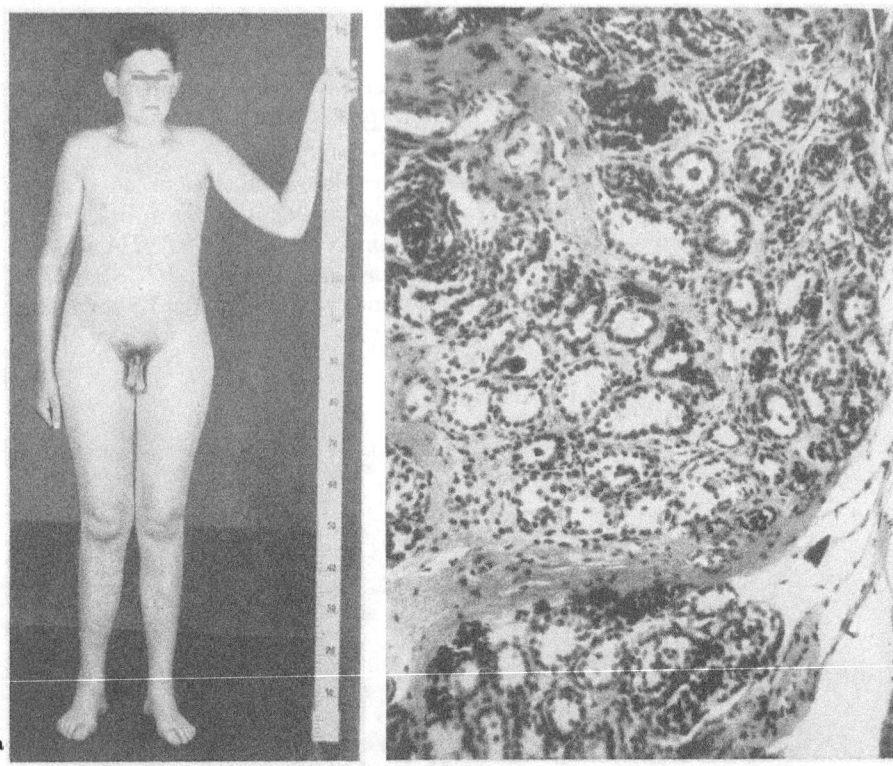

Abb. 73a u. b. Partielle gonadotrope HVL-Insuffizienz beim Manne. a Idiopathischer Eunuchoidismus (Patient K. H., 25 Jahre). b Histologischer Hodenbefund. Vergr. 160fach, Azan

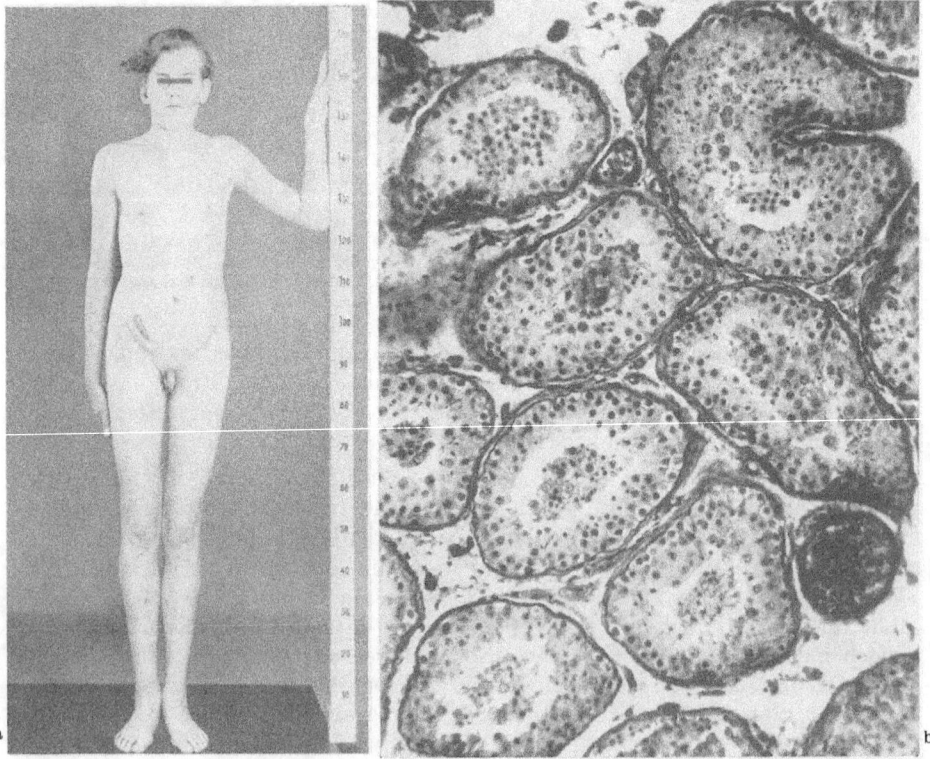

Abb. 74a u. b. a Patient H. Schü., 25 Jahre. ICSH-Mangel. b Histologischer Hodenbefund. Vergr. 160 fach, Azan. (Aus Nowakowski, 4. Symposion d. Dtsch. Ges. f. Endokrinol. Berlin: Springer 1957)

β) **Die präpuberale Form des selektiven ICSH-Mangels.** Synonyma: „Fertiler Eunuch" (McCullagh u. Mitarb.); sog. „Eunuchoidismus mit Spermiogenese" (Pasqualini). „Hypogonadism with Spermatogenesis" (Landau)

1950 wurde von Pasqualini ein 24jähriger Mann mit eunuchoiden Symptomen beschrieben, dessen Hoden auffälligerweise eine normale Größe hatten. Das histologische Hodenbild deckte eine normale Spermiogenese in den Tubuli auf, dagegen waren die Leydigschen Zwischenzellen an Zahl verringert. Er bezeichnete diesen Zustand „Sindrome hypoandrogénico con gametogénesis conserva" als Ursache und postulierte im vorliegenden Falle eine inkretorische Hodenfunktionsstörung als Folge eines selektiven ICSH-Mangels (Abb. 75).

1953 konnten McCullagh u. Mitarb. ähnliche Patienten beschreiben, bei denen ein isolierter ICSH-Mangel vorlag. Man beobachtete jedoch die Form des sekundären Hypogonadismus nur in der präpuberalen Form, also mit einem Eunuchoidismus. Die Beobachtungen zeigten, daß es beim Manne in der Tat isolierte Störungen der gonadotropen Partialfunktion der Adenohypophyse (ICSH) gibt,

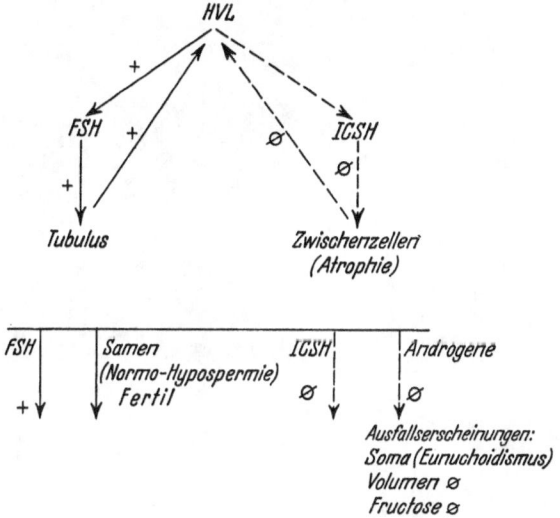

Abb 75. Schema eines sekundären Hypogonadismus bei selektivem ICSH-Mangel oder Ausfall. (Prä- oder post-puberal)

wie auch spätere Untersuchungen bewiesen haben (Nowakowski; Landau; Doepfmer; Hellinga).

Das *klinische Bild* der präpuberalen Form des selektiven ICSH-Mangels ist durch eunuchoide Proportionen, mangelnde maskuline somatische Prägung (Hochwuchs, hohe Stimme, fehlender Bartwuchs u. a.), durch relativ kleines Genitale, aber große Hoden charakterisiert. Die Hodengröße ist durch die Entfaltung des Tubulusapparates — FSH-Stimulierung ist normal — zu erklären. Bei den anderen schon genannten präpuberalen Formen des sekundären Hodenschadens sind die Hoden dagegen immer sehr klein, die Tubuli nicht entfaltet (Abb. 76, 77 u. 78).

Entsprechend der inkretorischen Hodenunterfunktion ist das *Volumen* des Samens *klein*, die *Fructosekonzentration* (Landau, Nowakowski) im Samen stark *vermindert*; die spermiogenetische Funktion ist meist gehemmt. Im Ejakulat findet sich eine Hypo- oder *Oligospermie*, ganz selten eine Normospermie.

Die *Harngonadotropinausscheidung* (FSH-Bestimmung), mit den gebräuchlichen Methoden gemessen, ist normal oder liegt an der unteren Grenze der Norm.

ICSH mit der Methode von SCHAFFENBURG und MCCULLAGH, an der alkalischen Phosphatase der hypophysektomierten Ratte bestimmt, ergab bei den von MCCULLAGH mitgeteilten 5 Fällen in 3 der Fälle erniedrigte, in 2 normale Werte.

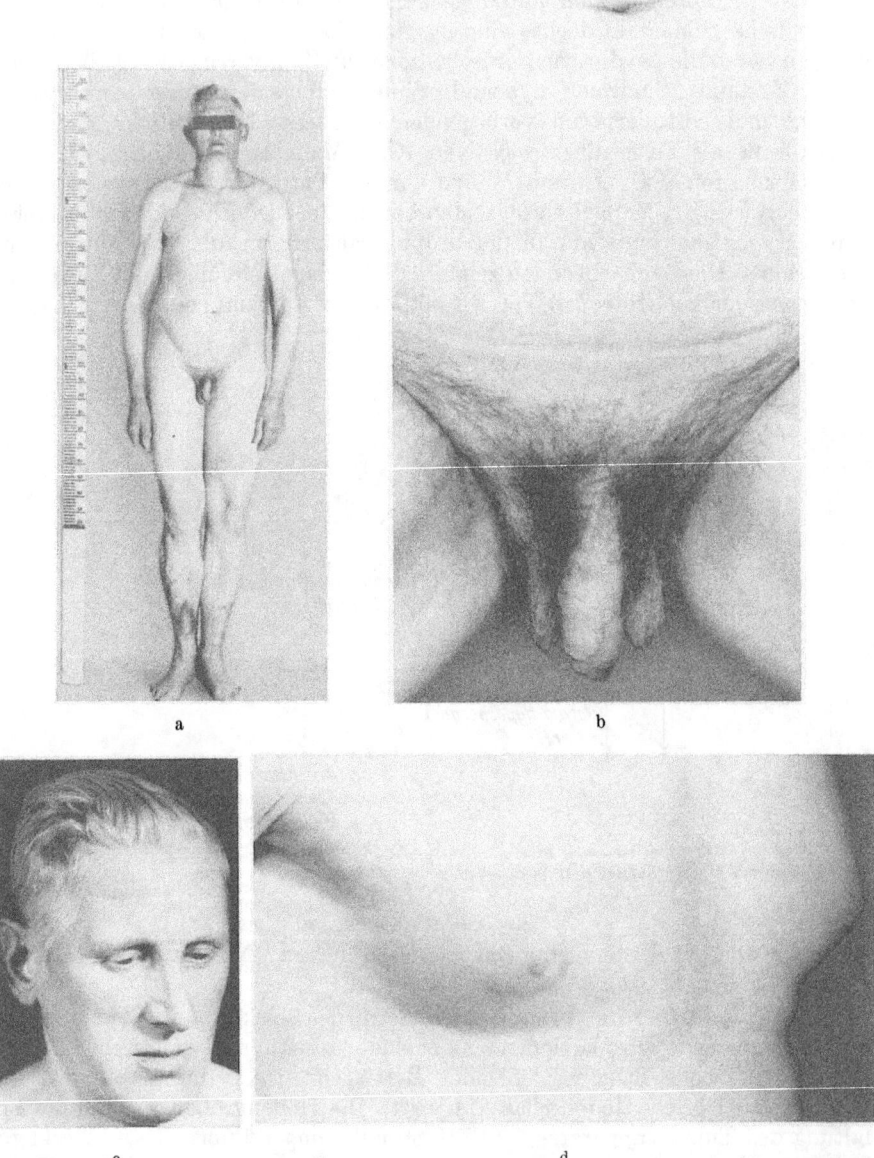

Abb. 76a—d. Patient (1086) 50jähriger Mann. Diagnose: „Eunuchoidismus mit Spermiogenese", „Fertiler Eunuch" (MCCULLAGH u. Mitarb.). Anamnese: Nach 10jähriger Ehe ein Kind, jetzt acht Jahre alt. Patient: Erste Rasur mit 20 Jahren, erster G.V. mit 33 Jahren, seit 7 Jahren keine Libido mehr. Soma: Starke eunuchoide Züge (breites Becken, Gynäkomastie. Somatogramm: Größe zu Spannweite der Arme = 182:196 cm, hohe Stimmlage, faltige, trockene Gesichtshaut). Mangelhafte Terminalbehaarung und Akrocyanose. Genitale: Relativ kleiner Penis, mittelgroße Hoden, Scrotalansatz — Dammitte = 9 cm (erhöht). Ejaculat: Volumen 1,0 cm³ (erniedrigt); Fructose 1150 γ/cm³ (erniedrigt), 28 Mill. Spermien/cm³ = Hypospermie. Hormone: Harngonadotropine (FSH) = 14—20 MUE (normal), 17-Ketosteroide 6—8 mg/Tag (erniedrigt). Chromatintest: Männliches Kernmuster. Hodenbild: s. Abb. 77 u. 78

Von den Genannten wird außerdem ein konnataler Zwischenzellschaden, also das Vorliegen eines primären isolierten Zwischenzell-Hodenschadens diskutiert.

Das *histologische Hodenbild* dieser Männer weist fast normale Tubuli auf; die Durchmesser können etwas verringert sein, die Sertoli-Zellen und die Spermiogenese einschließlich reifer Spermien sind vorhanden (Abb. 77). Die Tubuluswände sind leicht verdickt (hyalinisiert). Die Leydigschen Zwischenzellen sind vermindert, klein, undifferenziert und kaum von fibrocytären Elementen zu unterscheiden (Abb. 78).

Der *Choriongonadotropintest* ist *positiv*, d. h., nach Zufuhr von Choriongonadotropin werden die vorhandenen, aber durch den ICSH-Mangel undifferenziert gebliebenen Leydigschen Zwischenzellen stimuliert und zur Entfaltung gebracht; dadurch kommt es zur androgenen Sekretion. Die 17-Ketosteroide im

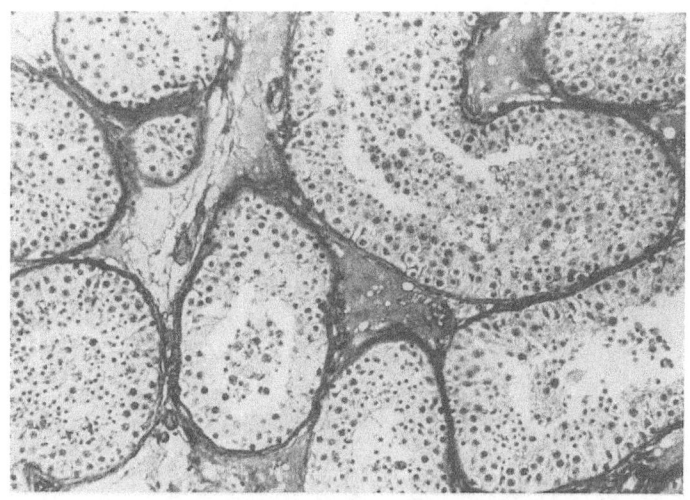

Abb. 77. Patient (1086) 50jähriger Mann (s. Abb. 76, 78). Diagnose: Eunuchoidismus mit Spermiogenese. Hodenbild: Tubuli mittelweit bis weit, Wände teils zart, teils mehrschichtig verdickt, gewellt. Keimepithel aller Stufen einschließlich Spermatozoen, jedoch in mittlerer Spermiogenesehemmung vorhanden. Lumina meist licht oder mit abgestoßenen Zellen angefüllt. Interstitium ödematös aufgelockert, bindegewebig verdichtet. Zwischenzellen vorhanden, jedoch schlecht entfaltet, meist mit Pigment oder Reinkeschen Kristallen beladen. Kerne zeigen „Schachbrettmuster". Andere Zwischenzellen keinen oder kleinen Plasmasaum (Zwischenzellfehler). Keine Zeichen von Entzündung. (Hopa: 225fach)

Harn nehmen daraufhin beträchtlich (über 45%) zu. Zur gleichen Zeit kommt es zu einer Normalisierung des Volumens und der Fructosekonzentration im Samen. Die maskuline somatische Prägung kann sich vervollständigen. Ist der Choriongonadotropintest negativ, d. h., bleibt die Steigerung der 17-Ketosteroide im Harn, die Steigerung des Volumens und der Fructosekonzentration aus, dann muß ein primärer Hodenschaden mit einer Zwischenzellschädigung vorliegen.

Die *Therapie* des *selektiven präpuberalen ICSH-Mangels* ist die mit einem Choriongonadotropin- oder Testosteronpräparat.

Nowakowski glaubt auch, daß mit der obengenannten Behandlung und deren Erfolg die Frage beantwortet sei, ob alleinige Testosteronbehandlung das Hodenwachstum und auch die Spermiogenese eunuchoider Männer günstig beeinflussen kann. Es liegen hierüber eine Reihe von Publikationen, so z. B. von S. C. Werner, Hurxthal, Kinsell, vor. Man hat aber immer wieder die Richtigkeit dieser Beobachtungen angezweifelt, weil im Tierexperiment Testosteron niemals zur Bildung befruchtungsfähiger Spermien führt, da für die Reifeteilung und die anschließende Spermio-Histogenese eine FSH-Aktivität notwendig ist. Nowakowski glaubt, daß die von den obengenannten Autoren zitierten Patienten, die auf alleinige Testosterongaben mit Spermienbildung und Reifung der sekundären Merkmale reagiert hatten, typische Beispiele für die hier beschriebenen Fälle von Eunuchoiden mit selektivem ICSH-Mangel darstellen. Da nämlich solche zeugungsunfähigen (infertilen) Männer geringe FSH-Mengen produzieren, und ihre Gonaden schon einen erheblichen Reifungsgrad aufweisen, ist es verständlich, warum gerade hier das Testosteron zur Bildung befruchtungsfähiger Samenfäden geführt hat.

Wir schließen uns diesen Gedankengängen Nowakowskis, Pasqualinis und McCullags aus der Erfahrung und aus eigenen Beispielen heraus an, daß es tatsächlich isolierte Störungen der ICSH-Bildung der Hypophyse gibt.

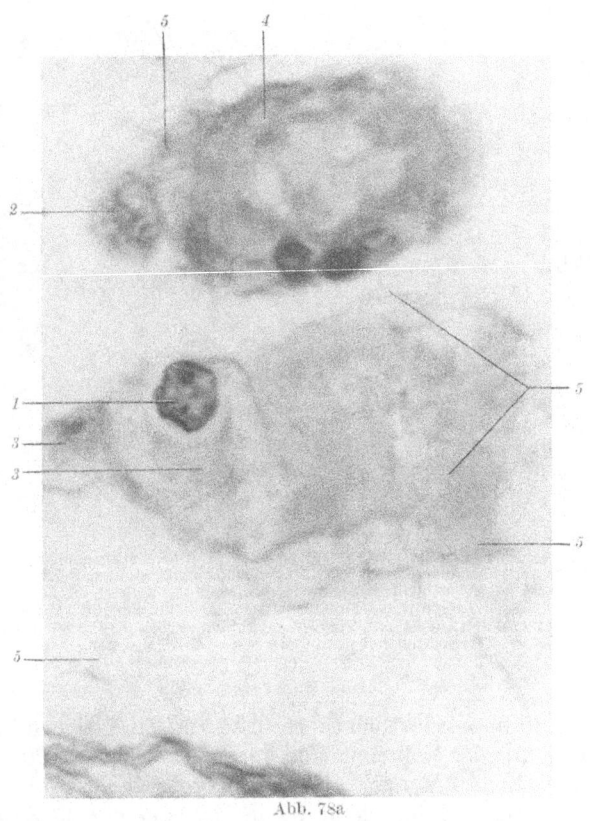

Abb. 78a

Abb. 78a u. b. Patient (1086) 50jähriger Mann. Diagnose: Eunuchoidismus mit Spermiogenese, Ausschnitt aus Abb. 77. Zwischenzellen. *1* Zwischenzellkerne in Involution, kantig, starke Anfärbbarkeit. *2* Zwischenzellkern zeigt „Schachbrettmuster" (Degeneration). *3* Pigmentbeladenes Plasma. *4* Gefäß mit verdickter Wand. *5* Interstitielles Bindegewebe (teils vermehrt). *6* Tunica propria. (Hopa: a u. b 2000fach)

Zu erwägen wäre auch, daß in einigen Fällen die ICSH-Stimulierung normal ist und die Peripherie nicht anspricht. (Primärer Hodenschaden — Zwischenzellschaden — „non response-Form".)

γ) **Die postpuberale Form des selektiven ICSH-Mangels.** Nowakowski und Schirren schlugen 1956 vor, solche Männer, die eine Normospermie mit einer erniedrigten Fructosekonzentration aufweisen und die auf Testosteron oder Choriongonadotropinbehandlung mit einer Normalisierung der Fructosekonzentration reagieren, in die gleiche Krankheitsgruppe des selektiven ICSH-Mangels einzureihen (Abb. 75). Sie nehmen jedoch an, daß die Männer keine früheunuchoiden somatischen Symptome zeigen, da die Unterfunktion der Leydigschen Zwischenzellen erst postpuberal entstanden ist. LANDAU (1953) berichtet über eine gleiche Beobachtung.

Sprechen dagegen die Fructosekonzentrationen bei einem Normospermatiker nicht auf Testosteron oder Choriongonadotropin an, dann muß in solchen Fällen eine Krankheit der Bläschendrüsen, eine Stoffwechselstörung (Mißbildung) oder eine Störung der ableitenden Wege ausgeschlossen werden.

Weitere differentialdiagnostische Untersuchungen müssen beweisen, ob die hier vorgenommene Gruppierung des postpuberalen selektiven ICSH-Mangels gerechtfertigt ist. Auf Grund unserer Beobachtungen dürfen wir dies annehmen, um so mehr, als wir glauben, daß sich unter dem Krankengut der Hypo-, Hyper-

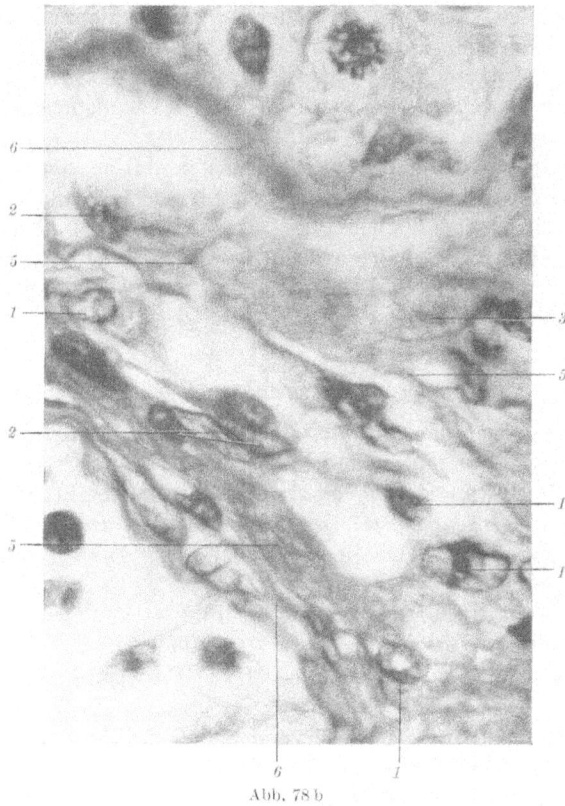

Abb. 78 b

und Normospermatiker eine ganze Anzahl von Männern befindet, die trotz völlig normaler Harngonadotropine und 17-Ketosteroide und normaler somatischer Befunde bei bestehender Fertilitätsstörung untere, nicht greifbare Grenzwerte des Ejakulatvolumens und der Fructosekonzentration aufweist. Auf kleine Testosteron- oder Choriongonadotropingaben regenerieren sich ihre Volumina und Fructosewerte schnell. Es ist von Interesse, daß sich unter diesem Testosteron- oder Choriongonadotropintest auch häufig bestehende Vitalitäts- und Motilitätsstörungen normalisieren können (s. Behandlung von Fertilitätsstörungen).

An dieser Stelle sei nochmals darauf hingewiesen, daß es anscheinend mehr Männer als angenommen mit Fertilitätsstörungen durch einen postpuberalen selektiven ICSH-Mangel gibt. Jedoch ist nach wie vor die Diagnostik dieses sekundären Hodenschadens durch die Darstellung von ICSH sehr schwierig.

δ) **Der selektive Mangel an FSH.** Die Möglichkeit einer Fertilitätsstörung durch einen postpuberalen selektiven Mangel von FSH scheint gegeben zu sein. Wir verweisen in diesem Zusammenhang auf das Krankheitsbild des Spermiogenesestopps hin (s. S. 180).

2. Die Fertilitätsstörung beim primären Hodenschaden

α) Einleitung

Das Kennzeichen dieser Fertilitätsstörung ist die Minderwertigkeit des Samens, dessen Produktionsstätte, der Tubulusapparat, im Hoden liegt.

Alle Abweichungen des Samens von der Normospermie rechnen wir hier — im weiten Sinne — zu dem Formenkreis der primären Hodenschäden, wenn die *Ursachen des Schadens* auch im *Hodenbereich* oder in dem der *samenableitenden Wege* liegen. Der die Schädigung verursachende Mechanismus *muß peripher* und *nicht hormonell* wirksam sein.

Solche peripheren Noxen der verschiedensten Arten können den Tubulusapparat oder die Leydigschen Zwischenzellen oder beide Elemente gemeinsam in Mitleidenschaft ziehen; es können aber auch die samenableitenden Wege einschließlich ihrer akzessorischen Geschlechtsdrüsen mit oder einzeln betroffen sein. Die Veränderungen selbst treten als direkte bzw. indirekte Folgen endogener oder exogener Faktoren auf.

β) Gruppierung der primären Hodenschäden

Wie schon gesagt, ist der *Zeitpunkt* des *Auftretens* des *Hodenschadens* für den Organismus, den Genitalapparat und nicht zuletzt für die Fertilitätsstörung von entscheidender Bedeutung. Wir teilen daher zunächst ein in *prä- und postpuberalen primären Hodenschaden*; den *postpuberalen primären Hodenschaden* in einen *mit Androgenmangel* und einen solchen *ohne Androgenmangel* (isolierter Samenepithelschaden).

Weiterhin besteht die Möglichkeit, die Fertilitätsstörung des primären Hodenschadens nach den *auslösenden Faktoren* zu gruppieren:

1. fragliche kongenitale und konnatale Defekte (Entwicklungsfehler), Anorchien, Aplasien u. a.;
2. postnatale Schädigungen (erworbene Schäden);
  a) entzündliche Krankheiten (akute und chronische Infektionen);
  b) nicht entzündliche Krankheiten (Traumen, Durchblutungsstörungen, Alimentärschäden, Intoxikationen, trophische Störungen, Tumoren, chirurgische Eingriffe, thermische Schäden, Strahlenschäden u. a.);
  c) Schäden unbekannter Art.

Die Gesamtheit der verursachenden Faktoren und die Prädilektion ihrer Veränderungen führen zu Samenbefunden, die *keine* eindeutigen Rückschlüsse auf Art und Umfang der Störungen erlauben. Für eine *Klassifizierung* im folgenden wird daher das *histologische Hodenbild* in den *Mittelpunkt gestellt*. Die Einteilung der wichtigsten Krankheitsbilder erfolgt daher aus Zweckmäßigkeitsgründen nicht nach den Graden der bestehenden Fertilitätsstörungen bzw. den Samenbefunden (Hypo-, Oligo-, Azoo-, Aspermie), sondern *nach* den durch die Schädigung betroffenen *Bauelementen des Hodenbildes*.

Fertilitätsstörungen, deren Ursache nicht in den Gonaden liegt: Stenose oder Verschluß der samenableitenden Wege, Schäden nach Traumen, Wärmeschäden, Fertilitätsstörungen nach Rückenmarks-Veränderungen.

Fertilitätsstörungen durch Schäden innerhalb der Gonaden: Schäden von Samenepithel und testalem Bindegewebe (Parenchym- und Stromaschäden), isolierte Schäden des Samenepithels (Parenchymschäden, Samenepithel, Sertoli-Zellen und Basalmembran), Schäden des testalen Bindegewebes (Stromaschäden, Tubuluswand und Interstitium).

Es gibt nun Krankheitsbilder, die sich nicht ohne weiteres in diese aufgeführte Gruppierung einordnen lassen. Daneben sind aber auch solche zu beobachten, die eine Kombination von mehreren Veränderungen bzw. Schäden zeigen, wobei nicht nur verschiedene Stadien ein und desselben Prozesses sondern auch die Beteiligung verschiedener Bauelemente festzustellen sind. Hier fällt die Einordnung schwer. Es ist daher anschließend eine weitere Aufteilung nötig.

Die Auswirkung obengenannter Faktoren bzw. Schädigungen des Genitale führt über das Ejaculat zu einer Beeinträchtigung der Fertilität. Der Grad und die Dauer der Beeinträchtigung sind unterschiedlich. Sie kann vorübergehend oder bleibend sein, und/oder periodischen Schwankungen unterworfen sein.

Unabhängig von der sich auswirkenden Ursache kommt es bei einem *Hodenschaden* zu bilateralen Schäden, die sich, je nach Schwere der Veränderung, im Samen von der Hypospermie über Oligospermie bis zur Azoo- oder Aspermie äußern.

Ein unilateraler Befall schließt eine Azoo- oder Aspermie aus. Die einzelnen Strukturelemente des Hodens zeigen auf die erwähnten Noxen eine unterschiedliche Reaktionsbereitschaft. Am *empfindlichsten* jedoch reagiert *immer* der Tubulusapparat (isolierter Tubulusschaden) und hier das *Samenepithel*; demgegenüber tritt die primäre Schädigung der Leydigschen Zwischenzellen und damit die Beeinträchtigung der inkretorischen Zwischenzellfunktion zurück.

γ) Diagnostische Kennzeichen beim primären Hodenschaden

Es gelten die gleichen funktionsdiagnostischen Maßnahmen, wie sie oben beim sekundären Hodenschaden erläutert wurden.

Auch beim primären Hodenschaden sind folgende Funktionen eingehend zu prüfen:

1. die gonadotrope Aktivität der Adenohypophyse,
2. die androgene Aktivität der Leydigschen Zwischenzellen,
3. die spermiogenetische Aktivität der Tubuli contorti (s. Funktionsdiagnostik und diagnostische Kennzeichen beim sekundären Hodenschaden) (s. S. 117 u. 124).

Für die *Diagnostik* des *primären Hodenschadens* sind vor allem die *Funktionsproben* der *tubulären und inkretorischen Hodenfunktionen* und die Funktionen der *akzessorischen Genitaldrüsen* von Bedeutung.

Die *Samenuntersuchung* (Prüfung der spermiogenetischen und androgenen Aktivität) verschafft uns Einblick in das tubuläre Geschehen des Samenepithels, indem wir die Spermienzahl, ihre Motilität, Vitalität und morphologische Gestaltung überprüfen. Die Samenuntersuchung gibt uns weiterhin einen Einblick in die Tätigkeit der Androgenproduktion der Leydigschen Zwischenzellen, die die Bläschendrüsen und Prostata u. a. stimulieren (Androgenaktivität), durch Bestimmung des Volumens und der Fructosekonzentration.

Liegt keine Normospermie vor, dann gibt uns weiterhin das *histologische Hodenbild* (Prüfung der gonadotropen, spermiogenetischen und Androgenaktivität) einen unmittelbaren Aufschluß über die Funktionsfähigkeit des germinativen Epithels (spermiogenetische Aktivität) und läßt gewisse Schlüsse — je nach dem Grad der Entfaltung der Leydigschen Zwischenzellen — auf die Sekretionsfähigkeit (androgene und gonadotrope Aktivität) derselben zu. Der Sitz und der Grad einer bestehenden Unreife, Degeneration oder Veränderung kann ebenfalls bestimmt werden und ist differentialdiagnostisch hinsichtlich der Eingruppierung und der vorzunehmenden Therapie des bestehenden Hodenschadens wertvoll. Wichtig ist auch der *Vergleich des Hodenbildes mit dem Samenbefund.* Bei normalem Hodenbild und einer Aspermie z. B. kann nur ein Verschluß der samenableitenden Wege vorliegen.

Aus den *Hormonbestimmungen* (Prüfung der gonadotropen und androgenen Aktivität) kann gefolgert werden, ob die unzulängliche Hodenfunktion primärer oder sekundärer Natur ist. Im letzteren Falle werden die Harngonadotropine erniedrigt, im ersteren normal oder erhöht sein (hypergonadotroper Hypogonadismus). Die Harngonadotropine sind erst mit dem Erreichen des physiologischen Pubertätsalters nachweisbar.

Durch die Bestimmung der 17-Ketosteroide im Harn ist es möglich, sich annähernd über die sekretorische Tätigkeit der Zwischenzellen zu unterrichten.

Der *Choriongonadotropintest* fällt beim primären Hodenschaden negativ aus, d. h., die Zufuhr von Choriongonadotropin (an 5 Tagen je 750 E) führt zu keinem oder nur unwesentlichem Anstieg der 17-Ketosteroidausscheidung. Der negative Ausfall der Reaktion zeigt an, daß keine ansprechbaren Leydigschen Zwischenzellen vorhanden sind (primärer Zwischenzellschaden). Bei einem „isolierten Tubulusschaden" (Samenepithelschaden) dagegen stehen die Zwischenzellen auf einem sehr hohen Funktionsniveau; die höchstmögliche physiologische Leistungskapazität ist erreicht, die 17-Ketosteroide im Harn nehmen unter einer zusätzlichen Choriongonadotropinstimulation daher nur unwesentlich zu (nicht mehr als 45%).

Ein *Unterschied* im Ausfall der diagnostischen Kennzeichen beim primären Hodenschaden besteht zwischen einem *vollständigen* und *unvollständigen Androgenmangel*, nicht dagegen zwischen einem präpuberalen und postpuberalen Hodenschaden.

Bei dem *vollständigen* Ausfall der Hodenfunktion (Kastration!) ist kein Samen zu gewinnen. Die Zufuhr von *Choriongonadotropin* führt zu *keinem Anstieg* der 17-Ketosteroide im Harn, die auf 50—60% der altersentsprechenden Normwerte gefallen sind. Man findet bei der chromatographischen Fraktionierung eine starke Minderung der Androsteron-Äthiocholangruppe.

Bei einem *unvollständigen* Ausfall der Testosteronbildung dagegen ist eine Verminderung des Ejakulatvolumens unter 1,0 cm³ zu beobachten; die Fructosekonzentration liegt unter 1500 γ/cm³; es besteht eine Hypo-, Oligo- oder Azoospermie. Führt man testend (Substitutionstest) geringe Testosteronmengen zu (z. B. 3—6×25 mg Testosteronpropionat oder 3×50 mg Testosteron-Önanthat innerhalb von 2 Wochen), dann steigt das Volumen über 2,0 cm³ und die Fructosekonzentration über 2000 γ/cm³ an. In Zweifelsfällen ist es zweckmäßig, nach einer behandlungsfreien Zeit den Test zu wiederholen. Unter dem Substitutionstest verlieren sich auch die beim postpuberalen Hodenschaden auftretenden Androgenmangelerscheinungen mitunter schlagartig. Sie kehren wieder, wenn die Testosteronwirkung nach Testbeendigung nachläßt. Diese Beobachtung kann man jedoch nur bei Androgenmangel, z. B. auch beim sog. „Klimakterium virile", machen. Hier hilft mitunter auch ein therapeutischer Leerversuch mit einem Placebopräparat (Sesamöl 1,0 cm³) weiter.

Keine großen Schwierigkeiten bereitet gewöhnlich die *Differentialdiagnostik* zwischen einem *präpuberalen und postpuberalen Hodenschaden*. Der Eunuchismus mit der fehlenden somatisch-maskulinen Differenzierung und den Proportionsstörungen im Skeletwachstum (Somatogramm) ist für den präpuberalen Schaden (Frühkastrat) charakteristisch. Hingegen ist die Differenzierung zwischen einem

Eunuchoidismus und einem postpuberalen Hodenschaden schon schwieriger, da man die fast gleichen Ausfallserscheinungen (Haarkleid, Haut, Panniculus adiposus u. a.) findet. Hier kann die Vorgeschichte mitunter klärend sein. Eine Orchitis, ein Trauma u. a. lassen möglicherweise den genauen Zeitpunkt einer Hodenstörung feststellen. Der postpuberal Geschädigte empfindet den Eintritt des Androgenmangels deutlich. Er kann mitunter genaue Daten angeben, an denen er ein Nachlassen seiner körperlichen und psychischen Kräfte zuerst bemerkt hat, z. B. beim sog. „Klimakterium virile" oder beim Spätkastrat nach dem Unfall.

Im Gegensatz zum postpuberalen Schaden treten beim präpuberalen solche Beschwerden nicht auf, da dieser Patient noch nie eine normale Geschlechtsfunktion erlebt hat.

a) Primärer Hodenschaden mit Androgenmangel oder -ausfall

Die *Früh- oder Spätkastraten stellen die klassische Form* des primären Hypogonadismus mit Androgenmangel dar (Abb. 79).

Der Frühkastrat ist heute eine Seltenheit, anders hingegen der Spätkastrat als Kriegs- und Unfallfolge, nach Hodentuberkulose oder anderen Krankheiten. Da das funktionstüchtige Hodenparenchym der Männer in weit stärkerem Ausmaß von infektiösen, meist metastatischen Prozessen getroffen wird als die praktisch funktionslosen Gewebsanteile der kindlichen Keimdrüsen, stellen zahlenmäßig und diagnostisch die Störungen der Gonaden *nach* Abschluß der Reifezeit im Erwachsenenalter die häufigsten Erkrankungen dar. Hier ist, je nach der Schädigung, das Hodengewebe noch erhalten oder es kommt zum völligen oder

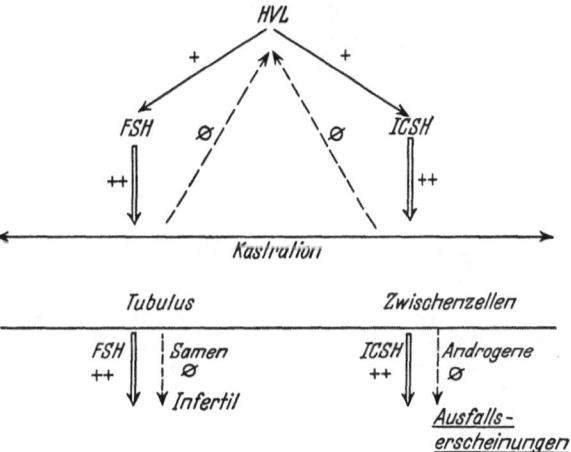

Abb. 79. Schema eines primären Hypogonadismus mit Androgenausfall, z. B. bei Kastration.

unvollständigen Ausfall der einzelnen Strukturelemente. Geht das Hodengewebe schon vor der Pubertät völlig zugrunde, dann werden die gleichen Ausfallserscheinungen wie bei einem Frühkastraten auftreten. Solche Krankheitsbilder wurden daher auch von HELLER und NELSON als „funktionelle präpuberale Kastration" oder aber auch als „präpuberale, nicht kastrierte Eunuchen" bezeichnet (s. dort).

Zum postpuberalen primären Hypogonadismus mit Androgenmangel ist auch das Krankheitsbild des sog. „Klimakterium virile" einzuordnen. Die Ursachen, die einen primären Hypogonadismus mit Androgenmangel auslösen, sind außer kongenitalen und konnatalen Defekten bei prä- und postpuberalen Hodenschäden die gleichen.

Das *histologische Hodenbild* der meist kleinen Hoden läßt am häufigsten eine totale Fibrose erkennen. Es findet sich reichlich Bindegewebe mit nur angedeuteten Tubuli, sog. Kanälchenschatten. Funktionsfähige Kanälchen und Leydig-Zellen fehlen völlig. Die Hodenveränderung ist meist auf alte Gefäßverletzungen bei Hernienoperationen oder Orchidopexien zurückzuführen, die dann die sog. „Fibrosis testium", den totalen Schwund des Hodengewebes verursachen.

Alte abgelaufene Gefäßprozesse, Entzündungsvorgänge (Orchitis) oder Traumen führen meist nur zu einem unvollständigen Parenchymschaden. Hier kann es unter Erhaltung oder Minderung der Leydigschen Zwischenzellen nur zu einer Schädigung des Tubulusapparats kommen. In solchen Fällen von partieller Schädigung des Zwischenzellapparates ist es dann schwer, aus dem histologischen Schnitt eine sichere Diagnose zu stellen. Solches trifft auch für das sog. „Klimakterium virile" mit seinem uncharakteristischen Hodenbild zu. Jedoch findet man angedeutet eine Spermiogenesehemmung unterschiedlichen Grades und eine leicht verdickte Basalmembran. Eine endgültige Diagnose ist aber erst immer auf Grund der schon oben genannten Funktionsprüfungen (Therapietest) zu stellen.

In diesem Zusammenhang sei auch auf das Kapitel „Der Androgenmangel" verwiesen (s. S. 120).

b) Primärer Hodenschaden ohne Androgenmangel

Bei der großen Mehrzahl der Männer dieser Krankheitsgruppe wird eine *Fertilitätsstörung* im *Vordergrund* stehen, weshalb auch die Untersuchung des Samens hier eine entscheidende Rolle spielt. Tritt der Parenchym- bzw. Tubulusschaden erst nach der Pubertät auf, dann werden solche Männer sich somatisch nicht oder kaum von normalen Männern des gleichen Alters unterscheiden. Diese Männer sind in der Mehrzahl verheiratet und suchen daher den Arzt *nur* wegen der Kinderlosigkeit ihrer Ehe auf. Diese Patienten zeigen das *häufigste Krankheitsbild*, dem eine Fertilitätsstörung zugrunde liegt, nämlich den isolierten *Tubulusschaden (Samenepithelschaden)*, den postpuberalen primären Hypogonadismus *ohne* Androgenmangel (Abb. 80).

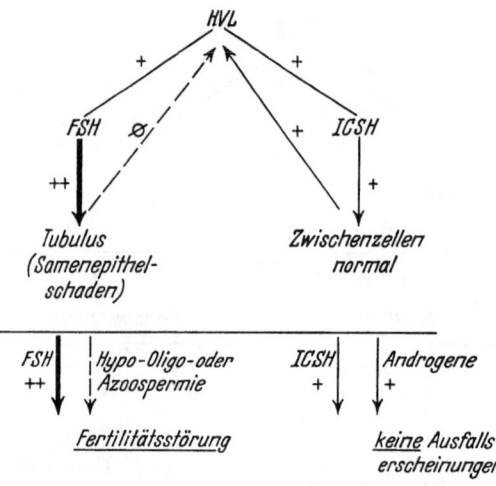

Abb. 80. Schema eines primären Hypogonadismus ohne Androgenmangel oder -ausfall. Isolierter Samenepithelschaden

Es wurde schon gesagt, daß das Keimepithel sich durch eine besonders hohe Empfindlichkeit gegenüber jeglichen Einwirkungen auszeichnet. Schon KYRLE bezeichnete den Hoden des Erwachsenen als das vielleicht empfindlichste auf Schädigungen schnellstens reagierende Organ des Körpers. Hierbei müssen somatische Veränderungen *nicht* vorliegen. Die Hoden sind im allgemeinen normal groß, Libido und Potentia coeundi sind völlig erhalten; lediglich der Samen zeigt eine Reduzierung in der Spermiendichte und zwar eine Hypo-, Oligo- oder Azoospermie. Deformierte Spermien können in der Mehrzahl vorhanden, die Motilitäts- und Vitalitätsverhältnisse gestört sein.

NELSON und HELLER sind der Ansicht, daß eine ganze Reihe der verschiedensten Ursachen die gleichen Störungen hervorrufen können, d. h., der Hoden antwortet auf verschiedene Reize mit ein und derselben morphologischen Veränderung. Es ist zweckmäßig, bei der Klärung der Ursache eine Zusammenarbeit mit Urologen, Internisten, Chirurgen und Endokrinologen anzustreben.

Bei diesem Krankheitsbild empfiehlt es sich immer, aus diagnostischen Gründen eine doppelseitige Hodenbiopsie durchzuführen, denn *ein* geschädigter Hoden macht im allgemeinen noch keine Fertilitätsstörung aus; findet man jedoch in den beiden Hoden die gleichen Schäden, dann wird die Wahrscheinlichkeit der Diagnose erhöht. Diskrepanzen sind möglich, aber selten. Es sind Rückschlüsse auf das Verhalten der samenableitenden Wege zu ziehen (Stenose oder Verschluß).

Mit folgenden *pathologischen Veränderungen im Hodenbild* beim primären Hodenschaden *ohne* Androgenmangel ist zu rechnen.

α) Pathologische Erscheinungen am Samenepithel (Parenchymschäden)

Das histologische Bild der Samenkanälchen ist uneinheitlich und zwar nach Art und Grad der Veränderungen sowie in der Zahl der befallenen Kanälchen.

Tubulusgröße und Reifungszustand des Samenepithels (Stromaschäden)

Die Größe der Tubuli ist unregelmäßig, die Durchmesser sind kleiner als die Norm, ihre Werte schwanken beträchtlich in gewisser Abhängigkeit vom Entwicklungsstand des Samenepithels und der Zahl der vorhandenen Zellen. Das Samenepithel von unterschiedlicher Breite umgibt unregelmäßig gestaltete Lichtungen ohne deutliche Begrenzung.

Spermiogenetische Aktivität

Störungen im Ablauf der Spermiogenese zeigen sich in verschiedener Form: Desorganisation des Samenepithels, ungeordnetes Nebeneinander bzw. Durcheinander verschiedener Reifungsstufen, Ablösung von Zellen, unreife Vorstufen in der Lichtung, Sistieren des Reifungsprozesses auf der einen oder anderen Entwicklungsstufe (Desorganisation, Desquamation), Karyorhexis und Karyolyse. Verzögerung des Reifungsablaufes kann in einem normal oder schwach besetzten Samenepithel vorliegen. Die Spermien können sichtbare degenerative Veränderungen zeigen, wie vacuolisierte Köpfe, deformierte Halsstücke und Schwänze. Zellschwund bis zur völligen Depopulation, Zellhäufung bei gestörter Spermiohistogenese (Stop) kann das Bild charakterisieren.

Tubuluswand

Verdickung der Basalmembran, hyaline Einlagerungen zwischen Basalmembran und Tunica propria, Fibrose der Eigenhaut, generelle Sklerosierung bis zum Kanälchenschwund (Kanälchenschatten) kann vorliegen.

Veränderungen der Kanälchenwand haben *immer* eine Schädigung des Samenepithels zur Folge.

β) Pathologische Veränderungen der intertubulären Räume (Stromaschäden)

Ausweitung der intertubulären Räume kann beobachtet werden. Im Schnitt gehen die intertubulären Felder ineinander über; sie sind durch mehr oder weniger breite Straßen miteinander verbunden. Die Tubuli liegen isoliert. Koagulierte Flüssigkeit und kollagenes Fasermaterial füllen die Zwischenräume aus. Die Zahl der Zwischenzellen nimmt relativ zu.

Pyknotisch veränderte Zellen, fibroblastenähnliche Elemente, reguläre Kern- und Zelltypen bis zu spongiocytenartigen Formen sind in verschiedener Häufigkeit und Anordnung anzutreffen. Einzelelemente, kleine und größere Gruppen von Zellen, nestförmige Bildungen, verklumpte Anhäufungen, zum Teil in fließenden Übergängen von dichterer zu lockerer Gewebsformation, zum Teil in kollagene Faserknäuel eingesponnene, adenomartige Ansammlungen treten in Erscheinung. Mit lymphocytären Infiltraten, Mikroben — wie z. B. Bakterien, Pilzelementen u. a. — ist zu rechnen. Veränderungen am Gefäßapparat können verzeichnet werden.

c) Fertilitätsstörungen, deren Ursachen nicht in den Gonaden liegen

α) Verschluß (und Stenose) der samenableitenden Wege (Aspermie)

Gesunde Männer, die trotz mehrmaliger Samenkontrolle eine Aspermie, „Azoospermie" oder Oligospermie zeigen, lassen den Verdacht auf eine Stenose oder einen Verschluß der samenableitenden Wege zu.

Die Abwesenheit von testalen Elementen beweist *nicht* mit Sicherheit einen solchen Verschluß, denn eine völlige Depopulation der Samenkanälchen oder auch eine fortgeschrittene Fibrose kann zu ähnlichen Samenbefunden führen. Die Hodenbiopsie ist in solchen Fällen von entscheidender Bedeutung für die endgültige Diagnose und für die eventuelle Behandlung. Die *Hodenbiopsie* stellt bei dieser Fertilitätsstörung eine *absolute Indikation* dar.

Beim Verschluß oder der Stenose (s. Abb. 35, unvollkommener Verschluß) wird man in der Regel ein normales oder annähernd normales histologisches Bild erwarten können (Abb. 81). Jedoch können ein Verschluß bzw. die Vasoligatur gewisse Rückwirkungen auf das Hodenparenchym haben, so unter anderem eine Spermiogenesehemmung, ein Stop, Sklerose mit Depopulation, Involutionen und Desquamationen. Je nach Ursache des Leidens führen abgelaufene entzündliche Prozesse oder Traumen, wenn sie zugleich den Hoden getroffen haben, dortselbst zu totalen Schäden und Narbenbildungen (Abb. 82).

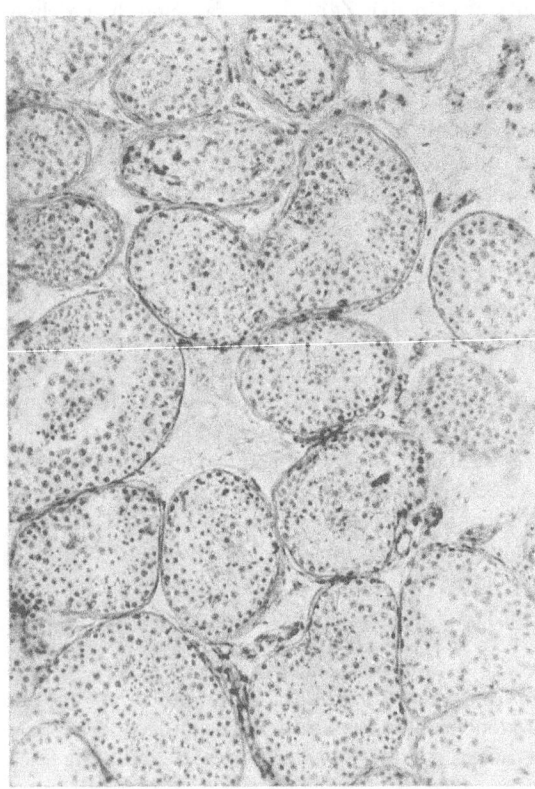

Abb. 81. 40jähriger Mann. Diagnose: Normales Hodenbild mit „Desorganisation" bei Verschluß der samenableitenden Wege nach beidseitiger gonorrhoischer Epididymitis. Ejaculat: Aspermie. Hodenbild: Normale Spermiogenese mit Desorganisation und Desquamation in einzelnen Tubuli. Zwischenzellen gut entfaltet. Therapie: Rekanalisationsversuch angezeigt. H.E. 78fach. [Aus R. DOEPFMER, Hautarzt 8, 343 (1957)]

Hodenbiopsie

Die histologische Untersuchung des entnommenen Gewebes läßt folgende Schlüsse zu:

1. ob eine Aspermie oder eine das Bild einer Aspermie nachahmende Azoospermie vorliegt;
2. ob bei einem Verschluß auch eine Schädigung der Spermiogenese nachweisbar ist;
3. ob gegebenenfalls ein sehr hoch sitzender Verschluß im Bereich der Ductus efferentes — z. B. infolge einer Mißbildung — zu Stauungserscheinungen oder zu einer Atrophie der Tubuli geführt hat;

4. ob somit auf Grund des feingeweblichen Bildes die Indikation zu einem chirurgischen Eingriff gegeben ist.

In Übereinstimmung mit den histologischen Befunden von NELSON findet sich Jahre nach infektiösen, zu einem Verschluß führenden Epididymitiden eine normale Spermiogenese oder eine herabgesetzte Spermiogenese, die mit einer mehr oder minder hochgradigen tubulären Fibrose einhergehen kann. Der Zustand der Spermiogenese dürfte in diesen Fällen weitgehend davon abhängig sein, ob bei diesen spezifischen oder unspezifischen Nebenhodenentzündungen auch der Hoden in verschieden starkem Grade durch toxische Schäden oder ebenfalls durch Erregerabsiedlung geschädigt war. Auch bei ascendierenden unspezifischen Epididymitiden kann nach den Untersuchungen von MIESCHER und BÖHM die Spermiogenese durch eine hämatogene Absiedlung von Erregern geschädigt sein. Bleibende Schädigungen der Spermiogenese und des Interstitiums bei einem akuten entzündlichen Prozeß des ganzen Nebenhodens dürften von dem Grad der plötzlichen Stauungserscheinungen im Hoden abhängen.

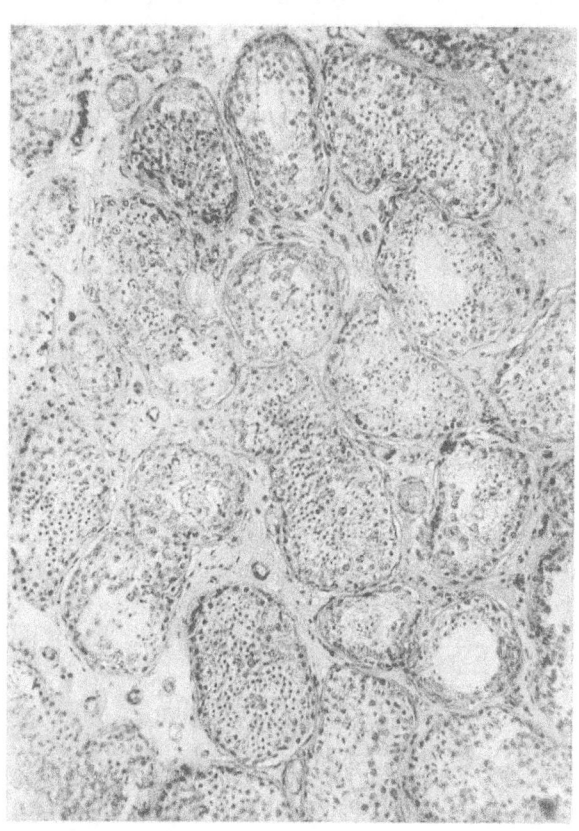

Abb. 82. 31jähriger Mann. Diagnose: Spermiogenesehemmung stärkeren Grades, partieller Stopp und Depopulation mit partieller Tubulusfibrose bei Verschluß der samenableitenden Wege. Vor 6 Jahren komplizierter Beckenbruch, hierdurch wahrscheinlich Verschluß bedingt. Ejaculat: Aspermie. Hodenbild: Tubuli mittelweit. Keimepithel zeigt sehr unregelmäßigen Aufbau. Mäßige Anzahl von Spermatozoen. Desorganisation. In den Lumina abgestoßenes, desquamiertes Keimepithel. Karyorhexis und Karyolyse. Einzelne Tubuli zeigen Stopp und Depopulation der Spermiogenese bis auf Sertoli-Zellen. Wände stark verdickt. Interstitium aufgelockert, bindegewebig verdichtet, Zwischenzellen entfaltet. Keine Zeichen von Entzündung. Therapie: Herstellung der Fertilität durch Rekanalisaiton ist fraglich. H.E. 78fach. [Aus R. DOEPFMER: Hautarzt 8, 344 (1957)]

Die eigenen histologischen Befunde bei Aspermie bestätigten die von NELSON und WEYENETH. HOWARD, SNIFFEN und SIMMONS fanden unter 33 Patienten mit Aspermie nur bei 2 Patienten eine reduzierte tubuläre Aktivität bei stets normalem Interstitium, das bei allen eigenen Beobachtungen ebenfalls keine pathologischen Veränderungen aufwies.

NELSON berichtet über 21 Patienten mit Aspermie, von denen unter 12 Beobachtungen mit einem Verschluß (8 infolge einer Gonorrhoe, 2 infolge einer Vasektomie, 2 durch unbekannte Ursachen) 8 eine sehr gute, 2 eine mäßige und 2 eine schlechte Spermiogenese zeigten. Bei 9 Beobachtungen mit kongenitaler Mißbildung fand sich 6mal eine gute, 2mal eine mäßige und 1mal eine schlechte Spermiogenese. NELSON weist darauf hin, daß bei den Patienten mit reduzierter Spermiogenese und Mißbildungen möglicherweise auch eine Fehlentwicklung der Hoden vorhanden war.

Klinik. Die Aspermien können durch Verschlüsse im Kopf, im Körper oder im Schweif der Nebenhoden, im Ductus deferens oder im Ductus ejaculatorius bedingt sein. WEYENETH unterscheidet funktionelle und mechanische Aspermien.

Die *funktionellen Aspermien* sind selten und wenig bekannt. Die Diagnose kann nur durch die Hodenbiopsie und durch die Anamnese gestellt werden. Bei diesem Krankheitsbild handelt es sich vorwiegend um Männer mit spastischer Impotentia generandi, die zwar bei Onanie oder bei nächtlichen Pollutionen, jedoch nicht bei normalem Coitus im Ejaculat Spermien aufweisen. Diese Patienten sind klinisch und hormonal unauffällig und besitzen eine normale Erektionsfähigkeit. WEYENETH beschrieb dieses Krankheitsbild bei einem 10 Jahre lang Verheirateten, bei dem sich bei zweimaliger Kontrolle des durch Coitus gewonnenen Ejakulats im Spermiogramm eine Aspermie fand. Anamnese, klinische, urologische und histologische Untersuchungen wiesen keine Besonderheiten auf; in dem durch Masturbation gewonnenen Ejaculat waren jedoch zahlreiche Spermien mit normaler Motilität und Morphologie nachweisbar. WEYENETH führt die funktionelle Aspermie auf eine Dysfunktion der Adnexe zurück. Diese Veränderungen sollen sich nur durch eine psychotherapeutische Behandlung — allerdings mit sehr geringen Erfolgsaussichten — beeinflussen lassen. Eine künstliche homologe Samenübertragung ist bei dieser Störung angezeigt.

Besonders ist nach einer Gonorrhoe mit und ohne Komplikationen und nach anderen mit Schwellungen der Nebenhoden einhergehenden Infektionskrankheiten zu fahnden. Nach einer Gonorrhoe oder nach einer akuten oder chronischen unspezifischen Prostatitis kann eine Aspermie durch einen Verschluß des Ductus ejaculatorius auftreten. Verschiedenartige unbestimmte Schmerzen im Bereich der Genitalien oder der Rückengegend können wichtige Hinweise für eine durchgemachte Prostatitis geben. Epididymitiden können vor allem bei einem chronischen Verlauf ohne klinische Zeichen nur durch geringgradige Schmerzen charakterisiert sein.

Nach MICHELSON wiesen Patienten mit klinisch nachweisbarer einseitiger Hoden- oder Nebenhodenerkrankung bei Nachuntersuchungen zu 60% beidseitige Tubulusveränderungen auf. Allen noch so geringfügigen Verletzungen in der Genitalsphäre nach Unfällen, Kriegseinwirkungen und Sportverletzungen (Fußball, Rugby, Reiten) muß eine besondere Bedeutung beigemessen werden, da nach MACMILLAN und HARRISON nicht nur eine direkte Verletzung der samenabführenden Wege, sondern auch eine Ruptur, eine Quetschung oder Zerrung der Gefäße bleibende Schäden an den Nebenhoden verursachen können. Hier handelt es sich vor allem um Verschlüsse im Bereich des Rete testis. Möglicherweise kommt es auch infolge des Traumas oder der Entzündungen zu einem plötzlichen Überdruck in der Hodenkapsel und damit zu Gefäßzerreißungen oder Abquetschungen und nachfolgenden Verklebungen und Vernarbungen. Dieser Hodenschaden durch Störungen im Rete testis ist nicht selten. Die Prognose ist schlecht.

Nach chirurgischen Eingriffen im Bereich der Genitalgegend und besonders nach Operationen von Leistenhernien in der Kindheit ist zu forschen. Kommt es während der Ejaculation zu Schmerzen in der Genitalgegend oder im Rücken, so liegt der Verdacht nahe, daß diese Beschwerden durch Dehnung des sehr empfindlichen Ductus deferens durch Hoden- und Nebenhodensekrete bei einem Verschluß des Ductus ejaculatorius bedingt sind. Ähnliche Schmerzen treten auch nach sexuellen Erregungen ohne Samenerguß auf und werden oft irrtümlicherweise auf eine „Epididymitis erotica" zurückgeführt, während es sich um gleichartige Dehnungsschmerzen im Ductus deferens durch die nicht ejaculierten Spermien sowie die Hoden- und Nebenhodensekrete handelt (DOEPFMER).

Durch Palpation nachweisbare Indurationen und Verdickungen im Bereich beider Nebenhoden und — nach JOËL — am Übergang vom Nebenhodenschwanz zum Ductus deferens fanden sich früher häufig nach gonorrhoischen Epididymitiden; sie gehören heute zu den Seltenheiten.

Die palpatorische Abgrenzung von Induration und Verdickung ist oft schwierig, da auch Spermatocelen oder Mikrocysten (BAYLE) Verhärtungen vortäuschen können. Nicht jede Induration geht mit einem kompletten Verschluß einher; auch sind oft palpatorisch normale Nebenhoden undurchgängig. Nur in seltenen Fällen dürften Veränderungen nach Traumen oder abgelaufenen Abscessen als narbige Verhärtungen zu tasten sein. Auf Grund der Palpationsbefunde kann in der Regel nicht mit Sicherheit entschieden werden, ob ein Tumor von den Hoden oder den Adnexen ausgeht.

Ejaculat. Bei einem Verschluß der samenabführenden Wege finden sich auch im Sediment des Ejaculats keine Spermien und keine Zellen der Samenreifungsreihe. Auf Grund des Nativpräparates kann schon meistens entschieden werden, ob eine Aspermie oder eine das Bild einer Aspermie vortäuschende Azoospermie vorliegt. Aus diesem Grunde muß zum Nachweis von Zellen der Samenreifungsreihe oder gegebenenfalls von Fußzellen ein Cytogramm angefertigt werden (s. „Ejaculat", S. 353).

Bei einem Verschluß ist, abgesehen von Mißbildungen und von Verschlüssen im Bereich des Ductus ejaculatorius, das Volumen des Ejaculats normal. Bei Mißbildungen der akzessorischen Geschlechtsdrüsen kann das Volumen durch deren Funktionsuntüchtigkeit vermindert sein. Nach experimentellen Untersuchungen von HOTCHKISS sollen Hoden und Nebenhoden nur etwa 5% der Samenmenge produzieren. Aus diesem Grunde sollte bei kongenitalen Mißbildungen der samenabführenden Wege und bei normaler Funktionstüchtigkeit der akzessorischen Geschlechtsdrüsen die Gesamtmenge des Samens nicht wesentlich reduziert sein.

Der p_H-Wert zeigt Normalwerte zwischen 7,2 und 8,0 und weicht nur bei wenigen Patienten mit einem p_H-Wert von 6,5—6,8 von der Norm ab. Bei diesen Patienten dürfte es sich auf Grund der anamnestisch angegebenen Schmerzen beim Geschlechtsverkehr um einen Verschluß des Ductus ejaculatorius handeln. JOËL konnte bei 4 Patienten mit beidseitigem Fehlen des Ductus deferens einen p_H-Wert von 6,3—6,5 feststellen, der etwa dem p_H-Wert des Prostatasekrets entspricht. Gleiche Beobachtungen wurden von POPELKA u. Mitarb., DOEPFMER und HEINKE berichtet. Bei niedrigem p_H-Wert des Ejaculats liegt entweder eine Funktionsuntüchtigkeit der Bläschendrüsen oder ein Verschluß im Bereich des Ductus ejaculatorius vor.

NOWAKOWSKI und SCHIRREN sowie SCHIRREN konnten diese Befunde bei Aspermien mit Spermamengen zwischen 1,0 und 4,5 cm^3 und p_H-Werten zwischen 7,4—7,8 bestätigen und weiterhin normale Fructosewerte zwischen 1200 γ/cm^3 und 4640 γ/cm^3 nachweisen. Beim Fehlen von Fructose oder bei sehr niedrigen Fructosewerten kann eine Funktionsuntüchtigkeit der Bläschendrüsen durch eine endokrine Unterfunktion der Hoden (Androgenmangel) oder durch eine Mißbildung, auch durch einen Verschluß des Ductus ejaculatorius oder der Ausführungsgänge der Bläschendrüsen vorliegen. Nach den Untersuchungen von MICHELSON soll die Diagnose der Aspermie allein durch Konzentrationsbestimmungen des Hyaluronidasespiegels im Ejaculat möglich sein, da beim Fehlen von Spermien, von Zellen der Samenreifungsreihe und von Hoden- und Nebenhodensekreten die Hyaluronidase im Ejaculat nicht nachweisbar ist oder nur einen sehr niedrigen pathologischen Wert aufweist (s. auch S. 296).

Statt des milchig-trüben Aussehens zeigt das Ejaculat bei Aspermien eine erhöhte Transparenz. Die Verflüssigungszeit ist nach den eigenen Beobachtungen, im Gegensatz zu normalen Ejaculaten, mäßig beschleunigt.

Hormone. Patienten mit Verschluß bzw. Aspermien zeigen in der Regel keine endokrinen Ausfallserscheinungen. Die Harngonadotropine wie auch die 17-Ketosteroide zeigen Werte, die im Bereich der Norm liegen.

Die röntgenologische Darstellung der samenableitenden Wege. Sofern sich bei einer Aspermie eine normale Spermiogenese im Hodenbild findet, muß als Vorbedingung für eine Operation die Durchgängigkeit der samenabführenden Wege geprüft werden und bei einem Verschluß des Ductus deferens die Lokalisation der Obstruktion festgestellt werden. Die als nicht gefahrlos anzusehenden Sondierungen des Ductus deferens sind nach BAYLE wegen der Gefahr der späteren Verklebung abzulehnen. Die Prüfung der Durchgängigkeit durch Injektion von Farblösungen ist unvorteilhaft, weil bei dieser Methode der Sitz des Verschlusses nicht nachgewiesen werden kann.

Für die Prüfung der Durchgängigkeit der samenabführenden Wege empfiehlt sich daher nur die röntgenologische Darstellung durch Kontrastmittel (BRODNY u. Mitarb. und KNEISE u. SCHOBER) (s. auch S. 413 u. 454).

Bei einer Aspermie bzw. bei einem Verschluß stellt die *Hodenbiopsie* die wichtigste Untersuchung für die Diagnose und Prognose dar. Die Durchführung jeder Therapie hängt in erster Linie von dem Zustand der Spermiogenese ab. In einzelnen Fällen kann der histologische Befund Diskrepanzen mit den anderen Untersuchungsbefunden und besonders mit dem klinischen Befund aufweisen, der allein nur selten einen Beitrag für eine exakte Diagnose zu geben vermag. Das histologische Bild vermag bei Störungen der Spermiogenese in der Regel keine sichere Aussage über die Pathogenese und Ätiologie zu geben.

Eigene Untersuchungen bestätigen auch an Lebenden, in Übereinstimmung mit anderen Autoren und mit den Tierversuchen von MOORE, daß die Konzeption von STEINACH unrichtig war, der die Durchführung der Vasektomie als Mittel für eine Verjüngung bei alten Männern vorschlug. Durch den Verschluß der Vasa deferentia sollte eine Atrophie der Tubuli seminiferi und eine Hyperplasie der interstitiellen Zellen hervorgerufen werden. Dadurch sollte dann eine gesteigerte Sekretion der androgenen Hormone und als Folge davon eine Verjüngung hervorgerufen werden. In *keinem* histologischen Bild der verschiedenen eigenen Hodenbiopsien konnte eine Hypertrophie der Leydigschen Zwischenzellen nachgewiesen werden.

Pathogenese. Beim Verschluß der samenableitenden Wege sind keine wesentlichen Veränderungen an den Tubuli und im Interstitium nachweisbar, sofern die Ursachen hierfür (entzündliche Prozesse, Unterbindungen, Mißbildungen), caudal von den Ductuli efferentes lokalisiert sind. Bei Verschlüssen des Nebenhodens im Bereich des Kopfes und des Körpers kann infolge von Stauungen der Sekrete und der Spermien zwar vorübergehend eine geringgradige Schädigung des Epithels der Hodenkanälchen eintreten, doch wird nach dem Einsetzen einer entsprechenden Resorption der gestauten Sekrete das Samenepithel neu gebildet. Im Gegensatz zu diesen Vorgängen bei Stauungserscheinungen ist die Spermiogenese gegenüber einer Erhöhung der Körpertemperatur, z. B. durch Fieber oder durch Zurückwandern der Hoden in die Bauchhöhle, sehr empfindlich.

YOUNG beschrieb, unter Berücksichtigung einer umfassenden Literatur und auf Grund eigener Tierversuche, die Folgen verschieden lokalisierter Unterbindungen der samenabführenden Wege und kam in Übereinstimmung mit den Ergebnissen der Mehrzahl anderer Autoren zu folgenden Befunden:

Ein vollkommener operativer Verschluß der Ductuli efferentes führte in 4 Tagen infolge von Anhäufung von Flüssigkeit in den Hodenkanälchen durch eine Stauungsatrophie zu einer Degeneration des Hodens. Weniger ausgeprägte aber ähnliche Veränderungen waren 12—15 Tage nach der Unterbindung des Nebenhodenkopfes aufgetreten. Eine Unterbindung des Nebenhodenkörpers oder noch weiter distal angelegte Ligaturen blieben ohne Wirkung auf die Spermiogenese. Nach MOORE dürften zahlreiche bei Tierversuchen beschriebene Atrophien der Tubuli seminiferi nicht durch die Unterbindung, sondern durch typische Wärmeschädigungen als Folge einer Hodenretention in die Bauchhöhle nach dem operativen Eingriff bedingt sein. Bei Verschluß des Ductus deferens sollen der Nebenhoden und bei Mißbildungen am Nebenhoden die noch funktionstüchtigen Teile dieses Organs die Funktionen eines Druckreglers übernehmen, wobei dann Teile des Nebenhodens eine starke Erweiterung und einen erhöhten Innendruck aufweisen, ohne daß sich diese Veränderungen auf den nächst höher gelegenen Teil, d. h., auf den Körper, den Kopf des Nebenhodens oder den Hoden selbst ausdehnen. KNAUS nimmt an, daß am Übergang vom Schweif zum Körper des Nebenhodens eine ventilverschlußartige Druckregelung vorliegt, die als Schutzmaßnahme für den Hoden bei einem Verschluß der distal gelegenen samenabführenden Wege aufzufassen ist.

KNAUS konnte in eindrucksvollen Versuchen nachweisen, daß bei 3 ein Jahr vorher vasektomierten Kaninchen keine Schädigung der Funktionstüchtigkeit des Hodens und des Nebenhodens auftrat, da trotz Samenleitersperre die Stauung nicht über den Nebenhodenschweif hinausging. Jedes der 3 vasektomierten Kaninchen bewirkte bei 2 weiblichen Tieren trotz steriler Kopulation die Auslösung der zur Befruchtung erforderlichen Ovulation. Nach steriler Deckung wurde aus dem herausgeschnittenen Nebenhodenschweif eine Spermienaufschwemmung gewonnen. Sechs weibliche Kaninchen wurden mit diesen Spermiensuspensionen künstlich besamt, wobei von diesen 6 Tieren insgesamt 7 Junge geworfen wurden. Mit diesen Versuchen war bewiesen, daß 1. die normale Spermiogenese trotz des Ductus deferens-Verschlusses fortdauert; 2. die allein im Nebenhodenschweif lokalisierte Stauung mit einem hohen Innendruck gegen das zum Nebenhodenkörper offene Gangsystem wahrscheinlich durch eine Art Ventilverschluß abgedichtet wird; 3. die im Nebenhoden befindlichen Spermien trotz der Stauung nicht geschädigt werden; 4. für eine erfolgreiche Befruchtung bei künstlicher Insemination die Sekrete der akzessorischen Drüsen nicht notwendig sind.

In einer Beobachtung konnte DOEPFMER bei einem Patienten 19 Jahre nach einem postgonorrhoischen Verschluß der Nebenhoden eine normale Spermiogenese feststellen. Gleiche Befunde wurden von BOEMINGHAUS, BÜTTNER, HAGNER, MICHELSON, RICHTER, SIMMONDS und WELCKER bei Patienten mit postgonorrhoisch bedingten Nebenhodenstenosen erhoben. Nach BAYLE soll sich bei einer Obliteration des Nebenhodens die Spermiogenese zunächst in einem Ruhezustand befinden und erst nach erfolgter Durchgängigkeit der samenabführenden Wege wieder in volle Tätigkeit treten.

Gleiche Verhältnisse wie bei der artefiziellen Unterbindung und wie bei entzündlichen Verschlüssen liegen bei der Mehrzahl der angeborenen Defekte der samenabführenden Wege vor, die unter anderen von PRIESEL, VEROCAY, GUICETTI, KNAUS, WEYENETH und MICHELSON beschrieben wurden. Nur bei angeborenem völligen Fehlen des ganzen Nebenhodens — wie bei einer von PRIESEL mitgeteilten Beobachtung — kann es zu einer Hypoplasie des Hodens kommen. PRIESEL, WEYENETH und SIMMONDS beobachteten Hoden mit normaler Spermiogenese bei Patienten, bei denen lediglich ein Rudiment des Nebenhodenkopfes vorhanden war. Die Fortdauer der Spermiogenese dürfte bei diesen kongenitalen Mißbildungen hauptsächlich dadurch gewährleistet worden sein, daß es sich hierbei um langsam sich entwickelnde Prozesse handelte.

Die histologisch und physiologisch gesicherte Tatsache des Fortbestehens der normalen Spermiogenese bei komplettem Verschluß setzt eine gleichzeitige ausreichende Resorption des im Hoden erzeugten Sekrets und eine Eliminierung der vorhandenen Spermien voraus, da nur auf diese Weise Stauungsfolgen verhindert werden können. Da der Nebenhoden funktionell in erster Linie ein Sekretionsorgan darstellt, war es lange Zeit fraglich, ob dieses Organ gleichzeitig eine Resorptionsfunktion ausüben kann. WEYENETH wies in diesem Zusammenhang auf die entwicklungsgeschichtliche Parallele zwischen den Nebenhoden und den Nieren im Hinblick auf ihre Resorptionsvorgänge hin. In Tierversuchen konnten v. MÖLLENDORFF und WAGENSEIL bei mit Tryptanblau behandelten Tieren nach Unterbindung der Ductuli efferentes auf der unterbundenen Seite keine Speicherung der Farbe im Epithel nachweisen. Nach PRIESEL geht der Abbauprozeß des Hodensekrets jedoch mit einer auffallend starken Anhäufung von Lipoidpigment in den Epithelien der Ductuli efferentes einher. Beim Zugrundegehen dieses Epithels treten histiocytäre Phagocyten im Gewebe der Kanälchenwand auf. Bei einem angeborenen Defekt, bei dem der Nebenhoden bis auf geringfügige Reste von Coni vasculosi fehlte, wurden nach PRIESEL die normal gebildeten Spermien schon innerhalb des Rete testis abgebaut und ohne Stauungserscheinungen durch Phagocytose absorbiert. Die sog. Spermiophagen sollen in wechselnder Zahl auch schon innerhalb der Reteräume nachweisbar sein. Weiterhin erkennt man nach PRIESEL an den gestauten Samenfäden oft Zeichen der Auflösung durch Fehlen der Schwänze und durch eine Verquellung der Köpfe. Die größte Zahl der Spermien scheint diesem Vorgang schon innerhalb des Rete testis und sogar bereits innerhalb der Tubuli recti sowie der Hodenkanälchen — also ohne Beimischung des Nebenhodensekretes — zu verfallen. Auch von JOËL und WEGELIN wird im Gegensatz zu OBERNDORFER und LEHNER die Phagocytose in diesen Abschnitten bejaht. SIMMONDS nimmt an, daß die Samenfäden durch das besonders gut entwickelte Lymphgefäßsystem resorbiert werden. Auch Riesenzellen sollen nach WELCKER eine besondere Rolle bei der Beseitigung der Spermien spielen. WELCKER spritzte zum Beweis der Absorption der Spermien während Operationen zur Unfruchtbarmachung Perabrodil in die Stümpfe der Samenleiter ein. Aus dem hodenwärts gelegenen Anteil und dem Nebenhoden verschwand das Kontrastmittel rasch, während es in den Bläschendrüsen noch lange Zeit nachweisbar war. OBERNDORFER vermutet, daß vielleicht sogar unter normalen Verhältnissen ein Abfluß von Spermien durch direkten Einbruch in die Blut- und Lymphbahn und aktive Auswanderung erfolgen kann. KYRLE und SCHOPPER beobachteten bei einem Hund nach operativer Entfernung des Nebenhodenschwanzes und des Nebenhodenkopfes zahlreiche Spermien im Zwischengewebe und in einem Falle sogar eine Füllung benachbarter Arterien und Venen des Plexus pampiniformis mit morphologisch unveränderten Spermien (s. auch S. 312).

Ätiologie. Ätiologisch kommen für das Zustandekommen eines Verschlusses folgende Möglichkeiten in Betracht:

1. doppelseitige infektiöse, entzündliche Veränderungen; 2. Mißbildungen; 3. Traumen (versehentliche oder beabsichtigte Unterbindungen, Unfälle, Kriegsverletzungen); 4. Tumoren.

1. Die *entzündlichen infektiösen Verschlüsse des Nebenhodens* können canaliculär, per continuitatem, hämatogen oder, sehr selten, auch lymphogen hervorgerufen werden. Ob der canaliculäre oder hämatogene Infektionsmodus häufiger vorkommt, ist noch nicht entschieden. Nach BOEMINGHAUS soll eine *canaliculäre*,

vorwiegend urethral fortgeleitete Entzündung in mehr als der Hälfte der Beobachtungen eine narbige Obliteration des Nebenhodens hinterlassen. Nach OBERNDORFER spricht die Nichtbeteiligung der Ductus deferentes an den entzündlichen Vorgängen nicht gegen die canaliculäre Ausbreitung. Hierbei können entweder direkt oder durch mechanische und nervöse Reize oder durch muskuläre Kontraktionen die pathogenen Erreger aus der hinteren Harnröhre in die Nebenhoden gesaugt werden. Über die Möglichkeit des ascendierenden Ausbreitungsweges durch sog. antiperistaltische Wellen, wie dies von OPPENHEIM und LOEW vermutet wurde, besteht im Schrifttum keine Einigkeit. Von FREY konnte in zahlreichen Tierversuchen an Kaninchen keine antiperistaltischen Bewegungen der Samenleiter bei der Entstehung von Nebenhodenentzündungen festgestellt werden. Die urethral fortgeleiteten Entzündungen sind meist im caudalen Abschnitt der Nebenhoden lokalisiert, da die Samenleiter nach ROLNICK von den Erregern schnell passiert werden, und erst der Nebenhodenschwanz Sperrungen für das Weiterschreiten schafft. Ein längeres Verweilen und somit die Ansiedlung der pathogenen Keime wird damit an dieser Stelle erleichtert. RICHARD gelang es wegen dieses Sperrmechanismus bei Einspritzungen von Farben und infektiösem Material nicht, den Inhalt über den Schwanzteil des Nebenhodens hinaufzutreiben, da es zu einer Abdrosselung der höhergelegenen Nebenhodengänge kam.

Bei hochgradiger Entzündung des Nebenhodens ist, jedoch besonders durch das stark entwickelte submucöse Lymphgefäßnetz am Nebenhoden, die *lymphogene* Ausbreitung der Infektion möglich. Im Gegensatz zu den bisherigen Auffassungen soll jedoch eine lymphogene Ausbreitung auf den Hoden nicht vorkommen, da nach RENYI-VÁMOS zwischen den Kanälchen des Hodens und des Nebenhodens keine Lymphcapillaren nachweisbar sein sollen.

Der Häufigkeit nach liegt der Sitz eines urethral fortgeleiteten entzündlich bedingten Verschlusses im Schwanz, im Kopf und Körper des Nebenhodens, dann im Ductus ejaculatorius und — am seltensten — im Ductus deferens. Nach DÖRFFEL und LUTTERBERG können nicht nur doppelseitige sondern auch einseitige gonorrhoische Epidymitiden einen Verschluß herbeiführen, für die KEHRER und LEBEUF das Übergreifen der Entzündung auf den gegenüberliegenden Ductus ejaculatorius verantwortlich machen. LEBEUF weist auch besonders auf die Verschlüsse nach spezifischen und nichtspezifischen Entzündungen bei Prostatitis und Deferentitis ohne Nebenhodenaffektionen hin.

Das Einmündungsgebiet der Bläschendrüsen mit den anatomischen und funktionellen Beziehungen zur Prostata spielt nach VÖLCKER durch zahlreiche entzündliche Veränderungsmöglichkeiten eine Rolle. Nach HEISE sollen besonders diese Entzündungen nicht nur lokalen Charakter tragen, sondern sich auch auf die Umgebung und den ganzen Organismus ausbreiten können.

Unter den Erregern, die eine canaliculär verursachte Nebenhodenentzündung hervorriefen, standen vor der Sulfonamid- und Penicillinära die Gonokokken weitaus an erster Stelle. Damals wurde jedoch mit Sicherheit die Zahl der nichtgonorrhoischen Nebenhodenentzündungen stark unterschätzt. KIRSCH und HERING beobachteten 1954 an einem Krankengut von 118 Patienten mit Epidymitis nur einmal(!) eine Gonorrhoe. Als Erreger wurden der Häufigkeit nach Bacterium coli, Staphylococcus aureus, Mycobacterium tuberculosis, Proteus vulgaris, Enterokokken und Pseudomonas aeruginosa angesehen.

Die *hämatogenen* Nebenhodenentzündungen können nach GREENBERG und GREENWALD dadurch erklärt werden, daß der Nebenhoden, seiner embryonalen Anlage entsprechend, ein Ausscheidungsorgan darstellt, in das auch aus dem Blut Bakterien ausgeschwemmt werden (s. Kapitel H. Ätiologie).

2. Die *kongenitalen Mißbildungen* sind durch eine Störung der normalen Entwicklung des Wolffschen Ganges bedingt und können nach WEYENETH infolge der engen entwicklungsgeschichtlichen Zusammengehörigkeit von Harn- und Geschlechtsorganen oft mit Anomalien des uropoetischen Systems und zugleich des Genitalsystems einhergehen. Da diese Störungen subjektiv nicht empfunden werden, stellte man früher diese Veränderungen nur zufällig bei Autopsien fest. Erst das Studium der Fertilitätsstörungen ergab bei Anwendung neuer diagnostischer Methoden, daß diese Veränderungen nicht selten sind. Sofern die Diagnose dieser Schäden schon zu Lebzeiten aufgedeckt wird, können diese Patienten vor nutzlosen, möglicherweise schädigenden medikamentösen Behandlungen bewahrt werden (s. Kapitel H. Ätiologie).

HEINKE kann über zwei operativ gesicherte Beispiele berichten. Hier ein Beispiel:

Patient Schm. (572), 31 Jahre alt, 6 Jahre kinderlos verheiratet. Normale maskuline Differenzierung. Ejakulat: Volumen: 0,5—1,0 cm³ (erniedrigt); Konsistenz: flüssig; p_H-Wert: 6,6; Fructose: ∅ bis Spur; keine Spermien nachweisbar. Diagnose: Aspermie. Normale Hormonbefunde (FSH und 17-Ketosteroide). Normales Hodenbild.

Endgültige Diagnose (operativ gesichert): Aplasie der Samenleiter und Nebenhodenköpfe. Für eine Aplasie der Bläschendrüsen spricht der p_H-Wert von 6,6 (nur Prostatasekret) und der Fructosemangel (Op. Prof. STAEHLER-Tübingen).

3. Bei den durch ein *Trauma* bedingten Verschlüssen muß zwischen versehentlichen und beabsichtigten artefiziellen Unterbindungen, Unfällen und Kriegsverletzungen unterschieden werden (s. Kapitel H. Ätiologie).

4. *Gutartige und bösartige Tumoren* (CALLOMON) oder kongenitale Hyperplasien (ROTHE und ROBINSON) im Bereiche der Adnexe sind selten. In neueren Arbeiten weisen auf Tumoren der Bläschendrüsen BAUER, auf Tumoren der Tunica vaginalis WALLER und HELLWIG und auf Tumoren der Nebenhoden HILLEBRAND, PETROPOULOS und WINTER hin. Ob die häufig mit einem Verschluß einhergehenden, von BAYLE beschriebenen Mikrocysten und Cystadenome an den Nebenhoden zu den Tumoren oder zu den kongenitalen Mißbildungen im Sinne von Embryonalresten zu rechnen sind, ist noch nicht entschieden.

Häufigkeit. Exakte Angaben über die Häufigkeit der Aspermien bzw. des Verschlusses lassen sich nur unter folgenden Gesichtspunkten gewinnen:

Auf Grund der Zahl der Patienten, die wegen Verdachts auf Infertilität den Arzt aufsuchen,

und der Zahl der Patienten, die einen pathologischen Befund erkennen lassen, so daß man die Häufigkeit der Aspermie der Häufigkeit der Azoospermie oder der Oligo- und Hypospermie gegenüberstellt.

METTENLEITER konnte 1923 unter 306 Patienten mit doppelseitiger gonorrhoischer Nebenhodenentzündung bei 253 (83%) einen Verschluß nachweisen. FINGER stellte bei einer Literaturübersicht im Jahre 1930 unter 242 Patienten mit doppelseitiger gonorrhoischer Epididymitis 207mal (86%) eine Obstruktion fest. Hingegen fanden DÖRFFEL und LUTTERBERG 1937 und SCHMIDT 1938 nur noch bei 50% der Patienten mit einer doppelseitigen gonorrhoischen Nebenhodenentzündung eine Undurchgängigkeit. Bei den Veröffentlichungen vor dem Jahre 1937 fällt auf, daß möglicherweise die zahlreichen anderen zu einem Verschluß führenden Krankheiten entweder wegen damals noch unbekannter diagnostischer Untersuchungsmethoden nicht bekannt waren oder deren Bedeutung wegen der großen Häufigkeit der postgonorrhoischen Komplikationen unterschätzt wurde. SCHULTZE schätzte 1947 ohne Berücksichtigung neuer Untersuchungsmethoden die Häufigkeit der durch eine mechanische Aspermie bedingten sterilen Ehe auf 10% und JOËL 1949 auf 9%. MICHELSON sah unter seinem gesamten Krankengut bei 5% eine Aspermie. Bei dem eigenen Krankengut (DOEPFMER) beträgt die Häufigkeit der Aspermie 8%.

Unter den Patienten mit einer Azoospermie oder einer Aspermie fanden bei Anwendung von Hodenbiopsien HOWARD u. Mitarb. eine Häufigkeit der Verschlüsse bei 18%, WEYENETH 1953 bei 12%, NELSON 1954 bei 17% und DOEPFMER bei 28%. HEINKE konnte bei 300 Hodenbiopsien in einem Viertel der Fälle (78) einen Verschluß feststellen.

Die Häufigkeit der kongenitalen Mißbildungen unter dem Gesamtkrankengut mit einer Infertilität wurde von NORDLANDER mit 4%, von BAYLE mit 3%, von MICHELSON, HOTCHKISS und SIMMONS mit 1,2—1,5% und DOEPFMER mit 2% festgsstellt.

β) **Schäden nach Traumen** (s. Abschnitt H. Ätiologie S. 461)

γ) **Wärmeschäden** (s. Abschnitt H. Ätiologie S. 449 u. 467)

δ) **Fertilitätsstörungen nach Rückenmarksverletzungen**

STAEMMLER wies als einer der ersten auf Hodenschäden nach Verletzungen des Hirns und Rückenmarks hin. Später berichteten MUNRO, HORNE u. PAULL, HORNE u. Mitarb., COOPER u. Mitarb., BORS u. Mitarb., WEYENETH u. a. über eine große Anzahl von solchen Verletzungen mit Fertilitätsstörungen.

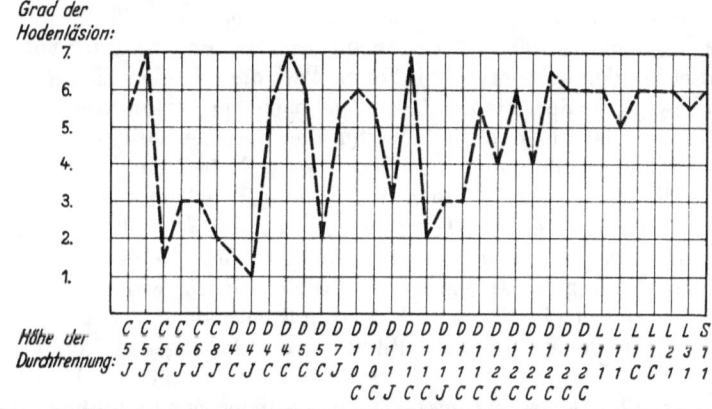

Abb. 83. Folgen der Rückenmarksquerschnittsläsion auf die Hodenfunktion [aus BORS, ENGLE, ROSENQUIST und HOLLIGER: J. Clin. Endocrin. 10, 386 (1951)]. Auf der Abszisse sind Höhe und Ausmaß der Durchtrennung (J unvollständige, C totale), auf der Ordinate die Schwere der morphologischen Hodenveränderungen vermerkt. (Aus NOWAKOWSKI, 1. Symposion d. Dtsch. Ges. f. Endokrinol. Berlin: Springer 1955)

BORS u. Mitarb. konnten insgesamt 34 Patienten im Alter von 21—56 Jahren untersuchen. Bei 28 Männern lag eine komplette, bei den restlichen nur eine partielle Durchtrennung des Rückenmarks vor. Die längste Beobachtungsdauer betrug $4^3/_4$ Jahre nach der Verletzung, die kürzeste 6 Monate. Die Abb. 83 gibt das Verhalten von Schwere der Hodenveränderungen zu Höhe und Ausmaß der Rückenmarksläsionen wieder. Die Rückbildungserscheinungen der Gonaden sind in 7 verschiedene Grade eingeteilt; Nr. 7 der Ordinate entspricht dem normalen Befund, Nr. 1 dem schwersten Grad der Atrophie. Auf der Abszisse wurde die Höhe der Schädigung angegeben und außerdem, ob es sich um eine totale (C) oder partielle Durchtrennung (J) des Rückenmarks handelte.

Die histologischen Veränderungen sind nach den Untersuchungen von BORS u. Mitarb. sehr unterschiedlich und erstrecken sich vom histologisch normalen Hodenbild bis zu demjenigen der völligen Depopulation des Keimepithels. Sicher ist zunächst immer ein Dominieren der Tubulusschäden, während die Leydigschen Zwischenzellen meistens normal gestaltet sind. Infolgedessen werden klinisch keine endokrinen Ausfallserscheinungen sichtbar. Im allgemeinen finden sich eine Zellpyknose, eine mangelnde mitotische Aktivität; die Zahl der Zellen ist in allen Zellstadien stark reduziert. STEMMERMANN fand außerdem bei hochgradigen Keimzellatrophien eine Verdickung der Tubuluskapsel. HORNE sah dagegen eine Leydig-Zellhyperplasie, während dies von Bors nicht bestätigt werden konnte. Die Keimzellatrophie scheint dabei die Folge einer Hyperämie und Hyperthermie auf neurogener Basis zu sein.

Bei der Beurteilung des histologischen Hodenbildes ist weiterhin eine Übereinstimmung in solchen Präparaten von sekundären Hodenschäden auffallend, die sich nur durch den Grad der Atrophie unterscheiden und häufig auch an den kryptorchen Hoden erinnern.

Interessanterweise werden die gleichen histologischen Hodenbilder auch bei winterschlafenden Tieren angetroffen. Es besteht daher die Möglichkeit der Erklärung, daß dieser Zustand neurologisch durch eine pathologische Hyperämisierung und Überhitzung der Hoden entsteht, und zwar wenn der die Blutgefäße des Hodens innervierende und kontrahierende Nervus spermaticus ausfällt oder in seiner vollen Funktion gehemmt ist.

Bors fand daneben bei Paraplegien mit Neigung zu Spastizität zeitweise eine Kontraktion des Scrotums. Dies könnte nach seiner Ansicht ein weiterer schädigender Faktor sein, da die temperaturregulierende Wirkung der Tunica dartos wohlbekannt ist. Daß die Keimzellatrophie wenigstens z. T. die Folge einer Wärmeschädigung sein dürfte, wird auch durch die Beobachtung von Bors an einem Patienten demonstriert. Bei diesem Patienten fanden sich anfangs etwa 600000 unbewegliche Spermien/cm^3, während nach Applikation von Eispackungen 2—3mal/Tag für 30 min nach 3 Monaten die Spermienzahl auf 30 Mill./cm^3, mit 4% beweglichen Formen, angestiegen war. Neben der Wärmeschädigung dürfte nach Bors auch eine Störung im Hormonhaushalt eine Rolle spielen. In seinem Krankengut waren die Oestrogene bei 30 von 34 Fällen erhöht. Leberfunktionsproben zeigten einen normalen Ausfall. Eine Nebennierenrindenüberfunktion wurde deshalb angenommen. Diese dürfte wegen der gehäuften Infekte bei Paraplegien im Sinne eines Adaptionsmechanismus zustande kommen. Die damit verbundene vermehrte Bildung von Oestrogenen könnte zu einer Hemmung des Hypophysenvorderlappens und einer damit verbundenen Verminderung der FSH-Ausscheidung (sekundärer Hodenschaden) führen, die sekundär atrophische Veränderungen am Hoden bewirken würde. Bors fand entsprechend dieser Ansicht bei 25 von 29 Patienten eine erniedrigte FSH-Ausscheidung im Urin. Neben diesen ätiologischen Faktoren wurde die Hodenatrophie bei Paraplegie von manchen Autoren auch als Folge der Zerstörung einer übergeordneten Verbindungsbahn zwischen Hypothalamus und Gonaden angesehen.

Entsprechend dem Grade und Sitze der Schädigung treten verschiedene neurologische Ausfallserscheinungen und Sexualstörungen auf. Bors u. Mitarb. weisen besonders auf die mit den trophischen Störungen im Zusammenhang stehenden Komplikationen von seiten der Blase und der Adnexe wie der Prostata, Bläschendrüsen und Nebenhoden hin, die meist durch ascendierende bakterielle Infektionen entstehen und den Hoden direkt oder auch indirekt durch fieberhafte Prozesse sekundär schädigen können. Man muß die Frage offen lassen, ob die Tubulusschäden temporär durch die Infektionen unterhalten werden oder, was wahrscheinlicher ist, durch Störungen bzw. Veränderungen des vegetativen Nervensystems im Rückenmark bedingt sind. Bestimmte Untersuchungen (z. B. Schwitzversuche) sprechen für Beziehungen zwischen Schäden des vegetativen Nervensystems und denen der Hoden. Bei der Deutung neigt die Mehrzahl der Untersucher dazu, die bei einer Querschnittslähmung auftretenden Hodenatrophien allein auf die periphere Vasodilatation zu beziehen, die zu einer Erhöhung der Scrotaltemperatur führt (s. Wärme-Schäden) und auf die besonders das Keimepithel reagiert. Man sollte aber nicht übersehen, daß das Epithel der Samenkanälchen dem unmittelbaren Einfluß des vegetativen Nervensystems untersteht, worauf besonders STIEVE (1952) so nachdrücklich hingewiesen hat. Vieles spricht auch heute dafür (NOWAKOWSKI), daß der Hypothalamus auf spinalem Wege einen direkten trophischen Einfluß auf die Keimdrüsen ausübt (SPATZ), und es ist durchaus vorstellbar, daß gerade die Unterbrechung dieser spinalen Verbindungen maßgeblich an der Entwicklung der Hodenatrophie bei den Querschnittsgelähmten beteiligt ist.

Nach BORN u. Mitarb. waren die pathologischen Veränderungen der Hoden bei Läsionen oberhalb von D 11 größer als unterhalb. Unterhalb von D 7 treten häufiger Erektions- und Ejaculationsschwächen auf (s. auch S. 463).

Nach NIKOLOWSKI finden sich nach Hirntraumen und anderen cerebralen Krankheitszuständen eher Störungen der Potentia coeundi, bei Verletzungen im Bereich des Stirnhirns Störungen der Potentia generandi.

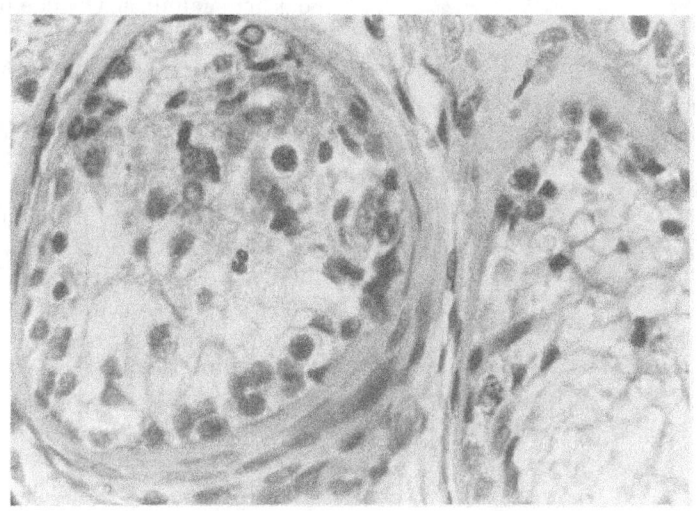

Abb. 84. Patient (218) 28jähriger Mann. Diagnose: Depopulation nach Rückenmarkläsion (1. Lumbalwirbel). Primärer, isolierter Tubulusschaden; s. Text. (H.E., 570fach)

Eigene Beobachtung (HEINKE) (Abb. 84). Patient Sch. Bis zum Unfall normale Libido. Rückenmarkläsion L 5 durch Arbeitsunfall; trophische Störungen im gelähmten Bereich (Blase, Genitale, untere Extremitäten). Häufige Cystitiden mit Komplikationen; 5 Jahre nach Unfall wegen Kinderlosigkeit untersucht. Normale maskuline Differenzierung; Hormone: Harngonadotropine normal; 17-Ketosteroide normal. Hodenbiopsie: Wände stark verdickt. Völlige Depopulation des Keimepithels bis auf die Sertoli-Zellen, Zwischenzellen gut entfaltet und reichlich vorhanden, teils Komplexe bildend. Eine Masturbation war nicht möglich.

d) Fertilitätsstörungen durch Schäden innerhalb der Gonaden

α) Schäden von Samenepithel und testalem Bindegewebe (Parenchym- und Stromaschäden)

Anorchie

a) Angeborene Anorchie. Die kongenitale Agenesie der Hoden beim Manne ist äußerst selten.

Die Frage, ob es eine angeborene Anorchie gibt, ist bezweifelt worden (JORES), zumal nach dem heutigen Wissen solche Individuen wahrscheinlich genetisch weiblich differenziert sein müßten.

Nach DANTSCHAKOFF (1941) soll der frühembryonale Hoden in den Zwischenzellen ein Hormon bilden, unter dessen androgenetischer Wirkung die weitere männliche Differenzierung erfolgt. Dies bedeutet, daß es — streng genommen — keine Hodenagenesie mit männlich differenzierten äußeren Geschlechtsmerkmalen geben dürfte. Diese Ansicht DANTSCHAKOFFs wird neuerdings auch durch die Versuche von JOST unterstützt, der bei Kaninchenembryonen, die zu einer bestimmten Zeit kastriert und zur weiteren Entwicklung wieder in den Uterus gebracht wurden, die Entstehung weiblicher Ausführungsgänge sah. In den Fällen, bei denen man selbst durch genaueste pathologisch-anatomische Untersuchungen keine Hoden oder hodenähnliche Gebilde bei einem männlich differenzierten äußeren Genitale fand, muß man also annehmen, daß Hoden oder andere Androgenbildner in der Embryonalzeit vorhanden waren, die erst nach Ausbildung der äußeren männlichen Geschlechtsmerkmale atrophiert und verschwunden sind (ORTHNER). Daß die von JOST im Tierversuch gemachten Beobachtungen auch auf den Menschen übertragen werden dürfen, konnte durch den Nachweis des chromosomalen Geschlechts (Chromatin-Test) unterstrichen werden (MOORE; GRAHAM u. BARR). Es zeigte sich, daß bei scheinbar rein weiblichen Individuen mit sog. Ovarialagenesie ein Teil chromosomal männlich ist (WILKINS; GRUMBACH und VAN WYK).

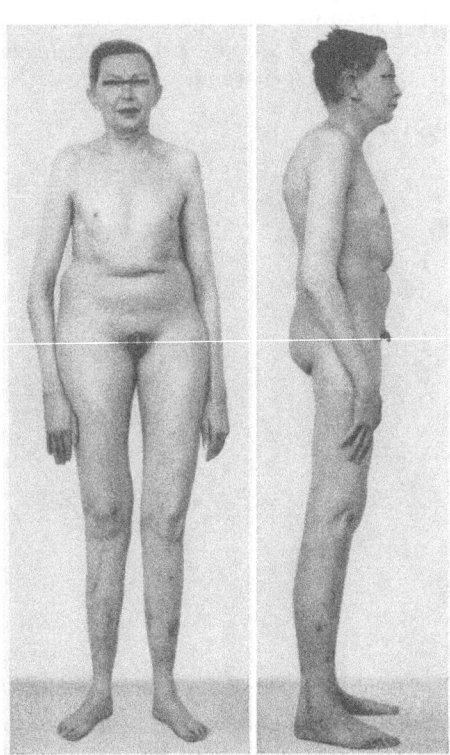

Abb. 85. 47jährig. Kongenitale Anorchie. Charakteristischer eunuchoider Körperbau. Oberlänge:Unterlänge: halbe Spannweite wie 73:103:93. Kleiner biakromialer, weiter bitrochanterer Durchmesser. (Prof. A. SCHÜPBACH, Inselspital Bern). (Aus LABHART, Klinik der inneren Sekretion. Berlin: Springer 1957)

COUNSELLER und WALKER (1933) haben über 9 Obduktionsfälle berichtet, denen sie 2 eigene hinzufügten. Es berichteten weiterhin HELLER, NELSON und ROTH sowie HEPBURN über Fälle von Anorchie. Die Diagnose läßt sich nur durch genaue pathologisch-anatomische Untersuchungen klären. Nach BISHOP handelt es sich hierbei um eine Entwicklungsstörung. Andere (COUNSELLER u. WALKER) sehen die Ursache darin, daß keine Verbindung von Hoden und Nebenhoden eintritt, wodurch es dann zu einer Hodenatrophie kommen muß. Man findet in der Regel nur noch Bindegewebsstränge in der Nierengegend. HELLER u. Mitarb. fanden unter anderen 5 Patienten mit einseitigem Fehlen des Hodens, wobei jedoch der vorhandene Hoden keine erkennbare Sklerose oder Keimzellatrophie aufwies. HOWARD u. Mitarb. berichteten über 4 Männer, bei denen trotz sehr gründlicher chirurgischer Exploration weder Hodengewebe noch irgendwelche rudimentären Gewebsreste gefunden wurden. In der Vorgeschichte dieser Patienten ließen sich bis zur Pubertät gewöhnlich keine deutlichen somatischen Veränderungen erkennen. Mit Beginn des Pubertätsalters traten die charakteristischen Symptome des Androgenmangels auf (s. Kap. „Androgenmangel") (Abb. 85, vgl. S. 120).

Findet man aber trotz chirurgischer Exploration zur Ausschaltung eines Leisten- oder Bauchhöhlenhodens keine Gonaden, so muß man annehmen, daß die Keimdrüsen zumindest in der Entwicklungszeit vorgelegen haben müssen, da der Organismus männlich differenziert ist.

Von SOVHAL und SOFFER wurde über einen 23jährigen Mann berichtet, dessen Krankheitsbild dem Zustand der Anorchie völlig gleichkommt, aber nicht direkt als Anorchie bezeichnet werden kann. Der Hodensack des Patienten mit ausgeprägtem Eunuchismus war leer. Bei der Probelaparotomie fand sich ein Gebilde von 5 mm Durchmesser, das histologisch eine große Anzahl kleiner, unreifer Tubuli enthielt, aber keine Keimzellen, Sertoli- oder Leydigsche Zwischenzellen. Die Harngonadotropine waren nicht vorhanden; die 17-Ketosteroide erniedrigt. Es handelte sich sicherlich um einen kongenitalen Defekt, der wohl einer Anorchie gleichkam (JORES), da man solche Befunde auch häufig im präpuberalen Stadium des kryptorchen Hodens angetroffen hat.

OVERZIER berichtete über 2 Geschwister im Alter von 12 und 15 Jahren, die bislang als Mädchen galten; nach dem Chromatintest und dem Leukocytenkerntyp jedoch genetisch männlich waren. Das äußere Genitale zeigte bei beiden Kindern eine bisher nicht beobachtete Form. Das ältere hatte ein etwa 2 cm langes, penisartiges Gebilde mit zurückstreifbarem Präputium. Am unteren Rand, jedoch noch innerhalb desselben, fand sich das Orificium urethrae. Der Harnröhrenverlauf war gebogen, männlich, ohne Anhalt für einen Sinus urogenitalis. Der Damm war 7 cm hoch. Man fand keine Vagina, kein Scrotum und keine Labien. Bei dem jüngeren Kind waren die Veränderungen gleich, aber kleiner. Weder durch eine Laparoskopie noch durch eine Laparotomie ließen sich bei den Kindern irgendwelche Gonadenreste finden. Beidseits etwas oberhalb der Linea terminalis, kranial von der normalen Insertionsstelle der Ligamenta infundibuli pelvis fand sich jedoch ein etwa 20×2 mm großes Gebilde, das histologisch aus einer fetalen Tube und einem gut entwickelten Epoophoron, jedoch aus keinerlei Gonadenanteilen bestand. Bei diesen Kindern wurde in Anbetracht der gleichen Veränderungen als Ätiologie eine Gen-Schädigung angenommen. Die Entwicklung des Wolffschen und des Müllerschen Ganges ist bei diesen genetisch männlichen Individuen ohne jegliche Gonadenanteile auf einer frühembryonalen Entwicklungsstufe stehengeblieben, weil jegliche Stimulierung infolge Agenesie der Gonadenanlage ausgeblieben ist.

Nach OVERZIER stimuliert die erste Anlage der Gonaden die erste Anlage des Wolffschen- und des Müllerschen Ganges (Initialinduktion), worauf später durch die Dauerinduktion der weiter entwickelten Gonaden das männliche oder weibliche Gangsystem aufgebaut wird. Fehlt die Dauerinduktion, dann läuft nach dem Anstoß durch die Initialinduktion die Entwicklung der Gänge bei genetisch männlichen und weiblichen Individuen gleichermaßen in weiblicher Richtung ab. Fehlt aber auch die Initialinduktion wie bei einer kongenitalen Agenesie, dann bleiben die Wolffschen- und Müllerschen Gänge unentwickelt nebeneinander bestehen.

b) Die erworbene Anorchie durch Kastration. Das Vollbild der Kastration weicht von der angeborenen Anorchie, wenn die Entfernung der Hoden in präpuberaler Zeit erfolgt, nicht ab.

Über das klinische Bild des präpuberalen und postpuberalen Androgenmangels wurde schon berichtet (s. Kap. „Der Androgenmangel").

Die Ursachen der Kastration können Kriegs- oder Unfallfolgen, Hoden-Tuberkulose oder Tumoren sein (LANGE) (Abb. 86).

c) Zur Geschichte der Kastration (nach W. MÜLLER). Die Kastration soll aus magischen Vorstellungen ihren Ursprung genommen haben. Sie sei vorgenommen worden einerseits, um den Feind unschädlich zu machen, andererseits als eine Ersatzhandlung für das Opfer des gesamten Menschen an eine Gottheit (LANGE).

Der Zustand nach Kastration scheint nicht die ausgeprägteste Form der Infertilität des Mannes zu sein, wenn man Potentia coeundi und Libido in die Beurteilung mit einbezieht. Viele der durch krankhafte Prozesse entstandenen Formen der männlichen Infertilität haben mit der Zeit ein Erlöschen der Potentia coeundi und schließlich sogar der Libido zur Folge, während bei der Kastration diese doch in recht vielen Fällen erhalten bleiben. Die Türken scheinen dies sehr

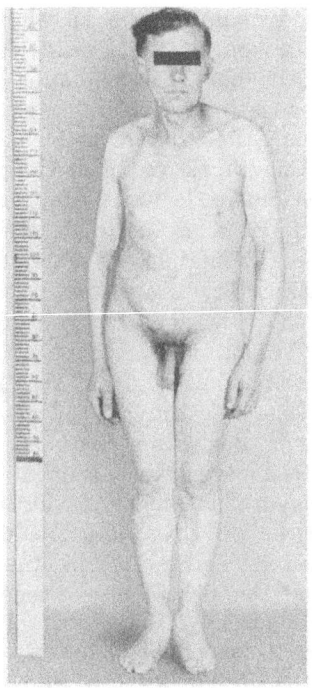
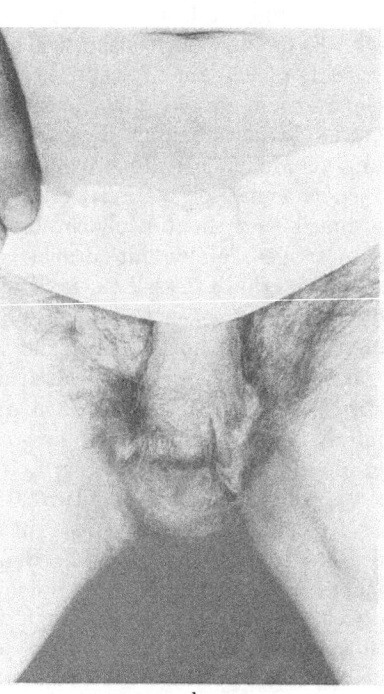

a b

Abb. 86a u. b. Patient (1059) 48jähriger Mann. Diagnose: Postpuberale Kastration beider Hoden nach Hodenschuß. Vor der Kriegsverletzung im 34. Lebensjahr 4 Kinder gezeugt. Patient kann jetzt nur noch alle 2—4 Wochen einen Verkehr ausüben, klagt jedoch über mangelnde Libido, Konzentrationslosigkeit und „fühlt sich immer müde und leistungsschwach"! Hormone: FSH erhöht, 17-Ketosteroide 8,3 mg/Tag = erniedrigt

wohl gewußt zu haben, da sie ihren Haremswächtern das ganze Genitale entfernten (KRUSCHIUS).

HALY ABBAS verwirft die Ausführung der kastrierenden Operation, da sie gegen das ärztliche Berufsethos gehe. Doch müsse man sich leider oft dem Willen der Mächtigen beugen, die diesen Eingriff in die Persönlichkeit des Menschen fordern. Er unterscheidet dann zwei Arten der Kastration, die Contritio und die Amputatio.

Die Contritio (Abdrehung) wird bei kleinen Knaben vorgenommen. „Man setze ihn in eine Muschel, die man zuvor mit warmem Wasser gefüllt hat, damit die Hoden weich werden. Dann zerdrücke man sie kräftig mit den Fingern, bis sie sich aufgelöst haben und nicht mehr zu tasten sind."

Die Amputatio zerfällt in zwei Unterformen: Eductio und eigentliche Amputatio.

Bei der Eductio (Ausschälung) wird der zu Kastrierende auf einen erhöhten Ort gestellt. Dann wird mit der linken Hand das Scrotum zusammengepreßt und die Hoden selbst gleichzeitig heruntergeschoben und abgebunden. Dann werden zwei Längsschnitte auf der Hodenhaut angelegt und mit einem scharfen Instrument ein weiterer Schnitt hinzugefügt, der sich von der Epididymis bis zum Hoden erstreckt, worauf man die Hoden herausdrückt. Außer dem Ductus deferens, der über den Vasa spermatica liegt, soll nichts zurückgelassen werden.

Bei der eigentlichen Amputatio werden Hoden samt Penis an der Wurzel kräftig abgebunden und mit dem Messer vom Ort der Ligatur an abgeschnitten.

GUY DE CHAULIAC zitiert die Kastrationsmethoden nach ALBUCASIS und erwähnt lediglich die Contritio und die Eductio. HALY ABBAS hält das Vorhandensein von geringen Hodenresten für die Ursache der fortbestehenden Libido und Potentia coëundi bei der Contritio. Dazu würde auch die Angabe LANGEs passen, daß die Kastratensänger bei den Damen sehr beliebt gewesen seien, denn diese wurden durch Contritio kastriert.

Doch auch die nach der Methode der Eductio Kastrierten konnten Potentia coeundi und Libido behalten; am häufigsten behielten es diejenigen, die erst nach der Pubertät beschnitten worden waren. Die römischen Damen ließen gerne ihre Sklaven erst nach der Pubertät kastrieren, damit sie die Kohabitationsfähigkeiten behielten. Von einzelnen Eunuchen der Römer und des Mittelalters wird berichtet, sie hätten sich einen Harem gehalten (LANGE).

Zu den Folgen der Kastration schrieb AVENZOAR folgendes: ,,Der Eunuch hat eine hohe Stimme und häßliche Sitten und Gebräuche. Es fehlt ihm der Bart und ein fester Sinn und kaum einer wurde festen Sinnes gesehen, und es wurde noch nicht gehört, daß einer gute Sitten gehabt hätte." Die Hoden sollten daher die Hauptorgane des Menschen sein. Seine Ansicht blieb maßgebend für alle späteren. Heute, meint LANGE, beobachte man zumindest eine gewisse Antriebslosigkeit und Wankelmütigkeit als Folge der Kastration.

Zur Nomenklatur sei folgendes gesagt: nach FREISEN stammt die Unterscheidung in Eunuchen und Kastraten aus dem jüdischen Eherecht. Eunuche ist der Hodenzerquetschte und Kastrat der, dem die Hoden ausgeschnitten sind. Im Mittelalter nannte man die durch Contritio Kastrierten ,,Thlasiae" (vom Griechischen apothlan = zusammendrücken); und die durch Eductio Kastrierten ,,Spadones" (vom Griechischen apospan = ziehen, nach dem ersten Handgriff der Operation). Doch scheinen diese Bezeichnungen der medizinischen Fachsprache angehört zu haben, denn der Nichtmediziner SIMON verwechselte die Bezeichnungen. So bringt er ,,Spanus" und ,,Spadones" durcheinander (der ,,Spanus" hat zwar nur einen Hoden, ist aber zeugungsfähig).

Die ,,Indikation" zur Kastration läßt sich in 4 Gruppen teilen: 1. religiöse, 2. politische, 3. berufliche und 4. medizinische Kastration.

1. Die Kastration aus religiösen Gründen scheint die früheste Form der Kastration gewesen zu sein. LANGE betrachtete sie als Ersatzhandlung für das Opfer des ganzen Menschen. Viel eher scheint jedoch die religiöse Selbstkastration der bewußte und freiwillige Verzicht des Mannes auf seinen stolzesten Besitz, die Zeugungskraft, zu Ehren der Gottheit zu sein. Es hat den Anschein, als betonten die modernen Autoren viel zu sehr den Zwang bei der Kastration. Tatsächlich dürften die meisten Eunuchen aller Jahrhunderte sich freiwillig dieser Operation unterworfen haben.

In manchen orientalischen Geheimkulten, die im kaiserlichen Rom als sog. Fruchtbarkeitskulte in Blüte standen, war die Kastration der Priester als Opferhandlung bekannt. Nach PEUCKERT waren die Priester des Isis-, des Adonis- und des Attiskultes Kastraten. Letztere nahmen eine Ablatio des gesamten Genitale vor, um ihren Gott Attis nachzuahmen, der nach der Sage dasselbe getan hatte.

Beruhend auf einer falschen Auslegung der Evangelien (Mathäus 19, 12 und 18, 9; Lukas 23, 29) und der Paulusbriefe, nach denen der Apostel vom Stachel des Fleisches spricht, wirkt das Problem der Selbstentmannung auch in der christlichen Ära fort. Die Valesianer, eine 240 n. Ch. aus der Kirche ausgestoßene Sekte, forderten die Kastration (LANGE). Nach älteren Bußordnungen sah man sich gezwungen, mit den schärfsten Strafen gegen die Selbstentmannung einzuschreiten. Solche Leute waren zum geistlichen Amt nicht zugelassen oder wurden daraus entfernt. Andere Kastraten dagegen konnten bei guter Eignung durchaus ein solches Amt erlangen (Poenitentiale Theodori und Pseudo-Egberti nach WASSERSCHLEBEN). Noch in der jüngsten Zeit lebten in Rumänien die Reste

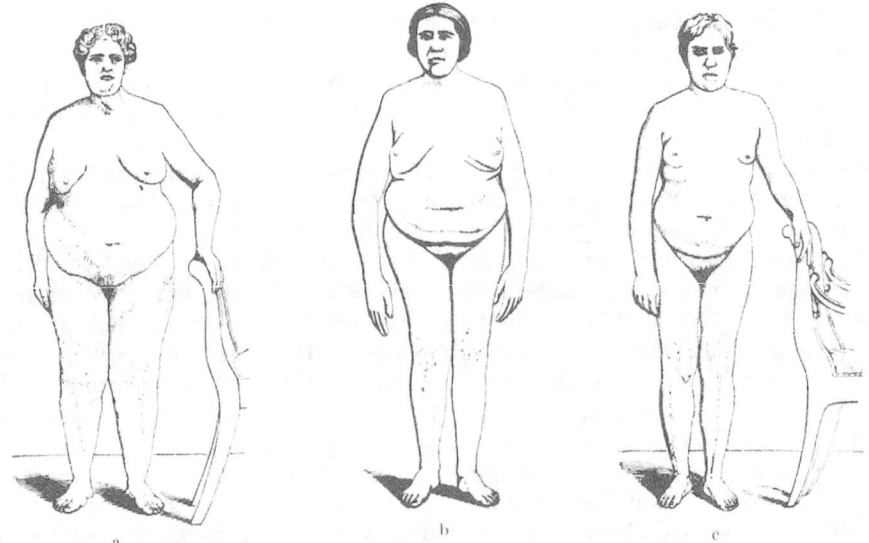

Abb. 87a—c. Der Einfluß des Zeitpunkts der Kastration auf den Körperbau. a Skopze, der im 6. Lebensjahr seine Genitalien verloren hatte: enge Schultern, breites Becken. b Skopze, im 3. Lebensjahr seiner Genitalien beraubt: breitere Schultern, breites Becken. c Skopze, im 22. Lebensjahr beschnitten: breite Schultern, aber schmales Becken wie beim normalen Manne. (Nach PELIKAN.) (Aus LABHART, Klinik der inneren Sekretion. Berlin: Springer 1957)

jener russischen Sekte, der Skopzen, die mit dem kleinen (Ablatio der Testes) und dem großen Siegel (Ablatio des gesamten Genitale) sich zu Gottes Kindern heiligen wollten (LANGE) (Abb. 87).

2. Aus politischen Gründen erfolgte die Kastration viel seltener als aus religiösen. In früheren Zeiten wurden die letzten Mitglieder einer Dynastie oder andere politisch mißliebige Personen kurzerhand kastriert; doch erfolgte diese Kastration nicht um den Einzelnen unschädlich zu machen, sondern wenn aus dynastischen Erwägungen das Aussterben seiner Familie vorteilhaft schien; denn in einem von dynastischen Prinzipien bewegten Staat ist der Kastrat für die hohe Politik schachmatt gesetzt. Den letzten Merowingern wurde dieses Los zuteil. Auch der Böhmenherzog Boleslav ließ im 11. Jahrhundert seinen Bruder Jaromier kastrieren, um ihn von der Thronfolge auszuschließen (M. G. THIETMAR). Vielfach wurden Minister kastriert, weil man glaubte, in einem an Frau und Kinder nicht gebundenen Manne einen treueren, hingebenderen und vor allem ungefährlicheren (im dynastischen Sinne) Diener des Staates zu haben. Beispiele des chinesischen Kaiserhofes der Sung und der Ming bis zu den Mandschus lehrten jedoch, daß alle Beamten des Kaisers Eunuchen sein mußten, da damit nur ein vermeintliches Übel gegen ein anderes, größeres eingetauscht wurde.

3. Das angeführte Beispiel der Minister-Kastration leitet bereits zur Gruppe der beruflichen Kastraten über, denn die Kastration dieser hohen Beamten dürfte sich wohl kaum unter Zwang vollzogen haben, eher mag diese Verstümmelung ein leidiges Übel gewesen sein, das der Beruf eben mit sich brachte. Obwohl z.B. das chinesische Schriftzeichen für Kastration einfach „Palaststrafe" bedeutet, darf man gerade vom mehr patriarchalischen als despotischen Kaiserreich China wohl kaum annehmen, daß der stets gewaltige Bedarf an Palast-Eunuchen mit nackter Gewalt aus dem Volk gedeckt worden ist. Die chinesischen Romane aus dieser Zeit belehren uns jedenfalls eines anderen. Im übrigen war die Kastration nach HARTNER der einzige chirurgische Eingriff, der in der alten chinesischen Medizin vorgenommen wurde.

Auch die Kastration der Sängerknaben, die im späten Mittelalter weit verbreitet war, gehört zu dieser beruflichen Verstümmelung.

Nach einer Notiz GALENs scheint zu seiner Zeit die Kastration der Faustkämpfer lebhaft diskutiert worden zu sein. Die Verfechter eines derartigen Eingriffes führten das Argument an, daß ein in Rücksicht auf Frau und Kind nicht gehemmter Faustkämpfer sich zu härterem Kampf stellen würde als ein anderer, der befürchten mußte, daß er nach seinem Tod in der Arena eine unversorgte Familie zurückließ. GALEN tritt dieser Argumentation damit entgegen, daß ein Kastrat seine Kraft und seinen Mannesmut verliere.

4. Nach vielen Autoren des Mittelalters wurde die medizinische Kastration bei Tobsüchtigen durchgeführt, da dadurch „die Kraft des Anfalles abgekühlt wird" (USLEBER u. a.). KRUSCHIUS berichtet von einem Tobsüchtigen, der sich seine beiden Hoden selbst entfernte; „dadurch wurde er nicht nur von seinem Wahne befreit, sondern konnte auch nach nicht langer Zeit seiner jungen hübschen Frau die ehelichen Pflichten leisten".

Andere Autoren berichteten von einer Kastration bei Hernien, die vorgenommen wurde, um den erneuten Austritt von Bauchorganen in das Scrotum zu verhindern.

Eine besondere Art der Kastration mit medizinisch fragwürdiger Indikation berichtet uns der Talmud. Man hatte damals die sonst untersagte Kastration an alten Männern vorgenommen, um ihnen die Libido wiederzugeben. R. JOHANAN selbst sagt dazu: „Diese Mittel gaben mir meine Jugend wieder" (Sabbath XIV).

Nach einem Bericht des *Corpus Hippocraticum* seien bei den Skythen besonders viele Eunuchen zu finden gewesen, die in Frauenkleidern einhergingen und „Anarieis" genannt wurden.

Kastrationen wurden erst seit Beginn dieses Jahrhunderts nicht mehr durchgeführt.

Trotz der Annahme, daß der Verlust der männlichen Hormone zu einer Einbuße an Tatkraft und Aktivität führe, sind Eunuchen zu den höchsten militärischen, politischen und religiösen Ehren gelangt (*Narses*, der Feldherr des oströmischen Kaisers Justinian und Eroberer Italiens, *Posides* im kaiserlichen Rom, *Origines*, der Kirchenvater). Der bekannteste aller Kastraten aus der Geschichte dürfte ohne Zweifel der Franzose ABÉLARD sein, der 1079 geboren wurde und schon in jungen Jahren ein bekannter Philosoph, Theologe und Dichter war.

Aplasie = „funktionelle präpuberale Kastration"

Hodenagenesie ist die angeborenen Defektbildung der Gonaden, die mit einer völligen Tubulusfibrose, also Funktionslosigkeit, einhergeht und dem Zustand einer Anorchie gleichkommt.

Die Hoden sind im infantilen Scrotum nur als kleine, derbe, strangförmige Gebilde kaum tastbar (Testicular agenesis). Die histologische Untersuchung ergibt nur Bindegewebe, in dem gelegentlich Tubulusreste oder Reste des Wolffschen Ganges eingelagert sind (ALTMANN u. HELLER; NELSON u. ROTH; HAMILTON; HOWARD u. Mitarb.).

Klinisch besteht das Bild des präpuberalen Frühkastraten (s. Androgenmangel) mit Eunuchismus, mitunter auch mit einer Gynäkomastie. NELSON

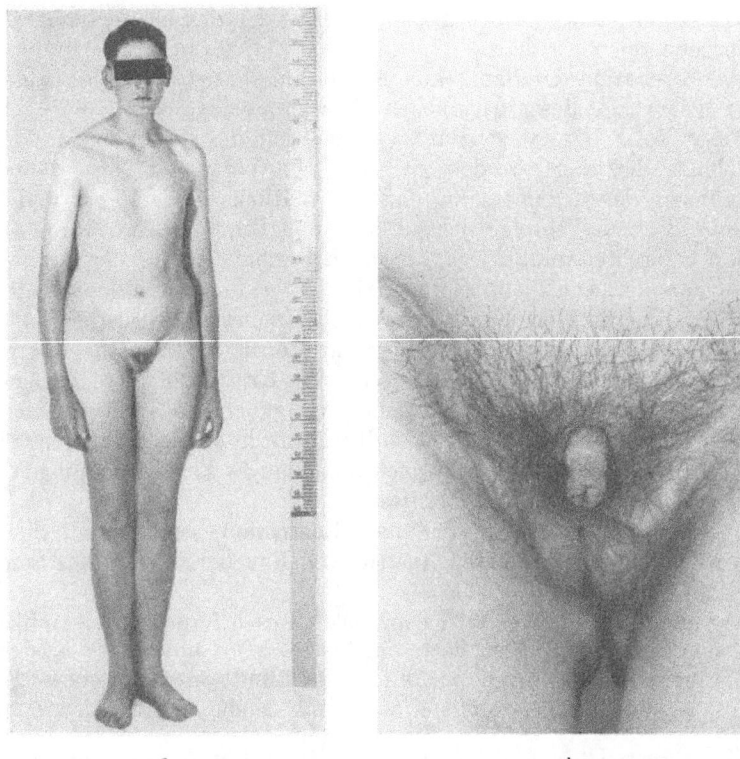

Abb. 88a u. b. Patient (361) 22 Jahre alt. Diagnose: „Funktionelle präpuberale Kastration" durch beidseitige Orchidopexie wegen Kryptorchismus im 9. Lebensjahr. Somatisch das Bild des präpuberalen Frühkastraten mit Eunuchismus. Größe zu Spannweite der Arme 178:190 cm. Therapie: 2—3 Jahre Aufbaudosis mit etwa 200 bis 300 mg eines Depot-Testosteron-Präparates in 2—3wöchentlichen Abständen, dann Einstellung der Erhaltungsdosis auf alle 2—3 Wochen etwa 50 mg eines Depot-Testosteron-Präparates

fand unter 126 Fällen von Eunuchoidismus 15mal diese Störung als Ursache. Wie gesagt, nimmt man als Ursache dieses Hypogonadismus kongenitale Schäden an. Man kann jedoch das gleiche Bild häufig auch als Endstadium einer in der Jugend abgelaufenen schweren beidseitigen Orchitis oder eines Traumas (Orchidopexie) beobachten, die ebenfalls zur Funktionsuntüchtigkeit der Gonaden führen. HELLER und NELSON bezeichneten diesen Zustand („praepuberal non castrated Eunuchs") der totalen Hodenfibrose als „funktionelle präpuberale Kastration" (Abb. 88, 89).

WEYENETH nimmt an, daß wenigstens einige dieser von HELLER und NELSON als „funktionelle präpuberale Kastration" beschriebenen Fälle eine plausible Erklärung in der von ihm erwähnten Keimdrüsenatrophie finden, als Folge von Schädigungen des Hodengewebes intra partum durch Hämorrhagien des Hodens bei Steißlage, vor allem bei Frühgeburten und unvollständiger Drehung der

Hoden durch Zirkulationsstörungen. Wenn die Hämorrhagie ein bestimmtes Ausmaß erreicht, muß es bei Vorhandensein einer widerstandsfähigen Tunica albuginea unvermeidlich zu Kompressionen des Hodenparenchyms kommen.

Alle diese Störungen können zu mehr oder weniger vollständiger Keimdrüsenatrophie führen und möglicherweise auch eine Agenesie vortäuschen. Daneben kommt eine Atrophie infolge einer Beeinträchtigung der Blutversorgung bei Herniotomie in Betracht (PRADER; WEYENETH). MICHELSON fand außerdem

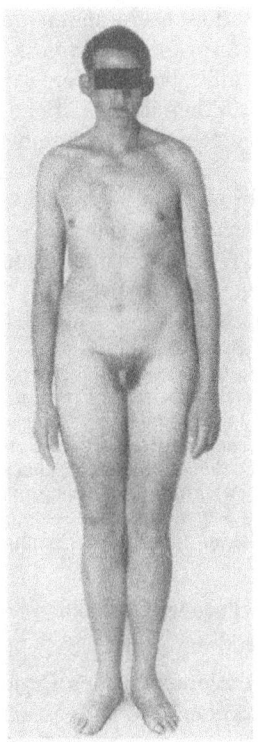 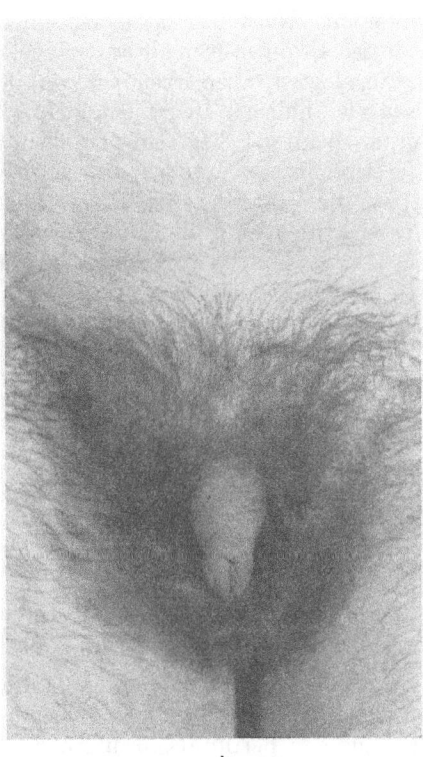

a b
Abb. 89a u. b. Patient (361) jetzt 25 Jahre alt (s. Abb. 88). Therapieerfolg: Männlicher, aggressiver. Soma: Maskulinisierung (Muskelrelief, Bartwuchs, Penis, Behaarung), Gewichtszunahme (von 71 kg auf 84 kg), Größe 182 cm. Proportionsstörungen des Skelets blieben unverändert. 5 Jahre nach Therapiebeginn Heirat

bei Mißbildungen im Bereich der abführenden Samenwege in einem großen Anteil fehlende oder völlig atrophische Hoden. In diesem Zusammenhang muß erwähnt werden, daß bei Mißbildungen der abführenden Samenwege nur im Bereich der Ductuli efferentes eine Hodenatrophie und eine Schädigung des Interstitiums eintreten kann. Es liegt hierbei eine Rückstauung der Hodensekrete mit nachfolgender Druckatrophie vor.

Berücksichtigt man aber auch alle diese ätiologischen Momente, so wird trotzdem ein großer Teil der Hodenaplasien in ihrer Ursache ungeklärt bleiben.

Das männliche Turner-Syndrom

Beim „Turner-Syndrom" handelt es sich um Knaben oder Männer mit Minderwuchs, Faltenhals und Cubitus valgus, die eine weitgehende Ähnlichkeit mit dem „weiblichen Turner-Syndrom" (Ovarialdysgenesie) haben (ORTHNER).

Die Geschlechtsorgane zeigten bei den beobachteten Fällen keine zwittrigen Merkmale. Die Hoden waren deszendiert. Das histologische Bild der kleinen Hoden zeigte eine Hypoplasie der Tubuli mit Azoospermie bei relativer Vermehrung der Leydigschen Zwischenzellen. Die 17-Ketosteroide lagen im Normbereich; die Harngonadotropine waren erhöht (FLAVELL; GREENBLATT u. Mitarb.; REFORZO-MEMBRIVES; TRABUCCO u. Mitarb.; McCULLAGH). Im deutschen Schrifttum berichtete H. W. BECKER über das männliche Turner-Syndrom (Agonadismus mit kongenitalen Mißbildungen beim Mann).

Es ist noch nicht entschieden, ob das „männliche Turner-Syndrom" überhaupt vorkommt. Nach ORTHNER erscheinen nach diesen Befunden der weiblich differenzierte, völlige Keimdrüsenmangel (TURNER; SOFFER) und die Turner-Fälle mit angelegten, aber irgendwie verbildeten männlichen oder weiblichen Keimdrüsen als ähnliche, aber nicht identische Krankheitsbilder. Beim „weiblichen Turner-Syndrom" liegt ein männliches Geschlechtschromatinmuster vor, obwohl der Organismus weiblich differenziert ist. Beim „männlichen Turner-Syndrom" ist die Frage der Art des Geschlechtschromatins noch nicht geklärt und ob es sich nicht nur um eine Form der Gonaden-Dysgenesie („Cortical Dysgenesis" v. I. S. STEWART) oder um einen Kryptorchismus mit hypoplastischen Hoden handelt (LABHART).

Im Rahmen des „Turner-Syndroms" können zahlreiche Mißbildungen auftreten, jedoch ist *keine obligat*. OVERZIER zählte folgende wesentlichen Symptome auf:

Minderwuchs, sexueller Infantilismus, Cubitus valgus, Genu valgum, Pterygium colli (Faltenhals, Breithals), Fischmund, Epicanthus, „Schwimmhaut" zwischen Finger und Zehen, Cutis laxa, Maskengesicht, tiefer Haaransatz im Nacken, mangelnde bzw. sehr schwache Scham- und Axillarbehaarung, tiefsitzende Ohren, Deformierungen an den Fingern und Zehen, Nagelmißbildungen, Naevi spili, Morbus Recklinghausen, Fehlen der äußeren Schneidezähne, Mikrognathie, hoher Gaumen, Schildbrust, fehlende Brustentwicklung, Aortenisthmusstenose, angeborener Herzfehler, Hypertonie, Nierenmißbildungen, Augenmuskelparesen (Schielen), Ptosis, Katarakt, Taubheit, Intelligenzdefekte, Eunuchoidismus (übergroße Spannweite der Arme, verspäteter Epiphysenschluß und Osteoporose).

β) Isolierte Schäden des Samenepithels — Parenchymschäden

(Samenepithel, Sertoli-Zellen, Basalmembran)

Das Keimepithel gehört zu den empfindlichsten Elementen des Organismus. Es spricht daher frühzeitig auf die verschiedenen exogenen und endogenen Noxen an (s. Ätiologie der Fertilitätsstörungen S. 417).

Männer mit einem *isolierten Samenepithelschaden* zeigen *keine* somatischen *Ausfallserscheinungen*, da die endokrine Hodenfunktion im allgemeinen nicht beeinträchtigt ist und auch nicht beeinträchtigt war. Diese Männer führt nur die Kinderlosigkeit ihrer Ehe zum Arzt.

Die anamnestischen Angaben sind meist sehr spärlich. Mitunter bestanden entzündliche Affektionen im Scrotalbereich, eine Orchitis, Ernährungsstörungen, Intoxikationen, thermische Einflüsse oder auch familiär bedingte Störungen. In solchen Fällen ist immer eine Hodenbiopsie angebracht, um den Sitz des Schadens innerhalb der Hodenstrukturelemente festzustellen und Vergleiche zwischen den Samenbefunden und dem histologischen Hodenbild zu ziehen.

Histologisch findet man die unterschiedlichsten Abstufungen uniformer oder herdförmiger Schädigungen des Keimepithels bzw. des Tubulusapparates und zwar von der völligen Atrophie oder einfachen Degeneration des Keimepithels oder der Tubuluswand bis zu den leichtesten Graden der Spermiogenesehemmung. Mitunter bestehen deutliche Unterschiede in den Reifungsgraden beider Hoden.

Die Harngonadotropine sind normal oder erhöht, der Samenliquor entspricht im allgemeinen dem eines normalen Samens; der spermiogenetische Anteil des Ejakulats entspricht dem Aktivitätsgrad des Keimepithels der Tubuli.

Nur auf Grund des *histologischen Hodenbildes* ist es möglich — und nicht mittels des Samenbefundes —, nachfolgende *Krankheitsbilder* in gewisse charakteristische Gruppen von Schäden *einzuteilen*.

Fehlen des Samenepithels („Fehlen des germinativen Epithels")

Synonyma. „Germinal Cell Aplasie"; „Absence of Germ Cells"; „Sertoli Cell only"; Depopulation bis auf den Sertoli-Zellbelag; „Del Castillo-Syndrom".

Unter dem Begriff „*Fehlen des Samenepithels*" ist eine bestimmte Form der Fertilitätsstörung zu verstehen, die nur durch das histologische Hodenbild zu belegen ist. Bei diesem Krankheitsbild handelt es sich um einen isolierten Keimepithelschaden (Tubulusschaden), der dadurch gekennzeichnet ist, daß in den Tubuli contorti keine Zellen der spermiogenetischen Reihe vorhanden sind. Der Begriff „Fehlen des Keimepithels" wurde gewählt, um nicht in der Benennung der Entstehungsweise vorzugreifen. Es handelt sich lediglich um die Beschreibung eines histologischen Sachverhaltes.

Samenkanälchen ohne Keimepithel sind zu beobachten nach anlagebedingtem Fehlen des Keimepithels (Aplasie) und durch Schwund des Keimepithels durch Zugrundegehen des ursprünglich vorhandenen Samenepithels (Depopulation).

Welche der gegebenen Möglichkeiten in den einzelnen Fällen vorliegt, — Aplasie oder Depopulation — ist nur selten zu entscheiden.

Das Hodenbild. Tubuli. Die Durchmesser der Tubuli sind verkleinert und liegen im Mittel bei 110 μ (BLOBEL), nach WEYENETH 40—50 μ.

Die Tubuli sind mit der einzigen vorhandenen Zellart, den Sertolischen Fußzellen, ausgekleidet, die sich unverkennbar durch die Gestalt und die Struktur ihrer Kerne ausweisen. Sie sind, voll ausgereift, an ihrem ovalen Kern erkenntlich. Die Zellen sind auffallend lang, pyramidal gestaltet und füllen mit ihrem Cytoplasma (Syncytium) mitunter das ganze Lumen der Tubuli aus. Der Kern liegt in der Mitte der Zelle oder an der Basis. Die Kernmembran ist immer deutlich abgrenzbar und erscheint mitunter acidophil. Häufig findet sich an der Oberfläche des Nucleus eine Rinne, die ihm das Aussehen eines „aufgequollenen Weizenkornes" verleiht (DANFORD-ENGLE). Mitunter ist das Tubuluslumen mit abgestoßenen Sertoli-Zellen oder auch mit desquamierten Massen ausgefüllt.

Bei nicht ganz einheitlichen histologischen Bildern kommen auch einzelne Tubuli mit Resten von indifferenten Samenzellen, Spermatogonien u. a. vor (Depopulation). Mitunter sind 2, 3 oder auch 4 Keimepithelreihen vorhanden (partieller Stop).

Tunica propria. Sie ist normal und selten durch vermehrte Kollagene oder elastische Fasern verdickt. Die Basalmembran ist ebenfalls normal.

Interstitium. Es ist im allgemeinen unverändert. Das Bindegewebe und die Gefäße zeigen keine Besonderheiten. Die Leydigschen Zwischenzellen sind in ausreichender Anzahl vorhanden und gut entfaltet; nach Größe und Aussehen normal, können sie in typischer Weise einzeln oder in Form von Zellnestern im Interstitium liegen oder auch, offenbar vermehrt, größere Kolonien bilden. Diese Veränderungen treten anscheinend nur im fortgeschrittenen Stadium dieser Krankheit auf.

Zur *Unterscheidungsmöglichkeit* von *Aplasie* und *Depopulation* lassen sich folgende Besonderheiten aufführen:

Aplasie. Die Tubuli contorti sind klein, die Wände dünn; die Basalmembran ist nicht verändert. Die Sertoli-Zellen sind auffallend einheitlich, in ihren basalen Abschnitten palisadenförmig aufgereiht und lassen Zellgrenzen erkennen. In den aufgetriebenen Zelleibern liegt der ellipsenförmige Kern mit deutlichen

Kernkörperchen und feinem Chromatingerüst. Die typische Kernfärbung wird meist vermißt. Die Zelleiber setzen sich schopfartig in das Kanälcheninnere fort, um zu einem Syncytium zu verschmelzen. Das Cytoplasma zeigt eine deut-

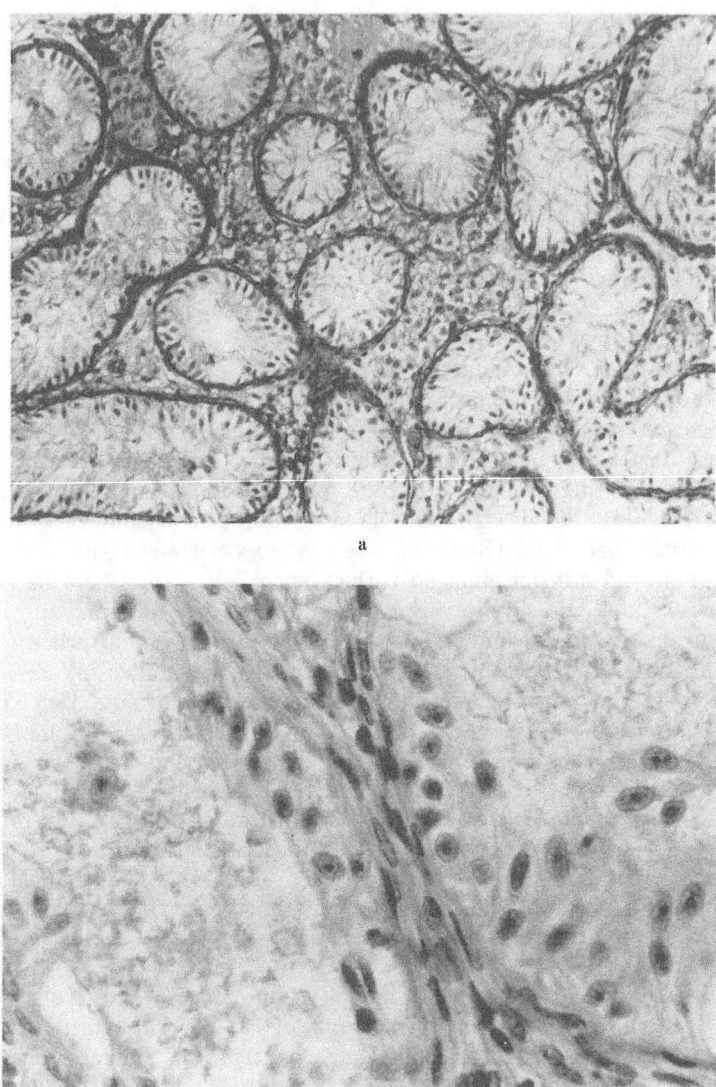

Abb. 90a u. b. Patient (1153) 30jähriger Mann, 6 Jahre kinderlos verheiratet. Diagnose: Aplasie, „Del Castillo-Syndrom" („Fehlen des Keimepithels"). Normale somatisch-maskuline Differenzierung. Genitale: Hoden kleiner als normal, prall-elastisch-weich. Ejaculat: Volumen 7,0 cm³, Fructose 630 mg-%. Keine Spermien nachweisbar, Azoospermie. Chromatintest: Männliches Muster. Hodenbild: Tubuli klein, Wände zart. Sertoli-Zellen einheitlich, palisadenförmig aufgestellt. Keimepithel fehlt völlig. Interstitium: Bindegewebig leicht verdichtet. Normal entfaltete Zwischenzellen in großen Ansammlungen. (Hopa: a 225fach; b 900fach)

liche fibrilläre Streifung, mitunter auch verschieden starke Körnelung. Das relativ weite Interstitium erscheint bindegewebig verdichtet. Normal entfaltete Zwischenzellen kommen in größeren Ansammlungen vor (Abb. 90a u. b).

Depopulation. Die Kanälchendurchmesser bleiben unterschiedlich unter der Norm. Im allgemeinen sind die Wände unverändert, können jedoch eine leichte

Quellung der Basalmembran und eine leichte Verdickung der kollagenen Bindegewebslagen aufweisen. Die Sertoli-Zellen können hinsichtlich der Anzahl und der Beschaffenheit unterschiedliche Bilder zeigen; diese sind meist nicht so uniform wie bei der Aplasie. Unterschiedliche Zellhöhen, verwaschene Zellgrenzen, atypische Kernformen von z. T. pyknotischem Aussehen können beobachtet werden. Auch sind einzelne Tubuli in ihren Lumina mit Sertoli-Zellresten, mitunter auch mit hyalinen Massen, angefüllt.

Die intertubulären Räume sind wenig auffällig. Die Leydigschen Zellen erscheinen nach Zahl und Aussehen normal. Krankhafte Veränderungen am

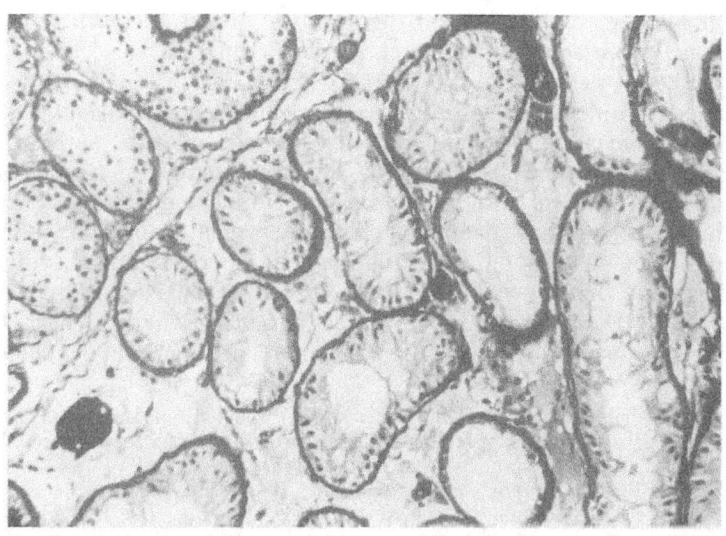

Abb. 91. Patient (835) 28 Jahre alter Mann, 4 Jahre kinderlos verheiratet. Diagnose: Depopulation („Fehlen des Keimepithels"). Anamnese: Ohne Sonderheiten. Soma: Normal maskulin differenziert. Ejaculat: Hochgradige Asthenospermie (einzelne Spermien). Hormone: FSH 78 MUE (erhöht); 17-Ketosteroide 18,7 mg-%. Hodenbild: Tubuli eng, Wände zart. Keimepithel depopuliert bis auf Sertoli-Zellen. Wenige Tubuli zeigen unregelmäßigen Keimepithelaufbau mit einzelnen Spermatozoen. Interstitium mit Zwischenzellen in mäßiger Zahl vorhanden, entfaltet, mit Pigment beladen. (Hopa: 225fach)

Gefäß- und Bindegewebsapparat sind nur gelegentlich zu beobachten (s. auch Abb. 171).

Wichtig ist, daß hin und wieder Tubuli anzutreffen sind, die noch Reste von einer spermiogenetischen Aktivität aufweisen. Dieser Befund schließt dann eine Aplasie aus (Abb. 91).

Trotz der oben gegebenen Beschreibungen beider Hodenbilder ist ein Unterschied in der Art des Schadens aus dem histologischen Hodenbild mit Sicherheit nicht auszuschließen. Anamnestische und somatische Erhebungen können zur Klärung beitragen.

Ejaculat. Nach den beschriebenen Hodenbildern sind im Samen keine Spermien (Azoospermie) zu erwarten. Es besteht eine Fertilitätsstörung.

Klinisches Bild. Da es sich beim „Fehlen des Samenepithels" um einen isolierten Keimepithelschaden (Tubulusschaden) handelt, bei dem die endokrine Hodenfunktion *nicht* beeinträchtigt ist, findet sich auch keine somatische Ausfallserscheinung.

Der Hoden ist, entsprechend den Tubulusweiten, mitunter verkleinert.

Hormone. Die Harngonadotropine können normale Werte aufweisen; sie sind jedoch meistens erhöht (Hypergonadotropie). Die 17-Ketosteroid-Ausscheidung im Harn ist unverändert normal.

Ätiologie und Pathogenese. Die Ursachen der Keimaplasie, die in der angelsächsischen Literatur den Namen „Sertoli Cell only-Syndrom" führt, sind noch unbekannt.

HOWARD u. Mitarb. kommen auf Grund ihrer Arbeiten zu der Vermutung, daß die verbleibenden Sertoli-Zellen ebenfalls in ihrer Funktion verändert sind. Dies ist allerdings mit den zur Verfügung stehenden Untersuchungsmethoden weder sichtbar noch nachweisbar zu machen. Die angeblich geschädigte Sertoli-Zelle soll ihrer Ernährungsfunktion dem Keimepithel gegenüber nicht nachkommen, worauf dieses sich abstößt. Ist die Ernährung noch teilweise möglich, dann wird in der Umgebung dieser Zellen eine entsprechende Spermiogenese mehr oder minder erhalten bleiben. HOWARD u. Mitarb. nehmen hypothetisch weiterhin an, daß dieser Vorgang auch an die Produktion von „X-Hormon" in den Sertoli-Zellen gebunden ist.

DEL CASTILLO u. Mitarb. sowie TRABUCCO nehmen einen kongenitalen Anlagefehler des Keimepithels an und unterscheiden mit anderen Autoren (WEYENETH) noch ein selbständiges Krankheitsbild (Syndrom). Auf Grund von klinischen und histologischen Untersuchungen und Hormonbefunden an 5 Patienten haben diese Autoren das Krankheitsbild unter dem Namen „Syndrom mit Fehlen des Keimepithels ohne Veränderung der Sertoli- und Leydig-Zellen" (DEL CASTILLO, TRABUCCO und BALZE = sog. „Del Castillo-Syndrom") zusammengefaßt. Dieses Syndrom ist durch folgende Kriterien charakterisiert, die in ihrer Gesamtheit auch für das Vorliegen eines kongenitalen Fehlers des Samenepithels sprechen.

Beide Hoden sind klein (Olivengröße), Penis normal groß, normale sekundäre Geschlechtsmerkmale. Normale somatisch-maskuline Differenzierung und normales sexuelles Verhalten. Keine Gynäkomastie.

Im Ejaculat liegt bei normalem Volumen eine Azoospermie vor.

Kein anamnestischer Anhalt für eine Keimepithelschädigung. Das Hodenbild weist die von der Depopulation abweichenden Sonderheiten auf (s. Aplasie-Depopulation). Die Harngonadotropine sind normal, die 17-Ketosteroide im Harn an der unteren Grenze der Norm.

Obige Autoren nehmen pathogenetisch eine Fehlanlage der primären Gonocyten (primordialen Keimzellen), der Urgeschlechtszellen, an, die nicht in den Hoden einwandern. Sie erwägen auch die Möglichkeit eines embryonalen oder postnatalen Ernährungsfehlers, wie z. B. das Fehlen von Vitamin E, endokrine Faktoren oder abnorme Steroidmetabolismen. Sie vermuten weiterhin, daß die Sertoli-Zellen ein oestrogenähnliches Hormon sezernieren.

NELSON dagegen glaubt, daß das germinative Epithel bei der Geburt angelegt, aber postnatal degeneriert ist. NELSON und HELLER ziehen auch in Betracht, daß nur die Sertoli-Zellen allein angelegt seien, ohne das Keimepithel („Nur Sertoli-Zellsyndrom" oder „Sertoli Cell only-Syndrom").

SNIFFEN u. Mitarb. lehnen eine Entwicklungsstörung ab und machen unbekannte Schädlichkeiten für den Keimzellenuntergang dieses Hodenschadens verantwortlich.

Es ist bekannt, daß das germinative Epithel der Tubuli gegen jegliche Schäden (Traumen, z. B. nach Operationen, Röntgenstrahlen, Intoxikationen, Ernährungsschäden, Temperaturen, Infektionen u. a.) äußerst empfindlich ist (s. Kap. Ätiologie der männlichen Fertilitätsstörungen. Anders hingegen verhalten sich die Sertoli- und Leydigschen Zwischenzellen. Man glaubt daher, daß ein großer Teil der Fehler des Keimepithels durch solche obengenannten Schäden bedingt sei. So konnten eine ganze Reihe von Autoren, wie HOWARD, LERVY, LIBOW, ROBINSON und ENGLE die gleichen Veränderungen des völligen Fehlens des Keimepithels beim Bestehenbleiben der Sertoli-Zellen, bei Röntgenschäden und bei den Opfern von Atombombenexplosionen in Hiroshima und Nagasaki beobachten.

Bei letzteren war mitunter anscheinend durch die sehr starke Einstrahlung die Basalmembran stärker verdickt (WEYENETH). Hierbei handelt es sich um eine primäre selektive Schädigung des empfindlichen Keimepithels, während Sertoli- und Leydig-Zellen sichtbar nicht geschädigt waren (Abb. 92).

Auch bei retinierten Hoden der Adoleszenz können gleiche Hodenbilder nachgewiesen werden (NELSON), wobei einmal an einen anlagemäßigen Defekt (Aplasie), das andere Mal an eine Schädigung des Keimepithels durch die Körpertemperatur (Depopulation) zu denken ist. Im letzteren Fall werden aber noch vereinzelt Hodenkanälchen mit spermiogenetischer Aktivität gefunden, wenn

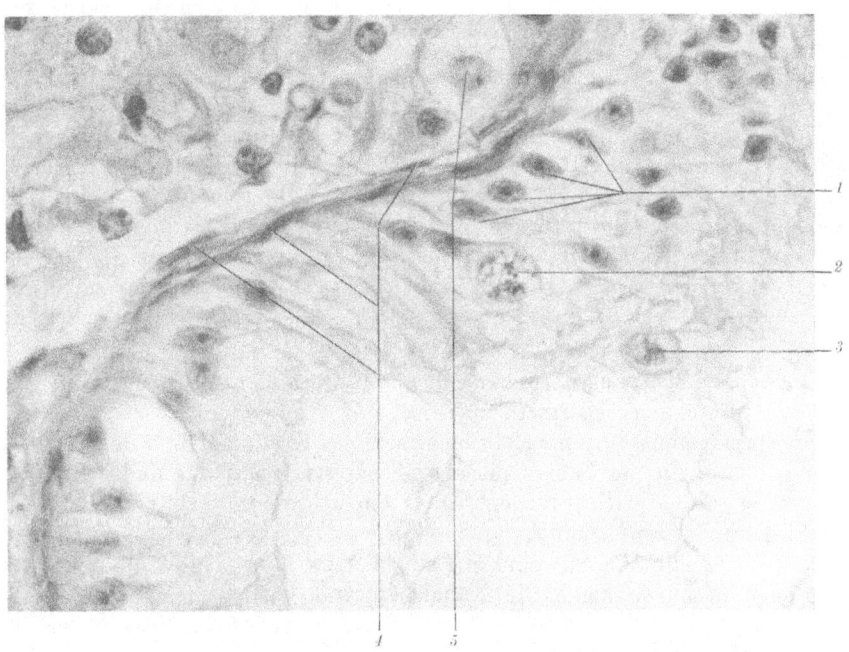

Abb. 92. 30jähriger Patient, 4 Jahre kinderlos verheiratet. Im 6. Lebensjahr Herniotomie! Diagnose: Depopulation („Fehlen des Keimepithels"). Ejaculat: Azoospermie. Hodenbild: Tubuli mittelweit, Wände zart. Sertoli-Zellen (*1*) in „Paradestellung". Zwischen Sertoli-Zell-Syncytium und dem Tubuluslumen zwei resistierende germinative Zellelemente, das eine mit Chromosomenkonjugation Spermiocyt I. Ordnung (*2*), das andere in Degeneration und Abstoßung (*3*) begriffen. Interstitium: Weit, zart, reichlich normal entfaltete Zwischenzellen. (*4*) Fibrocytenkerne bei geringer peritubulärer Fibrose. (*5*) Normal entfaltete Zwischenzelle.
(Priv.-Doz. Dr. HORNSTEIN, Bonn)

auch das Bild bei diesen Schäden durch das Überwiegen des völligen Fehlens des Keimepithels bestimmt wird (s. auch S. 522).

Auch ein familiäres Auftreten konnte beim „Fehlen des Keimepithels" beobachtet werden (NORDLANDER). SOHVAL und SOFFER beschrieben zwei Brüder mit diesem Krankheitsbild. In Schweden ist ein familiäres Auftreten bei Bullen beobachtet worden (LAGERLÖF bei NORDLANDER). Es bestehen gewisse Anhaltspunkte dafür, daß die Ursache hierbei auf Inzucht beruht (ERIKSON bei NORDLANDER).

Das Bild des „Fehlens des Keimepithels" *(Depopulation)* kann natürlich auch als *Übergangsform* bei obengenannten Noxen auftreten.

Bei geringgradigen Depopulationsschäden (Hemmung) werden z. B. als Ursachen aufgeführt: langandauernde fieberhafte Erkrankungen, schwere operative Eingriffe, Intoxikation und andere Faktoren, die sich nur aus der Vorgeschichte ergeben.

HOWARD u. Mitarb. sprechen für diese Fälle auch die Vermutung aus, daß histologisch nicht faßbare funktionelle Störungen der Fußzellen vorliegen können, die sich auf das Samenepithel auswirken.

Häufigkeit. Über die Häufigkeit des Auftretens dieser Hodenbilder ist schwer etwas — wie auch bei den anderen Störungen — exakt auszusagen, da die Gruppierung der einzelnen Krankheitsbilder bislang von den Autoren nicht einheitlich gehandhabt wurde.

NORDLANDER (Schweden) fand bei 16% seiner Patienten eine sog. ,,kongenitale Hypoplasie''; NELSON gibt bei 196 Fällen mit Azoospermie 35% mit ,,Germinal Cell Aplasie'' und bei 426 Fällen mit Oligospermie 13% mit ,,Germinal Cell Hypoplasie'' an, wobei es offen läßt, daß die letzte Gruppe auch Vorstufen anderer Krankheitsbilder enthält. Im Krankengut von WEYENETH (Schweiz) kamen auf 100 Hodenbiopsien 5 Fälle mit ,,Aplasie germinale congénitale'' und 7 Fälle mit ,,Aplasie germinale'' bei normalem interstitiellen Gewebe (also insgesamt 12%). Bei 300 Hodenbiopsien stellten wir (HEINKE) in rund 12% der Fälle die Diagnose: ,,Fehlen des Samenepithels''.

Therapie. Die hier in Rede stehende echte Form des ,,Fehlens des Samenepithels'' (Aplasie, Depopulation) ist keiner Behandlung zugänglich. Es handelt sich um einen irreparablen Hodenschaden (ENGLE). Bei temporärer und partieller Depopulation besteht durchaus die Möglichkeit einer Restaurierung. Eine analoge Situation dieses Krankheitsbildes findet sich interessanterweise auch bei der Frau in Form der ,,Ovar-Aplasie'' (ALBRIGHT u. Mitarb., VARNEY u. Mitarb.).

Spermiogenese-Stop

Synonyma. Spermiogenetischer Stillstand; Germinal Cell Arrest; Spermatogenetic Arrest; l'arrêt spermatogénétique.

Der Spermiogenese-Stop ist ein nicht seltenes Krankheitsbild der Fertilitätsstörung, das allein am Samenepithel sichtbar wird und das dadurch gekennzeichnet ist, daß die Spermiogenese auf einer bestimmten Entwicklungsstufe zum Stillstand (Stop) kommt.

Hodenbild. Tubuli. Sie sind im allgemeinen normal groß und weit, mitunter auch leicht verengt. Die Kanälchenwände sind zart und zeigen keine Veränderungen. Treten doch leichte Veränderungen auf, dann stehen diese offenbar nicht mit diesem Krankheitsbild im Zusammenhang. Die Basalmembran ist ebenfalls unverändert.

Der Spermiogenese-Stop kann auf den Stufen der Spermatogonien, Spermatocyten oder Spermatiden beobachtet werden (KNETEL, BUNGE, BRADBURG und NELSON). Der am meisten zu beobachtende Stillstand ist der im Stadium der Spermatocyten. Es sind auch Mischformen zu beobachten.

Bei *Stillstand auf der Stufe der Spermatogonien* findet man im normal erscheinenden Sertoli-Zellverband lediglich Spermatogonien. Die Zellen sind teilungsfähig, jedoch wachsen sie nicht zu Spermatocyten heran, daher kann man sie in größerer Anzahl im Sertoli-Zellsyncytium ein- oder mehrschichtig ausmachen. Im Sertoli-Zellsyncytium haften die Zellen anscheinend fest. Die Lumina sind frei, es fehlen abgestoßene Zellen in großer Anzahl.

Beim *Stillstand auf der Stufe der Spermatocyten* (Abb. 93) erscheinen die Sertoli-Zellen und ein- oder mehrschichtig vorkommende Spermatogonien normal. Beherrscht wird das Bild von den zahlreichen Spermatocyten, die im Keimepithelverband liegen, normal aussehen, Kern- und Plasmaveränderungen zeigen, einzeln oder in Verbänden sich aus dem Epithel gelöst haben und in den Lumina liegen (Abb. 94). Spätere Reifestadien von Spermatiden oder Spermatozoen werden beim *reinen* Stillstand vermißt. Die Spermiogenese bricht also völlig auf der Stufe der Spermatocyten ab und ist anscheinend nicht in der Lage, in die Reifeteilung zu den Präspermatiden I. Ordnung einzutreten. Man findet Kerne, die sich anscheinend aus dem Spiremstadium herauslösen und wieder andere, deren Kerne grobsegmentiert sind oder auch in verschiedene große Chromatinschollen zerfallen sind. Auch findet man pyknotische Kernformen. Da die Teilungstendenz noch erhalten zu sein scheint, kommt es zur Bildung mehrkerniger Zellen, die häufig auffallend vermehrt sichtbar werden, oft im Zelldetritus der Lumina liegen und dort zugrunde gehen (Abb. 95).

Beim *Stillstand auf der Stufe der Spermatiden* unterbleibt die Spermiohistogenese oder es kommt zur Bildung von bizarren Spermatozoenformen. Bei den Spermatiden ist häufig eine Mehrkernigkeit (5, 7, 9 usw.) zu beobachten (Abb. 96).

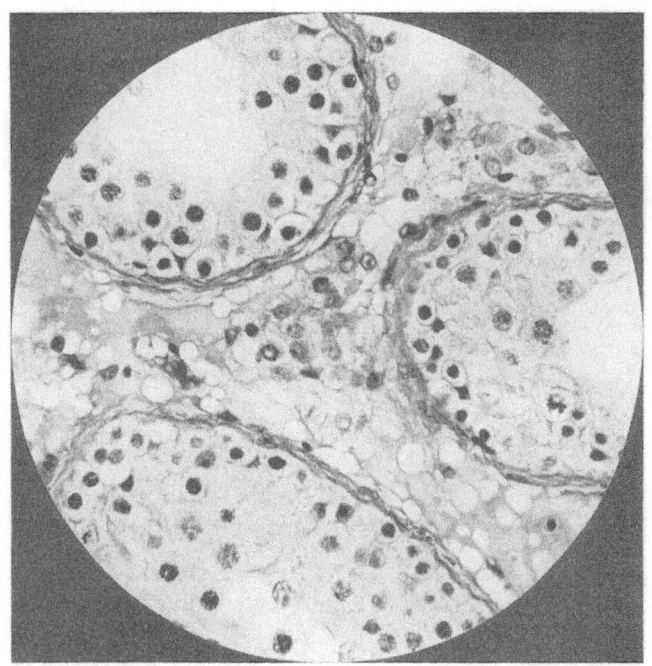

Abb. 93. Patient (1069) 29jähriger Mann, seit 3 Jahren kinderlos verheiratet. Diagnose: Spermiogenese-Stop bei Spermatocyten I. Ordnung. Ejaculat: Volumen 4,0 cm³; p_H 7,2; Fructose 200 mg-%. Keine Spermien nachweisbar. Somatisch-maskuline Differenzierung normal. Hodenbild: Tubuli mittelweit bis weit, Wände zart. Uniformer Spermiogenese-Stop bei Spermatocyten I. Ordnung. Interstitium: Weit, zart. Zwischenzellen gut entfaltet, reichlich mit Pigment beladen. (Hopa: 321fach)

Interstitium. Das interstitielle Gewebe ist in der Regel von zarter Beschaffenheit, die Zwischenzellen sind in genügender Anzahl vorhanden und gut entfaltet. Hin und wieder sind lokal fibröse Wandveränderungen mit hyalinisierten Gefäßen und Zellinfiltrationen zu beobachten. Auch treten starke kollagene Fasern und Umhüllungen von Leydig-Zellnestern auf (NELSON). Dabei können die intertubulären Räume örtlich verschieden weit sein. Es hängt weitgehend vom Eintritt des Stops ab, auf welcher Stufe die Keimepithelreife sistiert. Findet der Stop auf einer frühen Stufe statt, dann werden sich wenig Keimepithelzellen in den Lumina finden und damit der Durchmesser derselben kleiner sein, die Kanälchen werden auseinanderrücken und die intertubulären Räume dann relativ vergrößert erscheinen; die Leydigschen Zwischenzellen erscheinen relativ vermehrt.

Ejaculat. Beim *kompletten Spermiogenese-Stop* sind alle Kanälchen betroffen. Die bestehende Fertilitätsstörung weist sich im Samen als Azoospermie aus.

Liegt dagegen nur ein *inkompletter oder partieller* Spermiogenese-Stop vor, dann ist eine mehr oder weniger hochgradige Oligospermie zu erwarten. Differentialdiagnostisch ist in solchen Fällen — ob komplett oder partiell — das Differential-Cytogramm von Bedeutung.

Klinisches Bild. Der komplette Spermiogenese-Stop zeigt — ungeachtet der Ursache — nur Veränderungen am Keimepithel. Die endokrine Hodenfunktion der Leydigschen Zwischenzellen ist nicht gestört. Es handelt sich also um einen isolierten Samenepithel-(Tubulus-)Schaden. Es finden sich keine Ausfallserscheinungen. Die Männer sind somatisch-maskulin normal differenziert.

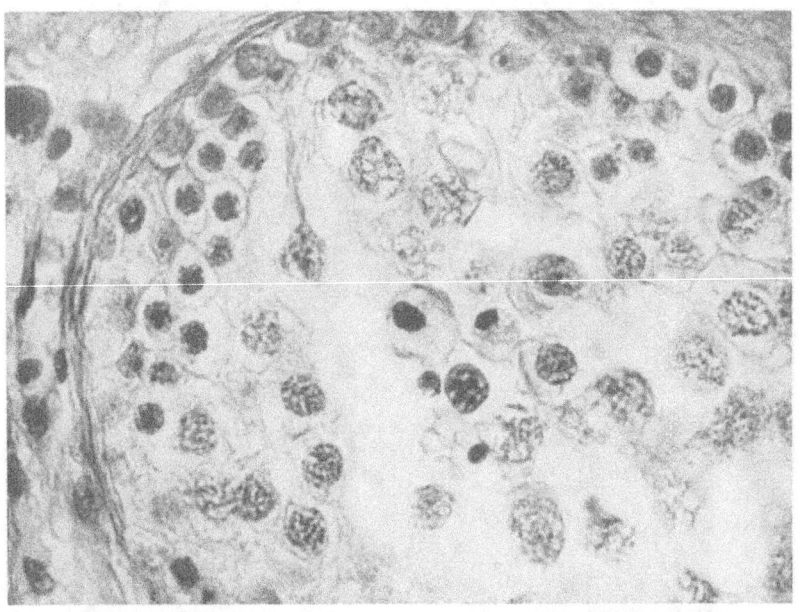

Abb. 94. 30jähriger Mann, 8 Jahre kinderlos verheiratet. Diagnose: Spermiogenese-Stop bei Spermatocyten I. Ordnung. „Stumme Anamnese". Normale maskuline Differenzierung. Ejaculat: Azoospermie. Hodenbild: Lebhafte Produktion von Spermatogonien und Spermatocyten I. Ordnung. Schwere Störung der Reduktionsteilung mit resultierenden Degenerationsformen wie pyknotische Kerne, wabiges Cytoplasma.
(Priv.-Doz. Dr. HORNSTEIN, Bonn)

Die Hoden können etwas kleiner als normal sein. Die Größe ist von den Tubulusdurchmessern abhängig. Mitunter ist die Konsistenz der Hoden nicht immer prall-elastisch.

Hormone. Die Harngonadotropine liegen im Normbereich. Bei einem kompletten Stop kann mit erhöhten Harngonadotropinen zu rechnen sein. Es gibt aber auch einzelne Fälle, die erniedrigte Harngonadotropinwerte (FSH-Bestimmung) aufweisen (NELSON) (s. Selektiver Mangel an FSH).

Die 17-Ketosteroide im Harn sind normal.

Ätiologie und Pathogenese. Die Ursachen und die Mechanismen, die zum Spermiogenese-Stop führen, sind im einzelnen noch unbekannt.

NELSON ist an einem großen Krankengut den verschiedensten Faktoren nachgegangen und hat vor allem zwei Ursachen herausgefunden, die sicherlich bei der Auslösung des oben beschriebenen Phänomens eine Rolle spielen, und zwar Temperaturerhöhungen mit Auswirkung auf die Keimdrüsen und — in gewissen Fällen — eine ungenügende Stimulierung des Samenepithels durch die Insuffizienz der gonadotropen Partialfunktion der Adenohypophyse.

In der ersten Gruppe führt NELSON Krankheiten auf, die mit einer Temperaturerhöhung einhergehen. Aber auch in Fällen von kryptorchen Hoden glaubt NELSON

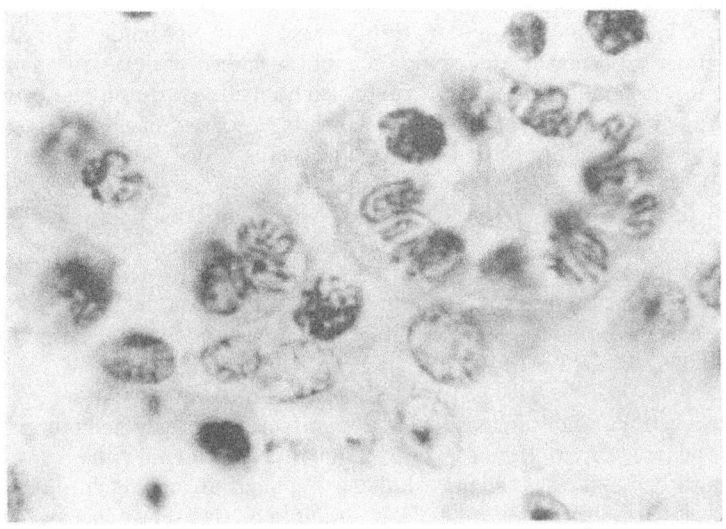

Abb. 95. Patient (961). 29jähriger Mann. Sogenannte „Riesenzellen" (hier Spermatocyten I. Ordnung im Bild). Diagnose: Zellteilungshemmungen von Spermatocyten und Spermatiden (Mehrkernigkeit) bei partiellem Spermiogenese-Stop, Spermiogenese-Hemmung sowie Desorganisation und Desquamation (Karyorhexis und Karyolyse). Soma: Normal maskulin differenziert. Ejaculat: Volumen 4,0 cm³; Fructose normal; Spermien 0,5 Mill/cm³. Hormon: FSH untere Grenze der Norm. 17-Ketosteroide. (Hopa: 2025fach) (s. S. 355).

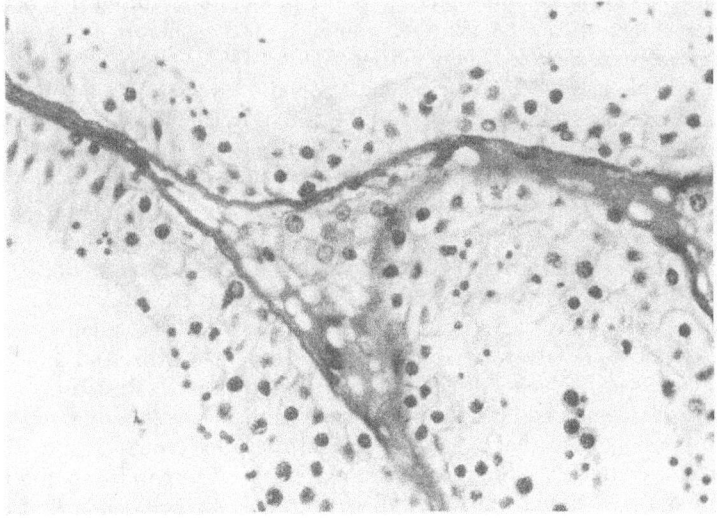

Abb. 96. Patient (870). 29jähriger Mann. Diagnose: Spermiogenese-Stop bei Spermatiden. Anamnese: Leer. Ejaculat: Volumen 5,0 cm³; Fructose normal. Hochgradige Oligospermie (1,0 Mill Spermien/cm³). Hormone: Normal. Hodenbild: Tubuli mittelweit, Wände zart. Keimepithel normal aufgebaut, rarifiziert, zeigt uniformen Stop bei Spermatiden. Häufig mehrkernige Teilungsfiguren. Weite Lumina. Interstitium: Eng, reichlich Zwischenzellen, gut entfaltet. (Hopa: 570fach)

eine der Ursachen für den Stop zu finden. Es muß dahingestellt bleiben, ob die Hoden erst spät descendiert sind oder anlagemäßig einen Keimepithelfehler haben.

In der anderen Gruppe handelt es sich, nach NELSON, um Hypophysentumoren oder Zustände nach unvollständiger Hypophysektomie oder auch um Röntgenbestrahlungen der Anhangsdrüsen. Die stimulierenden gonadotropen Hormone, und hier insbesondere FSH, fehlen oder werden vermindert ausgeschieden. Es kommt zu einem Sistieren der Spermiogenese und zum Stop im Sinne eines sekundären Hodenschadens (s. selektiver FSH-Mangel).

Die gleichen Bedingungen der Entstehung eines Spermiogenese-Stops auf der Stufe der Spermatocyten sind auch unter hohen therapeutischen Testosterongaben (Rebound-Phänomen) zu beobachten, da es durch die sehr hohen extragonadalen Testosteronzufuhren zu einer temporären partiellen Insuffizienz des Hypophysenvorderlappens kommt (Bremseffekt des Testosteron, „Bremstherapie").

Neben diesen faßbaren Ursachen gibt es andere, nicht faßbare Faktoren (Beeinflussung des Enzymmechanismus?), die den Spermiogenese-Stop bedingen, jedoch z. Z. noch nicht bekannt sind. Es ist dies die Mehrzahl der Beobachtungen, bei denen jegliche Behandlung versagt (NELSON).

In diesem Zusammenhang ist auch an genetische Defekte der Samen-Mutterzellen zu denken, die bei einem Teil der Patienten möglicherweise verantwortlich zu machen sind. SNIFFEN, HOWARD und SIMMONS untersuchten zwei Brüder, die die gleichen Veränderungen der Hoden aufwiesen. Beide zeigten eine Azoospermie und eine Spermiogenese bis zu den Spermatiden. Eine Umwandlung in Spermatozoen fehlte gänzlich. Ähnliche Beobachtungen machte auch NORDLANDER bei Inzuchtfamilien. Es ist verständlich, daß chromosomal bedingte Störungen, wie sie vielleicht bei der Einleitung der Reifeteilung manifest werden, irreparabel sind.

Nach Ausführungen von WEYENETH könnte auch eine Störung in dem so komplizierten Mechanismus der chromatischen Reduktion vorliegen (Stadium der Synapse, Störung der Metaphase), wobei das erste Stadium der Zellreifung schwer geschädigt wird. Es ist auch möglich, daß bisher nicht faßbare Veränderungen an den Sertoli-Zellen vorliegen.

Die Möglichkeit einer gametischen Anomalie, wodurch eine Reduktionsteilung nicht zugelassen wird, ist auch von CHARNY und ENGLE ventiliert worden.

Nach ENGLE stellt der Spermiogenese-Stop eine Mangelkrankheit dar. Es soll an Zellbestandteilen möglicherweise die Ribonucleinsäure oder Desoxyribonucleinsäure fehlen. Ein unbekannter Faktor stört dann den Mechanismus der Mitose (Intrinsic -oder Extrinsic-Faktor?). In einem solchen Falle könnte möglicherweise der Spermiogenese-Stop durch ein Hormon oder durch ein einfaches Specificum, wie z. B. Vitamin B_{12}, geheilt werden.

Experimentelle Untersuchungen an der Ratte erbrachten einen Beitrag zum Spermiogenese-Stop. Nitrofuran-Gaben bewirkten einen Stillstand auf der Stufe der Spermatocyten. Nach Absetzen der Probe trat eine Restitutio ein. Der Wirkungsmechanismus geht wahrscheinlich über die Beeinflussung von enzymatischen Prozessen. Es erhebt sich die Frage, die auch von NELSON diskutiert wird, ob nicht auch letztlich die Auswirkung erhöhter Temperaturen und fehlende bzw. verminderte Gonadotropin-Stimulierung in die enzymatischen Mechanismen verändernd eingreifen (s. auch S. 496).

SMITH denkt beim Stop an eine gewisse Insuffizienz (FSH-Mangel?) der Hypophyse. Er fand bei Affen nach Zerstörung der Hypophyse einen Spermiogenese-Stop. Es muß hierbei jedoch an die Möglichkeit eines sekundären Hodenschadens gedacht werden, da das Bild dieses Hodenschadens dem des Stops ähneln kann.

Nach WOLLBACH, HOWE, MASON soll Vitamin A-Mangel unter anderem auch auf die Hypophyse einwirken und dadurch eine Blockade der Spermatocyten I. Ordnung bewirken. Es fragt sich, ob die im Rattenversuch gewonnenen Ergebnisse ohne weiteres verallgemeinert werden können. Wir sahen keine Verbesserung der Samenbefunde bei Männern mit Stop, die mit hohen Vitamin A-Gaben behandelt wurden (HEINKE).

Im weiteren wurde bei Männern mit Eunuchoidismus und solchen mit Hypophysektomie und einer nachfolgenden Röntgenbestrahlung der Drüse ebenfalls der Stop festgestellt. Diese Beobachtungen sprechen für die Möglichkeit, daß eine mangelhafte gonadotrope Stimulierung der Gonaden (Selektiver FSH-Mangel) als auslösende Ursache für einen Stop in Frage kommt. ENGLE, SNIFFEN, HOWARD, SIMMONS u. a. stimmen jedoch mit dieser Meinung nicht überein, da sie nie erniedrigte Harngonadotropine beim Stop fanden.

Es ist sicher, daß noch eine ganze Reihe anderer bekannter und unbekannter Faktoren zu vollständigem oder partiellem Spermiogenese-Stop führen, wie auch das Krankheitsbild als Teilerscheinung bei anderen Hodenschäden auftritt (s. Ätiologie der Fertilitätsstörung).

Häufigkeit. Auch beim Spermiogenese-Stop können aus gleichen Gründen der unterschiedlichen Beurteilungen des Krankheitsbildes keine verbindlichen Zahlenangaben über die Häufigkeit gemacht werden. NELSON konnte bei einem Krankengut von 196 Männern mit Azoospermie 22% mit einem kompletten Spermiogenese-Stop feststellen; bei 426 Fällen mit Oligospermie 21% mit unvollständigem Spermiogenese-Stop. Unter 300 Hodenbiopsien (HEINKE) wurde in 3% der Fälle die Diagnose eines kompletten beidseitigen Spermiogenese-Stops festgestellt.

Therapie. Die Erfahrung hat gelehrt, daß der echte permanente, komplette, nicht temporäre Spermiogenese-Stop *keiner* Behandlung zugänglich ist.

In einzelnen Fällen wurden Gonadotropin-Präparate (FSH und ICSH) verabfolgt (HELLER). Der Erfolg blieb jedoch aus. Eine geringe Hoffnung besteht allerdings für die Männer, die im histologischen Bild einen Stop bei den Spermatiden zeigen (partieller Stop) und im Ejaculat eine Oligospermie aufweisen (SOHVAL). Beim endokrin bedingten Spermiogenese-Stop kommt eine Behandlung mit Serum-Gonadotropinen (FSH) in Frage. Beim Stop durch Wärmeschädigung und andere Noxen genügt bisweilen die Ausschaltung der Schadensquelle und ein Abwarten über längere Zeit mit Samenkontrollen. Hierbei sind FSH-Gaben mitunter als unterstützende Maßnahme nützlich.

Desorganisation des Samenepithels

Synonyma: Sloughing; Desquamation.

„Desorganisation des Samenepithels" stellt ein Hodenbild mit einem ungeordneten Reifungsablauf und Aufbau des Samenepithels dar. Die Spermienproduktion ist ungenügend; die bestehende Fertilitätsstörung ist im Samen durch eine Hypo- oder Oligospermie charakterisiert (MACLEOD 1952). Das Krankheitsbild selbst kann nur durch eine Hodenbiopsie diagnostiziert werden.

Hodenbild. Die „Desorganisation" (Abb. 97) kommt in verschiedener Form zum Ausdruck. Die *Tubuli* sind normal weit oder nur gering verkleinert. Die Tubuluswände sind häufig nicht auffällig verändert, jedoch können lokale fibrotische Verdickungen festgestellt werden. Im Samenepithel findet sich ein starkes Neben- und Durcheinander. Neben mehr oder weniger ausgeprägter Zellarmut und örtlich stark verschiedener, unregelmäßiger Zellenzahl wechselt die Breite des Epithelsaumes. Die Zellen sind z. T. reif oder unreif abgestoßen oder in Verbänden abgeschilfert und liegen mit Kern- und Plasmaveränderungen in den Kanälchenlichtungen (Karyorhexis und Karyolyse). Es finden sich daneben auch Tubuli, die prall mit Zellen angefüllt sind und dadurch in ihrem Durchmesser vergrößert erscheinen. Die zur definitiven Reifung kommende Spermienzahl ist gering. Die Sertoli-Zellen zeigen keine sichtbaren Veränderungen (Abb. 98).

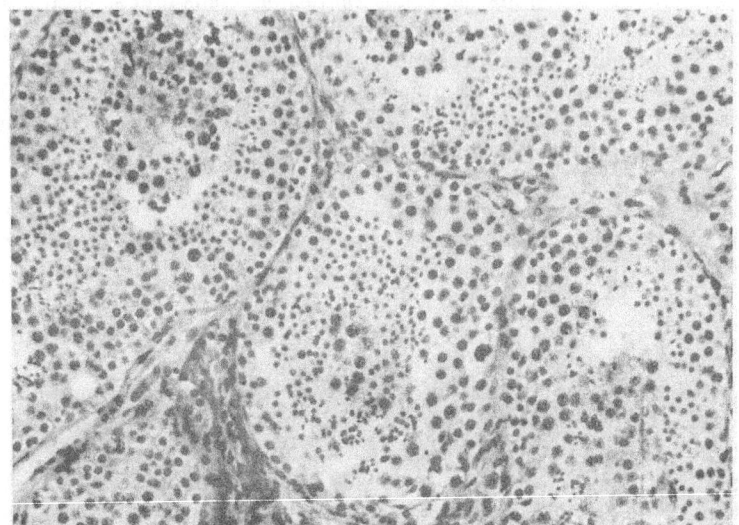

Abb. 97. Patient (428) 29jähriger Mann. Diagnose: Desorganisation bei „Spermiogenese-Hemmung" geringen Grades. Keimepithel zeigt ungeordneten Aufbau. Wände zart. Leydigsche Zwischenzellen gut entfaltet. (H.E.: 225fach)

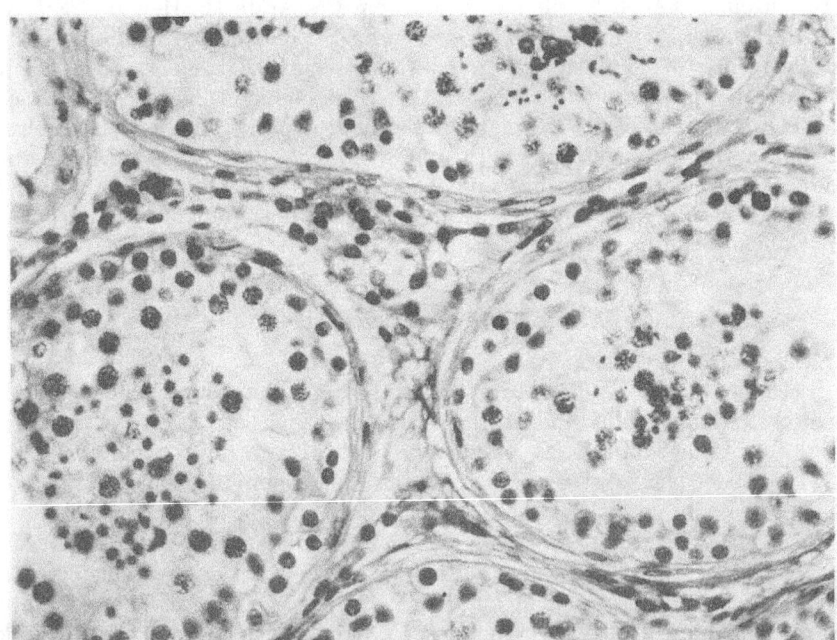

Abb. 98. Patient (228) 39jähriger Mann. Diagnose: Desorganisation und Desquamation des Keimepithels bei Spermiogenese-Hemmung (s. Text). Ejaculat: Hypospermie (30 Mill. Spermien/cm³). Normal somatisch differenzierter Mann ohne Androgen-Mangel. (Hopa: 460fach)

Das *interstitielle Gewebe* ist im allgemeinen nicht betroffen. Die Intertubulärräume sind unauffällig und eng; die Leydigschen Zwischenzellen sind in normaler Anzahl vorhanden und gut entfaltet (BISHOP).

Das Auftreten von Tubuli mit Zeichen von „Desorganisation des Samenepithels" ist ein häufiges Begleitbild bei anderen primären Hodenschäden (s. auch Abb. 100, 126).

Klinisches Bild. Da es sich um einen isolierten Samenepithelschaden (Tubulusschaden) handelt, sind keine somatischen Veränderungen zu erwarten.

Ejaculat. Je nach Schwere der Desorganisation des Samenepithels wird im Samen eine Hypo- oder Oligospermie nachweisbar sein. Die Möglichkeit von Vitalitäts- und Motilitätsveränderungen ist gegeben.

Hormone. Die Hormonbefunde liegen im Bereich der Norm.

Ätiologie und Pathogenese. Über die Ursache der „Desorganisation des Samenepithels" ist wenig bekannt. Sie ist sicherlich vielfältiger Natur und möglicherweise die erste Reaktion überhaupt auf jegliche exogene oder endogene Störung.

Da im histologischen Hodenbild im allgemeinen keine uniformen, sondern mehr örtlich begrenzte Veränderungen auftreten, wobei sowohl eine leichte Fibrose der Tubuluswände als auch eine mehr oder weniger starke Veränderung des Keimepithels zu sehen ist, fragt es sich, welcher pathologische Vorgang hierbei der primäre ist. SAUD und OCCELS sind der Ansicht, daß primär die Tubuluswand durch eine Fibrose verändert wird und erst sekundär durch eine Ernährungsstörung das entsprechende Keimepithel. CHARNY und MERANZE glauben primär an eine Keimepithelstörung.

In diesem Zusammenhang muß auch an eine Schädigung des Keimepithels bei nicht sorgfältiger Behandlung des Hodengewebes bei der Entnahme und auch bei der Verarbeitung desselben gedacht werden. Ein solches Krankheitsbild kann daher vorgetäuscht werden, wie dies unsere Erfahrungen (HEINKE) zeigen.

Man sollte außerdem der Vorgeschichte des Patienten größte Beachtung schenken. Es gelten die gleichen Möglichkeiten wie bei den anderen Keimepithelschäden. Zusammenhänge mit abgelaufener Orchitis, ein- oder beidseitigen Traumen der Hoden, Röntgenbestrahlungen, Ernahrungsfehler, Wärmeapplikationen und andere Faktoren (s. Kap. „Ätiologie der männlichen Fertilitätsstörungen") sind zu beachten.

Häufigkeit. NELSON berichtet, daß er unter 426 Fällen mit Oligospermie 46% mit Desorganisation des Samenepithels finden konnte. Unter 300 Hodenbiopsien (HEINKE) fand sich in rund 10% der Hodenschnitte das klassische Bild der „Desorganisation des Keimepithels".

Therapie. Wie bei der Spermiogenesehemmung; Auslösung des Rebound-Phänomens (HECKEL u. Mitarb.) oder geringe Testosterongaben. Versuch mit kombinierten Serum-Gonadotropin-Testosterongaben.

Die Prognose ist nicht ungünstig.

Spermiogenese-Hemmung

Synonyma: Hypospermie; Hypospermatogenesis; Germinal Cell-Hypoplasie; Samenzell-Hypoplasie.

Die „Spermiogenese-Hemmung" ist eine der am häufigsten zur Beobachtung kommenden isolierten Samenepithelschädigung (Tubulusschaden). Es liegt eine Fertilitätsstörung vor, die sich im Samen durch eine quantitative Abweichung von der Normospermie ausweist und hauptsächlich auf einen verzögerten Ablauf der Spermiogenese in der ersten Entwicklungsphase zurückzuführen ist. Im histologischen Hodenbild ist die „Hemmung" durch eine reduzierte Anzahl der Keimepithelzellen charakterisiert.

Hodenbild. Bei der „Hemmung" sind die *Tubuli* von normaler Weite, mitunter aber auch geringgradig verengt. Die Tubuluswände sind zart und lassen gewöhnlich keine groben Veränderungen nachweisen (s. auch Abb. 126, S. 253).

Hin und wieder sind örtliche Verdickungen der Wände durch eine Vermehrung der kollagenen Fasern auszumachen (Abb. 99, s. auch Abb. 126, S. 253).

Das *Samenepithel* fällt durch einen durchweg dünnen Zellbesatz auf. Der Mangel an Keimepithelzellen findet sich auf allen Entwicklungsstufen einschließlich der Spermatogonien. Dabei kann die Reduktion der einzelnen Tubuli in gleicher Weise oder auch nur lokal betroffen sein. Die Sertoli-Zellen treten bei sehr spärlichem Zellbesatz deutlich hervor.

Das *intratubuläre Bindegewebe* und die Gefäße zeigen keine Sonderheiten Die Leydigschen Zwischenzellen sind nach Aussehen und Größe normal entfaltet; mitunter besteht jedoch der Eindruck einer Vermehrung.

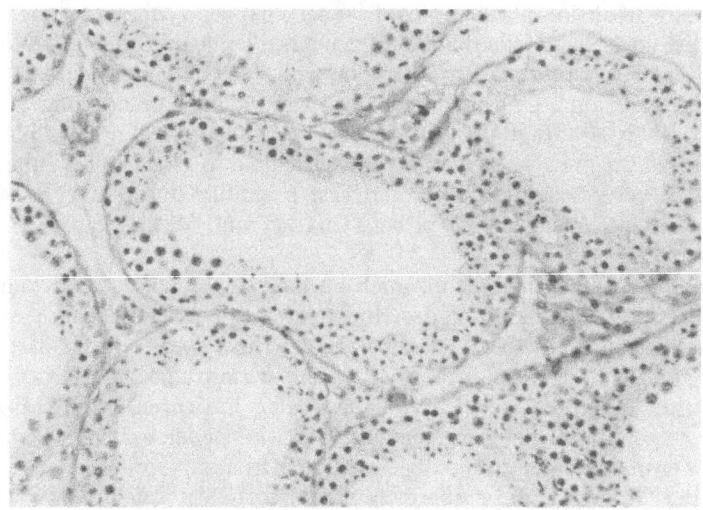

Abb. 99. Patient (816) 35jähriger Mann. Diagnose: Spermiogenese-Hemmung mittleren Grades; Leydig-Zellen normal entfaltet; Spermatozoenzahl stark reduziert. (H. E.: 225fach)

Das histologische Bild der „Hemmung" wird sich häufig von einem normalen Hodenbild kaum unterscheiden. Es wirkt sich aber im Samen, je nach Grad, zahlenmäßig im Sinne einer Hypo- und Oligospermie aus. Die Infertilität des Mannes bestätigt, daß ein pathologisches Geschehen vorliegt.

Ejaculat. Entsprechend dem histologischen Bild kann eine Hypo- bzw. Oligospermie beobachtet werden. Eine Kombination mit Vitalitäts- und Motilitätsveränderungen und gewissen morphologischen Veränderungen im Spermio- und Cytogramm sind häufig nachzuweisen. Diese Befunde sind nicht immer faßbar.

Klinisches Bild. Temporäre oder periodische Hemmungen stellen den geringsten Grad der Keimepithelschädigung dar. Hier, wie bei der stationären Form der Hemmung, ist die endokrine Hodenfunktion nicht geschädigt oder herabgesetzt. Man erhebt bei diesen Männern immer normale maskuline, somatische Befunde (Abb. 151).

Die Hoden sind von normaler Größe und Beschaffenheit und von prallelastischer bis weichelastischer Konsistenz.

Hormone. Die Harn-Gonadotropine wie auch die 17-Ketosteroide im Harn liegen im Bereich der Norm, sofern die Mehrzahl der Tubuli noch funktionstüchtig ist; anders hingegen bei fortgeschrittener Sklerose oder Hyalinisierung und Depopulation.

Nach HELLER u. Mitarb. steigt der Harngonadotropinspiegel (FSH-Spiegel) direkt proportional mit den sichtbaren Tubulusschäden.

Ätiologie. Die Ursachen der „Spermiogenesehemmung" sind noch nicht geklärt. Es ist nicht bekannt, ob der Ursprung des Leidens in der prä- oder postpuberalen Zeit zu suchen ist.

TYLER und SINGHER weisen darauf hin, daß bei 94 von 211 subfertilen Männern sichere ätiologische Faktoren gefunden wurden und MICHELSON und MICHELSON konnten nur bei 86 von 519 Patienten die Ursache der Subfertilität klären. Es sollte daher bei der anamnestischen Exploration solcher Männer mit besonderer Sorgfalt vorgegangen werden, da jede anscheinend nur unwichtige Angabe als Anhalt für die Klärung des Leidens dienen kann. So werden Hypo- und Oligospermien der erwähnten Art beobachtet bei fieberhaften Infekten, Intoxikationen, Ernährungs- und Stoffwechselstörungen, Avitaminosen (REYNOLDS u. MACOMBER schuldigen Vitamin A- und EVANS u. BUTT Vitamin E-Mangel als Ursache an), nach Wärme- und Strahleneinwirkungen, nach operativen Eingriffen und Traumen anderer Art sowie psychischen und physischen Belastungen. Die Funktionsstörung kommt häufig unter Bedingungen vor, für die die Vorgeschichte absolut keinen Anhalt bietet. Meist werden Krankheiten von Patienten nicht beachtet, weil sie zu geringfügig erscheinen, und erst auf direkte Fragen des Arztes beantwortet.

Der Befund des histologischen Hodenbildes läßt vermuten, daß eine Beeinträchtigung der Spermatogonienteilung vorliegt. Die nachfolgenden Entwicklungsphasen sind normal, wobei beim Ablauf der Spermiogenese eine allgemeine Verzögerung eintritt. Eine Anzahl von zu Spermatocyten heranwachsenden Spermatogonien hat demnach auch in einem sonst normalen Samen eine herabgesetzte Spermienkonzentration zur Folge (s. Abb. 99, 100).

Da im histologischen Hodenbild im allgemeinen keine diffusen, sondern mehr örtlich begrenzte pathologische Veränderungen auftreten, wobei sowohl eine Fibrose der Tubuluswände als auch eine mehr oder weniger starke Veränderung des Keimepithels zu sehen ist, fragt es sich, welcher pathologische Vorgang hierbei der primäre ist. In gleicher Weise wie bei der „Desorganisation des Keimepithels" sind SAUD und OCCELS hier ebenfalls der Ansicht, daß primär eine Tubuluswandfibrose vorliegt und sekundär eine Ernährungsstörung die entsprechenden Veränderungen des Keimepithels auslöst. CHARNY und MERANZE glauben auch hier primär an eine Keimepithelschädigung.

Hinsichtlich der verschiedenen auslösenden Momente kann die „Spermiogenese-Hemmung" temporärer Natur sein (temporäre Spermiogenese-Hemmung). In anderen Fällen ist die Hemmung permanent (stationäre Spermiogenese-Hemmung) oder sie bildet mitunter nur die Vorstufe zur Depopulation des Samenepithels, z. B. nach Strahlenschäden.

Es soll hier darauf hingewiesen werden, daß die Einteilung der Fertilitätsstörung von einigen Autoren (GOETTE; OBERNDORFER; OVERZIER) nach den Samenbefunden vorgenommen wird. So hat z. B. NELSON alle Oligospermien als Ursache von Spermiogenese-Hemmung angesehen. Er teilte daher die Hemmung in 5 Kategorien von bestimmten Hodenveränderungen ein, bei denen alle Varianten der Hodenschäden auftreten, die zur Hemmung führen. NELSON unterscheidet die Desorganisation des Keimepithels (Sloughing) und fand dieses Krankheitsbild in etwa 50% aller Fälle von Oligospermie; den inkompletten Spermiogenese-Stop; die örtliche oder unvollständige Fibrose; die Hypoplasie des Keimepithels (Germinal Cell Hypoplasie oder Hypospermatogenesis) und das normale oder im wesentlichen normale Hodenbild.

Mitunter bestehen zwischen den Samenbefunden und den histologischen Hodenbildern der sub- oder infertilen Männer Differenzen. Neben dem normalen Hodenbild können solche mit groben pathologischen Veränderungen oder fließenden Übergängen sichtbar sein. Gerade bei diesen Hoden ist man anscheinend gewissen Zufälligkeiten bei der Gewebeentnahme unterworfen. Man sollte daher immer etwas größere Gewebeteile entnehmen, da kleinere Teile zu Täuschungen führen können. Die Hodenbiopsien sollten auch immer doppelseitig durchgeführt werden, da dadurch einseitige Hodenschäden bei diesem Krankheitsbild ausgeschlossen werden (s. auch S. 370).

Prognose. Die temporäre Spermiogenese-Hemmung nimmt im allgemeinen einen günstigen Verlauf, es sei denn, daß sie nicht periodisch auftritt. Nach Abklingen der auslösenden Noxen kommt es zu einer Reaktivierung der Samenzellreifung.

Bei stationärer, konstanter Spermiogenese-Hemmung sind die Aussichten auf eine Wiederherstellung der Fertilität bzw. eine Verbesserung der Samenqualität ohne Behandlung nicht günstig. Die Erfahrung hat gelehrt, daß hochgradige Hemmungen, die einer Depopulation gleichkommen oder zu einer solchen führen, jeder Behandlungsmaßnahme widerstehen.

Häufigkeit. Wie bei den anderen Krankheitsbildern, so sind auch bei der „Spermiogenese-Hemmung" keine genauen Aussagen zu machen. NELSON fand bei 426 Fällen mit Oligospermie, bei denen er eine Spermiogenese-Hemmung annahm, 46% Desorganisationen, 26% mit inkompletten Stop, 15% mit Fibrose und 15% mit Hypoplasie des Keimepithels. WEYENETH sah unter 100 Hodenbiopsien 50 mit einer „Oligospermie". Im Gießener Krankengut (HEINKE) fanden sich bei 300 Hodenbiopsien rund 17% mit einem reinen, kompletten Bild der „Spermiogenese-Hemmung", so, wie sie oben beschrieben ist. Hierzu gehören auch die Fälle, bei denen die Tubuli in der *Mehrzahl* das Bild der Hemmung zeigen. In einem weiteren großen Anteil der übrigen Hodenbiopsiebilder finden sich neben der Vielfalt der sonstigen Störungen natürlich mehr oder minder viele Tubuli, die ebenfalls eine „Spermiogenese-Hemmung" aufweisen. Diese Bilder wurden dann *der* Gruppe von Hodenschäden zugeteilt, deren charakteristischste Schädigung sie zeigen.

Therapie. Allgemeine Maßnahmen: eine aktive Therapie mit geringen oder hohen Testosterongaben; Auslösung des sog. Rebound-Phänomens; Versuch einer kombinierten Gonadotropin-Testosteronbehandlung.

Näheres s. Kapitel der Therapie der Fertilitätsstörung beim Manne.

γ) Schäden des testalen Bindegewebes — Stromaschäden
(Tubuluswand und Zwischengewebsveränderungen)

Einleitung — Einteilung

Im vorliegenden Kapitel stehen die Tubuluswand- und Zwischengewebsveränderungen, das sind die testalen Bindegewebsschäden — Stromaschäden — aus dem Formenkreis des primären Hodenschadens, zur Diskussion. Die Einteilung, Definition und Beschreibung dieser Krankheitsbilder wird nicht einheitlich durchgeführt. Sie ist verwirrend. Aus diesem Grunde soll klärend eine kurze historische Betrachtung vorausgeschickt werden.

Es beschrieben ENGLE u. Mitarb. eine sog. „progressive Tubulusfibrose", bei der histologische Veränderungen im Sinne einer Sklero-Hyalinose vorliegen, bei der jedoch nach ihren Ausführungen keine Veränderungen der Leydigschen Zwischenzellen nach Zahl und Aussehen augenscheinlich sind. ENGLE u. Mitarb. bezeichnen genanntes Krankheitsbild als „progressive Fibrose" — deren Ursache übrigens unbekannt — da die sklero-hyalinotischen Veränderungen schon bei jungen Männern auftreten und mit zunehmendem Alter häufiger beobachtet werden können.

Weyeneth beschrieb unter der Bezeichnung „generalisierte peritubuläre Fibrose" ein ähnliches histologisches Hodenbild, wobei die Tubuluswand mit mehrschichtigen fibrösen Verdickungen ohne Hyalinisierung einhergeht. Er sieht in diesem krankhaften Vorgang eine „progressive Fibrose" — jedoch nicht im obigen Sinne von Engle —, die bis zur Atrophie des ganzen Samenepithels führt. Auch Weyeneth hält die Leydigschen Zwischenzellen für morphologisch normal, beschrieb jedoch zahlenmäßige Unterschiede. So gleicht das histologische Hodenbild bei einer Vermehrung der Leydigschen Zwischenzellen dem der nicht eunuchoidalen Variante des sog. „Klinefelter-Syndroms". Auch hierbei ist keine entzündliche Reaktion im testalen Gewebe nachweisbar und die Ursache unbekannt.

1942 wurde von Klinefelter, Reifenstein und Albright und Jahre später von Heller und Nelson, Howard, Sniffen, Simmons und Albright (1950) ein weiteres Hodenbild mit Tubuluswandveränderungen, aber begleitet mit einer sichtbaren Reaktion der Leydigschen Zwischenzellen, beschrieben, ergänzt und diskutiert. Es wird durch obligate und nicht obligate somatische Symptome zusätzlich charakterisiert. Auf der Suche nach ätiologischen Faktoren wurden neben einer kongenitalen Ursache auf Grund von familiärem Auftreten dieser Krankheitsbilder (Reifenstein; Heller und Nelson) auch diskrete Orchitiden unbekannten Ursprunges in Betracht gezogen (Berberich und Jaffé).

Durch den *Chromatintest* hat sich in den letzten Jahren die Möglichkeit ergeben, aus dem Rahmen dieser obengenannten Krankheitsbilder *eines* herauszulösen, das als *„Echtes Klinefelter-Syndrom"* (♀-*Kernmuster*) bezeichnet wird und von dem man *mit Sicherheit* aussagen kann, daß die *Veränderungen* schaffenden Faktoren in die *Embryonalzeit* fallen.

Für die *restlichen Krankheitsbilder* steht ebenfalls *mit Sicherheit* fest, daß die Erkrankten *genetisch männlich sind,* und daß es sich in den meisten Fällen um eine puberale oder postpuberale Schädigung handelt, die einen Hoden trifft, der anscheinend eine normale Entwicklung und Reife durchlaufen hat. In dieser Krankheitsgruppe verbergen sich:

1. Die Schädigungen aus bekannter Ursache, Entzündungen (Orchitiden), vasale Erkrankungen in weitem Sinne, Erkrankungen durch physikalische Einwirkungen.

2. Das sog. „Falsche Klinefelter-Syndrom" (hier: Idiopathische Tubulusdegeneration), von dem angenommen wird, daß es eine Folge einer Orchitis aus unbekannten Gründen oder anderer nicht beobachteter Ursachen ist.

Das testale Bindegewebe, und zwar die Tubuluswand und das Zwischengewebe, bilden, wie gesagt, eine Einheit. Es wäre deshalb, auch auf Grund ihrer Reaktionsweise, gemeinsam zu betrachten. Das soll hier jedoch nicht geschehen und zwar auf Grund der oben geschilderten historischen Entwicklung in Anlehnung an die bisherigen Bezeichnungen der Krankheitsbilder und nicht zuletzt aus didaktischen Gründen. Daher ist eine Unterteilung wie folgt vorgenommen worden:

1. Tubuluswandveränderungen:

a) Altersveränderungen der Tubuluswand (Tubuluswand und Alter). b) Das Klinefelter-Syndrom. c) Idiopathische Tubulusdegeneration.

2. Interstitielle Veränderungen:

a) Entzündungen — Mumps-Orchitis. b) Vasale Erkrankungen — sog. Klimakterium virile. c) Interstitielle Fibrose.

1. Tubuluswandveränderungen

Definition. Veränderungen der Tubuluswand können als ein primäres oder sekundäres Ereignis auftreten. Im ersten Falle kommt es zu degenerativen Veränderungen der Wand, ohne daß irgendwelche faßbaren Reaktionen des interstitiellen Gewebes zu beobachten sind. Im anderen Falle gehen meist pathologische Prozesse wie Entzündungen in den intertubulären Räumen voraus und führen so sekundär zu Veränderungen. Jede Tubuluswandveränderung hat eine gewisse

Schädigung des Samenepithels zur Folge und führt somit auch zu einer Fertilitätsstörung, die sich durch verschlechterte Ernährungsverhältnisse erklären läßt.

Man kann unter den „Tubuluswandveränderungen" graduell verschiedene pathologische Übergänge je nach ihrer Genese, ihrer Manifestation und Ausbreitung im Hodengewebe unterscheiden. Die Veränderungen sind als einfache Fibrose, als Sklerose (Abb. 100) oder auch als Sklero-Hyalinose (Abb. 101, 102) mit den entsprechenden einzelnen Übergängen zu beobachten und können auch mit anderen Schäden gemeinsam auftreten. Diese Erscheinungsbilder sind dann vor allem von Samenepithel- und Zwischenzellveränderungen begleitet. Dem Ablauf der Tubuluswandveränderungen scheint gesetzmäßig eine einheitliche Reaktion zugrunde zu liegen, die weitestgehend von dem auslösenden Moment unabhängig zu sein scheint. Anscheinend sind aber Tubuluswandveränderungen als ein primäres Geschehen im Sinne eines Krankheitsbildes sui generis — generalisierte peritubuläre Fibrose nach WEYENETH — selten, wenn ein solches Vorkommen nicht überhaupt zweifelhaft ist. Im fortgeschrittenen Alter dagegen muß man Wandveränderungen als ein physiologisches Ereignis ansehen. Auch sind hin und wieder in normalen Hoden junger Männer Kanälchen mit veränderten Wandungen anzutreffen. Hiervon sind aber Beobachtungen abzugrenzen, bei denen die Tubuluswandveränderungen ein (sekundäres) Begleitsymptom eines speziellen Krankheitsgeschehens sind. Sie kommen bei oder nach entzündlichen Erscheinungen im Hoden vor,

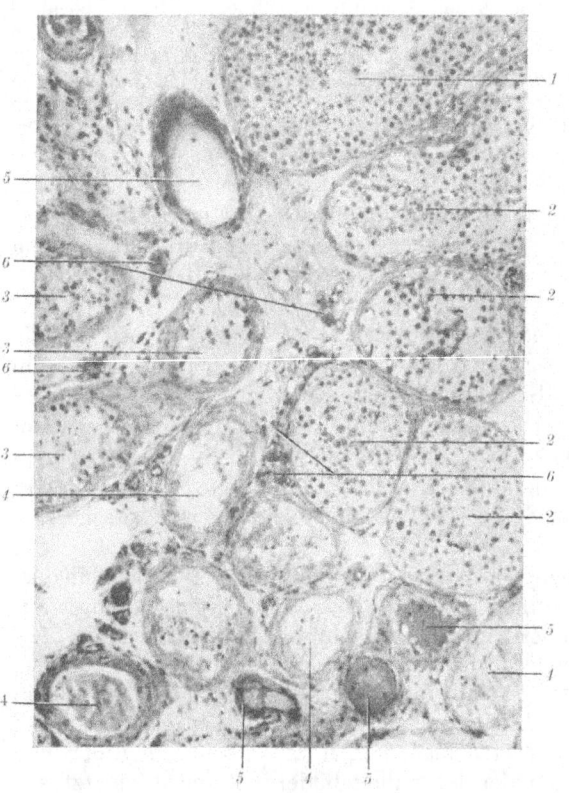

Abb. 100. Patient (983) 29jähriger Mann. Diagnose: Fibrosklerose der Tubuli, Zwischenzellschaden als Restzustand nach Mumpsorchitis. Vor 10 Jahren beidseitige starke Mumpsorchitis, jetzt Hypospermie (20—40 Mill. Spermien/cm³). Hodenbild: Alle Stadien der Tubulusveränderungen. *1* Normaler Tubulus mit Spermiogenese-Hemmung. *2* Desorganisation und Desquamation. *3* Geringe Wandfibrosklerose mit beginnender Depopulation. *4* Stärkere Sklerose der Tubuluswand mit Verlust der Sertoli-Zellen. *5* Gefäße. *6* Interstitium zellreich und bindegewebig verdichtet (Restinfiltrat). Zwischenzellen bindegewebig eingehüllt, nicht oder kaum entfaltet (Zwischenzellschaden). (Hopa: 225fach)

bekannten oder unbekannten Ursprungs mit sichtbaren oder nichtsichtbaren Veränderungen im interstitiellen Gewebe nach Störungen, z. B. in der Blutzirkulation aus irgendwelchen Gründen, bei Störungen im hormonalen Gleichgewicht exogener oder endogener Art, beim Klinefelter-Syndrom oder auch beim Kryptorchismus (s. dort).

Zusammenfassend kann man sagen, daß Tubuluswandveränderungen sehr häufig sowohl beim sekundären als auch beim primären Hodenschaden anzutreffen sind.

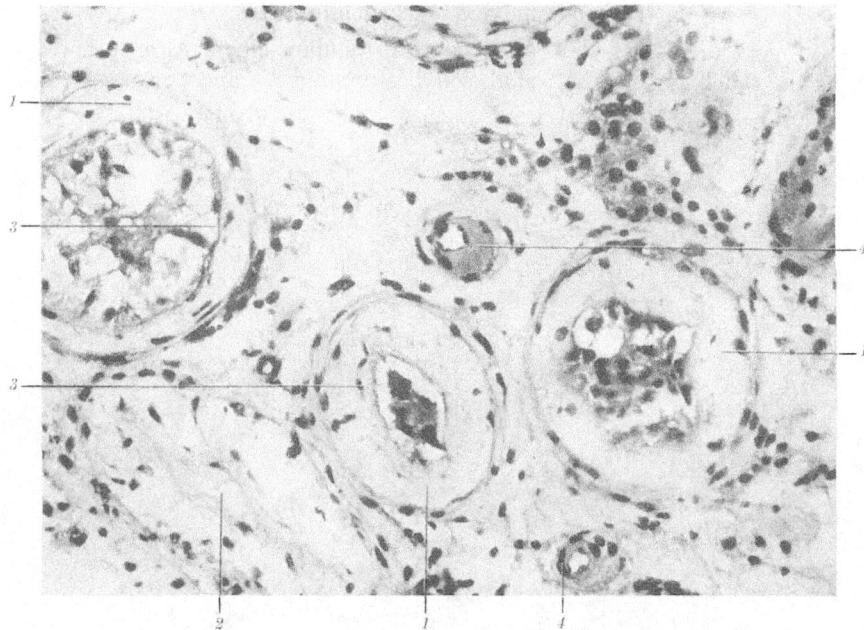

Abb. 101. 29jähriger Mann, 4 Jahre kinderlos verheiratet. Diagnose: Fortgeschrittene Sklero-Hyalinisation der Tubuli. Soma: Maskuline Differenzierung normal. Ejaculat: Oligospermie-Azoospermie (2,4 Mill. Spermien/cm³). Hodenbild: Tubuli: Atrophierende Sertoli-Zellen und spärlich undifferenzierbare Zellelemente an den Lumina. Wände zeigen fortgeschrittenes Stadium einer Tubulusdegeneration mit sog. (1) hyaliner, PAS-negativer Wandsklerose der atrophierenden Kanälchen. Vereinzelt beginnende Verödung bzw. (2) Obliteration der Lumina (Verdämmern der Tubuli). An der Innenseite einzelner PAS-negativer Skleroseringe (3) Basalmembran als schmaler dunkler Saum (im Schnitt rötlich) erkennbar, also nicht in die Sklerose einbezogen. Im Gegensatz zu Tubulussklerose PAS-positive (im Schnitt dunkelrot) (4) Arteriosklerose mit exzentrischem völlig Intimapolster in Bildmitte. Das Interstitium ist weit, bindegewebig stark verdichtet, zellreich. Zwischenzellen von fibrocytären Elementen kaum abzugrenzen, nicht entfaltet. (Priv.-Doz. Dr. HORNSTEIN, Bonn)

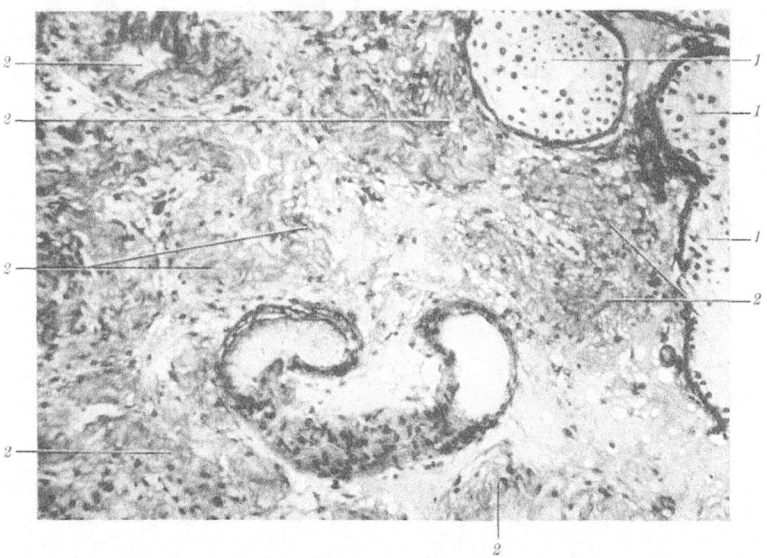

Abb. 102. Patient (969) 58 Jahre alt, kinderlos verheiratet. Diagnose: Völlige Tubulus-Sklero-Hyalinisation. Ursache unbekannt. Normale maskuline Differenzierung. Leere Anamnese. Genitale: Linker Hoden völlig atrophisch, klein und weich. Hodenbild: (1) Enge Tubuli mit mäßigem Epithelbesatz. Das übrige Bild wird von (2) Tubulusschatten ausgefüllt, die völlig sklerohyalinisiert und deren Lumina völlig obliteriert sind. Das Interstitium ist schlecht abzugrenzen und zeigt reichlich fibrocytäre Elemente (Narbe?), von denen die Zwischenzellen nicht mit Sicherheit abzugrenzen sind. (Hopa: 225fach)

a) Tubuluswandveränderungen im Alter

Es ist nicht die Regel, daß alle Hoden im Senium einem Alterungsprozeß unterliegen. Auch ist das Auftreten von bestimmten Veränderungen an kein

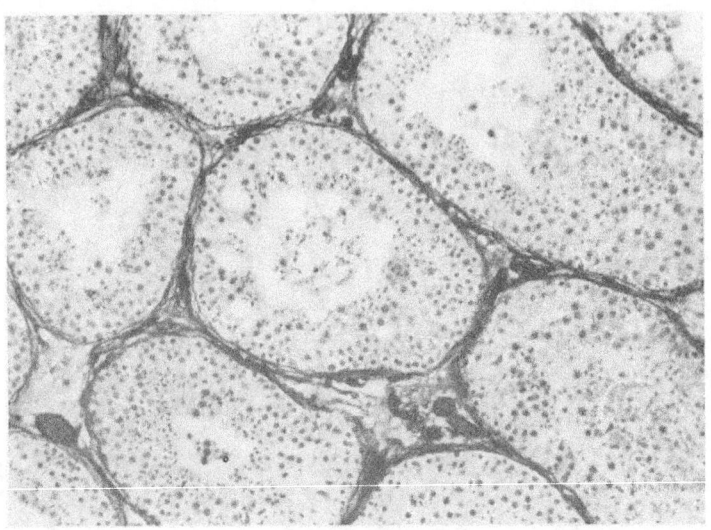

Abb. 103. Patient (947) 75jähriger Mann. Diagnose: Altershoden. Normales Hodenbild mit geringer Hemmung der Spermiogenese. Geringe Involution der Zwischenzellen, Tunica propria leicht verdickt. Faserreichtum. (Hopa: 225fach)

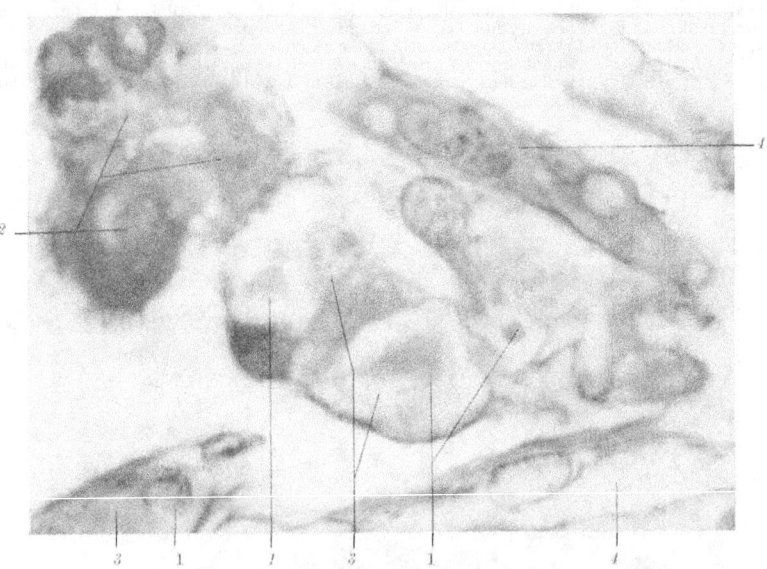

Abb. 104. Patient (947) 75jähriger Mann. Diagnose: Altershoden (Ausschnitt aus Abb. 103). Zwischenzelleninvolution. *1* Zwischenzellen in Rückbildung; *2* Zwischenzellen bindegewebig eingehüllt; *3* Zwischenzellprotoplasma mit Pigment beladen (Abnützung); *4* Capillaren. (Hopa: 2025fach)

bestimmtes höheres Alter gebunden, wenn man auch sagen kann, daß ein häufigeres Vorkommen von Veränderungen zwischen dem 40.—50. Lebensjahr festzustellen ist (s. auch S. 504).

Vor allem SPANGARO (1902) und OIYL (1928) (s. auch STIEVE 1930) haben sich mit dem Altershoden befaßt. SPANGARO hatte schon zwischen einem normalen senilen Hoden, der auch im fortgeschrittenen Alter keine wesentlichen Veränderungen zeigt, und einem atrophisch senilen Hoden, bei dem das Verschwinden eines oder mehrerer morphologischer Bestandteile von mehr oder weniger wichtigen Strukturveränderungen begleitet ist, unterschieden. Beim normalen senilen Hoden (Abb. 103) ist im allgemeinen ein Nachlassen der spermiogenetischen und, sofern an den Leydigschen Zwischenzellen ablesbar (Abb. 104), auch der inkretorischen Aktivität zu verzeichnen. Das histologische Hodenbild läßt dabei aber keine Sonderheiten der einzelnen Strukturelemente erkennen (s. Abb. 183, 184). Beim atrophisch senilen Hoden dagegen stehen Veränderungen der Tubuluswand neben solchen am Gefäßapparat das Interstitiums im Vorder-

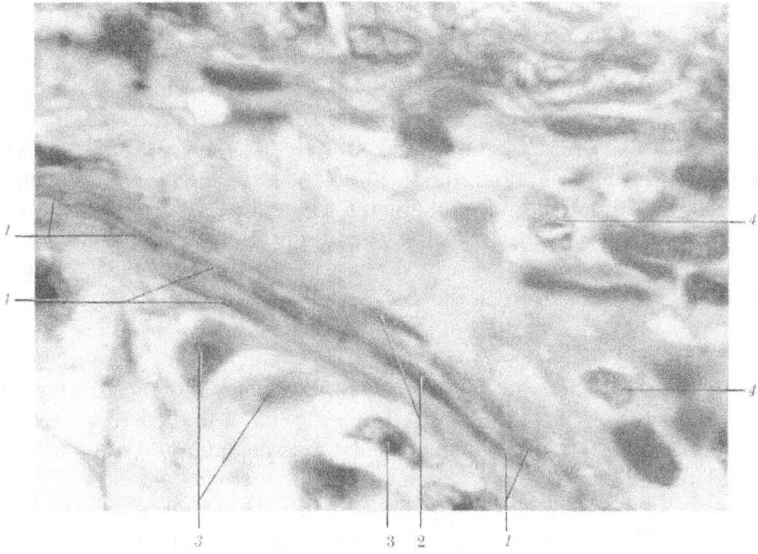

Abb. 105. Patient (967) 27jähriger Mann. linker Hoden. Darstellung von elastischen Fasern in der Tunica propria (Depopulation). Diagnose: Fehlen des Samenepithels. Postpuberaler Hodenschaden. *1* Elastische Fasern (Orcein-Färbung); *2* Fibrocytenkerne; *3* Sertoli-Zellen; *4* Zwischenzellkerne. Orcein-Färbung (Vergr. 2025fach)

grund, die sekundäre Auswirkungen je nach Grad und Dauer der Störungen auf das Samenepithel und die Sertoli-Zellen nach sich ziehen.

Um die Tubuluswandveränderungen im einzelnen zu verstehen, werden die Verhältnisse in den einzelnen Entwicklungsstadien kurz geschildert.

Der *jugendliche Hoden* zeigt eine Kanälchenwandung von 7—9 μ Stärke. Sie besteht aus konzentrischen, lamellenartig angeordneten Zellen mit ovalen Kernen, zwischen denen feine, netzartige, sich kreuzende fibrilläre Fasern verlaufen. Der Innenseite liegt ein dünnes, homogenes, diffus färbbares Eigenhäutchen an. In der Pubertät werden die Tubuli größer und die Wandungen entsprechend dünner. Die 2—3 Faserschichten des Bindegewebes zeigen jetzt mehr stäbchenförmige Kerne (s. Anatomischer Teil, Abb. 29—34, S. 64—68).

Der *reife, normal strukturierte Hoden* besitzt eine dünne homogene, diffus färbbare Eigenhaut, der nach außen hin die Tubuluswand von etwa 7—10 μ leicht verdickt durch Zunahme der fibrillären Elemente (4—5 Wandschichten) folgt. Die Tunica propria besteht vorwiegend aus retikulären und auch kollagenen Elementen, zu denen sich — was differentialdiagnostisch für den postpuberalen Hoden wichtig ist — Einlagerungen von elastischen Fasern gesellen (Abb. 105). In den jüngeren Altersklassen erscheinen die Fasern einheitlich dünn (1 μ). Sie können schon relativ zahlreich auftreten. Individuelle Schwankungen sind jedoch — auch in den einzelnen Schnitten — zu beobachten.

Vom *40.—50. Lebensjahr* können die elastischen Fasern in der Tubuluswand dichter werden, an Zahl und in der Färbbarkeit zunehmen. Diese Wandveränderung trifft nicht alle Hoden. Die Basalhaut, die meist scharf abgesetzt ist, kann dann bis zu 2 μ und stärker sein; auch die übrigen Lagen der Eigenhaut sind ganz durchsetzt von elastischen Fasern. Oft sind nur ganz wenige, manchmal gar keine leimgebenden Fasern zu erkennen. Das gleiche Verhalten zeigt auch das Bindegewebe im Bereich des Hodennetzes und der Tunica albuginea (STIEVE).

Im *atrophisch senilen Hoden* spielen sich charakteristische Veränderungen in der Tunica propria der Wandungen ab. Hierbei kann man in der Regel zuerst an den inneren Lagen der Eigenhaut eine *Sklerosierung* der kollagenen Fasern und eine Schrumpfung bzw. ein Zugrundegehen der Bindegewebszellen beobachten. Der pathologische Vorgang kann nur auf wenige Faserlagen beschränkt bleiben, aber auch weitere periphere Lagen ergreifen. Kommt es zu einer Ausweitung, dann kann die Faserstruktur aufgehoben werden. In solchen Fällen liegt dann eine *Sklero-Hyalinose* vor (s. Abb. 100—102), wobei zunächst die Basalmembran erhalten bleiben kann, die nachfolgenden äußeren Wandschichten aber in eine homogene hyaline Masse übergeführt werden. Es gehen dann auch die elastischen Fasern verloren. Im Anfangsstadium erscheinen die äußeren Wandschichten zunächst morphologisch unverändert. Im Endstadium kann die ganze Tunica propria erfaßt und auch die Basalmembran mit einbezogen werden.

Schon die ersten Anzeichen einer Sklerose oder Sklero-Hyalinose wirken sich ungünstig auf den Kanälcheninhalt aus. Das Samenepithel reagiert hierbei am schnellsten. Stärkere Grade von Wandveränderungen führen zur Depopulation bis auf den Sertoli-Zellbelag und da die Größe der Tubuli passiv von der Entfaltung und dem Besatz des Samenepithels abhängt, kommt es infolgedessen zu einer Verkleinerung der Tubulusweiten und auch zu einer Verdickung der Wände. Im weiteren Verlauf können auch die Sertoli-Zellen zugrunde gehen und bei totaler Sklero-Hyalinose verdämmern die stark geschrumpften Tubuli, wobei die Reste der Basalmembranen am längsten sichtbar bleiben. In der Nachbarschaft von arteriosklerotischen Gefäßen finden sich immer die stärksten degenerativen Tubulusveränderungen. Man muß daher annehmen, daß eine gestörte Blutversorgung bei den beschriebenen Wandveränderungen eine Rolle spielt. Diese ist nach den Untersuchungen von OBERNDORFER nicht auf bestimmte periphere Gebiete beschränkt, sondern trifft ganz unregelmäßig den ganzen Hoden. Die Wandveränderungen werden sicherlich noch durch einen gewissen Sekretionsausfall der Leydigschen Zwischenzellen mitbedingt, wobei offen gelassen werden muß, ob deren Involution durch schlechte Ernährungsverhältnisse oder durch eine altersmäßige verminderte hypophysäre Stimulierung eingetreten ist (s. auch vasale Schäden—sog. „Klimakterium virile"). Weiterhin muß man daran denken, daß die Alterung des Gewebes der Tubuluswand selbst zu den erwähnten Veränderungen führt. Genannte Faktoren lassen Wandveränderungen in einem alternden Hoden durchaus erklären. Man muß aber erwähnen, daß die gleichen Veränderungen bei Sklero-Hyalinose der Kanälchen in jüngeren Altersklassen und sogar auch in jugendlichen Hoden gesehen werden können, auch dort, wo die elastischen Fasern noch fehlen. Es scheint daher so zu sein, daß die oben beschriebenen Veränderungen ohne prinzipielle Abweichungen die alleinige Reaktionsmöglichkeit einer Tubuluswand sind, die anscheinend auf ein und denselben Pathomechanismus zurückgehen.

Von Interesse für das Verständnis der Zusammenhänge von Tubuluswandveränderungen sind die Arbeiten von DE LA BALZE u. Mitarb. Sie kommen zu der Ansicht, daß sowohl die Struktur und Funktion der Tubuluswand als auch die

Beschaffenheit des intertubulären Gewebes einschließlich des Gefäßapparates von nur normalen Leydigschen Zwischenzellfunktionen abhängig ist. Bindegewebe-Zellen der Tubuli und des Interstitiums werden durch eine androgene Kontaktwirkung (K.W.) der Leydigschen Zwischenzellen beeinflußt. Für diese Ansicht läßt sich eine Reihe von Beweisen anführen. Es sei nur auf die von HELLER, NELSON u. Mitarb. 1950 gemachten Beobachtungen hingewiesen, die auch von anderen bestätigt wurden, daß *hohe Testosterongaben* in einem normalen Hoden zu einer Sklero-Hyalinose der Tubuli (maskierte Insuffizienz der Leydigschen Zwischenzellen, s. auch Physiologie der Keimdrüsen) führen (s. Abb. 126 u. 127, Rebound-Phänomen), die nach Absetzen der Behandlung wieder schwindet. Die gleiche Beobachtung ist bei hohen Choriongonadotropingaben zu machen (LEACH u. Mitarb. 1956), nicht dagegen bei einem präpuberalen sekundären Hodenschaden, wo nur eine Vergrößerung der Tubuli eintritt. Bei einem postpuberalen sekundären Hodenschaden findet man genannte Wandveränderungen, die wiederum nur unter Choriongonadotropingaben schwinden (BARTHER u. Mitarb. 1952). Die Wandveränderungen sind demnach vom Stand der Hodenentwicklung abhängig. Für eine normal strukturierte funktionstüchtige Tubuluswand sind optimale Androgenverhältnisse wichtig. Eine Unter- oder Überfunktion der Leydigschen Zwischenzellen führt anscheinend schon zu Tubuluswandveränderungen.

Die gleichen Ergebnisse lassen sich auch unter einer Oestrogenmedikamentation erzielen (s. Rebound-Phänomen; DE LA BALZE u. Mitarb.), wobei neben einer infolge der Oestrogengabe auftretenden Hodenveränderung durch eine hormonelle Insuffizienz (manifeste endokrine Insuffizienz; s. auch Kapitel Physiologie und sekundärer Hodenschaden — Oestrogene) (s. auch Abb. 68—70) auch ein vasaler Faktor (Gefäßsklerose) beteiligt zu sein scheint, der durch eine direkte Oestrogenauswirkung verursacht wird.

Zusammenfassend ist zu sagen, daß Veränderungen des Altershoden nach hohen Testosteron- oder Oestrogengaben und auch nach Orchitiden einen gleichartigen morphologischen Ablauf der Tubuluswandschädigung, der Sklero-Hyalinose, zeigen, wobei nur gewisse Unterschiede im Verhalten der elastischen Fasern festzustellen sind. Diese Beispiele zeigen die funktionelle Zusammengehörigkeit zwischen der Leydigschen Zwischenzellfunktion und der Reaktion des testalen Bindegewebes auf und weisen auf eine gemeinsame Betrachtung hin.

b) Das Klinefelter-Syndrom

Synonyma. Echtes Klinefelter-Syndrom; Klinefelter-Syndrom mit gonadaler Dysgenesie; sklerosierende Tubulusdegeneration; Hyperleydigism; puberal seminiferous tubulare failure; Tubulusdysgenesie mit weiblichem Kernmuster (GRUMBACH, BLANC und ENGLE); weiblicher Pseudohermaphroditismus mit gonadaler Dysgenesie (NELSON und MARBERGE); „Medulary Dysgenesis" (I. S. STEWART).

Schon 1895 wiesen HANSEMANN und 1934 BERBLINGER auf gewisse Veränderungen der Leydigschen Zwischenzellen und deren Bedeutung für die Klinik hin. 1942 faßten KLINEFELTER, REIFENSTEIN und ALBRIGHT die von HANSEMANN und BERBLINGER beschriebenen Befunde anhand von 9 eigenen Krankheitsfällen zusammen. Dieses durch bestimmte Symptome charakterisierte und dem Formenkreis des primären Hodenschadens angehörende Krankheitsbild wurde seitdem als sog. „Klinefelter-Syndrom" bezeichnet. Es stützt sich auf klinisch-somatische, hormonelle und histologisch-testale Besonderheiten und war somit das erste umschriebene Krankheitsbild, das differentialdiagnostisch gegenüber anderen hypogenitalen Leiden abgegrenzt wurde. Wegen seiner besonders auffallenden Veränderungen im Hodenbild wurde auch von einer „sklerosierenden Tubulusdegeneration" (GRUMBACH u. Mitarb.) gesprochen.

KLINEFELTER u. Mitarb. berichteten über 9 Männer, die im Alter von 17—38 Jahren standen und eine Gynäkomastie, sehr kleine Testes, eine Azoospermie und eine vermehrte Gonadotropinausscheidung im Harn aufwiesen. Die feingewebliche Untersuchung der Hoden ergab eine völlige Hyalinisierung der Tubuli und somit ein Fehlen des Keimepithels und der Sertoli-Zellen. Die Zwischenzellen waren normal entfaltet oder auch hyperplastisch verändert. Obwohl die Autoren einen normalen Androgenspiegel bei der Mehrzahl der Patienten feststellten, fanden sie zugleich eine Reihe von somatischen Abweichungen von der Norm und zwar eunuchoide Skeletveränderungen, mitunter eine hohe Stimme, spärliche Terminalbehaarung, kleinen Penis und kleine Prostata. Waren die 17-Ketosteroide vermindert, dann bestand zugleich eine Veränderung der Leydigschen Zwischenzellen. Mitunter fand sich auch eine bilaterale Gynäkomastie, wobei eine Vergrößerung der Brustwarzen und eine verstärkte Pigmentation derselben auftrat. Eine Sekretion der Brustdrüsen bestand nie. Die Patienten gaben an, daß die Hoden immer klein gewesen seien und daß die Gynäkomastie gleich nach der Pubertät eingesetzt habe. Man nahm daher an, daß das Leiden vor oder während der Pubertät manifest wurde und somit auch die eunuchoiden Körperproportionen verständlich sind.

Die klassische Beschreibung des Klinefelter-Syndroms erfuhr durch HELLER und NELSON (1945) eine Erweiterung. Sie fügten diesem Syndrom die Insuffizienz der Leydigschen Zwischenzellen als ein weiteres wichtiges Symptom bei.

Beide Autoren nahmen an, daß das Syndrom kongenital bedingt sei, aber erst während oder nach der Pubertät manifest werde. Primär liege dem Leiden eine Tubulusfibrose zugrunde, der eine Hypofunktion der Leydigschen Zwischenzellen folgt. Diese Insuffizienz ist nur in einigen Fällen schon während der Pubertät nachweisbar, wird anscheinend zunächst durch eine kompensatorische Hypertrophie der Zwischenzellen eine Zeitlang überwunden, um später mehr und mehr hervorzutreten.

HELLER und NELSON unterschieden sichere (obligate) und nichtsichere (nichtobligate) Symptome und teilten ihre Patienten in eunuchoide und nichteunuchoide Typen ein. Bei letzteren fanden sie viel Gynäkomastien, bei den ersteren, bei denen das Krankheitsbild schon vor der Pubertät manifest wurde, keine Gynäkomastien. Diese Beobachtungen konnten von WEYENETH, HOWARD u. Mitarb. u. a. jedoch nicht bestätigt werden.

In den folgenden Jahren wurde viel über das Klinefelter-Syndrom diskutiert, um dessen Ätiologie zu klären. So haben HELLER u. Mitarb. Zusammenhänge zwischen Stärke der Tubulussklerose und dem Gonadotropintiter des Harns beobachtet. Sie nahmen hypothetisch dadurch auch eine Einflußnahme bzw. Rückwirkung des Keimepithels auf den Hypophysenvorderlappen oder die Wirkung eines unbekannten Testeshormons an. Weiterhin berichtete REIFENSTEIN über das Auftreten dieses Hypogonadismus in einer Familie innerhalb zweier Generationen, wobei anzunehmen ist, daß das Leiden durch die Frauen übertragen wird.

HELLER und NELSON beobachteten bei 3 Geschwisterpaaren ebenfalls dieses Syndrom und glaubten gleichfalls, daß es sich um ein angeborenes Leiden handelte.

Erst durch die Bestimmung des genetischen Geschlechts durch den seit 1949 nach BARR u. Mitarb. geübten Chromatin-Test (Barrscher Test) hat sich herausgestellt, daß bei Männern, die von KLINEFELTER u. Mitarb. 1942 beschrieben und unter einem Syndrom zusammengefaßt wurden, ein weibliches Kernmuster vorliegt. Es ist daher seitdem die Voraussetzung für die Diagnose des sog. „Echten Klinefelter-Syndroms" (E.K.S.) der Nachweis des weiblichen Chromatinmusters in den ruhenden somatischen Kernen. Bei der Deutung dieser Besonderheit spricht man von einer Geschlechtsumwandlung, da dem genetisch weiblichen Geschlecht ein phänotypisch männliches inneres und äußeres somatisches Erscheinungsbild gegenübersteht. NELSON bezeichnet daher das Syndrom auch als „Weiblichen Pseudo-Hermaphroditismus mit gonadaler Dysgenesie"; eine Bezeichnung, die bei OVERZIER Kritik gefunden hat. Das sog. „Echte Klinefelter Syndrom" ist daher als die Manifestation eines genetisch bedingten Krankheitsbildes aufzufassen (Medulary Dysgenesis — I. S. STEWART), welches erst zu Beginn der Pubertät oder später sichtbar wird und frühestens während dieser Zeit diagnostiziert wird (s. auch „Zur Entwicklungsgeschichte": „Faktoren der Geschlechtsdifferenzierung", S. 36).

Der alte Begriff „Klinefelter-Syndrom" umfaßt anscheinend zwei verschiedene Störungen, die ätiologisch grundsätzlich zu unterscheiden sind. Die erste Gruppe, die des sog. *„Echten Klinefelter-Syndroms"*, repräsentiert eine Entwicklungsstörung und soll hier in diesem Abschnitt behandelt werden; die andere, zweite Gruppe repräsentiert eine Hodenatrophie durch spätere Schädigung, hier bezeichnet als sog. *„Idiopathische Tubulusdegeneration"* (HEINKE-SCHUCHARDT), und soll im folgenden Abschnitt besprochen werden. Beide Gruppen sind durch die Bestimmung des Chromatintests voneinander zu trennen, wobei die erste ein weibliches, die zweite ein männliches Muster zeigt. Der alte Begriff des „Klinefelter-Syndroms" ist so eingebürgert, daß er schwer durch einen anderen zu ersetzen ist. Er sollte daher der ersten Gruppe (E.K.S.) vorbehalten bleiben.

In Anlehnung an die Einteilung von HELLER und NELSON kann man folgende sichere und unsichere Symptome beim „Echten Klinefelter-Syndrom" erheben:

Zu den sicheren (obligaten) Symptomen gehören:
1. Der Nachweis eines weiblichen Kernmusters. 2. Beidseitig kleine atrophische Hoden mit sklero-hyalinen Wandveränderungen mit z. T. normalen oder vermehrten Zwischenzellanhäufungen, die teilweise hyperplastisch erscheinen und auch in adenomartigen Gebilden auftreten können. 3. Eine Azoo- oder Oligospermie. 4. Normale oder erhöhte Gonadotropinwerte.

Zu den nicht sicheren (nichtobligaten) Symptomen gehören:
1. Skeletveränderungen, die vom normalen bis zum eunuchoiden Habitus gehen können. 2. Gynäkomastie. 3. Mangelnde Terminalbehaarung, spärlicher Bartwuchs. 4. Veränderungen des äußeren Genitale, der Prostata und der Bläschendrüsen von infantilen bis zu normalen Verhältnissen. 5. Eine häufig fehlende männliche Stimmlage. 6. Ein wenig männlich profiliertes Muskelrelief. 7. Eine acnefreie, welke, bei Jugendlichen straffe Haut. 8. Mitunter auftretende Osteoporose. 9. Stammfettsucht und weit ausladende Hüften. 10. Normale oder erniedrigte 17-Ketosteroidwerte im Harn. 11. Mitunter mangelnde Libido und Erektionsschwäche. 12. Psychische Veränderungen.

Hodenbild. Die Veränderungen der *kleinen atrophischen Testes* gehören zu den obligaten Symptomen des Syndroms und gehen auf Veränderungen zurück, die vom *Tubulusapparat* und dem *interstitiellen Gewebe* ausgehen (Abb. 106).

Tubuli. Die Tubuluswände lassen degenerative Veränderungen erkennen, die von normalstrukturierten Verhältnissen bis zu schwersten Schäden reichen. Hierdurch kommt es zu Auswirkungen auf die Weite der Tubuli durch das von vornherein Gelichtetsein oder Fehlen des Samenepithels und der Sertoli-Zellen. Es finden sich kein normales Samenepithel und keine Anzeichen einer normalen spermiogenetischen Aktivität. Graduelle Unterschiede der Entartungen sind zu beobachten.

1. Stadium. Die fast normal strukturierten Kanälchenwandungen lassen eine nur geringe Verbreiterung der Basalmembran und der Tunica propria erkennen. Die Veränderungen durch Zunahme von reticulären und kollagenen Fasern lassen an eine Fibrose denken. Es finden sich normale Sertoli-Zellen neben indifferenten Zellen oder auch ein mehr oder weniger dichter Besatz von Zellen der Spermiogenese.

2. Stadium. Es folgt eine leichte Verdickung der mittleren Bindegewebslagen der Tunica propria als Einleitung des sklerosierenden Prozesses (WEYENETH). In den Randschichten der Wände werden die Fibrocyten hypertroph und vermehren sich. Es finden sich feine, konzentrisch angedeutete Fibrillen zwischen den einzelnen Lamellen. Hierbei werden einzelne Kerne der Tunica propria nach innen in Richtung Basalmembran hin verschoben (SNIFFEN u.

Mitarb.). Die inneren Lagen des Bindegewebes zur Basalmembran hin lassen bei einer hyalinen Umwandlung jegliche Struktur vermissen.

3. Stadium. Die Tunica propria ist vollständig in eine hyaline, amorphe Masse umgewandelt worden, wobei zunächst die Basalmembran stark geschlän-

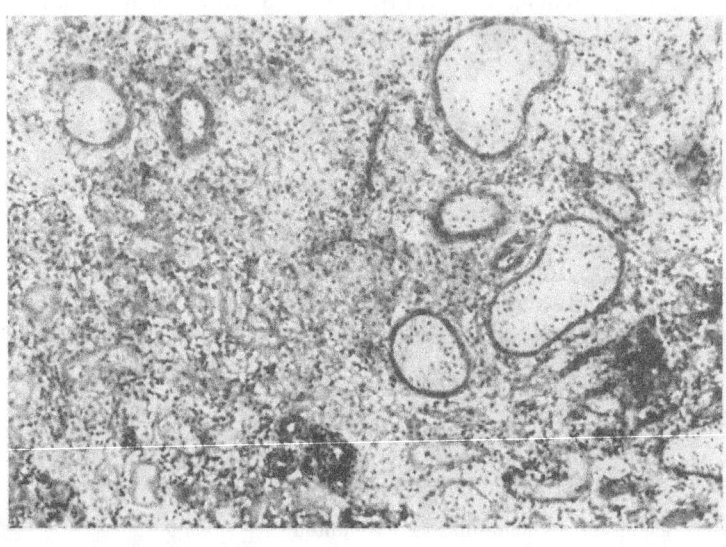

a

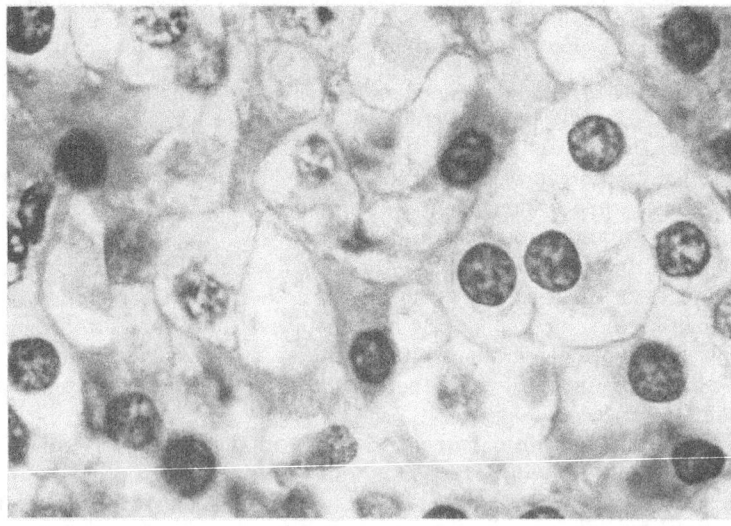

b

Abb. 106a u. b. Patient (981) 32jährig. Diagnose: Echtes Klinefelter-Syndrom. Chromatintest: Weibliches Kernmuster. Hodenbild: Fehlen des germinativen Epithels bis auf die Sertoli-Zellen. Fortgeschrittene Tubulussklerohyalinose bis zur völligen Verdämmerung der Tubuli. Zwischenzellhyperplasie. (Hopa: a 78fach; b 2025fach) s. auch Abb. 110a—d.

gelt und verbreitet noch erhalten sein kann, bis diese Reste als sog. „Kanälchenschatten" ebenfalls verdämmern oder noch als fibröse Stränge nachweisbar bleiben, während alle intertubulären Zellen völlig geschwunden sind (s. auch Abb. 37, S. 74).

In den einzelnen Hodenbildern wird ein normales funktionsfähiges Samenepithel vermißt. Auch in den relativ wenig veränderten Tubuli werden neben dem vollständigen Fehlen des Samenepithels nur vereinzelt Spermatogonien und

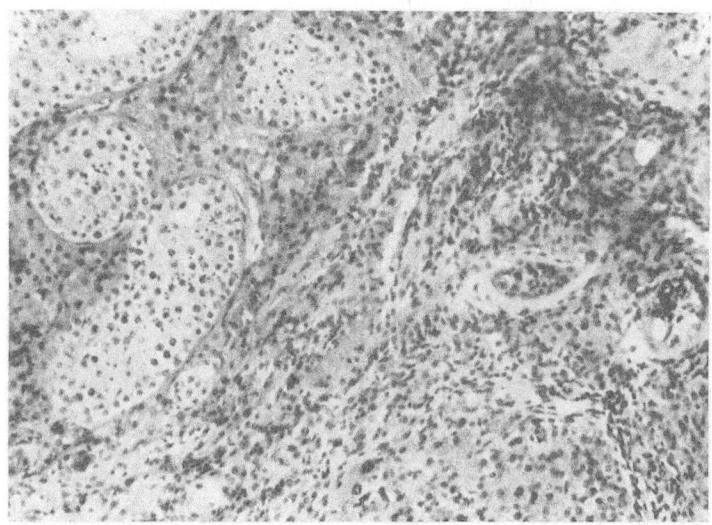

Abb. 107. Patient (736) 38jährig. Diagnose: Echtes Klinefelter-Syndrom. Chromatintest: Weibliches Muster. Hodenbild zeigt einzelne Tubuli mit regelrechter Spermiogenese und reichlich definitiven Spermatozoen; Tubuluswand-Sklero-Hyalinose, Zwischenzell-Hyperplasie. Im Samen keine Spermien nachweisbar. (H.E.: 225fach)

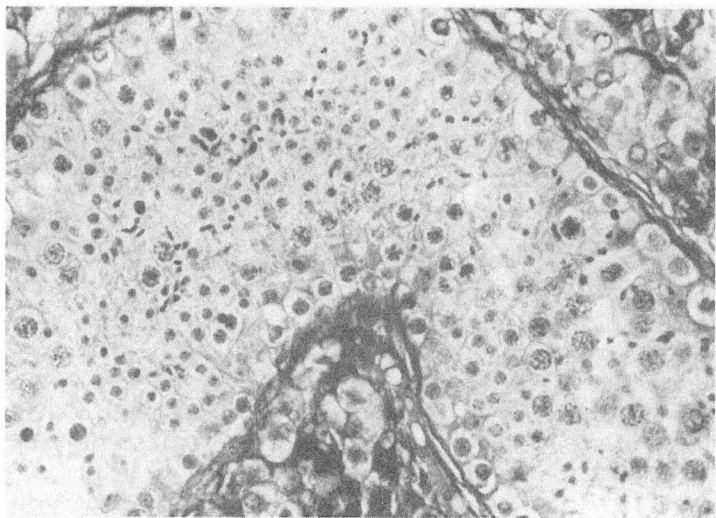

Abb. 108. Patient (1172) 36jährig. Diagnose: Echtes Klinefelter-Syndrom. Ausschnitt eines Tubulus. Normale Spermiogenese mit Spermatozoen und Zwischenzell-Hyperplasie. Ejaculat: Volumen 0,5 cm^3 (erniedrigt), Fructose 1500/cm^3 (erniedrigt). Einzelne tote und akinetische Spermien nachweisbar. Chromatintest: Weibliches Kernmuster. (Hopa: 570fach)

Spermatocyten gefunden, so auch Spermatiden. In ganz seltenen Fällen sind auch Tubuli mit Spermien zu beobachten (Abb. 107, 108). Bei den vorliegenden Hodenschnitten besteht der Eindruck, als ob es nie zu einer normalen Entwicklung des Samenepithels gekommen sei; wobei sehr häufig auch solche unreifen

Kanälchen anzutreffen sind, die neben Fußzellen allein undifferenzierte Zellelemente aufweisen. Hinzu kommt, daß die oben beschriebenen Wandveränderungen anscheinend zusätzlich zu regressiven Veränderungen an den Sertoli-Zellen führen, denn man sieht bei fortgeschrittenen Veränderungen der Stadien 2 und 3 Sertoli-Zellen, die zu schrumpfen beginnen und sich in die Lumina abstoßen. Es ist weiterhin charakteristisch für die Vorgänge, daß sie nicht gleichmäßig, sondern nebeneinander ablaufen und so ganz verschiedene Möglichkeiten der pathologischen Tubulusbefunde sichtbar werden lassen.

Interstitium. Im Zwischengewebe, das frei von entzündlichen Erscheinungen ist und ein lockeres, reaktionsloses Bindegewebe aufzeigt, finden sich neben

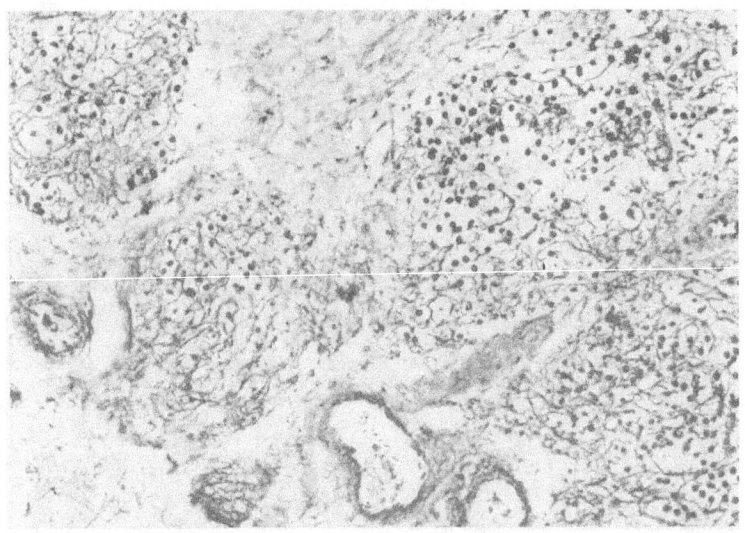

Abb. 109. 28jähriger Mann. Diagnose: Leydig-Zell-Hyperplasie mit hochgradiger Tubulus-Sklero-Hyalinisation. (Echtes Klinefelter-Syndrom?) Soma: Hoden knapp bohnengroß. Ejaculat: Azoospermie. Hodenbild: Silberimprägnationsmethode der Reticulumfibrillen nach GÖMÖRI: Nesterförmige (funktionell unterwertige) Leydig-Zellwucherung mit zartem argyrophilen Netzwerk, entsprechend der retikulären Entstehung der Leydigschen Zwischenzellen durch spezifische Transformation. (Priv.-Doz. Dr. HORNSTEIN, Bonn)

reichlich dünnen Fasern stellenweise lokale *bindegewebige Verdichtungen* und Veränderungen am *Gefäßapparat* (Mediaverdickungen der Arterien und Arteriolen). Gelegentlich ist ein herdförmiges, interstitielles Ödem (artifiziell?) zu sichten.

Die morphologischen Veränderungen der Leydigschen Zwischenzellen sind sehr stark, was die Zahl, das Aussehen und die Verteilung anbetrifft. Die Hyperplasie der Zwischenzellen stellt ein ganz besonderes Charakteristicum der Hodenbilder dar. Man kann *noduläre, adenomartige* Bildungen erheblicher Ausdehnung und andererseits *disseminierte* Zellen und Zellnester vorfinden, für die in dem einen und anderen Fall ein unterschiedliches Aussehen der Zwischenzellen bemerkenswert ist. Weiterhin sind *gemischte Zellbilder* zu beobachten (Abb. 109).

Der epitheloide Charakter der Zwischenzellen ist bei der disseminierten Zellverteilung noch zu erkennen. Jedoch haben die Zellen die typische polygonale Form verloren und sind mehr rund oder länglich in Abstufung bis zu fibroblastenähnlichen Elementen. Die Kerne sind klein und rund, stark färbbar, ohne besondere Chromatinzeichnung und häufig ohne sichtbare Nucleolen. Andere sind rund bis kantig und bestehen nur aus einem ringförmigen Saum von chromatisch färbbarer Substanz. Kernpyknosen und amitotische Teilungen sind vorhanden. Das *Cytoplasma* läßt das Bild der sekretorischen aktiven Zellen vermissen. In der Umgebung solcher Zellen finden sich auffallend viel stark geschädigte Tubuli.

Die Zellen der nodulären Anhäufungen kommen dem Aussehen nach dem Bilde der normal entfalteten und aktiven Zelle noch am nächsten. Hier liegen die größeren runden bis ovalen, strukturreichen *Kerne* in Zelleibern, die die typische zonale Gliederung des Protoplasmas erkennen lassen. Andere Zellelemente zeigen aufgeblähte und vacuolisierte Plasmaleiber und wiederum andere zeigen einen anscheinend normalen Kern, der in einem homogen stark anfärbbaren acidophilen Plasmaleib liegt. Hier sind häufig Kerne mit weiblichem Chromatinmuster anzutreffen. Pigmentablagerungen und Kristalloide kommen gleich häufig wie bei aktiven Zellen vor. Das Zellbild spricht für eine gonadotrope Stimulierung, gibt jedoch keine Aufschlüsse über eine eigene inkretorische Aktivität, obwohl die Beobachtungen dafür sprechen, da in der Nachbarschaft solcher Zellverbände die Tubuli die geringsten Veränderungen ihrer Wandungen aufweisen.

Ejaculat. Wie durch das Hodenbild verständlich, besteht in den meisten Fällen eine Azoospermie. Befunde mit einer hochgradigen Oligo- bzw. Asthenospermie sind sehr selten. Entsprechend den Graden des Androgenmangels kann das Volumen und die Fructosekonzentration des Samens vermindert sein.

Klinisches Bild. Wie oben schon gesagt, gehören Veränderungen im somatischen Erscheinungsbild nicht zu den obligaten Erscheinungen des „Echten Klinefelter-Syndrom". Es ist erklärlich, daß die Abwandlungen vom somatischen Erscheinungsbild, die sich von der Norm bis zum eunuchoiden Habitus erstrecken können, abhängig sind von der Sekretionskapazität der Zwischenzellen und dem Eintritt der Schädigung, wobei das Manifestwerden der Veränderungen hinsichtlich der Pubertät von großer Bedeutung ist.

Eine klinische Feststellung ist, daß auch bei nichteunuchoidalen Varianten die Patienten von hohem Wuchs sind (KLOTZ und SORS 1954). Sie zeigen vor allem Überlängen der Extremitäten (die Armspanne ist mitunter um 10—20 cm größer als die der Körpergröße-Somatogramm), Verbreiterung der Beckenmaße, Ausbleiben des Kehlkopfwachstums (hohe Stimmlage), kein männliches Muskelprofil und weibliche Fettverteilung. Der feminine Behaarungstyp überwiegt (Terminalbehaarung, Schambehaarung, Kopfbehaarung = Kapuze, Achsel- und Bartbehaarung). Dieser Behaarungstyp ist fast konstant zu finden. Er ist anscheinend weniger durch einen vorliegenden Androgenmangel als durch das genetische weibliche Geschlecht bedingt. Die Gynäkomastie ist nie konstant. Sie kann ein- oder beidseitig auftreten und von unterschiedlicher Größe sein (Abb. 110 u. 111).

Das Genitale ist normal differenziert, der Penis normal groß oder kleiner als normal. Immer sind die Hoden klein, etwa olivengroß und von weich elastischer bis fester Konsistenz. Das kleine hochsitzende Scrotum zeigt immer eine mediane Raphe. Die Prostata ist kleiner als normal.

Diese Männer klagen oft schon in einem Alter von 20—25 Jahren über Ausfallserscheinungen, eine mangelnde Konzentration, Müdigkeit, Nervosität und Reizbarkeit. Hinzu gesellt sich mitunter eine mangelnde Libido und Erektionsschwäche. Es sind dies alles Symptome, wie sie beim „sog. Klimakterium virile" beobachtet werden. So konnten HELLER und NELSON diese Anzeichen bei fast allen ihren Patienten nach dem 25. Lebensjahr feststellen.

Hormone. Die Harngonadotropine steigen mit dem Fortschreiten der Hodenveränderungen bis zu exzessiv hohen Werten an. Die 17-Ketosteroide liegen meist an der unteren Grenze der Norm. Sie sind häufig erniedrigt.

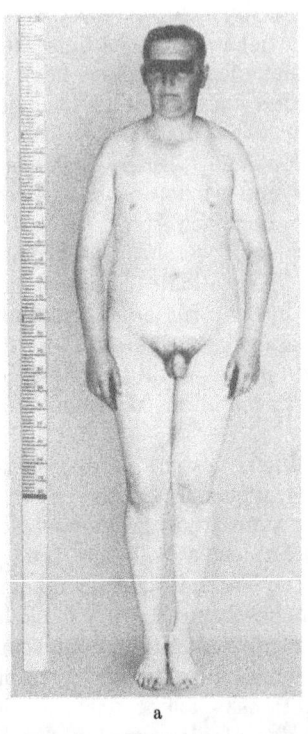
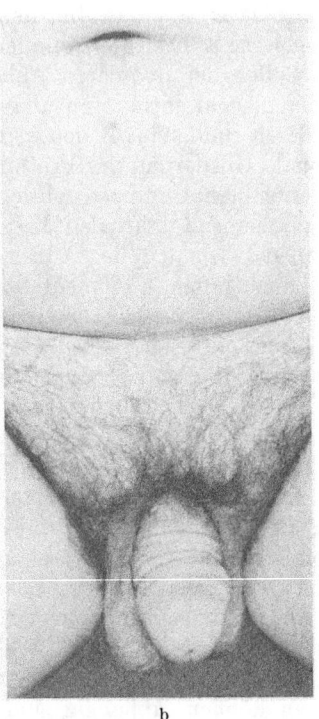
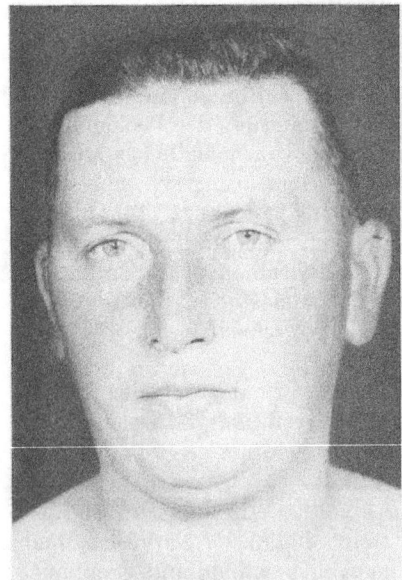
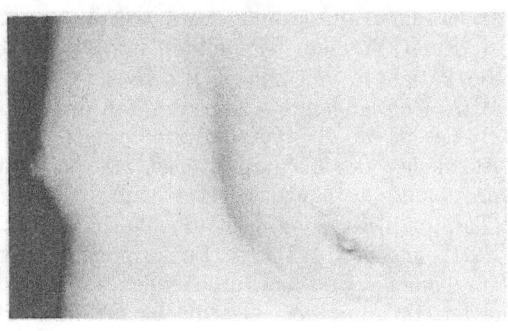

Abb. 110a—d. Patient (981) 32jährig, 9 Jahre kinderlos verheiratet. Diagnose: Echtes Klinefelter-Syndrom. Chromatintest: Weibliches Kernmuster (s. Abb. 174). Mangelnde Libido, Kreislaufbeschwerden. Soma: Terminalbehaarung gering, Gynäkomastie, eunuchoide Züge, Akrocyanose. Größe 180 cm, normales Somatogramm. Genitale: Kleine Hoden, flache Prostata. Ejaculat: Volumen 3—4 cm³, Fructose; 3800 γ/cm³. pH-Wert 7,4, hochgradige Asthenospermie (selten ein Spermium im Blickfeld sichtbar). Hormone: FSH-Ausscheidung erhöht, 17-Ketosteroide normal. Hodenbild s. Abb. 106a. u. b.

Ätiologie und Pathogenese. Es wurde oben schon erwähnt, daß einige Autoren wie REIFENSTEIN, HELLER und NELSON ein *familiäres Auftreten* von „Klinefelter-Syndrom" beobachteten. Weiterhin ist der Bericht von NADLER u. Mitarb.

hervorzuheben, die das „Klinefelter-Syndrom" vergesellschaftet mit Dystrophia myotonica (Curschmann-Bottensteiner-Syndrom; Steinert-Krankheit) fanden. Man muß daher annehmen, daß das „Klinefelter Syndrom" *kongenitaler Natur* bzw. *genetisch bedingt* ist. Der Nachweis des *weiblichen Chromatinmusters* bei dem „Echten Klinefelter-Syndrom" stützt diese Annahme. Dagegen fehlt es nicht an Stimmen (GRUMBACH u. Mitarb. 1957; DECOURT u. Mitarb. 1951 und GILBERT u. Mitarb. 1954), die auch eine erworbene Schädigung für möglich halten.

GRUMBACH u. Mitarb. sind der Ansicht, daß bei den Patienten mit Klinefelter-Syndrom und weiblichem Chromatinmuster die Chromatinmassen eine kompliziertere Geschlechtschromosomkonstitution (z. B. XXY) darstellen. Das familiäre Auftreten läßt nach ihrer Meinung eine genetische Determination vermuten. Diese Möglichkeit wurde auch von SNIFFEN u. Mitarb. (1951), DE LA BALZE u. Mitarb. (1952) sowie von REIFENSTEIN (1947) unterstrichen.

Nach den vorliegenden Befunden ist jedoch das genaue Wesen des genetischen Defektes nicht klar. Es ist auch nicht sichergestellt, daß alle Fälle der gleichen Ätiologie sind. Die Umkehr der Keimdrüsenentwicklung in den weiblichen Fällen könnte durch einen deletären Faktor ausgelöst sein, der zur Unterdrückung der corticalen Komponente in der Gonadenanlage führt. Nichtsdestoweniger muß, um die Gonadogenese in dieser Art zu beeinflussen, die Störung prädeterminiert sein und z. Z. der Befruchtung oder spätestens vor der 6. oder 8. Woche des Embryonallebens eintreten.

Man muß 2 Arten von Keimdrüsenstörungen unterscheiden: 1. die Umkehr der Gonadenentwicklung bei weiblichen Individuen und 2. die Störung in der Tubulusentwicklung und Gametogenese in beiden Geschlechtern.

Es besteht die Möglichkeit, daß beide Veränderungen auf einen einzigen Gen-Defekt- und den geschlechtsbestimmenden Genen auf Grund einer Mutation oder „Chromosomalen Aberration" zurückgehen (WITSCHI 1950; HALDANE 1948; SACHS 1954 und 1955). Man kann darüber diskutieren, ob der Fehler in Genen eines X-Chromosoms oder Autosoms liegt (CARPENTIER u. Mitarb. 1956). Es kann der Defekt wie auch die Art der Verteilung in den einzelnen Fällen variieren. Bei der kleinen Gruppe der Fälle von GRUMBACH u. Mitarb. bestand kein klarer Geschlechtsunterschied in der Schwere der klinischen bzw. pathologischen Befunde. Es gibt auch keine verläßlichen Methoden, um chromosomal männliche Patienten mit sog. „Tubulus-Dysgenesie" (hier: „Idiopathische Tubulus-Degeneration") von ähnlichen Befunden, bei denen die Ätiologie nicht von kongenitaler Art ist, zu unterscheiden. Dieser Mangel begrenzt die Interpretationen. Zudem mag es nicht unwiderruflich sicher sein, daß alle Patienten mit „Tubulus-Dysgenesie" mit weiblichem Kernmuster steril sind. Einzelne Beobachtungen haben gezeigt, daß hin und wieder spermiogenetisch aktive Tubuli mit nachweisbaren Spermien zu finden sind (BUNGE und BRADBURG, JERÁSEK und RABOCH, HEINKE) (s. Abb. 107 u. 108). Der Nachweis eines weiblichen Chromatinmusters schließt somit die Anwesenheit einer männlichen Gametogenese nicht aus. Es fehlt nur noch der Nachweis, daß diese Spermien befruchtungsfähig sind. Diese Fragen sind jedoch im Augenblick nicht zu klären.

Über den natürlichen Ablauf und die ersten Entstehungsbilder der Tubulusveränderungen und der Zwischenzellhyperplasie ist wenig bekannt, da die Störung bisher nicht vor dem Erwachsenenalter diagnostiziert wurde. Die Histopathologie des Hodens verschiedener Altersklassen ist bei diesem Krankheitsbild bisher nicht beschrieben worden. So ist auch z. Z. nicht bekannt, wann die Schädigung der Keimzellen kongenital erworben ist. Das gleiche trifft auch für das Auftreten der Hyalinisation der Tubuli zu. Man muß annehmen, daß bei dieser so frühzeitig einsetzenden Schädigung sowohl der Tubulus- als auch der Zwischenzellapparat betroffen sind. Hieraus ergeben sich für das Verhalten von Zwischenzellapparat zu Tubulusapparat gewisse Rückwirkungen, die zusätzlich das pathologische Erscheinungsbild der Hodenmorphologie komplizieren.

Nach SCHUCHARDT bieten sich folgende Interpretationen der pathologischen Ereignisse an:

Man kann in vielen Fällen Tubuli mit normal strukturierten Wänden beobachten, in denen sich nur Sertoli-Zellen und indifferente Zellen befinden und präpuberale und puberale Größenveränderungen der Kanälchen, die in der Norm vor der zweiten Zwischenzelldegeneration eintreten, ausbleiben. Dies läßt annehmen, daß die Schädigung schon vor der Pubertät sich manifestieren kann und daß eine Schädigung des Keimepithels vorzuliegen scheint, die eine normale Differenzierung und Entfaltung in regionär unterschiedlicher Weise behindert. Die aus der gleichen Ursache geschädigte Leydigsche Zwischenzelle nimmt selbst unter der Gonadotropinwirkung keine normale Aktivität auf. Die von Fall zu Fall verschiedene inkretorische Zwischenzelleistung kann sich in zweifacher Richtung auswirken: 1. bedingt diese eine ungenügende Entwicklung der sekundären Geschlechtsmerkmale und 2. werden die Veränderungen auf den Tubulusapparat direkt über die insuffiziente Androgen-Kontaktwirkung auf die Tubuluswände verstärkt zur Auswirkung kommen. Die Schädigungen im Hodenbild werden je nach Länge des Sekretionsausfalles und je nach Alter des Patienten tiefgreifender und massiver sein. Bevor es zu einer tubulären Schädigung kommt, wird sich jedoch das Keimepithel im Rahmen des Möglichen entwickeln. In einem solchen Stadium sind die Harngonadotropine normal oder kaum erhöht. Gewöhnlich setzt die Veränderung der Tubuluswand mit einer fibroblastischen Wandverbreiterung ein und den entsprechenden regressiven Veränderungen an Sertoli-Zellen und Samenepithel. Verstärkt sich die inkretorische Insuffizienz, dann kommt es zu den oben beschriebenen Veränderungen der Tubuluswand und ihren Folgen bis zum völligen Schwund der Kanälchen. Dieses Stadium der primären Hodenschädigung setzt nun wiederum den Regulationsmechanismus Hoden-Hypophyse in Tätigkeit, mit dem Erfolg einer erhöhten Gonadotropinsekretion. Es ist dabei zu bedenken, daß eine Zwischenzelle stimuliert wird, die nach Herkunft weiblich ist. So ist es nicht abwegig anzunehmen, daß eine solche Zelle über das normale Maß des männlichen Zwischenzelltyps hinaus Oestrogene produziert oder überhaupt im Sinne einer echten Zwischenzellfunktion untauglich ist. In solchen Fällen erhöhter Gonadotropinausschüttung werden Hyperplasie und nodulär-adenomatöse Wucherungen beobachtet, wie es in einem solchen Maße bei der „Idiopathischen Tubulus-Degeneration" nicht der Fall ist.

Die Zwischenzellveränderungen spielen bei der Interpretation eine besondere Rolle und es erklärt sich auch, daß gerade beim „Echten Klinefelter-Syndrom" stark wechselreiche Bilder auftreten und zwar von der Tubulusfibrose mit relativ normal aussehenden Zwischenzellnestern bis zu den sklero-hyalinisierten Tubuli und den atrophisch und regressiv veränderten Zwischenzellverbänden.

Es finden sich auch unter anderen Voraussetzungen dem „Echten Klinefelter Syndrom" ähnliche Hodenbilder und es fragt sich nun, ob das „Echte Klinefelter-Syndrom" sich morphologisch von diesen anderen Bildern abgrenzen läßt. Diese Unterscheidung scheint um so schwieriger zu sein, da dem Hoden nach seinen Strukturelementen nur eine begrenzte Reaktionsfähigkeit zur Verfügung steht. NELSON und SEGAL sowie MARBERGER und NELSON glauben jedoch, das „Echte Klinefelter-Syndrom" histologisch von allen anderen ähnlich aussehenden Krankheitsbildern trennen zu können und führen folgende *differentialdiagnostische Merkmale* an:

Beim *„Echten Klinefelter-Syndrom"* sind die überwiegende Mehrzahl der Tubuli vollständig hyalinisiert, die Kanälchen selber sehr klein als Zeichen des ausgebliebenen Wachstums, ein Hinweis dafür, daß der sklerotische Prozeß *vor* der Zeit einsetzt, zu der die Tubuli gewöhnlich ihre normale puberale Vergrößerung erfahren (s. Abb. 106a u. 111c). Eine verschiedene Anzahl von Tubuli zeigen wenig oder gar keine Hyalinisation, enthalten aber mit wenigen Ausnahmen nur Sertoli-Zellen; daß diese Tubuli die normalen Veränderungen der Pubertät durchlaufen haben, wird durch die Tatsache belegt, daß die Sertoli-Zellen und die Tunica propria wie in einem normalen Hoden differenziert sind. Diese Veränderungen sind Kennzeichen der Pubertät. Die Zwischenzellen sind in Zahl und Form unterschiedlich, wie von NELSON und HELLER (1945) beschrieben (Abb 111).

Bei der *„Idiopathischen Tubulusdegeneration"* (Falsches oder Pseudo-Klinefelter-Syndrom) sind die Tubuli vollständig hyalinisiert, aber sie sind merklich größer und im allgemeinen einheitlicher, uniformer verteilt als beim „Echten Klinefelter-Syndrom" (s. Abb. 112). Relativ häufig, aber nicht in allen Fällen, zeigen die Tubuli aktive, vollständige Spermiogenese. Sehr selten tendieren die Leydigschen Zwischenzellen beim „Falschen Klinefelter-Syndrom" — im Gegensatz zum „Echten Klinefelter Syndrom" — zu Massenanhäufungen (s. Abb. 113 u. 114). Auch zeigen sie *nicht* die atypischen Zellformen und Verteilungen der Zwischenzellen, wie sie in den meisten Fällen beim „Echten Klinefelter-Syndrom" zu beobachten sind (s. Abb. 113, b—c).

MARBERGER und NELSON (1957) geben zu, daß die Hodenbiopsie durchaus nicht immer den morphologischen Zustand des Gesamtorgans repräsentiert. Es können jedoch aus dem histologischen Hodenbild je nach der Gleichmäßigkeit der Struktur weitgehende Schlüsse auf das Gesamtorgan gezogen werden. Sie nehmen weiterhin an, daß durch Musterung größerer Bezirke die Wahrscheinlichkeit, Samenkanälchen mit fortgeschrittener Spermiogenese beim „Echten Klinefelter-Syndrom" zu finden, zunimmt. Untersuchungen an Hoden, die durch Semikastration von „Echten Klinefelter-Patienten" mit weiblichem Kerntyp gewonnen wurden, scheinen diese Möglichkeit zu bestätigen (BUNGE und BRADBURG 1956). Die Fehlermöglichkeit der Hodenbiopsie trifft jedoch in gleicher Weise auch für die Fälle des sog. „Falschen Klinefelter-Syndroms" („Idiopathische Tubulus-Degeneration") zu.

Prognose. Die Prognose hinsichtlich einer Fertilität ist infaust.

Häufigkeit. Im Gießener Patientengut von 300 Hodenbiopsien läßt sich der Anteil der Patienten mit „Echtem Klinefelter-Syndrom" auf 3% errechnen.

Therapie. Bei einem bestehenden Androgenmangel ist die Substitution mit einem Testosteron-Präparat möglich. Die Fertilitätsstörung ist nicht zu beheben. BISCHOP entfernte bei Gynäkomastie aus kosmetischen Gründen das störende Drüsengewebe.

c) Die idiopathische Tubulus-Degeneration

Synonyma. Falsches Klinefelter-Syndrom (NELSON); Pseudo-Klinefelter-Syndrom; Klinefelter-Syndrom mit testaler Fibrose (NELSON); frühe testale Atrophie durch tubuläre Fibrose (NELSON); Tubulus-Dysgenesie bei männlichem Kernmuster (GRUMBACH).

Erst nach der Einführung des Chromatintestes nach BARR konnte die „Idiopathische Tubulusdegeneration" als ein besonderes Krankheitsbild vom „Echten Klinefelter-Syndrom" abgegrenzt werden. Bei der Differenzierung beider Krankheitsbilder, die starke Parallelen aufweisen, ist der Nachweis des männlichen Kernmusters in den somatischen Zellen entscheidend, da das klinische Bild

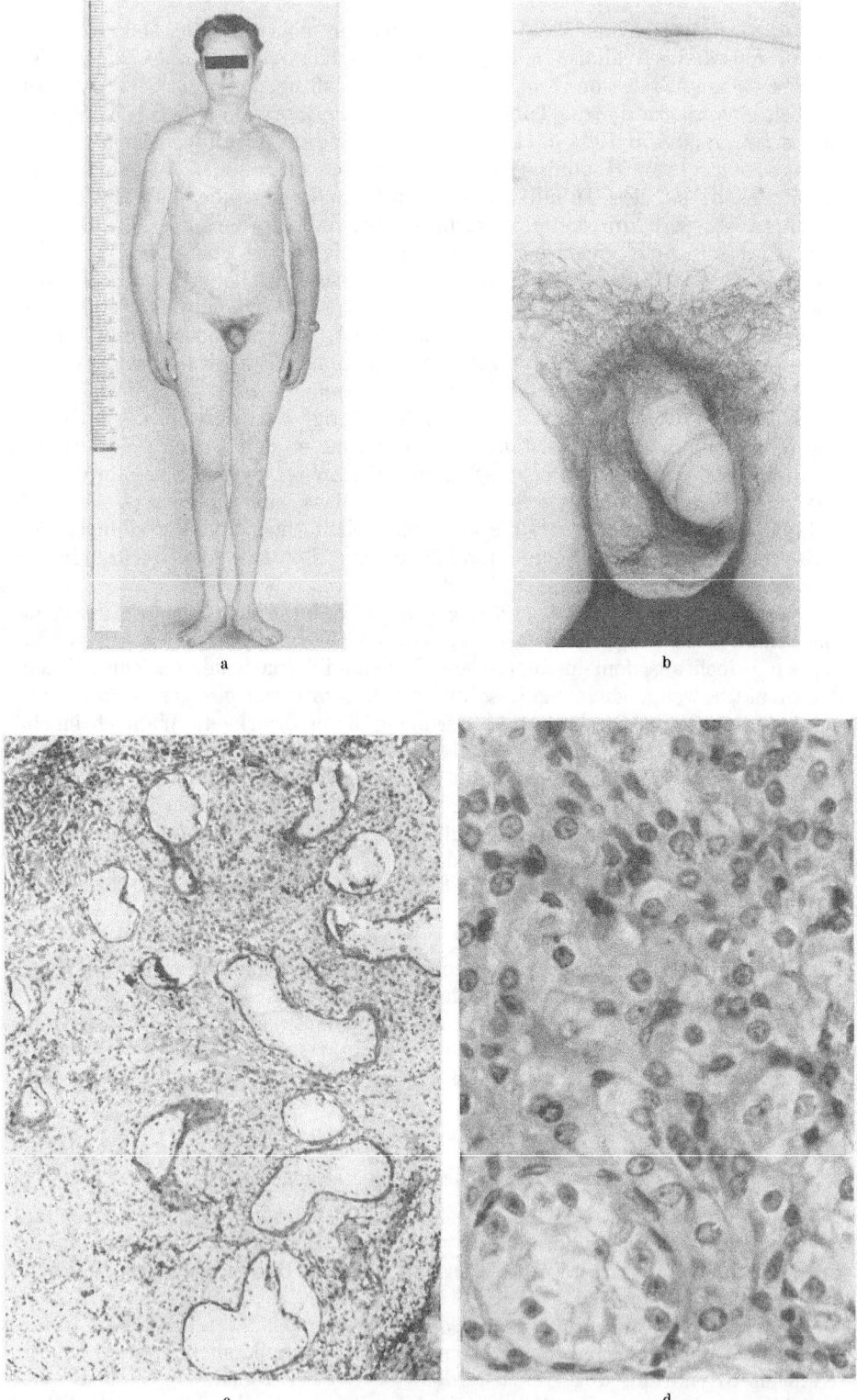

Abb. 111a—d. Patient (639) 35jährig. Diagnose: Echtes Klinefelter-Syndrom. Chromatintest: Weibliches Kern-Muster. Soma: Eunuchoide Züge, mangelnde Terminalbehaarung. Genitale: Kleine Hoden. Hodenbild: Sklero-Hyalinisation der Tubuli und Verödung. Zwischenzellhyperplasie. (Hopa: c 78fach; d 1000fach)

weitgehende Gemeinsamkeiten aufweist und nur im histologischen Hodenbild eine diagnostische Trennung nach NELSON u. Mitarb. möglich sein soll.

Hodenbild. Für das histologische Hodenbild bei der „Idiopathischen Tubulus-Degeneration" ist eine Sklero-Hyalinose der Tubuluswand, die aber nicht alle Tubuli gemeinsam trifft, charakteristisch. Die sklerosierten Tubuli sind im Ver-

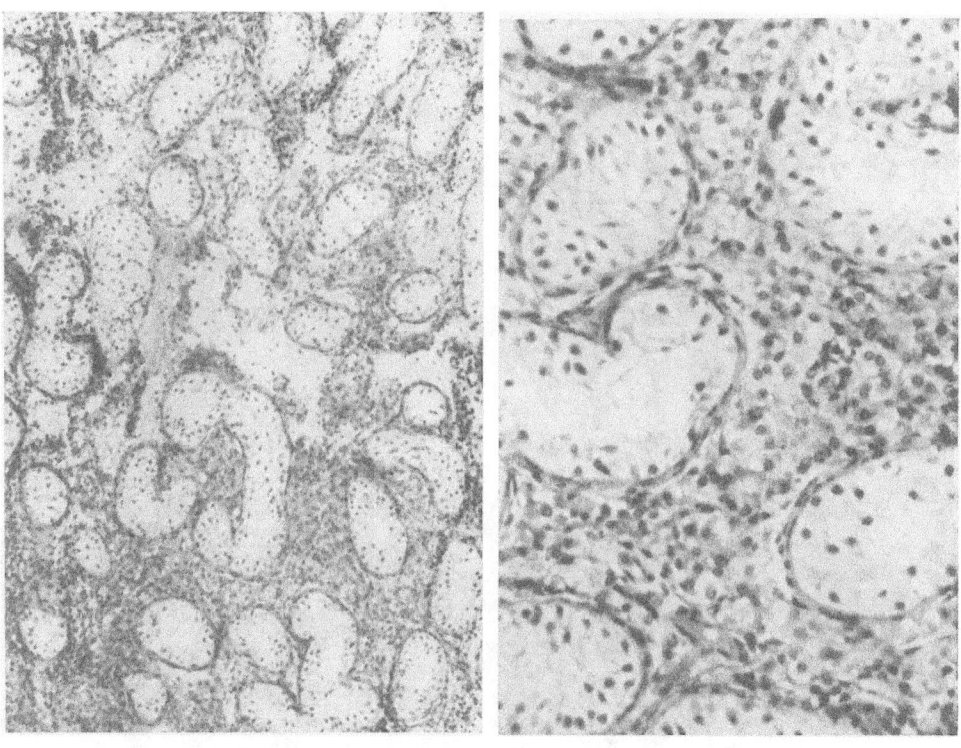

a   b

Abb. 112a u. b. Patient (663) 32jähriger Mann, 9 Jahre kinderlos verheiratet, mangelnde Libido. Diagnose: „Idiopathische Tubulusdegeneration". „Falsches Klinefelter-Syndrom". Soma: 190 cm groß, Somatogramm nicht normal, eunuchoide Züge. Kleine Hoden, prall-elastisch-weich. Ejaculat: Volumen 4,0 cm³, Fructose 4100 γ/cm³, keine Spermien nachweisbar, Azoospermie. Hormone: FSH 71 MUE = erhöht, 17-Ketosteroide 4,7 mg/Tag = erniedrigt. Chromatintest: Männliches Kernmuster. Hodenbild: Tubuli klein bis mittelweit, Wände einzelner Kanälchen deutlich sklerosiert. Depopulation aller Tubuli bis auf die Sertoli-Zellen. Interstitium weit mit Zwischenzellen angehäuft, die entfaltet sind; Kern und Plasma weisen Veränderungen auf (Atypien) (Hopa: a 78fach; b 247fach) s. auch Abb. 114.

gleich mit denen beim „Echten Klinefelter-Syndrom" größer und regelmäßiger, uniformer im Bild verteilt (Abb. 112).

Die Leydigschen Zwischenzellen haben nicht die Neigung zu Massenansammlung und zeigen auch nicht die atypischen Zellformen wie beim „Echten Klinefelter-Syndrom". Man findet häufiger funktionstüchtige Samenkanälchen mit einer intakten Spermiogenese bis einschließlich zu den reifen Spermien.

Sind die genannten Kriterien nicht deutlich ausgeprägt, dann ist eine differentialdiagnostische Unterscheidung gegenüber dem „Echten Klinefelter-Syndrom" kaum möglich (s. dort).

Ejaculat. Im allgemeinen liegt eine Azoospermie vor. Jedoch wird häufiger als beim „Echten Klinefelter-Syndrom" eine hochgradige Oligospermie beobachtet. Die Volumenwerte sind je nach dem Androgenspiegel unterschiedlich, desgleichen die Fructosekonzentrationen.

Klinisches Bild. Wie beim „Echten Klinefelter-Syndrom" so ist auch eine eunuchoidale und eine nichteunuchoidale Variante zu unterscheiden, wobei die letztere Form bei der „Idiopathischen Tubulus-Degeneration" häufig vertreten ist;

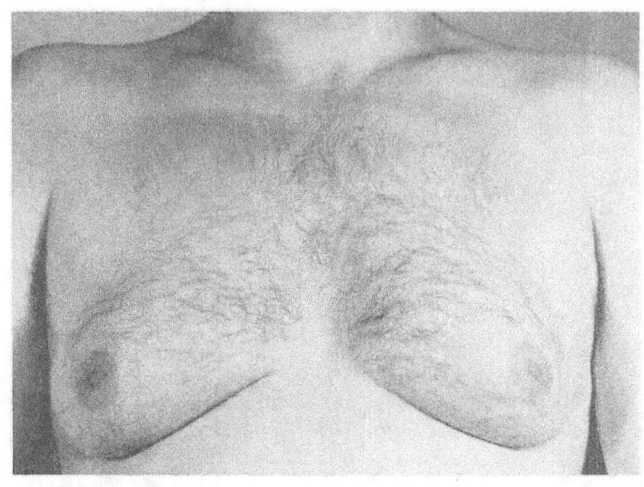

a

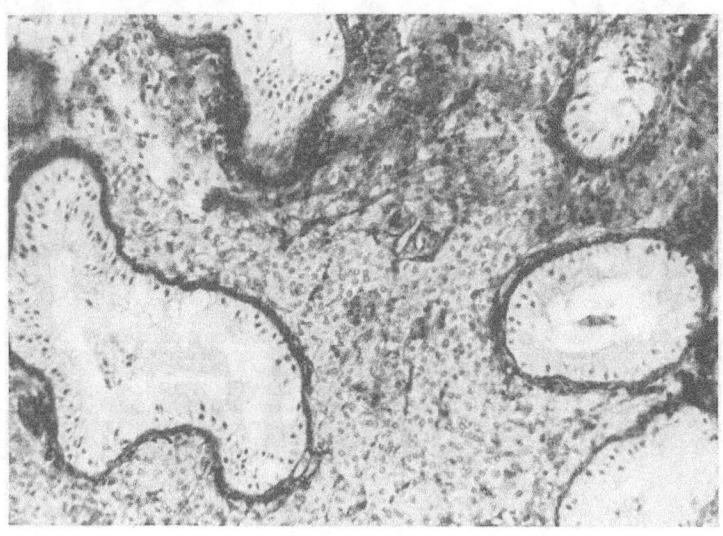

b

Abb. 113a—d. Patient (825) 35jähriger Mann. Diagnose: Gynäkomastie bei „idiopathischer Tubulusdegeneration". Soma: Eunuchoide Züge, breites Becken. Normales Somatogramm. Genitale: Kleine weiche Hoden. Ejaculat: Volumen 3 cm³, keine Spermien. Azoospermie. Fructose 6500 γ/cm³. Hormone: FSH = erhöht; 17-Ketosteroide 13,0 mg/Tag = erniedrigt. Chromatintest: Männliches Kernmuster. Hodenbild: Tubulus-Sklero-Hyalinose, Zwischenzell-Hyperplasie (Atypien). (Hopa: b 225fach; c 570fach; d 2000fach)

umgekehrt beim „Echten Klinefelter-Syndrom". Die eunuchoidalen, somatischen Erscheinungen weisen darauf hin, daß ohne morphologisch kenntlich zu sein, die Funktion der Leydigschen Zellen beeinträchtigt ist, und daß man annehmen muß, daß der Zeitpunkt des Eintritts der Schädigung mindestens bis in die Pubertät reichen kann. Die damit verbundenen Veränderungen eines puberalen und postpuberalen Androgenmangels sind bekannt.

Hinsichtlich der Hodengröße bzw. -länge ergibt sich nach den Untersuchungen von Jirásek und Raboch (1947) ein gewisser Anhalt für eine Unterscheidung von „Echten Klinefelter-Syndrom" und „Idiopathischer Tubulus-Degeneration". Im ersten Falle ist die Hodenlänge von Pol zu Pol kleiner als 2,6 cm und beträgt im Durchschnitt 2,0 cm. Kleinere Hodenmaße findet man nur noch beim präpuberalen sekundären Hodenschaden. Im anderen Falle sind bei der „Idiopathischen Tubulus-Degeneration" die Hoden auch verkleinert; der untere Grenzwert für den Längsdurchmesser liegt jedoch bei 2,6 cm.

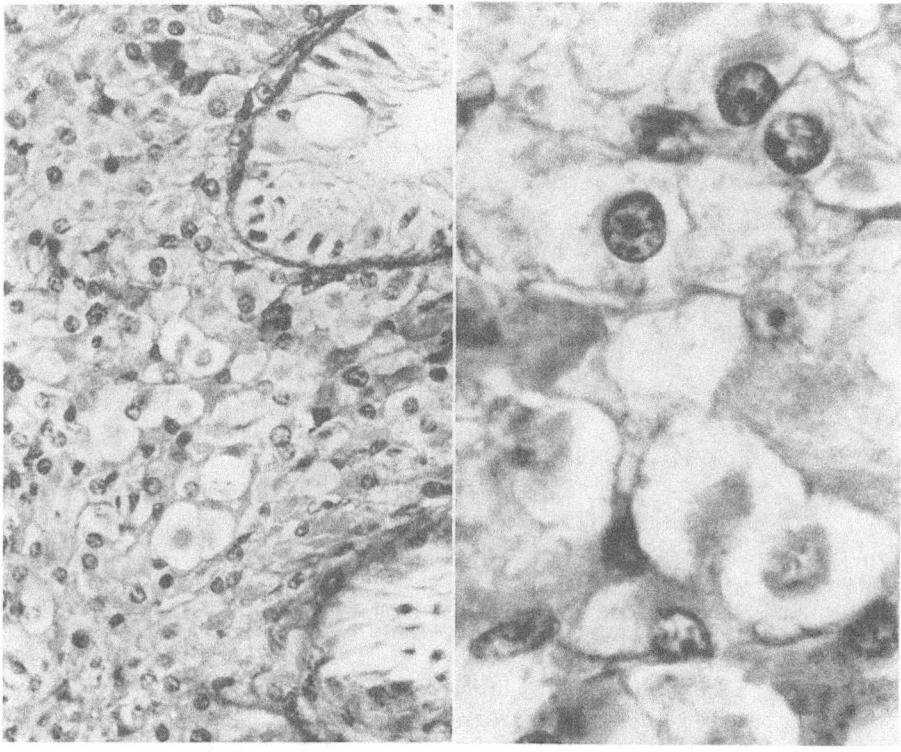

Abb. 113 c Abb. 113 d

Gynäkomastie kann beobachtet werden (Abb. 113).

Hormone. Die Harngonadotropine sind meistens erhöht. Die extrem hohen Werte des „Echten Klinefelter-Syndroms" werden aber nicht erreicht. Die 17-Ketosteroide im Harn können erniedrigt sein.

Ätiologie. Die den Hoden treffende Schädigung erreicht wahrscheinlich einen reifen bzw. einen in normaler Reifung befindlichen Hoden. Es ist jedoch noch nicht klar, welche Ursache die Veränderungen bedingen. Nach Nelson sollen es diskrete Orchitiden oder auch andere unbekannte Faktoren sein. Die Anamnesen dieser Männer sind immer leer und geben keinen Anhalt hinsichtlich besonderer Ereignisse. Für eine alte abgelaufene Orchitis spricht eine gewisse fleckförmige, wenn auch mehr flächenhafte, nicht generalisierte Ausbreitung der Sklero-Hyalinose. Hinzu kommt, daß die Zwischenzellen keine morphologisch faßbaren Veränderungen nachweisen lassen, da sie durch entzündliche Prozesse am geringsten getroffen werden (Abb. 114). Auf der anderen Seite muß das Fehlen jeglicher cellulären Infiltrate und Entzündungsresiduen hervorgehoben werden. Die Ausgangssituation bei der Entstehung und die Anfangs- und Übergangsbilder sind nicht bekannt, da immer nur die Endphasen der Veränderungen der „Idiopathischen Tubulusdegeneration" im Hodenbild zu sehen sind. Man ist geneigt zu vermuten, daß bei einer beginnenden bzw. partiell auftretenden Sklerose die Reaktion des Samenepithels im Vordergrund steht, und zwar als „Hemmung", „Desorganisation", „Desquamation" oder „Stop" und sich unter der Diagnose der Schäden des Samenepithels verbirgt. Aus diesem Grunde heraus, und solange keine Klarheit über die Ätiologie dieses Krankheitsbildes herrscht, scheint es zweckmäßig zu sein, das Krankheitsbild als „Idiopathische Tubulusdegeneration" (SCHUCHARDT-HEINKE) zu bezeichnen, wobei zu bedenken ist, daß auch die Leydigschen Zwischenzellen eine gewisse Rolle spielen, wie es sich aus dem Vorgehenden und dem klinischen Bild ergibt.

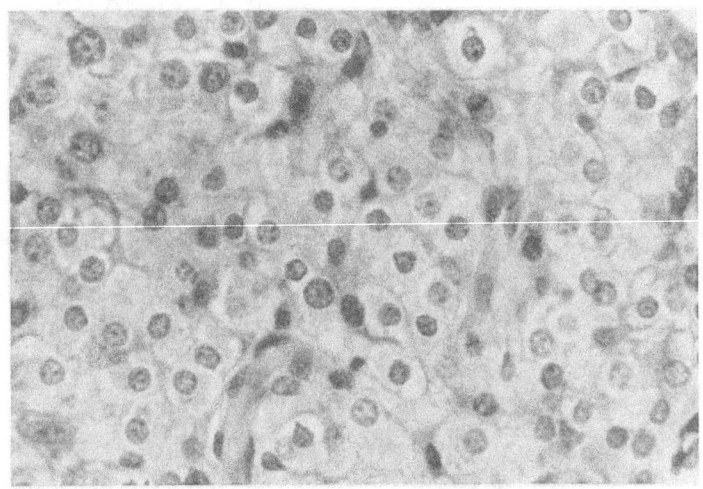

Abb. 114. Patient (663) wie Abb. 112. Ausschnitt aus Abb. 112, b. Zwischenzell-Hyperplasie. Geringe Kern- und Plasmaveränderungen (Involution). Gefäß im Schnitt. (Hopa: 570fach)

Prognose. Die Prognose hinsichtlich der Fertilität ist infaust.

Häufigkeit. Im Gießener Krankengut fanden sich bei 300 Hodenbiopsien 4% Männer mit einer sog. „Idiopathischen Tubulusdegeneration".

Therapie. Die Fertilitätsstörung ist irreparabel. Bei bestehendem Androgenmangel empfiehlt sich eine Substitution mit Testosteron.

2. Interstitielle Veränderungen
a) Entzündungen

Eine Orchitis ist immer von einem mehr oder weniger ausgeprägten degenerativen Prozeß begleitet, durch den je nach dem Grade und der Ausdehnung des entzündlichen Vorganges eine temporäre oder konstante oder auch periodische Fertilitätsstörung folgt. Die ablaufende Hodenentzündung muß nicht unbedingt akute Symptome wie Schmerzen und Schwellung verursachen, sie kann auch ohne jegliche Symptome diskret verlaufen. Die Prognose hängt von dem Grade der degenerativen Veränderungen ab, wobei nur bei ausgedehnten Entzündungen der Hoden an Größe verliert und fibrotisch hart wird.

Einer Orchitis geht im allgemeinen eine Krankheit des gesamten Organismus voraus und wird fast immer durch eine Metastasierung vom Primärherd ausgelöst. Hierbei können der Hoden selbst oder auch die samenableitenden Wege

(s. dort) durch die Infektion erfaßt werden. Hodenveränderungen entstehen vor allem durch Brucellose, Lepra, Filiariasis, Malaria, Typhus, Sepsis, Fleckfieber, Tuberkulose, Lues u. a. (s. Kapitel Ätiologie). Bei den Virusinfektionen spielen die Parotitis epidemica als sog. Mumps-Orchitis, Influenza (Grippe), Variola u. a. eine große Rolle. Foci aller Art, auch bakterielle Toxine oder gewisse chemische Substanzen wie Thallium und Alkohol, können Entzündungen oder Nekrosen des Hodenparenchyms und Stromas zur Folge haben. Der eigentlichen Orchitis geht oft eine Epididymitis voraus (Epididymo-Orchitis). Häufig sind auch sporadisch auftretende Epididymo-Orchitiden, deren Ursache meist unbekannt ist.

Folgende Gruppen von Orchitiden sind unter Berücksichtigung des Weges, den die Mikroben oder Toxine bei ihrer Einwanderung in den Hoden nehmen, zu unterscheiden.

Orchitiden auf hämatogenen, lymphatischen, canaliculären und traumatischen Wegen (Näheres siehe: „Ätiologie der männlichen Fertilitätsstörungen" S. 417).

Wie bereits hervorgehoben, muß eine Orchitis nicht mit den klassischen Symptomen einer Entzündung einhergehen; sie kann auch stumm verlaufen; die Vorgeschichte kann leer sein. Ein Anhalt für einen abgelaufenen oder auch bestehenden entzündlichen Prozeß kann mitunter durch die Hodenbiopsie gegeben sein. Kleincelluläre Infiltrate und eine herdförmige Aufteilung derselben sind hierfür — aber nicht immer — hinweisend. Es ist für den Bestand der Fertilität entscheidend, ob die Entzündung nur einen oder beide Hoden betroffen hat.

Die häufigste und hinsichtlich der Fertilitätsstörung bedeutendste Hodenentzündung ist die Mumps-Orchitis. Ihr Ablauf und ihre Symptome gelten auch für manche anderen Orchitiden und vor allem für die Virusinfektionen des Hodens. Im folgenden soll daher eingehend die Mumps-Orchitis besprochen werden.

Mumps-Orchitis. Jeder entzündliche Vorgang im Hoden wirkt sich nach Grad und Dauer auf die Spermiogenese und somit auch auf die cellulären Bestandteile des Samens aus und führt zu einer temporären oder bleibenden Fertilitätsstörung (s. auch S. 440).

Allgemeines und Klinisches. Unterschiedlich häufig — epidemisch sehr unterschiedlich — kommt es nach einer Parotitis epidemica zu einer Mumps-Orchitis mit einer nachfolgenden Fertilitätsstörung. Die Mumps-Orchitis wird selten vor der Pubertät beobachtet.

4—6 Tage nach der Parotitis epidemica treten gewöhnlich die ersten Hodensymptome auf, die sich klinisch in einer mehr oder weniger starken schmerzhaften Schwellung des Hodens und Hodensackes bemerkbar machen. Der Hodensack ist gerötet und ödematös verdickt; neben der reichlichen Durchtränkung des subcutanen Gewebes findet sich ein sero-fibrinöses Exsudat im Cavum des Sackes. Das Epiorchium zeigt starke Gefäßerweiterungen; der Hoden selbst ist stark gespannt und rot-bräunlich verfärbt (NORDLANDER). Die Erscheinungen klingen nach dem 7.—10. Tage wieder ab.

Die Mumps-Orchitis kann auch ohne vorangegangene Parotitis manifest werden. In etwa 70% der Fälle tritt sie unilateral auf und verläuft in der Hälfte der Fälle mit einer Hodenatrophie. Eine Störung der Fertilität ist dann immer, wenn auch nur temporärer Art, vorhanden.

Hodenbild. Bei der Mumps-Orchitis kommt es im *akuten Stadium* durch die Viren bzw. Toxine derselben primär zu einem interstitiellen Ödem mit einer nachfolgenden entzündlichen Reaktion. Die auftretenden Veränderungen können sehr unterschiedlicher Art sein. Es zeigen sich erweiterte Capillaren mit perivasculären Infiltraten, leichte örtliche Ödeme mit Fibrinausscheidungen, Rundzellansammlungen sowie kleinfleckige Blutungen, Leukocytenansammlungen mit Ausbildung kleinerer, aber auch größerer Abscesse. Diese Vorgänge führen immer zu einer Funktionsstörung der Tubuluswände, einer nachfolgenden Ernährungsstörung und somit zu einer erst sekundär eintretenden regressiven Samenepithelschädigung (CHARNY und MERANZE; GAIL; HEINKE und KNOTH). Frühzeitig erfolgt eine Einwanderung von kleincellulären Elementen in die Tubuli selbst. Die Wände verdicken sich und das Samenepithel depopuliert völlig, je nach der Stärke der Schädigung. Eine regelrechte Spermiogenese fehlt immer. Die Samenkanälchen sind z. T. mit Leukocyten und Bakterien angefüllt. Andererseits kann man Tubuli beobachten, die fast frei von Entzündungserscheinungen sind. Wiederum in anderen Fällen kann es auch zu einer sekundären Gefäßthrombose mit Infarzierung kommen (OBERNDORFER; RAUSCHER).

CHARNY und MERANZE haben den Verlauf einer Mumps-Orchitis im histologischen Hodenbild nach Beginn der Orchitis wie folgt beschrieben:

Dritter Tag. Das Hodengewebe ist fleckförmig befallen. Die Tubuli sind normal groß, die Wandungen leicht verdickt. Die Kanälchen sind unterschiedlich im Grad und Umfang verändert. Bei zahlreichen Tubuli sind die Lumina von eingewanderten neutrophilen Leukocyten und Lymphocyten ausgefüllt; an anderen Stellen sind sie mit diesen Zellen völlig überschwemmt und finden sich dann zerstörend auch im Samenepithel und in den einzelnen Lagen der Tunica propria. Auch sind Tubuli mit einer lokalen Schädigung des Samenepithels zu beobachten und zwar mit degenerierten und pyknotischen Zellen aller Stufen der Spermiogenese. Das Samenepithel zeigt immer eine Hemmung. Die Intertubulärräume zeigen kleincelluläre Infiltrate, Stase der Gefäße und leichte Ödeme mit fibrinösen Ablagerungen. Die Leydigschen Zwischenzellen scheinen nicht verändert zu sein.

Sechs Tage nach Orchitisbeginn ist die größte Zahl der Samenkanälchen kaum an Größe verändert. Die Tunica propria und die Basalmembran sind verdickt; hier sind auch Zellen eingewandert. Das Samenepithel ist in den anscheinend kaum geschädigten Tubuli stark reduziert. Es finden sich nur noch einzelne Spermien in der Nachbarschaft normal aussehender Sertoli-Zellen. Die am stärksten befallenen Kanälchen gehen in der Zellanhäufung unter und sind kaum noch zu erkennen. Besonders zellreich und mit Histiocyten und Lymphocyten angefüllt ist das intertubuläre Gewebe. Die Zwischenzellen erscheinen normal. Es besteht eine ödematöse Auflockerung und eine starke fibrinöse Auflagerung.

Im *subakuten Stadium* können die beschriebenen Erscheinungen gradmäßig, einschließlich der Leukocyten, Lymphocyten, Monocyten und einiger Plasmazellansammlungen an Zahl zugenommen haben. Die Samenkanälchen sind durch das intertubuläre Ödem stark auseinandergedrängt worden. Fibrinausscheidungen, histiocytäre Wucherungen mit phagischen Eigenschaften, Zerfall von Blut mit Eisenspeicherung und Nekrose mit Karyorhexis und Karyolyse der Zellen beherrschen jetzt in unterschiedlicher Ausdehnung das Bild (OBERNDORFER). Die Gefäße sind in die Entzündungen, Nekrose und Veränderungen mit einbezogen. Es finden sich auch herdweise pigmentführende Makrophagen. Das interstitielle Ödem tritt stärker hervor, die Fibrinablagerungen dagegen gehen zurück. Das testale Bindegewebe (Interstitium und Tunica propria) beginnt narbig zu veröden. Die Leydigschen Zwischenzellen zeigen jetzt im allgemeinen eine bindegewebige Einhüllung oder sind im narbigen Gewebe untergegangen. Örtlich sind einzelne Tubuli nur noch als hyaline Scheiben zu erkennen und sind im langsamen „Verdämmern" (Abb. 115).

Im *chronischen oder Endstadium* der Mumps-Orchitis ist das Bild durch disseminierte atrophische und solche Tubuli charakterisiert, die eine Wiederaufnahme einer spermiogenetischen Aktivität erhoffen lassen. Die entzündlichen Prozesse haben am Ort eine Vernarbung bzw. Fibro-Sklerose und damit einen völligen Schwund des befallenen Hodengewebes hinterlassen, wobei das Gewebe eine typische fleckförmige Zerstörung aufweist. Alle Übergänge von Bindegewebenarben, Tubulusschatten, hyalinisierten und entvölkerten Tubuli bis zu anscheinend funktionstauglichen Kanälchen können, je nach Grad und Ausdehnung der abgelaufenen Mumps-Orchitis, sichtbar sein und sich wahllos über das ganze Bild hin erstrecken. Die Fäden des Samenepithels können die Bilder der „Depopulation", des „Stopps", der „Desorganisation" und „Hemmung" in Varianten aufweisen. Das Interstitium zeigt ebenfalls wahllos die Merkmale

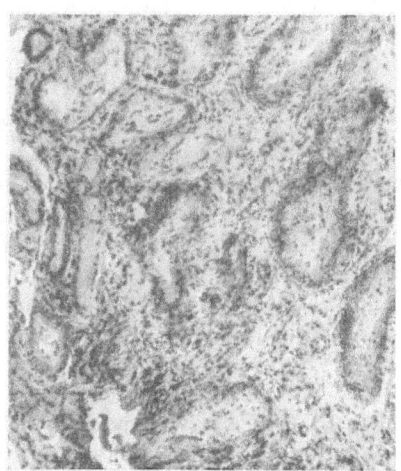 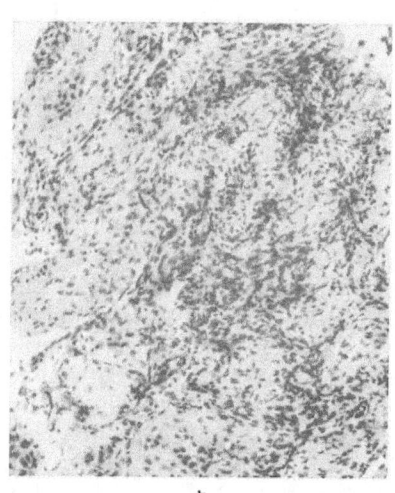

a b

Abb. 115a u. b. Patient (418) 36jähriger Mann. Diagnose: Subakutes Stadium 6 Wochen nach überstandener Mumpsorchitis. a Hodenbild: Tubuli klein, Wände verdickt, zum Teil mit interstitiellem Bindegewebe hyalin verlötet. Progressive Depopulation des Keimepithels. Sertoli-Belag teils noch erhalten. Interstitium ödematös aufgelockert, teils narbig verödet. Stellenweise Ansammlung pigmentführender Makrophagen, die bei Turnbull-Blaureaktion blaue Granula (Hämosiderin) im Protoplasma erkennen lassen. Chronisch entzündliche Infiltrate aus Lymph- und Monocyten. Zwischenzellen außer einer starken bindegewebigen Einhüllung keine Veränderungen. b Einzelne Tubuli sind nur noch als hyaline Scheiben erkennbar (verdämmern), eine strahlige Narbe nimmt einen großen Gewebsbezirk ein. (H.E.: 120fach.) [Aus HEINKE u. KNOTH: Arch. klin. exp. Derm. 201, 298—310 (1955)]

einer abgelaufenen Entzündung. Diese werden im Bereich der noch funktionstüchtigen Tubuli geringer sein. Die Leydigschen Zwischenzellen erscheinen unbeteiligt, normal groß und entfaltet, zeigen an anderen Stellen alle Abstufungen der Vermehrung und Hyperplasie oder sind wiederum mitunter von fibrocytären Elementen nicht mehr eindeutig abzugrenzen. Der Gefäßapparat erscheint vermehrt und verändert zu sein (s. Abb. 100, Tubuluswandveränderungen).

Ejaculat. Die Samenbefunde entsprechen denen der Hodenbiopsie. Bei einer starken Orchitis muß man mit einer Azoospermie rechnen. Die progressive Phase bis zur Wiederherstellung der Ausgangswerte kann 3—6 Monate andauern; es kann jedoch bei schweren einseitigen und beidseitigen Orchitiden eine Hypo-, Oligo- oder Azoospermie oder auch eine Aspermie mit Verschluß der samenableitenden Wege zurückbleiben und daraus eine bleibende Fertilitätsstörung resultieren.

Hormone. Während der Orchitis können die Harngonadotropine erniedrigt (Stress-Situation), nach abgelaufener Orchitis normal, bei bleibenden Hodenschäden erhöht sein. Die 17-Ketosteroide liegen im Normalen.

Ätiologie. Die Art, in der man sich die Entstehung der Mumps-Orchitis vorstellt, ist unterschiedlich.

Besancon und Philibert nehmen an, daß sich der Virus ursprünglich im Zentralnervensystem lokalisiert und dann in Parotis, Hoden, Pankreas und/oder anderen Organen metastasiert. In diesem Zusammenhang wird auch an eine segmentale Infektion des Urogenitaltraktus gedacht.

Hyman bezeichnet die Erkrankung als metastatisch oder „extentio", wobei letztere als eine sekundäre Hodenaffektion nach primärer Epididymitis zu betrachten wäre.

Über den Angriff des Mumps-Virus bzw. des schädigenden Agens im Hoden selbst ist man sich ebenfalls nicht im klaren.

Es ist anzunehmen, daß die Orchitis auf hämatogenem Wege entsteht. Warum jedoch das Virus und unter welchen Bedingungen es bevorzugt den Hoden befällt, ist nicht geklärt. Auch sind die initialen Phasen des Ablaufes der Orchitis nicht bekannt. Man kann nur einen entzündlichen Prozeß aus dem Hodenbild mit inter- und intratubulärer Infiltration, neutrophilen Leukocyten, Lymphocyten und Histiocyten ablesen, auf welches das testale Bindegewebe auf seine ihm eigene Reaktionsart, wie schon oben beschrieben, reagiert. Das begleitende Ödem ist anscheinend kein hervortretendes Kriterium und nicht unbedingt für die Tubulusschädigung (Druckatrophie) verantwortlich zu machen. Obwohl es sich um einen eitrigen Prozeß mit allen seinen Kennzeichen handelt, kommt es im allgemeinen nur zu kleinen örtlichen Nekrosen und zu keinen größeren Gewebseinschmelzungen. Die Zwischenzellen sind anscheinend wenig an den Vorgängen beteiligt, und nur da, wo Veränderungen sichtbar werden, scheinen auch infolgedessen Tubuluswandveränderungen und Samenepithelschäden durch mangelnde Androgen-Kontaktwirkung zu resultieren.

Experimentelle Untersuchungen an Affen (Johnson und Goopasture) haben ergeben, daß *zuerst* eine herdförmige Degeneration und Nekrose am Keimepithel auftritt, dann eine entzündliche Reaktion aus großen mononucleären Zellen und später Lymphocyten folgt. Die immer nachgewiesene Ödemansammlung wird als sekundärer Schaden angesehen.

Bloch jr. sieht ebenfalls in der Nekrose oder Degeneration die Kennzeichen des primären Vorganges, dem er die lymphocytäre und monocytäre Entzündung folgen läßt.

Oberndorfer deutet an, daß vornehmlich das Interstitium an den pathologischen Veränderungen beteiligt ist.

Nach Nordlander erfolgt die Infektion hämatogen und führt im akuten Stadium zu Entzündungserscheinungen im Interstitium. Erst sekundär kommt es dann zu einer Mitbeteiligung des Parenchyms. Er glaubt eine Störung der Funktion der Membrana propria der Kanälchen durch die exsudative Entzündung annehmen zu können. Bei schweren Verlaufsformen der Mumps-Orchitis stehen Hämorrhagien und Nekrosen im Vordergrund der Entzündungserscheinungen, bei leichten und mittelschweren Bildern jedoch mehr oder weniger starke Ödeme.

Die Bedeutung der Exsudation als wesentliches pathologisches Zeichen wird auch von Charny und Meranze sowie von Gall anerkannt. Ob jedoch die ödematöse Durchtränkung des Hodengewebes mit gleichzeitiger Exsudatansammlung in den Hodenhüllen ein wesentliches Moment für das Manifestwerden der regressiven Samenepithelveränderungen ist, muß dahingestellt bleiben (Heinke). Auf dieser Annahme z. B. beruht die aus therapeutischen Gründen geübte Spaltung der Tunica albuginea zum „Ablassen" des Exsudates und damit zur angeblichen Entspannung der Hodenkapsel (Wildbolz), die andererseits offenbar nicht ganz berechtigt erscheint, da z. B. nach Angaben von Charny und Meranze kaum Flüssigkeit abläuft und keine Entlastung eintritt.

Rocchi ist im wesentlichen der gleichen Ansicht, daß das starke Ödem, häufig nur spärlich leukocytär durchsetzt, als eine primäre interstitielle und peritubuläre Entzündung gilt.

Neben dem örtlichen Krankheitsgeschehen können auch die allgemeinen Erscheinungen bei Mumps, z. B. das Fieber, eine Reifungshemmung des Samenepithels bewirken. Diese Hemmungen sind jedoch nur temporärer Art. Die oft schweren und vielfach mit mehrmonatlicher oder bleibender Zeugungsunfähigkeit einhergehenden Keimepithelschäden bei Mumps-Orchitiden sind jedoch vorwiegend von der hierbei stark ausgeprägten serösen Entzündung des Zwischengewebes verursacht, die ein besonderes Charakteristikum dieser Erkrankung darstellt. Es ist weiterhin denkbar, daß sich durch die genannten Vorgänge ein sehr hoher Binnendruck in der Hodenkapsel einstellt, der durch die Unnachgiebigkeit der Tunica albuginea bedingt ist. Hierdurch entsteht ein Circulus vitiosus. Der Druck wird stärker, je mehr arterielles Blut in die Hodenkapsel eindringt. Es kommt dann zu einer zusätzlichen Stase der Gefäße und somit zu einer Ernährungsstörung und Überhitzung des Hodens. Es sind dies auch Vorgänge, die anscheinend bei Hodentraumen, wie z. B. bei Reiterunfällen, ausgelöst werden. Möglicherweise kommt es hierbei auch zu einer traumatischen Veränderung im Rete testis-Bereich.

Weiterhin besteht der Verdacht, daß gewisse degenerative Hodenveränderungen nicht immer in der oben beschriebenen akuten Weise sondern auch unbemerkt verlaufen können (WEYENETH). Es wäre zu überlegen, ob nicht auch bei der Parotitis epidemica *ohne* Begleitorchitis vor oder nach der Pubertät noch gewisse stille Komplikationen eintreten können, die möglicherweise zu Hodenveränderungen führen und bei der Klärung der Ursache verschiedener Krankheitsbilder des primären Hodenschadens zu berücksichtigen wären, wie Keimepithelschäden und Sklerosen verschiedener unbekannter Ursachen, so z. B. auch die „Idiopathische Tubulusdegeneration" (s. auch „Ätiologie der Fertilitätsstörung").

Prognose. Die Prognose einer Mumpsorchitis richtet sich hinsichtlich der Fertilitätsstörung danach, ob eine ein- oder beidseitige Orchitis vorliegt. Sie wird von der Schwere der Erkrankung und ihrer Komplikationen bestimmt. Es führen 3—15% der Orchitiden zu einer Beeinträchtigung der Zeugungsfähigkeit (s. Kapitel „Ätiologie" S. 440).

Häufigkeit. Nach WEYENETH sind 36% aller Fälle von männlicher Infertilität durch entzündliche und toxische Schädigungen des Hodenparenchyms nach verschiedenen Infektionskrankheiten bedingt.

Unter 300 Hodenbiopsien befanden sich im Gießener Krankengut 3 echte, beidseitige akute bzw. chronische Fälle von Mumpsorchitis.

Therapie. Die Behandlung von Mumps geschieht heute unter anderem mit Breitspektrum-Antibiotica. Wegen der verschiedenartigen Verlaufsformen ist jedoch eine Auswertung dieser Maßnahmen schwierig. Bei schwerer Mumps mit Orchitis ist die Verabreichung von ACTH- und Nebennierenrindenhormonen (Cortison und Prednison u. a.) indiziert. Ein schneller Rückgang von Schmerzen und Schwellungen ist immer zu erzielen (PETERSDORF und BENNET). Die krankhaften Veränderungen können durch Nebennierenrindenhormone wohl zum Abklingen gebracht, jedoch die Orchitis nicht verhindert werden. Chirurgische Maßnahmen (Incision der Tunica albuginea) dürften nicht gerechtfertigt sein (s. oben).

b) Vasale Erkrankungen

Durch eine primäre pathologische Veränderung der Gefäße des Hodens lassen sich auch möglicherweise gewisse morphologisch faßbare oder nichtfaßbare (idiopathische) Erkrankungen testaler Strukturelemente, wie des Bindegewebes der Leydigschen Zwischenzellen, der Tubuli und die daraus resultierenden Störungen der Fertilität und andere Ausfallserscheinungen erklären.

Die vasalen Erkrankungen können konstitutionell, rassisch oder durch vorangegangene primäre Erkrankungen bedingt sein. Sie sind nicht an ein bestimmtes Alter gebunden, treten aber meist allmählich — selten spontan — jenseits des 40.—50. Lebensjahres gehäuft auf. Je nach dem Grad der Auswirkung und nach dem Alter des betroffenen Mannes wird eine Störung der Potentia generandi oder coëundi die Folge sein.

Das sog. „Klimakterium virile". *Synonyma:* Menopausal-like-symptome; Male Climacteric.

Das als sog. „Klimakterium virile" bezeichnete Syndrom ist vor allem als eine Folge des Vorganges anzusehen, den man gemeinhin das Alter nennt.

Die Frage, ob auch beim Manne ein Klimakterium eintritt, ist immer noch umstritten. Die Ursache liegt einmal in den Unklarheiten über die Definition des Wortes „Klimakterium", zum anderen aber in der Unzulänglichkeit der zur Verfügung stehenden Untersuchungsmethoden, der Vieldeutigkeit der Ergebnisse und in der Mannigfaltigkeit der klinischen Erscheinungen, deren Einzelsymptome starken individuellen Schwankungen unterworfen sind (s. auch S. 504).

Andererseits ist allgemein bekannt und durch die Untersuchungen von DUPLAY, STIEVE, OBERNDORFER, BELONOSCHKIN u. a. bestätigt, daß der gesunde Mann bis ins hohe Alter seine Potentia generandi behalten kann (s. Kapitel „Ätiologie"). Hiervon können Abweichungen beobachtet werden, die von Konstitution, Rasse sowie bestimmten Erkrankungen abhängig sind. Wir messen den Beobachtungen von CYKA (1923) und SPANGARO Wert bei, die im Altershoden besonders auf eine gewisse Sklerose und hyaline Entartung der Gefäße hingewiesen haben, und nehmen daher an, daß beim sog. „Klimakterium virile" anscheinend *primär vasale Prozesse* im Sinne einer allgemeinen — nicht unbedingt am Hoden alleinigen — *Alters-Arteriosklerose* für die sekundär in Erscheinung tretenden Veränderungen der Leydigschen Zwischenzellen und den dadurch entstehenden Androgenmangel verantwortlich zu machen sind.

Es handelt sich bei diesem Leiden vorwiegend um eine Insuffizienz bzw. Dysfunktion des inkretorischen Anteils der Hodenfunktion und nicht des exkretorischen Anteils der Samenzellbildung (s. auch Tubuluswandveränderungen im Alter S. 194).

Während bei der Frau das Sistieren der Menses zwar als ein nur sekundäres, aber doch eindeutiges Symptom das Klimakterium kennzeichnet, finden sich beim Manne keine derartigen signifikanten Erscheinungen, die uns prima vista zu einer Diagnose verhelfen, so daß wir objektiv ausschließlich auf endokrine und histologische Veränderungen angewiesen sind (s. Abb. 183, 184).

Die Veränderungen des alternden Mannes von 45—60 Jahren sind daher nur im Rahmen einer psycho-physischen Gesamtschau zu werten. Sie haben sicher eine Ähnlichkeit mit den klimakterischen Beschwerden der Frau. Man kann annehmen, daß die Erscheinungen durch einen Androgenmangel mit verursacht werden; sie werden auch bei jüngeren Männern beobachtet.

Hodenbild. Beim sog. „Klimakterium virile" finden sich im histologischen Hodenbild im allgemeinen keine besonderen charakteristischen Veränderungen (Abb. 116). Mitunter ist eine leichte Spermiogenesehemmung des Keimepithels und eine leicht verdickte Basalmembran nachzuweisen (HELLER). Häufig kann man auch eine Verdickung der Tunica propria beobachten. Das Interstitium ist ebenfalls meistens unauffällig. Gelegentlich sind auch die Leydigschen Zwischenzellen verringert, mäßig entfaltet oder mehr oder weniger von den bindegewebigen Fasern eingehüllt und mit Abnutzungspigment (Lipofuscin) beladen (Abb. 117) (HOWARD u. Mitarb.) oder zeigen Veränderungen ihres Lipoidgehaltes (NOWAKOWSKI). Mitunter zeigen die kleinen Arterien und Arte-

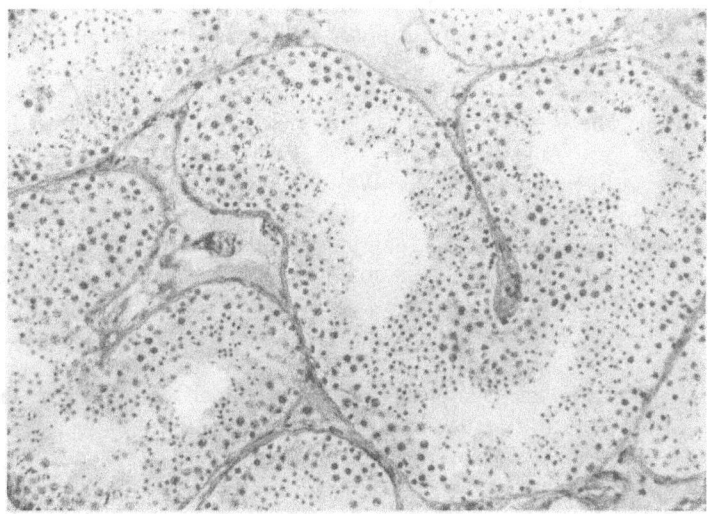

Abb. 116. Patient (1072) 45jähriger Mann. Diagnose: Sogenanntes „Klimakterium virile"? Seit 2—3 Jahren Nachlassen der Libido und Spannkraft. Normal maskulin differenziert. Ejaculat: Volumen 2,0 cm³; Fructose 450 γ/cm³ (erniedrigt). Vitalitäts- und Motilitätsstörungen. Hypospermie (20—30 Mill. Spermien/cm³). Hormone: FSH obere Grenze der Norm; 17-Ketosteroide 8,1 mg/Tag, untere Grenze der Norm. Hodenbild: Tubuli zeigen normale spermiogenetische Aktivität, Wände zart. Interstitium: Ödematös aufgelockert, bindegewebig verdichtet. Zwischenzellen entfaltet und leicht bindegewebig eingesponnen. Zellen mit reichlich Pigment beladen, Capillaren auffallend dickwandig. Therapie: Substitution mit Testosteron. (Hopa: 225fach)

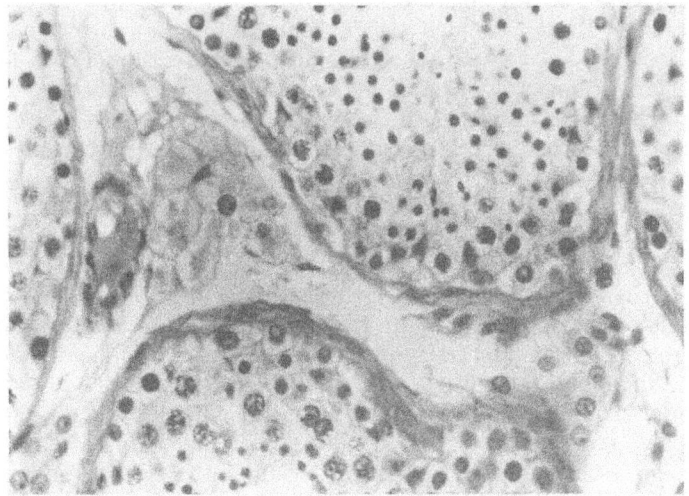

Abb. 117. Patient (1072) 45jähriger Mann. Diagnose: Sogenanntes „Klimakterium virile?" Ausschnitt aus Abb. 116. (Hopa: 570fach)

riolen eine Mediaverdickung (Arteriosklerose?). Siehe auch „Tubuluswandveränderungen im Alter" S. 194.

Ejaculat. Entsprechend dem erniedrigten Androgenspiegel sind auch das Volumen und die Fructosekonzentration des Samens herabgesetzt oder sie zeigen untere Grenzwerte. Nach Testosterongaben steigen diese Werte wieder zur

Norm an. Diesen Substitutionseffekt des Testosterons kann man auch als einen Beweis für den bestehenden Androgenmangel bewerten (sog. „Therapie-Test").

Die spermiogenetische Aktivität muß bei diesem Krankheitsbild nicht eingeschränkt sein. Eine Fertilitätsstörung braucht daher nicht vorzuliegen.

Hormone. Die Harngonadotropine sind normal oder erhöht.

Bei der Frau dagegen ist immer eine verstärkte Gonadotropinausscheidung nach dem Beginn des Klimakteriums nachzuweisen.

Die 17-Ketosteroide liegen meistens an der unteren Grenze der Norm oder sind erniedrigt. Die erhebliche Schwankungsbreite der 17-Ketosteroide erlaubt jedoch keine sichere Aussage.

Das klinische Symptomenbild. Von WERNER wurde entsprechend dem physiologischen Vorgang des weiblichen Klimakteriums der umstrittene Begriff des sog. „Männlichen Klimakteriums" geprägt. Zieht man daher zur Klärung des sog. „Klimakterium virile" den bekannten Symptomenkomplex des weiblichen als Analogon heran, so findet man, daß hier in einem bestimmten Alter — statistischer Wert liegt bei 40,8 Jahren — ein Lebensabschnitt einsetzt, der vor allem durch nervöse, neurozirkulatorische und allgemeine Symptome gekennzeichnet ist. Die gleichen Symptome lassen sich auch bei Männern feststellen und zwar nach WERNER in einem Alter von 48—52 Jahren, wobei nach HOCHE meist große, kräftige, fast durchweg intelligente und hauptsächlich adipöse Individuen betroffen werden (SCHELLER).

Die subjektiv *nervös-psychischen Symptome,* deren Hauptcharakteristika eine gewisse Labilität in nervöser, geistiger und seelischer Hinsicht ausmachen, sind nach WERNER vor allen Dingen Stimmungsschwankungen, leichte Irritierbarkeit, Mangel an Interesse, Unruhe, Zwangsvorstellung und Melancholie, die sich bei prädisponierten Personen bis zu schweren Depressionen („Involutionsdepressionen") und zu Suicidgedanken steigern (s. auch Kapitel „Androgenmangel", der „postpuberale Androgenmangel" S. 120).

In erotischer Hinsicht finden sich in einigen Fällen wahrscheinlich infolge einer gestörten Korrelation zwischen Libido und Potentia coeundi bei älteren Männern häufiger ungewöhnliche Ziele der sexuellen Triebrichtung. Hierfür ist einmal die bisweilen hochgradig gesteigerte Libido, zum anderen nach C. G. JUNG eine tiefenpsychologisch zu erklärende Umwandlung verantwortlich zu machen.

Die Störungen in *neuro-zirkulatorischer Hinsicht* erscheinen letztlich als eine Störung des Vagus-Sympathicus-Gleichgewichts und manifestieren sich vor allem in Hitzewallungen, profusen Schweißen, Palpitationen, Tachykardien, pektanginösen Zuständen auch in der Ruhe, Vertigo, Skotome, Parästhesien. Diese und viele ähnliche Symptome sind allerdings kein Dauerzustand, sondern geradezu charakterisiert durch ihre Sprunghaftigkeit und Periodizität. Auf Perioden relativer Symptomfreiheit folgen plötzlich Tage mit gehäuften Beschwerden, die ebenso plötzlich wieder verschwinden können.

Neben den oben erwähnten Erscheinungen finden sich ganz allgemein leichte Ermüdbarkeit, allgemeine Nervosität und emotionelle Labilität, Antriebslosigkeit, Gedächtnisschwund und Konzentrationsunfähigkeit, Hang zum Alleinsein, Depressivität, Weinerlichkeit und Schlaflosigkeit. Es treten Veränderungen in der sexuellen Aktivität auf (HELLER und MEYER).

Dieser Symptomenkomplex gleicht den Beschwerden bei Spätkastraten und bei Fällen mit postpuberalen primären Hodenschäden (s. Kapitel „der postpuberale Androgenmangel bzw.- ausfall"). Diese, sowie die Beschwerden des sog. „Klimakterium virile" sind durch eine Testosteron-Substitution zu beheben. Es gilt daher die Ansicht, daß diese Erscheinungen allgemein als Androgen-Entzugserscheinungen zu deuten sind. Das Ausmaß der Beschwerden ist sehr unterschiedlich. Es sollte daher die Diagnose eines sog. „Klimakterium virile" nur auf Grund eines geführten Androgenmangel-Nachweises gestellt werden.

Der Symptomenkomplex bildet nach GOULD kein gleichzeitiges Nebeneinander, sondern ein zeitliches Nacheinander dreier Stadien:

1. das frühe Stadium der Nervosität, Reizbarkeit und Ermüdbarkeit.
2. das Stadium mit einer stärkeren Betonung der zirkulatorischen und psychischen Symptome und
3. das Stadium mit einer Fixation kardialer, genitaler und psychischer Veränderungen (s. auch Teil II d. Buches).

Ein prozentualer Vergleich der fraglichen Symptome nach den von WERNER und HAWKINSON gefundenen Zahlen ergibt folgendes Bild:

Subjektive Nervosität	98—100%
Nachlassen oder Verlust der Potentia coeundi	90%
Depressionen und Konzentrationsschwäche	80— 85%
Verminderte Libido	75%
Müdigkeit, Schlaflosigkeit	65— 70%
Reizbarkeit, Wallungen, Frösteln	60— 70%
Schwindelanfälle, Kopfschmerzen, Skotome	50— 60%
Tachykardie, Palpitationen	50— 55%
Pruritus	31%
Kalte Extremitäten (Schweißausbrüche)	25— 30%
Psychosen und Persönlichkeitsveränderungen	5— 15%

Ein prozentualer Vergleich der fraglichen Symptome nach den von WERNER und HAWKINSON gefundenen Zahlen ergibt folgendes Bild:

Bei näherer Betrachtung aller dieser Erscheinungen finden wir, daß der größte Teil der aufgeführten Symptome recht allgemeiner Natur sein kann, und daß die Ursache in den allermeisten Fällen ebenso auf extragenitalem Gebiet zu suchen ist. Es scheint sich somit im ganzen weniger um ein Geschehen mit streng lokalisierter Genese zu handeln, als vielmehr um eine Allgemeinreaktion in physischer und psychischer Hinsicht mit gewissen Veränderungen, seien sie hormonaler oder sonstiger Natur. Hinzu kommt (STAEHLER), daß infolge der zivilisatorischen Einwirkungen das Vegetativum immer mehr der Gefahr der Übererregbarkeit ausgesetzt ist, sodaß es schon bei recht minimalen Schwankungen des allgemeinen Gleichgewichts im Hormonspiegel zu derart schwerwiegenden Reaktionen des Nervensystems und des Gesamtorganismus kommt.

Ätiologie. Die Ursache des sog. „Klimakterium virile" ist heute noch nicht sicher geklärt. Es kann als gesichert angesehen werden, daß die Androgene in der sexuellen Aktivität des Mannes zwar eine große Rolle spielen, daß sie aber andererseits dabei nur einer von vielen Faktoren sind. Die Frage ist nun, ob das sog. „Klimakterium virile" allein die Folge eines Androgenmangels, einer Involutionserscheinung der Leydigschen Zwischenzellen, einer Insuffizienz bzw. Dysfunktion des inkretorischen Anteils des Hoden ist, wobei anscheinend die Androgenbildung in relativ kurzer Zeit zum Abfall und erheblich unter dem altersentsprechenden Niveau zu liegen kommt; oder liegt primär eine Erkrankung der Gefäße (Arteriosklerose) vor und treten erst sekundär Veränderungen im testalen Bindegewebe bzw. in den Leydigschen Zwischenzellen auf? Wenn nicht, welche anderen Faktoren spielen dabei mit, und weiter, ist der Androgenmangel bedingt durch die allgemeinen Involutionsvorgänge oder tritt er zeitbedingt und weitestgehend unabhängig vom Alterungsprozeß auf, etwa so, wie bei der Frau, bei der die Ovarien zurückgebildet werden, obwohl noch Tausende von reifungsfähigen Eifollikeln vorhanden sind?

HELLER und SHIPLY, HELLER und MEYERS sowie LANDAU konnten eindeutig ein Absinken der 17-Ketosteroide im Alter feststellen. Während bei jungen Männern die 17-Ketosteroidausscheidung im Harn im Mittel 22,6 mg in 24 Std betrug, fand sich bei alten Männern (70—90 Jahre) ein Absinken des Mittelwertes auf 9,2 mg in 24 Std. Hierbei ist zu beachten, daß gerade der den Hauptanteil stellende Nebennierenrindenfaktor von einer Vielfalt von Geschehnissen beeinflußt werden kann, wie z. B. unspezifischer Stress, individueller Ernährungszustand, Leber- und Nierenfunktion.

Bei der Untersuchung der α-: β-17-Ketosteroide ergab sich, daß sich bei Kastration ebenso wie bei alten Männern das Verhältnis der beiden Fraktionen zueinander ändert. Bei gesunden Individuen zeigt sich ein Verhältnis $\alpha:\beta = 10:0,63$; nach der Kastration trat eine Umkehr des Verhältnisses ein, nämlich $\alpha:\beta = 1:10$. Bei alten Männern zeigte sich ein Verhältnis von $\alpha:\beta = 5,4:10$. Hierbei springt die Nebennierenrinde bei Kastraten und alten Männern kompensierend ein, was die hohe β-Fraktion verständlich macht. Dieser vergrößerte Anteil der β-Ketosteroide wird außerdem auch für das Fehlen des Prostatacarcinoms bei Kastraten verantwortlich gemacht. Die gleiche Verschiebung der $\alpha:\beta$-Relation zeigt sich bei der Zufuhr von Oestrogenen. Allerdings hält die Überproduktion der β-17-Ketosteroide nur 2—3 Jahre an, was auch eine Erklärung für das Versagen der Oestrogenmedikamentation bei Prostatacarcinomen wäre. Aus diesem Grunde müßte eine Verabreichung von β-17-Ketosteroiden das Prostatacarcinom günstig beeinflussen (FUCHS).

Bei der Frau ist eine verstärkte Gonadotropinausscheidung nach dem Klimakterium nachzuweisen. Für den Mann ist diese zu erwartende Steigerung nicht obligat, findet sich aber immer bei Spätkastraten, was den Gedanken nahelegt, daß bei normalem Involutionsprozeß auf den Hypophysenvorderlappen gleichzeitig 2 Faktoren einwirken (JORES):

1. Eine herabgesetzte Androgenbildung, die eine Steigerung der Gonadotropinbildung und -ausschüttung zur Folge hat.

2. Die fortschreitende Alterung, die dieser Steigerung zeitliche Grenzen setzt bzw. die Gonadotropinbildung vollkommen hemmt.

Durch derartige Involutionsprozesse der Hypophyse auf der einen und der Testes auf der anderen Seite kommen nach STAEHLER Schwankungen im Hormonspiegel zustande, die sich besonders in einer Verschiebung des Hormonquotienten zugunsten der oestrogenen Substanzen offenbaren (ZUCKERMANN und LAQUEUR).

Betrachten wir die endokrine Situation in bezug auf das Alter, so zeigt sich, daß sowohl die Aktivität des Hypophysenvorderlappens als auch die Testes Veränderungen unterworfen sind (allgemeine vasale Erkrankung: Arteriosklerose).

Die sehr verschiedenen Untersuchungsergebnisse der einzelnen Autoren — Verminderung der Androgene bei gleichzeitiger Verminderung der Oestrogene, Erhöhung der Androgene bei gleichbleibenden Oestrogenen, keine Veränderung der Androgene, jedoch starkes Ansteigen der Oestrogene und schließlich überhaupt keine Veränderungen beider Komponenten — scheinen zunächst kaum auf einen Nenner gebracht werden zu können. Die Keimdrüsen sind jedoch nur ein Rad im Uhrwerk des Endokriniums und beeinflussen ihrerseits andere Drüsen, wie z. B. Hypophyse und Nebenniere. Selbst sind sie aber ebensolchen Einflüssen unterworfen und stehen somit in Abhängigkeit vom autonomen Nervensystem und von den psychischen Reaktionen. Das Ganze stellt also ein recht kompliziertes Geschehen dar. Alle Alterationen, die einen einzelnen Faktor betreffen, werden von der Gesamtheit beantwortet.

Es besteht durchaus die Möglichkeit, daß die Schwankungen des Oestrogen-Androgen-Verhältnisses zugunsten der Oestrogene eine kompensatorische Überproduktion an Androgenwirkstoffen zur Folge haben, wodurch das Gleichgewicht wieder hergestellt wird. Dies kann jedoch nur von kurzer Dauer sein, da die zunehmende Involution der Testes trotz aller kompensatorischen Maßnahmen notwendig zu einer Einstellung zugunsten der Oestrogene führen muß. Diese wahrscheinlich durch die allgemeinen Alterungsvorgänge bedingten, sich über mehrere Jahre hinziehenden Schwankungen des Hormonspiegels, die um das 40. Lebensjahr beginnen und sich bis zum 60. erstrecken können, erklären einmal die sich widersprechenden Versuchsergebnisse der einzelnen Autoren, zum andern stellen sie eine dauernde Alteration des Gesamtorganismus dar, der — je nach Disposition und Konstitution — mit den verschiedensten Symptomen in der gleichen Periodizität reagiert und deren Stärke von seinem körperlichen Zustand ebenso abhängig ist wie von seiner physischen und psychischen Konstellation. Dies bedeutet jedoch, daß das gesamte Symptomenbild psychisch stark überlagert und verwaschen sein kann. Da psychische Kräfte jeder Art auf die Sexualität einwirken, heißt dies, daß herabgesetzte Potentia coeundi und verminderte Libido in reaktiven Depressionen oder anders bedingten Erscheinungen, die nur psychoanalytisch beseitigt werden können — wie z. B. die Kastrationsangst, — ebenso begründet sein können wie in Veränderungen des Hormonspiegels.

Mit dem Altern der männlichen Keimdrüse beschäftigten sich unter anderem NOWAKOWSKI und SCHMIDT (1957). Die anatomisch objektiven Veränderungen waren eine geringe Spermiogenesehemmung, leichte Verdickung der Tunica propria und Veränderungen der Leydigschen Zwischenzellen hinsichtlich der Größe, Zahl und ihres Lipoid- und Pigmentgehaltes (Abb. 118). Die Untersuchungen über den Funktionszustand des Hodens ergaben eine auffällige Divergenz zwischen der Zwischenzellfunktion (d. h. der Testosteron-Produktion) und der Spermienbildung. Letztere bleibt bis ins höchste Alter erhalten, wogegen die inkretorische Leistung des Hodens deutlich nachläßt. Dies konnte am Verhalten der Fructosekonzentration des Spermaplasmas statistisch signifikant nachgewiesen werden. Zwischen dem 40. und 50. Lebensjahr beträgt die Fructosekonzentration etwa 50%, mit 60—70 Jahren nur noch $1/3$ dessen, was Männer im Alter von 20—30 Jahren aufweisen. Die gleichen quantitativen Reaktionen und Altersabhängigkeit zeigen nach beiden Autoren auch die chemisch und biologisch bestimmten Androgene

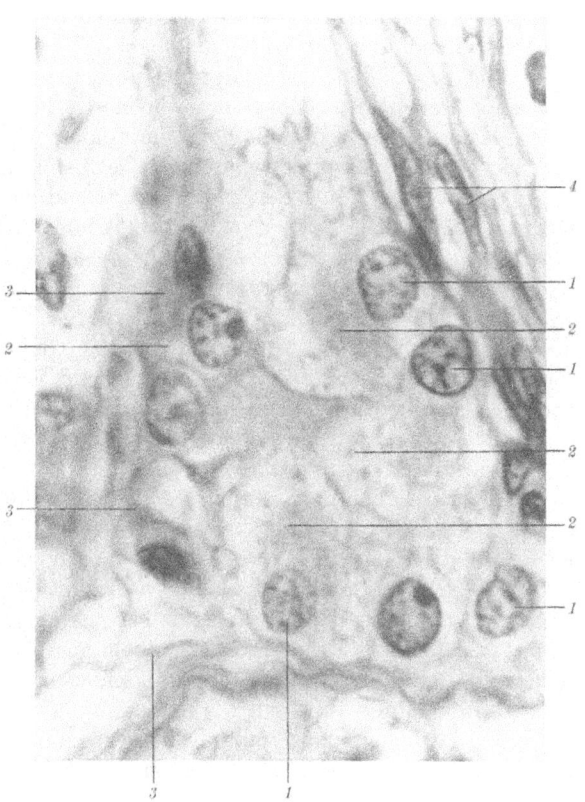

Abb. 118. Patient (1072) 45jähriger Mann. Diagnose: Sogenanntes „Klimakterium virile"? Ausschnitt aus Abb. 116, 117. *1* Zwischenzellkerne zeigen „Schachbrettmuster" (Involution); *2* Plasma stark mit Abnutzungspigment (Lipofuscin) beladen; *3* bindegewebige Verdichtungen; *4* Fibrocyten der mehrschichtig verdickten Wand. (Hopa: 2025fach)

im Harn. Bei älteren Männern mit herabgesetzter Ejaculatfructose findet man außerdem in der Mehrzahl der Fälle eine prozentuale Verringerung des Androsteron-Ätiocholanolonanteils der 17-Ketosteroide. Die Gonadotropinausscheidung liegt dagegen immer im Normbereich. Künstliche Testosteronzufuhr führt beim alternden Mann zu einer Normalisierung der Fructosekonzentration und zum Rückgang der klinischen Erscheinungen des sog. „Klimakterium virile".

Nach SOFFER wird das sog. „Klimakterium virile" daher durch einen echten Androgenmangelnachweis bzw. durch folgende Kriterien charakterisiert:

1. Ein sichtbarer histologischer Hodenschaden (Zwischenzellen und Tubuli?) mit einer Erhöhung der Harngonadotropine.
2. Das Schwinden der Symptome unter Testosterontherapie (Substitution) und das Bestehenbleiben der Symptome bei Leer-Test-Injektionen (Placebo).
3. Das Auftreten von klinischen Symptomen, wie sie für die Kastration typisch sind und das Schwinden derselben nach Testosterongaben.

Aus dem Gesagten geht zusammenfassend hervor, daß die *Diagnose* des Symptomenkomplexes des sog. „Klimakterium virile" *niemals* auf Grund einer *einzelnen subjektiven Erscheinung* gestellt werden darf. Der Nachweis eines *echten Androgenmangels* ist daher *immer* beim sog. *„Klimakterium virile"* als *ein obligates Symptom* mit Sicherheit zu führen.

Häufigkeit. Über die Häufigkeit des sog. „Klimakterium virile" sind keine verbindlichen Aussagen zu machen. Es scheint jedoch häufiger diagnostiziert zu werden, als es in Wirklichkeit auftritt. Dies läßt sich jedoch nur aus den oben aufgeführten diagnostischen Schwierigkeiten erklären.

Therapie des sog. „Klimakterium virile". Altersveränderungen führen letztlich zu Funktionsveränderungen und zu einer Einengung der organischen Leistungsbreite. In den letzten Jahren hat sich ein selbständiges medizinisches Fachgebiet entwickelt, die „Geriatrie", die sich mit den pathogenetischen und therapeutischen Gegebenheiten des alternden Mannes beschäftigt.

Vom Standpunkt der Therapie aus betrachtet, ändert sich der alternde Organismus auch in seiner Reagibilität gegenüber Medikamenten. Es ergibt sich daraus zum einen, die altersphysiologischen Veränderungen (Involution-Arteriosklerose) so langsam ablaufen zu lassen wie nur irgendmöglich. Zum anderen dann, wenn sich schon pathologische Symptome (Androgenmangel) zeigen, durch eine temporäre substituierende Behandlung dem Organismus Zeit zu lassen, sich auf die neuen Verhältnisse einzustellen.

Während ersteres Aufgabe einer *präventiven Medizin* ist, muß als Voraussetzung für jede Substitutionstherapie eine vorhergehende äußerst subtile und individuelle Diagnostik nötig sein. Liegt ein Hormondefizit vor, scheint eine substituierende Keimdrüsenhormonbehandlung das Nächstliegende. Jedoch sind die Ergebnisse der Behandlung mit androgenwirksamen Stoffen sehr widersprechend, was — ebenso wie die sich widersprechenden Versuchsergebnisse in endokriner Hinsicht — auf die nach STAEHLER angeführten Schwankungen des Hormonquotienten zurückzuführen ist. Das heißt aber, daß es bei der Therapie von Wichtigkeit ist, die gerade vorherrschende Phase zu finden. Es kommt vor allem darauf an, durch subtile Diagnostik zu einer qualitativ und quantitativ individuellen Therapie zu gelangen. Während hier androgene Substanzen angezeigt erscheinen, sind es dort eher Oestrogene. GOULD fand eine Kombination aus Placentar-Hormonen, Glutaminsäure und Procain wirksamer als Androgene und Oestrogene allein. VENZMER und RATSCHOW zogen Organvollextrakte dem rein synthetischen Präparaten vor. Ersteren soll eine stark tonisierende Wirkung zukommen.

Die einzelnen Phasen erfordern nach STAEHLER die Anwendung von androgenen oder oestrogenen Substanzen. Da es jedoch praktisch klinisch nicht erkennbar ist, in welcher Phase sich der Patient gerade befindet, schlägt er vor, die Medikamentation nach dem zeitlichen Ablauf des „klimakterischen" Geschehens zu richten. Nach seinen Ergebnissen haben sich zu Beginn der Beschwerden eine androgene, mitten im sog. „Klimakterium virile" eine kombinierte und gegen Ende eine oestrogene Behandlung mit Organvollextrakten bewährt. Sollte eine kurmäßige Behandlung ohne Erfolg ablaufen, dann schlägt er eine zusätzliche Injektion von 500—1000 Einheiten eines Choriongonadotropin-Präparates (ICSH) vor.

Die Berücksichtigung des allgemeinen Zustandes und eine entsprechende psychotherapeutische Beeinflussung erscheint von größter Wichtigkeit. Die meist gleichzeitig vorhandenen neurozirkulatorischen Störungen werden mit den übrigen Mitteln behandelt. Schwere internistische und psychische Symptome, deren Ursache die endokrine Umstimmung nicht sein kann, sondern nur deren auslösender Faktor, gehören in die Hand des Facharztes.

Unsere Erfahrungen (HEINKE) sind die, daß die sog. Organextrakte keine oder kaum eine Wirkung beim „Echten Klimakterium virile" erzielen können. Es ist daher immer zweckmäßig, nach den obengenannten diagnostischen Maßnahmen den sog. „*Therapie-Test*" zum Nachweis eines möglichen Androgenmangels durchzuführen. Nach der Applikation von 3 oder 6mal 25 mg eines Testosteron-Propionats in 1 oder 2 Wochen schwinden beim „Echten Klimakterium virile" die psycho-vegetativen Störungen sofort; sie kehren in einer gewissen Zeit nach dem Abbruch der Behandlung ebenso wieder. Samenkontrollen sind hierbei zur Beobachtung des Volumens und der Fructosekonzentration nützlich, die sich beide unter den Testosterongaben in etwa 10—20 Tagen normalisieren. Das Ansprechen auf das Testosteron muß als ein Beweis für einen bestehenden Androgenmangel gedeutet werden. Die nun nachfolgende *Behandlung* wird eine zeitliche oder dauernde *Testosteronsubstitution* sein. Man gibt unterschiedlich nach Bedarf und Einstellung alle 10, 15, 20 oder 40 Tage ein Depot-Testosteronpräparat, z. B. Testosteron-Önanthat zu 50, 100 oder 250 mg oder ein Methyltestosteron-Präparat, z. B. 1—4mal täglich 5 mg buccal.

Die Methyltestosteron-Behandlung sollte nicht über längere Zeit wegen der Möglichkeit einer Leberschädigung gegeben werden (Ikterus).

Von anderer Seite (KLOSS) wird eine kombinierte Testosteron-Oestradiol-Behandlung im Rückbildungsalter empfohlen (1mal täglich 5—15 mg Methyltestosteron buccal und 0,002 mg Äthinyloestradiol).

In letzter Zeit hat sich vor allem auch das nichtvirilisierende, stark eiweißschonende und daher mit einer anabolen Wirkung — auch hinsichtlich der Durchblutung von Herz und Muskeln — Nor-Androstenolonphenylpropionat (1mal wöchentlich 25 mg oder mehr) bewährt.

Es ist immer zweckmäßig vor jedem Therapie-Test oder jeder Behandlung in 2—3tägigen Abständen 1—3 Injektionen mit einem Leer-Präparat (Placebo) vorzunehmen (HELLER und MEYERS). Tritt schon hierbei ein Erfolg ein, dann kann es sich nicht um ein organisches Leiden handeln.

c) Die interstitielle Fibrose

Die „Interstitielle Fibrose" stellt ein Krankheitsbild der Fertilitätsstörungen dar, das am interstitiellen Bindegewebe sichtbar wird. Sie ist gekennzeichnet durch eine uniforme Vermehrung des Bindegewebes, ohne daß zunächst eine Störung des Samenepithels und der Tubuluswand faßbar wird. Mit der interstitiellen Fibrose kann ein Zwischenzellschaden vergesellschaftet sein.

Hodenbild. Die Tubuli sind im allgemeinen normal groß und weit, mitunter jedoch leicht verengt. In den Kanälchen, die lichte Lumina zeigen können, sind

3. Synopsis und Klassifikation der

Tabelle 5. *Synopsis der Fertilitätsstörungen*

	Klinik					Ejaculat			Hoden-		
	Som.-mas.-Differenzierung	Genitale	Gynäkomastie	Libido	Fertilität	Vol.	Fructose	Diagnose	Spermiogenese	Sertoli-Zellen	Basale Stadien

Primärer

1	N	N	∅	N	N	N	N	Normospermie	N	Z	N
2	N	N	∅	N	∅	N	N	Aspermie	N	N	N
3	N	N	∅	N	— ∅	N	∅	Normospermie	N	N	N
4	N	N	∅	N	— ∅	N	N	Hypospermie 20—60 Mill.	(N)	N	(N)
5	N	N	∅	N	∅	N	N	Oligo-Azoospermie	—	N	—
6	N	(N) kl	∅	N	∅	N	N	(Oligo-)Azoospermie	∅	N, +	∅
7	e	kl	∅ +	N	∅ —	N	N	Azoospermie	∅	— ∅	— ∅
8	e	kl	∅ +	N	∅ —	N	N	Azoospermie	∅	∅	∅
9	N	N	∅	N —	∅ —	N	—	Hypo-Oligo-Azoospermie	N —	N	N
10	N	N	∅	— —	N —	N	—	Normo-Oligospermie	N (—)	N	N
11	Präpub.: e Postpub.: N	— kl ∅	∅ +	—	∅	∅	∅		∅	∅	∅
12	N	N — kl	∅	N	∅	N	N	Azoospermie	∅	N	(—) ∅
13	N	N—(kl)	∅	N (—)	∅	N	N	Oligo-Azoospermie	(—) ∅	N, ∅	(—) ∅

Sekundärer

14	e	kl	∅	∅	∅	∅	∅		∅	N	—
15	N	N	∅	(—) ∅	∅	∅	∅		—	N	—
16	e	(N) kl	(+) ∅	N —	(N) —	—	—	Hypo-Oligospermie	N (—)	N	N
17	N	N	∅	N	∅	N	N	Oligo-Azoospermie	—	N	—
18	N	N	∅	N	∅	N	N	Azoospermie	∅	N	∅
19	N (e)	(N) kl	+	(N) ∅	∅	—	—	Azoospermie	∅	N	∅

N = normal (entfaltet); + = vermehrt (= hyperplastisch); ++ = stark vermehrt; — = vermindert (= nicht entfaltet); ∅ = fehlt;

alle Stadien der Spermiogenese, einschließlich reifer Spermien, vorhanden. Es kann das Bild der Hemmung, Desorganisation und Desquamation in einzelnen Tubuli vorherrschen.

Die Tunica propria ist zart und läßt keine Veränderungen nachweisen. Treten jedoch solche auf, dann kann die Wand durch mehrschichtige Bindegewebslamellen verdickt sein. Die Basalmembran tritt hierbei dann stärker hervor

Fertilitätsstörungen beim Manne

beim Manne (in Anlehnung an SELYE)

bild				Hormone			Chro-matin-Test	Chorion-gonado-tropin-Test	Endgültige Diagnose
Tubu-lus-weite =	Tub.-Wand	Zwisch. Zellen	Entzg.	FSH	ICSH	Andro-gene			

Hypogonadismus

200 μ	Z	N	∅	N	N	N	♂	N	Normaler Mann
200 μ	Z	N	∅	N	N	N	♂	N	Verschluß-Stenose
200 μ	Z	N	∅	N	N	N	♂	N	Normogonadotrope Sterilität bei Fructose-Mangel
150 μ	Z (vd)	N	∅	(N)	N	N	♂	N	Spermiogenese-Hemmung, Desorganisation, Desquamation
150 μ	Z (vd)	N (N)	∅	(N) —	N	N	♂	N	Spermiogenese-Stop. (Selektiver FSH-Mangel ?)
100 μ	vd	N	∅	N +	N	N	♂	N	Fehlen des Samenepithel (Aplasie, Depopulation)
	vd	N ++	∅ (+)	+	+	N —	♂	N	Idiopathische Tubulusdegeneration (falsches Klinefelter-Syndrom)
	vd	++	∅	++	++	N —	♀	N	Echtes Klinefelter-Syndrom
100 bis 150 μ	vd (Z)	—	∅ (+)	N	(N) +	—	♂	negativ	Interstitielle Fibrose (Zwischenzellschaden)
150 μ	Z (vd)	(N) —	∅	+ N	+ N	—	♂	negativ positiv	Klimakterium virile (Zwischenzellschaden ?)
∅	∅	∅	∅	++	+	—	♂	negativ	Anorchie (Präbuperale) Kastration — Totale Fibrose
100 μ	vd	N (—)	∅	N (+)	+	N	♂ (od. ♀)	N	Kryptorchismus
100 μ	vd	N (—)	+	N	N	N	♂	N	Zustand nach Orchitis (Mumps)

Hypogonadismus

100 μ	vd	—	∅	(—) ∅	∅	—	♂	positiv	Selektiver FSH- und ICSH-Mangel. Präpuberale Form
100 μ	vd	—	∅	(—) ∅	(—) ∅	—	♂	positiv	Selektiver FSH- und ICSH-Mangel. Postpuberale Form
150 μ	Z (vd)	—	∅	N	(—) ∅	—	♂	positiv	Selektiver ICSH-Mangel (Fertiler Eunuch-Präpuberaler)
150 μ	Z (vd)	N (N)	∅	— (∅)	N	+	♂	N	Selektiver FSH-Mangel (Spermiogenese-Stop ?)
100 μ	vd	—	∅	— (∅)	— (∅)	++	♂		Sekundärer Hodenschaden unter extragenitaler Testosteronzufuhr
100 μ	vd	—	∅	— (∅)	— (∅)	— (∅)	♂		Sekundärer Hodenschaden unter Oestrogenzufuhr

e = eunuchoid; kl = klein; Z = zart; vd = verdickt.

und ist insbesondere bei kleinen Tubuli gewellt. Sonst ist sie unverändert. Größere Veränderungen können im fortgeschrittenen Stadium sichtbar werden (Abb. 119).

Das Interstitium ist immer uniform stark bindegewebig verdichtet und relativ zellreich. Entzündliche Zellelemente sind jedoch nicht nachweisbar. Die Leydigschen Zwischenzellen sind in normaler Zahl vorhanden. Sie sind meist auffallend stark von bindegewebigen Fasern umschlossen (Abb. 120). Die Zellkerne und der

Plasmasaum sind nur schlecht zu erkennen und unterscheiden sich sichtbar von normal aktiven Zwischenzellen. Die Kerne zeigen mitunter Schachbrettmuster. Andere Zwischenzellen sind von fibrocytären Elementen kaum zu unterscheiden. Mitunter tragen die Zwischenzellen Abnutzungspigment. Die Gefäße und insbesondere die Arteriolen treten auffallend stark hervor, die Media ist stark hyalin verquollen.

Ejaculat. Je nach Schwere und Dauer der Erkrankung wird eine Normo-, Hypo- oder Oligospermie nachweisbar sein. Die Möglichkeiten von Vitalitäts- und Motilitätsveränderungen sind gegeben.

Entsprechend der Stärke des Zwischenzellschadens und dem daraus resultierenden Androgenmangel können erniedrigte Volumina und Fructose-Konzentrationswerte vorliegen. Es liegt *immer* eine Fertilitätsstörung vor.

Hormone. Die Hormonbefunde liegen im Normbereich. Es finden sich keine erhöhten Harngonadotropinwerte; die 17-Ketosteroidausscheidung im Urin kann normal oder erniedrigt sein.

Tabelle 6. *Klassifikation der Fertilitätsstörungen beim Manne (in Anlehnung an R. G. Pasqualini)*

Beginn	Androgen-Aktivität	Gonadotrope Aktivität	Spermiogenese (Hodenbild)	Krankheitsbild — Syndrom
Prä-puberal	vermindert (Mangel oder Fehlen)	vermindert	gestört	Hypogonadotroper Eunuchoidismus, selektiver FSH- und ICS-Mangel. Hypophysärer Zwergwuchs, Fröhlich-Syndrom, Morbus Turner, Laurence-Moon-Biedl, verzögerte Pubertät (Pubertas tarda)
			normal	
		normal	gestört	
			normal	Eunuchoidismus mit Spermiogenese (fertiler Eunuch). Selektiver ICSH-Mangel
		erhöht	gestört	Präpuberale Kastration, funktionelle Kastration. Anorchie. Idiopathische Tubulusdegeneration
			normal	Selektiver ICSH-Mangel
	normal vorhanden	vermindert	gestört	Selektiver FSH-Mangel, maskierte Zwischenzell-Insuffizienz bei extragenitaler Testosteronzufuhr. Isosexuelles Syndrom (NNR-Hyperplasie)
			normal	
		normal	gestört	Kryptorchismus, Aplasie und Depopulation
			normal	Normale Entwicklung (Pubertät)
		erhöht	gestört	Idiopathische Tubulusdegeneration, „Echtes Klinefelter-Syndrom", Aplasie, Depopulation
			normal	

Tabelle 6 (Fortsetzung)

Beginn	Androgen-Aktivität	Gonadotrope Aktivität	Spermiogenese (Hodenbild)	Krankheitsbild — Syndrom
Post-puperal	vermindert (Mangel oder Fehlen)	vermindert	gestört	Krankhafte Veränderungen des HVL und selektiver FSH- und ICSH-Mangel, Morbus Simmonds Manifeste endokrine Insuffizienz nach Oestrogenzufuhr
			normal	
		normal	gestört	Kryptorchismus
			normal	Selektiver ICSH-Mangel (postpuberal) Interstitielle Fibrose
			normal	Klimakterium virile
		erhöht	gestört	Postpuberale Kastration und „funktionelle Kastration"
			normal	Klimakterium virile
	normal vorhanden	vermindert	gestört	Selektiver FSH-Mangel (Spermiogenesestop?) (hypo-gonadotrope Infertilität) Maskierte Zwischenzell-Insuffizienz bei extragenitaler Testosteronzufuhr
			normal	
		normal	gestört	SelektiverFSH-Mangel (Spermiogenesestop?). Kryptorchismus Normogonadotrope Infertilität: Spermiogenese-Hemmung, Desquamation, Desorganisation, Stop, Depopulation, Aplasie, Entzündung (Verschluß)
			normal	Normale Entwicklung
			normal und Sperma	Verschluß der samenableitenden Wege, Isolierter Ausfall der akzessorischen Geschlechtsdrüsen (z. B. Bläschendrüsen)
		erhöht	gestört und Sperma	Hypergonadotrope Infertilität (Aplasie, Depopulation) „Idiopathische Tubulusdegeneration"; „Echtes Klinefelter-Syndrom". Verschluß. Isolierter Ausfall von Samenbläschen
			normal	

Klinisches Bild. Die Männer sind somatisch-maskulin normal differenziert. Die Hoden sind normal groß, prall elastisch, mitunter jedoch härter als normal.

Je nach dem Zustand der Leydigschen Zwischenzellen und der Dauer des Leidens können Ausfallserscheinungen im Sinne eines sog. „Klimakterium virile" bestehen.

Ätiologie und Pathogenese. Die Ursachen und Pathogenese, die zu dieser Fertilitätsstörung führen, sind unbekannt. Die Schädigung muß jedoch erst postpuberal eintreten, da die Männer immer somatisch normal entwickelt sind. Sie haben immer eine unergiebige Anamnese. Wir glauben jedoch nicht, daß es sich bei dieser interstitiellen Fibrose um eine Insuffizienz der gonadotropen

Partialfunktion der Adenohypophyse handelt, da die entsprechenden Tests (Choriongonadotropin-Test u. a.) negativ ausfallen und eher für einen primären

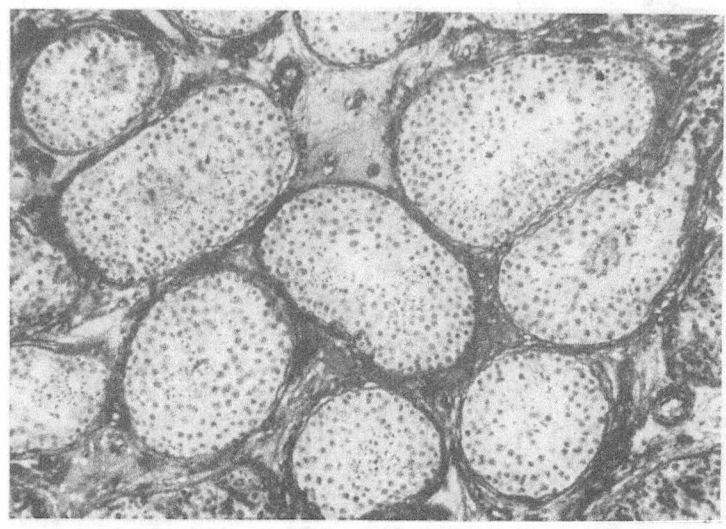

Abb. 119. Patient (1033) 33jähriger Mann, 2 Jahre kinderlos verheiratet. Diagnose: Interstitielle Fibrose Desorganisation. Somatisch normal maskulin differenziert. Ejaculat: Volumen 2,0—3,0 cm³; Fructose erniedrigt Normospermie mit Motilitätsstörungen. Hormone: FSH normal, 17-Ketosteroide normal. Chromatintest: Männliches Kernmuster. Hodenbild: Tubuli weit bis mittelweit. Normale spermiogenetische Aktivität mit reichlich Spermatozoen, Desorganisation. Wände zart bis mehrschichtig verdickt. Interstitium örtlich ödematös aufgelockert, sonst uniform stark bindegewebig verdichtet. Zwischenzellen sind schlecht entfaltet, mit Pigment beladen und auffallend stark bindegewebig eingehüllt, desgleichen die Gefäße. Keine Zeichen von Entzündung. (Hopa: 225fach)

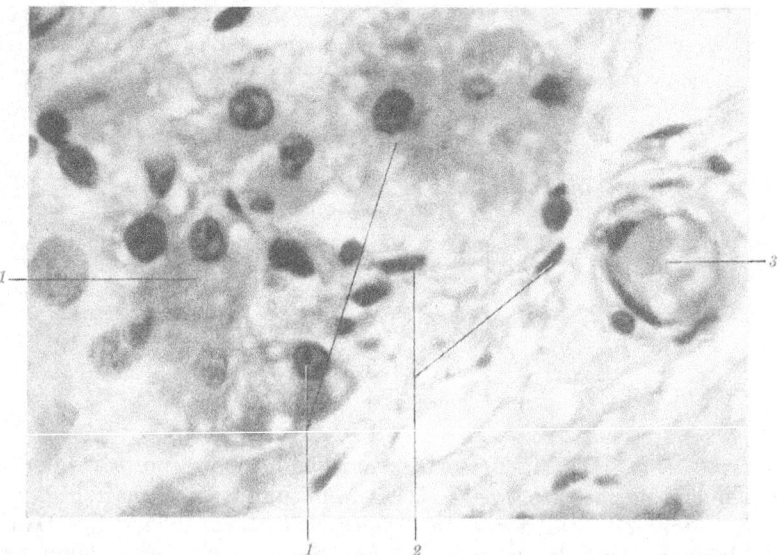

Abb. 120. Patient (1033) 33jähriger Mann, s. Abb. 119. Diagnose: Interstitielle Fibrose mit Zwischenzellatrophie. *1* Zwischenzellen in Involution, bindegewebig eingehüllt; *2* Fibroblasten; *3* Gefäß im Schnitt. Media verdickt. (Hopa: 2025fach)

Hodenschaden mit einem isolierten Zwischenzellschaden sprechen [s. auch Ätiologie der „Idiopathischen Tubulusdegeneration" und des „Selektiven (S. 207) ICSH-Mangels" = „non response-Form" (S. 146)].

Prognose. Die Prognose hinsichtlich der Fertilität ist nicht günstig.

Häufigkeit. Es handelt sich unseres Erachtens um ein selten zu beobachtendes Krankheitsbild.

Therapie. Substitutionstherapie mit einem Testosteron-Präparat bei Androgenmangel.

F. Die Therapie der Fertilitätsstörungen beim Manne

Von

Ernst Heinke-Gießen

I. Allgemeinbehandlung

Zu den subtilsten und schwierigsten Aufgaben in der Medizin gehört die Behandlung der Impotentia coeundi und Impotentia generandi des Mannes. Sie erfordert zunächst eine genaue klinisch-anamnestisch-somatische Untersuchung, eine Analyse des Ejaculates, der Hormone, des genetischen Geschlechtes und — in bestimmten Fällen — des histologischen Hodenbildes zur Ergründung der einzelnen Faktoren der jeweiligen Störung und zur Kontrolle des Behandlungsergebnisses. Es wird ebenfalls wichtig sein, neben der somatisch-morphologischen Untersuchung des Mannes, sich eingehend — *in enger Zusammenarbeit mit dem Gynäkologen* — über den Gesundheitszustand der Ehefrau zu unterrichten. Auch dem psychologischen Moment beider Ehepartner sollte ein Augenmerk geschenkt werden. Die Heranziehung eines Psychotherapeuten kann mitunter zweckdienlich sein.

Bevor auf die verschiedenartigen Methoden der Behandlungsversuche näher eingegangen wird, ist hervorzuheben, daß die Behandlung der Infertilität — sei sie nun durch den Mann oder die Frau bedingt — im allgemeinen sehr langwierig ist und im Hinblick auf den erwarteten Erfolg große Anforderungen an die Geduld des Arztes wie auch des Patienten stellt. Kommt es dann im Laufe einer länger oder kürzer dauernden Behandlung zu einer Schwangerschaft, so erhebt sich außerdem die Frage, ob dieses Resultat allein auf die angewandte Behandlung zurückgeführt werden darf, oder ob es nicht bei geduldigem Zuwarten auch ohnehin zu einer Schwangerschaft gekommen wäre (temporäre Hypo- oder Oligospermie).

Die Spermiogenese ist wie kein anderes Organgeschehen schon den leichtesten Einflüssen unterworfen. KYRLE und OBERNDORFER haben aus diesen Gründen die Testes als die empfindlichsten Organe des Mannes bezeichnet.

Die bei einer Beeinträchtigung der Spermiogenese ohne Zweifel sehr wichtige Änderung der Lebensweise besteht in einer sehr gründlichen Erholung, einer Ausgleichsbeschäftigung gegenüber der beruflichen Tätigkeit, wie Bewegung an der frischen Luft (bei einer vorwiegend sitzenden Arbeitsweise) und einer Vermeidung jeglicher Exzesse. Beim Vorliegen einer abnormen, vor allem unterentwickelten Konstitution tritt neben die Änderung der Lebensweise die physikalische Behandlung in Form von Bädern, Massagen und anderen physikotherapeutischen Maßnahmen, bevor man eine spezielle Therapie einleitet.

SIMMONS empfiehlt folgende Richtlinien für die allgemeine, unspezifische Behandlung:

Umgestaltung des Tageslaufes: regelmäßiger Schlaf, regelmäßig durchgeführter Sport, Abstinenz im Rauchen, Alkohol- und Coffeingenuß unter Vermeidung von sexuellen Exzessen.

Zuträgliche Kost mit hochwertigem Eiweiß (täglich etwa 1—2 g Eiweiß/kg Körpergewicht) und hohem Vitamingehalt (Vitamin A, B und C), unter Vermeidung von zu großen Fettzufuhren; eine Verordnung von Obst und Gemüse, frischer Leber, Bierhefe und Weizenkeimlingen hat sich als vorteilhaft erwiesen. Regulärer Sport und körperliche Bewegung, die aus mindestens 30 Minuten dauernden Spaziergängen — unabhängig von Regen oder Sonnenschein — bestehen soll. Angemessene Ferien mit absolutem Freisein von jeglicher Verantwortlichkeit in beruflicher und geschäftlicher Hinsicht sowie von übermäßigen gesellschaftlichen Verpflichtungen. Die Berichtigung der lokalen ,,Wärme-Umgebung" durch entsprechende Kleidung (cave Suspensorium!) und Vermeidung von zu großer Bettwärme, zu warmen Kleidungsstücken und ungünstigen Berufsgegebenheiten (Heizer u. a.) (s. auch Kapitel ,,Ätiologie der Fertilitätsstörungen").

Jeder Arzt sollte auch psychogen bedingte Faktoren in Betracht ziehen, ohne allerdings beim Fehlen jeglicher organischer Veränderungen die Bedeutung dieser Einflüsse zu überschätzen.

Nach Abwägung aller einzelnen Faktoren, die für die individuelle Behandlung geboten erscheinen und unter der Gewißheit, daß die Ursache der Sterilität der Ehe durch eine Infertilität des Ehemannes verursacht wird, soll man sich einer *gezielten* Therapie bedienen. Diese wird mit den einfachsten Maßnahmen beginnen und sich nach den Graden des Hypogenitalismus richten und im Versagensfalle zu anderen therapeutischen Maßnahmen übergehen.

Hierbei hat sich als *das wirksamste Mittel* bei allen Heilmaßnahmen der Infertilität des Mannes und auch der Frau die *Geduld* erwiesen.

Es ist zweckmäßig, neben dem Gynäkologen in guter Zusammenarbeit mit einem Endokrinologen, Internisten, Neurologen, Urologen und, möglicherweise, auch mit einem Psychiater bzw. Psychotherapeuten zu stehen. Jeder behandelnde Arzt sollte stets seine therapeutischen Grenzen kennen. Die Fortschritte auf dem diagnostischen Gebiet der Endokrinologie und auch der Fertilitätsstörungen ermöglichen es heute kaum noch einem praktisch tätigen Arzt, alle zur Verfügung stehenden diagnostischen und therapeutischen Maßnahmen anzuwenden. Hier wird sich in Zukunft die Zusammenarbeit insbesondere mit Spezialkliniken oder Abteilungen als fruchtbar für den Patienten, nicht zuletzt auch für den praktizierenden Arzt oder Dermatologen, erweisen. Die bisher weitgehend empirisch gehandhabte Behandlung der Fertilitätsstörungen kann dadurch jetzt auf eine rationellere Basis gestellt werden.

II. Hygiene des Geschlechtslebens einschließlich Hinweise zur Bestimmung des Ovulationstermines und weiterer Tests

Ein Grundsatz sollte sein, mit möglichst einfachen, naturgemäßen Mitteln einen Erfolg zu erzielen. Es steht daher allgemein am Beginn jeder Therapie die hygienisch-diätetische Regelung der Lebensweise des Ehemannes und auch der Ehefrau, insbesondere hinsichtlich des ehelichen Zusammenlebens (SIMMONS, s. oben). Hierher gehört die Regelmäßigkeit des täglichen Lebens, eine Entspannung von der Arbeit bei Sport oder Spaziergängen. Man wird den Eheleuten, wenn möglich, einen längeren Urlaub empfehlen, wobei während dieser Zeit mehr der Entspannung und Ruhe gelebt werden sollte und nicht der Sucht, möglichst viel zu sehen, zu erleben und zu essen.

Nach LANE-ROBERTS ist auf die Häufigkeit des Coitus zu achten. Die durchschnittliche Coitusfrequenz liegt in den ersten 5—10 Ehejahren bei 2—3mal wöchentlich. LANE-ROBERTS betont, daß gerade die ihn wegen Fertilitätssorgen aufsuchenden Ehepartner allgemein eine höhere Coitusfrequenz um 50% aufwiesen als normale Ehepartner gleichen Alters. Der Congressus ist nach Möglichkeit auf die Tage des Konzeptionsoptimums zu legen, wobei eine Karenzzeit von etwa 5 Tagen sich für die Zeugungskraft des Ehemannes günstig auswirkt (FARRIS).

Weiterhin hat die Art des Congressus nach LANE-ROBERTS, BELONOSCHKIN u. a. ebenfalls einen Einfluß. Obwohl der Orgasmus der Frau nicht notwendig ist, begünstigt dieser doch mit großer Wahrscheinlichkeit (BELONOSCHKIN) die Konzeption infolge Relaxation des Kristellerschen Schleimpfropfes, womit die Spermien passiv vom äußeren Muttermund in den Cervicalkanal angesaugt werden. Um aus diesen Gründen ein Optimum an Wirkung zu erreichen, sollte der Orgasmus bei Mann und Frau möglichst synchron erfolgen.

Ferner seien Männer mit einer Oligo- bzw. Hypospermie darauf aufmerksam gemacht, ihren Penis im Augenblick des Orgasmus möglichst tief in die Vagina zu immittieren, um so das Ejaculat möglichst nahe der Cervix zu deponieren (HEYERMANN). Bei einer Ejaculatio in portiofernen Anteilen der Vagina erlöschen Motilität und Vitalität der Spermien frühzeitig infolge des sauren Milieus.

LANE-ROBERTS konnte beobachten, daß das Sperma in seiner Zusammensetzung physiologischer wird, je länger der Ehemann die Ejaculatio hinauszögert, um den Orgasmus der Frau herauszufordern. Dieses Ejaculat soll eine größere Menge testaler Elemente enthalten; die verschiedenen glandulären Elemente sollen physiologischer zusammengesetzt sein.

Die normale Konzeption hat zur Voraussetzung, daß der Congressus möglichst zur Zeit der Ovulation stattfindet.

Nach FARRIS ovulieren 85% aller Frauen normal, aber in sterilen Ehen, in denen der Ehemann an einer Oligo- oder Hypospermie leidet, in weniger als 50% der Fälle normal. FARRIS und TYLER nehmen an, daß das Ovum 12 bzw. 24 bis 36 Std nach der Ovulation befruchtungsfähig bleibt, entgegen der Meinung von KNAUS, der dem Ovum nur eine wenige Stunden dauernde Befruchtungsfähigkeit zumißt. Bei einer geschlechtlichen Enthaltsamkeit des Mannes von etwa 3 bis 5 Tagen vor dem Ovulationstermin ist die Wahrscheinlichkeit der Befruchtung durch eine maximale Spermienzahl im Ejaculat am ehesten gegeben. Es besteht nämlich die Möglichkeit, daß ein Mann mit einem hohen Fertilitätsgrad an 2 oder 3 aufeinanderfolgenden Tagen durchaus coitieren kann, ohne daß er in den subfertilen Bereich abfällt, während jedoch ein nur relativ fertiler Mann bereits am 2. Tage in den subfertilen Bereich gerät (FARRIS).

Von großer Wichtigkeit für die Beratung steriler Eheleute ist daher die Bestimmung des Ovulationstermines und die Aufklärung über die sich daraus ergebenden Einschränkungen des Geschlechtsverkehrs und dessen zeitlich günstigste Durchführung.

Methoden der Bestimmung des Ovulationstermines

1. Basaltemperatur-Messung. Als des gebräuchlichsten Hilfsmittels bedienen wir uns der sog. Basaltemperaturmessungen bzw. -kurven (DOERING).

VAN DE VELDE (1904), RUBENSTEIN (1938), TOMPKINS und VOLLMANN haben darauf hingewiesen, daß bei regelmäßig menstruierenden Frauen in der prämenstruellen Phase (Sekretionsphase) eine Temperaturerhöhung von 0,5—0,8° C auftritt, die anscheinend von der Bildung des Gelbkörpers herrührt und somit höher als die Temperatur während der Proliferationsphase liegt. Die Erhöhung der Basaltemperatur beginnt mit dem Follikelsprung und ist eine Folge der Progesteronauswirkung im Organismus (= Pregnandiol im Harn). Sie sinkt mit dem Eintritt der Menstruation zur Norm ab. Am Tage vor dem Temperaturanstieg ist die Temperatur gewöhnlich besonders niedrig (Abb. 121).

Es ist wichtig, die Temperaturmessungen oral oder rectal — stets in gleicher Weise — täglich morgens nüchtern kurz vor dem Aufstehen und möglichst zur gleichen Zeit (Tagesrhythmus) mit *demselben* Thermometer vorzunehmen. Infekte, die die Temperatur beeinflussen, müssen ebenfalls — wie der Temperaturverlauf, die Kohabitationen und anderes mehr — notiert werden.

Die Messungen mehrerer Cyclen dienen zur Klärung folgender Fragen:

Dauer der Proliferationsphase, Dauer der Sekretionsphase, Feststellung des Ovulationstages, Bestimmung der fruchtbaren und unfruchtbaren Tage, Differentialdiagnose zwischen sekundärer Amenorrhoe und Frühschwangerschaft (Temperatur bleibt oben).

TOMPKINS weist darauf hin, daß die Sekretions- oder Corpus luteum-Phase relativ konstant ist und etwa 14 Tage beträgt, hingegen die Proliferationsphase

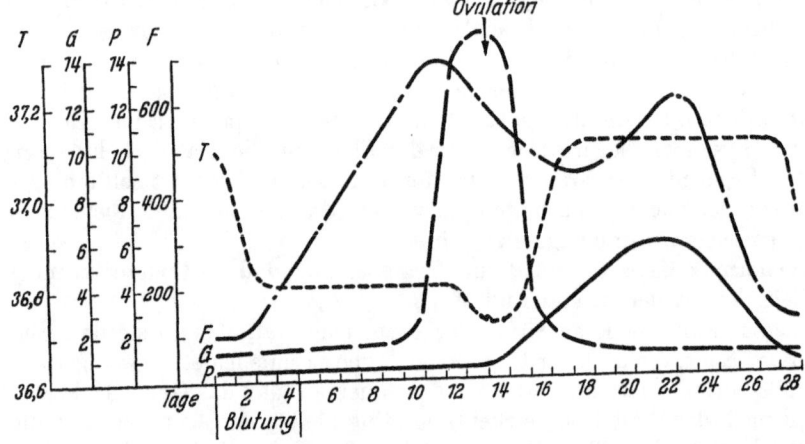

Abb. 121. Basaltemperatur und Hormonausscheidung im Urin während eines normalen Cyclus. *T* Basaltemperatur nach Wärmegraden in Celsius; *G* Gonadotropin in IE innerhalb 24 Std; *P* Pregnandiol in Milligramm innerhalb 24 Std; *F* Follikelhormon in IE innerhalb 24 Std. Nach SELYE, Textbook of Endocrinology (1947). (Aus Arzneimittel „Schering", Aufl. 1955)

beträchtlich variieren kann. Bei einem 28tägigen Cyclus pflegt der Temperaturanstieg zwischen dem 14. und 16. Tage nach Beginn der letzten Menses zu erfolgen. Dieser Zeitpunkt entspricht dem angenommenen Termin des Follikelsprunges (KNAUS und OGINO).

Nach FARRIS konzipieren 41% der Frauen kurz vor dem Temperaturanstieg, 37% während des Anstieges, 7% kurz nach dem Temperaturanstieg und 15% am tiefsten Temperaturpunkt vor dem Anstieg. Diese Differenzen hängen anscheinend mit der Dauer der Befruchtungsfähigkeit der Spermien bzw. des Eies zusammen. Die fruchtbaren Tage sind daher nicht zu kurz zu bemessen.

DOERING glaubt, daß das Ei kurz vor dem Temperaturanstieg frei wird und nach diesem keine Befruchtung mehr eintreten kann. Der Wert dieser Methode ist bei der Bekämpfung der funktionellen Sterilität wie auch bei der Geburtenregelung unzweifelhaft.

Bei Eintritt einer Schwangerschaft bleibt die Temperaturerhöhung bestehen.

Die Temperaturkurven sollten in einem sorgfältig geführten Menstruationskalender eingetragen werden (Abb. 122). Der behandelnde Arzt erhält dadurch auch einen Einblick in das Geschlechtsleben der Eheleute.

2. **Menogramm.** Anlegen eines sog. Menogramms, einer graphischen Cyclusregistrierung (NIEDERMEYER).

3. **Cytologische Untersuchungen.** Die cytologische Untersuchung des Scheidensekretes ergibt ebenfalls eine Orientierung über den Ablauf des menstruellen

Cyclus. Sie gibt Aufschlüsse über die hormonelle Lage der zu untersuchenden Frau (CRETIUS).

Methodik. Die mit dem Watteträger von Cervix- und Vaginalwand entnommenen Abstriche werden auf einen Objektträger gebracht, im Ätheralkohol fixiert, mittels spezieller Methoden gefärbt und unter dem Mikroskop untersucht. Während die Auswertung von einem geschulten Cytologen vorgenommen werden muß, ist die Technik leicht erlernbar und auch in der Praxis durchzuführen. Objektträger können in Ätheralkoholcuvetten oder neuerdings nach Fixierung in Ätheralkohol unter einem anschließend aufgetragenen Glycerinfilm einer entsprechenden Frauenklinik eingesandt werden. Mehrfache Abstriche sind im Laufe eines Cyclus zur genauen Auswertung nach CRETIUS zu empfehlen.

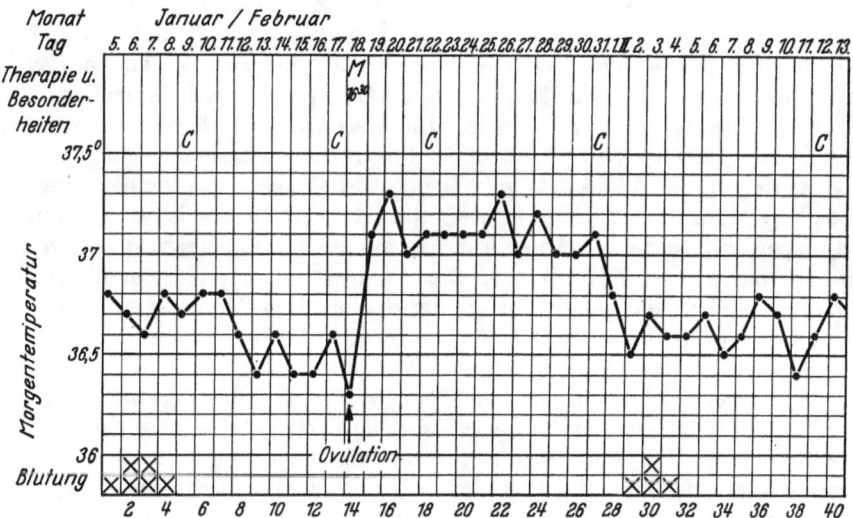

Abb. 122. Normaler biphasischer Cyclus der Morgentemperaturen der Frau. *C* Congressus, *M* Mittelsprung. (Aus Arzneimittel „Schering", Aufl. 1957)

4. Strichcurettage. Weiterhin ist auch die histologische Untersuchung des Endometriums durch eine Strichcurettage zu empfehlen (CERTIUS und SIEGLER).

5. Rattentest. FARRIS empfiehlt einen Rattentest zur Bestimmung des Ovulationszeitpunktes, der auf dem Einfluß von Hormonen basiert, die sich im morgendlichen Harn der Frau finden. Der Urin wird einer infantilen Ratte (Wistar-Ratte, 22—25 Tage alt, 30—50 g Gewicht) intravenös injiziert und erlaubt eine bis auf 6—12 Std genaue Aussage über den Ovulationstermin.

Methodik. Die Frau sammelt während der mittleren 10 Tage ihres menstruellen Cyclus ihren Morgenurin. 2 cm³ einer jeden Tagesdosis werden je 2 infantilen Wistar-Ratten injiziert. Tötung der Tiere nach 2 Std und Untersuchung der Ovarien unter standardisierten Beleuchtungsbedingungen mit McBeth-Licht. Ovuliert die Frau normal, so ruft der Urin eine Hyperämie im Rattenovar hervor und zwar gewöhnlich an 3, 4, 5 oder auch 6 aufeinanderfolgenden Tagen. Dies entspricht der Periode des Follikelwachstums. Der letzte Tag der positiven Reaktion wird dann, dem Grad der Hyperämie entsprechend, mit —1, 1, +1 bewertet. Die Farbgraduierung gibt dann die Zahl der bis zur Ovulation noch vergehenden Stunden und somit den Zeitpunkt der Ovulation an.

FARRIS behauptet, daß diese Methode bei hinreichender praktischer Erfahrung ziemlich genau sei, da nunmehr das Ejaculat unmittelbar vor der Ovulation deponiert werden kann. So berichtet FARRIS, daß über 90% der Konzeptionen am letzten Tage der Mittelperiodenreaktion stattfindet. Das Bestreben bleibt also, den ersten negativen Tag auszutesten. Normal ist eine positive Reaktion an 4 aufeinanderfolgenden Tagen, was dem Follikelwachstum und seiner Reifung entspricht. Die Ovulation findet am letzten Tage statt, eine Konzeption nur dann, wenn die Reaktion positiv war.

Für die Praxis kann man hieraus folgendes entnehmen:

Männern mit Hypo- bzw. Oligospermie rät man zu zweimaliger Kohabitation innerhalb 8 Std. bei vorheriger 3—5tägiger sexueller Abstinenz. Relativ fertile Männer (Hypospermie) sollten entweder spät am Abend und in der Frühe oder zweimal innerhalb von 8 Std. coitieren. Hochfertile Männer sollen an 3 aufeinanderfolgenden Tagen um den Ovulationstermin ihrer Ehefrau beiwohnen.

6. Weitere Tests. Sims-Huhner-Test. Verschiedene physikalisch-chemische Eigenschaften des Cervicalsekrets, wie Viscosität, Sekretionsmenge, Wassergehalt, Leukocytenzahl, Konzentration an Aminosäuren, Polysacchariden, Lipoiden und Kristallisationen sind den cyclischen Veränderungen und hormonalen Einflüssen unterworfen. Zur Zeit der Ovulation ist der Schleim reichlich, dünnflüssig, klar, transparent und zellarm. Die Viscosität, von der die Penetrationsfähigkeit der Spermien weitgehend abhängt, ist in diesem Zeitpunkt am geringsten. Das Maximum der Viscosität sollte dem Anstieg der Basaltemperaturen um 1—3 Tage vorausgehen. Cervicalsekretproben können in diesen Zusammenhängen zur Prüfung der cervicalen Einflüsse auf das Sperma herangezogen werden. Mit den von SIMS und HUHNER vorgeschlagenen und später weiterentwickelten Methoden zur Prüfung des Verhaltens der Spermien im Cervicalsekret kann evtl. zwischen cervico-ovariellen, spermatogenen oder Inkompatibilitätsfaktoren unterschieden werden (DA RUGNA).

a) PALMA empfiehlt folgendes Vorgehen: zuerst wird der *Penetrations-Test* in vivo durchgeführt, bei dem der Cervicalschleim nach stattgehabter Kohabitation untersucht wird. Man beurteilt zunächst makroskopisch die Qualität des Schleimes (Menge, Aussehen, Viscosität, p_H-Wert u. a.) und prüft anschließend unter dem Mikroskop, ob reichlich oder wenig Spermien vorhanden sind und wie es sich mit der Bewegungsintensität und Durchwanderungsgeschwindigkeit verhält. Bei positivem Test kann eine vaginale und cervicale Sterilitätsursache ausgeschlossen werden. Bei negativem Ausfall soll mit einer Kanüle aus dem oberen Abschnitt der Cervix Material entnommen werden. Daneben ist gleichzeitig die Ausführung des Penetrationstests in vitro, evtl. mit den gekreuzten Tests, angezeigt. Nach Zugabe einer kleinen Menge Sperma zu einem Tropfen Cervixschleim werden Durchdringungsfähigkeit und Motilitätsdauer geprüft. Wenn der Test in vitro normal ist, derjenige in vivo dagegen pathologisch, kann die Ursache in folgenden Umständen liegen: Lageanomalie des äußeren Muttermundes, Hyperacidität der Vagina (Abtötung der Spermien), Kopulationsstörungen. Fällt dagegen der Test in vitro negativ aus, Cervixschleim und Sperma erscheinen aber normal — z. B. bei ungenügender Vitalität der Spermien, qualitativen Veränderungen des Schleimes, die nicht erfaßt werden konnten, schließlich Inkompatibilitätsfaktoren —, dann sind die gekreuzten Tests in vitro indiziert, bei welchen Cervixschleim der Ehefrau mit Sperma eines sehr fertilen Mannes bzw. das Sperma des Patienten (Ehemann) mit dem Cervixschleim einer fertilen Frau zusammengebracht wird (DA RUGNA).

b) LANE-ROBERTS u. Mitarb. empfehlen beim Sims-Huhner-Test die Materialentnahmen mit Kanülen von 3 Stellen, nämlich der Vagina, dem untersten Abschnitt der Cervix und dem Isthmus uteri und färben das Präparat nach Untersuchung des frischen Ausstriches, wenn Abnormitäten des Schleimes vermutet werden. Der *Penetrations- oder Invasionstest* beruht auf dem Phänomen der Unvermischbarkeit der beiden Kolloide Sperma/Schleim, die durch eine unsichtbare Membran getrennt bleiben (Näheres bei DA RUGNA u. VASTERLING).

c) In einem von MILLER-KURZROK angegebenen *Test* werden die mucolytischen Eigenschaften des Spermas nachgewiesen. Diese rühren von den Sekreten der Bläschendrüsen und der Prostata her und sind für den Cervixschleim spezifisch. Der Cervixschleimpfropf wird in ein Röhrchen gebracht, das 2,0 cm³ Aqua dest. und 0,5 cm³ frischen Samen enthält. Darauf wird das ganze während 24 Std. in einem Thermostaten bei 37,5° C stehengelassen. Bei normaler mucolytischer Eigenschaft verliert der Schleim schon nach $^1/_2$ Std. seinen gelatinösen Charakter und wird dünnflüssig (DA RUGNA).

III. Medikamentöse Therapie der Fertilitätsstörungen

1. Einleitung

Die stürmische Entwicklung auf dem Gebiet der Pharmakologie hat in den letzten Jahrzehnten auch im Bereich der männlichen Fertilitätsstörungen eine fast unübersehbare Zahl von medikamentösen Therapievorschlägen hervorgebracht.

Zusammenfassende Arbeiten über die Therapie bei Störungen der männlichen Fertilität finden sich bei DA RUGNA und bei WEYENETH.

Doch ist die Voraussetzung für eine optimale Therapie in jedem Falle eine exakte Diagnose. Sie allein gewährt nach genauer Voruntersuchung und bei steter Kontrolle die notwendige individuelle Behandlung, die nicht nur zu einem Erfolg führt, sondern auch die besonders hier bestehende große Gefahr einer tiefgreifenden endokrinen Schädigung, gerade durch die Anwendung der zur Verfügung stehenden Medikamente, verhindern kann.

Vor der Einführung der Hypophysen- und hypophysenähnlichen Hormone sowie der natürlichen und künstlichen Androgene in die Therapie der männlichen Fertilitätsstörungen standen dem Arzt zunächst nur die Schilddrüsenextrakte, Vitamine u. a. zur Verfügung. Zwar waren die Zusammenhänge zwischen Hypophyse und Hodenfunktion in ihren Grundzügen schon bekannt, doch führte die geringe Wirksamkeit der zunächst zur Verfügung stehenden Vorderlappenhormone und das nicht vollständige Wissen um die komplexen Zusammenhänge zwischen den einzelnen endokrinen Organen bei den vielfach bedenkenlos unternommenen Versuchen einer therapeutischen Anwendung zu wenig ermutigenden Ergebnissen.

Trotz der in der Folgezeit vertieften Kenntnisse der physiologischen Vorgänge und trotz der gesteigerten Wirksamkeit der später entwickelten Hormonpräparate sind auf dem Gebiet der endokrinen Therapie bis heute noch sehr viele Fragen offengeblieben. Dies ist einerseits dadurch bedingt, daß die meisten Ergebnisse in der Endokrinologie durch Tierversuche gewonnen werden müssen und sich nicht ohne weiteres auf den menschlichen Organismus übertragen lassen. Andererseits standen für die einzelnen Arten der Fertilitätsstörungen bislang nur wenig Literaturbeiträge über die jeweiligen Ergebnisse der verschiedenen Maßnahmen hormoneller Therapie zur Verfügung, da die Mehrzahl der Autoren nicht geneigt zu sein schien, auch negative Resultate zu veröffentlichen oder aber gleichzeitig mehrere Medikamente oder nicht zu definierende Organextrakte applizierten, so daß sich kein genaues Bild über die Wirksamkeit des jeweiligen Medikamentes ergab.

Die Anwendung jeder endokrinen Behandlung bei einer männlichen Fertilitätsstörung setzt in jedem Falle eine durch exakte Diagnostik ermittelte Indikationsstellung voraus. Dies ist eine Voraussetzung, die in den *allermeisten Fällen nicht beachtet* wird. Die Infertilitätserscheinungen des Mannes können zwar durch endokrine Funktionsstörungen bedingt sein, doch können ebenso auch andere Gründe vorliegen, z. B. ein Verschluß, so daß der so oft verordnete ungehemmte Gebrauch von Hormonen und „sog. Hormonen" in vielen Fällen mehr Schaden als Nutzen gestiftet hat.

So gibt es, nach JORES, immer noch eine große Zahl von „Totalextrakten" aus dem Hoden im Handel, die nur sehr geringe Hormonmengen enthalten. Für die meist schweren hormonalen Ausfallserscheinungen, die hier zur Rede stehen, kommt die Wahl eines derartigen Präparates nicht in Frage, zumal auch nicht ein einziger Bericht in der Literatur niedergelegt ist, in dem es mit solchen Präparaten gelungen wäre, nennenswerte Resultate zu erzielen. Das gleiche gilt unter anderem auch für die Frischzellen und deren Extrakte.

CHARNY weist in diesem Zusammenhang darauf hin, daß nur in 20% der von ihm beobachteten männlichen Fertilitätsstörungen eine absolute Indikation zur endokrinen Behandlung vorlag.

Aus den genannten Gründen ist eine echte Darstellung der therapeutischen Möglichkeiten bei männlichen Fertilitätsstörungen kaum möglich, da nur in den allerwenigsten Fällen *vor* der Behandlung eine exakte Diagnosestellung (Samenbefunde, Hodenbiopsie, Hormonbefunde, Chromatin-Test u. a.) durchgeführt wurde.

2. Grundformen der hormonalen Behandlung

Bei der hormonalen Behandlung stehen uns folgende Möglichkeiten zur Verfügung:

a) Substitutionsbehandlung

Substitutionsbehandlung eines bestehenden *Gonadotropinmangels* oder *-ausfalls* mittels Hormonen mit gonadotroper Wirksamkeit; das sind das Choriongonadotropin (ICSH-Wirkung) und das Stutenserum-Gonadotropin (FSH-Wirkung) zur Stimulation der infantilen oder zurückgebliebenen Strukturelemente des Hodens (Keimepithel-, Tubulus- und Zwischenzellapparat). Diese Behandlungsmöglichkeit wird naturgemäß beim *sekundären Hypogonadismus* bevorzugt angewandt werden.

Substitutionsbehandlung beim Vorliegen eines *Androgenmangels* oder *-ausfalles* mittels gonadotroper Hormone zur Stimulation der Zwischenzellen und eigener Produktion der Androgene oder mittels *Androgene* (Testosteron und seiner Ester). Es steht daher die direkte Substitution des Androgenmangels oder -ausfalles mittels der Testosteronpräparate beim *primären Hypogonadismus* aus wirtschaftlichen Gründen im Vordergrund.

Nach der einwandfreien Diagnosestellung sollte vor jeder Behandlung ein sog. *Therapieplan* aufgestellt werden. Hierbei muß man zwischen einer *Aufbaudosis* und einer *Erhaltungsdosis* unterscheiden.

α) **Als Aufbaudosis** bezeichnet man die Hormonmengen, die in relativ hohen Gaben notwendig sind, um die von den gonadotropen Hormonen bzw. Androgenen abhängigen Erfolgsorgane zum Wachstum und zur vollständigen Entfaltung zu bringen. Die durch eine solche Substitution ausgelösten Wachstumsvorgänge entsprechen im allgemeinen der zeitlichen Reihenfolge ihres Auftretens, wie sie bei der physiologisch ablaufenden Pubertät zu beobachten sind. Die Aufbaudosis spielt daher beim präpuberalen sekundären und primären Hypogonadismus mit genitaler Hypoplasie und Wachstumshemmung bei Jugendlichen eine besondere Rolle (hierbei vorwiegend Choriongonadotropin) (DORFF u. Mitarb.; WELLER), nicht dagegen beim postpuberalen Hypogonadismus, da beim ausgereiften Organismus die Involutionsmöglichkeit der androgenabhängigen Organe begrenzt ist und eine Restauration im allgemeinen schon durch kleinere Testosterongaben möglich wird. Die Aufbautherapie beim präpuberalen sekundären Hodenschaden dürften, wie schon gesagt, die gonadotropen Hormone sein, die die Strukturelemente des Hodens stimulieren und zur Entfaltung bringen; beim präpuberalen primären Hodenschaden hingegen das Testosteron.

β) **Die Erhaltungsdosis** ist die Hormonmenge, die erforderlich ist, um nach vollständiger Maskulinisierung die Trophik der voll entwickelten Erfolgsorgane zu erhalten. Sie kommt daher bei allen Erscheinungsformen des Hypogonadismus zur Anwendung, mit Vorrang jedoch beim postpuberalen sekundären und primären Hypogonadismus, um den bestehenden Androgenmangel zu substituieren. Das kann beim sekundären Hypogonadismus mit gonadotropen Hormonen, in besonderen Fällen jedoch aus wirtschaftlichen Erwägungen heraus, am besten mit Testosteron geschehen.

Zur hormonalen Behandlung der Fertilitätsstörungen stehen uns folgende Gonadotropine und künstliche Androgene (Testosterone) zur Verfügung (s. auch die Gonadotropine und künstlichen Androgene):

b) Das Choriongonadotropin

Es wird aus dem Harn schwangerer Frauen gewonnen und nach internationalen Einheiten (I.E.) standardisiert. Dieses sog. placentäre Gonadotropin — (HCG-human chorionic gonadotropin) — enthält vorwiegend den luteinisierenden Faktor (LH bzw. ICSH), jedoch daneben noch kleinere Mengen von FSH. Das Choriongonadotropin kann über längere Zeit verabfolgt werden, ohne daß Überempfindlichkeitsreaktionen zu beobachten sind. Sie treten nur in den seltensten Fällen auf.

c) Das Serumgonadotropin

Gonadotrope Hormone werden auch in größeren Mengen aus dem Serum trächtiger Stuten gewonnen (PMS- pregnant mare serum). Im Gegensatz zu den Choriongonadotropinen enthalten diese Stutenserum-Gonadotropine vorwiegend eine FSH-Aktivität, daneben aber auch eine gewisse LH- bzw. ICSH-Aktivität. Bei der Anwendung kommt es meist schon nach kurzer Zeit zur Bildung von Antihormonen (antihormon-collip), die die eigentliche spezifische Wirkung neutralisieren. Die Stutenserum-Gonadotropine werden ebenfalls wie die placentären Choriongonadotropine nach internationalen Einheiten standardisiert und kommen in ihrer biologischen Wirkung den eigentlichen hypophysären Gonadotropinen am nächsten.

Die *Verweildauer* der bisher handelsüblichen Gonadotropinpräparate beträgt im Organismus etwa nur 2—3 *Tage*. Das Fehlen von Depot-Gonadotropinpräparaten ergibt häufig technische Schwierigkeiten bei einer notwendigen Dauerbehandlung, die außerdem sehr teuer ist und häufig eine Substitutionstherapie mit den viel billigeren Depot-Testosteronen vorziehen läßt.

Für die Behandlung kommen die eigentlichen hypophysären Gonadotropine (FSH und ICSH) und gewisse Hypophysenvorderlappen-Extrakte oder Gesamtextrakte kaum in Frage, da ihre Wirkung zu gering ist und eine echte, wirksame Substitutionsbehandlung nicht gewährleistet. Das gleiche trifft auch für die Implantationsbehandlung von tierischen Hypophysen zu, die zudem bei einer notwendigen Dauerbehandlung ebenfalls zu Überempfindlichkeitserscheinungen führt (HOHLWEG; HENI u. MAST; SCHUERMANN).

Sowohl LANE-ROBERTS u. Mitarb. als auch CHARNY weisen auf die Möglichkeit irreparabler Schäden im Hoden bei Anwendung der gonadotropen Extrakte hin. Von den erstgenannten Autoren wird hervorgehoben, daß die Hypophysenvorderlappen-Hormone zwar eindeutige gonadotrope Wirkung zeigen, daß aber auch das Vorhandensein von nichtgonadotropen Faktoren berücksichtigt werden sollte, deren Wirkungen noch nicht vollständig geklärt sind.

So ist auch zu beachten, daß bei allen Hypophysenpräparaten ein Eiweißkörper vorliegt, der nach MADDOCK eine antigonadotrope Wirkung hervorrufen kann. JUNGCK u. Mitarb. fanden z. B. bei der Behandlung von 7 Männern mit Infertilität mit 50 E Schafshypophysen (FSH) täglich während 2—3 Monaten einen anfänglichen Anstieg der Spermienzahl, dann aber, zusammen mit der Bildung von Antikörpern, wieder einen Abfall. Bei 2 Patienten zeigten die Biopsien einen Hodenbefund wie bei Hypophysektomie. Diese Antikörperbildung ist bei Choriongonadotropin bisher nicht beobachtet worden.

Die Antihormone sollen im allgemeinen 45—60 Tage nach Beginn der Behandlung auftreten und 3—6 Monate nach Absetzen der Behandlung wieder verschwinden. Die Antihormonwirkung (LEATHEM) beruht jedoch nicht auf einer Zerstörung der Hormone selbst, sondern lediglich auf einer Eliminierung der gonadotropen Wirkstoffe durch irreversible Bindung an die Moleküle des Antihormons. Daraus ergibt sich, daß jede Therapie mit gonadotropen Extrakten (FSH) nur temporären Charakter haben sollte, daß ferner diese Präparate möglichst proteinfrei sein müssen (LANE-ROBERTS) oder, daß abwechselnd Präparate von verschiedenen Tieren verwendet werden sollten.

d) Die Androgene

Die in der heutigen Behandlung gebräuchlichen handelsüblichen Testosteronpräparate unterscheiden sich beträchtlich hinsichtlich ihres Wirkungsanstieges, ihrer Wirkungsstärke und -dauer.

Es stehen im einzelnen folgende Grundpräparate zur Verfügung: Das reine Testosteron, das nur noch als Kristallsuspensions-Implantat Verwendung findet, von den künstlichen Androgenen das Methyl-Testosteron, das oral anzuwenden ist und die verschiedenen Testosteron-Ester mit rascherer (Propionat: 5, 10, 25, 50 mg) und verzögerter (Önanthat u. a.: 50, 100, 150, 250 und 300 mg) Depot-Wirksamkeit von 2—3 Wochen.

Das therapeutische Ziel eines raschen Wiederanstieges und einer konstanten Dauerwirkung des Androgenspiegels wird am besten durch die neuartigen Depot-Testosterone erreicht, deren Qualität von der jeweiligen Resorption und Verseifungsgeschwindigkeit der den einzelnen Testosteronen beigegebenen Ester abhängig ist. Diese setzen sich in öliger Lösung aus einem kleinen Anteil eines schnell wirksamen Testosteronpropionates und einem größeren Anteil Testosteron zusammen, das mit höheren Fettsäuren verestert ist. Durch diese gewählten Kombinationen der parenteral zu verabfolgenden Depot-Testosterone wird zunächst ein rascher Wirkungseintritt durch das Testosteronpropionat und dann durch die langsame Resorption und Verseifung des Testosteronesters ein gleichmäßig hoher Hormonspiegel gewährleistet. Hierdurch werden die physiologischen Verhältnisse annähernd erreicht.

Durch diese Depot-Testosterone sind die Implantationen von sterilen Tabletten und Kristallsuspensionen aus nicht veresterten Testosteronen unwirtschaftlich geworden. Bei der Kristallsuspension ist die Wirkungsdauer von der Kristallgröße abhängig.

Das buccal zu applizierende Methyl-Testosteron kann neben dem protrahiert wirksamen parenteral zu verabfolgenden Depot-Testosteronpräparat in besonderen Fällen verabreicht werden (zu 2, 5, 10 mg). Durch Resorption in der Mundschleimhaut kommt das Hormon unter Umgehung der Leber in den venösen Kreislauf. Eine Inaktivierung wird hierdurch vermieden. Um den gleichen Hormoneffekt wie mit den parenteral verabfolgten Testosteronen zu erzielen, muß eine etwa doppelt so hohe Methyl-Testosteron-Dosis verabreicht werden (CATCHPOLE u. Mitarb.). Ein Abkömmling vom Methyl-Testosteron ist das Methyl-Androstendiol (RUZICKA; GOLDBERG u. ROSENBERG), das im Vergleich zum Testosteron $1/20$—$1/50$ der Androgenwirksamkeit besitzt.

IV. Substitutionstherapie des sekundären Hodenschadens

Bei einem Gonadotropinmangel oder -ausfall — wie er beim sekundären Hodenschaden vorliegt — ist das Ziel einer Substitutionsbehandlung die Herstellung oder Wiederherstellung der vollen androgenen und spermiogenetischen Aktivität des Hodens (Potentia coëundi et generandi).

Diese Behandlung läßt sich mit Choriongonadotropin (ICSH) und Serumgonadotropin (FSH) durchführen. Aus der Wirkungsweise der beiden Präparate ergibt sich die Anwendung derselben, und zwar wird man bei einem ICSH-Mangel mit Choriongonadotropin und bei einem FSH-Mangel bzw. -Ausfall mit Serumgonadotropin substituieren.

1. Indikation der Substitution

Eine *Substitutionsbehandlung kann* mit Gonadotropinen *durchgeführt* werden:

a) Bei sekundären Hodenschäden nach Hypophysenvorderlappen-Störungen, die durch unbekannte Ursachen ausgelöst werden. Hierzu gehören der idiopathische sekundäre Hodenschaden und die selektiven Mangel- bzw. Ausfallserscheinungen an ICSH bzw. FSH, wobei es gleichgültig ist, ob es sich um einen konstanten oder temporären Gonadotropinmangel oder -ausfall handelt.

b) Bei sekundären Hodenschäden, die durch einen Ausfall bei krankhaften Vorgängen in oder in der Umgebung der Hypophyse bedingt sind, und wo nach erfolgreicher Entfernung oder Sanierung der Erkrankungsursache ein Defekt des Hypophysenvorderlappens zurückgeblieben ist, und dem Patienten eine günstige Prognose (quoad vitam) gestellt wird (s. Abb. 60—65, S. 126 ff.).

c) Bei sekundären Hodenschäden, wie sie auch bei einer verzögerten Pubertät auftreten können (s. „Die Pubertät" S. 110).

Eine *Substitutionsbehandlung* mit Gonadotropin ist dagegen *kontraindiziert:*

a) Bei sekundären Hodenschäden durch krankhafte Vorgänge in oder in der Umgebung der Hypophyse. Hier muß *erst die Ursache des Leidens beseitigt* werden, ehe an eine Substitution gedacht werden kann.

b) Bei sekundären Hodenschäden durch eine unphysiologische Androgen- oder Oestrogenentstehung. Auch hier ist zunächst die Ursache der pathologischen Hormonquelle zu beseitigen, nach der die Gonadotropinbildung sich in den meisten Fällen von selbst normalisiert.

c) Bei sekundären Hodenschäden, die durch Allgemeinerkrankungen, auch durch Mangel- oder Unterernährung, ausgelöst wurden. Nach normaler Ernährung kommt es meistens zu einer normalen Sekretion der Gonadotropine (s. Kapitel Sekundärer Hodenschaden s. S. 139).

Liegt ein irreparabler oder schlecht ansprechender Hodenschaden vor oder steht bei einem älteren Patienten die Herstellung oder Wiederherstellung der Fertilität nicht mehr in Frage, dann wird man in praxi auf die recht kostspielige Behandlung mit Gonadotropinen verzichten können und sofort die wesentlich billigeren und bequemeren Depot-Testosteronpräparate zuführen. Das geschieht einmal deswegen, weil die exogen zugeführten Testosterone den Androgenmangel schneller auszugleichen vermögen, zum andern stellt die Dauer-Stimulation mit Gonadotropinen ein kommerzielles Problem dar. Das Choriongonadotropin ist noch sehr teuer, zudem macht das Fehlen von Depot-Gonadotropin-Präparaten häufig Schwierigkeiten bei der Dauerbehandlung. Durch den anabolen Effekt des Testosterons wird sicherlich bald ein günstiger Effekt auf den Allgemein-

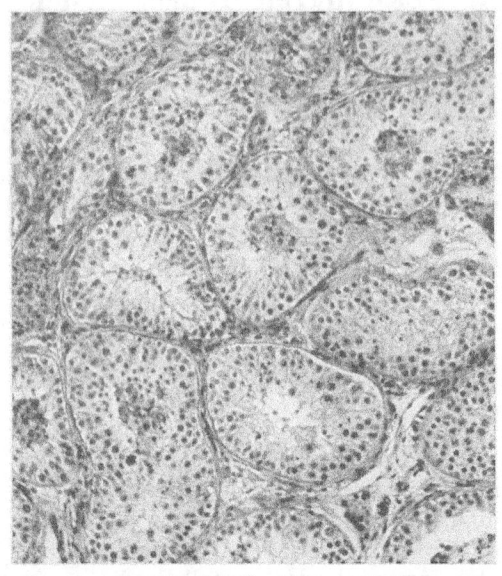

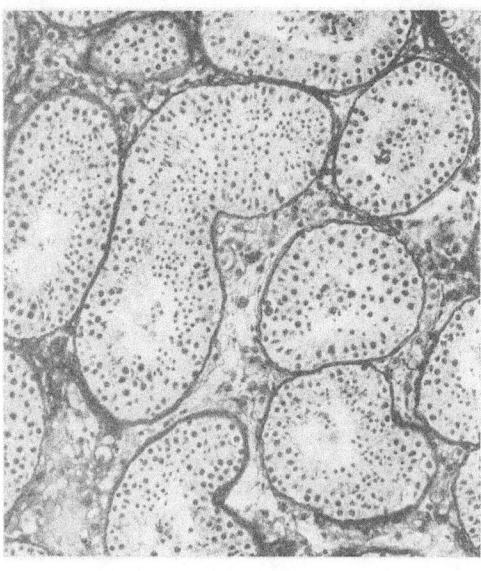

Abb. 123a u. b. Hodenbiopsie. Patient Sch. Ho 2591/2864. H.-E./Azan. Vergr. 128mal. Hypogonadotroper Hypogonadismus. a Bei Beginn einer Choriongonadotropinbehandlung. Anfangsstadien der Spermatogenese (Spermatogonien, Spermatocyten); mäßig verdickte Kanälchenwand; spärliche, nicht entfaltete Zwischenzellen. b 8 Monate nach Behandlung (3× 1000 E Choriongonadotropin wöchentlich). Alle Stadien der Spermiogenese, jedoch geringe Zelldichte; zarte Kanälchenwand; zahlreiche und gut entfaltete Zwischenzellen. (Nach E. SCHUCHARDT, in 1. Symposion d. Dtsch. Ges. f. Endokrinol. Berlin: Springer 1955)

zustand des Kranken erzielt werden. Dies spielt z. B. nach schweren Erkrankungen mit stärkerem Eiweißverlust eine große Rolle und erfordert zur Erzielung eines merkbaren anabolen Effektes 2—4 wöchentliche Gaben von mindestens 200—300 mg eines Depot-Testosteronpräparates.

2. Die Substitution mit Choriongonadotropin (ICSH)

Um eine wirksame und ausreichende Stimulation der Leydigschen Zwischenzellen zu erzielen, bedarf es im allgemeinen einer Aufbaudosis von etwa 3 mal 1000 I. E. Choriongonadotropin in der Woche (Abb. 123). Man wird diese Behandlung bis zu einer normalen somatisch maskulinen Entwicklung der Geschlechtsorgane und -merkmale durchführen. Die Dauer der Behandlung ist unterschiedlich lang, jedoch wird man hierzu eine Zeit von 2—4 Jahren benötigen. Der jugendliche Organismus spricht im allgemeinen schneller an, denn die von den eigenen Leydigschen Zwischenzellen gebildeten Androgene bringen die Erfolgsorgane schneller als beim schon erwachsenen Manne zur vollen Entfaltung.

Ist eine normale maskuline Differenzierung erreicht, dann wird eine Erhaltungsdosis anzustreben sein, um die Trophik der testosteronabhängigen Organe zu erhalten. Man kann obige Choriongonadotropinmenge auf 2×1000 I. E. oder 2—3mal 750 I. E. in der Woche herabsetzen und diese Hormongaben auf eine gewünschte Höhe einstellen. Diese Behandlungsart kann bei allen präpuberalen, sekundären Hodenschäden aller Altersklassen durchgeführt werden (CHARNY).

Für die Therapie mit den Gonadotropinen werden recht unterschiedliche Maßstäbe angelegt (SOFFER). So verabreicht LABHART 5000—10000 I.E. pro

Woche oder 5000 I.E. pro die; HELLER u. NELSON 6000—15000 I.E. pro Woche; NOWAKOWSKI nicht weniger als 12000 I.E. pro Woche und LANE-ROBERTS u. Mitarb. sowie BARTTER u. Mitarb. beginnnen erst mit sehr kleinen Dosen, die bei Ausbleiben eines Erfolges erhöht werden. HELLER und NELSON empfehlen unter anderem 2mal täglich 750 I.E. über 4—6 Wochen zu applizieren, dann schalten sie eine Pause von 4—6 Monaten ein, um das Ergebnis zu kontrollieren. Kleine Dosen sollen in vielen Fällen ebenfalls zu einer Besserung führen. Gegen sehr hohe Dosen spricht eine mitunter zu stürmisch einsetzende Entwicklung der Erfolgsorgane, die dem gewünschten normalen und auch physiologischen Pubertätsverlauf nicht mehr entspricht. Man vermeidet auch bei mäßigen Gaben das plötzliche Auftreten allgemeiner Störungen, die u. U. zur völligen Aufgabe einer Behandlung führen können.

Nach LABHART folgen nach einer Behandlung mit 2×5000 I.E. Choriongonadotropin in der Woche schon nach 8 Tagen die ersten Anzeichen einer Pubertät. Die physiologischerweise sich über 3—4 Jahre hinziehende Entwicklung läuft innerhalb von 3 Monaten ab. Im Hoden setzt zuerst eine stürmische Entwicklung der Leydigschen Zwischenzellen ein, die mächtig hypertrophieren. Gleichzeitig kommt es zur Verdickung der tubulären Tunica propria, was von BARTTER als ein Testosteroneffekt gedeutet wird. Die Sertoli-Zellen reifen; es bilden sich in den Tubuli Lumina, in denen Zellen der Spermiogenese erscheinen (HELLER u. NELSON). Die 17-Ketosteroide steigen an und erreichen rasch normale Werte. Nach LABHART finden sich schon nach einer 3monatigen Behandlung Spermien.

Weiterhin wird empfohlen, nach einer gewissen Gonadenreifung zur Förderung des tubulären Apparates vorwiegend Serum-Gonadotropine (FSH) zu applizieren oder aber auch gleichzeitig Testosteron, das in niedrigen Dosen die Spermiogenese ebenfalls fördern soll (LABHART).

Eine ganze Reihe von Berichten bestätigt, daß eine Fertilität mit einer kombinierten Behandlung von Gonadotropinen und Testosteron erzielt werden konnte (HELLER u. NELSON; KINSELL; PLUM u. HUXTHAL u. Mitarb.; BARTHER u. Mitarb; KIMMIG). Es ist hierbei bemerkenswert, daß z. B. HELLER und NELSON, nachdem die Reifung bei ihren Patienten offenkundig war, die Behandlung aussetzten und der Erfolg anhielt. BARTHER u. Mitarb. sind der Ansicht, daß in solchen Fällen die erhaltene Fertilität nicht durch die Hormonbehandlung, sondern durch eine Spontanheilung eingetreten sei.

Nach einer ersten Kur von 3 Monaten soll man nach LABHART und NOWAKOWSKI eine Pause von 3—6 Monaten einschalten. Der Erfolg soll dann bei einem Teil der Patienten ein dauernder sein, wenn die Störung nur auf ein Versagen des normalen Auslösungsmechanismus zurückzuführen ist. Bei anderen Patienten werden sich die sekundären Geschlechtsmerkmale im Verlaufe von 2—5 Monaten wieder zurückbilden. LABHART appliziert in solchen Fällen 2 bis 3 Choriongonadotropin-Kuren. Ist auch nach 3 Kuren kein Dauer-Resultat zu verzeichnen, dann ist eine Dauer-Substitutionstherapie mit einem Depot-Testosteronpräparat indiziert (s. unten).

Die oben empfohlene sog. ,,Intervallbehandlung" stellt u. E. keine der physiologischen Gonadotropinsekretion angepaßte Substitutionsbehandlung dar. Je länger eine Behandlungsunterbrechung stattfindet, um so mehr tritt eine Involution der Leydigschen Zwischenzellen und somit eine Einstellung der Androgensekretion ein. Die stoßweise Androgenbildung erscheint unphysiologisch. Die kontinuierliche Hormonbehandlung ist die natürlichere.

Über den Behandlungsbeginn ist keine verbindliche Aussage zu machen. Er richtet sich nach den Gegebenheiten des einzelnen Patienten. Nach DORFF

u. Mitarb. soll die Behandlung nicht vor dem 5., aber spätestens bis zum 13. Lebensjahr einsetzen. S. C. WERNER behandelte nicht vor dem 16. Lebensjahr. Nicht selten sind die hier zur Rede stehenden Entwicklungsstörungen mit einem Kryptorchismus gekoppelt. Es empfiehlt sich dann, schon vor dem 8. Lebensjahr mit der Behandlung zu beginnen (s. Kryptorchismus S. 517).

Kontrollmöglichkeiten der Behandlung

Das Choriongonadotropin wird zum großen Teil wieder im Harn ausgeschieden; die Harngonadotropine sind daher nachweisbar; sie fehlen, sind normal oder erhöht. Durch die Stimulation der Leydigschen Zwischenzellen kommt es zu einer erhöhten Ausschüttung der 17-Ketosteroide (FRASER u. Mitarb.; WELLER). Es ist dies die erste Möglichkeit einer therapeutischen Erfolgskontrolle überhaupt, indem man die 17-Ketosteroide im Harn kontrolliert (wie beim Choriongonadotropin-Test). Die Überprüfung sollte während der ganzen Behandlungsdauer durchgeführt werden; sie erlaubt eine Einstellung der Gonadotropindosis. Die 17-Ketosteroidausscheidung sollte dem chronologischen Alter entsprechen.

Wie schon oben gesagt, treten die ersten somatischen Erfolgserscheinungen der Behandlung nach etwa 1—2 Monaten ein. Es ist dann eine deutliche Wirkung auf Libido und Potenz zu verzeichnen und ein Wachstum von Penis, Testes, Scrotum (WEBSTER) und der sekundären Behaarung zu beobachten. Nach etwa 3 Monaten treten Erektionen und Pollutionen auf als Zeichen dafür, daß Bläschendrüsen und Prostata genügend stimuliert worden sind. Nach einigen Wochen kann der Stimmbruch eintreten und eine Gewichtszunahme zu beobachten sein. Es treten eine Reihe von Stoffwechselwirkungen auf (PULLEN u. Mitarb.), und zwar Verminderung der Harnmenge, Stickstoffretention, Retention von Na und Cl; Abnahme von Na, Cl und K und besonders von P im Harn. Vollzieht sich die Entwicklung zu stürmisch, dann sind die Choriongonadotropingaben zu reduzieren. Bei Patienten vor dem 18. (bis zum 20.) Lebensjahr empfiehlt es sich, die Choriongonadotropinbehandlung nach Ingangkommen der Pubertätserscheinungen für 4—6 Wochen aus diagnostischen Gründen auszusetzen. Dies geschieht zur Überprüfung des sog. „Anlassereffektes". Harngonadotropine und 17-Ketosteroide werden hierbei kontrolliert. Kommt es zu einem Ausfall derselben, dann muß an einen permanenten Hypophysenvorderlappenschaden gedacht werden; verbleiben dagegen die Werte auf etwa der gleichen Höhe, dann lag anscheinend ein temporärer Schaden vor und die darniederliegende eigene Hormonproduktion des Hypophysenvorderlappens ist durch die Choriongonadotropinzufuhr wieder zur normalen Tätigkeit angeregt worden. Dieser Behandlungserfolg bedarf jedoch noch einer häufigen Kontrolle der Harngonadotropine und 17-Ketosteroide.

Vor einer indikationslosen Anwendung der placentären Gonadotropine (Choriongonadotropin) muß nochmals gewarnt werden. Während bei einer echten Substitutionstherapie über Jahre hinaus keine Schäden beobachtet werden konnten, kommt es dagegen bei einer Zufuhr von Choriongonadotropinen bei Männern mit einer normalen Keimdrüsenfunktion zu schweren degenerativen Veränderungen an Leydig-Zellen und Samenkanälchen (MADDOCK u. NELSON; HELLER u. NELSON).

3. Die Substitution mit Serumgonadotropin (FSH)

Eine Hormonbehandlung mit Stutenserumgonadotropinen (FSH) zur Herstellung einer Spermiogenese ist beim sekundären Hodenschaden nur zu einem gewissen Grade möglich. Die Erwartungen, die man an dieses Hormon geknüpft hat, haben allgemein enttäuscht (NOWAKOWSKI); dies ist anscheinend durch die Antihormonbildung bedingt (LEATHEM).

Zur Erhaltung des Tubulusapparates ist eine örtliche Kontaktwirkung der Androgene und eine FSH-Wirkung nötig. So kommt es nicht selten schon zur normalen Spermiogenese bzw. Fertilität allein durch Choriongonadotropingaben, wobei man jedoch vermutet, daß noch eine geringfügige eigene FSH-Stimulierung eine Rolle spielt, die zur Ausreifung der Spermiogenese ausreicht. Es berichten, wie schon oben angeführt, eine Reihe von Autoren (HELLER u. NELSON u. a.), daß sie nach einer Stimulierung der Hodenelemente mit Choriongonadotropin (ICSH) nach dem Absetzen zusätzlich Serumgonadotropin (FSH), auch kombiniert mit Testosteron, verabfolgten und dadurch eine normale Fertilität erreichen konnten.

LANE-ROBERTS u. Mitarb. empfehlen die Anwendung von Serumgonadotropin (FSH), und zwar in einer Dosierung von 400—1000 I.E. 2—3mal wöchentlich, bei häufigen Spermakontrollen. Diese Autoren weisen darauf hin, daß die therapeutische Anwendung dieses Gonadotropins nicht nur zu einer Intensitätssteigerung der Spermiogenese sondern auch zu einer Verminderung der unreifen und pathologischen Formen führt.

4. Die Substitution mit Testosteron beim sekundären Hodenschaden

Die Herstellung der Fertilität dürfte im allgemeinen nur bei einem jugendlichen Patienten erwünscht und möglich sein. Steht dagegen diese Frage nicht im Vordergrund, so besteht natürlich die Möglichkeit, den beim sekundären Hodenschaden vorliegenden Androgenmangel direkt durch eine Substitution mit einem Testosteronpräparat zu beheben, wobei dann auf die Entfaltung der testalen Strukturelemente von Leydigschen Zwischenzellen und Tubulusapparat verzichtet wird.

Die Behandlung mit einem Testosteronpräparat ist zudem für Arzt und Patient bequemer und auch wirtschaftlicher. Die Durchführung der Testosteronbehandlung geschieht in solchen Fällen wie beim primären Hodenschaden (s. dort).

In jedem Falle ist daher die Frage zu klären, ob eine Substitution mit einem Choriongonadotropin- oder Testosteronpräparat zweckmäßiger ist. Grundsätzlich können daher folgende Gesichtspunkte gelten:

1. Bei Jugendlichen im Alter von 15—20 Jahren mit einem idiopathischen sekundären Hodenschaden, verzögerter oder inkompletter Fertilität, z. B. nach chronischen Krankheiten, sollte stets zuerst mit einem Choriongonadotropinpräparat, wie oben aufgezeigt, behandelt werden. Hierbei ist nach Ingangkommen der ersten Pubertätszeichen, nach etwa 1—3 Monaten, die Choriongonadotropinbehandlung auszusetzen („Anlassereffekt") und festzustellen, ob ein konstanter oder temporärer Gonadotropinmangel vorliegt. Das gleiche gilt auch für den idiopathischen, präpuberalen isolierten ICSH-Mangel („Eunuchoidismus mit Spermiogenese"), wo die Choriongonadotropinbehandlung über lange Zeit durchgeführt werden sollte.

2. Liegt ein konstanter Gonadotropinmangel, z. B. auch nach dem Abklingen operativ behandelter kranialer Prozesse (Tumoren, Cysten u. a.), mit günstiger Prognose vor, dann wird die Behandlung den Zweck verfolgen, zunächst mit Choriongonadotropin eine Pubertät herbeizuführen oder zu vollenden, bis eine völlige somatisch-maskuline Differenzierung des Organismus vorliegt (s. Abb. 60—65 u. 123) und dann versuchen, mit Hilfe von Serumgonadotropin (FSH), möglicher-

weise auch unter der Applikation von kleinen Testosterongaben, die Spermiogenese bis zur vollen Fertilität anzuregen. Dies muß unter häufigen Samenkontrollen stattfinden. Endet eine solche Behandlung mit einem Mißerfolg, dann wird man unter Verzicht auf eine Herstellung der Zeugungsfähigkeit (Potentia generandi) zur Substitution des Androgenmangels mit Testosteron übergehen (Potentia coëundi).

V. Die Substitutionstherapie beim primären prä- und postpuberalen Hodenschaden mit Androgenmangel

Um bei einem primären Hodenschaden die irreparablen inkretorischen Ausfallserscheinungen zu verhüten oder zu beheben, bedarf es einer dauernden Substitutionstherapie mit einem Testosteronpräparat.

Man wird auch hier zwischen 1. einer Aufbau- und 2. einer Erhaltungsdosis unterscheiden, wobei die Dosierung sich vor allem auch nach dem Ausmaß des bestehenden Androgendefizits und dem Alter des Patienten zu richten hat (s. Beispiel Abb. 88 u. 89, klinischer Teil).

1. Aufbaudosis

Die Erreichung des Ziels der normalen Maskulinisierung ist grundsätzlich bei solchen jugendlichen Patienten schneller zu erwarten, die sich noch im Pubertätsalter von 14—20 Jahren befinden. Im späteren Alter, über 20 Jahre, ist dies nicht mehr der Fall. Es treten dann auch Proportionsstörungen des Skelets auf. Die Aufbaubehandlungsdauer der jugendlichen Patienten dürfte etwa 2—3 Jahre, die der über 20 Jahre alten etwa 3—4 Jahre währen (s. Abb. 88 u. 89).

Nach den vorliegenden Erfahrungen benötigt man etwa 200—300 mg eines Depot-Testosterons in 2—3wöchigen Abständen oder 2mal wöchentlich 50 mg oder 4mal wöchentlich 25 mg eines Testosteronpropionates. Den gleichen Effekt kann man auch mit Methyl-Testosteron perlingual erzielen, wobei nach den Untersuchungen von Escamilla u. Mitarb. die tägliche Dosis 10 mg betragen soll. Die Methyl-Testosteronbehandlung birgt jedoch einige Unsicherheiten und Gefahren in sich.

Kontrollmöglichkeiten

Eine einfache Kontrollmöglichkeit der optimalen Aufbaudosis ist in der eingehenden Beobachtung des Patienten und in der Überprüfung der Funktionen der Genitalorgane gegeben.

Die Sekretionsprodukte von Prostata und Bläschendrüsen sind androgenabhängig. Eine häufige Überprüfung von Prostatagröße und Volumen des Samens sowie der Fructosekonzentration im Samen ist daher zu empfehlen. Weiterhin geben die Veränderungen im Kreatin-Kreatininquotienten einen ungefähren Anhalt für die anabole Wirkung des verabfolgten Testosterons. Eine Steigerung des Quotienten ist bei einem Wirkungsabfall des Testosterons zu beobachten. Dieser Test kann als empfindlicher gelten als die Überprüfung von Volumen und Fructosekonzentration.

Im weiteren kann die Bestimmung der 17-Ketosteroide im Harn auch zu einer Beurteilung der Testosteronresorption mit herangezogen werden; hingegen nicht beim Methyl-Testosteron, da es nicht zu 17-Ketosteroiden abgebaut wird.

Auch die Veränderung der subjektiven Symptome, wie mangelnde Potentia coeundi oder Libido, Abfall von psychischer und physischer Leistungsfähigkeit, Schlafstörungen, Unruhe, Kopfschmerzen, Konzentrationslosigkeit u. a. (s. sog. Klimakterium virile) können zur Kontrolle mit herangezogen werden.

Die Dauer der Aufbau-Dosis ist von der Entwicklung der somatischen Merkmale abhängig. Nach vollständiger Maskulinisierung erfolgt die Umstellung und Einstellung auf die Erhaltungsdosis.

2. Erhaltungsdosis

Die Dosierung wird sich zweckmäßigerweise nach dem hormonalen Defizit richten.

Es ist in jedem Falle nötig, sich bei der *Einstellung* der Dosis einen entsprechenden Aufschluß über die Höhe des Androgenmangels bzw. der zu verabreichenden Erhaltungs-Substitution zu verschaffen. Von Bedeutung sind dabei die einfache Feststellung der Prostatagröße und -konsistenz sowie das Ejaculatvolumen und die Fructosekonzentration im Samen. Sinkt das Volumen unter 1,5 cm^3 und die Fructosekonzentration unter etwa 1500 γ/cm^3, dann ist der Hinweis vorhanden, daß möglicherweise die verabfolgte Testosteronmenge zu gering ist oder eine häufigere Applikation stattzufinden hat. Hinweise auf eine nicht ausreichende Substitution geben auch die subjektiven Beschwerden des Mannes, wie sie beim Androgenentzug im Rahmen des sog. Klimakterium virile vorgetragen werden.

Als Erhaltungsdosis, z. B. beim Fehlen beider Hoden (Vollkastrat), gilt erfahrungsgemäß die Menge eines Depot-Testosterons von 250—300 mg, in etwa 4—6 wöchigen Abständen verabfolgt, oder auch täglich 20—30 mg eines Methyl-Testosterons. Das entspricht etwa einer täglichen Menge von 10 mg Testosteronpropionat.

In anderen Fällen, wo noch eine Eigenproduktion von Androgen vorhanden sein kann, wie z. B. beim Klimakterium virile, liegen die Substitutionsdosen nach *individueller Einstellung* niedriger. Es reicht dann mitunter eine Depot-Testosteronmenge von 50 mg in 3—4 Wochen oder noch weniger; z. B. Methyl-Testosteron buccal 5 mg täglich oder jeden 2.—3. Tag.

VI. Die Therapie des primären Hodenschadens ohne Androgenmangel

1. Einleitung und Problemstellung

Den Fertilitätsstörungen, deren Behandlung hier besprochen wird, liegt im Ejaculat stets eine kontinuierliche, konstante, quantitative oder qualitative Abweichung von der Normospermie zugrunde.

Das histologische Hodenbild kann normal sein, permanent und idiopathisch die Krankheitsbilder der Spermiogenesehemmung oder der Desorganisation des Samenepithels zeigen. Somatisch soll immer ein normaler Befund zu erheben sein.

Das Problem der Störung *männlicher Fertilität* ist schlechthin die *Behandlung der Männer* mit Hypo- und Oligospermien.

Fertilitätsstörungen gleicher Krankheitsbilder, bei denen eine Ursache bekannt ist, sollten zunächst durch Ausschaltung der mutmaßlichen exogenen und endogenen Faktoren oder durch Behebung alimentärer Störungen vorbehandelt werden. Roborierende Maßnahmen sind stets durchzuführen, eine gesunde Lebensführung ist anzustreben.

Überblickt man die Publikationen, die sich mit der Behandlung genannter Fertilitätsstörungen befassen, so fällt auf, daß sich, im Gegensatz zu Veröffentlichungen über andere Krankheiten, eigentlich nur *sehr wenige Arbeiten* eingehend und vor allem *kritisch* mit dieser Problematik befassen. Diese Tatsache dürfte durch folgende Gegebenheiten bedingt sein:

1. Die Schwierigkeit einer unbedingt exakten Diagnose, die nur durch langdauernde, sehr diffizile und nur an wenigen Kliniken oder Instituten durchführbare Untersuchungen — wie Hormonbestimmungen, Hodenbiopsie u. a. — gestellt werden kann, ermöglicht nicht immer vergleichbare Ergebnisse.

2. Die Komplexität der ätiologischen Momente stellt stets nur eine kleine Zahl von Patienten mit der jeweiligen gleichen Ursache zur Verfügung. Dadurch ist es unmöglich, gleichbehandelte Männer einer Gruppe einer entsprechend unbehandelten vergleichsweise gegenüberzustellen.

3. Die Verschiedenartigkeit der angewandten Präparate und deren Dosierung läßt keine befriedigenden Vergleichsmöglichkeiten zu.

4. Durch die in der Regel empfohlene Kombination von mehreren Präparaten läßt sich kein exakter Überblick gewinnen.

5. Die Möglichkeit bzw. Gefahr einer Dauerschädigung durch gewisse Hormontherapien schränkt die Durchführung von Untersuchungsreihen ein.

6. Eine Übertragung der aus Tierversuchen erzielten Ergebnisse auf den Menschen ist nicht immer möglich.

7. Die meisten Autoren sind nicht bereit, auch negative Resultate zu veröffentlichen, obwohl gerade auf diesem Gebiet dadurch wesentliche Erkenntnisse gewonnen werden könnten.

8. Verschiedenartige individuelle Ansprechbarkeit der einzelnen Präparate oder unterschiedliche Wirkungsweise durch Begleitkrankheiten.

Bei der Betrachtung der offenbar durch die Medikation von Gonadotropinpräparaten so günstigen Behandlungserfolge muß immer in Erwägung gezogen werden, daß die hier in Rede stehenden Fertilitätsstörungen der zu uns kommenden Männer in den *allerseltensten* Fällen in konstante bzw. permanente und temporäre Hypo- oder Oligospermien unterteilt werden oder werden können, da vor der Durchführung einer Behandlung den Patienten nicht monatelange Samenkontrolluntersuchungen zugemutet werden können (s. Abb. 151).

ZONDEK, BROMBERG und POLISHUK haben darauf hingewiesen, daß es sich bei den meisten mitgeteilten erfolgreichen Behandlungen um temporäre Störungen der Spermiogenese handelte und konstante Störungen der Spermiogenese (Hypo- und Oligospermien) in der Regel unbeeinflußt blieben.

Auch soll ohne Überwertung die Bedeutung von psychischen Faktoren nicht nur bei den hier behandelten, sondern bei allen Therapieformen überhaupt hervorgehoben werden. So ist auf Grund umfangreicher Statistiken bekannt geworden, daß in jahrelang sterilen Ehen nach Adoption von Kindern in 8% später *ohne* Behandlung Kinder gezeugt wurden. Solange noch bewegliche Samenfäden im Sperma vorhanden sind, besteht immer die Möglichkeit einer Befruchtung. So können wir (HEINKE u. DOEPFMER) über eine Anzahl von Konzeptionen der Ehefrauen berichten, bei denen die Ehemänner an einer konstanten Oligospermie unter 5 Millionen Spermien/cm^3 litten, und alle nur erdenklichen Sicherheitsfaktoren *für* die Vaterschaft dieser Männer sprechen.

In diesen Zusammenhang soll aber auch der so wichtige juristische Begriff „Pater semper incertus est" nicht unerwähnt bleiben, um gegebenenfalls einer Kritik entgegentreten zu können.

Bei einer aktiven Therapie muß in jedem Falle das positive oder negative Ansprechen der Medikamente durch wiederholte Samenuntersuchungen kontrolliert werden. Die Kontrollen dienen gleichzeitig der Erkennung etwaiger konstanter Schäden. Es ist hier nochmals besonders herauszustellen (s. auch „Ejaculat"), daß erfahrungsgemäß jeglicher Grad von Subfertilität dann gegeben ist, wenn Abweichungen in einem oder in mehreren Punkten der Fertilitätskriterien des Samens vorliegen. Das Problem der Subfertilität liegt nicht so sehr in Veränderungen der Samenflüssigkeit als in solcher der Spermien. Die funktionelle Wertigkeit (Vitalität und Motilität) hat dabei das größte Gewicht. Es sei erinnert, daß der kritische Wert der Spermiendichte bei 20 Mill./cm³ liegt, daß mindestens 60% normal geformte Spermien und die Zahl der motilen Spermien nicht weniger als 40% betragen soll. Die Motilität stellt dabei den wichtigsten Faktor dar; liegt eine gute Motilität vor, so ist bei Spermienzahlen von über 20 Mill./cm³ keine weitere Zunahme der potentiellen Fertilität während der Behandlung zu erwarten. Das *Problem der männlichen Fertilitätsstörungen* wird daher weitgehendst auch durch die Männer bestimmt, bei denen eine Hypo- oder Oligospermie *mit Motilitätsveränderungen* vorliegt. Besonders diesen Männern gelten unsere therapeutischen Maßnahmen (s. S. 336).

Hinsichtlich einer Behandlung muß die Frage nach einer einheitlichen rationellen Therapie heute (1960) negativ beantwortet werden. Wir sind, wie auch 1956 der internationale Kongreß für Sterilität und Fertilität in Neapel gezeigt hat, noch weit von der Aufstellung allgemeiner therapeutischer, anerkannter Richtlinien bei der Behandlung der männlichen Infertilität entfernt. Im folgenden können daher nur vorwiegend Beobachtungen mitgeteilt werden, die bei solchen Patienten gemacht wurden, bei denen eine Diagnosestellung vor der Behandlung vorlag.

Eine aktive hormonelle therapeutische Behandlung ist durch Testosteron gegeben und zwar:

1. Durch einen Versuch mit geringen Testosterongaben.
2. Durch einen Versuch mit hohen Testosterongaben (Bremstherapie) und Auslösung des „Rebound-Phänomen".
3. Durch einen Versuch mit kombinierten Gonadotropin-Testosterongaben zur Verbesserung der Samenqualität.

2. Behandlung mit geringen Testosterongaben

Das Testosteron kann hierbei oral, buccal, parenteral oder als Implantat zur Anwendung kommen.

a) Testosteron-Depot: 50 mg alle 10—14 Tage über 4—12 Wochen und länger oder 100 mg alle 4 Wochen oder 250 mg alle 6—8 Wochen (Abb. 124).

b) Testosteron-Propionat: 2mal wöchentlich 10 mg intramuskulär (TYLER).

c) Methyltestosteron: Täglich 5 mg (TYLER) oder jeden 2. oder 3. Tag je 5 mg buccal.

d) Methylandrostendiol: Täglich 50 mg (oral) über 8 Wochen und länger (SCHULTZ).

Häufige Samenkontrollen sind bei allen Behandlungsarten durchzuführen.

TYLER sah bei geringen Dosen von Testosteron (2mal wöchentlich 10 mg intramuskulär oder täglich 5 mg perlingual) eine Verbesserung der qualitativen Spermienbewegung. TSCHUMI und ROMANO halten ebenfalls kleine Dosen von Testosteron (2mal wöchentlich 10 mg intramuskulär) bei Oligospermie zur Besserung der Spermiogenese und der Spermabilder für indiziert, da in dieser niedrigen Dosierung, die jedoch monatelang durchgeführt werden muß, vor allem auch eine günstige Wirkung auf Motilitätsstörungen zu verzeichnen ist. Im Sinne der von MIESCHER und GASCHE hervorgehobenen lingualen Applikationen von männlichen Hormonen empfiehlt TSCHUMI die Applikation des Testosterons auch in Form von einer Linguette zu 5 mg jeden 2. und 3. Tag. Ferner berichtet HAGEDORN über eine Vereinfachung der Dosierung von Testosteron, bei der statt 2mal 25 mg Testosteron-Propionat pro Woche anfangs in 6wöchigen und später in 4—5wöchigen Abständen 250 mg Testosteron-Depot (Oenanthat) intramuskulär verabreicht wurden.

Zur Stimulierung der Spermiogenese wurde Methylandrostendiol (M) erstmals von SCHULTZ im Jahre 1956 in die Therapie eingeführt. Methylandro-

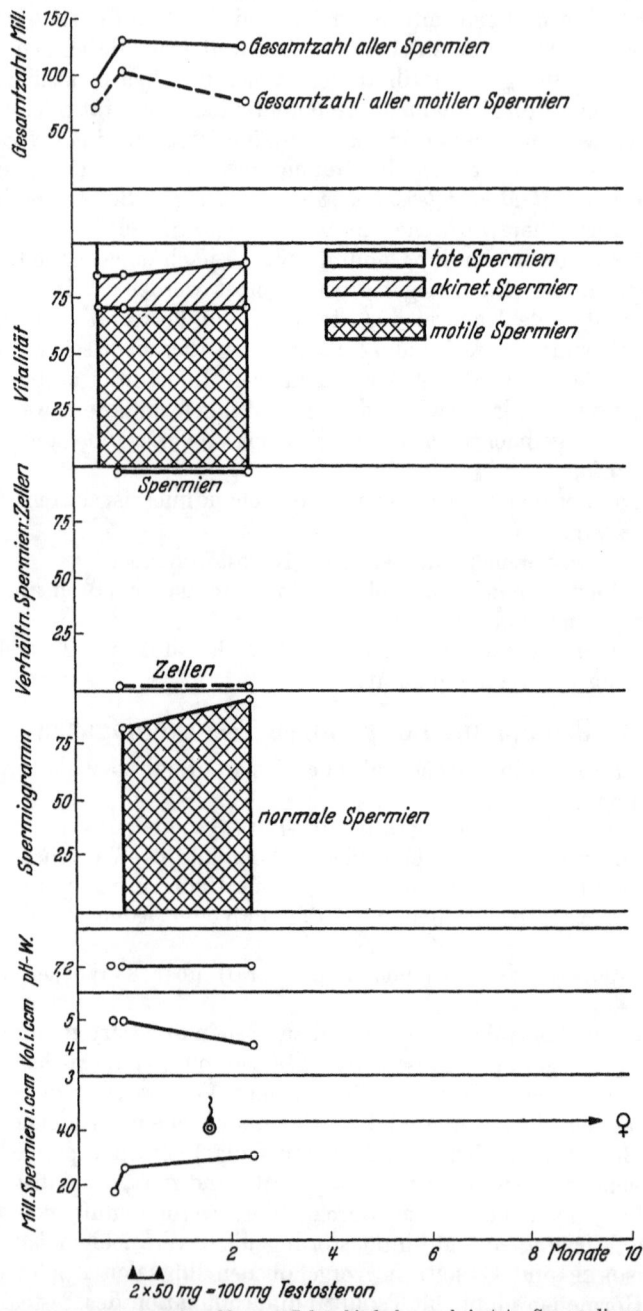

Abb. 124. Patient (873) 31 Jahre alter Mann, 6 Jahre kinderlos verheiratet. Spermadiagramm: Beispiel für einen Behandlungserfolg mit geringen Testosterongaben. Hier 2× 50 mg Depot-Testosteron im Abstand von 2—3 Wochen. Es kommt zur Normalisierung des Spermiogramms nach Ausgangswerten von nicht mehr als 20 Mill. Spermien/cm³ und zur Konzeption (HEINKE-ZÄTZSCH)

stendiol besitzt im Vergleich zum Testosteron $^1/_{20}$—$^1/_{50}$ der androgenen virilisierenden Wirksamkeit. Er behandelte 29 Fertilitätsstörungen mit täglich

50 mg (oral) dieses Präparates für die Dauer von 8 Wochen (insgesamt 2800 mg). Bei Azoospermie wurde keine Besserung gesehen. Die Patienten mit Oligospermie zeigten keinen wesentlichen Spermienanstieg. Die Motilität jedoch stieg bei Oligospermie (Hypospermie) über 20 Mill./cm^3 um durchschnittlich 20% und unter 20 Mill./cm^3 um 0,8%. Nach oder während der Behandlungszeit kam es bei den Frauen der Patienten zu 6 Schwangerschaften mit 2 Aborten. Dieser Erfolg bei der Behandlung der Oligospermie (Hypospermie) läßt auf weitere Untersuchungen und Anwendung des Methylandrostendiols bei Fertilitätsstörungen hoffen.

Zur Problematik der *Testosteron-Implantation* in den Hoden sei auf die Arbeiten von HOHLWEG, SCHUERMANN, SWYER, SEITZ und ZAHLER verwiesen, die unter Hinweis auf die jeweils zu berücksichtigende Ätiologie einer so behandelten männlichen Infertilität und auf die möglichen Auswirkungen einzelner Dosierungsvorschläge zu unterschiedlicher Beurteilung gelangten.

Zusammenfassend ist zu sagen, daß geringe Testosterongaben in den verschiedenen Formen, wie sie oben dargestellt wurden, sicher in vielen Fällen von Hypo- und Oligospermie einen Einfluß auf die Spermiogenese und die Motilität ausüben. Der Wirkungsmechanismus ist nicht geklärt. Möglicherweise erfolgt durch diese geringen Testosteronmengen eine günstige stimulierende Wirkung auf den Tubulusapparat über die Tubuluswand und auch auf die akzessorischen Geschlechtsdrüsen bei einem bestehenden verdeckten — klinisch nicht faßbaren — Androgenmangel.

3. Behandlung mit hohen Testosterongaben

a) Das sog. „Rebound-Phänomen"

Bei Hypo- oder Oligospermien, die im histologischen Hodenbild eine Spermiogenesehemmung, Desorganisation oder Desquamation des Samenepithels zeigen, werden alle 8—14 Tage etwa 250 mg eines Testosteron-Depots oder etwa 3mal wöchentlich 50 mg eines Testosteron-Propionats bis zum Auftreten einer Azoospermie (Bremstherapie) im Samen verabfolgt. Danach wird die Testosteronzufuhr ausgesetzt. Eine Aktivierung der Spermiogenese erfolgt durchschnittlich 3—6 Monate nach Abschluß der Behandlung. Es werden die Ausgangswerte oder wesentlich höhere Spermiendichten erreicht („Rebound-Phänomen").

Die Indikation dieser Behandlung sollte nur auf Grund des histologischen Befundes des Hodenbildes gestellt werden. Als erfolgversprechend haben sich erwiesen: Männer mit dem histologischen Hodenbild 1. einer Spermiogenesehemmung, 2. Desorganisation, Desquamation oder 3. einem partiellen Spermiogenesestop (MCDONALD und HECKEL, sowie HEINKE und TONUTTI). Als nicht erfolgversprechend gilt die Behandlung von „Fehlen des Samenepithels" (Depopulation, Aplasie), Tubulusdegeneration und Fibrose, sowie echtem „Spermiogenesestop" (s. auch S. 543).

HECKEL, ROSSO und KESTEL haben die Wirkung des Testosterons benutzt, um die häufig bei einer Hypo- oder Oligospermie vorliegende Infertilität therapeutisch anzugehen. Sie fanden, daß bei ihren Patienten nach Testosteronzufuhr die Spermienzahl im Samen absank, mitunter sogar bis zur Azoospermie. In vielen Fällen trat nach Aussetzen der Testosteronzufuhr ein beachtlicher Anstieg der Spermienzahl im Ejakulat auf, wobei mitunter die Ausgangswerte weit überschritten wurden (sog. „Rebound-Phänomen"). Bei einem Teil der Patienten, deren Ehe vor der Behandlung steril war, kam es im Anschluß an die Behandlung bei der Ehefrau zur Konzeption (Diagramm, Abb. 125).

Außer den Publikationen von HECKEL u. Mitarb., sowie HEINKE und ToNUTTI sowie CHARNY liegen keine Untersuchungsergebnisse vor, bei denen systematisch Hodenbiopsien und Samenuntersuchungen in ihren Veränderungen auf die Testosteronzufuhr untersucht wurden. Aus einer Arbeit von GETZOFF, die auf einer Umfrage bei amerikanischen Urologen basiert, ist zu entnehmen, daß das sog. ,,Rebound-Phänomen" mit wechselndem Erfolg benutzt wurde und von den einzelnen Ärzten sehr unterschiedlich beurteilt wird. Die Testosteronanwendung erfolgte zu sehr unter unterschiedlichen Bedingungen. In den meisten Fällen wurden weder Hodenbiopsien noch Untersuchungen des

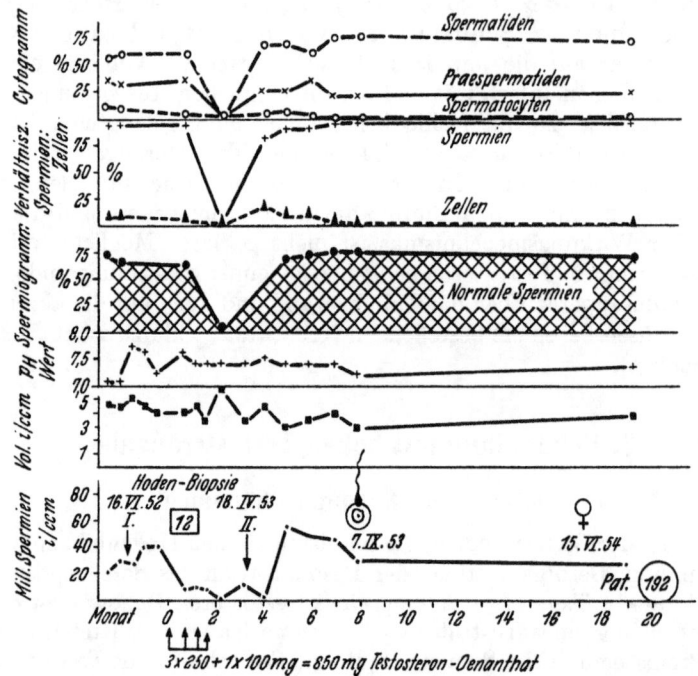

Abb. 125. Patient (192) 28 Jahre alter Mann, 4 Jahre kinderlos verheiratet. Spermadiagramm: Auslösung des Rebound-Phänomens mit 850 mg Testosteron-Oenanthat. 8 Monate nach Behandlungsbeginn Konzeption der Ehefrau, Geburt eines Mädchens. (Nach HEINKE-TONUTTI, Dtsch. med. Wschr. 1956, 566)

Samens durchgeführt. Das gleiche gilt auch für die Arbeit von WEINSTEIN, der die Behandlung negativ beurteilt.

Bemerkenswert ist, daß die Testosterondosis, die gegebenenfalls ein Absinken der Spermienanzahl auszulösen vermag, von Fall zu Fall außerordentlich verschieden ist und weiter, daß das Ansprechen der einzelnen Patienten auf die Testosterongaben sowohl in sehr kurzer Zeit, wie erst nach unverhältnismäßig langer Zeit erfolgen kann (s. Abb. 129).

Nach den heutigen Vorstellungen ist anzunehmen, daß durch die Testosteronzufuhr, wie schon in den Kapiteln ,,Physiologie der Keimdrüsen" und ,,Klinik des sekundären Hodenschadens" berichtet, eine temporäre Unterdrückung der gonadotropen Partialfunktion der Adenohypophyse zustande kommt. Die verminderte Bildung oder Abgabe von FSH und ICSH aus dem Hypophysenvorderlappen bedingt eine verminderte Stimulierung der beiden Erfolgssubstrate dieser gonadotropen Hormone im Hoden, nämlich dem Tubulusapparat und den Leydigschen Zwischenzellen. Praktisch wird damit experimentell durch die Testosteronzufuhr ein ,,sekundärer Hypogonadismus" temporärer Art erzeugt, wobei die Inaktivierung der Leydigschen Zwischenzellen durch die exogene Androgenzufuhr ,,maskiert" ist. Im Tubulus erlischt die spermiogenetische Aktivität

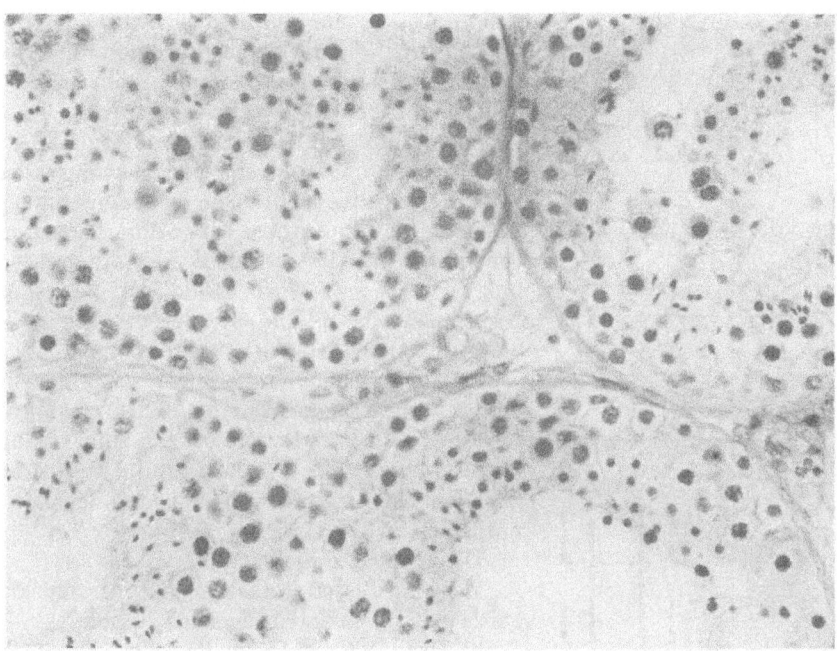

Abb. 126. Patient (529) 33jähriger Mann, 8 Jahre kinderlos verheiratet. Diagnose: Spermiogenese-Hemmung mit Desorganisation und Desquamation. Hypospermie 40 Mill. Spermien/cm³. Hodenbiopsie *vor* der Testosteronbeyandlung: Tubuli normal weit, mäßige spermiogenetische Aktivität mit Desorganisation und Desquamation. Wände zart. Leydigsche Zwischenzellen gut differenziert, sowohl hinsichtlich der Kerne als auch der Plasmaentfaltung. (Hopa: 481fach)

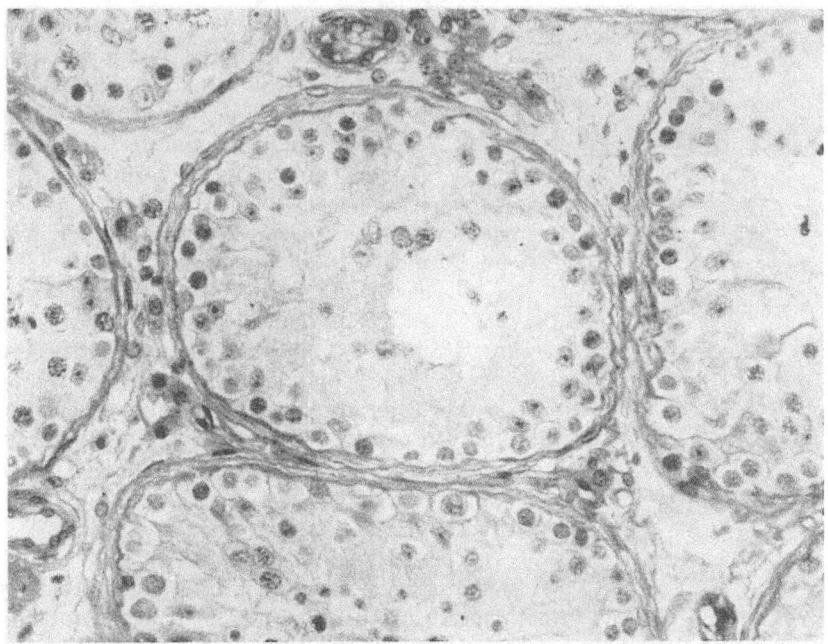

Abb. 127. Patient (529) s. Abb. 126. Hodenbiopsie kurz *nach* der Testosteronzufuhr (550 mg) während der stärksten Depression der Spermiogenese, Azoospermie. Tubuli klein, Tunica propria verdickt, aus mehreren Lagen von Bindegewebsfasern bestehend. Tubulusepithel enthält nur wenige Zellen der spermiogenetischen Reihe. Geringe mitotische Aktivität. Nur noch wenige Spermatocyten vorhanden. Hervortreten der Sertoli-Zellen (dreikantige Kerne mit großem Nucleus) und ihrer faserigen Cytoplasmaleiber. Zwischenzellen atrophiert, der Kern ist verkleinert, der Cytoplasmaleib klein und dunkel färbbar (sekundärer Hodenschaden). (Hopa: 481fach)

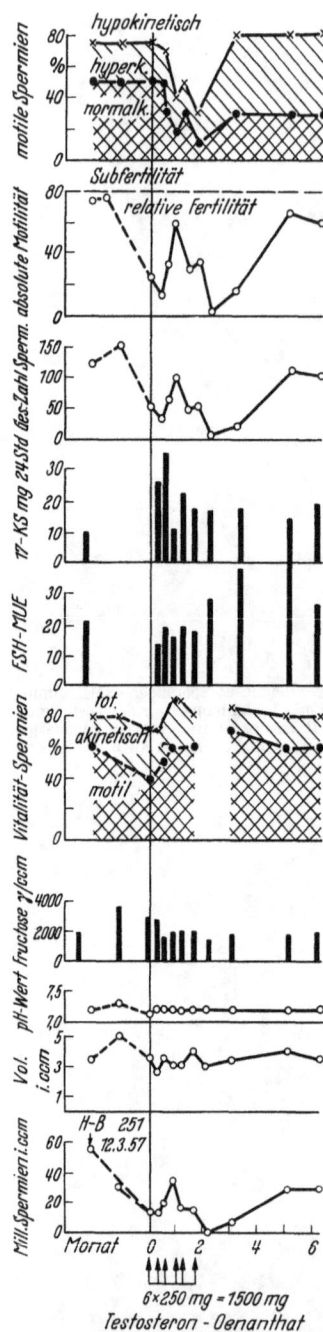

Abb. 128. Patient (778) 25jähriger Mann. Beispiel der Auswirkung von hohen Testosterongaben (Rebound-Phänomen — 6× 250 mg Testosteron-Oenanthat in 7 Wochen) auf die Spermienkonzentration, Volumen, p$_H$-Wert, Fructose, Vitalität der Spermien, FSH-MUE, 17-Ketosteroide/24 Std, Gesamtzahl der Spermien, absolute Motilität (nach FARRIS), motile Spermien in Prozent bei primärem, isoliertem Tubulusschaden mit Spermiogenese- Hemmung geringen Grades, *ohne* Androgenmangel (HEINKE-ZÄTZSCH)

und es bleiben nur die basalen Stufen der Spermiogenese, d. h. die Spermatogonien und Spermatocyten 1. Ordnung erhalten (s. Abb. 126 u. 127) (sog. regressive Phase = Bremstherapie). In den folgenden Monaten kommt es dann zum Anstieg der Spermienzahl durch eine verstärkt einsetzende Stimulierung des nicht mehr gehemmten Hypophysenvorderlappens, bei der häufig die spermiogenetische Aktivität über die der Ausgangslage hinaus verbessert wird. Diese Erholungsphase bezeichnen wir als die sog. ,,progressive Phase" des ,,Rebound-Phänomens" (Abb. 128).

Zu den Behandlungserfolgen der einzelnen Autoren ist zu sagen: HELLER, NELSON u. Mitarb. (1950) behandelten 46 körperlich gesunde Männer im Alter von 15—40 Jahren mit Testosteron, nachdem das Hodengewebe vor der Behandlung untersucht worden war.

Die Männer erhielten:

a) 25 mg Testosteron-Propionat intramuskulär an 24—49 aufeinanderfolgenden Tagen.

b) Dazu 100 mg Pregnolon oder 25 mg Progesteron.

c) 3—7 Testosteron-Kompretten von 75 mg als subcutane Implantation.

Die Hodenbiopsien am Ende der Injektionsbehandlung bzw. 3—12 Monate nach der Implantation ergaben konstante Hodenschädigungen mit folgenden Veränderungen: Volumenverminderung der Tubuli, Sklerose, Hyalinisation der Basalmembran und Tunica propria der Kanälchen, Nekrose (?) und Schwund des Keimepithels sowie Spermiogenesestop und Verminderung der Keimepithelelemente. Spermatiden und Spermatocyten überwogen. Atrophie oder Schwund der Leydigschen Zwischenzellen.

Die histologische Kontrolle des Hodengewebes, etwa 6—31 Monate nach der Testosteronbehandlung, zeigte, daß diese Schädigungen reversibel waren. Als Ergebnis der Behandlung beobachteten die Verfasser trotz vorübergehender Schädigung eine Besserung des morphologischen und funktionellen Status des Hodens gegenüber dem Zustand vor der Behandlung, wenn der Hoden ursprünglich nicht voll entwickelt war.

HECKEL und MCDONALD (1952) behandelten 64 subfertile Männer mit Spermienzahlen von höchstens 75 Mill./cm³ mit 3mal 50 mg Testosteronpropionat oder Testosteron-Cyclopropionat in der Woche bis zum Eintritt der Azoospermie. Nach Abbruch der Behandlung zeigte sich bei 22 der 36 weiter beobachteten Patienten das ,,Rebound-Phänomen". 20 behielten hohe Werte, 5 erreichten nicht die Werte vor der Behandlung. Die Frauen von 5 Patienten wurden schwanger.

In einer weiteren Arbeit berichten gemeinsam McDonald und Heckel (1956) über die Behandlung von 116 Patienten mit Oligospermien durch hohe Testosterongaben (3mal wöchentlich 50 mg Testosteron-Propionat oder 200 mg Testosteron-Cyclopentylpropionat wöchentlich). Es fanden sich keine endokrinen Ausfallserscheinungen. Von den 73 weiter nach der Behandlung beobachteten Patienten wiesen 28 (= 38%) das „Rebound-Phänomen" auf (Spermienanstieg über 50 Mill./cm³ im Vergleich zur Vorperiode). In 5 Fällen kam es nach 4 Monaten bis zu einem Jahr wieder zu einem Spermienabfall. 45 Patienten hatten nur einen Spermienanstieg von durchschnittlich 32 Mill./cm³ (13—32 Mill./cm³) zu verzeichnen. Bei den Ehefrauen der 22 Patienten mit einem „Rebound-Phänomen" wurde in 20 Fällen (25,6% von 116 Patienten) eine Schwangerschaft beobachtet. Die Autoren vertreten die Meinung, daß sich nur diejenigen infertilen Männer für eine Therapie mit hohen Testosterongaben zur Auslösung des „Rebound-Phänomens" eignen, bei denen durch Hodenbiopsie a) eine anormale Spermiogenese mit Desquamation unreifer Zellen und b) eine unvollständige Reifungshemmung festgestellt werden konnte.

Über Erfolge der Behandlung mit hohen Testosterongaben berichten weiter Retief (1952) und Raboch-Prag (1954).

Im Gegensatz zu den oben beschriebenen Behandlungsmethoden brach Charny (1956) bei der Behandlung von 92 subfertilen Männern bei Eintritt der Azoospermie die Testosteronzufuhr nicht ab. Er verabreichte 25 mg Testosteron 2mal wöchentlich für die Dauer von 18 Wochen (2700 mg) oder 200 mg Testosteron-Depot 1mal wöchentlich für die Dauer von 15 Wochen (insgesamt 3000 mg). Nach 12 Wochen, d. h. bei 1800 mg, stellte sich eine Azoospermie

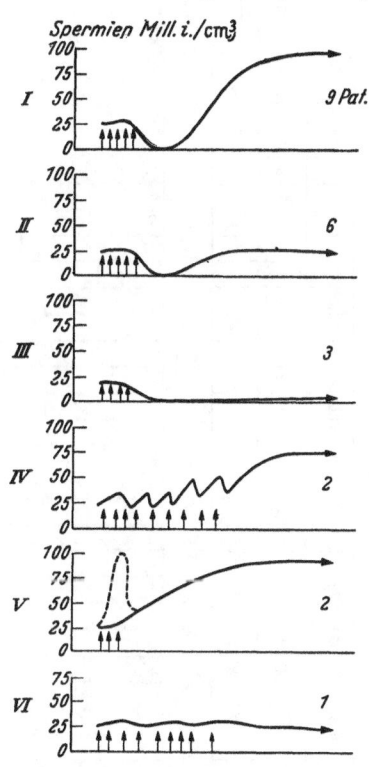

Abb. 129. Beobachtete Verlaufskurven der Spermienanzahl bei Behandlung mit hohen Testosteronmengen (23 Patienten) (s. Text). [Aus Heinke, Arch. klin. exp. Dermat. 206, 700 (1957)]

ein. Die Spermiendichte besserte sich bei 17 Patienten (= 18,5%), bei 66 (= 71%) nicht, und bei 9 (= 9,8%) lag sie unter dem Ausgangswert. Einen progressiven Anstieg der Spermienzahlen konnte Charny nicht beobachten. Er schlägt deshalb eine Wiederholung der Therapie nach einem Jahr vor. In einem Fall konnte er dadurch eine Verdoppelung des „Rebound-Phänomens" im Vergleich zum vorjährigen Ergebnis erzielen.

Heinke und Tonutti behandelten 23 Patienten (1951—1956), die mehrere Jahre in steriler Ehe lebten. Alle Patienten wiesen eine Oligospermie bzw. Hypospermie von 1—60 Mill. Spermien/cm³ auf. Genaue Untersuchungen erstreckten sich auf die 17-Ketosteroidbestimmung, Gonadotropinausscheidung, Hodenbiopsie und Samenuntersuchung einschließlich der Fructosekonzentration. Erst nach einer Vorperiode von 3—6 Monaten — um eine temporäre Oligospermie auszuscheiden — wurde die Testosteronbehandlung eingeleitet. Es stellte sich heraus, daß das sog. „Rebound-Phänomen" nicht bei allen Patienten auslösbar ist. Die spermiogenetische Aktivität, in sog. Verlaufskurven dargestellt, verhielt sich wie folgt (s. Abb. 129):

1. Die sog. Idealverlaufskurve (9 Patienten). Ausgangslage zwischen 20 und 40 Mill. Spermien/cm³. Regressive und progressive Phase deutlich vorhanden,

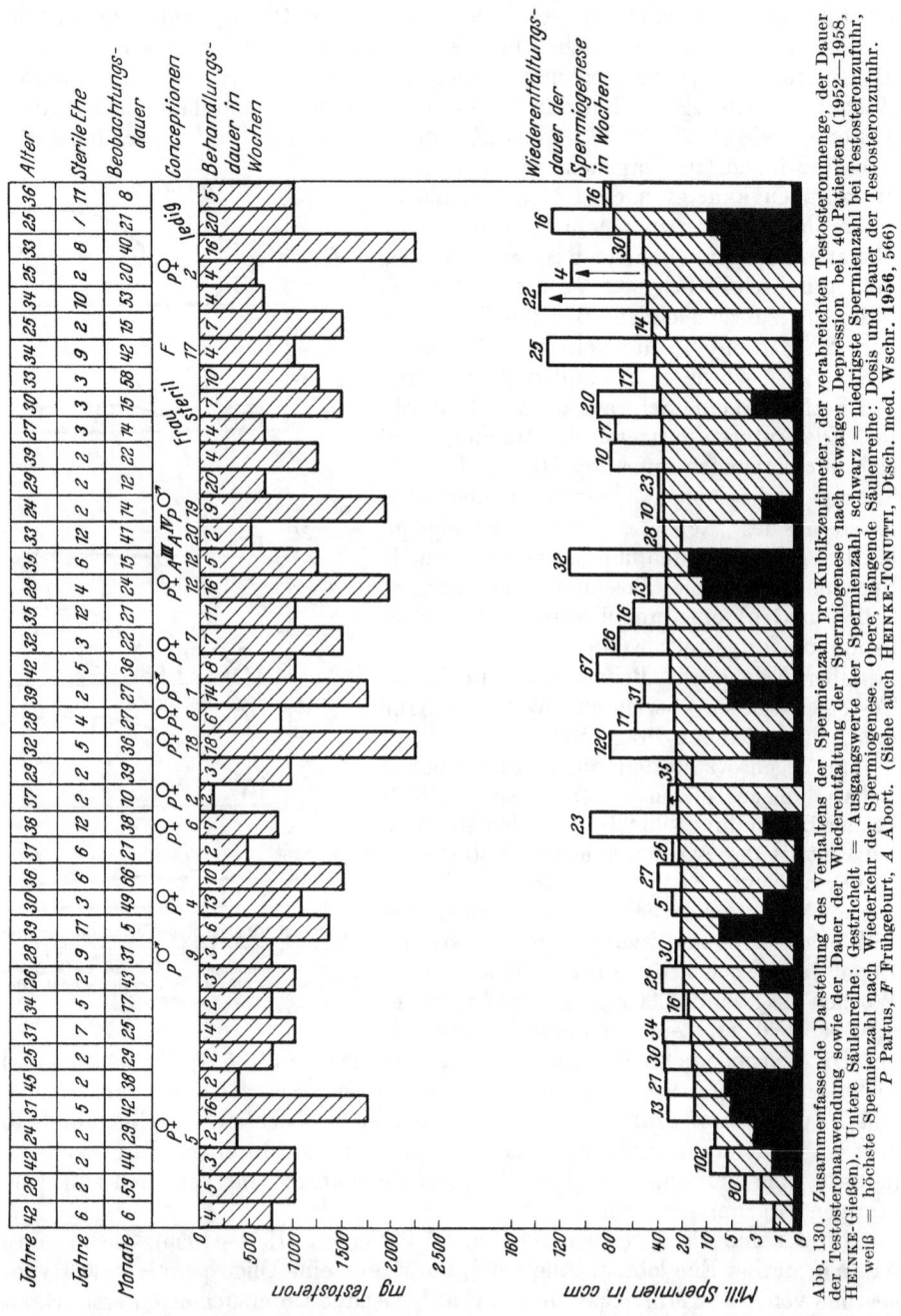

Abb. 130. Zusammenfassende Darstellung des Verhaltens der Spermienzahl pro Kubikzentimeter, der verabreichten Testosteronmenge, der Dauer der Testosteronanwendung sowie der Dauer der Wiederentfaltung der Spermiogenese nach etwaiger Depression bei 40 Patienten (1952—1958, HEINKE-Gießen). Untere Säulenreihe: Gestrichelt = Ausgangswerte der Spermiogenese, schwarz = niedrigste Spermienzahl bei Testosteronzufuhr, weiß = höchste Spermienzahl nach Wiederkehr der Spermiogenese. Obere, hängende Säulenreihe: Dosis und Dauer der Testosteronzufuhr. *P* Partus, *F* Frühgeburt, *A* Abort. (Siehe auch HEINKE-TONUTTI, Dtsch. med. Wschr. 1956, 566)

spermiogenetische Aktivität der Ausgangslage nach der Behandlung um ein wesentliches überschritten (s. Abb. 129, I.).

2. Ausgangslage wie oben. Nach Depression in der regressiven Phase wird nur die Ausgangslage erreicht (6 Patienten) (s. Abb. 129, II.).

3. Ausgangslage meist unter 20 Mill. Spermien/cm³ (3 Patienten). Nach der Regression bleibt die progressive Phase aus oder es werden nur Werte unter 5 Mill. Spermien/cm³ erreicht (s. Abb. 129, III.).

4. Ausgangslage wie unter 1. (2 Patienten). Nach hohen, wiederholten Testosterongaben allmählicher Zick-Zackanstieg in einer progressiven Phase. Keine regressive Phase (s. Abb. 129, IV.).

5. Unter relativ geringen Testosterongaben allmähliches oder sofortiges Ansteigen (Initialzacke) der Spermienzahl ohne Auslösung der regressiven Phase bei 2 Patienten (s. Abb. 129, V.).

6. Kein Ansprechen auch bei lang andauernden, sehr hohen Testosterongaben (1 Patient) (s. Abb. 129, VI.).

Aus dem Diagramm ist ein sehr unterschiedliches Verhalten der spermiogenetischen Aktivität unter und nach hohen Testosterongaben zu entnehmen. Dies ist praktisch für die Dauer und Menge der Testosteronapplikation bei der Behandlung solcher Patienten von großer Wichtigkeit (Abbildung 130 u. Tabelle 7).

In Weiterführung der Behandlung kam es im Laufe von 6 Behandlungs- und Beobachtungsjahren (1952—1958) bei 38 Ehefrauen der Patienten (von 40 Patienten war einer ledig und eine Ehefrau nachweisbar steril) 15mal zur Konzeption; hierbei erfolgte 12mal ein Partus, 1mal eine Fehlgeburt (mens VI.) und 2mal ein Abort.

Tabelle 7. *Ergebnis der Bremstherapie („Rebound-Phänomen") mit Testosteron*

Anzahl der Patienten	40
hierbei: Ehefrau steril	1
ledig	1
Sterile Ehejahre	4,9 (2—12)
Beobachtungsdauer in Jahren	2,0 (0,5—6)
Behandlungsdauer in Wochen	7,0 (2—20)
Mittelwerte:	
Milligramm Testosteron pro Patient	1080
Milligramm Testosteron pro Woche	~150
Patienten mit „Rebound-Phänomen" (Gesamtspermienzahl um mehr als 50 Mill. über Ausgangswert gestiegen)	25
Konzeptionen	15/40 Pat.
Partus	12
Fehlgeburt	1
Abort	2

Wie TYLER und SINGHER sowie CHARNY feststellen konnten, sind auch nach HEINKE und TONUTTI nur diejenigen Fälle von Oligospermie bzw. Hypospermie für eine Behandlung mit hohen Testosteronmengen geeignet und erfolgversprechend, deren Spermiendichte nicht unter 20 Mill. Spermien/cm³ liegt. Für eine Refertilität jedoch ist nicht nur der Spermienanstieg, sondern vielmehr auch eine Normalisierung der Relation Spermien:Zellen, der Spermiogenese und des Spermio- und Cytogramms maßgebend. Typische Beispiele hierfür haben HEINKE und TONUTTI gezeigt (Abb. 125). Bei diesen Männern trat kein bemerkenswerter Spermienanstieg ein oder die erhöhten Spermienwerte hatten zur Konzeptionszeit schon wieder ihre Ausgangswerte erreicht. Die Relation Spermien:Zellen hatte sich aber bei fast allen Männern zum Zeitpunkt der Befruchtung normalisiert. Bei weiteren Untersuchungen konnte der eine von uns zeigen (HEINKE), daß auch entscheidend unter der hier zur Rede stehenden Therapie die Vitalitäts- und Motilitätsverhältnisse (Abb. 131) und andere Kriterien verbessert wurden (Fructose; NOWAKOWSKI).

Eine Schädigung der Kinder durch die vorkonzeptionelle Behandlung ihrer Väter mit hohen Androgengaben, wie sie auf der Tagung der Deutschen Dermatologischen Gesellschaft in Frankfurt a. M. 1953 und in der Medizinischen Gesellschaft, Gießen 1955, von verschiedener Seite zur Diskussion gestellt wurde, wird von KLEES und HEINKE nicht befürchtet. Sie prüften 6 Kinder, deren Väter vor der Konzeption mit Testosterondosen von 850—2250 mg behandelt wurden, auf ihren geistigen und körperlichen Gesundheitszustand. Alle Kinder wiesen keine körperlichen oder geistigen Anomalien auf.

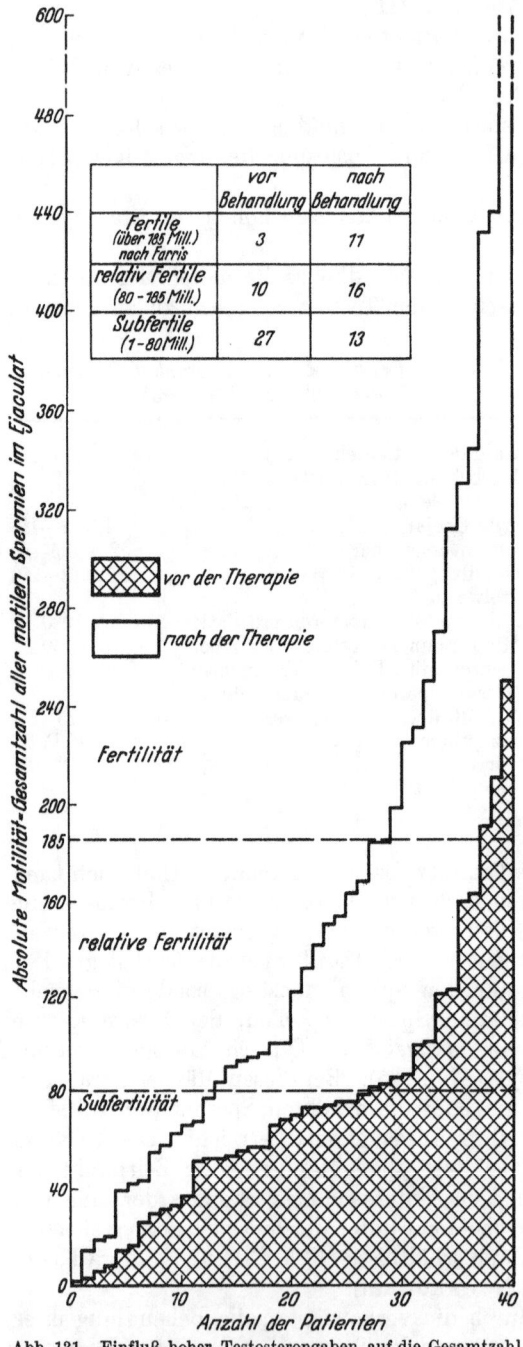

Abb. 131. Einfluß hoher Testosterongaben auf die Gesamtzahl der motilen Spermien (Rebound-Phänomen). Absolute Motilität nach FARRIS. (HEINKE-ZÄTZSCH)

Ob die Behandlung der männlichen Fertilitätsstörung bei einer bestehenden Oligo- oder Hypospermie mit hohen Androgengaben ein geeignetes Therapieverfahren ist, kann heute auf Grund der relativ wenigen Veröffentlichungen noch nicht entschieden werden. Immerhin weisen HECKEL u. Mitarb., CHARNY, HEINKE und TONUTTI u. a. auf Erfolge von 30% bis zu 50% hin (s. Tab. 7).

b) Auslösung des „Rebound-Phänomens" mit Oestrogenen

In der gleichen Weise wie oben beschrieben, besteht auch die Möglichkeit, das „Rebound-Phänomen" mit Oestrogenen auszulösen (HEROLD 1952) (s. auch Beispiel Abb. 68—70).

KEARNS führte seine Behandlung mit Oestrogenen auf Beobachtungen zurück, die 1941 DUNN und CHARNY gemacht hatten. DUNN hatte zur Minderung der Hypersexualität von Verbrechern Oestrogene verabfolgt (manifeste endokrine Insuffizienz durch Oestrogene) und beobachtete, daß nach dem Absetzen der Hormongaben ein Wiederaufleben von Potenz und Libido eintrat.

KEARNS berichtet sodann über die Behandlung von 37 infertilen Männern. Diese Männer erhielten während eines Monats 2mal täglich 0,5 mg eines Oestrogenpräparats (ethinyl estradiol). Es kam zur Depression der Spermiogenese mit einer nachfolgenden Progression („Rebound-Phänomen"). Alle Patienten erhielten ihre Potenz wieder vollständig zurück. Von 24 Männern, die über eine längere Zeit beobachtet werden konnten, konzipierten 8 Frauen, 2mal kam es zu einer Fehlgeburt.

4. Behandlung durch kombinierte Gonadotropin-Testosterongaben

Wie schon oben gesagt, gelingt es beim sekundären Hodenschaden durch Behandlung mit Choriongonadotropin eine normale Hodenfunktion und bisweilen sogar eine Fertilität zu erreichen, die bei einigen Männern von Dauer sein kann.

Beim primären Hodenschaden ohne Androgenausfallserscheinungen sind verbindliche Dosierungsangaben bei der Behandlung mit Gonadotropinen nicht zu geben. Es erscheint jedoch bei dem oben umschriebenen Indikationskreis von Oligo- und Hypospermie ein Versuch mit Gonadotropinen und Testosteron in Kombination angebracht zu sein. Es bleibt dem behandelnden Arzt anheimgestellt, unter anderem folgende Therapieformen anzuwenden:

a) Serumgonadotropin + Testosteron

Wöchentlich 1—4mal 200—400 I.E. oder 1000 I.E. Serumgonadotropin (FSH) über 2—4—8 Wochen mit einer anschließenden Behandlungspause von 2—4 Wochen. Mit der Serumgonadotropingabe kann man kleine Testosteronmengen — 2—3mal 10—25 mg Testosteronpropionat oder Methyltestosteron oder alle 10—14 Tage 50 mg eines Depot-Testosterons — verabfolgen. Häufige Samenkontrollen sind nötig, um die Therapiewirkung zu verfolgen.

b) Choriongonadotropin + Testosteron

1—3mal wöchentlich je 500—1000 I.E. eines Choriongonadotropinpräparates (ICSH), dazu wie oben 1—3mal wöchentlich 10—25 mg Testosteronpropionat oder Methyltestosteron oder alle 8—10 Tage einmal 50 oder 100 mg Depot-Testosteron.

Die Behandlung muß sich ebenfalls unter ständiger Samenkontrolle über längere Zeit erstrecken. Eine Wiederholung der Kur ist mitunter zweckmäßig.

Kombinationspräparate von Serum- und Choriongonadotropinen und Testosteron sind im Handel.

Im Tierexperiment bei Ratten liegen über kombinierte Hormonbehandlung (Choriongonadotropin 36 I.E. + Testosteronpropionat 1 mg — Öllösung 2mal wöchentlich über 4 Wochen) von HOHLWEG günstige Erfahrungen vor. Hierbei wird nicht nur die Hemmung der Hodenfunktion durch das Testosteron-Propionat verhindert, sondern es kommt auch zu einer Stimulierung derselben bei einer starken peripheren Hormonwirkung (z.B. Vergrößerung des Bläschendrüsengewichts).

Über Behandlung von Männern mit primären Hodenschäden ohne endokrine Ausfallserscheinungen liegen keine systematischen Untersuchungen mit gonadotropen Hormonen vor. Die alleinige Applikation von Choriongonadotropin ist nicht gerechtfertigt. Die Behandlung mit dem FSH enthaltenden Serumgonadotropin hat sich nicht bei der Behandlung von isolierten Keimepithel bzw. Tubulusschäden bewähren können, da es innerhalb kurzer Frist zu Antihormonbildung (s. MADDOCK, LEACH, TOKUYAMA, PAULSEN, NELSON, JUNGCK und HELLER) kommt, wodurch jegliche eigene FSH- und ICSH-Bildung unterdrückt wird. Über die kombinierte Behandlung von Serumgonadotropinen + Testosteron liegen noch keine größeren auswertbaren Erfahrungen vor. Über Erfolge mit Serumgonadotropin + Testosteronpräparaten berichtet nur WEYENETH (3mal 200 I.E. + 25 mg wöchentlich), bei 3 von 8 Männern konzipierten die Ehefrauen. Kombinierte Testosteron + Gonadotropinbehandlungen sind weiter von KEINING, KAISER, HAGEDORN und ROSENTHAL empfohlen worden. Eine Auswertung der letztgenannten Publikationen fällt schwer, da die angewandten Präparate nicht standardisiert waren oder Kombinationen mit Vitaminen und anderen Präparaten vorgenommen wurden. HAGEDORN und ROSENTHAL berichteten an Hand von 7 Patienten über die kombinierte Behandlung mit wöchentlich 2mal 25 mg Testosteronpropionat bis zu einer Gesamtdosis von 375 mg und anschließend 2mal wöchentlich 1000 E eines Serumgonadotropins bis zu 10000 E. Nach ihren Beobachtungen soll durch Testosteronmedikation vorwiegend ein Zurückgehen der pathologischen Formen und ein Ansteigen der Normalformen der Spermien eintreten, während nach Serumgonadotropingaben eine Vermehrung der Spermiendichte im Samen festzustellen war.

Tabelle 8. *Handelsübliche Hormonpräparate* (nach UFER)
Androgene

Chemische Substanz	Präparatename	Voraussichtliche Wirkungsdauer in Tagen
I. Testosteronpräparate zur Injektion		
Testosteronpropionat in Öl	Androteston	3—4
	Perandren	
	Testoviron	
Testosteron-Oenanthat mit und ohne Testosteronpropionat in Öl	Delatestryl	14—20
	Testoviron-Depot	
Testosteronphenylpropionat in Öl	Androteston P.P.	8
Testosteronzyklopenthylpropionat in Öl	Depovirin	14—20
Testosteronkaprionylazetat + Testosteronpropionat in Öl	Testosid-Depot	14—20
Testosteronpropionat + Testosteronvalerianat + Testosteronundezylenat in Öl	Triolandren	10—20
Testosteronbutyrat-Kristallsuspension	Perandren M	14
II. Schwache Androgene zur Injektion		
Methylandrostendiol-Kristallsuspension	Methylandrostendiol „Schering"	8
	Notandron	
	Protandren	
Methylandrostendiol-als-Di-Oenanthoylazetat	Notandron-Depot	16
Nor-Testosteronphenylpropionat in Öl	Durabolin	10
III. Tabletten und Tropfen		
Methyltestosteron Tabletten	Perandren	—
	Testoviron	—
Methylandrostendiol Tabletten	Methylandrostendiol „Schering"	—
	Protandren	—
Fluor-hydroxy-methyltestosteron Tabletten	Ultandren	—
Testosteron in alkoholischer Lösung	Testoviron T	—

Serumgonadotropine		*Choriongonadotropine*	
Präparate	I.E.	Präparate	I.E.
Anteron	1000 und 5000	Chorioman	100, 300 und 1000
Antex	100, 1500 und 3000	Physex	250, 500 und 1500
Equoman	300 und 1000	Predalon.	500, 1500 und 5000
Predalon S . . .	200, 400 und 1000	Primogonyl. . . .	300, 1000 und 5000

5. Andere medikamentöse Maßnahmen

Von den übrigen therapeutischen Maßnahmen bei Fertilitätsstörungen seien noch folgende Medikamente erwähnt:

a) Vitamine

Unter den Vitaminen spielen lediglich das Vitamin A, das Vitamin B (Vitamin B-Komplex) und das Vitamin E in der Behandlung der Fertilitätsstörung eine Rolle, wenn auch von mehreren Autoren ein regulatorischer Einfluß des Vitamin C auf den Stoffwechsel der Spermatozoen angenommen wird (s. S. 479).

So weisen NESPER und EVZEN auf den relativ hohen Vitamin C-Gehalt des Ejaculats gegenüber dem Blut und Liquor hin. GIROND und LEBLOND stellten experimentell fest, daß sich das Vitamin C im Hoden lokalisiert. LARDY und PHILLIPS konnten sogar einen hohen Vitamin C-Gehalt im Samen fertiler Bullen gegenüber infertilen feststellen.

α) Ein Mangel an *Vitamin A* soll nach EVANS zur Sterilität von Ratten führen und zwar infolge einer Degeneration der Samenepithelien. ZAHLER weist darauf hin, daß unter der Einwirkung einer Vitamin A-freien Ernährung bei Ratten noch vor Schädigung der Hypophyse eine primäre Atrophie des Keimepithels auftreten soll, die durch das Aufhören der Neubildung von Spermatogonien aus unentwickelten Hodenzellen gekennzeichnet ist. HOTCHKISS berichtet, daß ein Mangel an Vitamin A eine Verminderung der Spermiogenese verursacht und daß bei weniger ausgeprägtem Mangel an Vitamin A zwar Spermatogonien und Spermatocyten, jedoch keine Spermatozoen vorhanden sind. MCCULLAGH hebt die Keratinisation der epithelialen Membranen als Folgeerscheinungen eines Vitamin A-Mangels hervor und weist auf die sich daraus ergebenden größeren Gefahren einer durch Infektionen verursachten Veränderung der Ausführungsgänge hin.

Nach TSCHUMI spielen in der Therapie der männlichen Fertilitätsstörungen die Vitamine A, C und B eine Rolle. Er berichtet über die Behandlung von 28 Männern mit Fertilitätsstörungen, von denen 19 allein mit Vitamin A oder in Kombination mit geringen Methyl-Testosteron-Gaben behandelt wurden. In 7 Fällen trat eine Schwangerschaft ein und in 13 Fällen wurde der Spermabefund gebessert. Er verabfolgte täglich 1—2mal 50000 E Vitamin A über mindestens 3 Monate. HORN und MADDOCK weisen darauf hin, daß bei 12 Patienten mit Oligospermie, die von ihnen mit 100000 E Vitamin A täglich für die Dauer von 12 Wochen behandelt wurden, keine Besserung der Spermiogenese festgestellt wurde. Die gleiche Erfahrung machten NIKOLOWSKI und bei einigen wenigen Fällen HEINKE.

β) Über die Verabreichung von *Vitamin B-Komplex* zusammen mit lipotropen Aminosäuren, Methionin und Cholin berichten BISKIND, GLASS und HERTZ. Dabei soll eine Verbesserung der Motilität beobachtet worden sein. HOTCHKISS konnte bei Vitamin B-Applikation keine Beeinflussung, weder des Keimepithels noch der Motilität der Spermien, beobachten.

Nach EVANS, CORMAN, CHAYTON, MASON u. a. ist für die Erhaltung der männlichen Fertilität neben einer genügenden Vitamin A-Zufuhr ebenso eine ausreichende Versorgung mit *Vitamin E* notwendig. So weist HOTCHKISS auf irreparable Schäden des Keimepithels bei einem anhaltenden Vitamin E-Mangel hin. Dieser Mangel an Vitamin E soll außerdem nach HOTCHKISS zu ähnlichen Veränderungen der Hypophyse führen, wie sie durch Kastration hervorgerufen werden, während umgekehrt die übrigen Symptome des Vitamin E-Mangels denen gleichen, die bei Ausfall des Hypophysenvorderlappens auftreten und die von SCOPINARR bei Versuchen an Ratten beobachtet und beschrieben wurden. Nach den Untersuchungsergebnissen von HEINSEN wirkt Vitamin E anregend auf die Hypophyse. Es kommt nach seinen Beobachtungen zu einer vermehrten Ausschüttung von gonadotropen Hormonen.

Wegen seiner stimulierenden Wirkung wird *Vitamin E* unter anderem von NIKOLOWSKI zur Einleitung einer Hormonbehandlung empfohlen, wobei ein „hormonsparender Effekt" des Vitamin E zu beobachten sein soll. Ferner gibt der Autor auf Grund der Ergebnisse der von ihm im Anschluß an eine Hormonbehandlung durchgeführten bzw. kombinierten Hormon-Vitamin E-Kur an, daß die vielfach nach Beendigung einer hormonalen Substitutionstherapie wieder nachlassende Spermiogenese durch weitere Vitamin E-Gaben auf der therapeutisch erreichten Höhe gehalten werden kann. Er hebt jedoch hervor, daß das Vitamin E in der praktischen Durchführung von Sterilitätsbehandlungen keinesfalls an die Stelle des Testosterons treten könne. Er weist darauf hin, daß nur dann günstige Erfolge zu erwarten sind, wenn um so vorsichtiger dosiert wird, je hochgradiger auf Grund von Anamnese, klinischen und mikroskopischen Befunden die Schädigung der Potentia generandi bzw. des Samenepithels ist.

Im einzelnen empfiehlt NIKOLOWSKI (1958) folgende Richtlinien:

a) Vitamin E sowohl zur Einleitung als auch zur ausschließlichen Behandlung um so niedriger zu dosieren, je hochgradiger ausgeprägt die Störung der Spermiogenese ist, z. B. bei hochgradiger Oligospermie (unter 20 Mill. Spermien/cm^3) täglich 10 mg eines Vitamin E-Präparates. Bei Oligospermie bzw. Hypospermie (20—40 Mill. Spermien/cm^3) täglich 50 mg eines Vitamin E-Präparates. Steigerung jeweils erst nach Besserung, da sonst ein reziprokes Verhalten zu beobachten ist.

b) Geringe Testosteron-Gaben, z. B. 2—3mal wöchentlich 25 mg bis zu 300—600 mg Gesamtdosis im Anschluß an eine Vitamin E-Behandlung, und zwar dann, sobald eine anhaltende Besserung eingetreten ist.

Weiter berichtet HOTCHKISS (1951) über die Behandlung von 20 Männern mit Hypophysenextrakten, Vitamin B-Komplex und Vitamin E. In einem Fall trat durch eine Samenverbesserung eine Gravidität ein.

Über gute Ergebnisse bei Männern mit Oligospermien bei täglichen Gaben von 150—200 mg eines Vitamin E-Präparates berichtet LINDNER. 40 Männer erzielten 8mal eine Konzeption.

KEINING und KAISER empfehlen eine perorale Vitamin E-Zufuhr (2mal täglich eine Tablette Vitamin E zu 0,05 g) kombiniert mit einem Testosteron- und Gonadotropinpräparat.

Nach URGELL ist die Behandlung der männlichen Infertilität mit „Vitamin T-Komplex" erfolgversprechend. Hierdurch soll die Samenqualität (Fructose) gebessert werden. Er dosierte täglich 750 E auf 3 Gaben verteilt in 20—30 tägigen Perioden, anschließend 10 Tage Unterbrechung der Kur.

b) Schilddrüsenpräparate

Schilddrüsenextrakte wurden in den letzten Jahren sowohl bei männlicher als auch bei weiblicher Infertilität verordnet, obgleich die Indikation für diese Mittel nur in denjenigen Fällen gegeben ist, wo in Verbindung mit erniedrigten Grundumsatzwerten eine Hypofunktion der Schilddrüse nachgewiesen wird.

Man verabfolgt etwa täglich 0,2 g Thyreoidea sicca. CHARNY weist auf die Hemmung der Spermiogenese durch Hypo- und Hyperthyreoidismus hin und empfiehlt eine entsprechende Behandlung entweder durch Verabreichung von Schilddrüsenextrakten oder durch Thyreoidektomie, da die Dysfunktion der Keimdrüsen dadurch beseitigt werden kann, sofern sie nicht schon mehrere Jahre bestanden hat. Der Autor hebt hervor, daß die individuelle Verabreichung von Schilddrüsenextrakten von allen Formen der endokrinen Therapie am ehesten zufriedenstellende Resultate hervorzurufen vermag. Auch SIMMONS, der vor der Anwendung von Hypophysen- und Keimdrüsenhormonen warnt, hält sogar eine große Dosis von Schilddrüsenextrakten, die über mehrere Monate hin verabreicht wird, für erfolgversprechend.

Nach der Ansicht von TYLER gelangt man um so häufiger zu der Überzeugung, daß ein großer Teil der Erfolge, die als solche gewertet werden, ein reines Zusammentreffen von Spontangraviditäten und gleichzeitiger Behandlung sind, je mehr man infertile Patienten genauer beobachtet. Er behandelte 144 subfertile Männer, von denen nur 28 eine Hypofunktion der Thyreoidea aufwiesen, mit Schilddrüsenextrakten. Von diesen zeigte sich nur bei 9 (32,1%) eine Besserung der Spermiogenese. Weiterhin war bei den Nichthypothyreoiden, die jedoch einen erniedrigten Grundumsatz zeigten, nur bei 4 von 49 (8,2%) ein Erfolg nachweisbar. Bei Patienten mit normalem Grundumsatz ließ diese Behandlung nur bei 3 von 67 (4,4%) ein gutes Resultat erkennen, wobei der letzten Gruppe eine tägliche Dosis von 0,03—0,06 g Schilddrüsenextrakt bis zu einer Dauer von 6 Wochen verabreicht wurde.

Bei dieser Behandlung ist zu beobachten, daß nach Absetzen des Medikaments für einige Wochen eine Periode des Hypothyreoidismus einsetzen kann, bis die Schilddrüse dann wieder zur normalen Funktion zurückkehrt, und daß nach Thyreoideaextrakten ebenso wie nach Testosteron zunächst ein Absinken mit einem evtl. späteren Wiederansteigen der Spermienzahl im Ejaculat zu beobachten ist. TYLER kommt daher zu einer sehr zurückhaltenden Beurteilung dieser Therapie und rechnet die „Erfolge" in erster Linie zu den Fällen, in denen — wie es von ZONDEK u. Mitarb. dargestellt wurde — eine periodische und nicht konstante Oligo- oder Hypospermie vorlag.

FARRIS (1956) verabfolgte in vergleichenden Untersuchungsreihen L-Thyroxine und L-Triiodothyronine. Bei L-Thyroxine kam es bei 10 subfertilen Männern in jedem Falle zu einer temporären Depression der Spermiendichte und Aktivität (Motilität), die erst 10 Wochen nach der Behandlung die Ausgangswerte erreichte. Die Motilität sistierte schon nach den geringsten Gaben. Anders hingegen bei 16 subfertilen Männern, die mit sehr geringen Mengen von L-Triiodothyronine (täglich 5—25 μg) behandelt wurden. Hierbei nahm sofort und deutlich bei 50% der Männer die Samenqualität (Spermiendichte und Motilität) zu. In 5 Fällen kam es trotz langer steriler Ehe zur Konzeption. Nach Absetzen der Behandlung fand man wieder die Ausgangswerte vor. FARRIS sieht hierin eine eindeutige Wirkung von L-Triiodothyronine auf die Samenqualität. Eigene Beobachtungen (HEINKE) können dies in einem von 8 Fällen bestätigen.

In jedem Fall muß die Behandlung der Fertilitätsstörung mit Schilddrüsenpräparaten als ebenso different wie jede andere endokrine Therapie angesehen werden.

c) Diätetisch-hormonale Behandlung

Als Ergänzung zur hormonalen Behandlung wird seit längerer Zeit eine eiweiß- und vitaminreiche Kost empfohlen. Mit dieser wichtigen therapeutischen Maßnahme haben sich eingehend GLASS u. Mitarb. befaßt, die besonders auch auf die Bedeutung der Leberfunktionen im Rahmen des Fortpflanzungsgeschehens hingewiesen haben.

So berichten GLASS und LAZARUS (1954) über Erfolge mit einer kombinierten diätetisch-hormonalen Therapie bei männlicher und weiblicher Fertilitätsstörung. Die Patienten erhielten zunächst während 1—2 Monaten die optimale Diät mit folgenden Ergänzungen:

1. Calorienmäßig günstigste Zufuhr (nötigenfalls zur Gewichtsverminderung); 2. Proteingehalt von 1,5—2,0 g/kg Körpergewicht; 3. Vitamin A 25000—50000 E und 4. Nährstoffe mit hohem Gehalt an Protein und Vitamin B-Komplex wie

Leber, Reiskleie-Extrakt (30 cm³), Bierhefe (60—90 g) und Weizenkeimlinge (30—60 g). Anschließend wurden Sexualhormone verabreicht, und zwar jeden 2. Tag 50 mg I.E. eines Testosteronpropionats bis zu einer Gesamtdosis von 500 mg. Die Autoren konnten zeigen, daß mit dieser kombinierten Behandlung die Erfolge größer waren als mit alleiniger diätetischer oder hormonaler Behandlung. Sie erklären diese begünstigende Wirkung damit, daß durch eine gezielte Diät das gesamte Fortpflanzungssystem auf endogene und exogene Sexualhormone besser ansprechbar werde.

d) Die Cortison-Behandlung der Fertilitätsstörungen

Über die Anwendung von Cortison bei Fertilitätsstörungen berichtete DABNEY (1950).

Bei hypophysektomierten Ratten verhinderte Cortison die Atrophie der Hoden, wenn es unmittelbar nach der Operation gegeben wurde. Cortison konnte die Spermiogenese für 3 Wochen aufrechterhalten, doch hebt DABNEY hervor, daß Cortison keine spezifische Therapie für Oligospermie darstellt, wenn es auch einen gewissen stimulierenden Effekt auf das Hodengewebe auszuüben vermag.

MCDONALD und HECKEL (1955) behandelten 7 Männer im Alter von 33 bis 74 Jahren täglich mit 75 mg Cortison über 23—334 Tage. Es traten während oder nach der Behandlung keine signifikanten Veränderungen des Samens, der Spermienmotilität oder Morphologie ein. Die bei 6 Patienten durchgeführten Hodenbiopsiekontrollen zeigten ebenfalls keine Beeinflussung durch die Behandlung.

Zu gleichen negativen Ergebnissen kam MICHELSON (1955) bei 7 Patienten mit Oligospermie. Er verabfolgte täglich 25—50 mg Cortison 5—9 Wochen lang.

Siehe auch FINEGOLD, der über Erfolge mit dieser Behandlung berichtet, sowie MICHELSON, ROLAND und KOETS.

Mit *Pregnenolon* behandelten TURLEY und SHAW 40 Patienten. Die Männer erhielten zunächst wöchentlich 50 mg über 4 Wochen, dann 100 mg wöchentlich über 4 Wochen und schließlich 150 mg wöchentlich für 3—4 Wochen als Injektion in wäßriger Lösung. Die Gesamtdosis betrug 1050—1200 mg Pregnenolon. Unter der Behandlung ging die spermiogenetische Aktivität bei einigen Männern zurück. In 20% der Fälle kam es zu einer Gravidität, in 37,5% zu einer deutlichen Besserung der Spermabefunde, und zwar zu einer Zunahme der Dichte und Motilität. Eine Schlußfolgerung läßt sich nach den Aussagen der Verfasser wegen der zu geringen Anzahl von Patienten nur bedingt ziehen (s. auch WEYENETH).

e) Bestrahlungen mit Röntgen (und Kurzwelle)

CHARNY sah bei Bestrahlung der Hypophyse keinen günstigen Einfluß auf die Spermiogenese. Ob kleine Dosen von Röntgenstrahlen einen stimulierenden Effekt auf die Tubuli ausüben, ähnlich wie Bestrahlungen mit entsprechenden Dosen auf die Ovarien bei Frauen (KAPLAN; DA RUGNA 1954), konnte in Anbetracht der kleinen Zahlen nicht mit Sicherheit beantwortet werden. Während KAPLAN auf Grund seiner Beobachtungen die Methode der schwach dosierten Röntgenbestrahlung sowohl für die Mutter als auch hinsichtlich der Nachkommen als harmlos bezeichnet, sind andere Forscher nicht dieser Meinung. Für sie kann kein Zweifel darüber bestehen, daß durch die Bestrahlung der Gonaden eine Schädigung späterer Generationen ausgelöst wird. Die Feststellung, daß in dritter Generation durchweg gesunde Kinder geboren wurden, widerlegt obige These keineswegs. Denn wenn auch besonders bei heterozygoten Genen sich selten erkennbare Auswirkungen zeigen und eine Schädigung erst viele Generationen später ausbrechen kann, so ist die schädigende Mutation eben doch gesetzt worden (DA RUGNA).

FARRIS beobachtete nach Bestrahlung der Hypophyse bei Oligospermie eine Besserung der Spermiogenese.

f) Die Behandlung mit Spasmolytica

Bei Asthenospermien oder Astheno-Teratospermien, also bei Veränderungen im Spermiogramm, bei denen lediglich die Zahl herabgesetzt ist und die Beweglichkeit der Spermien eingeschränkt ist, schlägt HELLINGA für die Dauer von etwa 2 Monaten die Verabreichung von spasmolytischen Medikamenten wie Extraktum belladonna oder anderen Spasmolytica vor.

g) Die Cellular-Therapie bei Fertilitätsstörung

In letzter Zeit ist von Erfolgen mittels der Cellular-Therapie bei Fertilitätsstörungen und dem sog. „Klimakterium virile" berichtet worden. So haben unter anderem CAMERER und RIETSCHEL berichtet. Sie haben allerdings nicht nur allein mit Zellen behandelt.

Der eine von uns (DOEPFMER) hat bei der Überprüfung dieser Behandlungsform keine positiven Ergebnisse erzielen können.

Uns erscheinen auf Grund der experimentellen Arbeiten von HOHLWEG, HENI und MAST u. a. die Erfolgsaussichten einer solchen Therapie bei Fertilitätsstörungen nicht sehr günstig zu sein. Der Wirkungseffekt der implantierten Organe (Hypothalamus, Hypophyse, Testes und Placenta) dürfte nicht ausreichen, um eine echte spezifische Organstimulierung mit einer echten Regeneration zu erreichen.

Systematische Untersuchungen (Sperma, Hormone, Hodenbiopsie u. a. m.) liegen noch nicht vor, könnten aber sicherlich über den wirklichen Wert einer Zellenbehandlung etwas aussagen.

VII. Die chirurgische Behandlung des Verschlusses

Von

Rudolf Doepfmer-Bonn

Für die operative Behandlung des Verschlusses müssen folgende Voraussetzungen erfüllt sein:

1. Durch mehrmalige Untersuchungen des Spermatogramms muß der Verschluß der samenabführenden Wege nachgewiesen sein.

2. Durch eine Hodenbiopsie muß auf Grund des histologischen Befundes und nicht auf Grund eines Hodenfunktionsbefundes das Vorliegen einer normalen Spermiogenese gesichert sein.

3. Durch die röntgenologische Darstellung (BRODNY u. Mitarb., KNEISE u. SCHOBER) der samenabführenden Wege mit Kontrastmitteln ist gegebenenfalls die Lokalisation der Obstruktion festzustellen.

4. Vor einer Operation des Mannes sollte durch einen Gynäkologen geklärt werden, ob bei der Ehefrau keine pathologischen, eine Konzeption ausschließenden Veränderungen vorliegen.

5. Jeder Patient ist vor der Operation darüber zu unterrichten, daß es sich bei diesem Eingriff um einen Versuch handelt, dessen Durchführbarkeit und Gelingen außer von einer normalen Spermiogenese noch von zahlreichen anderen Faktoren bestimmt werden und daß die Erfolgschancen nur bei etwa 30% liegen.

Nach dem 40. Lebensjahr ist in den Leydigschen Zellen eine erhöhte Pigmentkörperbildung nachweisbar, durch die eine herabgesetzte Funktionstüchtigkeit des tubulären Apparates zum Ausdruck kommen soll. POPELKA u. Mitarb. schlagen daher vor, daß derartige Operationen nicht mehr nach dem 40. Lebensjahr durchgeführt werden sollten. Für eine derartige Einengung der Indikation liegen noch nicht genügend Erfahrungen vor.

Da es sich bei diesen Eingriffen um die Wiederherstellung eines sehr feinen, weit verzweigten Kanalsystems handelt, ist ein sicherer Erfolg stets fraglich. Das endgültige Ergebnis einer Operation läßt sich frühestens nach 1 Jahr feststellen, da sich nach anfänglicher Durchgängigkeit der samenabführenden Wege oft wieder ein Verschluß bildet oder erst nach Monaten die Spermienzahlen — nach BAYLE durch eine Erholung der Spermiogenese — sich erhöhen oder normalisieren. Wegen der Ungefährlichkeit dieser Operation sollte bei entsprechender Indikation dieser Eingriff stets doppelseitig vorgenommen und gegebenenfalls wiederholt werden. Da die diagnostischen Untersuchungsmethoden zur Indikationsstellung für derartige Operationen noch jüngeren Datums sind, wurden diese Rekanalisierungen bisher nur selten durchgeführt, so daß außer HAGNER und BAYLE nur wenige Chirurgen größere Erfahrungen sammeln konnten.

Auf die Methodik und Technik der Operation kann im Rahmen dieser Arbeit nicht eingegangen werden. Die erste Veröffentlichung einer derartigen Operation dürfte 1896 von BARDENHEUER erfolgt sein, der nach vorheriger Epididymektomie wegen einer Hodentuberkulose den Samenstrang in den Hoden einpflanzte.

Ausführliche Beschreibung der Operationsverfahren finden sich erstmals bei MARTINI und später bei BAYLE, BOEMINGHAUS, BÜTTNER, BUSSE, HAGNER, JOËL, O'CONOR, POPELKA u. Mitarb., SANDLER, SPATH und STAEHLER.

Für die Mehrzahl der Verschlüsse der samenableitenden Wege kommen bei entsprechender Indikation folgende Operationsmöglichkeiten in Frage:

1. End-zu-End-Anastomosen am Ductus deferens;
2. Anastomosen zwischen dem Ductus deferens und dem Nebenhoden;
3. Anastomosen zwischen dem Ductus deferens und dem Hoden.

Die Resultate der Operationsergebnisse verschiedener Autoren lassen sich meist nicht vergleichend beurteilen. Aus den einzelnen Veröffentlichungen geht im allgemeinen nicht hervor, welche der obengenannten Operationsmethoden angewandt wurde und ob die Anastomose in Höhe des Schwanzes, des Körpers oder des Kopfes des Nebenhodens angelegt wurde.

Übereinstimmend wird nach End-zu-End-Anastomosen des Ductus deferens (z. B. bei einer Wiedervereinigung nach Vasektomie oder nach Sterilisation) bei 50—70% der Operierten über positive Resultate berichtet (BUSSE, DORSEY, HOTCHKISS, MASSEY u. NATION, GERSH, O'CONOR). So erzielten HOTCHKISS in 63% der Operierten und O'CONOR bei 19 von 30 Patienten nach beidseitiger Sterilisation selbst bei einer Dauer des Verschlusses von 15—18 Jahren ein positives Resultat. Bei 7 Patienten mit einer versehentlichen Unterbindung des Ductus deferens während Operationen in der Kindheit gelang O'CONOR bei 3 Fällen eine komplett funktionierende Anastomose mit normalen Spermienzahlen. Von diesen 3 Patienten war jedoch nur einer zeugungsfähig. HARMSEN berichtet über die Refertilisierung eines Mannes 7 Jahre nach erfolgter Sterilisation, aus dessen Ehe dann 4 gesunde Kinder hervorgingen.

Wesentlich schlechter sind die Operationsergebnisse bei Anastomosen zwischen dem Ductus deferens und dem Nebenhoden, deren positive Resultate mit nachgewiesener Zeugungsfähigkeit in den meisten Veröffentlichungen nur mit 8—10% (HOTCHKISS u. O'CONOR) angegeben werden.

Die umfangreichste Statistik über die operative Behandlung von Fertilitätsstörungen stellte O'CONOR auf Grund einer Rundfrage bei 1240 Urologen in den USA zusammen. Von 420 Operierten mit einer Anastomose zwischen dem Ductus deferens und dem Nebenhoden wurde bei 160 Patienten (38%) eine Durchgängigkeit erzielt. Von diesen Patienten sollen jedoch nur 31 (9%) zeugungsfähig geworden sein. O'CONOR selbst erzielte eine Durchgängigkeit nur bei 23%, PHADKE bei 7 von 23 Patienten und YOUNG bei einem Drittel der Operierten. HAGNER berichtet über von keinem anderen Autor in gleich hohem Prozentsatz erreichte Erfolge mit einer selbstentwickelten Technik, die er bei 45 Patienten wegen einer Obliterations-Aspermie, als Folge einer vorangegangenen Gonorrhoe mit doppelseitiger Nebenhodenentzündung durchführte. Bei 26 (58%) Patienten wurden die samenabführenden Wege durchgängig, und 20 (44%) von seinen operierten Patienten wurden zeugungsfähig. Bei 40 weiteren Kranken war infolge Fehlens des Vas deferens oder der Spermien im Hoden oder Nebenhoden eine Operation nicht möglich. Einer von 4 Patienten wurde durch eine gekreuzte Anastomose zwischen dem Ductus deferens und dem Nebenhodenkopf (wegen Undurchgängigkeit des Ductus deferens der einen Seite und wegen Fehlens lebender Spermien der anderen Seite) zeugungsfähig. HAGNER betont auch die Wichtigkeit einer Reoperation nach erstem mißglückten Versuch, da er nach einer erneuten Operation bei 14 Patienten eine Durchgängigkeit erzielen konnte. Über fast gleich gute Ergebnisse bei einem ähnlich großen Krankengut berichtete BAYLE, der bei 70 Patienten eine Operation mit laterolateraler Ductus deferens-Nebenhodenkopf-Anastomose vornahm. Von 67 Operierten konnten nach der Operation bei 33 im Ejaculat Spermien nachgewiesen und angeblich bei 21 eine Zeugungsfähigkeit beobachtet werden. POPELKA u. Mitarb. sahen unter 24 Nachuntersuchten bei 10 einen dauernden und bei 1 einen vorübergehenden Erfolg. O'CONOR erreichte unter 61 Operierten bei 14 einen Spermiennachweis im Ejaculat, jedoch nur bei 5 eine Fertilität. Bei 11 Kranken konnte PALMER nur 5mal unzureichende Erfolge mit einer mehr oder minder hochgradigen Oligospermie erzielen und nur 1mal eine Konzeption feststellen. STAEHLER wies bei 2 von 6 operierten Kranken Spermien im Ejaculat nach. Von weiteren vereinzelten Erfolgen berichten SCHULTZ, BOEMINGHAUS, JOËL, SPATH und STIASNY.

MICHELSON wies in einer Übersicht über 74 Patienten mit angeborenen Mißbildungen der samenabführenden Wege darauf hin, daß bei keinem dieser Kranken eine Operation durchführbar war. Von LESPINASE und MICHELSON wurde daher bei inoperablen, meist durch kongenitale Mißbildungen bedingten Verschlüssen ein Öffnen der Epididymis vorgeschlagen, so daß die Spermien frei in die Tunica vaginalis gelangen und dort in einem operativ geschaffenen Sack gesammelt werden können.

Wir halten dieses Operationsverfahren für wenig aussichtsreich, da mit dieser Methode nicht die komplizierte Funktion der Spermien-Speicherung, wie sie im Nebenhodenschwanz bis zu mehreren Wochen möglich ist, nachgeahmt werden kann.

Das Gelingen einer Ductus deferens-Nebenhoden-Anastomose-Operation dürfte auch wesentlich davon abhängen, ob die Anastomose in Höhe des Schweifes, des Körpers oder des Kopfes angelegt wird. HAGNER und PALMER konnten bei geglückter Operation Spermien erst nach mehreren Wochen, mehreren Monaten oder sogar erst nach 1 Jahr nachweisen.

Die Erfolglosigkeit der Operationen mit Ductus deferens-Hoden-Anastomosen ist in erster Linie auf die Schwierigkeit des Problems zurückzuführen, zwischen zwei ganz ungleich gebauten Organen, einem röhrenförmigen Gebilde und einem parenchymatösen Organ, eine funktionierende Anastomose herzustellen. BLOND und CHIAVACCI wiesen allerdings darauf hin, daß hier nicht ein biologisches, sondern lediglich ein technisches Problem vorliege. Dieses Problem ist jedoch trotz aller technischen Fortschritte wegen der oben erwähnten Gründe heute ebensowenig gelöst wie bei der Mitteilung dieser Autoren vor 25 Jahren. Bei Einpflanzungen des Ductus deferens direkt in den Hoden kann nur für wenige Hodenkanälchen eine Anastomosierung geschaffen werden Von LICHTENSTERN und GARA wurde daher zur Erzielung einer funktionstüchtigen Anastomose die Schaffung eines cystenartigen Hohlraums durch Injektion von Kochsalz in das Parenchym als Zwischenglied vorgeschlagen. LICHTENSTERN beobachtete angeblich bei 5 von 38 Kranken mit Samenleiter-Hoden-Anastomosen im Ejaculat Spermien. Nach BOEMINGHAUS kleidet sich jedoch diese künstlich geschaffene Cyste später mit Bindegewebe aus, so daß das Funktionieren der Anastomose unmöglich wird. POPELKA u. Mitarb. konnten daher bei 4 von 17 Operierten mit Samenleiter-Hoden-Anastomosen nur vorübergehend im Ejaculat Spermien nachweisen. Je 3 von HAGNER und BAYLE durchgeführte Ductus deferens-Hoden-Anastomosen zeigten keine Durchgängigkeit. Ductus deferens-Hoden-Anastomosen mit angeblich geglückter Zeugungsfähigkeit wurden nur von DELBET sowie von BLOND und CHIAVACCI mitgeteilt. BLOND und CHIAVACCI spalteten den Hoden 1 cm oberhalb des Nebenhodenkopfes in einer Länge von 1 cm und nähten nach Excision eines erbsengroßen Parenchymstückes das offene Ende des Ductus deferens in den Hoden ein. Bereits 2 Monate nach der Operation zeigte sich bei der Ehefrau eine Gravidität, die wegen eines Abortes infolge eines Traumas im ersten Monat nicht ausgetragen werden konnte. Kurze Zeit später trat eine erneute Schwangerschaft ein, nach deren Ablauf eine normale Geburt erfolgte.

Bei der Bewertung der Erfolgschancen der Operation muß grundsätzlich zwischen den Erfolgen bei End-zu-End-Anastomosen des Ductus deferens und den Anastomosen des Ductus deferens mit dem Nebenhoden unterschieden werden.

Nach MICHELSON sollen nach Durchtrennung des Ductus deferens ohne Resektion eines Stückes spontan Wiedervereinigungen mit normaler Durchgängigkeit beobachtet worden sein. Es handelt sich also bei End-zu-End-Anastomosen in der Regel — abgesehen von Mißbildungen — lediglich um ein technisches Problem. Eine Refertilisierung durch eine Ductus deferens-Hoden-Anastomose halten wir auf Grund des physiologischen Verhaltens der Hodenspermatozoen für unwahrscheinlich. Studiert man eingehend die Arbeiten über Operationen mit Ductus deferens-Nebenhoden-Anastomosen, so fällt auf, daß — abgesehen von wenigen Ausnahmen (HAGNER, BAYLE, O'CONOR) — eine Operation als erfolgreich bezeichnet wird, wenn eine Durchgängigkeit und somit ein Nachweis von Spermien im Ejaculat erzielt wurde. Der sog. Operationserfolg beruhte jedoch lediglich auf der Umwandlung einer Aspermie in eine hochgradige Oligospermie, bei der nach unseren heutigen Erfahrungen nur in einem ganz geringen Prozentsatz eine Konzeption zustande kommen kann. Es ist sehr zu bedauern, daß nur in ganz vereinzelten Arbeiten über Nachuntersuchungen von Operierten exakte Unterlagen über die Zahl, die Motilität und die Morphologie der Spermien im Ejaculat vorhanden sind. Die so wichtige Frage, ob Patienten mit *normaler* Spermiogenese — bzw. Oligospermien — infolge unzureichender Durchgängigkeit der samenabführenden Wege zeugungsfähig sind, kann daher nicht beantwortet werden.

G. Diagnostische Untersuchungsmethoden bei Störungen männlicher Fertilität

I. Einleitung: Die bei der Fertilitätsuntersuchung zu beobachtenden funktionellen Zusammenhänge

Von

Ernst Heinke

Spermium und Eizelle vereinigen sich im Innern des mütterlichen Organismus bei der Befruchtung zur entwicklungsfähigen Zygote (s. auch Kapitel „Entwicklungsgeschichte"). Männlicherseits ist die Voraussetzung hierfür ein normaler Samen. Wir sind jedoch nicht in der Lage, die Fertilität eines Samens mit Sicherheit zu beurteilen. Die Untersuchung des Mannes gibt uns nur einen gewissen Anhalt für den Maßstab einer Bewertung (SCHUCHARDT). Die Beurteilung einer Samenqualität im Vergleich mit empirisch gewonnenen Normalwerten kann nur einen Wahrscheinlichkeitscharakter besitzen. Ein solches Ergebnis ist unbefriedigend. Die Untersuchungen erstrecken sich daher nicht allein auf die Menge, Zusammensetzung, morphologische Beschaffenheit u. a. m. des Samens, sondern auch auf das ganze somatisch-maskuline Erscheinungsbild des Mannes. Folgende diagnostische Maßnahmen sind zu treffen:

1. Die *klinische Untersuchung* mit eingehender *Anamnese* und Bewertung der androgenbedingten *somatisch-maskulinen Prägung* der Männer.

2. Die Untersuchung des *Ejaculates* zur Erfassung des Volumens, p_H-Wertes, der Spermiendichte, Vitalität, Motilität und Morphologie sowie der Fructosekonzentration des Samens (spermiogenetische Aktivität).

3. Die Kenntnis des *histologischen Hodenbildes*, der Tubuli, der Bildungsstätte der reifen Keimzellen (exkretorischer Hodenanteil — spermiogenetische Aktivität) und der für die Inkretion männlicher Prägstoffe verantwortlichen Leydigschen Zwischenzellen (inkretorischer Hodenanteil — Androgenaktivität).

4. Die Bestimmung von Hormonen:

a) Der gonadalen Partialfunktion des Hypophysenvorderlappens (FSH und ICSH), von deren Stimulation die Entfaltung der Samenkanälchen und der Leydigschen Zwischenzellen abhängig ist (gonadotrope Aktivität) und eine Differenzierung in einen sekundären oder primären Hodenschaden ermöglicht wird.

b) Der *17-Ketosteroide* im Harn (androgene Aktivität). Eine verminderte Ausscheidung beim gesunden Mann gibt einen gewissen Hinweis auf einen Mangel der Androgenproduktion der Leydigschen Zwischenzellen (Chromatographie der 17-Ketosteroide).

c) Der Oestrogenbestimmung im Harn.

5. Die Bestimmung des genetischen Geschlechts mittels des *Chromatintestes* (Barrscher Test).

6. Eine Austestung der Funktionsreserve der Leydigschen Zwischenzellen mittels des *Choriongonadotropintests* oder auch des Therapietests mit Choriongonadotropinen.

Im folgenden soll ein Überblick über die diagnostischen Möglichkeiten der Beratung einer sterilen Ehe gegeben werden (Tabelle 9). (Siehe auch Kapitel „Die Therapie der *männlichen Fertilitätsstörungen*".)

An Hand eines Schemas nach SCHUCHARDT soll — bevor auf die einzelnen diagnostischen Untersuchungsmethoden eingegangen wird — der funktionelle Zusammenhang bei Fertilitätsstörungen erläutert werden (Abb. 132).

Tabelle 9. *Diagnostische Möglichkeiten einer Sterilitätsberatung von Frau und Mann*
[Erweitert nach FIKENTSCHER: Münch. med. Wschr. *100*, 213 (1958)]

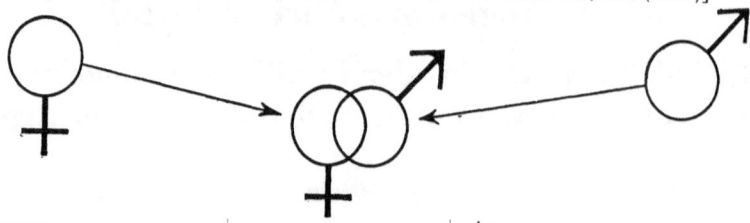

Anamnesen:		*Anamnesen:*
Allgemeine		Familienanamnese
Gynäkologische		Eigenanamnese
Menstruationskalender		Kinderkrankheiten
		Infektionskrankheiten
		Unfälle
Allgemeiner Befund:		Operation (Bruch)
Psychisch	*Zusammenleben*	Milieuschäden
Physisch	∨	Lebensgewohnheiten
	Allgemein	Eheanamnese
		Sexualanamnese
Gynäkologischer Befund:		*Klinische Untersuchungen:*
Palpation	*Psychologie der*	Soma
Spekulum	*Ehesituation*	Allgemeine maskuline Differen-
		zierung
Ovarial-Funktions-Prüfung		Maße
Basaltemperatur		Behaarung u. a. m.
Vaginal-Cytologie	*Umwelteinflüsse*	Genitalbefunde
Cervix-Faktor		Äußere: Hoden, Scrotum,
		Penis u. a.
Endometrium-Biopsie	*Vita sexualis*	Innere: Prostata, Bläschen-
		drüsen
Eileiter-Durchgängigkeits-		*Ejaculat:*
Prüfung		Allgemeines
	psychisch physisch	Abstinenz und Gewinnung
		Liquor (chemisch-physikalisch)
		Menge, Aussehen, Verflüssigungs-
		zeit, Viscosität, p_H-Wert, Fruc-
		tose, Phosphatase u. a.
Ascendierende Verfahren:	*Kohabitationen*	Spermien
Persufflatio		Morphologie
Hytero-Salpingographie	*Frequenz*	Dichte bzw. Konzentration
und andere Verfahren		Vitalität
Descendierende Verfahren:	*Termine*	Motilität
Laparoskopie	(Sims-Huhner-Test)	Spermio- und Cytogramm
Douglasskopie		Relation Spermien: Zellen
Bakteriologie		Bakteriologie u. a. m.
		Hodenbiopsie:
		Tubulus-Parenchym
		Spermiogenetische Aktivität
		Interstitium-Stroma
		Tubuluswand
		Leydigsche Zwischenzellen
		Gefäße u. a. m.
		Hormone:
		Harngonadotropine (FSH)
		Harn-17-Ketosteroide
		Chromatographie
		Harn-Oestrogene
		Chromatin-Test:
		Genetisches Geschlecht
		Choriongonadotropin-Test
		Samenwege
		(Rö.-Darstellung)

FSH des Hypophysenvorderlappens löst die Spermiogenese aus und führt zur Reifung der *Spermien*, die sich im *Ejaculat* wiederfinden. Eine Spermiogenese kann nur bei einer normal dünn-strukturierten *Tubuluswand* erhalten bleiben. Auf die Ausbildung der Wand nehmen die *Androgene* der Leydigschen *Zwischenzellen (ZwZ)* durch *Kontaktwirkung (KW)* Einfluß. Die Entfaltung

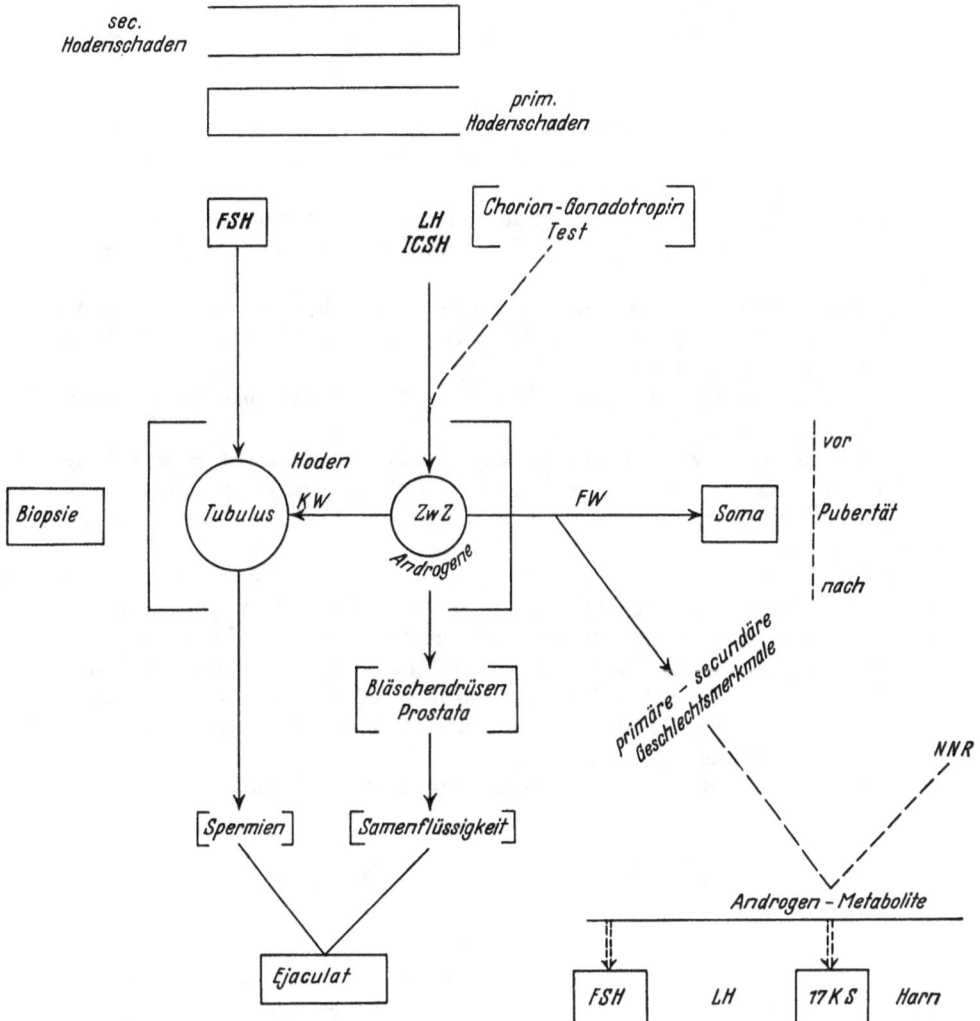

Abb. 132. Schematische Darstellung der funktionellen Zusammenhänge im Reproduktionssystem (modifiziert nach SCHUCHARDT) s. Text

der Leydigschen Zwischenzellen und die Inkretion durch Bildung von *Androgenen* geschieht unter dem Einfluß von *ICSH* des Hypophysenvorderlappens. Neben der Androgen-Kontaktwirkung (KW) spielt die *Fernwirkung (FW)* eine große Rolle; es entfalten sich dadurch *Bläschendrüsen (Fructose)* und *Prostata (Phosphatase)* als akzessorische Geschlechtsdrüsen; ihre Sekrete bilden als *Samenflüssigkeit* einen Bestandteil — mit den Spermien — des *Ejaculats*.

Die *somatische Prägung* im Sinne der Maskulinisierung, der Ausbildung der *primären und sekundären Geschlechtsmerkmale*, von Stoffwechselwirkungen im Sinne positiver Stickstoffbilanz wie Muskelansatz, Wachstumsregulation u. a. m. sind Folgen *androgener Fernwirkungen (FW)*.

Die *Androgene* werden in der Leber inaktiviert; die Metabolite erscheinen als *17-Ketosteroide im Harn*. Es ist zu beachten, daß neben den Zwischenzell-Androgenen noch Androgene — Substanzen mit Prägstoffcharakter — aus der *Nebennierenrinde (NNR)* sowie deren übrigen Steroidhormonen als Metabolite in Form der 17-Ketosteroide (17 KS) zu zwei Drittel ($^2/_3$) im Harn zu finden sind.

FSH und *ICSH* werden ebenfalls im Harn ausgeschieden und können nachgewiesen werden. Eine *verminderte* Ausscheidung von Harngonadotropinen (FSH-Bestimmung) spricht für einen *sekundären*, eine *normale* oder *vermehrte* Ausscheidung für einen *primären Hodenschaden*.

Die *Hodenbiopsie* führt den Status praesens der Strukturelemente der Gonaden, *Parenchym* und *Stroma* als Erfolgsorgane der gonadotropen Hormone *FSH* und *ICSH* vor Augen; *vergleichende Untersuchungen* mit dem Ejaculat lassen eine weitgehende Übereinstimmung feststellen oder bei einer Diskrepanz der Befunde den Schluß auf einen Verschluß der samenableitenden Wege zu (SCHUCHARDT).

In Zweifelsfällen lassen sich die Funktionsreserven der Leydigschen Zwischenzellen (ZwZ) durch parenterale Gaben von Choriongonadotropinen *(Choriongonadotropin-Test)* austesten.

Die Bestimmung des genetischen Geschlechtes *(Chromatin-Test)* sollte routinemäßig durchgeführt werden.

Alle Untersuchungen erfolgen am zweckmäßigsten an Hand eines von dem Untersucher ausgearbeiteten Fragebogens (s. Gießener Fragebogen, S. 414)). Sie werden sich je nach dem besonderen Interessengebiet des Arztes variieren lassen und das eine oder andere Problem mehr herausheben.

Jeder Untersucher sollte sich jedoch hüten, nur auf Grund *eines* vielleicht sogar nicht eindeutigen Befundes zu einer Diagnose zu kommen. Man trage vielmehr viele „Untersuchungssteinchen" herbei. Erst am Ende des langen Untersuchungsganges ist es zweckmäßig, die einzelnen Ergebnisse sinnvoll unter Beachtung der aufgezeigten funktionellen Beziehungen und Zusammenhänge — wie in einem Mosaikbild — zusammenzusetzen und so zu einer endgültigen Diagnose zu kommen.

Die oben erwähnten Untersuchungsmethoden werden folgendermaßen durchgeführt und bewertet:

II. Klinische Untersuchungen

Von

Ernst Heinke

Anamnesen und somatische Befunde lassen häufig keine bindenden Schlüsse zu. Es sind aber mitunter wertvolle Hinweise zu erhalten, die bei weiteren Untersuchungen zu beachten sind und die wiederum zu bestimmten Untersuchungsmethoden wie Hormonuntersuchungen, Hodenbiopsie, Röntgenaufnahmen u. a. m. anregen können.

Zum nun Folgenden wird auch auf das Kapitel „Ätiologie der männlichen Fertilitätsstörungen" verwiesen, um Wiederholungen zu vermeiden. Der Leser wird in solchen Fällen auf die entsprechenden Quellen hingewiesen.

1. Anamnesen

Vor Erhebung der eigentlichen Anamnese wird man selbstverständlich zu klären haben, aus welchem Anlaß — Impotentia coeundi oder Impotentia generandi — der Patient ärztlichen Rat sucht. Erst dann wird man die eigentliche Befragung beginnen.

a) *Familienanamnesen*. Alter der Eltern. Gesundheitlicher Zustand, Todesursache. Alter der Mutter bei der Geburt des Probanden. Wieviel Kinder entstammen der elterlichen Ehe (Reihenfolge, Totgeburten, Aborte)? Eventuelle Todesursachen verstorbener Geschwister. Geistes- und Erbkrankheiten. Verheiratete Geschwister und deren Kinder. Liegt eine familiäre Häufung männlicher Impotentia generandi (CREW und MILLER 1931, v. VERSCHUER, KEMP 1940) vor? Wie STERN (1950) ausführt, kann die Infertilität einer Einzelperson auch das Ergebnis einer sinkenden familiären Fruchtbarkeit sein. Leidet dieser Personenkreis selbst an Kinderlosigkeit oder Erbkrankheiten?

b) *Eigene Anamnesen*. Bei der persönlichen Vorgeschichte interessieren vor allem Kinderkrankheiten, Infektionskrankheiten wie Typhus, Fleckfieber, Abortus Bang, Tuberkulose, Malaria u. a. m. Lues, Gonorrhoe (mit oder ohne Komplikationen). Welche Behandlung? Parotitis epidemica (mit oder ohne Orchitis), in welchem Alter? Frühere Hodenschwellung.

Fieberhafte Erkrankung (Grippe u. a. m.) in den letzten 6 Monaten.

Unfälle allgemeiner Art (Commotio) oder mit Traumen im Genitalbereich (beim Sport, Fußball, Reiten u. a. m.).

Operationen (allgemeine), Kriegsverletzungen, Leistenbrüche, wann und wo? Operationen im Genitalbereich, Hydrocele, Varicocele, Sterilisation.

Kryptorchismus, Zeitpunkt des Descensus. Orchidopexie.

Milieuschäden. Arbeitsdienst, Kriegsdienst, Gefangenschaft, wo und wie lange? Ernährung und Abmagerung in der Gefangenschaft oder Haft.

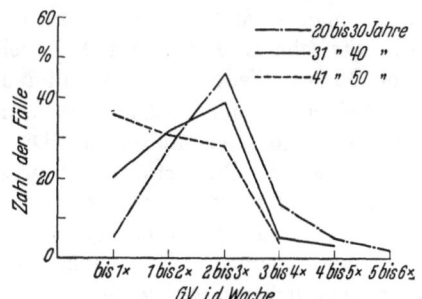

Abb. 133. Nachlassen der Coitusfrequenz. Siehe Text (nach MAY-HEINKE)

Berufsschäden und Intoxikationen.

Lebensgewohnheiten. Ausbildung, berufliche oder wirtschaftliche Schwierigkeiten.

Alkohol oder Nicotin-Mißbrauch. Sport als Ausgleich. Schlaf, Appetit und Durst. Miktion und Stuhlgang. Tragen von Jockeiunterhosen oder Suspensorien. Medikamenten-Abusus. Art der Ernährung.

c) *Sexual-Anamnese*. Eintritt der Pubertät [nach KINSEY im Mittelwert mit 13,45 (Grenzwerte 8—26) Jahren], des Stimmbruches bzw. Stimmwechsels [im Mittel mit 14,44 (Grenzwerte 10—24) Jahren]. Erste Rasur. Jugendliche Fettsucht. Erster Geschlechtsverkehr.

Die ersten Ejaculationen treten nach KINSEY mit 13,45 (Grenzwerte 8—24) Jahren ein. Nach MAY-HEINKE ergab sich bei einer Berufsaufschlüsselung im Durchschnitt ein Lebensalter von 19—20 Jahren (19,8 Jahren) für den ersten Geschlechtsverkehr, und zwar für Arbeiter 18,5 Jahre, Handwerker $17^1/_4$ Jahre, Angestellte $17^1/_2$ Jahre, Landwirte $23^1/_2$ Jahre, Geistesschaffende $22^1/_2$ Jahre.

Normale Kohabitationsfähigkeit. Dauer der Ehe. Wievielte Ehe des Mannes und der Ehefrau? Wieviel eheliche oder voreheliche Kinder? Fehl- oder Totgeburten der Frau und evtl. Kinder aus ersten Ehen. Frequenz des ehelichen Geschlechtsverkehrs. Nachlassen der Frequenz (Abb. 133).

Aus der Tabelle wird ersichtlich, daß eine Abnahme des ehelichen Geschlechtsverkehrs in der Woche mit zunehmendem Alter der Männer stattfindet. Es zeigt sich, daß die größte Frequenz des wöchentlichen Geschlechtsverkehrs, und zwar 2—3mal die 20—30jährigen und die geringste Frequenz die 41—50jährigen Patienten aufweisen, die in der überwiegenden Mehrzahl nur einmal in der Woche

Geschlechtsverkehr ausüben. In der Gruppe der 21—30jährigen finden sich 4—6malige Beiwohnungen in der Woche nicht selten.

Potentia coeundi, Libido, Erektion, Immissio, Orgasmus, Ejaculation u. a. m. Besonderheiten in der Ehe, im Verhalten des Mannes und der Frau wie Perversionen u. a. m. Coitus interruptus. Gebrauch von antikonzeptionellen Mitteln.

Seit wann Kinderwunsch? Sonstige Angaben aus früheren Jahren, die auf eine evtl. Zeugungsfähigkeit schließen lassen.

d) *Ehefrau.* Gesundheitszustand, Untersuchungsbefunde, Genitalbefunde (Arzt), Menstruation. Behandlung der Ehefrau.

e) *Behandlung.* Vorausgegangene Infertilitätsbehandlung des Probanden, durch welchen Arzt und in welcher Form? Zeitdauer der Behandlung und mit welchen Mitteln?

2. Somatisch-maskuline Differenzierung

a) *Allgemeine maskuline Differenzierung.* Wichtige diagnostische Hinweise kann man sowohl aus einer eingehenden Anamnese gewinnen als auch durch die klinische Erhebung des Allgemeinbefundes. Inspektion, Palpation, Wiegen und Messen dienen hier als Untersuchungsmethoden.

Neben der genetischen Gestaltung des Typus ist die somatische Prägung eine Funktion der Androgene. Die Androgene regeln das Wachstum des Körpers in seinen Proportionen. Stoffwechselwirkungen im Sinne einer positiven Stoffwechselbilanz sorgen durch *Muskelansatz* (gutes, mittleres, schlechtes Relief) und *Fettverteilung* (Hals, Brust, Bauch, Unterbauch, Hüften, Oberschenkel, Oberarme, Hautfettfalten — mager, mittel, fett) für die Profilierung des männlichen *Habitus* (maskulin, feminin). Die maskuline Differenzierung verdankt ihre Ausbildung und Erhaltung den Androgenen.

Es wird der Konstitutionstyp nach KRETSCHMER bestimmt.

Man beachte die Stimmfarbe (hoch, normal, tief) und die Entwicklung des Adamsapfels (prominent, verstrichen, flach). Handelt es sich um einen Bauch- oder Brustatmungstyp?

b) Außer dem Gesamteindruck des Habitus erfassen wir *Alter, Größe, Gewicht* und *Körperproportionen.*

Die wichtigsten Maße zur Beurteilung körperlicher Entwicklung sind *Größe* und *Gewicht* (PRADER). Größe und Gewicht von Knaben siehe Abb. 134. Die Kurven enthalten den normalen Mittelwert und 80% aller Streubereichswerte für Knaben von der Geburt bis zum 18. Lebensjahr. Für die Adoleszenz kann die Beurteilung der Größe am Endpunkt dieser Wachstumskurven mit benutzt werden (PRADER). Eine weitere Tabelle ist jedoch für das Gewicht notwendig, da dieses nach dem Wachstumsstillstand bis zum 30. Lebensjahr noch ansteigt (s. Tabelle 10, Körperlänge und Gewicht Erwachsener).

Über die *jährlichen Größen- und Gewichtszunahmen* gibt Abb. 135 Auskunft.

Näheres über *Knochenentwicklung, Ossifikationen, Zahnentwicklung* siehe bei LABHART und Documenta Geigy „Wissenschaftliche Tabellen 1955".

Zur Erfassung der *Körperproportionen* (Abb. 136) muß man die Größe (Boden-Scheitel), die Unterlänge (Boden—oberer Symphysenrand), die Oberlänge (Symphyse—Jugulum—Kopf—Scheitel) und die Spannweite der Arme [Abstand der Fingerspitzen (Mittelfinger) beider ausgestreckter Arme messen; Acromion—Mittelfinger und Acromion—Acromion].

Nach PRADER beträgt der Quotient Oberlänge:Unterlänge beim Neugeborenen etwa 1,7; beim 10jährigen etwa 1,0; in der Pubertät bis zu 0,9 (Relation

Extremitätenlängenzunahmen in der Pubertät—Pubertätsakromegaloid); beim Manne etwas unter 1,0. Die Spannweite beträgt unter 10 Jahren etwas weniger, über 10 Jahren etwas mehr als die Körpergröße. Sie soll beim Erwachsenen

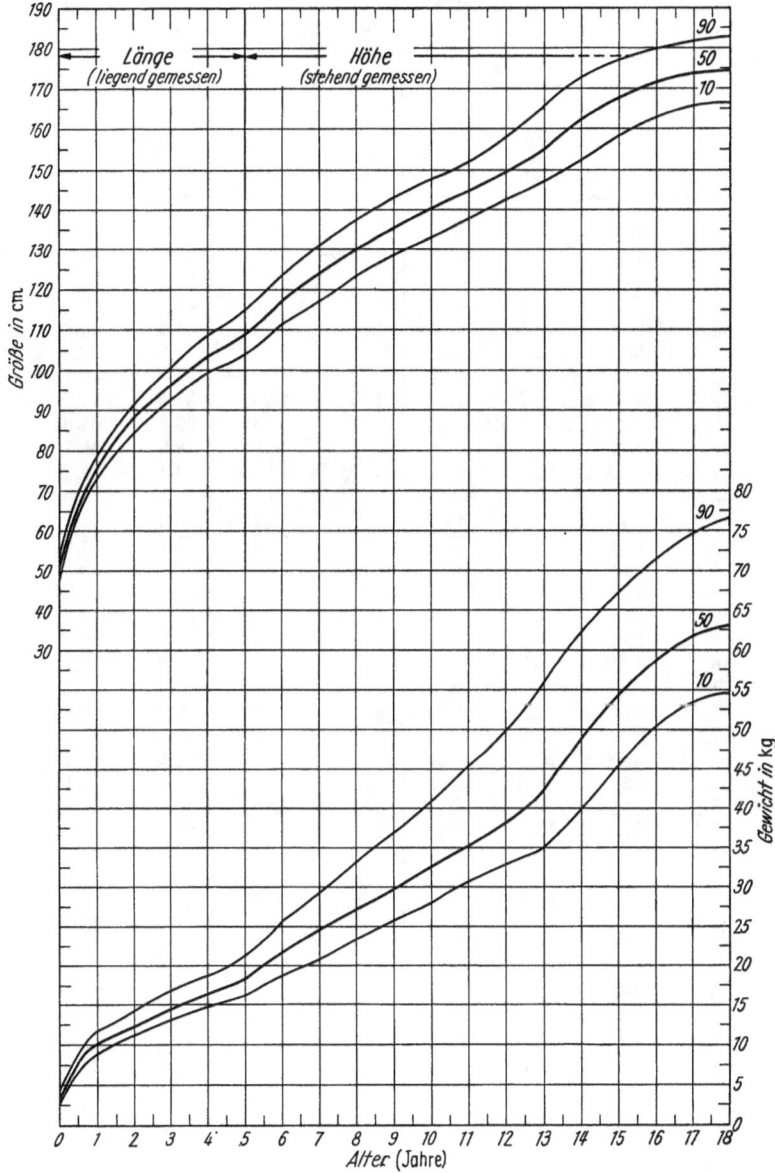

Abb. 134. Größe und Gewicht von Knaben. Die Prozentkurve 50 stellt den Mittelwert dar. Die Prozentkurve 10 (bzw. 90) bedeutet, daß 10% (bzw. 90%) aller gleichaltrigen Individuen kleiner oder leichter und 90% (bzw. 10%) größer oder schwerer sind. (Nach V. MEREDITH: Aus MITCHELL-NELSON, Textbook of Pediatrics. Philadelphia: W. B. Saunders Company 1950)

nicht mehr als 4—7 cm die Körpergröße übertreffen (Abb. 137). Die Länge der oberen Extremität bleibt wesentlich hinter der der unteren zurück. Das Ende der Gesamtkörperreife findet mit dem 25. Lebensjahr statt. Der Durchschnitt des Wachstums beträgt nach KINSEY 17,47 Jahre.

Tabelle 10. *Körperlänge und Gewicht Erwachsener* (15—30 Jahre, Gewicht ohne Kleider)
(Nach Veröffentlichungen des Life Extension Institute of New York City,
übernommen aus „Wissenschaftliche Tabellen". Basel: J. R. Geigy AG. 1953)

Es sind in der Tabelle zu einer Körperlänge 3 Gewichte gegeben: 1. Durchschnittsgewicht für Personen mit mittelschwerem Knochenbau (fettgedruckt); 2. Gewichte von Personen mit leichtem Knochenbau (oberhalb der fettgedruckten Zahlen); 3. Gewicht von Personen mit schwerem Knochenbau (unterhalb der fettgedruckten Zahlen).

♀					♂				
Körperlänge in cm	Gewicht in kg				Körperlänge in cm	Gewicht in kg			
	15 Jahre	20 Jahre	25 Jahre	30 Jahre[1]		15 Jahre	20 Jahre	25 Jahre	30 Jahre[1]
142,5	40,8 **45,3** 51,2	43,0 **47,6** 53,0	44,0 **49,0** 55,3	45,3 **50,3** 56,6	150	41,7 **46,2** 51,6	45,8 **50,7** 57,1	47,6 **53,0** 59,3	49,4 **54,8** 61,6
145	41,2 **45,8** 51,6	43,5 **48,5** 53,9	44,8 **49,8** 56,2	46,2 **51,2** 57,5	152,5	42,6 **47,1** 53,0	46,7 **51,6** 58,0	48,5 **53,9** 60,7	50,3 **55,7** 62,5
147,5	41,7 **46,2** 52,1	44,4 **49,4** 55,7	45,8 **50,7** 57,1	47,1 **52,1** 58,4	155	43,5 **48,5** 54,4	47,6 **53,0** 59,3	49,4 **54,8** 61,6	51,2 **56,6** 63,4
150	42,6 **47,1** 53,0	45,3 **50,3** 56,6	44,7 **51,6** 58,0	47,6 **53,0** 59,8	157,5	44,9 **49,8** 56,2	48,9 **54,4** 61,2	50,7 **56,2** 63,0	52,1 **58,0** 65,2
152,5	43,5 **48,5** 54,4	46,7 **51,6** 58,0	47,1 **52,6** 59,3	48,5 **53,9** 60,7	160	46,2 **51,2** 57,5	50,3 **55,7** 62,5	52,1 **58,0** 65,2	53,5 **59,3** 66,6
155	44,8 **49,8** 55,3	47,6 **53,0** 59,8	48,5 **53,9** 60,7	49,8 **55,3** 62,1	162,5	47,6 **53,0** 59,3	51,6 **57,5** 64,8	53,9 **59,8** 67,0	55,3 **61,6** 68,9
157,5	46,2 **51,2** 57,5	48,9 **54,4** 61,2	50,3 **55,7** 62,5	51,2 **56,6** 63,9	165	49,4 **54,8** 61,6	53,5 **59,3** 66,6	55,7 **61,6** 69,3	56,6 **63,0** 70,7
160	47,1 **52,5** 59,3	50,3 **55,9** 62,5	51,2 **57,1** 64,3	52,5 **58,4** 65,7	167,5	51,2 **56,6** 63,4	55,3 **61,2** 68,9	57,1 **63,4** 71,1	58,4 **64,8** 72,9
162,5	48,9 **54,4** 61,2	51,2 **57,1** 64,3	52,5 **58,4** 65,7	53,9 **59,8** 67,5	170	52,5 **58,4** 65,7	56,6 **63,0** 70,7	58,9 **65,2** 73,4	59,8 **66,6** 74,7
165	50,7 **56,2** 63,4	53,0 **58,9** 66,1	54,4 **60,2** 67,5	55,7 **61,6** 69,3	172,5	54,4 **60,2** 67,5	58,4 **64,8** 73,0	60,2 **67,0** 75,2	61,6 **68,4** 77,0
167,5	52,1 **58,0** 65,2	54,9 **60,7** 68,4	55,7 **62,1** 69,8	57,1 **63,4** 71,6	175	55,7 **62,1** 69,8	59,8 **66,6** 74,7	62,1 **68,9** 77,5	63,9 **70,7** 79,3
170	53,9 **59,8** 67,5	56,2 **62,5** 70,2	57,5 **63,9** 71,6	58,9 **65,2** 73,4	177,5	58,0 **64,3** 72,0	61,6 **68,4** 77,0	63,0 **71,1** 79,7	65,7 **72,9** 82,0
172,5	55,3 **61,6** 69,3	57,5 **63,9** 72,0	59,3 **65,7** 73,8	60,2 **67,0** 75,7	180	59,8 **66,6** 74,7	63,9 **70,7** 79,3	66,1 **73,4** 82,4	68,0 **75,7** 85,2
175	57,1 **63,4** 71,6	59,3 **65,7** 73,8	60,7 **67,5** 75,7	61,6 **68,4** 77,0	183	62,1 **68,9** 77,5	65,7 **72,9** 82,0	68,4 **76,1** 85,6	70,7 **78,4** 87,9
178	59,3 **65,7** 73,9	60,7 **67,5** 76,1	62,1 **68,9** 77,5	63,4 **70,2** 78,9	185,5	63,9 **71,1** 79,7	68,0 **75,2** 84,3	71,1 **78,8** 88,3	72,9 **81,1** 91,1
180	61,2 **68,0** 76,1	63,0 **69,8** 78,4	63,4 **70,7** 79,7	64,8 **72,0** 81,1	188	66,1 **73,4** 82,4	69,8 **77,0** 87,0	73,0 **81,1** 91,1	75,5 **83,8** 94,2

[1] Das Gewicht der dreißiger Jahre sollte beim Gesunden während des ganzen Lebens beibehalten werden.

c) Es sind auch die Feinheiten der *Hautbeschaffenheit* zu besehen und zu palpieren. Die Haut kann dünn, mittel, dick, elastisch oder unelastisch sein; die *Farbe der Haut* kann gelblich, braun, dunkel oder hell sein. Liegt eine Dermatose vor? Ist das Scrotum frei von Dermatosen?

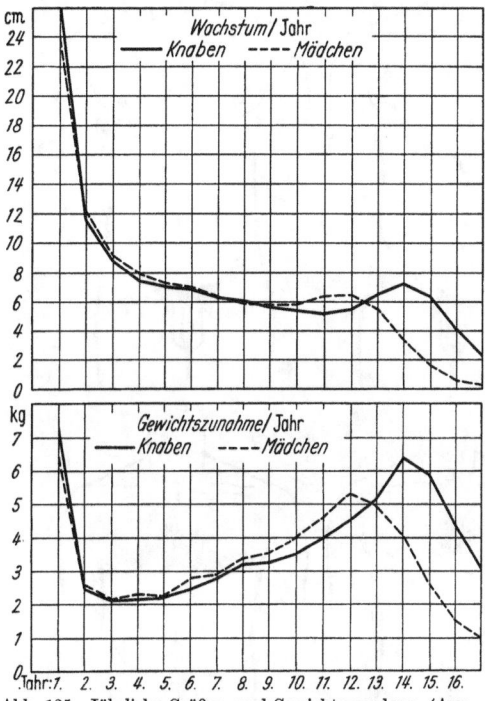

Abb. 135. Jährliche Größen- und Gewichtszunahme. (Aus FANCONI u. WALLGREN nach den Untersuchungen von SIMMONS)

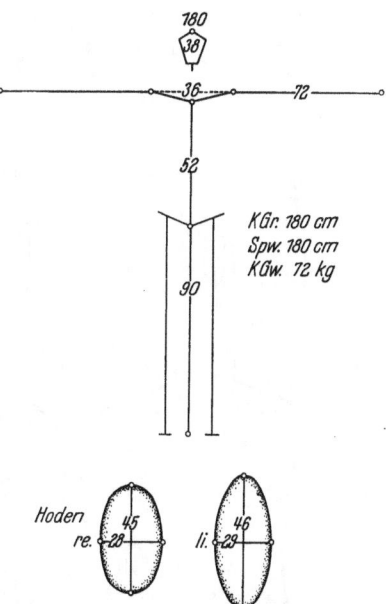

Abb. 136. Beispiel eines Somatogramms. Patient (873) 31 Jahre alt. : Normal somatisch-maskulin differenzierter Mann mit normalen Körperproportionen

Die *Gesichtshaut* hat eine frische pigmentierte Farbe oder ist blaß unpigmentiert, gelblich, fahl, braun, rot kongestioniert, bräunlich, glatt, runzlig, zigarettenpapierähnlich, faltig, welk, greisenhaft, gedunsen, pastös, schlaff, straff.

Der *Gesichtsausdruck* ist männlich oder weiblich, zu jung oder zu alt, kindlich oder greisenhaft.

Das *Mienenspiel* ist lebhaft oder arm.

Die Talgabsonderung ist stark, mittelstark, schwach, fehlend; auf eine evtl. Acne ist zu achten.

d) Die *Behaarung* spielt als *ein* Geschlechtsmerkmal eine wichtige Rolle. Es werden beurteilt: die Beschaffenheit der Schambehaarung,

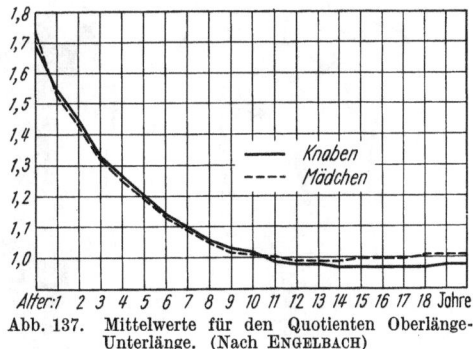

Abb. 137. Mittelwerte für den Quotienten Oberlänge-Unterlänge. (Nach ENGELBACH)

wobei die horizontale Begrenzung der Schamhaare — der sog. feminine Behaarungstyp — sich mitunter auch bei somatisch völlig normalen und fertilen Männern findet und anscheinend nicht allein durch die Androgene sondern auch genetisch, familiär oder rassebedingt ist. Siehe auch schematische Darstellung der Pubertätsentwicklung beim Knaben (Abb. 57, S. 113. Die Pubertät).

Weiterhin beobachtet man Farbe, Dichte und Ausdehnung der Kopfhaare (blond, braun, schwarz, grau, weiß; dicht, mittel, dünn), und ob ein bestehender

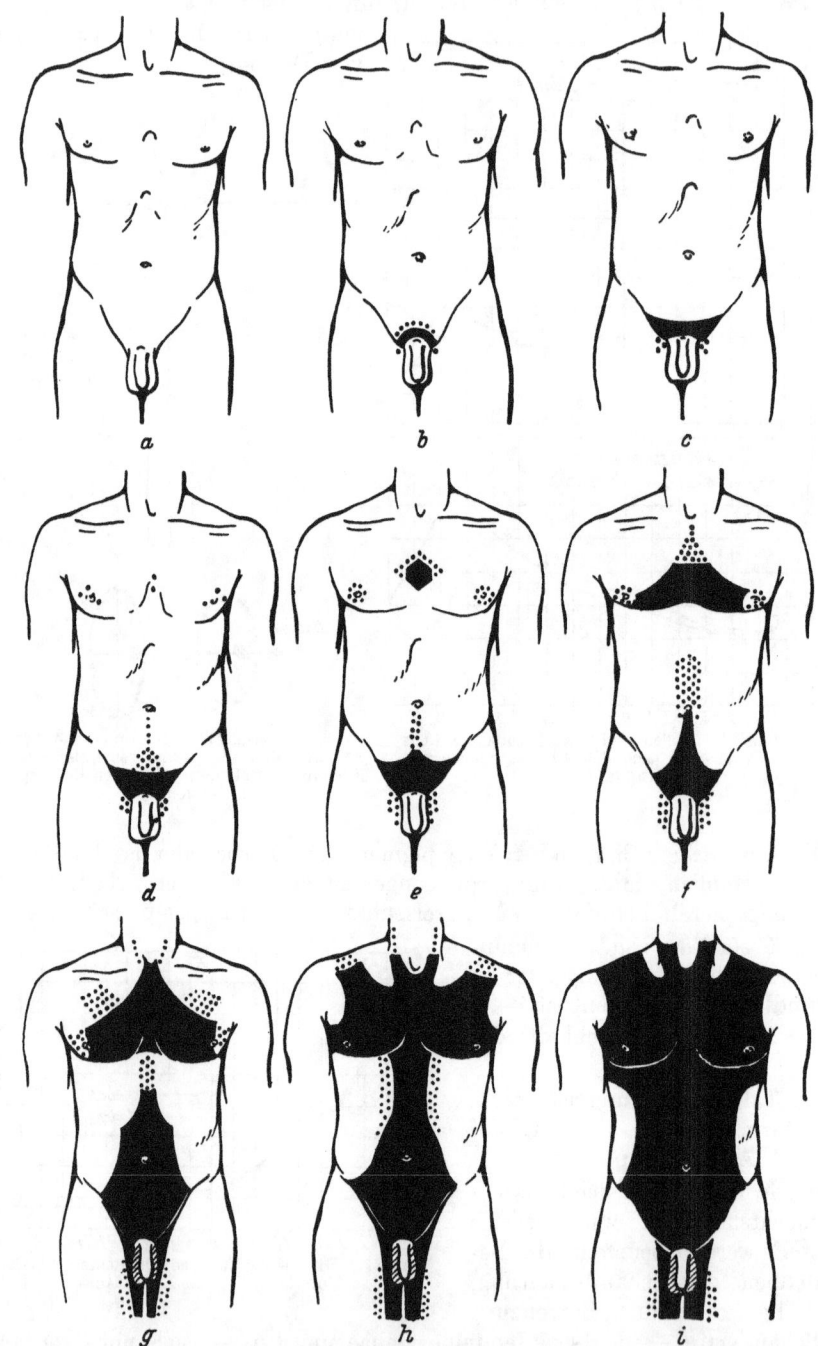

Abb. 138. Behaarungsstufen. Die Entwicklung der Verteilung der Terminalbehaarung. Jede Stufe kann als Dauerform determiniert werden. (Nach CONRAD)

Haarausfall dem männlichen Typus an Stirn und Hinterhaupt folgt [Glatze, Stirn (Alopecia triangularis, Geheimratsecken), Hinterhaupt oder Kapuze].

Ferner ist die Achselbehaarung und die Terminalbehaarung (Arme, Brust, Bauch, Rücken, Beine) zu beachten. Die Bestimmung der einzelnen Behaarungswertigkeiten kann nach den Behaarungsstufen nach CONRAD vorgenommen werden (Abb. 138).

Ebenfalls an Hand der Behaarungsstufen nach CONRAD (Abb. 139) kann die Entwicklung des Bartes festgelegt werden (stark, mittel, schwach, auch Schnurr-

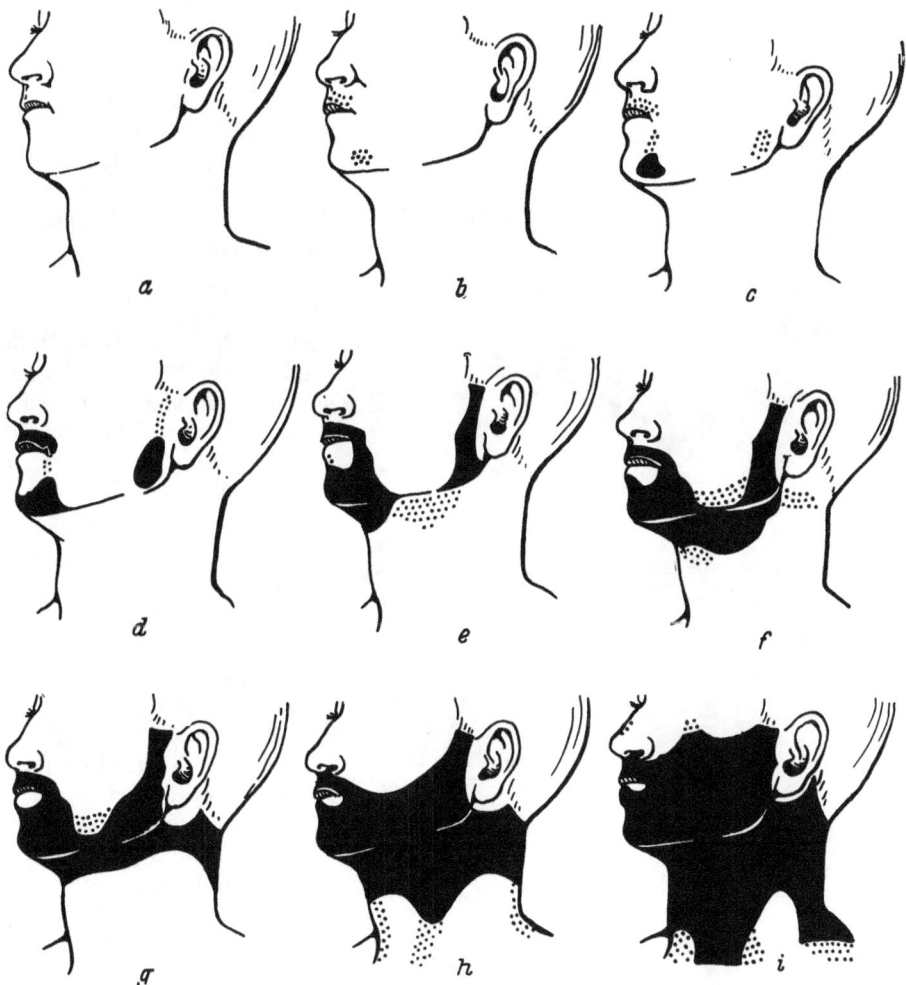

Abb. 139. Bartbehaarungsstufen. Die Entwicklung der Verteilung der Terminalbehaarung. Jede Stufe kann als Dauerform determiniert werden. (Nach CONRAD)

bart, Kinnbart, Backenbart, Altweiberbart). Wann fand die erste Rasur statt und wie oft rasiert sich jetzt der Proband?

e) *Allgemeine Untersuchungen.* Es können sich nun weitere Untersuchungen wie Blutdruckmessung (RR), Blutsenkungsgeschwindigkeit (BSG), Urinbefund serologische Untersuchungen auf Lues u. a. m. anschließen.

Es ist zweckmäßig, Patienten mit eunuchoiden Zügen weiteren eingehenderen, internen und röntgenologischen Untersuchungen (Knochen, Hypophyse u. a.) zuzuführen. Die Zusammenarbeit mit einem Endokrinologen oder Internisten ist daher immer zu empfehlen.

3. Genitalbefunde

Die somatische Untersuchung des Genitale gibt Rechenschaft über das Vorhandensein oder Fehlen der Gonaden, über Größe, Konsistenz, Festigkeit und Empfindlichkeit sowie über die Lage derselben. Besteht ein Leistenhoden (abdominaler, femoraler, pubo-scrotaler, perinealer Hoden, Hodenhochstand, normal gelagerter Scrotalhoden)?

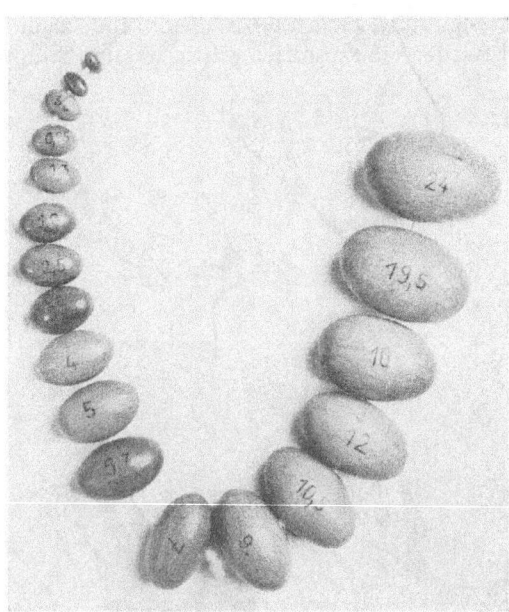

Abb. 140. Orchidometer. Modelle von bekanntem Volumen zur Bestimmung der Hodengröße durch vergleichende Palpation (Aus LABHART, Klinik der inneren Sekretion. Berlin: Springer 1957)

a) Die Bestimmung der *Hodengröße* geschieht mit der Schublehre, dem Lineal oder durch vergleichende Palpation der Hoden mit Hodenmodellen von bekanntem Volumen (Abbildung 140). Nach SCHONFELD soll bei 20% der rechte und bei 20% der linke Hoden größer sein. Die Gonaden sind etwa kleinhühnereigroß (3,0×5,5 cm; Volumen 16,0 bis 17,0 cm; 8—25 cm^3) und von prall-elastischer, prall weicher oder weicher Konsistenz (Abb. 141).

Der normal im Scrotum gelagerte Hoden soll einen Abstand von 3,0 cm vom oberen Hodenpol bis zum Damm haben. Im Alter kann dieser Abstand vergrößert, beim Hodenhochstand verkleinert sein.

Liegt ein Tumor, eine Cyste, eine Hydrocele oder Varicocele vor? Hydrocelen führen oft zu irreführender Beurteilung der Hodengröße und Konsistenz. Die Beschaffenheit der normalen Hodenoberfläche (Tunica albuginea) ist glatt.

b) Die *Nebenhoden* werden abgetastet. Es fragt sich, ob Infiltrate oder Fisteln vorhanden sind (derb, hart, glatt, rosenkranzartig).

c) Die *Samenstränge* sind muskulös oder schlaff. Varicocele?

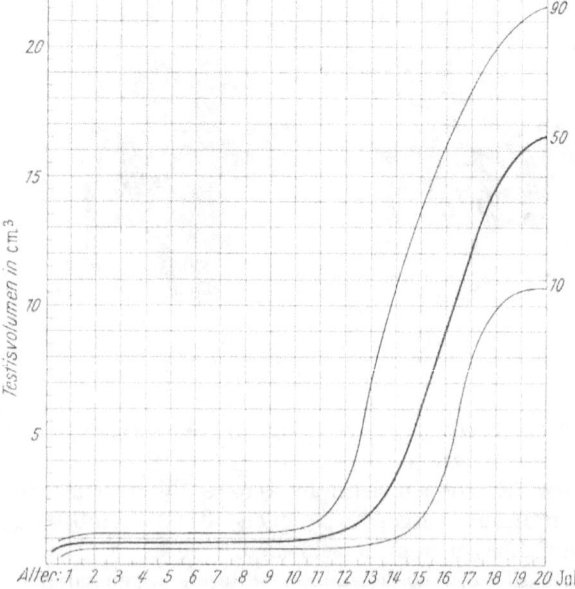

Abb. 141. Testesvolumen. Die Prozentkurve 50 stellt den Mittelwert dar. Die Prozentkurve 10 (bzw. 90) bedeutet, daß 10% (bzw. 90%) aller gleichaltrigen gesunden Knaben kleinere Testes und 90% (bzw. 10%) größere Testes haben. (Nach SCHONFELD)

d) Beim *Scrotum* richten wir das Augenmerk auf *Ansatz* (hoch, normal, tief, jugendlich), *Größe* (straff, normal, hängend), *Turgor* (dick, normal, dünn), auf *Gefäßbildungen* und auf die evtl. vorhandene *Raphe mediana*; zu beachten sind Narbe, Mißbildungen, Pigmentierungen, Hautveränderungen wie z. B. Hautekzeme, Psoriasis u. a. m.

Die *Dammbreite* (Hodenansatz—Anusmitte) beträgt beim Manne in der Norm 7,0 cm.

e) Der *Penis* wird auf sein Volumen, Länge (Penis pendulans vor der Pubertät 3—6 cm, danach 6—11—15 cm), Umfang (vor der Pubertät 3—6 cm, nach der Pubertät 8—18,0 cm) und Anomalien wie Phimose, Epispadie, Hypospadie, Induratio penis plastica und Drehungen untersucht.

f) Eine Rectaluntersuchung der *Prostata* und der *Bläschendrüsen* schließt sich an. Sie gibt Auskunft über Größe, Konfiguration, Konsistenz, Druckschmerzhaftigkeit, Seitenunterschiede, Oberflächenbeschaffenheit (glatt oder höckerig) und Abgrenzbarkeit derselben. Differenzen lassen abgeklungene entzündliche Vorgänge vermuten. Die Bläschendrüsen sind am günstigsten bei Kniebeuge der Patienten zu palpieren; die normalen Bläschendrüsen sind in der Regel jedoch nicht palpabel.

III. Das Ejaculat
Von
Rudolf Doepfmer-Bonn

1. Einleitung

Von allen diagnostischen Verfahren zur Beurteilung der männlichen Fertilität ist die Samenuntersuchung am aufschlußreichsten.

Zusammenfassende Darstellungen über das Ejaculat finden sich in den Monographien von BELONOSCHKIN, FARRIS, HELLINGA, HOTCHKISS, JOËL, MANN, MOENCH, PALMER und VASTERLING, sowie in den Arbeiten von DOEPFMER, HAMMEN, MACLEOD, MACLEOD und GOLD, KIMMIG, NIKOLOWSKI.

Zur exakten Beurteilung der Zusammensetzung des Ejaculats ist die Anfertigung eines Spermiogramms unerläßlich. Für Routineuntersuchungen müssen wenigstens Menge des Ejaculats, Zahl, Quantität und Qualität der Motilität sowie Morphologie der Spermien bestimmt werden. Das Spermiogramm kann nicht durch diagnostische postcoitale Tests ersetzt werden.

Für Untersuchungen des Samens müssen vor allem folgende Faktoren berücksichtigt werden:

1. Die Gewinnungsmethode.
2. Die sexuelle Karenz.
3. Vorhergegangene oder bestehende Allgemeinkrankheiten.

Die 3tägige sexuelle Karenz hat sich nach den Untersuchungen von MACLEOD und GOLD am vorteilhaftesten erwiesen. Diese Zeitspanne entspricht am ehesten der in den meisten Ehen üblichen Karenz mit einem durchschnittlich zweimaligen Verkehr in der Woche.

Die Zusammensetzung des Samens kann nicht nur durch krankhafte Veränderungen am Genitale, sondern auch durch vorausgegangene oder bestehende Allgemeinkrankheiten stark verändert werden.

Nach allgemeinen Erfahrungen kommen irreführende Resultate im Spermiogramm häufiger durch eine fehlerhafte Gewinnungsmethode oder durch eine falsche sexuelle Karenz als durch technische Fehler im Laboratorium zustande.

Die sog. Standardwerte für die einzelnen Charakteristica der Spermien und der Zusammensetzung des Spermaliquors können nur unter Berücksichtigung des klinischen Befundes eine exakte Aussage geben.

Bei allen von der Norm abweichenden Veränderungen des Samens sind mehrere, möglicherweise in Zeitabständen von 2—3 Monaten nochmalige Untersuchungen unumgänglich.

2. Gewinnung des Samens

Für jede Art der Samengewinnung ist eine eingehende, taktvolle Aufklärung über die Notwendigkeit dieser Untersuchungsmethode erforderlich. Stets sollte für diesen Zweck ein störungsfreier, separater, gut ausgestatteter Raum zur Verfügung stehen.

Exakte Aussagen über die Zusammensetzung des Samens lassen sich nur bei folgenden Gewinnungsmethoden: per masturbationem, per coitum interruptum und per coitum condomatum machen.

Bei der Masturbation und beim Coitus interruptus sollte der Samen in einem graduierten Weithalsglas aufgefangen werden (s. Abb. 142).

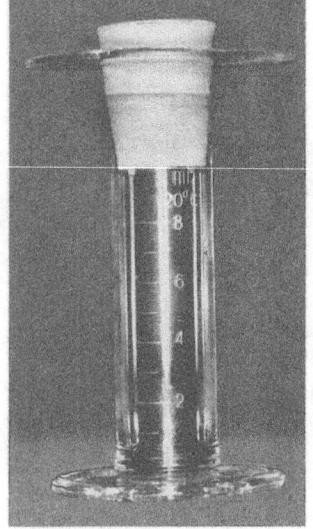

Abb. 142. Graduiertes Weithalsglas zur Samengewinnung

a) Masturbation

Die Masturbation wird häufig aus ethischen oder religiösen Gründen oder wegen eines begreiflichen Widerwillens gegen diesen Akt abgelehnt. Oft ist die Gewinnung auf diese Weise wegen fehlender Erektion ad hoc nicht möglich.

Für die ambulante Untersuchung ist die Masturbation eine einfache und wohl auch exakte Methode bei der Beurteilung des Samens. Von vielen Autoren wird die Masturbation als die Gewinnungsmethode der Wahl angesehen.

Bei Masturbationen besteht jedoch — wenn auch in seltenen Fällen — die Gefahr, daß die Ejaculation unvollständig ist.

Bei Verheirateten befürworten wir wegen der begreiflichen Abneigung gegen diese Methode den Coitus interruptus oder den Coitus condomatus, wobei der Samen unmittelbar vor der Untersuchung zu Hause oder mit der Ehefrau in der Klinik gewonnen wird.

b) Coitus interruptus

Bei dieser Gewinnungsmethode besteht ebenso wie bei der Masturbation die Gefahr der unvollständigen Ejaculation. Ferner kann im Augenblick des Orgasmus der richtige Zeitpunkt für das Auffangen des so wichtigen ersten Ejaculatdrittels verpaßt werden, so daß gerade bei dieser Gewinnungsmethode irreführende Ergebnisse zustande kommen können. Nach MacLeod und Hotchkiss befinden sich im ersten ausgestoßenen Drittel des Ejaculats etwa 70% aller befruchtungsfähigen und somit qualitativ und quantitativ gut beweglichen Spermien.

c) Coitus condomatus

Der Coitus condomatus wird von den meisten Autoren trotz der geradezu idealen Voraussetzungen (ergiebige Ejaculation, Verzicht auf Masturbation, Möglichkeit der Gewinnung zu Hause) deswegen abgelehnt, weil die handelsüblichen Condome spermiocide Substanzen (Stärkekörnchen, Lycopodium, Talcum oder Kristalle) enthalten. Durch diese Stoffe und durch Imprägnationsstoffe des Condoms (Benzin, Schwefel, Latex) werden die Spermien akinetisch und z. T. verklumpt. MOENCH schlägt vor Benutzung der handelsüblichen Condome ein Ausspülen mit 5%iger Glucose-, Ringer- oder Locke-Lösung vor, da gewöhnliches Wasser schädlich auf die Spermien wirkt. Unmittelbar nach dem Coitus condomatus soll der Condom an der Kuppe aufgeschnitten und der Inhalt sofort in ein graduiertes Weithalsglas übertragen werden. Das Spermavolumen dürfte bei dieser Gewinnungsmethode nur ganz geringgradig vermindert sein.

Der Coitus condomatus stellt solange eine Notlösung für die Samengewinnung dar, bis entsprechende, für die Untersuchung geeignete Condome (aus Cellophan oder Naturin) entwickelt worden sind (DOEPFMER). Ejaculate, die in Condomen aus Naturin oder Cellophan gewonnen wurden, zeigten die gleiche qualitative und quantitative Motilität wie Ejaculate in Glasbehältern (SCHMEROLD). Die Beurteilung eines Ejaculats, das in einem handelsüblichen Condom mit spermiociden Substanzen aufgefangen wurde, ist deswegen bis zu einem gewissen Grade möglich, weil eine isolierte Störung der Motilität bei normaler Morphologie und normaler Zahl der Spermien selten ist.

Wird das zu Hause gewonnene Ejaculat im Laufe von 1—3 Std untersucht, so ist während dieser Zeit mit keiner wesentlichen Herabsetzung der Motilität zu rechnen.

Die Samengewinnung zu Hause per coitum interruptum oder per coitum condomatum ist vor allem deswegen vertretbar, da bei einer größeren Abweichung von der Norm bei den 4 wichtigen Kriterien Menge, Zahl, Motilität und Morphologie doch wiederholte Untersuchungen notwendig sind. Bei einem zu Hause gewonnenen, im Verlauf von einigen Stunden erst in die Klinik gebrachten Ejaculat entfällt wegen der einsetzenden Fructolyse die Möglichkeit der sofortigen Fructosebestimmung.

Es ist nicht sicher erwiesen, ob bei einer normalen Masturbation oder bei einem Coitus interruptus die Menge und die physiologische Zusammensetzung dem normalen Erguß beim Geschlechtsverkehr entsprechen. LEIKKOLA fand beim Coitus interruptus ein gleiches Samenvolumen, jedoch eine höhere Spermienzahl im Kubikzentimeter als bei der Masturbation.

d) Die postcoitalen Tests

Bei diesen diagnostischen Tests wird nach dem Coitus das aus dem hinteren Scheidengewölbe oder aus der Cervix gewonnene Ejaculat für die Beurteilung der männlichen Fertilität herangezogen (CLIFT und HART, SIMS). Dieses Verfahren wurde von dem Engländer SIMS im Jahre 1867 angegeben und von dem Amerikaner HUHNER ausgebaut. Zum Absaugen des Spermas wurden von HUHNER eine Glaskanüle, von WEISMAN eine Saugkanüle und von DOYLE die Einführung eines plastischen Löffels empfohlen.

Diese Tests haben nur einen sehr begrenzten diagnostischen Wert, da bei dieser Methode eine exakte Angabe weder über die Menge des Ejaculats noch über die Zahl der Spermien im Kubikzentimeter abgegeben werden kann. Für die Beurteilung der männlichen Fertilität sollten diese Tests nur dann herangezogen werden, wenn von dem Ehemann die bisher besprochenen Gewinnungsverfahren verweigert werden.

Hingegen haben diese Verfahren eine wichtige diagnostische Bedeutung für die Feststellung eines pathologischen Cervixmilieus, durch das bei einer Normospermie oder bei einer Oligo-Asthenospermie das Eindringen der Spermien in den Uterus erschwert wird (ANTOINE, PUCK, VASTERLING, BUXTON und Mitarbeiter, SANDLER).

e) Bläschendrüsenexpressat

Die Bläschendrüsenexpression hat nur einen sehr begrenzten diagnostischen Wert. Weder ein negativer noch ein positiver Spermiennachweis kann eine exakte Aussage über die Spermiogenese oder den Zustand der samenabführenden Wege geben. Selbst bei beidseitiger normaler Spermiogenese und positivem Spermienbefund im Bläschendrüsenexpressat kann eine mehr oder minder hochgradige Störung der samenabführenden Wege vorliegen.

Die Bläschendrüsenexpression erfordert eine bestimmte Technik. Vor der Expression sollte der Patient keinen Urin lassen. In Hockestellung sollte gleichsam eine sitzende Stellung auf dem palpierenden Zeigefinger eingenommen werden, der eine intensive, oft etwas schmerzhafte Expression durchführt. Beim Fehlen krankhafter Veränderungen sind die Bläschendrüsen oft nur schwer palpabel.

Das Expressat sollte nicht durch den Patienten, sondern durch eine Hilfsperson aufgefangen werden. Vor der Bläschendrüsenexpression ist eine Prostataexpression ratsam.

Sind in dem Expressat keine Spermien nachweisbar, sollte unmittelbar nach der Untersuchung uriniert werden, um auf diese Weise evtl. im Urinsediment Spermien zu finden.

Von STIASNY wurde für die Bläschendrüsenexpression die Einführung eines Siebkatheters in den Bereich der Pars prostatica vorgeschlagen. Bei dieser Untersuchung wird ein etwa 2 cm vor der Spitze auf einer Länge von 5 cm siebartig durchlöcherter Hohlkatheter in die Urethra eingeführt, bis sich aus der Blase durch den Katheter Urin entleert. Dann wird durch langsames Zurückziehen des Katheters der Harnfluß gestoppt, wobei dann der perforierte Anteil des Katheters im Bereiche der samenabführenden Wege liegt. Durch die Wirkung des Sphincters des Orificium vesicae ist die Harnblase von der Urethra abgeschlossen. Dann erfolgt die Bläschendrüsenexpression, bei der die Sekrete in den Katheter gedrückt werden. Der herausgezogene Katheter wird ausgespült und das Sediment untersucht. Mit dieser Methode sollen bei normaler Spermiogenese und normaler Durchgängigkeit der samenabführenden Wege nach STIASNY stets Spermien auffindbar sein.

f) Die Hoden- und Nebenhodenpunktion

Die von POSNER und HUHNER angegebene Hoden- oder Nebenhodenpunktion als diagnostisches Verfahren ist entschieden abzulehnen. Diese Methode ist gefahrvoll, da eine Blutung schwer beherrscht werden kann und da die Möglichkeit einer irreparablen Schädigung am Nebenhoden besteht. Ferner ist dieser Eingriff sehr schmerzhaft und somit dem Patienten nicht zumutbar. Nach WEYENETH kann selbst mit einer Nadel großen Kalibers bei einer Punktion ein Ort ohne spermiogenetische Aktivität getroffen werden, da sich nicht alle Tubuli des Hodens im gleichen Funktionszustand befinden. Bei fehlendem Nachweis von Spermien kann somit nicht mit Sicherheit eine Tubulusschädigung angenommen werden. Beim Auffinden von Spermien im Hodenpunktat ist eine Aussage über den Zustand der Spermiogenese nicht möglich.

g) Elektro-physikalische Verfahren

Elektro-physikalische Verfahren zur Gewinnung von Ejaculaten werden vielfach in der Veterinärmedizin angewandt (NEUMANN, JOËL, KOLLER, EIBL, LÜPS, MOORE und GALLAGHER).

Bei älteren Verfahren wurde den Tieren eine Elektrode ins Rectum eingeführt und die Gegenelektrode außen in Höhe des letzten Lendenwirbels angelegt. Bei moderneren Methoden werden die beiden Elektroden in das Rectum, und zwar unmittelbar in die Gegend der beiden Samenleiterampullen eingebracht und ein enger Kontakt mit der Schleimhaut des Darmes hergestellt. Die Elektroden bestehen aus spiralig gewundenem Draht. Sie werden über 2 Finger (meist Daumen und Kleinfinger) einer mit Gummihandschuh versehenen Hand gesteckt und mittels der gespreizten Finger auf den kranialen Rand des Beckenbodens gedrückt. Unmittelbar darunter sollen die beiden Samenleiterampullen liegen. Man kann dazu die Elektroden auch auf einem etwa 30 cm langen Gummistab aufwickeln und diesen in das Rectum einführen. Es kann zweckmäßig sein, die Elektroden immer etwas in Bewegung zu halten (EIBL).

Die elektrische Ausrüstung des Instrumentariums für den elektro-physikalischen Ejaculationstest bei Bullen ist sehr einfach. Ein Netztransformator vermittelt Strom in verschiedenen Spannungsstufen von 5 Volt mit einer Steigerung zwischen 5 und 25 Volt. Ein Regelwiderstand ermöglicht die wellenförmige Strommassage. Mit häufig wiederholten Stromstößen wird die Ejaculation ausgelöst. Bei jedem Stoß mit dem Drehwiderstand wird die Stromstärke erhöht und sofort wieder vermindert. Man steigert mit laufender Wiederholung der Stromstöße die Höhe der Stromstärke, indem man allmählich nach einem Stromstoß mit dem Drehwiderstand nicht mehr ganz auf die Ausgangshöhe zurückkehrt. Nach Erreichen der höchsten Stromstärke in der ersten Spannungsstufe (nach etwa 2—3 min) wird auf die nächst höhere Spannungsstufe umgeschaltet und mit der niedrigsten Stromstärke beginnend der Vorgang wiederholt (EIBL). Nach einer Stromeinwirkungsdauer von etwa 2—3 min zeigt der Bulle mit dem jeweiligen Stromstoß meist nur Kontraktionen der Afterschließmuskel und einiger Beckenmuskel. Die mit steigenden Stromwellen sich kontrahierenden Muskeln wirken auf den in den Mastdarm eingeführten Arm des Operateurs einen zunehmenden erheblichen Druck aus. Die akzessorischen Drüsen beginnen allmählich zu sezernieren und entleeren entsprechend dem Reiz-Rhythmus ihre Sekrete. Die Reaktion der Tiere ist nach EIBL individuell verschieden. Bei manchen genügt die höchste Stromstärke der ersten Spannungsstufe bereits zur Auslösung der Ejaculation, während bei anderen die Umschaltung auf höhere Spannungsstufen notwendig ist. Die Amplitude der Stromwelle soll 200 mA nicht übersteigen.

Die Ejaculation erfolgt fraktioniert und stoßweise. Nach einer persönlichen Mitteilung von LEIDL eignen sich die mit einer in der ambulatorischen und geburtshilflichen Klinik München (Prof. Dr. BAIER) entworfenen Modelle (Transformator mit Stromdosierungsgerät) erhaltenen Ejaculate gut für die Samenübertragung. Nach EIBL wurden mit diesem Gerät normale Befruchtungsergebnisse in der Besamungsanstalt Neustadt a. d. Aisch erzielt.

In der Veterinärmedizin werden diese Verfahren besonders in England angewandt. Nach einer persönlichen Mitteilung von HAMMOND wiesen Bullen selbst bei 10 Jahre dauernder Anwendung dieses Verfahrens keine Schäden auf. Auch war während dieser Zeit die Qualität des auf diese Weise gewonnenen Ejaculats nicht beeinträchtigt.

Literatur über verschiedenartige Gewinnungsmethoden des Samens mit Hilfe des elektro-physikalischen Tests bei Laboratoriumstieren finden sich in der Arbeit von DOEPFMER und FRITZ.

Erfahrungen über die Gewinnung von menschlichen Ejaculaten mit diesen Methoden liegen nur ganz vereinzelt vor.

Zum Verständnis der anatomischen Voraussetzungen für die Durchführung des elektro-physikalischen Ejaculationstests zeigt die Abb. 143 den Ablauf des Ejaculationsreflexes.

Bei Patienten mit Querschnittslähmungen wurde von HORNE, PAULL und MUNROE auf die gleiche Weise Samen gewonnen, jedoch konnten keine vollständigen Ejaculationen erzielt werden.

Die Samengewinnung per masturbationem, per coitum interruptum und per coitum condomatum für die Beurteilung der männlichen Fertilität wird von der katholischen Kirche abgelehnt. Eine gleichwertige Gewinnungsmethode steht uns bis heute jedoch nicht zur Verfügung.

Die von NIEDERMEYER aus religiösen Gründen vorgeschlagene Samengewinnung durch einen elektro-physikalischen Test ist u. E. nicht zu befürworten. Bisher ist beim Menschen die Gefahrlosigkeit dieses Verfahrens nicht erwiesen.

3. Der extragenitale Transport des Ejaculats

In seltenen Fällen finden sich Männer zu einer Untersuchung auf Zeugungsfähigkeit in der Klinik nicht bereit. Bei diesen — für Ehefrauen betrüblichen — Situationen oder bei Masturbationsschwierigkeiten geben wir ein graduiertes Weithalsglas für die Samengewinnung zu Hause mit. Der außerhalb der Sprechstunde per coitum interruptum oder per coitum condomatum gewonnene Samen sollte innerhalb von 1—2 Std zur Untersuchung in die Klinik gebracht werden. Zum Transport eignet sich das durch einen Gummi- oder Korkpropfen verschließbare Weithalsgefäß, in dem der Samen ohne wesentliche Erschütterungen in der Rocktasche getragen, möglichst bei einer Temperatur von 20° aufbewahrt werden sollte.

3—5 Std nach der Ejaculation beobachteten wir eine Abnahme der quantitativen Motilität um nur 10—20%, der qualitativen Motilität um nur einen Qualitätsgrad (DOEPFMER und THEIN).

Für einen mehrere Stunden dauernden Samentransport schlug JOËL ein thermosflaschenartiges Gefäß mit einem doppelwandigen Glaskolben vor, dessen Innenseiten versilbert und durch Evakuierung luftleer gemacht sind. In dieses Gefäß wird feste Kohlensäure eingepreßt und darin der mit Sperma gefüllte Glasbehälter untergebracht. Vor der Untersuchung wird das mit Sperma gefüllte Glas in ein Wasserbad von 20° gebracht und nach dem Auftauen geprüft. In diesem Gerät läßt sich der unmittelbar nach der Ejaculation unterkühlte Samen bis zu 18 Std ohne wesentliche Beeinträchtigung der Motilität aufbewahren.

Für einen mehrere Tage oder Wochen dauernden Spermatransport sowie für eine Samenkonservierung wird heute das Ejaculat eingefroren. Die Methode der Konservierung durch Einfrierung arbeiteten in der Tiermedizin POLGE, POLGE, und Mitarbeiter aus. EIBL konnte bei Kühen 4—5 Jahre nach Einfrierung des Samens Befruchtungen erzielen.

Die Samentiefkühlung verlangt eine kostspielige Aufbewahrung. Die Gefriertrocknung (Freeze drying), bei der Samenzellen ähnlich wie Bakterienkulturen lyophilisiert werden, ist bisher nur bei Geflügelsperma gelungen (LEIDL). Unter Lyophilisierung versteht man die Wasserentziehung aus gefrorenem Material durch Sublimation im Vakuum, wobei das Eis verdampft. Nach Abschluß der Trocknung bleibt eine pulverförmige Substanz zurück, die bei Zugabe von Wasser die Eigenschaft des Ausgangsmaterials wieder annimmt.

Zum Transport menschlichen Samens empfehlen SHERMAN und BUNGE die Mischung eines Teils absoluten Glycerols und 9 Teile verflüssigten Samens in Kohlensäureschnee bei —79° C. Bei 3 Monate langer Aufbewahrung zeigte sich

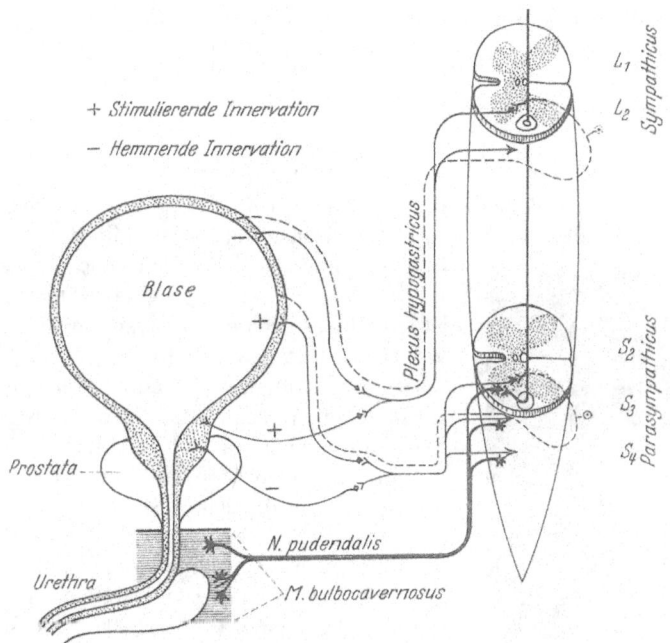

Abb. 143. Der Ejaculationsreflex (s. auch S. 114)

nach schnellem Auftauen in 37° C eine Quantität der Motilität von 67%. BUNGE, KEETTEL und SHERMAN erzielten mit einem durch dieses Verfahren 5—6 Wochen gelagerten Ejaculat beim Menschen eine künstliche Befruchtung.

4. Physikalische und chemische Beschaffenheiten des Ejaculats

a) Aussehen, Geruch und Geschmack

Das normale Ejaculat besteht aus der Samenflüssigkeit, den Spermien sowie verschiedenartigen, cellulären und nichtcellulären, geformten Bestandteilen. Spermien und Samenflüssigkeit können nach Ursprung, Zusammensetzung und Funktion im weitesten Sinne etwa mit den Blutkörperchen und dem Blutplasma verglichen werden. Der normale Samen hat unmittelbar nach der Ejaculation ein weiß-gelbliches, milchig-trübes, undurchsichtiges, leicht opales Aussehen. Er ist dickflüssig, gallertig, klebrig, fadenziehend und wie von sagoähnlichen Körnern durchsetzt. Nach langer sexueller Karenz ist der Samen mehr gelblich. Das milchige Aussehen wird hauptsächlich durch das Prostatasekret verursacht.

Im Reagensglas sondern sich nach einigen Stunden im Samen 2 Schichten ab. Die obere ist dünnflüssig, glasig, stark opal und weitgehend durchsichtig, die untere besteht aus einer aus Spermien bestehenden, dicken, grauweißen Masse. Die Samenflüssigkeit setzt sich zusammen aus den Sekreten des Hodens, des

Nebenhodens, den glasigen Bläschendrüsensekreten, dem vorwiegend dickflüssigen, klebrigen Prostatasekret und den Sekreten der Cowperschen und der Littréschen Drüsen. Nach HOTCHKISS beträgt der Anteil der Sekrete aus den Hoden- und Nebenhoden nur 5% in dem gesamten Ejaculat. LUNDQUIST schätzte im Ejaculat die Anteile der Prostatasekrete auf 12—32% und die der Bläschendrüsen auf 46—80%.

Der individuell geringgradig variierende, charakteristische *Geruch* ist süßlich fade, er kann mit dem Duft einer blühenden Edelkastanie verglichen werden. Der Geruch des Ejaculats ist vorwiegend durch die Bestandteile des Prostatasekrets bedingt.

Der *Geschmack* des Samens ist salzig.

b) Trübung

Die Trübung des Ejaculats ist nach OETTLE von der Zahl der Spermien, sog. Seminomicrons, ungelöstem Bläschendrüsensekret, abgeschilferten Epithelzellen, Spermienphosphatkristallen und eingewanderten Leukocyten abhängig. Eine vermehrte Trübung ist entweder durch eine Polyspermie oder eine stark vermehrte Leukocytenzahl bei entzündlichen Prozessen der samenabführenden Wege und der akzessorischen Geschlechtsdrüsen bedingt. Ein an Spermien armes, jedoch an Leukocyten reiches Ejaculat ist mehr blaß und von wäßriger Beschaffenheit, während ein an Samenzellen reiches Ejaculat mehr opalescentes Aussehen hat (WEYENETH). Eine deutliche Zunahme der Trübung, durch die das Sperma weiß und eiterartig aussieht, soll erst bei einer Spermienzahl über 400—500 Mill./cm^3 erkennbar sein (MOENCH).

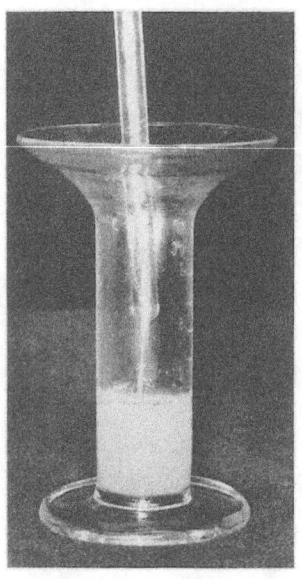

Abb. 144. Normale Viscosität

In der Tiermedizin wird aus der Trübung des Bullenejaculats die Spermienzahl mit einer nephelometrischen Methode bestimmt. Diese einfache, schnell durchzuführende Untersuchungsmethode ist beim Menschen deswegen nicht möglich, weil die Spermienzahl wesentlich niedriger ist und vor allem Spermienkristalle oder in seltenen Fällen eine Vermehrung der Leukocyten im menschlichen Samen irreführende Ergebnisse hervorrufen können.

c) Viscosität

Die dem Samen eigene Zähflüssigkeit bezeichnet man als Viscosität.

Der *Normalwert der Viscosität* im Samen beträgt bei 20° 6,54 (ZAGAMI) (Viscositätswerte von Wasser: 1, von Blut: 4). Bei Zimmertemperatur nimmt die Viscosität zu und bei einer Temperatur unter 5° ab.

Die Prüfung der Viscosität kann durch ein Viscosimeter oder nach HOTCHKISS durch eine geeichte Pipette bestimmt werden, die in 5 sec 1 cm^3 Wasser durchfließen läßt. Die in der Zeiteinheit durchfließende Spermamenge setzt man mit der des Wassers in Beziehung. Für Routineuntersuchungen kann man die Viscosität dadurch prüfen, daß man das Ejaculat mit einem Glasstab umrührt und die Länge der Fäden beim Herausziehen des Glasstabs abschätzt (s. Abb. 144).

SILLO bestimmte die Viscosität durch Aufziehen des verflüssigten Samens in einer Augentropf-Pipette. Beim langsamen Austropfenlassen formt sich ein Tropfen während 10—15 sec und fällt mit einem langen Tropfen nieder.

Die individuell stark schwankende Viscosität kann wasserähnlich oder so hochgradig sein, daß sich das gesamte Ejaculat als zusammenhängender Komplex mit dem Glasstab herausziehen läßt (s. Abb. 145). FALK und KAUFMAN sahen bei 7% ihrer Untersuchten eine erhöhte Viscosität und HAMMEN bei 24% eine erhöhte und bei 11% eine erniedrigte Viscosität. Nach MOENCH war bei chronischer Nebenhodenentzündung und bei Prostatakrankheiten die Viscosität vermehrt.

Zwischen pathologischen Veränderungen der Viscosität und der Fertilität bestehen offenbar keine Beziehungen. Nach HOTCHKISS und HAMMEN soll bei

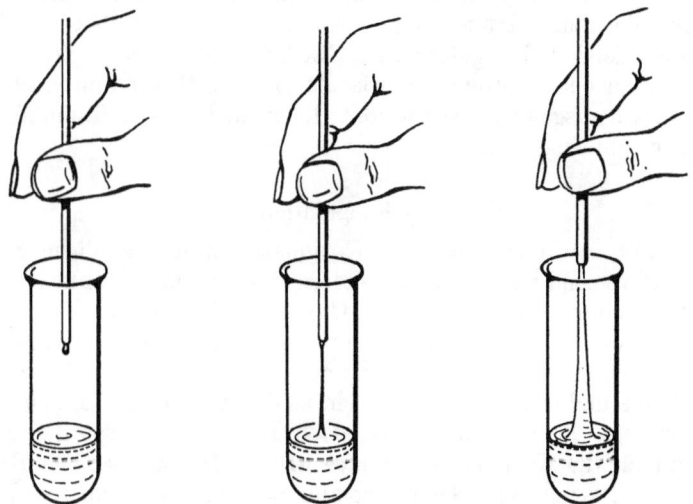

Abb. 145. Verminderte, normale und vermehrte Viscosität

einer erhöhten Viscosität die Motilität der Spermien mechanisch behindert werden. In einem stark viscösen Milieu sollen die Spermien mehr potentielle Energie zur Durchdringung benötigen, wobei ihre Vitalität verkürzt wird. Die für den Samen spezifische Viscosität soll durch die Bestandteile des Bläschendrüsensekrets bedingt sein (MANN).

KHRENINGER-GUGGENBERGER brachten physiologische Kochsalzlösung und Sperma bei der Prüfung der Viscosität zusammen. Hierbei folgte keine Vermengung, das Sperma sank zu Boden. Bei der mikroskopischen Untersuchung ließen sich in der oberen Flüssigkeitsschicht keine Spermien nachweisen, da Spermien wohl in horizontaler, jedoch nicht in vertikaler Richtung in physiologischer Kochsalzlösung einzuwandern imstande sein sollen. Eine vertikale Wanderung der Spermien war nur in den Flüssigkeiten möglich, deren Viscosität höher als die der physiologischen Kochsalzlösung war. Auf Grund dieser Beobachtungen nehmen diese Autoren an, daß ein chemisches Mittel, welches das Scheidensekret bis zur Viscosität des Wassers verdünnen würde, einen Schutz gegen die Empfängnis bieten würde.

d) Koagulation und Verflüssigung

Das menschliche Sperma nimmt wahrscheinlich unmittelbar nach der Ejaculation eine festere, sagoartige, gallertartige Konsistenz an, d. h., es kommt bei einem Teil des Ejaculats zu einer Koagulation und später zu einer Verflüssigung.

Heute besteht noch keine Einigkeit darüber, ob der Samen als Flüssigkeit ejaculiert wird und unmittelbar nach der Ejaculation koaguliert oder ob die Koagulation bereits bei der Mischung des Samens mit den Sekreten der akzessorischen Drüsen in der Urethra eintritt oder ob die Samenflüssigkeit, besonders der den Bläschendrüsen entstammende Teil, bereits in den Bläschendrüsen koaguliert ist.

Interessanterweise bleibt der Samen einiger Tiergattungen, wie beim Bullen und Hund, flüssig. Bei anderen Tieren, wie z. B. bei Kaninchen, Meerschweinchen und Ratten, erfolgt nach der Koagulation keine Verflüssigung. Bei Ratten und Meerschweinchen führt die Koagulation nach der Paarung zum sog. „Bouchon vaginale", dem Vaginalpfropf, der wahrscheinlich das Zurückfließen des Samens aus der Vagina verhindert (MANN). Nach JOËL folgt die Koagulation nach dem Kontakt mit der Luft. HUGGINS und NEAL nehmen eine flüssige Ejaculation und eine anschließende Koagulation an. Nach OETTLE hingegen tritt die Koagulation bereits vor oder während der Ejaculation ein. OETTLE unterscheidet zwei Phasen im frisch ausgeworfenen Ejaculat: 1. eine dicke gelatinös-muköse Portion, 2. eine dünne milchige Flüssigkeit.

α) Koagulation

Nach MANN sollen sich bei der Koagulation proteinähnliche Substanzen bilden, die vorwiegend aus den Bläschendrüsen stammen. GOLDBLATT beschrieb Proteasen, Albumine, Nucleoproteine, Globuline, Mucin und Thromboplastin. ROSS, MOORE und MILLER isolierten auf elektrophoretischem Wege ein hitzekoagulables Protein, ein Glykoprotein und ein wasserlösliches Protein.

Nach CAMUS und GLEY handelt es sich bei der Koagulation um einen fermentativen Vorgang. Beim Menschen ist nach LOWSLEY ein spezifisches Enzym der Prostata für die Koagulation verantwortlich. Der menschliche Samen enthält nach HUGGINS und NEAL kein Thrombin oder Prothrombin, aber Fibrinogen und thromboplastische Substanzen sowie ein Fibrinolysin. Der menschliche Samen ist arm an Fibrinogenase und Trypsin und reich an Fibrinolysin. Das Hundesperma, bei dem keine Koagulation vorkommt, ist reich an Fibrinogenase und arm an Fibrinolysin. GOLDBLATT fand im Samenplasma eine sehr aktive Thrombokinase, die möglicherweise aus dem Hoden stammt. Nach LUNDQUIST soll an der Koagulation ein fibrinähnlicher Stoff beteiligt sein. Nach V. KAULLA und SHETTLES soll von Cervicalschleim, Follikelflüssigkeit und Samenflüssigkeit letztere den stärksten thromboplastischen Effekt haben. Ein Teil der Samenflüssigkeit, mit 60 Teilen hämophilem Plasma vermengt, soll die Recalcifikationszeit und die Prothrombinzeit normalisieren. Die thromboplastische Aktivität des Spermas soll in einzelnen Fällen noch bei Verdünnungen von 1:30000 nachweisbar sein. Im Gegensatz zu HUGGINS und NEAL hält OETTLE einen Zusammenhang zwischen Blutgerinnung und Koagulation, besonders im Hinblick auf den hohen Citratgehalt des Spermas, für unwahrscheinlich.

HUGGINS und NEAL beobachteten bei einem Patienten mit Kryptorchismus das Ausbleiben der Koagulation nach der Ejaculation. Durch Injektion von Testosteron mit einer Dosierung von 25 mg für die Dauer von 15 Tagen täglich konnte eine normale Koagulation erzielt werden.

β) Verflüssigung

Ebenso wie bei der Koagulation handelt es sich bei der Verflüssigung um einen fermentativen Vorgang, der unabhängig von dem Vorhandensein von Spermien ist.

Lundquist macht für die Verflüssigung eine Protease verantwortlich. Nach Mann sollen zwei proteolytische Fermente, eine Fibrinogenase und ein Fibrinolysin, bei der Verflüssigung eine Rolle spielen. Huggins und Neal entdeckten in der Prostata Enzyme, die Fibrin verflüssigen können.

Nach Hammen liegen die Spermien vor der Verflüssigung ganz unbeweglich wie in einem Eisblock eingebettet. Die allmähliche Verflüssigung erfolgt nicht diffus, sondern langsam mit Zurückbleiben von einigen unaufgelösten Inseln in der Flüssigkeit. Mit der langsamen Auflösung beginnen die Spermien sich zunächst geringgradig zu bewegen. Zuerst bewegen sie nur wenig ihre Köpfe, dann werden die Bewegungen kraftvoller, indem sie in die offene Flüssigkeit schwimmen und ihre normale Motilität gewinnen.

Die *Verflüssigungszeit* beträgt nach Moench 10—15 min, nach Joël 20 bis 30 min und nach Hammen 10—30 min. Nach Oettle ist die Schnelligkeit der Verflüssigung individuell sehr verschieden. Bei Azoospermie fand sich wiederholt eine verlangsamte Verflüssigung, wobei die kompakten Anteile noch Stunden nach der Ejaculation zu sehen waren. Bei pathologischer Verflüssigung zeigten sich gelegentlich feste Kugeln, ähnlich gekochtem Sago, in der Haupt- und Nachfraktion. Sie enthalten, wenn überhaupt, nur wenige Spermien. Diese fibrös aussehenden Gebilde sind rigid, kugelig und lassen sich mäßig ausziehen. Sie widerstehen dem Druck unter dem Deckglas und stellen wahrscheinlich verdickte Anteile des Bläschendrüsensekrets dar. Selten waren auch weißliche, kalkige Kugeln in der Schlußfraktion nachweisbar, wobei es sich wahrscheinlich um Konglomerate aus geformten Elementen (Spermien und Epithelzellen) der Bläschendrüsen handelte.

Lane-Roberts u. Mitarb. betrachten das Ausbleiben der Verflüssigung möglicherweise als eine endokrin bedingte Funktionsstörung der akzessorischen Geschlechtsdrüsen. Wir konnten bei zwei Patienten mit Aspermien als Folge eines Verschlusses der samenabführenden Wege verkürzte Verflüssigungszeiten (zwischen 5—12 min) beobachten (Doepfmer).

Das Fehlen der Verflüssigung dürfte nie isoliert als einziges abnormes Zeichen des Ejaculats zu finden sein. Diese Feststellung ist von Bedeutung für forensische Untersuchungen des Ejaculats.

Durch Zusatz von Proteasen im gleichen Mischungsverhältnis zeigte sich nach Bunge und Sherman keine Verflüssigung. Hingegen trat durch Zusatz von drei Teilen α-Amylase zu neun Teilen Spermien eine Verflüssigung auf. Da die Amylase auch bei Zusatz von Glycerin und bei Tiefkühlung keine nachteilige Wirkung auf die Spermien erkennen ließ, wurde auf die Möglichkeit hingewiesen, α-Amylase bei Ausbleiben der Verflüssigung als Vorbereitung für die künstliche Samenübertragung zuzusetzen. Verflüssigungsversuche mit menschlichem Urin, mit Hyaluronidase, durch mehrmaliges Abkühlen oder durch andere mechanische Manipulationen blieben ohne Erfolg (Bunge und Sherman).

Durch Erwärmung des Ejaculats kann das die Verflüssigung herbeiführende Enzym zerstört werden, so daß der Samen koaguliert bleibt (Lane-Roberts).

e) Die Fraktionen des Ejaculats

Nach Broesike wird bei der Ejaculation zuerst das Sekret der Cowperschen Drüsen, dann das milchige Prostatasekret, daraufhin das spermienführende, fibrös klebrige Nebenhodensekret und zuletzt das durchsichtig gelbe Bläschendrüsensekret entleert, ohne daß es zu einer vollkommenen Vermischung der einzelnen Portionen kommt. Oettle beschreibt folgende 4 Fraktionen während der Ejaculation:

1. *Präejaculatorische Fraktion.* Die präejaculatorische Fraktion entstammt den mukösen Cowperschen und Littréschen Drüsen und enthält ein eiweißhaltiges Sekret von wasserklarer, schleimiger und mäßig viscöser Konsistenz. Sie besitzt die Eigenschaft, sich in Fäden ausziehen zu lassen (charakteristische Spinnbarkeit). Dieses Sekret ist strukturlos und frei von Spermien. Ihre Funktion wird in einer Neutralisation von Urinresten in der Urethra gesehen.

2. *Vorfraktion (vollkommen flüssig).* Sie ist von niedriger Viscosität, nicht fadenziehend, zeigt milchige Opalescenz und gibt einen blauen Schimmer bei auffallendem Licht, einen rot-orangefarbenen bei durchfallendem Licht. Sie enthält ebenfalls keine Spermien, ist aber reich an submikroskopischen Partikeln mit lebhafter Brownscher Bewegung. OETTLE bezeichnet diese Partikel als „Seminomikrons". Sie erklären die Trübung und das Tyndall-Phänomen des Samenplasmas. Diese Fraktion entstammt der Prostata und kann fehlen, wenn bereits kurz zuvor eine Ejaculation stattfand.

3. *Hauptfraktion* (OETTLE, BROESIKE, GUTMAN u. GUTMAN, SCHERSTÉN, LUNDQUIST). Sie besteht aus flüssigen und gallertigen Bestandteilen. Der flüssige Anteil entspricht den obigen Fraktionen. Sie enthält ebenso wie die Vorfraktion den typischen Samengeruch, der vor allem durch das Prostatasekret erzeugt wird. Der gallertige Anteil besteht aus grau-weißlichen Massen. In dieser Fraktion beginnen sich nach meist weniger als 10 min die soliden Bestandteile zu verflüssigen. Oft bleiben Teilchen mit einem Durchmesser von wenigen Millimetern (Sagokörner) zurück, die oft erst nach einer Stunde und länger verschwinden. *Diese Fraktion enthält den Hauptteil der Spermien.* Sie sind meist in den gallertigen Massen eingeschlossen und noch unbeweglich. Nur ein kleiner Teil der in der Flüssigkeit sich befindenden Spermien besitzt bereits eine Motilität. Auch zeigen die an der Peripherie der Gallertklumpen liegenden Spermien, die in der Regel mit den Köpfen zur Mitte hin gelagert sind, geringe Bewegung der Schwänze.

4. *Schlußfraktion.* Sie ist vollkommen gallertig und weist keinen Samengeruch auf. Auch hier sind die Spermien in die festen Massen eingeschlossen, nur bleibt ein größerer Teil von ihnen auch später unbeweglich. Viele Spermien in dieser Fraktion weisen pathologische Veränderungen auf. Die gallertige Masse zeigt im Mikroskop fadenförmige Anteile, die in eine strukturlose Grundsubstanz eingelagert sind. Im Phasenkontrastmikroskop erscheint der refraktäre Index der Fäden höher als der der umgebenden Substanz. Die Dicke gibt OETTLE mit $1-10\,\mu$ an. Dieser Teil des Ejaculats entstammt vorwiegend den Bläschendrüsen. Diese Tatsache erklärt auch den hohen Prozentsatz unbeweglicher Spermien (LUNDQUIST, OETTLE).

Im Gegensatz zum Menschen werden bei manchen Säugern die verschiedenen Fraktionen des Ejaculats in zeitlich getrennten Abschnitten ausgestoßen. So scheidet das Pferd in der ersten Phase ein spermienfreies Sekret aus den Cowperschen und Urethraldrüsen aus, das ein Volumen von $10-15\,cm^3$ erreicht. Dazu werden 30—90 sec benötigt. In den nächsten 3 bis 4 sec werden die Spermien aus den Nebenhodenschwänzen und den Ampullen, vermischt mit dem Prostatasekret, in einer Menge von $20-150\,cm^3$ ausgestoßen. Als dritte Phase mit einer Dauer von 5—10 sec kommt der schleimige Inhalt der Bläschendrüsen in einer Menge von $20-180\,cm^3$ zur Ausscheidung. Ähnlich sind die Befunde beim Eber. In der ersten Phase finden sich bei ihm die Sekrete der Urethraldrüsen, die Bulbourethralsekrete zu einem kleinen Teil in der zweiten Phase, vermischt mit den Spermien des Nebenhodenschwanzes und dem Prostatasekret und zum Großteil in der dritten Phase mit dem Bläschendrüsensekret gemeinsam. Die zeitliche Trennung ist hier noch ausgeprägter als beim Pferd. Jede Phase beansprucht einige Minuten.

Der Hund, der weder Bulbourethral- noch Bläschendrüsen besitzt, bringt in der ersten Phase ebenfalls das Sekret der Urethraldrüsen, in der zweiten Phase das spermienhaltige Nebenhodensekret und in der dritten Phase das Sekret der Prostata hervor.

BROESIKE beobachtete bei einem Manne eine nacheinander erfolgende, scharf getrennte Entleerung der einzelnen Fraktionen des Ejaculats. Auch die Untersuchungen von MACLEOD und HOTCHKISS bestätigten, daß bei der Entleerung des Ejaculats keine gleichmäßig durchmischte Spermiensuspension vorliegt. Sie fanden in der ersten Hälfte des Ejaculats etwa drei Viertel aller gut beweglichen Spermien. SCHMEROLD wies ebenfalls in der ersten der vier Portionen des Ejaculats die meisten Spermien mit guter Motilität nach. Für künstliche Samenübertragungen wegen hochgradiger Oligospermie wurde daher die Verwendung des ersten Teils des Ejaculats vorgeschlagen. Nach GUTMAN und GUTMAN enthielt die erste Hälfte des Samenergusses zum ganz überwiegenden Teil die aus der Prostata stammende Säurephosphatase. In der zweiten Hälfte des Ejaculats war die den Bläschendrüsen entstammende Fructose wesentlich höher als in der ersten Hälfte (SCHMEROLD).

f) Das Volumen

Vergleichende Mengenbestimmungen sind nur dann zu verwerten, wenn Ejaculate unter gleichen Voraussetzungen in der Art der Gewinnung (Masturbation oder Coitus interruptus), in der Auffangmethode (Weithalsgefäße) und der Angabe der sexuellen Karenz gewonnen wurden.

Die Messung des Samenvolumens erfolgt in graduierten Weithalsgläsern, in denen der Samen aufgefangen wird, damit durch das Umgießen dieser viscösen Flüssigkeit die Menge nicht verändert wird. Von den verschiedenen Autoren wurden folgende Durchschnittsmengen (in Klammern Durchschnittswerte bei einem Kollektiv infertiler Männer) angegeben:

BELONOSCHKIN: 2—6 cm^3; FALK und KAUFMAN: 2,85 cm^3; FARRIS: 4,3 cm^3; HEINKE: 3,6 (2,48) cm^3; HINGLAIS und HINGLAIS: 3,1 (3,6) cm^3; HOTCHKISS: 3,12 (3,2) cm^3; MACLEOD und GOLD: 3,33 (3,59) cm^3; MOENCH: 3—4 cm^3; PALMER: 3—6 cm^3; POLLAK und JOËL: 3,3 cm^3; VALLE: 3,4 cm^3; WEYENETH: 3—6 cm^3; ZAGAMI: 2—5 cm^3, eigene Beobachtungen 3,4 (3,7) cm^3.

Die Multisemie (Vermehrte Volumina)

Unter 200 fertilen Männern beobachtete HOTCHKISS nur 2mal Mengen über 9 cm^3; MACLEOD und GOLD stellten unter 1000 Beobachtungen nur bei 48 Männern ein größeres Volumen als 6,5 cm^3 mit einem Maximum von 9,5 cm^3 fest. Als Maxima wurden von verschiedenen Autoren folgende Mengen beobachtet:

HAMMEN: 10,4 cm^3; MOENCH: 11 cm^3; DOEPFMER: 14 cm^3 (bei einem 28jährigen Mann nach 6—8tägiger sexueller Karenz, bei wiederholten Untersuchungen zwischen 9 und 14 cm^3); WEYENETH: 30 cm^3 und ULTZMANN: 35 cm^3.

Große Volumina sind meist sehr dünnflüssig. Sie sind in der Regel durch eine pathologische Veränderung der akzessorischen Geschlechtsdrüsen bedingt. Bei stark vermehrten Volumina liegt in der Regel eine relative Oligospermie vor (siehe Kapitel Spermienzahl). MACLEOD und GOLD sahen in dem Kollektiv infertiler Männer vereinzelt vermehrte Volumina. Das stark vermehrte und dünnflüssige Ejaculat kann nach dem Coitus aus der Vagina zurückfließen. STEMMER sieht in dieser Möglichkeit eine Ursache der Infertilität.

PERLOFF und CHANNICK berichteten bei 4 Männern über eine Infertilität bei Multisemie und relativer Oligospermie. Bei diesen Patienten waren die Gonadotropine leicht erhöht und die Werte der 17-Ketosteroide an der oberen Grenze der Norm. Nach Verabreichung von Prednison ging die Samenmenge von Mengen mit 8—9 cm^3 vor der Behandlung auf 1,5—2,5 cm^3 nach der Behandlung zurück. Nach der Behandlung trat bei 2 Ehefrauen dieser Männer eine Schwangerschaft ein. Nach eigenen Erfahrungen waren 3 von uns untersuchte Männer mit einer Multisemie zeugungsfähig. Doch sollte auf Grund der Mitteilungen von PERLOFF und CHANNICK bei einer durch eine Multisemie bedingten Infertilität eine Behandlung mit Corticosteroiden versucht werden.

Die Parvisemie (Verminderte Volumina)

Mengen unter 1—1,5 cm³ sind als pathologisch zu bezeichnen. Bei Volumina unter 2 cm³ sind differentialdiagnostisch unvollständige Ejaculationen, falsche Gewinnungsmethoden, Mißbildungen im Bereiche der akzessorischen Geschlechtsdrüsen und vor allem endokrine Störungen der Leydigzellfunktion in Erwägung zu ziehen. Bei einem Verschluß oberhalb der Ductus ejaculatorii ist das Samenvolumen nicht wesentlich vermindert, da nach HOTCHKISS die Sekrete des Hodens und des Nebenhodens nur 5% ausmachen.

Nach MACLEOD und GOLD erreichten nur 6% der Männer mit einem Ejaculatsvolumen unter 1 cm³ und nur 16% mit einer Menge zwischen 1—1,9 cm³ eine Konzeption. FALK und KAUFMAN beobachteten nur bei 11% der fertilen Männer Mengen unter 3 cm³. Nach KLEEGMAN soll eine kleinere Menge als 1,5 cm³ nicht ausreichen, um das saure Milieu der Vagina zu puffern.

Volumen und sexuelle Karenz

Bei Ejaculationen in kurzen Zeitabständen vermindert sich die Samenmenge sehr schnell. Sie liegt bei der 4. Ejaculation innerhalb von 8 Std unter 0,3 cm³. Bei einer nach 6 Std wiederholten Ejaculation ist die Samenmenge um die Hälfte reduziert (FARRIS). Nach LAMPE und MASTERS war bei einer 2. Ejaculation nach 48 Std das Volumen noch nicht normalisiert. Die Durchschnittsmengen des Samens von 18 Studenten betrugen nach MACLEOD und GOLD bei sexueller Karenz von 3 Tagen 3,9 cm³, bei 6 Tagen 4,2 cm³ und bei 10 Tagen 4,8 cm³. Bei einer Gruppe von 29 infertilen Männern zeigte sich bei einer Karenz von 3 Tagen eine Durchschnittsmenge von 3,6 cm³, nach 6 Tagen 4,3 cm³ und nach 10 Tagen 4,5 cm³. Auf Grund dieser Befunde sistiert offenbar bei länger dauernder sexueller Karenz die weitere Sekretion der akzessorischen Geschlechtsdrüsen. Möglicherweise besteht in diesen Fällen eine Druckhemmung mit einer Resorptionsstörung.

Ein Abfließen der Sekrete der akzessorischen Geschlechtsdrüsen ohne Pollution kommt selten vor und ist als pathologisch zu betrachten.

Eine stark vermehrte Ejaculatmenge ist nur in seltenen Fällen durch eine lange sexuelle Karenz bedingt.

Volumen und Alter

Nach MACLEOD und GOLD sinkt das Volumen nach dem 40. Lebensjahr geringgradig ab. Im hohen Alter sind die deutlich verminderten Samenmengen auf die Involutionserscheinungen der Leydigzellen zurückzuführen. So konnten wir bei älteren Männern über 60 Jahren häufig Samenmengen unter 2 cm³ nachweisen.

Jahreszeitliche Schwankungen der Samenmengen konnten nicht festgestellt werden.

Auch nach schwerer körperlicher oder nach schwerer geistiger Anstrengung beobachtete FARRIS keine Abnahme des Samenvolumens.

g) Wasserstoffionenkonzentration (p_H-Wert)

Die Reaktion des frisch entleerten Samens gleicht der des Blutes. Durch längeres Stehen bei Zimmertemperatur steigt der p_H-Wert an, sofern nicht das Entweichen von Kohlendioxyd verhindert wird. Nach mehreren Stunden schlägt im normalen Ejaculat der p_H-Wert durch die Bildung von Milchsäure nach der sauren Seite um, wenn die Pufferungskapazität pathologisch verändert ist. Daher gaben auch verschiedene Autoren stark differierende p_H-Werte an:

HOTCHKISS (unter Luftabschluß): 7,2—7,39: HUGGINS und JOHNSON, MESSER und ALMQUIST (unter Luftabschluß ohne CO_2-Verlust): 7,2; HEINKE: 7,2—7,4; HAMMEN: 7,0—8,34; GOLDBLATT: 7,5—7,8; BELONOSCHKIN: 6,7—7,14; MEAKER: 7,6—9,2; WEYENETH: 7,6—8,4; ZAGAMI: 7,34: eigene Beobachtungen: 7,4.

Die alkalische Reaktion des Ejaculats ist durch die Sekrete der Bläschendrüsen bedingt. Während das Hodensekret nach v. LANZ einen p_H-Wert von 7,19—7,37 aufweist, findet sich im Nebenhodenschwanz zur Aufrechterhaltung der Akinese der Spermien ein niedriger p_H-Wert von 6,48—6,61. Der p_H-Wert des Prostatasekrets beträgt nach HUGGINS 6,3—6,5.

Die Wasserstoffionenkonzentration im Ejaculat ist vor allem abhängig von der Anwesenheit dissoziierter Salze (anorganischer Carbonate, Phosphate und Salze der Milchsäure) und von amphoteren Albuminen. Die Pufferung ist vorwiegend durch die anorganischen Carbonate und Phosphate bedingt (BELONOSCHKIN). Die alkalische Reaktion und die hohe Pufferkapazität sollen vor allem einen wichtigen Schutz für die Spermien gegen die stark sauren Sekrete der Vagina mit einem p_H-Wert von 3,5—4,2 darstellen.

Es ist jedoch unbewiesen, daß eine große Samenmenge zur Neutralisierung des sauren Vaginalsekrets notwendig ist. Nach MACLEOD und GOLD kommen bei normalem Geschlechtsverkehr mit einem Orgasmus der Frau viele Spermien kaum mit dem Vaginalsekret in Berührung.

Sie gelangen meist durch eine wahrscheinliche Saugwirkung beim Orgasmus direkt in das Cervixsekret mit einem p_H-Wert von 7,8. Lediglich bei abnormer Samendeponierung im extremsten Falle bei der Ejaculation vor dem Introitus vaginae (und angeblich beobachteter nachfolgender Konzeption) könnten die Pufferkapazität und der p_H-Wert des Samens eine gewisse Rolle spielen.

Bei einem Patienten mit einer Azoospermie bei einem Volumen von nur 0,5 cm^3 stellte HAMMEN einen p_H-Wert von 9,1 fest. Bei jedem erhöhten p_H-Wert muß das Alter des Ejaculats beachtet werden, da nach MACLEOD und GOLD die p_H-Werte wenige Stunden nach der Ejaculation auf 8-9 ansteigen können.

Niedrige p_H-Werte unter 7 können auf Schädigungen der Bläschendrüsensekretion als Folge von endokrinen Störungen, Krankheiten, Mißbildungen oder auf einen Verschluß der Ductus ejaculatorii hindeuten. In diesen Fällen überwiegen im Samen die Sekrete der Prostata mit einem p_H-Wert von 6,3—6,45.

Nach MESSER und ALMQUIST wich der p_H-Wert bei infertilen Männern nicht von der Norm ab. Ebenso war nach LANE-ROBERTS bei sicher nachgewiesener Infertilität das Puffersystem nicht gestört.

h) Spezifisches Gewicht

Das spezifische Gewicht des menschlichen Samens beträgt nach MANN 1028 und nach LODE und SLOVTZOV 1020—1040.

Die unterschiedlichen Werte beim spezifischen Gewicht hängen weitgehend von der Zahl der Spermien im Gesamtejaculat ab. Spermien mit Reifungshemmungen, bei denen eine Substanzverdichtung noch nicht vollkommen vorhanden ist, sollen ein leichteres spezifisches Gewicht haben als ausgereifte Spermien (EIBL).

i) Spermaelektrophorese

Elektrophoretische Untersuchungen des Spermas wurden von SCHNEIDER, SCHNEIDER, NOWAKOWSKI, VOIGT, JOËL, NOCKE, KELLER und TSCHUMI, GRAY und HUGGINS, ROSS, MILLER, MOORE, MOORE und SIKORSKI, OBÉ und HERMANN durchgeführt. Nach JOËL unterschied sich das Elektrophoresediagramm eines normalen Samens nicht vom pathologischen. Zu gleichen Ergebnissen kamen GRAY und HUGGINS, ROSS, MILLER, MOORE und SIKORSKI sowie NOCKE.

SCHNEIDER, NOWAKOWSKI und VOIGT beschrieben mit der papierelektrophoretischen Methode im menschlichen Spermaplasma 5 bzw. 6 Fraktionen, die bei pathologischen Ejaculaten größere Abweichungen des Prozentgehaltes der einzelnen Banden erkennen ließen. Nach KELLER und TSCHUMI zeigte das Spermaplasma-Eiweiß andere Komponenten als das Serum-Eiweiß. Das Eiweiß des normalen Plasmas ließ sich in 4—5 Fraktionen auftrennen.

Die Wanderungsgeschwindigkeit von Spermien gesunder Menschen bei der Elektrophorese beträgt nach JOËL, KATSCHALSKY, KEDEM und STERNBERG $6—9 \cdot 10^{-5}$ cm^2/sec/V bei 20°, p_H 7,8 und bei einem Spannungsabfall von 2,5 V/cm.

Bei chromatographischen Untersuchungen mit Hilfe von Ionenaustauschern (Amberlite I.R. 120) konnten wir gemeinsam mit KRAMPITZ bei Verwendung einer vollautomatischen Apparatur mit selbsttätiger Registratur der Ergebnisse im menschlichen Ejaculat folgende *Aminosäuren* quantitativ bestimmen:

Asparaginsäure, Threonin, Serin, Glutaminsäure, Prolin, Glycin, α-Alanin, Cystin, Valin, Methionin, Isoleucin, Leucin, Tyrosin, Phenylalanin, β-Alanin, β-Amino-Isobuttersäure, Lysin, Histidin, Arginin. Ferner beobachteten wir eine Reihe von bisher nicht identifizierbaren ninhydrin-positiven Verbindungen. Einzelheiten über die Quantität dieser Aminosäuren finden sich in den Arbeiten von DOEPFMER und KRAMPITZ.

Im normalen Spermaplasma wurde wenig Albumin gefunden. Pathologische, elektrophoretisch nachweisbare Veränderungen im Samen sind vor allem bei endokrinen Störungen der Hoden, hingegen nicht bei isolierten Tubulusschädigungen auffindbar.

j) Fermentkomplexe

α) Hyaluronidase

Zusammenfassende Darstellungen über die Chemie, biologische und klinische Bedeutung der Hyaluronidase finden sich bei GIBIAN, JOËL, JOËL und EICHENBERGER, LEHMANN, MANN, NIENDORF, VASTERLING, KEPP und HEINRICHS.

Bei der Hyaluronidase handelt es sich um einen auf Hyaluronsäuresubstrat unspezifischen, mucinspaltenden Fermentkomplex, der früher auch als Spreading-Faktor oder als Reynalscher Diffusions-Faktor bezeichnet wurde. Dieses mucolytische Enzym depolymerisiert und hydrolysiert die Hyaluronsäure, die als ein zu gleichen Teilen aus Glucuronsäure und Acetylglucosamin zusammengesetztes Aminopolysaccharid ein Hauptbestandteil des extraembryonalen und normalen Mesoderms ist und sich vorwiegend in den Binde- und Stützgewebssubstanzen als extracelluläre Füll- und Kittsubstanz findet. Die Hyaluronidase setzt die Viscosität der aus Mucopolysacchariden bestehenden Kittsubstanz somit unter Bildung reduzierender Substanzen herab.

Die *Methodik* zum Nachweis der Hyaluronidase findet sich unter anderen bei JOËL, MCCLEAN, VASTERLING, KEPP und HEINRICHS.

Die eingehendste Darstellung über Hyaluronidasen und deren Nachweis findet sich in der Monographie von GIBIAN: Mucopolysaccharide und Mucopolysaccharidasen.

Zum sicheren Nachweis von Hyaluronidase im Sperma ist definitionsgemäß die Depolymerisation von Hyaluronsäure festzustellen. Diese Wirkung der Hyaluronidase bietet sich zur quantitativen Bestimmung der Fermentaktivität an. Hierfür eignen sich im allgemeinen physiko-chemische Testmethoden.

Derartige Methoden haben in Form von Trübungs- und Viscositätsminderungstests eine breite Anwendung gefunden. Wirklich befriedigende Ergebnisse liefern die genannten Verfahren aber nur dann, wenn unter „physiologischen" Bedingungen, d. h. unter Annäherung an das Verhalten der Hyaluronidase in vivo, gearbeitet wird. Untereinander vergleichbare Resultate der genannten Verfahren sind aber nur dann zu erwarten, wenn von vornherein unter streng identischen Milieubedingungen gearbeitet wird.

Nachfolgend seien 2 Methoden zur quantitativen Hyaluronidase-Bestimmung angegeben, die sich praktisch bewährt haben und zur Hyaluronidase-Bestimmung im Sperma geeignet sind.

1. Trübungsminderungs-Test (Turbidimetrischer Test)

Prinzip. Gereinigte Hyaluronsäure gibt mit überschüssigem, saurem Serumalbumin Suspensionen, die nephelometrisch gemessen werden können. Der Zusatz von Hyaluronidase bewirkt einen Rückgang der Trübungen. Die Reduktion der Trübungen ist von der Konzentration der Hyaluronidase abhängig.

Eine entsprechende Methode zur quantitativen Bestimmung des Hyaluronidase-Gehalts ist von der U.S. Pharmacopoe XV für die USA festgelegt worden. Die Weltgesundheitsorganisation hat dieses Verfahren, das nachfolgend erläutert werden soll, zur Festlegung des international gültigen Hyaluronidase-Urstandards benutzt.

Einheitendefinition. Als Trübungsminderungseinheit wird die Fermentmenge bezeichnet, die unter Testbedingungen den Anfangstrübungswert auf den Wert herabsetzt, den die auf das Doppelte verdünnte Ausgangslösung besitzt. Als internationale Hyaluronidase-Einheit bezeichnet man die Wirksamkeit von 1 mg Testes-Hyaluronidase-Urstandard.

Reagentien und Ausführung. 1. Acetat-Pufferlösung: 14 g Kaliumacetat und 20,5 ml Eisessig werden mit Aqua bidest. auf 1000 ml aufgefüllt. Die Endlösung soll einen p_H-Wert von 4,9 besitzen.

2. Phosphat-Pufferlösung: 2,5 g Natriumbiphosphat ($NaH_2PO_3 \cdot H_2O$), 1 g wasserfreies Natriumphosphat (Na_2HPO_4) und 8,2 g NaCl werden mit Aqua bidestillata auf 1000 ml aufgefüllt (p_H 6,2).

3. Gelatine: 50 g Gelatine werden in 1000 cm³ Aqua bidestillata gelöst, 90 min bei 121° C autoklaviert und anschließend gefriergetrocknet.

4. Lösungsmittel für Hyaluronidase: 250 cm³ Phosphat-Pufferlösung (2) werden mit 250 ml Aqua bidestillata gemischt; innerhalb 2 Std vor Gebrauch werden 330 mg Gelatine (3) darin gelöst.

5. Serumstammlösung: Trockenserum oder menschliches Trockenplasma werden mit Aqua bidestillata wieder auf das Originalvolumen gebracht und mit 9 Volumina der Acetat-Pufferlösung (1) verdünnt. Mit 4 n HCl p.A. wird ein p_H von 3,1 eingestellt. Danach läßt man die Lösung 18—24 Std bei Raumtemperatur stehen. Diese Lösung muß dann bei 0° C aufbewahrt werden; die Haltbarkeit ist auf etwa einen Monat begrenzt. Nötigenfalls wird man Trübungen durch Zentrifugieren entfernen.

6. Serumlösung: Am Versuchstag wird 1 Volumen der Serumstammlösung (5) mit 3 Volumina (1) verdünnt und auf Zimmertemperatur gebracht.

7. Kalium-Hyaluronat-Lösung (500 µg/ml in Aqua bidestillata): Das Hyaluronat ist vorher im Vakuum über Phosphorpentoxyd 48 Std zu trocknen. Die

Lösungen müssen bei etwa 5°C aufbewahrt werden, die Haltbarkeit beträgt etwa einen Monat.

8. Hyaluronat-Lösung: Am Versuchstag wird ein Volumen der Kalium-Hyaluronat-Lösung (7) mit einem Volumen Phosphat-Pufferlösung (2) verdünnt.

9. Standardferment-Lösung mit ungefähr 1,5 I.E./ml werden unmittelbar vor Gebrauch mit kaltem Lösungsmittel für Hyaluronidase (4) entsprechend verdünnt.

Standard-Kurve. Zunächst muß eine Standard-Kurve festgelegt werden, die ein Vergleichsmaß für den zu testenden Gehalt an Sperma-Hyaluronidase darstellt. In 12 Röhrchen (16×100 mm) werden jeweils 0,5 ml Hyaluronat-Lösung (Kaliumhyaluronat-Lösung [7]) 1:1 mit dem Phosphatpuffer (2) am Vortag verdünnt. Man geht dann nach folgendem Schema vor:

In Gläschen Nr.

1	2	3	4	5	6	7	8	9	10	11	12	werden
0,5	0,5	0,4	0,4	0,3	0,3	0,2	0,2	0,1	0,1	0,0	0,0	ml Lösungsmittel für Hyaluronidase zugesetzt;

danach füllt man im Abstand von 30 sec

0,0 0,0 0,1 0,1 0,2 0,2 0,3 0,3 0,4 0,4 0,5 0,5 ml Standard-Ferment-Lösung zu.

Nach leichtem Umschütteln setzt man die Gläschen in ein Wasserbad von 37±0,2°. 30 min später müssen die Gläschen in gleicher Reihenfolge und in gleichem Zeitabstand aus dem Wasserbad genommen werden, wobei sofort je Gläschen 4,0 cm³ Serumlösung zugegeben wird. Es wird dann umgeschüttelt. Nach 30minütigem Stehen bei Zimmertemperatur mißt man bei 640 mμ. Als Leerwert dient eine entsprechend behandelte Probe ohne Hyaluronat-Lösung.

Zugleich mit dem Standard-Ansatz werden je Sperma-Probe 6 Teströhrchen mit Gläschen Nr.

1	2	3	4	5	6	
0,5	0,5	0,5	0,5	0,5	0,5	ml Hyaluronat-Lösung
0,3	0,3	0,2	0,2	0,1	0,1	ml Hyaluronidase-Lösungsmittel
0,2	0,2	0,3	0,3	0,4	0,4	ml Sperma beschickt

Das Endvolumen beträgt hier ebenfalls wieder 1 ml. Die weitere Aufarbeitung entspricht der oben angeführten Vorschrift. Die 6 Ablesungen werden unter Berücksichtigung der jeweiligen Verdünnungen mit den Werten der Standard-Kurve verglichen. Daraus errechnet man dann die Aktivität der jeweiligen Sperma-Hyaluronidase.

2. Viscosimetrischer Hyaluronidase-Test

Prinzip. Die Viscosität von Hyaluronsäure-Lösungen wird durch die Wirkungsweise der Hyaluronidase stark gesenkt. Der Abfall der Viscosität ist ein Maß für die Konzentration der vorhandenen Hyaluronidase. Gemessen wird die zur Halbierung der spezifischen Viscosität des Substrats benötigte Reaktionszeit.

Reagentien. 1. Phosphat-Pufferlösung: Identisch mit der des Trübungstestes.

2. Gelatine: s. Trübungstest.

3. Lösungsmittel für Hyaluronidase: 1 Volumen Phosphat-Pufferlösung (1) wird mit Aqua bidestillata auf das Doppelte verdünnt; innerhalb von 2 Std vor Gebrauch werden Gelatine 330 mg in 500 ml aufgelöst.

4. Kaliumhyaluronat-Stammlösung mit etwa 5 mg/ml in Aqua bidestillata. Eingeschleppte Fermentspuren sind durch einminütiges Erhitzen auf 90° C im Wasserbad zu inaktivieren.

Geräte. Bei Routine-Untersuchungen wird man am besten eine mit 2 Marken versehene 0,1 ml-Pipette mit capillar ausgezogener und schräg abgeschliffener Spitze verwenden.

Ausführung. Hyaluronsäure-Lösung und Frischsperma werden auf 37⁰ C vorgewärmt. Gleichzeitig bestimmt man die Auslaufzeit von

0,25 ml Phosphatpuffer +
0,25 ml Aqua bidestillata

Auslaufzeit = $T_{(alpha)}$
Danach mischt man 0,1 cm³ Frischsperma mit 0,4 ml Hyaluronsäure-Lösung und bestimmt wiederum die Auslaufzeit $T_{(beta)}$. In Abständen von 2 min wird so lange die Auslaufzeit der Sperma-Hyaluronat-Lösung ermittelt, bis

$$\frac{T_{(beta)} - T_{(alpha)}}{2} = T_{1/2}$$

erreicht ist. $T_{1/2}$ ist die zur Halbierung der spezifischen Viscosität des Substrates benötigte Reaktionszeit.

In Parallelversuchen werden bekannte Mengen an Hyaluronidase in der gleichen Weise geprüft. Durch den Vergleich der verschiedenen Werte für $T_{1/2}$ läßt sich die Aktivität der in der betreffenden Sperma-Probe vorhandenen Hyaluronidase errechnen.

In der praktischen Durchführung ist der viscosimetrische Hyaluronidase-Test dem Trübungsminderungstest in seiner einfacheren Handhabung beträchtlich überlegen.

Normalwerte. 100 E nach McCLEAN; 1 E ist jene Menge an Hyaluronidase in 1 cm³ Sperma mit Spermien, die ausreicht, um 2,5 mg Hyaluronsäure zu depolymerisieren.

Nach der Methode von McCLEAN soll bei einer Zahl unter 50 Mill. Spermien im Ejaculat der Hyaluronidasegehalt Null oder verschwindend gering sein und bei einer Zahl über 100 Mill. Spermien im Ejaculat nicht mehr ansteigen.

Die praktisch in allen menschlichen Geweben vorhandene Hyaluronidase ist dort besonders reich, wo im Gewebe der Normalzellverband verändert werden soll. Von allen Organen findet sich die Hyaluronidase am reichsten in den Hoden (WALLENFELS, MANN, HECHTER und HADIDIAN, SWYER). Die Hyaluronidase wird im Keimepithel des Hodens und nicht in den akzessorischen Geschlechtsdrüsen gebildet. Der Entstehungsort soll in den Tubuli contorti sein.

Vor der Pubertät, nach einer Kastration und bei einem Verschluß der samenabführenden Wege ist keine Hyaluronidase im Sperma nachweisbar.

Die feste Beziehung zwischen der spermiogenetischen Aktivität des Keimepithels der Tubuli und dem Hyaluronidasegehalt zeigt sich durch die positive Beeinflußbarkeit durch Testosteron (RIISFELDT) und die Unterdrückung bei künstlichem Kryptorchismus oder nach Hypophysektomie (LEONHARD, PERLMAN und KURZROK). Nach RIISFELDT, CHAIN und DUTHIE, JOËL und EICHENBERGER soll der Hoden bereits mit dem Auftreten der Spermatocyten Hyaluronidase produzieren. Nach PERLOFF und NODINE ist der Hyaluronidasegehalt von der Tubulusgröße und der Spermienzahl abhängig. Nach dem 60. Lebensjahr soll eine Abnahme der Hyaluronidasekonzentration auftreten. Nach SWYER sollen im frisch gewonnenen Ejaculat ³/₄ des Ferments in den Spermien und nur ¹/₄ im Samenplasma enthalten sein. Nach der Ejaculation geht die Hyaluronidase aus den Spermien bei gleichzeitiger Abnahme der Motilität in das Samenplasma über (PERLMAN und KURZROK, LEONHARD und Mitarbeiter).

Übereinstimmend wird von fast allen Autoren eine weitgehende Parallele zwischen der Spermienzahl und dem Hyaluronidasegehalt angegeben (McCLEAN und ROWLANDS, KURZROK, MANN, MICHELSON, JOËL und EICHENBERGER, KEPP und VASTERLING). Nach BERGENSTAL und SCOTT, EICHENBERGER, JOËL und EICHENBERGER, RIISFELDT ist der Hyaluronidasegehalt unabhängig von der

Morphologie und der Qualität und Quantität der Motilität der Spermien sowie dem Volumen des Ejaculats. Bei längerer Aufbewahrung des Samens steigt mit dem Sinken der Motilität der Spermien der Hyaluronidasegehalt sogar an (PERLMAN, LEONHARD und KURZROK). Ein pathologisch verändertes Sperma mit einem hohen Prozentsatz unbeweglicher Spermien kann daher oft eine völlig normale Hyaluronidasemenge enthalten (BERGENSTAL und SCOTT). Beim Nachweis von Spermien im Ejaculat dürfte das Fehlen der Hyaluronidase sehr selten sein (MICHELSON, BALLERIO und GIAROLA). KURZROK berichtete über 13 von 58 Ejaculaten mit Spermienzahlen über 50 Mill., bei denen mittels Trübungsmessung keine Hyaluronidase nachweisbar war.

Die von NIENDORF, LEONHARD, PERLMAN und KURZROK sowie McCLEAN beobachtete Hypofermentie dürfte außerordentlich selten sein. KEPP und VASTERLING konnten in einem normalen Sperma niemals eine Afermentie nachweisen.

McCLEAN und ROWLANDS, HOWARD, SNIFFEN, SIMMONS und ALBRIGHT unterscheiden zwei Formen der männlichen Infertilität bei Hyaluronidasemangel:

1. Primäre Insuffizienz der Hyaluronidasekonzentration und
2. Sekundäre Insuffizienz der Hyaluronidasebildung im Organismus bei Insuffizienz des Hypophysenvorderlappens, bzw. bei einer verringerten Sekretion der gonadotropen Partialfunktion des Hypophysenvorderlappens und zwar des follikelstimulierenden Hormons (FSH).

Über *die Wirkung der Hyaluronidase bei dem Befruchtungsvorgang* bestehen bisher lediglich Hypothesen.

Die Spermahyaluronidase wird von den Spermien selbst transportiert und in erhöhtem Maße beim Absterben der Spermien frei. Dieses Ferment wurde für die Passage der Spermien durch den cervicalen Schleimpfropf, für die Ablösung bzw. Lockerung der Cumuluszellen am Ei, für die Penetration des Spermiums und für die Nidation des Eies als notwendig angesehen.

POMMERENKE und VIERGIVER sowie KURZROK fanden jedoch beim Durchdringen des cervicalen Schleimpfropfs keinen Unterschied zwischen normalen und ausgewaschenen, also hyaluronidasearmen Spermien.

Bei der Auflösung des Cumulus oopherus soll die Hyaluronidase eine gewisse Rolle spielen, wenn auch der sichere Beweis beim Menschen bis heute nicht erbracht ist. McCLEAN und ROWLANDS wiesen 1942 erstmals die Auflösung des Cumulus oopherus durch Hyaluronidase nach, sofern dieses Ferment in einer entsprechenden Konzentration an das Ei herangebracht wurde. ROWLANDS erzielte 1944 bei einer stark herabgesetzten Spermienzahl durch Zusatz spermienfreien, aber hyaluronidasereichen Samenplasmas eine 6fach höhere Befruchtungsrate beim Kaninchen. Auf Grund dieser Untersuchungsergebnisse war man zunächst geneigt, auf eine einfache Weise die für den Befruchtungsvorgang erforderliche große Spermienzahl erklären zu können. Für diese Annahme sprachen auch die Versuche von HAMMOND und ASDELL, nach denen nicht die zuerst in der Tube ankommenden Spermien, sondern erst die einige Stunden später zum Ei gelangenden Spermien befruchtend wirken sollen.

CHANG konnte die Ergebnisse von ROWLANDS nicht bestätigen. Beim Zusatz reiner Hyaluronidase zu verdünntem Ejaculat erhöhte sich die Zahl der Befruchtungen bei Kaninchen nicht. Hingegen war bei Zusatz von spermienfreiem Samenplasma zu verdünntem Ejaculat eine Steigerung der Befruchtungsrate um das 2—4fache möglich. CHANG führt die von KURZROK, LEONHARD und CONRAD sowie ROWLANDS angegebenen, durch Zusatz von Hyaluronidase erzielten Erfolge nicht auf dieses Ferment, sondern auf die Wirkung anderer Bestandteile des Samenplasmas bzw. der Hodensekrete zurück. AUSTIN fand bei bereits befruchteten Eiern eine noch intakte Cumulusschicht. Nach CHANG macht sich die Samenzelle mit der an und in ihr vorhandenen Hyaluronidase möglicherweise nur den Weg durch den Zellmantel frei. Für die Ablösung der Corona radiata wird von SWYER ein besonderer Faktor in der lebenden Tube verantwortlich gemacht. Nach AUSTIN erreichen immer nur sehr wenige Spermien die Nähe des Eies, so daß die Hyaluronidasekonzentration am Ei nur sehr gering ist und der in vitro beobachtete Effekt nicht durch die dort vorhandene Hyaluronidasemenge auftreten kann.

Die Hoffnung, durch Zusatz von Hyaluronidase zum Ejaculat von Patienten mit Oligospermien die Befruchtungschancen zu verbessern, hat sich nicht erfüllt. Lediglich von KURZROK wurden nach Zusatz von Hyaluronidase zum Sperma bei künstlichen Besamungen oder durch Einbringung von Hyaluronidase in die Vagina vor der Kohabitation die Befruchtungsergebnisse beim Menschen verbessert. Diese Ergebnisse konnten jedoch von FARRIS, HALBRECHT, JOËL, MOENCH, TAFEL, TITUS und WIGHTMAN, KEPP und VASTERLING nicht bestätigt werden.

Der Hyaluronidasegehalt des Samens hängt von der Tätigkeit des Keimepithels ab, unabhängig davon, ob die Reifung bis zu normalen Spermien oder nur bis zu Spermiocyten erfolgt. Zwischen der Spermienzahl und der Hyaluronidasekonzentration besteht eine enge Korrelation. Das Fehlen der Hyaluronidase und die dadurch bestehende Hypofermentie bei normaler Spermienzahl dürfte außerordentlich selten sein.

Die Bestimmung der Hyaluronidase im Ejaculat hat für die *Diagnostik* eine gewisse Bedeutung erlangt, da bei einer Aspermie mit fehlender Hyaluronidase eine Störung der Durchgängigkeit der samenabführenden Wege in Erwägung zu ziehen ist (MICHELSON, KOETS u. MICHELSON, KOETS und MICHELSON, MOENCH). Im Falle der Verweigerung einer Hodenbiopsie kann diese Bestimmung als Funktionsprobe für die Durchgängigkeit der samenabführenden Wege insbesondere in forensischer Hinsicht von gewissem Nutzen sein.

Ein Zusatz von Hyaluronidase zum Ejaculat für künstliche Besamungen oder durch Einbringung in die Vagina ist u. E. nicht sinnvoll, da zugesetzte artfremde Hyaluronidase offenbar nicht in die Tuben einzudringen vermag und vor allem nicht von den Samenzellen aufgenommen werden kann.

Die Herabsetzung der Befruchtungsrate im Tierversuch mit oral oder vaginal verabreichten Hyaluronidase-Inhibitoren ist BEILER und MARTIN gelungen. Die von SIEVE bei Menschen angeblich durch Hesperidinphosphat (einem Hyaluronidase-Inhibitor) geglückte Konzeptionsverhütung konnte bei Nachuntersuchungen von SCHULTZE und WESTING, sowie von CHANG und PINCUS (im Tierversuch) nicht bestätigt werden.

β) Phosphatase

Die Bedeutung der Phosphatase im menschlichen Sperma ist in den Arbeiten von MANN, GUTMAN und GUTMAN, NIKOLOWSKI und LUNDQUIST sowie KIRK und anderen dargestellt.

Im menschlichen Samen findet sich eine saure und eine alkalische Phosphatase. Die saure Phosphatase mit einem Wirkungsoptimum bei p_H 5—6 stammt aus der Prostata und die alkalische Phosphatase mit einem solchen bei p_H 9 aus den Zellen der anderen akzessorischen Geschlechtsdrüsen.

Die *Methodik* zur Darstellung der Phosphatasen findet sich bei GUTMAN und GUTMAN, NIKOLOWSKI, KLINGMÜLLER, KING und ARMSTRONG, LINHARDT und WALTHER und REIS. Grundsätzlich ist aber jede andere der bekannten Bestimmungen anwendbar.

Normalwerte. Aktivität der sauren Phosphatase: 540—4000 E, KING und ARMSTRONG. Alkalische Phosphatase: 0,1—1 E, KING und ARMSTRONG.

Während der verschiedenen Lebensalter fanden GUTMAN und GUTMAN folgende Durchschnittswerte der sauren Phosphatase. Bei der Geburt: 4,5 King-Armstrong-E.

> Mit 4 Jahren: 1,5 King-Armstrong-E.
> Mit 13 Jahren: 73 King-Armstrong-E.
> Bei Erwachsenen: 522—2284 King-Armstrong-E.

Nach KIRK soll die saure Phosphataseaktivität im Ejaculat im Alter wieder abfallen.

Die Aktivitätsbestimmung der sauren Phosphatase im Ejaculat vermag einen gewissen Aufschluß über die innersekretorische Hodenfunktion zu geben, da gewisse quantitative Beziehungen zwischen der Prostatasekretion und somit der Aktivität der sauren Phosphatase einerseits und der endokrinen Keimdrüsenaktivität andererseits bestehen. Von KIRK wurde die Aktivitätsbestimmung der sauren Phosphatase zum Nachweis einer endokrinen Hodenunterfunktion im Alter vorgeschlagen. Nach NIKOLOWSKI besteht keine Beziehung zwischen den Phosphatase-Werten im Ejaculat und der Zahl, der Motilität und der Morphologie der Spermien.

Nach GUTMAN u. GUTMAN stieg der Gehalt an saurer Phosphatase während der Pubertät an.

Die Bestimmung der sauren Phosphatase, der Fructose und der Citronensäure geben bis zu einem gewissen Grad Aufschlüsse über die Androgenverhältnisse. Ihr normaler Wert gehört zu den sekundären männlichen Geschlechtsmerkmalen.

Von JOËL wurden im Ejaculat an weiteren Fermenten eine Cholinesterase, eine Mono- und eine Diaminooxydase nachgewiesen. Weiterhin wurden von MANN und MACLEOD Cytochrom-Oxydasen, eine Succinodehydrase und eine Adenosin-Triphosphatase nachgewiesen.

k) Fructose und Fructolyse

Eingehende Darstellungen über die Bedeutung der Fructose finden sich bei MANN, SCHIRREN, NOWAKOWSKI und SCHIRREN, TYLER, GROPPER und NIKOLOWSKI und VASTERLING.

Nach den Untersuchungen von MANN handelt es sich bei dem Zucker des Ejaculats im Gegensatz zu früheren Anschauungen nicht um Glucose, sondern um Fructose. Der Zuckergehalt des Samens ist 3mal so hoch wie der des Blutes. Die Fructose wird offenbar ausschließlich in den Bläschendrüsen produziert. Die Bildung erfolgt erst nach Einsetzen der Leydig-Zellfunktion. Ein normaler Fructosegehalt ist von der normalen endokrinen Funktion der Keimdrüsen abhängig. Die Spermafructose ist daher erst nach der Geschlechtsreife nachweisbar; sie verschwindet bei Kastration und zeigt sich wieder nach Zufuhr von Testosteron. Ferner kann die Fructosebildung nach Applikation von gonadotropen Hormonen gesteigert werden.

Die *Methodik* zur Fructosebestimmung ist in den Arbeiten von DAVIS und MCCUNE, GROPPER, SCHIRREN und VASTERLING dargestellt. Normalwerte: 2000—4000 γ/cm^3.

Prinzip. Nach Enteiweißung mit Zinkhydroxyd oder Wolframsäure erfolgt die Bildung von löslichen Farbkomplexen von Fructose mit salzsaurer Resorcin-Lösung bzw. Skatol.

Verfahren I

Reagentien. 1. 10%ige Zinksulfat-Lösung. 2. 0,5 n NaOH. 3. 0,2%ige alkoholische Phenolphthalein-Lösung. 4. 0,1%ige alkoholische Resorcin-Lösung. 5. 30%ige HCl.

Die genaue Einstellung von Zinksulfat-Lösung und 0,5 n NaOH muß durch Titration ermittelt werden. 10 ml 10%ige $ZnSO_4$-Lösung auf etwa 50 cm³ mit Aqua destillata aufgefüllt sollen unter Verwendung von Phenolphthalein als Indikator etwa 11 ml 0,5 n NaOH unter Erreichung eines dauernden rosa Farbtones erfordern.

Ausführung. 1. Das frisch gewonnene Ejaculat wird gut durchmischt, dann werden 0,1 ml Ejaculat mit Aqua destillata auf 4 cm³ aufgefüllt.

2. Dann gibt man 2,0 ml $ZnSO_4$-Lösung und 2,0 ml 0,5 n NaOH zu. Das sich bildende Zinkhydroxyd leitet die Fällung der Eiweißkörper ein, die die nachfolgende Colorimetrie stören würden. Die Ausfällung der Proteine ist vollständig, wenn das Sperma-$ZnSO_4$-NaOH-Gemisch genau 2 min lang auf 100° C erhitzt wird.

3. Die Proben werden mit kaltem Wasser abgekühlt und am besten durch ein Kieselgur-Filter filtriert. Das Filtrat muß klar sein. 2 ml dieses Filtrates versetzt man mit 2 ml Resorcin-Lösung und 6 ml HCl.

4. Nach kräftigem Schütteln stellt man die Reagensgläser genau 8 min in ein auf 80° C thermostatisiertes Wasserbad. Danach kühlt man sie unter fließendem Wasser ab und photometriert bei 490 mμ.

Berechnung des Fructosegehaltes. Die gemessenen Werte werden mit einer Eichkurve verglichen. Die Eichkurve wird mit einer Verdünnungsreihe bekannter Fructose-Konzentrationen ermittelt, wobei der beschriebene Verfahrensgang genau einzuhalten ist.

Die für die verschiedenen Fructose-Konzentrationen gefundenen Werte werden in ein Koordinatensystem eingetragen und untereinander verbunden.

Der aus der Eichkurve abgelesene Fructose-Gehalt wird mit 80 multipliziert und ergibt den Fructose-Gehalt in mg/ml Ejaculat.

Die Berechnung erfolgt nach folgender Formel:

$$ODA - ODL = OD\Delta$$
$$ODA = \text{Brutto-Extinktion}$$
$$ODL = \text{Leerwert}$$
$$OD\Delta = \text{Nettoextinktion}$$
$$OD\Delta = x\ \gamma\text{-Fructose}$$
$$\frac{\text{Fructosegehalt}}{\text{ml Ejaculat}} = x\ (\gamma\text{-Fructose} \cdot 80)$$

Verfahren II

Reagentien. 1. Wolframsäure: 5%iges Na-Wolframat und 0,666 n H_2SO_4 werden zu gleichen Teilen gemischt; davon verdünnt man 20 ml mit 480 ml Aqua destillata.

2. Äthylalkohol, absolut, mit trockener HCl gesättigt.

3. Äthylalkohol, rein.

4. Skatol, rekristallisiert, 1%ige alkoholische Lösung, mit 2 Tropfen KOH versetzt.

Ausführung. 1. Das frisch gewonnene Ejaculat wird nach gutem Durchmischen mit 5 ml Wolframsäure versetzt und 15 min lang zentrifugiert.

2. Die überstehende Flüssigkeit wird dekantiert und durch ein Kieselgur-Filter filtriert.

3. 2 ml des klaren Filtrates werden mit 4 ml Äthanol-HCl vermischt und anschließend genau 30 min im Wasserbad auf 60°C erwärmt.

4. Anschließend kühlt man das Reaktionsgemisch 3 min lang in Eiswasser und fügt 0,1 ml Skatol-Lösung hinzu.

5. Nach 5 min setzt man 10 ml Äthanol zu.

6. Nach weiteren 10—15 min photometriert man bei einer Wellenlänge von 520 mμ.

Die Verwendung von Äthylalkohol-HCl bewirkt eine bedeutende Farbvertiefung. Das Skatol-Reagens darf aber erst nach dem Abkühlen zugesetzt werden, weil sonst störende Farben auftreten können. Die gleichzeitige Anwesenheit von Glucose stört nur bei einem großen Überschuß. 80 μg Glucose entsprechen in ihrer Farbausbeute weniger als 1 μg Fructose.

Berechnung des Fructosegehaltes. Die Auswertung erfolgt in der gleichen Weise wie bei dem Verfahren I.

Von den verschiedenen Autoren wird die Konzentration der Fructose im Ejaculat sehr unterschiedlich angegeben. Nach TYLER sollen die Fructosewerte bereits beim gleichen Individuum stark schwanken. In der Tabelle 11 hat SCHIRREN die Durchschnittswerte verschiedener Autoren zusammengestellt.

Nach MANN wird die Fructose anaerob von den Spermien in Energie umgewandelt. Die Fructose stellt also ein physiologisches Energiesubstrat der Spermien dar.

Tabelle 11. *Durchschnittswerte der Fructose im Ejaculat*

HARVEY	50—6400 γ/cm^3
LANDAU	1350—8070 γ/cm^3
EICHENBERGER und GOOSSENS	1000—4000 γ/cm^3
NIKOLOWSKI	1500—3000 γ/cm^3
RABOCH und HRADEC	610—7600 γ/cm^3
McCULLAGH und SCHAFFENBURG	2000—8000 γ/cm^3
DAVIS und McCUNE	591—5100 γ/cm^3
SCHIRREN	250—3500 γ/cm^3
HEINKE	1000—4000 γ/cm^3

Da die Fructose in den Bläschendrüsen und nicht in den Hoden produziert wird, besteht in einem frisch gewonnenen Samen zwischen der Fructosemenge und der Spermienzahl keine direkte Beziehung. Nach MANN findet sich bei hoher Spermienzahl oft ein niedriger Fructosegehalt. GROPPER und NIKOLOWSKI fanden einen hohen Fructosegehalt bei langer sexueller Karenz, bei großem Ejaculatvolumen und bei ausgezeichneter Morphologie der Spermien. EICHENBERGER und GOOSSENS, MANN und SCHIRREN fanden keine Beziehungen zwischen dem Fructosegehalt und der Motilität und Morphologie der Spermien. Nach TYLER wird durch Zufuhr von Testosteron bei normaler Leydig-Zellfunktion keine wesentliche Änderung des Fructosegehalts im Ejaculat herbeigeführt.

McCULLAGH und SCHAFFENBURG beobachteten eine lineare Beziehung zwischen dem Ejaculatvolumen und dem Fructosespiegel. Diese Befunde konnte SCHIRREN nicht bestätigen.

Zur *Diagnostik* läßt sich die Bestimmung der Initial-Fructose im Ejaculat für mehrere Möglichkeiten heranziehen:

1. MANN baute den sog. „Fructose-Test" als Indicator für die endokrine Hodenfunktion aus. NOWAKOWSKI und SCHIRREN nehmen bei Werten unter 1200 γ/cm^3 eine herabgesetzte Leydig-Zellfunktion an. Von diesen Autoren wird die Fructosebestimmung auch zur Frühdiagnose einer hormonellen Hodeninsuffizienz herangezogen, wobei das Spermiogramm völlig normal sein kann. Ein niedriger Fructosegehalt gibt keinen Aufschluß darüber, ob ein primärer oder ein sekundärer Hodenschaden vorliegt. Zwischen sog. „fertilen Eunuchen" mit stark herabgesetztem Fructosegehalt und Patienten mit Normospermien bei erniedrigter Ejaculatfructose, die auf Testosteron- und auf Choriongonadotropinzufuhr mit einer Normalisierung des Fructosespiegels antworten, gibt es alle fließenden Übergänge. LANDAU und LOUGHEAD beobachteten 4 eunuchoide Patienten, die auf Testosteronzufuhr mit einer starken Erhöhung des Fructosegehalts im Ejaculat antworteten.

2. Bei normaler Spermiogenese kann ein erniedrigter Fructosegehalt oder das Fehlen der Fructose auf eine Krankheit im Bereiche der Bläschendrüsen hinweisen.

3. Durch die gleichzeitige Bestimmung der Hyaluronidase und der Fructose kann gegebenenfalls die Lokalisation eines Verschlusses der samenabführenden Wege bei einer Aspermie festgestellt werden. Findet sich keine Hyaluronidase und ein normaler Fructosegehalt im Samen, so ist anzunehmen, daß der Verschluß oberhalb der Bläschendrüsen lokalisiert ist. Findet sich keine Hyaluronidase und keine Fructose bei einer Aspermie, so ist ein Verschluß im Bereiche der Ductus ejaculatorii möglich.

Die Fructolyse

Der Gehalt der Fructose im frisch gewonnenen Ejaculat läßt keine Rückschlüsse auf die Tubulusaktivität und die Spermiogenese zu.

Die Bestimmung des Fructoseverbrauchs und somit des Abbaus der Fructose in einem gewissen Zeitabschnitt nach der Ejaculation kann jedoch gewisse Aufschlüsse über das Stoffwechselgeschehen der Spermien (s. S. 323) geben (MANN, SCHIRREN, VASTERLING). Nach MANN sagt der Fructolyseindex aus, wieviel Fructose während einer bestimmten Zeit von einer bestimmten Spermienmenge abgebaut wird.

Der *Fructolyseindex* wird von MANN als die Menge Fructose definiert, die bei einer Spermienzahl von 10^9 (1 Billion) in 1 Std bei 37° C verbraucht wird.

MANN u. Mitarb. konnten bei Untersuchungen von Bullenejaculat nachweisen, daß zwischen der Fructolysefähigkeit der Spermien und deren Befruchtungsfähigkeit enge Beziehungen vorhanden sind. Zu gleichen Ergebnissen gelangten bei Untersuchungen von menschlichen Ejaculaten DAVIS und McCUNE, EICHENBERGER und GOOSSENS, SCHIRREN und VASTERLING. Nach diesen Autoren ist der Fructoseverbrauch abhängig von der Spermienzahl und der Motilität der Spermien. SCHIRREN sieht das Fructolysemaß des menschlichen Samens als ein Gradmesser für die Spermienqualität an. Mit der Abnahme der Fructose schwindet im hohen Alter auch die Fähigkeit der Spermien zur Fructolyse (VASTERLING).

Bei Oligo-Astheno-Teratospermien war die Fructolyse niedrig. Bei Aspermien und Azoospermien trat während einer Kontrolle von 5 Std kein Abfall der Fructolyse ein (SCHIRREN).

Ob eine gute Befruchtungsfähigkeit der Spermien von der Fähigkeit der Spermien zur Fructolyse abhängt oder mit dieser Fähigkeit parallel geht, ist nicht bewiesen.

l) Citronensäure und Inosit

Nach BARRON und HUGGINS wird die *Citronensäure* beim Menschen hauptsächlich in der Prostata gebildet. HUGGINS und NEAL fanden als *Durchschnittswerte* für Citrate 140—637 mg/100 ml, MANN 376 (96—1430) mg/100 ml und HARVEY einen Durchschnittswert von 479 mg/100 ml. Nach HUMPHREY und MANN besteht eine enge Beziehung zwischen der Citronensäurebildung in den akzessorischen Geschlechtsdrüsen und der endokrinen Keimdrüsenaktivität. Nach Kastration verschwindet die Citronensäure in den akzessorischen Geschlechtsdrüsen und erscheint nach Testosteron-Applikation wieder. Zur Prüfung der endokrinen Keimdrüsenaktivität wurde daher von MANN ein „Citronensäuretest", ähnlich dem „Fructosetest", angegeben. Nach HUGGINS und NEAL spielt die Citronensäure bei der Koagulation und der Verflüssigung des Samens und bei der Bindung von Calcium im Samenliquor eine wichtige Rolle. Nach LARDY und PHILLIPS soll die Citronensäure die Motilität begünstigen (s. S. 413).

In Übereinstimmung mit den Befunden von MANN berichteten KIMMIG und SCHIRREN über den chromatographischen Nachweis von *Inosit* im menschlichen Ejaculat. Ebenso wie die Höhe des Fructosegehalts hängt die Höhe des Inositgehalts von der Aktivität der Leydig-Zellen ab. Nach KIMMIG und SCHIRREN war der Inositgehalt des Ejaculats unabhängig von dem Vorhandensein einer Normo-, Oligo- oder Azoospermie.

Nach HARVEY geht ein hoher Fructosegehalt des menschlichen Spermas oft mit einem niedrigen Citronensäuregehalt einher und umgekehrt. Bei Männern mit einer hohen Fertilität zeigten sich Durchschnittswerte der Fructose unter der Norm, Citronensäurewerte über der Norm.

Nach BREHM, GROPPER und KORTING war der *Brenztraubensäuregehalt* ebenso wie der Fructosegehalt im menschlichen Sperma unabhängig von der Spermienzahl. Bei Azoospermie war ein niedriger Brenztraubensäuregehalt nachweisbar.

m) Hormone

Bei dem engen Zusammenhang zwischen endokriner und exokriner Sekretion der Hoden ist das Vorkommen zahlreicher Hormone auch im Ejaculat wahrscheinlich. Doch liegen nur wenige Untersuchungen über Hormone oder hormonartige Stoffe im Ejaculat des Menschen vor.

Männliche Hormone bzw. *androgenartige Hormone* konnten von DIRSCHERL, DIRSCHERL und BREUER sowie DIRSCHERL und KNÜCHEL im menschlichen Samen nachgewiesen werden. Nach DIRSCHERL dürfte es sich wahrscheinlich um 17-Ketosteroide, vermutlich um einen androsteronähnlichen Körper oder um eines seiner Isomeren handeln.

HUIS IN'T VELD isolierte nur eine Keto-methylen-Gruppe, die nicht identisch mit den aus dem Urin isolierten 17-Ketosteroiden war. Bei biologischen Versuchen fanden SCHAFFENBURG und McCULLAGH keine androgene Wirkung des Spermas.

Oestrogene konnte DICZFALUSY im menschlichen Samen nachweisen. McCULLAGH und SCHAFFENBURG erzielten in Tierversuchen durch Injektion von Bullensperma-Extrakten bei Ratten eine deutliche Größenzunahme des Uterus und eine Verhornung des Vaginalepithels. Auch GOLDBLATT beobachtete nach intravenösen Injektionen von frischem Samen bei jungen Kaninchen eine Veränderung am Uterus.

Ganz geringe Mengen von *Adrenalin* stellte MANN im menschlichen Samen fest.

EULER entdeckte im Spermaplasma *Prostaglandin*. Dieser Stoff soll eine blutdrucksenkende, die Darmtätigkeit anregende und den Uterus kontrahierende Wirkung ausüben. Nach MANN sollen diese Wirkungen nur zusammen mit anderen Stoffen, wie den ebenfalls von EULER entdeckten, im Spermaliquor vorkommenden Substanzen Vesiglandin und Cholin möglich sein.

Bis heute liegen keine Beweise vor, daß die geringen Mengen der verschiedenartigen Hormone im Ejaculat nach der Kohabitation durch eine Resorption im weiblichen Genitale eine Wirkung entfalten. Nach STEMMER sollen die verschiedenartigen Substanzen des Ejaculats eine biologische Wirkung im weiblichen Organismus ausüben.

n) Vitamine und Spurenelemente

Der Ascorbinsäure-Spiegel im Samen ist in der Regel sehr hoch. BERG, HUGGINS und HODGES fanden im menschlichen Samen Durchschnittswerte von 12 mg/100 ml. Nach ZIMMET, SAUSER und HALL soll eine Verminderung der Ascorbinsäure mit einer herabgesetzten Fertilität einhergehen. Nach den Untersuchungen von KOETS und MICHELSON zeigte sich hingegen bei schlechter Samenqualität ein höherer Ascorbinsäuregehalt (Durchschnittswert 11,5 mg/100 ml) als bei normaler Samenqualität (Durchschnittswert 4,3 mg/100 ml). Diese Ergebnisse werden möglicherweise auf eine unzureichende hypophysäre Stimulation der Keimdrüsen zurückgeführt, da eine steigende Aktivität in den steroidproduzierenden Drüsen als Folge eines normalen Reizes mit dem Abfall der Ascorbinsäure in den Drüsengeweben einhergeht.

Die Vitamine sollen unentbehrlich für fermentative Stoffwechselvorgänge in den Spermien sein.

Nach MANN sollen Eisen, Kupfer und Zink normale Bestandteile des Ejaculats sein.

o) Sonstige Eigenschaften und Bestandteile des Ejaculats

Zahlreiche, verschiedenartige, freie Aminosäuren wiesen im menschlichen Spermaliquor JACOBSSON, LUNDQUIST, ADAM und KORTING, sowie DOEPFMER und KRAMPITZ nach.

Weitere Eigenschaften des Samens sind in den Arbeiten von ZAGAMI und SHEDLOVSKY aufgeführt.

Tabelle 12

Gefrierpunktserniedrigung (°C)	0,56—0,58 nach 1 Std 0,74—0,78 nach 16 Std	ZAGAMI
Elektrische Leitfähigkeit	0,0088—0,0107 $S \times cm^{-1}$ (18°C) $S \times cm^{-1}$ = Siemens $\times cm^{-1}$ = $Ohm^{-1} \times cm^{-1}$	Documenta-Geigy, Wissenschaftliche Tabellen 1955
Oberflächenspannung	66 dyn cm^{-1} 52—59,5 dyn cm^{-1} (15°C)	ZAGAMI SHEDLOVSKY u. Mitarb.: Documenta-Geigy, Wissenschaftliche Tabellen 1955

Tabelle 13

Trockengewicht	8200 mg/100 ml	MANN
Chlor (Cl)	155 mg/100 ml (100—203) mg/100 ml	MANN
Natrium	281 mg/100 ml (240—319) mg/100 ml	MANN
Kalium	89 mg/100 ml (66—107) mg/100 ml	MANN
Calcium	24—25 mg/100 ml	GOLDBLATT
Magnesium	14 mg/100 ml	MANN
Phosphor: anorganischer	40—50 mg/100 ml	GOLDBLATT
	11 mg/100 ml	MANN
total-säurelöslicher	95 mg/100 ml	GOLDBLATT
	57 mg/100 ml	MANN
Lipoidphosphor	6 mg/100 ml	MANN
Gesamtstickstoff	913 mg/100 ml (560—1225) mg/100 ml	MANN
Reststickstoff	55—80 mg/100 ml	HUGGINS und JOHNSON
	75 mg/100 ml	MANN
Harnstoff	72 mg/100 ml	GOLDBLATT
Harnsäure	6 mg/100 ml	MANN
Ammoniak	2 mg/100 ml	MANN
Proteine	1,58—1,80 g	SHEDLOVSKY
Milchsäure	36—51 mg/100 ml	SHEDLOVSKY
	35 mg/100 ml	MANN
Citrate	140—637 mg/100 ml	HUGGINS und NEAL
	376 mg/100 ml	MANN
Cholesterin	80 mg/100 ml	GOLDBLATT
CO_2-Gehalt (als Bicarbonat)	41—60 Vol.-%	SHEDLOVSKY

Angaben über die Biochemie und die Mengenverhältnisse einzelner Bestandteile sind vorwiegend der Monographie von MANN, dem Handbuchbeitrag von CREMER u. FÜHR, den Arbeiten von KIMMIG, HUGGINS und NEAL, von GOLDBLATT und SHEDLOVSKY, sowie den Documenta-Geigy, Wissenschaftliche Tabellen 1955, entnommen.

5. Geformte Bestandteile des Samens

Zu geformten Bestandteilen des Samens gehören die Spermien, die Zellen der Samenreifungsreihe, Epithelien der samenabführenden Wege, Leukocyten und nicht obligat Erythrocyten, Bakterien, Pilze und Parasiten. Ferner finden sich zahlreiche verschiedenartige, nicht celluläre Bestandteile.

a) Die Spermien

α) Einleitung

Menschliche Spermien beobachtete als erster JOHAN HAM aus Arnheim, der ANTONY VAN LEEUWENHOEK auf diese Entdeckung hinwies. Die erste Mitteilung erfolgte im Jahre 1677 an die Royal Society, über die als „Animalcules" bezeichneten Gebilde, die mit einfachen Linsen bei 200—300facher Vergrößerung gesehen wurden. Die Spermien wurden damals als Zersetzungen im Körper, als Parasiten, als die Geschlechtslust erweckende Körperchen und vor allem als Sämlinge, aus denen die Frucht heranreife, gedeutet. VAN LEEUWENHOEK nahm damals an, die Spermien würden sich nach Verankerung in einem Ei direkt zu Embryonen entwickeln.

Die Bedeutung der Entdeckung JOHAN HAMs und die Geschichte der Spermienforschung vom Altertum bis zur Gegenwart sind in der Monographie von JOËL und in den Arbeiten von SCHÖNFELD dargestellt.

Das Spermium des Ejaculats stellt die differenzierteste Zelle des menschlichen Körpers dar. Diese nicht mehr wachsende, sich allein nicht mehr teilende Zelle wird vom Herkunftsorganismus losgelöst, um gegebenenfalls auf eine Eizelle die väterlichen Eigenschaften zu übertragen und das spätere Geschlecht zu bestimmen.

β) Eigentümlichkeiten der Spermien in den verschiedenen Abschnitten des männlichen Genitale

Sowohl topographisch als auch funktionell lassen sich 3 Entwicklungs- und Altersstufen der Spermien unterscheiden:

1. Die Hodenspermien, 2. die Nebenhodenkopf- und Nebenhoden-Körperspermien, 3. die Nebenhodenschwanz- und Ejaculatspermien.

Untersuchungen über die Unterschiede zwischen Hoden-, Nebenhoden- und Ejaculatspermien wurden von ANDERSON, DOEPFMER, EDWARDS, FREIHOFF, HENLE und ZITTLE, IWANOW, LARDY, GHOSH und PLAUT, KNAUS, MANN, REDENZ, ROTHSCHILD, WALLENFELS und WINDSTOSSER angestellt.

a) *Sogenannte „Reife" der Spermien.* Über den Begriff der Reife der Spermien herrscht in der Literatur keine Übereinstimmung. Bei der lichtmikroskopischen Untersuchung finden sich bei den Spermien der einzelnen Abschnitte des männlichen Genitale im Hinblick auf die Morphologie, abgesehen vom Protoplasmatropfen, bei den meisten Spermien keine wesentlichen Unterschiede. Ob der Zustand der „Reife" von dem Verschwinden des Protoplasmatropfens abhängig gemacht werden kann, erscheint fraglich. Statt von alleinigen morphologischen Gesichtspunkten sollte die Reife der Spermien besonders von funktionellen abhängig gemacht werden.

An Hoden-, Nebenhoden- und ganz vereinzelt auch an Ejaculatspermien findet sich der sog. Protoplasmatropfen — in der angloamerikanischen Literatur auch als „Kinoplasmic droplet" bezeichnet —, dessen Häufigkeit, Größe und Lokalisation an Spermien von dem Standort der Spermien in den Hoden bzw. in den Nebenhodenabschnitten abhängig sind (DOEPFMER). Der Protoplasmatropfen rückt auf der Wanderung des Spermiums vom Rete testis in den Nebenhodenschwanz am Verbindungsstück abwärts (RETZIUS). BRETSCHNEIDER bezeichnet diese Wanderung des Protoplasmatropfens von der Halsregion über das Mittelstück zum Schwanz als „physiologische Reifung". Nach REDENZ kann das Bild des sog. Protoplasmatropfens auch durch eine Anlagerung von Hoden- oder Nebenhodensekreten bedingt sein oder dieses Anhangsgebilde aus einem Rest der Spermatide bestehen. Im Gegensatz zu der Auffassung von REDENZ faßt KNAUS die Anwesenheit des Protoplasmatropfens nicht als ein Zeichen des Alters, sondern lediglich der Lokalisation der Spermien auf, da selbst bei monatelanger Stauung Protoplasmatropfen unverändert bleiben und offenbar nur während der Passage der Nebenhodengänge abgestoßen werden können. BELONOSCHKIN schrieb diesem Anhangsgebilde keine Schutzfunktion zu. LAGERLÖF fand dieses Anhangsgebilde nur bei beweglichen Spermien. DOEPFMER konnte den Protoplasmatropfen von beweglichen, aus dem Hoden ausgeschwemmten Spermien nur in 30—50% nachweisen. Ein möglicher Zusammenhang des Protoplasmatropfens mit den Reifungsvorgängen bedarf nach MANN noch der Klärung.

Die Lichtreflexion im Ejaculat soll gewisse Hinweise über den Reifezustand der Spermien geben. Vollkommen ausgereifte Spermien mit einer dichten Substanz sind stärker lichtreflektierend als nicht vollständig ausgereifte Spermien, bei denen die Verdrängung des Wassers und die Konzentration der Substanz noch ausblieben (EIBL).

b) *Hodenspermien.* Nach IWANOW können bereits Hodenspermien ihre volle Bewegungs- und Befruchtungspotenz besitzen. SPALLANZANI stellte mit Hodenspermien von Fröschen Befruchtungen fest. MUNRO beobachtete bei Hühnern mit Hodenspermien lediglich in 0,7% eine Befruchtung, jedoch keine Ausreifung.

In Tierversuchen erzielte IWANOW bei Pferden mit Punktaten aus Hoden oder Nebenhoden eine künstliche Befruchtung. Auch GÖTZE beschrieb das allerdings seltene Gelingen einer Befruchtung mit Hodenspermien bei Tieren. SLATER konnte jedoch durch künstliche Inseminationen von aufgeschwemmtem Hodengewebe bei Ratten keine Befruchtungen erreichen.

Diese Möglichkeit soll durch eine aufsehenerregende Mitteilung von ADLER und MAKRIS wahrscheinlich gemacht worden sein. Bei einem 24jährigen Mann wurde wegen einer Aspermie infolge doppelseitiger gonorrhoischer Nebenhodenentzündung in Lokalanaesthesie ein kleines Hodenstück excidiert und aus dem gewonnenen Parenchym in Ringerlösung eine Suspension hergestellt. Da sich in dieser Aufschwemmung bewegliche Spermien fanden, erfolgte eine künstliche Übertragung dieser Suspension auf die Ehefrau 10 Tage nach der letzten Menstruation. Wegen der ersten erfolglosen Insemination wurde 2 Monate später am 12. Tage post menstruationem nach der gleichen Methode eine erneute Übertragung von Hodenspermien vorgenommen. Nach dieser Samenübertragung kam angeblich eine Schwangerschaft mit anschließender normaler Geburt zustande. WALKER berichtete über eine geglückte künstliche Übertragung von Hodenspermien, die durch Punktion gewonnen waren. Anderen Autoren gelang durch Übertragung von Hodenspermien keine Befruchtung (Literatur bei DOEPFMER).

Wir konnten gemeinsam mit LUTZEYER und SCHÖMIG bei 3 Inseminationen von ausgeschwemmten Hodenspermien keine Konzeption erzielen.

HANLEY berichtete nach vorherigen mehrmaligen erfolglosen Versuchen über eine erfolgreiche künstliche Samenübertragung mit Spermien, die aus einer Spermatocele im Bereich des Nebenhodenkopfes gewonnen wurden. Bei diesem Patienten fehlten auf Grund einer angeborenen Mißbildung auf beiden Seiten die Ductus deferentes.

Die Bildung der Spermien erfolgt im normal funktionierenden Hoden fortlaufend und unabhängig von der peripheren Nachfrage. Die kontinuierliche Produktion der Samenfäden ist exakt durch histologische Zustandsbilder der gewundenen Hodenkanälchen zu erkennen, die stets nebeneinander Spermatogonien, Spermatocyten, Spermatiden und morphologisch ausgereifte Hodenspermien enthalten (s. auch Kapitel „Anatomie").

Morphologisch zeigt ein großer Teil der Hodenspermien keine Unterschiede im Vergleich zu Nebenhoden- oder Ejaculatspermien (BELONOSCHKIN, DOEPFMER, GRANZOW, REDENZ). Nach MEVES und RETZIUS zeigten sich bei Hodenspermien in gehäuftem Maße vergrößerte Köpfe. Diese Befunde konnten bei menschlichen Hodenspermien von uns bestätigt werden. Bei elektronenoptischen Aufnahmen im Aufsichtsbild und bei Aufnahmen von Dünnschnitten der Spermienköpfe waren anscheinend bei 30% der untersuchten Hodenspermien keine Unterschiede gegenüber Ejaculatspermien erkennbar. BRETSCHNEIDER wies elektronenoptisch vereinzelte strukturelle Unterschiede zwischen Hoden- und Nebenhodenspermien des Stieres nach.

Untersuchungen über die Zahl, Motilität und Morphologie der Hodenspermien liegen nur vereinzelt vor (DOEPFMER). Aus dem Hodenparenchym konnte eine größere Ausbeute an Spermien (0,9—3,9 Mill. in cm^3) durch Excision eines Keilstücks ($^1/_4$ Hoden) und einer anschließenden Ausschwemmung der verkleinerten Parenchymstücke erreicht werden (GROSSE-SEGERATH).

Die *Motilität* der Spermien nimmt auf dem Wege vom Hoden zum Nebenhodenschwanz zu. Sie ist daher abhängig vom Ort der Spermienentnahme im Hoden oder dem jeweiligen Abschnitt des Nebenhodens.

Hodenspermien bewegen sich nur sehr träge und für eine kurze Dauer (BELONOSCHKIN, GRANZOW, KNAUS, VON LANZ, REDENZ, YOUNG). DOEPFMER und FREIHOFF wiesen bei menschlichen Hodenspermien bei Ausschwemmung mit Baker- oder Locke- oder Ringer-Lösung eine mäßig gute Quantität, jedoch eine sehr schlechte Qualität der Bewegung nach. Die Qualität der Bewegung konnte auch bei Hodenspermien durch entsprechende Lösungen wesentlich verbessert werden (REDENZ, DOEPFMER).

Die Frage der Eigenbewegung der Hodenspermien in den Hodengängen ist noch nicht endgültig geklärt. Der Transport der Hodenspermien durch die Tubuli seminiferi und Tubuli contorti der Hoden erfolgt durch die vis a tergo, den Sekretstrom, die Motorik des Flimmerepithels (BELONOSCHKIN) und den elastischen Widerstand des Hodenbindegewebes gegenüber dem Binnendruck. VON LANZ, REDENZ, ROEMMELE und WALKER sehen jedoch auch in der Eigenbewegung der Hodenspermien ein wesentliches Moment des Transports. Die Flimmerbewegung des Epithels in den Hodentubuli soll nämlich der aktiven Spermienwanderung entgegengerichtet sein und somit kein transportförderndes Hilfsmittel darstellen. Dadurch soll auch die Hodenflüssigkeit behindert werden, in den Nebenhodengang abzuströmen, so daß die verschieden zusammengesetzten Sekrete des Hodens und Nebenhodens nicht vermischt werden können. REDENZ erklärt durch Eigenbewegung auch das Auftreten der sog. Strömungsfiguren (regelmäßige, wirbelartige Anordnung der Spermien in histologischen Schnitten des Hodens und Nebenhodens) im Bullensperma, während nach ROLSHOVEN diese Strömungsfiguren durch den Sekretstrom ausgelöst werden können. Die

Spermien in den Hodenkanälchen sind in einer Flüssigkeit suspendiert, die sowohl im Hinblick auf die Wasserstoffionenkonzentration mit einem p_H-Wert von 7,19—7,39 als auch auf die Pufferkapazität dem Blut ähnlich ist.

c) *Die Nebenhodenspermien.* Die Dauer der Nebenhodenpassage der menschlichen Spermien gibt CHANG mit 14 Tagen an. Die normale Tätigkeit des Nebenhodens hängt von der normalen endokrinen Funktion des Hodens ab. Der Nebenhoden hat zwei wesentliche Aufgaben:

1. Die Absonderung von Sekreten, 2. die Speicherung von Spermien in dem Nebenhodenschwanz.

Während REDENZ und VON LANZ als Hauptfunktion den durch die physikalisch-chemisch exogene Wirkung der Sekrete des Nebenhodens erzielten Reifungsprozeß der Spermien ansehen, nimmt YOUNG eine mehr endogene, nicht durch Sekrete bewirkte Weiterentwicklung der noch unreifen, aus dem Hoden passiv weiterbeförderten Spermien an. Dabei sollen die Spermien aus dem für diese Reifung günstigen elektrolytreichen Sekret des Nebenhodenkopfs und Nebenhodenkörpers in das drosselnde, relativ eiweißarme und elektrolytarme des Nebenhodenschwanzes gelangen. Beide Theorien wurden durch Tierversuche gestützt, doch konnte keine dieser Auffassungen mit Sicherheit bewiesen werden.

Nach KIMMIG erfahren die Spermien im Nebenhoden eine Reifung, die vor allem den Bewegungsapparat betrifft. Nach VON LANZ sollen sich bei der Reifung die chemisch-physikalischen Eigenschaften des Nebenhodensekrets auf das Protoplasma der Samenfäden übertragen. Die Protoplasmakolloide sollen dadurch eine größere Pufferkapazität erhalten und auf diese Weise widerstandsfähiger gegen äußere Einflüsse werden. Nach BELONOSCHKIN, REDENZ, OPPENHEIM und LÖW soll das Nebenhodensekret in innige Beziehung zu den Spermien treten und diese mit einer Eiweißhülle überziehen, die schutzkolloidale Eigenschaften besitzt.

Die vom Hodenepithel losgelösten, mit einer potentiellen Bewegungsenergie von bestimmtem Ausmaß aufgeladenen Spermien werden nach Durchwanderung des Nebenhodenkopfes und Nebenhodenkörpers und dabei erfolgender Reifung im Nebenhodenschwanz gespeichert. Dort befinden sich die bereits mit maximaler Bewegungsfähigkeit ausgestatteten Spermien im Zustand der absoluten Ruhe (Anabiose), so daß die den Spermien innewohnende, begrenzte Bewegungsenergie erhalten wird. Durch die Hemmung der potentiellen Bewegungs- und Befruchtungsenergie können die Spermien im Nebenhodenschweif Wochen und Monate befruchtungsfähig bleiben (KNAUS). Die Ruhigstellung (Anabiose) der Spermien im Nebenhodenschweif wird durch die Dichte der Spermien, die Weite des Lumens die besondere Gefäßversorgung, die niedrige O_2-Spannung (ROTHSCHILD), den großen CO_2-Überschuß (REDENZ, ANDERSON) und das hochviscöse elektrolytarme Sekret mit einem p_H-Wert von 5,6—6,6 (REDENZ) aufrechterhalten. Im Gegensatz zu dem dem Blute ähnlichen p_H-Wert von 7,19—7,39 der Hodenflüssigkeit findet sich in der Nebenhodenschwanzflüssigkeit ein deutlich saurer p_H-Wert.

Nach GÖTZE und IWANOW konnten ebenso wie mit Hodenspermien auch mit Nebenhodenkopf- und Körperspermien in Tierversuchen Befruchtungen erzielt werden. KNAUS konnte hingegen bei Kaninchen mit Nebenhodenkopfspermien selbst bei monatelanger Stauung im Nebenhodenkopf nach Durchtrennung des Nebenhodenkörpers keine Befruchtung erreichen.

Ebenso wie die Mehrzahl der Hodenspermien weisen Nebenhodenkopf- und in abnehmendem Maße auch Nebenhodenkörperspermien Protoplasmatropfen auf.

Morphologisch unterscheiden sich Nebenhodenspermien der verschiedenen Abschnitte nicht von Ejaculatspermien. Die Zahl der nach Incisionen im Bereiche des Nebenhodenkopfes oder Nebenhodenkörpers gewinnbaren Spermien ist sehr gering.

Durch Vorbehandlung mit entsprechenden Suspensionen können Nebenhodenkörperspermien annähernd die gleiche Quantität und Qualität der Motilität wie Ejaculatspermien erreichen.

In Tierversuchen fand sich mit Ausschwemmungen von Nebenhodenschwanzspermien eine gleich hohe Befruchtungsquote wie mit Ejaculatspermien (KNAUS, LARDY, GHOSH und PLAUT, YOUNG und SIMEONE, HAMMOND und ASDELL). Die Sekrete der akzessorischen Geschlechtsdrüsen sind auf Grund dieser Versuche für das Zustandekommen einer Befruchtung nicht erforderlich. Sie können durch entsprechende Suspensionen ersetzt werden. Aus dem Nebenhodenschwanz konnten durch vorherige Incisionen und anschließendes Auspressen dieses Organs Spermienzahlen bis zu 20 Mill. in 0,1 cm³ gewonnen werden. Die Quantität und Qualität der Motilität der Nebenhodenschwanzspermien unterschied sich nicht von der der Ejaculatspermien (DOEPFMER). Protoplasmatropfen weisen Nebenhodenschwanzspermien noch in 2—8% der untersuchten Spermien auf. Diese Prozentzahl hängt jedoch weitgehend von der Zeitdauer einer vorausgegangenen Ejaculation (sexuellen Karenz) oder Pollution ab.

d) *Abbau der nicht ejaculierten Spermien.* Sofern ein Verschluß der samenabführenden Wege caudal von den Ductuli efferentes lokalisiert ist, erfolgt keine Tubulusatrophie (YOUNG, RICHTER, DOEPFMER). In Abhängigkeit von der Lokalisation eines Verschlusses oder einer Undurchgängigkeit bildet sich nach NEMILOFF ein Gleichgewicht zwischen der Menge der gebildeten Spermien und den Erscheinungen der Spermiophagie. Das dynamische System der Keimdrüsen paßt sich dem neuen Umstand in der Weise an, daß die frühere Intensität der Spermiogenese möglicherweise bei starker Ausdehnung des Ductus epididymis und des Rete testis beibehalten wird und nur die Spermiophagie und die Resorption verstärkt werden. Die sog. Spermiophagen sollen in wechselnder Zahl auch schon innerhalb der Reteräume nachweisbar sein.

Bei normaler Durchgängigkeit wandert nur ein Teil der Spermien aus dem Nebenhodenschwanz in die samenabführenden Wege ab. Dafür spricht der regelmäßige Nachweis von allerdings nur vereinzelten Spermien in den Bläschendrüsen- und Prostataexpressaten von Männern ohne Ejaculationen und Pollutionen. Der Hauptteil der Spermien dürfte jedoch bei fehlenden Ejaculationen und Pollutionen im Nebenhodenschwanz abgebaut werden. Der Nebenhoden stellt als eine entwicklungsgeschichtliche Parallele zur Niere nicht nur ein Sekretions- sondern auch ein Resorptionsorgan dar. Ebenso wie die Spermiophagen bei Verschlüssen bereits im Rete testis vorhanden sein können, finden sich auch bei fehlendem Abfluß in allen Nebenhodenabschnitten zahlreiche, vereinzelt große Spermiophagen.

Inwieweit die Bläschendrüsen die abwandernden Spermien infolge der abdominalen Lage abbauen und resorbieren (STIEVE, KNAUS), ist nicht bekannt.

γ) Motilität der Spermien

Die Geschichte der Erforschung der Motilität der menschlichen Spermien wurde von SILLO aufgezeigt.

Unter den verschiedenen Erscheinungsformen der biologischen Bewegung nimmt die Bewegung der Spermien eine Sonderstellung ein. Sie stellt weder eine obligate Lebensäußerung der Zelle, noch eine von der Zelle selbst gesteuerte intermittierende Leistung, noch einen unmittelbaren Ausdruck der Befruchtungsfähigkeit dar. Der einmalige, zeitlich kurz bemessene Geschehensablauf der

Spermienbewegung ist weitgehend durch die chemisch-physikalische Zusammensetzung des Milieus bestimmt.

Nach REDENZ sollte bei der Beurteilung der Spermienmotilität zwischen Bewegung und Beweglichkeit unterschieden werden. Unter *Beweglichkeit* versteht man die den Samenzellen schon im Hoden eigene, an die Gegenwart des Achsenfadens gebundene Fähigkeit zur Bewegung. Die eigentliche, manifeste *Bewegung* (Motilität) hängt von dem augenblicklichen oder vorher vorhandenen Milieu der Spermien und seinen Bedingungen wie besonderer Ionengehalt und quantitatives Ionenverhältnis, Wasserstoffionenkonzentration, Temperatur oder Zusammensetzung der sog. ,,Nährsubstanzen" ab.

Spermien können sich bewegen, sich in Ruhe befinden oder abgestorben sein.

Das wesentlichste Charakteristicum der normalen Fortbewegung ist das konstante, aggressive, schnelle, schwärmende, nicht seitlich abweichende Fortschreiten.

Bei Untersuchungen über die Motilität der menschlichen Spermien beobachtete SILLO eine vorübergehende, zeitlich unterschiedliche Akinese, der eine neue Kontraktion folgte. Stieß ein Samenfaden auf ein Hindernis, wie z. B. auf ein Sperminkristall, so zog sich der Samenfadenkörper zusammen. Dadurch entfernte sich das Spermium ein wenig von dem Hindernis und versuchte durch erneute Ausdehnung das Hindernis zu rammen (Stierbewegung). Dieser Vorgang wiederholte sich so lange, bis entweder das Spermium das Hindernis beseitigte oder die Bewegungsenergie sich erschöpfte. Bei Einklemmungen wurden mit dem Kopf und dem Hals Pendelbewegungen vorgenommen, um das Hindernis zu überwinden. Bei Fixierungen des Kopf- und Schwanzendes führte das Zwischenstück vibrierende Bewegungen aus. Bei Belastungen des Schwanzes waren die Bewegungen langsamer, die Progressivität und die Bewegungsrichtung jedoch nicht verändert. Bei Belastungen des Kopfes war die Bewegungsrichtung ebenfalls nicht eingeschränkt (SILLO).

Für jede Beurteilung der Motilität ist streng zwischen den beiden folgenden Kriterien zu unterscheiden:

1. Die Quantität (Prozentzahl der sich bewegenden Spermien).
2. Die Qualität (Intensität der sich bewegenden Spermien oder die Schnelligkeit der Vorwärtsbewegung).

Die Angaben über die Zahl der sich bewegenden Spermien vermitteln nur eine unzureichende Aussage.

1. *Methoden zur routinemäßigen Bestimmung der Motilität.*

a) Quantität. Für diese Untersuchung wird in den zum Auszählen der Blutkörperchen üblichen Zählkammern mit Hilfe der Leukocyten-Mischpipette die Gesamtzahl im Kubikzentimeter errechnet und dann die Zahl der unbeweglichen Spermien nach Verdünnung mit Ringer-Lösung oder 5%iger Glukose-Ringer-Lösung (MOENCH) im Kubikzentimeter festgestellt. Die Zahl der sich bewegenden Spermien wird dann durch Subtraktion der Unbeweglichen von der Gesamtzahl bestimmt. Die Quantität der Motilität errechnet sich aus dem Hundertsatz der sich bewegenden Spermien.

b) Qualität. Für die Qualität der Motilität schlägt JOËL die Begriffe Hyper-, Normo- und Hypokinese vor.

Von JOËL wurde für die Bewegungsqualität ein Zahlenschema von 0 bis 5 mit folgender Einteilung angegeben:

0 keine Bewegung;
1 träge Pendelbewegung;
2 rasche Pendelbewegung an Ort und Stelle;
3 träge, größtenteils noch progressive Bewegung;
4 rasche, progressive Bewegung;
5 sehr rasche, progressive Bewegung.

MacLeod und Gold teilen die Qualitätsbezeichnungen der Spermien in ein Zahlenschema von 1 bis 4 ein.

Eine auch für sehr geringgradige Bewegungsintensitäten brauchbare Einteilung (z. B. zur Klassifizierung von Hoden- und Nebenhodenspermien) wurde von uns vorgenommen:

0 keine Bewegung;
1 periodische, ruckartige, ganz geringgradige, oscillatorische Bewegung des Schwanzes;
2 stetige, oscillatorische Bewegung;
3 starke oscillatorische Bewegung des Schwanzes;
4 kräftige Schwanzbewegung, aber keine Vorwärtsbewegung;
5 kräftige Schwanzbewegung mit zeitweilig träger Vorwärtsbewegung und einseitigen Schwanzschlägen;
6 langsame, z. T. kreisförmige und irrende Vorwärtsbewegung bei meist einseitigen Schwanzschlägen;
7 langsame, aber konstante, gerade Vorwärtsbewegung;
8 lebhafte Vorwärtsbewegung ohne seitliche Abbiegung des Schwanzes;
9 sehr lebhafte, gradlinige Vorwärtsbewegung ohne Pendeln des Kopfes;
10 sehr lebhafte, gradlinige, flitzende, pfeilartige, aggressive Bewegung.

Für den Praxisgebrauch haben sich uns folgende Qualitätsbezeichnungen als ausreichend erwiesen:

Schlecht; mäßig; ausreichend; gut; ausgezeichnet.

Alle diese Beurteilungen beruhen auf subjektiven Feststellungen. Die Schwierigkeit der Beurteilungen besteht darin, daß in einem Ejakulat oft gleichzeitig alle Qualitätsstufen nebeneinander vorhanden sein können und nur ganz vereinzelte Spermien eine „gute" oder „ausgezeichnete" Qualität erkennen lassen können. Auch können sich einige Spermien nach vorübergehender Ruhe (nach sog. Erholungspausen) oder durch Anstoßen an andere Spermien oder durch Milieuänderung wieder intensiv bewegen. Bei Spermienzahlen über 250 Mill. Spermien im Kubikzentimeter kann die Qualität als „mäßig" oder ausreichend erscheinen, während sie bei Verdünnungen „gut" oder „ausgezeichnet" zu bewerten ist.

c) Geschwindigkeit. Als exakte Methode zur Messung der Qualität hat Farris in Anlehnung an Jackson und Harvey die Ablesung der Zeitdauer mit Hilfe der Stoppuhr angegeben. Bei diesem Verfahren wird die Zeit festgestellt, in der ein Spermium $1/20$ mm in der Zählkammer durchquert. Für die verschiedenen Bewegungsintensitäten fand Farris folgende Zeiten: Schnell sich vorwärtsbewegend: 0,7—0,9 sec, normal sich vorwärtsbewegend: 1,0—1,9 sec, träge sich bewegend: 2,0 und mehr sec.

Diese Werte entsprechen einer Geschwindigkeit pro min. von ungefähr 4 mm bei schnell sich vorwärtsbewegenden und von 3 mm bei langsam sich vorwärtsbewegenden Spermien. Nach Stieve bewegt sich ein normales Spermium 5 bis 35 mm in der Minute.

Neben der „Zählkammermethode" wurde von Sillo die sog. „Linien-Methode" angegeben. Bei diesem Verfahren wird in das Ocular ein Gläschen eingelegt, in das eine $1/2$ cm lange Linie eingraviert ist. Ausgezählt werden die Spermien, die sich vom Rande des Gläschens der eingravierten Linie in gerader Richtung nähern. Mit einer Stoppuhr wird die Zeit abgelesen, die das Spermium von einem bis zum anderen Ende der Linie benötigt. Das Glas und die Linie können bei Drehung des Oculars in verschiedene Richtungen eingestellt werden. Ohne Zurückstellung der Stoppuhr wird die Geschwindigkeit von 20 diese Linie durchschreitenden Samenfäden in 3 Nativpräparaten aus einem gut durchschüttelten, verflüssigten Ejaculat gemessen.

Durchschnittswerte für $1/2$ cm von 60 Samenfäden betragen 10—14 sec. Werte unter 10 sec sprechen für eine Hyperkinesis, Werte über 15 sec für eine Hypokinesis.

BOTELLA-LLUSIA sieht die Intensität (Qualität) der Motilität der menschlichen Spermien als Index für die Chance der Fertilität an. Er beschrieb eine Methode zur exakten Messung der Spermiengeschwindigkeit.

d) *Dauer.* Mit diesem Verfahren wird in der Samenflüssigkeit die Quantität der Bewegung in Zeitabständen von mehreren Stunden bis zum Aufhören jeder Bewegung bestimmt. Diese Methode hat nach MOENCH, MACLEOD und GOLD für die Diagnose nur eine begrenzte Bedeutung, da sich die Samenflüssigkeit von Stunde zu Stunde ändert. Nach den Untersuchungen von MACLEOD und GOLD steigt der p_H-Wert bei starken individuellen Schwankungen von normal 7,1—7,3 auf alkalische Werte zwischen einem p_H-Wert von 8—9 innerhalb von 3—4 Stunden nach der Ejaculation an. Ferner verändert sich das Milieu durch das Mikrobenwachstum im Ejaculat, das sich auf die Motilität der Spermien in der Regel im hemmenden Sinne, in seltenen Fällen jedoch auch im fördernden Sinne auswirken kann.

Die Bewegungsdauer der Spermien hängt in erster Linie von der chemischen Zusammensetzung des Milieus und der Umwelttemperatur ab.

Die *Durchschnittsdauer* der Motilität beträgt bei Zimmertemperatur von 19—22° im Ejaculat etwa 30—80 Std.

Eine lange Überlebensdauer — nach eigenen Untersuchungen bis zu 10 Tagen im unverdünnten Ejaculat bei einer Temperatur von $+4°$ C — kann möglicherweise ein Zeichen für eine besondere Widerstandskraft der Spermien gegen äußere Einflüsse darstellen. Ob eine lange Lebensdauer mit einer besseren Befruchtungsfähigkeit des Spermiums einhergeht, ist nicht bewiesen.

Wegen der Ruhestadien der Spermien, der schnellen Änderung des p_H-Wertes des Samens nach der Ejaculation, des Wachstums von Mikroben, der Milchsäurebildung, besonders auch wegen der sehr verschiedenartigen Bedingungen im weiblichen Genitale lassen sich aus der Bewegungsdauer keine sicheren Schlüsse für den Grad der Befruchtungsfähigkeit ziehen.

e) *Verdünnung.* Bei dieser Methode wird bei Verdünnungen des Ejaculats mit isotonischer Kochsalzlösung im Verhältnis 1:10, 1:100, 1:1000 und 1:10000 festgestellt, in welchem Röhrchen erstmals die sog. „Verdünnungslähmung" auftritt. Dieses Verfahren hat besonders in der Veterinär-Medizin bei der Bewertung von Bullenspermien praktische Bedeutung erlangt (GÖTZE, EMMENS und SWYER). Eine Verdünnung des menschlichen Samens im Verhältnis 1:10 schädigt offenbar die Motilität nicht, sie kann sogar nach JOËL bei Zusatz einer isotonischen Kochsalzlösung günstig beeinflußt werden. Bei Verdünnungen von 1:15 soll nach BELONOSCHKIN bereits eine Beweglichkeitsabnahme zu beobachten sein.

Bei den Verdünnungsversuchen soll gleichzeitig die Widerstandskraft *(Resistenz)* der Spermien geprüft werden.

Für diese sog. *Resistenzprüfung* wurden neben den Verdünnungen mit physiologischer Kochsalzlösung im Verhältnis von 1:10, 1:100 usw. auch Zusätze von verschiedenen Säuren und Laugen sowie die Exposition verschiedener Wärme- und Kältegrade (Kälteschock) vorgeschlagen.

f) Wiederbelebung. Bei einer Akinese der Spermien wurden zur sog. Wiederbelebung unter anderem Baker-, Joël-, Ringer- und Locke-Lösung vorgeschlagen (siehe Abschnitt Spermiensuspensionen). Diese sog. Wiederbelebungsversuche haben weder für diagnostische noch für forensische Fragen eine wesentliche Bedeutung erlangt.

Von den verschiedenen Methoden zur Bestimmung der Motilität hat sich für die Praxis lediglich die Bestimmung der prozentualen Quantität und der Qualität durchgesetzt.

2. Klinische Bedeutung der Motilität.

Ob die Motilität der Spermien eine Conditio sine qua non für die Befruchtungsfähigkeit darstellt, ist wahrscheinlich, aber bis heute nicht bewiesen. Vereinzelte Beobachtungen machen die Auffassung „ohne Motilität keine Befruchtung" zweifelhaft.

Die Beweglichkeit ist nicht gleichbedeutend mit der Befruchtungsfähigkeit, die lange vor der Bewegungsfähigkeit erlischt (KNAUS, MOENCH, REDENZ). In Tierversuchen konnten HAMMOND und ASDELL durch Unterbindung des Nebenhodens zwischen Nebenhodenkopf und Nebenhodenschwanz nachweisen, daß die Befruchtungsfähigkeit von Nebenhodenschwanzspermien bei Kaninchen nach dem 40. Tag erloschen war, die Motilität jedoch bis zum 60. Tag fortdauerte. Bei gleichen Versuchsbedingungen waren Meerschweinchenspermien 25—30 Tage befruchtungsfähig und 50—59 Tage bewegungsfähig (YOUNG) und Rattenspermien 21 Tage befruchtungsfähig und 42 Tage bewegungsfähig (WHITE). Die Motilität spielt bei folgenden biologischen Vorgängen eine gewisse unterschiedliche, bis heute noch nicht vollständig geklärte Rolle:

1. Möglicherweise beim Durchwandern der Hoden- und Nebenhodengänge.
2. Erschwerung einer vorzeitigen Agglutination oder Nekrobiose bei ungünstigem Milieu.
3. Beim Aufstieg zur Tube unter besonderen Umständen.
4. Zur Unterstützung der Penetration der die Eizelle umgebenden Hüllen.

Die von REDENZ, v. LANZ, ROEMMELE angenommene Eigenbewegung für die Durchwanderung der Spermien durch die Hoden und Nebenhodengänge dürfte keine ausschlaggebende, alleinige Rolle spielen. Wesentlicher für den Transport dürften der Gewebsdruck und die vis a tergo des spermiogenetischen Nachschubs und der Sekrete sein.

Bei einer guten Motilität sind Spermien häufig gegen äußere, milieubedingte Einflüsse widerstandsfähiger. Sie können somit leichter einer Nekrobiose oder Agglutination entgehen. So dürfte eine ausgezeichnete Motilität bei den wenigen glaubhaften Mitteilungen über Konzeptionen nach Samendeponierungen vor der Vagina ausschlaggebend gewesen sein.

Der Aufstieg der Spermien von der Vagina zur Tube erfolgt nicht allein durch die Eigenbewegung der Spermien. Nach HENLE kann sich ein Spermium während einer Minute um das 400fache seiner eigenen Länge fortbewegen. Dies würde bei guter Qualität der Motilität etwa 2—4 mm in der Minute entsprechen. Unter Einbeziehung der notwendigen, durch den Cervixschleim möglicherweise beschleunigten Verflüssigung können Spermien die Tube aus eigener Kraft nach KNAUS in 90—120 min und nach FARRIS in 60 min erreichen.

Beim Menschen und in Tierversuchen wurden jedoch nach einem Coitus Spermien im Uterus und in der Tube wesentlich früher nachgewiesen, als dies bei einer normalen Eigenbewegung der Spermien möglich gewesen wäre. So konnten RUBENSTEIN u. Mitarb. im Uterus einer Patientin innerhalb von 30 min nach dem Coitus Spermien finden.

Nach JOËL und POLLAK erreichen Spermien nicht nur aktiv, sondern auch passiv durch Kontraktionen der Uterusmuskulatur und durch eine Saugbewegung der Tuben beim Orgasmus der Frau die Tube. Bei einer Eupareunie erreichen somit bewegliche *und* unbewegliche Samenfäden die Tube, in der möglicherweise in Ruhe befindliche Spermien durch das günstige Milieu sich wieder bewegen können.

Nach den Untersuchungen von VANDENMARK und HAYS erreichen bei Kühen Spermien die Tube bei natürlicher Kopulation und nach künstlicher Besamung in weniger als 2—4 min. In einer so kurzen Zeit ist ein Hochwandern der Spermien aus eigener Kraft selbst bei einer ausgezeichneten Qualität der Bewegung nicht möglich. Auch wurden in den Eileitern bei künstlicher Besamung unbewegliche Spermien nach dieser kurzen Zeit festgestellt. Für den Schnelltransport sind also nicht die Eigenbeweglichkeit der Spermien, sondern Kontraktionen des Uterus und andere noch unbekannte Faktoren verantwortlich zu machen. Nach diesen Autoren können durch Massage der Vulva, Manipulationen an der Cervix und besonders durch die bei der künstlichen Besamung gesetzten Reize Kontraktionen des Uterus ausgelöst werden, wie sie auch bei der natürlichen Kopulation durch die Ejaculation entstehen.

Eine gute Qualität der Motilität der Spermien kann für eine Konzeption dann notwendig sein, wenn das Cervixmilieu pathologisch verändert ist (ANTOINE, HARTMANN).

Die wichtigste Aufgabe der Motilität der Spermien wird von BISHOP und AUSTIN in der Durchstoßung der die Eizelle umgebenden Hüllen gesehen. Für diese beim Menschen nicht bewiesene Hypothese sprechen viele aus Tierversuchen bekannte Tatsachen.

JOËL und POLLAK halten auch eine Befruchtung durch unbewegliche Spermien für möglich, da sich die Eizelle auch durch ihre Fermentaktivität an der Vereinigung zwischen Ei und Spermien beteiligen soll. Eine in Tierversuchen nachgewiesene Chemotaxis (WALLENFELS) zwischen Ei und Spermien ist beim Menschen nicht nachgewiesen.

α) *Sog. Normal- und Durchschnittswerte der Motilität.* In einem normalen Ejaculat finden sich für die Qualität und Quantität der Motilität folgende Durchschnittswerte: Quantität 65—95%, untere Grenzwerte der Norm 40%, Qualität gut, unterer Grenzwert der Norm ausreichend (mäßig).

Nach den Untersuchungen von MACLEOD und GOLD an 732 fertilen Männern betrug die *Quantität* der Spermien innerhalb der ersten 3 Std. nach der Ejaculation 58%.

FALK und KAUFMAN ermittelten bei 100 fertilen Männern einen Durchschnittswert von 61%, MEAKER 80—95%, POLLAK und JOËL 80%, MAY 80%, DOEPFMER 77%. Nach HAMMEN sind bis 40% unbewegliche Spermien als normal zu bezeichnen.

Für die Beurteilung der Spermien setzte FARRIS die Zahl und die Bewegung in eine Beziehung. FARRIS fand als untere Grenze der sog. ,,absoluten Motilität'' (= Zahl der sich bewegenden Spermien im cm^3 × Ejaculatvolumen) die Zahl von 80 Mill. Spermien im gesamten Ejaculat. Bei einer niedrigeren Zahl als 80 Mill. sich gut bewegender Spermien waren von 239 untersuchten Männern nur 3% zeugungsfähig. MACLEOD und GOLD erkennen die von FARRIS ermittelte Zahl der sog. ,,absoluten Motilität'' nicht an, da 30% ihrer untersuchten fertilen Männer weniger als 80 Mill. sich gut bewegender Spermien aufwiesen.

MOENCH mißt der Motilität der Spermien unter Hinweis auf die häufige temporäre Akinese keine wichtige Bedeutung bei.

Die *Qualität* der Bewegung ist ein sehr wesentlicher — vielleicht der ausschlaggebendste — Faktor für das Zustandekommen einer Konzeption. Die Qualität ist sicher wichtiger als die Quantität. MacLeod und Gold fanden bei dem Einteilungsschema nach 4 Intensitätsgraden bei einer Qualität unter 2 nur selten eine Zeugungsfähigkeit. In einem normalen Ejaculat geht eine gute Qualität mit einer guten Quantität der Bewegung einher.

β) Pathologisch veränderte Motilität. Die normale Motilität ist von aggressiver Art und hält die Spermien in schwärmender Bewegung. Bei pathologischen Veränderungen ist die Bewegung ausgesprochen träge, kraftlos, torkelnd, schnüffelnd. Ein Abweichen der Spermien von der gradlinigen Richtung ist stets als pathologisch zu bezeichnen.

Bei den Bewegungsäußerungen sind die Einzelbewegung, die Rheotaxis und die krankhafte Bewegung zu unterscheiden. Die Einzelbewegung erfolgt durch Rechts- und Linksdrehungen um die eigene Achse und durch Schwanzausschläge, deren Impulse vom Zwischenstück ausgehen und über den Achsenfaden ablaufen. Unter Rheotaxis versteht man das Streben der Spermien, gegen den Flüssigkeitsstrom zu schwimmen. Bei Überalterung oder krankhafter Veränderung geht häufig die gradlinige Vorwärtsbewegung verloren. Im Gegensatz zum menschlichen Ejaculat weisen die Spermien im Bullenejaculat noch eine sog. Massenbewegung (Strombewegung) auf. Diese Bewegung wird durch das Zusammenspiel von schneller Vorwärtsbewegung und besonderer elektrischer Ladung der einzelnen Spermien hervorgerufen.

Normale Spermien befinden sich in dauernder Rotation und drehen sich zu 80% nach rechts. Deformierte Spermien vermögen sich häufig nicht in rotierender Weise fortzubewegen. Zu beachten ist jedoch, daß sich auch stark deformierte und selbst nur aus Schwanz und Mittelstück bestehende Spermienreste ebenso intensiv wie normale bewegen können. Über die Ursachen der Störungen der Motilität ist noch wenig bekannt. Eine pathologisch veränderte Motilität kann auf folgende Faktoren zurückzuführen sein: 1. Tubulusschäden, 2. Störungen der Sekretion im Nebenhodenkörper und -kopf, 3. Schäden im Nebenhodenschwanz, 4. pathologische Zusammensetzungen der Sekrete der akzessorischen Geschlechtsdrüsen, 5. Wärmeschäden, z. B. bei Varicocelen oder bei exogener Wärmeeinwirkung.

Hodenspermien weisen eine den Ejaculatspermien ähnliche Quantität, jedoch eine schlechte Qualität auf. Bei normaler Quantität und herabgesetzter Qualität muß in erster Linie an eine Speicherungs- bzw. Reifungsstörung und in zweiter Linie erst an eine Milieuschädigung durch die Sekrete der akzessorischen Geschlechtsdrüsen gedacht werden. In beiden Fällen kann ursächlich eine endokrine Unterfunktion vorliegen, da die normale Tätigkeit des Nebenhodens und der akzessorischen Geschlechtsdrüsen von der Funktion der Leydig-Zellen abhängt.

Motilitätsstörungen als Folge von Tubulusschäden sind an der gleichzeitigen Vermehrung der Zellen der Samenreifungsreihe zu erkennen. Die Vermehrung von Protoplasmatropfen bei herabgesetzter Motilität weist auf eine Nebenhodenstörung hin, die gegebenenfalls durch eine Hypersekretion im Nebenhoden ausgelöst sein kann. Weiterhin kann die Quantität und Qualität der Motilität durch eine zu geringe Samenmenge und/oder durch eine Polyspermie bedingt sein.

Eine Nekrospermie, bei der alle Spermien abgestorben sind, kann nur durch gleichzeitige Anstellung des Vitalitätstests diagnostiziert werden. Eine Nekrospermie ist sehr selten, sie kommt nur bei hochgradigen Spermiogenesehemmungen vor. Bei normaler oder verminderter Spermienzahl ist bei einer Nekrospermie an eine Schädigung im Nebenhodenschwanz oder auch an exogene Schäden (siehe Kapitel „Forensische Begutachtung") durch Zusatz von spermiociden Stoffen zu denken.

3. Physiologische Eigentümlichkeiten der Motilität.

a) Bewegungsenergie. Jede Bewegung von Mensch und Tier sowie auch der Samenzellen beruht auf der Fähigkeit, potentielle chemische Energie in mechanische zu verwandeln und freizusetzen. Diese Energieumwandlung ist durch besondere Eigenschaften protoplasmatischer Strukturen — sich reversibel kontrahieren zu können — bedingt.

Die biologische Contractilität ist der Ausdruck eines von komplexen chemophysikalischen Einflüssen gesteuerten Packungseffektes organischer Moleküle und Molekülaggregate, die aus einer längsorientierten Form in eine kompliziertere Faltung übergehen (ASTBURY, FREIHOFF). Die allgemeinen Grundprinzipien der Energieumwandlung dürften bei Spermien bis zu einem gewissen Grade ähnlich wie bei Muskeln sein (HÖBER).

Nach FLECKENSTEIN wird die Contractilität bei Muskeln durch die unter exogener Erregung schwankende elektrische Ladung der Grenzflächen und Membranen hervorgerufen, die von einem ionalen Energiespeicher, der sog. Kaliumbatterie, direkt gespeist wird. Dieser Energiespeicher soll wiederum durch den sog. Adenosin-Triphosphat-Speicher aufgefüllt werden, womit die Verbindung zum energieliefernden Stoffwechsel hergestellt ist.

Der Initialimpuls für die Kontraktion des Spermiums geht nach PETERS und REDENZ vom Zwischenstück aus. Nach Zertrümmerung von Spermien durch Verreiben mit Glasstaub ist das isolierte Zwischenstück noch in der Lage, wurmartige Bewegungen auszuführen. Das Zwischenstück, die eigentliche Kraftzentrale der Spermien, und der Schwanz können nach Abtrennung des Kopfes unter bestimmten Voraussetzungen ihre volle Beweglichkeit behalten.

BRADFIELD sieht in den 9 Fibrillen des äußeren Ringes die hauptsächlichen contractilen Elemente, die nach Lage und Größe zu Längskontraktionen befähigt sind. Die spiralige Plasmahülle und die interfibrilläre Grundsubstanz stellen zusammen wahrscheinlich das Skelet dar, von dem die contractilen Elemente entspringen. Die Fibrillen des inneren Ringes dürften wahrscheinlich die Bewegungsimpulse nach peripherwärts leiten. Sie entstehen rhythmisch im Halsteil und müssen koordiniert in die äußeren Fibrillen geleitet werden.

Die Mitochondrien dürften Enzymsysteme darstellen und bei der Synthese phosphathaltiger Energiespender von Bedeutung sein.

b) Stoffwechsel. Die für die Bewegung der Spermien notwendige Energie wird in erster Linie durch das glykolytische System, durch das Fructose zur Milchsäure abgebaut wird, und das Cytochrom-Oxydase-System geliefert. Dieser Prozeß kann sowohl unter aeroben als auch unter anaeroben Bedingungen ablaufen. Die Bewegung der Spermien läßt sich in isotonischer Glucose-Phosphat-Lösung auch bei einer Blockade der Atmung durch Cyanid-Inhibitoren aufrechterhalten (IWANOW). Spermien in Stickstoffoxyd und Helium sowie in reinem Sauerstoff bewegten sich unverändert. Der Zusatz von Kohlendioxyd entfaltete innerhalb weniger Minuten eine stark toxische Wirkung. Ersetzte man das Kohlendioxyd durch Stickstoff, Luft oder Sauerstoff, bewegten sich die Spermien wieder (SHETTLES).

Nach MANN ist die Fructose und möglicherweise auch die Citronensäure im menschlichen Ejakulat als ein wesentlicher Energiespender für die Aktivität der Spermien zu betrachten.

Zwischen dem glykolytischen und dem Atmungsstoffwechsel der Spermien besteht in der Energiequelle ein wesentlicher Unterschied. Bei den glykolytischen Vorgängen wird die Energiequelle aus der im Samenplasma vorhandenen Fructose genommen, der Atmungsstoffwechsel hingegen vollzieht sich in einem endogenen Prozeß, wobei das Spermium auf körpereigene Stoffe (Eiweiß und Lipoide) unter Sauerstoffzutritt zurückgreift. Wenn keine Nährsubstanzen in der Suspension vorhanden sind, können Spermien noch Sauerstoff verwenden und ihre Beweglichkeit für lange Zeit beibehalten. In diesen Fällen wird bei der direkten Verbrennung intracellulären Materials die Energie der Spermien aus einer Oxydation ihrer Phospholipide und nicht von Kohlenhydraten gewonnen (LARDY und PHILLIPS). Durch Oxydation der Phospholipid-Vorräte, eines charakteristischen Bestandteils der Mitochondrien, wird die Bewegung eingeleitet und durch die Aufnahme von anorganischen Phosphaten und die Bildung eines leicht hydrolisierbaren, möglicherweise mit dem Adenosintriphosphat identischen Ester unterhalten. Der hohe Gehalt an Adenosintriphosphat im Ejaculat spricht dafür, daß diese Substanz auch für die Spermien ein unmittelbarer Energiespender ist. Die für die Resynthese von Adenosintriphosphat notwendige Energie wird durch die bekannten glykolytischen Prozesse geliefert (MANN). Vermutlich befinden sich alle an der Energielieferung beteiligten Fermente in den Mitochondrien. Die glykolytischen Enzyme gehören hingegen dem Cytoplasma an und kommen gleichmäßig über die ganze Zelle verteilt vor. Der glykolytische Stoffwechsel liefert auch unter anaeroben Bedingungen Energie, ist jedoch viel weniger ergiebig als die oxydativen Vorgänge (BISHOP und AUSTIN).

Die bei der Fructolyse entstehende Milchsäure ist spermienfeindlich. Nach EIBL soll der Spermientod nicht durch Erschöpfung der Zuckervorräte des Plasmas auftreten, sondern die bereits vorher entstehende Milchsäureanhäufung dafür verantwortlich sein. Gegen die destruktive Wirkung der Milchsäure wirken im Plasma Puffersubstanzen wie Eiweiß, Citrate, Phosphate und Bicarbonate. Wird der Milchsäureanfall durch Puffersubstanzen ausgeglichen, so können durch Zugabe von Fructose die Spermien länger leben und befruchtungsfähig erhalten werden.

Als Nebenprodukt entsteht beim aeroben Stoffwechsel das starke Zellgift Wasserstoffsuperoxyd, das möglicherweise durch die im Ejaculat vorhandene Ascorbinsäure entgiftet wird. Der Anstieg des p_H-Wertes in den alkalischen Bereich bis zu einem p_H-Wert von 8 bzw. 9 erhöht die Qualität und Quantität der Motilität der Spermien. Die Dauer der Motilität wird jedoch bei diesen p_H-Werten deutlich herabgesetzt.

Die *Spermienatmung* wurde von IWANOW, SHETTLES, GRAY, MACLEOD, GOLDBLATT, ANDERSON, ROTHSCHILD, WINDSTOSSER und REDENZ im Warburg-Apparat untersucht. Im Sperma sind die Stoffwechsel- und Atmungsvorgänge weitgehend von der Zahl, der Quantität und ganz besonders der Qualität der Spermien abhängig. Die Atmung ist wie die Respiration der übrigen Zellen an das Cytochrom-Oxydase-System gebunden. MANN konnte mikrospektroskopisch die ganze Skala der Cytochrome A, B und C sowohl im gesamten Sperma als auch im gewaschenen und zentrifugierten Säugetierejaculat nachweisen. Atmungsfördernde Wirkung üben nicht nur die Fructose, die Glucose, das Lactat, sondern auch verschiedene organische Säuren wie die Brenztraubensäure, Oxalessigsäure, Propion-Butter- und Citronensäure aus.

Zur Erfassung des Spermienstoffwechsels dienen als wichtigste Untersuchungsmethoden:

1. Der Methylenblau-Reduktionstest, 2. die Feststellung des Sauerstoffverbrauches, 3. die Bestimmung des Fructolyseindex.

1. Der Methylenblau-Reduktionstest ist eingehend bei BÖNNER, KAEMMERER und NEUMANN, MANN, JOËL und SØRENSEN dargestellt. Die Spermien besitzen eine Dehydrogenase, mit deren Hilfe Methylenblau entfärbt werden kann. Die Dauer des Reduktionsprozesses von Methylenblau zu Leukomethylenblau, d. h. die Entfärbungszeit kann *ein* Maßstab für die Intensität des Stoffwechsels der Spermien sein. Bei dieser Methode wird festgestellt, nach welcher Zeit in einer bestimmten Menge des Ejaculats der durch den anaeroben Stoffwechsel der Spermien freiwerdende Wasserstoff die Entfärbung herbeiführt. Von einem guten Ergebnis dieses Tests kann nicht ohne weiteres auf eine gute Befruchtungsfähigkeit der Spermien geschlossen werden. Der Reduktionsvorgang ist lediglich an die Wirkung eines Fermentes gebunden. Dieses Ferment übt auch noch bei geschädigten, also nicht mehr als befruchtungsfähig anzusprechenden Spermien seine Wirkung aus. LARDY und PHILLIPS wiesen darauf hin, daß die Dauer der Entfärbung auch noch von anderen Bestandteilen des Spermaliquors, wie von Lactaten und Citraten abhängig sein kann. Bei einer Aspermie ist keine Dehydrierungsaktivität erkennbar. Je größer die Zahl und je besser die Qualität der Motilität ist, desto kürzer gestaltet sich in der Regel die Entfärbungszeit (BÖNNER, HAMMEN, SØRENSEN, MANN).

Außer Methylenblau stehen noch andere Indicatoren wie Thionin (in wäßriger Lösung angesetzt), das Indigotetrasulfonat und das Triphenyltetrazoliumchlorid (TTC) zur Verfügung. Praktische Bedeutung hat nur die Verwendung von Methylenblau und TTC erlangt. Ein derartiger Indicatorfarbstoff ist nur dann brauchbar, wenn er eine geringe Toxicität, eine leichte Reduzierbarkeit und ein deutliches Erkennenlassen des Reduktionseffektes aufweist.

Reagentien. 1. Glucose-Phosphat-Verdünner, 3,0 g Glucose, 0,6 g Na_2HPO_4, 0,2 g NaCl, 0,1 g KH_2PO_3 auf 100 ml mit Aqua destillata auffüllen.

2. 0,025% Methylenblau in Glucose-Phosphat-Verdünner. (Bei dieser Methylenblau-Konzentration kann man einerseits noch brauchbare Ergebnisse erzielen, andererseits die toxischen Effekte des Farbstoffes hinausschieben.)

3. Paraffinum liquidum.

Ausführung. 0,5 ml Ejaculat und 0,5 ml Glucose-Phosphat-Verdünner mit 0,025%igem Methylenblau werden mit Paraffinum liquidum überschichtet, um das Untersuchungsmaterial gegen Sauerstoffeinfluß zu schützen. Die Proben werden in einen Thermostaten bei 40° C gestellt. Dann wird die Zeit bis zur Entfärbung des Methylenblau zu Leukomethylenblau bestimmt. Bei einer Normospermie ist die Lösung nach etwa 1 Std entfärbt.

Mit bloßem Auge ist es in der Regel sehr schwer, den genauen Entfärbungszeitpunkt festzustellen. Vorteilhafter ist eine colorimetrische Ablesung. KAEMMERER und NEUMANN entwickelten eine Meßmethode mit automatischer Schreibung des Reduktionsvorganges zur Farbstoffreduktion durch Spermien. Bei diesem Verfahren wird in einem thermostatisierten Gerät mit Hilfe einer Selen-Sperrschicht-Photozelle die Abnahme der Methylenblau-Färbung gemessen. In einer Kurvenform werden die Meßwerte automatisch registriert. Einzelheiten dieser Methode sowie Konstruktionszeichnungen und Schaltskizzen sind der Originalarbeit zu entnehmen.

2. Die Feststellung des Sauerstoffverbrauchs. Die direkte Messung des Sauerstoffverbrauchs der Spermien vermag wichtige Aufschlüsse über den Stoffwechsel und bis zu einem gewissen Grade auch für die Befruchtungsfähigkeit der Spermien zu geben.

Die Durchführung des Tests ist bei HOTCHKISS, MACLEOD, RAUEN und WINDSTOSSER dargestellt.

Bei einer normalen Stoffwechseltätigkeit werden von 10^8 Spermien in 1 Std etwa 10—25 mm³ CO_2 gebildet. Bei Oligo-Astheno-Teratospermien bilden die Spermien weniger CO_2, d. h. schlecht bewegliche Spermien zeigen in frischem Zustand einen geringeren Respirationskoeffizienten als normal bewegliche.

Für diesen Test wird die wesentlich schwierigere, manometrische Meßmethode zur Bestimmung des Atmungskoeffizienten mit Hilfe des Mikrospirometers nach WARBURG benötigt.

Die manometrische Meßmethode hat sich bei Untersuchungen biologischer Stoffwechselreaktionen besonders wegen der präzisen Bestimmung auch sehr kleiner Gasvolumina bewährt. Die manometrische Methode stellt kein qualitatives Verfahren dar; sie mißt eine Druckänderung, die zu der Menge des entstehenden oder verschwindenden Gases in einem berechenbaren Verhältnis steht. Um welche Gase es sich dabei handelt, darüber gibt die Methode im allgemeinen keine Auskunft.

Geräte: Für die Untersuchungen des Atmungskoeffizienten im Sperma wird man am besten Kasten- bzw. Kegelgefäße verwenden.

Im allgemeinen sollte man einfache Manometer benutzen. Die Capillaren sollen einen Durchmesser von 0,8—1,00 mm besitzen. Als Sperrflüssigkeit wird meist Brodiesche Lösung (23 g NaCl, 5 g gereinigte und getrocknete Ochsengalle [Merck] in 500 ml Aqua destillata) oder eine Sperrflüssigkeit nach KREBS (44 g KBr., 0,3 g Triton X—100 oder Triton A—20 sowie 0,3 g Evans Blau in einem Liter Aqua destillata verwendet).

Ausführung: Zur Bestimmung des Atmungskoeffizienten benötigt man pro Ansatz etwa 1 ml Sperma. Da im allgemeinen der p_H-Wert des Untersuchungsmaterials, das keinen CO_2-Bicarbonat-Puffer enthält, über 5 liegt, wird das entstehende CO_2 in zunehmendem Maße von der Versuchsflüssigkeit durch Bildung von H_2CO_3 retiniert.

Benötigt werden 3 Versuchsgefäße. Die Gefäße a, b und c dienen für einen aeroben Versuch, wobei a zur Bestimmung von x_0, b und c zur Bestimmung von $x \dfrac{O_2}{CO_2}$ benötigt werden. Die Gefäße a, b und c enthalten im Hauptraum gleiche Mengen (1 ml) Sperma. Der Einsatz von a wird mit 0,15 ml 5%iger KOH beschickt, der Anhang bleibt leer. In den Gefäßen b und c wird der Einsatz nicht mit KOH gefüllt. Die Anhänge jedoch enthalten je 0,2 ml einer verdünnten Citronensäure-Lösung, die ausreichen muß, um beim Überspülen in das Sperma eine kongosaure Reaktion hervorzurufen. Die Gasräume von a, b und c enthalten Luft. Nach Temperaturausgleich zur Zeit $t = 0$ werden die Manometerstellungen von allen Gefäßen notiert; anschließend wird sofort im Gefäß b die Säure aus dem Anhang in den Hauptraum gespült. Am Ende der Versuchszeit $t = 1$ Std wird die Druckänderung am Manometer des Gefäßes a abgelesen und anschließend wird sofort in Gefäß c die Säure aus dem Anhang übergespült. Einige Minuten nach dem Einkippen der Säure wird — sobald der Druck konstant ist — auch hier die Manometerstellung abgelesen.

Die Reaktionsgefäße befinden sich vor dem Versuch zur Temperaturanpassung sowie während der Untersuchung in einem Wasserbad von 37°C. Im Verlauf der Reaktion empfiehlt es sich, die Gefäße in schaukelnder Bewegung zu halten, wobei eine Schüttelfrequenz von 60 pro Minute und eine Schwingungsweite von 7 cm im allgemeinen hinreichend ist.

Die Berechnung der Atmung läßt sich in folgender Weise nach den Meßwerten vornehmen:

Die Druckabnahme in a gibt den O_2-Verbrauch x_{O_2}. Die Druckzunahme in b entspricht der chemisch gebundenen Menge CO_2 zur Zeit $t = 0$. Die Druckänderung in Gefäß c entspricht der Summe der beiden Partialdruckänderungen des O_2 und des CO_2.

3. *Die Bestimmung des Fructolyseindex.* Die Bedeutung der Initialfructose und der Fructolyse ist in dem Abschnitt „Fructose und Fructolyse" dargestellt.

Der Fructoseverbrauch im Sperma gestattet wichtige Einblicke in die Stoffwechseltätigkeit der Spermien. Die Spermien entnehmen ihre Kraftreserven sowohl aus den eigenen Energievorräten als auch auf dem Diffusionswege aus dem Spermaliquor und aus den Sekreten des weiblichen Genitalkanals.

Wie bereits ausgeführt wurde, tritt bei einer Aspermie keine Fructolyse auf.

Der Fructolyse-Index gibt an, welche Menge an Fructose in einer bestimmten Zeiteinheit von einer definierten Zahl von Spermien abgebaut wird.

Zur Bestimmung des Fructolyse-Index wird die Fructose nach 1, 2, 3, 4 und 5 Std bestimmt. Die Technik der Fructosebestimmung ist auf S. 302 dargestellt.

An *Reagentien* werden benötigt: 1. Alle Reagentien wie bei der Fructosebestimmung. 2. 0,25 ml Phosphatpuffer (p_H 7,4), 73,2 g $Na_2HPO_4 + 12 H_2O$, 6,2 g KH_2PO_4 werden in Aqua destillata auf 1000 ml aufgefüllt. 3. Kristallisiertes Penicillin.

Ausführung. Zu 1 ml frischem Ejaculat gibt man 0,1 ml 0,25 ml Phosphatpuffer p_H 7,4 und 0,5 mg kristallines Penicillin. Das Gemisch wird geschlossen in einem Brutschrank bei einer Temperatur von 37°C aufbewahrt.

Nach Mischung des Ejaculats mit dem Phosphatpuffer unter Zusatz von Penicillin wird sofort 0,11 ml entnommen und enteiweißt.

Die enteiweißten Proben werden bis zur Fructosebestimmung im Eisschrank aufbewahrt.

Jede Stunde wird je eine Probe von 0,11 ml entnommen und enteiweißt.

Die Bestimmung der Fructose nach jeweils 1 Std erfolgt in der gleichen Weise wie bei der Initialfructosebestimmung.

Die verbrauchte Fructosemenge während der Fructolyse setzt man in Beziehung zu der vorher ermittelten Spermienzahl.

In einem normalen Ejaculat sinkt der Fructosegehalt innerhalb von 2 Std um etwa 400—900 γ/cm^3.

Nach MANN kann im menschlichen Ejaculat, in Anbetracht des hohen Fructosegehalts und der niedrigen Spermienzahl im Vergleich zu der Spermienzahl der Bullen, auch anstelle der Menge der abgebauten Fructose die in der gleichen Zeiteinheit gebildete Milchsäure bestimmt werden.

Auf die wichtigsten Beziehungen zwischen Fructolyse, Sauerstoffverbrauch und Methylenblau-Reduktionsvermögen der Spermien einerseits und Befruchtungsfähigkeit andererseits bei Bullen hat BISHOP hingewiesen.

c) Temperatur. Die in den Spermien vor sich gehenden Fermentreaktionen sind stark temperaturabhängig. Die Temperatur übt daher sowohl auf die Spermiogenese im Hoden als auch auf die Spermien in vitro einen starken Einfluß aus. Die Angaben über die Dauer der Bewegung bei verschiedenen Temperaturen weichen stark voneinander ab (BELONOSCHKIN, FARRIS, JOËL, KNAUS, STIGLER, STIASNY, WEISMAN, THEIN).

Die Körpertemperatur aktiviert die Bewegung der Spermien, verkürzt jedoch gleichzeitig die Bewegungsdauer wesentlich, da die maximale Bewegungsintensität die Energien der Samenzellen schnell erschöpft. Bei Temperaturen über 40° C bewegen sich die Spermien nur kurze Zeit und lassen zwischen 48—55° C nach einer reversiblen, kurzdauernden Wärmestarre eine irreversible erkennen.

Temperaturen unter 10⁰ C setzen Quantität und Qualität der Motilität herab, verlängern jedoch die Bewegungsdauer deutlich. Der durch die Kälte hervorgerufene Zustand der Akinese kann durch Erwärmung wieder aufgehoben werden. Bei Kühlschranktemperatur von $+4^0$ C waren nach BELDING Spermien in Baker-Lösung im Durchschnitt 123 Std, maximal bis 620 Std beweglich. Wir stellten unter diesen Bedingungen eine Motilität bis zu 10 Tagen fest. Durch Zusatz von $1/_{10}$ Volumen Glycerol sind Ejaculatspermien in Trockeneis bei —70⁰ C über 3 Monate haltbar. Nach kunstgerechtem „Auftauen" des Spermas fanden BUNGE, KEETTEL und SHERMAN eine Quantität der Motilität von 67%. Nach SEYMOUR, KOERNER und CUSTOM war nach dieser Tiefkühlung die Befruchtungsfähigkeit des Spermas nicht eingeschränkt. JAHNEL und SHETTLES setzten Spermien Temperaturen von —269,5⁰ C aus. Auch nach diesen extrem tiefen Temperaturen waren noch vereinzelte Spermien beweglich, sofern beim Wiederauftauen keine Auskristallisation erfolgte.

Für Routineuntersuchungen eignen sich am zweckmäßigsten Zimmertemperaturen bei 18—22⁰ C, bei denen 3—4 Std nach der Ejaculation die Qualität und Quantität der Motilität nicht wesentlich verändert wird. 5—10 Std nach der Ejaculation und bis zu 20 Std nach der Ejaculation wird die Motilität weniger durch die Zimmertemperatur, sondern mehr durch die Verschiebung des p_H-Wertes und durch bakterielle Verunreinigung geschädigt. Für Routineuntersuchungen ist die Erwärmung des Objektträgers und die besonders in der Veterinärmedizin benutzten Heiztische an den Mikroskopen mit Untersuchungstemperaturen von 36⁰ nicht erforderlich. Die Bewegungsdauer der Spermien wird von einzelnen Autoren bei verschiedenen Temperaturen in vitro im Ejaculat folgendermaßen angegeben:

JOËL:	20⁰ C	38—82 Std
	37⁰ C	18—32 Std
	41⁰ C	6— 8 Std
	46—48⁰ C	rasche Unbeweglichkeit
WEISMAN:	20⁰ C	24—36 Std
	37⁰ C	8—10 Std
	41⁰ C	4 Std
FARRIS:	37⁰ C	10—12 Std
	41⁰ C	4— 6 Std
	45⁰ C	1— 2 Std
	55⁰ C	wenige Minuten
BELONOSCHKIN:	10⁰ C	mehrere Tage
	20⁰ C	40—70 Std
	37⁰ C	15—18 Std

d) *Die Ionenwirkung* in Spermiensuspensionen wurde von BERNSTEIN, DOEPFMER, FREIHOFF, GELLHORN, GRAY, HIROKAWA, JOËL und POLLAK, LILLIE, Lord ROTHSCHILD, SCHLENK und KAHMANN untersucht.

In isotonen Lösungen verschiedener Salze weisen Spermien häufig eine jeweils für die einzelnen Ionen sehr charakteristische Beeinflussung der Quantität, Qualität und Dauer der Spermienmotilität auf. Bei diesen Untersuchungen müssen jedoch Versuchstechnik, Temperatur, p_H-Wert und Zusammensetzung der Verdünnungslösungen gleichen Bedingungen unterliegen.

Bei Verschiebungen des p_H-Wertes ergeben sich Motilitätsänderungen in Abhängigkeit von der Art der Ionen. Nach den Untersuchungen GELLHORNS wurden Warmblüterspermien durch Caesium- und Lithium-Ionen schnell bewegungslos, während Kalium-, Rubidium- und Natrium-Ionen verhältnismäßig günstig wirken sollen. Mg-Salze erhöhen die Beweglichkeit und verlängern die Bewegungsdauer der menschlichen Ejaculatspermien (JOËL). NH_4-Ionen erhöhen Qualität, Quantität und Dauer der Bewegung, insbesondere bei menschlichen Hodenspermien. Durch Zusatz einer isotonischen NH_4Cl-Lösung konnten DOEPFMER und FREIHOFF erstmals bei Hodenspermien von Meerschweinchen eine Bewegungsdauer von 56 Std feststellen. Fluor- und Rhodan-Ionen verursachen sofortigen Bewegungsstillstand. Die einzelnen Ionen beeinflussen sich gegenseitig in ihrer Wirkung, d. h., daß ein Ion die günstige Wirkung eines anderen Ions verstärken, unberührt lassen oder unterdrücken kann. Über diesen sog. Ionenantagonismus und Ionensynergismus liegen bei menschlichen Spermien noch wenige systematische Untersuchungsergebnisse vor. Durch geeignete Modifizierung des Ionenmilieus läßt sich der funktionelle Zustand der Spermien gezielt beeinflussen. Die Untersuchungen dieser Zusammenhänge sind von besonderer Wichtigkeit für die Herstellung von physiologisch äquilibrierten Suspensionslösungen für funktionell unterwertige oder nicht ausgereifte Spermien.

e) Konzentration des Suspensionsmittels. Der osmotische Druck der Körperflüssigkeiten ist einer der wesentlichen Voraussetzungen dafür, daß die labilen organischen Strukturteile, wie z. B. die Eiweißgerüste, ihren Zustand unverändert erhalten und nicht einer Denaturierung anheimfallen. Die Gefrierpunktserniedrigung des menschlichen Ejaculats beträgt nach einer Stunde 0,56—0,58⁰ (Geigy-Tabellen). Abweichungen von den isotonischen Gesamtkonzentrationen schädigen in erster Linie die Motilität und bei hochgradigen Veränderungen auch die Morphe (ANDERSON). Hypertonische Lösungen (BELONOSCHKIN) schädigen die Motilität ebenso wie hypotonische Lösungen (JOËL und POLLAK).

Meist läßt sich jedoch die osmotische Wirkung nicht von der spezifischen Ionenwirkung trennen. Auch wird bei einer Verschiebung des Verhältnisses der niedermolekularen Substanzen zuungunsten des kolloidalen Anteils des Spermienmediums der kolloidale Schutzeffekt der Suspensions-Eiweißkörper für die Spermien herabgesetzt und das elektrische Verhalten der Spermien verändert. Der Elektrolytreichtum einer Suspensionsflüssigkeit ist einer quantitativ und qualitativ guten Bewegung förderlich, während eine hohe Konzentration der Kolloide für die Bewegungserhaltung günstig ist (FREIHOFF).

f) Wasserstoffionenkonzentration. Die für die Spermien so wichtigen Fermentsysteme sind nur bei bestimmten p_H-Verhältnissen optimal wirksam.

Der *optimale p_H-Wert* für die Motilität der Spermien dürfte zwischen 7,2 und 7,8 liegen. Die Bedeutung des p_H-Wertes zeigt sich besonders bei dem sauren Milieu des Nebenhodenschwanzes, in dem sich die Spermien in einem Zustand der Akinese Wochen und Monate ohne Energieverlust und ohne Beeinträchtigung der Befruchtungsfähigkeit aufhalten können.

Unter einem p_H-Wert von 5,0 werden die Spermien irreparabel geschädigt. p_H-Werte um 6,0 hemmen bzw. verlangsamen die Bewegung bei Verlängerung der Bewegungsdauer. p_H-Werte zwischen 7,8—8,6 begünstigen die Bewegung. Bei p_H-Werten um 9,0 und darüber zeigen die Spermien eine sehr intensive, manchmal „krampfartige" Bewegung mit heftigen zuckenden Schwanzschlägen und eine sehr kurze Bewegungsdauer.

g) Spermiensuspensionen und sog. „Verdünner". Der Samenliquor ist für das Zustandekommen einer Befruchtung nicht erforderlich. Er kann durch bestimmte Suspensionen vollkommen ersetzt werden.

Untersuchungen über Zusammensetzungen von Suspensionen wurden von HIROKAWA, GRANZOW, MOENCH, JOËL, FREIHOFF sowie LARDY und PHILLIPS angestellt. Diese Lösungen dienten früher in erster Linie diagnostischen Zwecken zur Feststellung einer evtl. mangelhaften Widerstandskraft der Spermien.

Mit diesen Lösungen sollte versucht werden, 1. akinetische Spermien beweglich zu machen, 2. die Qualität der Motilität zu steigern, 3. die Motilität zu verlängern.

Durch neue diagnostische Methoden, vor allem durch die Hodenbiopsie hat der diagnostische Wert des Zusatzes von diesen Lösungen, insbesondere auch für forensische Fragen, an Bedeutung verloren.

Heute werden solche Lösungen vor allem für homologe Samenübertragungen benötigt. Bei *Oligospermien* wird das Sperma mit diesen Lösungen versetzt, zentrifugiert und auf diese Weise angereichert. Auch bei *Polyspermien* kann durch Zusatz von diesen Lösungen eine homologe Insemination versucht werden. Neben der Ringer-Lösung werden heute zur Stimulierung und zur Verlängerung der Bewegungsdauer meist folgende Lösungen angewandt:

Locke-Lösung:	$CaCl_2$	0,24
	KCl	0,42
	$NaHCO_3$	0,1
	NaCl	9,0
	Aqua destillata ad	1000,0
Baker-Lösung:	Glucose	3,0
	Na_2PHO_4	0,6
	NaCl	0,2
	KH_2PO_4	0,01
	Aqua destillata ad 100,0	(pH 7,8)
Joël-Lösung:	8 Teile Dextrose 5,42%	
	2 Teile n/8 $MgCl_2$ (oder $MgSO_4$)	

An weiteren Zusammensetzungen wurden von GRANZOW Ringer-Lösung mit und ohne 1% Tutocain-Zusatz — Tutocain ist heute nicht mehr im Handel! —, von METTENLEITER 5%ige Dextrose-Lösung, von MOENCH 5%ige Glucose-Lösung mit und ohne Blutserum, von PALMER Dextrose-Magnesiumchlorid-Lösung angegeben. KATO sah eine 10—20mal längere Bewegungsdauer der Spermien in einer isotonen, mit Phosphaten gepufferten 5%igen Dextrose-Lösung. MOENCH zieht eine 5%ige Glucose-Ringer-Lösung der Baker-Lösung oder der Magnesiumchlorid-Lösung nach JOËL vor, da diese beiden Lösungen zu stark stimulieren sollen, während die Zucker-Ringer-Lösung der Zusammensetzung des Samenplasmas gleichen soll. BELONOSCHKIN stellte bei Lösungen mit und ohne Glucose-Zusatz eine gleich lange Bewegungsdauer fest. Nach JOËL waren Spermien in Ringer-Lösung im Durchschnitt 137 Std und in Baker-Lösung durchschnittlich 230 Std mit einem einmalig beobachteten Maximalwert von 700 Std beweglich. FARRIS empfiehlt besonders die Locke-Lösung zur Verlängerung der Motilität.

LOTZE und SCHULTZ beobachteten im Serum normaler Frauen eine Lebensdauer von 87,5 Std im Durchschnitt und im Serum schwangerer Frauen eine um die Hälfte kürzere Zeit.

HANSON und ROCK erzielten bei Oligospermien mit in Locke-Lösung ausgewaschenen und dadurch angereicherten „Spermien" bei homologer Samenübertragung bessere Erfolge als mit unvorbehandeltem Ejakulat. Für diese sog. Anreicherung des Ejakulats als Vorbereitung für die künstliche Samenübertragung wurde eine 10 min dauernde Zentrifugation bei 1000 Umdrehungen in der Minute vorgenommen. FARRIS beobachtete hierbei eine geringgradige Abnahme der Bewegungsquantität um 7%. THEIN konnte bei Zentrifugation des Ejakulats die Ergebnisse von FARRIS bestätigen. Während bei einer Dauer von 10 min und 1000 Umdrehungen in der Minute nur eine Abnahme der Quantität um durchschnittlich 6% bei gleichbleibender Qualität der Motilität zu beobachten war, zeigte sich bei 45 min dauernder Zentrifugation eine deutliche Verschlechterung der Motilitätsqualität. Offenbar wird bei längerer Zentrifugation lediglich der Bewegungsapparat der Spermien geschädigt, da wir im Vitalitätstest auch bei längerer Zentrifugation keine erhöhte Anfärbung der Spermien nachweisen konnten. Wurde das Ejaculat statt mit der überstehenden Spermaflüssigkeit mit einer Baker-Lösung nach dem Zentrifugieren im Verhältnis von 1 cm^3 Ejaculat zu 3 cm^3 Baker-Lösung vermischt, zeigten sich im Hinblick auf Quantität und Qualität der Motilität die gleichen Verhältnisse wie in einem unvorbehandelten Ejaculat (THEIN).

Während die bisher besprochenen Suspensionen nur für die sofortige homologe Insemination benutzt werden, dienen die Tiefkühlung und der Zusatz von sog. Verdünnern zu einer Konservierung und damit zu einer Insemination nach Ablauf von längeren Zeitabschnitten.

Für homologe Samenübertragungen beim Menschen (z. B. wegen kriegsbedingter Trennungen der Partner) hat sich nach bisherigen Erfahrungen der Zusatz von Glycerol für das Tiefkühlverfahren bewährt.

Die sog. Spermaverdünner haben lediglich in der Veterinärmedizin zu Aufbewahrung, Transport und Insemination eine Bedeutung erlangt.

Unverdünntes Rindersperma ist im allgemeinen etwa 36 Std uneingeschränkt befruchtungsfähig. Bei Anwendung eines optimalen Puffers erfolgen Samenverdünnungen im Verhältnis von 1:10 oder 1:50. Zur Konservierung des Samens bei Kühlschranktemperatur wurden Eidotterphosphatpuffer, Eigelb-Citrat-Puffer, Eigelb-Kochsalzlösung Eidotter-Glucose -Bicarbonatpuffer, Ganzei-Verdünner, glycinhaltige Verdünner und Milchverdünner empfohlen (Literatur bei EIBL, MANN, GÖTZE).

Ferner wurde in Angleichung an die Verhältnisse im Nebenhoden ein mit Kohlensäure gesättigter Samenverdünner zur Aufbewahrung von Bullensamen bei Zimmertemperatur entwickelt. Die Spermien werden dabei durch die Kohlensäure bzw. das völlige Fehlen von Sauerstoff im Puffer inaktiviert und sollen doppelt so lange wie bei Eidottercitratverdünnung befruchtungsfähig sein. Diesem erheblich alkalischen Verdünner (IVT-Verdünner, Illinin-Verdünner für veränderliche Temperatur) sind auch Sulfonamide und Antibiotica beigemischt (EIBL).

h) Dauer der Motilität in den verschiedenen Abschnitten des weiblichen Genitale. In der *Vagina* bleiben Spermien nach BELONOSCHKIN, FARRIS, JOËL und MEAKER nach der Kohabitation höchstens 1—3 Std beweglich. Das *Cervix-Sekret* übt auf die Spermien hingegen eine sehr günstige Wirkung aus. Im Cervixschleim beobachteten BELONOSCHKIN eine Bewegungsdauer von 40—42 Std, FARRIS und DAVIS 43 Std, VASTERLING 48 Std, CARY 96 Std. Bei Zimmertemperatur sind die Spermien 3mal so lange beweglich wie im Cervicalkanal bei einer Temperatur von 37°. Die lange Bewegungsdauer führt VASTERLING auf die günstige Zusammensetzung des Cervix-Sekrets aus Zucker, Citrat und Aminosäuren zurück.

Im *Uterus* gaben JOËL die maximale Bewegungsdauer mit 25 Std, KNAUS mit 30, MOENCH mit 24, CARY mit 20 und FARRIS mit 12—24 Std an.

In den *Tuben* fand BIRCH-HIRSCHFELD bei einer während des Geschlechtsverkehrs erstickten Prostituierten 14—16 Std post mortem sich bewegende Samenfäden. Nach HÖHNE und BEHNE, BELONOSCHKIN und STIASNY waren Spermien in den Tuben nicht länger als 3 Tage befruchtungsfähig. KNAUS schätzte die Befruchtungsfähigkeit der Spermien in der Tube auf höchstens 48 Std. Die von DÜHRSSEN und NÜRNBERGER angegebene Bewegungsdauer der Spermien in den Tuben bis zu 14 Tagen ist unwahrscheinlich. Die normale Motilität der Spermien im Uterus und in der Tube ist nur bei normaler hormonaler Funktion der Ovarien gewährleistet (NOYES).

i) Dauer der Motilität post mortem in den männlichen Genitalien. Nach BELONOSCHKIN ist es auffallend, daß die Spermien in dem während des Lebens so empfindlichen Hoden noch lange nach dem Tode beweglich bleiben. Nach STAEMMLER sollen gerade die Hoden gegenüber den allgemeinen Vergiftungserscheinungen nach dem Tode zunächst wenig empfindlich sein. Die Abkühlung der Leiche dürfte die Dauer der Motilität begünstigen. Von zahlreichen Autoren (Literatur bei SCHMIDT und BELONOSCHKIN) wurden bewegliche Spermien noch 2—3 Tage nach dem Tode nachgewiesen. MARGO und HOFMANN stellten Spermien in der Harnröhre von Erhängten mit einer Bewegungsdauer bis zu 72 Std fest. Durch das Erhängen kam es offenbar zu einer Spontanejaculation, so daß sich die Spermien in der Harnröhre fanden. Wir beobachteten bei einem durch einen Autounfall ums Lebens gekommenen 24jährigen 76 Std nach dem Tode bei aus dem Nebenhodenschwanz mit Baker-Lösung ausgeschwemmten Spermien eine normale Qualität und Quantität der Motilität.

j) Einfluß des Lichts. Nach SEGRE und VALLE sowie MOENCH beeinflußt das Licht nicht wesentlich die Motilität der Spermien. NÜRNBERGER beobachtete eine Schädigung der Spermienmotilität durch Sonnenlicht. Nach GUGGENBERGER soll Dunkelheit die Beweglichkeitsdauer verkürzen, gelbes und grüngelbes Licht hingegen günstigen Einfluß auf die Beweglichkeit ausüben. JOËL und THEIN stellten fest, daß Lichteinwirkung auf das Ejaculat die Qualität der Spermien nicht wesentlich beeinflußt, doch wird die Quantität der Motilität geringgradig herabgesetzt. FINK sah bei Tageslicht nach 3 Tagen eine größere Quantität der Motilität als bei Lichtabschluß. Nach TSCHUMI wird durch Lichteinfluß die Dauer der Motilität herabgesetzt.

Durch Röntgenstrahlen wird die Motilität der Spermien nicht beeinflußt.

k) Medikamente. Zahlreiche oral oder parenteral verabreichte Medikamente vermögen entweder die Spermiogenese zu schädigen oder durch Übertritt in die Samenflüssigkeit die Spermienmotilität zu beeinflussen.

Nach TAMPONI und RIZZI gelangte bereits die Menge von 100000 E Penicillin in so hoher Konzentration in die Prostata und in die akzessorischen Geschlechtsdrüsen, daß Penicillin in der Samenflüssigkeit nachgewiesen werden konnte. Nach KÜHNAU lagen die Sulfonamid-Konzentrationen im Ejaculat nur unwesentlich unter dem Serumspiegel.

Die Kenntnis der Wirkung von Antibiotica auf die Spermienmotilität ist nach JOËL für künstliche Inseminationen von Bedeutung. Durch Zusatz von Antibiotica kann das zu übertragende Ejaculat keimarm gemacht werden. Bei entzündlichen Veränderungen in der Vagina oder in der Cervix können durch Antibiotica spermienimmobilisierende Faktoren ausgeschaltet werden.

Ferner können gewisse Antibiotica die Bewegungsdauer sogar verlängern. Nach JOËL und KORNHAUSER verlängerten Penicillin und Chloramphenicol die Bewegungsdauer, Streptomycin, Chlortetracyclin und Oxytetracyclin-Hydrochlorid setzten dagegen entweder die Motilität herab oder wirkten spermiozid.

Auch MOLNAR und ZADOR, GOLDFARB und WHITE sahen durch Penicillin keine Beeinflussung der Motilität. MYERS und ALMQUIST beobachteten jedoch eine geringgradige spermiozide Wirkung des Penicillins. Streptomycin beeinträchtigte die Motilität geringgradig (MYERS, ALMQUIST und WHITE). Im Streptomycin und in Sulfonamiden sieht EASTERBROOKS keine schädigende Wirkung auf die Spermien.

Terramycin zeigte bei niedriger Dosierung keinen spermioziden Effekt (STALLCUP und MCCARTNEY). Auch Aureomycin ließ nach MYERS und ALMQUIST keine nachteilige Wirkung erkennen.

Nach SENECA und IDES wirkte Magnamycin stark spermiozid. MACLEOD, HECHEL und HORI sowie WHITE stellten keine immobilisierende Wirkung durch Sulfonamide fest. KAJIGAMA beobachtete nach Injektion von Prontosil eine Zunahme der Beweglichkeit und eine Verkürzung der Bewegungsdauer.

Nach den Untersuchungen von TSCHUMI steigern bei entsprechenden Verdünnungen Thyroxin, Nicotinsäureamid, Vitamin E und Thiamin die Motilität der menschlichen Spermien, Lactoflavin und Adermin setzten sie herab. Ascorbinsäure, Acetylcholin und Pituglandol wiesen eine neutrale Wirkung auf.

l) Spermiozide und Spermien-immobilisierende Mittel. Die Kenntnis motilitätshemmender und spermienabtötender Mittel ist für die Behandlung krankhafter Zustände im männlichen und weiblichen Genitale, für die Entlarvung von Betrugsmanövern bei der forensischen Begutachtung der Zeugungsfähigkeit und besonders für die Anwendung von empfängnisverhütenden Mitteln von Bedeutung.

Bei allen derartigen Mitteln muß zwischen spezifischen, „den Stoffwechsel" (der Spermien) „angreifenden" und „unspezifischen, die Katastrophe der Form"[1] herbeiführenden Mitteln unterschieden werden.

Untersuchungen über derartige Mittel wurden von KÖLLIKER, GÜNTHER, BAKER, BOEMINGHAUS und BALDUS angestellt. Arbeiten über die Testung des spermioziden Effekts dieser Mittel finden sich bei MILLMANN und GAMBLE. Die Ergebnisse von Tierversuchen können nicht ohne weiteres auf die Verhältnisse bei menschlichen Spermien übertragen werden. Menschliche Spermien weisen häufig eine erheblich größere Resistenz gegenüber diesen Mitteln auf als tierische (GÜNTHER). Weiterhin ist zu beachten, daß Spermien verschiedener Individuen, teilweise sogar ein und desselben Individuums eine wechselnde Widerstandsfähigkeit zeigten. Nach IWANOW und USCHIGAKI beeinflußte Alkohol in Konzentrationen von 2—5% die Motilität nicht, während Nicotin und Coffein in Verdünnungen von 1:1000 bereits schädigend wirkten. Besonders spermiozid waren Schwermetallverbindungen, organische Säuren, Quecksilbersalze und Chininverbindungen. Bei Verwendung von Rivanol und Argentum nitricum trat in einer Verdünnung von 1:1000 ein sofortiger Stillstand der Motilität ein (BOEMINGHAUS und BALDUS).

m) Spermienagglutination und Spermatolyse. Im elektrischen Feld wandern die Spermien in Glucoselösung zur Anode. Die Wanderungsgeschwindigkeit nimmt im Verlaufe der Bewegung ab, während die Agglutinationsneigung zunimmt. Bei abnehmender H-Ionenkonzentration, d. h. mit Zunahme der Alkalität der Suspension sowie bei einer Verschiebung in den stark sauren Bereich wird ebenfalls die Tendenz zur Agglutination verstärkt (METTENLEITER). Die Agglutination ist auf die Entladung der Spermien durch Ionen der Elektrolyte zurückzuführen, die eine entgegengesetzte Ladung tragen. Agglutinierte Spermien wandern im elektrischen Feld nicht. Sind alle Spermien eines Ejaculats von gleicher negativer Ladung, so stoßen sie sich ab. Eine verschiedene oder wechselnde elektrische Ladung führt zur Agglutination zuerst an den Köpfen, weil wahrscheinlich die gleichgerichtete Ladung in den Köpfen leichter verlorengeht als in den Schwänzen. Je nach dem Grade der Ladungsdifferenz kommt nach REDENZ eine Einzelagglutination, eine sternförmige oder auch eine regellose vor, bei der auch die Schwänze ihre eigentliche Ladung verloren haben. Auch bei der Agglutination läßt sich eine spezifische Ionenwirkung erkennen, da nicht alle Ionen einen gleichen Agglutinationseffekt zeigen. Mit steigender Wertigkeit der Ionen nimmt die agglutinierende Wirkung zu (STEUDEL, GELLHORN, MILOVANOV).

---

[1] VONKENNEL prägte diese Begriffe für Bakterien.

Die Bewegungshemmung und „Konglutination" der Spermien in der Follikelflüssigkeit wird als Lilliesche Reaktion bezeichnet. LILLIE, MILOVANOV und KATO halten die Agglutination für den Befruchtungsvorgang als sehr bedeutungsvoll, während vorher agglutinierte Spermien ihre Befruchtungsfähigkeit verloren haben. Normalerweise besitzt das Spermium eine kleine, stark negative Zone am vorderen Kopfteil, während die übrige Kopf- und Schwanzoberfläche eine positive Ladung tragen soll. Die Imprägnationsvorgänge zwischen Spermium und Ei werden möglicherweise auf elektrische Kräfte zurückgeführt (MILOVANOV, BELONOSCHKIN).

Im normalen Ejaculat trennen sich die Spermien nach einem Aufeinanderstoßen sofort wieder.

Im Nativpräparat nachweisbare Agglutinationen sind meist auf eine unsachgemäße Behandlung des Ejaculats, z. B. durch eine toxische Substanz in einem nicht gereinigten Glas oder auf einem Objektträger zurückzuführen. Experimentell lassen sich Agglutinationen durch Säuren, alkalische Mittel, Kohlendioxyd, Schwermetallsalze, Farbstoffe, Eiextrakte, Bakterien und Antisera hervorrufen.

WILSON führt Spermienagglutinationen auf folgende Ursachen zurück:

1. Den Thigmotropismus oder die Anlagerung von Spermien an fremde Stoffe im Ejaculat wie Leukocyten, Epithelzellen, Luftblasen oder Fremdkörper. Oft bewegen sich nach der Agglutination die Spermienschwänze noch sehr intensiv.

2. Eine stark herabgesetzte Motilität. Die Größe der agglutinierten Spermienzusammenballungen hängt dann von der Menge der unbeweglichen Spermien ab.

3. Eine Bakterienwirkung. Nach ROLLE und KALICH verursachen Coli-Bakterien innerhalb von Sekunden eine Spermienagglutination mit vorwiegender Schwanzagglutination und schnellem Verlorengehen der Motilität. Dieses Phänomen wurde von diesen Autoren zur Testung der Toxicität von Coli-Bakterien ausgearbeitet.

4. Antikörper nach Vorbehandlung mit entsprechenden Anti-Sera oder durch Spermienresorption

Die Spermienagglutination wird von WILSON, RÜMKE und HELLINGA als eine Ursache der Infertilität angesehen (siehe Kapitel Ätiologie, die „sog. Spermaimmunität").

WILSON beobachtete 3 Männer, bei denen bei normalem Spermienbefund eine Infertilität wahrscheinlich durch eine Spermienagglutination verursacht wurde. Kurz nach der Verflüssigung des Ejaculats trat eine bei 37° am schnellsten verlaufende Agglutination ein. Hierbei waren eine Kopf-zu-Kopf-Agglutination, eine Schwanz- zu-Schwanz-Agglutination und eine gemischte Agglutination nachweisbar und zwar nur bei beweglichen Spermien. Im Blutplasma dieser Patienten fand sich ein Spermaagglutinin. Wir konnten bei 4 infertilen Männern eine Spermienagglutination beobachten (s. Abb. 146, 147).

LINDAHL und KIHLSTRÖM wiesen im Sperma von Menschen, Rindern, Pferden, Schweinen und Kaninchen einen Stoff nach, der die Kopf-zu-Kopf-Agglutination, jedoch nicht die Massenagglutination der Spermien verhindert. Dieser aus einem Protein und einem Saccharid bestehende Stoff wurde als Spermaagglutinin bezeichnet, das in seinen chemischen Eigenschaften und seinem Adsorptionsspektrum ähnlich dem Vitamin E ist.

Säugetiersperma mit agglutinierten Spermien wird je nach dem Grad der Agglutination als minderwertig oder untauglich bezeichnet (GÖTZE).

Nach GÖTZE agglutinieren inaktivierte und nichtinaktivierte Blutsera von Säugern die Spermien der anderen Art. In seltenen Fällen kann jedoch auch nicht-inaktiviertes, artgleiches Serum artgleiche Spermien agglutinieren. Sper-

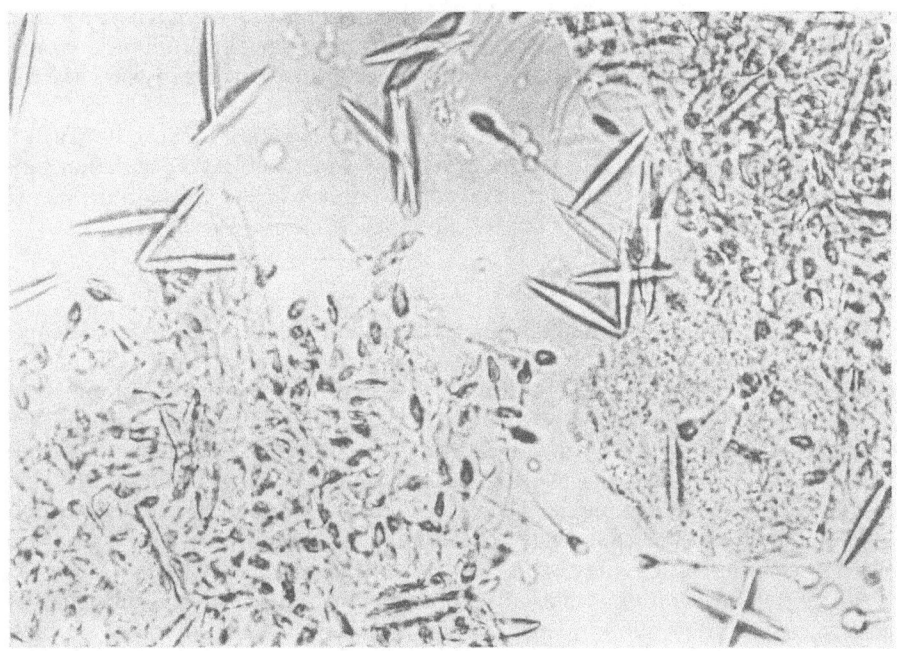

Abb. 146. 24jähriger. Klinischer Befund und Spermiogenese ohne Besonderheiten, im Nativpräparat hochgradige Spermienagglutination

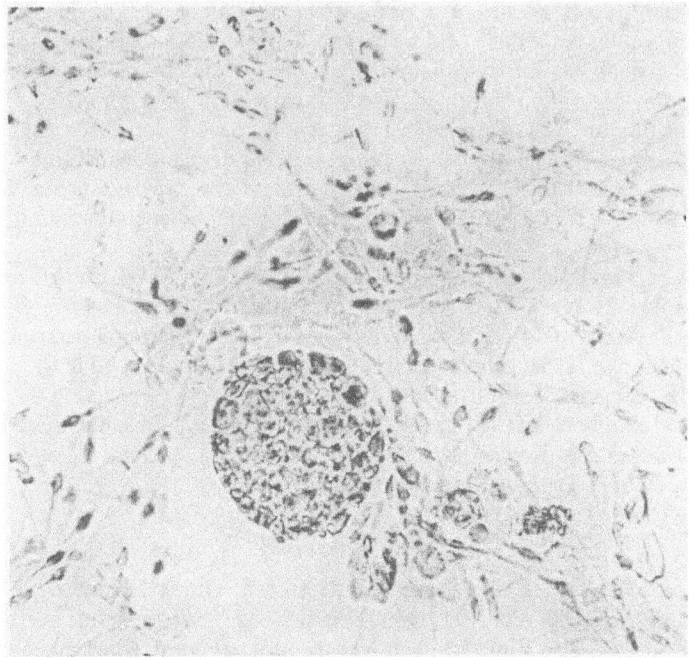

Abb. 147. Gleicher Patient wie in Abb. 146, im Nativpräparat Spermienkonglomerat

mienagglutinine können sich außer im Blutserum auch in allen anderen serösen Körperflüssigkeiten finden.

ADAM gab eine Untersuchungstechnik an, mit der bei scheinbaren Aspermien oder Azoospermien durch Verwendung von Antispermasern durch Agglutinationen Spermien und gegebenenfalls deren Reifungsformen nachgewiesen werden können.

YILDIRAN berichtete erstmals über eine *Spermatolyse* als Ursache der männlichen Infertilität. Bei 2 Patienten wurde 4—6 Std nach der Ejaculation eine Spermatolyse beobachtet, die auf eine wahrscheinlich in der Prostata gebildete spermatolytische Substanz (Spermatolysin) zurückgeführt wurde.

δ) Vitalitätstest

Eine vorübergehende, milieubedingte oder durch eine Erholungsphase ausgelöste Akinese dürfte ebensowenig wie bei der Akinese während der Speicherung im Nebenhoden zu einer Befruchtungsunfähigkeit der Spermien führen. Die Feststellung, ob akinetische Spermien sich in Ruhe befinden oder abgestorben sind, wurde früher durch Zusatz von Suspensionen (Baker-, Joël-, Locke-, Ringer-Lösung) oder durch komplizierte, für Routineuntersuchungen nicht verwertbare Verfahren [z. B. Bestimmung der Fructolyse (MANN, SCHIRREN), der Reduktionszeit von Methylenblau (SØRENSEN, BÖNNER), des respiratorischen Quotienten (REDENZ, WINDSTOSSER, MACLEOD, SHETTLES)] bestimmt.

MOROSOW berichtete erstmals über eine einfache Methode zur Schnelldifferenzierung von toten und vitalen Spermien durch Anfärbung mit 5%igem bzw. 1—0,5%igem Eosin. BLOM, BOGUTH, HEINKE, WILLIAMS und POLLAK wandten unabhängig voneinander dieses Verfahren bei menschlichen Spermien an und zeigten, daß dieser Test ebenso brauchbar ist wie bei den wesentlich empfindlicheren Bullenspermien.

Der Vitalitätstest beruht auf der Tatsache, daß eine wäßrige Eosinlösung die Zellmembranen toter oder prämortal geschädigter Zellen durchdringt, während die vitalen, jedoch oft unbeweglichen Spermien die Farbe nicht annehmen. Die Anfärbung der Spermien ist nach HEINKE durch die Wirkung des Farbstoffes bedingt, der nur im Falle einer Membranschädigung bei den toten Spermien einzudringen vermag. Nach BROCHART hängt das Eindringen des Eosins weitgehend auch von der elektrischen Ladung der Spermien ab. Durch Zusatz von Eigelb oder Glucose zu der Flüssigkeit, in der die Spermien suspendiert sind, kann die Anfärbbarkeit verzögert werden (BROCHART).

Bei der Färbung menschlicher Spermien mit der sog. Vital-Fluor-Chromierung (STRUGGER) stellte KIESSLING fest, daß Acridin-Orange bei den für die Färbung notwendigen Konzentrationen auch auf bewegliche Spermien toxisch einwirkt und eine Akinese herbeiführt. Die Methylenblau-Färbung (0,5%) erwies sich ebenfalls als ungeeignet (SCHIRREN).

HAMMEN gab bereits 1942 einen heute nicht mehr gebräuchlichen Vitalitätstest an, bei dem die Kerne lebender Spermien von Brilliant-Kresyl-Blau und tote Spermien mit Trypan-Blau angefärbt werden.

1. Methodik

a) Ausstrichmethode. Auf einem entfetteten Objektträger wird eine Öse Ejaculat und eine Öse einer 1%igen Eosinlösung (HEINKE) im Verhältnis 1:1 gemischt und wie ein Blutausstrich verarbeitet. Unmittelbar nach der Lufttrocknung kann die Auswertung erfolgen. BURGOS und PAOLA sowie SCHIRREN verwenden statt 1%iger Eosinlösung nur eine 0,5%ige. BLOM, WILLIAMS und POLLAK vermischen bei der Ausstrichmethode zunächst einen Tropfen Ejaculat mit 2 Tropfen 5%iger wäßriger Eosinlösung und vermengen dann dieses Gemisch mit 4 Tropfen einer 10%igen wäßrigen Nigrosin-Lösung. Das Nigrosin dient als kontrastreicher dunkler Hintergrund für die roten bzw. ungefärbten Spermien. Nach BROCHART setzt 5%iges Nigrosin die Permeabilität für Eosin herab.

b) Deckglasmethode nach HEINKE. Auf einem entfetteten Objektträger werden eine Öse Ejaculat und eine Öse einer 1%igen oder 0,5%igen Eosinlösung (Eosin gelblich, wasserlöslich, stand. „Bayer") im Verhältnis 1:1 vermischt und das Gemisch mit einem Deckglas bedeckt; sodann kann man den Rand mit Vaseline abdichten. Mit dieser Methode kann man im Gegensatz zur Ausstrichmethode die Dauer der Vitalität feststellen, ohne daß wiederholt neue Ausstriche angefertigt werden müssen.

Bei dem Deckglastest mit 5% Eosinlösung konnte HEINKE eine Motilität von normalen Spermien etwa 4 Std lang und eine Vitalität bis zu 6 Std und länger nachweisen.

2. Klinische Bedeutung des Vitalitätstests

Im Nativpräparat läßt sich ein allgemeiner Eindruck über die cellulären Bestandteile, eine Abschätzung für die Auszählung der Spermien und eine subjektive Ablesung der Motilität durchführen.

Im *Vitalitätstest* läßt sich zusätzlich eine Schnelldifferenzierung von toten und vitalen akinetischen Spermien vornehmen. Weiterhin kann der Vitalitätstest als vereinfachte schnelle Färbung zur Beurteilung der Morphologie der Spermien dienen.

Durchschnitts- und Normalwerte. Im normalen Ejaculat sind nach WILLIAMS und POLLAK nahezu 100%, nach BURGOS und PAOLA sowie HEINKE 95—100% ungefärbt.

Untere Grenze der Norm: 80% ungefärbte Spermien.

HEINKE beobachtete bei Oligo-Astheno-Teratospermien wesentlich höhere Prozentzahlen von gefärbten Spermien als bei Normospermien. JOËL und KWIAT, SCHIRREN, LEEB und RENNHOFER bestätigten die Brauchbarkeit des Vitalitätstests. VASTERLING wies jedoch auf große Fehlerquellen bei diesem Verfahren hin.

Bei guter Motilität der Spermien gehen die Quantität der Motilität und der Prozentsatz der ungefärbten Spermien weitgehend parallel. Bei Motilitätshemmungen gingen Quantität und Anfärbbarkeit der Spermien unterschiedlich auseinander (LEEB u. RENNHOFER).

ε) Zahl der Spermien

Über die Bedeutung der für den Befruchtungsvorgang notwendigen großen Spermienzahlen bestehen bis heute nur Hypothesen. Wir wissen lediglich, daß von den in einem normalen Sperma im Durchschnitt 60—120 Mill. im Kubikzentimeter vorhandenen Samenzellen nur sehr wenige die Nachbarschaft des Eies in der Tube erreichen.

Nach KNAUS ist die große Zahl der Spermien auch wegen der Abwehrmaßnahmen von seiten des weiblichen Organismus erforderlich, der mit einer starken Exsudation und Mobilisierung von Leukocyten antwortet und viele der in den Uterus eingedrungenen Spermien auflöst. Bei der raschen Eliminierung der Spermien aus dem Cavum-Uteri soll es sich nach RÖSSLE um das Schulbeispiel einer Entzündung unter physiologischen Bedingungen handeln, wobei nur sehr wenige, sehr widerstandsfähige Spermien den Abwehrkräften der Schleimhäute des weiblichen Genitaltrakts widerstehen können.

Nach CHANG ist die große Zahl der Spermien vorwiegend wegen räumlicher Momente erforderlich, da nur bei mehreren Spermien in der Tube die Chance besteht, daß das zufällig an den betreffenden Pol des Eies gelangende Spermium eine Befruchtung herbeiführt. Auch FARRIS, PINCUS und ENZMANN führen die große Zahl auf mechanisch-räumliche Momente zurück und erörtern die mathematische Errechenbarkeit der Trefferchance zwischen Ei und Spermium, wenn man deren Größe mit dem Raum in Beziehung setzt, in dem sich dieser Vorgang abspielt. Möglicherweise sind unter der großen Zahl der Spermien nur ganz vereinzelte, sehr widerstandsfähige Spermien in der Lage, den 15 cm langen Weg zur Tube aus eigener Kraft zurückzulegen und eine Befruchtung herbeizuführen.

NIEDERMEYER sieht daher in der großen Zahl eine sinnvolle Einrichtung der Auslese, bei der eine sog. Germinalselektion möglich sein soll.

Nach NIENDORF ist die große Zahl der Spermien für eventuelle Schrittmacherdienste für das eine zur Befruchtung gelangende Spermium notwendig. Gegen diese Auffassung spricht die Tatsache, daß nur sehr wenige Spermien in die Tube gelangen.

Das Vorhandensein einer Chemotaxis zwischen Spermium und Ei wurde bei Tieren festgestellt. Sie ist beim Menschen jedoch nicht erwiesen (WALLENFELLS).

1. Methoden zur Auszählung

a) Zählkammermethode. Vor jeder Auszählung muß das Sperma vollkommen verflüssigt sein. Eine Auszählung sollte daher erst 30 min nach dem Samenerguß erfolgen. Für die Auszählung menschlicher Spermien werden grundsätzlich die gleichen Methoden wie bei der Blutkörperchenzählung in den bekannten Zählkammern nach THOMA, ZEISS, NEUBAUER, TÜRK, BÜRKER oder auch nach METZ angewandt. Die Auszählung geht nach folgenden Richtlinien vor sich.

1. Gründliches Umschütteln des verflüssigten Ejaculats.
2. In einer Leukocytenpipette wird das Ejaculat je nach der wahrscheinlichen Dichte, die man auf Grund des Aussehens und der Farbe des Ejaculats in vielen Fällen abschätzen kann, bis zur Marke 0,5 (dies entspricht einer Verdünnung von 1:20) oder bis zur Marke 1 (dies entspricht einer Verdünnung von 1:10) und dann das Verdünnungsmaterial bis zur Marke 11 aufgezogen.
3. Gründliches Umschütteln des Gemisches in der Pipette.
4. Verwerfen des 1. Drittels des Gemisches aus der Pipette und Einbringen eines Tropfens in die Zählkammer.
5. In der Zählkammer werden in 1 mm² sämtliche Spermien ausgezählt (s. Abb. 148, zentrales Quadrat = 1 mm²).

Beispiel: In der Zeiss-Kammer wird 1 mm² ausgezählt.

$$\text{Berechnung: Spermienzahl} = \frac{\text{ausgezählte Zahl (a.Z.)}}{\text{Fläche} \times \text{Höhe} \times \text{Verdünnung}} = \frac{\text{a. Z.}}{1 \times 1/10 \times 1/10}$$

d. h. Spermienzahl = a. Z. × 100 im Kubikmillimeter oder Spermienzahl = a.Z. × 100000 im Kubikzentimeter.

Beispiel: In der Zählkammer finden sich in 1 mm² bei einer Verdünnung von 1:10 140 Spermien. Dies würde einer Zahl von 140 Mill. Spermien im Kubikzentimeter entsprechen. Oder bei einer Verdünnung von 1:20 finden sich 62 Spermien. Dies würde einer Spermienzahl von 124 Mill. im Kubikzentimeter entsprechen.

Finden sich nur vereinzelte Spermien im Nativpräparat, so wird zur Auszählung die gesamte Leukocytenpipette ohne jede Verdünnung mit dem Ejaculat gefüllt und die Berechnung erfolgt nach folgendem Schema:

$$\text{Spermienzahl} = \frac{\text{ausgezählte Zahl}}{1 \text{ mm}^2 \text{ (Fläche)} \times 1/10 \text{ (Höhe)}}$$

d. h. Spermienzahl = ausgezählte Zahl × 10000 im Kubikzentimeter.

Beispiel: In 1 mm³ finden sich 20 Spermien, dies entspricht 200000 Spermien im Kubikzentimeter.

Als Verdünnungsmittel zum Aufziehen des Ejaculats in der Leukocytenpipette werden folgende spermienabtötende oder kontrastgebende Mittel vorgeschlagen:
1. Reines Wasser (WEISMAN).
2. Die schleimlösende 1%ige Dakinsche Lösung (MOENCH).
3. Isotonische Kochsalzlösungen mit 0,1°/₀₀ Ziehlscher Carbolfuchsinlösung ((JOËL).
4. 1%ige Phenollösung mit gesättigter Natriumbicarbonatlösung (HOTCHKISS).
5. 2%ige Natriumchloridlösung und 1—2 Tropfen Eosin.
6. 7 cm³ 1%ige Methylenblaulösung, 3 cm³ absoluter Alkohol, 190 cm³ physiologische Kochsalzlösung.

Eine vereinfachte, jedoch zur Auszählung niedrigerer Spermienzahlen weniger brauchbare Zählkammer bietet der Zählapparat nach METZ (s. Abb. 149).

Im Gegensatz zu allen anderen Zählkammern (THOMA, ZEISS, TÜRK, NEUBAUER usw.) wird bei dieser Apparatur keine Zählnetzeinteilung in der Kammer, sondern nur ein Kontrollquadrat in einer Glasplatte gebraucht. Bei der Zählkammer von METZ wird ein Ocular gebraucht, in dessen Blende sich eine Zählplatte zur genauen Gesichtsfeldeinteilung befindet, ähnlich wie bei einem Mikrometer in der Ocularblende. Die Glasplatte dient nicht zur Auszählung, sondern als einfaches Kontrollquadrat (s. Abb. 150). Die Vergrößerung ist nach HALLMANN dann richtig eingestellt, wenn das schwarz umrandete innere Quadrat im Ocular mit dem Kontrollquadrat des Objektträgers genau übereinstimmt.

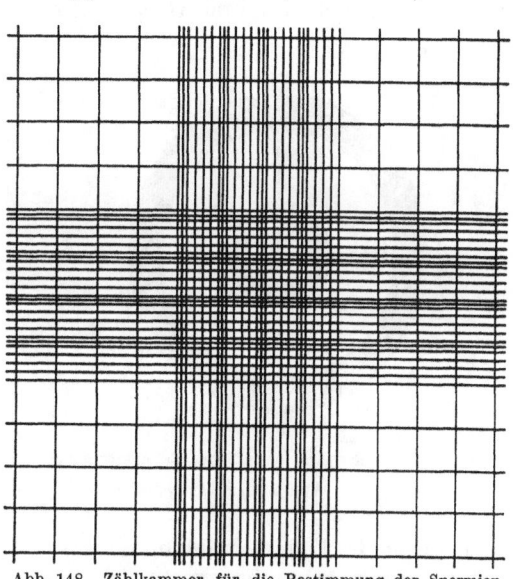

Abb. 148. Zählkammer für die Bestimmung der Spermienzahlen, wobei alle Spermien im zentralen Viereck (= 1 mm²) ausgezählt werden

Die sich in der Abbildung zeigenden Größenverhältnisse sind folgende:

Quadrat in der Mitte . . . 0,01 mm²
Ringfläche . . . . 0,1 mm²
Kammertiefe . . . . 0,1 mm

Für die Zählung der Spermien wird der aus mehreren Zählungen berechnete Durchschnitt des in 4 Felder geteilten Quadrats berechnet und mit 1 Million multipliziert.

Beispiel: Findet sich aus mehreren Auszählungen eines großen Quadrats im Durchschnitt die Zahl von 84 Spermien, so entspricht das einer Zahl von 84 Mill. Spermien im Kubikzentimeter. Zeigen sich nur sehr wenige Spermien im Ejaculat, so wird nicht die Zahl des in 4 Quadrate geteilten Feldes, sondern die des in 4 Felder geteilten Ringes ausgezählt und bei einer Verdünnung von 1:10 mit 1 Mill. oder ohne Verdünnung mit 100000 multipliziert.

Bei einer hochgradigen Oligospermie sind im Nativpräparat nur vereinzelte Spermien feststellbar. In diesen Fällen ist die Bestimmung der Zahl wegen der wenigen Spermien mit dieser Zählkammer zu ungenau.

Vorteilhafter wird dann lediglich die Zahl der im Gesichtsfeld bei einer Vergrößerung von 1:450 nachgewiesenen Spermien angegeben.

b) *Spermiodensiometrie.* Eine von der Spermiendichte abhängige optische Eigenschaft ist die Trübung des Ejaculats. Unter Verzicht auf die mikroskopische

Zählmethode läßt sich mit der Bestimmung des Trübungsgrades eine genaue Dichtebestimmung auf optischem Wege ermöglichen. Zur Spermiodensiometrie werden der Universal-Colorimeter, der Spermiodensiometer nach KARRAS oder die Brownschen Standard-Röhrchen benutzt.

Bei der Dichtebestimmung mittels des Colorimeters empfiehlt sich ein Universal-Colorimeter, wobei aus einer Eichkurve die Werte abgelesen werden.

Der Spermiodensiometer nach KARRAS ist ein trichterförmiger, 15 cm langer Glaskeil mit einer Skala von 1 bis 100. Bei diesen Messungen wird auf einer Skala der Trübungsgrad einer vorher in verschiedenen Konzentrationen hergestellten Spermienaufschwemmung des Ejaculats abgelesen. Nach Feststellung des Trübungsgrades wird die Spermienzahl aus einer Tabelle errechnet. Nach KARRAS sollen mit diesem Verfahren Genauigkeitsgrenzen erreicht werden, die sich den

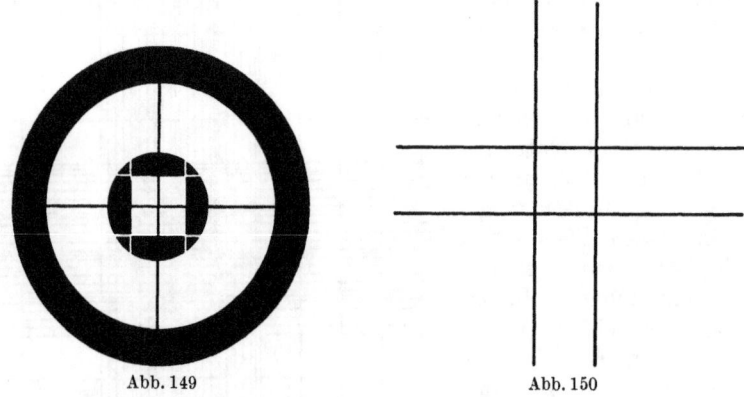

Abb. 149. Abb. 150
Abb. 149. Zählapparat nach METZ. Zählplatte für die Gesichtsfeldeinteilung in der Blende des Oculars
Abb. 150. Kontrollquadrat (Orientierungskreuz in der Glasplatte)

Ergebnissen der Kammerzählung auf etwa $\pm 5\%$ nähern. In der Humanmedizin hat sich diese Auszählungsmethode deswegen nicht durchgesetzt, weil die vorhandenen Spermkristalle Fehler verursachen und die Spermienzahlen im menschlichen Ejaculat wesentlich niedriger sind als im Bullenejaculat.

2. Klinische Bedeutung der Zahl

Durchschnittswerte: 40—120 Mill. im Kubikzentimeter. *Unterer Grenzwert:* 20 Mill. im Kubikzentimeter (MACLEOD u. GOLD). Möglicher Bereich der Subfertilität: 20—40 (60) Mill. im Kubikzentimetor. Oberer (fraglicher) Grenzwert: 300 Mill. im Kubikzentimeter.

Beim gleichen Individuum dürften ohne Krankheit die physiologischen Schwankungen der Spermienzahl nur geringgradig sein (MACLEOD und GOLD). Hingegen differieren die Schwankungen der Spermienzahlen von Individuum zu Individuum. Der numerische Wert der Dichte läßt sich daher nicht direkt als Fertilitätsindex angeben. MACLEOD bezweifelt mit Recht, ob sich überhaupt eine objektiv gültige Norm für die Bestimmung des Fertilitätsindex feststellen läßt. Unterschiedliche Auffassungen finden sich bereits bei der Frage, ob der Konzentration oder Dichte (d. h. der Spermienzahl im Kubikzentimeter) oder der Gesamtzahl der Spermien im Ejaculat eine größere Bedeutung beizumessen ist. MACOMBER und SAUNDERS sowie HAMMEN halten die Dichte für besonders wichtig. Diese Annahme wird auch durch die Ergebnisse der künstlichen Samenübertragung bestätigt. MACLEOD und GOLD halten die Dichte für ebenso wichtig wie die Gesamtzahl. Nach FARRIS und WEISMAN hingegen soll die Gesamtzahl wichtiger als die Konzentration sein. Diese Auffassung erscheint jedoch fraglich, da das Ejaculat nicht mit den Sekreten der akzessorischen Geschlechtsdrüsen nach dem Coitus gleichmäßig durchmischt wird und 75% aller befruchtungsfähigen Spermien nach MACLEOD und HOTCHKISS im 1. Drittel des Ejaculats zu finden sind. Von JOËL, VALLE, MOENCH, HOTCHKISS und BELONOSCHKIN werden durchschnittlich 60—120 Mill. im Kubikzentimeter bei einer Gesamtzahl von 200 bis 450 Mill. im Ejaculat angegeben.

Nicht nur beim Menschen, sondern überall in der Tierwelt ist die riesige Zahl der Spermien zur Erhaltung der Art notwendig, da offenbar nur durch einen solchen Überschuß an Spermien eine Konzeption wahrscheinlich wird.

In den beiden Tabellen 14 und 15 werden in der ersten das Volumen und die Zahl im Kubikzentimeter und in der zweiten die Gesamtzahl der Spermien im Ejaculat beim Menschen und vergleichsweise bei verschiedenen Säugetieren aufgezeigt.

Tabelle 14. *Spermavolumen und Spermienzahl bei Menschen und verschiedenen Säugetieren in Anlehnung an* MANN *und* GÖTZE

Gattung	Volumen/cm³		Spermiendichte in Mill./cm³	
	normale Variation	Mittelwert	normale Variation	Mittelwert
Mensch . . .	2 — 6	3,5	50— 150	100
Bulle	2 — 10	4,0	300—2000	1000
Eber	150 —500	250,0	25— 300	100
Esel.	10 — 80	50,0	200— 600	400
Fledermaus .		0,05	5000—8000	6000
Fuchs	0,2— 4	1,5	30— 250	70
Hahn	0,2— 1,5	0,8	50—6000	3500
Hengst . . .	30 —300	70,0	30— 800	120
Hund	2 — 15	6,0	1000—9000	3000
Kaninchen . .	0,4— 6	1,0	100—2000	700
Truthahn . .	0,2— 0,8	0,3		7000
Widder . . .	0,7— 2	1,0	2000—5000	3000
Ziege	0,5— 3,5	1,25	800—8000	350

Tabelle 15. *Gesamtzahl der Spermien im Ejaculat beim Menschen und einigen Säugetieren*

Mensch	0,2— 0,3 Milliarden	
Bulle.	2 — 6 Milliarden	GÖTZE
Eber	20—120 Milliarden	GÖTZE
Hengst	6 Milliarden	GÖTZE
Schaf- und Ziegenbock .	3 — 8 Milliarden	GÖTZE

3. Pathologisch veränderte Zahl

Eine Störung der Fertilität kann durch folgende Veränderungen der Spermienzahl bedingt sein:

1. Eine verminderte Spermienzahl: Oligospermie (unter 20 Mill. im Kubikzentimeter).
2. Eine vermehrte Spermienzahl: Polyspermie (über 300 Mill. Spermien im Kubikzentimeter).
3. Eine durch das Verhältnis zum Samenvolumen pathologisch veränderte Spermienzahl: relative Oligospermie oder relative Polyspermie.

Der Begriff Oligospermie und Polyspermie ist nur bei Vorhandensein einer normalen Samenmenge anwendbar. Bei herabgesetzten oder vermehrten Samenmengen sollte von einer relativen Oligospermie bzw. von einer relativen Polyspermie gesprochen werden.

a) Oligospermie. Über die Definition des Begriffes Oligospermie besteht heute noch keine Einigkeit. Viele Mitteilungen über Fertilitätsstörungen bei Oligospermien sind nicht verwertbar und mit anderen Untersuchungsergebnissen nicht vergleichbar, da die anderen Kriterien des Spermiogramms fehlen.

Jede Oligospermie sollte durch folgende ausschlaggebenden Kriterien definiert sein:

a) Die Samenmenge, b) die sexuelle Karenz, c) die Beziehung zur Motilität und zur Morphologie, d) die Zahl der Samenuntersuchungen und die Dauer des Zwischenraums zwischen den einzelnen Untersuchungen.

Nach MacLeod und Gold ist als Optimum für eine Ejaculatsuntersuchung eine dreitägige sexuelle Karenz anzusehen. Dieser Zeitpunkt sollte streng eingehalten werden, da die Zahl der Spermien bis zum 10. Tag nach der letzten Ejaculation ansteigt (s. Abschnitt „Sexuelle Karenz"). Die großen Untersuchungsreihen von MacLeod und Gold an einem Kollektiv von etwa 1000 fertilen und 1000 infertilen Männern ergaben zwei wesentliche neue Erkenntnisse:

1. Bei einer Zahl unter 20 Mill. Spermien im Kubikzentimeter waren die Chancen einer Konzeption wesentlich herabgesetzt.

2. Bei Zahlen über 20 Mill./cm^3 nahmen die Chancen für die Befruchtung nicht proportional mit dem Ansteigen der Zahl zu. Im Gegensatz zu der bisherigen Auffassung soll die untere Grenze der Norm nicht bei 60 Mill./cm^3, sondern bei 20 Mill./cm^3 liegen.

Die von MacLeod und Gold ermittelte untere Grenze darf selbstverständlich nicht so aufgefaßt werden, als ob der untersuchte Mann mit 20—25 Mill. Spermien im Kubikzentimeter wahrscheinlich noch fertil und mit 15—20 Mill./cm^3 bereits infertil ist. Diese untere Grenze ist nicht als absoluter Schwellenwert zu betrachten, sondern nur im Zusammenhang mit den anderen Kriterien des Spermiogramms und nicht zuletzt mit dem Zustand des weiblichen Genitale (hochfertile oder subfertile Partnerin) verwertbar.

Nach Farris basiert der Fertilitätsindex eines Mannes auf der Zahl der sich aktiv bewegenden Spermien im Gesamtejaculat. Farris unterteilt 3 Fertilitätsgruppen:

1. Hochfertil (mehr als 185 Mill. sich bewegender Spermien); 2. relativ fertil (80—185 Mill. sich bewegender Spermien); 3. subfertil (1—80 Mill. sich bewegender Spermien).

Den von Farris angegebenen Fertilitätsindex erkennen MacLeod und Gold nicht an, da $^1/_3$ ihrer untersuchten fertilen Männer nur 80 Mill. sich bewegender Spermien aufwiesen und somit als subfertil zu betrachten wären. Nach Tyler genügt in der Regel die alleinige Spermienauszählung als brauchbarer Index des Fertilitätsgrades, da die Morphologie und die Motilität der Spermien im Verhältnis zu der Spermienzahl in direkter proportionaler Relation stehen.

Hauck wies auf Grund seiner Untersuchungen über die Auszählung von Spermien nach, daß eine einmalige Untersuchung für die Beurteilung der Fertilität nicht ausreichend ist und daß, vor allem bei niedrigen Spermienzahlen eine 2- oder 3malige Untersuchung gefordert werden muß. Bei statistischen Untersuchungen über den Aussagewert spermiologischer Befunde fanden Gahlen und Wüst eine Durchschnittszahl von 54 Mill. Spermien im Kubikzentimeter. Nur 14% der untersuchten Männer weisen eine Spermienzahl unter 20 Mill. im Kubikzentimeter auf.

Alle Oligospermien sollten für die Beurteilung in 2 Formen getrennt werden (Doepfmer).

Oligospermie mit guter Motilität und Morphologie

Diese Form kann bei erhöhtem Samenvolumen, beim Fehlen eines Hodens oder bei kurzer sexueller Karenz vorkommen. Ferner ist diese Form nach Infektionskrankheiten zu beobachten, nach denen in seltenen Fällen das ganze Parenchym nicht gleichmäßig, sondern nur Inseln atrophieren und Teile mit normaler Spermiogenese übrigbleiben.

Oligospermie mit schlechter Motilität und Morphologie
(Oligo-Astheno-Teratospermie)

Diese Form kann bei normaler Funktion des einen Hodens oder einer mehr oder minder schweren Tubulusstörung des anderen Hodens durch Vermischung des normalen Samens des einen Hodens mit dem pathologischen Samen des anderen Hodens bedingt sein.

Meist findet sich diese Form bei beidseitigen Tubulusschäden.

Nach MICHAEL können unbewußte Erregungsfaktoren und psychosomatische Labilität eine normale Mischung des Nebenhodeninhalts mit den Sekreten der akzessorischen Drüsen verhindern und damit eine Oligo- oder eine Azoospermie vortäuschen.

In diesem Zusammenhang sei auch die von WEYENETH beschriebene *funktionelle Aspermie* erwähnt, bei der infolge einer Dysfunktion der Adnexe beim Coitus die Spermien nicht ausgestoßen werden können (s. auch S. 156).

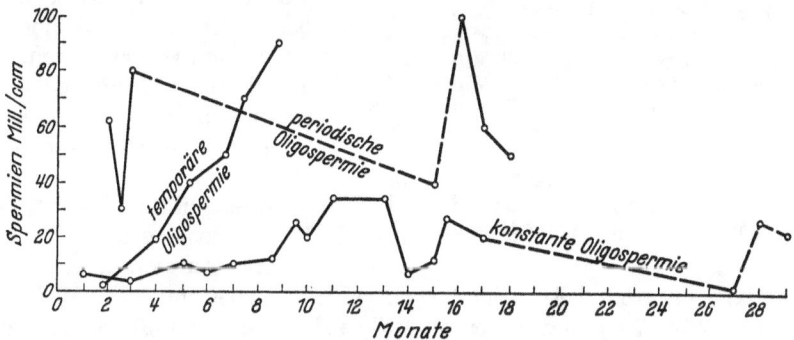

Abb. 151. Verlaufsformen von temporären, konstanten und periodischen Oligospermien

Unter Einbeziehung des so wichtigen Zeitfaktors bei mehreren Untersuchungen sind 3 Arten von Oligospermien (meist Oligo-Astheno-Terato-Spermien) zu unterscheiden:

1. Die temporäre Oligospermie, 2. die konstante Oligospermie, 3. die periodische Oligospermie.

Die Abtrennung und Unterscheidung dieser Formen (s. Abb. 151) gelingt nur durch Samenkontrollen während mehrerer Monate.

Die *temporäre*, prognostisch günstige, meist nur wenige Monate dauernde Oligospermie kann sehr hochgradig sein. Ursächlich kommen bei dieser bis zu einer Azoospermie gehenden Spermiogenesehemmung in erster Linie interkurrente Krankheiten, hochfieberhafte Zustände oder Verabreichung von Medikamenten in Betracht.

Wenige Wochen zurückliegende fieberhafte Zustände können aus dem Spermiogramm durch die Bewertung der Zahl und der Morphologie bei mehrmaligen Kontrollen in Abständen von Wochen diagnostiziert werden.

Die *konstante*, prognostisch sehr ungünstige Oligospermie mit Spermienzahlen unter 10—20 Mill/cm³ kann durch eine dauernde Spermiogenesehemmung als Folge von chronischen Infektionskrankheiten, Strahleninsulten und anlagemäßigen Fehlentwicklungen hervorgerufen werden.

Die Abtrennung der temporären von den konstanten Oligospermien wurde erstmals von MOENCH und später von ZONDEK, BROMBERG und POLISHUK vorgenommen.

Die *periodische Oligospermie* ist dadurch charakterisiert, daß bei mehreren Untersuchungen ein vorübergehendes, periodisch wiederkehrendes Absinken der Spermienzahlen, manchmal bis unter 10 Mill./cm³, ohne erkennbare Ursache besteht. Möglicherweise ist die periodische Oligospermie durch eine Schädigung der Nebenhoden bedingt. Von MACLEOD und GOLD wird das Vorkommen dieser Form bestritten.

In der Tabelle 16 wird auf Grund der Beobachtungen verschiedener Autoren die Häufigkeit der Konzeptionen angegeben, die bei niedrigen Spermienzahlen mitgeteilt wurde. Bei diesen Angaben ist jedoch zu berücksichtigen, daß eine Trennung der verschiedenen, oben aufgeführten Arten der Oligospermie in den jeweiligen Mitteilungen nicht vorgenommen wurde.

Tabelle 16. *Häufigkeit der von verschiedenen Autoren beobachteten Konzeptionen bei sehr niedrigen Spermienzahlen*

Autor	Zahl der Spermien im cm³	Prozentzahl der beobachteten Konzeptionen
MEAKER, MACOMBER und SAUNDERS . . .	unter 40 Mill.	keine
MACLEOD und GOLD . .	unter 60 Mill.	29
MACLEOD und GOLD . .	unter 20 Mill.	5
MACLEOD und GOLD . .	unter 10 Mill.	2
FALK und KAUFMAN . .	unter 60 Mill.	15
PAGE und HOULDING . .	unter 60 Mill.	25
PAGE und HOULDING . .	10—20 Mill.	2,5
PAGE und HOULDING . .	1— 9 Mill.	0,8
HOTCHKISS u. Mitarb. .	unter 60 Mill.	25
HOTCHKISS u. Mitarb. .	unter 20 Mill.	5
JACKSON und HARVEY .	unter 50 Mill.	21
Eigene Beobachtungen .	unter 20 Mill.	4
Eigene Beobachtungen .	unter 10 Mill.	2

In einem Krankengut, dessen Konzeptionsergebnisse von denen anderer Autoren wesentlich abweicht, fand BENDER bei Patienten mit Oligospermien mit 10—19 Mill./cm³ bei 13 von 35 (37%) und unter 10 Mill./cm³ bei 19 von 57 (33%) Konzeptionen. BENDER gab für die 19 beobachteten Konzeptionen bei Zahlen unter 10 Mill. folgende Aufgliederung der Zahlen an (Tabelle 17):

Tabelle 17. *Übersicht über die von BENDER beobachteten Konzeptionen bei sehr niedrigen Spermienzahlen im Kubikzentimeter*

Zahl der Spermien im Kubikzentimeter	Zahl der Patienten	Zahl der Konzeptionen
Unter 1 Mill.	16	4
1—3 Mill.	13	5
4—6 Mill.	13	5
7—9 Mill.	15	5

JACKSON und HARVEY beobachteten Konzeptionen bei 14 Frauen, deren Männer unter 20 Mill. Spermien im Kubikzentimeter aufwiesen. SCHULTZE berichtete über einen zeugungsfähigen Mann mit einer Spermienzahl von nur 4,5 Mill./cm³. Nach JOËL kamen bei mehreren Patienten mit Zahlen von 15 bis 20 Mill./cm³ Konzeptionen zustande. MICHELSON beschrieb 5 Konzeptionen (davon einmal eine Zwillingsschwangerschaft) bei Spermienzahlen unter 1 Mill./cm³ und davon 2 bei Zahlen unter 500000 Spermien pro Kubikzentimeter. Nach SANDLER soll angeblich ein Mann mit vorausgegangener Mumpsorchitis bei einer Spermienzahl von nur 500000 im Kubikzentimeter zeugungsfähig gewesen sein. Ferner berichteten KEPP und VASTERLING bei einer Zahl von nur 3 Mill./cm³ und BAUER sowie MOORE-WHITE und BURTON bei Zahlen unter 1 Mill./cm³ über Konzeptionen. Sehr kritisch müssen 2 von JEFFCOATE mitgeteilte angebliche Konzeptionen beurteilt werden, bei denen die Ehegatten bei wiederholt vorausgegangenen Untersuchungen im Ejakulat eine Azoospermie aufwiesen.

Wir beobachteten bei einem Patienten mit einer Oligo-Astheno-Teratospermie, bei der die Spermienzahl bei 6maliger Kontrolle zwischen 50000 und 500000 schwankte, eine glaubwürdige Zeugungsfähigkeit.

Exakte Ergebnisse über Befruchtungen mit sehr niedrigen Spermienzahlen kennen wir nur von Tierversuchen.

Bei künstlichen Besamungen von Rindern werden routinemäßig Verdünnungen des Ejaculats bis 1:30 vorgenommen und damit die besten Erfolge erzielt. Nach LAGERLÖF können jedoch bei wesentlich höheren Verdünnungen ebenso gute Erfolge erreicht werden.

HUTT beobachtete bei fertilen Hähnen Schwankungen der Spermienzahlen zwischen 0,8 und 7 Mill./cm³. Variationen innerhalb dieser Grenzen beeinträchtigen das Befruchtungsvermögen nicht, da nach HUTT die physiologischen Eigenschaften der Spermien wichtiger als die Zahl sind. Auch MOENCH wies darauf hin, daß die besten Zuchttiere oft weniger Spermien im Ejaculat als minder fruchtbare aufweisen.

Sehr aufschlußreiche Ergebnisse erzielte WALTON durch Untersuchungen über das Verhältnis der Spermienzahl und den Befruchtungserfolgen durch künstliche Samenübertragungen bei Kaninchen.

Bei diesen Versuchen wurden die Spermien aus dem Nebenhodenschwanz ausgeschwemmt und mit physiologischer Kochsalzlösung Verdünnungsreihen hergestellt. Bei Verdünnungen der Spermienausschwemmung von 10^9 auf 10^6 je 3 cm³ war die Befruchtungsfähigkeit herabgesetzt und bei Verdünnungen unter 10^5 je 3 cm³ trat keine Befruchtung mehr ein.

Die 50fachen Verdünnungen des Ejaculats bei künstlichen Besamungen von Rindern und die Tierversuche von WALTON beweisen, daß bei normaler Spermiogenese für eine Konzeption der Zahl allein nicht die wichtigste Bedeutung zukommt.

b) *Polyspermie.* Das Wort „Polyspermie" beinhaltet mehrere Begriffe.

1. Das Eindringen mehrerer Samenfäden in ein Ei. 2. Spermatorrhoe. 3. Eine Spermienzahl über 300 (250) Millionen/cm³.

Die 3. Form der Polyspermie dürfte auch beim Menschen bei Fertilitätsstörungen eine ursächliche Bedeutung haben (MACLEOD, GOLD und McLANE, DOEPFMER, MACLEOD und GOLD). Polyspermien ohne Angabe über den Fertilitätsgrad wurden von folgenden Autoren angegeben: MOENCH mit 585 Mill./cm³, HAMMEN bei 2 Männern mit 576,9 Mill./cm³ und 837,5 Mill./cm³ (bei einer Gesamtzahl von 3047,8 Mill. Spermien im Ejaculat) und WERNER mit 762 Mill./cm³ (bei einer Gesamtzahl von 2514 Mill. Spermien im Ejaculat).

MACLEOD, GOLD und McLANE wiesen auf eine Infertilität und gehäuftes Vorkommen von Aborten und Mißgeburten bei Polyspermien hin. Wir konnten bei 3 Männern mit Polyspermien über 250 Mill. Spermien im Kubikzentimeter eine Infertilität und bei Ehefrauen von Männern mit Polyspermien in 3 Fällen mehrmalige Aborte während der ersten 3 Monate feststellen.

Bei gehäuften Aborten sollte der Möglichkeit des Vorliegens einer Polyspermie bei dem Ehemann besondere Beachtung geschenkt werden.

Zeugungsunfähigkeit durch Polyspermien ist nach GÖTZE bei Bullen bekannt. Eine übergroße Zahl von Spermien soll den Strahlenkranz des Eies sehr schnell auflösen und die Hülle derart beeinflussen, daß mehrere Spermien in das Protoplasma der Zelle eindringen und eine weitere Entwicklung verhindern. Gleichartige Beobachtungen wurden von BRADEN und AUSTIN gemacht.

Auch bei künstlicher Besamung können zu viele Spermien eine Befruchtung verhindern (KOLLER). Nach SOKOLOVSKAIA soll bei einer Polyspermie die Zahl der Mißbildungen größer sein.

c) Relativ pathologisch veränderte Zahl (relative Oligospermie und relative Polyspermie). Durch eine niedrige Samenmenge (Parvisemie) kann eine Polyspermie und durch eine vermehrte Samenmenge (Multisemie) eine Oligospermie vorgetäuscht werden. Wir sprechen in diesen Fällen von einer relativen Polyspermie oder relativen Oligospermie.

Samenmengen über 6—8 cm^3 werden als pathologisch bezeichnet. Wie bereits in dem Kapitel „Volumen" erwähnt, können Samenmengen bis zu 12—15 cm^3 vorkommen. Die Spermienzahl im Kubikzentimeter ist in diesen Fällen bei normaler Spermiogenese wesentlich erniedrigt. STEMMER wies bei den sog. relativen Oligospermien auf Fertilitätsstörungen infolge Samenrückflusses aus der Scheide hin.

Samenmengen unter 1,5 cm^3 sind als pathologisch zu bezeichnen. Bei erniedrigten Samenmengen können Polyspermien vorgetäuscht werden. Bei relativen Polyspermien ist besonders nach der Ursache der erniedrigten Samenmenge zu fahnden (s. Abschnitt „Volumen").

ζ) Morphologie der Spermien

Über die Morphologie der Spermien erschienen am Ende des 19. Jahrhunderts und um 1900 eingehende Darstellungen (RETZIUS 1881, VON BRUNN 1883, BENDA 1886, FÜRST 1886, VON BARDELEBEN 1891, BALLOWITZ 1891, MEVES 1901 und BROMAN 1902, RETZIUS 1902.

Auf die verminderte Befruchtungsfähigkeit von pathologisch veränderten menschlichen Spermien wies CARY bereits 1916 hin. Doch kamen 1925 die klinisch wichtigsten Impulse durch die Tiermediziner WILLIAMS und SAVAGE, die ihre morphologischen und biometrischen Ergebnisse an Bullenspermien durch die Beobachtungen bei Samenübertragungen stützen konnten. Nach WILLIAMS und SAVAGE und LAGERLÖF war Bullensperma mit mehr als 50% pathologischen Formen untauglich für die Fortpflanzung. Weiterhin betonten MOENCH, STIASNY und GENERALES die Wichtigkeit der Morphologie der Spermien für die Beurteilung der Zeugungsfähigkeit. Nach MOENCH ist die Morphologie das einzig beständige Symptom im Spermiogramm, das während des zeugungsfähigen Alters — abgesehen von Krankheiten und Traumen — für das betreffende Individuum so konstant wie der Fingerabdruck sein soll. MOENCH vergleicht die Hodenfunktion und die Spermiogenese mit den Vorgängen in der Natur, in der ein weniger günstiger Boden Fruchtanomalien erzeugt und eine schlechtere Ernte hervorbringt.

1. Methoden zur Bestimmung der Morphologie

a) Differentialspermiogramm. Bei dieser Methode wird das Verhältnis der normalen zu den pathologisch geformten Spermien bestimmt. Für die Unterscheidung der Spermien verwenden wir das vereinfachte Einteilungsschema von MACLEOD und GOLD mit folgenden Formen: oval, groß, klein, spitz zulaufend, amorph (pathologisch verändert). Für die Beurteilung der Morphologie eignen sich vor allem gefärbte Ausstrichpräparate und weniger Nativpräparate oder die Phasenkontrast- oder Dunkelfelduntersuchung.

b) Spermiocytogramm. Bei diesem Verfahren wird das Verhältnis aller Spermien zu den Zellen der Samenreifungsreihe bestimmt.

c) Biometrisches Verfahren. Diese Methode wandten in der Erbbiologie erstmals ZELENI und FAUST, dann in der Veterinärmedizin WILLIAMS und SAVAGE und später MOENCH in der Humanmedizin an. Während beim Differentialspermiogramm die Beurteilung durch den subjektiven Eindruck erfolgt, wird beim biometrischen Verfahren jedes einzelne Spermium durch Projektion der Samenzelle bei einer 3000fachen Vergrößerung exakt gemessen. Bei dieser Methode mißt man entweder nach der eindimensonalen Biometrie (WILLIAMS und SAVAGE und MOENCH) nur die Länge des Kopfes oder nach der 3-dimensionalen oder voluminösen Biometrie (GENERALES) auch die Breite und das Volumen der Spermien, wobei nach einer mathematischen Formel das Volumen der Köpfe wie von elliptischen Körpern berechnet wird. Mit dieser sog. voluminösen Biometrie definierte GENERALES den Fertilitätsgrad vom mathematisch-biologischen Standpunkt und betrachtete das Volumen des Spermienkopfes bzw. der Nuclearsubstanz als den mathematischen Exponenten seiner Morphologie.

Biometrische Verfahren wurden früher weniger für Fertilitätsuntersuchungen, sondern mehr zur Klärung der Frage des Dimorphismus (ZELENI und FAUST) durchgeführt, da die Y-Chromosomen enthaltenden Spermien für kleiner als die X-Chromosomen enthaltenden angesehen wurden. Durch Abtrennung der angeblich kleinen Y-Chromosomen enthaltenden Spermien sollte eine willkürliche Geschlechtsbestimmung versucht werden (siehe Kapitel Künstliche Samenübertragung, Willkürliche Geschlechtsbestimmung). Die Untersuchungen von MOENCH zeigten jedoch bei einer normalen Spermiogenese stets eine eingipflige Kurve. Diese zweifelsohne exakten Verfahren erlangten für die Praxis wegen des großen Zeitaufwands keine Bedeutung, da sie für die Diagnostik in der Regel keine wesentlichen Vorteile darstellen. MOENCH empfahl die biometrischen Untersuchungen nur bei pathologischen Veränderungen der Spermienform, wobei in seltenen Fällen die Morphologie und die Biometrie voneinander abweichen.

d) Elektronenoptische Untersuchung der Spermien. Bei elektronenoptischen Untersuchungen an Spermien von BAYLE und BESSIS, BRETSCHNEIDER, CHALLICE, JOËL, FREI und HIRSHFELD, LANDES und KAPPESSER, PORTER und BLOM, RANDALL und FRIEDLAENDER, REED und REED, SCHULTZ-LARSEN, HAMMEN und CARLSEN, SANDERS, SCHNALL, SEYMOUR und BENMOSHE sowie WATSON konnten zahlreiche neue Erkenntnisse über die Struktur der Spermien gewonnen werden, die jedoch für die Diagnose von Fertilitätsstörungen keine Bedeutung erlangten. Die Schwierigkeit dieser Aufnahmen liegt in der Präparation (SCHULTZ-LARSEN und HAMMEN), durch die es bei den Spermien sehr leicht zu Artefakten kommen kann. Wegen der Dicke des Spermienkopfes ist bei diesen Untersuchungen die Erkennung struktureller Einzelheiten begrenzt.

Aus diesem Grunde ergaben erst das Schneiden der Köpfe und damit die elektronenoptischen Aufnahmen von 100—150 Å dicken Schnitten neue Befunde über die Feinstruktur der Spermien (SCHULTZ-LARSEN und HAMMEN, DOEPFMER, BRETSCHNEIDER). Nach den elektronenoptischen Untersuchungen von LANDES und KAPPESSER zeigte sich, daß im menschlichen Spermienkopf der Spermienkern das einzig faßbare Substrat bildet. Der Spermienkern reicht von der Basis des Kopfes sich verjüngend bis zur Spitze und verbindet sich wahrscheinlich mit der Kopfkappe, die sich histogenetisch aus dem Acrosom entwickelt.

Zur Beurteilung des Differentialspermiogramms und des Spermiocytogramms wurden folgende Methoden vorgeschlagen:

e) Verfahren ohne Färbung der Spermien: aa) Nativpräparat. Die Untersuchung der Morphologie im Nativpräparat dient lediglich zur groben Orientierung. Eine exakte Feststellung der pathologisch veränderten Spermien läßt sich mit diesem Verfahren in der Regel nicht durchführen.

bb) Phasenkontrastverfahren. Die Phasenkontrastmikroskopie macht die direkte Beobachtung der sich bewegenden Spermien möglich. Besonders lassen sich die Strukturveränderungen im Bereiche des Mittelstücks in einigen Fällen mit diesem Verfahren deutlich erkennen.

cc) Dunkelfelduntersuchung. Die Beobachtung der Spermien im Dunkelfeld dürfte dem Phasenkontrastverfahren und den färberischen Methoden unterlegen sein.

f) Verfahren mit Färbung der Spermien. Die einzelnen Färbeverfahren dienen nicht nur zur besseren Sichtbarmachung der Spermien, sondern auch zur Differenzierung der einzelnen Spermienteile durch unterschiedliche Anfärbung bei Doppelfärbungen, die durch die verschiedene chemische Zusammensetzung erklärt werden. So enthält z. B. der Spermienkopf neben eisenhaltigen Eiweißkörpern insbesondere fettartige Substanzen wie Lecithin, Cholesterin usw.

Beim menschlichen Spermium läßt sich mit den gewöhnlichen Färbeverfahren die Kopfkappe in der Regel nicht darstellen.

Die Anfertigung des Ausstrichs des Ejaculats erfolgt grundsätzlich in der gleichen Weise wie ein Blutausstrich. Mit einem sterilen Glasstab bringt man auf den entfetteten Objektträger einen kleinen Spermatropfen. Mit einem Deckglas oder einem weiteren Objektträger zieht man in einem Winkel von 45° den Spermatropfen, der sich gleichmäßig auf die untere Kante des Deckglases verteilen muß, möglichst schnell über den ganzen Objektträger. Bei hochgradigen Oligospermien empfiehlt es sich, Präparate nach Art des dicken Tropfens wie für die Malaria-Diagnose aus dem Ejaculatsediment anzufertigen. Die gefärbten Präparate werden am vorteilhaftesten mit der Ölimmersion angesehen.

Eingehend sind die verschiedenartigen Färbemethoden in den Arbeiten von ROMEIS und WEISS dargestellt.

Für die Anfertigung gefärbter Präparate werden Entschleimungsmittel, Fixierungsmittel und Farbstoffe benötigt.

aa) Entschleimungsmittel und Fixierungsmittel. In der Regel empfiehlt es sich, die Ausstriche an der Luft zu trocknen. MOENCH hält es für ratsam, den Ausstrich kurz zur Fixierung durch die Flamme zu ziehen. Bei der Flammenfixation beobachtete jedoch JOËL künstliche Veränderungen besonders im Bereich der Schwänze in Form von Aufringelungen.

Zur Entschleimung empfahl MOENCH 1%ige Dakinsche Lösung, in welche der fixierte Ausstrich 15—100 sec, je nach Löslichkeit und Dicke des Schleims, gebracht und danach mit Wasser abgespült werden soll. WEISS schlug zur Entschleimung nur eine 0,5%ige Chloraminlösung vor, da bei 1%iger Chloraminlösung Strukturveränderungen in Form von Schwanzaufhellungen und Abplatzen der Schwänze zu beobachten sind. Auch MERCIER und SALISBURY machten die gleiche Feststellung bei Verwendung von 1%iger Chlorazenelösung. FALK und KAUFMAN verwendeten zur Entschleimung und Fixierung 10%iges Formalin. AMELAR wandte zur Auflösung des Schleims das Fertigpräparat „Alevaire" an, bei dem es sich um ein Polymer des Oxyäthylen-3-oxyphenylformaldehyds handelt. „Alevaire" wird 10—15 sec lang auf den luftgetrockneten, kurz in der Flamme fixierten Ausstrich gebracht und dann mit physiologischer Kochsalzlösung abgespült.

Außer der Fixierung durch Lufttrocknung benutzt man in der Regel 70- oder 96%igen Äthylalkohol oder nach POLLAK und JOËL Methylalkohol. WEISS und ROMEIS schlagen zur Fixierung auch die Bedampfung mit 2%iger Osmiumsäure vor.

bb) Färbemethoden: Färbung mit Eosin (s. Abschnitt Vitalitätstest). Auf dem luftgetrockneten Objektträger wird eine Öse Ejaculats und eine Öse einer 1%igen Eosinlösung im Verhältnis 1:1 gemischt und ausgestrichen.

Tuscheverfahren. Ein Tropfen Ejaculat wird mit 1—3 Tropfen chinesischer Tusche auf dem Objektträger ausgestrichen und luftgetrocknet. Die hellen, ungefärbten Spermien heben sich von dem schwarzen Untergrund deutlich ab. Statt chinesischer Tusche kann man auch Opalblaulösung verwenden.

Färbung nach WRIGHT *(eigene Methode).* Bei der handelsüblichen Wright-Färbung handelt es sich um eine modifizierte Romanowski-Färbung mit einer Eosin-Methylenblaulösung. Auf den luftgetrockneten Ausstrich bringt man sowohl den Farbstoff allein als auch anschließend das Farb-Aqua destillata-Gemisch zu gleichen Teilen jeweils 2—4 min.

Methylen-, Toluidin- oder Opalblaufärbung nach WEISS. Färbung des luftgetrockneten Spermaausstrichs 1—20 min mit Methylenblau oder Toluidinblau oder 2—5 min mit Opalblau.

Jodfärbung nach WEISS. Auf den luftgetrockneten Spermaausstrich gibt man 3—30 sec 10%ige Jodtinktur und spült mit destilliertem Wasser.

Die Azur-Eosin-Färbung nach GIEMSA. 1. Lufttrocknen des Ausstrichs. 2. Fixierung 3 min mit Methylalkohol. 3. Abwaschen mit destilliertem Wasser. 4. Färbung 20 min mit verdünnter Giemsa-Romanowski-Lösung (die Farblösung muß man jedesmal frisch mit etwa 10 Tropfen Giemsa-Lösung auf etwa 5 cm^3 Aqua dest. herstellen). 5. Abspülen mit Wasser. 6. Trocknen und Einbetten.

Färbung nach FALK *und* KAUFMAN. 1. Lufttrocknen des Ausstrichs. 2. Fixierung 1 min mit 10%iger Formalinlösung. 3. Abwaschen mit Wasser. 4. Färbung mit Hämatoxylin 2 min lang.

Die Hämalaun-Eosinfärbung. 1. Lufttrocknen des Ausstrichs. 2. Fixierung 3 min mit Methylalkohol. 3. 5 min mit 95%igem Alkohol. 4. 5 min mit 70%igem Alkohol. 5. Abspülen mit Wasser. 6. Färbung: 20 min mit 5%igem sauren Hämalaun. 7. 10 min Wässerung in fließendem Wasser. 8. 3 min Kontrastfärbung mit 3%iger alkoholischer Eosinlösung. 9. Entwässerung in aufsteigender Alkoholreihe mit 70%-, 80%- und 96%igem Alkohol je 2 min. 10. Aufhellung mit Xylol und Einbettung in Kanada-Balsam.

Färbung nach WILLIAMS. 1. Fixierung durch Lufttrocknung und kurz durch die Flamme ziehen. 2. Entschleimung mit 0,5%igem Chlorazene 3 min lang. 3. Waschen mit destilliertem Wasser. 4. Entwässern mit 95%igem Alkohol 30 sec lang. 5. Färbung mit einer wäßrigen, 25%igen Gentiana-Violettlösung 3 min lang. 6. Wässern. 7. Entfärben mit 95%igem Alkohol, 1 min lang. 8. Wässern. 9. Gegenfärben mit 1%iger wäßriger Bengalrosalösung 20—25 sec lang. 10. Wässern und Trocknen.

Färbung nach WEISS. 1. Lufttrocknung. 2. Entschleimen mit gesättigter wäßriger Metrachromgelblösung 1 min lang. 3. Wässern. 4. 30 sec Färben mit gesättigter methylalkoholischer Viktoriablaulösung. 5. Wässern.

Färbung nach GRAM. 1. Lufttrocknen. 2. 15 sec mit Karbol-Gentiana-Violett. 3. 2—15 sec mit Lugolscher Lösung. 4. Entfärbung durch tropfenweisen Zusatz von 96%igem Alkohol. 5. 30 sec Nachfärben mit 1%iger wäßriger Karbolfuchsinlösung. 6. Abspülen mit Wasser.

Mit dieser Färbung können gleichzeitig im Samenausstrich auch Bakterien differenziert werden.

Schnellmethode zur phasenkontrastmikroskopischen Untersuchung nach BANDMANN. 1. Lufttrocknung. 2. Fixierung mit 2%iger Osmiumsäure 3 min lang. 3. Anfärbung mit 1 Tropfen Dibutylphthalat.

Nach eigenen Erfahrungen bewährten sich für die Praxis am besten die Färbemethoden nach WRIGHT und nach FALK und KAUFMAN.

Zur Beurteilung eines Ejaculats bei einer hochgradigen Oligospermie wurde zur Differenzierung der Spermien und der Zellen der Samenreifungsreihe von JOËL folgendes Verfahren angegeben:

1. Ejaculat 20 min zentrifugieren. 2. Abgießen der Flüssigkeit. 3. Übergießen des Zentrifugats mit 4%igem Formalin. 4. 24 Std stehen lassen. 5. Ersetzen der Formalinlösung durch 50%igen Alkohol. 6. Nach je 24 Std Steigerung der

Alkoholkonzentration um je 5%, also von 50 auf 55—60%, bis zum absoluten Alkohol. 7. Der absolute Alkohol wird 2mal gewechselt. 8. Das gelatinös erstarrte Material wird in eine Alkohol-Xylol-Reihe übertragen. 9. Das Material beläßt man je 10 min in Lösungen von Alkohol-Xylol, in einer Zusammensetzung von 9:1, 8:2, 7:3 bis 1:9. 10. Aus reinem Xylol kommt das Material für 30 min in Xylol-Paraffin bei 58° C. 11. Dann Einbringen für 3 Std in Weichparaffin bei 54° C. 12. Dann überführen für weitere 3 Std in Hartparaffin bei 60° C. 13. In diesem Paraffin wird dann das Ejaculat eingebettet. 14. Färbung der Schnitte mit Hämatoxylin-Eosin, daneben mit Eisenhämatoxylin und Triacid.

Für die Untersuchungen empfiehlt sich, stets Schnitte aus verschiedenen Schichten des Materials anzufertigen, da beim Zentrifugieren die Zellen ungleich verteilt werden.

2. Klinische Bedeutung der Morphologie

Bei der Beurteilung der Morphologie kann man nie von normalen oder gar befruchtungsfähigen, sondern nur von normal aussehenden Spermien sprechen. Da eine dogmatische Festlegung von sog. normalen Spermien nicht möglich ist, kann eine Aussage auf der Grundlage der Morphologie nur zusammen mit den anderen Charakteristica der Spermien, wie der Motilität und der Zahl, erfolgen.

Sowohl in der Humanmedizin als auch in der Veterinärmedizin lassen sich morphologische Auswertungen der Spermien in der Regel nicht vergleichen, da beinahe jeder Autor eine andere — eigene — Einteilung der verschiedenen Spermienformen gebraucht. Nach BRETSCHNEIDER ist nur auf statistischem Wege eine mittlere Normalform erfaßbar, während sich aus den Befruchtungsergebnissen „die Grenze des Normalen" ermitteln läßt. Die physiologischen Varianten der Spermien sind innerhalb bestimmter Grenzen — wahrscheinlich sogar ohne Beeinträchtigung der Befruchtungsfähigkeit — groß.

Bei einem normalen Spermium finden sich nach STERN folgende Größenverhältnisse:

Kopf			Mittelstück		Schwanz	
Länge	Breite		Länge	Breite	Länge	Breite
	Elliptische Frontalansicht	Seitenansicht des Vorderendes				
3—5 μ	2—3 μ	1,8 μ	3,6 μ	1 μ	30—50 μ	<1 μ

Bereits im Hoden finden sich völlig normal geformte Spermien, die sich im Hinblick auf ihre Morphologie nicht von den Ejaculatspermien unterscheiden (s. Abb. 152—154).

Die morphologische Beschreibung des Spermiums findet sich im anatomischen Teil. Ferner sei auf die in der Weltliteratur umfassendste morphologische Darstellung des menschlichen Spermiums von SCHULTZ-LARSEN mit einem Schrifttumsverzeichnis von 146 Arbeiten verwiesen (s. S. 63 Abb. 26—28).

Durchschnittswerte normal geformter Spermien im Differentialspermiogramm: 70—90%.

Untere Grenze der Norm normal geformter Spermien: 60% (nach MACLEOD und GOLD).

Ohne Berücksichtigung der stark voneinander abweichenden Einteilungsschemata der Spermien fanden bei fertilen Männern normal aussehende Spermien im Durchschnitt MACLEOD und GOLD in 79%, FALK und KAUFMAN in 88%, FARRIS in 87%, STIASNY und GENERALES in 81%, MOENCH in 80% und HOTCH-

KISS in 89% (mit Schwankungen von 65,7—98,8%). Nach HOTCHKISS, MOENCH, STIASNY und GENERALES enthält ein normales Ejaculat nicht mehr als 20% pathologisch veränderte Spermien. MACLEOD und GOLD fanden an ihrem einmalig großen Untersuchungsgut von 1000 fertilen Männern als untere Grenze der Norm 60% normal aussehender Spermien. Bei Zahlen von weniger als 60% normal geformter Spermien waren nur noch 9% der untersuchten Männer zeugungsfähig. Zu gleichen Ergebnissen kam auch WILLIAMS. Hingegen spricht

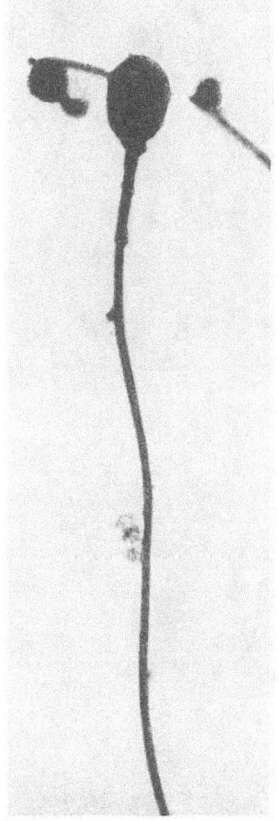
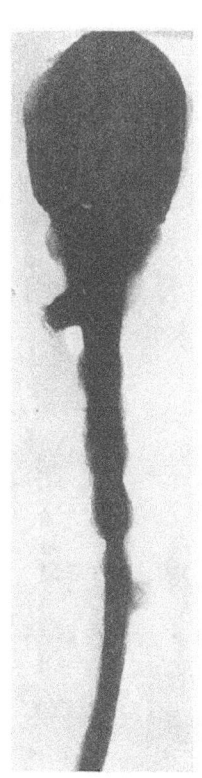
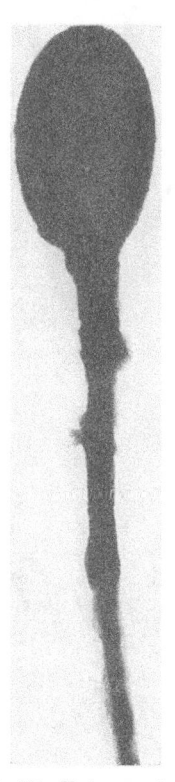

Abb. 152. Ejaculat-Spermien (Vergrößerung 1:3200)

Abb. 153. Ejaculat-Spermium (Vergrößerung 1:9560)

Abb. 154. Hodenspermium (Vergrößerung 1:9560)

MOENCH bereits von einer sog. ,,klinischen Infertilität" bei mehr als 25% pathologisch geformter Spermien. Nach LANE-ROBERTS u. Mitarb. besteht bei vermehrten pathologischen Formen eine herabgesetzte Fertilität, aber die Diagnose ,,absolute Infertilität" auf Grund abnormer Zellformen ist nicht gerechtfertigt. Die Ansicht MOENCHs, daß die Morphologie das wichtigste und zuverlässigste Kriterium im Spermiogramm zur Beurteilung der Zeugungsfähigkeit sei, wird heute bestritten. Die Spermienmorphologie soll bei gesunden Männern so charakteristisch sein, daß mit Hilfe des biometrischen Verfahrens bei Wiederholungsuntersuchungen erkannt werden kann, von welchem Manne die Spermien herrühren (MOENCH).

3. Pathologische Morphologie

Nach elektronenoptischen Untersuchungen BRETSCHNEIDERs an Bullenspermien ist jeder der 5 Teile (Kopfkappe, Kopf, Hals, Mittelstück und Schwanz) für

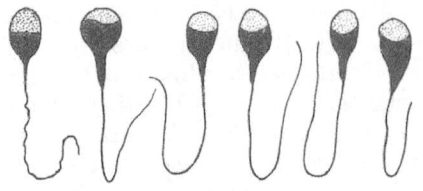
Abb. 155. Normale Spermien

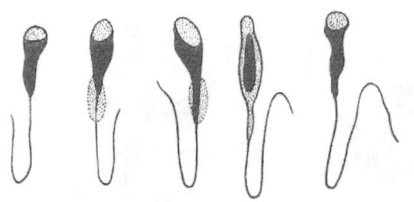
Abb. 156. Birnenförmige Spermien

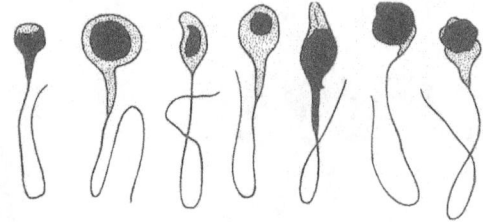
Abb. 157. Runde Spermien

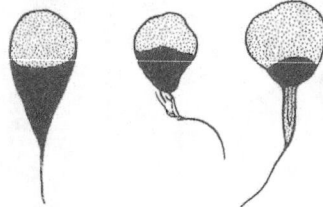
Abb. 158. Vergrößerte Spermien

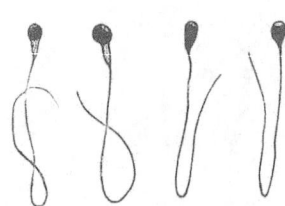
Abb. 159. Verkleinerte Spermien

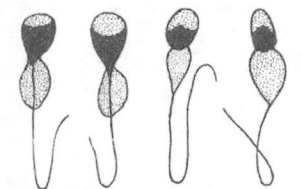
Abb. 160. Spermien mit Protoplasmatropfen

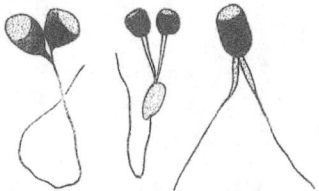
Abb. 161. Doppelförmige Spermien

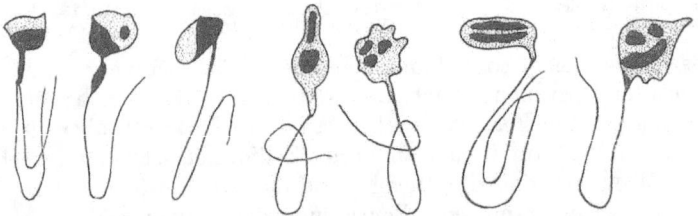
Abb. 162. Amorphe Spermien

Abb. 155—162. Normale und pathologisch geformte Spermien

sich determiniert. Jeder Teil kann sich auf Grund einer eigenen Selbstdifferenzierungspotenz nach der normalen oder pathologischen Seite entwickeln und gegebenenfalls, unabhängig von dem normal entwickelten Rest, zur Mißbildung neigen. Die Abnormitäten der Spermien, d. h. der Grad und die Frequenz

der Entwicklungsanomalie nehmen nach STIASNY vom Kopf nach dem Schwanz zu ab. Bei menschlichen Spermien sollen an den einzelnen Spermienteilen Abnormitäten in folgender Häufigkeit sein (WEYENETH):
Modifikation des Kopfes: 15,24%; Modifikation des Mittelstücks: 1,72%; Modifikation des Schwanzes: 2,04%.

Nach BRETSCHNEIDER erlaubt die Spermiohistogenese nur Rückschlüsse auf den mutmaßlichen Hergang der zahlreichen pathologischen Formen, aber nicht auf die auslösenden Ursachen der verschiedenen endogenen oder exogenen Schäden.

MOENCH beschrieb 50 verschiedene — allerdings meist weitgehend ähnliche — Formen der Spermien und STIASNY und GENERALES differenzierten 20 verschiedene Formen mit besonderer Einteilung der Veränderungen am Kopf, am Mittelstück und am Schwanz. Weitere Einteilungsschemata gaben unter anderen WILLIAMS, FALK und KAUFMAN an. Für die Praxis hat sich u. E. das vereinfachte Einteilungsschema von MACLEOD und GOLD mit folgenden Formen bewährt: oval, groß, klein, spitz zulaufend, doppelte Köpfe, pathologisch geformt.

Die verschiedenartigen pathologischen Formen sind in den Abb. 156—162 dargestellt.

Von den pathologisch veränderten Spermien seien folgende Sonderformen nach der Beschreibung der verschiedenen Autoren angeführt:

1. Die „*birnenförmigen Spermien*", „piriform" (HAMMEN), „verjüngte Zellen" (MOENCH), "tapering sperm heads" (HOTCHKISS und MACLEOD), „sich nach hinten verschmälernde Köpfe" und „birnenförmige Köpfe" (LAGERLÖF), „Macrospermatozoen" (STIASNY und GENERALES), "pear-shaped" (WILLIAMS und HELLINGA).

Nach MOENCH soll bei diesen Formen eine schwere Störung der Spermiogenese mit schlechter Prognose vorliegen. Von allen pathologischen Formen soll diese Form die schwerste Veränderung und unvereinbar mit Fertilität sein (MOENCH, LAGERLÖF). Da STIASNY und GENERALES in 75% der vergrößerten birnenförmigen Spermien einen Protoplasmatropfen fanden, wurden diese Zellen den unreifen Spermien zugerechnet, MOENCH fand diese Zellen in 7,5—8,5%, MACLEOD und GOLD in 4%, DOEPFMER in 6%, HAMMEN in 7,5%, STIASNY und GENERALES in 1,61%, HOTCHKISS in 0—24% bei normalen Personen. LAGERLÖF stellte bei Bullen diese Form bei Tubulusatrophien und STIASNY und GENERALES bei Imbezillität und genuiner Epilepsie fest.

HAMMEN trennt als Sonderform von den birnenförmigen die schmalköpfigen Spermien ab: "Narrow heads" (HAMMEN), „schmale Zellen" (MOENCH), „gleichmäßig schmaler Kopf" (LAGERLÖF), "narrow type" (HOTCHKISS), „Leptospermatozoa" (STIASNY und GENERALES). Die Häufigkeit dieser Formen gaben MOENCH mit $7^1/_2$—$8^1/_2$%, HAMMEN mit 1,2%, STIASNY und GENERALES mit 2,42% an. Nach MOENCH hat auch diese Sonderform eine schlechte Prognose. STIASNY und GENERALES stellten diese Zellen ebenso wie die birnenförmigen bei Erbkrankheiten fest.

2. *Runde Spermien:* "Round heads" (HAMMEN), „runde Köpfe" (MOENCH), „runde Formen" (HOTCHKISS), „Strongylospermatozoen" (STIASNY und GENERALES). MOENCH mißt dieser Form keine besondere Bedeutung bei. HOTCHKISS fand sie in 1,65% (0—9%), HAMMEN in 2,1%, STIASNY in 2,93% gehäuft bei Erbkrankheiten.

3. *Große Spermien*: "Giant Spermatozoa" (HAMMEN, HOTCHKISS, MACLEOD und GOLD), „Riesenkeimzellen" (MOENCH), „Hypermegalospermatozoa" (STIASNY und GENERALES), „Megalosperm" (WILLIAMS).

Diese Abart wurde in folgender Häufigkeit beobachtet: HOTCHKISS 0,6 (0—8,2%) STIASNY und GENERALES 0,63%, MACLEOD 1%, DOEPFMER 1%

HAMMEN 0,2% (0—5%). Bei Patienten mit Erbkrankheiten waren die großen Spermien 8mal so häufig wie bei Gesunden nachzuweisen (STIASNY und GENERALES).

4. *Kleine Spermien:* "Small heads" (HAMMEN, MACLEOD), „Mikrospermatozoa" (MOENCH, STIASNY und GENERALES), „Zwergspermien" (LAGERLÖF).

STIASNY und GENERALES wiesen diese Formen in 1,56%, HAMMEN in 0,3% nach.

5. *Deformierte (abnorme) Spermien:* "amorph Sperm" (MACLEOD) wurden von diesem in 7% und von DOEPFMER in 5% gefunden. HAMMEN teilte diese Formen ein in:

a) Aplastische Spermien: "Pinheads"(HAMMEN, HOTCHKISS), „aplastischer Kopf" (MOENCH), „anencephalospermatozoa" oder „aplastische Spermien" (STIASNY und GENERALES), „Microsperm" (WILLIAMS), "microcephalic spermatozoa" (CARY), "asthenic head" (POLLAK und JOËL). Nach BROMAN sollen diese Spermien weniger Chromatin enthalten als normale und von pathologischen Mitosen herrühren.

b) Amorphe Köpfe: „Amorphous heads" (HAMMEN), „amorphous spermatozoa" (HOTCHKISS), „unregelmäßige amorphe Köpfe" (MOENCH), „atypische Formen" (STIASNY und GENERALES).

Diese Formen wiesen HOTCHKISS und HAMMEN bei 0,5% (0—14%) nach.

Zweckmäßiger erscheint es, die beiden letztgenannten Formen und vielleicht auch einige kleine Spermien unter die große Gruppe der „pathologisch geformten" zu untergliedern.

Ein Vergleich der Häufigkeit dieser Sonderformen bei den einzelnen Autoren ist nicht möglich, da jeder Autor ein anderes Einteilungsschema benutzte.

6. *Pathologische Varietäten.* An weiteren Varietäten beschrieb HAMMEN: Abnorme Anfärbung der Spermien (gleiche intensive Farbintensität des ganzen Kopfes oder intensivere Anfärbung des vorderen Kopfanteils); vacuolisierte Köpfe; Absentia substantiae (STIASNY und GENERALES); Spermien mit einer Abschnürung in der Mitte des Kopfes oder im Bereich der Mitte des Kopfes (belted heads); Spermien mit indifferenten Köpfen; Doppelkopfformen WEYENETH 1,84 (0—10,98%) und HAMMEN: 1,53 (0—21%), MACLEOD und GOLD 1%, DOEPFMER 1%.

Eine bestimmte pathognomonische Zellform für ein schlechtes oder minderwertiges Ejaculat kennen wir nicht. Bestimmte pathologisch geformte Spermien lassen sich nicht für gewisse Schäden oder Mißbildungen verantwortlich machen.

Daß auch ein pathologisch verändertes Spermium eine Konzeption herbeizuführen vermag, läßt sich noch nicht sicher beweisen. Aus diesem Grunde sind die Annahmen von MOENCH, BROMAN und PAINTER nicht erwiesen, daß als Folge der Befruchtung durch ein pathologisch verändertes Spermium Fehlgeburten oder Mißbildungen auftreten können. Nach NIENDORF, JOËL und HINGLAIS und HINGLAIS sollen bei schlechten Samenqualitäten und besonders bei schlechter Morphologie häufig abnorme Schwangerschaften zu beobachten sein. Auch FARRIS sowie KNEER beobachteten häufiges Abortieren von Frauen, deren Gatten 50% und mehr pathologisch geformte Spermien aufweisen.

Im Gegensatz zu diesen Mitteilungen konnten MACLEOD und GOLD, HOTCHKISS und RUSSELL diese Befunde nicht bestätigen. Auch nach den Untersuchungen von HARVEY gibt es keine spezifischen morphologischen Besonderheiten im Samen, die das Auftreten von Mißgeburten oder Totgeburten verursachen können. DA RUGNA fand keine Beziehung zwischen der Morphologie der Spermien und angeborenen Defekten bei 34 Kindern, die Entwicklungsstörungen aufwiesen.

Wohl kann es zu Mißbildungen und Fehlgeburten bei einer Veränderung *aller* Samenqualitäten kommen jedoch nur in ganz seltenen Fällen bei alleiniger Veränderung der Morphologie der Spermien (Teratospermie).

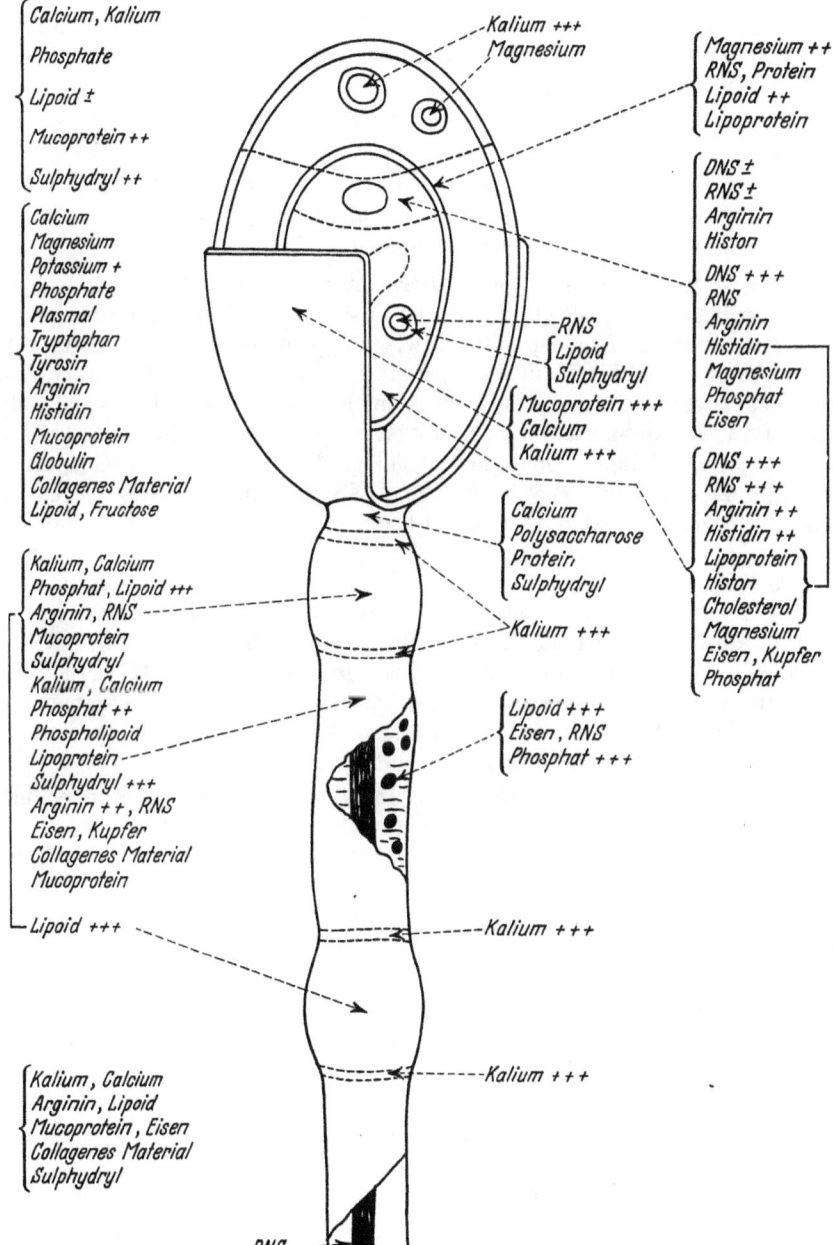

Abb. 163. Topochemisches Diagramm eines menschlichen Spermiums (nach DUIJN 1952)

Dazu gehört die von WILLIAMS beschriebene Zentriolen-Mitochondrien-Krankheit, bei der sich bestimmte Veränderungen am proximalen Centriolus und am Axialfaden des Halsstücks nachweisen ließen.

Hammen beobachtete einen Patienten, bei dem 100% der Spermien pathologisch geformt waren.

4. Zusammensetzung der Spermien (Nucleinsäure, Desoxyribose-Nucleinsäure).

Einzelheiten über die Zusammensetzung der Spermien finden sich bei Duijn, Mann, Cremer und Führ. Bereits 1878 berichteten Miescher und 1881 Kossel, daß die Bausteine der Spermien Nucleoproteide sind (Abb. 163).

Die Entdeckung der Mikro-Spektro-Photometrie durch Caspersson leitete eine neue Ära der Zellforschung ein. Durch dieses Verfahren war es erstmals möglich, eine biochemische Analyse der Einzelzelle vorzunehmen.

1950 isolierten Zamenhof, Shettles und Chargaff erstmals aus menschlichen Spermien hochpolymerisierte Desoxyribose-Nucleinsäure (DNS).

Nach neueren Untersuchungen ist der Hauptanteil des Spermienchromatins ein Desoxyribose-Nuclein-Protein, das aus Desoxyribose-Nucleinsäure zusammen mit einem basischen Nucleoprotein sowie Protaminen und Histonen besteht (Mann). Die DNS ist ein Hauptbestandteil der Chromosomen und ein wichtiger chemischer Bestandteil der Gene, wenn nicht sogar das Erbmaterial selbst. Nach Boivin, Vendrely und Vendrely ist bei jeder Species in normalen Zellen aller Gewebe unabhängig von ihrer physiologischen Funktion die Grundmenge der DNS sehr konstant. Die Menge der DNS in Zellen somatischer Gewebe, welche die diploide Anzahl (2 n) der Chromosomen enthalten, ist zweimal so groß wie die DNS-Menge in den reifen Spermien, die die haploide Anzahl (1 n) der Chromosomen enthalten (C. Leuchtenberger und R. Leuchtenberger). Mit Hilfe der Feulgen-Mikrospektrophotometrie bestimmten Leuchtenberger, Leuchtenberger, Schrader und Weir erstmals quantitativ die DNS von menschlichen Spermien. Die an 2000 einzelnen Spermien von 42 fertilen Männern (Vätern von 1—3 Kindern) ausgeführten DNS-Analysen ergaben einen konstanten haploiden Wert mit nur geringen Abweichungen von Spermium zu Spermium und von Individuum zu Individuum.

Der konstante Zahlenwert der DNS im Spermium fertiler Männer bietet somit eine zuverlässige Vergleichsbasis für die DNS-Werte im Vergleich zu infertilen Männern, bei denen stark schwankende und geringere DNS-Mengen nachweisbar waren.

Weir und Leuchtenberger und Leuchtenberger konnten auch bei Männern mit einem im Hinblick auf Menge des Samens, Zahl, Motilität und Morphologie der Spermien normalen Spermiogramm erniedrigte DNS-Werte beobachten. Diese Autoren sehen somit in vereinzelten Fällen einen verminderten DNS-Wert als Ursache der männlichen Infertilität an, die sich durch die Anfertigung eines Spermiogramms nicht erfassen läßt.

Die Bestimmung der Desoxyribose-Nucleinsäure kann somit als zusätzliche diagnostische Methode bei Störungen der Fertilität mit normalem Spermiogramm herangezogen werden.

Es ist heute noch unbekannt, ob bei einer Verminderung der DNS-Werte in den Spermien die Prognose im Hinblick auf eine Fertilität infaust ist. Herabgesetzte DNS-Werte zeigten sich bei infertilen Männern schon während der Reifung. Nicht nur in den Spermien, sondern auch in den Spermatiden und Spermatocyten erster und zweiter Ordnung waren die DNS-Werte vermindert.

Ähnlich wie beim Menschen konnte auch bei Stieren eine Zeugungsunfähigkeit durch verminderte DNS-Werte nachgewiesen werden.

b) Zellen der Samenreifungsreihe

Während die Morphologie der normalen und pathologisch geformten Zellen in zahlreichen Arbeiten und Monographien eingehend dargestellt ist, finden sich nur in wenigen Arbeiten Hinweise über die Bedeutung der Zellen der Samenreifungsreihe und deren Beziehung zur Fertilität (MICHAEL und JOËL, MAROULIS, FRANK, BENJAMIN und SEGERSON, LEWETZ, BARTON und WIESNER). Die Morphologie der unentwickelten Hodenzellen, der Spermatogonien, der Spermatocyten, der Präspermatiden erster und der Präspermatiden zweiter Ordnung sowie der Spermatiden ist im anatomischen Teil ausführlich dargestellt (s. S. 55).

Die Zellen der Samenreifungsreihe werden im Spermiocytogramm und im Differentialcytogramm beurteilt. Im *Spermiocytogramm* wird das Verhältnis aller Spermien zu den Zellen der Samenreifungsreihe festgestellt, im *Differentialcytogramm*, das bei allen Azoospermien angefertigt werden sollte, werden die verschiedenartigen Zellen differenziert.

α) Technik des Spermiocytogramms und des Differentialcytogramms

Zur Anfertigung dieser Verfahren können die gleichen Färbemethoden wie für die Anfertigung des Differentialspermiogramms verwendet werden. Nach eigenen Erfahrungen wirkt sich der Samenliquor bei der Färbung nachteilhaft aus. Wir zentrifugierten daher das Ejaculat 5 min bei 1000 Umdrehungen, gossen die Samenflüssigkeit ab und ersetzten sie durch isotonische Kochsalzlösung, wobei wir die Zentrifugation je 5 min lang bei 1000 Umdrehungen 2mal wiederholten.

Das so vorbereitete Sediment wurde dünn auf Objektträger ausgestrichen und luftgetrocknet.

Von den verschiedenen Färbemethoden hat sich besonders für das Spermiocytogramm die Färbung nach WRIGHT bewährt, bei der sowohl der Farbstoff allein als auch das Farb-Aqua destillata-Gemisch jeweils 2—4 min auf den luftgetrockneten Sedimentausstrich einwirken.

Fehlerquellen treten durch ungenügendes Aufschütteln des Zentrifugats oder durch ungleichmäßiges und/oder zu dickes Ausstreichen auf.

Für eine Beurteilung sollten mindestens 200, exakter jedoch 500 Zellen ausgezählt werden.

Durchschnittswerte für die Zellen der Samenreifungsreihe im Spermiocytogramm betragen im normalen Ejaculat 1—2%.

Die Anzahl der Zellen der Samenreifungsreihe im normalen Ejaculat wird von MOENCH mit 0,5—1%, von MICHAEL und JOËL mit 1%, von HEINKE bis zu 2%, von DOEPFMER und LEWETZ mit 1—2% angegeben.

Untere Grenze der Norm dürfte bei 5% dieser Zellen liegen.

β) Klinische Bedeutung der Zellen der Samenreifungsreihe

Die Anfertigung eines Spermiocytogramms und eines Differentialcytogramms ist im Falle einer Verweigerung oder einer Kontraindikation der Hodenbiopsie und zur Kontrolle der Therapie von besonderer diagnostischer Wichtigkeit.

Bei vermehrten Zellen der Samenreifungsreihe besteht bei wenig veränderter Motilität und Morphologie der Spermien der Verdacht, daß nur ein Hoden geschädigt ist. Ferner muß bei diesen Befunden an einen herdförmigen Ausfall beider Hoden, wie er z. B. nach Infektionskrankheiten vorkommt, gedacht werden.

Gerade die feinen Veränderungen des Spermiocytogramms mit Zu- oder Abnahme der Zellen der Samenreifungsreihe lassen auf einen regressiven oder progressiven Tubulusschaden schließen.

Bei einer Azoospermie kann auf Grund des Differentialcytogramms die Diagnose Spermiogenesestop gestellt werden. Bei diesem Krankheitsbild finden sich je nach der Stufe, auf dem die Samenzellenbildung stehengeblieben ist, in stark vermehrtem Maße vorwiegend Spermatogonien, Spermatocyten oder Spermatiden.

Tubulusaplasien täuschen in seltenen Fällen das Bild einer Aspermie vor. Die eingehende Durchmusterung des Differentialcytogramms kann jedoch im Gegensatz zum histologischen Befund den Nachweis erbringen, daß die Aplasie infolge Nachweises von Zellen der Samenreifungsreihe und in ganz vereinzelten Fällen sogar von Spermien nicht alle Tubuli ergriffen hat.

Die sorgfältige Durchmusterung der Präparate zur Anfertigung von Differentialcytogrammen zeigt immer wieder, daß die Diagnose Azoospermie und Aspermie zu häufig gestellt wird.

Auch aus einer hochgradigen Vermehrung der Zellen der Samenreifungsreihe kann nicht auf eine Störung der Funktion der Leydig-Zellen geschlossen werden.

Zu unterscheiden sind im Spermiocytogramm die degenerativen Zellformen und die sog. regenerativen Frühformen.

Beim gleichzeitigen Vorkommen von Zellen der Samenreifungsreihe mit Leukocyten, Makrophagen und Epithelzellen sind Tubulusschäden und entzündliche Veränderungen im Bereich der samenabführenden Wege in Betracht zu ziehen.

LEWETZ konnte bei hochgradigen Tubulusschädigungen mit deutlicher Vermehrung der Zellen der Samenreifungsreihe auch eine Vermehrung der Epithelzellen feststellen. Diese Befunde können so gedeutet werden, daß infolge einer gleichzeitigen endokrinen Unterfunktion der Hoden die Funktion der Nebenhoden und der akzessorischen Geschlechtsdrüsen geschädigt war und so eine erhöhte Abschilferung zustande kam.

Bei normaler Zahl der Zellen der Samenreifungsreihe und einer Störung der Spermienmotilität ist eine Störung der Nebenhodenschwanzfunktion in Betracht zu ziehen.

γ) Die Beurteilung der Zellen der Samenreifungsreihe

Die Differenzierung der einzelnen Zellen der Samenreifungsreihe wird von allen Autoren als sehr schwierig bezeichnet (MACLEOD und GOLD, MICHAEL und JOËL, BARTON und WIESNER, JOËL, LEWETZ und DOEPFMER).

Die genaue Zuordnung der einzelnen Zellen ist dadurch erschwert, daß fließende Übergänge von den Spermatogonien über die Spermatocyten, Präspermatiden zu den Metaspermatiden bestehen. In seltenen Fällen können Spermatogonien und Spermatiden bei pathologischen Tubulusveränderungen in Form und Größe gewisse Ähnlichkeit aufweisen. Ferner können diese Zellen auf ihrem Weg vom Hoden bis zum Ende der samenabführenden Wege und vom Ejaculat zum Ausstrich und Anfärben auf dem Objektträger degenerativen und artefiziellen Veränderungen anheim fallen, so daß eine Differenzierung unmöglich wird (s. Abb. 164).

Auch die an Größe und Form so mannigfaltigen Epithelzellen können fehlgedeutet werden. Weitere irreführende Ergebnisse des Spermiocytogramms können dadurch verursacht werden, daß das erste Drittel des Ejaculats nicht aufgefangen wurde.

Alle diese Faktoren machen es verständlich, daß Spermiocytogramme für Routineuntersuchungen bis heute — bedauerlicherweise — nicht die notwendige Beachtung gefunden haben.

Bei Tubulusschädigungen sind im Spermiocytogramm und Differentialcytogramm vielfach mehrkernige Spermatiden und auch mehrkernige Zellen vom Typ der Riesenzellen nachweibar (MAROULIS, MICHAEL und JOËL, LANE-ROBERTS u. Mitarb.).

Mehrkernige Spermatiden zeigen nach MICHAEL und JOËL die gleiche Größe und Färbbarkeit wie Spermatiden. In diesen Zellen liegen sich die Kerne häufig wie halbiert gegenüber. Durch amitotische Teilung können 3—8 chromatinreiche Kerne entstehen.

Riesenzellen mit einem Durchmesser von 16—22 μ und einer Kernzahl von 4—12 μ fanden MICHAEL und JOËL; BARTON und WIESNER beobachteten einen Durchmesser von 19—28 μ. Die deutlich erhaltenen Kerne unterschieden sich leicht von den fragmentierten Kernen degenerierter Epithelzellen. Sie waren viel größer als die polymorphkernigen Zellen, mit denen sie manchmal verwechselt werden. Die Kerne können in diesen Riesenzellen zentral liegen, unregelmäßig verteilt sein oder peripher angeordnet, so daß sie einem Kranz von Spermatiden und Spermatocyten gleichen (s. Abb. 95).

Nach MAROULIS bilden sich diese Zellen durch Vereinigung von 2 oder mehr Spermatocyten. Sie besitzen ein gemeinsames Protoplasma und viele Kerne im Sinne der syncytialen Zellen. BARTON und WIESNER nehmen eine wiederholte Teilung des Kernes bei unvollständiger Teilung des Protoplasmas an und nicht eine Fusion von Spermatiden, wie JOËL, STIEVE, MAROULIS, LANE-ROBERTS u. Mitarb. vermuten.

Nach unseren Erfahrungen können pathologisch veränderte Zellen der Samenreifungsreihe auch durch Medikamente wie Cytostatica oder Keimdrüsenhormone hervorgerufen werden.

c) Sonstige celluläre Bestandteile des Samens

α) Epithelien der samenabführenden Wege. Epithelzellen können normalerweise durch Abschilferungsprozesse aus allen Teilen der samenabführenden Wege stammen und sind dem Bau des jeweiligen Abschnitts entsprechend geformt. Nach LANE-ROBERTS u. Mitarb. finden sich in einem normalen Ejaculat nicht mehr als 1000 Epithelzellen. JOËL unterscheidet folgende Arten der Epithelzellen im Ejaculat (s. Abb. 165).

Die typischen *breiten, abgeplatteten Epithelien der Harnröhre* sind geschwänzt, keulenförmig und zylindrisch. Die dem Präputium entstammenden Epithelien sind große Pflasterzellen mit oft gefalteten oder eingeschlagenen Rändern.

Die vieleckigen Zellen der Fossa navicularis mit einem Kerndurchmesser von 12—14 μ, die nach STIEVE 15—20 μ groß sind.

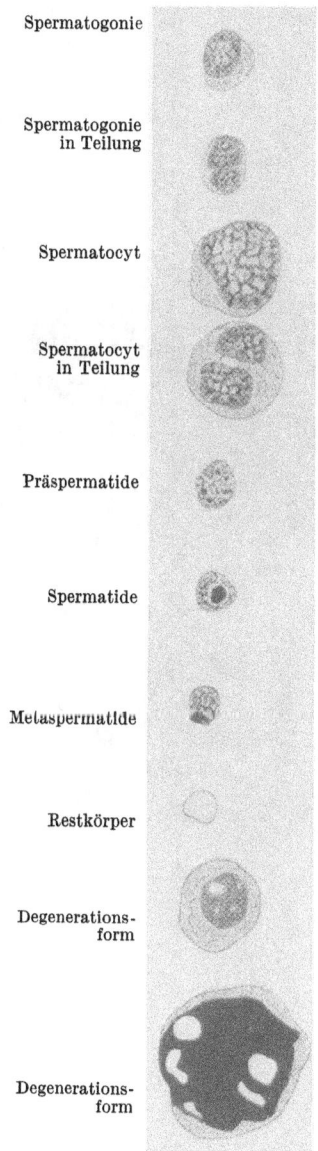

Abb. 164. Zellen der Spermiogenese. (Nach JOËL, Studien am menschlichen Sperma. Basel: Benno Schwabe & Co. 1953)

Polyedrische Zellen aus dem Nebenhoden mit einem Durchmesser von 18 bis 24 μ mit einem zentral gelegenen, etwa 6 μ großen Kern. Diese oft an den Polen angeordneten symmetrischen, 2 Kerne aufweisenden Zellen können sich inselförmig zusammenschichten und gehäuft im Gewebszusammenhang erkennbar sein. Bei einer Vermehrung dieser vorwiegend aus den oberen Nebenhodenabschnitten stammenden Zellen muß neben entzündlichen Vorgängen in diesem Bereich auch an eine endokrine Unterfunktion der Leydig-Zellen gedacht werden, durch die im Nebenhoden eine erhöhte Abschilferung erfolgen kann.

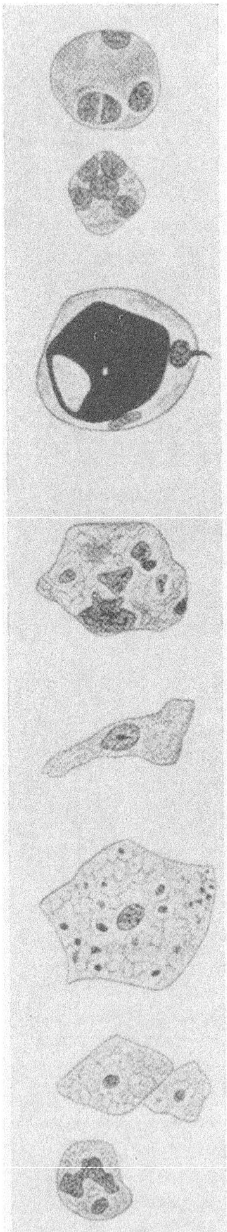

Kleine runde Zellen von verschiedener Herkunft, wahrscheinlich aus den Ductus deferentes und den Nebenhoden. Nach LANE-ROBERTS beträgt ihre Größe 8—10 μ.

β) **Spermiophagen.** Über das Vorkommen von Spermiophagen besteht keine Einigkeit. WEGELIN, FISCHER, WEYENETH und JOËL beschrieben dieses Phänomen. Nach JOËL handelt es sich um eine echte Phagocytose der Spermien durch Makrophagen, deren Plasma mittels amöboider Bewegung die Spermienköpfe umschlingt. Spermiophagen sollen nicht mit Leukocyten identisch sein. Die Spermiophagen oder Makrophagen sind meist einzeln, oft gemeinsam mit Epithelien vorkommende mononucleäre Zellen. Ihr Durchmesser beträgt nach JOËL 20,5—36,5 μ. Das Protoplasma ist hell und eosinfarben und enthält vereinzelt Chromatinbröckel und Vacuolen. Diese Zellen können zweikernig sein. Der Kern ist elliptisch und liegt meist exzentrisch. In ihrem Plasma können sich Spermienköpfe finden. MOENCH und STIEVE lehnen eine Spermiophagie ab. Sie halten diese Erscheinungen für eine Agglutination von Zellen (und Spermien) oder für eine Spermienverklumpung oder für einen Vorgang mit aktiver Wirkung der Spermien.

γ) **Phantome.** Diese Zellreste sind noch nicht vollständig zurückgebildete protoplasmatische Hüllen der Spermatiden. Sie sind selten im normalen Samen zu finden. Von Spermatiden und Spermatocyten unterscheiden sie sich dadurch, daß sie frei von Kernen sind. In Einzelfällen trifft man den Kern teils innerhalb, teils außerhalb des Plasmaleibes an. Oder er liegt dicht neben der Plasmakugel.

Abb. 165. Verschiedenartige im Ejaculat vorkommende Zellen. (Nach JOËL, Studien am menschlichen Sperma. Basel: Benno Schwabe & Co. 1953)

δ) **Restkörper.** Diese Gebilde stammen von geschädigten Zellen, deren Kern meist ausgewandert ist, Cytoplasma und Kernreste sind als Überbleibsel degenerierter oder unreifer Zellen nachweisbar.

ε) **Protoplasmareste.** Protoplasmatropfen, Protoplasmareste oder Cytoplasmareste sind als abgestoßene Bestandteile von Spermien und Spermienfrühformen aus dem Hoden und Nebenhoden zu betrachten (s. Abschnitt: sog. „Reife" der Spermien S. 308).

ζ) **Krebszellen.** Bei einem mit einer Hämospermie einhergehenden Carcinom der samenabführenden Wege können auch Krebszellen im Ejaculat nachweisbar sein. Eine Differenzierung ist in der Regel sehr schwierig und nur bei einem Verband carcinomatöser Zellen möglich.

η) **Leukocyten.** Sie erscheinen im normalen Ejaculat nur vereinzelt. Im Nativpräparat müssen bei einer Vergrößerung von 1:450 mehr als 4 (2—6) Leukocyten als pathologisch angesehen werden.

Bei einer Pyospermie als Ausdruck einer entzündlichen Veränderung der samenabführenden Wege können die Leukocyten sehr stark vermehrt sein. Die Farbe der Ejaculats kann gelbgrau sein. Nach REYNOLDS und MACOMBER stammt ein gut mit dem Samen vermischter Eiter aus der Prostata oder den Bläschendrüsen und ein im Samen sich flockig zeigender Eiter meist aus dem hinteren Abschnitt der Urethra. Eine Vermehrung der Leukocyten soll die Spermien in der Regel nicht schädigen. Nach STIEVE sind auch Lymphocyten sowie Wanderzellen vereinzelt im Samen anzutreffen. Sie zeigen oft mehr oder weniger deutliche Zeichen des Zerfalls.

ϑ) **Erythrocyten.** Rote Blutkörperchen sind in einem normalen Ejaculat nicht oder nur ganz vereinzelt anzutreffen. Von einer Hämospermie sollte nur dann gesprochen werden, wenn das Blut makroskopisch nachweisbar ist. Der Grad der Hämospermie kann von einer schwarzbraunen Färbung bis zu einer hochroten Blutung variieren (s. Abschnitt Hämospermie, S. 378).

Hinweise auf die Blutungsquelle ergeben sich aus dem Grad der Durchmischung. Bei guter Durchmischung kommen als Ursprung die Bläschendrüsen in Frage. Erscheint das Blut hauptsächlich in dem ersten Anteil des Ejaculats, so stammt es meist aus der Prostata und den hinteren Abschnitten der Urethra. Ebenso wie Leukocyten sollen Erythrocyten keinen schädigenden Einfluß auf die Spermien ausüben (LANE-ROBERTS u. Mitarb.).

ι) **Bakterien, Pilze und Parasiten.** Im normalen Ejaculat sind vor allem saprophytische Bakterien aus der Harnröhre wie Staphylokokken, Streptokokken, Diplokokken, Corynebakterien, gramnegative Stäbchen u. a. vorhanden. Der Spermaliquor stellt für das Wachstum der Bakterien ein sehr günstiges Milieu dar, so daß bei Zimmertemperatur und besonders bei Temperaturen von 37° ein schnelles Wachstum dieser Bakterien erfolgt.

Aus diesem Grunde schlug CANTANI (1897) das Sperma als günstigen Nährboden besonders für Influenzabakterien, Typhusbakterien, Gonokokken, Streptokokken und Pneumokokken vor. Auch von DOLD und BARCZYK wurde die wachstumfördernde Wirkung des Spermas für zahlreiche Bakterien beschrieben. Nach den Untersuchungen von GUREVITSCH u. Mitarb. hingegen verhinderte menschlicher Samen das Wachstum von mehreren Staphylococcus aureus-Stämmen. Auch TAYLOR und MORGAN sahen eine hemmende Wirkung des menschlichen Spermas gegen einige Staphylococcus aureus-Stämme. Diese Autoren isolierten 2 antibakterielle Substanzen aus dem menschlichen Samen und aus dem Prostatasekret.

Nach den Untersuchungen von DOLD und BARCZYK wurden hingegen im Sperma im Gegensatz zum Speichel, dem Sekret der Nase und der Bronchien keine antibakteriellen Substanzen gefunden. Die sog. Außensekrete besitzen eine z. T. beträchtliche antibakterielle Wirkung von großer Breite. Bei den sog. Innensekreten wurde hingegen diese Beobachtung nicht gemacht. Dazwischen stehen

Sekrete, die nur bedingt mit der Außenwelt in Kontakt kommen wie z. B. die Galle und das Sperma (DOLD und BARCZYK).

Nach RILEY und MASTERS spielen spermiozide Bakterien im Samen für die männliche Infertilität eine geringe oder gar keine Rolle. Bakterien der Coligruppe, die nach Mitteilungen der Literatur stark spermiozid wirken sollen, trafen diese Autoren nur 10mal an, während der für die Spermien indifferente Staphylococcus albus 136mal nachgewiesen wurde. Im Gegensatz zu der kaum in Betracht kommenden spermienschädigenden Wirkung durch Bakterien im Ejaculat können in der Cervix uteri lokalisierte Bakterien nach BUXTON und WONG, EDMONDSON, TALLMANN und HERMAN eine starke spermiozide Wirkung ausüben.

Als Ursache für die spermiozide Wirkung der in der Cervix vorhandenen Bakterien soll eine Anhäufung von Wasserstoffsuperoxyd verantwortlich sein, das besonders durch Escherichia (Colibakterien) vermehrt gebildet wird (MATTHEWS und BUXTON).

Von *Pilzen* sind im Ejaculat vor allem Candida albicans, Hefen und selten andere pathogene Pilze nachweisbar.

Trichomonaden sind nach eigenen Erfahrungen im Ejaculat und besonders im Prostataexpressat nicht selten, ohne daß sich subjektive und objektive Veränderungen an den samenabführenden Wegen nachweisen lassen. Die Bedeutung der Trichomonaden für eine Infertilität wird nicht einheitlich beurteilt. Nebenhodenentzündungen durch Trichomonaden dürften sehr selten sein (JINDRICH, KITTSTEINER).

In der Veterinärmedizin soll die Trichomoniasis beim Bullen für die Übertragung dieser zur Verkalbung führenden Krankheit eine wichtige Rolle spielen (KOLLER).

d) Nichtcelluläre Bestandteile des Samens

α) **Fetttröpfchen.** Im Samen finden sich vereinzelte, verschieden große Kügelchen, Tropfen oder Granula, die nur ganz selten die gleiche Größe wie Erythrocyten haben. Sie sind gelblich, von homogener oder granulärer Struktur und weisen eine große Brechungskraft auf. Sie stammen vorwiegend aus den Sekreten der Prostata (MANN) (s. Abb. 166).

β) **Lecithinkörperchen.** POSNER bezeichnete diese Gebilde als Lipoidkörnchen, deren Größe etwa ein Viertel eines Erythrocyten ausmacht und nach STIEVE 3—4 μ beträgt. FÜRBRINGER machte sie für die normale Opalescenz des Prostatasekrets verantwortlich.

γ) **Colostrumkörperchen.** Colostrumkörperchen treten ebenso wie Sympexionskörper meist gemeinsam mit den Fettkügelchen auf (MANN). Sie stellen Makrophagen dar, die mit Lipoidgranula angefüllt sind. Letztere färben sich mit Eosin kräftig rot. Ein Zusammenhang mit den bereits geschilderten Fetttröpfchen wäre denkbar (MICHAEL und JOËL).

δ) **Sympexionskörper.** Diese Körper wurden von STIEVE als rundliche, auch längliche Körperchen von wachsartiger Beschaffenheit beschrieben. Nach STIEVE entstammen sie den Bläschendrüsen. Mit den vorher beschriebenen wahrscheinlich identisch sind die sog. Sagokörner oder Lalleman-Trousseauschen Körperchen, die ebenfalls den Bläschendrüsen entstammen (CASPER-PICARD).

ε) **Hyaline Kugeln.** Diese Kugeln stellen nach STIEVE Endzustände zugrunde gehender Zellen dar und sollen selten vorkommen.

ζ) **Hellgelbe Pigmentkörper.** STIEVE fand sie teils frei in Schollen, meist aber in absterbenden Zellen. Sie sollen aus den Bläschendrüsen stammen und gehäuft im Alter auftreten.

η) **Corpora amylacea.** Eine eingehende Darstellung dieser Gebilde findet sich in der Arbeit von PRATHER und SKINNER.

Synonyma von Corpora amylacea sind Prostatakonkremente, Corpora colloidea, Amyloidkörperchen und Corpora hassalliana.

Die Corpora amylacea entstehen nach OBERNDORFER in der Prostata durch freiwerdende Substanzen aus degenerierten Epithelien unter Mitwirkung veränderter Prostatasekrete. In geringer Zahl können sie bereits in der kindlichen Prostata auftreten. Von der Pubertät an nehmen sie an Zahl und Größe zu und sind dann ein regelmäßiger Bestandteil der Prostata. Beim Kind sind diese

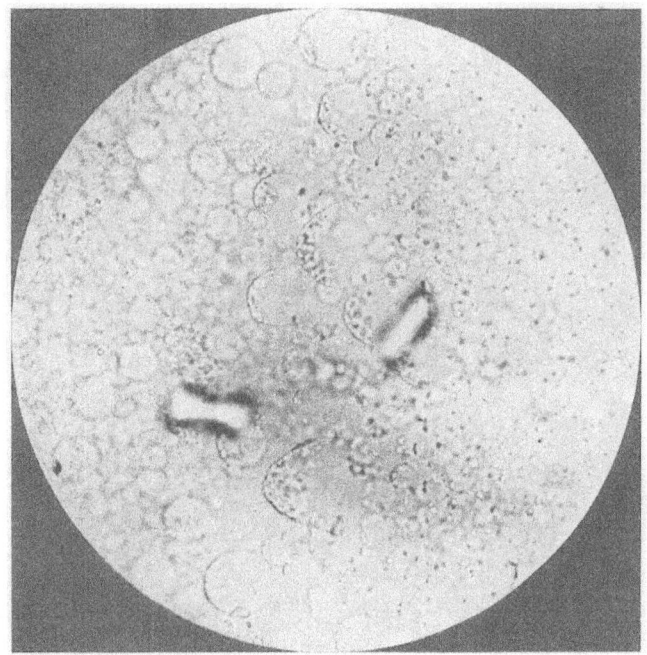

Abb. 166. Fetttröpfchen im Ejaculat bei Azoospermie

Konkremente klein, blaß, meist rund und mattglänzend, ohne deutliche Schichtung. Mit zunehmender Größe ändern sie Form und Farbe. Die konzentrische Schichtung wird deutlicher, wobei die Breite der einzelnen Ringschichten stark wechselt. Bei einzelnen Konkrementen läßt sich neben der konzentrischen Schichtung auch eine radiäre Struktur nachweisen.

Ihre Form wird bedingt durch die Lumina der Drüsengänge und durch Nachbarkonkremente. Sie wechselt deshalb von rund bis vieleckig. Auch können die äußeren Schichten größerer Konkremente viele kleinere umfassen.

Die Farbe der Corpora amylacea schwankt von hellgelb über braungelb, rotbraun, dunkel- und mahagonibraun bis schwarz. Daher unterscheidet man Corpora versicolorata und Corpora flava. Erstere entstehen nie aus direkter Umwandlung degenerierter Epithelien und geben niemals zu kalkiger Inkrustation Anlaß. Mit Jodlösung zeigen sie eine metachromatische Reaktion. Die Corpora flava sind refraktär gegen Jod und können aus degenerierten Epithelien entstehen. Die Corpora versicolorata sind dunkelbraun. Die Corpora flava sind wahrscheinlich Frühstadien der Konkremente. STILLING und WESKI sehen Hyalinkörper oder Sekretkugeln als die auslösende Ursache der Konkrementbildung an. Corpora amylacea sollen nach PRATHER und SKINNER aus Nucleoproteinen zusammengesetzt sein. STEELE, KINLEY und LEUCHTENBERGER stellten in Corpora amylacea ein Polysaccharid mit einer 1,2 Glykogruppe, jedoch kein Glykogen, keine Stärke und keine Nucleinsäuren fest.

Die in den Corpora amylacea vorkommenden Kalkverbindungen unterscheiden sich nicht von denen anderer Steine. Man findet basisch-phosphorsauren und kohlensauren Kalk, Calciumtripelphosphat und oxylsauren Kalk.

9) Prostata-Calculi. Bei diesen Gebilden handelt es sich um kleine, 1—5 mm Durchmesser große, feste, verkalkte Körper, deren Grundstruktur, abgesehen

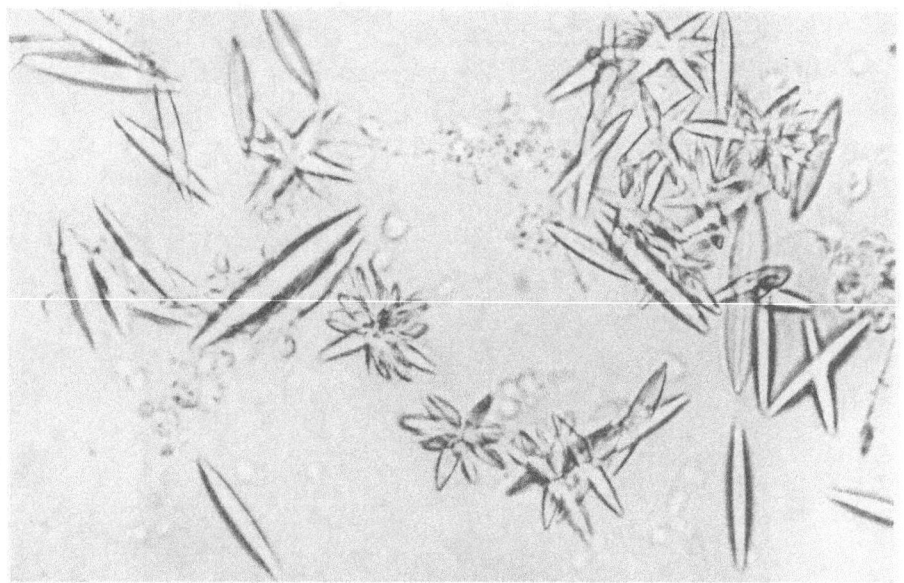

Abb. 167. Sperminkristalle aus Phosphaten

von der Verkalkung, den Corpora amylacea weitgehend ähnlich ist. Die chemische Zusammensetzung dieser Körper beschrieben HUGGINS und BEAR sowie MOORE und HANZEL (s. S. 86).

ι) **Kristalle.** Kristalle wurden 1667 erstmals von LEEUWENHOEK und 1778 von v. GLEICHEN beschrieben, 1865 von BÖTTCHER wiederentdeckt und nach ihm benannt.

Nach BELONOSCHKIN entstehen diese Kristalle beim langsamen Erkalten und Verdunsten durch die Kristallisation eines phosphorsauren Salzes mit der organischen Base, dem Spermin. Sie gehören zu dem System der in Wasser schwer löslichen, monoklinen Oktaeder. Nach LANE-ROBERTS u. Mitarb. entstammen diese vorwiegend den akzessorischen Geschlechtsdrüsen und selten den Hoden. Ähnliche Kristallbildungen, die jedoch von den Böttcherschen Kristallen abzutrennen sind, entstehen beim langsamen Trocknen des Samens. Nach STIEVE nimmt die Größe und Zahl der Kristalle zu, je langsamer der Samen trocknet. Verschiedene, in Ejaculaten von Menschen und Tieren vorkommende Kristalle sind von MANN in der Tabelle 18 zusammengestellt und in den Abb. 167, 168 gezeigt.

Verschiedene Sperminverbindungen, die ebenfalls zur Kristallbildung neigen, haben in der forensischen Medizin eine diagnostische Bedeutung erlangt. Die Barbario-Reaktion (MANN) entsteht bei Zugabe von Pikrinsäure zu dem Samen oder einem Extrakt des Samenfleckes. Bei dieser Reaktion bilden sich in wenigen Minuten zahlreiche gelbliche Kristalle, die in ihrer Form an die Sperminkristalle erinnern. Die Reaktion nach Puranen ergibt bei Hinzufügen von Naphtholgelb-S typische gelbe, in Wasser schwer lösliche Kristalle. Für menschlichen Samen sind diese beiden Verfahren als spezifisch zu bezeichnen. Nach STIEVE werden nach Zugabe von Jodkali zu dem Sperma in den meisten Fällen Kristalle gebildet, die eine länglich rhombische, aber auch viele andere Formen aufweisen

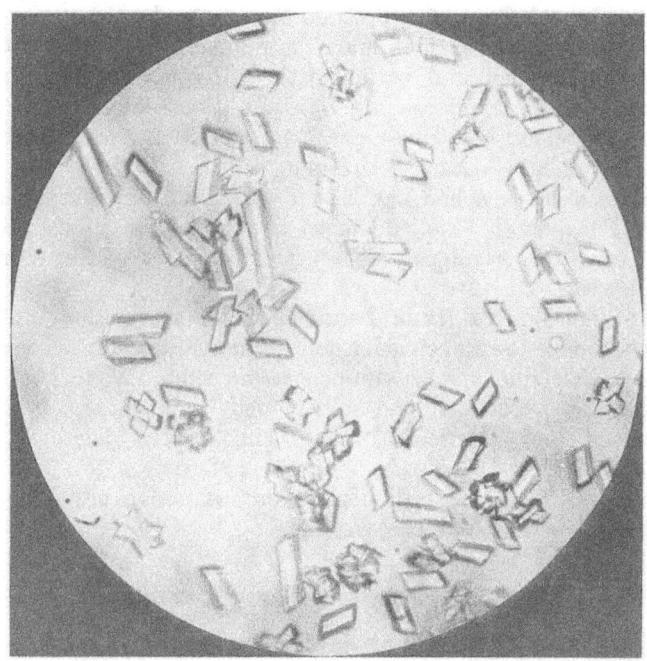

Abb. 168. Sperminkristalle aus Hydrochloriden

Tabelle 18. *Chemische Eigenschaften der Spermine und deren Derivate* (nach MANN)

Freie Base . . .	Nadelförmige, farblose Kristalle, geruchlos. Leicht löslich in Wasser, Äthanol und Butanol. Unlöslich in Äther, Benzin und Ligroin
Phosphate . . .	Linsenförmige Kristalle in Wasser. Lange Nadeln in Äthanol. Unlöslich in kaltem Wasser. Leicht löslich in verdünnten Säuren oder Laugen. Identisch mit Böttcher-Kristallen oder Charcot-Leyden-Kristallen
Hydrochloride. .	Kurze, prismatische Nadeln. Leicht löslich in Wasser. Unlöslich in Aceton, Äther, Chloroform
Pikrate	Gelbe Nadeln
Chlor-Aurate . .	Goldgelbe, leuchtende Plättchen
Chlor-Platinate .	Gelborange Kristalle
Picrolonate . . .	Citronengelbe Kristalle
Benzoylderivate .	Kristallisieren aus einer heißen Acetonlösung nach Zugabe von Ligroin in wolligen Flocken feiner Nadeln
Tetraflavianate .	Kristallisation bei Flaviansäure im Überfluß

können. Diese Kristalle sind in Alkohol, Äther und Chloroform löslich. Auch in verschiedenen Alkaloidlösungen bildet das menschliche Sperma Kristalle.

Nach CASPER-PICCARD ist das Verhältnis der Spermien zu den Spermakristallen umgekehrt proportional. Je zahlreicher und je schneller sich die Kristalle bilden, desto weniger Spermien sind in der Regel im Samen vorhanden. Nach ULTZMANN soll die dauernde und schnelle Bewegung der Spermien in einem normalen Ejaculat die Kristallisation verhindern. Ebenso wie CASPER-PICCARD fanden LANE-ROBERTS u. Mitarb. bei Azoospermie besonders zahlreiche Kristalle. Werden normale Spermien in ein kristallreiches Ejaculat gebracht, so sollen sie nach LANE-ROBERTS sehr schnell unbeweglich werden.

ϰ) **Fremdkörper.** Sperma kann durch die verschiedensten Fremdkörper wie Puder, Haare usw. verunreinigt sein.

λ) **Hoden-, Nebenhoden- und Prostatasteine.** Nach BOEMINGHAUS, HINSBERG und GEINITZ unterscheidet man echte und falsche Prostatasteine; die echten sollen in Lacunen und pathologischen Hohlräumen der Prostata entstehen, wobei Corpora amylacea als Kristallisationszentren dienen. Bei den falschen Prostatasteinen handelt es sich um Gebilde, die aus den oberen Harnwegen in die Fossa prostatica der Urethra gelangten.

Die Prostatasteine bestehen aus Eiweiß und Lecithin, inkrustiert mit Carbonaten oder Phosphaten. Sie sind meist hanfkorn- bis erbsengroß, selten bis haselnußgroß, oval oder rund polyedrisch, milchigweiß bis schwarzbraun (HINSBERG und GEINITZ).

HOFFMANN und WERTHAMMER beschrieben bei chronischen Entzündungen sehr selten vorkommende Nebenhodensteine, die aus Calciumcarbonat, Calciumphosphat oder Calciumoxalat zusammengesetzt sind. Weiterhin sollen nach diesen Autoren bei Orchitiden und selten auch bei kryptorchen, atrophierten Organen Hodensteine vorkommen. Steine im Ductus deferens sollen ganz selten sein.

Diese Gebilde sind in sehr seltenen Fällen zusammen mit Präputialsteinen oder Harnsteinen im Ejaculat nachweisbar.

6. Beurteilung der Samenbefunde

a) Beurteilung des Spermiogramms

Die Samenflüssigkeit bildet bei normaler Funktion der akzessorischen Geschlechtsdrüsen ein *optimales Milieu*, das bei einer normalen Kohabitation nur sehr kurze Zeit (wenige Sekunden oder Minuten) von den Spermien in Anspruch genommen wird. Als *Energiequelle* ist daher dem Spermaliquor bei einer normalen Konzeption häufig keine wesentliche Bedeutung beizumessen.

Die Samenflüssigkeit stellt in ihrer wichtigsten Funktion für die Spermien ein *Transportmitttel* dar, das durch zahlreiche andere Nährlösungen mit gleich guten Erfolgen wie bei Samenübertragungen ersetzt werden kann.

Irreführende Ergebnisse sind häufiger durch eine falsche Gewinnungsmethode als durch Fehler im Laboratorium bedingt.

Bei pathologischen Veränderungen des Ejaculats gibt eine einmalige Untersuchung keine exakte Aussage. In diesem Falle ist eine 3malige oder mehrmalige Untersuchung im Abstand von 3—4 Wochen unter besonderer Berücksichtigung etwaiger, unmittelbar vorausgegangener oder dazwischenliegender Krankheiten und insbesondere fieberhafter Infekte notwendig.

Alle Autoren sind sich heute darüber einig, daß bis heute beim Menschen keine sicheren Standardwerte für das Zustandekommen einer Befruchtung bekannt sind.

Bei jeder Beurteilung des Samens ist vor allem im Spermiogramm das Volumen, die Zahl, die Motilität und die Morphologie der Spermien sowie die optimale sexuelle Karenz nach 3—5 Tagen, das Alter der Frau und der Zustand des weiblichen Genitale in Betracht zu ziehen.

α) Nomenklatur.

Wir sprechen von einer *Normospermie* bei folgenden Eigenschaften des Ejaculats nach 3- bis 4tägiger sexueller Karenz:

Aussehen: weiß-gelblich, milchig-trüb.
Geruch: süßlich, fade, einer Edelkastanie ähnlich.
Verflüssigungszeit: 10 bis 30 min.
p_H-Wert: 7,2 bis 7,8
Volumen: 3 bis 4 cm³ (2 bis 6,5 cm³)
Fructose: 2000 bis 4000 γ-cm³
Saure Phosphatase: 540 bis 4000 King-Armstrong-Einheiten
Milchsäure: 25 mg-% (20 bis 40 mg-%)
Citronensäure: 400 (100 bis 1450 mg-%)
Hyaluronidase: (bei 100 Mill. Spermien im Kubikzentimeter) 100 E nach McClean
Zahl der Spermien im Kubikzentimeter: 40 (20) bis 120 Mill.
Motilität: Qualität gut (ausgezeichnet), Quantität: 70 bis 90%
Vitalitätstest (Eosintest): 90 bis 95% ungefärbte Spermien.
Morphologie: 70 bis 90% normal geformte.
Spermien mit Protoplasmatropfen: 0,5 bis 2%
Zellen der Samenreifungsreihe: 1 bis 2%
Leukocyten: 0,1 bis 1%
Sog. *Hypospermie* (möglicher Bereich der Subfertilität): Zahl: 20 bis 40 Spermien im Kubikzentimeter
Motilität: Quantität: 40 bis 60%, Qualität: gut (ausreichend)
Morphologie: 60 bis 90% normal geformte Spermien
Volumen: 3 bis 4 cm³
Zellen der Samenreifungsreihe: 2 bis 5% (oft ganz geringgradige Oligo-Astheno-Teratospermie).

Die Einteilung der verminderten Spermienzahl unter 60 Mill./cm³ in Hypozoospermie bei 30 bis 60 Mill./cm³ und in Oligospermien bei 1 bis 30 Mill./cm³ wurde von Joël vorgeschlagen. Weitere Unterteilungen der sog. Hypozoospermien und Oligospermien in solche leichten, mittleren und schweren Grades dürften wegen der häufigen Schwankungen schwer durchführbar sein.

Tabelle 19. *Die Variationen der Spermienzahl*

Nomenklatur	Kryptospermie unter 1 Mill./cm³	Oligospermie 1—20 Mill./cm³	*Relative* Oligospermie unter 20 Mill./cm³	Hypospermie 20—40 Mill./cm³	Normospermie 40—250 Mill./cm³	*Relative* Polyspermie über 250 (300) Mill./cm³	Polyspermie über 250 (300) Mill./cm³
Erläuterungen	1. Mit Zellen der Samenreifungsreihe bei primären oder sekundären Tubulusschäden. 2. Ohne Zellen der Samenreifungsreihe bei funktionellen oder mechanischen stenosierenden Prozessen der samenableitenden Wege.	1. Isolierte Oligospermie 2. Oligospermie mit Veränderungen der Motilität und der Morphologie (Oligo-Astheno-Teratospermie) a) temporäre b) konstante c) periodische	Samenmenge über 6—8 cm³ (Multisemie)	Fraglicher Bereich der Subfertilität (oft mit Veränderungen der Motilität und der Morphologie)	Kein Beweis für Zeugungsfähigkeit!	Samenmenge unter 0,5 bis 1,5 cm³ (Parvisemie)	Ursache von Infertilität oder Aborten bei der Frau

Oligospermie.
Zum Verständnis des Begriffes Oligospermie sei auf die Tabelle 19 „Die Variationen der Spermienzahl" hingewiesen. Nach den Untersuchungen von MacLeod und Gold haben sich die Standardwerte der Spermienzahl im cm³ von 60 Mill. auf 20 Mill. im Kubikzentimeter als untere Grenze verschoben.

Oligospermie: Zahl: unter 20 Mill. Spermien im Kubikzentimeter
Hochgradige Oligospermie: Zahl: unter 5 Mill. Spermien im Kubikzentimeter
Kryptospermie: Zahl: weit unter 1 Mill. Spermien im Kubikzentimeter.

Die Zahl der Spermien ist bei einer Kryptospermie so herabgesetzt, daß im Nativpräparat keine Spermien, jedoch im Zentrifugat des Ejaculats vereinzelt Spermien nachweisbar sind.

Azoospermie: Fehlen von Spermien bei gleichzeitigem Vorhandensein von Zellen der Samenreifungsreihe.

Vorkommen: Primärer oder sekundärer, prä- oder postpuberaler hochgradiger Tubulusschaden mit Durchgängigkeit der samenabführenden Wege.

Aspermie: Fehlen von Spermien *und* Zellen der Samenreifungsreihe.

Vorkommen: 1. Funktionelle Aspermie
2. Organisch bedingte Aspermie
   a) Mißbildungen
   b) beidseitige Verschlüsse durch Entzündungen oder Tumoren

Aspermatismus: Ausbleiben eines Samenergußes mit oder ohne Orgasmus.

Vorkommen: 1. Angeborene Anlagestörung
2. Postinfektiöse und postgonorrhoische Komplikationen
3. Hochgradige Hungerzustände oder Kachexie verschiedener Ursachen
4. Posttraumatische (Querschnittslähmungen) oder postinfektiöse Schäden im Ejaculationszentrum
5. Störungen der Hautsensibilität im Bereiche des Penis (anaesthetischer Aspermatismus)
6. Sogenannte retrograde Ejaculation, wobei der Samenerguß in die Blase oder in das Rectum erfolgt (z. B. bei Mißbildungen, Fisteln oder Zustand nach Prostatektomie)
7. Psychischer Aspermatismus (z. B. bei endogenen Depressionen oder verschiedenartigen psychogenen Faktoren).

Polyspermie: Zahl über 250 (300) Mill. Spermien im Kubikzentimeter.

Motilität: Quantität 60 bis 95%; Qualität: vielfach wegen der großen Zahl nur ausreichend oder mäßig.

Morphologie: 60 bis 80% normal geformter Spermien (in vereinzelten Fällen verkleinerte Spermienköpfe).

Zellen der Samenreifungsreihe: 1 bis 2%.

Volumen: 2 bis 6 cm³.

Eine Polyspermie liegt auch bei einer Gesamtzahl der Spermien über 800 Mill. Spermien im gesamten Ejaculat (z. B. bei 160 Mill. Spermien im Kubikzentimeter bei einer Samenmenge von 6 cm³) vor.

Vorkommen: Anlagemäßige Störung der Spermiogenese.

Weitere von Joël, Belonoschkin und Moench eingeführte beschreibende Begriffe für die Deutung des Spermiogramms können für die Lokalisation der Schädigung in manchen Fällen wertvolle Hinweise geben.

Wir unterscheiden in einer gewissen Anlehnung an die Arbeiten von Hellinga folgende weitere Begriffe:

Asthenospermie: Isolierte Schädigung der Motilität der Spermien mit Herabsetzung der Quantität unter 60% und der Qualität mit der Bezeichnung „ausreichend, mäßig, oder schlecht".
Bei einer Asthenospermie ist die Spermienzahl und die Morphologie normal.
Den Begriff Hypokinese verwenden wir für unsere Nomenklatur nicht.

Akinese: Es handelt sich um einen vorübergehenden Ruhezustand der Spermien, der durch Milieuänderung, durch stimulierende Mittel wie Baker- oder Locke-Lösung beseitigt werden kann. Im Vitalitätstest bleiben die Spermien bei einer Akinese ungefärbt.

Nekrospermie: Alle Spermien sind im Gegensatz zur Akinese irreparabel unbeweglich und tot (sie färben sich im Vitalitätstest zu 100% rot an).

Hyperkinese: Ausgezeichnete oder übermäßig gute Qualität der Motilität aller Spermien.
Die Hyperkinese ist selten. Eine Ursache für diese Störung, die mit einer Infertilität einhergehen kann, kennen wir nicht.

Teratospermie: Vermehrung der pathologisch geformten Spermien über 30% (40%) bei normaler Spermienzahl.

Vorkommen: Anlagemäßige Schädigung.

Oligo-Astheno-Teratospermie: (häufigste pathologische Veränderung im Spermiogramm!).
Zahl: unter 20 Mill. im Kubikzentimeter.
Motilität, Quantität: unter 60%, Qualität: ausreichend, jedoch meist mäßig bis schlecht; Morphologie: unter 60% normal geformte Spermien. Zellen der Samenreifungsreihe meist deutlich vermehrt, über 5% (häufig bis 30% und mehr).
Vorkommen: Tubulusschädigung verschiedener Genese.

Oligo-Teratospermie: Herabgesetzte Zahl mit deutlicher Vermehrung der pathologisch geformten Spermien.

Vorkommen: Tubulusschäden.

Oligo-Asthenospermie: Oligospermie mit pathologisch veränderter Motilität.

Vorkommen: Vorwiegend Nebenhodenschäden.

Polycytospermie: Vermehrung der Zellen der Samenreifungsreihe.

Vorkommen: Primärer oder sekundärer Tubulusschaden.

β) Sogenannte Standardwerte

Alle Autoren sind sich darüber einig, daß wir bis heute keine sicheren Standardwerte für die Deutung des Spermiogramms besitzen. Dies beruht vor allem darauf, daß für die Auswertung von Spermiogrammen von den einzelnen Autoren ein sehr unterschiedliches Krankengut, verschiedenartige Samengewinnungsmethoden, unterschiedliche sexuelle Karenzzeiten und stark voneinander abweichende laboratoriumstechnische Auswertungen benutzt wurden.

Als sog. Standardwerte zeigen wir in der Tabelle 20 die Auswertungen von MACLEOD und GOLD auf, die mit einheitlichen Methoden das größte Kollektiv von Männern untersucht haben.

Bei dem gleichen, gesunden Manne sollen nach MACLEOD und GOLD Schwankungen der Zahl, der Motilität und Morphologie der Spermien nicht sehr ausgeprägt sein. In der Tabelle wird die Fertilitätschance unter besonderer Berücksichtigung der Durchschnittswerte und der unteren Grenzwerte in Anlehnung an MACLEOD und GOLD dargestellt.

Tabelle 20. *Beurteilung des Ejaculats mit Durchschnittswerten und unteren Grenzwerten der Norm sowie der Fertilitätschance* (in Anlehnung an MacLeod und Gold)

Fertilitätschance	Zahl der Spermien Mill. cm³	Motilität Quantität in %	Motilität Qualität in Graden[1]	Morphologie normal geformte Spermien in %	Zellen der Samenreifungsreihe in %
Durchschnittswerte[3]	40—120	65—95	gut-ausgezeichnet	70—90	1—2
Gut	über 40	über 60	gut-ausgezeichnet	über 80	1—2
Ausreichend[2] . . .	20—40	40—60	ausreichend (gut)	60—80	2—4
Schlecht	unter 20	unter 40	mäßig-schlecht	unter 60	über 4
Untere Grenzwerte der Norm	20	40	ausreichend-mäßig	60	3—4

[1] Gradeinteilung der Qualität der Bewegung: ,,ausgezeichnet", ,,gut", ,,ausreichend", ,,mäßig", ,,schlecht".
[2] Von den meisten Autoren als Bereich der Subfertilität bezeichnet.
[3] Nach 4tägiger sexueller Karenz.

γ) **Hinweise für die Deutung von Einzelbefunden im Spermiogramm**

In seltenen Fällen ist das Spermiogramm lediglich durch *ein* Charakteristicum wie z. B. bei einer Nekrospermie mit normaler Zahl und Morphologie verändert. Aus diesem Grunde erfolgen in diesem Abschnitt Hinweise für differentialdiagnostische Erwägungen bei pathologischen Veränderungen *eines* Charakteristicums im Ejaculat.

In der Tabelle 21 sind die isolierten Veränderungen einzelner Samencharakteristica aufgeführt. Nach unseren Erfahrungen sind isolierte Störungen der Motilität häufig und der Morphologie sehr selten.

Volumen. Das Volumen (Samenmenge) dürfte für die Fertilität keine wesentliche Rolle spielen, sofern die Menge nicht weniger als 2 cm³ oder mehr als 7 cm³ beträgt.

Die normale Sekretion der akzessorischen Geschlechtsdrüsen hängt von einer normalen endokrinen Funktion der Hoden ab. Eine Parvisemie (verminderte Menge des Ejaculats) kann durch folgende Ursachen bedingt sein:

a) Unterfunktion der Leydigschen Zellen.

b) Unvollkommene Ejaculation (z. B. bei fehlerhafter Gewinnungsmethode).

c) Sehr kurze sexuelle Karenz (wichtig für forensische Beurteilungen) oder vorausgegangene Pollution.

d) Mißbildungen der akzessorischen Geschlechtsdrüsen.

e) Verschluß der Ductus ejaculatorii.

f) Zustände nach schweren Allgemeinkrankheiten und nach Hungerzuständen.

Eine Multisemie (vermehrte Menge des Ejaculats) ist durch Krankheiten der akzessorischen Geschlechtsdrüsen bedingt. Eine Unterfunktion der Leydigschen Zellen dürfte in diesen Fällen nur selten ursächlich in Frage kommen.

Wasserstoffionenkonzentration. Der normale p_H-Wert von 7,2—7,8 steigt innerhalb von einigen Stunden nach der Ejaculation bis zu einem p_H-Wert von 8—9 an. Erhöhte p_H-Werte unmittelbar nach der Ejaculation können durch eine Störung der Prostatasekretion bedingt sein. Ein p_H-Wert unter 6,8 geht meist mit erniedrigter Samenmenge einher und ist durch das Fehlen der Sekrete der Bläschendrüsen bedingt. Wir beobachteten erniedrigte p_H-Werte bei Mißbildungen der Bläschendrüsen und bei beidseitigem Verschluß der Ductus ejaculatorii.

Zahl. Die Zahl (Dichte, Konzentration) ist vorteilhafter als Spermienzahl im Kubikzentimeter und nicht als Gesamtzahl der Spermien im ganzen Ejaculat anzugeben.

Zunächst sollte die Oligospermie mit normaler Beweglichkeit und Morphologie (z. B. bei Funktionsausfall eines Hodens) von der Oligo-Astheno-Teratospermie mit pathologisch veränderter Morphologie und Motilität sowie mit einer Polycytospermie (Vermehrung der Zellen der Samenreifungsreihe) getrennt werden. Bei der Oligo-Astheno-Teratospermie weist ganz besonders die Vermehrung der Zellen der Samenreifungsreihe auf einen Tubulusschaden hin.

Ferner sind zu unterscheiden:

a) Die temporäre Oligo-Astheno-Teratospermie (nach interkurrenten Krankheiten, Berufsschäden, Traumen, Intoxikationen usw.).

b) Die konstante Oligo-Astheno-Teratospermie (z. B. nach angeborenen Hodenschäden, präpuberalen Schäden, durch Intoxikationen, Infektionskrankheiten, Defektheilungen infolge Traumen, Infektionskrankheiten usw.).

c) Die periodische Oligospermie oder Oligo-Astheno-Teratospermie.

Zum Nachweis dieser Oligospermieformen sind mehrere Samenkontrollen im Abstand von mehreren Monaten notwendig.

Nach MacLeod und Gold steigt die Fertili-

Tabelle 21. *Isolierte Veränderungen einzelner Charakteristica des Ejaculats*

Charakteristica	Motilität	Morphologie	Zahl	Zellen der Samenreifungsreihe	Leukocyten	Erythrocyten
Nomenklatur	Asthenospermie	Teratospermie	Oligospermie	Polycytospermie	Pyospermie	Hämospermie

Ursachen:	1. Wärmeschäden
	  a) von innen (z. B. Varicocele)
	  b) von außen (z. B. Berufsschäden)
	2. Nebenhodenschäden
	3. Krankheiten oder Mißbildungen der akzessorischen Geschlechtsdrüsen
	4. Entzündliche Veränderungen im Bereiche der samenabführenden Wege
	5. Äußere Einflüsse nach der Ejaculation
	  a) Kälte—Wärme
	  b) Verunreinigungen im Auffangglas
	  c) Betrugsmanöver
		Anlagebedingte Schäden	a) Funktionell spastische Störungen im Bereiche der Adnexe
			b) Organisch
			1. Sehr kurze sexuelle Karenz
			2. Störung des Ejaculationsmechanismus
			3. Stenose der samenabführenden Wege (entzündlicher Prozeß, Tumor, Mißbildungen)
			4. Einseitiger Ausfall eines Hodens
			c) Fehlerhafte Gewinnungsmethode
				Azoospermie als Folge schwerer primärer oder sekundärer Hodenschäden	1. Infektionskrankheiten an den samenabführenden Wegen
					2. Carcinome (abweidende Tumoren)
						1. Infektionskrankheiten
						2. Carcinome oder Tumoren
						3. Hämorrhagische Diathesen (arzneimittelbedingt)
						4. Morbus Osler
						5. Hypertonie
						6. Status varicosus
						7. Kongestionsprostatitis
						8. Steine in den harn- oder samenabführenden Wegen
						9. Traumen
						10. Excesse in venere

tätschance bei Spermienzahlen über 20 Mill./cm³ nicht proportional mit dem Ansteigen der Zahl.

Die untere Grenze der Norm darf nicht so aufgefaßt werden, daß bei 15 Mill./cm³ wahrscheinlich eine Infertilität und erst bei 25 Mill./cm³ eine sichere Fertilitätschance vorliegt. Auch sollten Spermienzahlen zwischen 20—60 Mill./cm³ nicht ohne Berücksichtigung der anderen Samencharakteristica einfach als Bereich der Subfertilität betrachtet werden.

Die isolierte Oligospermie kann durch funktionelle oder organische Veränderungen bedingt sein. Vor allem sind folgende ursächliche Faktoren in Erwägung zu ziehen: 1. Sehr kurze sexuelle Karenz (1 Tag oder 2 Tage); 2. Fehlerhafte Gewinnungsmethode; 3. Störung des Ejaculationsmechanismus; 4. Stenose der samenabführenden Wege durch entzündliche Prozesse, Tumoren oder Mißbildungen.

Ein einseitiger Verschluß der samenabführenden Wege kann eine sog. Hypospermie oder in seltenen Fällen eine Oligospermie hervorrufen.

Eine Infertilität kann auch durch eine *Polyspermie* bei Zahlen über 300 Mill. Spermien im Kubikzentimeter oder über 800 Mill. Spermien im Gesamtejaculat bedingt sein.

Eine Beurteilung der Spermienzahl ist nur unter Berücksichtigung des Samenvolumens möglich, da sonst *relative Oligo- oder relative Polyspermie* irrtümlich angenommen werden kann (s. Tabelle 19. ,,Die Variationen der Zahl'').

Bei relativen Oligospermien können Konzeptionsschwierigkeiten durch den Rückfluß des Ejaculats aus der Scheide auftreten.

Morphologie. Die Auffassung Moenchs, daß die Fertilität allein ein Problem der Spermienmorphologie darstelle und daß bei einer Vermehrung der pathologisch geformten Spermien über 25% eine Sub- oder gar eine Infertilität vorliege, wird heute nicht mehr anerkannt.

Der untere Grenzwert der normal geformten Spermien liegt etwa bei 60%. Von den pathologisch geformten Spermien sollen die birnenförmigen, die schmalen und die nach hinten sich verjüngenden Spermienköpfe im Falle einer deutlichen Vermehrung für eine Fertilität prognostisch infaust sein.

Bei Ejaculaten mit normaler Zahl und normaler Motilität ist stets darauf zu achten, daß nicht alle Spermien geringgradig pathologisch verändert sind und einen verkleinerten oder vergrößerten Kopf aufweisen.

Aus der Art der pathologisch veränderten Form der Spermien kann nach unseren heutigen Erkenntnissen nicht mit Sicherheit auf die Ursache oder die Lokalisation der Schädigung (im Hoden oder im Nebenhoden) geschlossen werden.

Eine isolierte Störung der Morphologie (Teratospermie) ist in der Regel anlagebedingt.

Doch sind pathologische Veränderungen der Spermien auch durch Nebenhodenschäden infolge fehlenden oder zu geringgradigen oder pathologisch zusammengesetzten Sekrets mit unzureichender vis a tergo wahrscheinlich. Ferner können pathologisch geformte Spermien auch durch einen längeren Aufenthalt im Nebenhodenschwanz entstehen, der dann funktionell als Resorptionsorgan mit einem Abbau der Spermien tätig ist.

Die Vermehrung der *Spermien mit Protoplasmatropfen* können Hinweise auf eine Nebenhodenschädigung geben, bei der möglicherweise eine zu schnelle Passage der Spermien erfolgt.

Motilität. Die Motilität der Spermien dürfte im ganzen Konzeptionsgeschehen das umstrittenste Charakteristicum sein. Spermien können auch ohne Eigenmotilität in die Tube gelangen.

Nach den Untersuchungen von MACLEOD und GOLD wird jedoch durch eine gute Qualität der Motilität (Intensität der Bewegung oder Schnelligkeit der Vorwärtsbewegung) am leichtesten und schnellsten eine Konzeption herbeigeführt.

Offenbar kann eine niedrige Spermienzahl und selbst eine gleichzeitig bestehende schlechte Morphologie durch eine ausgezeichnete Qualität der Motilität kompensiert werden (MACLEOD und GOLD, HAMMEN).

Bei Ejaculatspermien geht in der Regel eine gute Quantität mit einer guten Qualität einher. Wichtiger als eine gute Quantität der Motilität soll jedoch eine gute Qualität sein, die möglicherweise im Ejaculat das wesentlichste Charakteristicum für eine gute Fertilitätschance überhaupt ist.

Ursachen einer isolierten Motilitätsstörung oder einer Nekrospermie dürften in erster Linie Nebenhodenschäden und erst in zweiter Linie Tubulusschäden sein. Eine herabgesetzte Motilität kann auf einen zu kurzen oder auf einen zu langen Aufenthalt im Nebenhoden oder auf eine unzureichende Füllung des Nebenhodens zurückgeführt werden. Da die normale Sekretion des Nebenhodens endokrin gesteuert wird, ist bei einer Motilitätsstörung auch an eine Unterfunktion der Leydig-Zellen zu denken.

Isolierte Störungen der Motilität (Asthenospermien) können durch folgende Ursachen bedingt sein:

1. Wärmeschäden a) von innen z. B. bei einer Varicocele oder b) von außen z. B. bei Berufsschäden als *erstes Zeichen einer Tubulusschädigung*.

2. Nebenhodenschäden (insbesondere Störungen der Speicherungsfunktion im Nebenhodenschwanz als Folge einer pathologischen Leydig-Zellfunktion oder pathologischer Gefäßversorgung).

3. Krankheiten oder Mißbildungen im Bereiche der akzessorischen Geschlechtsdrüsen (die Samenflüssigkeit bietet dann kein optimales Milieu für die Spermien).

4. Äußere ungünstige Einflüsse nach der Ejaculation durch plötzlich auftretende Wärme oder Kälteeinwirkungen, häufig durch Verunreinigung im Auffangglas oder durch Betrugsmanöver insbesondere bei forensischen Begutachtungen.

Akinesen können durch Krankheiten der Nebenhoden und selten der akzessorischen Geschlechtsdrüsen bedingt sein.

Hyperkinesen beobachteten wir bei Polyspermien und bei einem hohen Prozentsatz von pathologisch veränderten Spermien mit verkleinerten Köpfen.

Eine veränderte Motilität kann auch durch eine zu kleine oder eine zu große Samenmenge bedingt sein.

Bei allen Asthenospermien gibt das Spermiocytogramm wichtige Hinweise. Eine Polycytospermie (Vermehrung der Zellen der Samenreifungsreihe) spricht bei einer Asthenospermie für einen Tubulusschaden, das Fehlen einer Polycytospermie macht eine Schädigung der Nebenhodenfunktion oder der samenabführenden Wege wahrscheinlich.

Die Beziehungen von Menge, Zahl, Motilität und Morphologie sind eingehend in den Arbeiten von MACLEOD und GOLD bei vergleichenden Untersuchungen von fertilen und infertilen Männern dargestellt worden.

Biochemische Untersuchungen des Samens geben nur selten sichere diagnostische Hinweise für Fertilitätsstörungen (SCHIRREN).

Eine herabgesetzte Fructosekonzentration kann auch bei einer normalen Tubulusfunktion vorhanden sein. Differentialdiagnostisch muß bei verminderter Fructose entweder an eine Unterfunktion der Leydigschen Zellen oder an Krankheiten oder Mißbildungen im Bereiche der Bläschendrüsen gedacht werden.

Durch die Bestimmung der Hyaluronidase können nur selten Aufschlüsse über eine Befruchtungsfähigkeit der Spermien gewonnen werden.

Diagnostisch läßt sich jedoch diese Methode zur Bestimmung der Durchgängigkeit der samenabführenden Wege verwenden.

Durch die gleichzeitige Bestimmung der Hyaluronidase und der Fructose kann gegebenenfalls die Lokalisation eines Verschlusses der samenabführenden Wege bei einer Aspermie festgestellt werden. Findet sich keine Hyaluronidase und ein normaler Fructosegehalt im Samen, so ist der Verschluß wahrscheinlich oberhalb der Bläschendrüsen lokalisiert. Beim Fehlen von Hyaluronidase und von Fructose ist ein Verschluß im Bereiche der Ductus ejaculatorii wahrscheinlich.

δ) Beispiele für scheinbare Diskrepanzen zwischen Ejaculatbefund, klinischem Befund und Hodenbiopsiebefund

In seltenen Fällen können sich auch bei Ausschluß von Fehlern bei der Samengewinnung und bei der Auswertung im Laboratorium widersprechende Ergebnisse im Hinblick auf den klinischen, den spermatologischen und den histologischen Befund ergeben.

Diese Möglichkeit kann dadurch gegeben sein, daß wir bis heute eine einseitige Funktionsdiagnostik zum Auffangen des Samens aus einem Ductus deferens ohne eine mögliche Schädigung für die samenabführenden Wege nicht kennen.

Bei pathologischen Veränderungen des Spermiogramms sollte wegen der häufigen unterschiedlichen Hodenbefunde zwischen den beiden Seiten grundsätzlich eine beidseitige Hodenbiopsie vorgenommen werden.

Die Schwierigkeiten in der Deutung sich widersprechender Befunde sollen an folgenden Beispielen erläutert werden:

Wir beobachteten einen Patienten mit dystopen Hoden mit einem Spermiogrammbefund, der im Hinblick auf Zahl, Motilität und Morphologie Werte an der unteren Grenze der Norm aufwies. Eine Retraktion durch bimanuelles Palpieren war nicht möglich. Die Anamnese ergab, daß sich manuell beide Hoden in den Leistenkanal so zurückschieben ließen, daß ein Zurückwandern der Hoden nur bei längerem Gehen oder erst im heißen Bade, manchmal erst nach mehreren Tagen erfolgte.

WEYENETH beschrieb das Krankheitsbild der funktionellen Aspermie. Diese Patienten sind klinisch und hormonal unauffällig. Die Potentia coeundi ist normal. Bei einem Coitus werden jedoch offenbar infolge einer Dysfunktion der Adnexe nur die Sekrete der akzessorischen Geschlechtsdrüsen, jedoch keine Spermien während der Ejaculation ausgestoßen. Bei Masturbationen sollen hingegen im Ejaculat die Befunde des Spermiogramms normal sein.

Eunuchoide Männer mit deutlichem disproportionierten Wachstum, hoher Stimme, femininer Schambehaarung, fehlender Terminalbehaarung (s. Abb. 169) können infolge einer isolierten Störung der ICSH-Ausscheidung oder bei einem Nichtansprechen der Leydigzellfunktion bei normaler Hypophysenstimulierung ein normales Spermiogramm aufweisen. Bei diesen sog. „fertilen Eunuchen" ergibt der Befund der Hodenbiopsie ein weitgehend normales Tubulusepithel.

b) Bedeutung der sexuellen Karenz für den Samenbefund

Bei voller Gesundheit handelt es sich bei der Spermiogenese um einen kontinuierlichen Vorgang, der durch die excessive periphere Nachfrage z. B. bei wiederholten täglichen Ejaculationen oder bei Ausbleiben von Ejaculationen durch eine lange sexuelle Abstinenz, Fehlen von Pollutionen oder einen Verschluß der samenabführenden Wege unbeeinflußt bleibt.

Sicher ist die Fertilitätspotenz größer als die Produktionskapazität.

Für eine optimale Samenuntersuchung wird die *Dauer* der sexuellen Karenz von verschiedenen Autoren unterschiedlich angegeben (KIMMIG, MACLEOD und

GOLD, FARRIS, WEYENETH, JOËL). Bei wiederholten Ejaculationen im Verlaufe weniger Stunden fällt das Volumen des Samens und besonders die Zahl der Spermien sehr schnell ab, so daß im 4. Ejaculat innerhalb von 6 Std keine Spermien mehr nachweisbar sind (DOEPFMER und VON LANZ). Die früher geforderte sexuelle Karenz bis zu 10 Tagen wird heute nicht mehr als optimale Zeit der Enthaltsamkeit für Fertilitätsuntersuchungen betrachtet.

Auf Grund von Untersuchungen bei 18 fertilen Studenten und 29 infertilen Männern mit Spermiogrammkontrollen nach 3tägiger, 6tägiger und 10tägiger sexueller Karenz fordern MACLEOD und GOLD als Optimum eine 3tägige sexuelle Enthaltsamkeit. Bei fertilen Männern wurden nach 3 Tagen im Durchschnitt 120 Mill. Spermien im Kubikzentimeter, nach 6 Tagen 162 und nach 10 Tagen 203 Mill. Spermien gefunden. Bei den infertilen Männern fanden sich nach 3 Tagen 56 Mill., nach 6 Tagen 77 Mill. und nach 10 Tagen 78 Mill. Spermien im Kubikzentimeter. Während bei der fertilen Gruppe erst nach 10 Tagen keine wesentliche Zunahme der Gesamtzahl mehr zu beobachten war, trat bei der infertilen Gruppe bereits nach 6 Tagen keine Erhöhung der Spermienzahl mehr auf. Um den 10. Tag nach dem letzten Verkehr fielen die Spermienzahlen langsam wieder ab.

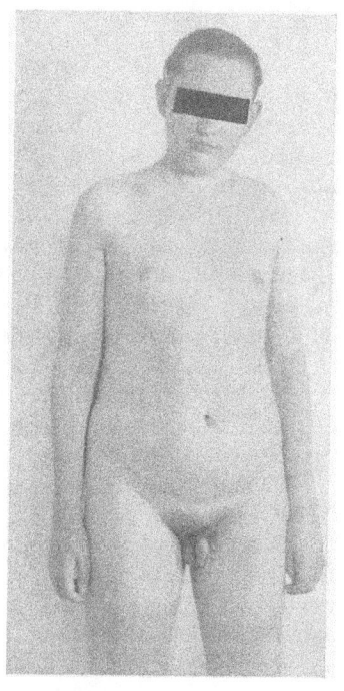

Abb. 169. 28jähriger, eunuchoider Mann („fertiler Eunuche") mit hoher Stimme disproportioniertem Hochwuchs, Fehlen der Bartbehaarung, femininer Schambehaarung, über kirschgroßen Hoden und weitgehend normaler Spermiogense

Das Ausbleiben eines weiteren Spermienanstiegs ist auf den Spermienabbau im Nebenhodenschwanz zurückzuführen. Ob eine Speicherung der Spermien außer im Nebenhodenschwanz auch im Ductus deferens erfolgt, wissen wir nicht. Ebensowenig ist etwas über einen Spermienabbau oder eine Spermienresorption in den samenabführenden Wegen bekannt.

Während, wie bereits ausgeführt, die Zahl der Spermien bis zu 10tägiger sexueller Karenz anstieg, zeigte sich nach MACLEOD und GOLD bereits nach dem 4. Tag ein Abfallen der Quantität der Motilität bei gleichbleibender Qualität der Motilität. Bei 17 fertilen Studenten zeigte sich nach 3tägiger sexueller Karenz im Durchschnitt eine Quantität von 63%, nach 6 Tagen von 55% und nach 10 Tagen von 49%. Bei einer Gruppe von 26 infertilen Patienten betrug die Quantität der Motilität nach 3 Tagen 52%, nach 6 Tagen 50% und nach 10 Tagen 43%.

Eine längere sexuelle Karenz als 4 Tage ergibt somit wohl günstigere Verhältnisse im Hinblick auf die Spermienzahl, jedoch nicht auf die Motilität.

Im Gegensatz zu MACLEOD und GOLD schlägt FARRIS als günstigsten Zeitpunkt der Ejaculatuntersuchung eine 5tägige Karenz vor, da erst nach 5 Tagen wieder die Ausgangszahl erreicht ist. Nach FARRIS bleiben hochfertile Männer selbst bei täglicher Ejaculation fertil.

LAMPE und MASTERS untersuchten Ejaculate von 21 Studenten in einem Durchschnittsalter von 24 Jahren nach 12, 24, 36 und 48 Std im Hinblick auf Menge, Zahl, Motilität und Morphologie (s. Tabelle 22).

Tabelle 22. *Spermiogrammbefunde bei häufigen Ejaculationen nach* LAMPE *und* MASTERS

	Nativ	Nach 12 Std	Nach 24 Std	Nach 36 Std	Nach 48 Std
Zahl im Kubikzentimeter	135	108	92	98	99
Menge	3,1	2,2	2,0	2,0	2,4
Gesamtzahl	349	213	162	184	203
Quantität der Motilität	73	59	65	71	64
Normale Morphologie	82,2	82,1	82,3	82,7	81,8
Qualität der Motilität:					
nach 3 Std	70	57	64	67	60
nach 6—12 Std	53	41	33	47	46

Nach 12 und 24 Std zeigte sich bei Zahlen über 60 Mill. ein deutliches Absinken der Spermienzahl und der Menge. Weitgehend unbeeinflußt blieb hierbei die Motilität. Für eine vollkommene Normalisierung der Befunde reichten Abstände von 24, 36 und 48 Std nicht aus. Bei subfertilen Männern mit einer Samenqualität an der unteren Grenze der Norm war ein stärkeres Abfallen der Zahl nachweisbar. Nach MACLEOD und GOLD soll die Morphologie bei sexuellen Karenzen bis zu 14 Tagen weitgehend unverändert bleiben. Wir fanden bei Ejaculationen innerhalb von 6—10 Std bei der 2. und 3. Ejaculation eine Zunahme der Spermien mit Protoplasmatropfen und bei sexuellen Karenzen über 20 Tage eine Zunahme der pathologisch geformten Spermien.

Nach MACLEOD und GOLD dürfte bei Männern mit Oligospermien der Rat, für das Konzeptionsoptimum der Frauen eine längere sexuelle Karenz einzuhalten, in der Regel zu keinem Erfolg führen, weil in diesen Fällen die Motilität der Spermien wieder abnimmt.

Möglicherweise hängt eine normale Motilität von dem Füllungszustand des Nebenhodens ab.

Nach MACLEOD und GOLD spielt die Häufigkeit des Verkehrs eine besondere Rolle beim Zustandekommen der Konzeption. So konzipierten Ehepaare, die weniger als einmal in der Woche Verkehr hatten, nur in 16,7% in den ersten Monaten. Bei einer Häufigkeit des Verkehrs von 4mal und mehr in der Woche trat in 83% in weniger als 6 Monaten eine Konzeption auf. Diese Tatsache spricht dafür, daß bei häufigem, möglicherweise täglichem Geschlechtsverkehr die Spermienzahl zwar herabgesetzt ist, daß jedoch in diesen Fällen viele Spermien mit hervorragender Qualität die Nachbarschaft des Ovums erreichen.

Je häufiger der Geschlechtsverkehr ausgeübt wird, desto leichter soll eine Konzeption bei allen Altersstufen eintreten.

GROSS hingegen fand bei 121 von 500 untersuchten Männern als einzigen ursächlichen Faktor der Infertilität zu häufige Kohabitationen. Durch Einhalten einer sexuellen Frequenz von mindestens 4 Tagen und des Konzeptionsoptimums konnte bei 44 dieser 121 bisher zeugungsunfähigen Männern eine Gravidität bei der Ehefrau erzielt werden.

c) Die Konzeptionschance bei gesunden Ehepartnern

Aus heute noch unbekannten Ursachen können — wenn auch in seltenen Fällen — Männer mit normalen klinischen, spermatologischen, hormonalen und histologischen Befunden infertil sein.

Diese Tatsache wurde durch eine Beobachtung von SEYMOUR bekannt. Bei einem 11 Jahre kinderlos verheirateten Mann ergab die Anamnese keine Besonderheiten. In dem durch Coitus interruptus gewonnenen Spermiogramm fanden sich eine Spermienzahl von 94 Mill./cm³, eine ausgezeichnete Qualität der Motilität, eine Bewegungsdauer von 18 Std und nur 3% pathologisch geformte

Spermien. Klinisch zeigten sich keine pathologischen Befunde. Auch bei der Ehefrau ergaben sich bei der Allgemein- und Genitaluntersuchung keine krankhaften Veränderungen.

Mit dem Ejaculat dieses gesunden und aus gesunder Familie stammenden Ehemannes, der von Beruf Universitätsprofessor war, wurde bei 17 Frauen ohne Erfolg eine heterologe Samenübertragung vorgenommen. Hingegen konnte durch Spendersamen eines anderen Mannes sowohl bei der 11 Jahre kinderlos verheirateten Ehefrau dieses angeführten Mannes als auch bei den anderen 16 Frauen während der nächsten 14 Monate eine Schwangerschaft erzielt werden. Von diesen 17 Frauen wurden z. Z. der Veröffentlichung der Beobachtungen bereits 13 von ihren Kindern entbunden, die in 11 Fällen Knaben und nur in 2 Fällen Mädchen waren.

α) In Abhängigkeit von der Dauer der Ehe

TIETZE u. Mitarb. stellten bei Untersuchungen der 1727 geplanten Schwangerschaften fest, daß mehr als 30% innerhalb eines Monats, mehr als 60% innerhalb von 3 Monaten und mehr als 90% innerhalb eines Jahres schwanger wurden. BENDER beobachtete 77,4% innerhalb eines Jahres und 86,7% Graviditäten innerhalb von 2 Jahren. Nach RUSSELL wurden 85% der verheirateten Frauen innerhalb eines Jahres schwanger, sofern keine schwangerschaftsverhütenden Mittel angewandt wurden. In Frankreich stellte PALMER bei 90% der verheirateten Frauen innerhalb von 2 Jahren eine Konzeption fest.

β) In Abhängigkeit vom Alter des Mannes und der Frau

Bei den Angaben über die Konzeptionschance und die Dauer bis zu einer Konzeption von gesunden Ehepartnern wird nach GESENIUS das Alter der Frau zu wenig berücksichtigt, denn je höher der Prozentsatz der Frauen über 23 Jahre ist, desto mehr soll die Konzeptionsrate sinken. Bei einer Frau, die noch nicht konzipierte, sinken die Chancen, fertil zu werden bei über 30 Jahren um 30%. Nach BENDER wurden nur noch 20% aller Frauen fertil, wenn sie nicht innerhalb der ersten 2 Jahre konzipierten.

Diese Untersuchungsergebnisse bei der Frau treffen für den Mann nicht zu. In früher Jugend und im hohen Alter sind die Voraussetzungen für den Beweis der Zeugungsfähigkeit nur in ganz seltenen Fällen gegeben. Wir konnten bei 14- und 15jährigen völlig normale Spermiogrammbefunde erheben.

Ebenso ist die Zeugungsfähigkeit bis ins höchste Alter erwiesen, sofern nicht die Spermiogenese durch Begleitkrankheiten geschädigt wird. Wir konnten einen 82jährigen Mann beobachten, der zwischen dem 72. und 82. Lebensjahre mit einer jungen Frau 8 gesunde Kinder zeugte (s. Kapitel „Alter und Fertilität").

Nach den Untersuchungen von MACLEOD und GOLD fanden sich im Alter von 20—45 Jahren im Spermiogramm keine Abweichungen von der Norm. Nach 45 Jahren nahm der Prozentsatz der Quantität der Motilität und der Menge des Samens geringgradig ab.

Die Abnahme des Samenvolumens im Alter ist offenbar durch eine Abnahme der Funktion der Leydigschen Zellen und deren Erfolgsorgane bedingt. Nach 45 Jahren kann bei voller Gesundheit die Zahl und die Morphologie der Spermien gleich bleiben. Wir stellten bei einem 74jährigen Mann eine Spermienzahl von 163 Mill. mit normaler Qualität und Quantität der Motilität und normaler Morphologie fest. Bei dem oben beschriebenen 82jährigen Manne fanden sich nach 2tägiger sexueller Karenz im Spermiogramm eine Spermienzahl von 102,8 Mill./cm^3, eine normale Quantität und Qualität der Motilität und eine normale Morphologie der Spermien.

γ) Die Beziehung der Samenqualität zu Fehlgeburten, Totgeburten und Mißbildungen

Bis heute ist nicht mit Sicherheit bewiesen, daß durch ein pathologisch verändertes Spermium eine Konzeption eintreten kann oder daß bei schlechten Samenqualitäten und insbesondere bei schlechter Morphologie in gehäuftem Maße abnorme Schwangerschaften vorkommen.

Nach MOENCH, BROMAN und PAINTER kann durch ein geringgradig pathologisch verändertes Spermium wohl eine Konzeption, jedoch keine normale Entwicklung des Embryos und keine Austragung der Frucht zustande kommen.

Bei schlechten Samenqualitäten (verminderte Zahl, herabgesetzte Motilität, pathologisch veränderte Morphologie der Spermien) oder bei ausschließlich pathologisch veränderten Spermien beobachteten NIENDORF, JOËL, HINGLAIS und HINGLAIS sowie KNEER bei Ehepartnerinnen mit normalem Genitalbefund in gehäuftem Maße abnorme Schwangerschaften. JOËL beobachtete eine Frau, die von dem ersten Ehepartner zunächst normale Kinder bekam und dann mit einem anderen Ehepartner mit schlechten Samenqualitäten 3—4 Aborte hatte. Eine andere Frau hatte zunächst mehrere Aborte durch einen Partner mit schlechten Samenqualitäten und später normale Geburten durch einen Mann mit normalem Samenbefund.

MACLEOD und GOLD, HOTCHKISS und RUSSELL bezweifeln das gehäufte Auftreten von abnormen Schwangerschaften bei schlechten Samenqualitäten. Pathologisch verlaufende Schwangerschaften und Mißgeburten sind bei der Frau in erster Linie durch ein hohes Alter bedingt.

MACLEOD und GOLD beobachteten Aborte und abnorme Schwangerschaften sowohl bei schlechter Samenqualität als auch bei Polyspermien. Wir konnten diese Befunde von MACLEOD und GOLD bestätigen. Bei 3 Patienten mit Polyspermien (Spermienzahlen über 250—300 Mill. Spermien im Kubikzentimeter) traten bei den Ehefrauen wiederholt Aborte im 2.—3. Monat auf.

Weitere Untersuchungen zur Frage der auch aus der Veterinärmedizin bekannten Abortneigung bei Polyspermien und Oligo-Astheno-Terato-Spermien sollten angestellt werden.

d) Zahl, Motilität und Morphologie von aus Hoden und Nebenhoden gewonnenen Spermien

REDENZ nahm bereits 1928 an, daß es durch eine besondere Behandlung von Hodenspermien gelingen könne, die Nebenhodenfunktion nachzuahmen. Nach Mitteilung der Literatur sollen Konzeptionen durch künstliche Übertragung von Nebenhoden- und auch von Hodenspermien bei Menschen und bei Tieren gelungen sein (IWANOW, ADLER und MAKRIS, GÖTZE, DOEPFMER).

Durch Tierversuche an Kaninchen von KNAUS, LARDY und GHOSH, YOUNG und SIMEONE wissen wir, daß mit ausgeschwemmten Nebenhodenschwanzspermien bei optimaler Technik die gleichen Erfolge an Befruchtungen wie bei normalen Deckakten oder bei künstlichen Samenübertragungen mit Ejakulatspermien erzielt werden können.

Die Sekrete der akzessorischen Geschlechtsdrüsen sind auf Grund dieser Versuche nicht erforderlich für das Zustandekommen einer Befruchtung.

Nach IWANOW sollen auch Hodenspermien bereits ihre volle Bewegungs- und Befruchtungspotenz besitzen.

10% aller infertilen Männer sind durch einen inoperablen Verschluß oder eine — inoperable — Störung der Durchgängigkeit oder der Funktion der samenabführenden Wege zeugungsunfähig.

Für diese Patienten erhebt sich die Fragestellung, ob durch eine homologe Samenübertragung mit Spermien aus dem Nebenhoden oder dem Hoden eine Konzeption bei der Ehefrau erzielt werden kann.

Die früher in der Literatur vorgeschlagene Methode, Spermien aus Nebenhoden und Hoden durch Punktion zu gewinnen, ist für eine homologe Insemination unbrauchbar.

Wir konnten durch Incision und anschließende Expression des Nebenhodenschwanzes eine für die homologe Insemination ausreichende Zahl, Motilität und Morphologie der Spermien erreichen. Eine größere Menge an Hodenspermien konnte nur durch Teilexcision eines Parenchymstücks, anschließend Zerkleinerung und Ausschwemmung erzielt werden. Zu einer Ausschwemmung der Spermien aus dem Nebenhodenkörper und dem Nebenhodenkopf wird man sich wegen der nur einmaligen Möglichkeit dieses Eingriffs und wegen der Ungewißheit der Ausbeute nur schwer entschließen können. Ferner kann man nicht wie beim Hoden durch eine Biopsie an Kopf und Körper des Nebenhodens die Funktionstüchtigkeit prüfen.

Beim Menschen schwankten die Zahlen der aus $1/8$ Hoden ausgeschwemmten Spermien zwischen 0,6 und 2,1 Mill./cm³ und die aus $1/4$ Hoden ausgeschwemmten Spermien zwischen 0,9 und 3,9 Mill./cm³. In erbsengroßen Probeexcisionsstücken, aus denen die Spermien in 1 cm³ Verdünnungslösung ausgeschwemmt wurden, zeigten sich schwankende Zahlen zwischen 30000 und 200000 Spermien im Kubikzentimeter und auch Werte, die sich wegen der niedrigen Zahlen mit der üblichen Auszählungsmethode nicht bestimmen ließen.

Bei den Motilitätsuntersuchungen konnte bei Ausschwemmung der Hodenspermien vom Menschen mit physiologischer Ammoniumchlorid-Lösung eine Quantität der Motilität bis zu 72% und eine Bewegungsdauer bis zu 40 Std beobachtet werden. Eine gleiche Qualität der Motilität wie bei Ejaculatspermien wurde nicht erreicht.

Im Nativpräparat und bei elektronenmikroskopischen Untersuchungen wurde bei Hodenspermien in 30% eine gleiche Morphologie wie bei Ejaculatspermien gefunden.

Tabelle 23. *Zahl, Motilität und Morphologie bei Ejaculat-, Nebenhodenschwanz- und Hodenspermien nach den Untersuchungen von* DOEPFMER *und den Vergleichswerten von* MACLEOD *und* GOLD

Spermien aus	Ejaculat		Nebenhodenschwanz	Hoden
	Durchschnittswerte	untere Grenzwerte (MACLEOD und GOLD)		
Zahl (Mill./cm³)	80—120	20	20	1— 4
Motilität:				
Quantität	70—90%	40%	70—90%	60—80%
Qualität	gut	ausreichend	gut	mäßig (schlecht)
Morphologie: normal geformte Spermien	75—90%	60%	75—90%	30—40%

Tabelle 24. *Differentialspermiogramme von Ejaculat-, Nebenhodenschwanz- und Hodenspermien vom Menschen*

Spermien aus	Ejaculat		Nebenhodenschwanz	Hoden
Aussehen der Spermien	MACLEOD und GOLD	eigene Untersuchungen		
Oval	79	77	81	34
Groß	1	2	3	38
Klein	8	9	6	10
Spitz zulaufend	4	6	3	4
Doppelt	1	1	—	—
Amorph	7	5	7	14

In den Tabellen 23 und 24 sind die Werte von Zahl, Motilität und Morphologie sowie die Befunde der Differentialspermiogramme von Ejaculat-, Nebenhodenschwanz- und Hodenspermien bei Menschen dargestellt.

Die Problematik der homologen Samenübertragung mit Nebenhodenschwanz- und Hodenspermien ist eingehend von DOEPFMER aufgezeigt worden. Mit Hodenspermien halten wir eine erfolgreiche homologe Spermienübertragung beim Menschen unter den bisher bekannten Bedingungen für wenig aussichtsreich.

e) Für die Praxis zu empfehlende, einfache und schnell durchzuführende, wichtige Untersuchungsmethoden des Ejaculats

Für routinemäßige Untersuchungen hat sich die Bestimmung der Menge und des p_H-Werts des Ejaculats, der Zahl, der Qualität und Quantität der Motilität und der Morphologie der Spermien als ausreichend erwiesen.

Bei allen pathologischen Veränderungen des Samens, bei denen die sog. unteren Grenzwerte der Norm wesentlich unterschritten werden, sind für eine exakte Diagnose weitere Untersuchungen wie die Hodenbiopsie, hormonale Untersuchungen des Urins und gegebenenfalls die röntgenologische Darstellung der samenabführenden Wege sowie die Bestimmung des chromosomalen Geschlechts notwendig.

In der folgenden Aufstellung sind die wichtigsten, einfachen, schnell durchzuführenden, diagnostischen Verfahren für die Beurteilung eines Ejaculats nach eigenen Erfahrungen aufgeführt.

Samengewinnungsmethode: Masturbation oder Coitus condomatus in einem besonders präparierten Condom aus Naturin oder Cellophan.
Sexuelle Karenz: 3—4 Tage.
Verflüssigungszeit: 10—30 min.
Menge (gewonnen und gemessen in einem graduierten Weithalsglas): 2—5 cm³.
Untere Grenze der Norm: 2 cm³.
Obere Grenze der Norm: 6,5 cm³.
p_H-Wert: Bestimmung mit einem Indicator-Papier.
Durchschnittswerte: 7,2—7,8.
Spermienzahl: Durchschnittszahl 40 (20)—120 Mill./cm³.
Untere Grenze der Norm: 20 Mill./cm³.
Obere Grenze der Norm: 250 (300) Mill./cm³.

Auszählung in einer Thoma-Zählkammer. Bestimmung der Spermienzahl in 1 mm³ und Multiplikation mit 100000 bei einer Verdünnung von 1:10 bzw. mit 200000 mit einer Verdünnung von 1:20.

Verdünnungsmittel: 3%ige Kochsalzlösung.
Motilität: *Qualität:* Subjektive Ablesung nach den Kriterien: ausgezeichnet, gut, ausreichend, mäßig, schlecht.

Vor Bestimmung der Qualität muß eine vollkommene Verflüssigung eingetreten sein.

Durchschnittswert: ausgezeichnet, gut.
Untere Grenze der Norm: ausreichend.
Quantität: Auszählung der sich bewegenden Spermien nach Verdünnung von 1:10 mit einer 5%igen Glucose-Ringer-Lösung.

Die Angabe der Quantität erfolgt in Prozenten, bezogen auf die Gesamtzahl.

Wiederbelebungsversuche akinetischer oder mäßig beweglicher Spermien durch stimulierende Lösung oder die Bestimmung der Dauer der Motilität bieten für die Diagnostik keine wesentlichen Vorteile.

Durchschnittswert für die Quantität der Motilität: 70—90%.
Untere Grenze der Norm: 60%.

Vitalitätstest: Vermischen von einem Tropfen Ejaculat mit einem Tropfen 1%iger Eosinlösung. Auszählung von 200 Spermien zur Bestimmung des Verhältnisses von rot gefärbten und nicht gefärbten Spermien.
Durchschnittswerte: 90—95% nicht gefärbte Spermien.
Untere Grenze der Norm: 80% nicht gefärbte Spermien.
Morphologie: *Färbung:* Vermischen von einem Tropfen Ejaculat mit einem Tropfen 1%iger Eosinlösung und Ausstreichen nach Art eines Blutausstrichs oder *Färbung nach* WRIGHT: Anfertigung eines Ejaculatausstrichs auf einem entfetteten Objektträger, Lufttrocknung. Färbung nach WRIGHT (modifizierte Romanowski-Färbung), bei der sowohl die Farblösung als auch das Farb-Aqua dest.-Gemisch jeweils 4 min auf den Ejaculatausstrich einwirken.
Durchschnittswerte: 70—90% normal geformte Spermien.
Untere Grenze der Norm: 60% normal geformte Spermien.
Zellen der Samenreifungsreihe:
Färbung. Wie bei der Bestimmung der Morphologie für die Anfertigung des Differentialspermiogramms. Im *Spermiocytogramm* wird ermittelt, wie viel Zellen der Samenreifungsreihe auf 100 Spermien kommen.
Durchschnittswerte. 0,5 bis 2% Zellen der Samenreifungsreihe.
Untere Grenze der Norm. 3—4% Zellen der Samenreifungsreihe.
Im *Differentialcytogramm* wird bei einer Azoospermie festgestellt, in welchem Prozentsatz Spermatogonien, Spermatocyten oder Spermatiden vorhanden sind.
Im *Nativpräparat* ist neben den Zellen der Samenreifungsreihe auch auf **Spermien mit Protoplasmatropfen** zu achten.
Durchschnittswerte. 0,5 bis 2% Spermien mit Protoplasmatropfen.
Untere Grenze der Norm. 2 bis 3% Spermien mit Protoplasmatropfen.

f) Spezielle Untersuchungen des Ejaculats

Eine sterile Ehe kann auch bei klinisch, spermatologisch und hormonal normalem Befund des Mannes und gynäkologisch normalem Befund der Frau vorliegen. In diesen Fällen und ganz besonders bei Oligo-Astheno-Teratospermien können folgende weitere Untersuchungen durchgeführt werden.

1. Initialfructose
2. Fructolyse
3. Citronensäure
4. Phosphatase
5. Hyaluronidase
6. Eiweiß-(Aminosäuren)-Bestimmungen
7. Methylenblau-Reduktionstest
8. Feststellung des Sauerstoffverbrauchs
9. Bestimmung der Desoxyribose-Nucleinsäure in den Spermien
10. Nachweis von Antikörpern und Agglutininen in Serum und Spermaliquor
11. Penetrations-Test

Die Technik dieser Untersuchungen ist in den betreffenden Kapiteln dargestellt bzw. durch Hinweise auf die Literatur erläutert.

Bei der Durchführung dieser Tests ist zu beachten, daß biochemische Untersuchungen wie z. B. der Nachweis der Initialfructose, der Citronensäure und der Phosphatase wesentliche Aufschlüsse über die Funktion der Leydigzellen, jedoch nicht in gleichem Maße über die Tubulusfunktion geben können.

Nachdrücklich ist zu betonen, daß die wichtigste Aufgabe des Spermaliquors die Transportierung der Spermien darstellt, die bei einem normalen Coitus häufig nur wenige Sekunden oder Minuten bis zum Eindringen in die Cervix im Samenliquor verbleiben, oder z. B. bei Konzeptionen nach Samendeponierungen vor der Vagina trotz nichtphysiologischer Gegebenheiten befruchtungsfähig bleiben. Störungen des Spermienstoffwechsels können häufig bereits durch einfache, im vorigen Kapitel angegebene Untersuchungen festgestellt werden. Untersuchungen über das Reduktionsvermögen und den Sauerstoffverbrauch der Spermien sowie der Fructolysefähigkeit dürften nur selten wesentliche weitere Aussagen über die Befruchtungspotenz eines Ejaculats geben. Das gleiche gilt auch für den Nachweis einer herabgesetzten oder fehlenden Hyaluronidase oder eines anderen Fermentmangels im Ejaculat.

Inwieweit Veränderungen der einzelnen Eiweißbestandteile im Ejaculat eine besondere Bedeutung haben, wissen wir heute noch nicht.

Die Bestimmung der Desoxyribose-Nucleinsäure, die nur in ganz wenigen Laboratorien durchführbar ist, stellt eine zusätzliche diagnostische Methode bei Störungen der Fertilität mit normalem Spermiogramm dar.

Dem Postcoital- oder Invasions-Test (Penetrations-Test) ist eine wichtige Bedeutung zum Nachweis einer gestörten Spermienpenetration beizumessen.

7. Anhang: Die Hämospermie und die Pyospermie

a) Hämospermie

Als Hämospermie bezeichnet man die Beimengung von mehr oder minder großen Mengen Blut zum Ejaculat. Eine Hämospermie stellt ein Symptom dar und kann wie eine Hämoptoe oder eine Melaena ein Signum mali ominis bedeuten, weil bis zum Beweis des Gegenteils in diesem Falle als Ursache ein Carcinom in Betracht gezogen werden muß.

Die *Häufigkeit* der Hämospermie ist schwer feststellbar, weil ein einmaliges Auftreten dieses Symptoms unbemerkt bleiben kann.

Wir beobachteten unter dem andrologischen Krankengut jährlich zwischen 2 bis 4 Patienten mit dieser Störung.

Die Unterscheidung der Haemospermia spuria von der Haemospermia vera kann diagnostische Hinweise auf die Lokalisation dieser Schädigung geben. Bei einer Haemospermia spuria finden sich zwischen dem normal aussehenden Sperma blutige Beimengungen, hellrote Blutgerinnsel oder Bluttropfen. Bei der Haemospermia vera ist das ganze Ejaculat — in einigen Fällen sogar gleichmäßig — mit Blut durchmengt und weist eine rote, rostbraune oder pflaumenbraune Farbe und eine homogene Beschaffenheit auf.

Nach BAUER befindet sich die Blutungsquelle bei einer Haemospermia spuria meist distal vom Blasenhals, vor allem im Bereiche der unteren Harnwege und bei einer Haemospermia vera proximal vom Colliculus seminalis, vorwiegend im Bereiche der samenabführenden Wege oder der Bläschendrüsen.

α) Ätiologie

Die überwiegende Mehrzahl dieser Störungen ist durch eine Bläschendrüsen- oder eine Vorsteherdrüsenentzündung hervorgerufen. Nach den spärlichen Literaturhinweisen (BAUER, WERNSDÖRFER, dort weitere Schrifttumshinweise) und auf Grund eigener Beobachtungen kommen in der Reihenfolge abnehmender Häufigkeit folgende Ursachen in Betracht:

1. Die vielfach chronisch verlaufenden unspezifischen Bläschendrüsen- und/oder Vorsteherdrüsenentzündungen sind häufig durch hämatogene Streuung von Tonsillitiden, Zahngranulomen, Gallenblasenentzündungen, Nebenhöhlenaffektionen oder auch Furunkulosen bedingt. Die chronischen Bläschendrüsenentzündungen können Folgezustände von Jahrzehnte zurückliegenden gonorrhoischen Komplikationen sein. Die entzündlichen Veränderungen dieser Organe sind durch eine hämatogene oder ascendierende und selten eine descendierende mikrobische Ausbreitung bedingt.

2. Eine Hämospermie als Folge einer isolierten Tuberkulose der Bläschendrüse oder Prostata ist sehr selten. In der Regel liegt gleichzeitig eine Nieren- oder Nebenhodentuberkulose oder eine andere Organtuberkulose vor.

3. Seltene Infektionskrankheiten wie Mykosen, Aktinomykose, Lues, Morbus Bang, Paratyphus, Bacterium coli-Infektionen müssen differentialdiagnostisch erwogen werden.

4. Maligne Tumoren oder deren Metastasen in den Adnexen und samenabführenden Wege sind wiederholt beschrieben worden (BAUER, STAEHLER). Wir fanden bei 2 Patienten mit gutartigen Urethrapapillomen eine Haemospermia spuria.

5. An die Möglichkeit von hämorrhagischen Diathesen wird unseres Erachtens zu selten gedacht. In diesem Zusammenhange sind hämorrhagische Diathesen mit Gerinnungsstörungen (Hämophilie, Fibrinogenopenie sowie die Einnahme gerinnungshemmender Arzneimittel) oder mit Blättchenmangel oder Blättchenschädigung (Purpura Werlhofi), symptomatische, arzneimittelbedingte oder postinfektiöse Thrombocytopenien sowie erbliche Thrombocytopathien anzuführen. Wir sahen eine Hämospermie als Folge eines Arzneimittelexanthems, das an Haut und sichtbaren Schleimhäuten das Bild einer Purpura Werlhofi hervorrief. Weiterhin sind unter den vasal bedingten Blutungsübeln der Skorbut und die vielfach arzneimittelbedingte Purpura Schoenleini zu erwähnen.

6. Wir beobachteten einmal eine Hämospermie bei einem 34 Jahre alten Kranken mit einem Morbus Osler. Dem Patienten war bis zum Auftreten dieser Störung nichts von seiner Krankheit bekannt. In der Anamnese gab er wiederholt Nasenbluten an. Im Gesicht und an den Fingerkuppen fanden sich die für diese Krankheit charakteristischen, teilweise hämangiomähnlichen Teleangiektasien.

7. Bei einem Manne mit einem ausgeprägten Status varicosus, Hämorrhoiden, Senk- und Spreizfüßen (als Ausdruck einer Bindegewebsschwäche) sahen wir im Verlaufe von 2 Jahren nur 2mal Hämospermien, die wahrscheinlich auf das Platzen von erweiterten Venen im Bereiche der Adnexe zurückzuführen waren.

8. Bei 2 Patienten mit einem fixierten Hypertonus mußten wir auf Grund aller negativen Untersuchungsergebnisse bei der einmalig auftretenden Hämospermie eine Rhexisblutung aus einer Arterie annehmen.

9. Blasen, Prostata-, Nierensteine, aber auch die sehr selten vorkommenden Steine im Bereiche der samenabführenden Wege können zu einer Hämospermie führen.

10. Eine Kongestionsprostatitis und eine Prostatahypertrophie führte BAUER an.

11. Traumen dürften kaum als alleinige Ursache, sondern mehr als auslösende Faktoren bei bereits bestehenden pathologischen Veränderungen in Betracht kommen.

12. Den in der Literatur erwähnten Excessen in venere (GUELLIOT) bei mehrmaligen, aufeinanderfolgenden Kohabitationen oder häufigen Masturbationen dürfte unseres Erachtens für die Pathogenese der Hämospermien keine wesentliche Bedeutung zukommen.

β) Der Untersuchungsgang

Bei der Aufklärung der Ätiologie sollte im Hinblick auf die schwierige Diagnostik ein bestimmtes Schema für die Anamnese und für die Untersuchungen eingehalten werden. Die Fragen bei der Erhebung der Anamnese sollten sich auf folgende wesentliche Punkte erstrecken:

Wurden Beimengungen von Blut nicht nur beim Samenerguß, sondern auch beim Wasserlassen beobachtet (Wann erstmals? Wie oft?)?

Bestehen Symptome einer chronischen Adnexitis (Kreuz-, Rücken-, Wirbelsäulenschmerzen, Defäkationsbeschwerden, unbestimmte Sensationen während und nach dem Coitus, Ziehen in der Darmgegend, initiale und terminale Miktionsbeschwerden, ziehende Schmerzen in der Leistengegend oder in dem Bereich der Hoden und Nebenhoden) oder einer akuten Adnexitis (Fluor aus der Urethra, Spermatorrhoe, Miktionszwang, Pollakisurie, Brennen in der Harnröhre, sexuelle Reizzustände)?

Werden Schmerzen bei der Ejaculation infolge von Entzündungen, Stenosen oder Steinen im Bereiche der samenabführenden Wege angegeben?

Sind Allgemeinkrankheiten (Tuberkulose, Lues oder sonstige Infektionskrankheiten) mit starker Gewichtsabnahme vorausgegangen?

Welche Medikamente wurden eingenommen?

Wurden jemals Blutungen an der Haut oder an den sichtbaren Schleimhäuten, beim Husten, im Stuhl, oder aus der Nase beobachtet (Morbus Osler)?

Wurden diagnostische Eingriffe am Genitale vorgenommen? Sind Varicen und Hämorrhoiden bekannt?

Gingen Traumen voraus?

Werden Excesse in venere angegeben?

Die *klinische Untersuchung* erstreckt sich vor allem auf den Nachweis von hämorrhagischen frischen oder im Abklingen begriffenen Exanthemen an Haut und sichtbaren Schleimhäuten. Ferner ist auf Teleangiektasien, auf Varicen, Varicocelen und Hämorrhoiden zu achten. Eine hochgradige Kachexie oder eine Anämie kann auf ein Carcinom oder eine Tuberkulose hindeuten. Inspektorisch oder palpatorisch erfaßbare Veränderungen am äußeren Genitale sind nach unseren Erfahrungen selten. Auf Zug an den extraabdominalen Samensträngen werden bei Adnexitis starke Schmerzen angegeben. Die Leistenlymphknoten sind bei Adnexitis in der Regel nicht pathologisch verändert. Die wichtigste Untersuchung ist die Palpation der Prostata und der Bläschendrüsen.

Im *Ejaculat* ist nach dem makroskopischen Aussehen die Unterscheidung zwischen einer Haemospermia spuria und einer Haemospermia vera zu treffen. Bei einer Haemospermia spuria spricht eine gelb-rahmige Farbe für einen eitrig-hämorrhagischen Prozeß.

Die Menge des Ejaculats kann besonders bei einer Vermehrung (Multisemie) Hinweise auf eine Prostatitis oder Glandulo-Vesiculitis geben.

Am aufschlußreichsten ist im Nativpräparat oder in dem nach Art eines Blutausstrichs gefärbten Präparat die Feststellung, ob Leukocyten, Erythrocyten, Epithelien oder Zelldetritus überwiegen und ganz besonders, ob fast ausschließlich Erythrocyten vorhanden sind. Durch das weitgehende Fehlen von Leukocyten lassen sich mit großer Wahrscheinlichkeit entzündliche Veränderungen ausschließen. Bei chronischen Prozessen sind die Erythrocyten meist ausgelaugt. Makrophagen sind als Bestandteile granulomatöser und resorptiver Entzündungen anzusehen. Bei einem mit Gewebszerfall einhergehenden Prozeß sind „verdämmernde Zellschollen", nekrotischer Zelldetritus und ähnliches nachweisbar.

Stets sollte im gefärbten Ausstrichpräparat nach Carcinomzellverbänden gefahndet werden. Bei dieser cytologischen Untersuchung können jedoch niemals einzelne Zellen, sondern nur Carcinomzellverbände mit nur einiger Wahrscheinlichkeit für ein Neoplasma sprechen.

Unerläßlich ist die Anfertigung eines Ziehl-Neelsen-Präparates zwecks Fahndung nach säurefesten Stäbchen. Der Nachweis von Tuberkelbakterien im Tierversuch nach Einspritzen von Ejaculat auf Meerschweinchen ist nach unseren

Erfahrungen häufig mißlungen. Die so vorbehandelten Tiere gingen vor Abschluß des Versuchs — möglicherweise infolge einer Überempfindlichkeitsreaktion — ein.

Bei Hämospermien war nach unseren Feststellungen Zahl und Morphologie der Spermien meist unverändert. Die Motilität der Spermien war außerordentlich variabel und weitgehend von der Zeit abhängig, nach der der letzte Samenerguß erfolgte. Bei einer Haemospermia vera ist die Qualität der Motilität oft lediglich durch die riesige Zahl der Erythrocyten und gegebenenfalls auch der Leukocyten eingeschränkt. Zahl, Morphologie und Motilität der Spermien vermögen nur selten sichere Hinweise auf die Ätiologie der Hämospermie zu geben.

Mit dem vor und nach der Ejaculation getrennt zu untersuchenden Prostata- und Bläschendrüsenexpressat müssen die gleichen diagnostischen Maßnahmen wie mit dem Ejaculat angestellt werden.

Die 3-Gläser-Probe und die Untersuchung des Morgenurinsediments können Aufschlüsse über das alleinige oder gleichzeitige Befallensein der harnabführenden Wege an dem krankhaften Prozeß geben. Unerläßlich ist die urethroskopische Untersuchung zwecks Ausschlusses von gutartigen (Papillomen) oder bösartigen Tumoren.

Neben den routinemäßigen Blutuntersuchungen (BSG, Eiweißlabilitäts-Tests, Elektrophorese, klassischen Lues-Seroreaktionen) sind stets die Bestimmungen der Thrombocytenzahl, der Blutgerinnungszeit und der Blutungszeit durchzuführen. Läßt sich mit den bisher aufgeführten Untersuchungsmethoden keine exakte Diagnose stellen, so ist die Darstellung der samenabführenden Wege durch Einspritzen von Röntgenkontrastmitteln nach operativer Freilegung der Ductus deferentes empfehlenswert.

Durch diese — leider nur in wenigen Spezialabteilungen durchführbare — wichtige Methode lassen sich destruierende Prozesse, besonders im Bereiche der Bläschendrüsen erfassen.

γ) Therapie

Die Behandlung der Hämospermie ist von der auslösenden Ursache abhängig, die jedoch häufig nicht mit Sicherheit diagnostiziert werden kann.

Besonders beim Nachweis zahlreicher Leukocyten im Prostata- oder Bläschendrüsenexpressat oder im Ejaculat ist an eine Prostatitis oder Glandulo-Vesiculitis zu denken. Der kulturelle und mikroskopische Nachweis verschiedener Bakterien und deren Resistenzprüfung gegenüber von Antibiotica bringt nicht immer wesentliche Vorteile für die Aufstellung des Behandlungsplans. Bei entzündlichen Veränderungen im Bereiche der Adnexe sollten Breitband-Antibiotica im Wechsel mit Depot-Sulfonamiden verabreicht werden. BAUER empfiehlt zusätzlich noch eine unspezifische Reiztherapie.

δ) Prognose im Hinblick auf die Fertilität

Bei einer Hämospermie ist durch die Beimengung von Erythrocyten oder Leukocyten im Ejaculat im allgemeinen die Fertilitätschance nicht wesentlich herabgesetzt. Spermien werden durch Zusatz von Erythrocyten in ihrer Bewegungsfähigkeit nicht wesentlich beeinträchtigt. Lediglich bei einer großen Zahl von Erythrocyten und Leukocyten kann die Qualität der Motilität herabgesetzt sein. Eine Hämospermie ist im Hinblick auf die Fertilität des Patienten stets eine ernst zu nehmende Störung, da nach entzündlichen Prozessen im Bereich der Adnexe Stenosen oder Verschlüsse zu befürchten sind. Derartige Folgeerscheinungen sind meist irreparabel.

b) Die Pyospermie

Bei der Pyospermie ist dem Ejaculat eine mehr oder minder große Zahl von polymorphkernigen Leukocyten oder Lymphocyten beigemengt. Bei dieser Störung nimmt das Ejaculat statt der grau-weiß hellgelben Farbe eine gelbrahmige an. Im Nativpräparat eines normalen Ejaculats sind auf 200 Spermien etwa 1 bis 2 Leukocyten nachweisbar. Leukocyten können von Zellen der Samenreifungsreihe oft schwer unterschieden werden.

Ebensowenig wie Erythrocyten hemmen Leukocyten die Motilität der Spermien, es sei denn, sie bilden ein mechanisches Hindernis. HELLINGA bezeichnet ein Ejaculat als „unreinen Samen" (impur Semen), wenn mehr als 1600 Leukocyten im Kubikzentimeter feststellbar sind.

Pyospermien können abwechselnd mit Hämospermien sowie vor und nach Hämospermien in Erscheinung treten. Bei jeder Pyospermie sollte daher der Patient gefragt werden, ob dem Ejaculat einmal Blut beigemengt war.

Bei hochgradigen, insbesondere bakteriell bedingten Pyospermien kann die Motilität der Spermien wesentlich beeinträchtigt sein. Die Ursache dieser Störung ist dann jedoch nicht auf die Wirkung der Leukocyten, sondern der Bakterien und deren Zerfallsprodukte in den entzündlichen Prozessen zurückzuführen.

Die dadurch bedingte Asthenospermie kann zu einer Subfertilität führen.

Jede Pyospermie sollte als ernstzunehmende Schädigung aufgefaßt werden, die in der Regel ebenso wie eine Hämospermie zahlreiche diagnostische Maßnahmen notwendig macht. Pyospermien bergen mehrfache Gefahren in sich. Folgezustände von entzündlichen Veränderungen können zu Stenosen oder Verschlüssen an den samenabführenden Wegen führen. Meist sind Pyospermien durch Infektionskrankheiten bedingt, die durch den Geschlechtsverkehr auch auf die Frau übertragen werden können.

IV. Die Hodenbiopsie

Von

Ernst Heinke-Gießen

1. Einleitung

Die Hodenbiopsie stellt einen chirurgischen Eingriff dar, der bei männlichen Fertilitätsstörungen und zwar bei Hypo-, Oligo-, Azoo- und Aspermie angezeigt ist und der Gewinnung von Hodengewebe dient.

Die Hodenbiopsie hat für die Diagnostik der männlichen Fertilitätsstörungen neben der *somatischen*, klinischen und Samenuntersuchung sowie der Bestimmung der Hormone im Harn größte Bedeutung. Sie wird bei Hypo-, Oligo-, Azoo- und Aspermien durchgeführt und ermöglicht es, die verschiedenen Formenkreise von Hypogonadismus zu unterscheiden und den Sitz bestimmter Schäden im Tubulusapparat oder an den Zwischenzellen festzustellen. Ferner gibt sie uns Aufschluß über die Art der Degeneration und läßt erkennen, ob es sich um einen reparablen oder einen irreparablen Hodenschaden handelt. Weiterhin besteht die Möglichkeit des Vergleiches zwischen dem Samenbefund und dem histologischen Bild der Tubuli, was u. a. entscheidend für die Diagnose eines Verschlusses oder der Stenose der samenableitenden Organe sein kann.

Die Hodenbiopsie ist nicht zur Früherkennung von Hodentumoren geeignet (DOEPFMER).

Die Hodenbiopsie wurde von HOTCHKISS 1939, JOËL 1942, CHARNY 1943 u. a. propagiert. Sie ist hinsichtlich ihrer Operationstechnik, gegenüber der Hodenpunktion, die POSNER 1904 und HUHNER 1913 vorschlugen, gefahrloser. Es läßt sich das durch Excision gewonnene, traumatisch nicht geschädigte Gewebsmaterial besser verarbeiten als das einer Hodenpunktion. Außerdem besteht die Möglichkeit, sich unter der Operation mit Leichtigkeit ein sog. Zupfpräparat anzufertigen.

TYLER empfiehlt, den Patienten die Hodenbiopsie nicht routinemäßig anheimzustellen, da diese nach seiner Meinung nicht immer komplikationslos verläuft. So könnten sich wahrscheinlich durch Druck auf den Hoden schmerzhafte Hämatome bilden, die einige Tage Bettruhe erfordern.

Ein weiteres Argument gegen die Hodenbiopsie ist, daß man auch im normalen Hoden häufig atrophische Bezirke antrifft, die OBERNDORFER als sog. „physiologische Atrophie des Hodenparenchyms" bezeichnet. Es *würde* somit die Hodenbiopsie nicht immer das wahre Bild des Funktionszustandes darstellen, zumal nur ein kleines Gewebsstückchen einer gewissen Region entnommen wird (SLOTOPOLSKY und SCHINZ und MICHELSON und MICHELSON).

Diesen Ansichten können wir uns nur bedingt anschließen, da wir hinsichtlich des Vergleiches zwischen dem Ejaculat und dem histologischen Hodenbild keine großen Differenzen — abgesehen beim Verschluß der samenableitenden Organe — beobachtet haben. Das histologische Bild des Hodens ist u. E. eines der wichtigsten diagnostischen Hilfsmittel bei der Beurteilung der männlichen Fertilitätsstörung hinsichtlich ihrer Prognose und Therapie.

2. Technik der Hodenbiopsie

Nach einem Sitzbad Entfernung der Schamhaare, aseptische Operationsvorbereitung in üblicher Weise; Lokalanaesthesie mit 2,0—4,0 cm^3 Novocain. — Suprareninlösung unter die Scrotalhaut und zwischen die einzelnen Hodenhüllen (Tunica vag. communis und Tunica vag. propria = Lamina parietalis) sowie in das Cavum serosum. In die Tunica vag. propria = Lamina visceralis und in die Tunica albuginea (T. a.) wird kein Novocain injiziert.

Nach etwa 10 min Operationsbeginn. Eröffnung des Scrotums mit einem 1,5—2,0 cm langen Schnitt und Durchtrennung der freiliegenden Hodenhüllen unter Vermeidung der sichtbaren Gefäße.

Uns hat sich die Anaesthesie und Eröffnung der Scrotalhaut in der oberen lateralen Hälfte des Scrotums bewährt, da hier der Hoden leichter zu fixieren ist.

Die Operationen sollten vorteilhafterweise zu dritt durchgeführt werden; Operateur mit einem Assistenten und einem weiteren Assistenten, der den Hoden unter dem sterilen Tuch in der gewünschten Lage fixiert.

Nach Freilegung der bläulich-weißlich glänzenden T. a. Erweiterung des Operationsfeldes und Einsetzen eines Augenlidhalters zum Spreizen der Hodenhüllen und Freihalten des Operationsfeldes.

Incision der T. a. in 3—5 mm Länge mit einem Skalpell. Als zweckmäßigste Stelle der Incision gilt aus anatomischen Gründen das untere Drittel der lateralen Hodenoberfläche (s. Abschnitt Anatomie). Wenn erforderlich, vorsichtiges Erweitern dieser Incision mit einer feinen Schere (cave Blutungen!). Durch leichten manuellen Druck auf den Hoden quillt Hodengewebe aus der Incisionsstelle. Das freiliegende Gewebe wird *vorsichtig* abgetragen und sofort *ohne* jede *mechanische Schädigung* in eine Fixierlösung (z. B. Bouinsche Lösung) eingelegt und nach den Regeln der histologischen Technik verarbeitet (s. dort).

Nur bei auftretenden Blutungen aus dem Parenchym erfolgt Umstechung mit gleichzeitigem Schluß der T. a. Hodenhüllen und Scrotum werden durch Knopfnähte (Catgut) verschlossen. Zur Vermeidung evtl. Nachblutungen hat sich das Einträufeln von 2—4 cm³ Clauden liqu. zwischen T. a., Hodenhüllen und Scrotum als zweckmäßig erwiesen. Anlegen eines Wundverbandes (antisept. Puder) und Fixation durch Suspensorium (Größe 2—4). Anschließend 5—24 Std Bettruhe; Eisbeutel.

Nach 5 Tagen Entfernung der Catgutnähte und erneuter Verband. Etwa 8 Tage post operationem (p. o.) Sitzbad. Bis zu diesem Zeitpunkt körperliche Schonung; nicht Rad oder Motorrad fahren (Nachblutungsgefahr!).

Seit 1951 werden systematisch auch in Deutschland Hodenbiopsien durchgeführt. Die Ergebnisse sind u. a. von FÜLLER und HEINKE niedergelegt worden. HEINKE sah bei über 300 ein- oder mehrmals operierten Männern nur einen größeren Zwischenfall. Es kam bei einem Bluter zu einem Riesenhämatom, das sich 18 Std nach der Operation bildete.

Bei sehr kleinen Hoden besteht die Gefahr, daß sie herausgedrückt werden, was durch bimanuelle Fixation und nicht zu starkem Druck vermieden werden kann. Hauptsächlich aus diesem Grunde legen wir in der Klinik Wert auf einen 2. Assistenten, der nur den Hoden zu fixieren hat. Im Falle eines Heraustretens des Hodens aus dem Hodensack während der Operation ist eine sorgfältige Reposition, unter Erweiterung der Scrotal- und Hodenhüllenöffnung, vorzunehmen.

Hodenschwellungen oder Scrotalhämatome klingen nach Verabreichung von Calcium, Sulfonamiden bzw. nach Antibiotica in 1—2 Wochen ab. Auf Grund der letztgenannten Komplikationen erscheint es ratsam, die Operierten stets für 24 Std in die Klinik aufzunehmen, da Orchitiden durch unvernünftiges Verhalten der Patienten hervorgerufen werden können (z. B. nach der Operation Rad oder Motorrad fahren).

Im Gegensatz zur Meinung anderer Autoren, wie CHARNY, HOTCHKISS und SIMMONS sowie DOEPFMER, halten wir es, ebenso wie WEYENETH, auf Grund unserer Erfahrungen für notwendig, die Patienten post operationem für 24 Std stationär aufzunehmen. Die von uns angewandte Lokalanaesthesie erwies sich als ausreichend und machte Leitungsanaesthesie oder Narkose überflüssig. Nur bei der Spaltung der T. a. wird mitunter ein leichter, aber erträglicher Schmerz angegeben; selten besteht vorübergehend ein postoperativer Schmerz in der Leistengegend.

Abweichend von der Technik der Eröffnung der T. a. mittels eines Triangelschnittes (CHARNY, HOTCHKISS, WEYENETH) bevorzugen wir, wie SIMMONS, die einfache Spaltung der T. a. in 3—4 mm Länge; am zweckmäßigsten erscheint uns jedoch die Viereck-Incision zu sein (Schonung des Gewebes unter der Tunica albuginea).

Bei der von uns angewandten Operationstechnik fanden wir bei Reoperierten keine wesentlichen Verwachsungen und bei Nachuntersuchungen keine nachweisbaren Hodenatrophien.

Die Hodenbiopsie ist kontraindiziert: 1. bei Verdacht auf Hoden- bzw. Nebenhoden-Tuberkulose, 2. bei Erkrankungen, die einen normalen Heilverlauf der Operation in Frage stellen können. Es ist zweckmäßig, möglichst bei jedem Patienten eine *beidseitige Hodenbiopsie* vorzunehmen, wie sie auch besonders im amerikanischen Schrifttum empfohlen wird. Die Erfahrungen zeigten, daß histologische Befunde beider Hoden mitunter sehr stark differieren können. Lediglich bei Jugendlichen empfehlen wir nur einseitig zu biopsieren.

3. Verarbeitung des Hodengewebes

Vor der Hodenbiopsie muß man sich darüber im klaren sein, welche Untersuchungen mit dem gewonnenen Hodengewebe vorgenommen und welche entsprechenden Untersuchungstechniken angewandt werden sollen. Es ist wichtig, die entsprechenden Vorbereitungen für die Aufnahme und Verarbeitung dieses hochempfindlichen Gewebes rechtzeitig zu treffen. Für jede einzelne Untersuchungstechnik sollte daher ein entsprechend großes Gewebestück mit einem Scherenschlag entnommen werden.

Es besteht u. a. die Möglichkeit der Fertigung von Zupf-, Gefrierschnitt- und Paraffin-Einbettungspräparaten.

a) Zupfpräparat

Unmittelbar nach der Entnahme eines Gewebsstückchens wird dieses in einem mit wenigen Tropfen physiologischer Kochsalzlösung gefüllten Schälchen auseinandergezupft. Einen Tropfen der trüb aussehenden Flüssigkeit kann man unter dem Deckglas als *Nativpräparat* oder mit 1%iger Eosinlösung angefärbt unter dem Mikroskop betrachten.

Im *Dunkelfeld* lassen sich derartige Präparate ebenfalls vorteilhaft untersuchen. Als Belebungsflüssigkeit der Spermien ist beim Zupfpräparat das von POLLACK und JOËL angegebene Gemisch von 8 Teilen einer 5,42%igen Dextroselösung und 2 Teilen einer n/8-Magnesiumchlorid-(Sulfat- oder Hydroxyd-)Lösung zu empfehlen.

Es besteht somit die Möglichkeit, beim Zupfpräparat unter Anwendung obiger Methoden die Vitalität und Motilität der Spermien und Zellen zu bestimmen sowie gewisse morphologische Studien zu treiben. Diese Untersuchung kann mitunter bei jugendlichen Patienten, von denen noch kein Ejaculat zu erlangen ist, bedeutungsvoll sein.

Ist ein Zupfen nicht möglich, so besteht immer der Verdacht auf eine Hodenatrophie (GRASHORN).

b) Gefrierschnitt

Das naturgetreueste Bild des Hodens erhält man durch Schneiden des unfixierten Hodengewebes auf dem *Gefriermikrotom* bei Messertiefkühlung. Diese Methode empfiehlt sich unmittelbar nach der Gewebsentnahme. Sie setzt wegen der Gewebsgröße eine gewisse Geschicklichkeit und Geduld voraus. Die *Gefrierschnittechnik* muß peinlichst genau eingehalten werden. Die Schnittdicke wird etwa zwischen 8—15—20 μ liegen.

Die gewonnenen Schnitte eignen sich gut für die histochemische Darstellung von organischen Stoffen, z. B. von Polysacchariden (Glykogen), Vitalfärbungen von Fetten, zum Nachweis von Thymonucleinsäure (durch die Nuclealfärbung von FEULGEN) und zum Nachweis von Plasmalogen (Plasmareaktion nach FEULGEN und VOIT). Auch zur Feststellung der Doppelbrechung im Polarisationsmikroskop (W. J. SCHMIDT) sind diese Schnitte geeignet.

c) Paraffin-Einbettungspräparate

Für die einfache Verarbeitung des Hodengewebes durch die Klinik werden folgende Methoden ausreichen:

α) Methodik der Fixierung

Fixierung des Hodenparenchymstückchens möglichst *unmittelbar nach* der lebensfrischen *Entnahme*. Es empfiehlt sich für Hodengewebe vor allem das Gemisch nach BOUIN.

A. Pikrinsäuregemisch nach Bouin

Rp: Gesättigte, wäßrige Pikrinsäure 15,0 (25,0 cm³ Pikrinsäure in 1000,0 cm³ heißem destillierten Wasser lösen). Formol conc. 5,0. Eisessig 1,0. Lösung vor Gebrauch mischen. Haltbarkeit bis zu 8 Tagen.

Für die sehr kleinen Gewebestückchen reicht eine Fixierung von 3—4 Std aus. Weiterbehandlung: 80%iger Alkohol, 2—3mal Wechsel. Aufbewahrung ist in 80%igem Alkohol für längere Zeit — desgleichen der Versand — möglich.

B. Fixierung in schwacher Formalinlösung (4%) (Weyeneth)

Rp: Gebrauchslösung, 1 Teil Formalin, 9 Teile Wasser (Brunnenwasser) = 4%ige Formalinlösung.
Dauer der Fixierung bis 24 Std und länger.

Andere Fixierungsmöglichkeiten sind:

C. Susa nach Heidenhain

Rp: Sublimat 4,5, NaCl 0,5, destilliertes Wasser 80,0, Trichloressigsäure 2,0, Eisessig 4,0, Formol 20,0.

D. Nach Stieve (Formol und Eisessig)

Rp: gesättigte wäßrige Sublimatlösung 76,0, Formol 20,0, Eisessig 4,0.

E. Zenkersches Gemisch

Rp: Müllersche Flüssigkeit 100,0, Kalium-Bichromat 2,5, Natriumsulfat 1,0, destilliertes Wasser 100,0, Eisessig 5,0 (s. Romeis).

β) Färbemöglichkeiten

A. HOPA-Färbung nach Tonutti

Bei der weiteren Verarbeitung des Gewebes hat sich die HOPA-Färbung nach Tonutti besonders bewährt, da sich mit ihr durch Verwendung von **H**ämalaun, **O**range-G-Lösung, **P**hosphormolybdänsäure und **A**nilinblau in einem Arbeitsgang eine distinkte Zell- und Faserdarstellung erreichen läßt (Muschke).

Fixierung: Bouin. 1. Paraffinschnitte entparaffinieren. 2. Kernfärbung: Hämalaun 3 min, kräftig 6—8 min. 3. Bläuen (Brunnenwasser), abspülen in Aqua dest. 4. 1%ige Orange-G-Lösung 5 min (saure Farbe). Erythrocyten: goldgelb. 5. Abspülen in Brunnenwasser. 6. 1%ige Anilinblaulösung etwa 5 min (bis Bindegewebe kräftig blau)[1]. 7. Abspülen in Brunnenwasser und Aqua dest. (kurz). 8. Differenzieren (80%iger Alkohol, kurz) — entwässern (rasch) — eindecken.

Farblösungen. Orange G: 1,0 g, Aqua dest.: 100,0 cm³ (kurz vor dem Gebrauch einige Tropfen Essigsäure hinzufügen), Anilinblau 1,0 g, Phosphormolybdänsäure 1,0 g, Aqua dest. 100,0 g (nicht filtrieren)!

B. Hämatoxylin-Eosin

Als Übersichtspräparat.
Ergebnis: Kerne blau, Plasma und Bindegewebe rötlich.

C. Van Gieson

Hämatoxylin — Pikrinsäure — Säurefuchsin.
Ergebnis: Kerne scharf schwarzbraun gefärbt, kollagenes Bindegewebe leuchtend rot, glatte und quergestreifte Muskulatur gelbgrün, elastische Fasern gelb.

---

[1] Anmerkung zu 6: Anilinblaulösung enthält Phosphorwolframsäure.

D. Trichromfärbung nach MASSON

Diese Färbung ermöglicht eine feinere Darstellung der Bindegewebsfasern, sowie protoplasmatischer Substanzen und Kerne.

Ergebnis: Chromatin schwarz, Protoplasma ziegelrot-rosa, Erythrocyten, Fibrin rot, kollagenes Bindegewebe blau.

E. Eisen-Alaun-Hämatoxylinfärbung (HEIDENHAIN)

Färbung von Kernen und Plasmastrukturen.

Ergebnis: schwarzblau mit Abstufungen; Nachfärbungen mitunter nötig.

F. Azanfärbung nach HEIDENHAIN

Kontrastreiche Darstellung des kollagenen Bindegewebes u. a.

Ergebnis: Kollagenes und reticuläres Bindegewebe scharfblau, Schleim blau, Chromatin rot, Erythrocyten rot, Gliafasern rot, Muskelgewebe rötlich-orange, Granulationen der Zellen gelb, rot oder blau.

G. Fettfärbung mit Sudan III oder Scharlachrot

Fett- oder Lipoidnachweis.

Ergebnis: Fetttropfen orangerot bis orangegelb.

H. Färbung des elastischen Gewebes nach ORCEÏN

1. Entparaffinieren — Aqua dest. 2. Farblösung 30—60 min, Kernfärbung 5—7 min. 3. Kurzes Abspülen in Aqua dest. — 96%igem Alkohol. 4. Differenzieren in absolutem Alkohol bis der Untergrund farblos ist. 5. Einbetten: Xylol — Balsam.

Farblösung: Orceïn 1,0, 70%iger Alkohol 100,0, HCl-Alkohol 1,0 cm^3. Rotbrauner Ton, gut entfärbbar. Kerne mit Hämalaun: blau.

Weitere Färbungen: s. ROMEIS.

Die Einbettung, die Verarbeitung zum Schneiden, das Schneiden und Aufkleben der Schnitte sowie das Färben geschieht nach den üblichen Vorschriften. Die Schnittdicke sollte zwischen 5 und 10 μ liegen[1]. Weitere Anregungen hierzu sind bei ROMEIS und WEYENETH u. a. zu erlesen.

4. Beurteilung des histologischen Hodenbildes

Das normale histologische Hodenbild ist im anatomischen Teil ausführlich besprochen worden (s. dort). (Die pathologischen Veränderungen der einzelnen Hodenschäden s. „Klinik der Fertilitätsstörungen beim Manne".)

In den uns durch die Klinik zugeführten Hodenschnitten werden wir nicht nur morphologisch normale oder pathologische Bilder, sondern auch bestimmte Stoffwechselstörungen der Lipoide, Kohlenhydrate und Proteine zu Gesicht bekommen, die engstens mit dem Problem der Spermiogenese verbunden sind. Im Folgenden sollen daher die Möglichkeiten der pathologischen Veränderungen, die sich im Hodenschnitt sichtbar nachweisen lassen, besprochen werden.

Die zu beobachtenden Schäden werden unregelmäßig auftreten, oder es werden fließende Übergänge oder ganz bestimmte Bilder typischer pathologischer Veränderungen anzutreffen sein. Das histologische Bild wird nach einem bestimmten *Schema* untersucht. Hierbei ist besonders auch den *Störungen* der *Tubuli contorti* mit dem *Samenepithel* und den *Sertoli-Zellen*, der *Basalmembran*, der *Tunica propria* und dem *Interstitium* mit den *Zwischenzellen* und dem *Gefäßapparat*

---

[1] Das Einschließen der Schnitte geschieht mit Xylol- oder Canada-Balsam

Beachtung zu schenken. Nicht zuletzt wird eine *Beurteilung* der *Durchmesser der Tubuli*, des *Interstitiums* sowie der *Tunica propria* zweckmäßig sein (Abb. 170). Im einzelnen werden wir folgende Varianten antreffen können:

a) Tubuli (Samenepithel)

Bei Keimdrüsenschäden wird im allgemeinen zuerst das *Keimepithel* betroffen. Man sieht zuerst gegenüber dem normalen Hoden eine Abnahme der definitiven Spermatozoen in den freien Räumen der Tubuli bis zum völligen Schwinden derselben. Die Spermatozoen können hierbei schon sichtbare degenerative Veränderungen aufweisen. Wie im Spermiogramm können vacuolisierte Köpfe, Deformitäten des Halses und des Schwanzes und andere Veränderungen beobachtet werden.

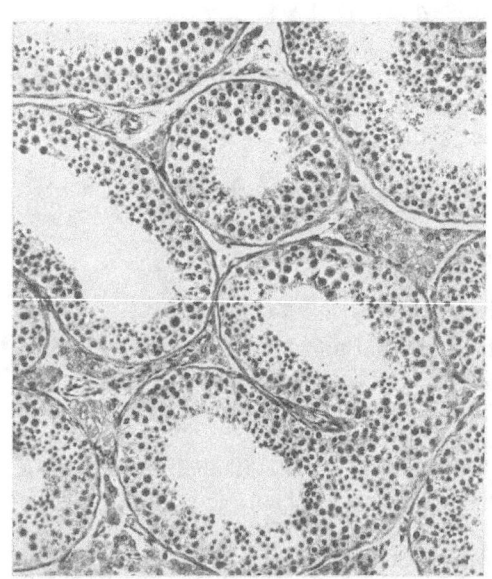

Abb. 170. Bild eines normalen Hodens. H.-E., Vergr. 128mal. Alle Stadien der Spermiogenese; zarte Wand der Tubuli; gut entfaltete Zwischenzellen. (Nach SCHUCHARDT in 1. Symposion Dtsch. Ges. f. Endokrinol. Berlin: Springer 1955)

Das germinative Epithel, das in der Norm etwa 5—6 Lagen aufweist, kann abgeflacht sein. Hierbei kommt es entweder im Stadium der Spermatocyten I, der Spermatide oder der Spermatogonien zum Stillstand der Spermiogenese. Dieser Stillstand oder Stop kann diffus den ganzen Hoden befallen. Die entsprechenden, noch vorhandenen Zellen reifen nicht weiter, so z. B. werden die Spermatiden nicht zu Spermatozoen, die Spermatocyten I. Ordnung nicht zu solchen II. Ordnung. Der Reifungsprozeß sistiert an dieser Stelle. Bei Blockaden der Spermatogenese im Stadium der Spermatocyten I sind die Spermatogonien im allgemeinen normal entwickelt. In den Lumina der Tubuli kann man mitunter große Reste von abgestoßenen, abgestorbenen Zellen finden. Es sind große Abschnitte des Samenepithels aller Stadien in das lichte Lumen der Tubuli abgestoßen, sie füllen diese aus. In den basalen Zellstadien kann eine Vacuolisierung eintreten. Die Keimepithelschichten sind dann oft aufgelockert, die Kerne der Spermatogonien sind verändert und können in der Farbintensität variieren. Eine Ansammlung von Rundzellen in den oberen Keimepithellagen und Füllung der Kanälchen-Lumina mit Schollen von plasmatischer Flüssigkeit ist möglich (s. Abb. 93, 96, 97, 98 u. 99).

Ist der degenerative Prozeß fortgeschritten, so kann das ganze Samenepithel fehlen. Die Lumina können nunmehr mit einer hyalinen Masse ausgefüllt sein. Die einzige dann noch vorhandene Zellart sind die Sertoli-Zellen. Diese bilden eine unregelmäßige, einzellige Lage von basalen Zellen, die sich in Form von Fäden bzw. Schlieren (Syncytium) gegen das mehr oder minder offene Lumen der Tubuli hin verlieren. Zwischen den fadenartigen Ausläufern können noch verklumpte oder abgestoßene Riesenformen entarteter Spermatocyten liegen oder Reste der bereits zurückliegenden Stadien mittelschwerer Schädigungen dieser Zellen (s. Abb. 91, 92).

So sind bei bestimmten histologischen Bildern alle Tubuluswände nur mit Sertoli-Zellen ausgekleidet, die voll ausgereift und gut begrenzt der Basalmembran aufliegen und morphologisch normal erscheinen. Die Sertoli-Zellen sind hierbei besonders gut zu beobachten (Abb. 171). Man erkennt sie an dem ovalen Kern. Dieser befindet sich an der Basis oder in der Zellmitte und zeigt eine typische Rinne. Der Chromatingehalt kann stark variieren. Das Protoplasma ist eosinophil, die Zellmembran etwas unscharf. Die Sertoli-Zellen sind auffallend lang, pyramidenförmig und füllen das Lumen mit ihrem Syncytium aus. Sie können reine Kristalle oder Fetttröpfchen enthalten (s. S. 176 Abb. 90).

Die Tubulusdurchmesser werden bei diesen histologischen Bildern noch im Bereich der Norm liegen.

Wiederum andere Bilder werden einfache Degenerationen oder Atrophien der Samenzellen aufweisen, wobei Desquamation oder völlige Desorganisation, auch unterschiedlich von Kanälchen zu Kanälchen, auftreten kann. Die Spermiogenese schwindet hier progressiv durch sklerosierende Prozesse der Tubuli, wobei diese zu fibrösen Strängen umgewandelt werden können. Das Keimepithel löst die Verbindung mit den Fußzellen und fällt in die Tubuli. Die Spermatogonien und Spermatocyten werden seltener, die Zellteilung erlischt, die Sertoli-Zellen selbst schrumpfen sichtbar, die entsprechende Tunica propria verdickt sich. Die Basalmembran wird schließlich in diesen

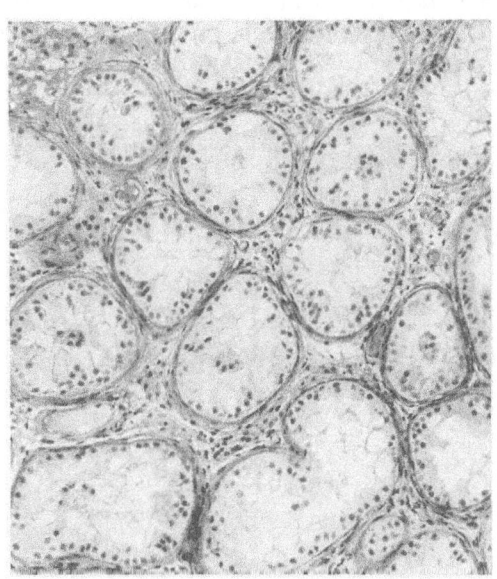

Abb. 171. Hodenbiopsie. Ho 2572, HOPA, Vergr. 128mal. Primärer Hodenschaden. Depopulation der Tubuli bis auf Sertoli-Zellbelag; Verdickung der Kanälchenwand; Zwischengewebe vermehrt mit mäßig entfalteten Zwischenzellen. (Nach SCHUCHARDT)

Prozeß einbezogen. Die Fibrillen schwinden, der Zellkörper wird kleiner. Kristalloide und Fetteinschlüsse schwinden ebenfalls. Die Tubuli sind völlig fibrös-hyalinisiert und narbig verändert; sie verdämmern. Schließlich sind Hodenkanälchen nicht mehr nachweisbar. Eine völlige Sklerose und Hyalinisierung der Tubuli ist eingetreten (s. Abb. 102).

b) Tunica propria

Die Tunica propria muß bei Veränderungen der germinativen und vegetativen (Sertoli-)Zellen keine Abweichungen von der Norm erfahren.

In der Regel beträgt der Durchmesser der Tunica propria $3-6\,\mu$. Bei verschiedenen Krankheitsbildern ist die T. p. jedoch bestimmten Veränderungen unterworfen.

Eine Veränderung des peritubulären Bindegewebes kann in leichten oder schweren Formen auftreten. Auch eine Vermehrung der kollagenen Fasern ist hierbei möglich. Der peritubuläre Prozeß tritt meist primär auf und nimmt dann einen progredienten Verlauf. Durch diese Veränderungen werden die germinativen Zellen durch den anscheinend gestörten Stoffwechselaustausch in ihrem Aufbau behindert und atrophieren (s. Abb. 100).

Die verdickte Tubuluswand zeigt mitunter eine Fibrose, die sowohl die Tubuli als auch das Interstitium teils oder total erfassen kann. Zu Beginn werden feine, konzentrisch angeordnete Fibrillen zwischen den einzelnen Lamellen sichtbar, wobei einige Kerne der Tunica sich in Richtung der Tubuli bis zur Basalmembran verschieben können (WEYENETH). Mitunter sind Fuscinablagerungen in den in Hyalinisierung begriffenen kollagenen Fasern zu beobachten.

Die Wandverdickung kann einzelne oder alle Tubuli treffen. Man kann auch Unterschiede der Wandstärke in den einzelnen Abschnitten oder auch Fältelungen derselben beobachten. Die Tunica propria kann an Stärke das Lumenkaliber der Tubuli contorti übertreffen (s. Abb. 101).

Eine Wandverdickung findet sich auch bei jugendlichen Hoden und bei denjenigen, bei welchen die sekretorische Tätigkeit der Zwischenzellen primär oder sekundär (durch eine Insuffizienz der gonadotropen Partialfunktion des Hypophysenvorderlappens) gestört ist (Abb. 172). Als Beispiel hierfür gilt die Verdickung der Tunica propria bei hypophysektomierten Ratten (TONUTTI) (s. Abb. 48, ,,Physiologie der männlichen Keimdrüsen").

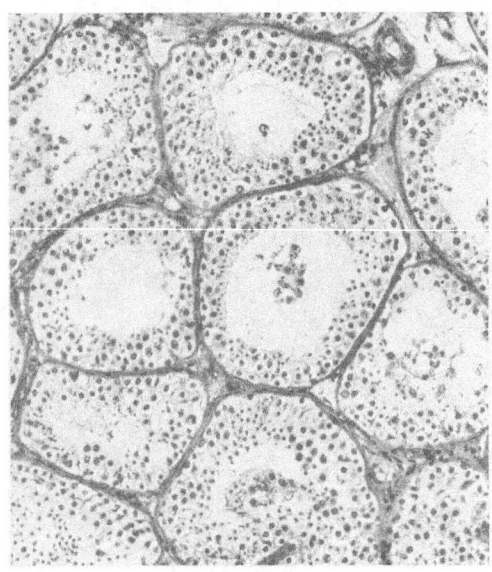

Abb. 172. Hodenbiopsie, Ho 2785, HOPA, Vergr. 128mal. Sekundärer Hodenschaden mittleren Grades. Bei allen Stadien der Spermatogenese reduzierte Zellzahl; Verdickung der Kanälchenwand; spärliche, nicht entfaltete Zwischenzellen. (Nach SCHUCHARDT)

Die *Basalmembran* muß von diesen schweren pathologischen Veränderungen nicht betroffen werden. Diese treten meistens nur bei den ganz schweren fibrösen Sklerosen auf. Eine Verdickung ist auch häufig beim Altershoden zu beobachten (s. Abb. 103, S. 194).

c) Interstitium

Im Interstitium sind Veränderungen der Leydigschen Zwischenzellen, der Gefäße und Lymphgefäße und des Bindegewebes nachweisbar. Das Interstitium scheint insgesamt widerstandsfähiger zu sein. Bei entsprechender Verkleinerung der Tubulusdurchmesser tritt eine relative Verbreiterung des Interstitiums ein, das in der Norm einen Durchmesser von 40—70 μ aufweist.

Bei einer Reihe zur Beobachtung kommender Krankheitsbilder müssen Veränderungen im Interstitium noch nicht morphologisch sichtbar werden.

Es tritt im allgemeinen zunächst eine Vermehrung des lockeren Bindegewebes auf. Die Leydigschen Zwischenzellen sind normalerweise einzeln oder in Gruppen in das Bindegewebe eingebettet. Sie können fehlen oder in verminderter oder vermehrter Anzahl oder als kleine mikroadenomähnliche Tumoren vorhanden sein. Die Zwischenzellen selbst können abnorme Formen annehmen. Es gibt Zwischenzellen, die von den Fibrocyten nicht sicher oder kaum zu unterscheiden und solche, die epitheloid-pflanzenzellartig entartet sind. Es ist möglich, daß neben solchen pathologischen Zellen cytologisch völlig normale Zwischenzellen auftreten. Die unentwickelten, ruhenden, nicht entfalteten Zwischenzellen, z. B. bei jugendlichen Hoden, erinnern ebenfalls an Fibrocyten und üben anscheinend keine sekretorische Tätigkeit aus. Diese Zellen sind meistens von einer leichten Fibrose umgeben (Abb. 172, 106, 111—114).

Andere Zwischenzellen sind durch einen aufgeblähten Zelleib, der mit feinen Lipoidtröpfchen angefüllt sein kann, charakterisiert. Man kann weiterhin Zwischenzellen mit unscharfer Zellmembran beobachten, wobei die Protoplasmamenge unterschiedlich groß ist. Es gibt hierunter Riesenzellen und pyknotische Kernteilungen, wobei meistens das Protoplasma große hyaline und lipoide Tropfen oder auch grobe Körnungen enthält. Das Cytoplasma der Zwischenzellen kann Vacuolen aufweisen (s. Abb. 78, 104, 106, 118, 120).

Sind traumatische oder entzündliche Prozesse abgelaufen, z. B. nach Mumps, dann sind im Interstitium plasmo-lymphocytäre Zellelemente bzw. Infiltrate nachweisbar. Die Arteriolen sind dann verdickt als Anzeichen einer örtlichen Gefäßreaktion. Neben dieser Zellproliferation wird dann immer auch eine solche der Fasern auftreten. Die elastischen Fasern, die normalerweise nur in geringer Anzahl vorhanden sind, nehmen im Altershoden zu; sie sind im präpuberalen Hoden nicht nachweisbar.

5. Zusammenfassende Beurteilung

Zusammenfassend ist zu sagen, daß bei der Beurteilung eines histologischen Hodenschnittes auf folgende Strukturelemente geachtet werden muß:
1. Auf die Beschaffenheit der Samenkanälchen und
2. auf die Ausbildung des interstitiellen Gewebes und die Entfaltung der Leydigschen Zwischenzellen.

Im einzelnen interessiert bei den *Tubuli* vor allem die *Weite* der Kanälchen und die *Dicke* der *Wandungen*, die Zellstadien, der Aufbau des Besatzes und die *Zellzahl* der *Spermiogenese* und nicht zuletzt die lichte *Weite* der *Lumina*.

Im *interstitiellen Gewebe* wird man besonders auf die *Zahl* und den *Entfaltungsgrad* der *Leydigschen Zwischenzellen*, auf die Ausbreitung und *Dichte* des *testalen Bindegewebes* an sich und die Beziehung zu den einzelnen Zwischenzellnestern achten. Weiterhin wird ein Augenmerk zu richten sein auf vorhandene *Degenerations-* und *Entzündungserscheinungen*, die sich in diesem Gewebe nicht ohne Beteiligung des *Gefäßapparates* abspielen.

Bei *jugendlichen Individuen*, bei denen die Geschlechtsreife aus irgendwelchen Gründen ausgeblieben ist, erwarten wir das Bild eines *unreifen Hodens*. Hier werden sich *enge Tubuli* mit deutlich *verdickten Wänden*, nur *basale Zellstadien*, vorwiegend Spermatogonien z. T. in Teilung begriffene, vereinzelte Spermatocyten und spärliche, nicht *entfaltete Zwischenzellen* vom fusiformen Typ finden. Im *jugendlichen Hoden* lassen sich *keine elastischen Fasern* nachweisen.

V. Hormonuntersuchungen

Von

Ernst Heinke-Gießen

1. Die Harngonadotropine

a) Allgemeines

Die Erfassung und die Bestimmung der durch den Hypophysenvorderlappen gebildeten Gonadotropine im Harn gibt Auskunft über die jeweilige gonadotrope Aktivität einer Partialfunktion dieses Organes. Die Kenntnis dieser aktiven

Substanzen im Harn erlaubt eine Abgrenzung der primären von den sekundären, also hypophysär ausgelösten Fertilitätsstörungen der Männer. Im ersteren Falle werden die Gonadotropine normal oder vermehrt, im anderen Falle, aber auch in der Präpubertätszeit, vermindert oder häufig nicht meßbar ausgeschieden.

Im Urin lassen sich von den hypophysären Gonadotropinen beim Manne das follikelstimulierende Hormon (FSH) und das interstitiell stimulierende Hormon (ICSH oder LH) nachweisen. So wünschenswert die Möglichkeit einer selektiven Erfassung von FSH und ICSH für die Diagnostik mehrerer Krankheitsbilder wäre, so schwierig ist sie doch infolge des erforderlichen technischen Aufwandes im Rahmen routinemäßiger Laboratoriumsmethoden durchzuführen. Beim Manne kommt im Erwachsenenalter FSH und ICSH in einem Verhältnis von 2—3:1 zur Ausscheidung. Beim Kastraten ist diese Relation zugunsten des FSH verschoben. Das FSH umfaßt nach Erlöschen der Keimdrüsenfunktion 80—90% der Harngonadotropine (Evans und Simpson).

Im allgemeinen begnügt man sich daher mit der gemeinsamen Erfassung der Harngonadotropine (FSH und ICSH) und wertet sie quantitativ im Sinne eines indirekten Stimulationseffektes am Uterus der infantilen Maus oder Ratte aus, dessen Gewichtszunahme als Folge der gemeinsamen FSH und ICSH-Wirkung und der damit ausgelösten Sekretion ovarieller Hormone gewertet wird. Zur quantitativen Auswertung wird der Gewichtsanstieg des infantilen Uterus im Vergleich zum Gewicht desjenigen eines unbehandelten gleichaltrigen Kontrolltieres gesetzt, der etwa 4—7 mg beträgt. Da im Gegensatz zu dem erstmals von Zondek und Aschheim im Urin nachgewiesenen Choriongonadotropin das hypophysäre Gonadotropin nur in geringen Mengen zur Ausscheidung kommt, erfordert der biologische Nachweis zunächst eine Konzentration dieser Wirkstoffe aus größeren Urinmengen. Im Idealfall wird die Untersuchung an hypophysektomierten Tieren (Ratten) durchgeführt, damit die endokrine Gonadotropinbildung in der Hypophyse des Tieres die Ergebnisse nicht verschiebt.

Aus mehreren Gründen sind die derzeitigen Methoden des Nachweises von FSH und ICSH ziemlich unbefriedigend. Erstens existiert kein internationaler Standard als Vergleich bei unbekannten Präparaten; dies zwingt zu Angaben der Ergebnisse in willkürlichen „Ratten"- oder „Mäuse"-Einheiten. Diese Tiereinheiten differieren zwangsläufig von Laboratorium zu Laboratorium. Sie sind auch für statistische Zwecke unzulänglich. Zweitens werden die Untersuchungen nicht an einer einzigen Materie durchgeführt, sondern an wenigstens zwei verschiedenen, die in zeitlich variierenden Konzentrationen vorliegen. Schließlich sind die aus dem Urin gewonnenen Mengen klein und eingehende und mühselige Methoden der Gewinnung und Konzentrierung erforderlich. Dieses Verfahren kann daher zu beträchtlichem Verlust der Gonadotropin-Wirksamkeit führen, und die gewonnenen Extrakte sind häufig für die Versuchstiere toxisch. Die Extraktionsverfahren umfassen unter anderem die Ausfällung von Alkohol (Heller und Heller 1939; Smith, Albright und Dodge 1943) oder Aceton (Frank und Salmon 1935), Permutit (Katzmann u. Mitarb. 1943), die Adsorptionschromatographie (Taubert und Weller 1956), die Ultrafiltration (Gorbmann 1945; Jungck, Maddock und Heller 1947), die Gerbsäureausfällung (Levin und Tyndale 1936; Levin 1941), Kaolin-Adsorption (Scott 1941; Loraine und Brown 1954, 1956, 1958; McArthur 1951) u. a. m.

b) Extraktions-Methoden (Beispiele)

Nachfolgend sollen vorwiegend einfache, uns in der Klinik (Gießen) bewährte Methoden besprochen werden, bei denen auf eine getrennte Erfassung der beiden hypophysären Gonadotropine (FSH und ICSH) verzichtet wird.

Literaturhinweise für den Interessierten finden sich vor allem bei DICZFALUSY und HEINRICHS sowie WERTH.

α) Alkoholfällungs-Dialysemethode nach KLINEFELTER, ALBRIGHT und GRISWORLD

KLINEFELTER, ALBRIGHT und GRISWORLD modifizierten die Alkohol-Ätherfällungsmethode nach ZONDEK und ASCHHEIM durch ein Alkoholfällungs-Dialysierverfahren, bei dem folgendermaßen vorgegangen wird (nach SCHIROW):

Als Ausgangsmaterial werden $^3/_4$ der 24 Std-Urinmengen verwendet. Soll der Urin über mehrere Tage bis zur Verarbeitung aufbewahrt bzw. verschickt werden, wird eine Konservierung mit 2 g Sulfanilamid empfohlen. Falls der Urin alkalisch ist, wird er mit Eisessig angesäuert, bis es zu einer sauren Reaktion kommt. Zu je 100 g Urin wird 1 g NaCl zugegeben. Danach wird 95%iger Alkohol in der 4fachen Ausgangsmenge zugesetzt. Dieser Ansatz kommt 12—24 Std in den Kühlschrank. Während dieser Zeit kommt es zur Bildung eines Niederschlages, dessen Sedimentierung abgewartet wird. Der überstehende Alkohol wird abgesaugt und der Niederschlag erstmals für 3—5 min (1500 Umdr./min) zentrifugiert. Das so erhaltene Zentrifugat wird nach Verwerfen der überstehenden Flüssigkeit mit 50 cm³ Äthyläther resuspendiert und nochmals zentrifugiert. Danach wird der Niederschlag im

Tabelle 25

Menge der Stammlösung	Menge des Verdünnungsmittels	Bei positiver Reaktion: Anzahl der Mäuse-Uterus-Einheiten
6,0 cm³	0 cm³ Aqua dest.	6,6 MUE/24 Std
3,0 cm³	3,0 cm³ Aqua dest.	13,2 MUE/24 Std
2,0 cm³	4,0 cm³ Aqua dest.	26,4 MUE/24 Std
1,0 cm³	5,0 cm³ Aqua dest.	52,8 MUE/24 Std

Exsiccator getrocknet und anschließend 3mal mit 10—15 cm³ Aqua dest. extrahiert. Nach jedem Auswaschen wird 3—5 min zentrifugiert und die überstehende bräunliche Flüssigkeit in 50 cm³ fassende Erlenmeyer-Kolben überführt. Diese Lösung läßt man dann durch die Wandung eines Cellophanbeutels 4 Std in fließendem Wasser dialysieren. Der nach der Dialysierung im Beutel verbliebene Rückstand wird erneut nach Hinzufügen von 0,1 g NaCl mit 4 Volumen 95%igem Alkohol präzipitiert. Diese Lösung verbleibt 12 Std, bzw. bis die überstehende Flüssigkeit klar geworden ist, im Kühlschrank. Nach Absaugen der überstehenden Flüssigkeit wird das Präzipitat mit 15—20 cm³ absolutem Äther gewaschen und über Nacht im Vakuum getrocknet. In dieser Form ist der Niederschlag stabil und kann bei Zimmertemperatur bis zur Verwendung aufgehoben werden.

Am Tage vor dem Versuch wird der trockene Niederschlag sorgfältig in 12,5 cm³ Aqua dest. suspendiert und über Nacht im Kühlschrank stehengelassen, bevor daraus die Verdünnungsreihen angefertigt werden. Die Verdünnungsreihe wird nach obenstehendem Schema (Tabelle 25) vorgenommen.

Testproben: Infantilen weiblichen weißen Mäusen von 17 Tagen, je 2 Tiere pro Verdünnung (insgesamt 8 Mäuse und 2 Leerversuchstiere), werden 2,5 cm³ der Stammlösung oder Verdünnung in 5 Injektionen zu je 0,5 cm³ innerhalb von 3 Tagen subcutan injiziert. 24 Std nach der letzten Injektion Abtöten der Mäuse.

Für zu erwartende erhöhte Gonadotropinwerte gibt KLINEFELTER die folgende Methode an, bei der auf das Dialyseverfahren verzichtet wird:

Aus einem zwischen 21^{00} und 6^{00} Uhr gesammelten Nachturin wird die für einen Zeitraum von 90 min geltende Durchschnittsmenge errechnet. Dieses Volumen wird dann angesäuert und filtriert, falls es getrübt erscheint. Der so vorbehandelte Urin wird mit 8 Volumen 95%igem eisgekühlten Alkohol in einem weiteren Erlenmeyer-Kolben versetzt, in den Kühlschrank gestellt und die Klärung der überstehenden Flüssigkeit abgewartet. Nach Absaugen der überstehenden Flüssigkeit wird der Niederschlag in 50 cm³ fassende Zentrifugengläser übertragen. Am Glas haftende Reste sind sorgfältig mit der abgesaugten Flüssigkeit auszuspülen, damit sie nicht verlorengehen. Nach nochmaligem Zentrifugieren wird der Niederschlag 2mal mit 15 cm³ absolutem Alkohol und 1mal mit 15 cm³ absolutem Äther gewaschen. Die 2. Alkoholwaschung kann nach starkem Zentrifugieren noch eine Trübung enthalten, die aber nach Zusatz von wenigen Kubikzentimetern absoluten Äthers und nach langsamem Zentrifugieren verschwindet. Der erhaltene Niederschlag wird im Vakuum-Exsiccator über Nacht getrocknet. Das trockene Präparat ist stabil und kann bei Zimmertemperatur bis zum Versuch aufgehoben werden. Am Vortage des Versuches wird der trockene Niederschlag sorgfältig mit 12,5 cm³ Aqua dest. gemischt und über Nacht im Kühlschrank gelassen, bevor die Verdünnungen nach folgender Aufstellung (Tabelle 26) hergestellt werden können:

Tabelle 26

Menge der Stammlösung	Menge des Verdünnungsmittels	Gesamtdosis für Versuch	Bei positiver Reaktion: Anzahl der Mäuse-Uterus-Einheiten
6,0 cm³	0,0 cm³ Aqua dest.	2,5 cm³	96 MUE/24 Std
3,0 cm³	3,0 cm³ Aqua dest.	2,5 cm³	192 MUE/24 Std
2,0 cm³	4,0 cm³ Aqua dest.	2,5 cm³	288 MUE/24 Std
1,0 cm³	5,0 cm³ Aqua dest.	2,5 cm³	576 MUE/24 Std

Testversuch. 5 Injektionen von je 0,5 cm³ in 3 Tagen pro Maus (wie oben). Der Test ist positiv, wenn der Uterus größer wird. Normgewicht 4—7 mg. Ebenso ist Vergrößerung der Ovarien und Öffnung der Vagina als positiv zu bewerten.

β) Ultrafiltration nach v. MASSENBACH und v. EICKSTEDT

v. MASSENBACH und v. EICKSTEDT beschrieben eine auf den Arbeiten von GORBMAN basierende Methode der Ultrafiltration mit einem Hochdruckapparat und zugehörigen Ultracellafiltern der Fa. Sartorius, Göttingen, oder Cellophanfilter der Fa. Kalle und Co., Wiesbaden-Bieberich. Diese Ultracellafilter sind kolloidale Membranen, die schon von ZONDEK, MARSHALL sowie BOMSKOV als undurchlässig für Prolan beschrieben wurden, und die härter sind, als die von ELFORD und GORBMAN verwendeten. Der gesamte Hochdruckapparat hat ein Fassungsvermögen von 250 cm³. Seine zylindrische Haube hat einen Innendurchmesser von 9 cm. Er besteht aus folgenden Einzelteilen: Der Grundplatte, der Siebplatte, der Haube und dem Ventilgehäuse.

Zwischen Haube und Grundplatte wird ein Vulkanfiberring gelegt, der die Teile des zusammengesetzten Gefäßes vollkommen abdichten muß. Die filtrierende Membran liegt auf der Siebplatte des Apparates.

Ultracellafilter mit einer Durchlaufzeit von 400—600 min zeigen sich geeignet zur filtrativen Trennung von Follikelhormonen und gonadotropen Hormonen. Toxische Substanzen, die ebenso wie die gonadotropen Hormone aus dem Urin ausfallen, werden von diesen Filtern nicht zurückgehalten.

Im einzelnen gingen v. MASSENBACH und v. EICKSTEDT folgendermaßen vor: Aus größeren Mengen von Urin wurden die gonadotropen Hormone zusammen mit anderen Substanzen mittels Äthylalkohol ausgefällt. Nach erneuter Lösung des Präzipitats in Aqua dest. wurden grobe Verunreinigungen durch Filtration entfernt und die so gereinigte Lösung dann durch einen Ultracellafilter gepreßt. Der auf dem Filter gebildete Rückstand läßt sich dann gut mit einem Pinsel in Aqua dest. lösen.

Zur Umgehung der kostspieligen Alkohol-Fällungsmethode wurden auch Versuche mit der Aceton-Fällung nach BRAZEL durchgeführt. Diese Methode hat den Vorteil, daß sie mit geringeren Flüssigkeitsmengen durchgeführt wird und daß Aceton billiger ist als Alkohol, doch müssen dabei die zeitraubenden Arbeitsgänge der Aceton-Fällung in Kauf genommen werden. Um diesen Schwierigkeiten aus dem Wege zu gehen und doch Gonadotropine aus größeren Mengen von Urin anreichern zu können, erwähnen die Autoren Versuche mit einem Hochdruckapparat von 2 Liter Fassungsvermögen.

γ) Chromatographische Gonadotropingewinnung nach TAUBERT und WELLER

Aufbauend auf den Arbeiten von KATZMAN, GODFRID, CAIN und DOISY, die zum erstenmal die Adsorptionschromatographie zur Darstellung und Gewinnung von Choriongonadotropin anwandten, und die auf die hypophysären Gonadotropine erweiterten Untersuchungen von DEKANSKY sowie BRADBURY, BROWN und BROWN, die Kaolin als Adsorbens benutzten und ferner MALBURG und GOODMAN, die mit Aluminiumhydroxyd arbeiteten, entwickelten TAUBERT und WELLER eine Methode der Gewinnung hypophysärer Gonadotropine durch die chromatographische Adsorption an Permutit (Fa. Merck, Darmstadt). Dabei wurde folgende Methode angewandt (nach SCHIROW):

Zur Aufarbeitung gelangt die halbe 24 Std-Urinmenge, die mittels Eisessig auf einen p_H-Wert von 4,0 eingestellt wird. Dieser Ansatz wird durch 60 cm lange Chromatographiesäulen geleitet, die eine lichte Weite von 1,2 cm haben und mit Permutit als Adsorbens gefüllt sind. Um einen kontinuierlichen Durchfluß zu gewährleisten, läßt man den Urinansatz aus Scheidetrichtern zufließen, wobei sich das Nachfließen durch Senken des Flüssigkeitsspiegels automatisch reguliert. Jede Säule hat eine Kapazität von 250—300 cm^3 Urin. Nach dem Passieren des Urins wird das Permutit durch Anschluß der Säule an die Wasserstrahlpumpe getrocknet. Anschließend wird mit je 60 cm^3 35%igem unvergälltem Alkohol, der 10% Ammoniumacetat enthält, je Säule eluiert. Eine vorherige Waschung zur Entfernung toxischer Substanzen ist nicht mehr notwendig. Das Eluat wird in 250 cm^3 fassenden Zentrifugengläsern aufgefangen, und die Gonadotropine durch Erhöhung der Alkoholkonzentration — man füllt die Zentrifugengläser mit 96%igem Äthylalkohol bis 250 cm^3 auf und beläßt sie 6 Std im Kühlschrank — ausgefällt. Durch anschließendes Zentrifugieren (für 3 min bei 2500—3000 Umdr. pro Minute) haftet das Präzipitat fest am Glas und der Alkohol kann ohne Verlust abgegossen werden. Danach wird das Zentrifugat im Vakuum-Exsiccator über Calciumchlorid getrocknet. Anschließend wird zur Entfernung der Oestrogene aus dem Präzipitat mit Äther gewaschen und nachfolgend dekantiert. Das 1stündige Einbringen des gewaschenen Niederschlags in einen Exsiccator, der zusätzlich ein Glas konzentrierter Schwefelsäure enthält, führt dann zur vollständigen Trocknung. Der festhaftende Niederschlag wird mit einem Glasstab zu feinem Pulver zerrieben. In dieser Form ist das Präparat haltbar und kann bis zur Aufarbeitung so belassen werden.

Am Tage vor dem Versuch wird das trockene Pulver mit 4,5 cm^3 Aqua dest. resuspendiert, im Kühlschrank bis zum Versuch aufgehoben und zwei weißen infantilen weiblichen Mäusen von 17—21 Tagen an 3 Tagen täglich, einmal 0,7 cm^3 oder zweimal 0,35 cm^3 subcutan (Rücken) gespritzt. Es laufen immer 2 Testmäuse mit. Am 4. Tage werden die Tiere getötet und der Uterus mit einer Torsionswaage gewogen. Lösungsmenge und Anzahl der Tiere können variiert werden. Normalgewicht eines Mäuseuterus etwa 4—8 mg (6 mg).

Auswertung. Auf die ganze 24 Std-Urinmenge bezogen:
24 Std/Urin = 1000,0 cm³, davon 250,0 cm³ aufgearbeitet und damit 2 Mäuse subcutan gespritzt (s. oben). Die 2 Mäuseuteri wiegen nach der Präparation zusammen insgesamt 40 mg, das entspricht für die ganze Urinmenge =

$$\frac{\text{Gesamturinmenge}}{\text{aufgearbeitete Urinmenge}} \times \text{MU-Größe} = \frac{1000}{250} \times 40 = 160.$$

160 wird durch 6 [= angenommenes normales Mäuseuterus-Gewicht infantiler Tiere im Mittel 4—8 mg = 6 mg (s. oben)], dividiert. Das ergibt rund 26 Mäuseuteruseinheiten (MUE). Die Harngonadotropinausscheidung in diesem Beispiel liegt im Bereich der Norm.

c) Verfahren der biologischen Erfassung

Der Forderung nach einfachen und unbedingt genauen Methoden der qualitativen und quantitativen Erfassung der Gonadotropine aus dem Urin als sichere diagnostische Hilfsmittel steht noch immer die Unsicherheit der bisher verwandten biologischen Tests gegenüber. Zwar wurde von CROOKE, INGRAM, BUTT und ROMANSCHUCK auch eine Methode der chemischen Abtrennung und Bestimmung hypophysärer Gonadotropine mitgeteilt, bei der die Ergebnisse von Farbreaktionen (Ninhydrin auf Aminosäuren, Orcinol auf Hexosen) gemessen werden, doch sind bestätigende Untersuchungen über die Sicherheit dieser Methode bisher nicht bekanntgeworden. Sollten sich allerdings die Angaben dieser Autoren auf breiterer Basis bestätigen lassen, so würde das eine wesentliche Vereinfachung und auch größere Genauigkeit der Gonadotropinbestimmung bedeuten als sie bisher bei der biologischen Auswertung zu erwarten war. Bisher hat sich allerdings für die Routineuntersuchung allein der biologische Tierversuch als brauchbar erwiesen. Auf der Suche nach geeigneten Testtieren zur Auswertung der Gonadotropinmengen wurden Versuche mit Hunden, Affen, Ratten, Kröten, weißen Mäusen, Regenwürmern, Vögeln, Tauben, Kaninchen, Meerschweinchen und vielen weiteren Tieren gemacht (CUSHING, ASCHNER, GALLI-MAININI, DAHLBERG, HASENBEIN, PFEIFFER sowie ZONDEK und ASCHHEIM, BEDOIA und MORTIS, AARON, MARESCAUX und PETROVICH, RIDDLE, BATES und DYKSHORN, LYONS und CATCHPOLE, LYONS und PAGE, LI und EVANS, GREEP, VAN DYKE und CHOW, HARTMANN und SPEERT sowie WITCHI).

Praktische Bedeutung für die klinischen Untersuchungsmethoden konnten jedoch nur die Versuche mit Ratten und Mäusen erlangen. Wegen des technischen Aufwands blieben Ratten hauptsächlich wissenschaftlichen Arbeiten vorbehalten, während für Routineuntersuchungen Mäuse verwandt wurden. Für wissenschaftliche Zwecke kommen infantile hypophysektomierte Ratten im Durchschnitt im Alter von etwa 24 Tagen und einem Durchschnittsgewicht von 35—40 g zur Verwendung. Für die Routinearbeit haben sich infantile weibliche weiße japanische Springmäuse in einem Alter von 17—21 Tagen und einem Durchschnittsgewicht von etwa 10 g als zweckmäßig erwiesen (SCHIROW).

Zur Bestimmung des Gonadotropingehaltes eines Präparates werden die Veränderungen der Follikel, der Ovarien, der Uteri oder der Bläschendrüsen eines Versuchstieres auf bestimmte verabreichte Dosen hin in Vergleich gesetzt zu einem Kontrolltier der gleichen Art, bei gleichem Alter und Gewicht. Neben der Beschwerlichkeit, genau gleichaltrige Tiere zum Versuch zu erhalten, kommen hier schon eine ganze Reihe von Schwierigkeiten und Fehlerquellen zum Vorschein. Abgesehen von dem unterschiedlichen Entwicklungsgrad haben die verschiedenartigsten Umstände einen Einfluß auf die Reagibilität der Tiere. So wirken neben der an und für sich sehr unterschiedlichen Reaktionsstärke der verschiedenen Tierstämme (WERTH) nachhaltige Stress-Situationen wie Hunger oder Kälte (TAUBERT) sich störend auf die Versuchsergebnisse aus, die natürlich je nach der verwandten Methode auch unterschiedliche Ergebnisse zeitigen können (NOWAKOWSKI). Es können deshalb vergleichende Untersuchungen über die Erfahrungen und Ergebnisse der verschiedenen Autoren nur sehr bedingt zu Schlußfolgerungen herangezogen werden (nach SCHIROW).

d) Selektive Bestimmungsmethoden für die verschiedenen Gonadotropine

Für die Diagnostik einer Keimdrüsen-Krankheit ist es wichtig, die Ausscheidung der Hormone nicht nur qualitativ, sondern im besonderen Maße auch quantitativ zu erfassen. Für die quantitative Bestimmung von FSH und ICSH werden die verschiedenartigsten Methoden angegeben.

α) Selektive Bestimmungsmethoden für FSH (nach DICZFALUSY und HEINRICHS)

Benötigt man bei einer bestimmten Fragestellung eine quantitativ hohe FSH-Spezifität, so wird man die von EVANS, SIMPSON, TOLKSDORF und JENSEN angegebene Methode wählen (Testierung von FSH durch histologisch kontrollierte Follikelreifung). Hypophysektomierte Ratten erhalten täglich eine Injektion des zu untersuchenden und vorbereiteten Urins (Hormon) subcutan. Eine Ratteneinheit ist dann die Hormonmenge, die innerhalb von 72 Std zu einer histologisch sichergestellten Ausbildung normaler Follikel führt. Man kann bei dieser Methode sogar gleichzeitig Beimengungen von ICSH am Zustand des interstitiellen Gewebes feststellen.

Bei einer anderen Methode gilt die Zunahme des Ovarialgewichtes unter bestimmten FSH-Dosen, kombiniert mit bekannten Mengen von Choriongonadotropin, als Maßfaktor (STELLMAN und POHLEY). Infantile Ratten erhalten dabei täglich eine Injektion subcutan der zu testenden Hormonaufbereitung, kombiniert mit einer genaubekannten Menge Choriongonadotropin. Eine Ratteneinheit wird dann definiert als die Dosis FSH, die die Wirkung des Choriongonadotropins auf das Ovar um 100% verstärkt (synergistischer Effekt).

Als indirekte Methoden werden die Testierungen am Scheidenabstrich (ZONDEK) und am Uterusgewicht (LEVIN und TYNDALE) angegeben. Eine Mäuseeinheit FSH ist beim Scheidenabstrich die Dosis der Testlösung, die nach 6 Injektionen in 3 Tagen bei wenigstens 3 von 6 Mäusen die Brunst — kenntlich am Schollenstadium — auslöst. Bei der Ratte soll bei gleichem Test eine Ratteneinheit etwa 3 Mäuseeinheiten entsprechen (ANSELMINO und HOFFMANN). Eine Mäuseuteruseinheit ist diejenige Hormonmenge, die an infantilen Mäusen bei täglich einer Injektion innerhalb 72 Std eine Zunahme des Uterusgewichtes um 100—150% hervorruft (s. Abb. 173).

Zu einer schnellen vorläufigen Orientierung ist der sehr empfindliche Mäuseuterus geeignet. Hauptsächlich auf Vorschlag von KLINEFELTER und ALBRIGHT hat man diese Methode für die Bestimmung der „FSH"-Ausscheidung im Urin angewandt. Nach dem jetzigen Wissen ist aber in den Urinextrakten immer mit einer unterschiedlich starken ICSH-Aktivität zu rechnen (AARON, DICZFALUSY und HEINRICHS, MCARTHUR u. Mitarb.; BORTH u. Mitarb, GREEP u. Mitarb.; LORAINE u. Mitarb.). Die Mäuseuterusmethode ist zudem keineswegs spezifisch für FSH, denn man erhält mit ihr gleichfalls eine Reaktion auf ICSH. Ebenso ist es auch noch nicht gelungen, aus dem Harn von nicht schwangeren Frauen Gonadotropinextrakte zu gewinnen, die nur FSH, aber keine ICSH-Aktivität

Tabelle 27.
[Nach Diczfalusy u. Heinrichs, Arch. f. Gynäk. 187 (1956)]

Erzielte Wirkung am Erfolgsorgan	Versuchstier		Literaturhinweise	Anmerkungen
	Art	Versuchsbedingungen		
Größenzunahme der Follikel	infantile weibliche Ratte	Hypophysektomie	Evans u. a. 1939	spezifisch, unempfindlich zeitraubend
Gewichtszunahme der Ovarien	infantile weibliche Ratte	intakt, HCG-Behandlung	Simpsons u. Evans 1951 Steelman u. Pohley 1953	spezifisch, empfindlich, (tierzuchtabhängig)
Verschleimung des Vaginalepithels	infantile weibliche Ratte	intakt	Thomsen u. Pedersen-Bjergaard 1936	angeblich spezifisch und empfindlich
Schollenstadium des Vaginalepithels	infantile weibliche Ratte	intakt	Witschi 1940	unspezifisch
Gewichtszunahme des Uterus	infantile weibliche Ratte	intakt	Levin u. Tyndale 1937	unspezifisch, empfindlich, einfach
Gewichtszunahme des Uterus	infantile weibliche Maus	intakt	Klinefelter u. a. 1943	unspezifisch, sehr empfindlich, einfach
Gewichtszunahme der Testes	infantile männliche Ratte	Hypophysektomie	Greep u. a. 1941	ziemlich spezifisch, unempfindlich
Gewichtszunahme der Testes	infantile männliche Ratte	Hypophysektomie, HCG-Vorbehandlung	Paesi u. a. 1951	ziemlich spezifisch
Gewichtszunahme der Testes	Hahn	Hypophysektomie	Nalbandow u. a. 1946	angeblich spezifisch und empfindlich
Spermiogenese	geschlechtsreifer Regenwurm	intakt, 2—6 g	Hasenbein 1951	fraglich

besitzen. Es ist daher besser im allgemeinen von einer „*Gonadotropinbestimmung im Harn*" und nicht von einer „FSH-Bestimmung" zu sprechen (Heinke) (s. Tabelle 27).

β) Selektive Bestimmungsmethoden für ICSH

Ebenso werden für ICSH mehrere Methoden beschrieben (nach Schirow). Simpson, Evans und Li testen den Einfluß von ICSH auf das Kernchromatingerüst der interstitiellen Zellen und deren Rückbildungsformen nach Hypophysektomie. Dabei wird für ICSH eine Einheit als die Hormondosis definiert, die bei den hypophysektomierten Ratten nach täglich intraperitonealer Injektion innerhalb von 72 Std zu deutlicher Reaktion am Chromatingerüst der Interstitialzellkerne (Zwischenzellen) führt. Nach Fevold werden hypophysektomierten Ratten in 5 Tagen täglich 2 Ratteneinheiten FSH zusammen mit dem Testpräparat subcutan injiziert. Eine Ratteneinheit ICSH ist dann die Dosis, die die von FSH allein verursachte Gewichtszunahme um 100% ansteigen läßt. Um die vorbereitende Behandlung mit FSH vermeiden zu können, benutzt Fevold eine

Methode, die auf der Gewichtszunahme der Bläschendrüsen unter ICSH-Einfluß basiert. Eine Ratteneinheit ist danach die kleinste Hormonmenge, die nach zweimaliger täglicher Injektion innerhalb 5 Tagen zu einer Verdoppelung des Vesicular-Drüsen-Gewichtes führt, doch sollen auf diesen Test verschiedene Rattenstämme sehr unterschiedlich reagieren.

Nach Diczfalusy und Heinrichs ist angeblich aus statistischen Gründen die Methode der Gewichtszunahme der ventralen Prostata nach Greep mehr zu bevorzugen als die Methode mit der Wiederherstellung der interstitiellen Zellen.

Eine der empfindlichsten Methoden für eine ICSH-Bestimmung soll jedoch die Melaninreaktion am Federkleid des afrikanischen Weber-Finken sein (siehe Tabelle 28).

Tabelle 28.
[Nach Diczfalusy u. Heinrichs, Arch. f. Gynäk. 187 (1956)]

Erzielte Wirkung am Erfolgsorgan	Versuchstier		Literaturhinweise	Anmerkungen
	Art	Versuchs-bedingungen		
Gewichtszunahme der Ovarien und Bildung von Corpora lutea	infantile weibliche Ratte	intakt	Fevold 1939, 1943	unspezifisch, unempfindlich
Wiederherstellung der degenerierten interstitiellen Zellen in den Ovarien (Verschwinden der "wheel cells")	infantile weibliche Ratte	Hypophysektomie	Simpson u. a. 1942	angeblich sehr spezifisch, empfindlich, zeitraubend
Hyperämie des Ovars	infantile weibliche Maus	intakt	Lloyd u. a. 1949	unspezifisch, empfindlich
Melaninreaktion am Federkleid	afrikanischer Weber-Fink	intakt	Witschi 1940, 1955	angeblich sehr spezifisch und sehr empfindlich
Gewichtszunahme der Testes	1 Tag altes männliches Küken	intakt	Simpson u. a. 1942	angeblich spezifisch und unempfindlich
Gewichtszunahme der Testes	33 Tage alte männliche Taube	intakt	Simpson u. a. 1942	angeblich spezifisch
Gewichtszunahme der Bläschendrüsen	infantile männliche Ratte	intakt	Fevold 1939, 1943	ziemlich spezifisch, unempfindlich
		Hypophysektomie	Loraine u. Brown 1954	ziemlich spezifisch, ziemlich empfindlich
Gewichtszunahme der ventralen Prostata	infantile männliche Ratte	Hypophysektomie	Greep u. a. 1942	spezifisch, empfindlich, zeitraubend
Anstieg der alkalischen Phosphatase-Aktivität der Prostata	infantile männliche Ratte	Hypophysektomie	Schaffenburg u. McCullach 1951	angeblich spezifisch, unbekannte Empfindlichkeit, zeitraubend
Anstieg der Konzentration von P^{32} in der Prostata und den Bläschendrüsen	infantile männliche Ratte	intakt	Manaro u. a. 1954	unzureichende Erfahrung
Anstieg der Mitosenzahl in der Prostata und den Bläschendrüsen	infantile männliche Ratte	Colchicinbehandlung	Manaro u. a. 1954	unzureichende Erfahrung zeitraubend

e) Auswertung des Mäusetests

Fast alle diese Tests, die auf eine getrennte Bestimmung von FSH und ICSH abgestellt sind, lassen sich — wie schon oben ausgeführt — in der routinemäßigen Laboratoriumsarbeit kaum verwenden, da ihre Anwendung an komplizierte technische Voraussetzungen gebunden ist (nach SCHIROW).

α) Methode nach KLINEFELTER u. Mitarb.

Um den Erfordernissen der Routineuntersuchung zu entsprechen, entwickelten KLINEFELTER, ALBRIGHT und GRISWORLD den Test am infantilen Mäuseuterus, der auf der gemeinsamen Wirkung von FSH und ICSH beruht.

Je 2 Mäuse von 6—10 g und einem Alter von 17—21 Tagen werden für die zu untersuchende Hormonaufbereitung verwendet. Zweimal am 1., 2mal am 2. und 1mal am 3. Tag werden je 0,5 cm³ der Verdünnung subcutan injiziert.

Am 4. Tage werden die Mäuse getötet. Der freipräparierte, in Bouinscher Lösung fixierte und zwischen Filtrierpapier getrocknete Uterus muß 7 mg oder mehr wiegen, um als positive Reaktion zu gelten (Abb. 173).

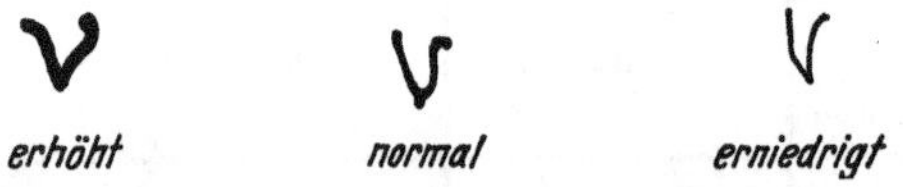

Abb. 173. Präparierte Mäuseuteri (in Bouin fixiert). Ergebnis: links erhöht (90 MUE), mitte normal (20 MUE), rechts erniedrigt (nicht stimuliert) (6 MUE)

β) Methode nach LEVIN und TYNDALE

Bewährt hat sich auch die *indirekte Testmethode* nach LEVIN und TYNDALE. Das Prinzip ist folgendes (SCHUCHARDT) (Tabelle 29):

Infantilen weiblichen Mäusen von 6—10 g Gewicht im Alter von 17—21 Tagen wird die gonadotropinhaltige Harnaufbereitung injiziert. Durch das FSH (und ICSH) werden die jugendlichen Ovarien stimuliert, und das Follikelhormon der heranreifenden Follikel bewirkt seinerseits eine Gewichtszunahme des Uterus, die gemessen wird (Torsionswaage).

Der gesunde Mann scheidet etwa 10—50 MUE nach anderen Angaben 20 bis 40 MUE Gonadotropine (FSH) pro Liter Harn in 24 Std aus. Man rechnet daher im Durchschnitt mit einem Wert von 30 MUE/24 Std und begnügt sich bei der Harngonadotropin-(FSH-)Bestimmung mit der Aussage, daß die Ausscheidung erhöht oder vermindert ist oder in den Bereich der Norm fällt (obere oder

Tabelle 29

	Kontrolle	Versuchstier	Versuchstier	FSH
Injektionsmenge	—	3×J	3×2J	
Uterusgewicht	U U U	U U—2U >2U	U 2U—4U >4U	vermindert normal vermehrt

untere Grenze der Norm). Bei der Harnaufbereitung geht man von der Annahme aus, daß eine normale Harn-Gonadotropinausscheidung vorliegt, und bemißt die an 3 Tagen zu injizierende Menge so, daß 24 Std nach der 1. Injektion ein Gewichtsanstieg des Uterus von 100—150% zu erwarten ist. Bleibt bei einem zu untersuchenden Urin der Gewichtsanstieg aus oder wird erheblich überschritten, so handelt es sich in dem einen Fall um eine verminderte, in dem anderen um eine gesteigerte Harngonadotropinausscheidung.

f) Erfahrungen mit den verschiedenen Methoden der Gonadotropinbestimmung

Bei einer Gegenüberstellung der angegebenen Methoden der Gonadotropingewinnung interessieren vor allem die Empfindlichkeit, Genauigkeit und schnelle Ausführbarkeit sowie Wirtschaftlichkeit dieser Verfahren. Da diese Faktoren mehr oder minder voneinander abhängig sind, ist es schwer, einer Methode den Vorrang zu geben.

Im folgenden Abschnitt soll deshalb versucht werden, die Vor- und Nachteile der einzelnen Methoden aufzuzeigen (nach SCHIROW).

Die Leistungsfähigkeit ist bei allen Methoden etwa gleich, da sämtliche Methoden in der routinemäßigen Untersuchung angewandt werden können und auch größeren Untersuchungsreihen gewachsen sind. Absolut sichere Vergleiche über die Genauigkeit der verschiedenen Methoden lassen sich aus den Angaben der Autoren oder anderer Untersucher nicht ableiten, da sich einerseits die Ausgangsmaterialien und andererseits die Testbedingungen unterscheiden.

TAUBERT und WELLER geben die Hormonausbeute bei der Adsorptionschromatographie um 15—25% höher an als bei der Alkoholfällungs-Dialysemethode. Da von MASSENBACH und von EICKSTEDT in ihrer Arbeit berichten, daß sich nach Ultrafiltration im Filtrat keinerlei Gonadotropine mehr nachweisen ließen, die Ausfällung mit Alkohol aber praktisch die gleiche ist wie bei der Alkoholfällungs-Dialysemethode, kann wohl auf die gleiche Ausbeute an Gonadotropinen geschlossen werden. Der Verlustanteil bei den weiteren Arbeitsgängen der Methode von KLINEFELTER u. Mitarb. ist nicht bekannt.

Zusammenfassend kann also gesagt werden, daß die Genauigkeit bei der Adsorptionschromatographie und der Ultrafiltration etwas besser ist als bei der Alkoholfällungs-Dialysemethode. Die Zeitersparnis bei der Durchführung der verschiedenen Arbeitsgänge erscheint bei der Adsorptionschromatographie am größten, was sich allerdings bei Verwendung größerer Hochdruckapparaturen nicht mehr unbedingt sagen läßt. Da in den wenigsten Laboratorien eine solche kostspielige Apparatur zur Verfügung stehen dürfte, kann die *Adsorptionschromatographie*, zumal sie mit weitaus geringeren Mengen an Alkohol arbeitet als die Alkoholfällungs-Dialysemethode, als die *wirtschaftlichste Routinemethode* in der Klinik zur Gewinnung von Harngonadotropinen angesehen werden.

g) Diagnostische Auswertung in qualitativer und quantitativer Hinsicht

Um aus dem Ergebnis der Gonadotropinbestimmung Rückschlüsse auf ein pathologisches Geschehen im Organismus ziehen zu können, ist es vorerst wichtig, die Normalausscheidungswerte des gesunden Menschen zu kennen. Hier sind die Angaben der einzelnen Autoren aus schon oben aufgeführten Gründen verschieden.

KLINEFELTER gibt die Gonadotropinausscheidung beim normalen Individuum mit 6,6—53 MUE für den Mann und mit 6,6 bis weniger als 53 MUE bei der Frau an. TAUBERT gibt bei Kindern zwischen 11 und 13 Jahren eine Ausscheidung von 2—3 MUE, bei Männern von 20—40 MUE an. NOWAKOWSKI, VINKE, CROOKE, WERTH und andere Autoren nennen etwa die gleichen Werte für den normalen Mann (nach SCHIROW).

Die Erfahrungen des einen von uns (HEINKE) sind die, daß es zweckvoll erscheint, wenn die mit Harngonadotropinbestimmung beschäftigten Laboratorien sich selbst an normalen Personen aller Altersklassen (Kinder bis zum 9.—10. Lebensjahr, Männer im 25. Lebensjahr u. a. m.) eine eigene Standardisierung ihrer MUE beschaffen. Ein jedes Laboratorium wird von mannigfaltigen Dingen wie Art und Haltung der Tiere, Alter und Gewicht, jahreszeitliche Schwankungen, der Tötungszeit, den Erfolgsorganen und der Wägung der Erfolgsorgane (Fixierung oder nicht) und anderen mehr abhängig sein. Es erübrigt sich daher hier, verbindliche MUE anzugeben. Zur klinischen Differenzierung eines sekundären und primären Hodenschadens *genügt* im allgemeinen die *Aussage*, ob die erhaltenen *Harngonadotropinwerte erniedrigt, normal* oder *erhöht* sind. Bei erniedrigten Werten empfiehlt sich immer, eine Kontrolluntersuchung durchzuführen.

Für die Beurteilung verringerter Gonadotropinausscheidung eignen sich die Alkoholfällungs-Dialysemethode und die Ultrafiltration, während die Nicht-Dialysemethode speziell zur Verarbeitung höherer Gonadotropinkonzentrationen entwickelt worden ist. Die Adsorptionschromatographie läßt sich für beide Fälle gleich gut anwenden (SCHIROW).

Nähere Literaturangaben und Hinweise finden sich in den Übersichtsreferaten von DICZFALUSY und HEINRICHS, WERTH sowie in der Monographie von LORAINE (1958).

2. Die 17-Ketosteroide im Harn

a) Literatur

Über die Bedeutung der 17-Ketosteroide und der Chromatographie für die klinische Fragestellung s. ,,D. Die Physiologie der männlichen Keimdrüsen", Abschnitt ,,Die 17-Ketosteroide" (S. 103).

Der interessierte Leser wird weiterhin auf folgende größere Arbeiten hingewiesen:

1. ZIMMERMANN, W.: ,,Chemie und Stoffwechsel der Steroidhormone." Handbuch der Inneren Medizin, 4. Aufl., Bd. VII/1. Springer 1955.
2. ZIMMERMANN, W.: ,,Chemische Bestimmungsmethoden von Steroidhormonen in Körperflüssigkeiten." Springer 1955.
3. LORAINE, J. A.: ,,Clinical application of hormone. Edingburgh und London: E. Assay and S. Livingstone Ltd. 1958.
4. DORFMAN, R. I., and R. A. SHIPLEY: ,,The androgens", N. Y., Wiley. London: Shapmann and Hall 1956.
5. Documenta Geigy, Wissenschaftliche Tabellen 1955.
6. DORFMAN, R. I., and F. UNGAR: Metabolism of steroid hormons. Minneapolis: Burgess Publishing Co. 1953.

b) Methoden

Im folgenden sollen Mikrobestimmungsmethoden (Tabelle 30) der neutralen 17-Ketosteroide (nach ZIMMERMANN und PONTIUS [1954] und eine neuere Modifikation nach RICK) in extenso mitgeteilt werden, wie sie sich im klinischen Laboratorium im Rahmen der Fragestellung dieses Handbuches bewährt haben.

α) Mikrobestimmungsmethode nach ZIMMERMANN und PONTIUS

Bei der *Mikromethode* von ZIMMERMANN und PONTIUS wird von 10 cm³ Harn ausgegangen. Die Schliffgläser fassen bei 30 mm Durchmeser und 180 mm Höhe 125 cm³. In jedes Glas werden 10 cm³ Harn einpipettiert und mit je 1 cm³ konzentrierter Salzsäure und 1 cm³ 10%iger Kupfersulfat-Lösung zur Herabminderung der Eigenfärbung der Extrakte versetzt.

Gläser. Die Gläser einer Serie werden gleichzeitig 20 min lang in einem Glycerinbad zum Sieden erhitzt, die entstehenden Wasserdämpfe werden durch eingehängte, wasserdurchflossene, kleine Glasschlangen kondensiert und fließen in das Glas zurück. Sollen die Röhrchen nach Abschluß der Hydrolyse gleich weiterverarbeitet werden, so müssen sie vor der Beschickung mit Äther abgekühlt werden; andernfalls kann man sie bei Zimmertemperatur auskühlen lassen. Durch Alkalisieren des Harnes vor der Ätherextraktion können die Emulsionen noch weiter unterdrückt werden. In jedes Röhrchen werden dann 20 cm³ Äther gebracht, um die Hormone zu extrahieren; die Gläser werden mit ihren Schliffstopfen verschlossen. Da es durch heftiges Schütteln zu Schaumbildungen kommt, werden die Röhrchen in einem Apparat, ähnlich wie bei der Gegenstromverteilung, 5 min lang in einem Gestell langsam um ihre Querachse gedreht; Emulsionen können so vermieden werden.

Die eingeschliffenen Glasstopfen werden durch ein Brettchen mit Schwammgummiauflage auf die Reagenzgläser gepreßt, um Lösungsmittelverluste zu vermeiden. Je 10 oder mehr Gläser, entsprechend 5 oder mehr Parallelversuchen, können so gleichzeitig behandelt werden.

Nach der einmaligen Extraktion mit der doppelten Äthermenge werden die Glasstopfen mit Äther abgespült, der Harn wird mittels Capillare und Wasserstrahlpumpe mit zwischengeschalteter Sicherheitsflasche abgesaugt und durch 20 cm³ 10%ige Natronlauge ersetzt. Die Capillare wird ebenfalls mit Äther abgespült. Dann werden die wäßrige und ätherische Phase in der gleichen Apparatur wie vorher durch Drehen vermischt; danach wird die wäßrige Lauge wie vorher mit Capillaren abgesaugt. Die Prozedur wird mit destilliertem Wasser noch 2mal wiederholt. Der ätherische Harnextrakt bleibt dabei in dem ursprünglichen Röhrchen; man benötigt keine Schütteltrichter und keine sonstigen Extraktionsapparate. Nach dem Trocknen über Natriumsulfat wird der Äther aus mehreren Röhrchen gleichzeitig mittels einer besonderen Apparatur abdestilliert. Dazu wird er unter Nachspülen in ein kleines Vorratsgefäß umgefüllt, das am Boden in eine Capillare ausläuft. Aus dieser tropft der Extrakt in ein Reagenzglas, das sich in einem 50°C warmen Bade befindet, und verdampft dabei sofort. So kann ein Stoßen und Spritzen beim Abdampfen vermieden werden. Mehrere Extrakte, z. B. alle einer Hydrolysenserie, über Spinne und Kühler zur Wiedergewinnung des Extraktionsmittels

Tabelle 30. *Mikromethoden für die Bestimmung von neutralen 17-Ketosteroiden.* (Nach W. ZIMMERMANN)

Autoren	Extrahierte Harnmenge	Hydrolyse	Extraktion	Reinigung	Farbansatz Modifikation
BIRKET-SMITH (1953)	10 cm³	1 cm³ H_2SO_4 40%, 25 min 100° C	nach Alkalisierung mit 25 cm³ Äther	Filtrierung durch NaOH-Pulver	CALLOW
DREKTER u. Mitarb. (1947)	10 cm³	3 cm³ k. HCl 10 min, 80° C	Äther	10% NaOH	HOLTORFF u. KOCH
DREKTER u. Mitarb. (1952)	10 cm³	3 cm³ k. HCl 10 min, 100° C	Äthylendichlorid 10 cm³, 15 min	Schütteln mit NaOH-Rotulis 15 min 1 × Sodalösung, 2 × 2 n-NaOH 2 × Wasser je 10 cm³	PEARSON u. GIACCONE
HAMBURGER (1948)	10—30 cm³ (=$1/50$ der Tagesmenge)	$1/10$ Vol. 40% H_2SO_4 25 min, 100° C	Äther 40 cm³ (oder Benzol bei gleichz. Hydr. und Extr.)		CALLOW
SULMAN (1954)	1 cm³	0,3 cm³ k. HCl 10 min, 80—90 C	Äther 4 cm³ 45 sec Schütteln	10% NaOH und Wasser je einmal je 2 cm³	HOLTORFF u. KOCH
VESTERGAARD (1951)	2 cm³	0,3 cm³ k. HCl 17 min, 100° C	Äther 4 cm³ 1 min Schütteln	1mal Wasser: mit NaOH-Rotulis schütteln, abfiltrieren	CALLOW
ZIMMERMANN u. PONTIUS (1954)	10 cm³	1 cm³ k. HCl + 1 cm³, 10% $CuSO_4$-Lösung 20 min, 100° C	nach Alkalisierung Äther, 20 cm³ 5 min Drehen	1mal 10% NaOH, 2mal Wasser je 20 cm³	ZIMMERMANN, mit Farbstoffextraktion

mit einer Vorlage verbunden, können so selbständig weitertropfen und ohne viel Aufsicht gleichzeitig zum Trocknen gebracht werden. Der Trockenrückstand wird in 2,0 cm³ Äthanol (hier mit 1%igem Tetrachlorkohlenstoff vergällt) aufgenommen und eventuell bei gefärbten Extrakten in 2 gleiche Teile geteilt. Mit dem Farbansatz aus 1,0 cm³ Harnextrakt, 1,0 cm³ 2%iger alkoholischer Dinitrobenzollösung und 1,0 cm³ wäßriger 3 n-KOH werden dann gleichzeitig Leerversuche a) mit Alkohol statt Harnextrakt und b) mit Alkohol statt Dinitrobenzollösung, angesetzt. Nach einem 90 min langen Aufenthalt in einem Wasserbad bei $25 \pm 0,2°$ C werden alle 3 Röhrchen mit je 4,0 cm³ Äther ausgeschüttelt und in einem elektrischen Photometer (Elko II) oder in einem entsprechenden anderen optischen Gerät unter Vorschaltung eines Grünfilters (S 50) gemessen. Aus den Extinktionswerten von bekannten Androsteronlösungen, die zweckmäßig an jedem Meßtag zur Kontrolle einmal mitgemessen werden, kann dann leicht der gesuchte Gehalt an 17-Ketosteroiden, als Androsteron berechnet, ermittelt werden. Als Fehlerbreite wird $\pm 12,9\%$ angegeben. Da die physiologischen Schwankungen der 17-Ketosteroidausscheidung beim Menschen etwa $\pm 50\%$ betragen und oft überschreiten, genügt die gefundene Genauigkeit für klinische Reihenversuche auch bei Anwendung der Mikromethode.

β) Modifikation nach W. Rick

Die im folgenden beschriebene Methode zur Bestimmung der 17-Ketosteroide ist eine Modifikation der von W. Zimmermann (Hoppe-Seylers Z. physiol. Chem. *233*, 257 [1935]), W. Zimmermann, H. U. Anton und D. Pontius (Hoppe Seylers Z. Physiol. Chem. *289*, 91 [1952]) und I. J. Drekter, A. Heisler, G. R. Scism, S. Stern, S. Pearson und T. H. McGavack (J. clin. Endocrinol. *12*, 55 [1952]) angegebenen Verfahren.

Prinzip. Die Hydrolyse der konjugierten Steroide erfolgt in einem aliquoten Teil des Sammelurins durch Kochen mit Salzsäure. Anschließend werden die freien Steroide mit Dichloräthan ausgeschüttelt, der meist stark gefärbte Extrakt mit festem Natriumhydroxyd von phenolischen Steroiden und störenden Chromogenen gereinigt und die 17-Ketosteroide in einem aliquoten Teil des Extrakts mit der Zimmermann-Reaktion bestimmt.

Reagenzien. 1. Salzsäure p. a., 25% HCl, Merck 316; 2. Dichloräthan, reinst, Erg. B. 6, Merck 955; 3. Natriumhydroxyd in Plätzchenform, reinst, p. a., Merck 6498; 4. Methanol p. a., Merk 6009; 5. m-Dinitrobenzol p. a., Merck 3114, 2%ig in Methanol 4; 6. 8 n-Kalilauge, wäßrig, aus Kaliumhydroxyd, reinst, p. a., Merck 5033; 7. Äther p. a., Merck 920; 8. Natriumsulfat wasserfrei, p. a., Merck 6649.

Geräte. Zentrifugenröhrchen, 25—28 ml, mit Normalschliff 19, Kautexstopfen NS 19, Zentrifugenröhrchen, 12 ml, mit NS 14,5, Kautexstopfen NS 14,5, Schüttelmaschine oder Einrichtung zum Drehen der Röhrchen, Wasserbad 100° C, Wasserbad $25 \pm 1°$ C, Photometer Eppendorf.

Ausführung. In einem 25 ml-Zentrifugenröhrchen werden 10 ml Harn mit 3 ml Salzsäure versetzt, gemischt und 15 min im kochenden Wasserbad hydrolysiert. Nach Abkühlen unter fließendem Wasser gibt man 10 ml Dichloräthan zu und schüttelt die mit Kautexstopfen fest verschlossenen Röhrchen 15 min lang. Die entstandene Emulsion wird durch 10 min langes Zentrifugieren bei etwa 2000 × g getrennt und die obere wäßrige Schicht mit der Wasserstrahlpumpe abgesaugt. Zu dem Extrakt gibt man etwa 15 Natriumhydroxydplätzchen und schüttelt nochmals 15 min. Der vorher gefärbte Extrakt ist dann meist weitgehend farblos. Nach Filtration werden 2mal 3 ml in 12 ml-Zentrifugenröhrchen im kochenden Wasserbad zur Trockne abgedampft. Den Rückstand in einem der Röhrchen löst man in 0,4 ml Methanol (Harnleerwert), den anderen in 0,4 ml der 2%igen methanolischen n-Dinitrobenzollösung. Dann werden 0,3 ml 8 n-Kalilauge zugefügt und die verschlossenen Röhrchen 25 min im abgedunkelten Wasserbad bei $25 \pm 1\,°C$ inkubiert. Man gibt zu jedem Ansatz 4,0 ml Äther und schüttelt 1 min lang, läßt 1 min absetzen, saugt die untere wäßrige Phase ab und trocknet die Ätherschicht mit einem Spatel Natriumsulfat. Der Äther muß vollkommen klar sein; sonst muß mehr Natriumsulfat zugefügt werden. Anschließend wird bei 546 mμ im Photometer Eppendorf in verschlossenen 1 cm-Küvetten gegen Äther abgelesen. Die Bestimmung läßt sich serienmäßig, etwa 18 Bestimmungen nebeneinander, durchführen. Bei jeder Serie werden ein Reagenzienleerwert und eine Standardlösung genauso wie die Harnproben behandelt, wobei man 10 ml Aqua bidest. bzw. 10 ml einer Lösung von Androsteron oder Dehydroisoandrosteron in Methanol-Wasser 1:20 verwendet. Nach Abzug des Harn- und des Reagenzienleerwerts wird die Menge der im Ansatz enthaltenen 17-Ketosteroide aus einer Eichkurve abgelesen, die jedesmal mit der Standardlösung kontrolliert wird.

Es hat sich als praktisch erwiesen, auf der Abscisse der Eichkurve die auf Milligramm 17-Ketosteroide in 100 ml Harn umgerechneten Mengen und nicht die im Ansatz enthaltene Menge auf der Ordinate die zugehörige Extinktion aufzutragen.

Das Absorptionsspektrum des Ätherextrakts stimmt von 460—650 mμ mit dem eines Ansatzes mit reinem Dehydroisoandrosteron überein. Das Absorptionsmaximum liegt bei 515 mμ. Die Eichkurve verläuft bis zu einem Gehalt von 3,5 mg in 100 ml Harn linear. Eine Lösung von 1 mg-% DHIA ergibt, nach unserer Vorschrift bestimmt, eine Extinktion von 0,173 bei 546 mμ. Die Farbe bleibt bei Lichtabschluß 60 min konstant.

3. Oestrogene im Harn

Fünf verschiedene Oestrogene konnten aus dem menschlichen Urin bislang isoliert werden, und zwar: Oestradiol-17 β, Oestron, Oestriol, 16-Epistriol und 16-Hydroxyoestron.

a) Methoden

Die *Bestimmung*, vor allem der 3 ersten Oestrogene, geschieht durch *biologische* und *chemische Methoden*.

Für klinische Zwecke am meisten verwandte biologische Methoden sind: Der Oestrogennachweis nach dem Auftreten von Verhornungserscheinungen der Vaginalschleimhaut bei ovariektomierten Ratten oder Mäusen nach der subcutanen Gabe von Blut- oder Urinextrakten (ALLEN und DOISEY 1923). Die Ergebnisse werden im Maßstab des internationalen Standard Oestron angegeben.

Andere Methoden des biologischen Nachweises der Oestrogene beruhen auf der Gewichtszunahme des Uterus ebenfalls bei ovariektomierten Ratten (BÜLBRING und BURN 1935) und auf der Vergrößerung des Eileiters (DORFMAN und DORFMAN 1948).

Nachuntersuchungen haben jedoch erwiesen, daß diese Methoden — obwohl sehr empfindlich — unzuverlässig und zweifelhaft sind und die Ergebnisse mit großer Vorsicht beurteilt werden müssen.

In den letzten Jahren ist man zur quantitativen *chemischen Bestimmung der Oestrogene* mit colorimetrischen und fluorometrischen Methoden übergegangen.

Hier sei vor allem auf die Methoden von BROWN (1955) und von BAULD (1956) hingewiesen. Durch eine besondere Technik in der Aufarbeitung der Urine haben NAPP und KARSTEN (1957) genannte Methoden modifiziert und verbessert.

b) Ergebnisse

α) Normale Oestrogenausscheidungen. Die meisten Untersuchungsergebnisse von Männern sind bislang schlecht zu verwerten, da sich die Oestrogenmengen normaler Männer in einem Bereich befinden, der eine sichere Bestimmung nicht mehr zuläßt (unter $5\,\gamma/24$ Std). BROWN (1955) stellte an 29 gesunden Männern im Alter von 20—50 Jahren die Oestrogenausscheidung fest und fand im Durchschnitt eine gesamte konstante Oestrogenausscheidung von $10{,}3\,\mu g/24$ Std ($6{,}0$ bis $17{,}8\,\mu g/24$ Std). Die einzelnen Oestrogenfraktionen ergaben folgende Werte:

Oestriol . . . . $3{,}5\,\mu g/24$ Std ($0{,}8$—$11{,}0\,\mu g/24$ Std)
Oestrogene . . . . $5{,}4\,\mu g/24$ Std ($3{,}0$—$08{,}2\,\mu g/24$ Std)
Oestradiol — $17\,\beta$ . . . . $1{,}5\,\mu g/24$ Std (0—$6{,}3\,\mu g/24$ Std)

β) Pathologische Oestrogenausscheidungen (s. auch Sekundärer Hodenschaden: „Oestrogene") konnten bei verschiedenen Arten von *Hodentumoren* beobachtet werden, so bei Seminomen, Chorionepitheliomen, Leydig-Zwischenzelltumoren und Sertoli-Zelltumoren (s. S. 135).

Auch eine Reihe von Männern mit femininisierenden Nebennierenrindentumoren sind bekannt geworden (SIMPSON und JOLL 1938, LUFT und SJÖRGEN 1949, DICZFALUSY und LUFT 1952) (s. S. 138).

Eine erhöhte Oestrogenausscheidung (Oestradiol) kann sich bei Patienten mit Prostata-Carcinom und mit Lebererkrankungen (Lebercirrhose, MAY und STIMMEL 1955) finden (s. Sekundärer Hodenschaden: „Oestrogene").

Nach hohen Choriongonadotropingaben steigt der Oestrogenspiegel im Harn (s. Choriongonadotropin-Test S. 410).

γ) Literatur. Der interessierte Leser findet eingehende Angaben und Methoden bei ZIMMERMANN 1955; LORAINE, J. A. 1958; Documenta Geigy, Wissenschaftliche Tabellen 1955; DICZFALUSY 1953.

VI. Chromatin-Test (Barrscher Test)

Von

Ernst Heinke-Gießen

1. Einleitung

BARR und BERTRAM (1949) fanden in den Nervenzellen weiblicher Katzen einen Chromatinkörper, den sie bei weiteren Untersuchungen in den Zellkernen anderen weiblichen Gewebes auch feststellten, während er bei männlichen Zellkernen fehlte und deshalb als „Geschlechts-Chromatin" bezeichnet wurde. Mit der Entdeckung des „Chromatin-Tests" war die Grundlage für eine cytologische Geschlechtsdiagnostik gegeben. Es folgten Untersuchungen des Geschlechtsunterschiedes in der menschlichen Haut (MARBERGER und NELSON 1954), in den Leukocyten und den Abstrichen der Mundschleimhaut (MARBERGER, BOCCABELLA und NELSON 1955; MONEY und NIARL 1955). Hiermit war der praktischen Anwendung der histologischen Geschlechtsbestimmung am Menschen durch eine *einfache Methode* der Weg geöffnet (MARBERGER und NELSON). Die Untersuchungen wurden auch auf die Zellen des Fruchtwassers ausgedehnt und eine Methode der pränatalen Geschlechtsbestimmung ausgebaut (SACHS, SERR und DANON

1956). Die Möglichkeit des Geschlechtsnachweises in Leichenteilen und Gewebsresten (forensische Medizin) wurde untersucht und nachgewiesen (EMERY und MCMILLAN 1954, HOLZER und MARBERGER 1957).

Auf Grund der mikroskopischen Untersuchungen somatischer Zellen ist es daher möglich, das genetische Geschlecht zu bestimmen. In der *normalen* sexuellen Differenzierung zeigt sich folgende Entwicklung nach J. VAGUE (SCHLACHTER) (s. auch Kapitel: B „Entwicklungsgeschichte"):

1. Das *genetische Geschlecht* wird bei der Befruchtung durch das Zusammentreffen der Heterochromosomen festgelegt (JOST 1957). So ist von Anfang an für jede somatische Zelle entweder ein männliches (xy) oder ein weibliches (xx) Geschlecht festgelegt, das während des ganzen Lebens nachgewiesen werden kann (Sex-Chromatin).

2. Das *germinale Geschlecht* (VAGUE)ist spezifisch für die Zellen, die die Fortpflanzung sichern, und bei den Individuen fehlen kann, die keine solche Zellen hervorbringen können (Kastraten). Entwicklung von Ei und Samenzelle.

3. Das *gonadale Geschlecht* ist bestimmt, sobald im Laufe der embryonalen Entwicklung und Organogenese eine Differenzierung in Ovarien oder Testes eingetreten ist.

4. Das *gonophore Geschlecht* entspricht den anatomischen Verhältnissen der inneren und äußeren Geschlechtsorgane. Differenzierung der Geschlechtswege (Wolffsche und Müllersche Gänge).

5. Das *somatische Geschlecht* entwickelt sich unter dem Einfluß der Keimdrüsen und ist durch die morphologischen Eigenschaften und die sekundären Geschlechtsmerkmale charakterisiert, welche männliche und weibliche Individuen voneinander unterscheidet. Somatisch-sexuelle Differenzierung.

6. Das *Geschlecht im bürgerlichen Sinne* wird im Augenblick der Geburt festgelegt. Es entspringt familiären und sozialen Verhältnissen.

7. Das *psychische Geschlecht* (Geschlechtsverhalten) ist gekennzeichnet durch einen hetero-sexuellen Instinkt, der bei Homosexuellen und Transvestiten anomal ist.

Das Geschlecht ist bei einem normalen Individuum aus einer Einheit der oben aufgezeigten Faktoren zu definieren. Schwierig wird eine Differenzierung bei Entwicklungsstörung, wenn Unterschiede zwischen Gonadengeschlecht, somatischem und genetischem Geschlecht vorliegen. Die Bestimmung des genetischen Geschlechts erhält daher bei der intersexuellen Form eine besondere Bedeutung.

2. Untersuchungsmethoden

BARR u. Mitarb. fanden in der Mehrzahl der Zellkerne weiblichen Gewebes das Geschlechtschromatin (Sex-Chromatin; Nucleus-Satellit) in den Ruhezellkernen menschlichen Gewebes als plankonvexe, dichte, scharf konturierte Feulgenpositive Körper mit einem Durchmesser von 1,0—1,5 μ in optimaler Lage an der Innenseite der Zellkernmembran (Abb. 174). Diese fehlen bei männlichen Individuen oder sind nur ganz selten zu sehen.

Folgende Methoden zur Darstellung des Geschlechtschromatins kommen zur Anwendung:

a) Hautbiopsien (MOORE, GRAHAM und BARR 1953)

Methode: Excision (Stanze) eines kleinen Hautstückes (Unterarm). Unmittelbare Fixation in Davidsonscher Lösung (s. unten); Fixation 24 Std, Spülung in 70%igem Alkohol; Einbettung in Paraffin; Herstellung von Schnitten (Dicke 5 μ); Färbung mit Hämatoxylin oder besser mit Hämatin-Eosin nach HARRIS oder nach Feulgen-Methode.

b) Mund-, Vaginal- und Urethralausstriche

Mundausstriche (MOORE und BARR 1955; MARBERGER, NELSON u. Mitarb.), Vaginal- und Urethralausstriche (CARPENTIER u. Mitarb. 1955). Die Chromatinkörperchen der Vaginal- und Urethralepithelzellen sind etwas besser zu erkennen und auszuzählen als die der Mundepithelausstriche (HEINKE) (Abb. 174).

α) Methoden und Färbungen

Methode. Mit einem Metallspatel, einer Platinnapföse oder dem Ende eines Objektträgers wird das Zellmaterial von der Schleimhaut gewonnen und auf einem Objektträger ausgestrichen.

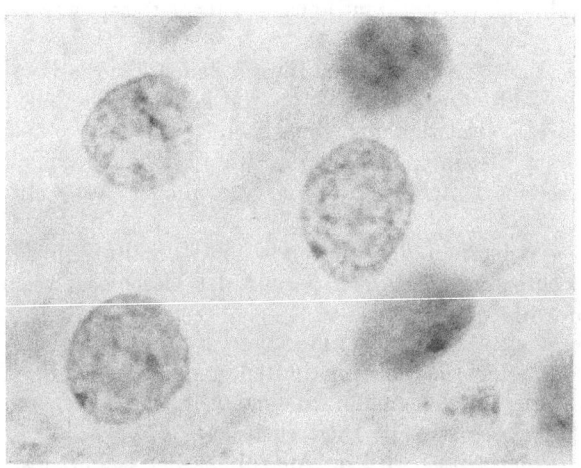

Abb. 174. Patient (981) 32 Jahre alt. „Echtes Klinefelter Syndrom". Bestimmung des genetischen (chromosomalen) Geschlechts aus den Zellkernen. Hier Urethral-Abstrich. Typische randständige Chromatinkörperchen („Geschlechts-Chromatin" — „sex-chromatin") in 3 einzelnen Epithelzellkernen. Eisenhämatoxylin-Eosin (WEIGERT). (Vergr. 2025fach) (s. Abb. 106, 110)

Sofort — solange das *Material noch feucht* ist — wird der Objektträger in die modifizierte Davidsonsche *Fixierungsflüssigkeit* eingebracht. Verweildauer ½ bis 24 Std.

Modifizierte Davidsonsche Flüssigkeit: Formalin (35—40%) 20 Teile, Alkohol 95%ig 30 Teile, Eisessig 10 Teile, Aqua dest. 30 Teile. (Die 10 Teile Glycerin der Originalformel werden fortgelassen.)

Färbungen. a) *Hämatoxylin-(Weigert-)Eosin* (Eisenhämatoxylin und stark differenzieren).

b) *Feulgen-Reaktion* (s. auch unten). Gegenfärbung mit Lichtgrün. Lichtgrün 0,5%ige wäßrige Lösung 5 Teile, Alkohol 80%ig 95 Teile.

c) *Methylgrün-Pyronin.* Zusammensetzung nach UNNA. Methylgrün 00 cryst. gelblich 0,15 g, Pyronin 0,25 g, Alkohol 96%ig 2,5 cm³, (Glycerin 20,0 cm³), 0,5%ige wäßrige Karbolsäure ad 100,0 cm³.

Färbedauer 10—20 min; schnell abspülen in Wasser, schnell differenzieren und entwässern in absolutem Alkohol; Xylol, Balsam.

β) Modifikationen obiger Methoden

a) Nach LUPATHIN und PRADER: Das Material wird rasch auf einem mit etwas Eiweißglycerin überzogenen Objektträger ausgestrichen und sofort in eine Lösung von gleichen Teilen Alkohol (95%) und Äther gelegt und darin während 2 Std oder länger fixiert.

Es folgt: Alkohol (70%) 2 min; Alkohol (50%) 2 min; 2mal Aqua dest. je 2 min; Kresylechtviolett (1%) 5 min; waschen im laufenden Leitungswasser 8 min und einbetten in Gelatinoal II.

b) *Modifizierte Feulgen-Färbung* (SCHLACHTER). Fixation: Unmittelbar nach dem Abstrich wird der beschickte Objektträger in ein Alkohol-Äthergemisch (50:50) für mindestens 2 min gegeben. Das Präparat kann dort, unbegrenzt, solange bleiben, bis die Färbung durchgeführt wird.

Hydrolyse: 6 min in einer normalen Salzsäurelösung bei genau 60° C. Spülung in fließendem Wasser.

1. Färbung: 15 min in Schiffscher Lösung nach GRAUMANN[1]. Spülung in fließendem Wasser.

2. Färbung: $2^1/_2$ min mit Orceïn[2]. Spülung mit 95%igem Alkohol, anschließend 2 min Xylol.

Trocknen in der Luft.

Bei der Feulgen-Färbung stört oft die mehr oder weniger starke Granulierung der Kerne. Bei Zusatz von Orceïn erhält der Kern eine gleichmäßigere Struktur und das „Geschlechts-Chromatin-Muster" ist noch intensiver gefärbt.

c) Blutausstriche

DAVIDSON und SMITH (1954) fanden bei Blutausstrichen in den Kernen von polynucleären Granulocyten weiblicher Individuen in 6% charakteristische trommelschlegelähnliche Anhänge, die sog. "drumsteak".

Die Methode erwies sich jedoch als zu schwierig und nicht ganz sicher in der Auswertung. Auf die Arbeiten von WIEDEMANN, ROMATOWSKI und TOLKSDORF sowie von KOSENOW im deutschsprachigen Schrifttum wird hingewiesen.

d) Pränatale Geschlechtsdifferenzierung

SACHS, SERR und DANON (1956) u. a. m. konnten zeigen, daß vom 3. Schwangerschaftsmonat an zur Diagnose des fetalen Geschlechts nur wenige Kubikzentimeter Amnionflüssigkeit notwendig sind. Nach Zentrifugieren wird der gefertigte Ausstrich wie oben beschrieben gefärbt und behandelt.

3. Beurteilung und Auswertung

Zur Beurteilung des Präparates zählt man routinemäßig 100 oder 200 einwandfreie, nicht veränderte Zellkerne aus. Die nichtbeurteilbaren Kerne (schlechte Färbung, Karyolyse, Karyorhexis) sollen bei der Zählung *nicht* beachtet werden. Die Kerne mit den typischen kernmembrannahen Chromatinkörpern werden gezählt und der Prozentsatz errechnet.

Nach NELSON ergeben sich folgende Durchschnittszahlen:

Hautbiopsien: Normale Männer (90) Prozentsatz von 4,7 (1—12) Chromatinkörperchen. Normale Frauen (74) Prozentsatz von 69,0 (51—82) Chromatinkörperchen.

In Mundabstrichen: Normale Männer (146) Prozentsatz von 0,7 (0—4) Chromatinkörperchen. Normale Frauen (93) Prozentsatz von 53,0 (20—79) Chromatinkörperchen.

Zu gleichen Ergebnissen kommen auch SCHLACHTER, LUPATKIN und PRADER.

Es ist ersichtlich, daß der durchschnittliche Prozentsatz an Kernen mit Chromatinkörperchen in den Hautbiopsien von Männern und Frauen höher ist als in Mundabstrichen. Dieser Tatsache kommt aber keine Bedeutung zu, da sich die Ergebnisse in beiden Methoden *nicht* überschneiden.

---

[1] Bereitung der Schiffschen Lösung nach GRAUMANN: Lösung A: 0,5 g Pararosanilin acridinfrei (Bayer, Leverkusen) + 15,0 cm³ normale HCl; Lösung B: 0,5 g Kaliummetabisulfit + 85,0 cm³ Aqua dest.: Mischen beider Lösungen. Diese Lösung hält sich Monate, muß jedoch stets wasserklar sein. Bei Rotfärbung genügt ein Zusatz von einigen Kristallen K-Meta-bisulfit, um wieder eine Klärung herbeizuführen.

[2] Bereitung der Orceïn-Lösung: 1,0 g Orceïn (G. T. GURR-London) + 45,0 cm³ Essigsäure 20 min lang erhitzen (nicht kochen lassen)! Vor Gebrauch filtrieren und mit gleichen Teilen Aqua dest. auf 50% verdünnen.

4. Klinische Anwendung des Chromatintests

Der Chromatintest zur Erkennung des genetischen, chromosomalen Geschlechts eines Individuums gehört heute zu den routinemäßigen Untersuchungsmethoden bei Echtem- und Pseudo-Hermaphroditismus, adrenogenitalem Syndrom, Turner-Albright-Syndrom (Gonadendysgenesie), bei psychischen Abwegigkeiten im Bereich der Sexualsphäre wie Homosexualität und Transvestitismus und vor allem bei den verschiedenen Formen der männlichen Fertilitätsstörungen (Hypogonadismus) wie Kryptorchismus, Echtes Klinefelter-Syndrom, Idiopathische Tubulusdegeneration.

Weiterhin spielt der Test eine große Rolle bei der pränatalen Geschlechtsbestimmung und vor allem bei Neugeborenen mit unklarem somatischen Geschlecht zur richtigen Einordnung in sozialer Hinsicht und zur Durchführung eventuell korrigierender therapeutischer Maßnahmen.

Näheres siehe bei den entsprechenden Krankheitsbildern, soweit diese hier abgehandelt sind, und bei SCHLACHTER (1957), MARBERGER, NELSON (1957), JIRÁSEK und RABOCH (1957). Für den Interessierten finden sich hier weitere Literaturangaben.

VII. Choriongonadotropin-Test

Von

Ernst Heinke-Gießen

1. Prinzip und Indikationen

Im Choriongonadotropin-Test steht eine Methode zur Verfügung, mit der es möglich ist, den jeweiligen Stimulationsgrad der Leydigschen Zwischenzellen bzw. die jeweilige noch vorhandene Funktionsreserve der Zellen festzustellen, da eine strikte Abhängigkeit der Zellgröße vom Stimulationseffekt des gonadotropen Hormons (ICSH) besteht. Je nach Ausfall des Tests, ob positiv oder negativ, werden sich gewisse Rückschlüsse auf die Ursache des Hodenschadens, ob ein sekundärer oder primärer Hypogonadismus vorliegt, machen lassen.

Das Prinzip der Testungen ist, daß nach Verabfolgungen von Choriongonadotropin die Ausscheidung der 17-Ketosteroide oder Oestrogene im Harn erfolgt, und ein Ansprechen der androgenabhängigen Erfolgsorgane beobachtet werden kann.

Der Choriongonadotropin-Test ist erst nach dem 10. Lebensjahr — bei Nebennierenrinden-Gesunden — anzuwenden. Bei Leberparenchymschäden ist der Test wegen der möglicherweise veränderten 17-Ketosteroidausscheidung nicht durchzuführen.

2. Methoden

a) 1. Ausführung. Einfacher Test (Bestimmung der 17-Ketosteroide im Harn)

Unter Verabfolgung von 500 E, 750 E oder 1000 E Choriongonadotropin an 5 aufeinanderfolgenden Tagen kommt es beim Vorliegen eines ICSH-Mangels oder Ausfalls (sekundärer Hodenschaden) zu einem Anstieg der 17-Ketosteroide im Harn, und zwar über 40—45% der Ausgangswerte. Der Test ist dann positiv zu bewerten (Abb. 175).

Bei normalen gesunden Männern kann es gleichfalls zu einem Anstieg der 17-Ketosteroide kommen, jedoch nicht über 35% der Ausgangswerte, da die Funktionsreserve der Leydigschen Zwischenzellen schon durch die normale eigene ICSH-Stimulierung fast erschöpft ist.

Der Test kann beim primären Hodenschaden negativ ausfallen, wenn es zu keinem oder unwesentlichem Anstieg der 17-Ketosteroidausscheidung kommt. Der negative Ausfall zeigt dann an, daß keine ansprechenden Leydigschen Zwischenzellen vorhanden sind (primärer Hodenschaden) (Abb. 176). Bei einem „isolierten Keimepithel" (Tubulus)-Schaden dagegen stehen wie beim normalen Manne die Zwischenzellen auf einem sehr hohen Funktionsniveau. Die 17-Ketosteroide werden daher unter der zusätzlichen Choriongonadotropin-Stimulierung — wenn diese nicht zu hoch ist (nicht mehr als 750 E täglich) — nur unwesentlich und nicht mehr als 35% zunehmen.

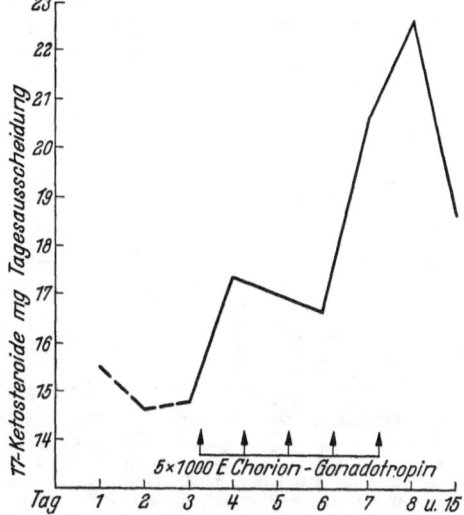

Abb. 175. Patient (244) 32 Jahre alt. Beispiel eines einfachen Choriongonadotropin-Tests bei einem sekundären Hodenschaden. Test ist positiv! Normal maskulin differenzierter Mann. Ejaculat: Oligospermie II. Grades (2,0—6,0 Mill. Spermien/cm³). Volumen: 0,5—1,0 cm³. Harngonadotropine: erniedrigt. Hodenbild: Tubulussklerose, Spermiogenesehemmung und Depopulation sowie Zwischenzellinvolution

b) 2. Ausführung. Choriongonadotropin-Test nach MADDOCK und NELSON. Bestimmung der Oestrogene und 17-Ketosteroide im Harn

Von MADDOCK und NELSON wurde ein Test angegeben, der als eine sehr empfindliche Prüfung der Zwischenzellfunktions-Reserve gilt. Er geht von der Beobachtung aus, daß unter sehr hoher Choriongonadotropinzufuhr die Oestrogene stärker als die Androgene bzw. die 17-Ketosteroide im Harn ansteigen. Bei dem Test werden die Oestrogene biologisch oder chemisch im 24 Std-Harn bestimmt (s. LEACH, MADDOCK, TOHUYAMA, PAULSEN und NELSON).

Am Testtag werden 5000 E Choriongonadotropin intramuskulär verabfolgt und in den folgenden 24 Std die Oestrogenausscheidung bestimmt. In der Norm scheidet der Mann weniger als 1 γ Oestradiol in 24 Std aus. Unter der Choriongonadotropin-Einwirkung findet ein Anstieg um das 3—10fache statt.

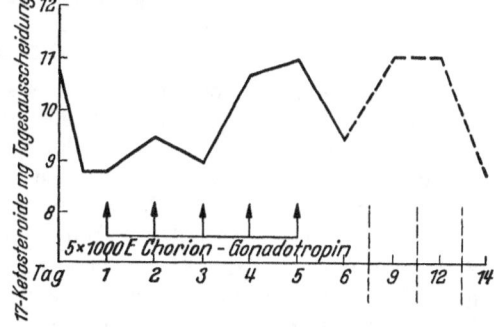

Bei einer primären Zwischenzellschädigung erfolgt kein Anstieg der Oestrogene; bei einer sekundären Schädigung und auch bei normaler Funktion der Zwischenzellen erfolgt ein Anstieg von mehr als 300% (LABHART).

Abb. 176. Patient (243) 42 Jahre alter Mann. Beispiel eines einfachen Choriongonadotropintests bei einem primären Hodenschaden, Zwischenzellschaden. Test ist negativ! Normal maskulin differenzierter Mann. Ejaculat: Oligospermie II. Grades (1,0 Mill. Spermien/cm³). Volumen: 1,0 cm³. Harngonadotropine: normal. Hodenbild: Tubulussklerose, Zwischenzellen kaum entfaltet, mit Pigment beladen, bindegewebig eingehüllt (Zwischenzellschaden)

Parallel zur Oestrogenbestimmung kann auch die 17-Ketosteroidausscheidung im Urin verfolgt werden. (Erweiterter kombinierter Choriongonadotropintest nach JAYLE u. Mitarb.)

c) 3. Ausführung

Der Choriongonadotropintest kann in einer weiteren *Modifikation* durchgeführt werden, vor allem dann, wenn die Möglichkeiten einer genauen 17-Ketosteroid- und Oestrogenbestimmung nicht gegeben sind.

Es werden wöchentlich 2mal 5000 E oder 3mal 1000 E Choriongonadotropin über 6—8 Wochen verabfolgt.

Beim Vorhandensein von stimulierbaren Zwischenzellen nimmt beim präpuberalen sekundären Hodenschaden die Entwicklung der androgenabhängigen Erfolgsorgane wie die Terminalbehaarung, Muskulatur, Penis, Scrotum u. a. m. zu. Die 17-Ketosteroide im Harn steigen (SPANAR u. Mitarb. 1953) beim primären Hodenschaden jedoch nicht.

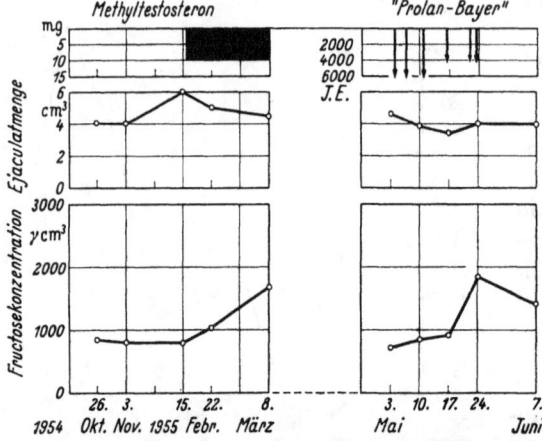

Abb. 177. Effekt einer Testosteron- und Choriongonadotropinbehandlung auf den Fructosegehalt des Ejaculates bei postpuberaler sekundärer Leydig-Zellinsuffizienz (= Normospermiker mit erniedrigter Ejaculatfructose). (Nach NOWAKOWSKI, in 4. Symposion Dtsch. Ges. f. Endokrinol. Berlin: Springer 1957)

Liegt dagegen ein postpuberaler sekundärer Hodenschaden vor, dann werden bei zusätzlicher Kontrolle das Ejaculatvolumen und die Fructosekonzentration ansteigen (Fructosetest s. dort) (Abb. 177); beim primären Hodenschaden (Tubulus- oder Zwischenzellschaden) dagegen nicht.

Es ist zweckmäßig, die ersten beiden Choriongonadotropintest-Modifikationen stationär durchzuführen.

VIII. Fructose-Test

Von

Ernst Heinke-Gießen

1. Prinzip

Die Fructosekonzentration des Samens kann als Indicator für die Androgenaktivität der Leydigschen Zwischenzellen des Hodens herangezogen werden. Der Fructosetest beruht auf der Feststellung, daß die Sekretionskapazität der Bläschendrüse und somit die Fructosekonzentration im Samen von den Androgenen der Leydigschen Zwischenzellen gesteuert wird.

MANN und PARSONS (1947) konnten experimentell beweisen, daß bei Ratten 2 Wochen nach der Kastration keine Fructose mehr nachzuweisen ist, und daß nach Testosteronzufuhr die Fructosesekretion wieder aufgenommen wird. Diese ist von der Dosisgröße und der Zeitspanne der Applikation abhängig. Das Sekretionspotential hat jedoch in einer maximal stimulierten Drüse seine obere Grenze (MANN).

2. Methodik

Wöchentlich 2—3mal 50 mg eines Testosteronpropionats oder 50—100 bis 200 mg eines Testosteronoenanthats. Häufige Kontrollen der Fructose im Ejaculat (Abb. 177).

Der Fructosetest bezweckt, einen Aufschluß über die Androgenversorgung des Organismus zu erhalten bzw. den Erfolg einer Testosteron- oder Choriongonadotropinbehandlung zu kontrollieren (s. Choriongonadotropintest, 3. Ausführung).

Bei dem großen Normbereich der Fructosekonzentrationswerte ist es schwierig, verbindliche Werte anzugeben. Werte über 1500 γ/cm³ können als normal, Werte unter 1200 γ/cm³ als erniedrigt bezeichnet werden. In letzterem Falle liegt dann ein Androgendefizit vor. Bei stark erniedrigter oder fehlender Fructose bzw. bei Nichtansprechen des Tests muß an einen Verschluß oder an eine Krankheit der Bläschendrüsen gedacht werden (s. S. 304 Tabelle 11).

Bei einer normal stimulierbaren Bläschendrüse ist das obere Sekretionspotential der Drüse erreicht und daher auch durch noch so hohe Testosteronzufuhr keine oder nur unwesentliche Erhöhung der Fructosekonzentrationen zu erreichen.

Der Fructosetest ist auch dann von Bedeutung, wenn man ihn indirekt als Indicator für das Ansprechen der Zwischenzellen auf Choriongonadotropin verwendet (Abb. 177) (s. auch Choriongonadotropintest, 3. Ausführung).

Der Test kommt vor allem bei der Diagnostik des sog. ,,Klimakterium virile" zur Anwendung.

Methoden zur Bestimmung der Fructose finden sich in dem Kapitel Ejaculat (s. S. 302).

IX. Citronensäure-Test

Von

Ernst Heinke-Gießen

Prinzip. Analog zum Fructosetest ist die Möglichkeit gegeben, mit der Bestimmung der Citronensäure im Samen (Prostatasekret) Aufschluß über die Androgene bzw. gonadotrope Aktivität im Organismus zu erhalten. — Sog. Citronensäuretest (MANN und PARSON 1950) (s. S. 305).

X. Die röntgenologische Darstellung der samenabführenden Wege

Von

Rudolf Doepfmer-Bonn

Die röntgenologische Darstellung der samenabführenden Wege und der Nebenhoden stellt einen operativen Eingriff dar, bei dem — in wenn auch seltenen Fällen — mit Komplikationen in Form von Stenosen oder Verklebungen zu rechnen ist. Wir führen grundsätzlich die Hodenbiopsie und die Darstellung der samenabführenden Wege in zwei getrennten Eingriffen durch, da sich der letztere Eingriff im Falle einer Tubulusschädigung erübrigt. Für diese diagnostische Maßnahme wird in Lokalanaesthesie oder im Gegensatz zur Hodenbiopsie hier vorteilhafterweise in Allgemeinnarkose der extraabdominale Funiculus spermaticus freigelegt und der Ductus deferens frei präpariert. Nach Punktion des Samenleiters mit einer stumpfen, sehr dünnen Injektionsnadel wird in die abführenden Wege 1,2 cm³ Kontrastmittel (Urografin) bzw. in Richtung auf den Nebenhoden 0,4 cm³ Kontrastmittel eingespritzt (BRODNY u. Mitarb., KNEISE u. SCHOBER).

Nach Entfernung der Punktionskanülen und dem operativen Verschluß des Scrotums werden Beckenaufnahmen und eine Aufnahme des Scrotums auf einer entsprechend der Größe des Scrotums zurechtgeschnittenen Röntgenfolie gemacht. Die röntgenologische Darstellung der samenabführenden Wege ist vor allem auch bei Hämospermien ungeklärter Ätiologie zur Darstellung der Bläschendrüsen notwendig.

Schema des Gießener Fertilitäts-Fragebogens (Blatt 1—8)

Jahr: _____ Therap.-Nr. _____ Biop.-Nr. _____ Fert.-Nr. _____ (Blatt 1)
Alter: _____ geb. _____ Vorname _____ Name: _____
Alter d. Fr. _____ Beruf erl. _____ Anschr. _____
ausg. _____

Einweisender Arzt: _____
1. Kli. __ 2. Eja. __ 3. Biop. __ 4. Chrm.-T __ 5. FSH __ 6. 17-KS __ 7. Rö. __ 8. Photo
Klinik: _____ Ejaculat: _____ Biopsie: _____
Chromatintest: _____ Gonadotropine: _____ Chor. Gon.-Test: _____
Soma: _____ 17-KS _____ Fructose: _____
                      Andr.
                      Status _____
                      E.-Vol. _____
                      Oestrogene: _____

Diagnose: _____
Therapie: _____
Anlaß d. Untersuchung _____ Unters.-Dat. _____
Subjektive Beschwerden _____
Sexuelle Ausfallserscheinungen _____

Für: Photoprotokolle; Histologische Hodenbilder; Bemerkungen usw.   (Blatt 2)

I. Vorgeschichte   (Blatt 3)

A. Familienanamnese

  Eltern: _____ Wieviele Kinder (♂: _____ ♀: _____)
  ♀, Alter bei der Geburt _____ 1. _____
  Gesundheitszustand: _____ 2. _____
  Geistes- und Erbkrankheiten: _____
  Hereditäre Hinweise aus Verwandtschaft: _____

B. Eigene Anamnese

  Bettnässen: _____ Krämpfe: _____ Sprachfehler: _____
  1) *Kinderkrankheiten:* _____
  2) *Infektionskrankheiten:* _____
    a) mit Residuen: (z. B. Tbc) _____
    b) in letzten 6 Mon. _____
    c) Geschlechtskrankheiten _____
      Mumps/Orchitis
      Brucelllose
      Influenza
    d) Hodenschwellung: _____
  3) *Unfälle:* a) überhaupt: _____
      b) direkt (Hoden): _____
    Operationen _____ Kriegsverletzungen _____
    Leistenbruch _____
    Kryptorchismus _____
  4) *Milieuschäden:*
    Kriegsgefangenschaft _____ Haft _____
    Ernährung i. G. _____ Abmag. i. G. _____ Nachkriegszeit: _____
                                              Land/Stadt: _____
    Berufsschäden: _____

  5) *Lebensgewohnheiten*   (Blatt 4)
    Ausbildung: _____
    Zufrieden m. Beruf: _____ Vorgesetzten: _____ Wirtsch. Schwrgkt. ? _____
    Arb.dauer: _____ Überarbtg. geist./körp.: _____ Ehrenämter: _____
    Sport: _____ Nikotin: _____ Alkohol: _____
    Schlaf: _____ Appetit: _____ Durst: _____ Miktion/Stuhlgang: _____
    Medikamente: _____ Jockey-Unterhose ? _____
    Ernährung: _____ Gemüse: _____ Fleisch: _____ Fett: _____ Obst: _____

C. Eheanamnese

  verh. seit: _____ Kinder, ehel. _____ uneheliche _____ Fehlgeb. _____ Totgeb. _____
  Kinderwunsch seit: _____ Heiraten (♂) _____

Ehefrau: _____
Alter: _____ Heiraten (♀): _____ Geschw. _____ verh. _____ Kd. _____
Genitalbefund (Arzt): _____
Menstruation: _____
Behandlung der Frau: _____

D. Sexualanamnese

Pubertät _____ Stimmbruch _____ 1. Rasur: _____ 1. Schambehaarung _____
In Schule: klein/mittel/groß   abnormes Wachstum _____
1. Geschlechtsverkehr ___ G.V. wöchtl. ___ Frequenz jetzt ___ Früher ___
Position _____ Erektion _____ Ejakulation früh/norm./spät
Libido u. Orgasmus d. Frau: _____ Dolores post coitum _____
Antikonzeptionelle Mittel: _____ Coitus interruptus _____
Bisher. Behandlung _____

II. Klinische Untersuchung (Blatt 5)

A. Soma

1) *Allgem. masculine Differenzierung*
   Typus (n. KRETSCHMER): lept. (asth.)/athlet./pyk.
                            groß/mittel/klein/hager/dick/muskulös
   Habitus: mascul./femin.
   Haut: _____ Pann. adp. _____ Muskelrelief: prof./bet. o/o/—
   Fettvert. _____
   Adamsapfel: prom./verstr./flach.   Stimmfarbe: hoch/norm./tief
   Atmungstyp: Brust/Bauch
2) *Maße:*
   Gew. _____ Gr. _____ Bod.-Symph. _____ Symph.-Jug. _____
   Spannw. d. Arme: _____ Acrom.-Mittelf. _____ Acrom.-Acrom. _____
3) *Behaarung:*
   Stufen (n. CONRAD): a/b/c/d/e/f/g/h/i
   Schamb. _____
   Terminalb. Arme/Brust/Bauch/Beine/Rücken
   Achselb. _____   Farbe: _____   keine/gering/mittel/stark
   Kopfhaar _____   Farbe: _____   Form: Kapuze (Alop. triang./Glatze
   Bartwuchs (n. CONRAD): a/b/c/d/e/f/g/h/i
   Rasur, wie oft: _____   früher: _____
   Genetisch?: _____   Androgen bedingt?: _____
   Besonderheiten: _____
   RR: _____ BSG: _____ Urin: _____ WAR: _____
   (Bei Patienten mit eunuchoiden Zügen interne Untersuchung.)

B. Genitalbefund (Blatt 6)

Hoden: { re. Größe_____ Kons. _____ Lage (Pol-Damm) _____
        { li.   „   _____ „   _____   „   _____
Nebenhoden: { re. „ _____
            { li. „ _____
Scrotum: straff/norm./häng.//dick/norm./dünn _____
Ansatz: hoch/norm./tief/jgdl. _____ Dammbr. _____ cm; Raph. med.
Samenstrang: muskul./schlaff _____ Varic. _____
Penis pend. _____ cm; Umfg. _____ cm
Prostata: _____
Bläschendrüsen: _____
Anomalien: _____
Besonderheiten: _____

III. Ejaculat (Blatt 7)

         Thrp.-Nr. _____ Biop.-Nr. _____ Fert.Nr. _____
geb.: _____ Vorn.: _____ Name: _____

Datum:				
Abstinenz/Tage:				
Ejaculat (p.o./p.I.)				

A.	Menge:				
	Aussehen:				
	Verfl. Zeit:				
	Viscosität:				
	p$_H$-Wert:				
	Fructose mg-% (γ/ccm)				
B.	Spermien/Blickf.				
	Sp.-Zahl ccm				
	total				
	tot				
	Vitalität akinet.				
	motil				
	A 0				
	Motilität Hypo +,++				
	(Kinese) Normo +++				
	Hyper ++++				
	Anf.-Wert				
	n. 1 Std.				
	Motili- n. 2 Std.				
	täts- n. 4 Std.				
	dauer n. 8 Std.				
	n. 24 Std.				

Bemerkungen: _____

C. Spermiogramm-Cytogramm (Blatt 8)

Thrp. Nr. _____ Biop. Nr. _____ Fert. Nr. _____
geb. _____ Vorn. _____ Name: _____

Datum:				
1. SPERMIOGRAMM.				
Normale Spermien: Jugendformen Altersformen				
Path. Spermien: Kopf Mittelstück Schwanz				
Norm./path. Spermien %				
Bemerkungen:				
2. CYTOGRAMM.				
Spermatiden Präpermatiden Spermatocyten Spermatogonien Fußzellen				
Restkörper Degen. Formen				
Epithelien Leukocyten				
Bemerkungen:				
3. Spermien/Zellen %				

Bemerkungen: _____

H. Ätiologie der Fertilitätsstörungen beim Manne

Von

Rudolf Doepfmer-Bonn

I. Einleitung

Die menschliche Pathologie dürfte keinen biologischen Ablauf kennen, bei dem mit so vielen, verschiedenartigen, möglichen Störungen zu rechnen ist, wie bei der Befruchtung. Nach grober Schätzung werden nach MEAKER bei normaler Gonadentätigkeit im Laufe des Lebens bei der Frau ca. 17000 Ova und beim Manne etwa 340 Billionen Spermien gebildet. Die nicht kontrollierbare Vereinigung eines dieser Spermien mit einem dieser Ova bietet nun eine Fülle ungelöster Probleme und eine Vielzahl von Chancen und Zufällen, die diesen Vorgang beeinträchtigen können.

Das Fortpflanzungsverhalten des Menschen und besonders die Kinderzahl sind von kulturellen und soziologischen Einflüssen überformt und können so schnell schwanken, daß die Merkmalsträger schon eine andere „Mode" mitmachen als ihre älteren Geschwister.

Nach ASDELL soll bei niedriger und bei hoher Intelligenz die Kinderzahl gering und bei mittlerer Intelligenz hoch sein. Aus dieser Feststellung darf jedoch nicht der Schluß gezogen werden, daß durch den Intelligenzgrad die Spermiogenese in irgendeiner Weise beeinflußt wird.

Sieht man von der Tatsache des „pater semper incertus est" ab, ist die Erforschung der ätiologischen Faktoren gerade bei der männlichen Zeugungsfähigkeit aus folgenden Gründen besonders erschwert. Störungen der Spermiogenese werden subjektiv nicht empfunden, da beim Manne nicht wie bei der Frau in der Menstruation ein äußerer Beleg vorhanden ist (SCHUERMANN). Eine Sub- oder Infertilität geht meist nicht mit einer Subvirilität einher. Nur etwa 10—15% aller in- oder subfertilen Männer weisen endokrine Ausfallserscheinungen auf.

Die Anamnese ist in der Regel unzuverlässig und wenig verwertbar, weil von den Patienten Zusammenhänge meist nicht erkannt werden können. Vielfach sind z.B. Infektionskrankheiten oder Traumen nicht mehr erinnerlich, oder stattgehabte Schäden verliefen ohne subjektive Beschwerden.

Bei der Erhebung der Anamnese ist oft zu beobachten, daß bei getrennter Exploration der beiden Ehepartner völlig verschiedene Aussagen gemacht werden. Ohne das entsprechende Vertrauensverhältnis werden häufig als Folge der männlichen Eitelkeit bewußt falsche Angaben gemacht. Auch heute noch spielt bei Verdacht auf eine Infertilität die Angst vor einer durchgemachten Geschlechtskrankheit eine wesentliche Rolle.

Die Anwendung exakter diagnostischer Untersuchungsmethoden wie der Hodenbiopsie oder der hormonalen Untersuchungen sowie der Bestimmung des chromosomalen Geschlechts sind erst jüngeren Datums. Größere, vergleichbare Untersuchungsresultate liegen daher nur von wenigen Autoren vor.

Bei jeder Beurteilung der Ergebnisse von Fertilitätsuntersuchungen ist zu berücksichtigen, daß durch Nichteinhalten der optimalen sexuellen Karenz, durch falsche Gewinnungsmethoden des Samens oder durch Auswertungsfehler im Laboratorium irreführende Befunde entstehen können. Weiterhin ist die Möglichkeit der erforderlichen mehrmaligen Untersuchungen über längere Zeiträume hin meist nicht gegeben. Ferner fehlen bei einem krankhaften Genitalbefund in der Regel die Vergleichsmöglichkeiten mit früheren Untersuchungsbefunden bzw. der Nachweis einer früheren Zeugungsfähigkeit als Beweis für die inzwischen eingetretene Störung und damit für den wahrscheinlichen Zusammenhang mit den vermutbaren Ursachen.

Nachuntersuchungen während mehrerer Jahre zur Frage des Fortschreitens oder auch ganz besonders der Rückbildung von Tubulusatrophien liegen insbesondere bei den Patienten nicht vor, bei denen die Diagnose durch neuere Untersuchungsmethoden erhärtet wurde.

Auch fällt für die Beurteilung einer Infertilität eine sehr große Zahl derjenigen zeugungsunfähigen Männer aus, die entweder unverheiratet sind, keinen Kinderwunsch haben oder nach Zeugung des 1. Kindes einen normalen Genitalbefund für erwiesen betrachten. Gerade die Ursachen der sog. Einkindsterilität sind beim Manne noch völlig unerforscht.

Nicht zu erfassen sind auch die zahlreichen einseitigen Hodenschäden, da bei einseitiger normaler Spermiogenese eine Zeugungsfähigkeit gewährleistet ist.

Eine sog. Subfertilität mit geringgradigen Schädigungen der Spermiogenese kann in seltenen Fällen durch das Zusammentreffen mit einer hochfertilen Frau kompensiert werden. Wir beobachteten wiederholt kinderlose Ehen zwischen Männern und Frauen mit nur geringgradigen, von der Norm abweichenden Genitalbefunden, die beide in einer neuen Ehe, offenbar mit hochfertilen Partnern Kinder bekamen. So bot sich uns eine Krankengeschichte, bei der ein Mann erst in 3. Ehe wahrscheinlich durch das Zusammentreffen mit einer hochfertilen Frau einen Sohn zeugte, der an einem irreparablen Tubulusschaden, einem sog. Spermiogenesestop litt.

Auch können Männer aus heute noch unbekannten Gründen mit offenbar völlig normalem Spermiogramm (im Hinblick auf Zahl, Motilität und Morphologie der Spermien) zeugungsunfähig sein (SEYMOUR).

Ohne Zweifel kann eine Subfertilität oder Infertilität erst durch das Zusammentreffen mehrerer ätiologischer Faktoren ausgelöst werden, wobei eine minderwertige Anlage erst durch exogene zusätzliche Noxen zu einer dauernden irreparablen Schädigung führt.

Bei der Aufzählung der verschiedenen ätiologischen Faktoren ist zu berücksichtigen, daß nur in wenigen Fällen, wie z. B. bei einem postinfektiösen Verschluß der samenabführenden Wege, die angeschuldigte oder vermeintliche Noxe wirklich die alleinige auslösende Ursache der Infertilität ist.

Aus vielen Mitteilungen geht nicht einwandfrei hervor, ob die angegebene Schädigung nur zu einer Impotentia coeundi oder auch zu einer Impotentia generandi führte.

Die heute nur noch ganz selten vorkommenden Ursachen einer Infertilität, wie gonorrhoisch bedingte Nebenhodenverschlüsse oder Bleischäden, wurden absichtlich kurz abgehandelt.

II. Vererbung

Zusammenfassende Darstellungen über angeborene oder erblich bedingte Hypogonadismen finden sich bei SOHVAL und SOFFER, RYAN und MCCULLAGH, REIFENSTEIN, WERNER, FERRIMAN, MARQUAND, STERN und BAUR, FISCHER und LENZ.

Eine erblich bedingte Infertilität sollte erst nach Ausschluß anderer ätiologischer Faktoren angenommen und nur bei einem positiven Sippenbefund anerkannt werden. Jede ätiologische Einstufung angeborener Schäden oder Entwicklungsstörungen ist deshalb so schwierig, weil die phänotypische Ausprägung vielfach keine Hinweise auf die genetische oder exogene Bedingtheit der Störung gibt.

Bei Hautkrankheiten unterscheidet BETTMANN Genodermien von Genodermatosen. Genodermien sind durch eine fehlerhafte Anlage im Sinne einer Mißbildung, wie z. B. bei einem Naevuszell-Naevus, charakterisiert. Bei Genodermatosen, wie z. B. bei der Psoriasis vulgaris handelt es sich um erworbene Hautkrankheiten und krankhafte Prozesse komplexer Ätiologie, bei denen einer erblichen Disposition eine nähere oder entferntere Bedeutung zuerkannt werden muß. Diese Unterscheidung in *Genogonadien* (z. B. beim Kryptorchismus) und in *Genogonadismen* (z. B. bei gewissen germinalen Aplasien) dürfte auch bei Hodenschäden von Nutzen sein.

Für eine erblich bedingte Infertilität kommen Semiletalfaktoren oder Subvitalfaktoren ursächlich in Frage. „Letalfaktoren" sind nach HADORN mendelnde Einheiten, die den Tod eines Individuums vor Erreichen der Fortpflanzungsfähigkeit bewirken. Nach den grundlegenden Entdeckungen MULLERs sollen unter den einzelnen Mutationen diejenigen, welche zu einer Infertilität führen, am häufigsten vorkommen. Sie äußern sich z. T. geschlechtsgebunden. Das weibliche Geschlecht soll häufiger befallen sein, weil die Bildung weiblicher Keimzellen leichter gestört sein kann als die männlicher. Die erbliche Infertilität ist in der Regel durch rezessive Erbanlagen hervorgerufen.

Dominante derartige Anlagen sind praktisch bedeutungslos, weil sie nach ihrer Entstehung wieder ausgemerzt werden.

Über die Häufigkeit dieser Fehlanlagen ist heute noch nichts bekannt. Doch muß angenommen werden, daß bei manchen infertilen Männern sog. spontane oder induzierte Mutationen als ursächliche Faktoren in Frage kommen. Solche Mutationen rufen oft keine schweren Mißbildungen, sondern nur eine leichte, kaum erfaßbare konstitutionelle Organminderwertigkeit hervor, bei der lediglich der normale Entwicklungsablauf abweicht oder die Organbildung gehemmt wird.

In vielen Fällen ist allerdings eine erblich bedingte, meist sporadisch auftretende Infertilität ein Teilsymptom einer Krankheit oder eines Syndroms, wobei multiple angeborene Mißbildungen vorkommen können. Derartige erbliche Störungen können sich in verwirrend verschiedenartigen Symptomatologien manifestieren und sich einmal dem klinischen Nachweis weitgehend entziehen oder mit schwersten Mißbildungen kombiniert sein.

Nach SOHVAL und SOFFER werden Familien mit Hypogonadismus hauptsächlich bei Dystrophia myotonica, Laurence-Moon-Biedl-, Turner-, Klinefelter-Syndrom und bei Hodendystopien beobachtet.

Unseres Erachtens kann das Studium des bisher wenig beachteten familiären Hypogonadismus nicht nur Aufschlüsse über mögliche erbbedingte Mutationen, sondern auch Aufschlüsse über weitere, bisher wenig bekannte Krankheitsbilder und deren Symptomatologie ergeben.

Nach BAUR, FISCHER und LENZ häufen sich in menschlichen Sippen und ebenso in Haustierzuchten rezessive letale Mutationen mehr oder weniger an. Sie entstehen hierbei offenbar häufig neu und merzen sich nur bei homozygotem Zusammentreffen selbst aus. Da die meisten dieser Erbanlagen durch normale Allele überdeckt sind, werden sie vorwiegend bei Inzucht und bei Verwandten-Ehen wirksam.

CREW und MILLER veröffentlichen einen Stammbaum mit erblicher Infertilität bei Geschwistern über 4 Generationen, wobei 7 verheiratete Männer in der 2. Generation kinderlos blieben. NORDLANDER beobachtete bei 2 Brüdern und einer Schwester eine wahrscheinlich erbliche Infertilität (bei den Brüdern infolge eines Spermiogenesestops) nach Heiraten von engen Verwandten, die isoliert auf Island in den von der Außenwelt abgeschlossenen Dörfern wohnten. Auch SNIFFEN, HOWARD und SIMMONS sahen bei 2 Brüdern eine Infertilität durch

Spermiogenesestop. Nach MARQUAND war bei 5 Familienmitgliedern ein Hypogonadismus vorhanden. Weitere Mitteilungen über erbliche Infertilität finden sich bei KEMP, RUSSELL, HOTCHKISS, JEFFCOATE, BLUHM sowie POLITZER und ZEITLHOFER.

GALTON deutete die Einkind-Sterilität zahlreicher Sippen als Folge erblicher Veranlagung. Auch LANGE veröffentlichte 2 Stammbäume, bei denen Einkind-Sterilität neben Infertilität vorkam.

Nach den genealogischen Untersuchungen von ASDELL waren einzige Söhne und Töchter ebenso fruchtbar wie Individuen mit zahlreichen Geschwistern. ASDELL bestritt ebenso wie HAMMEN die Vererbbarkeit der Infertilität. Nur 24% der von HAMMEN untersuchten Männern gaben an, daß sie das einzige Kind waren, wenig Geschwister hatten oder daß die nahen Verwandten kinderlos waren.

FÜRBRINGER stellte bei osteuropäischen Juden häufig eine „idiopathische" oder „essentielle", durch rezessive Erbanlagen bedingte Infertilität ohne endokrine Ausfallserscheinungen und ohne pathologische Veränderungen am Genitale fest.

III. Genitalmißbildungen

Zusammenfassende Arbeiten über die Ursachen angeborener Mißbildungen finden sich bei BÜCHNER, RETT, DEGENHARDT, WARKANY und NACHTSHEIM. Die Probleme der zu einer Infertilität führenden, am Genitale sich manifestierenden Mißbildungen sind bei MICHELSON, WEYENETH, POLITZER und ZEITLHOFER, DOEPFMER und PRIESEL mitgeteilt. Im Gegensatz zu der früheren Annahme kommt nach BÜCHNER weniger dem krankhaften Erbgefüge, sondern mehr den peristatischen Faktoren eine größere Bedeutung bei der Entstehung der Mißbildungen und Mißbildungskrankheiten zu. Die pathogenetische Bedeutung der Reife oder Unreife des Eibettes für die Entwicklung von Mißbildungen wird in Zuständen des Sauerstoffmangels, des Glucosemangels oder der Hemmung der Oxydation durch Fermentlähmungen, also in Störungen der Atmungsprozesse des Keimes gesehen (BÜCHNER).

Als Phänokopien erzeugende Einwirkungen auf die frühe Embryonalentwicklung gelten heute weiterhin Embryopathien, Strahlenschäden, Abtreibungsversuche (chemische oder physikalische Fruchtschädigung), Traumen z. Z. der Mißbildungsentstehungsfrist und nicht nur im Kern der Eizelle gelegene Störungen (GREBE und WINDÖRFER, GREGG, COUNSELLER und WALKER).

Nach WERNER kann eine intrauterin erfolgende Hodenatrophie durch eine unzureichende Blutzufuhr bedingt sein.

Bei den Bildungsfehlern oder Mißbildungen der männlichen Geschlechtsorgane unterscheidet man Veränderungen an den Hoden, den samenableitenden Wegen und am äußeren Genitale mit den Anhangsdrüsen. Oft sind diese Defekte mit Mißbildungen der harnableitenden Wege vergesellschaftet.

Beidseitiger Hodenmangel (Agenesie oder Anorchie) oder einseitiger Hodenmangel (Monorchie) sind außerordentlich selten (KOOPMAN, HEPBURN). Das Vorkommen einer Agenesie wird nach den Erfahrungen der Weltliteratur von manchen Autoren bestritten (NOWAKOWSKI). Bei mancher angeblichen Agenesie dürfte es sich um eine bei der operativen Exploration nicht nachweisbare, rudimentäre Anlage oder eine hochgradige Atrophie infolge sehr frühzeitiger Einschnürung handeln. Bei Erwachsenen gehen diese Anorchien mit schweren endokrinen Ausfallserscheinungen einher.

Hodenvermehrung durch Überzahl oder Abschnürung ist zwar häufig beschrieben, aber doch in den meisten Fällen fraglich (Literatur bei DEMEL, GÖGL und LANG).

Die durch Fehlbildungen an den Hoden oder an den samenabführenden Wegen entstandenen, mit einem Ausbleiben des Descensus einhergehenden Veränderungen sind in dem Kapitel „Hodendystopien" abgehandelt.

Bildungsfehler an den samenabführenden Wegen sind durch eine Störung der normalen Entwicklung des Wolffschen Ganges bedingt. Sie sind infolge der engen entwicklungsgeschichtlichen Zusammengehörigkeit von Nieren und Geschlechtsorganen oft mit Bildungsfehlern oder Mißbildungen des ganzen uropoetischen und zugleich des Genitalsystems ein- und beidseitig vergesellschaftet (WEYENETH). Da diese Veränderungen subjektiv in der Regel nicht wahrgenommen werden können, stellte man früher diese Fehlbildungen nur zufällig bei Autopsien fest. Erst das Studium der Fertilitätsstörungen mit Anwendung neuer diagnostischer Methoden (Hodenbiopsie, röntgenologische Darstellung der samenabführenden Wege) ergab, daß diese Veränderungen nicht allzu selten sind.

Unter dem Gesamtkrankengut der Patienten mit Fertilitätsstörungen beobachteten kongenitale Mißbildungen NORDLANDER in 4%, BAYLE in 3%, HOTCHKISS und SIMMONS in 1,2—1,5%, NELSON in 2% und DOEPFMER in 1% der Untersuchten.

Bei 74 von MICHELSON zusammengestellten angeborenen Mißbildungen an den inneren Genitalien zeigten sich folgende Anomalien:

Bei 53 Patienten 47mal einseitige und 6mal beidseitige Mißbildungen der Samenleiter, bei 20 Patienten 18mal einseitiges und 2mal beidseitiges Fehlen der Samenleiter; bei 60 Patienten Mißbildungen der Nebenhoden mit gleichzeitigen Defekten der Samenleiter; Fehlen der Nebenhoden 18mal einseitig und 2mal beidseitig. Bei 74 Mißbildungen fanden sich gleichzeitige Defekte an den Hoden bei 58 Patienten, wobei 23mal einseitig und angeblich 5mal(!) beidseitig die Hoden fehlten.

Bei diesen Angaben wurde nicht mitgeteilt, ob beim Fehlen der Hoden eingehende chirurgische Explorationen vorgenommen wurden und ob somit wirklich eine Agenesie oder nur rudimentäre Anlagen vorhanden waren. Ein einseitiger Kryptorchismus war 3mal nachweisbar. Gleichzeitige Defekte am uropoetischen System zeigten sich 20mal.

PRIESEL beobachtete bei 10 Autopsien normale Testes bei kongenitalen Mißbildungen der samenabführenden Wege. Das Fehlen beider Samenleiter beschrieb WEYENETH bei 2 eigenen Beobachtungen und bei 10 weiteren aus der Weltliteratur zusammengetragenen Mitteilungen. Ein- oder beidseitige Hodenaplasien ohne völliges Fehlen der Samenleiter und ohne Mißbildung am uropoetischen System fand WEYENETH bei insgesamt 31 Patienten im Schrifttum.

Besonders sei auf die zusammenfassende Darstellung mit umfangreichen Literaturhinweisen von POLITZER und ZEITLHOFER über die Mißbildungen der männlichen Geschlechtsorgane im Handbuch: „Die Morphologie der Mißbildungen des Menschen und der Tiere" von GRUBER hingewiesen. In diesem Handbuchbeitrag werden eingehend die Mißbildungen der Hoden, der samenableitenden Wege, der akzessorischen Geschlechtsdrüsen und der äußeren Geschlechtsorgane dargestellt.

Weitere Mitteilungen über Bildungsfehler der inneren Genitalorgane siehe bei CHARNY, DIRR, ENGLE, JOËL, MAZER und ISRAELS, PALMER, SIMMONS, SANDLER, GÖGL und LANG sowie MOLNÀR.

Sofern der Nebenhodenkopf nicht von der Mißbildung befallen ist, zeigte sich keine gestörte Spermiogenese (YOUNG, KNAUS, DOEPFMER, dort weitere Literatur).

YOUNG schlug bei inoperablen angeborenen Defekten der samenabführenden Wege die Anlegung einer künstlichen Spermatocele aus einem kleinen Kunststoff-(Polythen)-Sack im Bereiche des noch funktionstüchtigen Nebenhodens vor.

Unseres Erachtens dürfte es wenig aussichtsreich sein, aus einem derartigen Gebilde normale Spermien für eine künstliche Samenübertragung zu gewinnen.

Die Prognose ist im Hinblick auf die Fertilität bei beidseitigen Mißbildungen in der Regel infaust (DOEPFMER, ENGLE, NELSON, MICHELSON).

Die Probleme einer homologen Samenübertragung mit aus dem Nebenhoden und Hoden gewonnenen Spermien bei Mißbildungen der samenabführende Wege wurden von DOEPFMER erörtert.

IV. Angeborene und konnatale Krankheiten

1. Einleitung

Patienten mit angeborenen (genbedingten) oder konnatalen (durch intrauterine Schädigung hervorgerufenen) Krankheiten mit oder ohne multiple Mißbildungen kommen häufig nicht ins geschlechtsreife Alter oder heiraten auf Grund ihrer Krankheit nicht. Bei vielen derartigen Krankheiten liegen daher keine großen Erfahrungen über den Befund der Spermiogenese vor. Wir wissen daher nicht, ob in diesen Fällen eine Hypoplasie oder Atrophie der Hoden zufällig, regelmäßig oder Ausdruck einer der verschiedenartigen Mißbildungen ist.

Die meisten angeborenen oder konnatal erworbenen Krankheiten mit Hodenveränderungen sind kurz in dem Kapitel „Syndrome" mit den entsprechenden Literaturangaben aufgezählt.

Den verschiedenen Arten der Hodendystopien ist ein besonderes Kapitel gewidmet.

Die Intersexualität und die Gonadendysgenesie (Gonadenagenesie, Turner-Syndrom) gehören in das Gebiet der Endokrinologie. Diese Krankheitsformen sind von PRADER und OVERZIER eingehend dargestellt (s. auch S. 165, 171, 173).

2. Hypoplasien

Über die dem Infantilismus des Genitale der Frau entsprechende Hypoplasie der Hoden ohne hormonale Störungen ist wenig bekannt. Viele mehr oder minder hochgradige Oligospermien sind durch eine Hypoplasie bedingt. Von der partiellen Gonadendysgenesie bis zur geringgradigen Hypoplasie — mit einer Fertilität in seltenen Fällen — sind alle Übergänge vorhanden. Wegen der Vielfalt der ätiologischen Möglichkeiten ist die sicher häufige, zu einer Oligospermie führende Hypoplasie der Hoden nicht diagnostisch abgrenzbar. Doch sollte besonders in therapieresistenten Fällen eine Unter- oder Fehlentwicklung der Hoden in Betracht gezogen werden.

RABOCH und ZAHOR untersuchten 380 Männer mit hypoplastischen Hoden. Eine normale Fertilität fand sich nur bei 31 Männern. Auffällig war, daß das durchschnittliche Samenvolumen bei Männern mit Hodenhypoplasien größer war als bei normalen Männern. Die Ergebnisse dieser Befunde sollen durch eine erhöhte hormonale Aktivität des Hypophysenvorderlappens möglicherweise bedingt sein.

3. Minderwuchs und Hochwuchs

Beim primordialen *Minderwuchs* (Zwergwuchs) sind vorwiegend nur das Längen- und das Gewichtswachstum gestört und die Zeugungsfähigkeit erhalten. Alle anderen Zwergwuchsformen (Einzelheiten s. bei LABHART) gehen in der Regel mit einer Zeugungsunfähigkeit infolge Hypophysenvorderlappen-Insuffizienz oder Gonadendysgenesie einher. Die Prognose ist im Hinblick auf die Fertilität in der Regel infaust. Eine therapeutische Beeinflussung dieser Gonadenschädigungen ist nicht möglich.

Bei jedem *Riesenwuchs* ist streng auf die familiäre Anlage zu achten. Ähnlich wie beim primordialen Minderwuchs kann bei dem seltenen primordialen Riesenwuchs eine normale Zeugungsfähigkeit vorhanden sein. Streng abzugrenzen ist von einem pathologischen Riesenwuchs der häufige, mit einer Pubertätsfettsucht einhergehende Hochwuchs, bei dem keine Gonadenschädigung und keine endokrine Schädigung vorliegen (s. Kapitel Ernährung). Die verschiedenen Formen des hormonal bedingten Hochwuchses gehen in der Regel mit einer Infertilität einher.

4. Neuro-ektodermale Dysplasien

In dem Kapitel „Syndrome" sind zahlreiche, sehr verschiedenartige Krankheitsbilder als Ausdruck einer neuro-ektodermalen Dysplasie mit mehr oder minder schweren Mißbildungen abgehandelt. Manche derartige Kranke weisen nach eigenen Erfahrungen auf Grund des klinischen Befundes ein normales Genitale auf. Doch zeigen sich bei Hodenbiopsien häufig mehr oder minder hochgradige Tubulusschäden.

Bei einem Patienten mit einem Sturge-Weber-Syndrom in Kombination mit einem Klippel-Trenaunay-Weber-Syndrom, bei dem die ganze linke Körperhälfte befallen war, fanden sich Hoden im Hinblick auf Größe und Konsistenz normal. Die Hodenbiopsie ergab eine deutliche Reifungshemmung — möglicherweise durch eine Stauungsatrophie — mit circumtubulärer Sklerose und Fibrose mit Hyperelastose.

Vier Patienten mit einem Morbus Recklinghausen wiesen ein normales Spermiogramm auf.

Ein Patient mit einem Bourneville-Pringle-Syndrom (Epiloia) zeigte im Spermiogramm eine hochgradige Oligospermie.

Bei einem 20jährigen jungen Mann mit einem hochgradigen, am ganzen Körper lokalisierten Epithelioma adenoides cysticum mit multiplen Spiegler-Tumoren fand sich ein normales Spermiogramm. Die an der gleichen Krankheit leidende Schwester des Patienten hatte ein Kind.

5. Dystrophia myotonica (Curschmann-Batten-Steinert-Syndrom)

Diese heredodegenerative Krankheit beginnt in der Regel postpuberal nach dem 20.—30. Lebensjahr. Sie ist bei Männern 5mal so häufig wie bei Frauen. Zu den konstanten Symptomen gehören myotonische Störungen, Muskelatrophien umschriebener Muskelgruppen, Katarakt, endokrine Ausfallserscheinungen sowie Hodenatrophien. Zu den inkonstanten Symptomen sind Stirnglatze, Abnormitäten des kardiovasculären Systems, psychische Störungen und frühzeitige Alterung zu zählen. Die sekundären Geschlechtsmerkmale sind im allgemeinen vorhanden. Die Hoden sind deutlich verkleinert (s. S. 205).

Eingehende Darstellungen der Hodenveränderungen bei dieser Krankheit finden sich bei Keschner und Davison, Nadler, Steiger, Tronceletti und Durant, McCaughey und Brown, Tillinger und Bassoe. Histologisch zeigt sich in der Regel eine hochgradige Tubulusatrophie und eine mehr oder minder hochgradige Tubulussklerose. Im Gegensatz zu dem ähnlichen Hodenbild beim Klinefelter-Syndrom sind die Tubuli ausgereift. Die hochgradigen Hodenveränderungen sind sicher nicht allein auf spastische Scrotumveränderungen und die dadurch bedingte Spermiogenesehemmung auf eine Wärmeschädigung zurückzuführen. Übereinstimmend wird die Hodenschädigung als nicht hypophysären Ursprungs angesehen. Sie beruht auf einem erblich bedingten primären Hodenschaden.

6. Angeborene Herzfehler

Bei einigen schweren, angeborenen, das extrauterine Leben noch ermöglichenden Herzfehlern treten schwere Tubulusschäden auf. Zu diesen angeborenen Herzfehlern gehören das Offenbleiben des Ductus Botalli, die Pulmonalstenose und die Isthmusstenose der Aorta. Infolge des chronischen, schweren Sauerstoffmangels reifen die Tubuli seminiferi offenbar nicht aus. In einigen Fällen besteht gleichzeitig eine Sklerose der Tunica propria (SNIFFEN).

7. Das Laurence-Moon-Biedl-Syndrom

Das Laurence-Moon-Biedl-Syndrom ist eine rezessiv erbliche, heredodegenerative, familiär auftretende Krankheit. Die wichtigsten Charakteristica sind Hypogonadismus, Fettsucht, Retinitis pigmentosa und Anomalien der Extremitäten. Nach KALLMANN, SCHOENFELD und BARRERA ist diese Krankheit durch Mutation von wenigstens 3 genetischen Faktoren bedingt. Ob bei diesem Syndrom ein sekundärer (SOHVAL und SOFFER) oder ein primärer (FRANCKE) Hodenschaden vorliegt, ist nicht gesichert. Die Einreihung dieses Syndroms in die zentralen Sexualstörungen ist daher umstritten. Die genitalen und somatischen Mißbildungen können auch auf einer peripher angreifenden Genstörung beruhen, die dann ebenso wie die Mißbildungen an den Extremitäten den diencephalen Fehlern beigeordnet bzw. durch diese entwicklungsmechanisch, nicht im Sinne der Fehlsteuerung, bedingt sind (ORTHNER) (s. auch S. 132).

V. Erworbene, nicht infektiöse Krankheiten

1. Einleitung

Die erworbenen, isolierten, primären Tubulusschäden und die sekundären Tubulusschäden sind in dem Kapitel „Klinik der Fertilitätsstörungen" dargestellt. In diesem Abschnitt werden verschiedenartige, pathogenetisch und ätiologisch meist unbekannte Krankheiten besprochen, bei denen Tubulusschäden nicht immer obligat sein müssen. Auch ist bei diesen Leiden eine Zuordnung in „Erworben" oder „Angeboren" nicht immer möglich. Auf Grund des bisherigen Erfahrungsgutes ist noch wenig über die Häufigkeit und die Schwere dieser Tubulusveränderungen bekannt, da diese Krankheiten meist sehr selten sind oder erst im Alter manifest werden. Ob ein Tubulusschaden Ausdruck einer der angeführten Krankheiten ist, läßt sich oft nicht sicher beurteilen, da häufig eine gleichzeitige Kachexie oder eine sekundäre Anämie besteht.

Hervorzuheben ist jedoch, daß, wenn auch selten, bei Sektionen, selbst bei chronischen, zu schweren Kachexien führenden Krankheiten keine Tubulusveränderungen nachgewiesen werden konnten. So fanden STAEMMLER und GOETTE in vereinzelten Fällen bei Patienten mit Kehlkopf-, Rectum-, Magen- oder Prostatakrebs mit beträchtlicher Kachexie oder bei chronischen Krankheiten wie Tuberkulose oder Pyelonephritis normale Tubuli. Auch CORDES und SIMMONDS stellten bei Männern mit Phthise oder Krebskachexie in seltenen Fällen eine weitgehend normale Spermiogenese fest.

2. Innersekretorische Krankheiten

Zu den schweren Genitalhypoplasien bei innersekretorischen Krankheiten soll in diesem Abschnitt nur kurz Stellung genommen werden. In diesem Zusammenhang sei auf die Monographien von LABHART und JORES hingewiesen.

a) Schilddrüse

Bei dem seit früher Kindheit bestehenden *Myxödem* findet sich meist eine hochgradige Hypoplasie des Genitale. Bei dem nach der Pubertät erworbenen Myxödem sind die Tubulusveränderungen sehr variabel und können normal, aber auch sehr hochgradig verändert sein.

Die zur Behandlung der Infertilität vorgeschlagene Verabreichung von Schilddrüsenpräparaten dürfte nur für die wenigen Fälle der Unterfunktion der Schilddrüse indiziert sein. Beim Myxödem sind in der Regel die Libido und die Potentia coeundi sehr stark herabgesetzt.

Über die Herabsetzung der Fertilität bei einer *Hyperthyreose* und beim Morbus Basedow liegen nur wenige Mitteilungen vor. Wir konnten bei 2 Patienten mit einem Morbus Basedow eine Oligospermie mit Spermienzahlen unter 10 Mill./cm³ beobachten, wobei sich außer den Schilddrüsenstörungen weder anamnestisch noch klinisch ein Anhalt für die Spermiogenesehemmung ergab.

b) Pankreas

Beim *Diabetes mellitus* infolge primärer oder sekundärer Insuffizienz der endogenen Insulinproduktion sind die Libido und die Potentia coeundi sehr häufig herabgesetzt. Nach GRAFE und KÜHNAU, RUBIN u. BABBOT ist die Impotentia coeundi manchmal das erste Symptom dieser Krankheit, das den Patienten zum Arzt führt. Nach v. NOORDEN und ISAAK besteht bei mehr als 50% der Diabetiker im zeugungsfähigen Alter eine Impotentia coeundi. Es soll ein gewisser, jedoch nicht regelmäßiger Parallelismus zwischen der Schwere der Krankheit und der Stärke der sexuellen Störungen bestehen. Bei guter Einstellung des Diabetes mellitus soll die Spermiogenese normal sein (WARREN und LE COMPTE).

Das Wachstum der Testes, des Penis, der Scham- und Achselbehaarung und der Körperhaare sowie der Stimmbruch können beim jugendlichen Diabetiker sogar in einem früheren Alter als beim normalen auftreten (JOSLIN, ROOTARD, WHITE, MARBLE, BAILEY).

Besonders sei auf die umfassende Arbeit von SCHÖFFLING: „Störungen der Keimdrüsenfunktion bei männlichen Zuckerkranken" hingewiesen. Von 558 männlichen Diabetikern fand SCHÖFFLING 51% der Untersuchten in irgendeiner Form in ihrer sexuellen Leistungsfähigkeit (davon 50% Störungen der Potentia coeundi) beeinträchtigt. Die Libido blieb bei 50% der Männer mit Störungen der Potentia coeundi normal. Die Sexualstörung des Zuckerkranken wurde weder als eine Früh-, noch als eine Spätkomplikation dieser Krankheit erkannt. Sie kann Monate, Jahre oder Jahrzehnte nach Manifestation und unabhängig von der Schwere dieses Stoffwechselleidens auftreten. Frauen von Diabetikern mit Sexualstörungen wiesen weniger Konzeptionen und Geburten dafür aber häufiger Fehlgeburten auf. Bei 30,6% von 38 Untersuchten fand sich eine Oligo-Astheno-Teratospermie.

Auf Grund der eingehenden klinischen Untersuchung und der endokrinologischen Funktionsdiagnostik wird angenommen, daß die Beeinträchtigung der Keimdrüsenfunktion bei Diabetikern auf einen Ausfall der hypophysären Gonadotropinproduktion zurückzuführen ist. Bei den Erscheinungen liegt ein sekundärer, hypogonadotroper Hypogonadismus zugrunde, bei dem sowohl die germinative als auch die inkretorische Hodenfunktion versagt. Der erweiterten Diagnostik der Keimdrüsen-Funktions- bzw. Fertilitätsstörungen durch die 17-Ketosteroidbestimmung wird keine Bedeutung beigemessen. Diabetiker mit einer Impotentia coeundi und mit sicheren Androgenmangelsymptomen wiesen in der Mehrzahl der Fälle sogar eine erhöhte 17-Ketosteroidausscheidung und eine Vermehrung der Corticoide auf. Diese Befunde werden auf eine Hypertrophie der Nebenniere und somit auf eine Mehrausschüttung von Nebennierenandrogenen zurückgeführt.

Durch Zufuhr von Testosteron und insbesondere durch eine Dauersubstitution mit diesem Medikament verschwanden in vielen Fällen diese Störungen.

Sicher stellt der Diabetes mellitus einen die Fertilitätschancen herabsetzenden Faktor dar. Durch eine optimale Behandlung dieser Krankheit dürfte die In- oder Subfertilität nur in einem Teil der Fälle zu beseitigen sein.

Bei der *Hämochromatose* (Bronze-Diabetes, Pigmentcirrhose) besteht eine fibroblastische Parenchymschädigung an Leber und Pankreas. Die Krankheit ist charakterisiert durch eine grau- bis rotbräunliche Pigmentierung der Haut, einen Diabetes mellitus und eine Lebercirrhose. Häufig zeigt sich bei dieser Krankheit eine mehr oder minder hochgradige Hodenatrophie sowie eine Verminderung oder ein Verschwinden der Achsel- und Schambehaarung (BAUER, GRAFE und KÜHNAU, JOSLIN u. ROOTARD, MARBLE und BAILEY, ORTHNER).

c) Nebenniere

Beim *Morbus Addison* oder bei der *Hypadrenie* treten meist erst sekundär bei hochgradiger Kachexie Tubulusveränderungen auf. Das gleichzeitige Bestehen eines Hypogonadismus mit einem Morbus Addison wurde von BALLIF, GHERSOVICI und FELDMAN beobachtet. Die Libido und die Potentia coeundi sind meist sehr frühzeitig herabgesetzt.

Bei einer Überfunktion der Nebennierenrinde *(Hypercorticoidismus)* können im Hinblick auf die Genitalveränderungen grundverschiedene Krankheitsbilder auftreten, je nachdem ob ein *Cushing-Syndrom*, ein *adreno-genitales Syndrom* oder eine Mischform beider Veränderungen vorliegen.

Beim Cushing-Syndrom finden sich infolge Überproduktion der Glucocorticoide in der Regel eine herabgesetzte Libido und Potentia coeundi und eine mehr oder minder hochgradige Tubulusatrophie. Nach LABHART ist der Hypogonadismus beim Cushing-Syndrom primär. Offenbar besteht eine direkte hemmende Wirkung der Glucocorticoide auf die Testes. Ein Cushing-Syndrom kann vor der Pubertät zu einem Hypogenitalismus und nach der Pubertät neben den Tubulusveränderungen zu einer Feminisierung führen.

Beim adreno-genitalen Syndrom kann es infolge Überproduktion der androgen wirkenden Steroide der Nebenniere zu einem sog. ,,dissoziierten Virilismus" kommen. Das adreno-genitale Syndrom (Interrenalismus) führt zu einer frühzeitigen Ausbildung der sekundären Geschlechtsmerkmale (Körperbehaarung, Bartwuchs, Stimmwechsel), kräftigen Entwicklung der Muskulatur (,,Herkules-Knaben") und zu einem Hypergenitalismus (besonders starkem Wachstum des Penis) bei einem Hypogonadismus (Fehlen der rechtzeitig einsetzenden Spermiogenese und der Leydig-Zellfunktion oder Ausbleiben dieser beiden Funktionen). Der Hypogonadismus wird von LABHART auf die Hemmung der Gonadotropine durch die Nebennierenrinden-Androgene und Oestrogene zurückgeführt.

d) Zirbeldrüse, Prostata, Milz

Die endokrine Funktion der *Zirbeldrüse* (Epiphyse) ist umstritten. Inwieweit Veränderungen der Zirbeldrüse Tubulusveränderungen verursachen, ist nicht bekannt.

Anhangsweise seien die Untersuchungen von BIESE über den Status der Spermiogenese bei der sog. *Prostatahypertrophie* erwähnt. Die Untersuchungen an 234 Leichenhoden von Männern mit Prostatahypertrophie ergaben im Vergleich zu 88 Hoden von Männern ohne diese Veränderungen keinen Anhalt dafür, daß die Prostatahypertrophie mit einer Hodenatrophie einhergeht. Diese Untersuchungsergebnisse sind deswegen überraschend, weil vielfach die Prostatahypertrophie auf ein Überwiegen der Oestrogenbildung bei verminderter Androgenbildung zurückgeführt wird.

Nach der *Splenektomie* hatten von 48 verheirateten Männern 33 noch je 1—4 Kinder (BEGEMANN und GEHLE), 4 Männer ohne Milz blieben nach mehr als 5jähriger Ehe aus ungeklärten Gründen kinderlos.

SAUERBRUCH und KNAKE fanden im Urin splenektomierter Menschen Prolan über das als Norm geltende Maß hinaus vermehrt. Die Splenektomie soll daher ähnliche Verhältnisse wie bei der Kastration schaffen.

NISHIMURA wies bei splenektomierten Ratten nach 1—7 Monaten nach, daß das Gewicht der Hypophyse vermehrt war und die Keimdrüsen atrophisch wurden. Die experimentellen Tierversuche über den Zustand nach Milzexstirpation sind nicht einheitlich (Literatur bei SAUERBRUCH und KNAKE).

3. Lebercirrhose

Bei der Lebercirrhose sind die Tubulusveränderungen so unterschiedlich, daß man den Eindruck hat, daß nur gewisse, ätiologisch noch nicht sicher abgegrenzte Formen der Lebercirrhose unabhängig von der Schwere der Leberveränderung zur Hodenatrophie führen.

Bei manchen Leberschäden soll die Hodenatrophie dadurch entstehen, daß die Oestrogene nicht genügend abgebaut und inaktiviert werden. Durch den erhöhten Oestrogenspiegel wird die Gonadotropinausschüttung gehemmt, so daß Tubuli und Leydig-Zellen unzureichend stimuliert werden (ORTHNER, RUPP, CANTAROW, RAKOFF, LEDERER und PASCHKIS sowie WELLER) (s. S. 139).

Nach MÜLLER bestehen gegensätzliche Auffassungen über die Frage, ob die hypogenitalen Symptome der Lebercirrhotiker angeboren sind oder erst im Laufe der Krankheit erworben wurden. Hypotrichose des Stammes und feminine Schambehaarung fanden sich bei 86% männlicher Cirrhotiker gegenüber nur 20% der Durchschnittsbevölkerung. Die hypotrichotischen Männer gaben an, von jeher mangelhaft behaart gewesen zu sein. Auffallend war auch bei den Cirrhotikern die dominante Vererbung der Hypotrichose und eine Parallelität zwischen Hodengröße und Behaarungsstärke. Nach MÜLLER soll daher bei der Mehrzahl der Männer mit Lebercirrhose der Hypogenitalismus erblich bedingt sein und einen für die Lebercirrhose wesentlichen Dispositionsfaktor darstellen.

Auch VOEGT und WELLER fanden bei schweren akuten und bei chronischen Leberparenchymschäden eine Herabsetzung der inkretorischen und spermatogenetischen Hodenfunktion. Bei Patienten mit Lebercirrhosen war besonders in Abhängigkeit von der Dauer dieser Krankheit die Schädigung stärker als bei schwerer akuter Hepatitis.

Bei der durch Alkoholabusus bedingten Lebercirrhose finden sich häufig schwere Hodenatrophien.

Wir beobachteten bei 4 Patienten mit schweren Lebercirrhosen, die seit 10 Jahren bestanden und mit einem Caput medusae einhergingen, eine völlig normale Spermiogenese.

Bei einem Patienten mit einer *hepato-lenticulären Degeneration* (Wilson-Syndrom) sahen wir eine Azoospermie. Die Pathogenese der Tubulusveränderungen bei dieser Krankheit ist nicht bekannt.

4. Die sogenannten Kollagenosen

Unter den sog. Kollagenosen dürfte die *progressive* (diffuse) *Sklerodermie* am häufigsten Tubulusveränderungen auslösen. Bei dieser Systemkrankheit des Gefäßbindegewebeapparates des Gesamtorganismus kommt es aus unbekannter Ursache zu einer Bindegewebsneubildung, die schließlich alle Organe befällt und die Parenchyme sozusagen erdrückt. Häufig, aber nicht regelmäßig, sind eine, mehrere oder alle Drüsen mit innerer Sekretion befallen. Daher leitet sich die sicher irrige Auffassung ab, die progressive Sklerodermie sei innersekretorisch bedingt.

Die häufig nachweisbaren mehr oder minder hochgradigen Tubulusatrophien sind Folgeerscheinungen der Gefäßveränderungen, die nach SCHUERMANN zwischen die Endangiitis obliterans (WINIWARTER-BUERGER) und die maligne Sklerose (FAHR) einzuordnen sind. Die Leydig-Zellen werden später als die Tubuli von dieser Krankheit betroffen.

Von der progressiven Sklerodermie ist die *circumscripte Sklerodermie* (Morphaea) streng abzutrennen, die im Gegensatz zu der stets tödlich endigenden erstgenannten Krankheit harmlos ist und zu Spontanheilung neigt. CHRISTIANSEN, DORSAY, O'LEARY und KIERLAND fanden bei 45 Männern mit circumscripter Sklerodermie vereinzelt Gynäkomastie, Akromegalie, Dystrophia adiposogenitalis, Hodenatrophien, Epispadie und 3mal Hodendystopien. Ob es sich bei diesen Befunden um zufällige Begleiterscheinungen handelt, ist schwer zu beurteilen.

Untersuchungen über Tubulusveränderungen von Männern mit Lupus erythematodes, chronischem Gelenkrheumatismus, Periarteriitis nodosa an einem größeren Krankengut liegen unseres Wissens nicht vor.

Bei einem 18jährigen Patienten mit einer seit 5 Jahren bestehenden, klinisch gesicherten und jetzt weitgehend erscheinungsfreien Dermatomyositis und Gynäkomastie stellten wir eine normale Spermiogenese fest (s. Abb. 178).

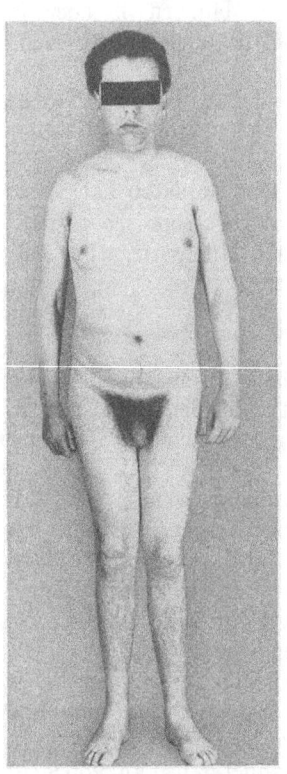

Abb. 178. 22jähriger mit Gynäkomastie und normaler Spermiogenese. Zustand nach Dermatomyositis und Calcinosis

5. Hypotonie und Hypertonie (Arteriosklerose)

Männer mit *Hypotonie* leiden manchmal an einer Impotentia coeundi, die leicht durch blutdrucksteigernde Mittel beseitigt werden kann. In eigenen Untersuchungen konnte kein sicherer Zusammenhang zwischen Spermiogenesehemmungen und Hypotonien nachgewiesen werden.

Hingegen fanden sich bei schwerer *Hypertonie* regelmäßig mehr oder minder hochgradige Spermiogenesehemmungen. Auch die histologische Untersuchung der Hoden zeigte deutliche Veränderungen an den Gefäßen.

Auch mit der Möglichkeit isolierter Hodengefäßveränderungen muß gerechnet werden. Eine Arterio- und Arteriolosklerose der Hodengefäße stellte STAEMMLER bei Patienten mit allgemeiner Arteriosklerose fest. Bei Arteriosklerose wies HOMMA im Hoden infarktartige, keilförmige Nekrosen nach, die nicht auf Embolien oder Thrombosen zurückzuführen waren (s. S. 217).

Im Alter werden Spermiogenesehemmungen gegebenenfalls durch die Hypertonie und nicht durch die früher angenommene verminderte, altersbedingte Androgenproduktion hervorgerufen.

6. Gehirn- und Rückenmarkskrankheiten

Tubulusveränderungen nach Gehirn- und Rückenmarkstraumen sind in dem Abschnitt „Traumen" abgehandelt. Ähnlich wie bei Verletzungen zeigen sich bei Tumoren, entzündlichen und nichtentzündlichen Krankheiten des Gehirns und des Rückenmarks an den Hoden sehr unterschiedliche Veränderungen, deren Häufigkeit und Pathogenese heute meist noch unbekannt ist. Eine Herabsetzung der Libido und der Potentia coeundi geht bei diesen Krankheiten in der Regel parallel mit einer Störung der Potentia generandi. Doch kann bei diesen Krankheiten auch ein isolierter Tubulusschaden bei normaler Potentia coeundi vorliegen. Hinweise auf die Keimdrüsenstörungen durch Krankheiten der extrasellären Hypophyse und durch organische Krankheiten der vegetativen Hypophyse finden sich bei ORTHNER. Bei jungen Patienten mit progressiver Paralyse sollen Hodenatrophien häufig vorkommen (ORTHNER) (s. auch S. 163).

Bei einem Patienten mit einer seit 10 Jahren bestehenden multiplen Sklerose mit Blasenlähmungen und einer Impotentia coeundi war das Hodenbild normal. Bei 3 Patienten mit einer Tabes dorsalis fanden wir mäßige Spermiogenesehemmungen.

7. Psychosen

WITTE beobachtete oft an einem Sektionsmaterial von 134 Schizophrenen verschiedener Altersstufen eine fehlende oder herabgesetzte Spermiogenese. Bei vergleichenden Untersuchungen zeigte sich eine Verkleinerung der Hoden bei Schizophrenen in 60% der Untersuchten, bei Paralytikern in 36% und bei senil Dementen in 45%. WITTE führt diese Hodenveränderungen auf eine Organminderwertigkeit bei dieser Krankheit zurück. Nach BERINGER und DÜSER waren unter 200 Patienten mit Schizophrenie in 15% der Untersuchten die Hoden verkleinert.

8. Krankheiten mit möglicher Tubulusschädigung

In diesem Abschnitt sollen einige Krankheiten mitgeteilt werden, bei denen von einigen Autoren ein Zusammenhang mit einer Tubulusschädigung vermutet wird.

LAMB berichtete über atrophische Hodenveränderungen bei Patienten mit *Lichtdermatitis*.

BOYD mißt *Foci* eine wichtige ursächliche Bedeutung für Spermiogenesehemmungen zu.

MEAKER sah häufig Oligospermien bei hochgradigen *Obstipationen*.

Bei chronischer primärer oder sekundärer *Anämie* treten Tubulusschäden auf. Vor und während der Pubertät ist hierbei mit einer Verzögerung der tubulären Entwicklung zu rechnen. Auch an den Leydigschen Zellen soll sich eine Reifungshemmung zeigen (SNIFFEN). Möglicherweise hängt der Grad einer Tubulusschädigung bei chronischen Krankheiten und bei Kachexien vorwiegend von der Schwere der Anämie ab.

BAYLE u. GOUYGOU wiesen mit Nachdruck auf die Möglichkeit der Infertilität durch Schäden an den Gefäßen hin. Neben exogenen traumatischen Schäden kommen vor allem innere Krankheiten mit mehr oder minder hochgradigen Veränderungen der Gefäße, wie Arteriosklerose, Periarteriitis nodosa und ähnliche Krankheiten in Betracht.

9. Hodentumoren

Die Tumoren im Bereiche des Genitale sollen nur im Hinblick auf ihre Bedeutung für die Fertilität besprochen werden.

Die Hodentumoren sind bei BAUER, GILBERT, GILBERT und HAMILTON, HIGGINS und ARBER, GOEGL und LANG, HICKIN-BOTHAM, RUSCHE, SOHVAL, LABHART, JORES, O'CONNELL und GESCHICKTER, FRIEDMAN und MOORE, LEADBETTER und DEAN dargestellt.

Hodengeschwülste sind in 80—95% der Fälle maligne. Wegen ihrer Neigung zur schnellen Metastasierung wird die Tumormortalität mit 30—100% angegeben. 90% aller Kranken sterben innerhalb von 1—3 Jahren.

Bei dem geringsten Verdacht auf das Vorliegen eines Hodentumors — und auch eines Adnextumors — ist so zu handeln, als ob ein maligner Tumor vorläge.

Die Hodenbiopsie ist bei Verdacht auf einen Genitaltumor streng kontraindiziert. In allen diesen Fällen ist die Klärung der Diagnose dem Chirurgen oder Urologen zu überlassen.

Hodentumoren treten bevorzugt in 2 Lebensperioden auf: Kurz nach der Geburt (DEAN) und dann nach der Pubertät zunehmend bis zu der größten Häufigkeit zwischen dem 35.—40. Lebensjahr.

Der klinische Verlauf der Hodentumoren ist gekennzeichnet durch den anfänglichen symptomlosen Verlauf und die frühzeitige Metastasierung.

Hodentumoren finden sich etwa in 2% der Befallenen bilateral. Nach einseitigem Tumorbefall besteht eine 500mal höhere Tumorgefährdung des Zweithodens als des normalen Hodens (FLICK).

Bilaterale Hodentumoren sind besonders häufig beim Kryptorchismus. Bei dem Zweittumor handelt es sich im allgemeinen nicht um eine Metastase von dem zuerst befallenen Hoden, sondern um eine neue primäre Tumorentwicklung. Wird ein beidseitiger maligner Hodentumor vermutet, so ist eine Fehldiagnose auszuschließen.

Die *Therapie* der Hodentumoren besteht in der operativen Beseitigung. Bei einseitiger Entfernung eines Hodentumors ist stets an die erhöhte Tumorgefährdung des Resthodens zu denken. Beim Kryptorchismus wird sogar eine prophylaktische operative Entfernung des stark tumorgefährdeten Hodens in Erwägung gezogen.

Nach Entfernung eines einseitigen Hodentumors sollten Patienten gegebenenfalls zu einer Frühheirat ermuntert oder ganz eingehend über das Konzeptionsoptimum aufgeklärt werden.

Die *Prognose* der Hodentumoren ist schlecht. Für die unicellulären Geschwülste gaben GILBERT und HAMILTON eine durchschnittliche postoperative Überlebenszeit von 18,2 Monaten an. Die Zeit vom ersten Auftreten der Tumorsymptome bis zum Exitus betrug im Durchschnitt 29,7 Monate.

Die *Tumoren an den Adnexen* zeigen im Gegensatz zu den Hodentumoren wesentlich seltener eine maligne Entartung. Ebenso wie an den Hoden findet sich auch an den Adnexen eine Vielgestaltigkeit der Geschwülste. Diese Adnextumoren sind selten doppelseitig. Adnextumoren können Occlusionen an den samenabführenden Wegen verursachen (BAUER).

10. Gynäkomastie

Bei der Gynäkomastie kann sich beim Manne eine so stark entwickelte und evtl. sogar milchabsondernde Brustdrüse wie bei der Frau finden.

Die Gynäkomastie ist eingehend bei JORES, LABHART, DE GENNES und BRICAIRE abgehandelt. Bei der nur in 10—20% der Fälle doppelseitig auftretenden Gynäkomastie liegt keine Krankheit, sondern nur ein Symptom vor. Nach LABHART kommen für eine Gynäkomastie folgende ursächlichen Faktoren in Frage:

A. Physiologische Gynäkomastie.

1. Neugeborenen-Gynäkomastie, Hexenbrust. 2. Pubertäts-Gynäkomastie, transitorische und persistierende Form.

B. Gynäkomastie bei Endokrinopathien.

1. Hypogonadismus (Kastration, Klinefelter-Syndrom, Leberkrankheiten, Unterernährung). 2. Testestumoren. 3. Feminisierende Nebennierenrinden-Tumoren. 4. Hyperthyreose. 5. Adenohypophysentumoren (s. Abb. 110, 113).

C. Gynäkomastie durch Medikamente.

1. Gonadotropine. 2. Oestrogene. 3. Testosteron. 4. Desoxycorticosteron, Nebennieren-Totalextrakt. 5. Protrahierte Digitalisapplikation.

D. Gynäkomastie bei nicht endokrinen Krankheiten.

1. Lepra. 2. Leukämie. 3. Nervenverletzungen (Rückenmark, Intercostalnerven). 4. Bronchuscarcinom.

E. Idiopathische Gynäkomastie.

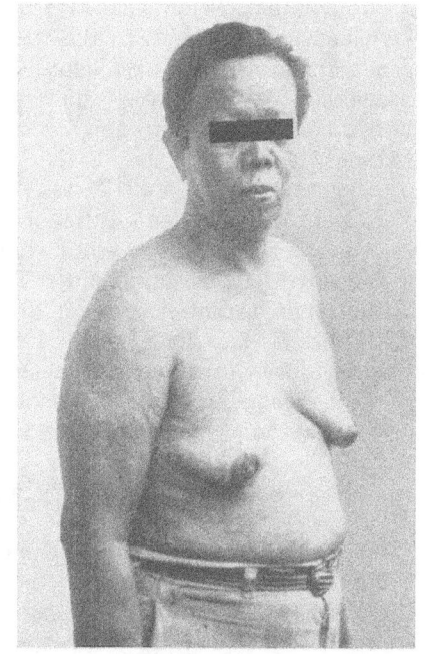

Abb. 179. 47jähriger mit Gynäkomastie infolge lepromatöser Lepra (Patient aus dem Everessly-Childs-Sanatorium, Zebu-Philippinen, vorgestellt von Dr. TELENTINO)

Die Gynäkomastie geht nur etwa in 60—70% mit Hodenveränderungen einher. KAUFHOLD fand von 120 Patienten mit diesem Symptom bei 72 Hodenveränderungen und bei 48 keine endokrinen Störungen. Die Pubertätsgynäkomastie ist im Gegensatz zu den anderen Gynäkomastieformen meist beidseitig und kann hereditär sein (LABHART). Gerade diese Form der Gynäkomastie besteht nur Wochen oder Monate.

Differentialdiagnostisch ist die Pubertätsgynäkomastie von einer Pseudogynäkomastie bei einer Pubertätsfettsucht und beim Klinefelter-Syndrom abzutrennen. Die Gynäkomastie ist beim Klinefelter-Syndrom ein nicht obligates Symptom. Auf Grund des palpatorischen Befundes allein können diese Formen nicht voneinander abgegrenzt werden (s. auch S. 197).

Bei allen Gynäkomastien ist besonders im Erwachsenenalter eine gründliche endokrinologische Untersuchung zwecks Ausschluß von Hypophysen-, Nebennierenrinden- und Hodentumoren dringend notwendig.

Sehr häufig war die temporäre Gynäkomastie bei Spätheimkehrern infolge schwerer Unterernährung (BANSI).

BRONSTEIN und SHADAKSHARAPPA beobachteten Gynäkomastien bei Thyreotoxikosen. Auch beim echten Hermaphroditismus ist das Auftreten einer weiblichen Brust möglich (JORES). Die Gynäkomastie als Folge einer Hormonbehandlung ist von der Therapie des Prostatacarcinoms und der Prostatahypertrophie her hinreichend bekannt. Weiterhin wurde eine berufsbedingte Gynäkomastie bei Chemikern und Fabrikarbeitern beobachtet, die mit oestrogenen Substanzen umgegangen waren. Die Pathogenese der Gynäkomastie bei der Verabreichung verschiedener Medikamente (Digitalisglykoside, Desoxycorticosteron, Testosteron und Gonadotropine) ist weitgehend ungeklärt.

Bei Lepra fanden GRABSTALD und SWAN unter 179 Leprakranken in 19% der Kranken eine Gynäkomastie. (Siehe Abb. 179, deren Überlassung ich Herrn Priv.-Doz. Dr. KLINGMÜLLER, Würzburg, verdanke.)

COOPER und HOEN sahen Gynäkomastie bei Männern mit Paraplegien. Die Gynäkomastie bei Leberkrankheiten wird auf einen gestörten Abbau der Oestrogene zurückgeführt (GLASS, EDMONDSON, GLASS und SOLL). Bei der sog. „idiopathischen Gynäkomastie" sind ursächliche Momente (möglicherweise weitere bisher noch unbekannte Medikamente oder mechanische Faktoren) noch nicht bekannt.

PETERS, SIEBER und DAVIS beobachteten ein familiäres Auftreten von Gynäkomastie mit Genitalveränderungen.

Vor jeder *Behandlung* einer Gynäkomastie ist eine endokrine Störung und insbesondere ein feminisierender Tumor auszuschalten. Nach LABHART sollte die chirurgische Entfernung der Brustdrüse nicht vor 1—2 Jahren nach Ablauf der Pubertät, also im 18.—19. Lebensjahr durchgeführt werden, da spontane Rückbildungen in dieser Zeit noch möglich sind.

Jede Behandlung mit Hormonen ist streng kontraindiziert, da Testosteron oder gonadotrope Hormone eine Gynäkomastie auslösen können.

VI. Psychische Einflüsse

Während die Impotentia coeundi bei 80—95% der Fälle durch psychische Einflüsse und oft durch einen unscheinbaren Anlaß ausgelöst wird, ist eine Impotentia generandi auf psychische Einflüsse als alleinige Ursache nur selten zurückzuführen. Die Zuordnung einer Infertilität oder Subfertilität zu dieser Ursache ist auch deswegen besonders schwer, da jedes Individuum in Abhängigkeit von Alter, Herkunft und besonders von Begleitkrankheiten anders reagiert.

Psychische Traumen durch einen schweren Existenzkampf, durch eine Überarbeitung oder durch Zivilisationsschäden wie das Lebenstempo, die nervöse Überreizung, den gesteigerten Reizhunger oder die ungesunde Erotisierung können unseres Erachtens ohne Zweifel, besonders im Hinblick auf die große Empfindlichkeit der Spermiogenese, zu Tubulusschäden führen. Sie sollten jedoch unter Mißachtung organischer Schäden nicht überbewertet werden.

Überhaupt sollte man sich auf Grund der Untersuchungen der letzten Jahre bei der Erforschung der menschlichen Infertilität nicht allzuviel in Ganzheits-Medizin, Psychotherapie, Psychoanalyse und in dem Auflösen von Komplexen verlieren (SIEBKE).

Untersuchungen an einem größeren Patientengut über Spermiogenesehemmungen bei Überarbeitung (bei sog. Managern), insbesondere bei geistiger Überarbeitung oder bei kurzdauernden schweren, psychischen Belastungen liegen nur vereinzelt vor.

Über Fertilitätsstörungen durch Konfliktsituationen berichteten GERTLER und STIASNY bei Soldaten.

Wir konnten 12 Patienten (sog. Manager in verantwortungsvoller Position) untersuchen, die wegen Erschöpfungszuständen *ohne* organische Veränderungen behandelt wurden. Bei diesen Patienten, die uns von Internisten wegen der gleichzeitig bestehenden Impotentia coeundi überwiesen wurden, bestand eine Normospermie.

Anders verhält es sich dagegen *bei psychischen Einflüssen durch ganz massive Ängste* bei Häftlingen in Konzentrationslagern (SCHUERMANN) oder bei Häftlingen vor der Hinrichtung (STIEVE). Bei 34 Hingerichteten oder Erschossenen fand STIEVE als Folge schwerer seelischer Erregungen und lang anhaltender massiver Ängste während der Verhandlung und nach der Urteilsverkündung schwere Veränderungen am Tubulusepithel.

STIEVE weist darauf hin, daß nur bei einem Teil der zum Tode Verurteilten Hodenatrophien nachweisbar waren. Bei den Männern mit normaler Spermiogenese handelte es sich auch entsprechend ihrem Verhalten um stumpfe Menschen, die dem eigenen Leben mit der gleichen Rohheit gegenüberstanden wie dem ihrer ermordeten Mitmenschen. Andere verhielten sich jedoch, auch entsprechend der psychiatrischen Begutachtung, psychisch besonders labil, sehr nervös und ängstlich. Bei ihnen verursachte die Angst vor dem Tode ganz besonders bei längerer Haft schwere Spermiogenesehemmungen. Bei einem im 4. Lebensjahrzehnt stehenden, während 2 Jahre inhaftierten psychisch-labilen Verbrecher waren nicht nur die Hoden hochgradig atrophiert, sondern es zeigte sich auch eine Rückbildung der Nebenhoden und der akzessorischen Geschlechtsdrüsen. Ferner waren endokrine Ausfallserscheinungen erkennbar, da dieser Mann ein eunuchoides Aussehen annahm. Auffälligerweise war die Prostata nicht verkleinert. SCHUERMANN zitiert eine in der Vorlesung mitgeteilte Beobachtung von EUGEN FISCHER, der ebenfalls bei Hingerichteten auf Tubulusatrophien aufmerksam machte.

Bei einem 29jährigen jüdischen Insassen in einem Konzentrationslager beobachtete SCHUERMANN nach der Entlassung eine Azoospermie. Dieser Mann lebte während seiner Haft ohne schwere körperliche Anstrengungen und bei normaler Ernährung in dauernder Todesangst. Angeblich soll vor dem Aufenthalt in dem Konzentrationslager der Samen reichlich und rahmig und nach der Entlassung nur noch von geringer Menge und wäßrig gewesen sein. Nach der Entlassung waren bei mehrmaligen Samenkontrollen keine Spermien nachweisbar. Drei Jahre nach der Befreiung aus dem Konzentrationslager konzipierte die Ehefrau dieses Mannes. Gleichartige Spermiogenesehemmungen konnte SCHUERMANN bei mehreren Insassen in Konzentrationslagern nach der Entlassung feststellen.

Derartige Tubulusveränderungen sollen bei massiven Ängsten nach STIEVE bereits nach wenigen Wochen auftreten und in einem Falle bereits nach 3 Tagen. Die Schwere der Atrophie hängt von der Dauer der Einwirkung ab. Meist dürften diese Tubulusschäden reparabel sein.

HOHLWEG und JUNKMANN betonten bereits 1932, daß gewisse Funktionen der Keimdrüsen und des Hypophysenvorderlappens durch ein nervöses Zentrum beherrscht werden. Das von BUSTAMANTE, SPATZ und WEISSCHEDEL entdeckte, im Tuber cinereum gelegene Geschlechtszentrum soll bei psychischen Einflüssen eine Mittlerrolle spielen. Nervöse Impulse von höheren Gehirnzentren sollen auf dieses die männliche Keimdrüsentätigkeit regulierende Zentrum überspringen, wobei dieses Geschlechtszentrum mittelbar durch Beeinflussung der Ausschüttung von gonadotropem Hypophysenvorderlappenhormon auf die Keimdrüsen einwirkt.

Das Thema „Psychosexuelle Probleme bei sterilen Ehen" wurde auf dem III. Weltkongreß für Fertilität und Sterilität sehr eingehend behandelt (s. Tagungsberichte von WILL und DOEPFMER). Im Rahmen der Vorträge und besonders der Diskussionsbemerkungen über dieses Thema prallten die gegensätzlichen Meinungen hart aufeinander. Es bestand keine Einigkeit über die Trennung von psychogen und psychosomatisch bedingten Veränderungen und über die Rolle psychogener Störfaktoren bei den Generationsvorgängen. Mit Hilfe besonderer, aus Fragebogen erarbeiteter Psychogramme ließen sich bei vielen Ehepartnern Disharmonien in der Ehe aufdecken, die jedoch zu schwer beweisbaren Schlußfolgerungen im Hinblick auf die sterile Ehe ausgedeutet wurden.

Bedenkt man, wie wenig gesicherte Tatsachen über die *ausschließlich* psychogen bedingte Sterilität der Frau trotz der subjektiven Dauerkontrolle des aufschlußreichen Menstruationsvorgangs vorliegen, so ist zu verstehen, wie schwer, wenn nicht unmöglich, beim Mann die Erfassung von *ausschließlich* psychogen bedingten Spermiogenesehemmungen ist.

Anhang: Der Einfluß des Lichtes

In einer umfassenden Arbeit weist KOLLER auf die Bedeutung des Lichtes für die Spermiogenese im Tierreich hin. Die Ergebnisse der Tierversuche sind nicht einheitlich. Bei den Haustieren dürfte der Lichtfaktor keine wesentliche Rolle spielen (KOLLER). Durch Blendung von Hähnen und Hunden konnte CENI eine Keimdrüsenatrophie erzielen. STIEVE konnte diese Versuche nicht reproduzieren. Beim Menschen hat der Verlust der Sehtüchtigkeit offenbar keinen Einfluß auf die Spermiogenese. STIEVE untersuchte die Hoden eines Mannes 12 Jahre nach der Erblindung durch einen Unfall und fand eine normale Spermiogenese.

Uns ist die normale Zeugungsfähigkeit von 3 Kriegsblinden bekannt. Unsere Anfrage bei Herrn Prof. MÜLLER (Universitäts-Augenklinik Bonn) und bei Herrn Dr. KLEIN (vom Institut der Génétique Mèdicale in Genf) ergab, daß auch bei angeborener Blindheit ohne Mißbildung der Genitalorgane keine Impotentia generandi bekannt sein soll.

VII. Infektionskrankheiten

1. Einleitung

Beim Studium von Handbüchern oder Übersichten über Infektionskrankheiten fällt auf, wie wenig die Komplikationen an Hoden und Nebenhoden berücksichtigt wurden. Untersuchungen über die Beziehungen von Infektionskrankheiten zur männlichen Infertilität mit Kontrollen während der Krankheit und Monate oder Jahre nach Ablauf der Krankheit liegen nur ganz vereinzelt vor (BALLEW und MASTERS, DEMEL, DOEPFMER, GOTTSCHALK, HEINKE und KNOTH, JARMATZ, MICHELSON, NIKOLOWSKI, WEYENETH). Die Bedeutung der einzelnen Infektionskrankheiten für das Auftreten einer Infertilität oder Subfertilität wird vor allem wegen des verschiedenartigen Krankenguts der einzelnen Autoren (Dermatologen, Urologen, Internisten) sehr unterschiedlich beurteilt. Die Seltenheit der Mitteilungen dürfte nicht der Seltenheit derartiger Komplikationen entsprechen.

2. Häufigkeit

Bei der Frage der *Häufigkeit* der infektionsbedingten In- oder Subfertilität ist man auf die zuweilen wenig zuverlässigen Anamnesen der Patienten angewiesen, so daß die für exakte Häufigkeitsberechnungen so wichtigen folgenden Beziehungen in der Regel nicht feststellbar sind:

1. Wie oft tritt bei einer Infektionskrankheit eine Hoden- oder Nebenhodenentzündung auf?

2. Wie viele der an dieser Komplikation erkrankten Knaben oder Männer werden dauernd nur einseitig geschädigt oder bleiben wegen der beidseitigen Schädigung sub- oder infertil?

3. Wie häufig ist unter den infertilen Männern die Ursache auf eine Infektionskrankheit zurückzuführen.

Wir stellten bei 8,5% der infertilen Männer eine Infektionskrankheit als wahrscheinlich auslösenden Faktor fest. WEYENETH führt 36% aller primären Hodenschäden auf eine entzündliche oder toxische Schädigung des Hodenparenchyms als Folge von Infektionskrankheiten zurück. Nach NIKOLOWSKI soll die Infertilität als Folge einer Infektionskrankheit selten sein.

3. Klinisches Bild

Bleibende Schäden hängen in der Regel nicht von der Schwere der Krankheitserscheinungen an Hoden und Nebenhoden ab. Die Symptome sind oft nur spärlich. Bei Komplikationen am Hoden und seltener am Nebenhoden können Schmerzen, Schwellungen und Fieber oft weitgehend fehlen. Zu beachten ist, daß bei nur einseitig klinisch nachweisbarem Befall oft auch der andere Hoden irreparabel geschädigt werden kann. MICHELSON wies nach infektiösen Hoden- und Nebenhodenentzündungen mit nur einseitigem Befall bei 64% aller Nachuntersuchten beidseitig bleibende pathologische Veränderungen nach.

Bleibende Tubulusschäden waren besonders dann zu beobachten, wenn die Infektionskrankheiten zwischen dem 8.—15. Lebensjahr, also unmittelbar vor, während und kurz nach der Pubertät in Erscheinung traten (DOEPFMER, HOTCHKISS und NIKOLOWSKI).

Diagnostisch läßt sich oft nicht klären, ob eine Orchitis oder Epididymitis vorliegt oder ob beide Organe befallen sind. Das schnelle Auftreten, die starke Schwellung, die Druckschmerzhaftigkeit, das oft bestehende Fieber, die Leukocytose und die erhöhte Senkung sprechen für einen entzündlichen Prozeß. Differentialdiagnostisch sind vor allem eine Hodentorsion oder ein Tumor zu erwägen. Für die fulminante Torsion sind das plötzliche, mit einem starken Schmerz einhergehende Auftreten, das Ödem des Scrotums, die Verdickung der Adnexe, die fehlende Leukocytose und die fehlende Senkungsbeschleunigung typisch. Bei einer blanden Torsion können auch eine Leukocytose und eine Senkungsbeschleunigung auftreten (s. auch Kapitel Torsion).

Abgesehen von hochgradigen Hodenatrophien ist auf Grund des palpatorischen Befundes keine exakte Diagnose im Hinblick auf eine Fertilitätsstörung zu stellen. Selbst bei ausgeprägten Indurationen im Nebenhodenbereich ist eine Durchgängigkeit für die Samenfäden möglich.

4. Histologie

Bei bakteriell bedingten Orchitiden kommt es zur Einwanderung polynucleärer Zellen und Lymphocyten ins Stroma und zu einer mehr oder minder starken peritubulären Fibrose, die in seltenen Fällen so hochgradig sein kann, daß der Durchmesser des fibrösen Ringes größer als der des Tubulus ist. Das intertubuläre Gewebe zeigt einen subakut chronisch-entzündlichen Prozeß, der alle oder nur einen Teil der Samenkanäle betrifft, die einmal voll entwickelt waren. Nach Abklingen der Entzündung folgt nicht immer eine vollständige Reparation, da im Interstitium eine Fibrose zurückbleiben kann. Mikroskopisch sind die entzündlichen Veränderungen zuerst im Interstitium feststellbar, jedoch meist uncharakteristisch. Gleichzeitig mit der Entzündungsreaktion des interstitiellen und peritubulären Gewebes degenerieren die Keimzellen, die wie bei der gewöhnlichen Atrophie an den an der Lichtung liegenden Zellen beginnt. Die Schwere der Schädigung teilt WEYENETH folgendermaßen ein:

1. Vermehrte Zelltrümmer in der Lichtung. 2. Desquamation mit verminderter Reifung. 3. Vacuolisierung in den Zellen der tieferen Schicht. 4. Zeichen schwerer Atrophie.

Nach GÖGL und LANG können z. B. bei Variola, Masern, Typhus und Mumps mehr oder weniger ausgedehnte Nekrosen auftreten. Die Prognose hängt von der Ausdehnung und vor allem dem Grad der degenerativen Entzündung ab.

Das im Verlauf der Entzündung gebildete Bindegewebe führt schließlich zum Bilde der Fibrosis testis. Wir kennen — außer Lepra — keine Infektionskrankheiten, die mit großer Regelmäßigkeit aus der akuten in die chronische Orchitis übergehen oder bei denen meist herdförmig das Parenchym befallen wird.

Mehrere Jahre nach Ablauf einer Infektionskrankheit ist an dem geschädigten Hoden in der Regel — offenbar auch mit Ausnahme der Lepra (Klinefelter-Syndrom-ähnliches histologisches Bild) — kein ausgeprägt spezifisches pathologisches Substrat erkennbar.

5. Pathogenese

Über die Pathogenese bleibender Schädigungen bei Infektionskrankheiten ist wenig bekannt. Wir wissen nicht, ob gewisse Erreger (Viren und deren Toxine) ausschließlich Wärmeschädigungen oder Durchblutungsstörungen sowie möglicherweise zusätzlich auch eine anlagemäßig vorhandene Organminderwertigkeit die ausschlaggebende schädigende Rolle spielen. Offenbar führt das Zusammentreffen mehrerer dieser angeführten Faktoren zu den dauernden Tubulusveränderungen.

In seltenen Fällen dürfte auch dem Genius epidemicus eine wichtige Bedeutung zukommen. Nach BÖHM, MIESCHER und BÖHM sollen Ansiedlungen von Erregern im Nebenhoden besonders häufig nach Traumen in diesem Bereiche möglich sein. **Gametopathien** nach Infektionskrankheiten — ähnlich den Embryopathien bei Röteln-Epidemien und anderen Viruskrankheiten — sind heute noch nicht mit Sicherheit nachgewiesen worden. Gehäufte Mißbildungen nach Mumps des Vaters sind nicht bekannt.

Für eine paterne germinative Übertragung von pathogenen Erregern — wie sie früher irrtümlicherweise bei der Lues connata angenommen wurde — liegt bisher kein Beweis vor. Die Wahrscheinlichkeit eines solchen Infektionsmodus dürfte auch deswegen gering sein, weil geschädigte Spermien in der Regel befruchtungsunfähig sind.

Im folgenden soll noch kurz auf die Pathogenese der Orchitiden und Adnexitiden eingegangen werden.

a) Orchitis

Hodenentzündungen können bei Infektionskrankheiten auf dem arteriellen (hämatogen-metastatisch), venösen oder lymphatischen Weg entstehen. Am weitaus häufigsten ist die Keimeinschleppung auf dem Blutweg. Weitgehend unbekannt ist, welche Erreger vorwiegend den ganzen Hoden befallen oder oft nur fleckförmige Ausfälle wie die Erreger des Mumps und der Malaria verursachen. In sehr seltenen Fällen kann auf venösem Wege eine Orchitis durch Fortleitung eines entzündlichen Prozesses in der Umgebung durch hämorrhagische Infarkte oder nach Thrombosen und Phlebitiden der Venae spermaticae entstehen.

In unseren Breiten dürften Orchitiden durch eine Ausbreitung auf dem lymphatischen Wege nicht vorkommen. Verschiedene Filarien verursachen infolge Verschlusses der Lymphstränge neben einer hochgradigen Elephantiasis des Scrotums eine interstitielle Orchitis mit hochgradiger Tubulusatrophie.

Eine Orchitis als alleinige Folge eines Traumas wird von OBERNDORFER abgelehnt. Die sog. „Orchite par effort" ist nach GÖGL und LANG entweder durch eine Kreislaufstörung oder — häufiger — durch das Aufflackern eines ruhenden Entzündungsherdes verursacht (s. S. 216).

b) Epididymitis

Nebenhodenentzündungen können neben den gleichen Ausbreitungswegen wie Hodenentzündungen auch canaliculär hervorgerufen werden. Unseres Erachtens ist nicht entschieden, ob der canaliculäre Infektionsmodus wesentlich häufiger als der hämatogene ist.

Eine canaliculäre, vorwiegend urethral fortgeleitete Entzündung hinterließ in mehr als der Hälfte der Beobachtungen eine narbige Obliteration des Nebenhodens (BOEMINGHAUS). Das Nichtbefallensein der Ductus deferentes an den entzündlichen Vorgängen soll nach OBERNDORFER nicht gegen eine canaliculäre Ausbreitung sprechen. Die pathogenen Erreger können hierbei entweder direkt oder durch mechanische und nervöse Reize oder durch muskuläre Kontraktionen aus der hinteren Harnröhre in die Nebenhoden gesaugt werden. Nach OPPENHEIM und LOEW soll die ascendierende Ausbreitung durch sog. antiperistaltische Wellen im Ductus deferens vor sich gehen. Von FREI konnte auf Grund von Tierversuchen an Kaninchen diese Annahme nicht bestätigt werden. Die urethral fortgeleiteten Entzündungen sind meistens im caudalen Abschnitt des Nebenhodens lokalisiert, da die Samenleiter nach ROLNICK von den Mikroben schnell passiert werden und erst der Nebenhodenschwanz Sperren für das Weiterschreiten schafft. RICHARD konnte eingespritzte Farben oder infektiöses Material nicht über den Schwanzteil des Nebenhodens hinauftreiben, da bei diesem Versuch die höher gelegenen Nebenhodengänge abgedrosselt wurden.

Bei hochgradiger Entzündung des Nebenhodens kann durch das stark entwickelte submuköse Lymphgefäßnetz am Nebenhoden eine lymphogene Ausbreitung auf die anderen Nebenhodenpartien möglich sein. Nach RENYI-VAMOS kommt eine lymphogene Ausbreitung vom Nebenhoden auf den Hoden nicht vor, da zwischen den Kanälchen des Hodens und des Nebenhodens keine Lymphcapillaren vorhanden sind.

Die hämatogen entstandenen Nebenhodenentzündungen können nach GREENBERG und GREENWALD dadurch erklärt werden, daß der Nebenhoden seiner embryonalen Anlage entsprechend ein Ausscheidungsorgan darstellt, in das auch aus dem Blut Bakterien ausgeschwemmt werden können. Auch MIESCHER und BÖHM weisen auf Grund von Tierversuchen auf den hämatogenen Übertragungsmodus bei der Entstehung von Nebenhodenentzündungen hin. Bei experimenteller Colicystitis konnte durch Unterbindung oder Resektion des Ductus deferens eine Epididymitis nicht verhindert werden. Die Streuung der Erreger findet nur in bestimmten Organen statt und hängt vom quantitativen Ausmaß der Streuung, vom Organotropismus der betreffenden Mikroben und vom Sitz des akuten Infektionsherdes ab (MIESCHER und BÖHM).

Unter welchen Bedingungen eine akute Epididymitis in eine chronische übergeht, wissen wir nicht. Ebenso ist nicht bekannt, ob die heute noch weitgehend ungeklärte Epididymitis chronica fibrosa allein auf eine infektiöse Genese zurückzuführen ist. Chronische Nebenhodenentzündungen werden viel zu häufig mit einer tuberkulösen Genese in Zusammenhang gebracht (SUREN).

c) Epididymitis spermiostatica granulomatosa

Nach ZETTERGREN soll die heute noch wenig bekannte Epididymitis spermiostatica granulomatosa häufig mit einer tuberkulösen Nebenhodenentzündung verwechselt werden. Bei dieser Krankheit liegen die Spermien oft in großer Zahl frei und andere (durch mononucleäre Zellen phagocytiert) in dem umgebenden Gewebe. Ältere Prozesse sind durch sog. Spermiengranulome charakterisiert, in denen sich Bakterien finden können. CRONQVIST führt das Auswandern der Spermien auf eine Ruptur der Nebenhodenwände infolge eines erhöhten Druckes zurück. KING hingegen sieht die Ursache dieser Krankheit nicht in einem erhöhten Druck auf die Wände, sondern in einer Penetration der Spermien durch die entzündlich geschädigte Wand.

Beobachtungen über dieses offenbar nicht ganz einheitliche Krankheitsbild wurden von ZETTERGREN, ORSOS, STEINBERG und STRAUS, CRONQVIST und FRIEDMAN und GARSKE mitgeteilt. Keine Angaben fanden sich in diesen Arbeiten über bleibende Störungen der Durchgängigkeit der samenabführenden Wege.

Die sog. *Epididymitis erotica* (DEMEL, SCHIRREN) dürfte in der Regel zu keinen Fertilitätsstörungen führen.

d) Deferentitis

Eine Deferentitis kann sowohl durch ascendierende als auch durch descendierende Infektionen entstehen. Doch ist das Befallensein dieses Organs selten. Der Häufigkeit nach liegt der Sitz eines urethral fortgeleiteten, entzündlich bedingten Verschlusses im Schwanz, dann im Kopf und Körper des Nebenhodens, dann im Ductus ejaculatorius und am seltensten im Ductus deferens. KEHRER und LEBEUF weisen darauf hin, daß oft bei einseitigen Nebenhodenentzündungen und Entzündungen des Ductus deferens auch der gegenüberliegende Ductus ejaculatorius mitergriffen und verschlossen werden kann.

Als Residuen einer Deferentitis sieht man Verwachsungen der Gefäße des Funiculus spermaticus mit dem Ductus deferens und schwielige Verdickungen dieser Organe. Weiterhin sind als Folge der Atresie des Ductus deferens nach Sekretstauungen dauernde Ektasien mit Steinbildungen aufgetreten (DEMEL).

e) Prostatitis und Spermatocystitis

Entzündliche Veränderungen dieser Organe ohne gleichzeitige Stenose des Nebenhodens und des Ductus deferens beeinträchtigen die Fertilität meist nicht.

Sofern nicht Bakterien in großer Zahl, wie z. B. Colibakterien, dem Ejaculat beigemengt sind, wird die Motilität der Spermien durch eine große Zahl von Leukocyten, Erythrocyten und Plattenepithelien nicht beeinträchtigt. Bei Hämospermien als Ausdruck derartiger entzündlicher Veränderungen fanden wir meist eine völlig normale Qualität und Quantität der Bewegung. In Anbetracht des schnellen Eindringens der Spermien in die Cervix bei einem normalen Kongressus dürften diese Entzündungen keine wesentlichen Fertilitätsstörungen herbeiführen.

6. Ätiologie

Publikationen über Hoden- und Nebenhodenveränderungen als Folge von Infektionskrankheiten mit späteren Nachuntersuchungen sind sehr spärlich, weil vielfach diese Krankheiten in früher Jugend oder in spätem Alter auftreten und die Möglichkeit spermatologischer und histologischer Untersuchungen nicht gegeben ist. Weiterhin ist die spätere Erfassung derartiger Komplikationen nicht möglich, weil bei einem beträchtlichen Teil (u. E. in 50—70%) nur einseitige bleibende Schäden zurückbleiben. Auch sind die klinischen Erfahrungen früherer Mitteilungen heute nur beschränkt verwertbar, weil die bakteriell bedingten Hoden- und Nebenhodenentzündungen heute unter der modernen Therapie einen anderen Verlauf nehmen und wesentlich seltener Spätfolgen hinterlassen.

a) Geschlechtskrankheiten

Die *Gonorrhoe* war in der Vorsulfonamid- und Vorpenicillin-Ära die weitaus häufigste Ursache der männlichen und weiblichen Infertilität. GOTTSCHALK errechnete 35000—40000 jährliche Geburtsausfälle durch die Folgen der Gonorrhoe. Die Sterilität der Ehen von Gonorrhoikern war so häufig, daß damals zweifelsohne die anderen ätiologischen Momente zu wenig beachtet wurden.

METTENLEITER fand 1923 unter 306 Patienten mit doppelseitiger gonorrhoischer Nebenhodenentzündung bei 253 (83%) einen Verschluß der samenabführenden Wege. FINGER stellte bei einer Literaturübersicht im Jahre 1906 unter 242 mit doppelseitiger gonorrhoischer Epididymitis 207mal (86%) eine Obstruktion fest. Hingegen fanden DÖRFFEL und LUTTERBERG (1937) und SCHMIDT (1938) nur noch bei 50% der Patienten mit beidseitiger gonorrhoischer Nebenhodenentzündung eine Undurchgängigkeit. Nach einseitiger gonorrhoischer Nebenhodenentzündung war eine Infertilität oft durch gleichzeitigen Verschluß des gegenüberliegenden Ductus ejaculatorius bedingt (KEHRER und LEBEUF).

Heute spielt die Gonorrhoe als Ursache der Infertilität keine Rolle mehr. GARTMANN sah in den Jahren von 1951—1955 bei 625 Urethritiden nur einmal eine gonorrhoische Nebenhodenentzündung. KIRSCH und HERING beobachteten 1954 an einem Krankengut von 118 Patienten mit Epididymitis nur einmal(!) eine Gonorrhoe.

Die *Lues* dürfte für die Ätiologie der Infertilität bedeutungslos sein. BOYD, MOENCH und DOEPFMER fanden bei Luikern keine Sub- oder Infertilität. LANE-ROBERTS u. Mitarb. beobachteten bei 3 von 4 Luikern hochgradige Oligospermien. FOURNIER wies bei 3% seiner luischen Patienten Hodenschädigungen nach. Unter 950 Patienten sah LÖHE nur 5mal eine einseitige gummöse Hodenlues. Nach MEAKER sollen 25% aller ehemaligen Luiker infertil sein. Bei angeborener Lues soll eine Hypoplasie der männlichen Genitalien vorkommen (GOTTSCHALK).

Frühstadien der Lues führen in der Regel nicht zu Tubulusschäden. Bei tertiärer erworbener oder angeborener Lues dürfte sowohl bei der interstitiellen (fibrösen) als auch bei der gummösen Form die Prognose dubiös sein. Gummöse Orchitis tritt jedoch in der Regel einseitig auf, so daß die Fertilität erhalten sein kann. Ob bei der äußerst seltenen luischen Nebenhodenentzündung durch die Behandlung mit Penicillin eine normale Durchgängigkeit erzielt werden kann, ist unbekannt.

Beim *Ulcus molle* dürften ebenso wie bei der Gonorrhoe heute keine zu einer Infertilität führenden Komplikationen mehr auftreten.

Das heute sehr seltene *Lymphogranuloma inguinale* führt in den Spätstadien häufig zu einer Infertilität.

b) Genitaltuberkulose

Die Tuberkulose an Nebenhoden und seltener an Hoden ist in der Regel eine Sekundärinfektion. Sie steht unter den Organtuberkulosen nach Lungen, Knochen und Haut in ihrer Häufigkeit an 4. Stelle (SCHOBER und SANDER). Am Genitale werden am häufigsten Vorsteherdrüse und Bläschendrüsen, seltener Nebenhoden und am seltensten der Hoden befallen (GÖGL und LANG). Ob der canaliculäre Ausbreitungsweg häufiger als der hämatogene ist, steht noch nicht fest. Nach LEHMANN entsteht die Tuberkulose an den Nieren und am Genitaltrakt unabhängig voneinander. Die häufige Lokalisation an der Prostata und an den Bläschendrüsen wird durch die besondere Blutgefäßversorgung erklärt. Im Nebenhoden soll die Tuberkulose unabhängig von der genitoprimären oder genitosekundären Entstehung fast immer im Schwanz lokalisiert sein. Warum die Genitaltuberkulose am häufigsten zwischen dem 2.—4. Lebensjahrzehnt auftritt, ist nicht hinreichend geklärt. GÖGL und LANG führen diese Tatsache auf die funktionelle Kongestion der Geschlechtsorgane in diesem Alter sowie die häufigere traumatische Beeinträchtigung mit einem leichteren Eindringen hämatogen eingestreuter Tuberkelbakterien zurück.

Die Pathologie der Genitaltuberkulose des Mannes wurde von LÜCHTERATH dargestellt.

Inwieweit Genitaltuberkulosen die Fertilität beeinträchtigen, ist schwierig zu beurteilen, weil die Lokalisation oft nur einseitig ist und Spermiogenesehemmungen häufig Ausdruck der Allgemeintuberkulose bei Kachexie, Anämie, Fieber oder toxischen Einflüssen sind.

Auch heute gilt bei einer Nebenhodentuberkulose die Resektion als Methode der Wahl. Ob durch die Anwendung moderner Tuberkulostatica bei einer fortgeschrittenen Nebenhodentuberkulose und bei einer tuberkulösen Deferentitis eine normale Durchgängigkeit erzielt werden kann, erscheint sehr fraglich.

Von 7 Patienten mit einseitiger Resektion des Nebenhodens beobachteten wir 3—5 Jahre nach Ausheilung der Genital- und Allgemeintuberkulose bei 3 Patienten eine Fertilität, bei einem Patienten eine Azoospermie und bei drei eine hochgradige Oligospermie mit stark herabgesetzter Motilität und starker Vermehrung der pathologisch geformten Spermien. Offenbar sind häufig auch bei einem nur einseitigen Befall der klinisch scheinbar gesunde Hoden und Nebenhoden durch die Begleitsymptome der Tuberkulose mitergriffen. Nachuntersuchungen zur Frage der Reparabilität dieser Veränderungen wären von Wichtigkeit.

c) Mumps

In unseren Breiten dürfte von allen Infektionskrankheiten dem Mumps die wesentlichste ursächliche Bedeutung für die Infertilität zukommen (s. S. 213).

Mit der Mumpsorchitis befassen sich eingehend die Arbeiten von BALLEW und MASTERS, BENARD, BIEBERBACH, CANDEL, CHARNY, CONOLLY, DANIELSON, DEMEL, HEINKE und KNOTH, JARMATZ, NIKOLOWSKI, NORDLANDER, RADIN, REUSCHER, ROBINSON, STENGEL, WERNER und WEYENETH.

Nach WERNER ist der Mumps in den USA nach Masern, Influenza und Varicellen die 4. häufigste Infektionskrankheit. Von den Viruskrankheiten hat das Mumpsvirus die größte testotrope und wahrscheinlich auch eine epididymotrope Wirkung.

Eine Hodenverkleinerung nach Mumps soll zum erstenmal von HIPPOKRATES beschrieben worden sein (VAUGHAN).

Die stark voneinander abweichenden Mitteilungen über die Häufigkeit der Mumpsorchitis und der bleibenden Tubulusschäden sind auf das Alter der Kranken, die Anfälligkeit der Patienten, den Genius epidemicus (KLEMM), regionale Unterschiede (NIKOLOWSKI), jahreszeitliche Einflüsse(?) und die unterschiedlich exakten Untersuchungen zurückzuführen.

Die überragende Bedeutung des Genius epidemicus bei Epidemien ist von den Folgen der 1941 in Australien herrschenden Röteln-Epidemie mit schweren, in anderen Teilen der Erde bisher nicht beobachteten Embryopathien bekannt. Doch sind Virusepidemien mit so hochvirulenten Erregern und so starker teratogener Wirkung wie bei dieser Röteln-Epidemie sehr selten. Bei dieser Röteln-Epidemie waren die Kinder von 90% der während der ersten 4 Monate von der Epidemie befallenen Mütter mißgebildet. Bei einer Infektion der Mutter nach dem 4. Schwangerschaftsmonat sank der Prozentsatz mißgebildeter Neugeborener auf 50%.

Beim Studium der Literatur über die Häufigkeit der Infertilität nach Mumpsorchitiden fällt auf, daß einige Autoren (BENARD, WERNER, STENGEL, WESSELHOEFT) dem Mumps eine sehr geringe oder gar keine Bedeutung beimessen, während andere auf Grund zwingender Befunde (BALLEW und MASTERS) den hohen Prozentsatz von Hodenatrophien in ihrem Krankenmaterial hervorheben. WERNER gibt die von 15 verschiedenen Autoren ermittelte Häufigkeit einer Mumpsorchitis mit 11—66% (durchschnittlich 28%) an.

BENARD veröffentlichte 1927 eine Arbeit mit dem Titel: «La stérilité consécutive aux oreillons adultes est un mythe»‘ Unter 175000 Mumpskranken in der französischen Armee fand dieser Autor angeblich nur einen infertilen Mann.

Ohne Untersuchungen von Ejaculaten und ohne Anfertigung von Hodenbiopsien stellten WESSELHOEFT von 347 Patienten in 55%, CANDEL von 49 Patienten in 55% und DERMON und LETTEW von 44 Patienten in 48% eine Hodenatrophie fest. Nach WERNER entwickelte sich unter 2000 Mumpskranken nur in 1,7% aller Kranken und in 6,8% der Kranken über 13 Jahre eine Mumpsorchitis. In 35,8% der Mumpskranken mit Orchitiden zeigte sich eine Hodenatrophie und zwar in 50% rechtsseitig, in 40% linksseitig und in 10% beidseitig.

WERNER mißt dem Mumps als Ursache der Infertilität keine große Bedeutung zu, da nur 1,7% aller Männer mit Mumps nach seinen Untersuchungen an einer Orchitis litten und von diesen nur 13% eine Hodenatrophie mit bleibender Infertilität aufwiesen.

BALLEW und MASTERS stellten bei 79 Patienten mit beidseitiger Mumpsorchitis bei Nachuntersuchungen 11mal (18%), NIKOLOWSKI bei 54 Kranken 8mal (15%) und DOEPFMER bei 42 Patienten 12mal (21%) eine Infertilität fest.

Doch ist es wie bei jeder anderen Beurteilung einer Infertilität ungewiß, ob der vorausgegangenen Mumpsorchitis die alleinige ursächliche Bedeutung zuerkannt werden kann.

Mumpsorchitiden treten in jedem Lebensalter, jedoch unter Bevorzugung der Altersklassen von 13—20 Jahren auf. CONOLLY sah einen 7 Monate alten Säugling mit einseitiger Orchitis und einen 6 Monate alten mit beidseitiger Orchitis als einziger Manifestation des Mumps, der durch die Epidemiologie und die Komplementbindungsreaktion gesichert war.

Selbst im kryptorchen Hoden wurde eine Mumpsorchitis beobachtet. Auch können Nebenhoden, Samenstränge und Prostata befallen werden (RADIN, ROBINSON, WESSELHOEFT und NIKOLOWSKI).

Bleibende Tubulusschäden sind besonders dann häufig, wenn die Mumpsorchitis *vor, während und unmittelbar nach der Pubertät* auftritt (DOEPFMER, NIKOLOWSKI). Die Orchitis beginnt im Durchschnitt am 3.—6. Tag nach Auftreten der Parotisschwellung und dauert 5—10 Tage (WERNER). Nach CANDEL trat bei 68 Patienten die Orchitis in 66% in der ersten Woche, in 25% in der zweiten und in 9% in der dritten Woche nach Manifestierung der Parotitis auf. Die Orchitis kann der Schwellung der Ohrspeicheldrüse vorausgehen. Die Schwere der Orchitis geht nicht proportional mit dem späteren Grad der Atrophie. Meist wird der Hoden nicht komplett, sondern nur herdförmig befallen. NORDLANDER, HEINKE und KNOTH wiesen bei schwerer einseitiger Mumpsorchitis auch im klinisch gesunden Hoden Tubulusveränderungen nach (Abb. 115).

Die *Histologie* der Mumpsorchitis wird eingehend in den Arbeiten von NORDLANDER, HEINKE und KNOTH sowie CHARNY dargestellt (ferner im Kapitel: „Klinik der Fertilitätsstörungen").

Bei der Mumpsorchitis findet sich eine seröse, z. T. hämorrhagische Entzündung des Hodeninterstitiums. Die Leukocyten wandern durch die Membrana propria in die Hodentubuli und werden bei akuter Orchitis oft in Massen in dem

Zentrum der Tubuli gefunden (NORDLANDER). Bei schweren Verlaufsformen werden auch Hämorrhagien und Nekrosen beobachtet. Meist zeigten sich ein wechselnd starkes Ödem mit nachfolgender herdförmiger Entzündung und Ödemfolgezuständen am Keimepithel. Bei schwerem Fieber treten auch durch Wärmeschäden reversible Reifehemmungen auf. Die schweren und bleibenden Schädigungen sind jedoch durch die stark ausgeprägte seröse Entzündung des Zwischengewebes bedingt, wobei das Hodeninterstitium als Angriffspunkt des Mumpsvirus betrachtet wird. Wahrscheinlich wird das Tubulusepithel erst sekundär betroffen (NORDLANDER). Durch die exsudative Entzündung wird eine Störung der Funktion der Membrana propria und der Tubuli contorti verursacht. Es kommt zum Aufhören der Spermiogenese im Stadium der Spermatiden über die Reihe der Spermatocyten bis zur generalisierten Sklerose der gesamten Kanälchen (Spermangiitis obliterans). Auch CHARNY sieht die starke ödematöse Durchtränkung des Hodengewebes und die Exsudatansammlung innerhalb der wenig dehnbaren Tunica albuginea als wesentlichste Ursache für die regressiven Keimepithelveränderungen an.

Die histologischen Veränderungen weisen darauf hin, daß bei Mumpsorchitis ein herdförmiger Parenchymausfall möglich ist. SANDLER beobachtete bei einem Patienten 18 Monate nach einer Mumpsorchitis bei einer Zahl von nur 50000 Spermien im Kubikzentimeter eine Konzeption mit nachfolgendem Abort im 3. Monat. Im nächsten Jahre konzipierte die Ehefrau dieses Patienten und hatte anschließend eine normale Geburt. 12malige Untersuchungen des Ejaculats im Laufe eines Jahres ergaben eine Durchschnittszahl von nur 142000 Spermien im Kubikzentimeter (Maximum der Spermienzahl 1,36 Mill./cm³) und eine Quantität der Motilität von 50%. Ein zweiter Patient war nach einer Mumpsorchitis mit einer Oligospermie von 4,25 Mill. Spermien im Kubikzentimeter zeugungsfähig.

Die *Behandlungsergebnisse* beim Mumps werden sehr unterschiedlich beurteilt (PETERSDORF und BENNETT). Durch eine kombinierte Therapie von Breitspektrum-Antibiotica mit Corticosteroiden (ZELUFF und FATHERREE) klangen Fieber und Parotisschwellungen sehr schnell ab, doch konnten während dieser Therapie die Komplikationen an den Testes nicht verhindert werden. Trotz der widersprechenden Behandlungsergebnisse halten wir die Verabreichung von Breitspektrum-Antibiotica und Corticosteroiden für notwendig. Chirurgische Maßnahmen oder die Verabreichung von Oestrogenen dürften heute nicht mehr gerechtfertigt sein. Ob Rekonvaleszentenserum oder γ-Globuline Orchitiden verhindern können, ist nicht bewiesen.

d) Morbus Bang

Im Gegensatz zu einigen Tieren (KOLLER) führt die Bang-Orchitis beim Menschen nur selten zu einer Infertilität. Die Häufigkeit einer Orchitis wird beim Morbus Bang nur mit 1—5% angegeben (LÖFFLER, MOESCHLIN und HILLA HORSTMANN und LEUSDEN, SCHITTENHELM und HARDY u. Mitarb.). Hoden, Nebenhoden, Bläschendrüsen und Urethra können befallen sein. Die Bang-Orchitis ist durch weitgehende Schmerzlosigkeit charakterisiert.

Der Morbus Bang zählt zu den cyclischen Infektionskrankheiten und kann nach Abklingen des akuten Krankheitsbildes latent weiterbestehen und ähnlich wie die Tuberkulose einzelne Organe befallen. Komplikationen können daher Wochen und Monate nach Beginn der Krankheit auftreten. HAMANN beschrieb bei einer seit 3 Jahren bestehenden Krankheit eine Aspermie als Folge einer beidseitigen Nebenhodenentzündung mit linsen- bis kirschkerngroßen deutlichen Indurationen im Kopf- und Schwanzteil.

DE LA BALZE u. Mitarb. stellten bei Bang-Kranken 7mal eine Orchi-Epididymitis und 6mal eine Epididymitis fest. Bei Nachuntersuchungen fanden sich 3mal eine Azoospermie, 6mal eine Oligospermie und nur 3mal eine Normospermie. Bei den Patienten mit Azoospermie ergab die Hodenbiopsie eine Tubulusatrophie mit schwerer peritubulärer Sklerose. Wir sahen unter 3 mit Antibiotica behandelten Bang-Orchitiskranken bei Nachuntersuchungen 2mal eine Normospermie und einmal eine geringgradige Oligospermie.

e) Grippe

Bei der Grippe liegt weder eine klinisch klar definierte noch eine bakteriologisch-serologisch bisher abgegrenzte Krankheit vor. Sie kann sowohl durch Viren als auch durch Bakterien hervorgerufen werden. Als Komplikation dieser Krankheit können Orchitiden, Epididymitiden, Prostatitiden und Spermatocystiden besonders in der Rekonvaleszenz auftreten (GÖGL und LANG, ANDRIEU, SCHNEIDER und SCHEUERLEN). Während der Grippeepidemien nach dem ersten Weltkrieg wurden zahlreiche Nebenhodenentzündungen gesehen. Die häufigen sog. unspezifischen Nebenhodenentzündungen werden oft auf eine Grippe zurückgeführt. NIKOLOWSKI beobachtete einmal nach Grippe-Nebenhodenentzündung eine normale Zeugungsfähigkeit. Wir sahen bei 3 Patienten mit dieser Komplikation einmal eine Normospermie, einmal eine hochgradige Oligospermie und einmal eine Aspermie.

f) Malaria

Die Malaria dürfte als Ursache der Zeugungsunfähigkeit relativ häufig vorkommen. Offenbar sind die Orchitiden bei dieser Krankheit weitgehend schmerzlos. Bei 4 Patienten mit hochgradigen Tubulusatrophien wurde in der Anamnese eine Malaria angegeben (DOEPFMER). Auch NIKOLOWSKI beobachtete bei einem Patienten eine Infertilität nach einer Malaria tropica. Weitere Literaturhinweise über Malaria-Orchitiden finden sich bei JARMATZ.

g) Lepra

Nach KLINGMÜLLER sind spezifische Veränderungen im Hoden von Leprakranken beidseits sehr häufig. Auch können die Nebenhoden mitbefallen sein. GRABSTALD und SWAN fanden unter 179 Leprakranken in 28% eine Hodenatrophie und in 19% eine Gynäkomastie. Bei der leprösen Orchitis soll das histologische Bild sehr charakteristisch sein. Nach BABES werden bereits im ersten Jahr der Lepra die Tubuli geschädigt. Es kommt zu einer hochgradigen Atrophie der Tubuli mit fortschreitender kompletter Fibrose und obliterierender Endarteriitis. Das histologische Bild soll zusammen mit der Gynäkomastie (s. Abb. 179) Ähnlichkeit mit dem histologischen Bild beim Klinefelter-Syndrom haben (GRABSTALD und SWAN, VASILJEV, KLINGMÜLLER).

h) Sonstige Krankheiten

CALLOMON und WILSON wiesen nach *Variola* schwere Tubulusschäden nach. Das *Pockenvirus* soll zuerst Entzündungen und Nekrosen im interstitiellen Gewebe herbeiführen und dann auf die Tubuli übergreifen (PAASCHEN). Eine hämatogene Orchitis wurde häufig bei Pocken und selten sogar nach Pockenimpfungen beobachtet (CHIARI, FRÄNKEL, ORMISTON). Bei *Dengue*-Fieber zeigte sich unter 141 Patienten bei 8 eine akute Hodenentzündung, die 3mal zu einer Atrophie der Hoden führte (WEYRAUCH und GASS). Beim *Fleckfieber* wurden hämatogene Orchitiden mit schweren bleibenden Parenchymschäden beobachtet. Histologische

Untersuchungen an den Hoden solcher Kranken liegen von DAWYDOWSKI und CEELEN sowie MORGENSTERN vor.

Hodenveränderungen bei *Filariasis* beschrieb KING.

Bei verschiedenen *Mykosen* (Sporotrichose, nordamerikanischer Blastomykose, Coccidioidomykose, Torulose und Maduramykose) beschreibt KÖHLMEIER eine Beteiligung des Nebenhodens und Hodens. In diesen Fällen wurden die Patienten oft unter der Vermutungsdiagnose: „Tuberkulose" operiert. Weitere Literaturhinweise über Mykosen an den Genitalorganen finden sich bei KÖHLMEIER und KING.

7. Prognose

Bei bakteriell bedingten Hoden- und Nebenhodenentzündungen ist die Prognose im Hinblick auf die Fertilität — abgesehen von der Tuberkulose und der Lepra — als günstig anzusehen. Bei virusbedingten Infektionskrankheiten mit Komplikationen an Hoden und Nebenhoden ist die Prognose auch heute noch zweifelhaft. Ebenso führen Mykosen und Krankheiten durch Protozoen an Hoden und Nebenhoden häufig zu einer Infertilität.

Weiterhin ist für den bleibenden infektionsbedingten Schaden das Lebensalter bestimmend. Besonders deletär wirken sich Infektionskrankheiten mit Nebenhoden- und Hodenkomplikationen zwischen dem 8.—15. Lebensjahr, also vor, während und nach der Pubertät aus. Der Möglichkeit der prä- und interpuberalen Infertilität ist daher besonderes Augenmerk zu schenken.

8. Therapie

In vielen Fällen ist die Ätiologie der Hoden- oder Nebenhodenentzündung auf Grund der unzureichenden diagnostischen Untersuchungsmethoden, wie z. B. Komplementbindungsreaktion für Virusinfektionen, nicht festzustellen. Aus diesem Grunde sollte bis zu einer exakten Diagnose keine Zeit verloren werden, in der sich ein irreparabler Schaden ausbilden kann.

Bei allen Orchitiden und Epididymitiden sollten hochdosierte Breitspektrum-Antibiotica und gleichzeitig Corticosteroide verabreicht werden. Wir befürworten diese Medikation, auch wenn die Ansichten über die Wirkung von Breitspektrum-Antibiotica bei virusbedingten Infektionskrankheiten noch auseinandergehen.

Bei allen Orchitiden und Epididymitiden ist eine strenge Bettruhe von mindestens 3 Wochen einzuhalten. Beim Mumps sollte eine 3 Wochen lange Bettruhe auch ohne klinisch nachweisbare Hodenveränderungen eingehalten werden. Stets ist zu berücksichtigen, daß Komplikationen an Hoden und Nebenhoden ohne klinische Erscheinungen erst in der 3. oder 4. Woche nach Beginn der Infektionskrankheit auftreten können.

VIII. Berufskrankheiten

1. Einleitung

Hodenschäden sind während der letzten Jahrzehnte in allen Kulturländern als Folge von zahlreichen Berufskrankheiten aufgetreten. Sie sind jedoch wegen der Schwierigkeit der Erfassung bis heute wenig beachtet worden und haben somit keine rechtliche Stellung im Sinne einer Anerkennung gefunden (HOFERER).

Die durch eine bestimmte Berufskrankheit geschädigten Patienten sind durch die Gesetzgebung rechtlich den bei einer Berufstätigkeit Verunglückten gleichgestellt. Für Berufsgeschädigte wird heute meist besser gesorgt als für andere Kranke. Unter den bisher 40 anerkannten Berufskrankheiten, deren Zahl ständig ansteigt, ist bisher noch kein Passus enthalten, der sich auf einen die Fertilität betreffenden Schaden erstreckt. Ebenso wird in der Reichsversicherungsordnung bis heute eine Impotentia generandi oder eine Impotentia coeundi ohne endokrine Ausfallserscheinungen nicht im Sinne einer sog. Erwerbsminderung oder einer Entschädigungspflicht anerkannt, wenn auch eine derartige Schädigung für Mann *und* Frau ernste psychische Folgen nach sich ziehen kann (s. Kapitel Versicherungsrechtliche Begutachtung).

Als berufsbedingte Schäden betrachtet man krankhafte Veränderungen, die durch berufliche Gegebenheiten, Eigentümlichkeiten oder Einflüsse verursacht oder ausgelöst werden, unabhängig davon, ob sie mit mehr oder minder schweren Funktionsstörungen einhergehen, ob sie entschädigungspflichtig sind oder zu einer Erwerbsminderung führen (SCHUERMANN).

Ganz allgemein setzt die Anerkennung des beruflichen Schadens oder der eventuellen Berufskrankheit Schäden durch das Arbeitsmilieu, die spezifische Arbeitsweise und die individuelle Disposition in einem bestimmten Beruf voraus. Ferner sollen diese Schäden in einer gewissen Berufsgruppe mit einer bestimmten Häufigkeit unter den gleichen Voraussetzungen auftreten und häufiger als bei der allgemeinen Bevölkerung vorkommen. Nach BUCKUP lassen sich diese Schäden in ihren Symptomen oder möglichen Zusammenhängen oft nicht klar von sonstigen Krankheiten abtrennen. Sie stellen oft klinisch undurchsichtige Krankheitsbilder und Ursachenkomplexe durch expositionelle und dispositionelle Faktoren dar.

Diese wichtigen Voraussetzungen für eine Anerkennung können bei der Frage einer berufsbedingten Sub- oder Infertilität nicht als richtungsweisend herangezogen werden, da uns objektive und subjektive Vergleichsmaßstäbe bei dem betreffenden Individuum durch einen oder mehrere Ejaculatsbefunde vor Eintritt in die jeweilige Arbeitsgruppe und bei einem größeren Kollektiv bei der betreffenden Arbeitsgruppe fehlen.

Weiterhin läßt sich die Frage des beruflichen Zusammenhangs aus folgenden Gründen schwer klären:

1. Viele, besonders junge Männer (im Pubertätsalter z. B. als Lehrlinge) sind zur Zeit der oft nur einige Jahre einwirkenden Noxe noch unverheiratet. Sie werden nicht untersucht, weil noch kein Kinderwunsch besteht. In späteren Jahren wird infolge Verbesserung oder Wechsels des Arbeitsplatzes die vorausgegangene und besonders in jungen Jahren schwerwiegende Schädigung und deren Zusammenhänge nicht mehr berücksichtigt und ihre Tragweite nicht erkannt.

2. Manche Tubulusschäden werden erst nach mehrere Jahre dauernden und stetigen Einwirkungen manifest, wenn kein Kinderwunsch mehr besteht. Diese Tatsache dürfte besonders für Röntgenologen oder die Arbeiter zutreffen, die ionisierenden Strahlen ausgesetzt sind.

3. Ein nicht unbeträchtlicher Teil von Berufsgeschädigten entzieht sich den Untersuchungen, weil sie zu einer früheren Zeit fertil waren und infolgedessen eine Berufsschädigung nicht in Betracht ziehen. Die ohne Zweifel nicht seltene berufsbedingte „Einkindsterilität" kann nicht näher erforscht werden, weil heute nur noch in seltenen Fällen der Wunsch nach einem 2. oder 3. Kinde besteht.

4. Bei manchen Männern wird eine berufsbedingte Subfertilität durch eine hochfertile Ehefrau kompensiert. Mancher Berufsschaden kann folglich erst durch die Eigentümlichkeiten der Frau manifest werden, bei der ebenfalls eine Subfertilität, beispielsweise durch einen Infantilismus oder ein zu hohes Alter, vorliegt.

5. Eine In- oder Subfertilität wird oft durch mehrere schädigende Faktoren ausgelöst. So kommt eine berufsbedingte Schädigung möglicherweise nur bei

Männern mit bereits vorhandenen — anlagebedingten ? — geringgradigen Spermiogenesehemmungen oder an der unteren Grenze der Norm liegenden Spermienzahlen zustande.

Die „Anlagebedingtheit" von Hodenschäden sollte in Anbetracht unserer mangelhaften Kenntnisse über die Ätiologie nur anerkannt werden, wenn z. B. die Hoden verspätet descendieren oder seit der Pubertät deutliche endokrine Ausfallserscheinungen bestehen. Eine — vielfach sogar anerkannte — abnorme Anlage bedeutet noch keineswegs Krankheit. Zu einer Krankheit kommt es, abgesehen von wirklichen Erbkrankheiten, nur, wenn irgendeine geeignete Schädigung die Anlage gewissermaßen zum Tragen bringt. Nur Anlage plus Schädigung lösen die Krankheit aus (STURSBERG).

Die Feststellung eines beruflichen Schadens oder einer eventuellen Berufskrankheit erfordert die ursächliche Bedeutung beruflicher Einflüsse mit Hilfe der Anamnese, der Untersuchung der Arbeitsstätte, der Überprüfung der Arbeitsverhältnisse, der Arbeitsmethoden und ganz besonders des Alters des Betreffenden. Wie bereits erwähnt, spielen Noxen bei Jugendlichen während und nach der Pubertät ebenso wie bei Infektionskrankheiten eine besonders deletäre Rolle. Weiterhin ist die Dauer der Einwirkung bei den verschiedenen Schädigungen für die Frage der Reversibilität der Veränderungen von ausschlaggebender Bedeutung.

Die Erhebung der gewerblichen Anamnese ist oft sehr schwierig, da bis heute die schädigenden Stoffe meist unbekannt sind und nur ein kleiner Teil der Arbeiter, möglicherweise nur beim Vorliegen einer geringgradigen Subfertilität, von der schädigenden Noxe betroffen wird. Die verantwortlichen Betriebsleiter dürften oft nicht über die Zusammensetzung und die Gefährlichkeit der verschiedenen Noxen für die hochempfindliche Spermiogenese orientiert sein. Aus diesem Grunde können zwischen den Angaben der Arbeitnehmer und den verantwortlichen Arbeitgebern unbeabsichtigte Widersprüche entstehen.

Auch müssen kumulierende schädigende Einflüsse bei einem Berufswechsel berücksichtigt werden. Die Diagnose eines berufsbedingten Hodenschadens kann in manchen Fällen nicht auf Grund eines einzelnen Symptoms wie einer Oligospermie gestellt werden, sondern nur auf Grund des Gesamtbildes eines möglicherweise vorhandenen Symptomenkomplexes. So kann z. B. eine Hodenschädigung erst als Folge einer berufsbedingten schweren Leberkrankheit in Erscheinung treten.

Zu beachten ist auch, daß weitere Umwelteinflüsse wie enganliegende Kleidung, schlechte Arbeitsbedingungen, sitzende Lebensweise, häufige, evtl. tägliche, heiße Bäder nach der Berufsarbeit kombiniert mit sog. Zivilisationskrankheiten wie z. B. Obstipation oder Hypertonie *und* die berufsbedingten spezifischen Noxen zu einer Summation von schädlichen Einwirkungen auf die Spermiogenese führen können.

In einzelnen Großbetrieben und in mehreren amerikanischen Fabriken wird heute bei allen Arbeitern eine Voruntersuchung — nach den bisherigen Erfahrungen ohne Genitaluntersuchungen — unabhängig von den in dem Beruf möglichen Expositionen verlangt. Diese Untersuchungen wären besonders bei strahlengefährdeten Arbeitern auch mit der Anfertigung eines Spermiogramms wünschenswert.

TELEKY weist darauf hin, daß solche Voruntersuchungen im jeweiligen Betrieb eine gesundheitlich günstig zusammengesetzte Arbeiterschaft gewährleisten. Alle schwächlicheren und nicht ganz gesunden Personen werden dabei jedoch aus den gut eingerichteten und besser zahlenden Großbetrieben in schlechter eingerichtete Mittel- und Kleinbetriebe gedrängt. Schwächliche und Anfällige sind dann in den weniger geschützten Betrieben besonderen Gefahren ausgesetzt.

Berufsbedingte Schäden der männlichen Zeugungsfähigkeit haben bisher, wie bereits erwähnt, noch keine Anerkennung bei der Gesetzgebung gefunden. Aus diesem Grunde sind auch von den praktizierenden Ärzten keine Meldungen bei einem begründeten Verdacht dieser Schädigung zu erwarten. Ebenso bleiben zunächst alle notwendigen prophylaktischen Maßnahmen unbeachtet.

Das Fehlen subjektiver Symptome, die erhaltene Erwerbsfähigkeit und der möglicherweise bereits befriedigte Kinderwunsch — bei der wahrscheinlich häufigen Einkindsterilität — dürfen bei einer solchen Schädigung nicht darüber hinwegtäuschen, daß hier eine Person durch ihren Beruf in einer ihrer bedeutendsten biologischen Funktion beeinträchtigt wird (s. S. 550).

Nicht immer werden durch diese Schädigungen psychische Störungen beim Manne und auch bei der Frau auftreten. Die Zuordnung und die Beurteilung von dadurch bedingten psychischen Ausfallserscheinungen ist außerordentlich schwierig. Die psychischen Alterationen können gegebenenfalls zu einem Sinken der Erwerbsfähigkeit führen (s. S. 554).

Unseres Erachtens ist es berechtigt, daß für einige wenige derartig berufsbedingte Krankheiten mit einer Impotentia generandi der sog. Härteparagraph angewendet wird und diesen Männern eine entsprechende Entschädigung auch außerhalb der in der Berufskrankheitenliste erfaßten Leiden zukommt.

Berufsbedingte Schäden der weiblichen Fertilität sind auf Grund der subjektiv erfaßbaren Menstruationsstörungen bekannter als solche von Männern.

Von DÖDERLEIN, KOELSCH, KIRCHHOFF und HOFERER wurden diese Gonadenschädigungen eingehend dargestellt.

Die Ergebnisse zahlreicher Untersuchungen über Schädigungen der weiblichen Gonaden durch gewisse Gifte und gewerbliche Einflüsse lassen es naheliegend erscheinen, Analogieschlüsse auch bei den männlichen Gonaden durch die gleichen Substanzen anzunehmen. Die Schwere und Reversibilität der pathologischen Veränderungen dürften jedoch beim Manne nicht die gleichen sein wie bei der Frau, bei der die Doppelbelastung durch den Beruf und Haushalt sowie gewisse physiologische Zustände, wie Menstruation und Gravidität, eine mögliche zusätzliche Rolle spielen können. Ob bei bestimmten Noxen eine größere Affinität zu den Ovarien als zu den Testes besteht, wissen wir nicht mit Sicherheit.

2. Chemische Einflüsse

Beim Studium der Toxikologieliteratur fällt auf, daß bei den zahlreichen Mitteilungen über Vergiftungen durch die verschiedensten Stoffe, z. T. auch mit Sektionsberichten, die Befunde von den Genitalien fehlen. Bei den wenigen Mitteilungen über Störungen im Bereiche des Genitale findet sich oft nur die Notiz „Potenzstörungen" ohne Aufgliederung der Begriffe Potentia coeundi und Potentia generandi.

Bei vielen gewerblichen Intoxikationen stellt der betreffende Stoff erst dann eine Gefährdung dar, wenn er durch ungünstige Arbeitsbedingungen, z. B. durch Verstaubung oder Verdampfung auf den Körper einwirkt. Nach BUCKUP spielen bei allen Schäden die Arbeitsweise, die Be- und Entlüftung, die Arbeitsgestaltung (Überstunden, Akkord), die Harmonie mit den Mitarbeitern und vor allem die individuelle Anfälligkeit eine besondere Rolle. Von Bedeutung ist bei allen gewerblichen Giften die Dauer der Exposition. Für alle gewerblichen Schädigungen gilt, daß die bestdurchdachte und bestfunktionierende Prophylaxe auf die Dauer wirkungslos ist, wenn sie nicht immer wieder durch Aufklärung interessant gemacht und durch ärztliche Überwachung der gefährdeten Berufsgruppen kontrolliert wird.

Dem *Blei* kommt heute infolge prophylaktischer Maßnahmen in den entsprechenden Berufszweigen (Bleihütten, Schriftgießereien, Akkumulatoren- und Kristallglasfabriken, stanniolverarbeitenden Industrien und Töpfereien) nicht mehr die schädigende Wirkung wie in früheren Jahren zu. POSNER berichtete über Hodenatrophien mit Herabsetzung der „Potenz". Nach STIASNY soll Blei die „Potenz" mindern. In Familien von Bleiarbeitern sollen häufig Fehl- oder Frühgeburten auftreten. Auch wurde über Schädigungen der Frucht bei Frauen berichtet, deren Ehemänner an einer Bleivergiftung litten (LEWIN, BAADER, KOELSCH). RETT beobachtete ein 4jähriges Mädchen mit Cöliakie und angeborener Imbezillität, dessen Vater an einer chronischen Bleivergiftung litt. Nach TORELLI-GASTONE sollen bei Frauen von Lackierern, Schriftsetzern, Bleigießern und Arbeitern in Akkumulatorenfabriken häufig Aborte vorkommen.

TELEKY hält den schädigenden Einfluß einer Bleivergiftung des Vaters auf Schwangerschaft und Nachkommenschaft noch nicht für erwiesen.

Frauen von bleigefährdeten oder bleivergifteten Männern sollen nämlich in erhöhtem Maße selbst einer Vergiftungsgefahr durch das Reinigen der hochgradig verschmutzten Kleider ihrer Männer ausgesetzt sein.

Nach GILFORD hat Blei eine starke Affinität zur proliferierenden Zelle, so daß besonders die Spermatogonien geschädigt werden. Bei experimenteller Bleivergiftung konnten in Tierversuchen COLE, BACKHUBER und WELLER sowie PEISACHOWITSCH Tubulusveränderungen erzeugen. Bei Tierversuchen an Hunden und Katzen stellte PEISACHOWITSCH neben Tubulusveränderungen auch eine Atrophie der interstitiellen Zellen fest. Die Ergebnisse dieser Versuche müssen jedoch sehr kritisch betrachtet werden, da die Tubulusveränderungen auch auf die gleichzeitig aufgetretene allgemeine Kachexie zurückgeführt werden können.

Quecksilber ist ebenso wie Blei ein Zellgift (GILFORD), durch das nach KOELSCH und DÖDERLEIN eine Infertilität verursacht werden kann. BAADER und KOELSCH berichteten über gehäuftes Auftreten von Aborten und Totgeburten bei angeblich gesunden Frauen, deren Männer in Quecksilbergruben arbeiteten. Die Giftigkeit des Quecksilbers soll weitgehend von individuellen Faktoren abhängen, wobei die Ausscheidungsfähigkeit individuell starken Schwankungen unterworfen sein kann (BUCKUP).

Arsen, das als Aphrodisiacum und als Mittel zur Hebung des Allgemeinbefindens auch heute noch verwendet wird, spielt als Gewerbegift nur noch eine geringgradige Rolle. Arsen soll zu einer „Impotenz" führen (KOELSCH, DÖDERLEIN, BUCKUP, STIASNY, TELEKY). Man beobachtete eine Zeugungsunfähigkeit bei Männern, die in Kupferminen arbeiteten oder organische Arsenpräparate herstellten. KOSTITSCH und VERBITZKI erzeugten bei Ratten, die mit Solutio Fowleri gefüttert wurden, ohne Schädigung anderer Organe schwere Tubulusdegenerationen. BUCHWALD und THIELMANN konnten bei Mäusen diese Ergebnisse nicht bestätigen.

Kohlenmonoxyd-Vergiftungen zählen auch heute noch zu den häufigsten Intoxikationen (BUCKUP). Der Vergiftungsmechanismus ist noch umstritten. Es werden sowohl spezifisch neuro- und organotrope Eigenschaften als auch eine reine Sauerstoffverdrängung erörtert. Die an allen Organen sich abspielenden Vergiftungserscheinungen lassen sich meist durch eine Anoxämie erklären. Nach BUCKUP führt bei längerer Einwirkung oder mehrfacher Wiederholung der Sauerstoffmangel zu bleibenden organischen Schäden, die durch eine asphyktische Nekrose charakterisiert sein können.

Vor allem Arbeiter in Kokereien, Heizer, Hochofenarbeiter, Kraftfahrer und Automechaniker können gefährdet sein. RIEDL sah bei 3 Patienten mit chronischer Kohlenmonoxyd-Vergiftung eine deutliche Zunahme der pathologisch geformten Spermien. Bei einem dieser Patienten waren die Spermienköpfe deutlich verkleinert und bei einem anderen war eine hochgradige Oligospermie nachweisbar.

Nach WILLIAMS und SMITH wurden bei chronischer Leuchtgasvergiftung Ratten infertil. PEISACHOWITSCH setzte Versuchstiere über mehrere Monate einem 2%igen Kohlenmonoxydgehalt aus, ohne daß Tubulusveränderungen auftraten.

Schwefelkohlenstoff soll bei chronischer Vergiftung zu einer Hodendegeneration führen. KOELSCH, STIASNY und TELEKY berichteten über „Potenzminderung" und Störungen der Sexualsphäre.

Bei vielen gewerblichen Intoxikationen werden lediglich „Potenzstörungen" angegeben. Derartige Beobachtungen wurden bei Phosgen, Benzol und Xylol von DÖDERLEIN, bei Kohlenmonoxyd, Schwefelkohlenstoff und Tetrachlorkohlenstoff von TELEKY gemacht.

Spermiogenesehemmungen können auch durch berufliche Einwirkungen auf die Scrotalhaut hervorgerufen werden. Nach KOELSCH sind heute vor allem Arbeiter in Dachpappen-, Brikett- und Farbenfabriken bedroht, wobei Naphtha, Paraffin, Teer und Pech am Scrotum Veränderungen auslösen können. SOUTHAM und WILSON sowie BRADLEY und EHRGOTT messen den Mineralölen aus der Paraffinreihe cancerogene Eigenschaften bei. Die von diesen Ölen durchtränkte Arbeitskleidung soll am Scrotum pathologische Veränderungen verursacht haben.

Der Schornsteinfegerkrebs am Scrotum wird heute nicht mehr beobachtet.

Als gewerbliche Noxen müssen auch der Alkohol und das Nicotin in Betracht gezogen werden. Im Einzelfall läßt sich jedoch nicht feststellen, wo der Berufsschaden anfängt und wo das Genußgift aufhört (DÖDERLEIN). Diese beiden Stoffe sind in dem Kapitel „Genußgifte" abgehandelt.

3. Physikalische Einflüsse

Unter den Berufsschäden durch physikalische Noxen nehmen die Wärme- und Hitzeschädigungen einen sehr breiten Raum ein. In diesem Zusammenhang muß auf das Kapitel „Wärmeschädigungen" hingewiesen werden (s. S. 467).

a) Wärmeschäden

Die Wärmeeinwirkung kann indirekt in einem überhitzten Raum oder in sehr heißem Klima erfolgen oder direkt durch gewisse Berufskleidung bedingt sein, durch die die Hoden überwärmt oder das Scrotum an den Körper gepreßt wird.

Häufig ist die Zeugungsfähigkeit bei Europäern herabgesetzt, die in Ausübung ihres Berufs in den Tropen oder in subtropischen Zonen leben. Bei amerikanischen Soldaten wurde während des 2. Weltkrieges eine Impotentia generandi durch den Aufenthalt in den tropischen Zonen des Pazifischen Kriegsschauplatzes beobachtet. Berufe wie Lokomotivführer, Heizer, Bäcker, Arbeiter an Hochöfen oder in Eisengießereien (MOENCH, STIASNY und RUSSELL) sind durch derartige Wärmeschädigungen gefährdet.

Wir konnten bei jungen Kaminkehrern, Bäckern und Lokomotivführern eine schwere Spermiogenesehemmung feststellen.

RUSSELL sieht auf Grund von zahlreichen Beobachtungen eine Infertilität durch Hitzeexposition als erwiesen an und empfiehlt in solchen Fällen einen sofortigen Berufswechsel.

Für die Berufsgruppe der *Schweißer* soll es typisch sein, daß von seiten dieser Arbeiter eine Beeinträchtigung der Zeugungsfähigkeit durch die beim Schweißen entstehenden Strahlenquellen angenommen wird. Mit der Frage der durch diesen Beruf entstehenden Infertilität hat sich HEINKE auseinandergesetzt.

Beim *autogenen Schweißen* entstehen folgende Strahlen:
1. Wärmestrahlen (Ultrarot-Strahlen). 2. Sichtbare Strahlen. 3. Ultraviolette Strahlen.

Eine Entwicklung von Röntgen- oder γ-Strahlen durch die autogene Schweißflamme ist nicht möglich. Eine Störung der Fertilität durch Einwirkungen der unter 2 und 3 genannten Strahlenarten ist daher bei der in der Schweißflamme vorkommenden Intensität nicht anzunehmen. Diese Strahlen werden durch die übliche Kleidung völlig absorbiert. Bei fehlendem oder unzureichendem Strahlenschutz können hingegen die Wärmestrahlen durch eine Überwärmung des Scrotums um einige Grade Celsius bei der hohen Temperaturempfindlichkeit des Tubulusapparates Wärmeschädigungen hervorrufen.

Beim *elektrischen Schweißen* liegen nach Heinke die Spannungen nur bei 90 Volt; sie sind also für die Erzeugung der schädigenden Röntgenstrahlen viel zu niedrig. Die Temperatur des Lichtbogens ist höher als bei der autogenen Schweißflamme. Beim elektrischen Schweißen entstehen daher mehr erythemerzeugende ultraviolette Strahlen. Im Gegensatz zu den Wärmestrahlen durch ultrarote Strahlen ist eine Schädigung der Gonaden durch ultraviolettes Licht ausgeschlossen. Diese kurzwelligen Strahlen werden bereits in der obersten Hautschicht (0,1 mm) völlig absorbiert.

Beim autogenen Schweißen ist daher lediglich an eine primäre Hodenschädigung durch einen Wärmeschaden zu denken. Eine „Strahlen"schädigung muß bei Schweißern abgelehnt werden (Heinke, Holstein, Grämer, Waniek). Eine einfache Prophylaxe kann durch eine entsprechende Schutzkleidung herbeigeführt werden.

Rautenstrauch untersuchte 138 Schweißer (97 autogene, 28 Elektro-, 13 autogene- und Elektroschweißer) und fand bei keinem dieser Arbeiter eine Störung der sexuellen Funktion. Nach Noack teilten nur 2 von 368 untersuchten Elektroschweißern Kohabitationsschwierigkeiten mit. Bei einem Arbeiter lag eine Thyreotoxikose, bei dem anderen eine allgemeine „Nervosität" vor. Nach Grämer kann es bei Elektroschweißern zu vegetativen Störungen mit neurotischen Veränderungen der „sexuellen Potenz" kommen. Bei keinem dieser Autoren wurden Ejaculatuntersuchungen durchgeführt.

Beiküfner und Langhof fanden bei 28 von 100 Elektroschweißern im Alter von 16—40 Jahren auf Grund von Ejaculatuntersuchungen eine Infertilität. Die Tubulusschäden wurden auf verschiedenartige Faktoren, wie Überwärmung des Scrotums durch Wärmestrahlen des Lichtbogens, Inhalation von toxischen, beim Schweißen entstehenden Gasen und Rauch von Schwermetalloxyden, Kohlenmonoxyd, nitrosen Gasen und Ozon, ferner gelegentliche Röntgenstrahlenexposition bei der Gütekontrolle der Schweißnähte, chronische Unterbelichtung des Augenhintergrundes durch die Lichtabsorption des Schweißerschutzschildes sowie auf Tabak- und Alkoholabusus der gut bezahlten Schweißer zurückgeführt.

Bei *Fallschirmjägern* beobachtete Russell Hodenschädigungen durch Wärme und als Folge des Tragens der enganliegenden Fallschirmgurte.

Harrison weist auf die Möglichkeit einer Fertilitätsstörung bei *Berufsrugbyspielern* hin. In diesem Falle handelt es sich um Rugbyspieler in den USA, die durch die stark isolierenden Schützer in der Dammgegend Wärmeschädigungen ausgesetzt sind.

b) Kälteschäden

Über die Wirkung von Kälte auf die Spermiogenese finden sich beim Menschen nur wenige Angaben. Niedrige Temperaturen sind offenbar von geringem Einfluß (Oordt und van der Heid, Hart, Stiasny).

Im Anschluß an Erfrierungen beobachtete NORDLANDER bei 4 Patienten eine Infertilität.

In Tierversuchen konnte ARJEW bei Meerschweinchen trotz Erfrierens der Hodenoberfläche in vielen Fällen keine nachweisbaren histologischen Veränderungen im Innern des Organs nachweisen. Bei diesen Versuchen wurde zur Vermeidung einer direkten chemischen Wirkung des verwendeten Chloräthyls auf die rasierte Scrotalhaut ein Stanniolstreifen aufgelegt. Ferner wurde der Hoden, mit Ausnahme einer 0,5—1,0 cm^2 großen Fläche, in Watte gewickelt. In den der Oberfläche benachbarten Tubuli ging das ganze Epithel zugrunde. In den angrenzenden Gebieten schwanden zuerst die Spermatiden, dann die Spermatocyten und schließlich die Spermatogonien. Die Sertoli-Zellen erwiesen sich als sehr widerstandsfähig und blieben bezirksweise auch in Oberflächennähe erhalten. Im weiteren Verlauf wurden die degenerierten Samenkanäle durch Granulationsgewebe ersetzt; in entsprechenden peripheren Bezirken kam es zur Bildung einer Narbe. Im Innern des Organs fanden sich jedoch keine wesentlichen Veränderungen. Diese Tierversuche sprechen für eine große Widerstandsfähigkeit bzw. Wiederherstellungskraft des Hodengewebes gegenüber Kälteeinflüssen.

GRONSKY stellte hingegen bei Ratten, allerdings durch extreme Kältegrade, durch Aufsprayen von Chloräthyl histologische Veränderungen fest.

c) Sauerstoffmangel durch Aufenthalt in großen Höhen

Der schädigende Einfluß großer Höhen auf die Fertilität ist durch historische Begebenheiten belegt.

Die nach Südamerika gekommenen Spanier hatten nach Pater CALANCHAS Aufzeichnungen in Hotosi, das 4300 m hoch liegt, erst 58 Jahre nach der Gründung der Stadt die ersten Nachkommen. Im Jahre 1535 wurde Perus Hauptstadt von Jauja (3500 m) nach Lima verlegt, da sich Pferde, Schweine und Geflügel nicht vermehrten, wie in der Gründungsakte von Lima angegeben wird (MONGE).

Ein anderer spanischer Geistlicher, Pater COBO (zitiert nach MONGE) schrieb 1605: „Die Indianer sind kräftiger und vermehren sich enorm, während die Mehrzahl der Kinder von spanischen Eltern, die in solchem Klima geboren werden, zeugungsunfähig werden. Der Einfluß des Klimas ist sichtbar bei Mischlingen; je mehr indianisches Blut sie haben, desto besser wachsen sie." CARVALLO (zitiert von MONGE) beobachtete bei zwei an der Küste aufgewachsenen Männern nach längerem Aufenthalt in großer Höhe eine Azoospermie.

In großer Höhe kann eine Infertilität bei erhaltener Libido auftreten. Bei Knaben soll es in großen Höhen auch zu einer Verzögerung des Descensus testium und des Pubertätseintritts kommen. Veränderungen am Zwischengewebe sind nicht nachweisbar. Nach einiger Zeit akklimatisieren sich die Männer, wobei sich ein Anstieg der Spermien zeigte. Alle Störungen sind reversibel (MONGE).

LUCKNER hält bei Fliegern eine Infertilität oder eine Subfertilität für möglich. Die zu dem Schaden führende Hypoxämie kommt dadurch zustande, daß entweder das Höhenatmungsgerät nicht rechtzeitig benutzt wird oder aber Höhen erreicht werden, in denen die Apparate nicht mehr voll zur Sauerstoffsättigung des Blutes ausreichen. Diese Schäden sollen nach LUCKNER nur temporär sein.

Nach TOMPKINS beruht die Herabsetzung der Fertilität bei Unterseebootfahrern, Piloten und Caissonarbeitern auf dem dauernd stattfindenden Druckwechsel und der Anoxämie.

Bei dem fliegenden Personal können neben der Hypoxämie bei Höhenflügen noch weitere Faktoren zu einer Infertilität beitragen, z. B. Fallschirmgurte (RUSSELL) und die Strahlenwirkung der Leuchtarmaturen (GRAUL, WESTERGAARD).

Die für die Luftfahrtmedizin so bedeutende Frage einer möglichen Schädigung der Spermiogenese durch eine Hypoxämie in großen Höhen wurde in den letzten Jahren tierexperimentell bearbeitet (ALTLAND, SHETTLES, MONGE, GORDAN u. Mitarb., WALTON u. URUSKI).

GORDAN u. Mitarb. und DALTON u. Mitarb. setzten Ratten Bedingungen aus, die einer Höhe von 7600 bzw. 8200 m entsprachen. Durch diese Exposition war das Keimepithel schwer degeneriert und das Hodengewicht sank auf die Hälfte bis auf $^1/_3$ des Normalen ab. Die zentralen Partien der Samenkanälchen lösten sich so schnell ab, daß nur wenige Spermatiden Zeit hatten, sich in Spermien umzuwandeln. Die Leydig-Zellen blieben unverändert. Alle exponierten 45 männlichen Ratten waren nach den Ergebnissen der Paarungsversuche infertil geworden. ALTLAND stellte bei Ratten bereits nach kurzdauernder einmaliger Höhenexposition bis zu 7600 m eine Infertilität bis zu 100 Tagen fest.

STICKNEY und VAN LIERE fanden bei der Prüfung der Abhängigkeit der Höhenexposition und der Dauer der Einwirkung folgende Veränderungen an Rattenhoden:

1 Std täglich bei 5500 m	Fertilität gänzlich ungestört
4 Std täglich bei 5500 m	deutliche Fertilitätsminderung, Samenvolumen und Gewicht der Bläschendrüsen herabgesetzt
1 Std täglich bei 7600 m	völlige Infertilität

Ebenso wie Ratten wurden auch Meerschweinchen infertil, die eine Woche lang einem einer Höhe von 5800 m entsprechenden Gasgemisch ausgesetzt wurden. Nach WALTON und URUSKI nahmen die pathologisch geformten Spermien von Kaninchen zu, die 2 Wochen lang täglich 6—22 Std den Bedingungen großer Höhen unterworfen wurden.

Nach ALTLAND waren im Gegensatz zu den Beobachtungen WALTONs und URUSKIs sowie MONGEs die Schädigungen lange Zeit nicht reversibel.

MOORE und PRICE beobachteten eine normale Vermehrungsfähigkeit bei Ratten, die 60 Tage einer Höhe von nur 4300 m ausgesetzt waren.

Die Angaben über das Verhalten der interstitiellen Zellen sind widersprechend. Nach ALTLAND waren sie im Hinblick auf Zahl und Struktur nicht verändert. GORDAN u. Mitarb. sahen eine leichte Atrophie, MONGE hingegen eine Hypertrophie.

STICKNEY und VAN LIERE führen die Infertilität lediglich auf eine Hypoxämie zurück. Bei diesen Expositionen soll die Ausscheidung des gonadotropen Hormon nicht vermindert gewesen sein.

ALTLAND hingegen nimmt als Ursache der Infertilität, der nachgewiesenen Gewichtsreduktion der Bläschendrüsen und der Verringerung des Samenvolumens bereits bei kurzdauernden täglichen Höhenexpositionen eine Störung des endokrinen Gleichgewichts bei einer allgemeinen konstitutionellen Schwäche an. Auch SHETTLES und GORDAN u. Mitarb. sprechen sich für eine Störung des endokrinen Systems infolge einer verringerten gonadotropen Potenz des Hypophysenvorderlappens aus. Nach ARMSTRONG und HEIM soll die Fertilitätsstörung nach Höhenexposition durch eine Insuffizienz der Nebennierenrinde bedingt sein.

Offenbar besteht bei den einzelnen Tierarten eine verschiedene Empfindlichkeit gegenüber lang- und kurzdauernder Höhenexposition. Nach MONGE zeigten Rinder, Widder und Hauskatzen eine geringere Akklimatisationsfähigkeit als Schafe.

In diesem Zusammenhang sind auch die Untersuchungen CAMERONs zu erwähnen. Bei Verdrängung des Sauerstoffs aus dem Blute durch Methan infolge Unterbringung dieser Tiere in Methan-Gaskammern zeigten sich ohne sonstige toxische Erscheinungen langdauernde schwere Störungen der Spermiogenese.

Auch die bereits erwähnten Schädigungen durch Kohlenmonoxyd sind auf eine Hypoxämie zurückzuführen.

Sicher können die Sauerstoffmangelwirkungen im Tierversuch nicht ohne weiteres auf den Menschen übertragen werden. Doch dürften diese Ergebnisse wichtige Hinweise für die Luftfahrtmedizin und ähnliche Berufssparten geben.

In diesem Zusammenhang müssen auch Sauerstoffmangelzustände durch chronische, berufsbedingte Anämien in Betracht gezogen werden, die bei Arbeitern in den Anilin-, Gummi- und Sprengstoffindustrien sowie in Textilfärbereien zu einer Herabsetzung der Fertilität führen können.

Zusammenfassend ist zu sagen, daß das Keimepithel mit seinem großen Proliferationsvermögen sehr viel Sauerstoff verbraucht. Anoxämien führen daher bereits nach kurzer Dauer zu einer Exfoliation des Keimepithels ohne wesentliche Veränderung des Zwischengewebes. Die Libido und die Potentia coeundi bleiben erhalten. Bei jungen Individuen ist der Descensus testium und der Pubertätseintritt verzögert. Die Störungen sind in den meisten Fällen reversibel. Bei längerem Aufenthalt in großen Höhen kann eine Akklimatisation erfolgen.

d) Strahlenschäden

Berufsschäden durch ionisierende Strahlen sind besonders bei Röntgenologen und bei Arbeitern in Atomkraftwerken bekanntgeworden. Einzelheiten über derartige Einwirkungen finden sich in dem Kapitel „Strahlenschäden".

IX. Iatrogene Schäden

1. Einleitung

Iatrogen bedingte Störungen der Fertilität können durch diagnostische oder therapeutische Maßnahmen als unerwünschte Nebenwirkungen auftreten. In manchen Fällen liegt bei derartigen therapeutischen Eingriffen, wie Mastdarm- oder Scrotumresektionen wegen Tumoren, eine vitale Indikation vor, so daß der spätere Zustand der Spermiogenese nicht berücksichtigt werden kann.

Vielfach ist jedoch das Auftreten einer möglichen Störung der Spermiogenese nicht bekannt oder dies wird nicht erwogen. Bei vielen operativen Eingriffen (z. B. bei Hydrocelenoperationen) oder bei manchen Indikationen (z. B. bei hoher Vitamin E-Dosierung wegen Induratio penis plastica) befinden sich die Patienten in einem hohen Alter. Ferner wurden Ejaculate von Erwachsenen *vor* und längere Zeit *nach* diesen Eingriffen an einem größeren Krankengut nicht untersucht.

In diesem Kapitel wurden daher auf Grund eigener Erfahrungen und unter Berücksichtigung der wenigen kasuistischen Mitteilungen die iatrogenen Fertilitätsschäden in dem Bestreben zusammengestellt, daß weitere Erfahrungen über derartige Schäden mitgeteilt werden.

2. Diagnostische Eingriffe

a) Cystoskopien und Legen von Ureterkathetern

Bei Krankheiten der Blase oder der harnabführenden Wege stellen die Cystoskopie und das Legen von Ureterkathetern einen oft unentbehrlichen, aber zugleich auch mit Gefahren verbundenen Eingriff dar. Bei diesen Maßnahmen können pathogene Keime von außen, aber auch aus der Urethra ein- und hochgeschleppt werden und einen Verschluß an den Ductus ejaculatorii oder eine ascendierende Entzündung an den Adnexen verursachen. Häufig dürfte diese Schädigung schwer erfaßbar sein, weil in der Regel etwaige Beschwerden auf die Primärkrankheit bezogen werden.

b) Prüfung der Durchgängigkeit der samenabführenden Wege

Die Vorbedingung für eine Rekanalisierungsoperation ist die Durchgängigkeit der verbliebenen Anteile der Ductus deferentes. Sondierungen lehnt BAYLE wegen der Gefahr der späteren Verklebung ab. Mit der gefahrlosen Injektion von Farblösungen kann jedoch die Lokalisation des Verschlusses nicht festgestellt werden.

Aus diesem Grunde ist man meist gezwungen, die samenabführenden Wege röntgenologisch durch Kontrastmittel darzustellen (BRODNY, ROBINSON, HERSHMAN und DE NUCCIO sowie KNEISE und SCHOBER). Doch sind auch Kontrastmittel nicht völlig reizlos. Sie können zu Verklebungen führen.

c) Hodenbiopsien

Die Gefahren der Hodenbiopsie sind eingehend in dem Kapitel „Diagnostik" abgehandelt. Wie bei jedem operativen Eingriff treten auch bei Hodenbiopsien in seltenen Fällen Komplikationen auf (nach eigenen Erfahrungen bei weniger als 1% der untersuchten Patienten). Die Einwände von BOEMINGHAUS und PALMER gegen dieses wichtige diagnostische Verfahren halten wir nicht für gerechtfertigt. Die Hodenbiopsien sollten ein Operateur und zwei Assistenten und nicht in der Modifikation von ENGLE nur ein Operateur durchführen. Als wichtigste Gefahren bei diesem Eingriff sind zu nennen: die Eröffnung des Nebenhodens, Nachblutungen und Sekundärinfektionen.

d) Hodenpunktionen

Die Hodenpunktion halten wir als diagnostischen Eingriff zur Beurteilung der Spermiogenese für einen Kunstfehler. Mit dieser Methode kann selbst beim Nachweis von Spermien keine exakte Aussage über die Spermiogenese gemacht werden. Ferner ist dieser Eingriff wegen seiner Schmerzhaftigkeit dem Patienten nicht zumutbar.

3. Operative Eingriffe

a) Hypophysektomie

Beim Menschen wird dieser Eingriff nur aus vitaler Indikation durchgeführt. Aus Tierversuchen wissen wir, daß nach Hypophysektomie die Hoden atrophieren (TONUTTI) (s. S. 92 Abb. 47, 48).

b) Grenzstrangresektionen

Während der letzten Jahre wurde die Indikation zur lumbalen Grenzstrangresektion enger gefaßt. Sie wird heute nur noch bei wenigen Durchblutungsstörungen und in der Regel nicht mehr bei Hypertonien vorgenommen.

Über das Erlöschen der Sexualfunktionen und Störungen der Spermiogenese berichteten BANDMANN, BAUER, DICK, DRESSLER, HURST, POPPEN und LEMMON. Als Folge einer lumbalen Grenzstrangresektion tritt in der Regel durch den Wegfall übergeordneter tonischer Impulse eine Erweiterung der Gefäße auf. Daraus resultiert eine bessere Durchblutung und eine Wärmeerhöhung, die sich auch auf die Genitalorgane erstreckt, da die nervösen Bahnen der Geschlechtsorgane dem Lumbal- und Sacralmark entstammen. Nach BRAEUCKER kann diese erhöhte Durchblutung zu einer Temperatursteigerung von 1—5° C führen. Ob nun die Spermiogenesehemmungen nach lumbaler Grenzstrangresektion allein auf eine Wärmeschädigung zurückzuführen sind, ist noch unbewiesen.

Bei den verschiedenen Mitteilungen über Spermiogenesehemmungen nach lumbalen Grenzstrangresektionen fällt auf, daß Ejaculatuntersuchungen vor dem Eingriff in der Regel nicht durchgeführt wurden. Es wäre auch denkbar, daß Spermiogenesehemmungen nicht nur als Folge dieses operativen Eingriffs entstehen, sondern bereits schon als Folge der Hypertonie oder der Durchblutungsstörungen bestanden.

Bei Nachuntersuchungen fand DICK nur bei 2 von 7 Patienten, die auf peritonealem Wege am lumbalen Grenzstrang reseziert wurden, keine Hodenatrophie. Bei einseitiger Ramicotomie zeigte sich keine Hodenatrophie. Auch BANDMANN betont, daß nur bei beidseitiger Grenzstrangresektion schwere Tubulusschäden nachweisbar waren. BANDMANN fand bei 12 nachuntersuchten grenzstrangresezierten Patienten pathologisch veränderte Ejaculate mit Oligospermien und Azoospermien.

Die Nachuntersuchungen derartiger Kranker stoßen auf Schwierigkeiten, da nach POPPEN und LEMMON unter 100 wegen essentiellen Hochdrucks beidseits sympathektomierten Patienten nur bei 41 normale Ejaculationen auftraten.

Allen Nachuntersuchern fiel auf, daß nicht in allen Fällen eine Hodenatrophie in Erscheinung trat. Ob diese Tatsache auf eine nicht radikal genug durchgeführte Sympathektomie zurückzuführen ist, bleibt ungewiß.

Nach *Novocainblockaden* des lumbalen Grenzstrangs berichtete KMENT im Gegensatz zu Grenzstrangresektionen über eine Stimulierung der Geschlechtsfunktion und eine „Verbesserung" der Spermiogenese. Die in der Arbeit mitgeteilten, bei 5 Patienten gefundenen Anstiege der Spermienzahl ohne Angabe der sexuellen Karenz sind unseres Ermessens jedoch nicht beweisend für die positive Beeinflussung der Spermiogenese.

c) Leistenhernien

Über Hodenatrophien als Folge von Leistenbruchoperationen berichteten BAUER und HESSE, BAYLE, DOEPFMER, GERTLER, MICHELSON, MONCORPS, O'CONOR und NIKOLOWSKI.

In der Regel dürfte ein Zusammenhang zwischen einer früher (oft schon in der Kindheit) erfolgten Leistenbruchoperation und einer Hodenatrophie oder einer Sub- bzw. Infertilität von dem Patienten nicht erkannt werden.

Es besteht jedoch auch die — wenn auch seltene — Möglichkeit, daß ein Patient eine derartige Veränderung auf das Verschulden des Operateurs zurückführt, den Arzt dafür haftbar macht und das Delikt der Körperverletzung unterstellt.

In den verschiedenen Mitteilungen über iatrogene Schäden nach Leistenbruchoperationen wird u. E. ein wichtiger, in seiner Häufigkeit allerdings unbekannter ursächlicher Faktor übersehen, daß gerade Leistenbrüche mit Dysgenesien oder Hypoplasien der Hoden vergesellschaftet sein können. In dem Kapitel „Hodendystopien" ist darauf hingewiesen, daß Kryptorchismus oder Retentio testis bei Kindern häufig mit Leistenhernien kombiniert ist (s. S. 517).

Ohne Zweifel ist ein Teil der Patienten mit Leistenbrüchen bereits *vor* der Operation entweder durch eine Minderwertigkeit der Hoden oder bei Operationen nach der Pubertät durch eine Wärmeschädigung der Hoden (s. Kapitel „Wärmeschäden") infertil.

Um späteren Haftpflichtansprüchen zu entgehen, sollten bei Leistenbruch-, Varicocelen- oder Hydrocelenoperationen sehr genaue Genitalbefunde erhoben und evtl. sogar Ejaculate untersucht werden.

Nach NIKOLOWSKI, BAUER und HESSE können Hodenveränderungen nach Herniotomien durch folgende einzeln oder zusammen wirkende ätiologische Momente bedingt sein:

1. Ernährungsstörungen infolge Drosselung der Samenstranggefäße. 2. Thrombosen der A. spermatica oder des Plexus pampiniformis. 3. Schädigungen des N. spermaticus oder Schädigungen durch Folgen einer spinalen Anaesthesie. 4. Orchitiden und Adnexitiden infolge postoperativer Sekundärinfektionen. 5. Operative Verletzung oder Durchtrennung des Ductus deferens oder des Funiculus spermaticus.

Gefäßstrangulierungen während der Operation oder später durch narbige Veränderungen dürften die häufigste Ursache von Spätfolgen sein. Vorübergehende Störungen der arteriellen Zufuhr zu den Testes während der Operation oder auch nach Traumen in der Inguinalregion sind häufiger als allgemein angenommen wird. Nach HARRISON genügt eine Ischämie des Rattenhodens für nur 1 Std, um einen irreparablen Schaden herbeizuführen. KINMONTH beschrieb während der chirurgischen Operation Spasmen an der freigelegten Hodenarterie für die Dauer von Stunden und Tagen.

Durch eine *Strömungsbehinderung* des Blutes während einer vorübergehenden Abklemmung der Arterien sind Thrombosen des Plexus pampiniformis oder der A. spermatica interna denkbar. MIFLET beschrieb Hodenatrophien als Folge von Thrombosen nach der Operation. Doch können auch andere Ursachen, wie z. B. eine Endarteriitis obliterans zu hämorrhagischen Infarzierungen der Hoden führen (MASCHKE).

Inwieweit *Schädigungen* oder *Durchtrennungen* des *Nervus spermaticus* beim Menschen zu Tubulusschäden führen, ist unbekannt. Möglicherweise können auch *Spinalanaesthesien* mit nachfolgenden Lähmungserscheinungen zu Spermiogenesehemmungen führen.

Orchitiden und Adnexitiden als Folge einer *Sekundärinfektion* dürften in der Antibiotica-Ära selten geworden sein.

Besonders bei beidseitigen Leistenbruchoperationen im Kindesalter können *Ductus deferens* und auch *Funiculus spermaticus* versehentlich *durchtrennt werden*, doch dürften derartige Kunstfehler nur in ganz seltenen Fällen auf beiden Seiten unterlaufen.

Die *Häufigkeit* von Hodenschäden nach Leistenbruchoperationen kann entweder auf die Prozentzahl der operierten Patienten oder auf die Zahl der infertilen Männer bezogen werden.

Bei Nachuntersuchungen von Chirurgen an operierten Patienten wurden meist nur klinisch nachweisbare hochgradige „Hodenatrophien" berücksichtigt, ohne für diese Auswertungen gleichzeitig Ejaculatuntersuchungen und Hodenbiopsien zur Erfassung von leichteren Spermiogenesehemmungen mitheranzuziehen (s. S. 179, Abb. 92).

BAUER und HESSE beobachteten nach doppelseitiger Leistenbruchoperation eine einseitige Hodenatrophie in 3,1%. Bei Kindern beschrieb WACHSMUTH Hodenatrophien in 13%, bei Erwachsenen NIESSEN in 4,5%.

Unter dem Gesamtkrankengut der infertilen Männer war die Zeugungsunfähigkeit eine wahrscheinliche Folge einer Leistenbruchoperation im Kindesalter oder im Erwachsenenalter nach MONCORPS in 4,6% (und in 14,6% eine Subfertilität), nach NIKOLOWSKI in 1% und nach eigenen Untersuchungen in 2% der Untersuchten.

d) Mastdarmresektionen

Sommer berichtete über Hodenatrophien nach Mastdarmresektionen. Diese Veränderungen wurden auf eine Mitverletzung des untersten Abschnitts des Grenzstrangs in Höhe des Promontoriums bzw. des sacralen Grenzstrangs beim Ablösen des Mastdarms zurückgeführt.

Nach einer persönlichen Mitteilung von Reifferscheid sollen nach Mastdarmresektionen, die wegen Carcinomen durchgeführt wurden, auch bereits bei jüngeren Patienten Störungen der Potentia coeundi vorkommen. Wir beobachteten bei 4 Patienten nach Mastdarmresektionen eine Impotentia coeundi und 2mal eine

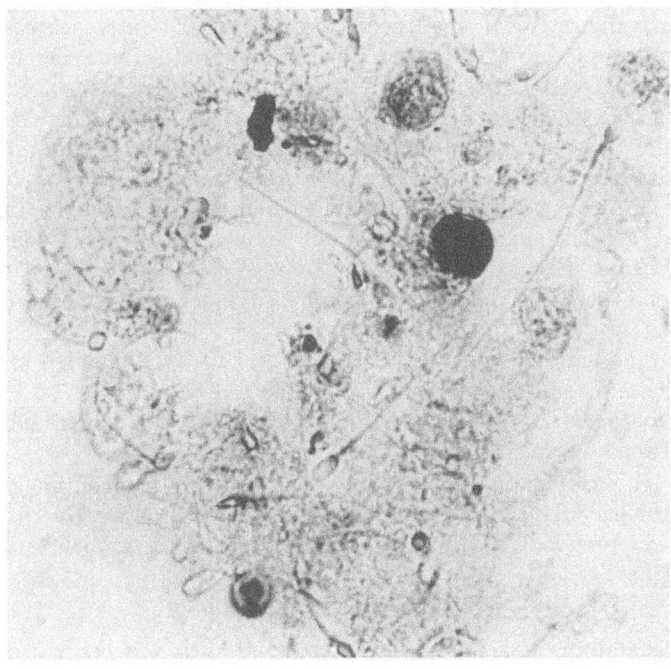

Abb. 180. Nativpräparat des Urinsediments eines 62jährigen Mannes mit Prostatektomie und Aspermatismus. Urin gewonnen nach einem Orgasmus

schwere Oligo-Astheno-Teratospermie. Bei diesen beiden jetzt gesund aussehenden Patienten wurde jedoch vor der Mastdarmresektion keine Samenkontrolle vorgenommen.

e) Prostatektomien

Nach Prostatektomien entleeren sich die Nebenhodensekrete mit den Spermien und die Bläschendrüsensekrete in der Regel in die Blase. Als Folge eines derartigen Eingriffs entsteht ein *Aspermatismus*. Wir konnten bei einem prostatektomierten Patienten nach einer Kohabitation mit Orgasmus und Aspermatismus im Urinsediment von 3 cm³ Urin 4,5 Mill. Spermien im Kubikzentimeter, eine normale Qualität und Quantität der Bewegung und eine normale Morphologie der Spermien feststellen (s. Abb. 180).

In diesem Zusammenhang sei erwähnt, daß Hotchkiss, Pinto und Kleegmann mit aus der Blase gewonnenen Spermien bei einer homologen Samenübertragung eine Konzeption herbeiführen konnten (s. Kapitel „Die künstliche Samenübertragung").

f) Vasektomien (Sterilisationen)

Zu den beabsichtigten artefiziellen Unterbindungen gehören die Sterilisation aus *eugenischer Indikation*, die heute in verschiedenen Ländern häufig vorgenommene *Sterilisation* des Mannes zur *Konzeptionsverhütung* und die *Vasektomie* aus *klinischer Indikation*.

Die Stellungnahme zur sog. *eugenischen Indikation* ist in dem lesenswerten Büchlein von NACHTSHEIM „Für und wider die Sterilisierung aus eugenischer Indikation" enthalten.

HAUSER hält die sog. „*vicariierende Sterilisation*" des Mannes für sehr wichtig, wenn bei gewissen Krankheiten der Frau Schwangerschaften unerwünscht sind oder durch neue Schwangerschaften das Leben der Frau, wie z. B. bei durchgemachten malignen Melanomen, bedroht wird. HAUSER untersuchte 30 sterilisierte Männer mehrere Jahre nach diesem Eingriff und fand bei vicariierender Sterilisation in weitgehender Übereinstimmung mit den Untersuchungen von HINDERER keinerlei schwerwiegende Folgen auf körperlichem Gebiet oder in psychischer und sozialer Hinsicht. Es wird jedoch darauf hingewiesen, daß sich schlechte Eheverhältnisse, psychische Abnormitäten des Mannes, religiöse oder ethische Konflikte, niedrige Kinderzahl (zwei oder weniger) und relative Jugendlichkeit auf diesen Eingriff ungünstig auswirken können. Auch wird von HAUSER im Interesse beider Ehegatten die sog. „*konventionelle Sterilisation*" des Mannes anstatt der Frau unter der Vorbedingung: 3 Kinder und Mindestalter 30 Jahre befürwortet.

Die katholische Kirche lehnt alle kontrazeptiven Maßnahmen mit Ausnahme der Anwendung der Knaus-Ogino-Methode ab.

Die *Vasektomie* aus klinischer Indikation dürfte bei jungen Individuen nur selten notwendig sein.

Bei jeder Vasektomie und besonders bei der sog. „konventionellen Sterilisation" ist zu bedenken, daß eine Rekanalisation nach einer Durchtrennung der Ductus deferentes lediglich in 40—70% der Operierten Aussicht auf eine Refertilisierung hat.

g) Varicocelenoperationen

Zur Behandlung der Varicocelen werden ähnlich wie bei Varicen operative Eingriffe zur Beseitigung der erweiterten Venen oder Injektionen von Verödungsmitteln vorgeschlagen.

Die Ansichten über den Erfolg im Hinblick auf die Erhaltung der Fertilität oder die Besserung einer bestehenden Spermiogenesehemmung gehen auseinander.

DAVIDSON beobachtete nach Operationen Normalisierungen des Spermiogramms und anschließende Konzeptionen bei den Ehefrauen. HOTCHKISS, RUSSELL, WELLS, DOUGLAS und CAMPBELL raten vor operativen Eingriffen wegen der Gefahr der Hodenatrophie ab. TULLOCH sah bei einem Patienten mit einer Spermienzahl von 27 Mill./cm^3 nach der operativen Entfernung der Varicocele eine Azoospermie.

Mitteilungen über Ejaculatuntersuchungen vor und nach der Verödungstherapie von Varicocelen liegen offenbar nicht vor.

h) Hydrocelenoperationen

Als Folge der — meist wirkungslosen — Injektion von serosareizenden Mitteln oder von Radikaloperationen treten in der Regel Verwachsungen der Hodenhüllen auf. Wir beobachteten nach Radikaloperationen bei 2 Patienten Spermiogenesehemmungen (s. Kapitel „Wärmeschäden").

i) Eingriffe am Scrotum

Der Verlust des Scrotums geht beim Menschen mit dem Verlust der Zeugungsfähigkeit einher (s. Kapitel „Wärmeschäden" und „Traumen"). Zu mehr oder minder schweren Spermiogenesehemmungen führen auch Teilresektionen des Scrotums, die beispielsweise zur Entfernung eines gutartigen oder bösartigen Tumors unternommen werden. Nachdrücklich muß vor der Entnahme eines Scrotumteiles (MAJANZ) für plastische Deckungen gewarnt werden.

Durch derartige Eingriffe werden die Pendelbewegungen der Hoden und die Besonderheiten der Blutzirkulation in der glatten Muskulatur der Hoden gestört. Die empfindliche Wärmeregulation dieses Organs ist dann nicht mehr gewährleistet (s. Kapitel „Physiologie des Scrotums").

4. Medikamentöse Maßnahmen

Schädigungen der Spermiogenese durch Medikamente sind in dem Kapitel XV ausführlich abgehandelt. Schwere Tubulusschäden sind an einem größeren Erfahrungsgut lediglich nach hohen Dosen von Testosteron und Oestrogenen bekannt. Die anderen Hormone wie Schilddrüsenhormone, Nebennierenhormone sowie Gonadotropine sind bei Überdosierungen am Menschen noch wenig erforscht (s. S. 237).

a) Gonadotropine

CHARNY und WOLGIN verabreichten 2 Knaben 40000 I.E. Gonadotropin und beobachteten eine verzögerte Entwicklung der Tubuli bei ungewöhnlicher Stimulierung der Leydigschen Zellen. Bei Erwachsenen sind Hodenatrophien durch Überdosierungen von Gonadotropinen nicht bekannt (s. S. 239 u. 243).

b) Testosteron und Oestrogen

Durch die Behandlung von Prostatacarcinomen oder Prostataadenomen mit hohen Dosen von Testosteron oder Oestrogenen wird eine Azoospermie erzeugt (DOEPFMER, GEISSENDÖRFER, SCHÜTZ, WEYENETH). Die Hoden werden während dieser Therapie kleiner und die Gonadotropine nehmen ab. Histologisch zeigt sich eine Depopulation bis auf die Sertoli-Zellen und eine Verdickung der basalen Membran. Ähnliche, jedoch nicht so hochgradige Veränderungen werden vorübergehend bei der Behandlung von Oligospermien mit hohen Dosen von Testosteron bei der sog. Bremstherapie (vorübergehendes Ausschalten des stimulierenden Effekts der Hypophyse) oder beim Umkehr-(Rebound-)Phänomen (überschießende Spermiogenese nach Absetzen dieser Therapie) ausgelöst.

Die Therapie mit hohen Dosen von Testosteron bei einer Fertilitätsstörung ist nur bei einem durch Biopsie und Bestimmung der Gonadotropine erhärteten primären Hodenschaden gerechtfertigt. Bei Oligospermien mit Spermienzahlen unter 10 Mill. Spermien im Kubikzentimeter ist diese Therapie wirkungslos (HEINKE und TONUTTI). Wir wissen heute noch nicht, in welchen Fällen durch diese Therapie auch bei Anlegung strengster Indikation ein bleibender Schaden oder eine Verschlechterung der Spermiogenese erzeugt wird (s. Kapitel „Therapie" S. 251).

c) Vitamin E

Bei niedriger Dosierung des Vitamin E erzielte NIKOLOWSKI Verbesserungen der Spermiogenese. Bei sehr hoher Dosierung mit Gaben, wie sie beispielsweise bei der Behandlung der Induratio penis plastica verabreicht werden, mit 300 bis

500 mg täglich während mehrerer Monate bis zu einem Jahr sah NIKOLOWSKI Spermiogenesehemmungen. Auch GRAUL stellte bei derartig hohen Dosen zur Behandlung der gleichen Krankheit hochgradige Oligospermien und sogar Azoospermien fest.

5. Strahlentherapeutische Maßnahmen

Iatrogene Schäden durch unzureichenden Schutz der Gonaden dürften häufig sein (s. Kapitel „Strahlenschäden"). Häufiger als bei diagnostischen Maßnahmen sind Schäden bei therapeutischer Bestrahlung zu befürchten. So beobachtete GRAUL eine Nekrospermie und eine Azoospermie bei 2 jungen Patienten, die mehrmals ohne Hodenbleischutz mit Röntgenstrahlen wegen eines Analekzems behandelt wurden.

6. Sonstige Maßnahmen

a) Tragen von Suspensorien

Bei Hoden- und Nebenhodenentzündungen wird von Ärzten häufig das Tragen von Suspensorien ohne Hinweis darauf verordnet, daß unmittelbar nach Abklingen der entzündlichen Veränderungen diese Hodenhalter wieder abzulegen sind. Oft werden auch für die Dauer von Monaten und Jahren wegen Varicocelen Suspensorien verordnet.

Wir beobachteten 2 Patienten, von denen auf ärztlichen Rat der eine 3 Jahre und der andere 1 Jahr ein Suspensorium trug. Der erste Patient wies eine komplette Azoospermie auf. Bei dem anderen Patienten zeigte sich $1/2$ Jahr nach Ablegen des Suspensoriums nach einer Oligospermie eine Normospermie.

b) Falsche Verhaltungsmaßregeln der Vita sexualis

Hier sind falsche Angaben über das Konzeptionsoptimum anzuführen. Auch erhalten Patienten mit Oligospermien von Ärzten häufig den Hinweis, eine sog. Verbesserung des Ejaculatbefunds durch eine lange sexuelle Karenz zu erzielen (s. Kapitel „Ejaculat"). Bei einer sexuellen Karenz über 4 oder 5 Tage steigen zwar die Spermienzahlen an, doch nimmt nach dieser Zeit die Quantität und Qualität der Motilität ab, so daß eine Steigerung der Konzeptionschance nicht sicher zu erwarten ist.

c) Zu lange konservative Behandlung von Hodendystopien

Zu den iatrogenen Schäden ist u. E. auch die konservative Behandlung der Hodendystopien über das 8. Lebensjahr hinaus zu zählen (s. Kapitel „Hodendystopien"). Wir wissen heute, daß bei einem dystopen Hoden ohne operative oder medikamentöse Behandlung nach dem 6.—8. Lebensjahr eine Differenzierungsretardierung und somit ein irreparabler Hodenschaden auftritt. Wird der dystope Hoden zu einem späteren Zeitpunkt, ganz gleich nach welchem Verfahren, in den Hodensack gebracht, dürfte eine Fertilität wenig wahrscheinlich sein (CHARNY und WOLGIN).

An weiteren therapeutischen Maßnahmen mit einer möglichen Schädigung der Fertilität sind Spülungen der Harnröhre z. B. wegen einer Trichomonadenurethritis, röntgenologische Darstellung der Bläschendrüsen, lang dauernde Kurzwellenbehandlungen wegen Krankheiten im Becken oder wegen Prostatitis anzuführen.

X. Traumen

1. Einleitung

Über die Zusammenhänge von Traumen und Fertilitätsstörungen liegen nur wenige Untersuchungen vor. Unseres Erachtens wird dieser ätiologische Faktor zu wenig beachtet.

Gerade die Besonderheiten der arteriellen Hoden- und Nebenhodenversorgung machen es wahrscheinlich, daß viele Möglichkeiten für traumatisch bedingte Tubulus- und ebensohäufig für Nebenhodenschädigungen in Frage kommen. Diese Tatsache sollte die Aufmerksamkeit von der zu häufig angenommenen hormonalen Dysfunktion ablenken und den mechanischen Faktoren mehr Bedeutung beimessen (HARRISON).

Bleibende traumatische Schäden treten nur selten als Fertilitätsstörungen in Erscheinung, weil sie meist einseitig sind.

Einfache Funktionsprüfungen des Hodens und des Nebenhodens zum Nachweis des einseitigen Ausfalls kennen wir nicht. Die Durchführung einer Hodenbiopsie erscheint uns jedoch bei einer durch die Funktion des einen Hodens bedingten normalen Spermiogenese nicht gerechtfertigt.

Abgesehen von schweren Unfällen und insbesondere von Kriegseinwirkungen ist die Feststellung des Zusammenhangs zwischen Traumen und einer Infertilität meist schwierig. Die Anamnese muß daher sehr subtil erhoben werden. Traumen aus der Kindheit sind oft nicht mehr erinnerlich. Gewalteinwirkungen mit kurzdauernden, stürmisch verlaufenden schweren Schmerzen, z. B. beim Spielen in der Kindheit, besonders bei Verkehrs-, Sport- und Arbeitsunfällen, werden oft unterbewertet und zu wenig beachtet. Bei eingehender Befragung werden sie jedoch beinahe von jedem Patienten, oft sogar wiederholt, angegeben.

Nach KIESSLING sind bei Sportlern Fertilitätsstörungen oft die Folge von Nebenhoden- und Hodentraumen. Gerade durch traumatische Schäden des Nebenhodens soll durch Verschluß der samenabführenden Wege eine Infertilität zustande kommen.

Fertilitätsstörungen können durch Traumen an Scrotum, Testis und Epididymis sowie den Adnexen, an der Medulla spinalis oder am Cerebrum sowie am Becken bedingt sein.

In diesem Kapitel soll ferner die meist, jedoch keineswegs immer, traumatisch bedingte Hodentorsion abgehandelt werden. Traumen des Penis mit nachfolgender Striktur der Urethra verursachen selten Fertilitätsstörungen. Auch bei hochgradigen Strikturen ist meist ein Samenerguß während des Orgasmus — vielfach sehr schmerzhaft — möglich.

2. Scrotum

Der Verlust und meist auch der Teilverlust des Scrotums geht beim Menschen mit dem Verlust der Zeugungsfähigkeit einher. Nach Schindungsverletzungen führte der Ersatz des Hodensacks durch eine Hautplastik (MAJANZ) oder das Einnähen der Hoden in Hauttaschen zu einer irreparablen Impotentia generandi (KAPPELER, KANTOR, DICK, BALAKRISHNAN). Schindungsverletzungen kommen vor allem bei Betriebsunfällen vor. Das Scrotum wird hierbei mit den Kleidern vor allem von rotierenden Maschinen erfaßt.

Durch Quetschungen und Rißwunden des Scrotums kann es zu einer narbigen Schrumpfung und Verkleinerung kommen. In einem derartigen Falle beobachteten wir eine hochgradige Oligospermie. Auch Teilresektionen des Scrotums nach

Traumen führen zu Spermiogenesehemmungen, weil die Hoden zu sehr an den Körper gepreßt werden und das Pendelspiel auf verschiedene Einflüsse wie Wärme oder Kälte nicht mehr möglich ist (DOEPFMER und HORNSTEIN).

3. Testis, Epididymis und Adnexe

Hoden und Nebenhoden können auf Grund der anatomischen Gegebenheiten bei äußeren Einwirkungen leicht ausweichen und sind dadurch sehr gut geschützt. Trotzdem sind Verletzungen im Bereich der Hoden und Nebenhoden nicht selten.

Vor der Pubertät können nach SIMMONDS Schädigungen des Hodens bei der Geburt auftreten. Bei totgeborenen und neugeborenen Knaben sollen traumatisch bedingte Blutungen ins Hodengewebe häufig vorkommen. Der Grad der Hämorrhagie wechselt von nur mikroskopisch nachweisbaren Herden bis zu hämorrhagischen Infarzierungen des Organs. Schwerste Blutungen wurden bei Beckenendlagen beobachtet. Die Ursachen dieser Veränderungen sind einmal die Quetschung und Abschnürung des Organs durch die mütterlichen Geburtswege und weiterhin die schwere Asphyxie (s. S. 172).

NOWAKOWSKI beschrieb eine bilaterale Hodenatrophie als Folge eines Scrotumhämatoms bei einem Neugeborenen.

Nach der Pubertät dürften besonders die Sportverletzungen mit Quetschungen und Einschnürungen beim Fußball, Rugbyspiel, beim Reiten und Geräteturnen häufig sein. POPELKA sah Hodenverletzungen nach Autounfällen, Motorradfahrten und Verletzungen durch Fußtritte an Häftlingen in Konzentrationslagern.

Nachuntersuchungen bei Sportverletzten im Bereiche des Genitale durch NIKOLOWSKI ergaben keine ernsthaften Schädigungen der Spermiogenese und der samenabführenden Wege.

Die Erfahrungen an zahlreichen Schußverletzten im Bereiche des Genitale lehrten uns, daß auch Streifschüsse am Funiculus spermaticus oder an den Hauptgefäßen sowie seitlich daran vorbeigehende Schußkanäle durch narbige Einmauerungen dieser Gefäße zu bleibenden Schäden führen können. Nach Kriegsverletzungen traten häufig durch Störung der Gefäßversorgung Schädigungen der 7 m langen samenabführenden Wege auf.

Nicht allzu selten dürften auch Hoden- und Nebenhodenschädigungen als Folge von *Selbstverstümmelungen* vorkommen.

Unter einer traumatischen *Hodenruptur* versteht man das Abreißen der Tunica albuginea ohne wesentliche Schädigung der äußeren Haut. GOLJI und JAFFAR berichteten über 20 derartige Beobachtungen vorwiegend bei Jugendlichen. Rupturen führen meist zu beidseitigen Schädigungen, auch wenn nur ein Hoden auf Grund des Traumas operativ entfernt werden muß. Nach WESSON ist eine Gewalteinwirkung von 50 kg notwendig, damit bei einem eingeklemmten Hoden eine Ruptur zustande kommen kann. Nach Rupturen tritt in der Regel eine Atrophie dieses Organs auf.

Bei *Schindungsverletzungen* entstehen meist auch Teilquetschungen des Hodens, die wegen des Blutreichtums der Hodenhüllen mit schweren Hämatomen einhergehen. Diese Hämatome im Bereich der Hoden und Nebenhoden führen in der Regel zu keilförmigem Untergang des Parenchyms.

Die *Häufigkeit* der traumatisch bedingten Hodenveränderungen wird angegeben von NORDLANDER mit 4%, von HAMMEN mit 3%, TYLER mit 5% und von DOEPFMER mit 5,5%.

Nach BOEMINGHAUS ist bei Verletzungen der Hoden äußerster Konservatismus angezeigt. Stumpfe Verletzungen der Hoden sind sehr schmerzhaft, selten mit Kollaps einhergehend. Die Schwellung der Hoden bleibt meist auch bei Hochlagerung länger bestehen.

Posttraumatische Atrophien mit Neuralgien sind nicht selten. Sie sind therapeutisch meist sehr schwer zu beeinflussen.

Bei vielen Verletzungen ist eine chirurgische Entfernung der Hoden notwendig.

Der *Hodenmangel* wird nicht selten als ein schwerwiegendes, mit Minderwertigkeitskomplexen einhergehendes Moment empfunden.

Der Wunsch nach einem plastischen Ersatz ist daher häufig. Dies zeigt sich auch aus den für deutsche Verhältnisse ungewohnten Reklameanzeigen in seriösen amerikanischen Medizinischen Zeitschriften, in denen „künstliche Hoden aus Ossacryn" als „garantiert nicht toxisch und reizlos" angepriesen werden.

BOEMINGHAUS führt als Ersatzmaterial auf Grund von Mitteilungen in der Literatur an: Marmor, Glas, Gips, geflochtene Seide, Paraffin(!), Hartgummi, Elfenbein, Celluloid und Silber. Als Hodenersatz wird heute meist das reaktionslose Plexiglas verwendet.

4. Medulla spinalis

Die Ursachen der Fertilitätsstörungen bei Patienten mit Para- oder Quadriplegien können sehr verschiedenartig sein. Ätiologisch kommen besonders folgende Möglichkeiten in Betracht:

a) Störungen der Potentia coeundi durch fehlende Ejaculationsreflexe, möglicherweise bei normaler Spermiogenese.

b) Verschlüsse oder Störungen der Durchgängigkeit der samenabführenden Wege als Folge ascendierender Entzündungen bei gleichzeitiger Blasen- und Mastdarmlähmung.

c) Tubulusatrophien durch Unterbrechung der nervösen autonomen Leitungsbahnen (OBOLENSKY).

d) Spermiogenesehemmungen durch unfallbedingte Folgen, z. B. Kachexien.

e) Spermiogenesehemmungen durch nervale Störungen der Thermoregulation (BORS u. Mitarb.).

Nachuntersuchungen von Patienten mit Paraplegien oder Quadriplegien zur Frage der sexuellen Gewohnheiten und insbesondere der Fertilität Monate oder Jahre nach dem Insult finden sich bei HORNE, PAULL und MUNRO, BORS, ENGLE, ROSENQUIST und HOLLIGER, TALBOT, BERNARD-WEIL, STEMMERMANN, WEISS, AUERBACH und FRIEDMAN und COOPER und HOEN, COOPER, RYNEARSON, BAILEY und MACCARTHY, ZEITLIN, COTTRELL und LLOYD.

ORTHNER nimmt an, daß die vom hypothalamischen Zentrum ausgehenden Impulse über den gesamten Grenzstrang ablaufen und daß bei manchen Patienten mit klinisch totaler Querschnittsveränderung keine komplette Durchtrennung vorhanden ist. Daher soll der Beweis noch ausstehen, daß eine normale Keimdrüsenfunktion bei wirklich totaler Halsmarkdurchtrennung möglich ist. Verletzungen des unteren Lenden- und des Sacralmarks sollen die Keimdrüsentrophik wenig stören. Hingegen sollen komplette Halsmarkquerschnitte zu Tubulusatrophien führen (ORTHNER).

Nach allgemeiner Auffassung wird die Funktion der Leydig-Zellen unabhängig von der Schwere und der Höhe der Verletzung wenig betroffen.

Bei Paraplegikern ist die Prognose im Hinblick auf die Zeugungsfähigkeit sehr schlecht. Die Fertilitätshäufigkeit betrug unter dem Krankengut von MUNRO u. Mitarb. nur 3%, von TALBOT 5% und von ZEITLIN u. Mitarb. nur 1%.

HORNE u. Mitarb. untersuchten 18 Querschnittsgelähmte im Alter von 21 bis 34 Jahren 9—72 Monate nach der Verletzung. Von diesen Kranken waren nur 2 Patienten zeugungsfähig. Der eine zeugte 19 Monate nach einer operativ erhärteten Querschnittslähmung in Höhe des 6. Thoracalsegments bei fehlendem Orgasmus ein Kind. Die Spermienzahl betrug 115 Mill./cm³. Bei dem anderen Manne lag eine partielle cervicale Querschnittslähmung mit normaler Erektion und normaler Spermiogenese vor. Nur von 3 dieser 18 Patienten konnte Samen durch eine Masturbation gewonnen werden. Bei 15 dieser Patienten wurde eine elektro-physikalische Methode angewandt. Nach Reizung der aktiven Elektrode vom Rectum aus und Anlegung der inaktiven Elektrode in Höhe des Os sacrum wurde der Samen digital exprimiert.

Nur bei 11 dieser Kranken waren Spermien nachweisbar. Die Ergebnisse der Hodenbiopsien von 7 Kranken waren nur 2mal normal bei Schädigungen in Höhe des 12. Thorakal- und des 1. Lumbalsegments. Unter 100 nachuntersuchten paraplegischen oder quadriplegischen Kranken sahen ZEITLIN u. Mitarb. nur bei einem Kranken mit einer inkompletten Lähmung in Höhe des 2. Lumbalsegments eine Zeugungsfähigkeit. Die Schwangerschaft der Partnerin dieses Patienten endete jedoch im 2. Monat mit einem Abort.

STEMMERMANN u. Mitarb. untersuchten 16 junge paraplegische Männer in gutem Allgemeinzustand und 4 Querschnittsgelähmte post mortem. Bei diesen 20 Untersuchten wurde nur 7mal eine normale Spermiogenese festgestellt. Es fanden sich keine Beziehungen zwischen der Schwere der Tubulusschädigungen und einer vorausgegangenen Epididymitis, der Dauer der Verletzung, dem Grad der Potentia coeundi und besonders der Höhe der Verletzung. Von diesen Autoren wird hervorgehoben, daß meist der Grad der Schädigung am Rückenmark unbekannt ist und daß einige Nervenstränge in ihrer Kontinuität erhalten bleiben können.

BORS u. Mitarb. berichteten über eine Zeugungsfähigkeit bei 8 Querschnittsgelähmten und zwar bei einem Patienten mit einer kompletten Lähmung in Höhe des Th 4 und bei den anderen 7 mit partiellen Lähmungen in Höhe der Thorakal- oder Lumbalsegmente. Unter 34 untersuchten Querschnittsgelähmten beobachteten diese Autoren nur 3mal eine normale Spermiogenese. Von diesen 3 Patienten wiesen zwei eine klinisch komplette Querschnittslähmung in Höhe von Th 5 bzw. Th 11 auf. Abgesehen von 2 Ausnahmen waren die Tubulusschäden geringgradiger, wenn die Verletzung unterhalb des 11. Thorakalsegments lokalisiert war. Die Schwere der Tubulusveränderungen ging, abgesehen von 4 Ausnahmen, mit der Schwere der Störung der Schweißsekretion parallel. Diese Ergebnisse sprechen für eine Beziehung der Hodenfunktion und dem autonomen sympathischen Nervensystem. Eine Beziehung zwischen den Hodenveränderungen und dem sexuellen Verhalten lag nicht vor.

BORS u. Mitarb. erörtern auf Grund einer eindrucksvollen Beobachtung die Möglichkeit einer Spermiogenesehemmung bei Querschnittsgelähmten durch Störungen der aktuellen Temperatur im Hoden nach Ausschaltung der sympathischen Nerven. Bei einem 30jährigen Patienten mit einer Verletzung des 12. Thorakalsegments war nach der Prostatamassage nur eine Spermienzahl von 600000/cm³ unbeweglicher Spermien im Kubikzentimeter nachweisbar. Durch Applikation von Eisstückchen 2—3mal täglich für die Dauer von 2 min auf das Scrotum stieg die Spermienzahl nach 3 Monaten auf 33 Mill./cm³ Spermien an. Die Quantität der Motilität betrug jedoch nur 4%.

5. Cerebrum

HOHLWEG und JUNKMANN wiesen 1932 bereits auf ein damals noch hypothetisches, nervöses, die Keimdrüsen steuerndes Zentrum hin. BUSTAMENTE, SPATZ und WEISSCHEDEL konnten 1942 im Tuber cinereum des Hypothalamus ein Geschlechtszentrum nachweisen, dessen Funktion für die Reifung der Keimdrüsen notwendig war. Seine Zerstörung oder sein Ausfall führte ohne primäre Krankheit der Hypophyse zu einer Tubulusatrophie. Der Entdeckung dieser Autoren lag die Beobachtung zugrunde, bei der ein $3^1/_2$jähriger Knabe eine geschlechtliche Frühreife mit einem biologischen Alter eines 16jährigen im Hinblick auf Skeletreife, Organgröße und geschlechtliche Ausbildung infolge einer hyperplastischen Mißbildung des Tuber cinereum aufwies. Das Vorliegen eines die Geschlechtsreife beeinflussenden Zentrums im Tuber cinereum konnte auch tierexperimentell bewiesen werden.

Die Bedeutung von zentralnervösen Einflüssen wie z. B. von Schädeltraumen auf die männliche Genitalsphäre als Ursache einer Impotentia coeundi ist hinreichend bekannt. STIER konnte bei zahlreichen Patienten nach Gehirnerschütterungen und Schädelbrüchen eine Impotentia coeundi nachweisen. Bei Patienten über 40 Jahren trat neben einem ausgeprägten Libidoverlust auch stets ein Erektionsverlust auf. Wegen der Störung der Potentia coeundi war bei derartigen Patienten in der Regel keine Samenuntersuchung möglich.

STAEMMLER fand bei einem 19jährigen Manne nach einem Kopfschuß in den Hoden Bezirke mit hochgradiger Tubulusatrophie neben normaler Spermiogenese. Doch waren bei anderen Patienten mit Kopfschüssen oder Zertrümmerungen des Gehirns keine Tubulusveränderungen erkennbar. Auch NIKOLOWSKI konnte nur bei wenigen Patienten mit Hirnschäden nach Hirntrauma und Commotio eine Schädigung der Spermiogenese nachweisen. Wir stellten bei 4 Patienten mit einer Impotentia coeundi als Folge von Gehirnerschütterungen auf Grund der Hodenbiopsiebefunde Tubulusschäden I. und II. Grades fest.

NIKOLOWSKI nimmt an, daß frontal lokalisierte Gehirntraumen zu einer Störung der Potentia generandi und parietale Gehirnschäden zu einer Störung der Potentia coeundi führen.

Bleibende Störungen der Potentia generandi nach Gehirntraumen sind auf Grund eigener Nachuntersuchungen an Hirnverletzten selten. Die Schwere dieser Schädigungen hängt von der Lokalisation des Traumas ab.

CENI fand bei Tierversuchen temporäre Spermiogenesehemmungen nach Gehirnverletzungen und Gehirnerschütterungen. Bei einem jungen Mann stellte CENI nach einer schweren Gehirnerschütterung einen völligen Stillstand der Spermiogenese fest.

6. Torsion

Bei der Hodentorsion handelt es sich um eine teilweise oder komplette Drehung des Samenstrangs in seiner Längsachse um 90—360°.

Zusammenfassende Darstellungen über Hodentorsionen finden sich bei ABESHOUSE, BOEMINGHAUS, BABNIK, EWERT und HOFFMANN, PINTO und KIEFER sowie WEYENETH und CLERC.

Das *klinische Bild* kann sehr verschiedenartig sein, je nachdem, ob eine vollständige oder unvollständige Torsion vorliegt. Bei einer akuten Torsion beginnen die Schmerzen akut, krampfartig und strahlen in die Hoden- und Nierengegend aus. Hoden- und Nebenhoden sollen im oberen Teil des Scrotums meist quer liegen. Der Nebenhoden ist in abnormer Lage, der Samenstrang meist verdickt. Gehen die Schmerzen durch Hochlagerung der Hoden zurück, so soll dies ein Zeichen für eine Nebenhodenentzündung sein, während bei der Torsion die Schmerzen unverändert anhalten (Prehnsches Zeichen). Sehr charakteristisch für eine akute Hodentorsion soll auch die ödematöse Schwellung und Rötung der befallenen Seite der Scrotalhaut sein. Die Hochgradigkeit der Schmerzen hängt von dem Grad der Samenstrangdrehung ab. In vereinzelten Fällen können schwere

Schocksymptome vorkommen. Nach Scott waren unter 208 Beobachtungen nur 7,7% der Patienten schmerzfrei.

Differentialdiagnostisch ist vor allem eine akute Epididymitis abzugrenzen. Die verschiedenen Symptome bei der akuten Torsion und bei der akuten Nebenhodenentzündung sind in der Tabelle 31 dargestellt.

Tabelle 31. *Symptome bei der akuten Torsion und der akuten Epididymitis*

Symptome	Akute Torsion	Akute Epididymitis
Alter	vorwiegend Kindheit und Pubertätsalter	alle Altersstufen
Beginn	plötzlich	subakut
Verlauf	schnell	langsam
Schmerzen	äußerst stark	stark
Temperatur	mäßig, oder keine	oft hohe
Palpation	starker Schmerz auf Zug	starker Druckschmerz
Lagerung der Hoden und Nebenhoden	Hoden und Nebenhoden retrahiert, manchmal quergelagert	normale Lagerung
Aussehen des Scrotums	hochrot und ödematös	meist normal
extraabdominale Adnexe	vergrößert	normal
Bläschendrüsen	normal	manchmal entzündlich verändert
Urin	normal	manchmal trüb, durch Bakterien verändert
Leukocyten, BSG	anfangs normal	Leukocytose, erhöhte BSG
Therapie	sofortige Operation	konservative Behandlung, Breitspektrum-Antibiotica, Corticosteroide

Die langsam sich entwickelnde Torsion kann gegenüber einer chronischen Nebenhodenentzündung oft nicht abgegrenzt werden. Gerade hierbei können auch eine hohe Senkung und eine Leukocytose nach eigenen Erfahrungen vorliegen.

Bei der Erhebung der Anamnese ist die Frage wichtig, ob früher wiederholt im oberen Teil des Scrotums Schmerzattacken vorausgegangen sind. Derartige Beschwerden können auf geringgradige habituelle Torsionen hinweisen.

Die *Pathogenese* einer Hodentorsion setzt eine abnorme Beweglichkeit der Hoden durch eine abnorme Anlage der Nebenhoden oder durch ein zu langes Mesorchium voraus. Ohne anomale Beweglichkeit der Hoden und Nebenhoden ist eine Torsion in der Regel nicht möglich. Häufig kommen Torsionen bei Kryptorchismus vor.

Als auslösende *Ursachen* sind Cremasterkontraktionen im Gefolge körperlicher Anstrengungen wie Heben von Lasten, Pressen, Schreien (bei Kindern) und besonders bei äußeren traumatischen Einwirkungen (Sturz oder Schlag auf das Scrotum) anzusehen. Scott teilte eine Beobachtung mit, bei der beim Aufwachen die Torsion erstmalig bemerkt wurde. Biorn und Davis berichteten über eine Hodentorsion bei der Geburt.

Die *Prognose* ist bei akuten und chronisch verlaufenden Hodentorsionen schlecht. 70—90% aller Torsionen führen zu einer bleibenden hochgradigen Hodenatrophie.

O'Conor nimmt auf Grund der gezielten Befragung aller Patienten mit Hodenatrophien eine große *Häufigkeit* der Torsionen an. Ewert und Hoffmann sammelten 1944 in der Literatur 489 einschlägige Beobachtungen. Nach Scott waren nur 5% der gesammelten Fälle bilateral. Nach Weyeneth und Clerc kommen 70% aller Torsionen zwischen 15 und 25 Jahren vor. Doch sind nach Pinto und Kiefer Hodentorsionen in der frühen Kindheit häufiger als bei Erwachsenen und während der Pubertät. Aus diesem Grunde können bei vielen Hodenatrophien, die durch Torsionen in der frühen Kindheit bedingt sind, keine anamnestischen Angaben mehr gemacht werden. Die Therapie besteht in einer sofortigen Operation. Nach CAMPBELL besteht bei einem operativen Eingriff nur dann Aussicht auf Erfolg, wenn er innerhalb der ersten 4 Std erfolgt. In den meisten Fällen muß der allerdings oft anlagemäßig minderwertige Hoden entfernt werden.

Bei allen einseitigen Torsionen sollte darauf geachtet werden, ob der andere Hoden ebenfalls locker sitzt. In diesen Fällen sollte zur Prophylaxe einer Hodentorsion gegebenenfalls eine Fixierung vorgenommen werden.

7. Becken

Nach Beckenbrüchen konnten wir bei 3 Patienten eine Infertilität nachweisen. Die Pathogenese dieser Fertilitätsstörungen dürfte verschiedenartig sein. Bei einem Patienten waren die samenabführenden Wege beidseits undurchgängig, die Spermiogenese war normal.

XI. Wärmeschäden

1. Einleitung

Wie bereits in dem Kapitel „Anatomie" ausgeführt wurde, ist das Scrotum nicht als einfache Ausstülpung der Haut, sondern als ein wichtiges, wärmeregulierendes Organ aufzufassen (s. S. 45).

Nach den Messungen von DICK schwanken die im Scrotum gefundenen Temperaturen zwischen 30,6 und 34,2° C und die in der Oberschenkel-Innenseite gefundenen Temperaturen zwischen 35° und 36,7° C. HARRENSTEIN und DICK stellten Unterschiede in den Temperaturen der Bauchhöhle und den Temperaturen im Scrotum bzw. im Hoden von 2,7—7,8° C beim Kinde und 1,2—5,2° C beim Erwachsenen fest.

Die Funktionen des Scrotums sind eingehend in den Arbeiten von DICK, DOEPFMER und HORNSTEIN, ESSER, KNAUS, MOORE und NAGEL dargestellt.

Die thermoregulatorische Funktion kann durch Noxen von innen, von außen und durch Veränderungen des Scrotums geschädigt werden.

a) Tierversuche

Vor der Besprechung der verschiedenartigen Wärmeschädigungen beim Menschen soll kurz auf Ergebnisse von Tierversuchen eingegangen werden. Für diese Fragestellungen ist die Auswahl der Tiere von besonderer Bedeutung, weil die Verlagerung des Hodens in die Bauchhöhle nicht bei allen Tieren eine Schädigung herbeiführt. Die Testiconda sind Tiere mit Bauch- oder Leistenhoden während des ganzen Lebens. So haben Elefant und Nashorn Bauchhoden und Kamel, Seehund und Biber Leistenhoden. Bei den sog. fakultativen Testiconda wie z. B. beim Igel und Maulwurf wechselt beim Eintritt der Brunft die Lage des Hodens zwischen abdominaler und scrotaler (DICK, LUNN).

Bei Vögeln, die eine Körpertemperatur von über 40° C aufweisen, vollzieht sich die Spermiogenese ungestört bei abdominaler Lage. Alle Säugetiere, bei denen die Hoden zeitlebens im Bauchraum bleiben, sind nach PORTMANN primitiv und altertümlich (Insektenfresser, Edentaten, Klippschliefer und Elefant).

Die Bedeutung der Wärmeschädigung wurde offenbar bereits 1891 von dem Italiener PIANA erkannt. PIANA verlagerte die Hoden von Ratten in die

Bauchhöhle und führte die Tubulusschädigungen auf die höhere Temperatur in der Bauchhöhle zurück. 30 Jahre später konnten die Ergebnisse dieser Tierversuche durch Bouin und Ancel, Crew, Fukui, Moore und Young bestätigt werden. Bei diesen Versuchen trat eine Tubulusatrophie unabhängig davon auf, ob die Wärmeschädigung von außen oder von innen erfolgte. Die höher differenzierten Zellen waren thermolabiler als die jüngeren Zellformen. Die Sertoli-Zellen und die Spermatogonien wurden weniger geschädigt als die Spermatocyten und die Spermatiden. Die Schwere der Tubulusveränderungen war stets von dem Wärmegrad und der Dauer der Wärmeanwendung abhängig.

Nur nach mehrmonatiger hoher Wärmeeinwirkung war der Tubulusschaden irreparabel.

Fukui verlagerte künstlich beide Hoden von Ratten in die Bauchhöhle und unterkühlte eine Bauchseite durch Äther, Chloräthyl oder Alkohol. Nur auf der nichtgekühlten Bauchseite trat eine Tubulusatrophie auf. Gleichartige Schäden konnte Fukui bei Kaninchen durch Exposition des Scrotums ins Sommersonnenlicht oder durch Überströmen des Scrotums mit heißem Wasser erzielen. Cunningham und Osborn exponierten Rattenhoden Infrarotstrahlen bei 48° C für die Dauer von 5 min. 54 Tage nach dieser Schädigung wurden diese Tiere für die Dauer von einem Monat infertil. Moore sah bereits durch Erhöhung der Wärme — feuchte Wärme war schädigender als trockene — um wenige Grade auf das Scrotum eine Spermiogenesehemmung. Es war gleichgültig, ob die Wärmeeinwirkung durch heißes Wasser, elektrisches Licht oder einen Heizofen bedingt war. Bereits eine 2 min dauernde Anwendung der Wärme von 47° heißem Wasser an der Hodenoberfläche zeigte eine Spermiogenesehemmung.

Nicht nur durch Wärmeapplikation von außen, sondern auch bei Verhinderung der Wärmeabgabe durch Einhüllen des Scrotums in einen wärme- und wasserdichten Beutel erzeugten Moore und Oslund sowie Crew bei Schafen, Ziegen und Schweinen für die Dauer von mehreren Wochen eine Infertilität.

Durch unphysiologische Wärmeverhältnisse von außen oder von innen werden nicht nur die Spermiogenese, sondern auch die im Nebenhoden gespeicherten Spermien geschädigt. Lawrence, Moore, Heller und Yochem fanden, daß die voll ausgereiften Spermien nach Wärmeeinwirkung wesentlich kürzere Zeit beweglich waren. Im normal gelagerten Meerschweinchen-Nebenhoden waren die Spermien 70 Tage beweglich, dagegen im künstlich dystopen Nebenhoden nur 14 Tage. Bei Ratten verkürzte sich die Bewegungsdauer der Nebenhodenspermien unter gleichen Versuchsbedingungen von 30 auf 5 Tage.

b) Die Frage der mutagenen Wirkung durch Wärmeeinflüsse

Durch die Mitteilung von Ehrenberg, Ehrenstein und Hedgran wird heute die Frage heftig diskutiert, ob durch unphysiologische Wärmeeinwirkungen auf die Testes auch beim Menschen Mutationen auftreten können.

Bei der Drosophila melanogaster treten Spontanmutationen in Abhängigkeit von der Umgebungstemperatur auf. Die Mutationsfrequenz steigt bei höherer Temperatur.

Möglicherweise treffen die bei Tieren künstlich erzeugten Mutationen auch für den Menschen zu.

Ob die gleiche Temperaturabhängigkeit für die Mutationshäufigkeit der Drosophila melanogaster ebenso für Säugetiere und Menschen zutrifft, ist so unbewiesen wie die Annahme, daß beim Menschen Spontanmutationen durch Wärmeschäden überhaupt zustande kommen.

EHRENBERG, EHRENSTEIN und HEDGRAN stellten fest, daß nach Entkleidung in geschlossenen Räumen oder bei Entkleidung im Freien die in einer Falte der Scrotalhaut gemessene Scrotaltemperatur nach $^1/_2$—2 Std um 2—5° C absinkt.

Auf Grund der bekannten Ergebnisse bei der Drosophila melanogaster folgerten diese Autoren, daß durch die üblichen Hosen und Unterhosen der modischen Kleidung die Mutationsfrequenzen auch beim Menschen um ungefähr 85% gesteigert werden. Ebenso wie die modische Kleidung sollen auch Raumheizung und warme Bäder Mutationen auslösen können.

Die Folgerungen der Untersuchungen EHRENBERGS, EHRENSTEINS und HEDGRANS wurden bereits im Juni 1958 im Britischen Unterhaus diskutiert. Der damalige Verteidigungsminister *Duncan Sandys* wies darauf hin, daß die Radioaktivität nicht der einzige Grund für genetische Mutationen sei. Er führte aus, daß die heutige Sitte, Hosen zu tragen und dadurch unphysiologische Wärmeverhältnisse im Scrotum zu schaffen, möglicherweise 100 oder 1000mal größere Chancen für genetische Mutationen als die Radioaktivität mit sich bringe. Bei dem Vorschlag des englischen Verteidigungsministers, *schottische Kilts* (Schottenröcke) statt der üblichen Kleidung zu tragen, wurde von den schottischen Abgeordneten Sonderbeifall gespendet.

2. Einflüsse durch Wärme von innen

Unter den vielen Möglichkeiten der Wärmeschädigungen durch innere Einflüsse sind besonders fieberhafte Zustände, Leistenhernien, Varicocelen, Hydrocelen, Spermatocelen und Hämatocelen zu nennen. Hodendystopien sind wegen der großen diagnostischen Bedeutung und der wichtigen therapeutischen Konsequenzen in einem Sonderkapitel eingehend dargestellt.

a) Fieberhafte Zustände

Den Einfluß von künstlichem Fieber auf die Spermiogenese untersuchten MACLEOD und HOTCHKISS bei 6 Studenten. Bei diesen Probanden wurden in einer auf 43° C vorgeheizten Kammer die Scrotumoberflächen 33 min diesen hohen Temperaturen ausgesetzt und eine Körpertemperatur von 40—41° C für die Dauer von 3 Std erzeugt. 25—55 Tage (im Durchschnitt 42 Tage) nach dieser Behandlung sank die Spermienzahl ab. Sie blieb 15—50 Tage (im Durchschnitt 25 Tage) tief und stieg dann schnell wieder an.

Bei einer zweiten künstlichen Fiebererzeugung unter gleichen Bedingungen konnten diese Befunde reproduziert werden. MACLEOD und HOTCHKISS fanden unmittelbar nach der Hitzeeinwirkung im Ejaculat keine Veränderungen der Spermienzahl, der Qualität und Quantität der Motilität sowie der Morphologie der Spermien. Die niedrigste Spermienzahl zeigte sich zwischen 44—50 Tagen nach dem Fieber. Die normale Spermienzahl wurde nach durchschnittlich 67 Tagen wieder erreicht.

Bei fieberhaften Infektionskrankheiten durch Staphylokokken, Anginen, Grippe-Pneumonie, Windpocken und Typhus sanken die Spermienzahlen durchschnittlich nach 40 Tagen am tiefsten ab, während die Erholungsphase zwischen 35 und 60 Tagen schwankte. Nach Varicellen betrug die Erholungsphase 35 bis 40 Tage und nach Pneumonie 55 Tage. Die Regeneration des Tubulusepithels hängt vor allem von der Höhe des Fiebers und von der Dauer des Fiebers ab. Bleibende Schädigungen nach fieberhaften Zuständen dürften bei Erwachsenen selten sein, jedoch bei längerer Dauer vor und während der Pubertät vorkommen. MACLEOD und GOLD wiesen darauf hin, daß bereits bei leichten Krankheiten wie Erkältungen, Halsentzündungen und anderen fieberhaften Zuständen besonders die Qualität der Motilität neben der Spermienzahl verändert wurde.

Bei fieberhaften Infektionskrankheiten führen in erster Linie die Temperaturerhöhung und erst in zweiter Linie die Mikroben und deren Toxine die Spermiogenesehemmungen herbei.

Bei vielen Oligospermien, insbesondere mit Veränderungen der Motilität und der Morphologie, ist nach mehrere Wochen zurückliegenden fieberhaften Zuständen zu fahnden. Durch die gezielte Anamnese kann die Ursache einer temporären Oligospermie festgestellt werden.

Ebenso kann möglicherweise auf Grund des Befunds des Spermiogramms und des Cytogramms ein mehrere Wochen zurückliegender fieberhafter Zustand diagnostiziert werden.

Bei diesen Tubulusschäden muß pathogenetisch außer der Temperaturerhöhung auch eine Schädigung durch eine Hyperämie oder durch einen Mangel an Sauerstoff mit einer Kohlensäureanreicherung in Erwägung gezogen werden.

b) Leistenhernien

Tubulusschäden können bei direkten und indirekten Leistenhernien durch 2 Ursachen bedingt sein. In erster Linie ist eine Schädigung der Hoden durch die erhöhte Temperatur des Bruchinhalts direkt und durch Verhinderung der Strahlung und Perspiration indirekt bedingt. In seltenen Fällen kann eine Hodenatrophie durch eine mangelhafte Blutversorgung infolge Kompression der Arteria spermatica auftreten.

Die von OBERNDORFER und DEMEL angenommene Spermiogenesehemmung bei Scrotalhernien allein durch eine Druckatrophie ist wenig wahrscheinlich.

Die Hochgradigkeit der Schädigung hängt von der Größe des Bruches und vor allem von der Art des Bruchinhalts ab, da Dünndarmschlingen höhere Temperaturen als schlechtdurchblutete Netzzipfel aufweisen.

c) Varicocelen, Hydrocelen, Spermatocelen und Hämatocelen

Bei *Varicoelen* sind die den Plexus pampiniformis bildenden Venae spermaticae internae spindelartig, sackförmig oder geflechtartig erweitert, stark geschlängelt oder verlängert. Außer den intrafuniculären, dem Plexus pampiniformis zugehörigen Venen können auch die extrafuniculären erweitert sein.

Die Varicocelen entstehen durch ein Mißverhältnis zwischen dem im Innern befindlichen Druck und der Stärke der Wandung der Vene.

Ätiologisch ist neben der konstitutionell bedingten pathologischen Beschaffenheit des Stützgewebes das mechanische Moment von besonderer Bedeutung. Dafür spricht die meist nur linksseitige Lokalisation mit den ungünstigeren Abflußverhältnissen. Die Vena spermatica interna sinistra mündet im rechten Winkel in die Vena renalis sinistra, während die Vena spermatica interna dextra in die vordere Wand der Vena cava inferior schräg eintritt und hier schlußfähige Klappen besitzt.

Varicocelen sollen bei 5—10% aller Männer und besonders im Alter zwischen Pubertät und 35 Jahren vorkommen (BAILEY und LOVE). HAMMEN beobachtete unter 291 die Fertilitäts-Sprechstunde aufsuchenden Männern in 12% der Untersuchten Varicocelen. Sie sind zu 90% links, zu 2% rechts und zu 8% beidseits lokalisiert (SKINNER, TURNER und AIRD).

Bei Varicocelen ist das Scrotum meist stark vergrößert, schlaff und sehr dünnwandig. Ob diese häufige Vergrößerung bis zu 15 cm Länge kompensatorisch die thermoregulatorische Funktion aufrechterhält, ist nicht erwiesen.

Im Gegensatz zu HOTCHKISS betrachten HAMMEN, TYLER, JEFFCOATE und RUSSELL Varicocelen als ursächlichen Faktor für Spermiogenesehemmungen. DAVIDSON vergleicht Varicocelen mit einem die Bluttemperatur ausstrahlenden Heizkörper, durch den die Hodentemperatur gesteigert wird. Weiterhin sollen Zirkulationsstörungen wie bei Varicen eine schädigende Rolle spielen.

Einen weiteren häufig schädigenden Faktor stellt das Tragen von Hodensuspensorien dar, die bei Varicocelen von vielen Ärzten kritiklos für längere Zeit verordnet werden.

TYLER und RUSSELL beobachteten nur bei 2% der untersuchten Männer mit Varicocelen eine normale Spermiogenese. Hach HAMMEN hatten 92% der Patienten mit Varicocelen Spermienzahlen unter 60 Mill./cm³. TYLER fand bei Männern mit Spermienzahlen zwischen 20 und 60 Mill./cm³ unter 82 Männern 6mal eine Varicocele. Bei infertilen oder subfertilen Männern zeigte sich in 11% eine Varicocele.

Nach eigenen Erfahrungen sind ein- und beidseitige Varicocelen in der Regel Ursachen von Oligo-Asthenospermien mittleren Grades.

Über die *Therapie* der Varicocelen besteht keine Einigkeit. Die meisten Therapievorschläge gelten der Beseitigung der Varicen ohne Berücksichtigung der Spermiogenese. So schlug VOHWINKEL die Beseitigung der Varicocele durch Verödung vor. DAVIDSON berichtet über eine deutliche Besserung der Samenqualitäten nach der Operation der einseitigen Varicocele. Von 11 operativ behandelten Patienten wurden 5 innerhalb von 6 Monaten zeugungsfähig.

HOTCHKISS, RUSSELL, WELLS, DOUGLAS und CAMPBELL warnen vor operativen Eingriffen bei Varicocelen wegen der Gefahr der Hodenatrophie. TULLOCH beobachtete bei einem Patienten mit einer Spermienzahl von 27 Mill./cm³ nach der operativen Entfernung der Varicocele eine Azoospermie.

Über Spermiogrammbefunde vor und nach Verödungsbehandlung der Varicocele fanden wir keine Hinweise in der Literatur. Das häufige Tragen eines Suspensoriums stellt bei Varicocelen eine zusätzliche Wärmeschädigung dar. Nachdrücklich muß vor der operativen Verkürzung eines sehr langen, schlaffen Scrotums gewarnt werden, da solche Operationen in der Regel zu einer Infertilität führen.

Hydrocele, Spermatocele, Hämatocele

Die Ursachen dieser Veränderungen sind weitgehend unbekannt. Ohne Zweifel wird zu häufig ursächlich ein Trauma angenommen. In welcher Häufigkeit entzündliche Veränderungen, geringgradige Mißbildungen, habituelle Torsionen eine ätiologische Rolle spielen, ist unbekannt. Der Zusammenhang dieser Störungen mit einer Sub- oder Infertilität ist noch ungeklärt, da Samenbefunde vor Auftreten dieser Veränderungen in der Regel fehlen.

Bei der *Hydrocele* (Wasserbruch) liegt eine über das physiologische Maß hinausgehende seröse oder serofibrinöse Flüssigkeitsansammlung in dem spaltförmigen Cavum der Tunica vaginalis propria vor.

BOEMINGHAUS unterscheidet zwischen chronisch sich entwickelnden idiopathischen und mehr akut auftretenden schmerzhaften symptomatischen Hydrocelen. Bei den idiopathischen Formen kann das Scrotum bis kindskopfgroß sein, so daß der Penis in der Scrotalwand völlig verschwindet. Zu beachten ist, daß symptomatische Hydrocelen bei Hodentumoren auftreten können. Hydrocelen treten in allen Lebensaltern, jedoch häufiger bei Erwachsenen und meist einseitig auf. Nach den Erfahrungen an 400 Hodenbiopsien zeigten sich kleinere Hydrocelen praktisch bei jedem Manne.

Nach unseren Erfahrungen führen Hydrocelen zu keiner Spermiogenesehemmung. NIKOLOWSKI beobachtete bei Patienten mit Hydrocelen nur geringgradige Spermiogenesehemmungen. OBERNDORFER sieht die durch Hydrocelen hervorgerufenen Atrophien weniger durch Druck bedingt, sondern häufiger traumatisch oder durch einen pathologischen Kreislauf bedingt an.

Spermiogenesehemmungen bei Patienten mit Hydrocelen sind vielfach ebenso wie bei Varicocelen durch das Tragen von Suspensorien bedingt.

Die *Behandlung* der Hydrocelen dürfte häufig zu irreparablen Tubulusschädigungen führen.

Die Punktionsbehandlung bietet keinen Dauererfolg. Durch die Injektion serosareizender Flüssigkeiten kommt es nach mehr oder minder heftigen schmerzhaften Entzündungen zu Verwachsungen der Blätter der Tunica vaginalis propria. Diese Verwachsungen führen ebenso wie die Zustände nach Radikaloperationen — gleichgültig nach welcher Methode operiert wird — zu Spermiogenesehemmungen. Wir konnten bei 2 Patienten im Alter von 40 und 45 Jahren mit einem Spermiogrammbefund an der unteren Grenze der Norm vor der Operation Oligospermien mit Werten unter 15 bzw. unter 5 Mill. cm^3 1 Jahr nach der operativen Behandlung feststellen.

Hydrocelen im Bereiche der Adnexe können zu einer Störung der Durchgängigkeit der samenabführenden Wege führen. Durch Entfernung einer Hydrocele im Bereiche des Funiculus spermaticus kann in vielen Fällen eine normale Durchgängigkeit erzielt werden.

Unter *Spermatocelen* versteht man dem Hoden oder dem Nebenhoden anliegende Retentionscysten samenabführender Kanälchen. Diese Veränderungen sind meist an der Verbindung von Hoden- und Nebenhodenkopf in der Gegend der Vasa efferentia lokalisiert. Sie können innerhalb und außerhalb der Tunica vaginalis propria entstehen. Zu den intravaginalen Formen zählen die Morgagnischen Hydatiden, die Appendix epididymidis (Überreste des Müllerschen Ganges) und blind endende Gänge, die in Verbindung mit den samenabführenden Kanälchen z. Z. der Geschlechtsreife durch den verstärkten Sekretionsdruck sich mit Hoden- und Nebenhodensekret sowie mit Spermien füllen.

Weiterhin finden sich zuweilen im Schwanz des Nebenhodens blind endende Kanälchen, die Ductuli aberrantes, sowie im Samenstrang eine Gruppe feiner Kanäle oder Röhrchen, die Überreste des Wolffschen Körpers darstellen und mit den Nebenhodengängen in Verbindung stehen (Paradidymis). Beide Systeme können Ausgangspunkte von Spermatocelen sein.

Die *Ursache* der Spermatocelen dürften häufiger Mißbildungen als Entzündungen und Traumen sein.

TRITSCH führte in seiner Arbeit über Spermatocelen und Samenblasencysten aus, daß Drucksteigerungen innerhalb des samenableitenden Systems bei fortdauernder Samenbildung zu cystischen Erweiterungen an Orten geringen Widerstandes führen können. Bei Drucksteigerungen können infolge passiven Übertritts von Samen in das Bindegewebe des Hodens oder Nebenhodens auch Spermagranulome auftreten, die aus epitheloidzelligem, tuberkuloseähnlichem Granulationsgewebe bestehen.

Spermatocelen verursachen nur selten Beschwerden. Lediglich bei sexuellen Erregungen können Schmerzen und Schwellungen auftreten. Diese Veränderungen können bis zu pflaumengroß oder auch faustgroß werden und erst bei diesem Ausmaß bemerkt werden (NIKOLOWSKI). Bei der Punktion von Spermatocelen entleert sich eine dünne, klare oder trüb-weißliche, manchmal milchige Flüssigkeit, in der sich vereinzelte, mitunter bewegliche Spermien finden können. STIASNY beobachtete bei Spermatocelen pathologische Spermatogrammbefunde, die durch Störungen der samenabführenden Wege bedingt waren.

Eine Behandlung von Spermatocelen durch Punktionen oder durch Verödungsmittel ist risikovoll, da diese Verfahren ebenso wie die Entfernung derartiger Gebilde zu einer Undurchgängigkeit der Adnexe führen können.

Bei *Hämatocelen* (Blutbrüchen) liegt eine tumorförmige Blutansammlung in den Hodenhüllen vor. Diese Veränderungen finden sich auch bei der sog. Periorchitis haemorrhagica proliferans.

Die Ursache von Hämatocelen sind meist Traumen. Beim Ausbleiben einer vollständigen Resorption nach Blutergüssen in den Hodenhüllen ist die Prognose im Hinblick auf die Fertilität dubiös. Auch nach operativer Exstirpation der Scheidenhäute sind durch Verwachsungen Wärmeschäden zu befürchten.

d) Durch Scrotumveränderungen

Wie bereits in dem Kapitel „Traumen" ausgeführt, geht der Verlust des Scrotums mit dem Verlust der Zeugungsfähigkeit einher. Bei einem Ersatz des Scrotums durch eine Hautplastik entsteht eine hochgradige Tubulusatrophie (KAPPELER, KANTOR, DICK).

In den zahlreichen Mitteilungen über pathologische Veränderungen des Scrotums ist auffallenderweise die Möglichkeit einer dadurch bedingten Spermiogenesehemmung nicht erörtert worden. Dies kann auch dadurch bedingt sein, daß Scrotumveränderungen vielfach erst im hohen Alter in Erscheinung treten.

Unter den Krankheiten des Scrotums stehen chronische, lichenifizierte, oft nur ausschließlich auf dieses Organ beschränkte *Ekzeme* an erster Stelle. Folgezustände dieser Veränderungen sind oft flächenhafte Pachydermien. Derartige Zustände werden oft durch rezidivierende *Erysipele* kompliziert.

Ferner sind *elephantiastische Zustände* verschiedener Ätiologie zu nennen.

Wir beobachteten bei 3 Patienten mit Elephantiasis meterysipelatosa und bei 2 Patienten mit chronischen lichenifizierten Scrotalekzemen Oligo-Astheno-Teratospermien.

Tumoren des Scrotums dürften wesentlich seltener als die des Hodens, des Samenstrangs und der Tunica vaginalis sein. Sie sind meist embryonaler Herkunft und können in heterotope und in solche des lokalen Gewebes eingeteilt werden. Zu den ersteren gehören Teratome, Chondrome, Myome, Lipome, zu den letzteren Fibrome und Sarkome. Über die Tumoren des Hodensacks finden sich ausführliche Hinweise in den Arbeiten von CALLOMON und WILSON, VEST, LÖFFLER, DEAN, ROSENBERGER. Bei flächenhaften Tumoren, wie z. B. bei Lymphangiomen, dürfte sich regelmäßig eine Spermiogenesehemmung finden. Bei umschriebenen größeren Tumoren dürfte weniger die Wärmeschädigung als vielmehr das fehlende Pendelspiel der Hoden eine Rolle spielen. So wurden Lipome am Scrotum mit einem Gewicht von 20 kg beobachtet (GUSSEW).

DOEPFMER und HORNSTEIN fanden in 20 Mitteilungen über Lymphangiome des Scrotums keinen einzigen Hinweis auf eine Beziehung zur Fertilitätsstörung. Bei einer eigenen Beobachtung zeigte sich bei einem 20jährigen Patienten als Folge eines sog. Lymphangioma circumscriptum cystoides eine spermatologisch und histologisch nachgewiesene primäre Hodenschädigung. Trotz des Risikos einer Strahlenschädigung der Tubuli wurde unter entsprechenden Vorsichtsmaßnahmen eine Röntgenbestrahlung des Lymphangioms durchgeführt. Nach weitgehender Abheilung des Lymphangioms normalisierte sich das Spermiogramm, die Ehefrau des Patienten konzipierte 8 Monate nach der Röntgentherapie und wurde nach normaler Schwangerschaft von einem gesunden Jungen entbunden.

3. Einflüsse durch Wärmeschäden von außen

Bis zu welchem Grade die Wärmeeinwirkung von außen beim Menschen zu Spermiogenesehemmungen und zu bleibenden Tubulusschäden führen kann, wissen wir nicht.

Ob die durch modische Kleidung, durch berufsbedingte Noxen oder durch Klimaeinflüsse hervorgerufenen Wärmeschäden heute überbewertet werden, können wir erst sagen, wenn weitere größere, allerdings schwer durchführbare Untersuchungsreihen vorliegen.

a) Tragen von Hodensuspensorien und enganliegender Unterwäsche

Suspensorien werden nach Überstehen von Hoden- oder Nebenhodenentzündungen, bei Varicocelen und sehr großen, dünnwandigen Hodensäcken mit und ohne Verordnung des Arztes häufig über Monate und Jahre getragen. In Übereinstimmung mit den Tierversuchen von MOORE treten dadurch schwere Spermiogenesehemmungen auf, da das Pendelspiel der Hoden verloren geht, somit die notwendige Wärmeabgabe durch Oberflächenvergrößerung des Scrotums unmöglich wird und die Hoden dauernd an den Körper gepreßt werden.

KNAUS berichtete eindrucksvoll über einen Arzt, dessen Ehe infolge Tragens eines Suspensoriums 3 Jahre steril blieb. Erst nach Ablegen des Suspensoriums normalisierte sich die Spermiogenese, die Ehefrau wurde gravid und konnte noch 6 Kinder zur Welt bringen. Ähnliche Beobachtungen teilte DAVIDSON mit. Drei Männer waren während $1^1/_2$—4 Jahren kinderlos verheiratet. Die Vorgeschichte und die klinische Untersuchung ergaben keinen krankhaften Befund, außer dem Hinweis auf das des Tragens von Suspensorien. In Ejaculaten zeigten sich Zahlen von nur 1—10 Mill. Spermien im Kubikzentimeter mit vermehrten pathologischen Formen und herabgesetzter Motilität.

Das Ablegen des Suspensoriums und das 2mal tägliche Spülen des Scrotums mit kaltem Wasser führte bereits nach 3—6 Monaten zu Konzeptionen bei den Ehefrauen. Wir beobachteten bei einem Manne, der 3 Jahre lang stets ein Suspensorium trug, eine Azoospermie und bei einem anderen eine Oligospermie.

Nach HARRISON soll das lange Tragen eines Dammschützers mit stark isolierender Wirkung bei Fußballspielern zu Wärmestauungen und dadurch zu hochgradigen Oligospermien führen.

Inwieweit das Tragen enganliegender Unterwäsche (Jockey- oder Kappart-Typ-Unterwäsche) zu ähnlichen schweren Tubulusveränderungen führt, dürfte weitgehend von der Tragdauer, der Machart und der Materialbeschaffenheit der Unterwäsche sowie der individuellen Temperaturempfindlichkeit und auch dem anatomischen Bau des Scrotums abhängen. SIMMONS sah durch Tragen derartiger Unterwäsche Oligospermien mit nur 1 Mill. Spermien im Kubikzentimeter.

b) Heiße Bäder

Nach HARRISON soll bereits öfteres heißes Baden zu Spermiogenesehemmungen führen. Angeblich sollen junge Japaner durch heiße Bäder Kontrazeption treiben. In diesem Zusammenhang muss auch die durch extreme trockene Hitze oder durch heißen Wasserdampf bedingte Hitzeeinwirkung bei bestimmten Berufen genannt werden. Nach KOLLER (persönliche Mitteilung) sollen Schiffsheizer sehr häufig infertil sein. MAZER und ISRAELS wiesen bei zwei täglich 12 Std lang in einem sehr heißen Milieu arbeitenden Heizern hochgradige Oligospermien nach.

c) Einflüsse von Klima und Jahreszeit

Nach KOLLER (persönliche Mitteilung) soll bei Arabern das tägliche Waschen des Scrotums mit kaltem Wasser zu den sog. rituellen Gebräuchen gehören.

In den Tropen lebende Weiße sollen seltener zeugungsfähig als Eingeborene sein, die hinwieder während der kälteren Monate häufiger zeugungsfähig als in den wärmeren Monaten sein sollen (PINCHER). Der längere Aufenthalt auf dem Pazifischen Kriegsschauplatz während des 2. Weltkrieges wurde bei den amerikanischen Soldaten als Ursache für Fertilitätsstörungen anerkannt.

In der Regel dürfte bei den meisten Weißen das Leben in den Tropen und Subtropen in Anbetracht der dort für sie vorhandenen Lebensbedingungen

(Kühlanlagen, gutes Essen, keine starke körperliche Arbeit in der Hitze) keine schweren Tubulusveränderungen verursachen.

Nach HARRISON waren bei Eingeborenen aus Nigeria die Hodenarterien länger und mehr geschlängelt als bei Europäern, so daß eine noch stärkere Vorkühlung des Blutes auf diese Weise ermöglicht wird.

HAMMEN zeigte an Hand von statistischen Erhebungen in Dänemark, daß im Februar, März (Maximum), April und Mai die meisten und im Oktober, November, Dezember (Minimum) die wenigsten Geburten erfolgen. Diese Erhebungen stimmen mit deutschen Statistiken weitgehend überein.

Die unterschiedliche Konzeptionshäufigkeit während der verschiedenen Monate dürfte jedoch nicht auf wärmebedingte Spermiogenesehemmungen während der Sommermonate zurückzuführen sein.

HAMMEN, HOTCHKISS und MACLEOD stellten auf Grund von Untersuchungen über Zeiträume von mehreren Monaten und Jahren keine von den einzelnen Jahreszeiten abhängige Schwankungen der Spermiogrammbefunde fest.

ASHLEY-MONTAGUE und MILLS und SENIOR sowie PELLER nehmen beim Manne eine herabgesetzte Fertilität während der Sommermonate an.

Bei männlichen Haustieren fanden sich keine jahreszeitlichen Unterschiede bei der Spermiogenese (KOLLER).

Zusammenfassend ist zu sagen, daß die Wärmeschäden unter den peristatischen Faktoren eine sehr wesentliche Rolle spielen. DAVIDSON führt 50% aller Spermiogenesehemmungen auf Wärmeschäden zurück. Derartige Tubulusveränderungen dürften jedoch, abgesehen von Einwirkungen in der prä- und interpuberalen Zeit, meist reparabel sein.

Die Frage der Entstehung von wärmebedingten Mutationen sollte Gegenstand weiterer Untersuchungen sein.

XII. Ernährungsschäden

1. Einleitung

Über den Einfluß einer quantitativ und qualitativ fehlerhaft zusammengesetzten Ernährung auf die menschliche Spermiogenese ist wenig bekannt. Eine Beurteilung dieser Folgen ist auch deswegen sehr schwierig, weil Hungerzustände oder besonders eine Überernährung oft mit anderen, die Spermiogenese beeinflussenden Krankheiten kombiniert sind.

Nicht eine quantitativ verminderte oder vermehrte Kost, sondern nur eine qualitativ einseitige Kost kann — wenn überhaupt — zu Fertilitätsstörungen führen. In Friedenszeiten dürfte möglicherweise häufiger eine Überernährung als eine Unterernährung derartige Schäden auslösen.

Die Ergebnisse zahlreicher diesbezüglicher tierexperimenteller Arbeiten und die Erfahrungen aus der Veterinärmedizin (zusammenfassende Darstellung bei TRIBE und CUMMING) können nur in sehr beschränktem Umfange auf den Menschen übertragen werden. Bei Unterfütterung sind die Ausfallserscheinungen nicht sehr spezifisch, und vor dem Auftreten von Spermiogenesehemmungen zeigen die Tiere meist andere Symptome der Unterernährung (ASDELL). In Tierversuchen erzielten KOCH und RICHTER sowohl durch Eiweißentzug als auch durch Eiweißmast eine Infertilität. TRIBE und CUMMING stellten die tierärztlichen Erfahrungen über die Bedeutung der Mineralien, der Proteine, der Kohlenhydrate und der Fette für die Spermiogenese zusammen. Nach HIGNETT sollen ein Überschuß an Calcium und die Störung des Calcium/Phosphorverhältnisses sowie ein Jodmangel zu einer Infertilität führen. REYNOLDS und MACOMBER erzielten bei Ratten durch calciumarme Diät eine Infertilität. Durch Manganzufuhr soll sich die Samenqualität bessern (TRIBE und CUMMING).

Nach den Untersuchungen von BRANTON u. Mitarb., REID, QUICKE u. Mitarb. soll bei ausreichender Ernährung die Zusammensetzung der Eiweißproteine in der Nahrung bedeutungslos sein. Insbesondere zeigte sich tierisches Eiweiß dem pflanzlichen Eiweiß nicht überlegen. Abgesehen von der allgemeinen Energiequelle sollen Kohlehydrate für die Fertilität keine spezifischen Wirkungen besitzen. GLANZMANN erreichte durch ausschließliche Ernährung mit roher Vollmilch bei Ratten eine Unterentwicklung der Hoden mit völliger Infertilität. Diese sog. Milchsterilität ist offenbar auf den besonderen Gehalt an Mineralien zurückzuführen.

2. Unterernährung

Der große Kinderreichtum bei stark unterernährten Männern besonders in den armen Bevölkerungsschichten Indiens und Chinas zeigt deutlich, daß Unterernährung und langdauernde Hungerzustände die Zeugungsfähigkeit nicht wesentlich beeinträchtigen.

Ohne Begleitkrankheiten verändert ein rein quantitativer Nahrungsmangel beim erwachsenen Manne die Spermiogenese wenig. Kurzdauernde, schwere Hungerzustände zeigen keine wesentliche Wirkung auf die Spermiogenese. Bei Unterernährungen von *Knaben* vor, während und unmittelbar nach der Pubertät sind ev. irreparable Schäden zu erwarten. Nach der Sexualreife erweisen sich die Hoden als wesentlich widerstandsfähiger. Für die schweren Schäden während der Pubertät soll ursächlich die verminderte Sekretion des hypophysären Gonadotropins in Frage kommen (ORTHNER).

Auf Hungerzustände sollen von allen Hypophysen-Vorderlappenhormonen am empfindlichsten die gonadotropen Hormone und am wenigsten empfindlich das ACTH reagieren (ERSHOFF).

Nach eigenen Erfahrungen wurde die Spermiogenese von Spätheimkehrern oder von Patienten mit schwersten Kachexien oder Hungerdystrophien infolge mehrjährigen Aufenthalts in Konzentrationslagern oder in Kriegsgefangenschaft unter normaler Ernährung nach 1—3 Jahren wieder normal. SCHUERMANN beobachtete bei mehreren Insassen von Konzentrationslagern Azoospermien und einige Jahre später Normospermien mit Zeugungsfähigkeit.

STEFKO fand bei histologischen Hodenuntersuchungen ein vom Alter, von Art und Dauer des Hungerns abhängiges, verschiedenartiges Bild. Bei hungernden Knaben im Alter von 12—13 Jahren zeigten sich Hodendystopien infolge einer sekundären Retraktion der Hoden. Histologisch waren häufig nur noch Spermatogonien nachweisbar. Bei langdauernden chronischen Hungerzuständen waren die Kanälchen verschmälert und die Spermiogenese völlig erloschen. STAEMMLER beobachtete bei Hungerzuständen bei histologischen Untersuchungen völlig normale Tubuli und auch — möglicherweise durch Begleitkrankheiten bedingte — schwere Tubulusatrophien.

KLATSKIN u. Mitarb. sahen bei Soldaten mit schweren Hungerzuständen infolge japanischer Kriegsgefangenschaft atrophische Hoden. Die Biopsie ergab eine Hyalinisierung der Tubuli mit anscheinend normalen interstitiellen Zellen.

HULME verabreichte 16 Männern statt einer friedensmäßigen Durchschnittskost von 2500 Calorien nur 1570 Calorien täglich. Die gleiche Calorienmenge erhielt die Bevölkerung Deutschlands während des 2. Weltkrieges auf Grund der rationierten Lebensmittelzuteilung. Bei diesen Versuchen nahm die Libido deutlich ab. Das Spermavolumen fiel ab. Die Quantität und Qualität sowie die Dauer der Motilität waren um die Hälfte reduziert. Die Zahl der Spermien fiel hingegen nur mäßig ab. Die Viscosität, die Trübung und der p_H-Wert sowie die Morphologie der Spermien waren nicht verändert. Bei normaler Kost wurde die Spermiogenese nach 11—12 Wochen wieder normal.

Mit den wenigen Beobachtungen über den Zustand der Spermiogenese bei Hungerzuständen stimmen auch die weit größeren Erfahrungen der Gynäkologen über den Wiedereintritt des Cyclus nach Hungerzuständen in Konzentrationslagern, Flüchtlingslagern und Kriegszeiten überein (Literatur bei ELERT). Die Zurückstellung der Arterhaltung während der Belastung (Krankheit, Hunger, psychischer Belastungssituationen) stellt einen Ausweg dar, den der Organismus im Interesse der während des Notstands gefährdeten Selbsterhaltung einschlägt. Nach Überwindung dieser gefährdeten Zeiten stellt sich die generative Keimdrüsenfunktion von selbst wieder her. Eine hormonale Behandlung nach Hungerzuständen soll daher nicht erforderlich sein (ELERT).

Die Wirkung einer kurzen und langdauernden Inanition untersuchte SIPERSTEIN bei Ratten. Besonders deletär wirkten sich Hungerzustände vor der sexuellen Reifung aus. Bei erwachsenen Ratten wurden die Spermatogonien erst bei ganz schweren Hungerzuständen geschädigt. Die Sertoli-Zellen waren sehr widerstandsfähig. Eine Hypertrophie der Zwischenzellen während der Hungerzustände war nicht erkennbar. Auch nach schwerster Abmagerung stellte sich bei normaler Fütterung eine rapide Besserung ein. Eine völlig normale Spermiogenese war bereits nach 30 Tagen festzustellen. Während der regenerativen Periode durch die normale Fütterung zeigten sich ein Anstieg der Zahl und eine Hypertrophie der interstitiellen Zellen.

3. Überernährung

Die Fettsucht ist nur zu einem geringen Prozentsatz endokrin bedingt. LABHART weist darauf hin, daß durch die irrtümliche oder mindestens unklare Bezeichnung der Präpubertäts- und Pubertätsadipositas als Dystrophia adiposogenitalis die Knaben mit dem Verdacht des Hypogonadismus gebrandmarkt und häufig einer überflüssigen und falschen Hormonbehandlung zugeführt werden. In Wirklichkeit handelt es sich weder um einen Hypogonadismus noch überhaupt um eine Endokrinopathie. Bei einer hochgradigen Adipositas erscheint das Genitale oft unterentwickelt. In Wirklichkeit sind jedoch Penis und Scrotum infolge des adipösen Pubeswulstes überlagert. Hoden und Nebenhoden erscheinen oft retrahiert.

Bei hochgradiger Adipositas kann eine Spermiogenesehemmung durch folgende Möglichkeiten bedingt sein:

1. Infolge des adipösen Pubeswulstes oder der Fettschürze wird das Scrotum so überlagert, daß die Hoden an den Körper gepreßt werden und ein normales Pendelspiel nicht mehr möglich ist.

2. Bei einer hochgradigen Adipositas wird das Scrotum von Fettgewebe durchsetzt.

In beiden Fällen wird die Spermiogenese durch eine Wärmeschädigung gehemmt.

Wir beobachteten einen 18jährigen Patienten mit einer juvenilen Acanthosis nigricans bei gleichzeitiger hochgradiger Adipositas (s. Abb. 181). Die eingehende endokrinologische Untersuchung ergab keinen Anhalt für eine Endokrinopathie. Das Gewicht dieses Patienten betrug 180 kg. Das Genitale war normal entwickelt, die Hodenbiopsie ergab beidseits einen weitgehend normalen Befund (s. Abb. 182).

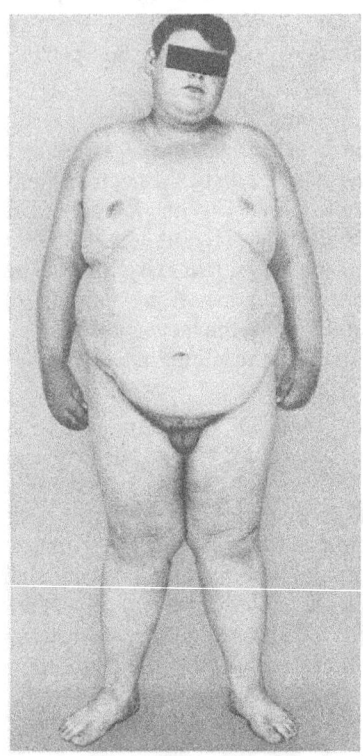

Abb. 181. 18jähriger, juvenile Acanthosis nigricans mit hochgradiger Adipositas und weitgehend normaler Spermiogenese

Bei 5 eigenen Beobachtungen stellten wir bei hochgradiger Adipositas keine Fertilitätsstörung fest. Bei 4 weiteren Patienten mit ausgeprägter Adipositas dürfte die Spermiogenesehemmung durch einen gleichzeitigen Hypertonus oder durch gleichzeitig bestehende Gefäßveränderungen bedingt gewesen sein. Auch HAMMEN sah bei 19 Männern mit Adipositas keine Fertilitätsstörungen.

Hingegen war nach DICKINSON und CARY sowie KISCH bei Fettsucht die Fertilität herabgesetzt.

STIEVE erzielte durch Mästung von Gänsen und Kaninchen Tubulusschäden. Die gemästeten Tiere waren für kürzere oder längere Zeit infertil.

GÖTT wies darauf hin, daß die Adipositas bei Jugendlichen als Symptom einer übergeordneten ernsten Krankheit abzugrenzen ist von der etwa 50mal häufigeren monosymptomatischen *konstitutionellen Fettsucht*. Für die prognostisch günstige Präpubertätsfettsucht, deren Träger häufig als „Hormonschwächlinge" bezeichnet werden, kommen als grundlegende Faktoren Konstitution, Stoffwechselbilanz und falsche Mutter-Kind-Beziehungen (sog. Overprotection) in Frage (CREMER und GÖTT).

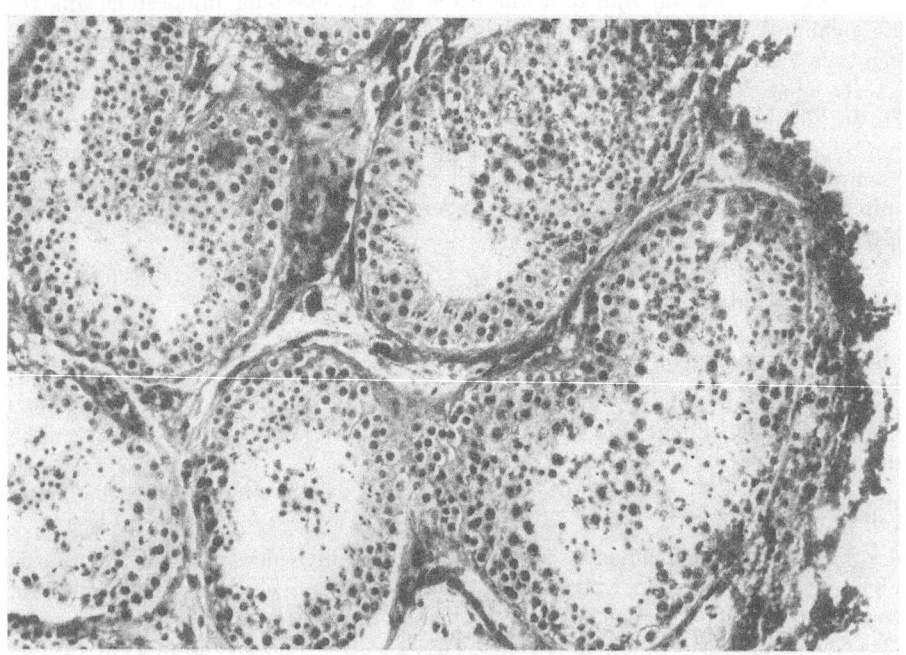

Abb. 182. Histologischer Befund des Hodenparenchyms dieses Patienten (Abb. 181)

4. Avitaminosen

Wie bereits erwähnt, dürfte auch beim Menschen die qualitativ einseitige Kost zu Tubulusschädigungen führen. Doch liegen beim Menschen mit ausgeprägten Avitaminosen wenige Untersuchungen über die Fertilität vor. Ergebnisse von Tierversuchen über diese Zusammenhänge sind für den Menschen nur teilweise übertragbar (s. auch S. 261).

Umfassende Darstellungen über Avitaminosen finden sich bei STAEMMLER, GUGGISBERG sowie TRIBE und CUMMING. In diesem Zusammenhang sei auch auf das Kapitel „Therapie" verwiesen, in dem die Bedeutung des Vitamin A und des Vitamin E bei der Behandlung von Tubulusschäden besprochen wird.

Vitamin A. Bei Vitamin A-freier Ernährung sollen besonders hochgradige Schäden bei jungen Tieren auftreten (REYNOLDS und MACOMBER). STAEMMLER beobachtete auf Grund von Rattenversuchen bei Vitamin A-armer Ernährung eine Tubulusdegeneration. Diese Schäden sollen bei Vitamin A-Mangel hochgradiger als bei Vitamin E-Mangel sein, zeitiger auftreten und vor allem gleichmäßig alle Tubuli befallen.

HODGSON u. Mitarb. sahen durch vitaminarme Diät bei Bullen typische Symptome dieser Avitaminosen. Die Spermienzahl war deutlich vermindert. Die Zahl der pathologisch geformten Spermien war vermehrt. Trotz dieser Veränderungen des Ejaculats wurden die Bullen nicht infertil.

Nach DRIGALSKI, KAUFFMANN und DRIGALSKI, MADDOCK, COHEN und WOLBACH traten auch bei experimenteller Überdosierung von Vitamin A degenerative Tubulusatrophien mit Zellnekrosen und Riesenzellbildung auf. Bei erwachsenen Ratten veränderten sich jedoch bei einer Überdosierung von Vitamin A die Tubuli nicht.

Vitamin B. Auch Mangel an Vitamin B-Komplex soll bei Laboratoriumstieren zu Spermiogenesehemmungen führen (STAEMMLER). Nach MOORE und SAMUELS sowie TRIBE und CUMMING soll ein Mangel an Vitamin B-Komplex infolge einer Schädigung der Hypophyse zu einer Tubulusatrophie und zu einer Schädigung der akzessorischen Geschlechtsdrüsen führen.

Vitamin C. Die Ansichten über die Bedeutung des Vitamin C für die Spermiogenese sind widersprechend. TRIBE und CUMMING messen diesem Vitamin keine Bedeutung für die Fertilität bei. In Tierversuchen konnte GUGGISBERG durch Vitamin C-Mangel keine Tubulusveränderungen beobachten. BELONOSCHKIN, STAEMMLER und PHILLIPS u. Mitarb. vermuteten auf Grund ihrer Tierversuche eine Schädigung der Tubuli. PHILLIPS u. Mitarb. beobachteten bei herabgesetzter Fertilität von Bullen einen verminderten Ascorbin-Säuregehalt im Samen. Durch Vitamin C-Zufuhr konnten die Samenqualitäten gebessert werden. REID konnte diese Befunde nicht bestätigen.

Vitamin D. RICHTER weist dem Vitamin D bei Säugern eine besondere Bedeutung bei. TRIBE und CUMMING sahen keinen Einfluß durch eine Vitamin D-arme Ernährung auf die Spermiogenese.

Vitamin E. Unter allen Vitaminen dürfte das Vitamin E in seiner Wirkungsweise und in seinem therapeutischen Wert das umstrittenste Vitamin sein. Die Entdecker dieses Vitamins, EVANS u. Mitarb., bezeichneten dieses Vitamin auf Grund von Ernährungsversuchen mit Vitamin E-freier Kost bei Ratten als „Antisterilitäts- oder Fruchtbarkeitsvitamin". TRIBE und CUMMING, BLAXTER und BROWN sprechen dem Vitamin ebenso wie SALISBURY jede Wirkung auf die Spermiogenese ab. Bei Vitamin E-freier Ernährung waren keine Tubulusververänderungen festzustellen.

Vitamin E wird häufig zur Therapie von Spermiogenesehemmungen empfohlen (NIKOLOWSKI, s. dort weitere Literatur). Bei Zuführung sehr hoher Dosen von Vitamin E, wie sie z. B. bei der Behandlung einer Induratio penis plastica verwandt werden (täglich 300 mg, bis zu einer Gesamtdosis von 90 g im Verlaufe eines Jahres), soll es zu Spermiogenesehemmungen kommen (NIKOLOWSKI, GRAUL).

Beim Menschen dürfte bei normaler Ernährung die Zufuhr eines bestimmten Vitamins zur Besserung der Spermiogenese nicht notwendig sein. Inwieweit bei klinisch einwandfreien Avitaminosen oder bei schweren Resorptionsstörungen die Spermiogenese beim Menschen selektiv gestört sein kann, ist nicht bekannt.

Auf Grund der Ergebnisse der Tierversuche besteht weitgehende Einigkeit, daß Vitamin B-, C- und D-Mangel keine wesentlichen Beeinflussungen der Spermiogenese herbeiführen. Die bei Vitamin A- und/oder Vitamin E-Mangel in Tierversuchen beobachteten mehr oder minder schweren Tubulusveränderungen (MOORE, MASON), dürften beim Menschen nicht vorkommen, da A- und E-Avitaminosen beim Menschen ohne gleichzeitige schwere Störungen des Allgemeinbefindens nicht auftreten.

XIII. Genußmittelschäden

1. Einleitung

Zu den Genußmitteln, die bei einem Abusus Spermiogenesehemmungen herbeiführen können, rechnen wir Alkohol, Nicotin und Coffein. Rauschgifte sind unter den Schädigungen durch Medikamente abgehandelt. Alkohol und Nicotin können in seltenen Fällen auch eine berufsbedingte Noxe darstellen.

Bei einem Abusus dieser Genußmittel dürfte meist keine selektive Schädigung der Spermiogenese vorliegen. Ohne Zweifel sind in diesen Fällen Tubulusatrophien oft sekundär durch Leberkrankheiten bei Alkoholikern oder durch Gefäßkrankheiten bei Rauchern bedingt. Auch ist die Verträglichkeit dieser Genußmittel individuell sehr verschieden.

2. Alkohol

Die Gonadenschädigungen durch Alkohol sind in den Arbeiten von SIMMONDS, WEICHSELBAUM, BERTHOLET und STAEMMLER (dort weitere Literatur) beschrieben. Bei Potatoren findet sich häufig eine Lebercirrhose. Alkohol greift wohl nicht primär an den Tubuli, sondern erst sekundär über den Leberschaden an. Bei einer Lebercirrhose werden die Oestrogene ungenügend abgebaut. Folglich ist das Gleichgewicht zwischen Oestrogenen und Androgenen gestört und durch die Hemmung der gonadotropen Aktivität des Hypophysenvorderlappens kommt es zu einer Hodenatrophie.

SIMMONDS wies bei 87 Potatoren 53mal eine Azoospermie nach. Die Hoden dieser Untersuchten waren meist von normaler Größe und Konsistenz. BERTHOLET stellte bei 39 Gewohnheitstrinkern, meist im mittleren Lebensalter, 14mal eine hochgradige, 23mal eine geringgradige Hodenatrophie fest. Die histologischen Untersuchungen ergaben verkleinerte Tubuli, eine verdickte Basalmembran und ein vermehrtes Zwischengewebe sowie vermehrte Zwischenzellen. WEICHSELBAUM fand unter 57 Potatoren, davon 30 unter 50 Jahren, 49mal Hodenatrophien mehr oder minder schweren Grades. Von den 57 Untersuchten waren 49 schwere Trinker. Die Hodenatrophie war meist bereits makroskopisch nachweisbar. Die mikroskopischen Veränderungen waren 4facher Art: 1. Verminderung oder Sistieren der Spermiogenese, verbunden mit Degeneration, Verminderung oder

Untergang der Spermatiden oder Spermiocyten. 2. Verschmälerung der Hodenkanälchen. 3. Verdickung der Basalmembran. 4. Auseinanderrücken der Hodenkanälchen bzw. Verbreiterung des Zwischengewebes, sehr häufig mit Wucherung der Zwischenzellen.

Unter den Kranken BERTHOLETs fand sich 9mal eine Lebercirrhose und unter den 57 Kranken WEICHSELBAUMs 33mal. Bei gleichzeitiger Lebercirrhose waren die Atrophien besonders stark ausgeprägt. Diese Veränderungen waren nicht abhängig vom Lebensalter, jedoch bei einem Teil auch durch Begleitkrankheiten mitbedingt. Nach STIASNY waren im Ejaculat von Alkoholikern die morphologisch veränderten Spermien deutlich vermehrt. Nach BUCKUP spielt der Alkohol als krankheitsauslösende Ursache eine arbeitsmedizinische Rolle beim Arbeiten mit Anilin (Teerfarbenindustrie) und mit Calcium-Cyanamid (Schädlingsbekämpfung und Düngemittel). Die Giftwirkung des Calcium-Cyanamids kann bereits durch den Genuß von nur 2 Glas Bier bis auf das 30fache ansteigen.

WELLER fand bei schwerer einmaliger alkoholischer Intoxikation mit Todesfolge an den Tubuli schwere pathologische Veränderungen mit blasigen Entartungen, atypischen Teilungsfiguren und hyperchromatischen Kernen.

Wir beobachteten bei einem 65jährigen Vertreter einer Brauerei, der während der letzten 30 Jahre *täglich* 4—5 Liter(!) Bier getrunken hatte, ein völlig normales Spermiogramm (Menge 6,0 cm^3, Spermienzahl 75 Mill/cm^3, Motilität: Qualität gut, Quantität 80%, Morphologie: 30% path. geformte Spermien). Dieser gleiche Patient, der wegen eines Retothelsarkoms in stationärer Behandlung stand, hatte trotz dieses täglichen hohen Alkoholkonsums die goldene Ehrennadel für unfallfreies Autofahren erhalten.

Die Ergebnisse der Tierversuche sind uneinheitlich, besonders auch weil die Applikationsart, die Menge und die Dauer des zugeführten Alkohols bei den einzelnen Tierarten unterschiedlich waren.

KYRLE und SCHOPFER erzeugten bei Kaninchen durch intravenöse und subcutane Injektion von 50%igem Alkohol schwere Hoden- und Leberschädigungen. STIEVE sah Hodenatrophien bei erwachsenen Mäusen, deren Futter sehr große Mengen von Alkohol beigemengt waren.

Nach STOCKARD und PAPANICOLAOU waren auch bei langdauernder Zufuhr von Alkohol die Tubuli von Meerschweinchen nicht wesentlich verändert; die Fertilität war jedoch deutlich vermindert und die Sterblichkeit der Jungtiere war deutlich erhöht. ZIEMER beobachtete bei Ratten durch Zufuhr von Alkohol keine Tubulusveränderungen.

KOSTITSCH beobachtete bei Tierversuchen durch längere Alkoholapplikation eine Degeneration des Tubulusepithels bei gleichzeitiger Hypertrophie der Leydig-Zellen.

Eine Erbschädigung oder eine Entstehung von sog. Letalfaktoren durch chronischen Alkoholismus ist beim Menschen nicht sicher erwiesen. BLUHM und STIEVE halten eine Erbschädigung durch langdauernde Alkoholeinwirkung auch beim Menschen für wahrscheinlich. Nach BLUHM ist der Nachweis der Erbschädigung durch Alkohol im Tierversuch erbracht. Alkohol bewirkt nach HESSE eine nachweisbare Schädigung der Nachkommenschaft durch Verstärkung erblicher Eigenschaften. Bei dieser Annahme ist zu berücksichtigen, daß Alkoholiker oft geistig und körperlich minderwertig und schwere Psychopathen sind. Alkohol soll in das Sperma eindringen und dort in einer geringeren Quantität als im Blut vorhanden sein. Nur durch diese Tatsache wäre die besonders in Laienkreisen oft behauptete, aber keineswegs bewiesene Keimschädigung durch eine Zeugung im Rausch erklärbar. Untersuchungen über Schädigungen der Spermien von stark berauschten Männern liegen unseres Wissens nicht vor.

Zusammenfassend ist über die Wirkung des Alkohols beim Menschen zu sagen, daß langdauernder, schwerer Alkoholabusus die Spermiogenese hemmt. Ob diese Schädigung nur als Folge oder bei gleichzeitiger Lebercirrhose auftritt, wissen wir nicht. Mit der Möglichkeit einer keimschädigenden Wirkung oder der Entstehung von Letalfaktoren durch chronischen Alkoholabusus muß gerechnet werden.

3. Nicotin

Durch Nicotin ist eine schädigende Wirkung auf die Spermiogenese beim Menschen nicht sicher erwiesen.

DÖDERLEIN beobachtete durch Nicotinabusus oder durch Arbeit in der Tabakindustrie bei Frauen mit Funktionsstörungen der Ovarien, eine hohe Abortziffer und eine häufige Infertilität.

Beim Manne treten nicotinbedingte Keimdrüsenveränderungen offenbar erst bei schwerer Abmagerung oder Kachexie auf. Nach STIASNY soll eine chronische Nicotinvergiftung zu Mangelschädigungen der Keimdrüsen, Minderung der Libido und der Potentia coeundi führen. Bei geringem Nicotinverbrauch zeigten sich bereits sämtliche Übergänge von einer Spermiogenesehemmung bis zu einer Tubulusatrophie.

STIASNY beobachtete eine Hodenatrophie bei einem Tabakkauer. FÜRBRINGER, DÖRFFEL und LUTTERBERG stellten bei starken Rauchern mit täglich 50 bis 60 Zigaretten Hodenatrophien fest.

Bei 2 besonders starken Rauchern fand sich ein normales Spermiogramm. Diese beiden Männer rauchten während der letzten 10 Jahre täglich etwa 40 bis 60 Zigaretten (DOEPFMER).

Die Ergebnisse der Tierversuche über die Nicotinwirkungen sind widersprechend (STAEMMLER). Bei Ratten verursachten kleine Nicotinmengen bei beiden Geschlechtern keine Schädigungen des Allgemeinzustandes und der Keimdrüsen. Größere Nicotinmengen schädigten bei männlichen und weiblichen Tieren den Allgemeinzustand. Während die weiblichen Keimdrüsen normal blieben, zeigten sich in den männlichen Keimdrüsen eine Hodenatrophie und in der Schilddrüse und im Pankreas eine Schädigung (ERBRACHER, GRUMBRECHT u. LOESER). HOFSTÄTTER erzielte bei geschlechtsreifen Tieren durch Nicotineinwirkung eine Hodenatrophie und bei jugendlichen Tieren eine Entwicklungsverzögerung. Bei diesen Untersuchungen an einem nur sehr kleinen Tiermaterial von 2 Hunden, 2 Kaninchen und 2 Ratten können die Keimdrüsenveränderungen auch durch die gleichzeitig aufgetretene Kachexie bedingt sein.

In Tierversuchen an Hunden stellte WRIGHT Tubulusschädigungen durch Beimischung von Tabak zum Futter fest. PETIT wies in Tierversuchen an Hunden, Kaninchen und Meerschweinchen Hodenatrophien durch Verfütterungen von Tabak, Infusionen von Nicotinlösungen in den Darm und durch Zigarrenraucheinatmung nach. Nach MERTENS zeigten sich bei 2—3 Monate lang tabakrauchausgesetzten Versuchstieren Tubulusatrophien 2.—3. Grades. 200—300 Tage nach Absetzen der Tabakrauchexponierung war das Tubulusepithel jedoch wieder vollständig regeneriert.

STAEMMLER konnte bei kleinen Mengen von Tabak bei jungen Ratten keine Tubulusveränderungen erzielen.

Auch Nicotin soll ein Keimgift sein (BLUHM, LICKINT und FRANKL). ERBRACHER, GRUMBRECHT und LOESER fanden in der 2. Generation der mit Nicotin vergifteten Versuchstiere ein gehäuftes Auftreten von Kümmerformen und in der 3. Generation eine Abnahme der Fertilität.

Beim Menschen wird offenbar die Spermiogenese im Falle fehlender Begleitkrankheiten und ohne ganz schweren Nicotinabusus nicht wesentlich beeinträchtigt. Auch liegen wenige sichere Anhaltspunkte für eine keimschädigende Wirkung des Nicotins vor.

4. Coffein

Coffein ist ebenso wie Nicotin ein so verbreitetes Genußmittel, daß bei einer spermiogeneseschädigenden Wirkung trotz der Schwierigkeit des Nachweises einschlägige Beobachtungen bekannt wären. Coffein wird im Körper schnell abgebaut. Auch bei längerem, regelmäßigem Gebrauch findet in keinem Organ eine Speicherung statt.

STIEVE hält auf Grund seiner Versuche an 700 Russenkaninchen das Coffein für ein Keimgift; doch wurden bei diesen Versuchen Dosen von Coffein verabreicht, die, übertragen auf den Menschen. einem täglichen Genuß von 150 Tassen Bohnenkaffee entsprachen. Die Ergebnisse STIEVEs konnten von EICHLER und MÜGGE, BAHR und WEISS nicht bestätigt werden. Ohne Allgemeinveränderungen des Körpers mit Gewichtsabnahme traten durch Coffein keine Tubulusveränderungen auf. Auch wurde von diesen Autoren die Annahme STIEVEs widerlegt, daß der Mensch auf Coffein empfindlicher als Tiere reagiert.

Beim Menschen ist durch die im Alltag verwandten Mengen an Coffein mit keiner Tubulusschädigung zu rechnen.

Ein Beweis für eine erbschädigende Wirkung des Coffeins liegt bisher nicht vor.

XIV. Strahlenschäden

1. Einleitung

Die klinische Erforschung der Strahlenschäden beim Menschen befindet sich erst im Anfangsstadium. Die bereits anfangs der 30er Jahre (MARTIUS) so lebhaft erörterten Probleme der biologischen Schädigung durch ionisierende Strahlen sind erst in den letzten Jahren als Folge der Atombombenexplosionen und durch die friedliche Verwendung der Kernenergie wieder aktuell geworden.

Wie häufig iatrogene oder berufliche Strahlenschäden zu einer Infertilität führen können, ist heute noch unbekannt. Über die strahleninduzierte Mutationsrate beim Menschen wissen wir nichts. Alle angegebenen Zahlen über eine Verdoppelung der Spontanmutationsrate sind rein spekulativ (NACHTSHEIM).

Noch größere Leiden als eine durch strahlenbedingte Letal- oder Subletalfaktoren ausgelöste Infertilität verursachen strahlenbedingte Mißbildungen und Fehlentwicklungen. In Friedenszeiten stellen diese Tragiken bis zu einem gewissen Grade eine Anklage gegen den Arzt dar, weil möglicherweise prophylaktische Maßnahmen nicht erforscht oder versäumt wurden.

Der Androloge und Gynäkologe muß heute seine Aufgabe nicht nur in der Erzielung, sondern in manchen Fällen auch in der Verhinderung einer Fertilität sehen. Bei gewissen Strahlenschäden oder Erbkrankheiten müssen wir nach den heutigen Erkenntnissen den freiwilligen Verzicht auf Kinder fordern.

Zusammenfassende Darstellungen über die schwerwiegenden Gefahren der Strahlenschäden finden sich bei GRAUL (Strahlensyndrom, radioaktive Verseuchung), bei RAJEWSKY (wissenschaftliche Grundlagen des Strahlenschutzes) sowie in den Schriften der biologischen Wirkungen ionisierender Strahlen (Strahlenschutz 1957, Heft II), die Strahlengefährdung des Menschen und die Strahlenwirkung auf menschliche Erbanlagen (Strahlenschutz 1957, Heft III) und bei HOLLAENDER.

Ausschlaggebend für die Wirkung der Strahlen sind der Energiegehalt der Strahlen und die im bestrahlten Gewebe absorbierte Strahlenmenge. Daneben spielen die Struktur und der Lebensrhythmus des bestrahlten biologischen Objekts eine mitentscheidende Rolle (OESER).

Die Strahlensensibilität der einzelnen menschlichen Organe differiert z. T. beträchtlich. Sie nimmt nach GRAUL größenordnungsmäßig in folgender Reihenfolge ab:

1. Lymphatische Organe. 2. Knochenmark. 3. Hoden, Ovarien. 4. Schleimhäute des Magen-Darm-Trakts. 5. Haut. 6. Stoffwechsel und endokrine Organe (Leber, Niere, Nebenniere, Pankreas). 7. Lunge. 8. Zentralnervensystem und Gehirn. 9. Muskulatur.

2. Ergebnisse der Strahlengenetik

Über Letal- und Subletalmutationen ist beim Menschen noch nichts sicheres bekannt. Möglicherweise erfolgt bei gewissen Mutationen eine völlig normale Entwicklung des gesamten Organismus bis auf die Spermiogenese, die durch einen Sterilitätsfaktor in ihrem normalen Ablauf gehemmt wird.

Die Ergebnisse der Strahlengenetik sollen in Anlehnung an die Darstellungen von KAPLAN, MAINX, MARTIUS, MARQUARDT, MULLER, STERN und WESTERGAARD kurz aufgezeigt werden.

Alle Arten von ionisierenden Strahlen (Röntgen-, α-, β-, γ-Strahlen, kosmische Strahlen, Neutronen) und Isotope können im Erbgut Mutationen auslösen.

Strahleninduzierte Mutationen unterscheiden sich in qualitativer Hinsicht nicht von Spontanmutationen.

Germinale, vererbbare Mutationen entstehen nur dann, wenn Hoden oder Ovarien unmittelbar von der Strahlung erreicht werden.

Die Zahl der ausgelösten Mutationen und das Ausmaß der Schädigung ist abhängig von der Strahlendosis. Es gibt keine unschädliche Minimaldosis für den mutagenen Stahleneffekt.

Die hervorgerufenen Strahlenschädigungen an den Genen sind irreparabel. Sie können nur in den seltensten Fällen oder mit ganz geringer Wahrscheinlichkeit durch eine natürliche Selektion eliminiert werden.

Die Strahlendosen summieren sich unabhängig davon, ob sie prolongiert oder fraktioniert einwirken. Da es keine Erholungsvorgänge bei einer verabreichten Gesamtdosis, also der Zahl der insgesamt ausgelösten Ionisationen gibt, ist es gleichgültig, ob 100 r in 1 min oder 100 r über eine Periode von mehreren Jahrzehnten einwirken.

Additive Wirkungen kommen nicht nur durch verschieden dosierte Strahlen, sondern auch durch Zusammenwirkung von Strahlen und anderen mutagenen Stoffen zustande. Die Summation der strahleninduzierten Mutationen erfolgt nicht nur während des Lebens des einzelnen Individuums, sondern durch Generationen hindurch.

Die durch Strahleneinwirkungen verursachten Mutationen sind ähnlich wie Spontanmutationen zufällig und richtungslos. Eine bestimmte Mutation kann nicht durch eine besondere Strahlenqualität oder durch eine bestimmte Technik erzielt werden. Der Mensch ist genetisch ebenso strahlengefährdet wie Tiere oder Pflanzen.

Durch Strahleneinwirkungen lassen sich nach den Erfahrungen bei Tieren und Pflanzen in seltenen Fällen auch positive Mutationen erzeugen. Diese strahleninduzierten neuen Rassen und Arten sind unter besonders günstigen artefiziellen Milieuverhältnissen geschaffen worden. Beim Menschen ist die Ausnutzung spontan auftretender oder strahleninduzierter positiver Mutationen unmöglich (MARTIUS). Die ganz überwiegende Mehrzahl der strahleninduzierten Mutationen ist ähnlich wie bei der spontanen Mutation ungünstig in ihrer Auswirkung auf den Organismus.

Viele strahleninduzierte Mutationen können nicht erfaßt werden, weil es sich hierbei um Letal- oder Subletalfaktoren handelt. Nur ein geringer Teil der Mutationen wird in den unmittelbaren Nachkommen der strahlengeschädigten Individuen wirksam. Strahleninduzierte Mutationen sind meist rezessiv, sie treten also erst in der nächsten Generation auf.

Über die Häufigkeit der Spontanmutationen der chemischen, physikalischen oder strahleninduzierten Mutationen beim Menschen wissen wir bis heute nichts.

Das Verhältnis der Mutationen mit sichtbaren Erscheinungen zu Letal- und Subletalmutationen beträgt 1:8 (WILHELM). Bei den pathologischen Merkmalsformen finden sich nicht nur Mißgeburten und extreme Strukturdefekte, sondern auch leichtere und schwer nachweisbare Veränderungen, wie konstitutionelle Organminderwertigkeiten in Form von Abweichungen des normalen Entwicklungsablaufs oder einer geringgradigen Hemmung der Organbildung.

MARQUARDT unterscheidet Sterilitätsmutationen, Subletalmutationen und Vitalitätsmutationen.

Bei den Sterilitätsmutationen kann das Individuum völlig normal entwickelt sein und nur als einzigen Defekt eine Infertilität aufweisen.

Bei den Subletalmutationen besteht nur eine partielle Infertilität. Die Überlebensrate soll jedoch nicht mehr als 10% des normalen Wertes betragen. Die meisten Träger von Subletalmutationen erreichen nicht das fortpflanzungsfähige Alter oder können nur wenige Nachkommen zeugen.

Bei den Vitalitätsmutationen (detrimentals) ist die Gesamtlebensleistung herabgesetzt. Es handelt sich um schwächliche Individuen, die auf Wechselfälle empfindlicher und anfälliger und vor allem vermindert fortpflanzungsfähig (10—85%) sind. Die Abgrenzung der Gruppe von Individuen mit Vitalitätsmutationen ist umstritten.

Die Verdoppelung der Mutationshäufigkeit wird bei der Drosophila durch Bestrahlung mit etwa 50 r erreicht. Bei Mäusen wird hierfür schätzungsweise 120 r benötigt. Beim Menschen soll gegenüber der Taufliege eine etwas erhöhte spontane Mutationsrate vorliegen. Die diesbezüglich spekulativen Schätzungswerte sollen beim Menschen zwischen 100 r und 300 r liegen. Nach STERN soll die Schätzung der Verdoppelung der spontanen Genmutationsrate mit 200 r nur dann zutreffen, wenn die Strahlen auf reife Gameten treffen.

Während 200 r bei reifen Gameten eine Verdoppelung der Spontanmutationsrate hervorzurufen imstande wären, könnte bei unreifen Keimzellen die gleiche Strahlenmenge, als ganzes oder in Teildosen gegeben, zu weniger als der doppelten Anzahl mutierter Allele bei denjenigen der reifen Gameten führen, die aus den bestrahlten Zellen hervorgegangen sind (STERN).

Früher unterschied man zwischen Keimschädigungen und Erbschädigungen. Als *Keimschädigung* wurde die Schädigung von Keimzellen vor der Befruchtung bezeichnet. Sie äußerte sich in der ersten nachfolgenden Generation nach der Embryonalentwicklung in Form von Mißbildungen, Organminderwertigkeiten und Entwicklungshemmungen. Der Beweis einer Keimschädigung durch ionisierende Strahlen soll beim Menschen nicht mit Sicherheit erbracht sein.

Die *Erbschädigung* hingegen soll sich — falls das Individuum lebensfähig und fortpflanzungsfähig ist — erst in späteren Generationen bemerkbar machen.

Nach neueren Anschauungen ist eine Trennung zwischen Keim- und Erbschädigung nicht mehr möglich, da die Erbmasse nicht nur in der Substanz der

Kerne, sondern auch in bestimmten Strukturen des Zellplasmas vorhanden sein soll und nicht nur der Kern von dem Plasma, sondern auch umgekehrt das Plasma von dem Kern bei normalen und krankhaften Zuständen funktionell abhängig sind (MARTIUS, KEPP und HOFMANN).

Nach WENDT können folgende Ursachen zu natürlichen Spontanmutationen führen:

1. Bestimmte ultramikroskopische Ereignisse, z. B. Folgen zufälliger Zusammenstöße bei der thermo-dynamischen Bewegung von Molekülen und Molekülteilchen. 2. Kosmische Strahlen (Höhenstrahlung). 3. Background-Radiationsstrahlen aus radioaktiven Stoffen der Erde im Felsen- oder im Baumaterial sowie Zerfallsprodukte der Radiumemanation der Luft. 4. Strahlen der Elemente, die normal im Körper vorkommen (Kalium 40, Radium-Emanation, Kohlenstoff[14].)

Für künstliche Mutationen kommen heute folgende Faktoren in Betracht:

1. Röntgenstrahlen. 2. Radium. 3. Radioaktive Isotope. 4. Radioaktive Abfälle in der Atomindustrie. 5. Radioaktive Niederschläge nach Atombombenexplosionen. 6. Chemische Mutagene.

3. Tierversuche

Die Wirkung der Röntgenstrahlen auf das Tubulusepithel wurde in Tierversuchen sehr eingehend untersucht. ALBERS-SCHÖNBERG beobachtete bereits 1903 bei röntgenbestrahlten Tieren den Verlust der Zeugungsfähigkeit bei erhaltenem Geschlechtstrieb und normaler Kopulationsfähigkeit. Eingehende Darstellungen der Wirkung von Röntgenstrahlen auf die Gonaden von Laboratoriumstieren finden sich bei EVANS, v. WATTENWYL und JOËL, KYRLE, REGAUD, SCHINZ und SLOTOPOLSKY und GÜNSEL.

Bei Bestrahlung mit extrem hohen Dosen gehen alle Zellen der Hodenkanälchen gleichzeitig unter. Bei kleineren Dosen werden fast nur die Spermatogonien als empfindlichste Zellen der Spermiogenese betroffen. Nach den meisten exogenen Tubulusschäden beginnt der Zellschwund bei den zahlreichsten Elementen des Keimepithels, den Spermien, dann den Spermatiden, den Spermiocyten und zuletzt bei den Spermatogonien. Bei den Röntgenschädigungen hingegen läuft, allerdings in Abhängigkeit von der Strahlendosis, die Keimzellatrophie in der umgekehrten Reihenfolge ab. Die Schädigung äußert sich zunächst in einem vorübergehenden Teilungsstillstand und bei den meisten Spermatogonien in Kernpyknose, Wandhyperchromatose sowie Chromatose und Chromatolyse. Die Zahl der nekrobiotisch zugrunde gehenden Spermatogonien hängt von der Dosis ab. Später kommt es schrittweise zur Depopulation der Samenkanälchen. Sertoli-Zellen und Leydig-Zellen erweisen sich im Vergleich zu den Zellen der Samenreifungsreihe als sehr widerstandsfähig. Die Grenzdosis, bei der es noch zu einer Regeneration des Samenepithels kommt, ist weitgehend von der Versuchstechnik und der Tierart abhängig. Nach MOORE zeigte sich bei Kaninchen eine vollkommene Regeneration noch nach 800 r und bei Ratten nach 600 r. WATTENWYL und JOËL geben als obere Grenzdosis 1500 r für eine noch mögliche Regeneration des Samenepithels an. HELLER konnte in Tierversuchen durch Verwendung radioaktiver Isotope gleichartige und z. T. noch schwerere Veränderungen im Hinblick auf eine Regeneration als bei α-, β- oder γ-Strahlen in Tierversuchen erzielen.

Beim Hund rief eine Bestrahlung mit 0,3 r pro Woche, d. h. der derzeitigen sog. Wochentoleranzdosis, keine signifikante Störung am Tubulusapparat hervor. Bei einer Strahlendosis von 0,6 r pro Woche zeigten sich vermehrt mißgebildete

Spermien und erst bei einer Dosierung von 3 r pro Woche nach Erreichen einer Gesamtdosis von 450—650 r sank die Spermienzahl stark ab (HURSH, zit. von FEINE und HUG).

Bei Bestrahlung der Hoden von Säugetieren mit Dosen von 100—500 r setzt die *temporäre Infertilität* erst nach einer von der Dosis und der mittleren Mauserungszeit der Keimzellen abhängigen Zeit ein. HERTWIG, SNELL, BODEMANN und HOLLANDER, STRANDSKOV, KAVEN und neuerdings RUSSELL konnten in Tierversuchen in der prästerilen und poststerilen Phase verschiedenartige Mutationen feststellen.

Die Vitalität und Lebensdauer ist bei Nachkommen aus der prästerilen Phase männlicher Ratten vermindert (HENSON). Nach HUG nehmen bei Befruchtungen gegen Ende der prästerilen Phase die dominant letalen Chromosomen-Mutationen zu. Zu dieser Zeit sind die strahlenempfindlicheren Vorstufen der Spermien herangereift. Beim Wiedereinsetzen der Fertilität sollen morphologische Anomalien der Spermien sehr selten und auch die genetisch nachweisbaren Defekte der Nachkommen wesentlich geringer sein. Es werden zu dieser Zeit fast nur Punktmutationen (Genmutationen) von den durch die Bestrahlung betroffenen Spermatogonien an die Tochterzellen weitergegeben. Die genetischen Veränderungen bleiben aber dann für die ganze Generationsdauer des Individuums erhalten (HUG). In der poststerilen Phase ist die Zahl der in den Nachkommen feststellbaren Mutationen unabhängig von dem Zeitpunkt der Befruchtung. In der poststerilen Phase sind nach RUSSELL rezessive Mutationen wesentlich häufiger als dominante.

Auf Grund dieser Tierversuche sollte nach einer Bestrahlung der Gonaden oder überhaupt nach Bestrahlungen für die Dauer von 1—4 Monaten eine Konzeption vermieden werden. Die Reifezeit von Spermatogonien bis zu Spermien beträgt beim Menschen etwa 18—28 Tage.

Auf Grund der Tierversuche an Ratten von HERTWIG wurde die Motilität und Fertilität reifer Spermien auch bei Strahlendosen von einigen 1000 r nicht beeinträchtigt.

4. Strahleneinflüsse beim Menschen

Die absolute Letaldosis von ionisierenden Strahlen wird beim Menschen bei einer Totalbestrahlung von 600—900 r angenommen.

Nach allgemeinen Schätzungen darf ein Individuum ohne besondere berufliche oder iatrogene Strahlenexposition in den ersten 30 Jahren 3 r auf die Gonaden erhalten.

Die Verdoppelung der Mutationshäufigkeit wird nach Schätzungen verschiedener Genetiker beim Menschen zwischen 100 und 300 r angegeben (STERN).

Die notwendige Strahlendosis zur Erzielung einer temporären oder permanenten Infertilität ist beim Menschen nicht bekannt.

Bei Tubulusschäden durch ionisierende Strahlen dürften außer der Strahlendosis noch die Applikationsart der Strahlen, individuelle Besonderheiten und ganz besonders das Alter eine ausschlaggebende Rolle spielen. Nach allgemeinen Schätzungen sollen Gonadenbestrahlungen zwischen 200—400 (500) r zu einer temporären und von 400—800 r zu einer permanenten Infertilität führen. Das Tubulusepithel zeichnet sich auch nach schweren Strahleninsulten durch eine hohe Regenerationsfähigkeit aus. Nach dem Bericht des medizinischen Forschungsrates von Großbritannien („Die Strahlengefährdung des Menschen") verursacht eine Einzeldosis von 500 r mit großer Wahrscheinlichkeit eine dauernde Infertilität. Diese Dosen liegen jedoch so hoch, daß sie bei einer Ganzkörperbestrahlung zu dem akuten Strahlensyndrom führen. Inwieweit nach einer derart hohen Dosis eine Regenerationsfähigkeit des Tubulusepithels möglich ist, dürfte weitgehend von den Begleitsymptomen der akuten Strahlenkrankheit abhängen.

a) Bei Katastrophen und Unfällen

Einmalige, unfallbedingte Strahleninsulte, die zu einer bleibenden Infertilität führen, gehen stets mit einem schweren „akuten Strahlensyndrom" einher. Nach dem amerikanischen Bericht über die Auswirkungen der Atombombenabwürfe in Japan lösten einmalige Dosen von 400 r keine dauernde Zeugungsunfähigkeit aus. Ob nach solch hohen Dosen nach Ablauf von mehreren Jahren wieder eine normale Spermiogenese erwartet werden kann oder nur hochgradige Oligospermien als Ausdruck einer Teilschädigung zu erwarten sind, ist nicht bekannt.

OGOSHI, ASAKRUA und KASEKI berichteten über schwere Tubulusschäden bei Männern, die die Atombombenexplosionen in Japan überstanden hatten.

MIYOSHI fand bei mehreren Männern, die nach der Wasserstoffbombenexplosion auf Bikini lediglich dem Aschenregen ausgesetzt waren, hochgradige Oligospermien oder Azoospermien. Das langsame Absinken der Spermienzahlen erreichte das Minimum erst 9 Monate nach der Strahlenexposition. Die Oligospermien gingen mit deutlich herabgesetzter Quantität und Qualität der Motilität sowie mit einer Zunahme der pathologisch geformten Spermien einher. Erst 1 Jahr nach dem Strahleninsult regenerierten sich die Tubuli langsam.

Nach MIYOSHI sollen Dosen von 300 r eine temporäre und Dosen von 400 r bereits eine dauernde Infertilität erzeugen.

HEMPELMANN, LISCO und HOFFMANN beschrieben auf Grund histologischer Befunde schwere Tubulusschäden bei 10 Arbeitern, die nach einer Explosion in einem amerikanischen Atomkraftwerk an einer akuten Strahlenkrankheit litten.

ROBINSON und ENGLE teilten eine hochgradige Tubulusatrophie als Folge der Einwirkung von Neutronen bei einem Unfall in einem Atomwerk mit. 10 Monate nach der Strahlenexposition fanden sich bei einem 26jährigen Patienten bei der Untersuchung des Ejaculats eine Azoospermie und bei der Hodenbiopsie eine hochgradige Tubulusatrophie mit nur vereinzelten Spermatogonien, Spermatocyten und Spermatiden und ganz wenigen Spermien. Erst 12—15 Monate nach dem Insult regenerierten sich die Tubuli. Bei $^1/_4$jährlichen, 4maligen Spermakontrollen wurden Spermienzahlen zwischen 14—28 Mill./cm³ bei normaler Quantität der Motilität, jedoch mit vermehrten, pathologisch geformten Spermien gefunden. Die Libido und die Potentia coeundi blieben normal.

Zur Beurteilung der Fertilität untersuchten wir Anfang 1959 einen holländischen Patienten, der 1945 als japanischer Kriegsgefangener in Nagasaki mitten im Zentrum des Aschenregens die Atombombenexplosion überlebte. Von den 275 holländischen Mitgefangenen blieben nur 9 nach dieser Katastrophe am Leben.

In der Anamnese wurde mit 9 Jahren ein Mumps mit rechtsseitiger Hodenschwellung und 1944 eine Malaria angegeben. Bei einer Untersuchung des Ejaculats im Jahre 1947 fanden sich angeblich nur ganz vereinzelte bewegliche Spermien. Die Libido war nach diesem Strahleninsult nur 2 Jahre deutlich herabgesetzt. Der Patient ist bis heute kinderlos. Bei der klinischen Untersuchung zeigten sich keine endokrinen Ausfallserscheinungen. Der rechte Hoden war nur kleinkirschgroß. Der linke Hoden und Nebenhoden sowie die Prostata waren normal. Die einmalige Untersuchung des Ejaculats ergab nach 4tägiger sexueller Karenz eine Samenmenge von 3,0 cm³, eine Spermienzahl von 14 Mill. im Kubikzentimeter, Quantität der Motilität 80%, Qualität der Motilität mäßig, pathologisch geformte Spermien 30%, Zellen der Samenreifungsreihe 6%. Ein Jahr später (Februar 1960) zeigte sich eine Spermienzahl von 22 Mill. Spermien im Kubikzentimeter bei guter Quantität und noch herabgesetzter Qualität der Motilität sowie 30% pathologisch geformten Spermien.

Bei der Beurteilung dieser Befunde ist in Erwägung zu ziehen, daß die rechtsseitige Hodenatrophie durch den in der Kindheit durchgemachten Mumps bedingt sein kann. Die Befunde des jetzigen Spermiogramms resultieren somit aus der Funktionstüchtigkeit des einen, 14 Jahre nach dem Strahleninsult weitgehend regenerierten, jedoch nicht voll funktionstüchtigen Hodens. Die jetzigen Spermiogrammbefunde dieses Patienten stimmen weitgehend mit den Resultaten der Nachuntersuchung von ROBINSON und ENGLE bei einem Patienten überein, der ebenfalls hohen Strahlendosen bei einem Unfall in einem Atomwerk ausgesetzt war.

b) Iatrogene Schäden

Nach WENDT greift der Arzt an 2 entscheidenden Stellen in das Gleichgewicht des menschlichen Erbgefüges ein. Er erhöht die Zahl der schädlichen und schwächenden Erbanlagen durch therapeutische und diagnostische Maßnahmen und er verringert die Wirksamkeit der natürlichen Auslese durch Fortschritte der modernen Medizin gegenüber schädlichen Erbfaktoren. In beiden Fällen handelt es sich um Nebenwirkungen von Maßnahmen, die in der Diagnostik und in der Therapie selbst bei Anlegung strengster Indikation nicht zu entbehren sind. Diese Eingriffe laufen jedoch auf eine zwar langsam, aber ständig zunehmende genetische Degeneration des Menschen hinaus (WENDT).

Der Fortschritt der ärztlichen Kunst in den letzten 50—75 Jahren läuft tatsächlich auf eine Gefahr für die Gesundheit, nicht so sehr der jetzigen, sondern mehr künftiger Generationen hinaus. Die iatrogenen Schäden sind vor allem bei diagnostischen und therapeutischen Maßnahmen sowie bei der Inkorporation radioaktiver Substanzen möglich.

Bei diagnostischen Untersuchungen dürfte auf Grund der heutigen strengen Schutzmaßnahmen die Gefahr von Gonadenschäden weitgehend reduziert sein. Die Strahlendosis an den Gonaden in der Röntgendiagnostik wurden von SEELENTAG und SEELENTAG, v. ARNIM, KLOTZ, NUMBERGER und SOWBY sowie von BILLINGS, NORMAN und GREENFIELD, OESER, MEHL und SCHAEFER, STANFORD und VANE, ARDRAN und CROOKS, OSBORN und SMITH untersucht. Bei Röntgentiefentherapie stellten PURSER und QUIST, KOREN und MAUDAL die Gonadenbelastung fest.

WITTEN, SULZBERGER und STEWART stellten bei Bestrahlungen von Acne vulgaris, Hidradenitis, Psoriasis vulgaris usw. unter Oberflächentherapiebedingungen an den Gonaden Strahlenmengen von 3—196 mr fest. Zur Frage der genetischen Strahlenbelastung des Patienten bei der Röntgentherapie von Hautkrankheiten wurde von SCHIRREN, HAUMAYR und DITTMAR Stellung genommen. Die Gonadenbelastung wurde bei Entzündungsbestrahlungen, bei Röntgenfernbestrahlung der Haut, bei Röntgenbehandlung von Hautgeschwülsten, bei Röntgenepilation des behaarten Kopfes und bei Grenzstrangbestrahlung gemessen. Ohne Bleischutz trafen die Gonaden bei Knaben über 17 r, besonders bei Bestrahlung des Parietalfeldes. Die Ergebnisse dieser Autoren weisen auf die Notwendigkeit eines Bleischutzes auch in der Haut-Röntgentherapie hin.

GRAUL beobachtete bei einem Patienten eine Azoospermie, der ohne Bleischutz wegen eines Ekzems in der Analgegend bestrahlt wurde.

MATTHES und KRIEGEL wiesen auf die Speicherung von Thoriumdioxyd in den Keimdrüsen von Kaninchen hin.

HEITE stellte bei 21 Patienten, die wegen einer Knochen- und Gelenktuberkulose mit Thorium-X (Peteosthor) behandelt wurden, bei 4 eine Normospermie, bei 14 eine geringgradige Abweichung von der Norm und nur bei 3 Patienten eine auf Thorium X-Schädigung suspekte Oligospermie 3. Grades fest.

Die Inkorporierung radioaktiver Substanzen im zeugungsfähigen Alter dürfte, abgesehen von vitalen Indikationen, stets kontraindiziert sein. Auf die besondere Gefährdung des Kindes durch ionisierende Strahlen wurde von TRÄNKENSCHUH und WILHELM hingewiesen. Strahlendosen, die das Kind in der Entwicklung oder nach der Geburt treffen, führen gegebenenfalls zu Wachstums- und Entwicklungsstörungen und auch zu Schädigungen der Fertilität.

Nach Keimdrüsenbestrahlungen, die zu zeitweiliger Infertilität oder Spermienverminderung führten, treten in den noch oder wieder zeugungsfähigen Spermien zahlreiche Chromosomenanomalien auf. Die nach einiger Zeit neugebildeten Spermien sollen jedoch wieder weitgehend intakt sein. Es wird daher gefordert, daß in den ersten Monaten nach einer Keimdrüsenbestrahlung von mehr als 50 r eine Konzeption verhindert werden soll.

c) Im Beruf

Auch heute noch stellen die ärztlich angewandten Strahlen in den zivilisierten Ländern quantitativ den weitaus größten Teil der Strahlenbelastung dar. Doch dürfte es in wenigen Jahren anders sein.

Nach GRAUL waren im Jahre 1950 in den USA bereits 100000 Menschen in der Atomindustrie tätig. Nach versicherungsstatistischen amerikanischen Erhebungen soll bereits im Jahre 1970 jeder 6. Bürger in den westlichen „Atomstaaten" mit ionisierenden Strahlen zu tun haben.

Nach dem Bericht des medizinischen Forschungsrates in Großbritannien („Die Strahlengefährdung des Menschen") ist unter modernen Arbeitsbedingungen bei Radiologen und ihrem Hilfspersonal nichts über eine Beeinträchtigung der Fortpflanzungsfähigkeit bekannt geworden. LOEFFLER stellte unter 55 Ehepaaren von Röntgenologen bei 17 (31%) eine Zeugungsunfähigkeit fest. Nach HICKEY und HALL waren von 377 Röntgenologen 138 (36,6%) infertil. WINTZ und WITTENBECK fanden unter 909 Röntgenologen in 34% bei den Ärzten und in 25% bei den Röntgenassistentinnen eine Infertilität. Doch wurden diese Ergebnisse vor Jahrzehnten zu einer Zeit gewonnen, zu der noch unter ungenügendem Strahlenschutz gearbeitet werden mußte.

HICKEY und HALL, LOEFFLER, WINTZ und WITTENBECK betonen übereinstimmend, daß eine Keimschädigung durch Röntgenstrahlen nicht zur Geburt von geschädigten Kindern führt, sondern daß die strahlengeschädigten Spermien überhaupt nicht zeugungsfähig sind. Phänotypisch erkennbare Keimschädigungen beim Menschen sollen in der F1-Generation infolge von Röntgenstrahleneinwirkung bisher nicht einwandfrei erwiesen sein.

Nach den Erfahrungen der Tierversuche sollen lediglich rezessiv erbliche Genmutationen im Phänotyp in späteren Generationen zum Vorschein kommen.

NAUJOKS wies bei Kindern von Radiologenehepaaren 4% Mißbildungen gegenüber 1% in der Durchschnittsbevölkerung nach.

MACHT und LAWRENCE schickten 1956 an 3751 Röntgenologen und zum Vergleich an 3858 nicht strahlenexponierte Ärzte Fragebogen. Sie erhielten Antworten von 74,1% der Radiologen und von 53,8% der übrigen Ärzte. Eine verminderte Fertilität war bei den Radiologen nicht nachweisbar. Die Ergebnisse der Umfrage sind in der Tabelle 32 aufgezeigt.

Nach diesen Resultaten ist ohne statistische Sicherung wahrscheinlich, daß von Strahlenexponierten die Gefahr des Fetaltodes und bei deren Kindern das Auftreten von kongenitalen Mißbildungen geringgradig höher als bei der Normalbevölkerung ist. Darüber hinaus soll sich bei den Kindern der Radiologen eine erhöhte Anfälligkeit und eine Minderwertigkeit der Anlagen gezeigt haben.

Bei Arbeitern in Uranbergwerken soll eine Infertilität häufig sein.

Tabelle 32

Untersuchte	Zwillings-geburten %	Fetaltod %	Kongenitale Miß-bildungen %	Normale Geburten %
Radiologen und exponierte Kontrollpersonen	2,56	14,03	6,01	80,42
Nichtradiologen	2,10	12,22	4,82	83,23

d) Im Alltag

Eine Schädigung der Fertilität oder eine genetische Schädigung durch Röntgendurchleuchtung bei der Anprobe von Schuhen, die Leuchtkraft von Zifferblattzahlen von Uhren, durch Kathodenröhrenstrahlen von Fernsehempfängern oder durch die kosmische Strahlung im Flugzeug ist unwahrscheinlich. Diese Strahlung ist selbst im Vergleich zur natürlichen Strahlungsbelastung unbedeutend.

5. Prophylaxe

Auf Grund der neuesten Erkenntnisse wird das Vorhandensein einer echten Toleranzdosis, also einer Dosis, die ohne Schädigung vertragen wird, bestritten. Anstatt von Toleranzdosis wird neuerdings nur noch von einer maximal zulässigen Dosis gesprochen.

Nach den Empfehlungen der Genetiker und den gesetzlichen Schutzbestimmungen wird als zulässige Strahlendosis für die Bevölkerung etwa 10 r pro Generationszeit angesehen.

Ein Drittel dieser Strahlendosis wird heute in den USA für medizinische Maßnahmen verbraucht.

Die heute festgesetzten Toleranzdosen beziehen sich auf die grundlegende Maßeinheit, das r (= röntgen). Wegen der unterschiedlichen Energieabsorption in den Geweben und wegen der verschiedenen biologischen Wirksamkeit der einzelnen Strahlenqualitäten sind während der letzten Jahre weitere Maßeinheiten eingeführt worden:

rep = röntgen equival physical, *rem* = röntgen equival man und *rad* = radiation absorbed dose.

Die so aktuellen Probleme des Strahlenschutzes sind eingehend in dem Buche „Wissenschaftliche Grundlagen des Strahlenschutzes", herausgegeben von RAJEWSKY, durch die Beiträge zahlreicher namhafter Autoren dargestellt. Ein gesetzmäßig sicherer Zusammenhang zwischen Mutationen und Sterilisierung ist für den Menschen nicht sicher feststellbar, da die Höhe der Strahlendosen aus Analogieschlüssen von Tierversuchen abgeleitet wurden.

Die Häufigkeit der strahleninduzierten Mutationen ist beim Menschen deswegen nie exakt festzustellen, weil die Letalfaktoren nicht erfaßbar sind.

Die sich auch bei niedrigen Dosen summierenden, irreparablen mutationsauslösenden Wirkungen der Strahlen können nur durch entsprechende Schutzvorrichtungen verhütet werden. Mit diesen Schutzmaßnahmen können gegebenenfalls vor allem die vitalitätsherabsetzenden Mutationen verhütet werden, die in langen Generationsreihen zu Infertilität, Krankheit, Hilfsbedürftigkeit und vorzeitigem Tod führen können. Durch ausreichenden Strahlenschutz werden Strahlenschäden nicht nur verhütet, sondern auch die Strahlenfurcht überflüssig.

Die Gefährlichkeit der ionisierenden Strahlen soll in Fachkreisen oft unterschätzt und bei Laien überbewertet werden (OESER). Die wichtigste Strahlenprophylaxe in der Medizin stellt die strengste Indikation für diagnostische und therapeutische Anwendung von Strahlen dar. Grundsätzlich sollte bei jeder Strahlenanwendung eine Bleiabschirmung der Hoden erfolgen.

Die Inkorporation von radioaktiven Isotopen sollte im generationsfähigen Alter nur aus vitaler Indikation vorgenommen werden.

An strahlengefärdeten Arbeitsplätzen sollten nur solche Menschen beschäftigt werden, die sich nicht mehr im generationsfähigen Alter befinden. Den Angestellten in den amerikanischen Atomkraftwerken wurde geraten, nicht untereinander zu heiraten. Auch sollte eine strenge Auslese der Arbeiter in Uranbergwerken erfolgen.

WENDT propagiert in diesem Zusammenhang ganz besonders die Frühehen und die Schaffung für die Voraussetzung zur Geburt der Kinder in den ersten Ehejahren, da in den Keimzellen junger Eltern weniger spontane und induzierte Mutationen zu erwarten sind als bei älteren Menschen. NACHTSHEIM setzt sich für die Schaffung eines Strahlenpasses ein, dessen Vorteile von OESER wegen der Schwierigkeit der Erfassung der verabreichten Strahlenmenge bestritten werden. Weiterhin fordert NACHTSHEIM eine Bestandsaufnahme der Erbleiden und Anlage eines erbhygienischen Registers auf Bundesebene sowie die Freigabe der freiwilligen Sterilisierung aus eugenischer Indikation.

In den USA, in England und neuerdings auch in Deutschland wird für Strahlenschutz und Strahlenschutzüberwachung ein Aufwand getrieben, der den in anderen Industriezweigen üblichen Arbeitsschutz weit übertrifft.

Bei den routinemäßigen Allgemeinuntersuchungen, bei Einstellungen von Arbeitern in Atomkraftwerken sollte auch eine eingehende Genitaluntersuchung mit Ejaculatuntersuchungen gefordert werden. Nur auf diese Weise kann gegebenenfalls auch beim Menschen ein Einblick in latente Strahlenschäden gewonnen werden.

6. Anhang: Ultraschall, Kurzwelle

Über die Wirkung des Ultraschalls auf die Hoden berichteten GÜNSEL und FUCHS, KAMOCSAY, RÓNA und TARNÓCZY sowie BRÜSCHKE.

BRÜSCHKE weist auf Grund seiner Untersuchungen an Kaninchen die Befürchtungen über Ultraschallschäden an Hoden, Ovar oder am trächtigen Uterus bei Anwendung therapeutischer Dosen zurück. Bei Applikation hoher Ultraschalldosen zeigte sich lediglich eine herdförmige Tubulusschädigung bei Erhaltung von normalem funktionstüchtigen Parenchym. Diese Befunde wurden von GÜNSEL und FUCHS bestätigt. Nach diesen Autoren äußert sich der Ultraschalleffekt an Rattenhoden in charakteristischer Weise durch sukzessive Abstoßung unreifer Keimzellen in das Lumen und eine vollständige spätere Regeneration des Tubulusepithels. Die Depopulation erfolgte nicht wie bei Röntgeneinwirkungen durch vorwiegende Schädigung der Spermatogonien, sondern sie verläuft ähnlich der einfachen Hodenatrophie mit dem Untergang der Zellen in der Reihenfolge ihres Ausreifungsgrades. Die basalen Zellarten blieben am längsten erhalten.

KAMOCSAY, RÓNA und TARNÓCZY erzielten bei weißen Ratten in Abhängigkeit von der Zeit und der Dosis der Beschallung eine vorübergehende und bleibende Infertilität. Nach kurzzeitigen Beschallungen waren die Würfe der Nachkommen vermindert, jedoch nicht minderwertig oder mißgebildet.

Nachdrücklich wird betont, daß die Ursache der Tubulusveränderungen bei Ultraschalleinwirkung nicht auf einen Wärmeeffekt zurückzuführen ist.

Kurzwelle

OETTINGEN und HOOK konnten am Rattenhoden nur durch langdauernde hochdosierte Kurzwellenbestrahlung eine dauernde Infertilität erzielen. Bei therapeutischen Dosen waren keine schweren Tubulusveränderungen erkennbar.

Korb erzielte bei Röntgenbestrahlung und gleichzeitiger Hyperthermie durch Kurzwelle bei Ratten hochgradigere Tubulusschäden als bei entsprechender alleiniger Röntgenbestrahlung.

XV. Schädigungen durch Medikamente, Chemikalien und empfängnisverhütende Mittel

1. Einleitung

Viele Medikamente weisen neben der spermiogenesehemmenden auch eine mutagene Wirkung auf. In diesem Zusammenhang sei besonders auf die Arbeit von Barthelmess über „mutagene Arzneimittel" verwiesen. Diese Mittel greifen an den idioplasmatischen Zellstrukturen an und führen zu einer qualitativen oder quantitativen, nicht selbst regulatorisch-reversiblen Änderung des Idioplasma, also des Erbgutes der betroffenen Zellen. Die Versuche mit den von Barthelmess aufgeführten Medikamenten mit cytogenetischer Nebenwirkung wurden an vielen verschiedenen Objekten aus dem Tier-, Pflanzen- und Mikrobenreich ausgeführt. Sie zeigten jedoch ein qualitativ so weitgehend gleichartiges Reagieren wie kaum ein anderer pharmakologischer Test.

Beim Menschen kann die Wirkung von Medikamenten auf die Spermiogenese nicht sicher beurteilt werden, da die aus Tierversuchen bekannten schädigenden Medikamente für Selbstversuche zu different sind. Bei Verabreichung von Medikamenten wegen verschiedenartiger Krankheiten ist der Zusammenhang der schädigenden Wirkung nicht sicher festzustellen, da ebenso krankheitsbedingte Faktoren wie Fieber, Anoxämie, Intoxikationen die Spermiogenese hemmen können. Nach Kyrle ist der Hoden nach dem Thymus das empfindlichste Organ des Menschen.

Ergebnisse von Tierversuchen können nur bis zu einem gewissen Grade auf die Verhältnisse beim Menschen übertragen werden, da die einzelnen Tierarten bereits meist sehr unterschiedlich auf Medikamente reagieren. Ferner sind die im Tierversuch beschriebenen Tubulusveränderungen häufig erst nach mehr oder minder schweren, mit Kachexie einhergehenden Allgemeinveränderungen aufgetreten und somit nicht auf eine selektive Tubulusschädigung zurückzuführen.

Streng zu unterscheiden ist bei Medikamenten oder Chemikalien die schädigende Wirkung auf die reifen Spermien in vivo oder in vitro von der auf die Spermiogenese.

2. Spermienschädigende Mittel

Alkohol, Antibiotica oder Sulfonamide (Rotfärbung des Samens durch Prontosil) können im Ejakulat ausgeschieden werden. Doch dürfte nur in ganz seltenen Fällen die Konzentration dieser Medikamente so hoch sein, daß während der so kurzen Zeit von der Ejakulation bis zum Eindringen der Spermien in die Cervix durch Vermischung von den Nebenhodensekreten mit den Medikamenten enthaltenden Sekreten der akzessorischen Geschlechtsdrüsen eine Schädigung der Spermien möglich ist. Eine direkte medikamentös bedingte Schädigung der Spermien durch die Sekrete von Hoden und Nebenhoden in diesen Organen wäre denkbar, ist jedoch bisher nicht erwiesen. Zusammenfassende Darstellungen über spermiozide Substanzen finden sich bei Mann, Boeminghaus und Baldus (dort weitere Literatur); ferner sei auf das Kapitel: „Ejakulat" mit dem Abschnitt über spermiozide und spermienimmobilisierende Substanzen hingewiesen.

3. Spermiogenesehemmende Mittel

a) Narkotica und Rauschgifte

VEILANDS sah bei weißen Mäusen nach *Chloroform* eine hochgradigere temporäre Spermiogenesehemmung als nach Äthernarkose.

Bei chronischem *Morphinismus* sollen nach STAEMMLER neben den regelmäßigen Allgemeinstörungen besonders auch die Keimdrüsen befallen sein. Wir fanden bei einem Orientalen, der angeblich 20 Jahre morphiumsüchtig war und seit 5 Jahren angeblich kein Morphium mehr zu sich nahm, einen ausreichenden Allgemeinzustand und beidseits nur kirschgroße Testes. Die histologische Untersuchung des Hodenparenchyms ergab: Fleckförmige, komplette Tubulussklerose mit schweren arteriosklerotischen Gefäßveränderungen (Hypertonus 190/100 mm Hg), daneben Abschnitte mit nur geringgradiger Tubulusschädigung.

Ob diese hochgradigen Tubulusveränderungen jedoch allein auf den chronischen Morphinismus zurückzuführen sind, ist nicht beweisbar.

KRANZ und GEPPERT beobachteten ebenso wie STAEMMLER bei Mäusen durch Injektion von Morphium keine Tubulusschädigungen. Eine Spermiogenesehemmung war bei diesen Tieren erst bei schwerer allgemeiner Kachexie feststellbar.

Bei experimenteller *Cocain*vergiftung zeigten sich nach FALKO bei Hunden, Kaninchen und Meerschweinchen von allen innersekretorischen Organen die Hoden am schwersten verändert.

b) Cytostatica

Von den verschiedenen Nebenwirkungen der Cytostatica ist am besten die toxische Wirkung auf die Blutbildungsorgane, jedoch wenig über die Beeinflussung der Spermiogenese bekannt. Mit Cytostatica behandelte Patienten gehören meist höheren Altersgruppen an und befinden sich häufig in einem kachektischen Zustande, so daß die Pathogenese der Tubulusveränderungen schwer zu eruieren ist.

SPITZ sah bei 90% aller mit *Stickstofflost* behandelten Patienten eine hochgradige Hodenatrophie. Bei 30 Männern fand SPITZ nur 3mal eine normale Spermiogenese.

In Tierversuchen an Ratten führten GOLDECK und HAGENAH bei einmaliger intravenöser Stickstofflostapplikation (1,0 mg/kg) eine völlige Hemmung der Spermiogenese herbei, die erst nach 30—60 Tagen ihren Höhepunkt erreichte und sich erst nach mehreren Monaten wieder vollständig zurückbildete. LANDING, GOLDIN und NOË wiesen nach intraperitonealer Injektion verschiedener Stickstofflostverbindungen schwere Tubulusatrophien nach, die denen nach Röntgenbestrahlung ähnlich waren und sich innerhalb einiger Wochen wieder zurückbildeten. HENKE, HÖHNE und KÜNKEL konnten mit N-Oxyd-Lost bei Versuchen an der Drosophila melanogaster eine starke und mit 2,5-bis-Äthylen-Iminobenzochinon-1,4 eine schwache mutagene Wirkung nachweisen.

Mit dem Cytostaticum Triäthylenmelamin erzielten JACKSON und BOCK sowie HENDRY, HOMER, ROSE und WALPOLE bereits bei einer täglichen Menge von 0,05 mg/kg bei allen Tieren schwere, jedoch reparable Tubulusschäden. HEILMEYER beobachtete bei Ratten nach Applikation von Triäthylenmelamin (T.E.M.) in einigen Hodenkanälchen ein völliges Sistieren der Spermiogenese. STEINBERGER, NELSON, BOCABELLA und DIXON verglichen die durch T.E.M. verursachten Schädigungen an den Tubuli mit Röntgenstrahlenschäden. Die endokrine Funktion des Hodens war bei diesen Tierversuchen an Ratten nicht beeinträchtigt. GERLICH stellte bei Rattenversuchen nach fortgesetzter cytostatischer Behandlung mit Äthyleniminobenzochinon eine Rückbildung der Hoden bzw. eine Spermiogenesehemmung fest.

Im Gegensatz zu Sanamycin und Aminopterin haben sich Urethan, Stickstoff-Lost und seine Derivate sowie T.E.M. als starke Mutagene erwiesen (LÜERS). Die Häufigkeit der durch diese Stoffe ausgelösten Mutationen entsprechen bei einem Vergleich mit der genetischen Röntgenstrahlenwirkung Keimzellenbestrahlungen bis zu 600 r und mehr, d. h. bis zu einem Fünftel aller Keimzellen kann erblich geschädigt sein.

Nach LÜERS und GERLICH ist Patienten im fortpflanzungsfähigen Alter zur Verhütung der Propagation einer krankhaften Erbanlage während und mindestens 30 Tage nach der Behandlung mit diesen mutagenen Cytostatica von einer Fortpflanzung abzuraten.

BOCK und GROSS sahen bei therapeutischer Applikation von Colchicin-Derivaten einmal bei einem Patienten mit myeloischer Leukämie eine Oligospermie.

Durch subcutane Injektionen von *Colchicin* verursachte BARSOUM bei Kaninchen für die Dauer von 15 Wochen schwere Hodenatrophien ohne Veränderungen der Leydig-Zellen. Colchicin hemmte insbesondere die mitotische Teilung während der Metaphase. Nach DEMEREC und STRONG sowie BERGNER soll Colchicin auch keimschädigend wirken.

Atophanyl (ein Kombinationspräparat aus Atophan und Salicylsäure) wirkt auf Tumorzellen ähnlich wie Röntgenstrahlen und andere Cytostatica. Bei Meerschweinchen wiesen MERKEL und FALCAO bereits nach kurzfristiger Verabreichung schwere Tubulusschädigungen nach. Am stärksten waren die Spermatogonien verändert, wobei sich fast an allen Zellen eine Pyknose und Karyorhexis bis zum vollständigen Schwund der Kerne zeigte. Vielfach war eine Depopulation bis auf die Sertoli-Zellen nachweisbar. Auch bei langfristigen, niedrigen, etwa den therapeutischen, beim Menschen verwandten Dosen veränderten sich die Hoden gleichartig. Am empfindlichsten waren die Spermatogonien und Spermatocyten erster Ordnung. MERKEL und FALCAO führten diese Schädigungen auf eine epitheliotrope Wirkung des Atophanyls und nicht auf eine Gefäßwirkung zurück.

Bei der Applikation von *Benzolpyren* stellten TUCHMANN und DEMAY in Tierversuchen eine schwere Spermiogenesehemmung fest.

c) Antibiotica und Sulfonamide

Nach MOLNÀR und ZADOR verursacht Penicillin keine Spermiogenesehemmung. Wir konnten diese Befunde bei 6 mit 10 Mill. E wegen einer Lues latens behandelten Patienten bestätigen.

Wiederholte Ejaculatuntersuchungen bei 3 mit insgesamt 8 g *Tetracyclin* (Achromycin) wegen chronischer Pyodermien behandelten jungen Männern ergaben keine Spermiogenesehemmungen bei Kontrollen vor der Behandlung, 25 und 55 Tage nach der Behandlung

PAGET und WALPOLE beobachteten am Samenepithel von Ratten bei sehr hohen, nicht mehr therapeutischen Dosen von Griseofulvin temporäre Tubulusschäden. Nach MACLEODS und eigenen Untersuchungen waren bei therapeutischen Dosen von Griseofulvin mit 20—30 mg/kg keine Spermiogenesehemmungen nachweisbar.

Die Mitteilungen über die Wirkung von *Sulfonamiden* auf die Spermiogenese sind nicht einheitlich.

OSENKOP und MACLEOD verabreichten Sulfadiacin täglich 4 g für die Dauer von 15 Tagen an freiwillige Medizinstudenten und stellten während einer Kontrollzeit bis zu 6 Wochen nach Absetzen der Medikation keine Spermiogenesehemmung fest. Diese Befunde bestätigten GREULICH und SALTNER; HECKEL, DE MORALES und DE PAIVE. KAJIGAMA beobachtete nach Injektionen von Prontosil eine Zunahme der Beweglichkeit und eine Verkürzung der Lebensdauer der Spermien.

JAUBERT und MOTZ, BARBELLION und TORRIS fanden bei 60—70% der über eine längere Zeit mit Sulfonamiden behandelten Männer eine temporäre Abnahme der Zahl und der Motilität der Spermien. Auch PAUTRIER und WEYENETH schrieben den Sulfonamiden eine spermiogenesehemmende Wirkung zu. Nach ADAM soll besonders durch Sulfanilamide eine Schädigung bis zu einer Azoospermie auftreten können.

In Tierversuchen an Mäusen konnte DOMAGK keine Tubulusveränderungen feststellen.

d) Weitere verschiedenartige, in Tierversuchen untersuchte Stoffe

PRIOR und FERGUSON stellten am Rattenhoden durch Nitrofuran Tubulusschäden fest. NELSON und BONGE konnten diese Ergebnisse beim Menschen bestätigen.

Ephedrin, Methylephedrin und *Desoxyephedrin* (Pervitin) rechnet EGER zu den selektiv spermiogeneseschädigenden Stoffen. Bei Ratten verkleinerten sich, wenn auch bei sehr hoher Dosis, die Hoden bis zu einer Gewichtsabnahme um die Hälfte. Die histologische Untersuchung ergab eine Depopulation bis auf die Sertoli-Zellen. Spermatogonien waren nur noch in ganz geringer Zahl vorhanden. Bei einigen wenigen Tieren vergrößerten sich die Hoden, wobei diese Organe wie cystisch entartet und transparent aussahen. Histologisch waren bei den vergrößerten Hoden die Tubuli hochgradig atrophisch. Die schweren Schädigungen waren nur temporär.

TUCHMANN-DUPLESSES verursachte bei Ratten durch Reserpin eine Spermiogenesehemmung und eine Atrophie der Leydig-Zellen.

Durch subcutane Verabreichung von 0,5—1 cm³/kg Körpergewicht einer 1%igen Lösung von *Adrenalin hydrochloricum* trat bei Meerschweinchen und Kaninchen eine temporäre Schädigung sowohl an den Tubuli als auch an den Zwischenzellen auf (EGUCHI).

PYRÖRÄLÄ stellte bei Meerschweinchen, die mit Strophanthin behandelt wurden, eine Hodenatrophie fest.

Jodpräparate sollen ohne Allgemeinschädigungen keine Hodenveränderungen hervorrufen (STAEMMLER).

Die Ergebnisse der Tierversuche über die Jodwirkung auf die Spermiogenese stimmen nicht überein. ADLER löste bei Kaninchen durch Verabreichung von Jod in Form von Jodipin, Jodpepton, Lugolscher Lösung, Jodvasogen und Jodkali bei allen Tieren z. T. sehr schwere Hodenatrophien aus. Auch LOEB und ZÖPPRITZ verursachten durch subcutane Injektionen von organischen Jodverbindungen temporäre Spermiogenesehemmungen. Diese Ergebnisse konnten von MAJERUS, KOSTITSCH und TELEBAKOVITSCH und BUCHHEIM sowie GOTÔ bestätigt werden.

Hingegen konnten HUKER, LIPSCHÜTZ und MORALES sowie EGER durch längere Jodverabreichung keine Tubulusveränderungen feststellen.

Über die Beeinflussung der Spermiogenese beim Menschen durch Brom und Chlor fanden wir keine Hinweise.

PHILIPPS und LAMB, ROHOLM beobachteten in Tierversuchen an Ratten durch *Fluor*gaben Hodenatrophien. Diese Veränderungen stellten sich allerdings erst bei hochgradiger Kachexie ein, so daß eine direkte Wirkung von Fluor auf das Keimepithel nicht bewiesen ist.

Arsen wird trotz seiner carcinogenen Wirkung auch heute noch medikamentös verwandt. Die schädigende Wirkung des Arsens ist unter den Berufskrankheiten (Kapitel VIII) abgehandelt. Mit Recht ist Arsen bereits seit Jahren aus der amerikanischen Pharmakopöe gestrichen.

Zur Epilation der Kopfhaare wurde bei erfolgloser Röntgenepilation *Thallium* verwandt.

Nach HECKE ist die Spanne zwischen unwirksamer und giftiger Gabe des Thalliums so gering und die individuellen Unterschiede der Empfindlichkeit sind so groß, daß selbst bei den im allgemeinen unempfindlichen Kindern schon bei einmaliger Einverleibung Intoxikationserscheinungen auftreten können. HECKE hält eine dauernde Schädigung endokriner Organe besonders auch im Hinblick auf die langsame Ausscheidung des Thalliums für möglich. Bei thalliumvergifteten Ratten beobachtete HECKE an den Tubuli unterschiedlich starke Atrophien und an den Zwischenzellen bei einigen Tieren Schrumpfungen. BUSCHKE und PEYSER wiesen bei Ratten schwere Hodenatrophien bei gleichzeitiger Hemmung der Entwicklung nach Thalliumvergiftungen nach.

Durch Inhalationen und subcutane Injektionen von *Benzol* beobachteten HETT und MAAK bei Mäusen Tubulusatrophien ohne Beeinträchtigung des Körpergewichts und des Allgemeinbefindens. Auch STAEMMLER erzielte bei Ratten nach 9—10wöchiger Versuchsdauer die gleichen Ergebnisse. Auffällig war, daß die Tiere an Gewicht zunahmen und sonst keine allgemeinen Störungen zeigten. Nach STAEMMLER unterscheidet sich Benzol von allen anderen untersuchten Substanzen dadurch, daß es offenbar eine gewisse spezifische Wirkung auf die Keimdrüsen ausübt. Die gleiche frühzeitige, beträchtliche Schädigung der Hoden und der Eierstöcke konnte bei keinem anderen Gift wie z. B. Alkohol, Nikotin, Morphium, Coffein, Jod, Blei oder Arsen beobachtet werden.

Durch Einatmen von *Benzindämpfen* stellten SCHUSTROW und SCHISTIWSKAJA bei Meerschweinchen allerdings einhergehend mit schweren Abmagerungen Tubulusschädigungen fest.

TUCHMANN und DEMAY sahen bei Ratten nach Injektionen von Cholesterol schwere Hodenatrophien.

Durch *Glykol* lösten MORRIS, ARTHOUR, NELSON und CALVERYN bei $^2/_3$ der Versuchstiere eine starke Vergrößerung der Hoden mit interstitiellen Ödemen und eine Atrophie der Samenkanälchen aus. WEGNER fand hingegen durch *Diäthylenglykol* in Tierversuchen keine Tubulusschädigung.

BUCHHEIM verursachte durch *Rohnaphtha* bei langdauernder und auch bei niedriger Dosierung bei Kaninchen, Meerschweinchen, Ratten und Mäusen eine Rückbildung der sekundären Geschlechtsmerkmale. Während durch diese Medikation die Leydig-Zellen schwer geschädigt wurden, blieb die Spermiogenese überraschenderweise völlig normal. Die Tiere nahmen während der Behandlung sogar an Gewicht zu und zeigten keine sonstigen Schädigungen. BUCHHEIM nimmt auf Grund dieser Befunde an, daß die Leydig-Zellen offenbar keine trophische Funktion auf die Samenzellen ausüben und augenscheinlich als die Produzenten des Testosterons betrachtet werden müssen, da auch bei völligem Intaktsein der Spermiogenese sich die sekundären Geschlechtsmerkmale zurückbilden können.

BRABANT konnte eine selektive Schädigung der Leydig-Zellen durch Rohnaphtha bei Tierversuchen mit Kaninchen, Meerschweinchen und Ratten nicht reproduzieren.

Durch langdauernde Eisenapplikation entstanden bei Meerschweinchen ausgeprägte Spermiogenesehemmungen (TELKKÄ, KUUSISTO und ANTILA sowie NISSIM).

Durch *Cadmium-Chlorid* und *Cadmium-Lactat* erzielte PARIZEK bei Ratten Tubulusatrophien mit einem Ödem des Interstitiums. Die schädigende Wirkung des Cadmiums konnte durch gleichzeitige hohe Dosen von Zink aufgehoben werden. Von allen Geweben enthalten die Spermien die größte Menge Zink und der Zinkverbrauch ist in den Hoden größer als in allen anderen Geweben. Wegen der engen physikalisch-chemischen Verwandtschaft von Cadmium und Zink wird eine mögliche gegenseitige Hemmung zwischen diesen beiden Metallen angenommen. Durch längeren *Zink*mangel beobachteten in Tierversuchen MILLAR, FISCHER, ELCOATE und MAWSON eine deutliche Tubulusschädigung.

4. Empfängnisverhütende Mittel

In einem Bericht des englischen Biologischen und Medizinischen Komitees wird ohne Angaben der eventuellen männlich oder weiblich bedingten Ursachen über die jährliche Geburtenzahl ausgeführt, daß bei Ehepaaren, die empfängnisverhütende Mittel anwandten, die Geburtenhäufigkeit wesentlich niedriger war und der Zeitraum bis zur 1. Konzeption länger währte (GOODHART).

Die Frage, ob Spermien im männlichen oder weiblichen Genitale durch Medikamente, Chemikalien oder Antikonzipientia geschädigt werden können und trotzdem befruchtungsfähig bleiben, dürfte sich niemals exakt klären lassen.

NACHTSHEIM erwähnt Antikonzipientia und temporäre Sterilisierungsmittel bei der Aufzählung chemischer mutagener Faktoren in Anbetracht des engen Kontakts dieser Stoffe mit den Spermien. Nach LANGE-MARWITZ sollen die Spermien eines Ejaculats gegenüber chemischen Schädigungen und Antikonzipientia verschieden resistent sein und trotz einer Schädigung die Befruchtungsfähigkeit behalten, jedoch in einigen Fällen eine Keimschädigung verursachen. Von 345 Familien mit mißgebildeten Kindern wandten nach MURPHY 25% der Eltern Antikonzipientia an. GÖTT beobachtete 2 Elternpaare, die z. Z. der Konzeption chininhaltige Substanzen in die Vagina der Frau einführten. In einem Falle wies der Säugling schwerste Mißbildungen und eine hochgradige Resistenzschwäche bis zum Tode im 9. Lebensmonat auf. Erbliche Belastungen waren in dieser Familie nicht vorhanden. Bei der 2. Beobachtung fand sich bei einem $5^{1}/_{2}$jährigen, unproportionierten Knaben eine eigenartige Gangstörung infolge einer Beugekontraktur in der Hüfte und im Kniegelenk.

KAFEMANN führte das Auftreten einer Myositis ossificans progressiva bei einem Kinde auf die vorherige Verwendung von konzeptionsverhütenden Mitteln zurück. Auch SCHWARZ nahm an, daß Mißbildungen von 3 Kindern (Mißbildungen an der linken Hand, schwere Herzmißbildungen und schwere Hypospadie) durch die gleiche Ursache bedingt waren. SCHMITZ-LÜCKGER sah gleichartige Mißbildungen bei einem zweieiigen Zwilling. Als Konzeptionsverhütungsmittel wurde ein sauerstoffabspaltendes, Borsäure enthaltendes Antikonzeptionsmittel verwandt.

Im Gegensatz zu diesen vereinzelten Mitteilungen stellte DURAND-WEVER auf Grund einer Umfrage bei den leitenden Ärzten der internationalen Bewegung für geplante Elternschaft fest, daß ein Zusammenhang zwischen chemischen Verhütungsmitteln und Mißbildungen nicht besteht. (Bei DURAND-WEVER weitere Literaturangaben.)

CHANG und PINCUS stellten bei den mit dem Antikonzipiens Hesperidin behandelten Kaninchen häufig Mißbildungen der Feten fest.

XVI. Die sogenannte Spermaimmunität

1. Einleitung

Zusammenfassende Darstellungen über die Probleme der sog. Spermaimmunität und der durch Antikörper bzw. durch Agglutinine hervorgerufenen Infertilität bei Mann und Frau finden sich bei POMMERENKE, FREUND, LIPTON und THOMPSON, RÜMKE und HELLINGA sowie KATSH (hier weitere Literaturangaben).

Unter sog. Spermaimmunität versteht man einen serobiologischen Schutz- oder Abwehrmechanismus des weiblichen Organismus gegen das von einem oder auch von verschiedenen Männern stammende, häufig aufgenommene Ejaculat.

Resorptionsvorgänge von seiten der Vagina sind durch die Aufnahme von Medikamenten in Vaginalsuppositorien bekannt.

In gleicher Weise sollen auch Spermien und Spermaliquor durch die insbesondere krankhaft veränderte Vagina-, Cervix-, Uterus- oder Tubenschleimhaut resorbiert werden und durch den antigenen Reiz Antikörper oder sog. Spermatoxine entstehen.

Bei einem entsprechend hohen, von der Häufigkeit des Geschlechtsverkehrs abhängigen Titer sollen die aus dem Serum in die Sekrete der Genitalorgane ausgeschiedenen Antikörper auf die dort vorhandenen Spermien immobilisierend oder spermiocid wirken.

Zu dieser u. E. hypothetischen und beim Menschen unbewiesenen Annahme ist zu sagen, daß Spermien, Abbauprodukte von Spermien und Spermaliquor durch das — besonders krankhaft veränderte — Vaginalepithel aufgenommen werden können. Die mögliche Resorption von Spermien durch die Cervix, den Uterus und die Tuben dürfte jedoch in der Regel keine wesentliche Rolle spielen. Spermaliquor passiert — wenn überhaupt — nur zu einem ganz geringen Teil die Cervix. Bei diesem Vorgang müßten sich also die Resorptionsvorgänge hauptsächlich in der Vagina abspielen. Im Falle einer Bildung von Antikörpern oder Spermientoxinen im Blute müßte ein sehr hoher Antikörpertiter vorhanden sein, damit auch im Sekret des Genitale diese Antikörper wirksam sein können.

Das Vorkommen von Antikörpern und Reaginen — allerdings mit sehr niedrigen Titern — in den Sekreten des Genitale kennen wir durch Untersuchungen an Patientinnen mit einer Lues.

Gegen die Möglichkeit einer sog. Spermaimmunität spricht bis zu einem gewissen Grade auch die Tatsache, daß Spermium und Ei nie in direktem Kontakt mit dem Blutserum oder dem lymphatischen Gewebe stehen und somit, wie bereits erwähnt, der in den Sekreten des weiblichen Genitale vorhandene Antikörpertiter für eine schädigende Wirkung wahrscheinlich zu niedrig ist.

Wegen des sehr niedrigen Gehaltes von spezifischen Luesantikörpern in den verschiedenen Sekreten des Körpers konnte auch nur ganz selten eine positive Reaktion in dem wenig empfindlichen Nelson-Test (Treponema pallidum-Immobilisierungstest) erzielt werden.

2. Spermien- oder Spermaresorption bei der Frau

Die Sterilität einer Ehe bei klinisch, spermiologisch und histologisch normalem Befund des Mannes und auch klinisch normalem Befund der Frau ist nach unseren Erfahrungen nicht allzu selten.

Die bisher unzureichenden diagnostischen Untersuchungsmethoden zur Beurteilung derartiger Fälle führten zu der Annahme einer sog. Spermaimmunität (auch Spermainkompatibilität genannt).

Die Tatsache, daß beide jahrelang kinderlos verheiratete Ehepartner in neuen Ehen Kinder bekommen können, spricht weder für noch gegen eine sog. Spermaimmunität. Als Beweis für ein solches Vorkommen führt STIASNY Beobachtungen aus dem 1. Weltkrieg an. Jahrelang verheiratete, nach den Untersuchungsbefunden offenbar gesunde Ehepartner wurden erst nach langer Trennung fertil, da als Folge der langen sexuellen Karenz die Spermaimmunität erloschen war.

VOGT nahm an, daß Frauen mit häufigen sexuellen Exzessen vorübergehend infertil werden und nach längerer Abstinenz wieder konzipieren können.

Auch ist die häufige Infertilität von Prostituierten und von Mädchen mit häufig wechselndem Geschlechtsverkehr als Beispiel für eine sog. Spermaimmunität angeführt worden. Die Konzeptionsunfähigkeit der Puellen ist sicher nicht durchweg auf einen beidseitigen Tubenverschluß zurückzuführen. Doch sind hier so abnorme Verhältnisse vorhanden, daß mechanische und entzündliche Faktoren viel wahrscheinlicher als eine sog. Spermaimmunität ursächlich in Betracht zu ziehen sind.

ARDELT wies bei gesunden und genitalkranken Frauen mit Hilfe einer Komplement-Bindungsreaktion im Serum Antikörper als Folge einer Spermaresorption nach. Bei häufigem Geschlechtsverkehr fanden sich höhere Sperma-Antikörpertiter. Je höher angeblich der sog. Immuntiter im Blut war, desto geringer war die Möglichkeit einer Konzeption. Die Seren von Virgines ergaben bei der Komplement-Bindungsreaktion keine Ablenkung.

3. Parenterale Sperma- oder Spermieninjektionen bei der Frau

Streng zu unterscheiden von der sog. Spermaimmunität durch Resorption von Spermien, Spermienzerfallsprodukten und Sperma im weiblichen Genitale sind Folgezustände durch den antigenen Reiz der parenteral injizierten ausgewaschenen Spermien oder des Ejaculats. Durch diese Maßnahmen können im Blutserum Antikörper gebildet werden, die erstmals von LANDSTEINER, METSCHNIKOFF und METALNIKOV sowie von MOXTER festgestellt wurden. HENLE, HENLE und CHAMBERS fanden, daß die durch Spermieninjektionen gebildeten Antikörper in vitro Spermien zu immobilisieren oder zu agglutinieren imstande sind. Die Spermien zeigen eine weitgehende Artspezifität. Der Titer der gegen die Spermien gerichteten Antikörper war hoch bei der gleichen Tierart. Kreuzreaktionen waren meist nur bei verwandten Tierarten möglich. Bei Einspritzungen von Suspensionen mit Spermienköpfen sollen Kopfagglutinationen und bei Suspensionen von Spermienschwänzen Schwanzagglutinationen in vitro aufgetreten sein.

PARKES konnte durch Autoimmunisation nach parenteraler Spermieneinverleibung im Gegensatz zu früheren Mitteilungen keine Infertilität bei Frauen erzielen.

Die Ergebnisse der Tierversuche sind sehr widersprechend. DITTLER beobachtete nach Injektion von Kaninchenejaculaten in die weibliche Kaninchenohrvene eine 4 Monate anhaltende Befruchtungsunfähigkeit. Nach ARDELT wurden weibliche Kaninchen durch subcutane Injektionen von Bullenspermien mehrere Monate infertil. Im Serum dieser Tiere konnten komplementablenkende und spermienimmobilisierende Antikörper nachgewiesen werden. Diese Antikörper sollen nicht artspezifisch sein, sondern bei allen Tieren zu einer Infertilität führen können (ARDELT). MCCARTNEY beobachtete eine vorübergehende Befruchtungsunfähigkeit bei weiblichen Ratten nach Injektion von Rattenspermien.

POMMERENKE machte bei Tierversuchen mit Kaninchen folgende Beobachtungen. Nach Injektion von Spermien oder Hodenextrakten von Kaninchen wurden das Serum und auch die Vaginalsekrete von weiblichen Kaninchen toxisch für Kaninchenspermien. Die Lebensdauer der Spermien war nach diesen Maßnahmen im Genitaltrakt stark herabgesetzt. Eine Infertilität für eine Dauer von 6—25 Wochen wurde nur nach Injektionen von Spermien oder Hodenextrakten in das weibliche Kaninchen, jedoch nicht nach Injektionen von Speicheldrüsenextrakten oder spermienfreiem Spermaliquor von vasektomierten Kaninchen hervorgerufen. Bei diesen Eingriffen wurde der Geschlechtscyclus nicht beeinflußt; bei bereits vorhandener Schwangerschaft traten jedoch Aborte oder Resorptionen des Fetus auf. Das durch intravenöse Injektionen von Kaninchenspermien sensibilisierte Serum von weiblichen Kaninchen war auch toxisch für Rattenspermien; ebenso war das durch Rattenspermien sensibilisierte Kaninchenserum toxisch für Kaninchenspermien. Durch intravaginale Injektionen von Kaninchenspermien konnte keine Infertilität erzeugt werden. Zu ähnlichen Ergebnissen kamen PARSONS und HYDE, HENLE und HENLE sowie LAMOREAUX.

Nach EASTMAN, GUTTMACHER und STEWART war die Fruchtbarkeit von weiblichen Ratten nach Injektion von Hunde-, Pferde- oder Fröschespermien nicht wesentlich herabgesetzt. Auch CHANG konnte in Tierversuchen durch parenterale Injektion von Spermien keine Infertilität weiblicher Tiere feststellen.

4. Die immunbiologisch bedingte Infertilität beim Manne

Im Jahre 1954 entdeckten unabhängig voneinander RÜMKE und WILSON die Spermienagglutination als eine bisher unbeachtete Ursache der Infertilität.

Bei der Frau dürfte nach den bisherigen Kenntnissen die hormonale Empfängnisverhütung der noch wenig erforschten immunologischen Empfängnisverhütung überlegen sein. Durch den Mann hingegen wäre eine Empfängnisverhütung bei Verabreichung einer Spermienvaccine denkbar. Doch wissen wir heute noch nicht, inwieweit ein durch parenterale Injektion von Spermien hervorgerufener Tubulusschaden und die Bildung von Antikörpern irreparabel bleiben. Aus der Lues-Serologie wissen wir, daß die Produktion von Reaginen und spezifischen Antikörpern auch nach Beseitigung der Treponemata pallida fortdauern und zum Automatismus werden kann.

a) Durch Spermienagglutination

Eingehende Darstellungen über die Spermienagglutination finden sich bei RÜMKE und HELLINGA sowie bei WILSON. WILSON beobachtete 3 Männer und wir 6 Männer, bei denen eine Infertilität durch eine Spermienagglutination verursacht wurde.

Spermien-Agglutinine sind nach RÜMKE und HELLINGA nicht selten. Sie konnten von 102 Patienten mit Oligospermie, Azoospermie oder Aspermie bei 50% dieser Untersuchten im inaktivierten Serum Titer von 1:32 nachweisen. Unter 1913 infertilen Männern entsprechen diese 102 Beobachtungen einer Häufigkeit von 3% der Patienten mit Agglutininen im Serum. Unter 416 Männern von graviden Frauen zeigten sich hingegen Spermienagglutinine im Serum in einem höheren Titer als 1:16 nur bei 1% der Untersuchten.

Von 17 Patienten mit Spermien-Agglutininen im Serum wiesen 10 Männer Spermien-Agglutinationen auch im Ejakulat auf. Der Nachweis von Spermien-Agglutinationen soll nach RÜMKE und HELLINGA besonders bei Oligospermien und bei Asthenospermien schwierig sein, weil die agglutinierten Spermienmassen häufig spontan zerfallen.

Die Spermien-Agglutinine sind wahrscheinlich echte Antikörper. Sie erwiesen sich bei Erwärmung auf 56° 30 min lang als thermostabil und wanderten bei der Elektrophorese des Serums mit den γ-Globulinen. Histochemische Beobachtungen machen es wahrscheinlich, daß das Agglutinogen der Kopf-zu-Kopf-Agglutination aus einem Lipoprotein besteht (RÜMKE und HELLINGA).

Die *Ursache* der durch Antikörper bedingten Spermien-Agglutination ist unbekannt. Von 67 infertilen Männern mit Spermien-Agglutininen im Serum wiesen 21 eine Aspermie bzw. Azoospermie auf. Von diesen ließ sich bei 16 ein einseitiger oder doppelseitiger Verschluß der samenabführenden Wege bei normaler Spermiogenese nachweisen. RÜMKE und HELLINGA nehmen daher an, daß nicht die Spermien-Agglutination für die Aspermie, sondern umgekehrt die aspermiebedingende Samenabflußbehinderung für das Entstehen der Agglutinine verantwortlich zu machen ist.

CRONQVIST und ZETTERGREN machten darauf aufmerksam, daß bei einem Verschluß oder einer Stenose der samenabführenden Wege Spermien in die Interstitien, Lymphcapillaren und auch Blutcapillaren übertreten können. Bei einem derartigen Verschluß kann es zu dem wenig bekannten Bild der Epididymitis spermiostatica granulomatosa kommen.

Es spricht daher sehr viel für die Hypothese von RÜMKE und HELLINGA, daß durch Spermienresorption im eigenen Körper Spermien-Agglutinine in Form von echten Antikörpern auftreten können.

Beim Nachweis von Spermien-Agglutinationen im Ejaculat sollte stets nach Nebenhodenentzündungen gefahndet werden und dabei die Epididymitis spermiostatica granulomatosa in Erwägung gezogen werden.

b) Infertilität durch parenteral verabreichte Spermien oder Hodenextrakte

GUYER, MCCARTNEY und KENNEDY erzielten in Tierversuchen mehr oder minder schwere Tubulusschädigungen durch Injektionen von homologem Hodengewebe oder homologen Spermiensuspensionen. Gleichzeitig fanden sich bei diesen Tieren gegen die Spermien oder den Hodenextrakt gerichtete Antikörper.

FREUND, LIPTON und THOMPSON erreichten bei Meerschweinchen durch Injektion von homologen Spermien oder homologen Hodenextrakten in Kombination mit in Paraffin gelösten Mykobakterien eine hochgradige Hodenatropie. Dieser Tubulusschaden war jedoch nur dann erreichbar, wenn neben den Spermien bzw. dem Hodenextrakt gleichzeitig abgetötete Mykobakterien mitinjiziert wurden. Zunächst kam es bei den behandelten Meerschweinchen zur Reifungshemmung der Spermien, später zur Degeneration und Abstoßung der Spermatiden, Spermatocyten und Spermatogonien. Diese hochgradigen Spermiogenesehemmungen liefen ohne gleichzeitige Entzündungserscheinungen in den Tubuli ab.

Die Leydigschen Zellen wurden nicht verändert. Die experimentell erzeugte schwere Hodenatropie begann bereits nach 2 Wochen und endete frühestens nach 5 Monaten. Durch Applikation von Antigenen aus anderen Organen wie Leber oder Milz zusammen mit Mykobakterien wurde keine Tubulusschädigung hervorgerufen.

Die Befunde von FREUND u. Mitarb. konnten auf Grund der Tierversuche von KATSH bestätigt werden. Ein Zusammenhang zwischen dem Titer der Antikörper und der Schwere des Hodenschadens konnte jedoch nicht festgestellt werden.

Die aus Tierversuchen gewonnenen Ergebnisse dürften jedoch nicht ohne weiteres auf den Menschen übertragbar sein. Bei der Applikation von Hodenextrakten und Spermien besteht die Gefahr von verschiedenartigen Überempfindlichkeitsreaktionen.

In diesem Zusammenhang sei auch die Problematik der Therapie mit Frischzellen aus Hodenextrakten, aus Hypophysenextrakten und Placenta erwähnt, deren positive Wirkung auf die Spermiogenese völlig unbewiesen ist.

Ebenso wie eine günstige Beeinflussung der Spermiogenese (CAMMERER, RIETSCHEL) wäre eine Schädigung der Spermiogenese durch eine Sensibilisation denkbar.

5. Anhang: Probleme der Empfängnisverhütung durch temporäre oder permanente Zeugungsunfähigkeit

Mitteilungen über eine gewünschte Empfängnisverhütung durch Maßnahmen beim Manne liegen im Gegensatz zu den zahlreichen Methoden bei der Frau (GESENIUS) nur ganz vereinzelt vor. Ergebnisse von Tierversuchen können häufig nicht auf die besonderen Gegebenheiten beim Menschen übertragen werden, da wir nicht wissen, inwieweit die gewünschten Schädigungen möglicherweise irreparabel sind.

a) Wärmeapplikation auf die Scrotalgegend

Spermiogenesehemmungen durch Wärmeschäden von außen sind auf Grund von Tierversuchen und Erfahrungen beim Menschen sehr genau bekannt (s. Abschnitt XI, „Wärmeschäden"). Nach HARRISON sollen junge Japaner durch häufige heiße Bäder Empfängnisverhütung treiben. VOEGELI führte ebenfalls die Hodenüberwärmung durch protrahierte heiße Bäder oder durch längeres Tragen von Suspensorien als Möglichkeit zur Empfängnisverhütung an.

Diese Maßnahmen dürften mehrere Jahre nach der Pubertät angewendet, wahrscheinlich unschädlich, jedoch sehr unsicher sein. In Abhängigkeit von dem individuellen Zustand der Spermiogenese läßt sich bei Überwärmungen meist keine Infertilität, sondern nur eine Subfertilität erzielen, die bei einer guten Befruchtungsfähigkeit der Ehepartnerin für eine sichere Empfängnisverhütung nicht ausreicht.

b) Parenterale Injektion von Spermien oder Hodenextrakten

Die Probleme dieser Art der Tubulusschädigung wurden im vorherigen Abschnitt (S. 502) eingehend besprochen. Beim Menschen liegen unseres Wissens über diese Möglichkeit der Empfängnisverhütung noch keine Mitteilungen vor, zumal bei dieser Methode, wenn auch in seltenen Fällen, mit Überempfindlichkeitsreaktionen gerechnet werden muß. Nach den bisherigen wenigen Erfahrungen bei Patienten mit Spermienagglutinationen besteht die Gefahr, daß diese Art der Tubulusschädigung irreparabel ist.

c) Spermiogenesehemmung durch Verabreichung von Testosteron oder Oestrogenen.

Während sich die Methode der hormonalen Empfängnisverhütung bei der Frau noch im Stadium der wissenschaftlichen Erprobung (GESENIUS) befindet, liegen derartige Untersuchungen beim Manne noch nicht vor.

Von Behandlungsmaßnahmen bei einigen primären Hodenschäden und von Betrugsmanövern für forensische Begutachtungen (DOEPFMER) wissen wir, daß sich durch hohe Dosen von Testoviron oder Oestrogenen Tubulusveränderungen bis zu einer Azoospermie erzielen lassen. Die Wirkung dieser Hormone wird als Bremstherapie (vorübergehendes Ausschalten des stimulierenden Effekts der Hypophyse) oder als Umkehrphänomen (überschießende Spermiogenese nach Absetzen der Therapie) bezeichnet. Bei dieser für den Allgemeinorganismus keineswegs indifferenten Therapie läßt sich jedoch nach unseren Erfahrungen bei vorher normaler Spermiogenese nur bei einem Teil der Behandelten eine Azoospermie hervorrufen. Über die völlige Unschädlichkeit dieser Maßnahme wissen wir bisher so wenig wie über die absolute Gefahrlosigkeit der hormonalen Empfängnisverhütung bei der Frau durch Verabreichung von Gestagenen (s. S. 135, 251, 459).

d) Vasektomie

Die beabsichtigte Vasektomie zur Konzeptionsverhütung ist in dem Abschnitt IX, ,,Iatrogene Schäden" abgehandelt (s. S. 458).

Die Vasektomie zur Empfängnisverhütung soll während der letzten Jahre in zunehmendem Maße durchgeführt werden. HAUSER unterscheidet die sog. *vicariierende Sterilisation* des Mannes bei Krankheiten der Frau, z. B. bei malignen Melanomen, und die sog. *konventionelle Sterilisation* des Mannes anstatt der Frau unter der Vorbedingung, daß bereits 3 Kinder vorhanden sind.

Die Stellungnahme zur sog. eugenischen Indikation ist, wie bereits erwähnt, in dem wichtigen Beitrag von NACHTSHEIM: ,,Für und wider die Sterilisierung aus eugenischer Indikation" enthalten.

Vasektomien zur Empfängnisverhütung bei jungen Individuen sind risikovoll, da eine Refertilisierung nur bei 40—70% der Operierten durch eine Rekanalisierungsoperation möglich ist.

Alle die hier besprochenen Maßnahmen zur Erzielung einer Zeugungsunfähigkeit werden von der katholischen Kirche entschieden abgelehnt.

XVII. Alter und Fertilität

1. Einleitung

Die Fertilität des Mannes beginnt bei der Durchschnittsbevölkerung in unseren Breitegraden mit dem 13.—16. Lebensjahr und dauert bis ins höchste Alter, sofern nicht besondere (Alters-)Krankheiten zu Spermiogenesehemmungen führen. Der Mann nimmt im Gegensatz zur Frau vielfach seine Potentia generandi mit ins Grab.

Während der Pubertät setzt die spermiogenetische Funktion in der Regel etwa 6—12 Monate vor der hormonalen Funktion ein. Im Alter besteht ebenfalls kein synchron verlaufender, koordinierter Involutionsprozeß des Funktionsdualismus in den Gonaden während eines bestimmten Lebensjahrzehnts.

Bei der Frau erlischt beim Klimakterium ausnahmslos die innersekretorische Tätigkeit der Gonaden innerhalb eines kurzen Zeitraums. Ohne vorherige Geburten ist die Konzeptionsfähigkeit bereits im 30. Lebensjahr wesentlich herabgesetzt und nimmt bis zum Klimakterium in jedem Jahr ab. Das Klimakterium der Frau ist in erster Linie durch das Aufhören der Fruchtbarkeit charakterisiert. Nach WYLER wurde nach schweizerischen und amerikanischen Statistiken keine Frau im Alter über 52 Jahren von einem lebenden Kind entbunden.

Ein analoges Geschehen wie bei der Frau kennen wir beim Manne nicht. Es ist daher weder von hormonalen noch von spermiogenetischen Gesichtspunkten aus berechtigt, von einem männlichen Klimakterium zu sprechen (s. S. 218).

Unter dem sog. ,,Klimakterium virile" versteht man etwa 10 Jahre später als bei der Frau bei 50% der Männer auftretende nervöse (Stimmungsschwankungen leichte Irritierbarkeit, Mangel an Interesse, Unruhe, Zwangsvorstellungen, Depressionen), neurozirkulatorische (Hitzewallungen, Schweißausbrüche, Palpitationen, Tachykardie, pectanginöse Zustände, präcordiale Schmerzen, Vertigo, Parästhesien, kalte Füße) und allgemeine (leichte Ermüdbarkeit, Antriebslosigkeit, Schlaflosigkeit und Herabsetzung der Arbeitsfähigkeit) Symptome. Meist lassen sich diese Veränderungen nur ex iuvantibus durch Verabreichung von Testosterongaben von dem sog. neurasthenischen Symptomenkomplex abtrennen.

Diese Beschwerden treten im Gegensatz zu Frauen sehr unregelmäßig und entweder überhaupt nicht auf oder sie erstrecken sich über Jahrzehnte.

Die beim sog. Klimakterium virile durch eine wahrscheinlich nachlassende Androgenproduktion bedingten, sehr verschiedenartigen Symptome treten in der Regel völlig unabhängig von der Tubulusfunktion auf. Bei den meisten Männern dürfte der Involutionsprozeß an den Leydig-Zellen ungleich viel früher als an den Tubuli auftreten.

Diese Tatsache dürfte auch mitbestimmend sein, daß beim sog. Klimakterium virile zunächst die Potentia coeundi und später auch die Libido herabgesetzt oder aufgehoben sind (SCHELLER).

Über die Anatomie und Physiologie des senilen Hodens und über die klinische Bedeutung des Alterns der männlichen Gonaden berichteten NOWAKOWSKI und SCHMIDT.

2. Die Fertilität bei Jugendlichen

Bei Jugendlichen besteht die Potentia coeundi in der Regel vor der Potentia generandi. In diesem Alter kann aus ethischen und aus gesetzlichen Gründen der Beweis der Zeugungsfähigkeit nur ganz selten erbracht werden. Die Untersuchungen RAMSEYs an 323 Jungen ergaben als Durchschnittsalter für den Stimmwechsel und das Auftreten der Schambehaarung 13,5 Jahre und für die erste Ejaculation 13,8 Jahre. Bei der ersten Ejaculation war die Samenmenge noch sehr gering und meist unter 2 cm^3.

Mit der Möglichkeit einer Befruchtung mit Spermien aus der ersten stattgefundenen Ejaculation muß gerechnet werden. Adolescenten sollen nach MONTAGU während der Pubertät infertil sein. Diese Zeit wird als "adolescent sterility" bezeichnet. Diese sog. Jugendinfertilität soll sich auf etwa 2—3 (4) Jahre erstrecken.

Unseres Erachtens besteht, abgesehen von individuellen Schwankungen, nach dem 16. (15.) Lebensjahr bei Jugendlichen keine Infertilität mehr. In besonderen Fällen kann bei frühreifen Jungen eine Fertilität bereits im 13. Lebensjahr vorliegen.

Wir konnten bei 14- und 15jährigen im Hinblick auf Zahl, Qualität und Quantität der Motilität und Morphologie der Spermien völlig normale Werte feststellen. Lediglich die Samenmenge war vermindert und die Zellen der Samenreifungsreihe waren vermehrt. Bei einem tödlich verunglückten 13jährigen Knaben beobachteten wir 2 Std nach dem Tode in dem in Lockescher Lösung ausgeschwemmten Nebenhodensekret normal geformte Spermien mit guter Qualität und 80% Quantität der Motilität. Die Zahl der Zellen der Samenreifungsreihe war deutlich vermehrt.

Die Häufigkeit der Väter im Alter unter 15 Jahren ist schwer erfaßbar. In den USA gab es nach DUBLIN im Jahr 1948 52 Väter unter 15 Jahren. Nach den statistischen Jahrbüchern der USA betrug die Zahl der Väter unter 15 Jahren im Jahr 1950 34 und im Jahre 1956 40.

Den Fürsorgeämtern im Bereiche der Stadt Köln waren 1950 zwei 14jährige Väter und ein 15jähriger Vater bekannt geworden.

3. Die Fertilität im hohen Alter

Die spärlichen Kenntnisse über die spermiogenetische Funktion des Hodens im hohen Alter sind vor allem durch folgende Faktoren bedingt:

1. Nur in seltenen Fällen kann durch einen regelmäßigen Geschlechtsverkehr mit einer jungen hochfertilen Frau der Beweis der Zeugungsfähigkeit angetreten werden.

2. Die Libido und die Potentia coeundi gehen in der Regel Jahrzehnte vor der Potentia generandi verloren.

Untersuchungen an einem größeren Kollektiv mit Ejaculaten im Abstand von wenigen Tagen liegen daher nicht vor. Wir wissen nicht, ob im Alter die Spermiogenese und somit der Zellnachschub langsamer verläuft und ob mehr oder minder hochgradige Oligospermien bei Männern ohne Alterskrankheiten bestehen.

3. Die medikamentöse hormonale Behandlung einer Impotentia coeundi bei einem Androgendefizit führt in der Regel zu einer Spermiogenesehemmung und somit zu einer Zeugungsunfähigkeit.

4. Im hohen Alter ist die Spermiogenese häufig durch Alters- oder Begleitkrankheiten gehemmt.

Nach JORES sollen bei dem normalen Involutionsprozeß auf die Hypophyse gleichzeitig 2 Faktoren einwirken:

a) Eine herabgesetzte Androgenbildung, die eine Steigerung der Gonadotropinausschüttung zur Folge hat. b) Die fortschreitende Alterung, die dieser Steigerung zeitliche Grenzen setzt bzw. die Gonadotropinausscheidung vollkommen hemmt.

Ob beim alternden Manne die erhöhte Gonadotropinausscheidung eine wesentliche stimulierende Wirkung auf die Tubuli ausübt, ist fraglich. Nach HELLER und SHIPLEY war bei Männern im Alter von 70—90 Jahren nur bei 20% der Untersuchten und nach MCCULLAGH bei Männern im Alter von 50—70 Jahren nur bei 50% der Untersuchten die Gonadotropinausscheidung erhöht.

Prostatahypertrophien gehen nicht mit einer gleichzeitigen Tubulusschädigung parallel (BIESE).

Ob im Alter die Spermiogenese und somit der Zellnachschub langsamer verläuft und ob mehr oder minder hochgradige Oligospermien bei Männern ohne Alterskrankheiten bestehen, ist nicht bekannt, da keine Untersuchungen von Ejaculaten im Abstand von wenigen Tagen vorliegen. Nach OBERNDORFER sollen im Altershoden umschriebene und teilweise ausgedehnte Gebiete der Hodenkanälchen atrophieren, wobei jedoch zahlreiche Tubuli mit normaler Spermiogenese erhalten bleiben.

Im hohen Alter wiesen ENGLE, ØLESEN, STAEMMLER, STIEVE, TILLINGER und HORNSTEIN bei histologischen Untersuchungen als weitgehend konstantes Symptom eine Verdickung der Membrana propria und eine Vergröberung der elastischen Fasern nach. Weiterhin fanden wir ebenso wie BELONOSCHKIN und OBERNDORFER gleichzeitig völlig normale Tubuli.

Nach TONUTTI sind für die Strukturierung der Tubuluswand hormonale Einflüsse von Bedeutung. Nach Hypophysektomie von Ratten trat eine echte fibröse Entartung der Membrana propria auf, die nicht durch eine Verkleinerung des Tubulusumfangs bedingt war. Die beträchtliche Verdickung der Tubuluswand mit mehreren Lagen kollagener Fibrillen und deutlicher Vermehrung der Bindegewebskerne in der Kanälchenwand bildete sich durch Injektionen von Choriongonadotropin bei den langfristig hypophysektomierten Ratten zurück. Die Tubuluswand wurde wieder normal strukturiert. Diese Wirkung des Choriongonadotropins auf die Tubuluswand der hypophysektomierten Ratten soll keine direkte sein, sondern indirekt über die Androgenbildung der Leydig-Zellen erfolgen (TONUTTI).

Inwieweit die androgene Kontaktwirkung der Leydig-Zellen auf die Tubuluswand für die Aufrechterhaltung der normalen Spermiogenese notwendig ist, wissen wir nicht. Bekannt ist, daß bei Krankheiten mit Tubulusfibrose eine Oligospermie besteht.

Im hohen Alter dürfte nach unseren Untersuchungen in der Regel eine Oligospermie oder eine Oligo-Astheno-Teratospermie vorliegen, bei der nur bei dem Zusammentreffen mit einer hochfertilen Frau eine Zeugung möglich ist. Pathogenetisch kommen für das Auftreten der Oligospermie im hohen Alter folgende Faktoren in Frage:

1. Physiologische Altersveränderungen mit möglicherweise verlangsamtem Zellnachschub.

2. Die Spermiogenese ist nur in einem Teil der Tubuli völlig normal, während ein anderer Teil mehr oder minder hochgradig atrophische Tubuli aufweist.

3. Die durch altersbedingte Leydig-Zellunterfunktion hervorgerufene Verdickung der Membrana propria, bei der in Analogie zu anderen Krankheiten in der Jugend mit gleichen Tubulusveränderungen Oligospermien auftreten.

4. Die normale Funktion des Nebenhodens hängt von der normalen Leydig-Zelltätigkeit ab. Bei der herabgesetzten Funktion im Alter dürften sich im Nebenhodenschwanz pathologische Speicherungsvorgänge abspielen und bei langer sexueller Karenz krankhafte Abbauprozesse der Spermien auftreten. Ausdruck der gestörten Nebenhodenfunktionsabläufe sind die im Alter in der Regel vorkommenden Oligo-Astheno-Teratospermien.

Motilitätsstörungen dürften vielfach auch durch pathologische Veränderungen in den akzessorischen Geschlechtsdrüsen bedingt sein, wobei als Folge der Unterfunktion der Leydig-Zellen vor allem Bläschendrüsen- und Prostatasekrete vermindert sind. Die von Nowakowski und Schmidt angegebene Erhöhung der Spermienzahl dürfte allein auf die Verminderung der Samenmenge *(Parvisemie)* zurückzuführen sein, die in diesen Fällen zu der hinreichend bekannten *relativen Polyspermie* führen kann.

Die Verminderung oder pathologische Veränderung des Spermaliquors, des Transportmittels für die Spermien, sehen wir jedoch nicht als wesentlichen mindernden Faktor für eine Herabsetzung der Zeugungsfähigkeit im hohen Alter an.

Nach Farris weisen Spermiogramme von Männern zwischen dem 20. bis 45. Lebensjahr im Hinblick auf Zahl, Motilität und Morphologie der Spermien keine wesentlichen Unterschiede auf.

Nach den Untersuchungen von MacLeod und Gold stieg die Spermienzahl von Männern in den Altersstufen von 20—40 Jahren geringgradig an. Diese Zunahme kann jedoch auch durch seltenere Ejaculationen bei den höheren Altersstufen bedingt gewesen sein. Nach dem 40. Lebensjahr nahm das Samenvolumen und die Quantität der Motilität geringgradig ab. Eine Beziehung zwischen dem Alter und der Morphologie der Spermien war nicht sicher nachweisbar. Bei Männern im Alter von 55—70 Jahren war selbst bei einer sexuellen Karenz bis zu einem Jahr ein Durchschnittsvolumen von nur 2 cm^3 nachweisbar.

Spermiogrammbefunde von Männern im hohen Alter wurden nur ganz vereinzelt mitgeteilt. Meist handelt es sich um den Nachweis von Spermien aus dem Prostata- oder Bläschendrüsenexpressat oder um histologische Befunde.

Duplay fand in 37 von 51 untersuchten Leichen von senilen Männern in den Bläschendrüsen Spermien. Bei einem 82jährigen Manne war eine normale Spermiogenese vorhanden. Dieu sezierte 105 Männer im Alter zwischen 64 und 97 Jahren und stellte in 41 Hoden eine normale Spermiogenese fest. Staemmler beobachtete bei 31 Hoden von Männern über 65 Jahren eine gut erhaltene, wenn auch verminderte Spermiogenese. Stieve beschrieb völlig normale Tubuli bei zwei plötzlich verstorbenen Männern im Alter von 68 und 73 Jahren. Casper wies bei einem 94jährigen in den Bläschendrüsen zahlreiche Spermien nach.

BELONOSCHKIN fand bei 61 von 83 Männern zwischen 60 und 92 Jahren im Bläschendrüsen- oder Prostatasekret bewegliche Spermien. Von diesen Untersuchten

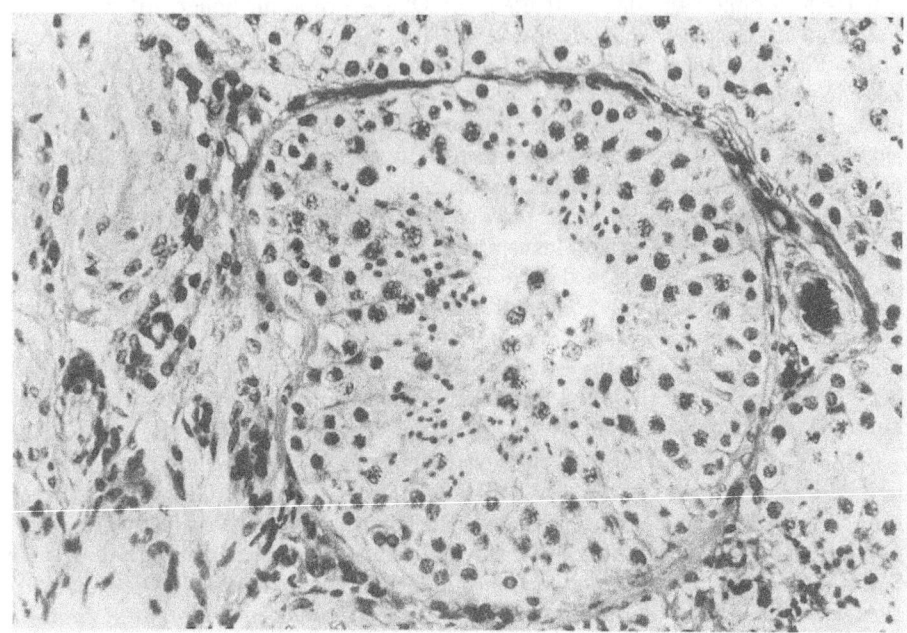

Abb. 183. 90jähriger, gesunder Mann mit teilweise völlig normaler Spermiogenese in einzelnen Tubuli

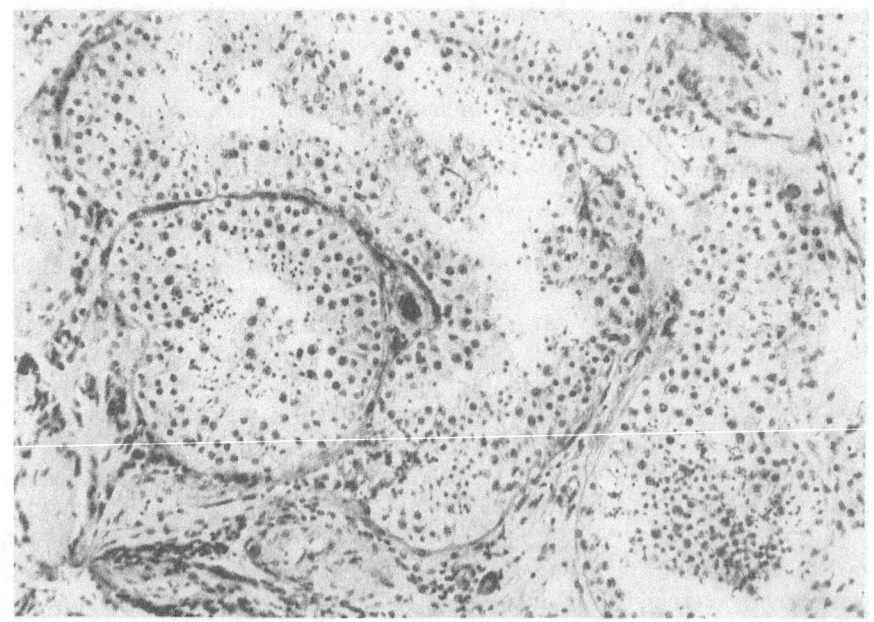

Abb. 184. 90jähriger, gesunder Mann (gleiches Excisat wie Abb. 183). Leydig-Zellen vermindert, verkleinert und schlecht differenziert bei normaler Tubuluswandung und weitgehend normaler Spermiogenese

mit positivem Spermienbefund waren 5 Männer zwischen 80 und 92 Jahre alt. Die Hodenbiopsie des 92jährigen, an akutem Herz- und Kreislaufversagen verstorbenen Mannes ergab völlig normale Tubuli neben Tubuli mit allen Stadien der Atrophie.

Nach einer Literaturübersicht BELONOSCHKINs war unter 275 untersuchten Männern bei 169 (61%) die Spermiogenese noch teilweise erhalten. Unter 71 Männern über 80 Jahren waren bei 28 (39%) noch Spermien nachweisbar. Wir beobachteten bei einem 74jährigen Mann im Spermiogramm 163 Mill. Spermien im Kubikzentimeter bei mittlerer Qualität der Motilität und 70% Quantität der Motilität sowie 34% pathologisch geformten Spermien. Bei einem 90jährigen gesunden Manne ergab die Hodenbiopsie einige völlig normale Tubuli mit dichtem Zellbesatz und zahlreichen normalen Spermien sowie einer zarten Tubuluswand neben stark atrophischen Tubuli mit verdickter Membrana propria. Die Leydig-Zellen waren in ihrer Zahl vermindert, in ihrer Form verändert, ihre Größe reduziert und in ihrem färberischen Verhalten verändert (s. Abb. 183 und 184). Bei diesem Greis mit einer teilweise normalen Spermiogenese bestand seit 25 Jahren eine Impotentia coeundi.

SEYMOUR, DUFFEY und KOERNER berichteten über eine glaubhafte Zeugungsfähigkeit bei einem 94jährigen amerikanischen Farmer. In der ersten Ehe wurden 16 Kinder geboren und der im 94. Lebensjahr ge-

Tabelle 33. *Ejaculatbefunde des 82jährigen*

Spermiogrammbefund	I	II
Sexuelle Karenz	2 Tage	3 Tage
Menge	1,8 cm³	3,6 cm³
Aussehen	zähflüssig	zähflüssig
p_H-Wert	7,4	—
Verflüssigungszeit	25 min	—
Spermienzahl in Kubikzentimeter	102,8	114,4
Motilität: Quantität	80%	—
Qualität	gut	—
Morphologie:		
Pathologische Formen	32%	28%
Zellen der Samenreifungsreihe	4%	4%
Viscosität	erhöht	erhöht

schlossenen 2. Ehe entstammte ein weiteres Kind. Die Mutter dieses nie ernstlich krank gewesenen Mannes wurde 103 Jahre alt. Die klinische Untersuchung ergab bei diesem Manne keinen pathologischen Befund. Das Genitale war normal, die Prostata nicht vergrößert. Menge, Aussehen, Farbe und Viscosität des Ejaculats waren normal. Die Zahl der Spermien betrug 30 Mill./cm³. Auch die Morphologie und die Quantität und Qualität der Motilität der Spermien waren normal.

HARVEY, der Entdecker des Blutkreislaufs, berichtete über einen Mann, der angeblich mit 152 Jahren und 9 Monaten starb. Dieser Mann soll im Alter von 100 Jahren ein Kind gezeugt haben. Da dieses Kind mit einer ledigen Frau gezeugt wurde, mußte dieser Mann damals trotz seines hohen Alters öffentlich Buße tun.

Wir untersuchten einen 82jährigen Mann, der in 1. Ehe 7 Kinder und zwischen dem 70.—82. Lebensjahr in 2. Ehe mit einer 20jährigen Frau 8 weitere Kinder zeugte. Dieser Mann war außer einer angeblichen „Drüsentuberkulose" mit 12 Jahren nie ernstlich krank. Der Geschlechtsverkehr wurde jetzt von diesem 82jährigen Manne angeblich 2mal in der Woche ausgeübt. Die klinische Untersuchung ergab keinen krankhaften Befund. Das Erinnerungsvermögen war überdurchschnittlich, Aufmerksamkeit, Intelligenz und Orientierungsvermögen normal. Ein Tremor senilis war nicht nachweisbar. Das Genitale war normal, die Prostata war nicht vergrößert. Die 2malige Untersuchung des durch Coitus interruptus gewonnenen Samens ergab folgende Spermiogrammbefunde (Tabelle 33):

Von den 8 zwischen dem 70. und 82. Lebensjahr gezeugten Kindern starb nur das im 80. Lebensjahr gezeugte Kind 3 Wochen nach der Geburt an einem Herz- und Kreislaufversagen. Nach den Aussagen der Fürsorger, der Erzieher und der Lehrer und auf Grund der eigenen Exploration waren alle Kinder ohne Mißbildungen, die Begabung war normal oder geringgradig herabgesetzt.

Nach den statistischen Unterlagen des Landesamtes Berlin wurden in den Jahren 1949—1955 von Vätern über 60 Jahren lebende und tote Kinder in folgender Häufigkeit geboren: s. Tabelle 34.

Tabelle 34

Geburts-jahr	Alter der Eltern		Zahl der lebend geborenen Kinder	Zahl der tot-geborenen Kinder
	Väter	Mütter		
1949	60—71	23—47	45	1
1950	60—79	22—45	69	1
1951	60—74	21—45	51	1
1952	60—78	21—49	44	kein Fall
1953	60—79	23—47	53	1
1954	60—72	20—48	58	kein Fall
1955	60—75	21—45	43	kein Fall

Auf Grund dieser Registrationen waren 2 Männer im Alter von 79 und 1 Mann im Alter von 78 Jahren zeugungsfähig. Bei diesen statistischen Unterlagen handelt es sich um ehelich geborene Kinder, wobei die Konzeption durch extramatrimoniellen Verkehr natürlich nicht auszuschließen ist. Die Mütter von den 4 Totgeburten waren in 3 Fällen älter als 42 Jahre. Nach unserem heutigen Wissen dürften diese Totgeburten mit größerer Wahrscheinlichkeit auf das höhere Alter der Frau und weniger auf das hohe Alter der Männer zurückzuführen sein.

Tabelle 35

Geburtsjahr des Vaters	Lebend-geborene	Tot-geborene
1900—1904	8678	290
1895—1899	1881	51
1890—1894	524	18
1889 und früher	197	8

Für das Jahr 1955 gibt die deutsche Bundesstatistik folgende Häufigkeit lebend- und totgeborener Kinder bei älteren Männern an (s. Tabelle 35).

In Hessen entstammten im Jahre 1955 unter 62796 ehelich geborenen Kindern nur 3 aus Ehen von Männern über 70 Jahren und zwar von einem 71-, 72- und 74jährigen.

1876 waren im Staate San Francisco (USA) 5 Väter über 70 Jahren zu ermitteln.

4. Veränderungen an den Genen in Abhängigkeit vom Alter

Im Rahmen der Erörterungen über die Fertilität im hohen Alter soll noch zu der Frage der Beziehungen der Mißbildungshäufigkeit und des Auftretens von Letalfaktoren zum Alter des Vaters Stellung genommen werden.

Durch zahlreiche Untersuchungen ist heute einwandfrei erwiesen, daß Mißbildungen und Totgeburten bei der Frau am häufigsten bei den Erstgeborenen und besonders bei den auf die 5. Geburt folgenden Kindern sind. Besonders bei mongoloiden Neugeborenen lag das Mutteralter in der Regel über 40 Jahren. Nach BÜCHNER ist eine Mißbildung am seltensten bei der Frau in der Zeit ihrer geschlechtlichen Blüte und um so häufiger, je mehr sie die Blütezeit noch nicht erreicht oder durch zunehmendes Alter oder durch hohe Geburtenzahl schon überschritten hat. KLEBANOW und HEGNAUER nahmen an, daß im alternden Ovar die unbefruchteten Eier altern und daß dadurch die Mißbildungen im Alter über 40 Jahre zunehmen.

BÜCHNER hingegen nimmt an, daß die Reife oder Unreife des Eibettes der entscheidende Faktor für die statistische Seltenheit der Mißgeburten beim 2. bis 5. Kind und zwischen dem 21. und 35. Jahre ist. Bei Störungen der cyclischen

Schleimhautreifung droht nämlich dem Keim ein Sauerstoff- oder Glucosemangel und somit eine Hemmung der Atmungsprozesse.

Junge Eltern haben weniger Mutationen in ihren Keimzellen als alte. Ob die von alten Vätern gezeugten Kinder auf Grund von Involutionsprozessen an den Hoden in gehäuftem Maße Mißbildungen und Totgeburten zur Folge haben, ist nicht bekannt. Nach YERUSHALMY steigt der Prozentsatz an totgeborenen Kindern mit zunehmendem Alter der Mutter und bei sehr jungen und sehr alten Männern an. Eigene Nachuntersuchungen und Nachforschungen an allerdings nur 12 Kindern von Vätern über 70 Jahren ergaben keinen Anhalt für Mißbildungen bei diesen Kindern.

Nach VOGEL weist möglicherweise der bei dominanten Neumutationen gefundene ,,Geburtenordnungseffekt" auf eine Erhöhung der Mutantenhäufigkeit mit zunehmendem Alter der Väter hin. Auch HALDANE bestätigt die an einem größeren und beweisenden Material erhobenen Befunde VOGELs, daß die Mutationsrate in den Keimzellen von Männern höher als in den Keimzellen von Frauen ist. Ein nicht unwesentlicher Teil der spontanen Mutationen soll daher bei der Zellteilung, also etwa auch durch Fehler in der Selbstreproduktion des Materials zustande kommen. VOGEL und PENROSE fanden, daß lediglich bei der Chondrodysplasie das Alter des Vaters und nicht der Mutter für das Auftreten dieser Krankheit entscheidend ist. Dagegen ist bei den übrigen Mutationen der direkt nachweisbare väterliche Effekt gering und statistisch nicht gesichert.

Nach dem Bericht des medizinischen Forschungsrates in England über die Strahlengefährdung des Menschen haben ältere Väter und Mütter höhere Strahlendosen akkumuliert als jüngere. Folglich müßten bei gleicher Strahlenempfindlichkeit aller Gene die Häufigkeit aller neuen Mutationen bei den Kindern alter Väter, ebenso wie bei den Kindern alter Mütter ansteigen. Bei den Kindern alter Väter war jedoch der Anstieg der neuen Mutationen beträchtlicher als bei denen alter Mütter. Für diese Tatsache gibt es nun 2 Erklärungen. Entweder hängen die Mutationen bei älteren Vätern in bedeutendem Maße von anderen Einflüssen als von den Strahlen ab — vielleicht von der Zahl der Zellteilungen (seit der Konzeption oder bereits vor der Geburt), die bei den Samenzellen viel größer als bei den Eizellen ist — oder von der Tatsache, daß der Mann doppelt so lange zeugungsfähig wie die Frau befruchtungsfähig ist. Während die Strahlengefährdung für die Gonaden der Frau mit der Konsequenz für die Schäden der Nachkommen nur für wenige Jahre gegeben ist, besteht sie für den Mann praktisch bis zu seinem Tode.

Zusammenfassend ist hervorzuheben, daß weder in der Jugend noch im hohen Alter die spermiogenetische Funktion mit der hormonalen Funktion parallel geht. In der Jugend dürfte die spermiogenetische Funktion $1/2$ Jahr oder 1 Jahr früher auftreten als die endokrine. Im Alter gehen Involutionsprozesse an den Leydigschen Zellen um Jahrzehnte gleichartigen Prozessen an den Tubuli voraus. Diese Ergebnisse bestätigen analog den seltenen Beobachtungen der sog. ,,fertilen Eunuchen", daß Tubulusfunktion und endokrine Funktion in den Hoden in keiner unmittelbaren Abhängigkeit voneinander bestehen. In unseren Breiten dürfte bereits im 15.—16. Lebensjahr eine normale Potentia generandi vorhanden sein. Bei früher Entwicklung können Jungen bereits mit 13 Jahren fertil sein. Beim Manne gibt es kein Klimakterium im Hinblick auf die Potentia generandi, sondern nur klimakteriumähnliche Erscheinungen im Hinblick auf das Nachlassen der endokrinen Funktion. Ohne Alters- und Begleitkrankheiten kann die Spermiogenese bis ins höchste Alter weitgehend normal sein.

Ein gehäuftes Auftreten von Totgeburten oder mißgebildeten Kindern durch Zeugung von alten Vätern ist bis heute nicht sicher bewiesen.

XVIII. Sogenannte Syndrome und seltene Krankheiten mit gleichzeitiger Hodenschädigung

In der folgenden Tabelle 36 werden sog. Syndrome und Krankheiten — ohne Anspruch auf Vollständigkeit — zusammengestellt, bei denen in vielen Fällen als Nebenbefund gleichzeitig Hodenschädigungen nachgewiesen wurden. In Übereinstimmung mit SCHÖNFELD wurden in dem Begriff „sogenanntes Syndrom" folgende Krankheitsbilder zusammengefaßt:

1. Syndrome als Varianten und Ergänzungen wohlumschriebener Krankheitsbilder.
2. Syndrome als Bruchstücke von im Entstehen befindlichen Krankheitsbildern (Mißbildungssyndrome, Syndrome als Ausdrucksformen für Viruskrankheiten, Avitaminosen und Störungen der inneren Sekretion).
3. Selbständige Morbi.

Eingehende Beschreibungen dieser Syndrome finden sich in den Dissertationen von PEPPMEIER „Syndrome der Dermatologie" und von EBKER über „Syndrome und nichtinfektiöse Krankheiten bei gleichzeitiger Schädigung der Gonaden" sowie in dem „Wörterbuch der klinischen Syndrome" von LEIBER und OLBRICH. Bei vielen weiteren, besonders im „Wörterbuch der klinischen Syndrome" aufgeführten Syndromen dürften wahrscheinlich gleichfalls Hodenschäden vorliegen, die sich jedoch nicht mit Sicherheit nachweisen ließen, weil diese Syndrome vorwiegend bei Kindern beobachtet wurden.

Tabelle 36. *Zusammenstellung sog. Syndrome und Krankheiten mit gleichzeitiger Hodenschädigung*

Sog. Syndrom oder Krankheit	Synonyma	Zuordnung und Symptomatik	Genitalveränderungen	Literatur
Addison-Syndrom	Addison-Krankheit Hypokortizismus	Nebenniereninsuffizienz	Hodenatrophie	BALLIF, CHERSOVICI, FELDMAN, JORES
Albright-McCune-Sternberg-Syndrom	Polyostotische fibröse Dysplasie	Kongenitale Hypothalamus-Störung Dyspigmentation und Pubertas praecox	Gynäkomastie, Dystrophia adiposo-genitalis, Tubulusatrophie	ALBRIGHT, BUTLER, HAMPTON, SMITH, BOENHEIM, McGAVACK, BORST, REWERS, ORTHNER
Benjamin-Syndrom	—	Konstitutionelle Anämie	Hypoplasie	LEIBER, OLBRICH
Berardinelli-Syndrom	—	Hypophysenüberfunktion (akromegaler Gigantismus)	Hypergenitalismus	BERARDINELLI, LEIBER, OLBRICH
Bourneville-Pringle-Krankheit	Epiloia, tuberöse Hirnsklerose, Adenoma sebaceum	Neuroektodermale Dysplasie	Hodenatrophie	Eigene Beobachtung, PEPPMEIER, LEIBER, OLBRICH, FISCHER, HALLERVORDEN, ORTHNER
Brooke-Syndrom	Epithelioma adenoides cysticum, Trichoepithelioma papulosum multiplex	Multiple (gutartige Hauttumoren) familiär erblich	Spermiogenesehemmung	Eigene Beobachtung, PEPPMEIER
Cirrhose-Syndrom		Lebercirrhose und Erhöhung des Oestrogenspiegels	Hodenatrophie, Gynäkomastie	GARDUNO, HENI, JORES, ORTHNER, LEDERER

Tabelle 36. Fortsetzung

Sog. Syndrom oder Krankheit	Synonyma	Zuordnung und Symptomatik	Genitalveränderungen	Literatur
Conn-Syndrom	—	Primärer Aldosteronismus durch Adenom der Nebenniere	Tubulusatrophie	Conn, Heintz, Pestel
Craniopharyngeom	Geschwulst der Rathkeschen Tasche	Hypophysengangstumor Dystrophia adiposogenitalis	Genitalhypoplasie	Erdheim, Henderson, McLean, Okonek
Curschmann-Batten-Steinert-Syndrom	Steinert-Krankheit	Dystrophia myotonica	Hodenaplasie, vereinzelt nur Hodenatrophie	Becker, Curschmann, Koch, Taubert, Wachtel, Nadler, Steiger u. Mitarb., Steinert, Tillinger, Waring, Ravin Walker
Curtius-Syndrom (I)		Angeborener partieller Riesenwuchs mit ektodermaler Dysplasie und endokrinen Störungen	Hypogenitalismus	Leiber, Olbrich
Cushing-Syndrom	Morbus Cushing, Achard-Thierst-Syndrom	Hypercorticismus	Hypogenitalismus, Feminisierung, Impotentia coeundi	Kleinfelder, Leiber, Olbrich, Giese, Labhart
Debler-Syndrom		Familiäre hämolytische Anämie	Genitalhypoplasie	Leiber, Olbrich
Debré-Fibiger-Syndrom	Adrenogenitales Salzverlust-Syndrom, Pirie-Syndrom	Angeborene Nebennierenhyperplasie (paradoxe Nebenniereninsuffizienz)	Hypospadie und andere genitale Mißbildungen	Prader, Spahr u. Nehrer, Leiber, Olbrich
Diabetes mellitus		Primäre oder sekundäre Insuffizienz der Insulinproduktion	Impotentia coeundi und generandi durch Tubulusatrophie	Grafe, Kühnau, v. Noorden u. Isaak, Joslin, Rootard, White, Marble, Balley,
Diamond-Blackfan-Syndrom	Erythroblastophthise	Angeborene, aplastische Anämie	Genitalmißbildungen, Infantilismus	Constam Leiber, Olbrich, Heilmeyer, Begemann
Down-Syndrom	Mongolismus	Keimdysplasie bei Genaberration	Hypogenitalismus, Mißbildungen am Genitale, Kryptorchismus	Leiber, Olbrich
Dysmetabolisch-dysendokrines Syndrom (De Toni)	—	Renales Zwergwuchs-Syndrom	Dystrophia adiposo-genitalis Hypogenitalismus	Leiber, Olbrich
Dystrophia osteo-genitalis	Acromikrie (Brugsch)	Hypophysärmesencephale Störung	Genitalhypoplasie und Genitaldystrophie	Guggisberger, Neuweiler
Ellis-van Creveld-Syndrom	—	Chondroektodermale Dysplasie mit multiplen Mißbildungen	Hypogenitalismus	Leiber, Olbrich

Tabelle 36. Fortsetzung

Sog. Syndrom oder Krankheit	Synonyma	Zuordnung und Symptomatik	Genitalveränderungen	Literatur
Essentielle hypochrome Anämie	—	Möglicherweise Eisenmangelkrankheit	Spermiogenesehemmung	SNIFFEN
Eunuchoidismus mit angeborenem Olfaktoriusdefekt	—	Hirnanomalie	Tubulusatrophie mit Verdickung der Tunica propria. Fehlen der Zwischenzellen	ORTHNER
Fallot-Syndrom	—	Angeborener Herzfehler	Genitalhypoplasie. Spermiogenesehemmung	JACOBI, LOEWENECK und NORTHOFF KLINKE, SNIFFEN
Falta-Syndrom	—	Pluriglanduläre Insuffizienz (multiple Blutdrüsenatrophie)	Hodenatrophie	FALTA, LABHART, JORES
Fanconi-Syndrom (Morbus Fölling)	Fanconi-Anämie	Konstitutionelle infantile Panmyelopathie	Infantilismus, Hypogenitalismus, Hodenatrophie	FANCONI, HEILMEYER, BEGEMANN, LEIBER, OLBRICH, ROHR
Fölling-Syndrom	Phenylketonurie Brenztraubensäure-Oligophrenie	Erbliche Störung des Aminosäurestoffwechsels	Multiple Mißbildungen, Hypogenitalismus	SCHREIER, LEIBER, OLBRICH, LANG
Friedreich-Syndrom	Friedreich-Ataxie. Familiäre Ataxie	Spinocerebellare Heredo-Ataxie	Hodenatrophie, Impotentia coeundi	BODECHTEL, SCHRADER, HASSLER, LEIBER, OLBRICH
Fröhlich-Syndrom	Babinski-Fröhlich-Syndrom, hypophysäre Fettsucht	Dystrophia adiposo-genitalis	Genital- und Hodenatrophie, Kryptorchismus, Feminisierung	HEDINGER, LABHART, JORES, PRADER
Gaucher-Syndrom	Morbus Gaucher, idiopathische Splenomegalie	Cerebrosidspeicherkrankheit	Genitalhypoplasie	BRAUER, REICH, SEIFE, KESSLER, LEIBER, OLBRICH, TROPP
Gélineau-Syndrom		Genuine Narkolepsie	Hypogenitalismus	LEIBER, OLBRICH
Genito-adrenales Syndrom	Pseudopubertas interrenalis	Hyperadrenocorticismus	Hodenatrophie, Impotentia coeundi, Gynäkomastie	GEBAUER, LINKE, GÜLZOW, LABHARD, PRADER, ZEISEL, und STRÖDER, YOUNG
v. Gierke-Syndrom	Hepato-nephromegalia glycogenica	Glykogenspeicherkrankheit	Hypogenitalismus, Dystrophia adiposogenitalis	BEUMER, LOESCHKE, GÖTTCHE, GRAFE, KÜHNAU, HANHART, HERTZ, JECKELN
Gonaden-Dysgenesis mit muskulärer Dystrophie		Angeborene Muskeldystrophie	Gonaden-Dysgenesis	BASSOE
Gregg-Syndrom	Embryopathia rubeolaris	Embryopathie nach Röteln mit multiplen Mißbildungen	Hypospadie, Kryptorchismus	GÜNTHER, dort weitere Literatur
Greig-Syndrom	Hypertelorismus	Multiple erbliche Mißbildungen	Kryptorchismus	LEIBER, OLBRICH
Groenblad-Strandberg-Syndrom		Systematisierte Elastorhexis, Pseudoxanthoma elasticum	Spermiogenesehemmung	SCHUPPENER, MEITINGER, STOBBE, eigene Beobachtung

Tabelle 36. Fortsetzung

Sog. Syndrom oder Krankheit	Synonyma	Zuordnung und Symptomatik	Genital-veränderungen	Literatur
Guérin-Stern-Syndrom Hairless-women-Syndrom	Myodysplasia fibrosa multiplex Syndrom der haarlosen Frauen, Syndrom der testalen Feminisierung	Multiple Mißbildungen zum Pseudohermaphroditismus masculinus gehörig	Hodenatrophie Kryptorchismus, Leydig-Zellen-Hyperplasie, chromatin-negatives Geschlecht, meist männlich	HASSE, LEIBER, OLBRICH LEIBER, OLBRICH
Hand-Schüller-Christian-Syndrom		Granulomatöse Lipoidspeicherkrankheit	Akromegalie, Dystrophia adiposogenitalis. Impotentia coeundi Hodenatrophie	CHRISTIAN, GOTTRON, FEYRTER, LEIBER, OLBRICH
Hanhart-Syndrom I	Genito-dystrophische Nanosomie	Dysgenitaler Zwergwuchs	Dystrophia adiposogenitalis Hodenatrophie	GUGGISBERGER, NEUWEILER, HANHART, LEIBER, OLBRICH
Hutchinson-Gilford-Syndrom	Progeria infantilis, Nanismus senilis	Vergreisung und Kümmerwuchs im frühesten Kindesalter	Hypoplasie	PEPPMEIER, PRADER, MCKUSIK
Kartagener-Syndrom		Multiple angeborene Mißbildungen (Bronchiektasie, situs inversus und Polyposis nasi)	Pluriglanduläre Insuffizienz, Hypogenitalismus	LEIBER, OLBRICH
Klinefelter-Syndrom. Klinefelter-Reifenstein-Albright-Syndrom		Primärer Hypogonadismus	Tubulusatrophie (s. Sonderkapitel)	KLINEFELTER, REIFENSTEIN und ALBRIGHT, BRICAIRE, BELAISCH, LABHART, PRADER, ORTHNER, HELLER und NELSON
Klippel-Trenaunay-Syndrom	Partieller angiektatischer Riesenwuchs, Angio-osteo-hypertrophisches Syndrom	Neuroektodermale Dysplasie	Tubulusatrophie	PEPPMEIER, KOCH, DÖRING, FEGELER, HOLTSCHMIDT, KOHRS, KEHRER eigene Beobachtung
Laurence-Moon-Bardet-Biedl-Syndrom	Diencephaloretinale Degeneration	Erblich bedingte multiple Mißbildung durch diencephale Ausfallserscheinungen	Hypoplasie	BOENHEIM, MENZEL, LABHART, KALBIAN, FRANCKE
Lériche-Syndrom	Aortenbifurkations-Syndrom	Erscheinungsbild durch Folge der Obliteration der Aorta	Störungen der Erektion und Ejaculation	LEIBER, OLBRICH, LÉRICHE
Lowe-Syndrom	Oculo-cerebrorenales Syndrom	Multiple Mißbildungen mit Niereninsuffizienz	Kryptorchismus	LEIBER, OLBRICH
Manager-Syndrom	Verantwortlichen-Syndrom	Folgen von Überarbeitung	Impotentia coeundi Spermiogenesehemmungen ?	LEIBER, OLBRICH

Tabelle 36. Fortsetzung

Sog. Syndrom oder Krankheit	Synonyma	Zuordnung und Symptomatik	Genital-veränderungen	Literatur
Marfan-Syndrom	Dolichostenomelie, Spinnenfingrigkeit Hyperchondroplasie	Multiple Mißbildungen, vorwiegend mesodermaler und auch ektodermaler Genese	Genitalhypoplasie. Akromegale Symptome, Infantilismus	SIEGENTHALER, dort weitere Literatur
Marie-Syndrom	Akromegalie, Pachyakrie	Hypophysenvorderlappen-Adenom-Tumor	Hodenatrophie, Hypo- und auch Hypergenitalismus	FINKLER, COHN, GOLDBERG, LISSER, HEDINGER, LABHART, MCCULLACH
Minkowski-Chauffard-Gänsslen-Syndrom	Gänsslen-Erb-Syndrom	Familiärer hämolytischer Ikterus	Hypogenitalismus	LEIBER, OLBRICH, WIEDEMANN
Morbus Darier		Genodermatose	Genitalhypoplasie	BRÜNAUER,
Morphaea	Circumscripte Sklerodermie	Circumscripte Sklerodermie	Vereinzelt: Dystrophia adiposo-genitalis, Hodenatrophie, Epispadie, Gynäkomastie	CHRISTIANSEN, DORSA. O'LEARY, KIERLAND
Morgagni-Steward-Morel-Syndrom	Hyperostosis frontalis interna	Zentrale Dysregulation im Zwischenhirn-hypophysen-Gebiet	Hypogenitalismus, Impotentia coeundi	HENTSCHEN
Myopathie mit angeborenem Defekt der Bauchwandmuskulatur		Multiple Mißbildungen auch am Urogenitaltrakt	Kryptorchismus, Hodenatrophie Mißbildungen	BECKER
Nonne-Marie-Syndrom		Angeborene cerebellare Ataxie (Spino-cerebellare Heredoataxie)	Hodenatrophie	BODECHTEL, SCHRADER, HASSLER
Nonne-Milroy-Meige-Syndrom	Elephantiasis congenita, hereditaria	Chronisches Trophoedem (angeboren)	Hypogenitalismus	LEIBER, OLBRICH, LUTZ
Rothmund-Syndrom		Familiäre erbliche Dermatose mit Poikilodermie einhergehend und Dystrophien an anderen Organen	Hodenhypoplasie, Kryptorchismus	PEPPMEIER, HABERMANN, FLECK, TAYLOR
(De) Sanctis-Cacchione-Syndrom	Xerodermisches Idiotie-Syndrom, Xeroderma pigmentosum	Neuroektodermale, erbliche Dysplasie	Genitalhypoplasie	ELSÄSSER, FREUSBERG, THEML, LEIBER, OLBRICH, SCHNEIDER
Schäfer-Syndrom		Angeborene Dyskeratose	Hodenhypoplasie und Kryptorchismus	LEIBER, OLBRICH
Schizophrenie		Endogene Psychose	Hodenatrophie, Spermiogenesehemmung	BRODNY, HEMPHILL, ROLAND, GEORGY, WEBER, PRAGET

Tabelle 36. Fortsetzung

Sog. Syndrom oder Krankheit	Synonyma	Zuordnung und Symptomatik	Genital-veränderungen	Literatur
Sclerodermia progressiva		Sog. Kollagenose	Sekundäre und primäre Tubulusatrophie	ORTHNER, PIPER, HELWIG
Sturge-Weber-Syndrom	Neurocutanes Syndrom	Neuroektodermale Dysplasie	Spermiogenesehemmung	Eigene Beobachtung, KOCH, PEPPMEIER
Troissier-Hanot-Chauffard-Syndrom	Hämochromatose, Pigmentcirrhose, Bronzediabetes	Pankreascirrhose mit Pigmentablagerung und Diabetes mellitus. Hämochromatose	Hodenatrophie	GRAFE, KÜHNAU, LEIBER, OLBRICH, ORTHNER, STRIECK, BAUER, MARBLE und BAILLEY
Turner-Syndrom	Ullrich-Turner-Syndrom, Morgagni-Turner-Albright-Syndrom	Angeborener Keimdrüsenmangel mit zahlreichen Mißbildungen	Gonadendysgenesie	OVERZIER, MCCULLAGH und LEISER, NELSON, BAILLEY, BECKER, CASTILLO, ARGONZ, HENI, ORTHNER, PRADER, REINER, GRNJA, TURNER, SOUGIN-MIBASHAN, JACKSON
Ullrich-Feichtiger-Syndrom	Dyskraniopygophalangie	Multiple Mißbildungen	Hypospadie, Kryptorchismus	LEIBER, OLBRICH
Urbach-Wiethe-Syndrom	Lipoidproteinose, Hyalinosis cutis et mucosae	Stoffwechselkrankheit (Lipoidprotein-Speicherung)	Spermiogenesehemmung	Eigene Beobachtung, LEIBER, OLBRICH
v. Waardenburg-Syndrom II	Vogt-Syndrom	Multiple Mißbildungen besonders mit Taubstummheit	Kryptorchismus, Hypospadie, Pseudohermaphroditismus	WAARDENBURG
Werner-Syndrom	Progeria adultorum	Erbliche, frühzeitige Vergreisung in Form von Atrophie der Haut	Hypogenitalismus	PEPPMEIER, MÜLLER, ANDERSON, FRANKESCHETTI u. MAEDER
Wilson-Syndrom	Westphal-Strümpell-Syndrom	Progressive familiäre Linsenkerndegeneration mit Lebercirrhose	Hypogenitalismus	HASSLER, HORNBOSTEL, JOSEPHY, SCHREIER, SCHALTENBRAND
Zwergwuchs-Syndrome	Nanismus und/oder renaler Zwergwuchs	Infantilismus	Hodenatrophien (nicht obligat)	LEIBER, OLBRICH

I. Hodendystopien (Kryptorchismus)

Von

Rudolf Doepfmer-Bonn

1. Einleitung

Unter Hodendystopie verstehen wir den ausbleibenden Descensus testis, unabhängig von dem Alter des Betroffenen, der Ätiologie und der Pathogenese.

Die Hodendystopie stellt ein Symptom und keine Krankheit dar. Eine Aussage über die Ätiologie und Pathogenese durch nichtoperative Maßnahmen ist in der Regel unmöglich.

Wir teilen die Hodendystopien vorwiegend unter ätiologischen und prognostischen Gesichtspunkten nach folgendem Schema ein (s. Tabelle 37).

Tabelle 37. *Einteilung der Hodendystopien*

1. Kryptorchismus		2. Retentio testis	3. Hodenektopien	4. Wanderhoden	5. Physiologischer Hochstand
1a) primärer Hodenschaden	1b) sekundärer Hodenschaden	(meist Leistenhoden)	Descensus in falscher Richtung Descensus aberrans	Pseudo-Kryptorchismus	bis 3. Lebensmonat oder bis 1. Lebensjahr
echter Kryptorchismus primärer Kryptorchismus primäre Fehlanlage mit Übergängen: Agenesie Anorchie Hermaphroditismus Dysgenesis Hypoplasie	sekundärer Kryptorchismus durch Hypopituitarismus mit Endokrinopathien Hypogenitalismus Hypothyreoidismus Hypadrenalismus	mechanisches Hindernis	a) innere Ektopien abdominal inguinal femoral b) oberflächliche Ektopien abdominal inguinal crural perineal c) transversal Descensus paradoxus	retrahierter Hoden (Pendelhoden oder flottierender Hoden)	

Die Auffassungen über Ätiologie, Pathogenese, klinisches Bild und Therapie der Hodendystopien sind sehr widersprechend. Dies ist unter anderem darauf zurückzuführen, daß Hodendystopien von mehreren Fachgebieten (Pädiatrie, Dermatologie, Chirurgie, Urologie, Innere Medizin) betreut werden und somit Nachuntersuchungen nach mehreren Jahren oder Jahrzehnten in der Regel nicht möglich sind. Von besonderem Nachteil sind die auch heute noch uneinheitlichen Begriffsbestimmungen über die verschiedenen Arten der Hodendystopien.

Die eingehende Besprechung der Dystopien im Rahmen der männlichen Fertilitätsstörungen erscheint uns deswegen so wichtig, weil möglicherweise die bisher so mäßigen Erfolge bei höchstens 10% der Behandelten auf Grund neuer Erkenntnisse durch eine frühzeitige Operation zwischen dem 6.—8. Lebensjahr verbessert werden können. Doch liegen noch keine größeren Erfahrungen bei Operierten in diesem sehr frühen Lebensalter vor.

Jede Behandlung von einseitigen und beidseitigen Dystopien erstreckt sich auf 2 Hauptziele:

1. Die prophylaktische Maßnahme wegen der wesentlich größeren Gefahr der malignen Entartung des dystopen Hodens gegenüber der des normalen, wobei durch den operativen Eingriff die maligne Entartung nicht verhindert, aber leichter diagnostiziert werden kann.

2. Die Erzielung der Fertilität.

Zusammenfassende Darstellungen über Hodendystopien finden sich in den Monographien von CHARNY und WOLGIN, von POLITZER und ZEITLHOFER und MEYER sowie in den Arbeiten von BAYLE, BOEMINGHAUS, CENDRON, CANLORBE, BORNICHE und PUJOL, BISHOP, GROSS und JEWETT, HANSEN, HEINICKE, HELLNER, LUTZEYER und HELBIG, LEWIS, REA, ROBINSON und ENGLE und SOHVAL.

2. Häufigkeit

Die Häufigkeit der Hodendystopien ist weitgehend abhängig vom Lebensalter. Die sich widersprechenden Zahlenangaben sind vielfach auf die unterschiedlichen Personenkreise wie z. B. Rekruten oder Krankenhauspatienten zurückzuführen. Bei Debilen und Hilfsschülern sind Hodendystopien wesentlich häufiger als bei normalen Personen. Bei Neugeborenen sollen Hodendystopien in 10—30% und bei Erwachsenen nur in 0,2—0,8% der Untersuchten vorliegen. Der Prozentsatz des Spontandescensus soll nach THOMPSON und HECKEL 60% und nach DRAKE 74% der Betroffenen betragen. SCORER weist jedoch darauf hin, daß nach dem 1. Lebensjahr der Spontandescensus sehr selten sei.

Erwähnenswert ist die Mitteilung von BAUMRUCKER, der bei amerikanischen Soldaten während des 1. Weltkrieges ein- oder beidseitige Hodendystopien nur bei 0,3% und während des 2. Weltkrieges wesentlich häufiger bei 0,75% der Untersuchten feststellte.

Einseitige Hodendystopien sind etwa 4—5mal so häufig wie *beidseitige*. Unter den einseitigen Hodendystopien kommen rechtsseitige häufiger vor als linksseitige.

Die Seitenlagen der dystopen Hoden wurde von verschiedenen Autoren folgendermaßen angegeben: MEYER bei einer Zusammenstellung von 965 Patienten in 21% bilateral, in 79% unilateral, davon 47% rechtsseitig und 32% linksseitig, GILBERT und HAMILTON in 22,6% bilateral und in 77,4% unilateral, GROSS und JEWETT unter 1222 Patienten in 25% bilateral und in 75% unilateral (davon 45% rechtsseitig und 30% linksseitig).

Tabelle 38. *Häufigkeit der Hodendystopien in Abhängigkeit vom Lebensalter*

Autor	Alter	Häufigkeit %
WILKINS	Frühgeborene	32
UFFREDUZZI	Neugeborene	18
BISHOP	Neugeborene	10
SCORER	Über 1 Jahr	0,7
COLEY, HINMAN	Unter 14 Jahren	3—4
MCCUTCHEON	Unter 15 Jahren	9
BREIPOHL und BALZER	Mit 12 Jahren	2
BISHOP	In der Pubertät	2
COLEY	Mit 14—21 Jahren	2
COLEY	Über 21 Jahren	0,5
HINMAN	Über 21 Jahren	0,4
BISHOP	Über 21 Jahren	0,2

Leistenhoden sind wesentlich häufiger als Bauchhoden. GILBERT und HAMILTON beobachteten unter 964 Hodendystopien in 10,8% der Fälle Bauchhoden und in 89,2% Leistenhoden, CAMPBELL unter 2119 in 14,3% Bauchhoden und 85,7% Leistenhoden und REA unter 45 in 27% Bauchhoden und in 73% Leistenhoden.

FRÜHMANN und STERNBERG rechnen auf 1 Bauchhoden 6—7 Leistenhoden.

3. Pathogenese und Ätiologie

Bei allen Hodendystopien sind spätere bleibende, zu einer Infertilität führende Tubulusschäden in 60—70% anlagebedingt und nur in 20—30% auf eine Wärmeschädigung zurückzuführen.

Für die Pathogenese der Dystopien sind nach POLITZER und ZEITLHOFER 2 Momente wichtig.

1. Eine Raffung der Ausführungsgänge (der Wolffschen und Müllerschen Gänge) bringt die Hoden durch Bildung eines Ligamentum latum aus der normalen Abstiegsrichtung.

2. Es unterbleibt die physiologische Umgestaltung des Gubernaculum Hunteri kurz vor dem Descensus der Hoden in das Scrotum.

Moszkowicz hat den Kryptorchismus zur Intersexualität in Beziehung gesetzt, da die Entwicklung eines Ligamentum latum und das Unterbleiben einer bestimmten histologischen Umgestaltung des Gubernaculums typisch weibliche Entwicklungsfaktoren seien.

Ein Ausbleiben des Descensus können außerordentlich viele Faktoren veranlassen, die durch diagnostische Methoden nur in wenigen Fällen sicher erfaßt werden können. Entsprechend unserer Einteilung kommen für die Entstehung von Hodendystopien hauptsächlich folgende Ursachen in Betracht:

1. Der *Kryptorchismus* kann durch einen primären Hodenschaden (echter Kryptorchismus) oder durch einen sekundären Hodenschaden (sekundärer Kryptorchismus) bedingt sein.

Beim *primären* (echten) *Kryptorchismus* sind Fehlbildungen die Folge von Entwicklungsstörungen der Gonaden (OVERZIER). Die als Dysgenesis oder nur als Hypoplasie in Erscheinung tretende Fehlbildung hängt vom Zeitpunkt der einsetzenden Störung ab. Von der beidseitigen Anorchie bis zur einseitigen Dystopie mit geringgradiger Spermiogenesehemmung des normal descendierten Hodens sind alle Übergänge beschrieben worden. SOHVAL führt den primären Kryptorchismus in erster Linie auf kongenitale Defekte, d. h. auf eine erbliche Minderwertigkeit zurück. Neben genetischen Faktoren können auch Schädigungen während der Schwangerschaft (Reife oder Unreife des Eibettes, Embryopathien, Traumen) eine ursächliche Rolle spielen. Die genbedingten oder durch Störungen während der Schwangerschaft hervorgerufenen, zu einem Kryptorchismus führenden Veränderungen können als Fehlanlagen an Hoden und/oder Adnexen manifest werden (z. B. verkürzter Ductus deferens oder verkürzte arterielle und venöse Gefäße). Nach SOHVAL und BOEMINGHAUS soll der echte Kryptorchismus die weitaus häufigste Ursache der Hodendystopien sein.

Beim *sekundären Kryptorchismus* ist die Dystopie durch eine unzureichende Stimulierung des Steuerungszentrums bedingt. Der sekundäre Kryptorchismus kann als Ausdruck eines Hypopituitarismus isoliert oder mit anderen endokrinen Ausfallserscheinungen wie mit einem Hypothyreoidismus oder Hypoadrenalismus vergesellschaftet sein. Diese meist doppelseitige, sicher seltene Form kann u. a. bei Hypogenitalismus, Eunuchoidismus, Dystrophia adiposogenitalis oder bei hypophysärem Zwergwuchs in Erscheinung treten.

2. Bei der *Retentio testis* ist der Descensus infolge eines mechanischen Hindernisses nicht möglich. Diese Form der Hodendystopie dürfte in vielen Fällen ebenso wie der echte Kryptorchismus durch eine Entwicklungsstörung (mangelhafte Entwicklung oder Fehlen des Gubernaculums, Fehlanlage des Processus vaginalis, einen abnormen Musculus cremaster, einen sehr engen oder verschlossenen Leistenkanal) bedingt sein. Als weitere Ursachen kommen peritoneale Verwachsungen und Narben als Folge einer fetalen Peritonitis oder Orchitis in Frage (CHARNY und WOLGIN). Nach BOEMINGHAUS ist die Retentio testis selten und meist einseitig.

Heute werden in der Literatur vielfach die Begriffe Kryptorchismus und Retentio testium synonym angewandt.

3. *Hodenektopien* sind ursächlich meist durch abnorme Anlagen (z. B. zu langer Funiculus spermaticus), durch einen Verschluß im Bereiche der Dislokation oder durch Traumen bedingt. Zu den Hodenektopien können auch Hodenluxationen (CHARNOCK) gezählt werden. Die Möglichkeiten des Descensus in falscher Richtung sind in der Abb. 185 dargestellt. Ektopien können innerlich (abdominal, inguinal oder femoral), oberflächlich (penil, abdominal, inguinal, crural und perineal) und transversal auftreten. Bei der Ectopia testis transversa (Descensus paradoxus) wandert ein Hoden auf die Gegenseite. Bei der inneren transversalen

Hodenektopie gelangen beide Hoden durch den gleichen Leistenkanal auf dieselbe Seite in das gleiche Scrotalfach (Ectopia conjuncta). Nach POLITZER und ZEITLHOFER sind 40 derartige Beobachtungen beschrieben. Nach ALYEA soll die perineale Form die häufigste sein. Oft ist eine Ektopie mit einer Hernie kombiniert.

Unter allen Hodendystopien dürften Ektopien nicht häufiger als bei 1—2% der Untersuchten nachweisbar sein.

Das Verhältnis von Kryptorchismus (Retentio) zu Ektopien soll nach HAND etwa 9:1 betragen.

4. Beim *Wanderhoden* schlüpft der normal descendierte Hoden zeitweise, meist durch Kälte- oder Berührungsreize, durch den offengebliebenen Processus vagi-

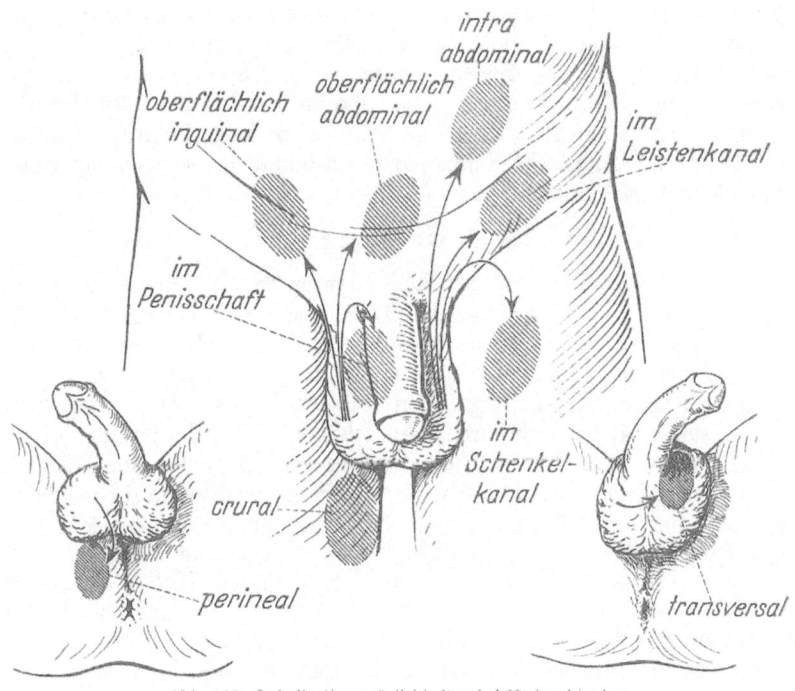

Abb. 185. Lokalisationsmöglichkeiten bei Hodenektopien

nalis peritonei in den Leistenkanal zurück. Synonyma für diese Formen der Dystopie sind Pseudokryptorchismus oder retrahierter Hoden. Die synonymen Begriffe Pendelhoden oder flottierender Hoden sind anatomisch und sprachlich unzutreffend.

5. Unter dem *physiologischen Hodenhochstand* versteht man den verzögerten Descensus bei normaler Entwicklung. Im allgemeinen wird diese Form der Dystopie nur bis zum 3. Lebensmonat so bezeichnet (LUTZEYER und HELBIG), doch sollte man diesen Terminus bis zum 1. Lebensjahr gelten lassen. Der Begriff physiologischer Hodenhochstand ist deswegen ohne Zweifel berechtigt, weil bei Frühgeborenen nach WILKINS in 32% und bei Neugeborenen nach UFFREDUZZI bei 18% und bei Neugeborenen nach BISHOP in 10% eine Hodendystopie nachweisbar war, während nach SCORER nach dem 1. Lebensjahr nur noch bei 0,7% der Kinder der Descensus ausgeblieben war.

Familiär vorkommende Dystopien dürften der Häufigkeit nach bei einem primären Kryptorchismus, seltener bei einem sekundären Kryptorchismus mit familiären Endokrinopathien und ganz selten bei einer Retentio testium zu beobachten sein.

BRIMBLECOMBE beschrieb Dystopien bei 3 Brüdern, GLASS bei Zwillingen. DOMRICH beobachtete unter 13 eineiigen Zwillingspaaren bei 7 Paaren beidseitige Leistenhoden. CORBUS und O'CONOR sahen von 8 Geschwistern bei 4 Brüdern einseitige, bei 2 Brüdern doppelseitige Dystopien, bei einer Schwester einen Hermaphroditismus und eine gesunde Schwester. BRUNZEMA teilte familiäre Hodendystopien bei 4 Familien mit, davon einmal beim Großvater einseitig und bei 2 Enkeln beidseitig. Weitere familiäre Dystopien wurden von BISHOP, BROSIUS und SCHAEFER, CHARNY und WOLGIN, RHODES, RÖSSLE, SWYER, WANGENSTEEN und GLASS beschrieben.

ROSINSKI und TURNER stellten bei allen Hodendystopien weitere konstitutionelle Abweichungen wie Mongolismus, Wachstumsanomalien oder hypophysäre Insuffizienz fest. Hodendystopien sind häufig mit anderen Mißbildungen bei folgenden Syndromen beschrieben worden: *Greig*-Syndrom, *Gregg*-Syndrom, *Klippel-Trenaunay-Weber*-Syndrom, *Lowe*-Syndrom, *Rothmund*-Syndrom, *Schäfer*-Syndrom, *Ullrich-Feichtiger*-Syndrom, *v. Waardenburg*-Syndrom (LEIBER und OLBRICH, EBKER). Auch bei Schizophreniekranken sollen Hodendystopien in gehäuftem Maße vorkommen.

4. Histologie

Wegen der Vielgestaltigkeit der Hodendystopien z. B. beim echten Kryptorchismus mit allen Übergängen von der Dysgenesis bis zur geringgradigen Hyperplasie kennen wir keinen charakteristischen histologischen Befund für diese Störungen. Beim echten Kryptorchismus fehlen bei manchen Formen Tubulusepithel, Sertoli-Zellen und Leydig-Zellen vollkommen (SOHVAL). Bei Dystopien infolge von sekundärem Kryptorchismus bleiben die Tubuli unabhängig vom Alter auf frühkindlicher Stufe stehen. STIEVE war noch der Ansicht, daß sich ein dystoper Hoden ohne Organminderwertigkeit bis zur Pubertät in gleicher Weise wie ein descendierter Hoden entwickelt. Die Untersuchungen der letzten Jahre (NELSON, ROBINSON und ENGLE, CHARNY, CONSTANT und MERANZE, CHARNY und WOLGIN, HORNSTEIN, HINMAN, WEYENETH, TRUSS, HECKER und BRAREN, ANDERSEN, ANDREASSEN und QUAADE, TILLINGER) ergaben jedoch, daß der dystope Hoden vorwiegend durch einen Wärmeschaden eine deutliche Differenzierungsretardation erleidet. Nach dem histologischen Bilde dürfte es jedoch nicht stets möglich sein, die Wärmeschäden von den Störungen als Folge von primären Hypoplasien infolge anlagebedingter Störungen abzugrenzen. Mit wachsendem Alter soll beim retinierten oder ektopen Hoden eine Verminderung der Tubulusgröße, eine Reduktion der Zahl der Spermatogonien und eine Verdickung der Tunica albuginea und des peritubulären Bindegewebes auftreten. Infolge der reduzierten Tubulusgröße erscheinen die Leydig-Zellen oft vermehrt. Sie sind jedoch nur relativ und nicht absolut vermehrt.

Diese Veränderungen sollen im dystopen Hoden nach ROBINSON und ENGLE bereits im 5. oder 6., nach NELSON im 6.—7., nach CHARNY und WOLGIN erst vom 9. Lebensjahre an in Erscheinung treten.

Nach ZAHOR und RABOCH zeigt sich bei der postnatalen Hodenentwicklung während der Differenzierung des Keimepithels eine Phase mit dem Längenwachstum und eine Phase des Breitenwachstums der Tubuli. Beim retinierten Hoden soll besonders die Phase des Längenwachstums der Tubuli gestört sein. STAEMMLER beobachtete bei retinierten Hoden, besonders bei ektopischen Hoden eine fettige Degeneration mit Aufhellung der Intima der Gefäße unter dem Bild der Arteriosklerose. Je höher die Keimdrüsen bei einer Dystopie zurückbleiben, desto hochgradiger sind während der postnatalen Entwicklung die pathologischen Hodenveränderungen. Während an den Hoden von Erwachsenen Wärmeschädigungen meist reversibel sind, treten bei derartigen Störungen vor und während der Pubertät bei Dystopien und wahrscheinlich auch bei normalem Descensus irreparable Tubulusschädigungen auf.

Nach der Pubertät können bei dystopen Hoden die verschiedensten Reifungsstadien nebeneinander bestehen, wobei die atrophischen Tubuli in der Mehrzahl sind und die Durchmesser der Tubuli stark variieren, jedoch meist verkleinert sind. Im Alter können die Tubuli vollständig bindegewebig verödet sein (SNIFFEN, SOHVAL, PRIESEL) (s. S. 67, Abb. 33).

Nach NELSON sollen die *Leydig-Zellen* während und nach der Pubertät beim retinierten Hoden zunächst keine morphologisch erfaßbaren Veränderungen erkennen lassen, im Alter von 20—40 Jahren soll jedoch ihre Zahl vermindert und auch ihr Aussehen verändert sein (s. auch S. 178).

5. Untersuchungsgang

Entsprechend der Betreuung der Patienten mit Hodendystopien durch verschiedene Fachgebiete ist der Untersuchungsgang bei den diagnostischen Methoden nicht einheitlich.

Die *Anamnese* sollte sich auf folgende wichtige Fragen an die Eltern oder an den Betroffenen erstrecken:

- a) Ein- oder doppelseitige Hodendystopien in der Familie?
- b) Familiäre Mißbildungen, Erbkrankheiten, Debilität, Endokrinopathien?
- c) Zeitpunkt des gegebenenfalls einseitigen Descensus?
- d) Zeitweiser Descensus?
- e) Schmerzen und Beschwerden durch die dystopen Hoden?
- f) Vorausgegangene Begleitkrankheiten?
- g) Hernien (mit Operationen), Hydrocelen?
- h) Gegebenenfalls Retraktion bei Berührungen und Kälteeinwirkung des einseitig descendierten Hodens? An Erwachsene:
- i) Eintritt der Pubertät, des Stimmbruchs, Zeitpunkt der 1. Rasur?
- j) Zeitpunkt der 1. Pollution?
- k) Libido, Erektion und Vita sexualis?
- l) Bisherige Untersuchungen und gegebenenfalls bisherige Behandlungen?

Die *klinische Untersuchung* ist für die Diagnose retinierter oder retrahierter Hoden von besonderer Bedeutung. Zunächst ist auf eine Wachstumsstörung und Fehlbildungen zu achten. Bei kryptorchen oder retinierten Hoden ist im Gegensatz zu retrahierten Hoden das Scrotum verkleinert. Bei einseitiger Retention oder Retraktion der Hoden ist die Raphe des Hodensacks nicht median, sondern nach der kleineren Scrotalhälfte verlagert.

Zu beachten ist, ob ein Hypogenitalismus vorliegt, bei dem Scrotum und Penis unterentwickelt sind. Die Untersuchungen zwecks Auffindens der Hoden sollten im Stehen und Liegen mit warmen Händen und im warmen Raum, gegebenenfalls mehrmals in Zeitabständen von Wochen erfolgen. Bei der bimanuellen Untersuchung streicht die eine Hand die Gegend des Inguinalkanals gegen den palpierenden Finger der anderen Hand aus. Bei diesen Manipulationen wirken Pressen, Schreien des Kindes oder auch ein heißes Bad unterstützend.

Nach GROSS und JEWETT sind 90% aller Hodendystopien mit Hernien vergesellschaftet. Bei Erwachsenen mit beidseitigem Kryptorchismus können alle sekundären Geschlechtsmerkmale normal sein.

Die Möglichkeit der *Ejaculatuntersuchung* ist nur bei Erwachsenen gegeben. Libido und Erektion sind bei Patienten mit beidseitigen Hodendystopien häufig völlig normal. Das Ejaculat kann bis zu einem gewissen Grade Aufschluß über den Grad der Schädigung und sogar über die Art der Dystopie geben. Bei retinierten, ektopischen oder mäßig ausgeprägten kryptorchen Hoden können sich mehr oder minder hochgradige Oligospermien finden, wobei besonders auf die Samenmenge zu achten ist. Eine normale Samenmenge spricht für eine nur mäßig geschädigte Leydig-Zellfunktion der dystopen Hoden. Eine Azoospermie beweist das Vorhandensein von nicht voll ausgereiftem Tubulusepithel. Eine Aspermie läßt an hochgradige Formen von echtem Kryptorchismus oder an Mißbildungen im Bereiche der samenabführenden Wege denken. Bei Samenmengen unter 1 cm^3 ist differentialdiagnostisch ein primärer oder sekundärer Kryptorchismus oder eine Mißbildung im Bereiche der samenabführenden Wege zu erwägen.

Die *Hodenbiopsie* stellt als einfacher Eingriff bei jedem retrahierten Hoden und bei jedem einseitig normal descendierten Hoden ein unentbehrliches diagnostisches Verfahren dar. Allein durch diese Untersuchung kann gegebenenfalls ein primärer von einem sekundären Kryptorchismus abgegrenzt werden.

Hormonale Untersuchungen im Urin zur Bestimmung der 17-Ketosteroide und der Gonadotropine können vor der Pubertät in der Regel nicht zur Differenzierung der verschiedenen Hodendystopien herangezogen werden. Auch bei Erwachsenen ist nur in vereinzelten Fällen mit der Bestimmung des gonadotropen Hormons im Urin ein primärer von einem sekundären Kryptorchismus abgrenzbar. Stark erniedrigte 17-Ketosteroide können bei Erwachsenen für einen Kryptorchismus sprechen. Nach ENGBERG entwickeln sich bei den meisten Dystopien trotz der um die Hälfte herabgesetzten Androgenproduktion die sekundären Geschlechtsmerkmale normal.

Das *chromosomale Geschlecht* sollte bei allen einseitigen und doppelseitigen Dystopien zwecks Ausschluß eines Hermaphroditismus oder anderer Fehlentwicklungen bestimmt werden.

6. Komplikationen

Hodendystopien können durch zahlreiche Komplikationen für den Patienten gefahrvoll werden.

Die *maligne Entartung* stellt die wichtigste Komplikation bei Hodendystopien dar. Ihre Häufigkeit wird in der umfangreichen Literatur über diese Frage sehr verschieden angegeben (MEYER, BOUSCHER, CAMPBELL, CUNNINGHAM, CARROL, HINMAN, BENTEEN, GILBERT und HAMILTON, MAKENZIE und RATNER, GORDON-TAYLOR und TILL, RUBASCHOW). Unter allen Krebsen kommen Hodentumoren nur bei 0,5—3% der Männer vor. Nach einer Literaturübersicht von CAMPBELL und MEYER wurden unter 1493 Patienten Hodendystopien 26mal = 1,7% oder in einer Häufigkeit von 1:57 festgestellt. Bei einem Gesamtkrankengut von 505000 Patienten kamen nach CAMPBELL Hodentumoren in einer Häufigkeit von 1:1500 vor.

Unter 2113 malignen Hodentumoren waren 223 (10,6%) in dystopen Hoden nachweisbar (MEYER). Bei Zugrundelegung einer Hodendystopiehäufigkeit von 0,23% bei Erwachsenen ergibt sich nach statistischen Berechnungen von GILBERT und HAMILTON, daß dystope Hoden *48mal häufiger* maligne entarten als normal descendierte.

Heute besteht somit Einigkeit, daß dystope Hoden ohne und mit medikamentöser oder operativer Behandlung wesentlich häufiger zur malignen Entartung neigen als normale.

Nach CAMPBELL neigt der im Abdomen retinierte Hoden 14mal so häufig wie der Leistenhoden zur bösartigen Umwandlung. Gegenteilige Mitteilungen über häufigeres Vorkommen der Leistenhodentumoren berücksichtigen nicht die wesentlich größere Seltenheit von Bauchhoden (MEYER). GILBERT und HAMILTON beobachteten bei Hodendystopien maligne Entartungen in 9,9% beidseitig. Auch wurde die beidseitige Tumorbildung bei Dystopien 32mal so häufig wie bei normal gelagerten Hoden festgestellt (MEYER, WANGENSTEEN, ZACHARIAS, UFFREDUZZI). Seminome und Carcinome waren gleich häufig, Teratome im normal gelagerten Hoden doppelt so häufig wie im dystopen Hoden (DEAN).

Nach HICKINBOTHAM soll im dystopen Hoden kein bestimmter maligner Tumortyp vorherrschen. Nach POLITZER und ZEITLHOFER ist das häufige Auftreten der Tumoren bei Hodendystopien nicht durch Traumen, entzündliche Veränderungen, Degeneration oder abnorme Wärmeverhältnisse, sondern durch die unvollkommene Anlage, die fehlende Ausreifung und die Entwicklungsstörung bedingt. Ohne Therapie ist die Prognose wegen der frühzeitigen Metastasierung in der Regel infaust. Nach operativer Verlagerung der Hoden kann die maligne Entartung nicht verhindert, jedoch leichter diagnostiziert werden. MEYER sammelte 23 Beobachtungen aus der Literatur und eine eigene Beobachtung mit maligner Entartung nach operativer Verlagerung in das Scrotum.

Jede operative Verlagerung des Leistenhodens in die Bauchhöhle ist daher kontraindiziert.

Traumatischen Schädigungen ist besonders der Leistenhoden ausgesetzt. Bereits bei Anspannung der Bauchdecken und bei Bewegung der Oberschenkel können blitzartig entstehende, stechende, kolikartige Schmerzen auftreten. Über Traumen und maligne Entartungen der Testes berichteten COLLINS, POLITZER und ZEITLHOFER.

Torsionen sind bei Dystopien wegen der häufigen Fehlbildungen der Hoden und der Adnexe doppelt so häufig wie bei normal gelagerten (s. Abschnitt „Hodentorsionen"). Selten sind vollständige oder partielle *Einklemmungen* (Inkarcerationen) des Leistenhodens. GROSS und JEWETT wiesen bei 90% der Patienten mit Hodendystopien eine *Hernie* nach. Die angeborene Hernie ist die häufigste Hodendystopien begleitende Entwicklungsstörung.

Weitere Komplikationen können durch gleichzeitige *Fehlbildungen* und *Anomalien am Genitalsystem* (z. B. Phimose, Hypo- und Epispadie) sowie dem *Urogenitalsystem* bedingt sein (WEYENETH, POLITZER und ZEITLHOFER, O'CONOR).

Hoden- und Nebenhodenentzündungen sind bei Dystopien selten. BELT und GODARD beobachteten eine gonorrhoische und HOFFSTÄTTER eine tuberkulöse Nebenhodenentzündung bei Dystopien. Diese Infektionskrankheiten machen die Differentialdiagnose gegenüber Torsionen, eingeklemmten Hernien und Appendicitis sehr schwierig.

Endokrine Ausfallserscheinungen sind nur bei hochgradigem, primärem und sekundärem Kryptorchismus zu erwarten. Im allgemeinen werden bei den verschiedenen Dystopien genügend Androgene zur Bildung der sekundären Geschlechtsmerkmale erzeugt (ENGBERG).

Die Bedeutung der *psychischen Alterationen* durch das Fehlen der Hoden wird von verschiedenen Autoren meist wenig beachtet (MOLITCH, CHARNY und WOLGIN, GROSS und JEWETT). Hodendystopien können, weitgehend abhängig von individuellen Faktoren, von Beruf, von Alter und Rasse, zu schweren Minderwertigkeits- und Unterlegenheitsgefühlen führen.

Nach eigenen Erfahrungen konnten sich mehrere Männer ohne endokrine Ausfallserscheinungen wegen dieser Störung nicht zum Heiraten entschließen.

7. Prognose

Eine Zeugungsunfähigkeit bei Männern mit beidseitigen Hodendystopien war bereits im Mittelalter bekannt. Sixtus V. erklärte 1587, daß allen Männern, bei denen keine Hoden fühlbar seien, das Eingehen einer Ehe versagt werden solle. 1665 verfuhr das Pariser Parlament ebenfalls nach dieser kanonischen Vorschrift (CASPER).

a) Beidseitige Hodendystopien

Heute besteht eine weitgehende Einigkeit darüber, daß bei beidseitigen Hodendystopien (Kryptorchismus, Retentio testium, Hodenektopien) mit Ausnahme von Wanderhoden beim erwachsenen Manne eine Infertilität besteht. CASPER und BOEMINGHAUS hingegen halten eine Zeugungsfähigkeit bei diesen Störungen für möglich. Die wenigen Veröffentlichungen über eine Fertilität bei beidseitigem Kryptorchismus, die sich besonders in der älteren Literatur finden (BOUIN und ANCEL, BURGHARD und KANAVEL, CASPER, LEVIN, LIEBENOW, MARECHAL und VIDAL) sind u. E. nicht beweiskräftig. Die angebliche Vaterschaft von 5 Kindern bei einem beidseitig kryptorchen Manne teilte SMITH mit. MCGLANNAN fand eine normale Spermiogenese in 3 von 7 operativ entfernten dystopen Hoden.

Bei beidseitigen Hodendystopien (ohne Wanderhoden) können bei Erwachsenen hochgradige, mit einer Zeugungsfähigkeit nicht vereinbare Oligospermien vorkommen. Wir beobachteten bei einem 20jährigen, beidseits dystopen Manne eine Kryptospermie; im Sediment des Ejaculats waren nur ganz vereinzelte pathologisch geformte, unbewegliche Spermien erkennbar. UFFREDUZZI stellte bei 10% von beidseits dystopen Männern im Ejaculat vereinzelte Spermien fest.

b) Einseitige Hodendystopien

Der Verlust eines Hodens beeinträchtigt die Fertilität nicht. Nach dem Verlust oder der Atrophie eines Hodens erfolgt bei dem zurückgebliebenen anderen Hoden keine kompensatorische Hypertrophie.

Bei einseitigen Hodendystopien muß jedoch beachtet werden, daß auch der normal descendierte Hoden mehr oder minder hochgradige Tubulusschäden aufweisen kann.

Die Häufigkeit der Infertilität bei einseitigen Hodendystopien ist schwer zu schätzen, da sich die meisten einseitig kryptorchen fertilen Männer Untersuchungen entziehen. MICHELSON fand bei 28 untersuchten, einseitig Kryptorchen 23mal verminderte Spermienzahlen und bei 6 in dem normal descendierten Hoden deutliche pathologische Tubulusveränderungen. RABOCH und ZAHOR stellten von 67 einseitig Kryptorchen bei 21 eine normale Zeugungsfähigkeit fest, 14 wiesen eine mehr oder weniger stark herabgesetzte Fertilität auf, 19 eine schwere Oligospermie, 7 eine Azoospermie und 5 eine Aspermie infolge eines Verschlusses durch Mißbildung. Gleichartige Befunde wurden von HANSEN (von 71 bei 22), ALNOR und HARTIG (von 11 bei 5), FRÜHMANN und STERNBERG, BAYLE, MARCHI und MARCHI, WEYENETH, CHARNY und WOLGIN, TORGERSEN mitgeteilt.

Wir beobachteten von 30 Patienten mit *einseitiger* Dystopie bei 8 eine Azoospermie und bei 15 eine Oligo-Astheno-Teratospermie.

8. Therapie

Heute besteht nur darüber Einigkeit, daß dystope Hoden in das Scrotum gebracht oder bei Dysgenesis entfernt werden müssen.

Über die Art und über den Zeitpunkt der Behandlung und noch mehr über deren Ergebnisse gehen die Meinungen entsprechend dem heterogenen Krankengut der einzelnen Fachgebiete weitgehend auseinander.

So erschienen im Jahre 1957 im J. Amer. med. Ass. 2 Arbeiten mit völlig entgegengesetzten Auffassungen von DRAKE über die hormonale Behandlung und von KIMBROUGH und REED über die chirurgische Behandlung der Hodendystopien. Dieses umstrittene Problem wird vielfach lediglich aus der Sicht des jeweiligen Fachgebietes beurteilt. Die Unsicherheit in der Behandlung ist vor allem darauf zurückzuführen, daß a) bis heute keine sichere diagnostische Methode zur Trennung der Hodendystopien vor dem 6.—10. Jahr vorhanden ist, b) ein größeres Erfahrungsgut an im gleichen Lebensalter Behandelten mit katamnestischen Untersuchungen nicht vorliegt und c) bei den wenigen Untersuchungen alle diagnostischen Möglichkeiten (insbesondere Hodenbiopsien) nicht ausgenutzt wurden.

Bei vielen Mitteilungen wurden nach der hormonalen oder chirurgischen Behandlung lediglich die Größe, die Konsistenz und die Lage der Hoden als Maßstab für den Erfolg betrachtet (FRUIN, KEYES und MACKENZIE, GRAUHAN).

Unter besonderer Berücksichtigung des Alters stehen für die Therapie 3 Möglichkeiten in folgender Reihenfolge zur Verfügung:

a) Das Abwarten eines Spontandescensus, b) die hormonale Therapie, c) die operative Therapie.

Die mechanische oder orthopädische Behandlung wird heute als schädlich betrachtet und nicht mehr angewandt. Mit dieser Behandlung versuchte man früher durch medico-mechanische Maßnahmen wie mit Massagen oder durch Tragen von besonders konstruierten Pelotten und Bandagen die Hoden ins Scrotum zu bringen. Vor Einleitung jeder Therapie sollte mit Hilfe einer genauen Anamnese und gegebenenfalls mehrmaliger Untersuchungen das Vorliegen eines Wanderhodens ausgeschlossen werden. Keine der angegebenen Therapiemöglichkeiten ist im Hinblick auf die anzustrebende Fertilität als gefahrlos zu betrachten. Ebenso wie durch eine optimale Behandlung eine Fertilität — wenn auch nur in einem Prozentsatz von etwa 20% der Behandelten — erzielt werden kann, wird durch die gleiche Behandlung zu einem falschen Zeitpunkt und bei fehlerhafter Technik eine Infertilität verursacht.

In der Tabelle 39 sind die Indikationen und Risiken der einzelnen Behandlungen aufgezeigt.

a) Die konservative Behandlung

Die Häufigkeit des spontanen Descensus bei dystopen Hoden zeigt sich bei dem Vergleich fehlgelagerter Hoden bei der Geburt mit 10—18% und bei Erwachsenen mit 0,2—0,7%. ZEISEL und STRÖDER sprechen erst jenseits des 1. Trimenons bei ein- oder beidseitig leerem Scrotum von einer Dystopie.

Einen Spontandescensus bis zur Pubertät beobachteten JOHNSON bei 313 von 544, EISENSTAEDT bei 500 von 790 und BREIPOHL und BALZER bei 46 von 900 Knaben mit Dystopien. Nach CAMPBELL sollen sich 90% aller bei der Geburt nicht descendierter Hoden bis zur Pubertät im Scrotum befinden. Nach SCORER erfolgt der verzögerte Descensus spätestens im 1. Lebensjahr oder abgesehen von Einzelfällen nie. DRAKE beobachtete einen spontanen Descensus bei einem Jungen im Alter von 14—16 Jahren, der angeblich später Vater von 4 Kindern wurde.

b) Die hormonale Behandlung

Nach der 1. Mitteilung SCHAPIROS über die Behandlung des Kryptorchismus mit Gonadotropinen wurden in den Jahren von 1934—1945 Erfolgszahlen zwischen 50—70% (!) der Behandelten, jedoch meist nur unter Berücksichtigung des kosmetischen Erfolgs angegeben. THOMPSON, BEVAN und HECKEL, MC-CARTHY sowie REA stellten nur bei 20% und DEMING nur bei 5,3% (10 von 189) ein günstiges

Tabelle 39. *Die Indikationen und Risiken bei der Behandlung von Hodendystopien*

Konservative Behandlung	Hormonale Behandlung	Chirurgische Behandlung
Indikation einseitig und beidseitig 1. Normale Entwicklung 6.—8. (10.) Lebensjahr 2. Bei Endokrinopathien 8.—10. (12.) Lebensjahr	*Indikation* nur beidseitig 1. Endokrinopathien 8.—10. Jahr 2. Beidseits gut beweglicher Leistenhoden 6.—8. Lebensjahr ohne mechanisches Hindernis	*Indikation* (einseitig und beidseitig) 1. Dystopien mit Hernien 1.—3. Jahr 2. Torsionen, sofort 3. Einklemmungen, sofort 4. Ektopien 1.—6. Jahr 5. Retentio testis 6.—8. Jahr 6. Kryptorchismus 6.—8. Jahr 7. Einseitige Hodendystopie 6.—10. Jahr 8. Nach erfolgloser Hormonbehandlung
Risiko 1. Irreparable Tubulusschädigung nach dem 8.—10. Jahr 2. Diagnose bei einer malignen Entartung nicht möglich 3. Hodentorsionen 4. Hernien 5. Einklemmungen 6. Psychische Störungen	*Risiko* 1. Frühreife 2. Tubulusatrophie bei Überdosierung 3. Provokation einer malignen Entartung 4. Hohe, meist vergebliche Kosten 5. Häufige Injektionen 6. Geringe Erfolgschancen	*Risiko* 1. Komplette Hodenatrophie durch mangelnde Blutversorgung 2. Postoperatives Hämatom 3. Spontanretraktion 4. Notwendigkeit der Hodenentfernung bei Mißbildungen mit kurzen Samensträngen und Gefäßen oder Dysgenesis 5. Kunstfehler infolge fehlerhafter Technik

Ergebnis fest. Bei den hohen Erfolgszahlen einiger Autoren dürften vielfach Wanderhoden mitberücksichtigt worden sein. Nach den Erfahrungen Fanconis versagte die Hormontherapie fast immer. Die Behandlung mit Chorion-Gonadotropinen soll nur bei den Knaben erfolgreich sein, bei denen ohnehin ein spontaner Descensus erfolgt wäre (Thompson und Heckel). Charny und Wolgin sehen in der hormonalen Behandlung lediglich eine Beschleunigung des Descensus, durch den allerdings sowohl ein therapeutischer als auch ein diagnostischer Effekt erzielt wird. Von den meisten Autoren wird die hormonale Behandlung, abgesehen von den seltenen endokrin bedingten Dystopien, vollkommen abgelehnt.

Es ist sehr fraglich, ob im Alter zwischen 6—10 Jahren die Testes bereits auf diese Therapie ansprechen. In diesem Alter läßt sich auch nicht annähernd soviel gonadotropes Hormon zuführen, wie es die gesunde Hypophyse während der Pubertät produziert. Auch ist die Möglichkeit nicht von der Hand zu weisen, daß durch Hormonbehandlungen Fehlregenerationen in dysplastischen Bezirken mit nachfolgender maligner Entartung beschleunigt werden. Aus diesem Grunde erscheint die Hormonapplikation besonders im Hinblick auf die große Häufigkeit des primären (echten) Kryptorchismus (60—70% der Dystopien) nicht ohne Gefahren zu sein. Charny und Wolgin stellten nach einer Medikation von 40000 IE Gonadotropin auf Grund von Hodenbiopsien eine deutliche Differenz zwischen anatomischer und physiologischer Besserung bei einer deutlich verzögerten tubulären Entwicklung und einer ungewöhnlichen Stimulierung der Leydig-Zellen fest.

Wir halten auf Grund dieser Erwägungen eine Behandlung mit Hormonen nur bei gleichzeitig bestehenden Endokrinopathien für angezeigt. Endokrine Ausfallserscheinungen sind jedoch in der überwiegenden Mehrzahl erst um die Pubertät klinisch und durch hormonale Untersuchungen zu einer Zeit feststellbar, zu der bereits irreparable Tubulusschäden vorhanden sind. Bei der Behandlung werden entweder eine langdauernde Dosierung oder neuerdings eine kurzdauernde Dosierung durchgeführt:
  a) 2—3mal wöchentlich 500 IE bis zu einer Gesamtdosis von 10000 bis 15000 IE.
  b) 4000—5000 IE täglich für die Dauer von 3 Tagen (ROBINSON und ENGLE).

Nach Versagen dieser Therapie wird in den meisten Fällen eine chirurgische Behandlung durchgeführt. Von manchen Autoren wird nach Ablauf eines Vierteljahres eine 2. Kur mit niedrigeren Dosen über lange Zeit vorgeschlagen. Die Verabreichung von Testosteron bei Dystopien ist abzulehnen. Diese Therapie wurde von ZELSON und STEINITZ vorgeschlagen.

CHARNY und WOLGIN empfehlen bei gleichzeitiger Verabreichung von Chorion-Gonadotropin bei einer Dosis von 3mal 500 IE in der Woche bis zu einer Gesamtdosis von 10000 IE kleine Dosen von Testosteron (15—30 mg wöchentlich, bis zu einer Gesamtdosis von 300 mg).

Schilddrüsenextrakte sind nur bei einer Hypothyreose indiziert.

c) Die chirurgische Behandlung

Die *Indikationsstellung* zur operativen Behandlung ist in Anbetracht der unzureichenden diagnostischen Möglichkeit zur Differenzierung der Hodendystopien schwierig. Wir befürworten bei Komplikationen wie gleichzeitigen Hernien, Torsionen, Einklemmungen die sofortige Operation in frühester Kindheit bei ein- und beidseitigen Dystopien. Da nach unserer Auffassung die hormonale Behandlung vor dem 10. Jahre weitgehend wirkungslos ist, halten wir bei ein- und beidseitigem Kryptorchismus eine Operation zwischen dem 6.—8. Lebensjahr für angezeigt. Auch bei einseitigem Kryptorchismus befürworten wir eine Operation, da bei Dystopien der normal descendierte Hoden möglicherweise hypoplastisch ist und der dystope Hoden sich nach der frühzeitigen Operation möglicherweise normal entwickeln kann.

Die Ansichten über das *optimale Operationsalter* gehen weit auseinander und differieren zwischen 1 Jahr und 14—16 Jahren. Eine Frühoperation wird von KOOP bereits bei der Geburt und von WINKEL-SMITH mit 2 Jahren befürwortet. Operationen in diesem frühen Alter sind nach allgemeiner Auffassung nur bei Komplikationen angezeigt. Bei normal entwickelten Knaben wird der Zeitpunkt zur Operation in folgenden Lebensaltern angegeben: HINMAN 3—6 Jahre, HECKER und BRAREN 5 Jahre, BOEMINGHAUS 5—6 Jahre, KIMBROUGH und REED 4 bis 6 Jahre, ROBINSON und ENGLE 5—6 Jahre, NELSON, BAYLE 6—7 Jahre, TRUSS 8 Jahre, RABOCH und ZAHOR 9 Jahre, CHARNY und WOLGIN 9—10 Jahre.

Von den meisten Autoren wird als *spätester Zeitpunkt* für eine Operation zur Erzielung einer normalen Spermiogenese *das 8.* (bis 10.) Lebensjahr angegeben. Ansichten einzelner Autoren, die bis nach der Pubertät mit der Operation warten oder bis zum 16. oder 17. Lebensjahr (DRAKE), sind nach heutigen Erkenntnissen nicht mehr gerechtfertigt.

Das Ziel der Operation ist die Verlagerung des Hodens in das Scrotum.

Die *Orchidokleisie* wird heute wegen der Gefahr der malignen Entartung nicht mehr durchgeführt (HEINICKE, MEYER). Bei dieser Maßnahme wurde ein Leistenhoden gegebenenfalls wegen eines zu kurzen Funiculus spermaticus in die

Bauchhöhle verlagert. Bei einer hochgradigen Dysgenesis oder bei Mißbildungen ist die operative Entfernung eines Hodens häufig nicht zu umgehen.

Die *Technik der Operation* ist in den Arbeiten von BAYLE, BOEMINGHAUS, BOLL, CHARNY und WOLGIN, GROSS und JEWETT, HECKER und BRAREN, LUTZEYER und HELBIG, WINTERSTEIN sowie GROB, STOCKMANN und BETTEX beschrieben.

Die Gefahren der Operation bestehen vor allem in der kompletten *Hodenatrophie* durch mangelnde Blutversorgung, die vor allem durch zu kurze Vasa deferentia bei Bauchhoden bedingt ist. GROSS und JEWETT schätzen die Häufigkeit der Hodenatrophie auf 10—20% der Operierten.

Bei einer hochgradigen Hodenatrophie nach der Operation kann auch die endokrine Tätigkeit mit nachfolgenden Ausfallserscheinungen gestört werden. Größere, postoperativ auftretende Hämatome können in seltenen Fällen eine bleibende Schädigung verursachen. Bei Mißbildungen und bei technischen Fehlern können nach der Operation durch Hodenretraktionen Tubulusschäden auftreten. Die maligne Entartung von dystopen Hoden kann durch die Verlagerung ins Scrotum nicht verhindert werden.

Die *Vorteile* der operativen Behandlung liegen in erster Linie in der leichteren Diagnostizierbarkeit einer malignen Entartung und der Chance, wenigstens bei 20% der Behandelten eine Fertilität zu erzielen. Weiterhin können durch die Erfassung von Anorchien oder dem echtem Kryptorchismus mit schwerer Dysgenesis durch entsprechende rechtzeitige Substitutionstherapie endokrine Ausfallserscheinungen verhindert und eine normale Pubertätsumprägung erreicht werden. Ferner können in einigen Fällen durch die Normalisierung selbst atrophischer Hoden psychische Störungen verhindert werden.

Die *Erfolgsresultate* nach beidseitiger Orchidopexie gehen sehr stark auseinander. Im Ganzen betrachtet sind die katamnestischen Untersuchungen von Operierten zur Frage der Fertilität wenig ermutigend. Diese Tatsache wird in Anbetracht der Häufigkeit des primären Kryptorchismus mit einer anlagemäßigen Minderwertigkeit des Organs in 60—70% aller Hodendystopien leicht verständlich. Die Erfolgszahlen der verschiedenen Autoren sind schwer auswertbar, da nur in seltenen Fällen mit gleicher Technik, im gleichen Alter operiert wurde und die Nachuntersuchungen durch Anfertigung von Spermiogrammen und Hodenbiopsien erfolgten. Günstige Resultate nach beidseitiger Operation werden ohne Angaben der Art der Hodendystopien von MACCOLLUM mit 68% (15 von 22 zeugungsfähig) von GROSS und JEWETT sogar mit 80% (30 von 38 zeugungsfähig) und von HAND mit 62,5% (15 von 24 zeugungsfähig), BJERRE mit 60% (9 von 15 zeugungsfähig) und von MARCHI und MARCHI mit 58% angegeben.

Nach einer Literaturübersicht von BAYLE fanden sich bei 198 beidseits Operierten bei 134 (68%!) eine Azoospermie und bei 17% eine Oligospermie. Nach MONCORPS werden $4/5$ aller beidseits Operierten infertil. Von 25 beidseits Operierten sah HINMAN 5mal eine normale Spermiogenese, 6mal eine herabgesetzte und 14mal eine Azoospermie. SCHULTZ wies bei 14 beidseits Operierten nur 4mal eine Fertilität und ALNOR und HARTIG bei 11 nur einmal eine Fertilität nach. HANSEN beobachtete bei 25 beidseits Kryptorchen nach der Operation 14mal eine Infertilität und 9mal eine herabgesetzte Fertilität. RABOCH und ZAHOR stellten bei 21 nach dem 14. Lebensjahr Operierten eine Azoospermie fest. Bei einem im 24. Lebensjahr Operierten mit beidseitigem Kryptorchismus waren nur ganz vereinzelte Spermien im Ejakulat erkennbar. Unter 13 vor dem 14. Lebensjahr operierten Männern war 4mal die Fertilität herabgesetzt, 6mal zeigte sich eine hochgradige Oligospermie und 3mal eine Azoospermie.

Die Häufigkeit der Hodenatrophien nach der Operation — möglicherweise mit späteren endokrinen Ausfallserscheinungen — dürfte in erster Linie auf die

Minderwertigkeit der Organanlage und erst in zweiter Linie auf fehlerhafte Operationstechnik zurückzuführen sein. Postoperative Hodenatrophien beobachteten BJERRE in 8% bei 81 Operierten, HANSEN in 11,6% bei 68, BAYLE in 30% bei 162 und CHARNY und WOLGIN in 37% bei 73 Operierten.

Bei beidseitiger hochgradiger Hodenatrophie können nach der Operation endokrine Ausfallserscheinungen auftreten. Sind daher bei einer Operation im 6. bis 8. Lebensjahr deutliche Hypoplasien oder Mißbildungen nachweisbar, so sollten die Hoden bis nach der Pubertät im Abdomen oder im Leistenkanal belassen werden. Nach ENGBERG ist in der Regel auch bei primärem Kryptorchismus die Leydigzellfunktion weniger geschädigt als die spermiogenetische Funktion. Ist die Pubertätsumprägung erfolgt, kann nach der Pubertät als prophylaktische Maßnahme zur Erkennung eines malignen Tumors immer noch eine operative Verlegung der primär geschädigten Hoden ins Scrotum erfolgen.

9. Zusammenfassung

1. Bei allen Hodendystopien ist eine eingehende Familien- und eine eigene Anamnese zur Feststellung von Erbkrankheiten, Mißbildungen und Endokrinopathien notwendig.

2. Bei der klinischen Untersuchung ist festzustellen, ob nur ein retrahierter — nicht behandlungsbedürftiger — Hoden, ein beweglicher oder fixierter Leistenhoden oder ein nicht palpabler Bauchhoden vorliegen.

3. Ein spontaner Descensus sollte bei normaler Entwicklung nur bis zum 6.—8. (10.) und bei Endokrinopathien nur bis zum 8.—10. (12.) Lebensjahr abgewartet werden.

4. Bei allen Komplikationen (Hernien, Torsionen, Einklemmungen, Schmerzen durch Leistenhoden und bei allen klinisch nachweisbaren Ektopien) sind sofortige Operationen unabhängig vom Alter indiziert.

5. Bei dem — wenig aussichtsreichen — Versuch einer hormonalen Behandlung vor dem 8. Lebensjahr sind hohe Dosen von 3000 E alle 5 Tage oder von 5000 E alle 10 Tage, bis zu einer Gesamtdosis von 15000 E oder in 3 Tagen täglich 4000 E Chorion-Gonadotropin zu verabreichen.

6. Vor oder nach der Operation ist zur Steigerung der Durchblutung die Verabreichung von Choriongonadotropinen empfehlenswert.

7. Der operative Eingriff sollte vor dem 8. Lebensjahr erfolgen, da bei dystopen Hoden bereits vor dem 8. Lebensjahr mit einer Differenzierungsretardation zu rechnen ist.

8. Die Operation ist sehr schwierig und risikovoll. Sie sollte nur von einem in der Materie erfahrenen Operateur durchgeführt werden.

9. Durch Operation ist nur bei 20—30% der Operierten mit einer Fertilitätschance zu rechnen. Durch die Operation kann die bei Dystopien wesentlich häufigere maligne Entartung nicht verhindert, jedoch leichter diagnostiziert werden.

10. Bei operativ festgestellter schwerer Hypoplasie oder Dysgenesis ist wegen der Gefahr der Hodenatrophie und der dadurch bedingten möglichen späteren endokrinen Ausfallserscheinungen zunächst keine Orchidopexie und nach der Pubertät gegebenenfalls später eine Orchiektomie angezigt.

11. Bei allen einseitigen Dystopien ist ebenfalls stets eine Operation im 6.—8. Lebensjahre angezeigt, da der normal deszendierte Hoden geschädigt sein kann und versucht werden sollte, bei dem dystopen Hoden möglicherweise eine Fertilität zu erzielen. Bei einseitigen Hodendystopien ist eine hormonale Behandlung immer kontraindiziert.

K. Gerichtliche und versicherungsrechtliche Begutachtung der männlichen Fertilität

Von

R. Doepfmer-Bonn

1. Einleitung

Gutachten zur Beurteilung der Zeugungsfähigkeit werden vorwiegend aus zivilrechtlichen und nur selten aus strafrechtlichen Gründen durchgeführt (LAVES). Nach MÜLLER-HESS und PANNING wurden von 240 forensischen Gutachten 233 wegen bürgerlicher Rechtsstreitigkeiten und nur 7 wegen Strafrechtssachen erstellt.

Im *Strafrecht* können Zeugungsfähigkeits-Gutachten wegen Eidesverletzung (§ 154 StGB) oder wegen falscher Aussagen (§ 153 StGB) notwendig werden. Im Unterhalts- oder Abstammungsprozeß wird oft von der vernommenen Kindesmutter nur der Verkehr mit einem bestimmten Manne behauptet. Weiterhin wird von Vätern, z. T. auch im Einvernehmen mit der Kindesmutter, die Vaterschaft abgestritten. Die Häufigkeit derartiger Strafverfahren wegen falscher Aussage oder wegen Eidesvergehen berechtigt zu der Mahnung an die Gerichte, rechtzeitig medizinische Vaterschafts-Gutachten einzuholen, sich nicht auf die Aussagen von Parteien und Zeugen allein zu verlassen und es nicht auf die Vereidigung der Beklagten ankommen zu lassen (BEITZKE, HOSEMANN, DAHR und SCHADE).

Die gutachterliche Feststellung einer Potentia generandi oder Potentia coeundi kann für die erwiesene Voraussetzung strafbarer Blutschande nach dem § 173 StGB notwendig sein.

Nach dem § 224 des StGB ist der Tatbestand einer vorsätzlichen schweren Körperverletzung besonders dann gegeben, wenn sie mit dem Verlust der Zeugungsfähigkeit einhergeht.

Im *bürgerlichen Recht* kommen für derartige Begutachtungen die §§ 1591 (Anfechtung der Ehelichkeit), § 1717 (Bestimmung der unehelichen Vaterschaft), § 32 des Ehegesetzes (Aufhebung der Ehe) in Frage. Nach dem § 1717 gilt als Vater eines unehelichen Kindes, wer der Mutter innerhalb der Empfängniszeit, also in der Zeit von dem 181.—302. Tage vor dem Tage der Geburt des Kindes mit Einschluß sowohl des 181. als auch des 302. Tages beigewohnt hat. Eine eheliche Vaterschaft ist nach § 1591 dann gegeben, wenn das Kind nach Eingehen der Ehe geboren ist und vor oder während der Ehe empfangen wurde und der Ehemann der Ehefrau innerhalb der nach § 1592 BGB vom 181.—302. Tage vor der Geburt laufenden „Empfängniszeit" beigewohnt hatte.

Im § 1720 sind die entsprechenden Bestimmungen über die Vaterschaft des Ehemannes angeführt.

Die gesetzliche Vermutung der ehelichen oder unehelichen Vaterschaft gilt als widerlegt, wenn es dem Manne gelingt, den Beweis für seine Zeugungsunfähigkeit während der einrechnungsfähigen Zeit zu erbringen.

Forensische Gutachten dienen also im bürgerlichen Recht besonders zur Widerlegung der gesetzlichen Vermutungen für die Ehelichkeit des Kindes nach § 1591 BGB, für die Legitimation des Kindes nach § 1720 BGB und für die Zahl-Vaterschaft nach § 1717 BGB.

Im Eherecht kann nach § 32 des Ehegesetzes unter Umständen ein Partner wegen der schon zur Zeit des Eingehens der Ehe vorliegenden, nicht behebbaren

Infertilität des anderen Partners Aufhebung der Ehe begehren. Der Aufhebungsgrund beruht auf dem Irrtum über persönliche Eigenschaften, die bei Kenntnis der Sachlage und verständiger Würdigung des Wesens der Ehe von der Eingehung der Ehe abgehalten haben würden.

Nach dem *kanonischen* Recht stellt die Impotentia generandi im Gegensatz zu gewissen Formen der Impotentia coeundi weder ein Ehehindernis, noch einen Ungültigkeitsgrund dar (NIEDERMEYER).

Nach dem gültigen *Adoptionsrecht* kann auf Grund des § 1744 BGB ein Kind erst dann adoptiert werden, wenn der Vater bereits 50 Jahre alt ist. Im Falle einer durch ein ärztliches Gutachten nachgewiesenen Zeugungsunfähigkeit ist nach dem § 1745 BGB eine Befreiung von dieser Vorschrift möglich.

Auch im *Erbrecht* kann der Nachweis der Zeugungsfähigkeit für Erbschaftsregelungen erforderlich sein.

Nach dem 2. Weltkrieg erlangte die Beurteilung der Zeugungsfähigkeit bei zwangsweise in der Zeit von 1933—1945 Sterilisierten besondere Bedeutung. Bei Personen, die zur Verhütung von erbkrankem Nachwuchs oder aus rassischen Gründen *sterilisiert wurden*, sind Wiedergutmachungsansprüche und insbesondere die Frage der Möglichkeit einer Refertilisierung zu klären.

Nach Operationen (besonders nach Hernienoperationen in der Kindheit) kann bei beidseitigen Hodenatrophien eine *Fahrlässigkeit des Chirurgen* angenommen werden. Es kann dann im juristischen Sinne das *Delikt der Körperverletzung* vorliegen.

Bei zahlreichen Rechtsstreitigkeiten ist der Nachweis einer kriegs- oder unfallbedingten Zeugungsunfähigkeit zu führen und die Höhe der Schadensansprüche, bzw. die Höhe der sog. Erwerbsminderung festzustellen.

Auf die Probleme der gerichtlichen Beurteilung der Zeugungsfähigkeit haben auch GOTTSCHALK, HABERDA, HAMANN, KLOSTERMANN und LIEBISCH hingewiesen.

2. Besonderheiten bei der Begutachtung

Beurteilungen der männlichen Zeugungsfähigkeit weisen im Gegensatz zu anderen medizinischen Begutachtungen Besonderheiten z. B. wegen des Fehlens vergleichender Untersuchungsbefunde über den Zustand der Spermiogenese auf.

a) Trennung zwischen Impotentia coeundi und Impotentia generandi

In zahlreichen gerichtlichen Beschlüssen wird vom Gutachter die Feststellung einer fraglichen „Impotenz" verlangt.

Bei jeder Begutachtung der Zeugungsfähigkeit sind jedoch streng die Begriffe der Impotentia coeundi und Impotentia generandi zu trennen.

Bei der *Impotentia coeundi* liegt eine anatomisch, nerval, funktionell oder durch gewisse Krankheiten bedingte Unfähigkeit zur Einführung des Gliedes in die Vagina und somit zur Samendeponierung in der Vagina vor. Die *Impotentia generandi* ist durch eine primäre oder sekundäre Schädigung der Tubulusfunktion oder durch einen gestörten Abfluß der samenabführenden Wege bedingt.

In den meisten Gutachten ist nicht nach der Feststellung einer Zeugungsfähigkeit, sondern nach einer Zeugungsunfähigkeit (Infertilität) gefragt.

Der Begriff der *Infertilität* bezieht sich jeweils auf den einzelnen Ehepartner. Der Ausdruck *Sterilität* ist auf die eheliche Gemeinschaft im Falle der kinderlosen Ehe anzuwenden.

Eine angebliche *Impotentia coeundi* ist nicht objektivierbar. Sie kann auf Grund der subjektiven Angaben des Probanden durch den Gutachter nicht anerkannt werden. Die zusätzliche Exploration der Ehefrau kann nur in seltenen Fällen einen wesentlichen Beitrag zur Klärung dieser Störung bringen.

Eine gutachterliche Anerkennung kann in diesen Fällen nur bei schweren Mißbildungen, Traumen, Krankheiten mit neurologischen Ausfallserscheinungen oder Krankheiten mit schweren endokrinen Störungen erfolgen. Nur bei peripheren oder zentralen neurologischen Ausfallserscheinungen sind fachärztliche Zusatzgutachten gerechtfertigt. In der Regel können ohne bereits vorhandene neurologische Krankheiten auch subtile neurologische Untersuchungsmethoden die behauptete Störung nicht objektivieren. Die Ursache der angeblichen Impotentia coeundi dürfte nur bei 10% der Betroffenen organisch bedingt sein. Durch psychoanalytische Zusatzgutachten kann in diesen Fällen jedoch keine sichere Klärung erzielt werden.

Störungen der Potentia coeundi sind auch bei völlig Gesunden so häufig, daß man in der Regel jeden Zusammenhang mit einer Verletzungsfolge ablehnen und daß man eine rein zufällige Kombination annehmen kann.

Erfahrungsgemäß werden von Männern Ansprüche auf Rentengewährung wegen einer angeblichen Impotentia coeundi nur selten gestellt, da es vielen Männern schwer fällt, irgendwelche Mängel ihrer sexuellen Leistungsfähigkeit mitzuteilen. Störungen der Libido und der Potentia coeundi gehören zu den häufigsten Erscheinungen einer Neurose. Ein Trauma dient daher dem Neurotiker oft als willkommene Entschuldigung für seine sexuelle Insuffizienz. Besondere Schwierigkeiten bereitet die Anerkennung selbst bei mehr oder minder hochgradigen organisch nachweisbaren Veränderungen, da diese Störung weitgehend alters- und partnerabhängig ist.

Bei einer Begutachtung zur Frage einer angeblichen Impotentia coeundi nach einem Gehirntrauma legte uns ein Proband 6 eidesstattliche Erklärungen verschiedener Prostituierter über die bei ihm festgestellte Unfähigkeit vor, Geschlechtsverkehr ausüben zu können.

Bei jeder Begutachtung einer fraglichen *Impotentia generandi* ist weniger nach der Pathogenese und Ätiologie (Tubulusatrophie oder Verschluß) zu fahnden, als nach Täuschungsmanövern, nach dem jetzigen und gegebenenfalls nach dem früheren sowie in seltenen Fällen auch nach dem späteren Zustand der Zeugungsfähigkeit. Es ist also vor allem zu klären, ob jetzt nur eine angeborene oder erworbene, eine temporäre oder bleibende, und gegebenenfalls in welchem Alter die erworbene Zeugungsunfähigkeit vorliegt oder vorlag. Gerade diese Fragen sind nach den heutigen Kenntnissen nicht immer mit Sicherheit zu beantworten.

b) Bisherige Auffassungen

Nach den bisher allgemein gültigen Auffassungen der forensischen Medizin kann eine Zeugungsunfähigkeit ausgeschlossen werden, falls nur ein einziges, gegebenenfalls aus dem Bläschendrüsenexpressat gewonnenes Spermium gefunden wird. Wir wissen heute, daß bei einer Spermienzahl unter 1 Mill./cm³ bei gleichzeitig stark herabgesetzter Motilität der Spermien und bei stark vermehrten pathologisch geformten Spermien die Wahrscheinlichkeit der Zeugungsfähigkeit nur 1:100000 beträgt (DOEPFMER). Aus diesem Grunde ist bei hochgradigen Oligospermien, Kryptospermien oder nur bei dem alleinigen Nachweis von Spermien im Bläschendrüsenexpressat die so häufig in Gutachten sich findende Formulierung: „nicht als zeugungsunfähig zu betrachten", unzureichend, nicht präzise und den klinischen Erfahrungen völlig widersprechend. Bei derartigen Befunden muß durch Heranziehung neuer diagnostischer Methoden der Wahrscheinlichkeitsgrad der Zeugungsfähigkeit angegeben werden, um dadurch dem in der Materie vielfach unerfahrenen Richter die Urteilsfindung zu erleichtern. Mit diesen genauen Angaben wird auch die grundverschiedene Auslegung der klinischen und forensischen Beurteilung der Zeugungsfähigkeit überbrückt.

c) Das Einverständnis für notwendige diagnostische Maßnahmen

Bei jeder Feststellung der Zeugungsfähigkeit ist der Gutachter auf die Bereitwilligkeit des Probanden für die Durchführung der einfachen und gegebenenfalls der operativen diagnostischen Maßnahmen angewiesen. Die Rechtssprechung der Gerichte sieht keinen berechtigten Grund zur Verweigerung der Untersuchung auf Zeugungsfähigkeit, selbst wenn dadurch der Prozeß verloren gehen sollte. Bei wiederholter unberechtigter Verweigerung der Untersuchung kann kein Zwang, wie z. B. bei der Verweigerung der Entnahme zu Blutproben, ausgeübt werden. Den Probanden ist daher vor der Begutachtung zu sagen, daß sie vor dem Gericht den von ihnen gewünschten Beweis der Zeugungsunfähigkeit anzutreten haben. Sie müssen daher zusammen mit dem Gutachter alle zur Verfügung stehenden diagnostischen Maßnahmen für diesen Nachweis ausschöpfen. Nach eigenen Erfahrungen erklärten sich bisher alle Probanden — mit zwei Ausnahmen — zu jedem diagnostischen und auch operativen Eingriff bereit.

d) Vorgeschichte

Die anamnestischen Angaben vermitteln nur in seltenen Fällen sichere Hinweise für eine Zeugungsunfähigkeit. Verwirrend können die anamnestischen Angaben für die Frage der seit Kindheit bestehenden oder erworbenen Zeugungsunfähigkeit sein.

Besonders kritisch ist eine angeblich bereits erwiesene Zeugungsfähigkeit zu betrachten. Nach eigenen Erfahrungen ist die vermeintliche Vaterschaft vieler Männer sehr unwahrscheinlich. Die Annahme des „Pater semper incertus est" muß bei allen Entschädigungsansprüchen in Erwägung gezogen werden. Selbst die Angabe über Sterilisationen durch die operative Unterbindung der samenabführenden Wege läßt ohne weitere Untersuchungen keinen sicheren Schluß für das Vorliegen einer Impotentia generandi zu. Nach operativer Durchtrennung der Samenleiter wurde eine *spontane Wiedervereinigung* mit normaler Durchgängigkeit beobachtet (HAMANN, HINDERER). Bei Konzeptionen nach Sterilisationen (oder angeblichen Sterilisationen) des Mannes sind folgende Möglichkeiten in Erwägung zu ziehen:

1. Eine spontane Rekanalisierung. 2. Excision von Bindegewebe statt des vermeintlichen Ductus deferens. 3. Extramatrimonielle Schwangerschaft durch einen anderen Mann. 4. Schwängerung unmittelbar nach der Vasektomie.

Nach der Sterilisierung können sich befruchtungsfähige Spermien unterhalb der Unterbindungsstelle in den samenabführenden Wegen befinden. Die von HAUSER mit 1—2 Monaten angegebene Zeit für eine mögliche Konzeption erscheint uns zu lange. Nach Verlassen des Nebenhodenschwanzes dürften Spermien nicht länger als höchstens eine Woche lang befruchtungsfähig bleiben.

HAMANN berichtete über einen wegen Schizophrenie Sterilisierten, bei dem trotz angeblicher Resektion eines 1—2 cm langen Ductus deferens-Stückes bei einer späteren forensischen Begutachtung im Ejakulat massenhaft normal bewegliche Spermien gefunden wurden. Auch HINDERER beobachtete eine spontane Rekanalisation nach Entfernung eines Ductus deferens-Stückes mit histologischer Untersuchung dieses Excisats.

Wegen der Gefahr der spontanen Wiedervereinigung und der Durchtrennung von Bindegewebe statt des Ductus deferens werden bei Sterilisationen aus eugenischer Indikation 3—4 cm lange Ductus deferens-Stücke reseziert.

Besonders kritisch müssen auch ärztliche Bescheinigungen über eine angebliche Zeugungsfähigkeit oder Zeugungsunfähigkeit betrachtet werden, sofern nicht Spermiogramme und histologische Untersuchungen des Hodenparenchyms vorgenommen wurden. Bei 14 eigenen Gutachten-Patienten, bei denen eine normale Zeugungsfähigkeit im klinischen Sinne nachgewiesen wurde, lagen ärztliche Atteste über eine angebliche Zeugungsunfähigkeit vor. Auch HAMANN konnte bei 16 von 30 Begutachteten die angeblich bescheinigte Zeugungsunfähigkeit widerlegen.

Nach eigenen Erfahrungen werden auch häufig ärztliche Bescheinigungen über eine angeblich bestehende — jedoch nicht objektivierbare — Impotentia coeundi ausgestellt.

3. Untersuchungsmethoden

Der klinische Befund und der Spermiogrammbefund sagen nach Ausschluß von Täuschungsmanövern nur im Falle einer Normospermie oder einer geringgradigen Oligospermie etwas über den Grad der Fertilität aus. Bei allen pathologischen Veränderungen des Spermiogramms sollte vor allem durch die Hodenbiopsie eine weitere Klärung der pathologischen Veränderungen im Hodenparenchym oder im Bereiche der samenabführenden Wege angestrebt werden.

a) Klinischer Befund

Der klinische Befund vermittelt nur in seltenen Fällen, wie z. B. beim Vorliegen von besonders schweren Mißbildungen, hochgradigen Hodenatrophien oder bei Hermaphroditismus ohne weitere Untersuchungen eine Aussage über die Zeugungsfähigkeit.

Die normale Größe und Konsistenz der Hoden und Nebenhoden sagt nichts über eine normale Zeugungsfähigkeit aus. Bei Tubulusaplasien kann in seltenen Fällen der Hoden eine normale Größe und Konsistenz aufweisen. Störungen der Durchgängigkeit der samenabführenden Wege sind oft nicht durch eine palpatorische Untersuchung feststellbar.

In einer eigenen Beobachtung wurde ein Beklagter lediglich auf Grund eines ärztlichen Attests nach dem Palpations- und Inspektionsbefund als zeugungsfähig betrachtet und zur Alimentezahlung verurteilt, ohne daß ein Spermiogramm angefertigt worden war. Die andrologische Untersuchung ergab nach den histologischen und spermiologischen Befunden eine Obliterations-Aspermie.

Beidseitige Indurationen im Bereiche der Nebenhoden können Hinweise für eine durchgemachte Nebenhodenentzündung geben, als deren Folge jedoch keine Undurchgängigkeit vorliegen muß.

Selbst bei beidseitigen Hodendystopien von Erwachsenen ist eine Zeugungsunfähigkeit nur auf Grund des klinischen Befundes ohne Anfertigung von Spermiogrammen nicht erwiesen. In diesen Fällen muß das Vorliegen eines Wanderhodens (Pendelhodens, retrahierten Hodens) ausgeschlossen werden. Wir beobachteten einen Patienten, der beide Hoden manuell im Leistenkanal verschwinden lassen konnte. Ein palpatorischer Nachweis der Hoden oder ein sofortiges Herunterholen durch Massieren im Bereiche der Leistengegend war nicht möglich. Das Spermiogramm wies bei diesem Manne im Hinblick auf Zahl, Motilität und Morphologie der Spermien Werte an der unteren Grenze der Norm auf.

Auch bei klinisch nachweisbaren, schweren endokrinen Ausfallserscheinungen kann das ungewöhnliche Krankheitsbild des sog. „fertilen Eunuchen" vorliegen.

Bei einem unserer Patienten zeigten sich eine hohe Stimme, disproportionierter Hochwuchs, Fehlen der Sekundärbehaarung und des Bartwuchses und feminine Schambehaarung.

Beide Hoden waren kirschgroß, die Nebenhoden waren gut abgrenzbar und von normaler Größe. Ein Ejaculat konnte nicht gewonnen werden. Die Hodenbiopsie ergab aber eine weitgehend normale Spermiogenese.

Bei einem anderen Manne war die Terminalbehaarung nur sehr schwach ausgeprägt, der Bartwuchs fehlte fast völlig, die Schambehaarung war feminin. Beide Hoden waren nur knapp olivengroß, die Nebenhodenköpfe waren voluminöser als die Hoden. Im Spermiogramm fanden sich trotz dieser hochgradigen Tubulusatrophie vereinzelte, normal geformte, gut bewegliche Spermien. Die Hodenbiopsie ergab das seltene Bild aller Grade der Tubulusatrophie mit Depopulation bis auf die Sertoli-Zellen neben normaler Spermiogenese.

Auch können in beiden Hoden sehr unterschiedliche Befunde vorliegen. Bei einer eigenen Beobachtung war der linke Hoden deutlich verkleinert und von weicher Konsistenz, der rechte Hoden war normal groß und von normaler Konsistenz. Der rechte Nebenhoden wies eine kirschgroße Induration im Bereiche des Nebenhodenkörpers auf. Im Spermiogramm fanden sich nur im Sediment des Ejaculats vereinzelte Spermien und zahlreiche Zellen der Samenreifungsreihe. Die Hodenbiopsie ergab links einen schweren Samenepithelschaden und rechts nur eine geringgradige Spermiogenesehemmung. Es lag also links ein Tubulusschaden und rechts eine Störung der samenabführenden Wege vor.

b) Spermiogramm

Die Samenuntersuchung stellt auch heute bei Heranziehung moderner Untersuchungsverfahren die wichtigste diagnostische Methode zur Beurteilung der Zeugungsfähigkeit dar.

Besonders für forensische Begutachtungen stellt die Samengewinnung per masturbationem die Methode der Wahl dar. Bei Masturbationsschwierigkeiten oder bei Ablehnung dieser Gewinnungsart aus ethischen oder religiösen Gründen ist für eine Beurteilung des Samens ebenso die Gewinnung durch Coitus condomatus oder Coitus interruptus geeignet. Für forensische Beurteilungen dürfte allerdings nur selten die Möglichkeit dieser Gewinnungsmethoden gegeben sein. Für die Gewinnung des Samens durch Coitus condomatus sollten besonders präparierte Kondome ohne spermiocide Substanzen, z. B. aus Cellophan oder Naturin verwandt werden. Doch wird auch bei Anwendung von Kondomen mit spermiociden Substanzen die gutachterliche Beurteilung der Zeugungsfähigkeit nicht wesentlich beeinträchtigt.

Ist eine Samengewinnung durch Masturbation, Coitus condomatus oder Coitus interruptus nicht möglich, so ist gegebenenfalls in den Gutachten darzulegen, daß mit Hilfe der anderen Untersuchungemethoden eine exakte Aussage über eine Zeugungsfähigkeit nicht gemacht werden konnte.

c) Bläschendrüsen- und Prostataexpressat

Die Untersuchungen des Bläschendrüsen-, des Prostataexpressats sowie des Urinsediments nach der Bläschendrüsen- und Prostataexpression ersetzen selbst beim Nachweis von Spermien die Samenuntersuchung nicht. Ohne Hodenbiopsie und ohne Samenuntersuchung kann auf Grund dieser Untersuchungsbefunde keine exakte Aussage über den Grad der Zeugungsfähigkeit gemacht werden. Wie bereits erwähnt, sollte auf Grund von im Bläschendrüsenexpressat nachgewiesenen Spermien nicht das Gesamturteil eines Gutachtens lauten: „nicht als zeugungsunfähig zu betrachten".

d) Elektrophysikalische Tests

Durch elektrophysikalische Verfahren können nach Anlegung einer Elektrode im Rectum und außen in Höhe des letzten Lendenwirbels infolge Reizung des Ejaculationszentrums Ejaculationen erzielt werden. Mit dieser Methode können jedoch nur unvollständige Ejaculationen hervorgerufen werden. Unseres Erachtens ist diese Methode z. B. bei einer angeblichen Impotentia coeundi oder bei Ablehnung der Samengewinnung durch Masturbation für Begutachtungen nicht geeignet, da ihre Ungefährlichkeit nicht erwiesen ist (s. Kapitel „Ejaculat" S. 285).

e) Postcoitale Tests

Diese Tests, bei denen nach dem Coitus Sperma aus dem Scheidengewölbe der Frau entnommen wird, sind wegen möglicher Betrugsmanöver und wegen des beschränkten Aussagewertes solcher Untersuchungen für Begutachtungen ungeeignet.

f) Hoden- und Nebenhodenpunktion

Punktionen des Hodens und des Nebenhodens müssen grundsätzlich, vor allem wegen der Gefahr einer irreparablen Störung der samenabführenden Wege und auch wegen der Schmerzhaftigkeit abgelehnt werden.

g) Hodenbiopsie

Bei allen pathologischen Spermiogrammen oder bei einer Impotentia coeundi ist die Hodenbiopsie eine unentbehrliche diagnostische Maßnahme, mit der in vielen Fällen eine Aussage über den Grad der Zeugungsfähigkeit und vor allem über einen seit der Kindheit bestehenden irreparablen Schaden gemacht werden kann.

Die Hodenbiopsie stellt einen sehr einfachen, risikolosen, schmerzlosen, ambulant durchführbaren chirurgischen Eingriff dar. Der Wert dieses Verfahrens wird nicht dadurch gemindert, daß nur ein hirsekorn- bis linsengroßes, an irgendeinem Teile des Hodens entferntes Parenchymstück entnommen wird. Sinnvoll erscheint dieser Eingriff nur, wenn er beidseitig durchgeführt wird, da nach eigenen Erfahrungen oft erhebliche histologische Unterschiede zwischen den beiden Hoden vorhanden sind. Unterschiedliche Befunde im gleichen Hoden kommen vor, sind jedoch selten. Durch die beidseitige Hodenbiopsie können die meisten Betrugsmanöver aufgeklärt werden. Ferner erübrigen sich mit diesem Verfahren vielfach mehrfache Spermauntersuchungen bei pathologischen Ejaculaten.

Eine Ablehnung dieses operativen Eingriffs ist nach unseren Erfahrungen bei entsprechender Aufklärung der zu Begutachtenden selten.

h) Hormonale Untersuchungen

Die Bestimmung der 17-Ketosteroide und der Gonadotropinausscheidung (FSH) im Urin hat für die Begutachtungen nur beschränkten Wert, da der Grad der Zeugungsfähigkeit durch die Befunde des Spermiogramms und der Hodenbiopsie exakter festgestellt wird. Hormonbestimmungen im Urin können Samenuntersuchungen und die histologische Untersuchung nicht ersetzen.

i) Röntgenologische Darstellung der samenabführenden Wege

Beim Nachweis einer Aspermie und eines normalen histologischen Parenchymbefunds klärt in manchen Fällen eine röntgenologische Darstellung der samenabführenden Wege die Ursache eines Verschlusses (z. B. bei einer Mißbildung) auf. Diese, nur in wenigen Spezialinstituten durchführbare diagnostische Methode ist nicht völlig gefahrlos.

k) Chromosomales Geschlecht

Die Bestimmung des chromosomalen Geschlechts stellt beim Nachweis des chromatinpositiven Geschlechts eine ausschlaggebende Untersuchungsmethode dar, weil dann nach unseren heutigen Kenntnissen mit Sicherheit eine Zeugungsunfähigkeit vorliegt.

4. Das gerichtliche (forensische) Gutachten auf Zeugungsfähigkeit

Die gerichtliche Begutachtung auf Zeugungsfähigkeit spielte unter den Abstammungs-Gutachten bisher die geringste Rolle, da mit der alleinigen klinischen und spermatologischen Untersuchung nur sehr begrenzte Aussagen gemacht werden konnten. Unter Einbeziehung neuer diagnostischer Methoden können wir heute in vielen Fällen sehr exakt zu den wesentlichen Fragen der forensischen Gutachten Stellung nehmen:
1. Liegen Betrugsabsichten vor?
2. Ist der Proband zur Zeit der Begutachtung zeugungsunfähig?
3. War der Proband während der einrechnungsfähigen Zeit zeugungsunfähig?
4. Kann der jetzt zeugungsunfähige Proband spontan oder durch eine entsprechende Behandlung wieder zeugungsfähig werden?

a) Die Abstammungs-Gutachten

In dem Buch „Vaterschaftsgutachten für die gerichtliche Praxis" von BEITZKE, HOSEMANN, DAHR und SCHADE werden eingehend die Rechtsfragen der Vaterschafts-Gutachten, die Probleme des Tragzeit-Gutachtens, des Blutgruppen-Gutachtens und des erbbiologischen Gutachtens erörtert.

Das Tragzeit-Gutachten und das Blutgruppen-Gutachten führen zu einem *negativen Abstammungsbeweis*, d. h. eine Vaterschaft wird für offenbar unmöglich erklärt und damit ein als Vater in Anspruch genommener Mann ausgeschlossen.

Durch das erbbiologische Gutachten ist ein *positiver Abstammungsbeweis* möglich.

Beim *Tragzeit-Gutachten* kann in seltenen Fällen die Vaterschaft auf Grund der Tragzeit und des Reifegrads des Kindes geklärt werden. Sie kann zu einem Ausschluß eines behaupteten Verkehrs oder eines etwaigen Mehrverkehrs dienen. Nach HOSEMANN liegen die Beiwohnungszeiten jedoch oft so dicht zusammen, daß sichere Ausschlüsse nicht allzu oft gelingen.

Durch das *Blutgruppen-Gutachten* kann heute auf Grund neuer Erkenntnisse über zahlreiche Blutfaktoren der Kreis der in Frage kommenden Männer stark eingeengt werden.

Die *erbbiologische Ähnlichkeits-Untersuchung* stützt sich auf einen Summationsbeweis, bei dem verschiedene erscheinungsbildliche Merkmale der Mutter, des Kindes und des angeblichen Vaters verglichen werden. Auf Grund der Ähnlichkeitsprüfung, bei der besonders dominante Erbmerkmale eine Rolle spielen, wird dem Richter ein Wahrscheinlichkeitsgrad für die Vaterschaft angegeben. Erbbiologische Gutachten können jedoch erst dann erstellt werden, wenn das zu begutachtende Kind mindestens 3 Jahre alt ist.

Erbbiologische Gutachten können durch Blutgruppen-Gutachten widerlegt werden, falls sie die Unmöglichkeit der Vaterschaft nachweisen. In diesen, allerdings seltenen Fällen hat das Blutgruppen-Gutachten eine stärkere Beweiskraft als das erbbiologische Gutachten (BEITZKE, HOSEMANN, DAHR und SCHADE). Zum Ausschluß von Fehlern in der Technik, bei der Blutentnahme oder der Auswertung empfiehlt sich in diesen Fällen eine Wiederholung des Blutgruppen-Gutachtens (MUELLER).

Die Frage der Reihenfolge in der Durchführung der Abstammungs-Gutachten wird uneinheitlich beantwortet. Ohne Zweifel wird bei der Feststellung über die eheliche oder uneheliche Vaterschaft die Möglichkeit für eine Begutachtung der Zeugungsfähigkeit zu selten berücksichtigt. Nach eigenen Erfahrungen lagen wiederholt bei klinisch, spermatologisch und histologisch einwandfrei nachgewiesener Infertilität bereits Blutgruppen- und erbbiologische Gutachten vor.

Beim Fehlen des Verdachts auf eine Zeugungsunfähigkeit oder bei angeblich erbrachtem Nachweis einer Zeugungsfähigkeit dürfte dem Blutgruppen-Gutachten die größte Bedeutung zukommen.

b) Betrugsmanöver

Nach den Mitteilungen der Literatur und nach den eigenen Erfahrungen dürften bei forensischen Begutachtungen Betrugsmanöver selten sein. Die Kenntnis von Täuschungsabsichten ist aber deswegen so wichtig, weil eine Aufdeckung nur durch Heranziehen besonderer Untersuchungsmethoden gelingen kann. Wir wissen heute, daß in bestimmten Fällen die Diagnose Azoospermie nicht — wie früher angenommen wurde — eine Problemlösung im Sinne der Anerkennung einer Zeugungsunfähigkeit darstellt, sondern möglicherweise eine Problemstellung für die Aufdeckung der Ursache der Azoospermie aufgeben kann. Bei der Deutung der erhobenen Befunde ist mit folgenden Betrugsmöglichkeiten zu rechnen:

α) Begutachtung des Ejaculats einer zeugungsunfähigen, vorgeschobenen Person

Zur Begutachtung wird von dem auf Vaterschaft Beklagten ein anderer Mann geschickt, der erwiesenermaßen zeugungsunfähig ist. Dieses Betrugsmanöver kann gelingen, da dem Gutachter der falsche Personalausweis vorgelegt werden kann und in den Prozeßakten kein Personalbild des Beklagten zum Vergleichen vorhanden ist. Derartige gelungene Betrugsmanöver sind vor allem auch bei der Feststellung einer angeblichen Schwangerschaft bekannt geworden.

β) Unterschieben eines fremden Ejaculats oder einer spermaähnlichen Flüssigkeit

Zwecks Ausschluß der Unterschiebung eines fremden Ejaculats wird häufig gefordert, daß der Proband bei der Gewinnung des Ejaculats von dem Gutachter beobachtet werden soll. Nach unserem Ermessen geht diese Forderung über das Maß des Zumutbaren hinaus, da dieses Betrugsmanöver auch durch andere Methoden zu entlarven ist.

Der Versuch der Unterschiebung einer spermaähnlichen Flüssigkeit dürfte so primitiv sein, daß die Methoden zum Spermanachweis (BERG) nicht notwendig sind.

Die Echtheit des von den Probanden frisch gewonnenen Ejaculats wird am zuverlässigsten durch die Prüfung der Verflüssigungszeit, der Viscosität, des p_H-Werts und des Geruchs bestimmt.

Es empfiehlt sich, die Anamnese des Probanden $1/2$ Std *vor* der Ejaculation aufzunehmen und vor der Samengewinnung eine Prostata- und eine Bläschendrüsenexpression vorzunehmen. Ergeben sich Zweifel an der Herkunft des abgegebenen Ejaculats, so kann durch die Prostataexpression und das sorgfältige äußere Ausstreichen der Urethra *nach* der Ejaculation festgestellt werden, ob überhaupt ein Samenerguß stattgefunden hat. Nach jeder Ejaculation finden sich im Prostataexpressat bei normaler Spermiogenese in der Regel zahlreiche Spermien, die bei einer Bläschendrüsenexpression vor der Ejaculation oft nicht nachgewiesen werden können.

Bei allen Azoospermien und Aspermien sollte nach der Ejaculation auch das Urinsediment zwecks Nachweis von Spermien untersucht werden.

Normale Bläschendrüsen lassen sich nach unseren Erfahrungen im Gegensatz zu den Beschreibungen älterer Lehrbücher nicht immer palpieren. Die Gewinnung eines Bläschendrüsenexpressats ist oft schwierig und gelingt auch bei wiederholten Versuchen häufig nicht.

Die Verflüssigungszeit dauert in der Regel 10—30 min. Krankheiten mit isolierter Störung der anfänglichen Koagulation des frisch gewonnenen Spermas und somit einem Austreten eines verflüssigten Spermas aus der Harnröhre ohne gleichzeitiges Bestehen von Mißbildungen der akzessorischen Geschlechtsdrüsen oder von endokrinen Ausfallserscheinungen sind nicht bekannt.

Beim Abliefern eines nichtkoagulierten Spermas durch den Probanden muß auch an eine Spermatorrhoe oder eine unvollständige Ejaculation gedacht werden, bei der es nicht zur Ausstoßung des Inhalts des Nebenhodenschwanzes und aller Sekrete der akzessorischen Geschlechtsdrüsen kommt. Bei der Abgabe eines bereits verflüssigten, spermienfreien Ejaculats sollte die Diagnose Azoospermie (Fehlen der Spermien beim Nachweis von Zellen der Samenreifungsreihe) oder Aspermie (Fehlen der Spermien und Fehlen der Zellen der Samenreifungsreihe) ohne Durchführung einer Hodenbiopsie nur mit Zurückhaltung gestellt werden. Auch kann der typische Geruch des Ejaculats bei Krankheiten der Prostata und besonders bei Mißbildungen der akzessorischen Geschlechtsdrüsen verändert sein.

γ) Zusatz von spermiociden oder spermienimmobilisierenden Mitteln oder Abgabe eines anders vorbehandelten Spermas

Dieses Betrugsmanöver kann neben den bereits besprochenen Untersuchungsmethoden (Bestimmung der Verflüssigungszeit und des Geruchs sowie der Untersuchung des Prostata- und Bläschendrüsenexpressats vor und nach der Ejaculation) durch die Prüfung des p_H-Werts erkannt werden.

Das Ejaculat zeigt nach MacLeod und Gold unmittelbar nach der Verflüssigung einen p_H-Wert zwischen 7,1—7,3. Nach diesen Autoren steigt dieser Wert während der ersten 6 Std nach der Ejaculation spontan von 7,1—7,3 auf 8,0—9,0. Über dem Durchschnittswert liegende hohe p_H-Werte lassen daher darauf schließen, daß ein abgegebenes, bereits verflüssigtes Ejaculat nicht mehr frisch ist oder daß es sich um ein unterschobenes Ejaculat handelt. p_H-Werte unter 7,0 deuten entweder auf eine Mißbildung oder auf eine Schädigung der Bläschendrüsen hin, da beim Fehlen des Sekrets der Bläschendrüsen das saure Sekret der Prostata überwiegt und zu niedrigen p_H-Werten führt.

Ganz besonders muß jedoch bei größeren Abweichungen des p_H-Werts von der Norm bei einem frisch gewonnenen Ejaculat an einen Zusatz von spermiociden oder motilitätshemmenden Mitteln gedacht werden. Spermienauflösende Mittel, die das Aussehen, den Geruch und besonders den p_H-Wert des Ejaculats nicht ändern, kennen wir nicht. Die Entlarvung eines durch chemische Zusätze oder eine andere Vorbehandlung veränderten Spermas läßt sich vor allem auch durch die Expression der Bläschendrüsen und der Prostata *vor und nach* der Ejaculation ermöglichen.

Die Bläschendrüsen- und Prostataexpression ist jedoch nur bei gleichzeitiger Bewertung des Ejaculats und der Hodenbiopsie für eine Beurteilung heranzuziehen.

Bei Masturbationsschwierigkeiten weisen eine durch Hodenbiopsie erhärtete normale Spermiogenese und ein positiver Spermiennachweis im Bläschendrüsen- oder Prostataexpressat auf eine Durchgängigkeit der samenabführenden Wege hin.

Finden sich im Ejaculat Spermien, so ist bei Störungen der Spermiogenese oder bei Schädigungen der samenabführenden Wege in der Regel die Zahl, die Motilität und die Morphologie der Spermien verändert. Isolierte Störungen der Motilität allein bei normaler Zahl und Morphologie deuten nach unseren Erfahrungen auf Betrugsmanöver oder auf eine Schädigung der Nebenhoden, besonders der Nebenhodenschwanzfunktion hin (s. Kapitel „Ejaculat").

Bei einer Akinese, aber sonst normaler Zahl und Morphologie der Spermien, kann nicht mit Sicherheit eine Zeugungsunfähigkeit angenommen werden. Für forensische Untersuchungen bieten daher bei einer Akinese Zusätze von motilitätsstimulierenden Lösungen wie Ringer-, Locke-, Baker- oder Joël-Lösung oder die Erwärmung des Ejaculats im Brutschrank zur Wärmestimulation keine diagnostische Bereicherung. Aufschlußreicher kann in diesen Fällen die Durchführung des Eosintests sein, durch den abgestorbene akinetische, von sog. vitalen akinetischen Spermien unterschieden werden können. Nur auf Grund des Ergebnisses des Eosintests sind wir berechtigt, von einer Nekrospermie zu sprechen, die ohne Betrugsmanöver sehr selten sein dürfte.

Ein spermienfreies, allerdings bereits verflüssigtes Ejaculat kann auch durch Zentrifugieren oder durch Sedimentieren bei längerem Stehen zustande kommen. Durch diese Betrugsabsicht kann eine Aspermie vorgetäuscht werden. Wird in diesem Falle bei fehlendem Nachweis der Spermien im Bläschendrüsen- und Prostataexpressat die Hodenbiopsie verweigert, so kann der Betrug durch die Bestimmung der Hyaluronidase entlarvt werden. Bei einer durch einen Verschluß der samenabführenden Wege bedingten Aspermie ist im Gegensatz zu der betrugsbedingten Aspermie keine Hyaluronidase oder nur ein sehr niedriger Hyaluronidasewert nachweisbar.

Die Schwierigkeiten der Begutachtung bei einem ungewöhnlichen Ejaculatbefund sollen an folgendem Gutachten aufgezeigt werden:

Bei einem Beklagten sollte im Jahre 1957 festgestellt werden, ob er in der einrechnungsfähigen Zeit vom 11.3.—10.7.1950 zeugungsunfähig war. Bei dem Probanden bestand als Folge einer im ersten Lebensjahr erlittenenen spinalen Kinderlähmung an beiden Beinen eine hochgradige Atrophie, wegen der er sich nur in einem Fahrstuhl oder an 2 Stöcken fortbewegen kann. Er sei seit 1955 angeblich kinderlos verheiratet. Er glaube wegen der Folgen seiner Kinderlähmung zeugungsunfähig zu sein. Subjektiv bestehe eine herabgesetzte Libido und eine Erektionsschwäche. Am Genitale fand sich klinisch kein krankhafter Befund. Zeichen einer endokrinen Ausfallserscheinung waren nicht nachweisbar. In dem per masturbationem gewonnenen Ejaculat wurden nach angeblich 14tägiger sexueller Karenz 18,7 Mill. Spermien im Kubikzentimeter nachgewiesen. Im Differentialspermiogramm waren die pathologischen Formen mit 38% vermehrt. Im Nativpräparat zeigten sich überhaupt keine sich bewegenden Spermien. Im Eosintest färbten sich alle Spermien rot an und waren somit nicht mehr vital. Der Befund des Bläschendrüsenexpressats vor und nach der Ejaculation wies nur unbewegliche Spermien auf. Die Hodenbiopsie wurde entschieden abgelehnt. Bei der Beurteilung dieses Spermiogramms drängte sich der Verdacht auf, daß dem Ejaculat zur Immobilisierung der Spermien eine bestimmte Substanz zugesetzt worden war, da eine durch den Eosintest erhärtete Nekrospermie bei einer so großen Spermienzahl ungewöhnlich ist. Gegen das Vorliegen einer Täuschungsabsicht sprach, daß in dem unmittelbar nach der Verflüssigung untersuchten Ejaculat in den zahlreichen durchmusterten Nativpräparaten jede Bewegung fehlte und auch keine oszillatorischen Zuckungen erkennbar waren. Spermienimmobilsierende Mittel vermögen nämlich nach der Verflüssigungszeit in der Regel nicht sofort auf alle Spermien gleichmäßig einzuwirken, so daß man bei derartigen Täuschungen meist noch oszillatorische Zuckungen oder vor allem noch zuckende Bewegungen wie bei toxischen Reizen bei einigen Spermien nachweisen kann. Weiterhin sprach gegen eine Täuschung, daß auch in dem Prostata- und Bläschendrüsenexpressat vor und nach der Ejaculation die wenigen Spermien unbeweglich waren. Die Bildung einer so großen Zahl primär unbeweglicher Spermien durch eine isolierte Tubulusstörung halten wir für unwahrscheinlich. Sie ist unseres Wissens noch nicht in der Literatur beschrieben worden. Hält man eine Betrugsabsicht für unwahrscheinlich, so dürfte diese Akinese möglicherweise durch eine Schädigung der samenabführenden Wege besonders im Nebenhodenschwanz bedingt sein. Eine Vergleichsuntersuchung mit der Motilität der Spermien im Hoden, die nach eigenen Untersuchungen eine Quantität der Bewegung zwischen 60—80% aufweisen, war wegen der Verweigerung der Hodenbiopsie nicht möglich.

Ein Zusammenhang dieser eventuellen Nebenhodenstörung mit den Folgen der Poliomyelitis war u. E. nicht wahrscheinlich. Das Bestehen einer Potentia generandi zum jetzigen Zeitpunkt und insbesondere während der einrechnungsfähigen Zeit — also vor 7 Jahren — konnte im Hinblick auf die noch im Bereiche der Norm liegende Zahl der Spermien im Kubikzentimeter nicht ausgeschlossen werden.

δ) Die Erschöpfungs-Azoospermie

Von einer Erschöpfungsazoospermie sprechen wir, wenn durch **mehrere** Ejaculationen unmittelbar vor der Untersuchung oder 24 Std vor der Untersuchung eine hochgradige Oligospermie oder eine Azoospermie im Spermiogramm vorliegt. Nach v. LANZ und nach eigenen Untersuchungen vermindert sich bei rasch aufeinanderfolgenden Entleerungen im Abstand von wenigen Stunden der Samenspeicher sehr schnell. Nach der 4. Ejaculation ist das noch ausgepreßte Sekret meist frei von Spermien. Charakteristisch für eine Erschöpfungsazoospermie ist die kleine Samenmenge unter 0,5 cm^3 und die Vermehrung der Zellen der Samenreifungsreihe (normal 0,5—2%). Sofern bei einer inkompletten Erschöpfungsazoospermie im Sediment des Ejaculats noch Spermien auffindbar sind, zeigen diese Samenzellen in vermehrtem Maße Protoplasmatropfen, die in einem normalen Ejaculat nur in 0,5—2% vorhanden sind. Zum Nachweis des Protoplasmatropfens eignet sich nur das Nativpräparat.

Bei sehr kleinen Ejaculatmengen können auch endokrine Störungen, Mißbildungen der akzessorischen Geschlechtsdrüsen oder eine unvollständige Ejaculation vorliegen.

Sofern keine Erschöpfungsazoospermie vorgetäuscht wird, hat die sexuelle Karenz keine große Bedeutung für die forensische Beurteilung der Zeugungsfähigkeit.

ε) Die medikamentös hervorgerufene Azoospermie

Das am wenigsten bekannte und das am schwersten zu entlarvende Betrugsmanöver liegt bei der durch hohe Dosen von Oestrogenen oder von Testosteron hervorgerufenen Azoospermie vor. Diese Form der Azoospermie muß man kennen, da nur durch das Spermiocytogramm, die Hodenbiopsie und die Bestimmung der 17-Ketosteroide sowie der follikelstimulierenden Hormone im Urin die Diagnose gestellt werden kann. Die komplette, durch Hormonapplikation bedingte Azoospermie ist bekannt durch die Behandlung von Prostatacarcinomen (GEISSENDÖRFER, SCHÜTZ, WEYENETH), neuerdings durch die Behandlung von primären, mit Oligospermien einhergehenden Hodenschäden mit hohen Dosen von Testosteron (HECKEL und MACDONALD, HECKEL und ROSSO und KESTEL, GETZOFF, HEINKE und TONUTTI). Bei dieser Behandlung wird durch die Ausschaltung des stimulierenden Effekts des Hypophysenvorderlappens vorübergehend eine mehr oder minder schwere Spermiogenesehemmung hervorgerufen und nach Absetzen der Hormonapplikation etwa bei 30% der Behandelten eine überschießende Spermiogenese beobachtet. Die Wirkung dieser Hormone bei primären Hodenschäden wird als Bremstherapie (vorübergehendes Ausschalten des stimulierenden Effekts der Hypophyse) oder als Umkehrphänomen (überschießende Spermiogenese nach Absetzen der Therapie) bezeichnet. Durch diese für den Allgemeinorganismus keineswegs indifferente Therapie läßt sich aber nur bei einem Teil der Patienten eine komplette Azoospermie erzielen. Es kann auch nach Absetzen der Hormonzufuhr die Spermiogenesehemmung fortdauern und somit ein bleibender Schaden gesetzt werden.

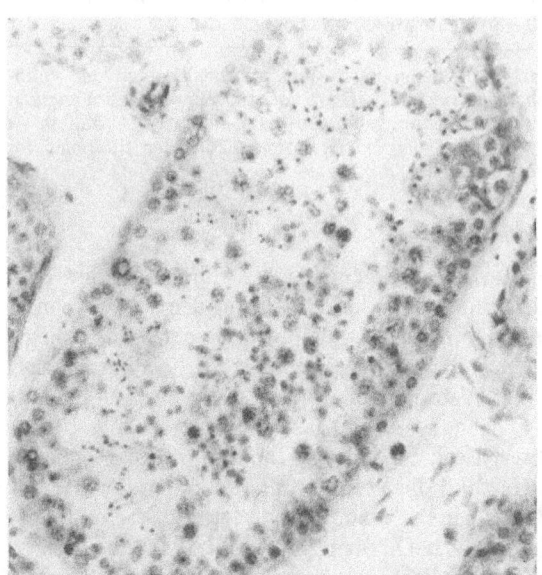

Abb. 186. Hodenbiopsiebefund bei einem mit hochgradiger Oligospermie einhergehenden primären Hodenschaden vor der Testosteronkur. [Aus Dtsch. Z. gerichtl. Med. **46**, 723 (1958)]

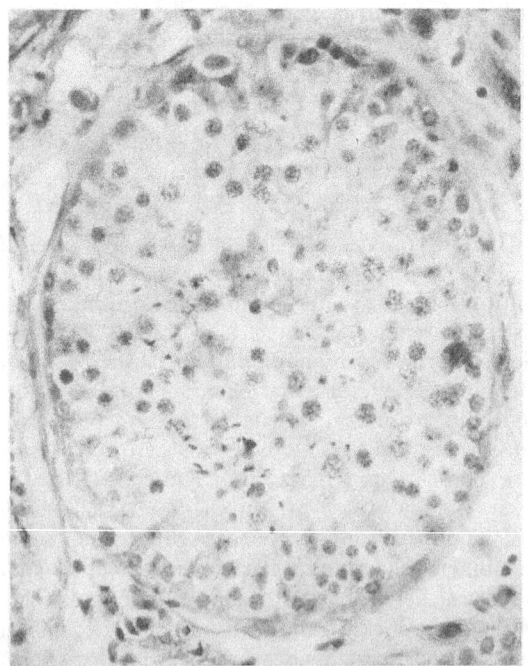

Abb. 187. Hodenbiopsiebefund nach der Behandlung mit 1000 mg Testosteron (2mal wöchentlich 50 mg)

Ohne Kenntnis dieser wichtigen Betrugsabsicht muß dem Probanden bei der Beurteilung des Spermiogramms ohne Heranziehung weiterer Untersuchungsmethoden bestätigt werden, daß z. Z. der Begutachtung eine Zeugungsunfähigkeit vorliegt. An diese Betrugsabsicht ist vor allem dann zu denken, wenn sich im Cytogramm eine sehr große Menge von Zellen der Samenreifungsreihe wie Spermiogonien, Spermiocyten und Spermatiden finden, deren Differenzierung und Erkennung in Anbetracht der großen Zahl keine Schwierigkeiten bereitet.

In den Abb. 186 u. 187 werden die histologischen Bilder von einem Patienten mit einem primären Hodenschaden vor und nach der Testosteronkur mit 1000 mg gezeigt. In der Abb. 186 ist eine geringgradige Spermiogenesehemmung erkennbar. Im Ejaculat fanden sich nur 3 Mill. Spermien im Kubikzentimeter. Nach der Verabreichung von 1000 mg Testosteron mit einer Dosierung von 2×50 mg wöchentlich konnte keine vollständige Azoospermie erreicht werden.

Durch die histologische Untersuchung allein kann die Diagnose nicht mit Sicherheit gestellt werden. Wichtig ist bei der Entlarvung dieses Betrugsmanövers vor allem die Bestimmung der 17-Ketosteroide. Bei dieser Untersuchung ist zu berücksichtigen, daß die Werte individuell beträchtlich schwanken, in den einzelnen Lebensabschnitten differieren und bei gleichen Versuchspersonen an verschiedenen Tagen bereits Unterschiede erkennen lassen. Beim erwachsenen Mann schwanken die Werte zwischen 12 und 20 mg in 24 Std. Bei einer medikamentösen Hormonzufuhr sind die erhöhten Werte nach HAMBURGER, SCHNEIDER und SCHUCHTER sowie SCHREUS und RUHRMANN weitgehend abhängig von der Applikationsart, dem Zeitpunkt der Applikation und der Höhe der Dosierung. Die Schwankungen sind so groß, weil nur ein Teil des zugeführten Testosterons als 17-Ketosteroide den Körper verläßt, während der Rest durch die Leber, die Speicheldrüsen und die Nieren in Form anderer, mit der Zimmermannschen Reaktion nicht nachweisbarer Steroide ausgeschieden wird. Die exaktere Untersuchungsmethode mit der Aufschlüsselung des Verhältnisses der α- und β-17-Ketosteroide ist als Routinemethode schwierig durchführbar. Bei der Bestimmung der 17-Ketosteroide von 5 Patienten am Ende einer Testovironkur (2mal 50 mg wöchentlich, insgesamt 1000 mg) fanden sich Werte zwischen 20—30 mg in 24 Std. Während bei der Applikation von Testosteron die Werte der 17-Ketosteroide in der Regel über der Norm liegen, sind bei der Applikation von Oestrogenen nach WEYENETH die 17-Ketosteroide nicht erhöht.

Bei der Applikation dieser Hormone ist die Ausscheidung der follikelstimulierenden Hormone (FSH) stark herabgesetzt. Die Verwertung dieses Befundes zur Stellung der Diagnose „hypogonadotroper Hypogonadismus" durch medikamentöse Hormonzufuhr ist meist nicht möglich, da sich mit den heute gebräuchlichen biologischen Methoden zur Bestimmung des FSH geringgradig unter der Norm liegende Werte schwer nachweisen lassen.

Zusammenfassend ist zu sagen, daß die meisten Betrugsmöglichkeiten bei einer forensischen Untersuchung auf Zeugungsfähigkeit mit Hilfe der Untersuchung des Bläschen- und Prostataexpressats *vor und nach* der Ejaculation, der Bestimmung der Verflüssigungszeit, des p_H-Werts, der Hyaluronidase des Ejaculats sowie der Anfertigung des Cytogramms, der Hodenbiopsie und Hormonausscheidung entlarvt werden können. Bei der Hodenbiopsie handelt es sich um einen chirurgischen Eingriff. Diese einfache, völlig gefahrlose Untersuchungsmethode kann abgelehnt werden. In derartigen Fällen muß nicht immer die Absicht einer Verschleierung des Befundes angenommen werden.

Bei angeblichen Schwierigkeiten der Samengewinnung und bei Verweigerung der Hodenbiopsie muß der alleinige Nachweis von Spermien aus der Bläschendrüsen- und Prostataexpression oder aus dem Urinsediment nach dem Bläschen- und Prostataexpressat sehr zurückhaltend bewertet werden. In diesen Fällen muß zum Ausdruck gebracht werden, daß eine exakte Beurteilung nicht möglich war, da angeblich kein Samen gewonnen werden konnte oder die erforderlichen diagnostischen Maßnahmen verweigert wurden.

c) Beurteilung der vorliegenden Zeugungsunfähigkeit zum Zeitpunkt der Untersuchung

Die Schwierigkeit und Unsicherheit der forensischen Begutachtung ohne mehrere diagnostische Untersuchungsverfahren läßt sich am besten aus den bekannten Formulierungen erkennen, „daß durch die Feststellung eines Spermiums die Zeugungsfähigkeit wenigstens als offenbar unmöglich nicht ausgeschlossen werden kann, wenn es auch unwahrscheinlich ist, daß der Proband in der Lage ist, ein Kind zu erzeugen".

Die heute noch gültige forensische Beurteilung: „nicht als zeugungsunfähig zu betrachten", wenn auch nur *ein* Spermium nachgewiesen wird, ist nicht widerlegbar, aber nach klinischen Erfahrungen unwahrscheinlich.

Nach den jetzt gültigen Richtlinien der forensischen Medizin werden Beklagte als „nicht zeugungsunfähig" beurteilt und können mit allen Konsequenzen verurteilt werden, obwohl diese Männer nach den klinischen Erfahrungen als infertil zu betrachten sind.

Die Diskrepanz zwischen forensischer und klinischer Beurteilung kann in der Regel von dem Richter nicht erkannt werden. Aus diesem Grunde halten wir in

Tabelle 40. *Einteilungsversuch der männlichen Fertilitätsstörungen für die forensische und versicherungsrechtliche Beurteilung zum Zeitpunkt der Begutachtung*

Beurteilung der Zeugungsfähigkeit	Diagnose	Klinischer Befund		Ejaculat	Histologischer Befund an den Tubuli	Gonadotropine
		Hoden	Nebenhoden			
Mit an Sicherheit grenzender Wahrscheinlichkeit zeugungsunfähig	Mechanischer Verschluß (angeborene Mißbildung)	normal	normal oder induriert	Aspermie	normale oder mäßige Hemmung	normal
	echtes (chromatinpositives Geschlecht) Klinefelter-Syndrom	verkleinert	verkleinert	Azoospermie (Oligospermie)	Tubulusatrophie	erhöht
	präpuberale primäre Hodenschäden	verkleinert	verkleinert	Azoospermie	Tubuli infantil	erhöht
	Aplasien	verkleinert	verkleinert	Aspermie	Tubulusepithel fehlt	normal
	Dystopien (Kryptorchismus, Retentio testis)	—	—	Azoospermie	Tubuli infantil Tubuli unterentwickelt	erniedrigt erhöht
	erworbene und angeborene Anorchien	—	—	—	—	erhöht
	präpuberale sekundäre Hodenschäden bei schwerer Endokrinopathie	verkleinert	verkleinert	Azoospermie	Tubuli infantil	erniedrigt
Wahrscheinlich zeugungsunfähig	Exogen bedingte Hodenatrophien überstandene Infektionskrankheiten, Hirnverletzung und Rückenmarksverletzung	verkleinert verkleinert	verkleinert verkleinert	Azoospermie Azoospermie	Tubulusatrophie Tubulusatrophie	erhöht erhöht normal
	sekundäre nach der Pubertät aufgetretene Hodenschäden (schwere endokrine Störungen)	verkleinert	verkleinert	Azoospermie	Tubulusatrophie	erniedrigt
	Zustand nach Sterilisation	normal	normal	Aspermie	normal	normal
	Mechanische Verschlüsse mit fraglichem Zeitpunkt des Verschlusses	normal	normal	Aspermie	normal oder mäßige Hemmung	normal
	Sog. Spermatogenese-Stop	normal	normal	Azoospermie	Tubulusatrophie	normal

oft erhöht	normal	normal	normal
Spermiogenese-hemmung	Spermiogenese-hemmung	Spermiogenese-hemmung	normal
hochgradige Oligospermie Oligo-Astheno-Teratospermie	hochgradige Oligospermie Oligo-Astheno-Teratospermie	hochgradige Oligospermie Oligo-Astheno-Teratospermie	Oligospermie Hypospermie Asthenospermie
normal	normal	normal	normal
normal	normal	normal	normal
progressive Tubulussklerose idiopathische Tubulusdegeneration primärer Hodenschaden verschiedener Ätiologie	exogen bedingte Hodenschäden (schwere Hungerzustände, mit Kachexie einhergehende Krankheiten, Röntgenstrahlen, Traumen, postinfektiöse Zustände)	fraglicher Hodenschaden	
Weder im positiven noch im negativen Sinne beantwortbar. Zeugungsfähigkeit fraglich (möglicherweise zeugungsfähig zu einem früheren Zeitpunkt)		Kein sicherer Anhalt für Zeugungsunfähigkeit (möglicherweise zeugungsunfähig)	

allen Fertilitätsgutachten die für den Gutachter so einfache, und für den Probanden oft so folgenschwere Beurteilung „als nicht zeugungsunfähig zu betrachten" bei schweren pathologischen Veränderungen des Spermiogramms für unzureichend.

Bei allen von der Norm abweichenden Befunden sollten in den Gutachten Wahrscheinlichkeitsgrade für den jetzigen, den früheren oder nur möglichen temporären Zustand abgegeben werden (s. Tabelle 40). Derartige Beurteilungen sind jedoch nur bei Anwendung aller modernen diagnostischen Untersuchungsmethoden möglich. Die einmalige Ausschöpfung aller dieser Untersuchungsverfahren, die allerdings nur in wenigen Kliniken möglich sind, erspart dem Gericht auch viele Kosten für mehrere unzureichende Vorgutachten, durch die der Zustand nicht geklärt werden konnte.

Wie bereits erwähnt, vermag der klinische Befund allein nur in seltenen Fällen eine exakte Aussage über eine Zeugungsfähigkeit zu vermitteln. Durch den einseitigen Verlust des Hodens wird die Fertilität bei normaler Funktion des anderen Hodens nicht herabgesetzt. Bei einseitiger Hodendystopie ist jedoch zu bedenken, daß auch der andere normal deszendierte Hoden mehr oder minder geschädigt sein kann.

Bei der Beurteilung des Spermiogramms müssen insbesondere vorausgegangene Krankheiten, Wärmeschäden, Intoxikationen und Berufsschäden berücksichtigt werden.

Nach den Untersuchungen von MacLeod und Gold an Kollektiven von 1000 fertilen und 1000 infertilen Männern ergaben sich für das Spermiogramm folgende untere Grenzwerte:

Spermienzahl . . . . 20 Mill./cm³
Motilität: Quantität in Prozent . . 60
　　　　　Qualität . . . . ausreichend
Morphologie . . . . { 60% normal
　　　　　　　　　　　　　　geformte Spermien
(Zellen der Samenreifungsreihe) . . über 4%

Bei derartigen unteren Grenzwerten ist eine Zeugungsfähigkeit deswegen leicht möglich, weil eine bei diesen Werten wahrscheinlich vorliegende Subfertilität des Mannes durch eine hochfertile Partnerin kompensiert werden kann.

Bei histologisch nachgewiesener Hypospermiogenese und Spermienzahlen unter 10 Mill./cm³ bei gleichzeitig deutlich herabgesetzter Motilität und Vermehrung der pathologisch geformten Spermien sollten Spermiogramme in Abständen von 8 Wochen wenigstens 2mal wiederholt werden. Bei diesen Wiederholungsuntersuchungen müssen unter genauer Kontrolle der Samenmenge irreführende Oligospermien durch eine zu kurze sexuelle Karenz in Erwägung gezogen werden. Durch wiederholte Spermiogramme und Spermiocytogramme können temporäre Oligospermien mit großer Wahrscheinlichkeit ausgeschlossen werden. Weist man eine konstante Oligo-Astheno-Teratospermie mit Spermienzahlen unter 10 Mill. Spermien im Kubikzentimeter mit pathologisch veränderter Motilität und Morphologie der Spermien nach, so sollte zum Ausdruck gebracht werden, daß die Chance der Fertilität sehr gering ist.

Konstante Oligo-Astheno-Teratospermien mit Spermienzahlen unter 1 Mill./cm³ mit schlechter Motilität und deutlicher Vermehrung der pathologisch geformten Spermien haben eine Fertilitätschance, die nicht größer als 1:100000 ist (DOEPFMER).

Mit dem Nachweis einer „Kryptospermie" (Vorhandensein von Spermien nur im Sediment des Ejaculats), „Asthenospermie" (Oligospermie bei schlechter Motilität), „Teratospermie" (Oligospermie mit stark pathologisch veränderten Spermien), „Akinese" (unbewegliche Spermien), „Nekrospermie" (abgestorbene Spermien) läßt sich ohne beidseitige Hodenbiopsie der Zustand der Zeugungsfähigkeit nicht sicher beurteilen. Es ist jedoch nachdrücklich zu betonen, daß durch die histologische Untersuchung des Hodenparenchyms lediglich die Schwere der Schädigung, jedoch meist weder die Ätiologie noch die Pathogenese geklärt werden können.

Bei hochgradiger, beidseitiger Spermiogeneseschädigung kann auch ohne Ejaculatsuntersuchung eine Zeugungsunfähigkeit angenommen werden.

Bei nachgewiesener normaler Spermiogenese und dem Nachweis von Spermien im Bläschendrüsenexpressat sind die samenabführenden Wege durchgängig. Mit diesen beiden Befunden kann bei angeblich normaler Potentia coeundi auch ohne Ejaculatsuntersuchung eine Zeugungsfähigkeit als möglich betrachtet werden.

Gerade solche Befunde machen die Aufzählung der differentialdiagnostischen Erwägungen dringend notwendig, weil hierdurch Anhaltspunkte für eventuelle Nachbegutachtungen niedergelegt werden müssen.

d) Beurteilung der Zeugungsfähigkeit zu einem früheren Zeitpunkt

Störungen der Spermiogenese und Schäden an den samenabführenden Wegen werden subjektiv nicht empfunden. Ferner sind in der Regel keine Befunde über die Zeugungsfähigkeit zu früheren Zeitpunkten vorhanden. Aus diesem Grunde fehlen praktisch für alle derartige Begutachtungen Vergleichsmöglichkeiten mit früheren spermatologischen und histologischen Befunden. Trotzdem können wir bei Anwendung aller modernen diagnostischen Verfahren in vielen Fällen Aufschlüsse über die Zeugungsfähigkeit zu einem früheren Zeitpunkt geben.

Nach den bisherigen Erfahrungen liegt beim Nachweis des chromosomalen weiblichen Geschlechts stets eine Infertilität vor.

Hochgradige beidseitige Hodenatrophien deuten auf ein mehrere Monate und meist Jahre zurückreichendes Ereignis hin.

Hochgradige Oligospermien, Azoospermien oder Aspermien können hingegen im Verlauf von Tagen, Wochen oder Monaten auftreten. Einmalige — vielleicht sogar unbewußte — Strahleninsulte, hochdosierte Hormonapplikationen oder auch anscheinend unwesentliche Traumen können in kurzer Zeit zu einer Infertilität führen. Derartige Ereignisse sind jedoch in der Regel nicht von einer klinisch nachweisbaren, hochgradigen Hodenatrophie begleitet, die sich erst im Laufe von Monaten oder Jahren entwickelt.

Der histologische Befund kann bei normaler Hodengröße nur in seltenen Fällen wie bei Tubulusaplasien, Sertoli-only-Cell-Syndrom, Spermiogenesestopp eine Aussage über die Dauer der Schädigung geben. Bei beidseitigen Hodenatrophien ist es jedoch häufig möglich, eine präpuberale Schädigung von einer postpuberalen Schädigung abzugrenzen. Bei primären präpuberalen Tubulusschäden, bei denen im histologischen Bilde infantile Tubuli nachweisbar sind, kann mit großer Wahrscheinlichkeit ausgesagt werden, daß der Proband niemals zeugungsfähig war. Bei sekundären präpuberalen Tubulusschäden und insbesondere bei verschiedenen Endokrinopathien dürfte ebenfalls der Betroffene meist zeugungsunfähig gewesen sein.

Während bei infantilen Tubuli mit an Sicherheit grenzender Wahrscheinlichkeit eine Zeugungsunfähigkeit anzunehmen ist, kann die Beurteilung der Zeugungsfähigkeit zu einem früheren Zeitpunkt — meist handelt es sich um Termine vor 1—3 Jahren — selbst bei hochgradigen Schäden mit ausgereiften Tubuli schwierig sein.

Wir kennen progressive Tubulussklerosen, bei denen Männer mit 20 Jahren noch zeugungsfähig waren und wenige Jahre später bereits infertil wurden. Die Genese derartiger Tubulussklerosen ist unbekannt, der Verlauf verschieden schnell.

e) Beurteilung der Zeugungsfähigkeit zu einem späteren Zeitpunkt

In forensischen Gutachten zwecks Aufhebung der Ehe nach dem § 33 des Ehegesetzes ist die Frage zu beantworten, ob bei den Probanden mit einer dauernden Zeugungsunfähigkeit zu rechnen ist.

Wie in dem letzten Kapitel bereits ausgeführt wurde, besteht bei allen histologisch nachgewiesenen präpuberalen Tubulusschäden mit infantilen Tubuli stets eine bleibende Infertilität. Ausnahmen dürften nur ganz wenige sekundäre Hodenschäden (hypogonadotrope Hypogonadismen) bilden, bei denen durch langdauernde — jahrelang durchgeführte — Hormonbehandlungen eine Fertilität erzeugt werden konnte.

Nach Infektionskrankheiten pflegen bleibende Schäden meist dann zurückzubleiben, wenn Hoden und Nebenhoden in der Zeit zwischen dem 8.—14. Lebensjahr befallen wurden.

Über die Prognose der postpuberalen Schäden ist heute noch sehr wenig bekannt. Aus diesem Grunde sollten Beurteilungen über die Zeugungsfähigkeit zu einem späteren Zeitpunkt mit großer Vorsicht gestellt werden.

Durch Unfälle in Atomkraftwerken wissen wir, daß das Tubulusepithel eine hohe Regenerationsfähigkeit besitzt. Angeblich soll nach einer Strahleneinwirkung von 200—400 r auf das Hodenepithel nur eine temporäre, mehrere Jahre dauernde Zeugungsunfähigkeit aufgetreten sein. Besonders kritisch sollten in Gutachten auch Hinweise über etwaige zu erreichende Therapieerfolge durch Operationen oder durch Verabreichung von Medikamenten gehalten sein.

Ohne Zweifel kann durch eine nicht gezielte Hormonapplikation eine mögliche spontane Regeneration verhindert werden.

Auch wissen wir heute genau, daß sich selbst schwerste Tubulusschäden nach Hungerdystrophien ohne medikamentöse Therapien in 2—4 Jahren spontan zurückbildeten.

5. Versicherungsrechtliche (Renten- und Unfall-) Begutachtung auf Zeugungsfähigkeit

Randgebiete, die wie die männlichen Geschlechtsorgane von mehreren Disziplinen (Dermatologen, Urologen, Chirurgen, Internisten und Pädiatern) betreut werden, sind nicht besser, sondern ungleich viel schlechter als klar abgegrenzte Gebiete durchforscht. Uneinheitliche Auffassungen auf diesen Gebieten der Medizin spiegeln sich daher nicht nur in der Ätiologie, Pathogenese und Therapie, sondern ganz besonders auf dem Gebiete der Begutachtung wider.

Eigene Erfahrungen beim Aktenstudium von Kriegsleiden zeigen, daß der Zustand des Genitale vielfach überhaupt nicht vermerkt und schwere Genitalveränderungen ohne endokrine Ausfallserscheinungen mangels diagnostischer Maßnahmen nicht berücksichtigt wurden. Wegen Impotentia generandi wird auch heute noch in den meisten Gutachten überhaupt keine Erwerbsminderung zugebilligt.

Hervorzuheben ist jedoch, daß es sich sowohl bei einer Impotentia generandi als auch bei einer Impotentia coeundi um Schäden handelt, die durch Zuwendungen wirtschaftlicher Art überhaupt nicht entschädigt oder abgegolten werden können.

Ein Mann, der ein Bein verloren hat, ist schwer geschädigt und beruflich mehr oder weniger stark beeinträchtigt, aber er ist seiner spezifisch-männlichen Funktionen nicht beraubt. Während bei vielen schweren Körperschäden nur die Arbeits- und Erwerbsfähigkeit herabgesetzt ist, wird bei schweren Störungen im Bereich des Genitale vor allem die Privatsphäre beeinträchtigt. Dieser Tatsache wurde bis heute bei der Beurteilung von Kriegsverletzungen wenig oder gar nicht Rechnung getragen. Ebenso wie bei gerichtlichen Begutachtungen ist auch bei versicherungsrechtlichen Gutachten streng zwischen der Impotentia coeundi und der Impotentia generandi zu unterscheiden. Bei der Impotentia generandi sind stets die im Vorkapitel behandelten Fragen der Zeugungsunfähigkeit zu einem früheren, zu dem jetzigen und zu einem späteren Zeitpunkt miteinzubeziehen.

a) Impotentia coeundi

Wie bereits ausgeführt, ist eine Impotentia coeundi nicht objektivierbar. Bis heute kennen wir keine klinischen Untersuchungsmethoden, mit denen isolierte Ausfälle oder Schäden der die Erektion oder Ejaculation auslösenden nervalen Segmente nachzuweisen sind.

Da nun für alle Begutachtungen den alleinigen anamnestischen Angaben wenig Gewicht beigemessen wird, erfahren ohne Zweifel zahlreiche Männer mit derartigen Störungen eine mehr oder minder schwere Benachteiligung.

Zentralnervöse Einflüsse durch Schädeltraumen auf die männliche Genitalsphäre spielen als Ursache von Störungen der Potentia coeundi und seltener der Potentia generandi eine Rolle. Alle lebenswichtigen vegetativen Funktionen werden in letzter Instanz von Hirngebieten gesteuert und reguliert, die im Hirnstamm, speziell in der Gegend des Hypothalamus gelegen sind. Nach Gehirnerschütterungen und Gehirnverletzungen mit Einwirkung auf das Geschlechtszentrum ist das Auftreten von schweren sekundären Atrophien der Hoden und einer bleibenden Impotentia coeundi denkbar, ohne daß eine primäre Störung der Hypophyse vorliegt. Die Anerkennung solcher Traumen setzt jedoch elektroencephalographisch erfaßbare und neurologisch nachweisbare pathologische Veränderungen der Hirnsubstanz voraus. Meist liegen nach Gehirnerschütterungen nicht eine alleinige isolierte Impotentia coeundi, sondern auch andere vegetative Störungen vor. Nach Schädeltraumen und Commotiones ist das Auftreten einer

Impotentia coeundi weitgehend vom Alter der Betroffenen abhängig (STIER, FROWEIN und HARRER). Bei 71 von 100 Hirnverletzten war die Libido herabgesetzt und nur bei 7 bestand eine Impotentia coeundi (MEYER).

Nach Querschnittslähmungen, Rückenmarkstumoren, Beckenbrüchen ist die Potentia coeundi keineswegs regelmäßig gestört (Literatur s. Kapitel Ätiologie „Traumen"). DUMPERT, GERTLER, BURCKHARDT und SCHMITT und VEIT wiesen darauf hin, daß nach Traumen die Libido und die Ejaculationsfähigkeit normal, die Erektionsfähigkeit jedoch gestört sein kann. DRESSLER berichtete über eine Erektionsschwäche und ein Ausbleiben des Orgasmus nach Entfernung von je 2 Ganglien zwischen L II und L IV. KMENT beschrieb eine Impotentia coeundi nach doppelseitiger Resektion des lumbalen Grenzstranges. Nach MENZEL zeigte sich eine Erektionsschwäche nach langem Liegen eines Dauerkatheters.

Schwierig kann die Beurteilung dieser Störung als Folge von Leistenbrüchen, Hydrocelen, Induratio penis plastica sein. Nach eigenen Erfahrungen sind hochgradige Phimosen bei erwachsenen Männern meist keine Ursache für eine Impotentia coeundi. Wir beobachteten 4 Männer, die mit hochgradigen Phimosen angeblich normalen Geschlechtsverkehr ausübten und Väter von mehreren Kindern waren.

Die Anerkennung einer Impotentia coeundi bei wahrscheinlich erhaltener Potentia generandi ohne schwere gleichzeitige neurologische Ausfälle mit allen versicherungsrechtlichen Konsequenzen dürfte selten sein. Wir billigten in einer Kriegsopferversorgungs-Streitsache bei einem Manne mit einer Impotentia coeundi bei wahrscheinlicher Potentia generandi eine Erwerbsminderung von 30% zu, die von dem zuständigen Sozialgericht anerkannt wurde. Bei diesem Manne lag eine aktenkundige Splitterverletzung der Prostata mit breiter Vernarbung im Bereiche des zerstörten rechten Prostatalappens vor. Neurologische Ausfallserscheinungen waren nicht nachweisbar. Mit großer Wahrscheinlichkeit wurde diese Impotentia coeundi durch eine mit neurologischen Untersuchungsmethoden nicht erfaßbare und damit nicht nachweisbare Durchtrennung des Nervus pelvicus und des Nervus pudendus ausgelöst.

b) Impotentia generandi

Die Ursachen einer Impotentia generandi mit versicherungsrechtlichen Konsequenzen sind vor allem in dem Kapitel Ätiologie der Fertilitätsstörungen in den Abschnitten Traumen, Wärmeschäden, iatrogene Schäden und berufsbedingte Schäden dargestellt. Weiterhin wurden die traumatisch bedingten Veränderungen am Genitale von BOEMINGHAUS und SCHEELE beschrieben.

Nach HARRISON wird der traumatisch bedingten Infertilität heute zu wenig Bedeutung beigemessen. Nach eigenen Erfahrungen werden Traumen als Störung der Zeugungsfähigkeit von Laien vielfach überhaupt nicht in Erwägung gezogen. Bei einigen Kriegsopferversorgungs-Streitsachen wurde wiederholt die Impotentia generandi auf eine während einer langen Kriegsgefangenschaft aufgetretene Hungerdystrophie und nicht auf das erlittene, objektivierbare Trauma zurückgeführt.

Nach eigenen Erfahrungen an Splitter- und Schußverletzten zeigte sich nach der operativen Entfernung des einen schwerverletzten Hodens eine Infertilität, die lediglich auf eine narbige Einmauerung der samenabführenden Wege der anderen Seite bei normaler Spermiogenese bedingt war. Offenbar kann durch Traumen auch nur die Gefäßversorgung der Nebenhoden allein gestört sein. In diesen Fällen kann eine hochgradige Motilitätsstörung oder Nekrospermie bei normaler oder herabgesetzter Spermienzahl vorhanden sein.

Während der letzten Jahre wurden vielfach auch Begutachtungen zur Frage der iatrogen bedingten Infertilität angefordert.

Besonders bei doppelseitigen Leistenbruchoperationen während der ersten Lebensjahre besteht die Gefahr der Unterbindung des Ductus deferens bzw. des Funiculus spermaticus. Bei Haftpflichtprozessen ist zu entscheiden, ob eine Fahrlässigkeit des Chirurgen vorlag oder ob die später in Erscheinung tretende Hodenatrophie auf eine primäre, in seltenen Fällen mit Leistenhernien kombinierte Fehlanlage der Hoden zurückzuführen war. Die Anerkennung einer traumatisch oder iatrogen bedingten Infertilität stößt in der Regel auf Schwierigkeiten, da frühere Ejaculatsbefunde meist fehlen, eine Vaterschaft in seltenen Fällen irrtümlich als erwiesen betrachtet wird und Narben im Bereich des Genitale nur begrenzte Hinweise zu geben vermögen.

Durch den Befund des Spermiogramms oder der Hodenbiopsie ist die Diagnose der traumatisch bedingten Spermiogenesehemmung oder Störung der samenabführenden Wege nur in seltenen Fällen zu erhärten. Nur durch die Freilegung von Hoden und Nebenhoden kann gegebenenfalls eine exakte Aussage über ein vorausgegangenes Trauma gemacht werden.

c) Einschätzung der Schädigungsfolgen

Bei der Festsetzung der sog. Minderung der Erwerbsfähigkeit nach Schädigungen oder nach Ausfall der Geschlechtsorgane müssen stets individuelle Faktoren, das Alter und besonders extragenitale Schäden berücksichtigt werden.

Nach den Richtlinien von FISCHER-MOLINEUS-LININGER, WEICHBRODT, KÖNIG und MAGNUS, ROSTOCK, SCHEELE, SCHÖNEBERG und STADLBAUER und WINZ werden Schädigungen an den Genitalorganen folgendermaßen eingeschätzt:

Impotentia generandi	30—40%
Organisch bedingte Impotentia coeundi (abhängig vom Alter)	10—40%
Impotentia generandi und Impotentia coeundi	30—50%
Einseitiger Hodenverlust	0—10%
Beidseitiger Hodenverlust	
1. Vor der Pubertät	50—60%
2. Nach der Pubertät bis zum 40. Lebensjahr	40—50%
3. Nach dem 40. Lebensjahr	30—50%
4. Nach dem 60. Lebensjahr	20—40%
Beidseitige Hodenatrophie (abhängig vom Alter)	10—50%
Sterilisation wider Willen	30—40%
Schwere Verstümmelungen am Genitale (Gliedverlust)	30—40%
Hydrocele	10—20%
Varicocele	10—20%
Gynäkomastie	10%

Diese Einstufung entspricht den Richtlinien der gynäkologischen Gutachtertätigkeit, nach denen der Verlust der Gebärmutter mit 30% und der Verlust der Gebärmutter und der Eierstöcke je nach Ausfallserscheinung mit 30—60% eingeschätzt wird.

Der Verlust *eines Hodens* schränkt bei normaler Funktion des anderen Hodens weder die Zeugungsfähigkeit noch die endokrine androgene Funktion ein. Eine kompensatorische Hypertrophie des normalen Hodens kommt beim Menschen nicht vor.

Beim *Verlust beider Hoden* sind die Ausfallserscheinungen sehr unterschiedlich und weitgehend abhängig vom Alter des Betroffenen.

Der Verlust beider Hoden *vor der Pubertät* führt infolge Ausbleibens der Pubertätsumprägung in der Regel zu den Symptomen des Eunuchoidismus. Sog. Frühkastraten weisen ohne rechtzeitige entsprechende Substitutionstherapie bleibende schwere Veränderungen auf. Die nach den allgemeinen Richtlinien mit 50—60% eingeschätzte sog. Minderung der Erwerbsfähigkeit dürfte u. E. eher zu niedrig eingestuft sein.

Nach der Pubertät geht der Verlust der Keimdrüsen besonders bei Männern zwischen 18—35 Jahren nicht stets mit Nachlassen der Libido und einer Impotentia coeundi einher. JENSCH berichtete auf Grund von Nachuntersuchungen an entmannten Sittlichkeitsverbrechern das Fortbestehen einer normalen Libido und einer Potentia coeundi. LANGE stellte bei versehrten Spätkastraten in den Altersgruppen von 20—30 Jahren noch ein Längenwachstum bis zu 7 cm und eine deutliche Gewichtszunahme fest. Körper-, Genitalbehaarung und Bartwuchs sowie Brustform und Veränderungen der Haut können sich trotz der Schädigung in diesem Alter dem Verhalten der Frühkastraten nähern. Das Auftreten der typischen Kennzeichen des Eunuchen (Unterentwicklung der Genitalien, zarte, glänzende, glatte succulente Haut, frühzeitige Runzelbildung, fehlende Terminalbehaarung, mangelnder Bartwuchs, hohe Stimme, Gynäkomastie, übermäßige Körperlänge) können auch noch bei Schädigungen wenige Jahre nach der Pubertät in mehr oder minder starker Ausprägung in Erscheinung treten. Neben den körperlichen Stigmen weist der Frühkastrat auch sehr charakteristische psychische Veränderungen (Antriebslosigkeit, Trägheit, Einfallsarmut usw.) auf. Doch sind diese psychischen Veränderungen nicht obligat.

Beim Verlust beider Hoden nach dem 35.—40. Lebensjahr setzen die Ausfallserscheinungen meist unmittelbar nach der Verletzung ein (LANGE). Die Ausfallserscheinungen gleichen weitgehend denen des sog. Klimakterium virile (s. dieses Kapitel).

Bei einer derartigen Schädigung vor dem 40. Lebensjahr sind endokrine Ausfallserscheinungen und psychische Veränderungen meist so hochgradig, daß eine sog. Erwerbsminderung bis zu 60—70% unseres Erachtens angebracht ist.

Die Bewertung von traumatisch bedingten Kastrationen nach dem 60. Lebensjahr ist schwierig, da in diesem Alter endokrine Ausfallserscheinungen und psychische Veränderungen bereits mit der senilen Involution in Zusammenhang gebracht werden können. Doch müßten auch in diesem Alter die Schadensfolgen der Impotentia generandi anerkannt werden, da in diesem Alter Männer noch zeugungsfähig sein können. Hochgradige, beidseitige, postpuberale Hodenatrophien gehen häufig ohne endokrine Ausfallserscheinungen einher.

Die Libido und die Potentia coeundi sind häufig hierbei völlig normal. Wir schätzen den *Verlust der Potentia generandi bei erhaltener Potentia coeundi* mit einer sog. Erwerbsminderung von 30—40% ein. Die gleiche Einstufung gewähren wir, jedoch in Abhängigkeit vom Alter bei einer Impotentia coeundi ohne endokrine Ausfallserscheinungen und normaler Potentia generandi. Diese Einschätzung trifft vor allem auch für *schwere Verstümmelungen am Genitale und bei Gliedverlust* (HORN) zu, wobei in allerdings seltenen Fällen die Möglichkeit einer Zeugungsfähigkeit durch eine homologe Samenübertragung gegeben ist.

Die vorsätzliche, vielfach aus rassischen Gründen erfolgte, wider Willen des Betroffenen durchgeführte Sterilisierung bewerten wir als schwere Verstümmelung und geben in der Regel im Gegensatz zu anderen Vorgutachtern eine sog. Minderung der Erwerbsfähigkeit von 30—50% an. Bei den zwangsweise Sterilisierten wurde meist ein 3—4 cm langes Stück des Ductus deferens beidseits entfernt, so daß eine Rekanalisierungsoperation technisch nicht mehr möglich war.

Hydrocelen verursachen nach unseren heutigen Kenntnissen keine Spermiogenesehemmungen. Die operative Behandlung von traumatisch bedingten *Hydrocelen* kann jedoch zu einer Sub- oder Infertilität führen. *Varicocelen* können Wärmeschäden auslösen (s. Kapitel Varicocelen).

d) Sachliche und ideelle Beurteilung der Schädigungsfolgen

Zur Zeit besteht in Deutschland bei traumatisch bedingten Störungen der Zeugungsfähigkeit verschiedener Genese von seiten der Sozial- und Unfallversicherung, der Berufsgenossenschaften und des Bundesentschädigungsamtes sowie des Besatzungskostenamtes keine einheitliche Entschädigungspflicht.

Der Grad der Versehrtheit soll nicht nur Ausdruck und Entgelt für eine körperliche Behinderung und eine dadurch bedingte Einschränkung der Arbeit und Berufsfähigkeit sein, sondern unabhängig davon die Schwere der Verletzung, bzw. des verbleibenden Schadens zum Ausdruck bringen (STADLBAUER).

Bei der Mehrzahl der Geschädigten mit einer Impotentia generandi oder einer organisch bedingten angeblichen Impotentia coeundi liegen keine endokrinen Ausfallserscheinungen vor. Eine eigentliche Minderung der Erwerbsfähigkeit auf dem allgemeinen Arbeitsmarkt besteht bei diesen Störungen somit nicht.

Die Impotentia generandi und die Impotentia coeundi wurden daher nach einer Entscheidung der RVO vom 4. 2. 1903 nicht mit einer Minderung der Erwerbsfähigkeit einhergehend bezeichnet, es sei denn, daß dadurch krankhafte Störungen veranlaßt werden und diese die Erwerbsfähigkeit herabsetzen.

Diese aus dem Jahre 1903 stammende Entscheidung wird auch heute noch bedauerlicherweise von einigen Versicherungsträgern als richtungsweisend betrachtet. Unseres Erachtens ist sowohl bei einer objektivierbaren Impotentia coeundi als auch bei einer Impotentia generandi für den Betroffenen ein die Gesamtpersönlichkeit beeinflussender Schaden entstanden, durch den vielfach erst nach Jahren schwere körperliche und vor allem psychische Alterationen in Erscheinung treten können.

In diesem Zusammenhang ist das Urteil des Bundessozialgerichts vom 22. 4. 59 (Aktenz.: 11/9 RV 232/57) von besonderer Wichtigkeit, nach dem der Verlust der Zeugungsfähigkeit so schwerwiegende Folgen hat, daß die Anerkennung einer angemessenen „Erwerbsminderung" gerechtfertigt ist. Mit dieser Begründung hob der 11. Senat des Kasseler Bundessozialgerichts ein Urteil des hessischen Landessozialgerichts auf, das einem Kriegsbeschädigten die Rente wegen einer Impotentia generandi aberkannt hatte.

Das Bundessozialgericht vertrat die Auffassung, daß der Verlust der Zeugungsfähigkeit die Persönlichkeit beeinträchtigt und zu seelischen Begleiterscheinungen führen kann. Diese seelischen Schäden beeinflussen normalerweise auch die äußere Lebensführung, den Kontakt mit der Umwelt, das Verhalten in der Gesellschaft gegenüber den Arbeitskollegen und Vorgesetzten, aber auch deren Verhalten gegenüber dem Betroffenen und so folglich auch die Leistung und den Erfolg im Erwerbsleben. In dem Urteil wurde ausgeführt, „daß in den Fällen, in denen der Verlust der Zeugungsfähigkeit eine Schädigungsfolge im Sinne des BVG ist, deshalb im Zweifel angenommen werden muß, daß aus diesem Verlust auch seelische Begleiterscheinungen im Sinne des § 30, Abs. 1, Satz 1, BVG erwachsen".

Bei jeder Begutachtung der männlichen Fertilität sollten alle diagnostischen Untersuchungsmethoden ausgeschöpft werden, weil vielfach kurze Zeit nach dem Trauma zunächst noch geringgradige objektivierbare Veränderungen vorhanden sein können.

Vor allem bei traumatischen Hodenschäden *sind Nachuntersuchungen in Zeitabständen von 2—3 Jahren* in Anbetracht fortschreitender Verschlimmerungen — aber in seltenen Fällen auch Besserungen — dringend notwendig.

Bei einer Impotentia generandi und/oder einer angeblichen Impotentia coeundi mit und ohne endokrine Ausfallserscheinungen finden sich die einzelnen Individuen in Abhängigkeit von ihrer Rasse, ihrer Herkunft, ihrer körperlichen und geistigen Veranlagung sehr unterschiedlich mit ihrer Situation ab. Bei der Aufrechterhaltung der Leistungsfähigkeit und psychischen Spannkraft der Betroffenen spielen Beruf, Partnerabhängigkeit und geordnete Familienverhältnisse eine ausschlaggebende Rolle. Häufige, später auftretende Störungen in Form von Minderwertigkeitsgefühlen, depressiven Stimmungen, Minderleistungen im Berufe sollten nicht stets als psychopathische oder neurotische Reaktionsweise fehlgedeutet werden.

Wie bereits betont, können derartige Schädigungen ohne endokrine Ausfallserscheinungen nur unzureichend in Prozenten im Sinne des Begriffes der Minderung der Erwerbsfähigkeit abgeschätzt werden. Die geldliche Abfindung stellt somit eine Notlösung dar, die nach eigenen Erfahrungen von vielen Geschädigten abgelehnt wird.

Wie bereits ausgeführt, ist gerade bei Hodenschädigungen mit Verschlimmerungen zu rechnen. Viele Versicherungsträger schlagen daher den Geschädigten statt einer Gewährung einer Dauerrente eine einmalige — meist hohe — Abfindung vor.

Bei der einmaligen Kapitalabfindung geht man für die Berechnung vom Durchschnittseinkommen der Bevölkerung aus (STADLBAUER). Ein Geschädigter würde also bei einer Minderung der Erwerbsfähigkeit von 20% bei einem Monatseinkommen von 330.— DM 66.— DM monatlich oder 792.— DM jährlich erhalten. Bei derartigen Schädigungen ist als weiterer wichtiger Berechnungsfaktor das Alter ausschlaggebend. Bei dieser Berechnung wird die durchschnittliche Lebenserwartung mit 68 Jahren zugrunde gelegt. Ein 40jähriger Verletzter würde also als Dauerrente eine Summe von 792×28 Jahre = 22276.— DM erhalten. Bei einer einmaligen Abfindung wird ferner bei der Auszahlung des Gesamtbetrags eine Verzinsung von 6—8% einbezogen. Bei einer Jahresrente von 792.— DM zu 6% würde dies 13200.— DM entsprechen (STADLBAUER, persönliche Mitteilung).

Bei allen bisherigen Entscheidungen über die Entschädigungspflicht der Versicherungsträger blieben ideelle Ansprüche der Ehefrau unberücksichtigt. Doch erhebt sich zwangsläufig die Frage, inwieweit der Ehefrau als Leidtragender an dieser Unfallfolge auch eine Entschädigung zugebilligt werden soll. Eine adäquate Entschädigung für die unfallbedingten Entsagungen oder ebenfalls möglichen psychischen Störungen dürften schwer möglich sein.

Ohne Zweifel ist die Frau nach dem Tode ihres Mannes durch die fehlende Fürsorge der Kinder benachteiligt. Wenn sich auch nicht die durch das Ausbleiben des Mutterglücks auftretenden psychischen Störungen entschädigen lassen, so sollte auch der Frau eine Abfindung für eventuelle Härten im Alter als Folge der Kinderlosigkeit zuteil werden.

Literatur

A. Entwurf einer Medizingeschichte der Fertilitätsstörungen beim Manne

ALBERTUS, MAGNUS: De secretis mulierum et virorum. 1510, 1526. — ALBUCASIS: Liber theoricae nec non practicae Alsaharavii in prisco Arabum medicorum conventu facile princips: qui vulgo Acaravius dicitur: iam summa cura et diligentia depromptus in lucem. Augusta Vindelicorum 1519. — *Allgemeine Deutsche Biographie:* Leipzig 1882. — ALVAREZ-BRAWO, A.: Third World Congr. Fertility and Sterility, Amsterdam, 1959. — ANDRY, NICOLAY: Medici zu Paris gründlicher Unterricht von der Erzeugung derer Würmer im menschlichen Leibe. Leipzig 1716. — AUSTIN, C. R.: Journal of reproduction and fertility, vol. I. Oxford: Blackwell 1960. — AVENZOAR, ALBUMERON: Theisir. Venetiis 1490. — AVERROES: Colliget. Venetiis 1482. — AVICENNA: Arabum medicorum principis. Ex gerhardy Cremonensis versioneet Andreae Bellunensis Castigatione. Venetiis 1608 et 1595.

BAER, K. E. v.: Beiträge zur Kenntnis der niederen Tiere. Nova Acta Acad. Leopold-Carol. 13, 2, 525 (1827). — BAYLE, H., et C. GOUYGOU: La fonction spermatogénétique du testicule humain. Paris: Masson & Cie. 1958. — BELONOSCHKIN, B.: Zeugung beim Menschen im Lichte der Spermatozoenlehre. Stockholm: Sjöbergs Forlag 1949. — BLEGNY, NICOLAS DE: Zodiacus medico-gallicus. Genéve 1680—1685. — BLEI, FRANZ: Die Sitten des Rokoko. München 1921. — BODINUS, JOHANNES: De magorum Daemonomania. Vom ausgelassenen wüthigen Teufelsheer, allerhand Zaubereyn, Hexen und Hexenmeistern, Unholden, Teufelsbeschwerern, Warsagern, Schwatzkünstlern, Vergiftern, Augenblendern etc. Straßburg 1591. — BUFFON, DE: Histoire naturelle, vol. 1. XVI. Paris 1750. — BURDACH, K. F.: Die Physiologie als Erfahrungswissenschaft, Bd. I. Leipzig: L. Voß 1835.

CHARNY, C. W., and W. WOLGIN: Cryptorchism. London: Cassel & Co. 1957. — CODRONCHIUS, I. B.: De morbis veneficis ac veneficiis libri. IV. Venetiis 1595. — CONSTANTINUS AFRICANUS: Post Hippocratem et Galenum posthabendi opera. Basel 1589. — CZERMAK, J. N.: Gesammelte Schriften. Leipzig: Wilhelm Engelmann 1879.

DAVID-NEEL, ALEXANDRA: Liebeszauber und schwarze Magie. München 1952. — DELCOURT, MARIE: Sterilités mystérieuses et naissances maléfiques dans l'antiquité classique. Liège 1938. — DIEPGEN, PAUL: Geschichte der Medizin. Berlin 1949. — DIOSCORIDES ANAZARBEO: Acerca de la materia medicinal y de los venenos mortiferos. Traducido de la lengua griega a la vulgar castellana por el Dr. Andres de Laguna. Valencia 1695. — DONGEN, J. A. VAN, and J. G. SALOMONSON: Catalogue human and animal fertility and sterility in history and art. Third World Congr. Fertility and Sterility, Amsterdam, 1959.

EHRENBERG, K.: Die Infusionstierchen als vollkommene Organismen. Leipzig: L. Voß 1848. — ENGLE, T.: Diagnosis in sterility. Oxford: Blackwell 1947. — Diagnosis on testis and ovary eggs and sperm. Springfield: Ch. C. Thomas 1952. — ESCULAPIUS: Medici vetustissimi, de morborum, Infirmitatum Passionumque corporis humani origine descriptionibus et cura Lib. I. Argentoratum 1533. — EWALDT, BENJAMIN: Dissertatio medica de impotentia virili. Halle 1647.

FARRIS, E. J.: Human fertility and problems of the male. New York: The autors press Inc. 1950. — FERNELIUS, AMBIANUS J.: Pathologiae libri VII. Venetiis 1555. — FREISEN, JOSEPH: Geschichte des kanonischen Eherechtes. Tübingen 1888. — FIKENTSCHER, R.: Beiträge zur Fertilität und Sterilität. Stuttgart: Ferdinand Enke 1959. — FILIOZAT, JEAN: La doctrine classique de la médicine indienne. Paris 1949. — FÜRBRINGER, M.: Die Störungen der Geschlechtsfunktionen des Mannes. In NOTHNAGEL, Spezielle Pathologie und Therapie, Bd. 19, Teil 3. 1895. — FÜRST, L. M.: Über die Entwicklung der Samenkörperchen bei den Beutelthieren. Arch. mikr. Anat. 30, 336 (1887).

GALENUS, CLAUDIUS: De semine libri II. Ioanno Ginterio Andernaco interprete. Parisiis 1533. — Definitiones medicae. Iona philologo interprete. Lugduni 1539. — Ars medicinalis. Nicolao Leonicena interprete. Lugduni 1549. — De temperamentis libri III. De inaequali intemperie Lib. I. Thoma Linacro Anglo interprete. Lugduni 1549. — De anatomicis administrationibus libri. IX. Ioanne Andernaco interprete. Lugduni 1551. — Opera nunc recens inventa ac latinitate donata. Joanne Baptistae Rasario Medico Novarensi interprete. Caesaraug 1567. — Die lateinischen Handschriften Pseudogalens. Zürich 1925. — Werke. Deutsch von Dr. E. BEINTKER. Leipzig 1934. — GARIOPONTUS: Habes sinceriosis Medicinae amator iterum renatos VIII de morborum causis, accidentibus et curationibus Libros Garioponti Medici, qui usu et successu artis nemini ex veteribus cedit, testibus qui usi sunt eius remediorum ratione incidationeve. Basileae 1536. — GERVAIS, OTTO: Kaiser Heinrich V. Leipzig. — GIESE, H.: Handbuch der Sexualität des Menschen. Göttingen 1954. — GILBERT-DREYFUS, A.: Colloque sur la fonction endocrine du testicule. Paris: Masson & Cie. 1957. — GLEICHEN, F. W. v.: Abhandlung über die Samen- und Infusionsthierchen und über die Erzeugung. Nürnberg 1778. — GOLDSCHMIDT, LAZARUS: Der babylonische Talmud. Neu übertragen. Berlin 1929—1936. — GOSSELIN, W.: Nouvelles études sur l'oblitération des voires spermatiques. Zit. bei SIMS, Gebärmutter-Chirurgie. Erlangen 1866. — GRAPOW, HERMANN: Untersuchungen über die altägyptischen medizinischen Papyri. Leipzig 1935. — GUERRERO, C. D., and A. I. WEISMAN: Proc. First World Congr. Fertility and Sterility, New York, 1953, vol. I u. II. — GUIDO DE CAULIACO: Inventario e colectario cirurgico de la medicina. Sevilla 1498. Ars Chirurgica. Venetiis 1546. — GUTTMACHER, A. F.: Early attitudes toward infertility. Fertil. and Steril. 4, 250 (1953).

HALY FILIUS ABBAS: Liber totius medicinae necessariae. Continens quem sapientissimus Haly Filius Abbas discipulus Abimeher Movai Filii seiar eddidit: regique inscripsit. Unde et regalis dispositionis nomen assumpsit. Et a stephano philosophie discipulo ex arabica lingua in latinam satis ornatam reductus. Necnon et a domino michaele de capella artium et medicine doctore fecundis sinonimis a multis et diversis autoribus ab eo collectis illustratus summaque cum diligentia impressus. Venetiis 1523. — HAMMARSTRÖM, KARL: Ein minoischer Fruchtbarkeitszauber. Abo 1922. — HAMMEN, R.: Studies on impaired fertility in man with special reference to the male. Acta obstet. gynec. scand. 24, Suppl., 1 (1944). — HARRISON,

R. G.: Studies on fertility, vol. VI—XI. Oxford: Blackwell 1954—1959. — HARTNER, WILLY: Heilkunde im alten China. Sinica, XVI. Jahrg. — HELLINGA, G.: Het Onderzoek bij Stoornissen in de Mannelijke Vruchtbaarheid. Amsterdam: N. V. Noord-Hollandsche Uitgevers Maatschappij 1949. — HENLE, J.: Handbuch der systematischen Anatomie des Menschen. Eingeweidelehre, 2. Aufl. 1874. — HESSLER, FRANCISKUS: Suŝrutas Ayurvédas. Id est Medicinae systema a venerabili D'Hanvantare demonstratum et a Suŝruta discipulo compositum. Erlangae 1844. — HILDEGARDIS: Physikas, Elementorum, Fluminum aliquot Germaniae Metallorum, Legaminum, Fructuum et Herbarum: Arborum et Arbustorum: Piscium denique, Volatilium et Animantium terrae naturae et operationes IV libris mirabili experientia tradens. Argentarati 1533. — HINCMARUS REMENSIS: Opera. Paris 1645. — *Hippocrates:* Sämtliche Werke. Deutsch von ROBERT FUCHS. München 1895. — HIS, W.: Die Theorien der geschlechtlichen Zeugung. Arch. Anthrop., Z. Naturgesch. u. Urgesch. des Menschen 4, 197, 317 (1870/71); 5, 69 (1871/72). — HOHENHEIM, AUR. PHIL. (dicti PARADELSI): Nobilis, praeclarissimi philosophi ac medici operum medico-chimicorum sive paracoxorum. Tomi Francforto 1603. — HOOPS, ERWIN-HANS: Über die Sexualbiologie und -Pathologie des Mannes. Eine Medizin-historische Studie über den arabischen Arzt Avicenna 987—1036 n. Christi. Hautarzt 3, 420 (1952). — Die Therapie von Störungen und Krankheiten in der Genitalsphäre des Mannes. Eine Medizin-historische Studie etc. Hautarzt 4, 5 (1953). — HORTUS SANITATIS, OMNI-POTENTIS AETERNEQUE DEI: Maguncia 1491. — HOTCHKISS, R. S.: Fertility in men. Philadelphia: Lippincott 1944. — Etiologie and diagnosis n the treatment of infertility in men. Springfield: Ch. C. Thomas 1952.

JOËL, CHARLES A.: Studien am menschlichen Sperma. Basel: Benno Schwab & Co. (1953) (hier weiteres Schrifttum). — JOHANNES FILIUS SERAPIONIS: Medici Arabis celeberrime Practica. Studiosis Medicinae utilissima. Quam postremo Andreas Alpagus Bellunensis medicus et philosophus idiomatisque arabici peritissimus in latinum convertit, cuius translatio nunc primum exit in lucem. Venetiis 1550.

ISIDORUS HISPALENSIS: Episcopi liber Ethimologiarum ad Bravilonem Caesaraugustanum Episcopum. Augsburg 1472.

KIMMIG, J.: Die Biochemie des menschlichen Spermas. In NOWAKOWSKI, 1. Symposion der Dtsch. Ges. für Endokrinologie. Berlin-Göttingen-Heidelberg: Springer 1955. — KNAUS, H.: Die Physiologie der Zeugung des Menschen. Wien: Wilhelm Maudrich 1950. — KÖLLIKER, A. v.: Beiträge zur Kenntnis der Geschlechtsverhältnisse und Samenflüssigkeit wirbelloser Tiere, nebst einem Versuch über das Wesen und die Bedeutung der sogenannten Samentiere. Berlin 1841. — KOLLATH, WERNER: Die Epidemien in der Geschichte der Menschheit. Wiesbaden 1951. — KRUSCHIUS, JOHANNES E.: Disputation inauguralis medica De impotentia virili. Erfordiae 1607.

LABHART, A.: Klinik der inneren Sekretion. Berlin-Göttingen-Heidelberg: Springer 1957. — LANE-ROBERT, C., A. SHERMAN, K. WALKER, B. P. WIESNER and K. BARTON: Sterility and impaired fertility. New York and London: B. P. Hoeber 1948. — LESKY, E.: Die Zeugungs- und Vererbungslehre der Antike und ihr Nachwirken. Akademie der Wissenschaften und der Literatur 1950, 19, 1226. — LEYDIG, A.: Untersuchungen zur Anatomie und Histologie der Tiere. Bonn 1883. — Z. wiss. Zool. 2, 47 (1850). — LINNÉ, K. v.: Amoenitates academicae de sponsaliis plantarum. 1846. — LOBERO DE AVILA, LUIS: Libro del regimiento de la salud y de la esterilidad. Toledo 1551. — Libro de la cuatro enfermedades cortesanas. Toledo 1544. — Regiment der Gesundheit. Augsburg 1531. — LODE, A.: Untersuchungen über die Zahl und Regenerationsverhältnisse der Spermatozoiden bei Hund und Mensch. Pflügers Arch. ges. Physiol. 50, 278 (1891).

MACER FLORIDUS: De viribus herbarum. Paris 1490. — MANN, T.: The biochemestry of semen. London: Methuen 1954. — MARAÑON, GREGORIO: Ensayo biologico sobre Enrique IV de Castilia y su tiempo. Madrid 1952. — MEYER-STEINEGG, THEODOR, u. KARL SUDHOFF: Geschichte der Medizin im Überblick mit Abbildungen, herausgeg. von BENNO V. HAGEN. Jena 1950. — MOENCH, G. L.: Männliche Fruchtbarkeit. In Handbuch SEITZ-AMREICH, Biologie und Pathologie des Weibes, Bd. III. München: Urban & Schwarzenberg 1952. — MOUDRY, A.: Fertilita and sterilita. Prag 1947. — MÜLLER, W.: Über die Bedeutung der Infertilität des Mannes in der Medizingeschichte mit Beispielen aus der Weltgeschichte. Diss. Würzburg 1957.

NELSON, W. O.: Male infertility. In GOLDZIEHER, Endocrine treatment in general practise. New York: Springer 1953. — NOWAKOWSKI, H.: Zentralsteuerung der Sexualfunktionen. Die Keimdrüsen des Mannes. 1. Symposion der Dtsch. Ges. für Endokrinologie. Berlin-Göttingen-Heidelberg: Springer 1955.

Oken, L.: Die Zeugung. Bamberg 1805. — ORIBASIUS: Medici de Simplicibus libri V. Argentorati 1533.

PALMER, R.: La stérilité involontaire. Paris: Masson & Cie. 1950. — PEUKERT, WILLERICH: Geheimkulte. Heidelberg 1951. — PRATENSIS, JASON: De arcenda sterilitate.

Amsterdam 1657. — PREVOST, J. L., et A. DUMAS: Mem. Soc. Physiol. et Hist. Nat. de Geneve 1, 1 (1821). — Ann. Soc. Nat. Paris 1, 167, 274 (1824). Zit. bei JOËL.
RASIS, ABUCHARE MUGAMET: Helchav, id est ars medicinae. Brixen 1486. — RENZI, SALVATOR DE: Collectio salernitano ossia Documenti inediti tratteti di medicina appartenenti alla scuola medica salernitana, racolti et illustrati da G. E. T. Henschel, C. Daremberg, E. S. de Renzi. Napoli 1852. — ROHLEDER, A. O.: Die Zeugung des Menschen. Leipzig 1912.
SCHELLEN, A.: Artificial insemination in the human. Amsterdam: Elsevier Comp. 1957. — SCHÖNFELD, W.: Die Feststellung der männlichen Zeugungsfähigkeit in geschichtlicher Sicht. Derm. Wschr. 133, 402 (1956). — Um die Entdeckung der menschlichen Samenfäden. Arch. Derm. Syph. (Berl.) 178, 358 (1939). — SCHULTZ-LARSEN, A.: The morphology of human sperm. Kopenhagen: Munksgaard 1958. — SCHWANN, T.: Mikroskopische Untersuchungen über die Übereinstimmung in der Struktur und dem Wachstum der Tiere und Pflanzen. Berlin 1839. — SCHWEIGGER-SEIDEL, F.: Über die Samenkörperchen und ihre Entwicklung. Arch. mikr. Anat. 1, 309 (1865). — SERTOLI, E.: Sulla struttura dei canalicoli seminiferti dei testicoli studiata in rapport allo sviluppe dei nemaspermi. Torino 1878. — SIMON, JOHANNES G.: Brevis delineatio impotentiae. Jena 1682. — SIMS, M.: Gebärmutter-Chirurgie. Erlangen 1866. — STIASNY, H.: Unfruchtbarkeit beim Manne. Stuttgart: Ferdinand Enke 1944. — STIASNY, H., u. K. GENERALES: Erbkrankheit und Fertilität. Stuttgart 1937. — SYLVIUS, JACOBUS: De mensibus mulierum et hominis generatione. Venetiis 1556.
TESAURO, G.: Proc. Second World Congr. Fertility and Sterility, Neapel, 1956, Bd. I und II. — TONUTTI, E.: Über die Strukturelemente des Hodens und ihr Verhalten unter experimentellen Bedingungen. In NOWAKOWSKI, 1. Symposion der Dtsch. Ges. für Endokrinologie. Berlin-Göttingen-Heidelberg: Springer 1955. — TONUTTI, E., O. WELLER, E. SCHUCHARDT u. E. HEINKE: Die männliche Keimdrüse. Stuttgart: Georg Thieme 1960. — TREVIRANUS, L. C.: Zbl. Physiol. 1, 1 (1924); 5, 2 (1935). Zit. bei JOËL. — TROTULA: Curandarum egritudinum muliebrum, ante, in et post partum. Liber unicus nusquam antea editus, quo foeminei sexus accidentes morbi et passiones, infantum et puerorum a partu, cura nutricis delectio, ac reliquis iisque adnata, dispositiones utrique sexui contingentes, experimenta denique variarum aegritudinum, cum quibusdam medicamentis decorationi corporis inservientia, edocentur. Parisiis 1550.
ULLSTÄTT, J. DAVID: Dissertatio inauguralis medica De Mola, depravatis conceptionis molae. Altdorfii 1665. — USELEBER, JOHANNES: Disputatio medica solemnis de sterilitate utriusque sexus. Altdorfii 1672.
VALENTIN, G.: Handbuch der Entwicklungsgeschichte. Berlin 1835. — VASTERLING, H. W.: Praktische Spermatologie. Stuttgart: Georg Thieme 1960.
WAGNER, R.: Lehrbuch der speziellen Physiologie. Leipzig: L. Voß 1843. — WASSERSCHLEBEN, F. W. H.: Die Bußordnungen der abendländischen Kirche. Halle 1851. — WEISMAN, A. J.: Spermatozoa and sterility. New York and London: P. B. Hoeber 1941. — WEYENETH, R.: La biopsie du testicule. Gynaecologia (Basel) Suppl. 134 (1952). — WRESZINSKY, WALTER: Die Medizin der alten Ägypter. Leipzig 1909—1913. — Der große medizinische Papyrus des Berliner Museums. Leipzig 1909.
Published by International Fertility Association: Internat. Journal of Fertility, vol. I—IV, 1956—1959. Mass. U.S.A.: The Colonial press inc. Clinton. — *Published by Amer. Soc. Study of Sterility:* Fertility and Sterility, vol. 1—10, 1950—1959. New York: P. B. Hoeber. — *Published by A.R.C. Unit of Animal Reproduction, Animal Research Station:* Proc. of the Soc. for the Study of Fertility, vol. I—V, 1949—1953. Cambridge: Heffer & Sons.

B. Zur Entwicklungsgeschichte

AREY, L. B.: Developmental anatomy, 6. edit. p. 312—321. Philadelphia: W. B. Saunders Company 1954.
BAILEY's textbook of histology. Revised by P. E. SMITH and W. M. KOPENHAVER. Baltimore: Williams & Wilkins Company 1948. — BARR, M. L.: An interim note on the application of the skin biopsy test of chromosomal sex to hermaphrodites. Surg. Gynec. Obstet. 99, 184 (1954). — Zit. nach OVERZIER, Endokrinologische Fragen des Hermaphroditismus. Aus: Probleme der fetalen Endokrinologie. Berlin: Springer 1956. — BAUER, J.: Probleme der Intersexualität, genetische und endokrine Wechselwirkungen. Ber. ges. Gynäk. Geburtsh. 47, 104 (1952). — BEJDL, W.: Neue Forschung über die Keimdrüsenentwicklung beim Menschen. Wien. klin. Wschr. 18, 4 (1952). — BLECHSCHMIDT, E.: Wachstumsfactoren des Descensus testis. Z. Anat. Entwickl.-Gesch. 118, 175—182 (1955). — BOENIG, H.: Leitfaden der Entwicklungsgeschichte des Menschen. Leipzig: Georg Thieme 1954. — BRANDT, W.: Lehrbuch der Embryologie. Basel 1949. — BRIDGES, C. B.: Cytological and genetic basis of sex, in sex and internal secretions, edit. by ALLEN, DANFORTH and DOISY, Baltimore. Chapt. 2. Baltimore: Williams & Wilkins Company 1939. — BURKE, W.: Die

postpuberale Oogenese bei Säugetieren und Mensch. Wien. klin. Wschr. **67**, 759 (1955). — BURNS, R. K.: Hormones and the differentiation of sex in survey of biologica progress, edit. by G. S. AVERY jr. et al., vol. 1, p. 233—266. New York: Academic Press Inc. 1949. — Urogenital system in analysis of development, edit. by WILLIER, WEISS and HAMBURGER, p. 470—491. Philadelphia: W. B. Saunders Company 1955. — BUSTAMENTE, M., H. SPATZ u. E. WEISSCHEDEL: Die Bedeutung des Tuber cincereum des Zwischenhirns für das Zustandekommen der Geschlechtsreifung. Dtsch. med. Wschr. **1942**, 289. — BUYSE, A.: The differentiation of transplanted mammilian gonad primordia. J. exp. Zool. **70**, 1 (1935).

CLARA, M.: Entwicklungsgeschichte des Menschen. Heidelberg: Quelle & Meyer 1949. — CREW, F. E. A.: Sex Determination, 3. edit. London: Methuen & Co. 1954.

DA COSTA, A.: Elements d'embryologie. Paris: Masson & Cie. 1941. — DANTSCHAKOFF, W.: Der Aufbau des Geschlechts beim höheren Wirbeltier. Jena: Georg Fischer 1929. — DEGENHARDT, K. H.: Ursachen und Folgen genetisch bedingter Störungen. Med. Klin. **1958**, 862. — DEL CASTILLO, E. B., A. TRABUCCO and F. A. DE LA BALZE: Syndrome produced by absence by germinal epithelium without impairment of SERTOLI or LEYDIG cells. J. clin. Endocr. **7**, 493 (1947). — DREYFUS, J. R.: Der Geschlechtswechsel beim Hermaphroditismus. Schweiz. med. Wschr. **6** (1951).

EHRENBERG, L., C. v. EHRENSTEIN and A. HEDGRAN: Gonad temperature and spontaneous mutation-rate in man. Nature (Lond.) **180**, 1433 (1957). — EHRENGUT, W.: Das chromosomale Geschlecht von Patienten mit Gonadenagenesie. Münch. med. Wschr. **97**, 162 (1955). — ENGLE, E. T.: In: E. V. COWDREY, Problem of ageing. Baltimore: Williams & Wilkins Company 1942. — EVANS, H. M., M. E. SIMPSON and R. I. PENCHARZ: Anterior Pituitary Gonadotropic Fraction (ICSH). Specifically stimulating interstitial tissue of testis and ovary. Symposia on quantitative biology, Cold Spring Harbor, L. I., N. Y. Biol. Lab. **5**, 229 (1937). — EVANS, H. M., and O. SWEZY: The chromosomes in man; sex and somatic. Mem. Univ. Calif. **9**, 1 (1929). — EVERETT, N. B.: The present status of the germ cell problem in vertebrates. Biol. Rev. **20**, 45 (1945).

FERNER, H.: Entwicklungsgeschichte des Menschen. München: Federmann-Verlag 1949. — FISCHEL, A.: Über die Entwicklung des Menschen. Z. Anat. Entwickl.-Gesch. **92**, 34 (1930).

GALLIEN, N.: The action of sex hormones on the development of sex in amphibia. Mem. Soc. Endocr. No 4. — The comparative physiology of reproduction and the effects of sex hormones in vertebrates, edit. by CHESTER, JONES I. and P. ECKSTEIN, p. 188—204. Cambridge: University Press. 1955. — GILLMAN, J.: The development of the gonades in man, with a consideration of the role of the fetal endocrines and histogenesis of ovarian tumors. Carnegie Inst. Wash. Contrib. Embryol. **32**, 81 (1949). — GOLDSCHMIDT, R. B.: Theoretical Genetics, p. 57—94 and p. 25—57. Berkeley: University California Press 1955. — GREBE, H., u. A. WINDORFER: Beitrag zur erblichen und nichterblichen Mißbildungsätiologie. Dtsch. med. Wschr. **1953**, 149. — GREEN, R. R., M. W. BURILL and A. C. IVY: Experimental intersexuality. The effect of antenatal androgens on sexual development of femal rats. Amer. J. Anat. **65**, 475 (1939). — GREEN, BURRILL et IVY: Experimental intersexuality, the effect of estrogens on the antenatal sexual development of the rate. Am. J. Anat. **67**, 305—345 (1940). — GROSSER, O., u. R. ORTMANN: Grundriß der Entwicklungsgeschichte des Menschen, 5. Aufl. Berlin: Springer 1959. — GRUBER, G. B.: Die Morphologie der Mißbildungen des Menschen und der Tiere. Jena: Gustav Fischer 1958. — GRÜNWALD, P.: The development of the sex cords in the gonads of male and mammals. Amer. J. Anat. **70**, 359 (1942). — GRUMBACH, M. M., E. T. ENGLE, W. A. BLANC and M. R. BARR: The sex chromatin pattern in testicular disorders; relationship to pathogenesis and to true hermaphroditismus (abstract). J. clin. Endocr. **16**, 923 (1956). — GRUMBACH, M.M., J. J. VAN WYK and L. WILKINS: Chromosomal sex in gonadal dysgenesis (ovarian agenesis); relationship to male pseudohermaphroditism and theoris of human sex differentiation. J. clin. Endocr. **15**, 1161 (1955).

HEYS, F.: Origin of germ cells. Quart. Rev. Biol. **6**, 1 (1931). — HOFFMANN, F., C. OVERZIER u. G. UHDE: Zur Frage der hormonalen Erzeugung fötaler Zwitterbildungen beim Menschen. Geburtsh. u. Frauenheilk. **15**, 1061—1070 (1955). — HOLYOKE, E. A.: The differentiation of embryonic gonads transplanted to the adult omentum in the albino rat. Anat. Rec. **103**, 675 (1949). — HOOKER, C. W.: Postnatal history and function of the interstitial cells of testis of the bull. Amer. J. Anat. **74**, 1 (1944). — Biology of intestital cells of testis. Recent Progr. Hormone Res. **3**, 173 (1948). — HUMPHREY, R. E.: The developmental potencies of the intermediate mesoderm of amblytoma when transplanted into vetrolateral sites in other embryos: the primordial germcells of such grafts and their role in developmental of a gonad. Anat. Rec. **40**, 67 (1928). — Sex inversion in the amphibia. Boil. Symp. **9**, 81 (1942).

KEMP, T.: Erbpathologie des männlichen Geschlechtsapparates. In BAUR, FISCHER, LENZ, Menschliche Erblehre. München: J. F. Lehmann 1936. — KEMPERMANN, C. T.:

Zit. bei STARCK. — KLINEFELTER, H. F., E. C. REIFENSTEIN u. F. ALBRIGHT: Syndrome characterized by gynecomastia aspermatogenesis with and aleydigism and increased excretion of follicle stimulating hormone. J. clin. Endocr. 2, 615 (1942). — KOFF, A. K.: Zit. bei STARCK.
LILLIE, FR. R.: The theory of the free martin. Sciences 43, 611 (1916). — The free martin; a study of action of sex hormones in the foetal life of cattle. J. exp. Zool. 23, 371 (1917). — LIPPMANN, R. v.: Zit. bei STARCK. — LOWSLEY, O. S., F. HINMAN, D. R. SMITH and R. GUITERREZ: Sexual glands of the male. New York: Oxford University Press. 1942. — LÜSSE, W.: Über die Geschlechtsdifferenzierung und die Geschlechtsbestimmung. Diss. Würzburg 1957.
MACINTYRE, M. N.: Effect of the testis on ovarian differentiation in heterosexual embryonic rat gonad transplats. Anat. Rec. 124, 27 (1956). — MARQUARDT, H.: Strahlengenetik. In: RAJEWSKI, Wissenschaftliche Grundlagen des Strahlenschutzes, S. 129—148. Karlsruhe: Braun 1957. — Die Toleranzdosis vom genetischen Standpunkt gesehen. In: RAJEWSKI, Wissenschaftliche Grundlagen des Strahlenschutzes, S. 217—235. Karlsruhe: Braun 1957. — MOORE, C. R., and D. PRICE: Differentiation of embryonic reproductive tissues of the rat after transplantation into postnatal hosts. J. exp. Zool. 90, 229 (1942). — MOORE, K. L., M. A. GRAHAM and M. L. BARR: The detection of chromosomal sex in hermaphrodites from a skin biopsy. Surg. Gynec. Obstet. 96, 641 (1953). — MULLER, H. J.: Comments on the genetic effects of radiation on human populations. J. Hered. 46, 199 (1955 [a]). — Strahlenwirkung und Mutation beim Menschen. Naturwiss. Rdsch. 127 (1956 [a]). — MYSBERG, W. A.: Zit. bei STARCK.
NACHTSHEIM, H.: Atomenergie und Erbgut. Münch. med. Wschr. 36, 1283—1290 (1957). — Die Bedeutung genetischer Faktoren für die Mißbildungen und Mißbildungskrankheiten. Verh. dtsch. Ges. inn. Med. 65 (1959). — NELSON, W. O.: Sex differences in human nuclei with particular reference to the Klinefelter-syndrome, gonadal agenesis and other types of hermaphroditism. Acta endrocr. (Kbh.) 33, 227 (1956). — NELSON, W. O., and C. G. HELLER: Hyalinization of seminiferous tubules associated with normal or failing LEYDIG cells function. J. clin. Endocr. 5, 13 (1945).
OVERZIER, K.: Aus: Probleme der fetalen Endokrinologie. 3. Symp. Dtsch. Ges. Endokrin. Berlin: Springer 1956. — OVERZIER, C.: Probleme der Intersexualität. Dtsch. med. Wschr. 83, 15, 648 (1958).
PADOA, E.: Grenouilles et stérols. Arch. Anat. micr. Morph. exp. 39, 314 (1950). — PAINTER, T. S.: Studies in mammalian spermatogenesis. The spermatogensis of man. J. exp. Zool. 37, 291 (1923). — POLITZER, G.: Über Zahl, Lage und Beschaffenheit der Urkeimzellen eines menschlichen Embryo mit 26—27 Ursegmentpaaren. Z. Anat. Entwickl.-Gesch. 87, 766 (1928). — Die Keimbahn des Menschen. Z. Anat. Entwickl.-Gesch. 100, 331 (1933). — POLLOCK, W. F.: Histochemical studies on intestitial cells of testis. Anat. Rec. 84, 23 (1942).
REIFENSTEIN, E. C.: Hereditary familial hypogonadism. Proc. Amer. clin. Res. 3, 86 (1947). — REIFENSTEIN, E. C.: Personal communication.
SAND, K., and H. OKKELS: Histological variability of the testis from normal and sexualabnormal, castrated men. Endocrinology 19, 369 (1938). — SCHLACHTER, E. J.: Über die Bedeutung der Geschlechtsbestimmung aus den somatischen Zellen. Ärztl. Forsch. 11, 591 (1957). — SEGAL, S. J., and W. O. NELSON: Developmental aspects of human hermaphrodism: The significance of sex chromatin patterns. J. clin. Endocr. 17, 670—692 (1952). — STAEMMLER, M.: Keimdrüsen und Umwelt. Z. menschl. Vererb. u. Konstit.-Lehre 26, 464 (1943). — STARCK, D.: Embryologie. Stuttgart: Georg Thieme 1955. — STERN, C.: Principles of human genetics, p. 366—379. San Francisco: W. H. Freedman & Co. 1949. — STERN, K.: Grundlagen der menschlichen Erblehre. Göttingen: Musterschmidt 1955. — STIEVE, H.: In W. v. MÖLLENDORFFS Handbuch der mikroskopischen Anatomie des Menschen, Bd. 7, Teil 2. Berlin: Springer 1930.
TONUTTI, E., O. WELLER, E. SCHUCHARDT u. E. HEINKE: Die männliche Keimdrüse. Physiologie, Pathologie und Klinik. Stuttgart: Georg Thieme 1960. — TORREY, T. W.: Intraocular grafts of embryonic gonads of the rat. J. exp. Zool. 115, 37 (1950). — TRABUCCO, A.: Esterilidad congenita en el hombre. Medicina (B. Aires) 5, 369 (1945).
VILAS, E.: Zit. bei STARCK.
WESTERGAARD, M.: Die Erbanlagen des Menschen und seine Verantwortung. Med. Klin. 7, 274—282 (1957). — WILKIN, L.: The diagnosis and treatment of endocrine. J. clin. Endocr. 14, 1270 (1954). — WILLIER, B. H.: The embryonic development of sex and internal secretions, edit. by ALLEN, DANFORTH and DOISY, 2, chapt. 3. Baltimore: Williams & Wilkins Company 1939. — WITSCHI, E.: Hormones and sex differentiation. Scientia 146 (1940). — Génétique et physiologie de la différenciation du sexe. Arch. Anat. micr. Morph. exp. 39, 215 (1950). — Embryogenesis of the embryonal an reproductive glands. Recent Progr. Hormone Res. 6, 9 (1951). — WITSCHI, E., W. O. NELSON and S. J. SEGAL:

Genetic developmental and hormonal aspects of gonadal dysgenesis and pseudohermaphroditism (abstract). J. clin. Endocr. **16**, 922 (1956). — Genetic, developmental and hormonal aspects of gonadal dysgenesis and sex inversion in man. J. clin. Endocr. **17**, 737—753 (1957).

C. Anatomie der männlichen Geschlechtsorgane

ALBERT, A.: Human urinary gonatropin. Recent Progr. Hormone Res. 12, 227 (1956). — ALLEN, E.: Studios on cells division in the albino rat, spermatogenesis. J. Morph. **31**, 15—30 (1918). — AREY, L. B.: Developmental anatomy. Philadelphia: W. B. Saunders Company 1948. — ARZAC, J. P.: Popel del histoquirnica en la fisiologia dela reproduccidn. J. clin. Endocr. **5**, No 3. — Glycogen in human testicular biopsy-material. J. clin. Endocr. **10**, 1465—1470 (1950). — ASHBEL, R., R. B. COHEN and A. M. SELIGMAN: Histochemical demonstration of ketosteorids in normal and neoplastic testes. Endocrinology **49**, 265—281 (1951).

BAILEY's textbook of histology. Revised by P. E. SMITH and W. M. KOPENHAVER. Baltimore: Williams & Wilkins Company 1948. — BALLOWITZ, E.: Weitere Beobachtungen über den feineren Bau der Säugetierspermatozoen. Z. wiss. Zool. **52** (64) (1891). — BALZE, F. A. DE LA: Elastic, fibers in the tunico propria of normal and pathology human testes. J. clin. Endocr. **14**, 626 (1954). — BALZE, F. A. DE LA, R. E. MANCINI, G. E. BUR and J. IRAZU: Morphologic and histochemical changes produced by estrogenes on adult human testes. Fertil. and Steril. **5**, 421—436 (1954). — BARDELEBEN, K. v.: Über den feineren Bau der menschlichen Spermatozoen. Verh. anat. Gesell. Jena, 5. Verslg. S. 157, 1891. — BAYLE, H.: Electron microscope studies on the morphologie of human spermatozoa. Proc. Soc. Study Fertil. **4**, 27, 29 (1952). — BAYLE, H., et M. BESSIS: Le spermatozoide humain au microscope électronique. Presse méd. **1951**, 1770. — BENNINGHOFF, A.: Lehrbuch der Anatomie der Menschen, Bd. II. München: Urban & Schwarzenberg 1952. — BOEMINGHAUS, H.: Urologie. München: Werk-Verlag 1954. — BRAUS, H., u. C. ELZE: Anatomie des Menschen. 3. Aufl. Berlin-Göttingen-Heidelberg: Springer 1956. — BRETSCHNEIDER, L. H.: An electronmicroscopical study of bull sperm. III. Proc. kon. ned. Akad. Wet. **52**, 301 (1949). — Elektronen-mikroskopische Strukturuntersuchung an Spermien. V. Proc. kon. ned. Akad. Wet. **53**, 531 (1950). — Die Morphogenese und Pathogenese der Spermien vom Stier. I. u. II. Proc. kon. ned. Akad. Wet. **58**, C 495 (1955). — BROESIKE, C.: Über die Entleerung und Beschaffenheit der menschlichen Samenflüssigkeit. Arch. mikr. Anat. **78**, 128 (1912). — BUCHLOH, H.: Histologische Untersuchungen über den Lipoidgehalt menschlicher Hoden. Diss. Würzburg 1957. — BURKL, W.: Fluorescenzmikroskopischer Nachweis der Sexualhormone im Rattenhoden. Z. Zellforsch. **40**, 379—388 (1954). — BUTENANDT, A., u. G. HANISCH: Über Testosteron; Umwandlung des Dehydroandrosterons in Androstendiol und Testosteron. Z. physiol. Chem. **237**, 89 (1935).

CAIN, A. J.: The use of nille blue in the examination of lipoids. Quart. J. micr. Sci. **88**, 383 (1947). — CHAIN, E., and E. S. DUTHIE: A mucolytic enzyme in testis extracts. Nature (Lond.) **144**, 977 (1939). — CHALLICE, C. E.: Some observations on the morphology of spermatozoa by electron microscopy. Proc. Soc. Study Fertil. **4**, 21—26 (1952). — CHARNY, C. W., and A. S. COUSTON: Development of the testis with notes on abnormal variations. J. Albert Einstein Med. Center **1**, 29—34 (1952). — CHARNY, C. W., A. S. COUSTON, D. R. MERANZE: Development of the testis. Fertil. and Steril. **3**, 461—480 (1952). — CHARNY, C. W., and D. R. MERANZE: Testicular biopsy. Surg. Gynec. Obstet. **74**, 836 (1942). — CHARNY, I. W.: Biopsy of testis. J. Amer. med. Ass. **115**, 1429 (1940). — CREW, F. A. E.: The scrotum a temperature regulating mechanism. Verh. des 1. Internat. Kongr. für Sexualforsch. **1**, 72—85 (1927).

DEMPSEY, E. W., R. O. GREEP and H. W. DEANE: Changes in the distribution and concentration of alkaline phosphatases in tissues of the rat after hypophysectomy or gonadectomy, and after replacement therapy. Endocrinology **44**, 88—103 (1949). — DICK, W.: Dtsch. med. Wschr. **77**, 1112 (1952). — DÖRING, G. K.: Ein Beitrag zur Frage der periodischen Fruchtbarkeit der Frau auf Grund von Erfahrungen bei der Zyklusanalyse mit Hilfe der Temperaturmessung. Geburtsh. u. Frauenheilk. **10**, 515 (1950). — Der Temperaturzyklus der Frau. Eine Übersicht über die Grundlagen und die Anwendungsmöglichkeiten der Temperaturmessung als Methode der Zyklusanalyse. Ärztl. Forsch. **6**, 13 (1952).

ELFTMAN, H.: The Sertoli-cell. In: Studies on testis and ovaries, eggs and sperms. Springfield, Jll.: Ch. C. Thomas 1952. — ENGLE, E. T.: The life history of the human testis. J. Urol. (Baltimore) **74**, 379 (1954). — ESSER, P. H.: Über die Funktion und den Bau des Scrotums. Z. mikr.-anat. Forsch. **31**, 108—173 (1932). — EULER, U. S. v.: Zur Kenntnis der pharmakologischen Wirkung von Nativsekreten und Extrakten der männlichen akzessorischen Geschlechtsdrüsen. Naunyn-Schmiedeberg's Arch. exp. Path. Pharmak. **175**, 78 (1934). Ref. Ber. ges. Physiol. **79**, 428 (1934).

FALLER, A.: Histochemische Untersuchungen über das Vorkommen von Ascorbinsäure im Hoden und Nebenhoden von Ratten verschiedener Lebensalter. Z. mikrosk.-anat. Forsch. **49**, 333—358 (1941). — FARRIS, E. J.: Temperature compared with rat test for prediction of human ovulation. J. Amer. med. Anat. **138**, 500 (1948). — FISCHER, W.: Über die sogenannte Spermiophagie im Nebenhoden. Beitr. path. Anat. **105**, 306 (1941). Ref. Zbl. Haut- u. Geschl.-Kr. **67**, 520 (1941). — FRANK, J. N., J. A. BENJAMIN and J. E. SEGERSON: Cytologic examination of semen. Fertil. and Steril. **5**, 217 (1954).

GIROUD, A.: Développement du testicule chez l'homme. In: La fonction endocrine du testicule. Paris: Masson & Cie. 1957. Hier weitere Literatur. — GÖGL, H., u. F. J. LANG: Geschlechtsorgane. In: E. KAUFMANN, Spezielle pathologische Anatomie, Bd. II. Berlin: W. de Gruyter & Co. 1957. — GOERTTLER, K.: Morph. Jb. **65** (1930). — Zit. bei KIESSELBACH. Stuttgart: Ferdinand Enke 1955. — GOLDER, O.: Die Arterien des menschlichen Hodens und Nebenhodens. Z. urol. Chir. u. Gynäk. **45** (1931). — GRUENWALD, P.: Structure of the testis in infancy and in childhood. Arch. Path. (Chicago) **42**, 35—48 (1956).

HAMMEN, R., J. SCHULTZ-LARSEN u. F. E. CARLSEN: Electron microscopy of human spermatozoa. Fertil. and Steril. **5**, 411 (1954). — HARRISON, R. G.: Functional importance of the vascularization of the testis and epididymis for the maintenance of normal spermatogenesis. Fertil. and Steril. **3**, 366 (1952). — HENLE, J.: Über den Mechanismus der Erektion. Z. ration. Med. **18**, 1 (1863). — HOOKER, C. W.: Biology of interstitial cells of testis. Recent Progr. Hormone Res. **3**, 173 (1948). — HOTCHKISS, R. S.: A microchemical reaction in the staining of polysaccharide structure fixed tissue preparations. Arch. Biochem. **16**, 131—141 (1948). — The human testis. Fertil. and Steril. **7**, 284—299 (1956). — HOWARD, R. P., F. A. SIMMONDS and F. ALBRIGHT: Testicular defiency: A clinical and phathological study. J. clin. Endocr. **10**, 121 (1950). — HUGGINS, C., and W. NEAL: Coagulation and liquefaction of human semen. J. exp. Med. **76**, 527 (1942).

JOËL, C. A., H. FREI and F. L. HIRSHFELD: Electron microscop studies of normal a. Pathology human spermatozoa. Fertil. and Steril. **2**, 332 (1951). — JOST, A.: La fonction endocrine du testicule foetal. In: La fonction endocrine du testicule. Paris: Masson & Cie. 1957. Hier weitere Literatur.

KAR, A. B., and A. GHOSH: Studies on cytochemistry of hormon action. Part X. — The hormonal modification of alkaline phosphatase activity in the testis and in some male genital accessories of the guinea pig. Proc. nat. Inst. Sci. India **18**, 197—205 (1911). — KASTEN, J.: Zur Histochemie des Hodens unter besonderer Berücksichtigung der alkalischen Phosphatase. Diss. Würzburg 1958. — KAUFMANN, C., and K. G. OBER: Message world. Obstet. and Gynec. **7**, 52 (1955). — KIESSELBACH, A.: Die Geschlechtsorgane des Mannes. In: Die Sexualität des Menschen von H. GIESE. Stuttgart: Ferdinand Enke 1955. — KIMMIG, J.: Die Biochemie des menschlichen Spermas. In: Die Keimdrüsen des Mannes. Ber. des 1. Symp. Dtsch. Ges. Endokrin. 1953. S. 171—179. Berlin: Springer 1955. — KLEIN et STOLL: Indications de la biopsie testiculais pour la conduite des therapeutiques. Endocriniennes. Medriciales des Francaise, p. 16—20, 1953. — KNAUS, H.: Die Physiologie der Zeugung. Wien. 1950. — Die Physiologie des Hodens, des Nebenhodens und der Samenzellen. In: Die Physiologie der Zeugung des Menschen. Wien: Wilhelm Maudrich 1954. — Die Reifung der Spermatozoen in den männlichen Samenwegen. Wien. med. Wschr. **108**, Nr 38/39, 790—791 (1958). — KUNTZ, A., et R. E. MORRIS jr.: Components and distributions of spermatic nerves and nerves of vas deferens. J. comp. Neurol. **85**, 33 (1946). — KUNZE, A.: Das physiologische Vorkommen morphologischer darstellbarer Lipoide in Hoden und Prostata. Arch. mikr. Anat. **96**, 387—434 (1922).

LANDES, E., u. W. KAPPESSER: Elektronenoptische Untersuchungen über die Ultrastruktur des menschlichen Spermatozoenkerns. Hautarzt **9**, 463 (1958). — LANZ, T. V.: Die Samenspeicherung beim Mann. Klin. Wschr. **1936 II**, 993—997. — LEBLOND, C. P., and Y. CLERMONT: Ann. N. Y. Acad. Sci. **55**, 548 (1952). Zit. bei TILLINGER 1957. — LEYDIG, F. V.: Zur Anatomie der männlichen Geschlechtsorgane und Analdrüsen der Säugetiere. Z. wiss. Zool. **2**, 47 (1850). Zit. nach KUNZE. — LIPP, W.: Histochemische Methoden, Liefg V. München: R. Oldenburg 1954. — LISON, L.: Histochimie et cytochemie animales, 2. edit. Paris: Gauthier-Villars 1953. — LONG, M. E., and E. T. ENGLE: Cytochemistry of the human testis. Ann. N. Y. Acad. Sci. **55**, 619—628 (1952). — LYNCH jr., K. M., and W. W. SCOTT: The Sertoli cells as related to age of man experimental alterations of the pituitary gonad axis in the animal. Fertil. and Steril. **3**, 35—48 (1952).

MANCINI, R. E., J. NOLAZCO and F. A. DE LA BALZE: Histochemical study of normal adult human testes. Anat. Rec. **114**, 127—147 (1952). — MANN, T.: Biochemistry of semen. Methuens Monographs on biochemical subjects. London 1954. — McCULLAGH, D. R.: Dual endocrine activity of the testes. Science **76**, 19—20 (1932). Zit. nach POLLOCK. — McDONALD, D. F.: In: E. T. ENGLE, Diagnosis in sterility. Springfield, Ill: Ch. C. Thomas 1946. — McGEE, L. C.: The effect of injection of a lipoid fraction of the bull testicle in capons. Proc. Inst. Med. Chicago **6**, 242 (1927). Zit. nach POLLOCK. — McMANUS, J. F.: Stain Technol. **23**, 99—108 (1948). Zit. nach LONG u. ENGLE. — MEVES, F.: Struktur und Histogenese der Spermien. In: MERKEL-BONNET, Ergebnisse der Anatomie und Entwicklungsgeschichte, **11**, 70. 1901. — MITCHELL, G. A. G.: The innervation of the kidney, ureter, testicle and epididymis. J. Anat. (Lond.) **70**, 10 (1935). — MONTAGNA, W.: Some cytochemical observations on human testes and epididymides. Ann. N.Y. Acad. Sci. **55**, 629—642 (1952a). — The distribution of lipids, glycogen and phosphatases in the human testes. Fertil. a. Steril. **3**, 27—34 (1952). — MONTAGNE, W., and J. B. HAMILTON: Histological studies of human testes. Anat. Rec. **109**, 635—660 (1951). — MOORE, C. R., and T. F. GALLAGHER: Scrotum as temperature regulator for testes. Amer. J. Physiol. **68**, 70 (1949). — MOORE, C. R., and W. J. QUICK: Scrotum as temperature regulator for testis. Amer. J. Physiol. **68**, 70 (1924). — MÜLLER u. THORMANN: Zur Morphologie des menschlichen Spermas. Diss. Berlin 1936.

NELSON, W. O.: In: G. PINCUS (edit.), Recent progress in hormone research, vol. 3. New York: Academie Press 1948. Zit. nach DE LA BALZE, MAUCINI, BUR u. IVAZU. — NELSON, W. O., and E. G. HELLER: Hyalinization of the seminiferous tubules associated with normal or failing Leydig-cell function. J. klin. Endocr. **5**, 13 (1945).

OBERNDORFER, S.: Beiträge zur Anatomie und Pathologie der Samenblasen. Beitr. path. Anat. **31**, 325 (1904). — Die inneren männlichen Geschlechtsorgane. In: HENKE u. LUBARSCH' Handbuch der speziellen pathologischen Anatomie, Bd. 6, Teil 3. Berlin: Springer 1931. — OETTLE, A. G.: Morphologic changes in human semen after ejaculation. Fertil. and Steril. **5**, 227 (1954). — ORTHNER, H.: Anatomie und Physiologie der Sexualstörungen. In: H. GIESE, Sexualität des Menschen. Stuttgart: Ferdinand Enke 1955.

PARKER and BLUM: A study in microtomy for electron microscopy. Anat. Rec. **117**, 658 (1953). — PERLMAN, P. L.: The functional significance of testes cholesterol in the rat. Endocrinology **46**, 341—346 (1950). — POLLOCK, W. F.: Histochemical studies of the interstitial cells of the testis. Anat. Rec. **84**, 23—29 (1942). — POSNER, C.: Die diagnostische Hodenpunktion. Berl. klin. Wschr. **42**. 1119 (1905). — PRATHER, G. C., and D. SKINNER: Prostatic corpora amylacea. J. Urol. (Baltimore) **76**, 107—114 (1956).

REDENZ, E.: Versuch einer biologischen Morphologie des Nebenhodens. Arch. mikr. Anat. **103**, 593 (1924). — Nebenhoden und Spermienbewegung. Würzburg. Abh. Med. **24**, 107 (1928). — REED, C. J., and B. P. REED: Comparative study of human and bovine sperm by electron microscopy. Anat. Rec. **100**, 1 (1948). — ROLSHOVEN, E.: Über hydrodynamische Vorgänge im Säugerhoden und ihre Bedeutung für die Spermiogenese. S.-B. Ges. Naturwiss. Marburg **74**, 1—14 (1939). — Die funktionelle Polymorphie des Sertoli-Syncytiums und ihr Zusammenhang mit der Spermatogenese. Z. Zellforsch. **31**, 156—164 (1940); **33**, 439—460 (1945). — ROMEIS, B.: Hoden und samenableitende Organe. In: Handbuch der normalen und pathologischen Physiologie, Bd. 14, S. 693. Berlin: Springer 1926. — Altern und Verjüngung. Leipzig 1931. — Mikroskopische Technik, 15. Aufl. München: R. Oldenburg 1948. — ROOSEN-RUNGE, E. C.: Quantitative investigations on human testicular biopsie. Fertil. and Steril. **7**, 251 (1956).

SAND, K.: Die Physiologie des Hodens. In: HIRSCHS Handbuch der inneren Sekretion, Bd. II, S. 2017. 1933. — SAVOIE, J.-C.: Évolution morphologique et histochimique du testicule chez le nourrisson et l'enfant. In: La fonction endocrine du testicule. Paris: Masson & Cie. 1957. Hier weitere Literatur. — SCHINZ, H. R. u. B. SLOTOPOLSKY: Beiträge zur experimentellen Pathologie des Hodens und zur Histologie und Histogenese des normalen Hodens, der Hodenatrophie und der Hodennekrose. Denkschr. schweiz. naturforsch. Ges., Abt. 2, **61**, 137 (1924). — SCHNALL, M. D.: Electronmicroscopic study of human spermatozoa. Fertil. and Steril. **3**, 62 (1952). — SCHONFELD, W. A.: Primary and secundary sexual characteristics; a study of their development in males from birth throught maturity with biometric study of penis and testis. Amer. J. Dis. Child. **65**, 535 (1943). — SCHUCHARDT, E.: Zur quantitativen Beurteilung von menschlichen Hodenbiopsien. In: NOWAKOWSKI, Symposium Dtsch. Gesell. für Endokrinologie. I. Berlin: Springer 1955. — SCHÜTZ, W.: Histologische Befunde am menschlichen Hoden nach Hormonbehandlung des Prostatacarcinoms. Langenbecks Arch. klin. Chir. **271**, 65—76 (1952). — SCHULTZ-HAMMEN, R., J. LARSEN and F. E. CARLSEN: Electron microscopy of human spermatozoa. Fertil. and Steril. **5**, 411 (1954). — SIMMONS, F. A.: Clinical interpretation of the semen analysis in diagnosis in sterility. Edit. by E. T. ENGLE. Springfield: Ch. C. Thomas 1946. — SLOTOPOLSKY, B., u. H. R. SCHINTZ: Handbuch der biologischen Arbeitsmethoden von E. ABDERHALDEN, Abt. V, Teil 3b. 1927. — SNIFFEN, R. C.: The testis. I. The normal testis. Arch. Path. (Chicago) **50**, 259 (1950). — Histology of the normal and abnormal testis at puberty. Biology of the testes. Ann. N.Y. Acad. Sci. **55**, 609—618 (1952). — SPANGERO, S.: Über die histologischen Veränderungen des Hodens, Nebenhodens etc. von Geburt bis zum Greisenalter. Anat. Hefte **18**, 593 (1902).— STAEMMLER, M.: Keimdrüsen und Umwelt. Z. menschl. Vererb.- u. Konstit.-Lehre **26** (1943). — STIEVE, H.: Die Entwicklung der Keimzellen und Zwischenzellen in der Hodenanlage des Menschen. Z. mikr.-anat. Forsch. **10**, 225—285 (1927). — Männliche Genitalorgane. In: W. v. MÖLLENDORFFS Handbuch der mikroskopischen Anatomie, Bd. VII, Teil 2.

Berlin: Springer 1930. — STIGLER, R.: Der Einfluß des Nebenhodens auf die Vitalität der Spermatozoen. Pflügers Arch. ges. Physiol. 171, 273 (1918). — STILLING, H.: Beobachtungen über die Funktion und über die Entstehung der prostatischen Konkremente. Virchows Arch. path. Anat. 98 (1884).

TONUTTI, E.: Über die Bindung des Vitamin C an eine Trägersubstanz in der Zelle, Z. mikr.-anat. Forsch. 42, 221—232 (1937). — Ergebnisse histochemischer Vitamin-C-Untersuchungen. Protoplasma (Berl.) 31, 151—158 (1938). — TONUTTI, E., O. WELLER, E. SCHUCHARDT u. E. HEINKE: Die männliche Keimdrüse. Physiologie, Pathologie u. Klinik. Stuttgart: Georg Thieme 1960.

VERNE, J.: Rapport sur la morphologie l'histologie et l'histochimie du testicule endocrien chez les mammifères adult. In: La fonction endocrine du testicule. Paris: Masson & Cie. 1957. Hier weitere Literatur. — VEST, S.: Atlas of the genital system. In CAMPBELL, Urology, Sect. VI, Infections of the Male Genital Tract.

WAGENSEIL, F.: Beiträge zur Kenntnis der Kastrationsfolgen und des Eunuchoidismus beim Manne. Z. Morph. u. Anthrop. 26, 264 (1927). — Chinesische Eunuchen. Z. Morph. u. Anthrop. 32, 415 (1933). — WALLRAFF, J., u. M. BEDNARA-SCHÖBER: Vitamin-C- und Plasmauntersuchungen an den Geschlechtsorganen des Mannes. Z. mikr.-anat. Forsch. 51, 585—609 (1942). — WATZKA, M.: Z. mikr.-anat. Forsch. 54 (1943). Zit. bei KIESSELBACH 1953. — Die Leydigschen Zwischenzellen im Funiculus spermaticus des Menschen. Z. Zellforsch. 43, 206—213 (1955). — WESKI, O.: Beiträge zur Kenntnis des mikroskopischen Baues der menschlichen Prostata. Anat. Hefte 21, 61 (1903). — WILLIAMS, W. L., and B. CUNNINGHAM: Histological changes in the rat testis following heat treatment. Yale J. Biol. Med. 12, 309—316 (1940). Zit. nach POLLOCK. — WILLIAMS, W. W.: Cytology of the human Spermatozoon. Fertil. and Steril. 1, 3 (1950). — WISLOCKI, G. B.: Seasonal changes in the testes, epididymides and seminal vesicles of deer investigated by histochemical methods. Endocrinology 44, 167—189 (1949). — WU, S. H.: Electron microscopic study of spermatozoa. Science 119, 212 (1954).

YOUNG, W. C.: Function of the epididymis. J. Morph. Physiol. 47, 479 (1929). — A study of the funtcion of epididymitis, the importance of an aging process in sperm for the length of the period. J. Morph. Physiol. 48, 475 (1930). — A study of the funciton of epididymis. J. exp. Biol. 8, 131 (1931). — Study of function of epididymis; functional changes undergone by spermatozoa during their passage through epididymis and vas deferens in guinea pig. J. exp. Biol. 8, 151—162 (1931).

D. Physiologie der männlichen Keimdrüsen

ABDERHALDEN, R.: Die Hormone. Berlin-Göttingen-Heidelberg: Springer 1952. — ALBRIGHT, F., and E. C. REIFENSTEIN jr.: Parathyroid glands and metabolic bone disease. Baltimore: Williams & Wilkins Company 1948. — ARON, M., et CL. ARON: Contrôle hypophysaire du fonctionnement testiculaire. In: La fonction endocrine du testicule. Paris: Masson & Cie. 1957. Hier weitere Literatur.

BARTELHEIMER, H.: Altern und innere Sekretion. Med. Klin. 49, 245—250 (1954). — BAULIEN, E.-E., et H. P. KLOTZ: Pharmacologie des androgènes. In: La fonction endocrine du testicule. Paris: Masson & Cie. 1957. — BENOIT, J.: Physiologie de la testostérone. In: La fonction endocrine du testicule. Paris: Masson & Cie. 1952. Hier weitere Literatur. — BERTHOLD, A. A.: Transplantation der Hoden. Arch. Anat. Physiol. Med. 2, 42 (1849). — BERTHRONG, M., W. E. GOODWIN and W. W. SCOTT: Estrogen production by the testis. J. clin. Endocr. 9, 579—592 (1949). — BIEDL, A.: Handbuch der normalen und pathologischen Physiologie, Bd. 16. Berlin: Springer 1930. — BIRKE, G., C. FRANKSSON, K. A. HULTBORN and L. V. PLANTÉN: The effect of Roentgen irradiation on the steroid production of the testicles. Acta chirg. scand. 110, 469 (1956). — BISKIND, G. R.: Proc. Soc. exp. Biol. (N.Y.) 43, 259 (1940). Zit. bei TONUTTI 1955. — BLEULER, M.: Endocrinologische Psychiatrie. Stuttgart: Georg Thieme 1955. — BLOCH, K.: Über die Ursachen des gesteigerten Lungenwachstums der Jugendlichen. Medizinische 1955, 1573. — BOEMINGHAUS, H., u. U. BALDUS: Zur Physiologie der Samenblasen und der Spermien. Zbl. Urol. 28, 433 (1934). — BOMSKOW, CH.: Methodik der Hormonforschung, Bd. 2. Leipzig: Georg Thieme 1939. — BOTTOMLEY, A. C., u. S. J. FOLLEY: J. Physiol (Lond.) 94, 26 (1938). Zit. bei TONUTTI u. KAUFMANN 1955. — BÜRGER, M., u. K. SEIDEL: Innere Sekretion. Münch. med. Wschr. 98, 1401—1409 (1956). — BURKE, W.: Die Zwischenzellen in den Keimorganen als Produktionsstätte der Sexualorgane. Wien. klin. Wschr. 66, 575 (1954). — BURRILL, M. W., and R. R. GREENE: Effect of rats liver on activity of testosterone and methyltestosterone. Endocrinology 31, 73 (1942). — BURROWS, H.: Biological actions of sex hormones. Cambridge 1949. — BUSTAMENTE, M., H. SPATZ u. E. WEISSCHEDEL: Die Bedeutung des Tuber cinereum des Zwischenhirns für das Zustandekommen der Geschlechtsreifung. Dtsch. med. Wschr. 1942, 289. — BUTENANDT, A.: Über die chemische Untersuchung der Sexualhormone.

Z. angew. Chem. **44**, 905 (1931). — Über die Chemie der Sexualhormone. Z. angew. Chem. **45**, 655 (1932). — BUTENANDT, A., u. H. DANNENBAUM: Über Androsteron. Hoppe-Seylers Z. physiol. Chem. **229**, 192 (1934). — BUTLER, A. N., N. B. TALBOT and E. A. MACLACHLAN: Effect of testosterone therapy on concentration of potassium in serum. Proc. Soc. exp. Biol. (N.Y.) **51**, 378 (1942).

CALLOW, N. H., R. K. CALLOW and C. W. EMMENS: Colorimetric determination of substances containing grouping -CH_2CO- in urine extracts as an indication of androgen content. Biochem. J. **32**, 1312 (1938). — Effect of administration of testosterone propionate on urinary excretion of compounds allied to steroid hormones. J. Endocr. **1**, 99 (1939). — CALLOW, R. K.: Insolation of male hormone present in urine of patient with adrenal tumor. J. Soc. chem. Ind. (Lond.) **55**, 1030 (1936). — Chem. and Ind. **14**, 1030 (1936). — Excretion of sex hormones in urine. Proc. roy. Soc. Med. **31**, 841 (1938). — Biochemistry of the gonadal hormones. Brit. med. Bull. **11**, 126—130 (1955). — CAMERON, J. H.: Effect of inhaled methane on the testes of guinea pigs. Fertil. and Steril. **2**, 538—541 (1951). — CASTILLO, E. B. DEL, A. TRABUCCO and F. A. DE LA BALZE: Syndrome produced by absence of the germinal epithelium without impairment of the Sertoli cells. J. clin. Endocr. **7**, 493 (1947). — CAVAZOS, L. F., and R. M. MELAMPY: Endrocrinology **54**, 227 (1954). Zit. bei TONUTTI 1955. — CHANG, M. C., and G. PINCUS: Physiology of fertilization in mammals. Physiol. Rev. **31**, 1 (1951). — CHARNY, CH. W.: Development of testis. Fertil. and Steril. **3**, 461 (1952). — CURUTCHET-RAGUSIN, J. E. y F. E. ABBATE: Endocrinologia (B. Aires) **2**, 67 (1953). Zit bei TONUTTI 1955.

DAVID, K., E. DINGEMANSE, J. FREUD u. E. LAQUEUER: Über kristallinisches männliches Hormon aus Hoden (Testosteron). Wirksamer als aus Harn oder Cholesterin bereitetes Androsteron. Hoppe-Seylers Z. physiol. Chem. **233**, 281 (1935). — DAVIS, J. S., R. K. MEYER and W. H. MCSHAN: Effects of androgen and estrogen on succinic dehydrogenase and cytochrome oxidase of rat prostate and seminal vesicle. Endocrinology **44**, 1 (1949). — DICK, W.: Hodenphysiologie und Chirurgie. Med. Klin. **1937**, 1334—1339. — *Documenta Geigy:* Wissenschaftliche Tabellen 1955. — DORFMAN, R. I.: Fate of testosterone in the human. Proc. Soc. exp. Biol. (N.Y.) **45**, 739 (1940). — Etioallochonalon-3(β)17-one(Isoandrosterone) as metabolite of testosterone in human male. Proc. exp. Biol. (N.Y.) **46**, 351 (1941). — Biochemistry of androgens. In: The hormones, edit. by G. PINCUS and K. V. THIMANN, vol. I. New York: Academic Press 1948. — Metabolism of androgens. Recent Progr. Hormone Res. **2**, 179 (1948). — DORFMAN, R. I., and J. B. HAMILTON: Urinary excretion of androgenic substances after intramuscular and oral administration of testosterone propionate to humans. J. clin. Invest. **18**, 67 (1939). — DORFMAN, R. J., and R. A. SHIPLEY: Androgens, biochemistry, physiology, a clinical significance. New York: J. Wiley & Sons 1956. — DUNN, C. W.: Stilbestrol induced testicular degeneration in hypersexual males. J. clin. Endocr. **1**, 643 (1941).

EICHENBERGER, E., u. O. GOOSSENS: Fruktose und Fruktolyse im menschlichen Samen. Schweiz. med. Wschr. **80**, 1073 (1950). — EIGLER, F. W.: Über die Wirkung von Testosteron und Desoxycorticosteron auf den Hoden langfristig hypophysektomierter Ratten. Endocrinology **33**, 296—309 (1956). — EMMENS, C. W.: Biological assay of the gonadal and gonadotrophin hormones. Brit. med. Bull. **11**, 1351—39 (1935). — ENGLE, E. T.: Testis biopsy in infertility. J. Urol. (Baltimore) **57**, 789 (1947). — Endocrine aspects of infertility in the male. Progr. clin. Endocr. (1950). — ESCHBACH, W.: Beziehungen zwischen Nebennieren und Keimdrüsen. Arch. Gynäk. **185**, 167 (1954). — EVANS, H. M., G. O. BURR and T. L. ALTHAUSEN: The anti-sterility vitamine fat. In E. SOLUBLE, Memoirs of the Univ. of california, vol. 8. Berkeley: University California Press 1927. — EVANS, H. M., M. E. SIMPSON and R. I. PENCHARZ: An anterior pituitary gonadotrophic fraction (ICSH) specificaly stimulating the interstitial tissue of testis and ovary. Symposia on quantitative biology, cold spring harbor, L.I., N.Y. Biol. Lab. **5**, 229 (1937).

FASSBENDER, K.: Endocrine Drüsen, pathologische Anatomie. In E. KAUFMANN, Lehrbuch der speziellen pathologischen Anatomie. Berlin: W. de Gruyter & Co. 1955. — FRAME, E. G., W. FLEISCHMANN and L. WILKINS: Influence of androgenic steroids on urinary excretion of neutral 17-ketosteroids. Bull. Johns Hopk. Hosp. **75**, 95 (1944). — FRASER, R. W., A. P. FORBES, F. ALBRIGHT, H. SULKOWITCH and E. C. REIFENSTEIN jr.: Colorimetric assay of 17-ketosteroids in urine. J. clin. Endocr. **1**, 234 (1941)

GALLAGHER, T. F., D. G. PETERSON, R. I. DORFMANN, A. T. KENYON and F. C. KOCH: Daily urinary excretion of estrogenic and androgenic substances by normal men and women. J. clin. Invest. **16**, 695 (1937). — GANONG, W. E., u. D. M. HUME: The effect of graded hypophysectomy on thyroid, gonadal and adrenocortical function in the dog. Endocrinology **59**, 293 (1956). — GARDNER, W. U., and C. A. PFEIFFER: Influence of estrogens and androgens on skeletal system. Physiol. Rev. **23**, 139 (1943). — GASSNER, F. X., H. J. HILL and L. SULZBERGER: Relationship of seminal fructose to testis function in the domestic animal. Fertil.

and Steril. 3, 121—143 (1952). — GÖGL, H., u. F. J. LANG: Geschlechtsorgane. In E. KAUFMANN, Spezielle pathologische Anatomie, Bd. II. Berlin: W. de Gruyter & Co. 1957. — GOLDSCHMIDT, R.: Zur sogenannten Indexhypothese der Geschlechtschromosomen. Biol. Zbl. 47, 249 (1927). — Untersuchungen über Intersexualität. Z. indukt. Abstamm.- u. Vererb.-Lehre 56, 275 (1930). — GOLDZIEHER, M. A., and J. S. ROBERTS: Identification of estrogen in the human testis. J. clin. Endocr. 12, 143 (1952). — GRONSKY, N.: Über die Wirkung der niedrigen Temperatur auf die Hoden der weißen Ratten bei deren Lokalanwendung. Anat. Anz. 69, 228—238 (1930).
HAMBLEN, E. C., W. K. CUYLER and M. BAPTIST: Urinary excretion on 17-ketosteroids in ovarian failure. J. clin. Endocr. 1, 763 (1941). — HAMILTON, J. B., H. B. HAMILTON and G. E. MESTLER: J. clin. endrocr. 14, 139 (1954). Zit. bei TONUTTI 1955. — HAMILTON, J. B., and G. HUBERT: Effects of synthetic male hormone substance on descent of testicle in human cryptorchidism. Proc. Soc. exp. Biol. (N.Y.) 39, 4 (1938). — HARRENSTEIN, R. J.: Über die Funktion des Scrotums und die Behandlung der Retentio testis beim Menschen. Zbl. Chir. 55 (2), 1734 (1928). — HARRIS, G. W.: Hypothalamic regulation of anterior pituitary secretion. Schweiz. med. Wschr. 86, 1252 (1956). — HARRISON, R. G.: Functional importance of the vascularization of the testis and epididymis for the maintenance of normal spermatogenesis. Fertil. and Steril. 5, 366—375 (1952). — HART, C.: Der Einfluß abnormer Außentemperaturen auf Schilddrüse und Hoden. Pflügers Arch. ges. Physiol. 196, 151—176 (1922). — HEEBEL, N. J., W. A. ROSSO and L. KESTEL: Spermatogenic rebound phenomen after administration of testosterone propionate. J. clin. Endocr. 11, 235 (1951). — HEINKE, E., u. E. TONUTTI: Studien zur Wirkung des Testosterons auf die spermiogenetische Aktivität des Hodens bei Oligospermie. Dtsch. med. Wschr. 81, 566 (1956). — HELLER, C. G., and W. O. NELSON: Testis-pituitary relationship in man. Recent Progr. Hormone Res. 3, 229 (1948). — HELLER, C. G., W. O. NELSON, I. C. HILL, E. HENDERSON, W. O. MADDOCK and E. C. JUNGCK: The effect of testosterone administration upon the human testis. J. clin. Endocr. 10, 816 (1950). — HENDERSON, E., H. SENECA, G. ABD. EL MESSIH and M. WEINBERG: Androgens and renal function. J. clin. Endocr. 8, 851 (1948). — HOAGLAND, C. L., H. GILDER and R. E. SHANK: Synthesis, storage and excretion of creatine, creatinine and glycocyamine in progressive muscular dystrophy. J. exp. Med. 81, 423 (1945). — HOBERMANN, H. D., E. A. SIMS and W. W. ENGSTROM: The effect of methyltestosterone on the rate of synthesis of creatine. J. biol. Chem. 173, 111 (1948). — HOHLWEG, W., u. K. JUNKMANN: Die hormonal-nervöse Regulierung der Funktion des Hypophysenvorderlappens. Klin. Wschr. 1932, 321. — HOOKER, C. W.: Biology of interstitial cells of testis. Recent Progr. Hormone Res. 3, 173 (1948). — HORWITT, B. N., R. I. DORFMAN and G. VAN WAGENEN: Metabolism of steroid hormones. Endocrinology 34, 351 (1944). — HOSKINS, W. H., J. R. COFFMAN, F. C. KOCH and A. T. KENYON: Effect of testosterone propionate on urinary excretion of androgens and estrogens in eunuchoidism. Endocrinology 24, 702 (1939). — HOTCHKISS, R. S.: Fertility in men. Philadelphia: J. B. Lippincott Comp. 1944. — HOWARD, J. E., W. W. SCOTT and R. H. WILLIAMS: The testis. In: Textbook of endocrinology. Philadelphia: W. B. Saunders Company 1950. — HOWARD, R. P., R. C. SNIFFEN, F. A. SIMMON and F. ALBRIGHT: Testicular deficiency. A clinical and pathologic study. J. clin. Endocr. 10, 121—186 (1950).
IKKOS, W.: Hypophysectomy in man. J. clin. Endocr. 15, 553 (1955). — ISHIGAMI, J., J. SAKATOKU and T. URABE: The effect of the male sex hormone (Testosteron) and the gonadotropic hormon (primogonyl) on the various sequal disturbance. Acta urol. (Kyoto) 2, 136—145 (1957).
JAKOBS, E. C.: Effects of starvations on sex. hormon in the male. J. clin. Endocr. 8, 277 (1948). — JAYLE, M. F., R. SCHOLLER, G. GARONNE et F. MOREL: Action des gonadotrophines chroniques sur l'excretion des 17-cétostéroïdes, des phénolstéroïdes, des corticoïdes et du prégnandiol chez l'homme. In: La fonction endocrine du testicule. Paris: Masson & Cie. 1957. — JOËL, C. A.: Studien am menschlichen Sperma, 2. Aufl. Basel: Benno Schwabe & Co. 1953. — JOHNSTON, J. A.: Factors influencing rentention of nitrogen and calcium in period of growth. Amer. J. Dis. Child. 74, 52 (1947). — JORES, A.: Die Bedeutung der Sexualhormone für die Vorgänge des Sexuallebens. Ärztl. Wschr. 1948, 538. — Innere Sekretion. In Handbuch der inneren Medizin, 4. Aufl. Bd. VII, Teil 1. Berlin: Springer 1955. — JOST, A.: Recent Progr. Hormone Res. 8, 379 (1953). Zit. bei TONUTTI 1955. — JUNKMANN, K.: Über protrahiert wirksame Androgene. Naunyn-Schmiedeberg's Arch. exp. Path. Pharmak. 215, 85—92 (1952). — Androgene, Chemie, Biochemie und Nachweis. 1. Symposium Dtsch. Ges. Endocrinol. Berlin: Springer 1955. — Stoffwechselwirkungen der Steroidhormone. 2. Symposium Dtsch. Ges. Endocrinol. Berlin: Springer 1955. — JUNKMANN, K., u. J. UFER: Die extragenitalen Wirkungen der Sexualhormone. Med. Klin. 50, 1666—1671 (1955).
KAR, A. B., u. N. N. DE: Die Wirkung kombinierter Progesteron- und Testosteronpropionat-Therapie auf die Samenblasen reifer kastrierter Ratten. Endokrinologie 30, 323 (1953). — KENYON, A. T.: The effect of testosterone propionate in the genitalia, prostate,

secundary sex characters, and body weight in enuchoidism. Endocrinology **23**, 121 (1938). — KOCH, F. C.: Excretion and metabolism of male sex hormones. Biol. Symp. **9**, 41 (1942). — KOCH, W., E. HEIM u. J. ESCHWEILER: Der Einfluß der Geschlechtshormone auf die Muskulatur. Acta endocr. (Kbh.) **16**, 369—376 (1954). — KRACHT, J.: Bildungsstätten der Hypophysenvorderlappenhormone. In: Die partielle Hypophysenvorderlappen-Insuffizienz. IV. Symposium Dtsch. Ges. Endokrinol. Berlin: Springer 1957. — KYRLE, J.: Über Entwicklungsstörungen der männlichen Keimdrüsen im Jugendalter. Wien. klin. Wschr. **1910 II**, 1583.

LABHART, A.: Klinik der inneren Sekretion. Berlin: Springer 1957. — LANDAU, R. L., u. R. LONGHEAD: Seminal fructose as index of androgenic activity in man. J. clin. Endocr. **11**, 1411 (1951). — LANGE, M., u. M. LANGE: Der Einfluß der innersekretorischen Störungen für die Entstehung typischer Erkrankungen des Skelettsystems, betrachtet vom internistischen wie vom orthopädischen Standpunkt. Med. Klin. **51**, 1580 (1956). — LENZ, W.: Das Skelettsystem. In J. BROCK, Biologische Daten für den Kinderarzt. Berlin: Springer 1954. — LEVEDAHL, B. H., and L. T. SAMELS: The effect of testosterone and methyltestosterone on guanidoacetic acid, creatine and creatinine in plasma and urine. J. biol. Chem. **176**, 327 (1948). — LI, M. E.: Thyroid function following hypophysectomy in man. J. clin. Endocr. **15**, 1228 (1955). — LOWSLEY, O. S.: The 1944-year book of urology. — The sexual glands of the man. New York 1942. — LUFT, R.: Hypophysectomy in man. Brit. med. J. **1955**, 752. — LUNDQUIST, F.: Studies on the biochemistry of human semen IV, amino acid and proteolytic enzymes. Acta physiol. scand. **25**, 178 (1952). Ref. Ber. ges. Physiol. **158**, 74 (1953). — Proteolytic enzymes in human semen. In: Mammalian germ cells, p. 71. London: Churchill 1953.

MACLEOD, J., and R. S. HOTCHKISS: Effect of hyperpyrexia upon spermatozoa counts in men. Endocrinology **28**, 780 (1941). — MADDOK, W. O., and W. O. NELSON: The effect of chorionic gonadotropin in adult men increased estrogen and 17-ketosterioid excretion, gynecomastia. Leydig-cell stimulation ana seminiferous antuble damage. J. clin. Endocr. **12**, 985 (1952). — MANN, J., and N. PARSONS: Biochem. J. **46**, 440 (1950). Zit. bei TONUTTI 1955. — MANN, T.: Biochemistry of semen. London: Methuen & Comp. 1955. — Male sexhormone and its role in reproduction. Recent Progr. Hormone Res. **12**, 353 (1956). — MASON, H. L.: Isolation of androstan-3 (a), 11-diol-17-one from urine of normal men. J. biol. Chem. **162**, 745 (1946). — Steroid nomenclature. J. clin. Endocr. **8**, 190 (1948). — MCCULLAGH, D. R., and E. L. WALSH: Testicular function. Proc. Soc. exp. Biol. (N.Y.) **31**, 678 (1934). — MCCULLAGH, E. P., and R. JONES: Effects of androgens on blood counts of men. J. clin. Endocr. **2**, 243 (1942). — MCCULLAGH, E. P., and H. R. ROSSMILLER: Methyltestosterone. J. clin. Endocr. **1**, 496 (1941). — Methyltestosterone. III. Effect upon body, weight and growth. J. clin. Endocr. **1**, 507 (1941). — MCCULLAGH, E. P., R. W. SCHNEIDER, W. BOURMANN and M. B. SMITH: Adrenal and testicular deficiency. J. clin. Endocr. **8**, 275 (1948). — MACLEOD, J.: Metabolism of human spermatozoa. Thesis for degree of doctor of philosophy, 1941. Quoted by Hotchkiss, Ref. 77. — MECHOW, O., u. E. HEINKE: Über die Auswirkung der Oestrogenmedikation beim Mann. Medizinische **1957**, 76—78. — MILLS, R. G.: Pathologic changes in testes in epidemic pneumonia. J. exp. Med. **30**, 505 (1919). — MOENCH, G. L.: Männliche Fruchtbarkeit. In SEITZ-AMREICH, Handbuch der Frauenheilkunde und Geburtshilfe, Bd. III, Allg. Teil (3). München: Urban & Schwarzenberg 1952. — MOORE, C. R., and W. J. QUICK: Scrotum as temperture regulator for testis. Amer. J. Physiol. **68**, 70 (1924). — MOORE, C. R., and D. PRICE: Gonad. hormone function and the reciproc influence between gonads and hypophysis. Amer. J. Anat. **50**, 13—71 (1932). — Biology of the testis. In: Sex and internal secretions. Baltimore: William & Wilkins Company 1939. — Physiology of the testis. In: Glandular physiology and therapy. Amer. med. Ass. 233 (1942). — Physiology of the testis and scrotum. Urology 123—141 (1954). — MULINOS, M. G., and L. POMERANZ: Reproductive organs in malnutrition. Endocrinology **29**, 267 (1941). — MUSCHKE, H. E.: Histometrische Untersuchungen am Rattenhoden nach Hypophysektomie und nach Choriongonadotropinzufuhr. Endokrinologie **30**, 281—294 (1953).

NELSON, W. O.: Effect of gonadotropic hormone injections upon hypophysis and sex accessories of experimental cryptorchid rats. Proc. Soc. exp. Biol. (N.Y.) **31**, 1192 (1934). — Gametogenic and endocrine functions of testis. Symposia on quantitative biology, cold spring habor, L.I.N.Y. Biol. Lab. **5**, 123 (1937). — Interrelations of gonatrophic and gonadal hormones in the regulation of testicular functions. Ciba Found. Coll. Endocr. **4**, 271 (1952). — Some problems of testicular function. J. Urol. (Baltimore) **69**, 325—338 (1953). — NETTER, FR. H.: Reproductive system. The ciba collection of medical illustration, Bd. II. Basel 1954. — NOWAKOWSKI, H.: Störungen der Keimdrüsenfunktion beim Manne. In H. GIESE, Die Sexualität des Menschen. Stuttgart: Ferdinand Enke 1954. — Zentrale Steuerung der Sexualfunktionen, die Keimdrüsen des Mannes. 1. Symposium Dtsch. Ges. Endocrinol. Berlin: Springer 1955. — NOWAKOWSKI, H., u. L. PÜSCHEL: Das isosexuelle adreno-genitale

Syndrom mit Nebennierenhyperplasie bei erwachsenen Menschen. Acta endocr. (Kbh.) **11**, 320 (1952).
OBERNDORFER, S.: Die inneren männlichen Geschlechtsorgane. In F. HENKE u. O. LUBARSCH, Handbuch der speziellen pathologischen Anatomie, Bd. VI, Teil 3. Berlin: Springer 1931. — OORDT u. VAN DER HEID: Der Einfluß der Temperatur auf die Spermiogenese der Säuger. Arch. Entwickl.-Mech. Org. **113**, H. 1 (1928). — ORTHNER, H.: Anatomie und Physiologie der Sexualstörungen. In H. GIESE, Sexualität des Menschen, S. 307—373. Stuttgart: Ferdinand Enke 1955. — OVERZIER, K.: Virchows Arch. path. Anat. **321**, 559 (1952). Zit. bei TONUTTI 1955. — Die Wirkung der Steroidhormone auf den Stoffwechsel und den Wasser- und Mineralhaushalt. Dtsch. med. Wschr. **79**, 1142 (1954).
POSNER, C.: Pathologische Physiologie der männlichen Geschlechtsorgane. In Handbuch der Urologie, Bd. I, Allgemeine Urologie, Teil 1, S. 530. Berlin: Springer 1926.
REIFENSTEIN, E. C., and F. ABBRIGHT: The metabolic effects of steriod hormones in osteoporosis. J. clin. Invest. **26**, 24 (1947). — REIFENSTEIN jr., E. C., A. P. FORBES, F. ALBIGHT, E. DONALDSON and E. CARROLL: Effect of methyltestosterone on urinary 17-ketosteroids of adrenal origin. J. clin. Invest. **24**, 416 (1945). — RILEY, G. M., and J. C. HAMMOND: Androgenic substance in feces from cattle as demonstrated by test on chick. Endocrinology **31**, 653 (1942). — ROLSHOVEN, E.: Die funktionelle Polymorphie des Sertoli-Syncytiums und ihr Zusammenhang mit der Spermatogenese. Z. Zellforsch. **31**, 156 (1940). — ROOSEN-RUNGE, E. C.: Quantitative investigations on human testicular biopsies. Fertil. and Steril. **7**, 251 (1956). — ROSE, W. C.: Metabolism of creatine and creatinine. Ann. Rev. Biochem. **4**, 243 (1935). — ROWLANDS, I. W., and E. SINGER: Gonadotropic activity of the pituitaries of vitamin E deficient rats. J. Physiol. (Lond.) **86**, 323 (1936). — RUZICKA, L., and A. WETTSTEIN: Über die künstliche Herstellung des Testikelhormons Testosteron (Androsten-3-one-17-ol). Helv. chim. Acta **18**, 1264 (1935).
SALMON, U. J.: Effect of testosterone propionate upon gonadotropic hormone excretion and vaginal smears of human female castrate. Proc. Soc. exp. Biol. (N.Y.) **37**, 488 (1937). — SAND, K.: Die Physiologie des Hodens. Handbuch der inneren Sekretion, Bd. II, S. 2017. 1933. — SAVARD, K., R. I. DORFMAN, B. BAGGETT and L. L. ENGEL: J. clin. Endocr. **16**, 1630 (1956). — SAVARD, K., R. I. DORFMAN and E. POUTASSE: J. clin. endocr. **12**, 935 (1952). — SCHILLER, S., R. I. DORFMAN and M. MILLER: Metabolism of steroid hormones. Endocrinology **36**, 355 (1945). — SCHINZ, H. R., u. B. SLOTOPOLSKY: Beiträge zur experimentellen Pathologie des Hodens und zur Histologie und Histogenese des normalen Hodens, der Hodenatrophie und der Hodennekrose. Denkschr. schweiz. naturforsch. Ges., Abh. 2, **61**, 137 (1924). — SCHMIDT, G. W., u. E. TONUTTI: Pseudopubertas praecox und unvollständige Pubertas praecox bei einem Leydig-Zelltumor des Hodens. Helv. paediat. Acta **11**, 436 (1956). — SCHMIDT-VOIGT, J.: Das Körperbild im Reifungsalter. Ergebn. inn. Med. Kinderheilk. **64**, 995 (1945). — SCHUCHARDT, E.: Zur qualitativen Beurteilung menschlicher Hodenbiopsien. In: Die Keimdrüsen des Mannes. 1. Symposion Dtsch. Ges. Endokrinol. Berlin: Springer 1955. — SCHUERMANN, H.: Über die Zunahme männlicher Fertilitätsstörungen und über die Bedeutung psychischer Einflüsse für die zentralnervöse Regulation der Spermiogenese. Med. Klin. **1948**, 366. — SCOTT, W. W., and C. HUGGINS: Endocrinology **30**, 107 (1942). Zit. bei MANN 1954. — SELYE, H.: Textbook of endocrinology. Acta endocr. Inc., Montreal 1949. — Stress. Medical. Publ. Montreal 1950. — SHUTTLEWORTH, F. K.: Adolescent period. Mono. Soc. Res. Child. Developm. **3**, No 3 (1938). — SOFFER, L. J.: Diseases of the endocrine glands. Philadelphia: Lea and Febiger 1951. — SOHVAL, A. R.: The testis. In L. J. SOFFER, Diseases of the endocrine glands. Philadelphia: Lea and Febiger 1951. — SPATZ, H.: Hypophyse-Hypothalamus und die Regulationen der Sexualfunktionen. Dtsch. med. J. **5**, 59 (1954). — STAEMMLER, M.: Keimdrüsen und Umwelt. Z. menschl. Vererb.- u. Konstit.-Lehre 26 (1943). — STEINACH, E., and H. KUN: Transformation of male sex hormones into substance with action of a female hormone. Lancet **1937 II**, 845. — STIEVE, H.: Untersuchungen über die Wechselbeziehungen zwischen Gesamtkörper und Keimdrüsen. Weitere Untersuchungen und Versuche an männlichen Gänsen sowie an Haushähnen. Z. mikr,-anat. Forsch. **5**, 463 (1926). — Männliche Geschlechtsorgane. In Handbuch der mikroskopischen Anatomie des Menschen, Bd. VII, Teil 2. Berlin: Springer 1930. — Eunuchoidismus als Folge nervöser Erregung. Z. Sex.-Forsch. 1—14 (1950). — STOCKERT, F. G. v.: Pubertät, Reife, Alter. In H. GIESE, Sexualität des Menschen. Stuttgart: Ferdinand Enke 1954. — STURM, A.: Über den gegenwärtigen Stand der Zwischenhirn-Hypophysenforschung. Medizinische **1956**, 1337. — SWYER, G. I. M.: Hormones and human fertility. Brit. med. Bull. **11**, 161—164 (1955).
TAGER, B. N.: Creatine metabolism and methyl testosterone. J. clin. Endocr. **3**, 185 (1943). — TALBOT, SOBEL, MCARTHUR and CRAWFORD: Functional endocrinology. Cambridge: Harvard University Press 1952. — TILLINGER, K. G., G. BIRKE, C. FRANKSSON and L. O. PLANTIN: The steroid production of the testicles and its relation to number and morphology of Leydig cells. Acta endocr. (Kbh.) **19**, 340 (1955). — TÖRNBLOM, N.:

Internal secretion of the germinal tissue of the testes and prostatic hypertrophy. Diss. Uppsala 1942. — TONUTTI, E.: Über die Strukturelemente des Hodens und ihr Verhalten unter experimentellen Bedingungen. 1. Symposium Dtsch. Ges. Endokrinol., S. 146—158. Berlin: Springer 1955. — Die Keimdrüsen. In E. KAUFMANN, Lehrbuch der speziellen pathologischen Anatomie, 11. u. 12. Aufl. Berlin: W. de Gruyter & Co. 1955. Hier weitere Literatur zu suchen. — TONUTTI, E., O. WELLER, E. SCHUCHARDT u. E. HEINKE: Die männliche Keimdrüse. Physiologie, Pathologie und Klinik. Stuttgart: Georg Thieme 1960. — TUCHMANN-DUPLESSIS, H.: Chemische und physiologische Eigenschaften des somatotropen Hormons. Dtsch. med. Wschr. **79**, 237—238 (1954). —
VAGUE, J.: A propos des prétendus retards de development génital chez l'enfant et l'adolescent. Presse méd. **1955**, 1139—1140. — VEIL, W. H., u. O. LIPPROSS: Klin. Wschr. **17**, 655 (1938). — VIDGOFF, R. R., HILL, H. VEHRS and R. KUBIN: Studies of the inhibitory hormone of the testes; preperation and weight changes in sex organs of adult male, white rat. Endocrinology **25**, 391 (1939). — VINCKE, E.: Die Gonadotropine. In 1. Symposion Dtsch. Ges. Endokrinol. Berlin: Springer 1955. — Voss, H. E.: Die experimentelle Beeinflussung des Manneswachstums durch Hormone. J. med. Kosmetik **54**, 11 (1954). — WAGENSEIL, F.: Beiträge zur Kenntnis der Kastrationsfolgen und des Eunuchoidismus beim Manne. Z. Morph. u. Anthrop. **26**, 264 (1927). — Chinesische Eunuchen. Z. Morph. u. Anthrop. **32**, 415 (1933). — WALRAFF, J.: Organe mit innerer Sekretion. München: Urban & Schwarzenberg 1953. — WARREN, S., and K. W. OLSHAUSEN: Interstitial cell growth of the testicle. Amer. J. Path. **19**, 307 (1943). — WAUGH, D., E. H. VENNING and D. McEACHERN: Sympathicotropic (Leydig) cell tumor of ovary with virilism. J. clin. Endocr. **9**, 486 (1949). — WELLER, O.: Die Ausscheidung der 17-Ketosteroide im Harn bei gesunden und endokrin Erkrankten. Z. ges. inn. Med. **6**, 661 (1951). — Über die Wirkung des Choriongonadotrophins bei gesunden Männern. Ärztl. Forsch. **8**, 117—119 (1954). — Endokrine Drüsen und Wachstum. Med. Klin. **909** (1954). — Die Keimdrüseninsuffizienz bei männlichen Erwachsenen (Postpuberaler Hypogonadismus). Med. Klin. **50**, 1096—1099 (1955). — WERNER, S. C.: Failure of gonadotropic function of rat hypophysis during chronic inanition. Proc. Soc. exp. Biol. (N.Y.) **41**, 101 (1939). — WERTH, G.: Die gonadotropen Hormone. Arzneimittel-Forsch. **5**, 409 (1955); **6**, 79 (1956). — WEYENETH, R.: La biopsie du testicule. Gynaecologia (Basel) **134**, Suppl. (1952). — WILKINS, L.: The diagnosis and treatment of endocrine disorders in childhood and adolescense. Springfield: Ch. C. Thomas 1953. — WILKINS, L., and J. CAVA: Further studies on the treatment of congenital hyperplasie with cortisone. V. Effect of cortisone therapy on testicular development. J. clin. Endocr. **14**, 287 (1954). — WILKINS, L., and W. FLEISCHMAN: The influence of various androgenic steroids an nitrogen balance and growth. J. clin. Endocr. **6**, 383 (1946). — WILKINS, L., W. FLEISCHMAN and J. E. HOWARD: Creatinuria induced by methyltestosterone in treatment of dwarfed boys and girls. Bull. Johns Hopk. Hosp. **69**, 493 (1941). — WITSCHI, E.: Recent Progr. Hormone Res. **6**, 1 (1951). Zit. bei TONUTTI 1955. — WITSCHI, E., W. T. LEVINE and R. T. HILL: Endocrine reactions of x-ray sterilized males. Proc. Soc. exp. Biol. (N.Y.) **29**, 1024 (1932).
ZAHLER, H.: Über das Verhalten der Hoden und Hypophysen A-avitaminotischer Ratten und ihre Beeinflußbarkeit durch androgene Stoffe. Virchows Arch. path. Anat. **314**, 45—61 (1947). — Über die Wirkung verschiedener Gaben von Testosteronpropionat auf den infantilen Rattenhoden. Virchows Arch. path. Anat. **314**, 23—38 (1947). — Über die Wirkung verschiedener Gaben von Androgen auf den Hypophysenvorderlappen der Ratten. Virchows Arch. path. Anat. **317**, 547—577 (1950). — Über die Wirkung eines hochgereinigten luteinisierenden Hormons auf den Rattenhoden. Virchows Arch. path. Anat. **317**, 588—591 (1950). — Über das Verhältnis einiger Teileigenschaften androgener und verwandter Wirkstoffe. Virchows Arch. path. Anat. **233**, 206—222 (1953). — ZIMMERMANN, W.: Chemische Bestimmungsmethoden von Steroidhormonen in Körperflüssigkeiten. Berlin: Springer 1955.

E. Klinik der Fertilitätsstörungen beim Manne

ABRAHAM, J. J.: Operative treatment of the orchitis due to mumps. Lancet **1912 II**, 1306. — ALBERT, A., L. O. UNDERDAHL, L. F. GREENE and N. LORENZ: Male hypogonadism. I.—VII. Proc. Mayo Clin. **28**, 409, 557, 698 (1953); **29**, 131, 317, 368 (1954); **30**, 31 (1955). — ALBRIGHT, F., C. H. BURNETT, P. H. SMITH and W. PARSON: Pseudo-Hypoparathyriodism. Endocrinology **30**, 922 (1942). — ALBRIGHT, F., A. P. FORBES, R. FRASER, R. B. MILLER and E. C. REIFENSTEIN jr.: Causes of Hypoleydigism. Trans. Ass. Amer. Phycns **56**, 43 (1941). — ALBRIGHT, F., and E. C. REIFENSTEIN jr.: The parathyroid glands and metabolic bone disease, selected studies. Baltimore: Williams & Wilkins Company 1948. — ALBRIGHT, F., P. H. SMITH and R. FRASER: Syndrome characterized by primary ovarian insufficiency and decreased stature. Amer. J. med. Sci. **204**, 625 (1942). — ALBUCASIS: Liber theoricae nec non practicae alsharavii in prisco arabum medicorum conventu facile principis: qui vulgo acaravius dicitur: iam summa cura et diligentia depromptus in lucem. Augusta Vindelicorum 1519. Zit. bei W. MÜLLER 1957. — ALIBONE, C.: The interrenal syndrome in childhood. Arch. Dis. Child. **22**, 210 (1947). — ANAGNOSTON, J., and G. J. FRANGOPOULUS: Pubertas praecox caused by interstitial cell tumor of testicle. Brit. med. J. **1953** I, 861. — ANDERSON, E., W. HAYMAKER and E. HENDERSON: (1) Successful sublingual therapy in Addison's disease. J. Amer. med. Ass. **115**, 2167 (1940). — ANDERSON, E., W. HAYMAKER and H. RAPPAPORT: (2) Seminiferous failure associated with degenerative change in the hypothalamus. Amer. Practit. **1**, 40 (1950). — ANDERSEN, H., M. ANDREASSEN and F. QUAADE: Testicular biopsies in cryptorchidism. Acta endocr. **18**, 567—568 (1955). — ANDRIEW, G., et P. CHICHENE: Les orchi-epididymites grippales. Bull. méd. 483 (1935). — ARDRAN, G. M., and H. E. CROOKS: Gonad radiation dose from diagnostic procedures. Brit. J. Radiol. **30**, 295 (1957). — ARON, M., et C. ARON: Elèments d'endocrinologie physiologique. Paris: Masson & Cie. 1950. — ARZAC, J. P.: Glycogen in human testicular biopsy material. J. clin. Endocr. **10**, 1465 (1950). — ASHLEY-MONTAGUE, M. F.: Climate and reproduction. Science **89**, 290—292 (1939). — AVENZOAR, A.: Theisir Venetiis 1490. Zit. bei W. MÜLLER 1957.

BABNIK, R.: Die Hodentorsion. Dtsch. med. Wschr. **83**, 144—145 (1958). — BAILEY, H., and R. J. M. LOVE: A short practice of surgery, p. 539. London: Lewis & Co. 1941. — BAILEY, P.: Tumors of the hypophysis cerebri. In W. DENNFIELD, S. 1133. New York: P. H. Hoebner 1932. — BAILEY, P., and H. CUSHING: Studies in acromegaly. VII. The microscopial structure of the adenomes in acromegalic dyspituitarism (figurative acromegaly). Amer. J. Path. **4**, 545 (1928). — BALLEW, J. W., and E. H. MASTERS: Mumps. A cause of infertility. Fertil. and Steril. **5**, 536—543 (1954). — BALLIF, L. O., J. GHERSOVICI et N. FELDMAN: Maladie d'Addison et hypogénitalisme. Bull. Soc. roum. Neurol. **18**, 1 (1940). — BALZE, E. A. DE LA: Hypogonadismus androgénicos. Sem. méd. **1952**, Nr 3074, 791—797. — J. clin. Endocr. **12**, 4126 (1952). — BALZE, F. A. DE LA, F. C. ARRILAGA and R. E. MANZINI: Klinefelter-Syndrom: A study of 5 cases. J. clin. Endocr. **12**, 1426—1444 (1952). — BALZE, F. A. DE LA, et R. E. MANCINI: Stérilité humaine masculine par orchiépididymite par brucellose. Ann. Endocr. (Paris) **14**, 510 (1953). — BALZE, F. A. DE LA, R. E. MANCINI, G. E. BUR and J. IRAZU: Morphologic and histochemical changes produced by estrogens on adult human testes. Fertil. and Steril. **5**, 421—436 (1954). — BANDMANN, F.: Die Beeinflussung der Hodenfunktion durch Resektion des lumbalen Grenzstranges. Chirurg. **20**, 123 (1949). — Lumbale Grenzstrangresektion und Hodenfunktion. Dtsch. Gesundh.-Wes. **1951**, 301—305. — BANDMANN, F., u. E. SIEBER: Histologische Untersuchungen an Hoden nach Sympathektomie wegen Megakolon im Kindesalters. Zbl. Chir. **79**, 93—100 (1954). — BANSI, H. W.: Das Hungerödem. Stuttgart: Ferdinand Enke 1949. — BARDENHEUER, O.: Die Unfruchtbarkeit der Frau. München 1942. — BARDENOCH: Zit. nach HARRISON, Functional importance of testicular temperature and varicoceles. 1952. — BARR, M. L.: An interim note on the application of the skin biopsy of chromosomal sex to hermaphrodites. Surg. Gynec. Obstet. **99**, 184—186 (1954). — BARTA, L.: Pubertas pracox, bedingt durch Neurofibromatosis generalisata. Ann. paediat. (Basel) **170**, 15 (1948). — BÁRTAK, V.: Einige Bemerkungen über die theoretische und klinische Problematik der Gynäkomastie. Endokrinologie **33**, 22 (1955). — BARTELHEIMER, H.: Altern und innere Sekretion. Med. Klin. **49**, 245 (1954). — BARTHER, F. C., R. C. SNIFFEN, F. A. SIMMONS, F. ALBRIGHT and R. P. HOWARD: Effects of chorionic gonadotropin (A.P.L.) in male. Eunuchoidism with low follicle stimulating hormone. J. clin. Endocr. **12**, 1532—1550 (1952). — BARTON, M., and B. P. WIESNER: Significance of testicular exfoliation in male infecundity. Brit. med. J. **1952**, 958. — BARTTER, F. C., R. C. SNIFFEN, F. A. SIMMONS, F. ALBRIGHT and R. P. HOWARD: Effects of chorionic gonadotrophin in mal eunuchoidism with low follicle-stimulating hormone aqueous solutions versus oil and breswax suspension. J. clin. Endocr. **12**, 1532 (1955). — BASSETT, S. H., and E. H. KEUTMANN: Effect of testosterone propionate and methyl testosterone on extra cellular fluid a chinese eunuchoid. Conf. Metabolic Aspects of Convalescence Including Bone and Wound Healing. **10**, 261 (1945). — BASSOE, H. H.: Familial congenital muscular dystrophy with gonadal dysgenesis. J. clin. Endocr. **16**, 1614 bis 1621 (1956). — BAUER, J.: Problems of human intersexuality. Acta med. scand. **142**, 162—176 (1952). — BAUER, H. G.: Endocrine and other clinical manifestations of hypothalamic disease. J. clin. Endocr. **14**, 13 (1954). — BAUER, K. M.: Seltene Erkrankungen der Samenblase. Z. Urol. **49**, 287 (1956). — BAUER, K. M., u. F. HESSE: Hodenatrophie nach Leistenbruchoperation. Ärztl. Wschr. **12**, Nr 41, 921—924 (1957). — BAWER, K. H.: Über Sympathicuschirurgie. Med. Klin. **33**, 1355—1356 (1937). — BAYLE, H.: Les azoospermies d'origine excrézoire. Bull. Féd. Gynéc. Obstet. franç. **4**, 481—494 (1952). — BAYLE, H., et C. GOUYGOU: La stérilité masculine. Rapport du Congr. franç. d'urologie. Ass. franç. d'Urol., 1953. — BAZETT, A.: Temperatur changes in blood flowing in arteries and veins in man. J. appl. Physiol. **1**, 3 (1948). — BECKER, H. W.: Agonadismus mit kongenitalen Mißbildungen beim Mann (Turnersches Syndrom). Medizinische **1957**, 351—354. — BELO-

NOSCHKIN, B.: Zeugung beim Menschen. Stockholm: Sjöberg Förlag 1949. — Spermiogenesis in elderly men. Fertil. and Steril. 5, 182—192 (1954). — Männliches Klimakterium? Münch. med. Wschr. 1956, 1468—1470. — BENARD, R.: La sterilité consecutive aux oreillons de l'adulte est un mythe. Med. 9, 184 (1927). — BENEDEK, TH. u. Mitarb.: Some emotional factors in infertility. Psychosom. Med. 15, 485 (1955). — BENNETT, H. S. u. Mitarb.: The testis, breast and prostate of men who die of cirrhosis of the liver. Amer. J. clin. Path. 20, 814—828 (1950). — BERBERICH, F., u. R. JAFFE: Die Hoden bei Allgemeinerkrankungen mit besonderer Berücksichtigung der Zwischenzellen. Zbl. allg. Path. path. Anat. 27, 395—410 (1952). — BERBLINGER, W.: Pathologie und pathologische Morphologie der Hypophyse des Menschen. In Handbuch der inneren Sekretion, Bd. I, S. 910—1090. 1932. — Hypophysenveränderungen bei schweren Atrophien und Fibrosen der Hoden. Endokrinologie 14, 73 (1934). — In L. ASCHOFF, Pathologische Anatomie, 8. Aufl. Jena: Gustav Fischer 1936. — Orchitis, epididymitis, periorchitis. In L. ASCHOFF, Pathologische Anatomie, Bd. II, S. 498. Jena 1936. — BERG, E.: Derm. Wschr. 91, 1410 (1930). Zit. bei DOEPFMER 1957. — BERGSTRAND, C. S. u. Mitarb.: The adrenogenital syndrome in children. A clinical and steroid metabolic study. Acta endocr. (Kbh.) 15, 210 (1954). — BERING, H.: Die Dystrophie. Stuttgart: Georg Thieme 1949. — BERNARD-WEIL: La fonction testiculaire au cours des paraplégies. In GILBERT-DREYFUS, La fonction endocrine du testicule, p. 380. Paris: Masson & Cie. 1957. — BERTEISEN, A., H. ENGBERG u. R. SAND: Über die Wirkung der gonadotropen Hormone bei experimentell-kryptorchen Katzen. Endokrinologie 25, 201 (1943). — BERTHOLET, E.: Die Wirkung des chronischen Alkoholismus auf die Organe des Menschen. Zbl. allg. Path. path. Anat. 20, 1062 (1909). — Über die Atrophie des Hodens bei chronischem Alkoholismus. Zbl. allg. Path. path. Anat. 20, 1062—1066 (1909). — BESANCON, F. u. Mitarb.: Maladies infectieuses. Paris 1926. Zit. bei JARMATZ 1957. — BESCHORNER, R.: Die versorgungsrechtliche Bewertung der Kastration. Med. Sachverständige 52, 4—6 (1956). — BIBEN, R. L., and G. S. GORDAN: Familial hypogonadotropic eunuchoidism. J. clin. Endocr. 15, 931 (1955). — BIEBEBACH, W. D.: Orchitis due to mumps without involvement of the parotid glands. J. Amer. med. Ass. 100, 1092 (1933). — BIESE, A.: Über den Status der Spermiogenese bei der sogenannten Prostatahypertonie. Z. Urol. 51, 405—412 (1958). — BILLINGS, M. S., A. NORMAN and M. A. GREENFIELD: Gonad dose during routine roentgenography. University of California, Los Angeles Report. UCLA 340, 1955. — BIORN, C. L., and J. H. DAVIS: Torsion of the spermatic cord in the newborn. J. Amer. med. Ass. 145, 1236 (1951). — BISHOP, P. M. F.: Studies in clinical endocrinology. V. The manegement of the undescended testicle. Guy's Hosp. Rep. 94, 12 (1945). — Clinical endocrinology. V. Undescended testicle. Guy's Hosp. Rep. 94, 12 (1945). — The effect of Fuadin on the semen of dogs. Vet. Med. 45, 9, 384 (1950). — Endocrine aspects of infertility in men. J. Amer. med. Ass. 153, 543 (1953). — Recent advances in endocrinology. London: J. & A. Churchill 1954. — Testicular deficiency. In: Recent advances in endocrinology, p. 128—129. London 1954. — BISKIND, G. R.: Vasomotor reactions persisting for twenty years in a male. Treatment with androgens. J. clin. Endocr. 2, 187 (1942). — BISKIND, G. R., R. F. ESCAMILLIA and H. LISSER: Implatation of testosterone compounds in cases of male eunuchoidism. J. clin. Endocr. 1, 38 (1941). — BISKIND, M. S., and H. C. FALK: Nutritional therapy of infertility in the male with special reference to the vitamin B complex and vitamin. J. clin. Endocr. 3, 148 (1943). — BLASIUS, R., K. KÄFER u. W. SEITZ: Untersuchungen über die Wirkung von Testosteron auf die contractilen Strukturproteine des Herzens. Klin. Wschr. 34, 324—326 (1956). — BLEULER, M.: Endokrinologische Psychiatrie. Stuttgart: Georg Thieme 1955. — BLOBEL, K.: Die Größenveränderung der Samenkanälchen des menschlichen Hodens während der Entwicklung und bei einigen Formen der männlichen Fertilitätsstörung. Diss. Gießen 1957. — BLOM, E.: Interpretation of spermatic cytology in bulls. Fertil. and Steril. 1, 3 (1950). — BLOND, E., u. R. CHIAVACCI: Ein Fall operativ geheilter Azoospermie. Med. Klin. 1932, 902. — BLUM, A.: Über exogene Keimschädigungen. Münch. med. Wschr. 1930, 1596. — BOEHM, C.: Tierexperimentelle Untersuchungen über die Pathogenese der infektiösen Epididymitis mit besonderer Berücksichtigung des Vas deferens als Infektionsweg. Arch. Derm. Syph. (Berl.) 192, 358 (1950/51). — BOEMINGHAUS, H.: Urologie. München: Werk-Verlag 1954. — BONTKE, E.: Pilzgranulom des Hodens. Z. Urol. 48, 787—791 (1955). — BORELLI, S.: Ursachen und Behandlung der Potenzstörungen beim Manne. In: Fortschritte der praktischen Dermatologie und Venerologie. Berlin: Springer 1952. — BORS, E., E. T. ENGLE, R. C. ROSENQWIST and V. H. HOLLIGER: Fertility in paraplegic males. J. clin. Endocr. 10, 381 (1950). — BOSCHANN, H. W., u. K. A. GEESE: Über die Wirksamkeit injizierbarer oestrogener und androgener Depothormone und ihrer Mischungen beim klimakatorischen Syndrom. Ärztl. Wschr. 9, 833 (1954). — BOTH, A. E., and E. K. ROBINSON: Histological studies of testicles in 100 autopsies. J. Urol. (Baltimore) 29, 425—442 (1935). — BOTTOMLEY, A. C., and S. J. FOLLEY: Effect of high doses of androgenic substances on weights of testes accessory reproductive organs and endocrine glands of young male guinea-pigs. J. Physiol.

(Lond.) **94**, 26 (1938). — BOUDIN, CASTAIGNE, BUGE, LEPERCG et GRAVELEAN: Syndrome endocrinien chez un adulte átteint d'heredosyphilis nerveuse. Bull. Soc. méd. Hôp. Paris (1950). — BOYD, R. H.: Veneral disease as a case of infertility and sterility; assessment and treatment. Brit. J. vener. Dis. **25**, 179 (1949). — BRACH, E.: Mikroskopische Hodenbefunde bei jugendlichen Tuberkulösen. Virchows Arch. path. Anat. **239**, 68—75 (1922). — BRADBURY, J. T., R. G. BUNGE et R. A. BOCCABELLA: Chromatin test in Klinefelter's syndrome. J. clin. Endocr. **16**, 689 (1956). — BRICAIRE, H., et J. BELAISCH: Dyspubérisme et syndrome de Klinefelter. In GILBERT-DREYFUS, La fonction endocrine du testicule, p. 355. Paris: Masson & Cie. 1957. — BRILMAYER, H.: Zur Endokrinologie des Mischtyp-Adenoms der Hypophyse. In: Die Partielle Hypophysenvorderlappen-Insuffizienz. IV. Symposion (H. NOWAKOWSKI). Berlin: Springer 1957. — BRIMBLECOMBE, S. L.: Bilateral cryptorchidism in three brothers. Brit. med. J. **1946**, 526. — BRODNY, M. L., S. A. ROBINS, H. A. HERSHMAN and A. DE NUCCIO: Epididymography, varicocelography and testicular angiography. Fertil. and Steril. **6**, 158 (1955). — BRONSTEIN, J. P.: Gynecomastia. Endocrinology **24**, 274 (1939). — BRONSTEIN, J.-P., and K. S. SHADAKSHARAPPA: Gynecomastia. In SOSKIN, Progr. clin. Endocr. New York: Grune & Stratton 1950. — BROWN, W. E.: Current reviews: the human testis. Fertil. and Steril. **7**, 284—298 (1956). — BRÜSCHKE, G.: Tierexperimentelle Untersuchungen zur Frage der Schädigung von Testis, Ovar und gravidem Uterus durch US. (auf Anregung und unter Mitarbeit von Prof. F. P. N. SCHENETTEN). Z. ges. inn. Med. **10**, 895—899 (1955). Ref. Ultraschall in Med. **9**, 73 (1956). — BRUNS, R. K.: Sex transformation in the oppossum: some new results and a retrospect. Arch. Anat. micr. Morph. exp. **39**, 467 (1950). — BUCHWALD, G., u. K. THIELMANN: Untersuchungen an Keimdrüsen arsenbehandelter Mäuse. Z. ges. inn. Med. **13**, 635 (1958). — BÜRGER, M.: Altern und Krankheit, 3. Aufl. Stuttgart: Georg Thieme 1956. — Biomorphose, die Lebenswandlung des menschlichen Organismus und seiner Funktionen. Ärztl. Fortbild. **6**, 409 (1956). — BÜTTNER, A.: Rückoperation nach operativer Samenwegsperre. Zbl. Chir. **74**, 140—145 (1949) u. Bruns' Beitr. klin. Chir. **173**, 513 (1942). — BUNGE, R. A., and J. T. BRADBURY: Genetic sex: chromatin test versus gonadal histology. J. clin. Endocr. **16**, 1117—1119 (1956). — BURDICK, C. C., u. B. L. GOLEY: Zit. nach W. O. NELSON (2). — BURT, A. S. S. C.: Klinefelter's syndrome: Report of an autopsy, with particular reference to the histology and histochemistry of the endocrine glands. J. clin. Endocr. **14**, 719 (1954). — BUSSE, R.: Über Rekanalisation. Dtsch. Gesundh.-Wes. **5**, 330 (1950). — BUXTON, C. L.: The presence of an „x" factor or factors as a cause of human sterility. Fertil. and Steril. **2**, 545—546 (1951).

CALLOMON, F. T.: Metastatische Hodenerkrankungen im Gefolge akuter Infektionskrankheiten. Ihre diagnostische Bedeutung. Z. Haut- u. Geschl.-Kr. **10**, 27 (1951). — CALLOMON, F. T., and J. F. WILSON: The nonvenereal diseases of the genitals. Springfield, Ill.: Ch. C. Thomas 1956. — CALLOW, N. H., R. K. CALLOW and C. W. EMMENS: 17-ketosteroid, androgen and oestrogen excretion in urine of cases of gonadal or adrenal cortical deficiency. J. clin. Endocr. **2**, 88 (1940). — CANDEL, S.: Epididymitis in mumps, including orchitis. Ann. intern. Med. **34**, 20 (1951). — CANDIA, S. DE: Sindrome di Klinefelter. Policlinico **61**, 514 (1954). — CARMICHAEL, H. T., and A. T. KENYON: Eunuchoidism. Arch. Neurol. Psychiat. (Chicago) **40**, 717—734 (1938). — CARPENTIER, P. J., L. M. A. STOLTE and G. P. VISSCHERS: Determination of genitic sex by the vaginal smear. J. clin. Endocr. **16**, 155 (1956). — CASSANO, C., C. CONTI e A. D. de ANDREANI: La sterilità endocrina maschile. Società Italiana di Endocrinologia III. Congr. Nationale-Genova 7.—8. Nov. 1953. Stabilimento Poligrafico Belforte, Livorno. — CASTILLO, E. B. DEL and J. ARGONZ: Syndrome of rudimentary gonad. Acta endocr. **24**, 379—392 (1957). — CASTILLO, E. B. DEL, A. TRABUCCO and F. A. DE LA BALZE: Syndrome produced by absence of the germinal epithelium without impairment of the Sertoli or Leydig cells. J. clin. Endocr. **7**, 493 (1947). — CASTILLO, E. B. DEL, A. TRABUCCO and A. QUATIVIA: A syndrome of testicular insufficiency characterized by the complete absence of. Leydig cells disturbance of germinal epithelium and decreased urinary gonadotrophins. Acta endocr. (Kbh.) **12**, 8—22 (1953). — CATEL, W.: Zur Behandlung der „Dystrophia adiposogenitalis. Medizinische **1956**, 236. — CATSCHPOLE, H., J. B. HAMILTON and G. R. HUBERT: Effect of male hormone therapy on urinary gonadotropins in man. J. clin. Endocr. **2**, 181 (1942). — CATTANEO, C.: Su di un caso di anorchia congenita montorale. Minerva chir. (Torino) **1951**, 39—40. — CAUSSADE, L.: Valeur de la biopsie testiculaire dans le diagnostic de la puberte precoce. Arch. Pediat. **10**, 449 (1953). — CENDRON, J., P. CANLORBE, P. BORNICHE et J. PUJOL: Le cryptorchides. In: : La fonction endocrine du testicule. Paris: Masson & Cie. 1957. — CERNEA, R.: Zur Behandlung des Climacterium virile. Dtsch. med. J. **1953**, 82. — CHARNY, C. W.: Testicular biopsy: In value in male fertility. J. Amer. med. Ass. **115**, 1429—1433 (1940). — CHARNY, C. W.: Testicular biopsy. In conference on diagnosis in sterility. Edit.by E. T. ENGLE: Springfield: Ch. C. Thomas 1946. — Mumps orchitis and sterility. Trans. Amer. Soc. Stud. Ster. **3**, 165 (1947). — Testicular developmental histology. Ann. N. Y. Acad. Sci. **55**, 597—618 (1952). — Anomalies du développement morphologique du testicule dans la puberté et la prépuberté. In: La fonction endocrine du testicule. Paris: Masson & Cie. 1957. — CHARNY, CH. W., A. S. CONSTANT and D. S. MERANZE: Development of the testis: A histologic study from birth to maturity with some notes on abnormal variations. Fertil. and Steril. **3**, 462 bis 476 (1952). — Praedolescent hypogonadism and fertility. Fertil. and Steril. **4**, 518—526 (1953). — CHARNY, CH. W., and D. MERANZE: Pathologic of mumps orchitis. J. Urol. (Baltimore) **60**, 140—146 (1948). — CHARNY, CH. W., and W. WOLGIN: Cryptorchism. London: Cassell & Comp. 1957. — CHAUVIN, L.: Les orchi-epididymites en dehors de la tuberculose de la syphilis. Zbl. Haut- u. Geschl.-Kr. **52**, 619 (1936). — CHAWADIAS', A. P.: Hale eunuchism, considered in the light of the historical method. Proc. roy. Soc. Med. **39**, 501 (1946). — CHAWALLA, R.: Urologische Endokrinologie. Wien 1951. — Hyperoestrogenismus beim Manne als Ursache von Potenzstörungen und Samenmangel. Wien. med. Wschr. **104**, 891 (1954). — Untersuchung über die endokrine Abhängigkeit der differentiellen Prostatahyperplasie und des Prostataadenoms. Münch. med. Wschr. **1954**, 773. — CHEVASSU, M.: Tumeurs du testicle. These Paris 1906. — CHIARI, H.: Über Orchitis variolosa. Z. Heilk. **10**, 340 (1899). — CLARK, G.: Prepubertal castration in male chimpanzee. Growth **9**, 327 (1945). — CLAUSER, H.: Biographie und Klinik der Adipositas. Stuttgart: Ferdinand Enke 1958. — COHEN, H.: Hyperplasie of adrenal cortex associeted with bilateral testicular tumors. Amer. J. Path. **22**, 157 (1946). — COHNERS, F.: Verletzung des Skrotums. In Handbuch der Urologie, Bd. II, S. 856—859. Berlin: Springer 1928. — COSTERO: Zit. bei K. OBERDISSE. — CONNOLLY, N. K.: Mumps orchitis without parotitis in infants. Lancet **1953 I**, 69. — CONTI, C., D. ANDREANI e A. FABBRINI: La biopsia, testicolare nello studio dell' ipogonadismo e della sterilita maschile. Folia endocr. **5**, 469—509 (1952). — CONTI, C., V. MARESCOTTI e A. FABRINI: Ipogonadismo leydigiano postpuberale. Folia endocr. (Pisa) **5**, 261 (1952). — COOK, C. D.: Interstitial all tumor of the testis study of a 5 year old with pseudo-precocious puberty. J. clin. Endocr. **12**, 725 (1952). — COOPER, E. R. A.: Zit. nach W. O. NELSON u. C. G. HELLER. — COOPER, J. S., and T. J. HOEN: Gynecomastia in paraplegic males. J. clin. Endocr. **9**, 457 (1949). — Gynecomastia in paraplegies. Neurology (Mineap.) **2**, 332—340 (1952). — COOPER, J. S., E. H. HYNEARSON, A. A. BAILEY and C. S. MCCARTHY: The relation of spinal cord diseases to gynecomastia and testicular atrophy. Proc. Mayo Clin. **25**, 320—326 (1950). — COOPER, J. S., E. H. RYNEARSON, C. MACCARTY and M. H. POWER: Metabolic consequences of spinal cord injury. J. clin. Endocr. **7**, 503—518 (1947). — CORDES, H.: Untersuchunger über den Einfluß acuter und chronischer Allgemeinerkrankungen auf die Testikel, speziell auf die Spermatogenese, sowie Beobachtungen über das Auftreten von Fett in den Hoden. Virchows Arch. path. Anat. **151**, 402 (1898). — COTTE, G.: Sur un cas d'eunuchisme féminin. Ann. Endocr. (Paris) **10**, 288 (1949). — COUNSELLER, V. S., and M. A. WALKER: Congenital absence of tèste (anorchia). Ann. Surg. **98**, 104 (1933). — CREW, F. A. E.: Sex determination. edit. 3. London: Methuen & Co. 1954. — J. Anat. (Lond.) **56**, 99 (1922). Zit. bei MOENCH 1955. — CRONQVIST, S.: Spermatic invasion of the epididymis. Acta path. microbiol. scand. **26**, 786 (1949). — CURTIUS, F.: Konstitution. In Handbuch der inneren Medizin, 3. Aufl., Bd. VI. Berlin: Springer 1944. — CUYLER, W. K., E. C. HAMBLEN, M. BAPTIST and A. A. SALMON: 17-kestosteroid excretion and seminal function. J. Clin. Endocr. **2**, 318 (1942). — CYHA (1923): Zit. bei STIEVE 1930.

DANFORTH, D. N.: Amer. J. Obstet. Gynec. **43**, 984 (1942). — DANIELSON, R. W.: Mumps of the testes without parotitis. J. Amer. med. Ass. **89**, 2041. — DANTSCHAKOFF, V.: Der Aufbau des Geschlechts beim höheren Wirbeltier. Jena: Gustav Fischer 1941. — La différencia lion du sexe ches les vertebres. Arch. Anat. micr. Morph. exp. **39**, 367 (1950). — DAVIDSON, H. A.: The infertile marriage in general practise. Proc. roy. Soc. Med. **8**, 167—178 (1952). — Treatment of the male subfertility testicular. Testicular temperature and varicoceles. Practitioner **173**, 703—708 (1954). — DAVIS, C. D., R. L. PULLEN, J. H. M. MADDEN and E. C. HAMBLEN: Therapy of seminal inadequacy. I. Use of pituitary, chorionic and equine gonadropins. J. clin. Endocr. **3**, 268 (1943). — DEANESLY, R., and A. S. PARKES: Factors influencing effectiveness of administered hormones. Proc. roy. Soc. B **124**, 279 (1937). — DÉCOURT, L., LEREBOULLET, HENRY et TINEL: Sur les altérations testiculaires de la myopathic myotonique: maladie de Steinert. (A propos de 5 observations.) Ann. Endocr. (Paris) **12**, 1046 (1951). — DÉCOURT, L., M. C. LIMA, E. CHIORBOLI y J. M. FERNANDES: Puberdade precoce-(iso-sexual). Arch. bras. Endocr. **4**, 97 (1954). — DELBET, P.: Rev. thér. med. Chir. France **79**, 40 (1912). — DERMON, H., and E. W. LETTEW: Mumps epidemic in a small task force. Amer. J. med. Sci. **208**, 240 (1944). — DESTREM, H.: L'involution génitale et la senescence. Concours méd. **76**, 3507 (1954). — DEY, F. L.: Evidence of hypothalamic control of hypophyseal gonadotropic function in the female guinea pig. Endocrinology **33**, 75 (1943). — DIAMOND, J. J., and R. R. IMPINK: Interstitial-cell tumor of the testicles. Arch. Surg. (Chicago) **73**, 247 (1956). — DICK, W.: Hodenphysiologie und Chirurgie. Med. Klin. **1937**, 1334—1339. — Hodenatrophie bei Störungen des scrotalen Wärmehaushalts. Bruns' Beitr. klin. Chir. **165**, 299—326 (1937). — Wärmeschädigungen des menschlichen Hodens im histologischen Bild. Bruns' Beitr. klin. Chir. **167**, 71—74

(1939). — Über Störungen im Descensus des Hodens. Dtsch. med. Wschr. **77**, 354 (1952). — DIRR, B.: Angeborenes Fehlen eines Samenleiters. Chirurg **12**, 56 (1940) — DIXON, F. J., and R. A. MOORE: Testicular tumors. Cancer (Philad.) **6**, 427 (1953). — DOEPFMER, R.: Die männliche Infertilität. Med. Klin. **52**, 2105—2110, 2145—2151 (1957). — Zur Kenntnis der Aspermie. I.—V. Mitt. Hautarzt **8**, 337, 385 (1957); **9**, 4, 108, 147 (1958). — Die Störungen männlicher Fertilität. Praxis **1958**, 1146. — Der Wert der Kreatinbestimmung bei hormonell bedingten männlichen Fertilitätsstörungen. Persönliche Mitteilung. — DOEPFMER, R., u. O. HORNSTEIN: Sogenanntes Lymphangioma circumscriptum cystoides des Scrotums als Ursache primärer Hodenschädigung. Arch. klin. exp. Derm. **207**, 312—322 (1958). — DÖRFFEL, J., u. W. LUTTERBERG: Unfruchtbarkeit des Mannes. Derm. Wschr. **104**, 1 (1937). — DORFF, G. B.: Zit. nach R. L. PULLEN u. Mitarb. — DORFF, G. B., and J. M. HUDSON: Linear growth responses of boys to prolonged treatment with chorionic gonadotropin. J. clin. Endocr. **11**, 343 (1951). — DORFMAN, R. I., H. M. WILSON and J. P. PETERS: Differential diagnosis of basophilism and allied condition. Endocrinology **27**, 1 (1940). — DORSEY, J. W.: Anastomosis of the vas deferens to correct post vasectomy sterility. J. Urol. (Baltimore) **70**, 515 (1953). — DOUGLAS, J.: Results of operation for varicocele. J. Amer. med. Ass. **76**, 716 (1921). — DUNN, C. H.: Male hormone therapy of the male climacteric and the gonadal insufficiency state. Delaware St. med. J. **9**, 77 (1953). Ref. J. Amer. med. Ass. **5**, 451 (1939). — DUNN, C. W.: Stilbestrol induced testicular degeneration in hypersexual males. J. clin. Endocr. **1**, 643—648 (1941). — DUPLAY, A.: Zit. bei B. BELONOSCHKIN 1954.

EDMONDSON, H. A., S. J. GLASS and S. N. SOLL: Gynecomastia associated with cirrhosis of the liver. Proc. Soc. exp. Biol. (N.Y.) **42**, 97 (1939). — EDWARDS, E. A., J. B. HAMILTON, S. A. DUNTLEY and G. HUBERT: Cutaneous vascular and pigmentary changes in castrate and eunuchoici men. Endocrinology **28**, 119 (1941). — EDWARDS, J.: The effect of unilateral castration on spermatogenesis. Proc. roy. Soc. **128**, 407 (1940). — EHRENGUT, W.: Über das chromosomale Geschlecht von Patienten mit Gonadenagenesie („Ovarielle Agenesie"). Münch. med. Wschr. **97**, 162 (1955). — EIBL, K.: Besamungsstation Neustadt a. d. Aisch. Mündliche Mitteilung. — EICHBERGER, E., u. O. GOOSSENS: Fructose und Fructolyse im menschlichen Samen. Schweiz. med. Wschr. **1950**, 1073—1076. — ENGBERG, H.: Investigations on endocrine function of testicle in cryptorchisdism. Proc. roy. Soc. Med. **42**, 652 (1949). — ENGLE, E. T.: Problems of ageing, edit. E. V. COWDRY. Baltimore: Williams & Wilkins Company 1942. — The testis biopsy in infertility. J. Urol. (Baltimore) **57**, 789—798 (1947). — Atypical cytology in testis biopsies. J. Urol. (Baltimore) **62**, 694 (1949). — Endocrine aspects of infertility in the men. In: Progress in clinical endocrinology, edit. by SOSKIN. New York: Grune & Stratton 1950. — Cytological problems in spermatogenic arrest. Ann. N.Y. Acad. Sci. **55**, 703—706 (1952). — The life history of the human testis. J. Urol. (Baltimore) **74**, 379 (1954). — ENGLE, E. T., and A. SOUTHAM: Endocrine aspects of infertility in the male. In S. SOSKIN, Progress in clinical endocrinology. New York: Grune & Stratton 1950. — ENGLEMANN: Zit. bei HEIERMANN 1953. — ERIKSON: Zit. bei NORDLANDER. — ERNOULD, H. J.: Le traitement de l'insuffisance testiculaire. Rev. méd. Liège **6**, 408 (1951). — ERNOULD, H. J., A. DONARD, HEUSGHEINS et DANNIAN-GILLET: Étude clinique et biologieque de 6 cas de syndrome de Klinefelter. Ann. Endocr. (Paris) **13**, 358—370 (1952). — ERSHOFF, B. H.: Nutrition and the anterior pituitary with special reference to the general adaption syndrome. Vitam. and Horm. **10**, 79 (1952). — ESMARCH: Zit. nach WEHNERS, Erkrankungen des Hodens, Samenstranges und der Scheidenhäute. In Handbuch der speziellen Urologie, Bd. II, S. 856—859. Berlin: Springer 1928. — ESPOSTI, A.: Puberta precoce e pseudo-puberta precoce. Clin. pediat. **34**, 62 (1952). — EVANS, E. J., and G. O. BURR: J. Amer. med. Ass. **89**, 1587 (1927). — EWERT, E., and H. A. HOFFMANN: Torsion of the spermatic cord. J. Urol. (Baltimore) **51**, 551—561 (1944).

FANCONI, G., u. A. WALLGREN: Lehrbuch der Pädiatrie. Basel: Benno Schwabe & Co. 1954. — Über Störungen der Pubertät. Dtsch. med. Wschr. **80**, 337—343 (1955). — FARRIMAN, D.: Gynaecomastia and testicular aplasie. Brit. med. J. **1950**, No 4646, 162—163. — FARRIS, E. J.: Human fertility and problem of male. White plains. New York: Authors Press Inc. 1950. — FASSBENDER, H. G.: Hypophysenvorderlappeninfarkt bei rheumatischen Gefäßprozessen. In: Die Partielle Hypophysenvorderlappen-Insuffizienz. IV. Symposion (NOWAKOWSKI). Berlin: Springer 1957. — FASSBENDER, K.: Endocrine Drüsen. In E. KAUFMANN, Lehrbuch der speziellen pathologischen Anatomie. Berlin: W. de Gruyter & Co. 1955. — FAYER, C. V.: Ref. Ber. allg. spez. Path. **3**, 76 (1949). Zit. bei DOEPFMER 1957. — FEATHERSTONE, R. M., W. O. NELSON, F. WELDEN, E. MARBERGER, A. BOCCABELLA and R. BOCCABELLA: Pyruvate oxydation in testicular tissues during furadroxyl-indued spermatogenic arrest. Endocrinology **56**, 727 (1935). — FELIZET, G., and A. BRANCA: Zit. nach W. O. NELSON. — FERRIMAN, D. G.: Familial hypogonadism. Proc. roy. Soc. Med. 439 (1954). — FINGER, E.: Zit. bei I. DÖRFFEL u. W. LUTTERBERG. — FIRKET, J., et M. DANNEAN-GILLET: Biopsies testiculaires et mammaires dans le syndrome de

Klinefelter. Ann. Endocr. (Paris) **13**, 371 (1952). — FIRSTATER, M.: Histologie der Hoden bei Autopsien bei verschiedenen Krankheiten. Rev. argent. Urol. **21**, 75—173 (1952). Ref. Zbl. Haut- u. Geschl.-Kr. **88**, 336 (1954). — FLAVELL, G.: Turner's syndrome in the male. Brit. J. Surg. **31**, 150 (1943). — FOLLEY, S. J., and F. H. MALPRESS: Hormonal control of mammary growth. In: The hormones, vol. 1, p. 1. New York: Academic Press 1948. — FONTAINE, R., A. DANY, J. C. MÜLLER et L. HOLDERBACH: Le traitement des paraplegis traumatiques. Rev. neurol. **86**, 416 (1952). — FOSS, G. L.: Effect of testosteronproprionate in a post-puberal eunuch. Lancet **1937 II**, 1307. — FRANKE, C.: Gonads in Laurence-Moon-Biedl-syndrome. J. clin. Endocr. **10**, 108 (1950). — FRASER, R. B.: Interstitial cell tumors off testis. N. Z. J. Surg. **19**, 48—57 (1949). — FRASER, R. W., F. ALBRIGHT and P. H. SMITH: Value of glucose-insulin tolerance test, insulin tolerance test, and glucose-insulin tolerance test in diagnosis of endocrinology disorders of glucose metabolism. J. clin. Endocr. **1**, 297 (1941). — FREI, W.: Bangsche Krankheit. Beilag zu Nr 8 des Bull. eidg. Gesund.-Amt. 1938. — FREISEN, J.: Geschichte des kanonischen Eherechtes. Tübingen 1888. Zit. bei W. MÜLLER 1957. — FREY, S.: Über die Entstehung von Nebenhodenentzündungen durch Samenleiterbewegungen. Dtsch. Z. Chir. **218**, 333 (1929) u. Derm. Wschr. **89**, 1175 (1929). — FRIEDMAN, N. B., and G. L. GARSKE: Inflammatory reactions involving sperm and seminiferous tubulus: extravasation, spermatic granulomas and granulomatous orchitis. J. Urol. (Baltimore) **62**, 363 (1949). — FRIEDMANN, N. B., u. C. R. MOORE: Zit. bei OBERDISSE. — FROMM, G. H.: Prepuberal gonadal insufficiency. Acta endocr. (Kbh.) **19**, 112 (1955). — FUCHS, F.: Zit. nach W. STAEHLER 1953. — FÜRBRINGER, P.: Sterilität des Mannes. In MARCUSES Handwörterbuch der Sexualwissenschaft, 2. Aufl. Bonn 1926. — FUKUI, N.: Eine bisher unbekannte Wirkung der Wärmestrahlen auf die Hoden. Jap. med. World Nr 2, 27—28 (1923). Ref. Z. Haut- u. Geschl.-Kr. **11**, 271 (1924). — FULCI, F.: Die akute interstitielle rheumatische Orchitis. Beitr. path. Anat. **57**, 183 (1913). — FUNCK-BRENTANO, P., P. BAYLE et R. PALMER: Sterilité. Paris: Masson & Cie. 1954.

GALENOS, C.: Werke. Deutsch von Dr. E. BEINTKER. Leipzig 1934. Zit. bei W. MÜLLER 1957. Dort weitere Werke. — GALL, E. A.: The histopathology of acute mumps orchitis. Amer. J. Path. **23**, 637—651 (1947). — GARDUNO, D. M.: Das Syndrom: Pigmentation. Gynaecomastie und Hodenatrophie bei Leberkranken. Phil. med. Ass. **32**, 10 (1956). Refl. Medizinische **1957**, 767. — GARREY, F. K., and T. B. DANIEL: Bilateral interstitial cell tumor of the testicle. J. Urol. (Baltimore) **66**, 713—719 (1951). — GARTMANN, E.: An outbreak of acute epididymitis associated with pneumonitis. U.S. ar med. Forces med. J. **6**, 981 (1955). — The causes of epididymitis. U.S. ar med. Forces med. J. **7**, 531 (1956). — GAUSA, P.: Estorilidad masculina y azoospermia. Minerva urol. (Torino) **4**, 119—121 (1952). — GEASS, S. J.: Bilateral cryptorchism in identical twins. J. clin. Endocr. **6**, 797 (1946). — GEISSENDÖRFER, R.: Prostata, Geschlechtshormone und Genese der sog. Prostatahypertrophie. Leipzig: Johann Ambrosius Barth 1940. — GEIST, S. H., R. J. WALTER and U. J. SALMON: Local tissue reaction to implantation of crystals and pellets of estrogenic hormone. Proc. Soc. exp. Biol. (N.Y.) **93**, 712 (1940). — GENNES, L. DE et H. BRICAIRE: Les gynécomasties. In GILBERT-DREYFUS, La fonction endocrine du testicule, p. 387. Paris: Masson & Cie. 1957. — GERSH, J.: Male infertility in marriage. Med. J. (1954). — Surgical procedures affecting male fertility. Fertil. and Steril. **6**, 228—235 (1955). — GESCHICKTER, C. F.: Diseases of breast. Philadelphia: J. B. Lippincott Company 1947. — GESELL, A.: Mental and physical growth in pubertas praecox. Report of fifteen year's study of case. Arch. Neurol. Psychiat. (Chicago) **41**, 755 (1939). — GIESE, H.: Die Sexualität des Menschen. Stuttgart: Ferdinand Enke 1955. — GIESE, H., u. A. WILLY: Mensch—Geschlecht—Gesellschaft. Paris: Verlag Guillaume Aldor 1954. — GIGL, J.: Agenesie der Müllerschen Gänge bei einer erwachsenen Person. Wien. med. Wschr. **106**, 46 (1955). — GILBERT, J. B.: Malignant testis tumors. J. Urol. (Baltimore) **46**, 740 (1941). — GILBERT, J. B., and J. B. HAMILTON: Malignant testis tumors. Surg. Gynec. Obstet. **71**, 731 (1940). — GILBERT-DREYFUS, A., ZARA, J. C. SAVOIE et LUMBROSO: Analogie de l'insuffisance testiculaire dans la myotonie atrophique et dans le syndrome de Klinefelter. Ann. Endocr. (Paris) **15**, 477 (1954). — GILBERT-DREYFUS, A., et J. C. SAVOIE: Les azoospermies. Sem. Hôp. Paris **30**, 3545 (1954). — GILBERT-DREYFUS, A., J. C. SAVOIE u. J. SEBAOUN: Les impubérismes gonadiques et gonadotrophiques. In: La fonction endocrine du testicule. Paris: Masson & Cie. 1957. — GLASS, S. J.: The influence of the liver on sex endocrine functions. In: SOSKIN, Progress en clin endocrine. New York: Grune & Stratton 1950. — GLASS, S. J., u. EDMONSON: Zit. bei J. A. LORAINE 1958. — GLASS, S. J., and M. RUSSEL: Improved spermatogenesis after nutrional liver regimen with and without testosteron. Fertil. and Steril. **3**, 167 (1952). — GÖGL, H., u. F. J. LANG: Geschlechtsorgane. In E. KAUFMANN, Spezielle pathologische Anatomie, Bd. II. Berlin: W. de Gruyter & Co. 1957. — GÖTT, H.: Beitrag zur Präpubertätsfettsucht. Ärztl. Wschr. **10**, 401 (1955). — GOETTE, K.: Beitrag zur Atrophie des menschlichen Hodens. Veröff. Gewerbe- u. Konstit.-Path. **2**, 1 (1921). — GÖTZE, R.: Besamung und Unfruchtbarkeit der Haussäugetiere. Hannover: M. & H. Schaper 1949. — GOLDBERG,

M. B., and MAXWELL: Male pseudohermaprodism. J. clin. Endocr. 8, 367—379 (1948). — GOLDBERG, M. B., and H. LISSER: Hypogonadism in acromegaly: report of 2 cases with improvement from male and female hormone. Clinics 1, 644 (1942). — GOLDMAN, S. F., and M. J. MARKHAM: Clinical use of testosterone in the male climacteric. J. clin. Endocr. 2, 237 (1942). — GOLDZIEHER, J. W., and J. S. ROBERTS: Identification of estrogen in human testis. J. clin. Endocr. 12, 143—150 (1952). — GORDON, J. H.: Epidemiology of mumps. J. Amer. med. Ass. 200, 412 (1940). — GORDON, J. S., E. W. OVERSTREET, H. F. TRANT and G. A. WINCH: A syndrome of gonadal dysgenesis. J. clin. Endocr. 15, 1—12 (1955). — GORDON, M. B., and E. M. FIELDS: Comparative values of chorionic gonadotropic hormone and testosterone propionate in treatment of cryptochisdism and hypogenitalism. J. clin. Endocr. 2, 531 (1942). — Observations on the effect of chorionic gonadotropic hormone and male sex hormone on eunuchoidism. J. clin. Endocr. 3, 589 (1943). — GOTTSCHALK, H.: Unfruchtbarkeit durch Geschlechtskrankheiten. Leipzig: Voss 1936. — GOULD, E.: Zit. nach W. STAEHLER 1953. — GOUYGON, CH.: Exploration anatomique et histologique de la glande interstitielle. In: La fonction endocrine du testicule. Paris: Masson & Cie. 1957. Hier weitere Literatur. — GRAFE, E., u. J. KÜHNAU: Krankheiten des Kohlehydratstoffwechsels. In Handbuch der inneren Medizin, Bd. VII/2. Berlin: Springer 1955. — GRAUER, R. C., and M. ALEXANDER: The modifying influence of the presence of testicular tissue on the efficacy of testosterone pellets in the treatment of the eunuchoid patient. J. clin. Endocr. 2, 111 (1942). — GRAUL, E. H.: Strahlensyndrom — Radioaktive Verseuchung. Koblenz: Verlag Gasschutz u. Luftschutz Dr. Ebeling 1957. — GREEN-ARMYTAGE: Sterile Ehen. Lancet 1936, 426—427. — GREENBERG, G., u. M. GREENWALD: Epididymitis associated with typhoid. Zbl. Haut- u. Geschl.-Kr. 32, 297 (1930). — GREENBLATT, R. B., and H. E. NIEBURGS: Turners syndrome. J. clin. Endocr. 8, 993 (1948). — GREENE, R. R.: Embryologie of sexual structures and hermaphroditism. J. clin. Endocr. 4, 335 (1914). — GREULICH, G.: Sulfonamide und Spermiogenese. Arch. Derm. Syph. (Berl.) 179, 151 (1939). — GREULICH, W. W., R. I. DORFMAN, H. R. CATCHPOLE, SOLOMON and C. CULLOTTA: Somatic and endocrine studies of puberal and adolescent boys. Mono. Soc. Res. Child. Develop. 7, No 3 (1942). — GÜNSEL, E.: Über die Wärmeempfindlichkeit des Keimepithels im Rattenhoden. Strahlentherapie 80, 299 (1949). — Zur Frage der Röntgenatrophie des Hodens. Strahlentherapie 80, 467 (1949). — GÜNSEL, E., u. H. K. FUCHS: Über die Wirkung des Ultraschalls auf den Rattenhoden. Strahlentherapie 79, 261—270 (1949). — GRUMBACH, M. M., W. A. BLANC and E. T. ENGLE: Sex chromatin pattern in seminiferous tubuli dysgenesis and other testicular disorders: Relationship to true hermaphrodism and to Klinefelter's syndrom. J. clin. Endocr. 17, 703—735 (1957). — GRUMBACH, M. M., J. J. VAN WYK and L. WILKINS: Chromosomal sex in gonadal dysgenesis (ovarian agenesis): relationship to male pseudohermaphrodism and theory of human sex differentiation. J. clin. Endocr. 15, 1161 (1955). — GUIZETTI, P.: Über die normale und pathologische Struktur der Wand der gewundenen Samenkanälchen beim erwachsenen Menschen. Zbl. allg. Path. path. Anat. 16, 387 (1905). — GUY DE CAULIAC: Inventario e colectario cirurgico de la medicinc. Sevilla 1498. Zit. bei W. MÜLLER 1957.

HAGNER, F. R.: Operative treatment of sterility in the male. J. Amer. med. Ass. 107, 1851 (1936). — HALDANE, J. B. S.: The formal genetics of man. Proc. roy. Soc. B 135, 147 (1948). — HALL, H. C.: Über Hodenatrophie nach Parotitis epidemica. Virchows Arch. path. Anat. 207, 188 (1912). — HALONEN, P. I., T. SEPPÄLA et J. HAKKILA: Turner's syndrom in a men. Acta med. scand. 153, 427 (1955). — HALY ABBAS: Liber totius medicinae necessaria continens quem sapientissimus Haly filius Abbas discipulus Abimeher Moysi filii seiar eddidit regique inscripsit. Unde et regalis dispositionis nomen assumpsit. Et a stephano philosophia discipulo ex arabica lingua in latinam satis ornatam reductus. Necnon et a domino michaele de capella artium et medicine doctore fecundis sinonimis a multis et diversis autoribus ab eo collectis illustratus summaque cum diligentia impressus Venetiis 1523. Zit. bei W. MÜLLER 1957. — HAMANN, H.: Epididymitis und Orchitis als Teilerscheinung der Bangschen Krankheit. Derm. Wschr. 114, 105 (1942). — HAMBURGER, C. H. R.: On the nature of gonadrophin in cases of malignant tumors of the testes. Acta path. microbiol. scand. 18, 457 (1941). — HAMILTON, J. B.: Treatment of sexual underdevelopment with synthetic male hormone substance. Endocrinology 21, 649 (1937). — Evidences of marked stimulation by sex hormones in certain eunuchs phenomene interpreted to results from changed function of the adrenal gland. Anat. Rec. 85, 314 (1943). — Testicular dysfunction. In: Glandular physiology and therapy. Chicago: A. M. A. 1942. — Testicular secretions as indecated by effects of castration in men. Recent Progr. Hormone Res. 3, 257 (1948). — The role of testicular secretion as indicated by the effects of castration in man and by studies of pathological conditions and the short lifespan associated with maleness. Recent Progr. Hormone Res. 3, 257 (1948). — HAMILTON, J. B., L. D. BUNCH, G. E. MESTLER and R. IMAGAWA: Effect of orchiectomy upon chemical constituents of blood in young mature males, with special reference to serum. J. clin. Endocr. 16, 301

(1956). — HAMILTON, J. B., H. R. CATCHPOLE and C. C. HAWKE: Titers of gonadotrophins in urine of aged eunuchs. J. clin. Endocr. 5, 203 (1945). — HAMILTON, J. B., R. I. DORFMAN and G. R. HUBERT: Androgenic and estrogenic substances in urine of eunuchoid and castrate men. J. Lab. clin. Med. 27, 917 (1941/42). — HAMILTON, J. B., and G. HUBERT: Differential diagnosis of pseudocryptorchidism and true cryptorchidism. Endocrinology 21, 644 (1937). — HAMMEN, R.: Studies on impaired fertility in man, with special reference to the male. Acta obstet. gynaec. scand. 24, Suppl. 1 (1944). — HANES, F. M., and C. W. HOOKER: Hormone production in undescendend testis. Proc. Soc. exp. Biol. (N.Y.) 35, 549 (1937). — HANSEMANN, G. v.: Über die sog. Zwischenzellen des Hodens und deren Bedeutung bei pathologischen Veränderungen. Virchows Arch. path. Anat. 142, 538—548 (1895). — HANSEN, T. S.: Fertility in operatively treated and untreated cryptorchism. Acta chir. scand. 94, 117 (1946). — HANG, E.: Betrachtungen zur Mischhormontherapie des Klimakteriums. Medizinische 1955, 1582. — HARDY, A. V. u. Mitarb.: Undulant fever with special reference to study of Brucella infection in jowa. Pupl. Hlth Rep. (Wash.) 2, 2525 (1930). — HARMSEN, H.: Erfolgreiche Refertilisierung eines sterilisierten Mannes nach 7 Jahren. Münch. med. Wschr. 1956, 1320. — HARREY, W.: Altern und Alter. Zschr. C. H. Boehringer u. Sohn, Ingelheim, 1. Jahrg. H. 2, S. 12. — HARRISON, R. G.: Functional importance of the vascularization of the testis and epididymis for the maintenance of normal spermatogenesis. Fertil. and Steril. 3, 366 (1952). — The influence of unilateral orchidectomy on the effect of ischaemia on the contralateral testis. Proc. Soc. Study Fertil. 5, 101 (1953). — HAUSER, A., M. KELLER u. R. WENNER: Gonadendysgenesie. Schweiz. med. Wschr. 86, 299 (1956). — Gonadendysgenesie. In: Die partielle Hypophysenvorderlappen-Insuffizienz. IV. Symposium (NOWAKOWSKI). Berlin: Springer 1957. — HAUSER, E.: Die Sterilisation des Mannes zur Verhütung von Schwangerschaften. Diss. Zürich 1955. — HAWKINSON, R.: Zit. nach W. STAEHLER 1953. — HAYNE, H. L., J. H. DIAMANT and J. R. CHRISTIAN: Diethylstilbenstrol in mumps orchitis. J. Amer. med. Ass. 140, 662—665 (1949). — HECKE, F.: Die Thalliumvergiftungen und ihre histologischen Veränderungen bei Ratten. Virchows Arch. path. Anat. 269, 28 (1928). — HECKEL, N. J.: The influence of testosterone propionate upon benign prostatic hypertrophy and spermotogenesis: a clinical and pathological study in the human. J. Urol. (Baltimore) 43, 286 (1940). — HECKEL, N. J., W. A. Rosso and L. KESTEL: Spermatogenic rebound phenomenon after administration of testosterone proprionate. J. clin. Endocr. 11, 235 (1951). — HEDINGER, CHR.: Pathologische Anatomie. In LABHART, Klinik der inneren Sekretion. Berlin: Springer 1957. — HEIERMANN, W. A.: Männliche Infertilitäts- und Sterilitäts-Probleme im Lichte der neueren bes. der angloamerikanischen Literatur. Diss. Würzburg 1953. — HEINKE, E., u. W. KNOTH: Fertilitätsstörungen durch Mumpsorchitis. Arch. klin. exp. Derm. 201, 298 (1955). — HEINKE, E., u. E. TONUTTI: Studien zur Wirkung des Testosterons auf die spermatogenetische Aktivität des Hodens bei Obligospermie. Dtsch. med. Wschr. 1956, 566—572. — HEISE, G. W.: Zur Chirurgie der Samenblasenerkrankungen. Z. Urol. 49, 9 (1956). — HELLER, A. L., and R. A. SHIPLEY: Endocrine studies in aging. J. clin. Endocr. 11, 945—962 (1951). — HELLER, C. G., u. F. BANDMANN: Die Beeinflussung der Hoden durch Resektion des lumbalen Grenzstranges. Chirurg 20, 3 (1949). — HELLER, C. G., and R. E. CHANDLER: Gonadotropic hormone modification of the alcohol precipitation assay method. J. clin. Endocr. 2, 252 (1942). — HELLER, C. G., and W. MADDOCK: Use of androgens in men. Bull. N. Y. Acad. Med. 24, 179 (1948). — HELLER, C. G., and G. B. MYERS: Male climacteric. J. Amer. med. Ass. 126, 472 (1944). — HELLER, C. G., and W. O. NELSON: Hyalinization of seminiferous tubules assiocated with normal or failing Leydig-cell function. J. clin. Endocr. 5, 1 (1945). — Hyalinization of seminiferous tubules and clumping of Leydig-cells. J. clin. Endocr. 5, 27 (1945). — Male hypogonadism. Classification of male hypogonadism and a discussion of the pathologic physiology, diagnosis and treatment. J. clin. Endocr. 8, 345 (1948). — HELLER, C. G., W. O. NELSON, J. B. HILL, E. HENDERSON, W. O. MADDOCK, C. A. PAULSEN, E. C. JUNGCK and G. E. MORTIMORE: Improvement in spermatogenesis following depression of the human testis with testosterone. Fertil. and Steril. 1, 415 (1950). — HELLER, C. G., W. O. NELSON, E. C. JUNGCK and W. O. MADDOCK: Correlation of urinary gonadotropin titers with degree of seminiferous tubule involvment in human sterility. Fed. Proc. 6, 127 (1947). — HELLER, C. G., W. O. NELSON and A. A. ROTH: Functional prepuberal castration in males. J. clin. Endocr. 3, 573 (1943). — HELLER, C. G., C. A. PAULSEN, G. E. MORTIMORE, E. C. JUNGCK and W. O. NELSON: Urinary gonadotrophins, spermatogenic activity and classification of testicular morphology—their bearing on the utilization hypothesis. Amer. N. Y. Acad. Sci. 55, 685 (1952). — HELLER, M.: Histopathology of irradiation from external and internal sources. Chapt. 12, the testis: National nuclear energy series, edit. by WM. BLOOM, p. 550. New York: McGraw-Hill 1948. — HELLER, R. E.: New evidence for the function of the scrotum. Physiol. Zool. 2, 9 (1929). — HEMPELMANN, L. H., H. LISCO and J. G. HOFFMANN: The acute rediation syndrome: A study of nine cases and a review of the problem. Ann. intern. Med. 36, 279—510 (1952). — HENI, F.: Das Morgagni-Turner-

Syndrom. Klin. Wschr. **1951**, 75—80. — Die primäre Atrophie der Keimdrüsen des Mannes. Klin. Wschr. **30**, 741 (1952). — Die Insuffizienz des Hypophysenvorderlappens. Medizinische **1954**, 416. — HENI, F., u. H. MAST: Hypophysentransplantation. In: Die partielle Hypophysenvorderlappen-Insuffizienz. IV. Symposium (NOWAKOWSKI). Berlin: Springer 1957. — HENSON, M.: The effect of roentgen irradiation of sperm upon the embryonic development of the albino rat (mus norvegicus albinus). J. exp. Zool. **91**, 405 (1942). — HEPBURN, R. H.: Anorchism. J. Urol. (Baltimore) **62**, 65—68 (1949). — HERTWIG, P.: Unterschiede in der Entwicklungsfähigkeit von F_1-Mäusen nach Röntgenbestrahlung von Spermatogonien, fertigen und unfertigen Spermatozoen. Biol. Zbl. **58**, 273—301 (1938a). — Die Regeneration des Samenepithels der Maus nach Röntgenbestrahlung, unter besonderer Berücksichtigung der Spermatogonien. Arch. exp. Zellforsch. **22**, 68—73 (1938b). — HERXHEIMER, G., u. K. F. HOFFMANN: Über die anatomische Wirkung der Röntgenstrahlen auf die Hoden. Dtsch. med. Wschr. **1908 II**, 1551. — HERZT, W.: Sexual precocity in a 5 years old boy with interstitial cell tumor of the testis. J. clin. Endocr. **13**, 1248 (1953). — HILLEBRAND, H. J.: Tumoren des Nebenhodens. Zbl. Chir. **80**, 1649 (1955). Zit. bei DOEPFMER 1957. — HIPPOCRATES: Sämtliche Werke. Deutsch von ROBERT FUCHS. München 1895. Zit. bei W. MÜLLER 1957. — HOCHE, A.: Die Wechseljahre des Mannes, 4. Aufl. Berlin: Springer 1937. — HOHLWEG, W., u. K. JUNKMANN: Die hormonal-nervöse Regulierung der Funktion des Hypophysenvorderlappens. Klin. Wschr. **1932**, 321. — HOHLWEG, W., u. H. ZAHLER: Über die Wirkung der Einpflanzung von Testosteron in den Hoden infantiler und hypophysektomierter Ratten. Z. ges. inn. Med. **1**, 42 (1946). — HOLLAENDER, A.: Radiation biology. National research council, vol. I, part 2. New York: McGraw-Hill 1954. — HOLLING, J.: Der hypergonadotrope Hypogonadismus. Diss. Würzburg 1955. Hier weitere Literatur. — HOMMA, H.: Erkrankungen des Hodens und der Samenblasen. Wien. klin. Wschr. **56**, 457 (1943). — HOOKER, C. W.: The biology of the interstitial cells of the testis, vol. 3, p. 173—189. New York: Academic Press 1948. — HORNE jr., H. W., D. B. PAULL and D. MUNROE: Fertility studies in the human male with traumatic injuries of the spinal cord and cauda equina. New Engl. J. med. **239**, 959 (1948). — HORNSTEN, O.: Puberaler FSH-Mangel. (Spermiogenetischer Infantilismus.) Eine besondere Form der partiellen Hypophysenvorderlappeninsuffizienz. Klin. Wschr. **37**, 105—106 (1959). — HORSTMANN, F., u. R. P. LEUSDEN: Epidemiologisches und Klinisches über Bang-Erkrankungen. Dtsch. med. Wschr. **32**, 1135 (1938). — HOTCHKISS, R. S.: Zit. nach W. O. NELSON u. C. G. HELLER. — The male factor in fertile and barren mariage. N. Y. St. J. Med. **41**, 2564 (1941). — Fertility in man, chap. 7. Philadelphia: J. B. Lippincott Company 1944. — A microchemical reaction resulting in the staining of polysaccharide structure in fixed tissue preperations. Arch. Biochem. **6**, 131 (1948). — Etiology and diagnosis in the treatment of infertility in men. Springfield: Ch. C. Thomas 1952. — The human testis. Fertil. and Steril. **7**, 284 (1956). Hier weitere Literaturquellen. — HOWARD, J. E., and S. A. VEST: Clinical experiments with male sex hormone. II. Further observations on testosterone propionate on adult hypogonadism; and preliminary report on the inplantation of testosterone. Amer. J. med. Sci. **198**, 823 (1939). — Clinical studies with male hormone. J. clin. Endocr. **2**, 107 (1943). — HOWARD, J. E., W. W. SCOTT and R. H. WILLIAMS: The testis. In: Textbook of endocrinology. Philadelphia: W. B. Saunders Company 1950. — HOWARD, R. P.: Zit. nach A. R. SOHVAL and C. J. SOFFER, Congenital testicular defiency: Absence of spermatogonia, Sertoli and Leydig cells as a cause of eunuchoidism with cryptorchidism. J. clin. Endocr. **9**, 1229 (1952). — HOWARD, R. P., F. A. SIMMONS and R. C. SNIFFEN: Differential diagnosis in male sterility with consideration of the role endocrine therapy. Fertil. and Steril. **1**, 95—114 (1950). — Differential diagnosis in male sterility. Fertil. and Steril. **2**, 95 (1951). — HOWARD, R. P., R. C. SNIFFEN, F. A. SIMMONS and F. ALBRIGHT: Testicular deficiency. J. clin. Endocr. **10**, 121 (1950). — HOYNE, A. L., J. H. DIAMOND and J. R. CHRISTIAN: Diethylstilbestrol in mumps orchitis. J. Amer. med. Ass. **140**, 662 (1949). — HUG, O.: Pathologisch-anatomischer Beitrag zur Strahlengenetik und zur Frage der Strahlenschädigung der Leibesfrucht. Strahlenschutz-Schriftenreihe Nr. 3, Deutsches Rotes Kreuz, Bonn 1956. — HUGGINS u. PAZOS: Zit. bei FASSBENDER. — HUGGINS, C., and P. V. MOULDER: Estrogen production by Sertoli cell tumors of testis. Cancer Res. **5**, 510 (1945). — HUGGINS, C., and R. S. BEAR: The course of the prostatic ducts and the anatomy, chemical and x-ray diffraction analyses. J. Urol. (Baltimore) **51**, 37 (1944). — HUHNER, M.: Sterility in the male and female. New York 1913. — HUTCHINSON, E. C., and D. LONGSON: Testicular failure in dystrophia myotonica. Acta endocr. (Kbh.) **22**, 264—272 (1956). — HUMPHREY, G. F. and T. MANN: Nature (Lond.) **161**, 352 (1948). — Biochem. J. **44**, 97 (1949). Zit. bei MANN 1954. — HUNT, V. C., and J. W. BUDD: Gynecomastia associated with interstitial cell tumor of the testicle. J. Urol. (Baltimore) **42**, 1242 (1939). — HURST, A. F.: Sterility and psychoneuroses following lumbal sympathectomy. Lancet **1935**, 805—806. — HURXTHAL, L. M.: Sublingual use of testosterone in 7 cases of hypogonadism: report of 3 congenital eunuchoids occuring in one family. J. clin. Endocr. **3**, 531 (1943). — Hypogenitalism during the usal

time of puberty. J. Amer. med. Ass. **136**, 12 (1948). — HURXTHAL, L. M., H. J. BRUNS and N. MUSULIN: Spermatogenesis in hypogonadism. J. clin. Endocr. **9**, 1245 (1949).
INGRAM, W. R.: The hypothalamus. Psychosom. Med. **1**, 74 (1939).
JACKSON, M. H., and C. HARVEY: Variations in spermatogenesis of oligospermic men. Nature (Lond.) **162**, 67 (1948). — JACOBS, E. C.: Effects of starvation or sex hormones in the male. J. clin. Endocr. **8**, 227 (1948). — JACOBSEN, A. W., and H. F. MACHLIN: Hereditary sexual precocity: report of a family with 27 affected members. Pediatries **9**, 682 (1952). — JACOBSON, W. E., A. L. SCHULTZ and J. ANDERSON: Endocrine studies on 8 patients with dystrophia myotonia. J. clin. Endocr. **15**, 801 (1955). — JAFFE, I., and G. BROCKWAY: The use of male sex hormone in endocrine disturbances in children. J. clin. Endocr. **2**, 189 (1942). — JARMATZ, G.: Zur Frage der männlichen Infertilität als Folge von Komplikationen von Infektionskrankheiten. Diss. Würzburg 1957. Dort weitere Literatur. — JAYLE, M. F., R. SCHOLLER, G. GAROUNE et F. MORELL: Action des gonadotrophines chorioniques. In: La fonction endocrine du testicule. Paris: Masson & Cie. 1957. — JAYLER, J. W.: Evaluation of the cortisone test as a diagnostic aid in differentiating adrenal hyperplasia from adrenal neoplasia. Sth. med. J. **16**, 340 (1954). — JEFFCOATE, T. N. A.: Male infertility. Brit. med. J. **1946**, No 4466, 185. — JESSERER, H.: Osteoporose und Osteomalizie als Erkrankung alter Individuen. Wien. klin. Wschr. **1952**, 472. — JESSERER, H., u. W. HÖRTNAGEL: Die Behandlung der praesenilen Involutionsosteoporosen. Wien. klin. Wschr. **1954**, 10. — JIRASEK, J., u. J. RABOCH: Über das Sex-Chromatin bei Männern mit somatosexuellen Entwicklungsstörungen. Endokrinologie **35**, 1—9 (1957). — JOËL, C. A.: Clinical results obtained with sublingual administration of methyltestosterone. J. clin. Endocr. **2**, 116 (1942). — Studien am menschlichen Sperma, 2. Aufl. Basel: Brunno Schwabe & Co. 1953. — Chirurgische Probleme bei Diagnostik und Therapie männlicher Infertilität. Schweiz. med. Wschr. **1956**, 763. — JOËL, C. A.: Der hypergonadotrope Hypogenitalismus. Schweiz. med. Wschr. **83**, 1159—1162 (1953). — JOHANNES, F. S.: Medici Arabis celeberrime practica. Studiosis Medicinae utilissima. Quam postremo Andreas Alpagus Bellunensis medicus et philosophus idiomatisque arabici peritissimus in latinum convertit, cuius transtatio nunc primum exit in lucem. Venetiis 1550. Zit. bei MÜLLER 1957. — JORES, A.: Klinische Endokrinologie, S. 283f. Berlin: Springer 1949. — Hormone und Psyche. Wien. klin. Wschr. **66**, 1 (1954). — Die Nebennieren und ihre Krankheiten. In Handbuch der inneren Medizin, Bd. VII/1, S. 180f. Berlin: Springer 1955. — Innere Sekretion. In Handbuch der inneren Medizin, Bd. VII/1. Berlin: Springer 1955. — JOST, A.: Recherches sur la differenciation sexuelle de l'embryon de lapin. 3 rôle des gonades foetales dans la différenciation sexuelle somatique. Arch. Anat. micr. Morph. **36**, 271 (1947). — Problems of fetal endocrinology: the gonadal and hypophyseal hormones. Recent Progr. Hormone Res. **8**, 379 (1953). — JORES, A., u. H. NOWAKOWSKI: Diagnostik und Therapie der Keimdrüseninsuffizienz des Mannes. Wien. Z. inn. Med. **35**, 97—106 (1954). — JUNGCK, E. C., W. O. MADDOCK and C. G. HELLER: Gonadotropic hormone: comparison of ultrafiltration and alcohol-precipitation methods of recovery form urine. J. Clin. Endocr. **7**, 1 (1947). — JUNGCK, E. C., W. O. MADDOCK, C. G. HELLER and W. O. NELSON: Antihormone formation complicating pituitary gonadotropin in therapy in infertile men. II. Effect on number of sperm. Morphology of the testis and urinary gonadotrophins. J. clin. Endocr. **9**, 355 (1949). — JUNGCK, E. C.: Constitutional precocious puberty. J. clin. Endocr. **14**, 622 (1954). — JUNKMANN, K.: Über protrahiert wirksame Androgene. Naunyn-Schmiedeberg's Arch. exp. Path. Pharmak. **215**, 85 (1952).— JUNKMANN, K., u. J. UFER: Die extragenitalen Wirkungen der Sexualhormone. Med. Klin. **50**, 1666—1671 (1955).
KAISER, B.: Die Diagnostik und Therapie der Fertilitätsstörung bei Männern. Neue med. Welt **46**, 11 (1950). — KALLMANN, F. J., W. A. SCHOENFELD and S. E. BARRERA: The genetic aspects of primary eunuchoidism. Amer. J. ment. Defic. **48**, 203—236 (1944). — KAPLAN, R. W.: Die Gefährdung der Erbanlagen des Menschen durch Strahlen. Naturwiss. **44**, 433 (1957). — KAUFHOLD, N.: Beziehungen zwischen Gynäkomastie, Hodenstörung und Ausscheidung von Sexualhormonen im Urin. Zbl. Chir. **76**, 592 (1951). — KAUFMANN, E.: Über Zwischenzellengeschwülste des Hodens. Dtsch. med. Wschr. **10** (1908). — KAUFMANN, P.: Zwei Fälle von Turner-Syndrom. Schweiz. med. Wschr. **85**, 1027 (1955). — KEETTEL, W. C., R. G. BUNGE, J. T. BRADBURY u. W. O. NELSON: Report of pregnancies in infertile couples. J. Amer. med. Ass. **160**, 102 (1956). — KEHRER, E.: Ursachen und Behandlung der Unfruchtbarkeit. Dresden: Theodor Steinkopff 1922. — KELBY, G. M., and R. W. STENSTROM: Treatment of malignant tumors of testis, review of 100 cases. Radiology **48**, 1 (1947). — KENYON, A., T. K. KNOWLTON, L. SANDIFORD, F. C. KOCH and G. LOTWIN: A comparative study of the metabolic effects of testosterone propionate in normal men and women and in eunuchoidism. Endocrinology **26**, 26 (1940). — Metabolic effect of testosterone propionate in normal men, and women and in eunuchoidism. Endocrinology **26**, 26 (1940). — KENYON, A. T., I. SANDIFORD, A. H. BRYANS, K. KNOWLTON and F. C. KOCH: Effect of testosterone propionate on genitalia, prostate, secondary sex characters, and body weight in eunuchoidism.

Endocrinology **23**, 135 (1938). — KELLER, A.: Fettsucht von der Pubertät. Ärzte Praxis **7**, 27 (1955). — KEPP, R., u. D. HOFMANN: Zur Frage der Keimschädigung durch ionisierende Strahlen. Med. Klin. **52**, 1484—1487 (1957). — KEPP, R. K., u. H. W. VASTERLING: Zur Frage der praktischen Bedeutung der Spermahyaluronidase. Dtsch. med. Wschr. **79**, 287 bis 290 (1954). — KESCHNER, M., and C. DAVISON: Dystrophia myotonica; clinicopathologic study. Arch. Neurol. Psychiat. (Chicago) **30**, 1259—1275 (1933). — KINSELL, L. W.: Spermatogenesis in ,,pan-hypopituitary" eunuchoid. J. clin. Endocr. **7**, 781 (1947). — KINSEY, A. C., W. B. POMEROY and C. E. MARTIN: Sexual behavior in the human male. Philadelphia: W. B. Saunders Company 1948. — KIRCHHOFF, H.: Zur Klinik der Minderwuchsformen. Med. Klin. **49**, 842 (1954). — KIRK, E., L. A. EISENSTEIN and G. M. MC. BRYDE: The acid phosphatase concentration of the prostatic exprimate during normal puberty. J. clin. Endocr. **12**, 338 (1952). — KIRK, J. E.: Hypogonadism in middleaged and elderly men. Postgrad. Med. **20**, 324—331 (1956). — KIRSCH, E., u. H. HERING: Zur Frage der Zunahme der unspezifischen Nebenhodenentzündungen während der letzten drei Jahre. Dtsch. Gesundh.-Wes. **1954**, 1518. — KLEIN, M., R. FONTAINE, G. STOLL, A. DANY et P. FRANK: Modifications histologiques des testicules chez les paraplegiques. Rev. Neurol. **86**, 501 (1952). — KLEINSCHMIDT, H.: Pubertas praecox. Medizinische **1955**, 1—20. — KLEMM, E.: Mumps im Wandel des Genius epidemicus. Medizinische **1954**, 869. — KLINEFELTER, H. F., F. ALBRIGHT and G. C. GRISWOLD: Quantitative test for normal or decreased amounts of follicle-stimulating hormone in urine. J. clin. Endocr. **3**, 529 (1943). — KLINEFELTER jr., H. F., E. C. REIFENSTEIN jr. and F. ALBRIGHT: Syndrome characterized by gynecomastia, aspermatogenesis with A-leydigism, and increased excretion of follicle-stimulating hormone. J. clin. Endocr. **2**, 615 (1942). — KLOTZ, E., u. W. SEELENTAG: Untersuchungen zur Belastung der Keimdrüsen durch Hartstrahldiagnostik. Fortschr. Röntgenstr. **89**, 92—100 (1958). — KLOTZ, H. P.: Fonctions endocrines du testicule. Sem. Hôp. Paris **29**, 1833—1835 (1953). — La place du syndrome de Klinefelter dans l'hypogonadism idiopathique de l'adolescence. Paris: Masson & Cie. 1956. — KLOTZ, H. P., et C. SORS: Remarques cliniques, histologiques et pathologeniques sur certaines atrophies testiculaires idiopathiques. Sem. Hôp. Paris **30**, 4431—4439 (1954). — KNAUS, H.: Die Physiologie der Zeugung des Menschen. Wien: Wilhelm Maudrich 1954. — KNEISE, O., u. K. SCHOBER: Röntgenuntersuchungen der Harnorgane. Leipzig 1952. — KOCH, E., M. TAUBERT u. H. J. WACHTEL: Symptomatologie und Erbgang der myotonen Dystrophie. Medizinische **1957**, 1421. — KOCH, W.: Über die russisch-rumänische Kastratensekte der Skopzen. Veröff. Kriegs- u. Konstit.-Path. **2**, H. 7 (1921). — KOCHER: Zit. nach WEHNER, Erkrankungen des Hodens, Samenstranges und der Scheidenhäute. In Handbuch der Urologie, Bd. 5. Berlin: Springer 1928. — KÖHLMEIER, W.: Pilzerkrankung des Nebenhodens und Hodens. Wien. klin. Wschr. **70**, 299—301 (1958). — KÖHLMEYER, W.: Zit. bei K. OBERDISSE. — KOLLER, F., u. W. SIEGENTHAUER: Die Schilddrüsenfunktion beim Klinefelter-Syndrom. Schweiz. med.Wschr. **85**, 8 (1955). — KOLLER, R.: Aktuelle Fragen der Brucellose. In: Zuchthygiene, Fortpflanzungsstörungen und Besamung der Haustiere, Bd. 1, S. 304—324. 1957. — KOOPMAN, J.: Anorchia congenita. Geneesk. Gids **8**, 309—320 (1930). — KORB, H.: Weitere Untersuchungen zur Frage der Erhöhung der Wirkung von Röntgenstrahlen durch Kurzwellenhyperthermisierung. Strahlentherapie **72**, 220—243 (1943). — KOREN, K., and S. MAUDAL: Gonad doses received during the medical application of roentgen radiation. Acta radiol. (Stockh.) **48**, 274—279 (1957). — KORTING, G. W.: Orchitis u. Epididymitis als Erscheinungsformen von Q-Fieber. Hautarzt **2**, 168—170 (1951). — KRAEMER, R.: Beiträge zum Verhalten in Kriegsgefangenschaft und Internierung. Münch. med. Wschr. **98**, 1718 (1956). — KRAUS, E. J.: Neoplastic disceases of human hypophysis. Arch. Path. (Chicago) **39**, 343 (1945). — KIESSLING, W., u. H. A. HIERZ: Die Bedeutung der zellkernmorphologischen Geschlechtserkennung für die Dermatologie unter besonderer Berücksichtigung des sog. Klinefelter-Syndroms. Arch. klin. exp. Derm. **205**, 93—102 (1957). — KRÜCKMANN, J.: Virchows Arch. path. Anat. **298**, 619 (1937). Zit. bei ORTHNER. — KRUSCHIUS, J. E.: Disputation inauguralis medica de impotentia virili. Erfordiae 1607. — KUSANO, N.: Atomic bomb injuries. Congrès mondial des médécins pour l'étude des conditions actuelles de vie. 1955. — KYRLE, J.: Beitrag zur Frage der Kryptorchie. Zbl. allg. Path. path. Anat. **23** (1912). — Über die Hypoplasie der Hoden im Jugendalter und ihre Bedeutung für das weitere Schicksal der Keimdrüsen. Wien. klin. Wschr. **1920**, 185. — KYRLE, J., u. K. J. SCHOPPER: Über Regenerationsvorgänge im tierischen Nebenhoden. Virchows Arch. path. Anat. **220**, 1 (1915).

LABHART, A.: Diagnose und Therapie des männlichen Hypogonadismus. Schweiz. med. Wschr. **1955**, 549. — Klinik der inneren Sekretion. Berlin: Springer 1957. — LABHART, A., u. B. COURVOISIER: Osteoporose bei Eunuchismus. Helv. med. Acta **17**, 475 (1950). — LAGERLÖF, N.: Morphologische Untersuchungen über Veränderungen im Spermabild und in den Hoden bei Bullen mit verminderter oder aufgehobener Fertilität. Diss. Uppsala 1934. — Acta path. microbiol. scand. **19**, 254 (1934). — LANDAU, R. L.: The concept of the male climacteric. Med. Clin. N. Amer. **35**, 279 (1951). — Hypogonadism with spermatogenesis case report. J. clin. Endocr. **13**, 510 (1953). — LANDAU, R. L., and R. LONGHEAD: Seminal fructose concentration as an index of androgenic activity in man. J. clin. Endocr. **11**, 1411 (1951). — LANDING, B. H., and E. GOLD: Occurence and significance of Leydig cell proliferation in familial adrenal hyperplasia. J. clin. Endocr. **11**, 1436—1453 (1951). — LANE-ROBERTS, C., A. SHERMAN, K. WALKER, B. P. WIESNER and M. BARTON: Sterility and impaired fertility. London: Hoeber 1948. — LANGE, J.: Die Folgen der Entmannung Erwachsener. Leipzig: Georg Thieme 1934. — LANGENDORFF, H.: Zur Problematik der Strahlengefährdung des Menschen. Med. Klin. **52**, 251—254 (1957). — LAPIN, J. H., W. KLEIN and A. GOLDMAN: Cryptorchidism. J. Pediat. **22**, 175 (1943). — LAQUEUR, E., K. DAVID, E. DINGEMANSE u. J. FREUD: Über männliche Hormone, Unterschied von Androsteron aus Harn und Testosteron aus Testes. Acta brev. neerl. Physiol. **5**, 84 (1935). — LEACH, R. B., W. O. MADDOCK, I. TOKUYAMA, A. PAULSEN and W. O. NELSON: Clinical studies of testicular hormone production. Recent progr. Hormone Res. **12**, 377—403 (1956). — LEBEUF, M. F.: Gonorrhoe und männliche Sterilität. Derm. Wschr. **31**, 778 (1951). — LEDERER, J.: Le testicule du cirrhotique. In GILBERT-DREYFUS, La fonction endocrine du testicule, p. 373. Paris: Masson & Cie. 1957. — LEHMANN, J.: Zur Entstehung der Tuberkulose der männlichen Geschlechtsorgane. Virchows Arch. path. Anat. **277**, 537 (1930). — LEHNER, I.: Über Spermiophagie, nebst Bemerkungen zur Histologie des Nebenhodens. Z. mikr.-anat. Forsch. **1**, 316 (1924). — LEIBER, B., u. G. OLBRICH: Wörterbuch der klinischen Syndrome. München: Urban & Schwarzenberg 1957. — LELONG, M., R. JOSEPH, TE DAN VINH, P. BORNICHE et R. LAUMONIER: Un cas de syndrome de Klinefelter avec signes hormonaux d'hyperfonctionnement cortico-surrenal. Bull. Soc. méd. Hôp. Paris **25/26**, 1382 bis 1387 (1950). — LEONI, A., e C. LEONI: Sulla fisiopathologia e terapia del criptorchidismo. Considerazioni critiche sul sua andamento tra gli scolari milanesi. Arch. Med. Chir. (Milano) **10**, 255 (1941). — LEROY, G. V.: The medical sequelac of the atomic bomb explosion. J. Amer. med. Ass. **134**, 1143—1148 (1947). — LESPINASE, H.: J. Amer. med. Ass. **134**, 944 (1947). Zit. bei D. YOUNG, Stud. on Fertil. **4**, 51 (1952). — LETTERER, E.: Das Altern in pathologisch-anatomischer Sicht. Ärztl. Fortbild. **6**, 424 (1956). — LEVINE, S. M.: Isosexual precocity in boys including a case of gonadotropin producing teratoma. Pediat. **8**, 53—95 (1956). — LEWIN, M. L.: Hypertrophy of Male Breast. J. clin. Endocr. **1**, 511 (1941). — LEWIS, L. G.: Cryptorchism. J. Urol. (Baltimore) **60**, 345 (1938). — LEYS, D.: Isosexual precocity. Proc. roy. Soc. Med. **45**, 590—591 (1952). — LICHTENSTERN, R. V.: Urologische Operationslehre. 1935. — LICHTENSTERN, R. V., u. U. GARA: Die Vasorchidocystomie, eine neue Methode der Einpflanzung des Samenleiters in den Hoden. Z. urol. Chir. **24**, 15 (1928). — LIEBOW, A. H. u. Mitarb.: Röntgenschaden der Hoden. Amer. J. Path. **25**, 853 (1950). — LISSER, H., ESCAMILLA and L. E. CURTIS: Testosterone therapy of mal eunuchoid. Sublingual administration of testosterone compounds. J. clin. Endocr. **2**, 351 (1942). — LLOYD, E. W., and R. H. WILLIAMS: Endocrine changes. Amer. J. Med. **4**, 315 (1948). — LORAINE, J. A.: Clinical application of hormonal assay. London: Livingstone 1958. — LOWER, W. E., W. J. ENGEL and D. R. McCULLAGH: Summary of experimental research on control of benign prostatic hypertrophy and preliminary clinical report. J. Urol. (Baltimore) **34**, 670 (1935). — LUCKNER, H.: Sterilität durch Höhenkrankheit bei Fliegern. Med. Klin. **35**, 1494 (1956). — LÜCKTRATH, H.: Die Spätfolgen der Sterilisation. Arch. Dem. Syph. (Berl.) **187**, 520—527 (1949). — LUFT, R.: Chorionic gonadrophin in the treatment of disturbances of development in childhood and adolescence. Acta paediat. (Uppsala) **33**, 212 (1946). — LURIE, L. A., and HERTZMAN: Linear growth and epiphyseal closure: Effect of treatment with chorionic gonadotropin substance — a report of 23 cases. J. clin. Endocr. **1**, 717 (1941). — LYNCH, K. M.: The Sertoli cell. (Diskussion.) Fertil. and Steril. **1**, 48 (1952). — LYNCH, K. M., and W. W. SCOTT: The Sertoli cells as related to age of man and experimental alterations of the pituit.-gonadal axis in this animal. Fertil. and Steril. **6**, 443 (1955).

MADDOCK, W. O.: Antihormone formation complicating pituitary gonadotropin therapy in infertile men. I. Properties of the antihormones. J. clin. Endocr. **9**, 213 (1949). — MADDOCK, W. O., and W. O. NELSON: The effects of chorionic gonadotropin in adult men: Increased estrogen and 17-ketosteroid excretion, gynecomastia, Leydig-cell stimulation and seminiferous tubule damage. J. clin. Endocr. **12**, 985 (1952). — MAKINO, S.: Notes on the cytologica feature of male. Sterility in the male. Experientia (Basel) **6**, 224 (1955). — MALLANI, J.: A case illustrating the association of Recklinghausen disease with derangement of internal secretion. Brit. J. Derm. **34**, 239 (1922). — MANCA, C.: Über die Mumpsorchitis, Virchows Arch. path. Anat. **285**, 426 (1932). — MANSBACHER, K.: Familial eunuchoid gigantism. J. clin. Endocr. **3**, 257 (1943). — MANN, T.: Biochemistry of semen. London: Methuen & Comp. 1955. — MANN, T., and U. PARSON: Biochem. J. **46**, 440 (1950). Zit. bei MANN 1954. — MARANON, G.: Sabre el clim aterio masculino. Arch. bras. Endocr. **4**, 123—131 (1954). — MARBERGER, E., u. W. O. NELSON: Geschlechtsbestimmung am Zellkern bei geschlechtlichen Anomalien, mit besonderer Berücksichtigung des Klinefelter-Syndroms. Endokrinologie **35**, 9—24 (1957). — MAROULIS, B. G.: Round multinucleated spermatogenetic cells. Fertil. and Steril. **5**, 217 (1954). — MARQUAND, H. S. LE: Congenital hypogonadotrophic hypogonadism in five members of a family, three brothers and two sisters. Proc. roy. Soc. Med. 442 (1954). — MARQUARDT, H.: Strahlenschädigung des Erbgutes durch energiereiche Strahlen. Dtsch. med. J. **8**, 345—350 (1957). — MARTINI, E.: Experimenteller Beitrag zum Studium der Chirurgie des Hodens. Z. Urol. **2**, 289, 532, 628, 728 (1908). — MASSEY, B., and E. F. NATOIN: Vas deferens anastomosis: A report of four consecutive successful cases. J. Urol. (Baltimore) **61**, 391 (1949). — MASSON, P.: Les tumeursdiagnostics histoiques. In trate de path. medicale et de therap. appliquée, edit. by E. SERGENT, L. RIBADAU-DUMAS and L. A. BOBNNEIX. Paris: Maloine et Fils 1923. — MASSON, P., et L. SANCERT: Cancer des cellules interstitielles. Bull. Ass. franç. Cancer **12**, 555 (1923). — MATTHAEI, H.: Über eine besondere Form des Pseudohermaphroditus masculinus. Zbl. Gynäk. **76**, 1355 (1954). — MAY, C. F.: Ergebnisse routinemäßiger Fertilitätsuntersuchungen von 493 Männern an der Haut-Klinik in Gießen. Diss. Gießen 1956. — MAYER, A.: Sterilität und Konstitution. Mschr. Geburtsh. Gynäk. **75**, 21—26 (1927). — MAZER, CH., and L. S. ISRAEL: Diagnosis and treatment of menstrual disorders and sterility. New York: P. B. Hoebner 1947. — MCCAUGHEY, J. E., and BROWN: Dystrophia myotonica: an endocrine study. Quart. J. Med. **19**, 303 (1950). — MCCOLLUM: Zit. bei HEIERMANN 1953. — MCCULLAGH, D. R., and E. L. WALSH: Experimental hypertrophy and atrophy of prostate glands. Endocrinology **19**, 466 (1935). — MCCULLAGH, E. P.: Sex hormone deficiency. Recent Progr. Hormone Res. **2**, 295 (1948). — MCCULLAGH, E. P., J. C. BECK and C. A. SCHAFFENBURG: A syndrome of eunuchoidism with spermatogenesis, normal urinary. FSH and low or normal ICSH (fertile eunuchs). J. clin. Endocr. **13**, 489 (1953). — MCCULLAGH, E. P., A. GOLD and B. R. MCKENDRY: Alterations in testicular structure and function in organic disease of the pituitary. J. clin. Endocr. **10**, 871 (1950). — MCCULLAGH, E. P., and F. J. HRUBY: Testis-pituitary interrelationship. J. clin. Endocr. **9**, 113 (1949). — MCCULLAGH, E. P., and A. E. LEISER: Turner's Syndrome and Laurence-Moon-Biedl-syndrome in siblings. J. clin. Endocr. **17**, 985—988 (1957). — MCCULLAGH, E. P., and E. J. MCGURL: (a) J. Urol. (Baltimore) **42**, 1265 (1939). — (b) Endocrinology **26**, 377 (1940). — MCCULLAGH, E. P., and H. R. ROSMILLER: Methyltestostosterone. I. Androgenic effects and the production of gynecomastia and obligospermia. J. clin. Endocr. **1**, 496 (1941). — MCCULLAGH, E. P., and C. A. SCHAFFENBURG: Syndrom of eunuchoidism with spermatogenesis normal urinary FSH and low or normal ICSH. J. clin. Endocr. **13**, 489 (1953). — MCCULLAGH, E. P., R. W. SCHEIDER, W. BOURNAM and M. B. SMITH: Adrenal and testiculare deficiency. J. clin. Endocr. **8**, 275 (1948). — MCCULLAGH, E. P., W. T. SIRRDGE and H. W. MCINTSH: Gametogenic failure with high urinary gonadotropin. J. clin. Endocr. **10**, 1533 bis 1546 (1950). — MCDONALD, J.: Effect of low temperatures on the rat spermatogenesis. Fertil. and Steril. **3**, 489 (1953). — MCLACHLAN, A. E.: Syphilitic epididymitis. Brit. J. vener. Dis. **14**, 134 (1938). — MCLEAN, A. J.: Die Craniopharyngealtaschentumoren. Z. Neurol. Psychiat. **126**, 639 (1930). — MACLEOD, J.: Biology of the testis. Ann. N. Y. Acad. Sci. **55**, 543 (1952). — Human spermatozoa production in health and disease. In: Mammalian germ cells, p. 134. London: Churchill 1953. — The present status of human male infertility. Amer. J. Obstet. Gynec. **69**, 1256—1267 (1955). — MACLEOD, J., and R. Z. GOLD: The male factor in fertility and infertility. II. J. Urol. (Baltimore) **66**, 436 (1951). — The male factor in fertility and infertility. III, an analysis of motile activity in the spermatozoa of 1000 fertile men and 1000 men in infertile marriage. Fertil. and Steril. **2**, 187 (1951). — The male factor in fertility and infertility. Fertil. and Steril. **2**, 394 (1951). — The male factor in fertility and infertility; the effect of continence on semen quality. Fertil. and Steril. **3**, 297 (1952). — The male factor in fertility and infertility: semen quality and certain other factors in relation to ease of conception. Fertil. and Steril. **4**, 10—33 (1953). — The male factor in fertility and infertility. VII. Semen quality in relation to age and sexual activity. Fertil. and Steril. **4**, 194—209 (1953). — The male factor in fertility and infertility. Fertil. and Steril. **4**, 297 (1953). — Kinetics of human spermatogenesis on semen quality. Fertil. and Steril. **6**, 523 (1955). — The male factor in fertility and infertility. VIII. A study of variation in semen quality. Fertil. and Steril. **7**, 387 (1956). — MACLEOD, J., R. Z. GOLD and CH. M. MCLANE: What is normal female fertility? Correlation of the male and female factors in human infertility. Fertil. and Steril. **6**, 112 (1955). — MACLEOD, J., and R. S. HOTCHKISS: The effect of hyperpyrexia upon spermatozoa counts in men. Endocrinology **28**, 780—784 (1941). — MCMILLAN, E. W.: Higher epididymal obstructions in male infertility: Etiology and treatment. Fertil. and Steril. **4**, 101 (1953). — MEAD, W. R., and R. STITH: Male climacteric. J. S. C. med. Ass. **36**, 222—226 (1949). — MEAKER, S.: Human sterility. Baltimore 1934. — MECHOW, O., u. E. HEINKE: Über die Auswirkung der Oestrogenmedikamentation beim Mann. Medizinische **1957**, 76—78. — MEIER, K., u. F. GROSS: Die Wirkung von synthetischem Nebennierenrindenhormon in Abhängigkeit von der Applikationsform.

Dtsch. med. Wschr. **1950**, 1150. — MELICOW, M. M., J. N. ROBINSON, W. IVERS and L. K. RAINSFORD: Interstitial cell tumors of testis. Review of literature and report of case; discussion of gynecomastia and testosterone; incidence in animala and experimentae production of interstitial cell tumors. J. Urol. (Baltimore) **62**, 672 (1949). — MELLICOW, N. M.: Interstitial cell tumor of the testis. J. Urol. (Baltimore) **62**, 672 (1949). — MESSENT, D., and R. SHACKMAN: Non-tuberculous and tuberculous epididymitis. Brit. med. J. **1955**I, 643. — METTENLEITER, M.: Sperma und künstliche Befruchtung bei Mensch und Tier. Arch. Gynäk. **126**, 251 (1925). — MICHAEL, M., u. K. JOËL: Zellformen in normalen und pathologischen Ejakulaten und ihre klinische Bedeutung. Schweiz. med. Wschr. **2**, 757 (1937). — MICHELSON, L.: Congenital anomalies of the ductus deferens and epididymis. a) J. Urol. (Baltimore) **57**, 512 (1947). b) J. Urol. (Baltimore) **61**, 384—390 (1949). c) Fertil. and Steril. **3**, 316 (1952). Zit. bei DOEPFMER 1957. — MICHELSON, L., BALLEW and MASTERS: Studies of male fertility. Fertil. and Steril. **4**, 318 (1952). — MICHELSON, L., and R. MICHELSON: Fertility studies of the male in barren marriages. J. Amer. med. Ass. **134**, 941—944 (1947). — MIESCHER, G., u. C. BÖHM: Tierexperimentelle Untersuchungen über Ausbreitung und Fixierung von Mikroben (Colibazillen, Streptokokken, Gonokokken, Tuberkelbazillen) im Organismus mit besonderer Berücksichtigung des Traumas. Schweiz. Z. Path. **10**, 565 (1947). — MIESCHER, K., u. E. TSCHOPP: Über orale Wirksamkeit männlicher Sexualhormone. Vorläufige Mitteilung. Schweiz. med. Wschr. **1938**, 1258. — MINDER, J.: Lehrbuch der Urologie. Bern: H. Huber 1953. — MOELLENDORF, R., u. F. WAGENSEIL: Verh. Anat. Ges. Jena 1924. Zit. bei R. DOEPFMER 1957. — MOENCH, G. L.: Männliche Unfruchtbarkeit. In SEITZ-AMREICH, Biologie und Pathologie des Weibes, Bd. 3, S. 307—389. München: Urban & Schwarzenberg 1955. — MONASCHKIN: Zit. bei SCHMIDT-TONUTTI. — MONCORPS, C.: Hernienoperation und Potentia generandi. Derm. Wschr. **124**, 959 (1951). — MOORE, C. R.: Heat application and testicular degeneration, the function of the scrotum. Amer. J. Anat. **34**, 337 (1924). — Biology of testes. Baltimore: Williams & Wilkins Company 1939. — Biologic background of male sterility. Fertil. and Steril. **6**, 453—460 (1952). — MOORE, C. R., and R. M. OSLUND: Experiments on the sheep testis; cryptorchidsism, vasectomy and scrotal insolation. Amer. J. Physiol. **67**, 595 (1924). — MOORE, E. R., and QUICK: Amer. J. Anat. **34**, 337 (1924). — MOORE, K. L., M. A. GRAHAM and M. L. BARR: The detection of chromosomal sex in hermaphrotides from a skin biopsy. Surg. Gynec. Obstet. **96**, 641·(1953). — MORGENSTERN, Z.: Zur Frage des morphologischen Verhaltens des Hodens bei akuten Infektionskrankheiten. Virchows Arch. path. Anat. **245**, 229 (1923). — MORRIS, E. J.: The syndrome of testicular feminization, in male pseudo-harmaphrodism. Amer. J. Obstet. Gynec. **65**, 1192—1211 (1953). — MOSER, G.: Die Häufigkeit der kinderlosen Ehen in der Schweiz. Diss. Basel 1948. — MOSZKOWICZ, L.: I. Die Entstehung des Kryptorchismus. Langenbecks Arch. klin. Chir. **179**, 445 (1934). — MÜLLER, G.: Der erbkonstitutionelle Hypogonadismus als Dispositionsfaktor der Lebercirrhose. Med. Klin. **71** (1952). — MÜLLER, L., u. Bo. ANDERSON: Werner's syndrome. A survey based on two cases. Acta med. scand. **146**, 17 (1953). Ref. Zbl. Haut- u. Geschl.-Kr. **887**, 63 (1954). — MÜLLER, W.: Über die Bedeutung der Infertilität des Mannes in der Medizingeschichte mit Beispielen aus der Weltgeschichte. Diss. Würzburg 1957. — MULLER, H. J.: Comments on the genetic effects of radiation on human populations. J. Hered. **46**, 199 (1955a). — Strahlenwirkung und Mutation beim Menschen. Naturw. Rdsch. **127** (1956a). — MULLIGAN: Zit. bei FASSBENDER. — MUNRO, D., H. W. HORNE jr. and D. P. PAULL: The effect of injury to the spinal cord and cauda equina on the sexual potency of men. New Engl. J. Med. **239**, 903—911 (1948). — MYOSHI, K.: Die japanischen Erfahrungen über die Strahlungsschäden nach Atombombenabwürfen. Med. Klin. **1957**, 1438.

NADLER, G. S., W. A. STEIGEN, M. TRONCELLETI and TH. M. DUNANT: Dystrophia myotonica with special reference to endocrine function. J. clin. Endocr. **10**, 630—636 (1950). — NEAKER, S. R.: Human sterility. Baltimore: Williams & Wilkins Company 1934. — NEGEBAUER, F. I. v.: Hermaphroditismus beim Menschen. Leipzig: Klinkhardt 1908. — NELSON, B. M., and B. L. BAILEY: Gonadal dysgenesis and associated anomalies (Turner's syndrome). A.M.A. Arch. Path. **62**, 41—52 (1956). — NELSON, W. O.: Testicular morphology in eunuchoidal and infertile men. Fertil. and Steril. **1**, 477—488 (1950). — Mammalian spermatogenesis: Effect of experimental cryptorchidism in the rat and non-descent of the testis in man. Recent Progr. Hormone Res. **6**, 29—62 (1951). — Testicular morphology in eunuchoidal men. Fertil. and Steril. **6**, 477 (1951). — Hypogonadism in the male. Progr. clin. Endocr. 29 (1952). — Spermatogenesis in men with bloched or absent efferent ducts. In T. E. ENGLE, Studies on testis and ovary, eggs and sperm. Springfield: Ch. C. Thomas 1952. — Interpretation of testicular biopsy. New York 1953. — Some problems of testicular function. J. Urol. (Baltimore) **69**, 325—338 (1953). — Etiologic factors in spermatogenic arrest. J. clin. Endocr. **14**, 799 (1954). — Reproduction. Ann. Rev. Physiol. **17**, 443 (1955). — Sex differences in human nuclei with particular reference to the ,,Klinefelter-syndrome", gonadal agenesis and other types of hermaphroditism. Acta endocr. (Kbh.) **23**, 227 (1956). —

NELSON, W. O., and C. G. HELLER: Primary and secundary failure of the humans testis. Federat. Proc. **6**, 169 (1947). — Testis in human hypogonadism. Recent Progr. Hormone Res. **3**, 197 (1948). — Diseases of the reproductive system. Ann. Rev. Med. **2**, 179 (1951). — NELSON, W. O., u. S. J. SEGAL: Siehe S. J. SEGAL u. W. O. NELSON 1957. — NEMILOFF, A.: Der Einfluß der Unterbrechung der abführenden Samenwege auf den feineren Bau des Hodens des Säugers. Virchows Arch. path. Anat. **280**, 776 (1931). — NETTER, A., A. LAMBERT et P. LUMBROSO: Les dysgénésies gonadique. In: La fonction endocrine du testicule. Paris: Masson & Cie. 1957. — NETTER, FR. H.: Reproductive system. The Ciba collection of medical illustration, vol. II. Basel 1954. — NIKOLOWSKI, W.: Über Spermatocelen. Z. Urol. **42**, 110—133 (1949). — Schädigungen nach Operationen in der Genitalregion des Mannes, insbesondere nach Leistenbruchoperationen und Zeugungsfähigkeit. Dtsch. med. Rdsch. **3**, 317 (1949). — Zerebrale Krankheitszustände und Zeugungsfähigkeit. Med. Mschr. **11**, 843—846 (1949). — Über Beteiligung des männlichen Genitale bei akuten Infektionskrankheiten, Restzustände und Störungen der Zeugungsfähigkeit. Dtsch. med. Rdsch. **4**, 104 (1950). — Zur Beurteilung der Fertilität des Mannes in Klinik und Praxis. Medizinische **1953**, 531. — Die Indikationen zur Hodenbiopsie bei männlichen Fertilitätsstörungen. Z. Haut- u. Geschl.-Kr. **23**, 72 (1957). — NORDLANDER, E.: The influence of orchitis parotidea on spermatogenesis. Stockholm 1948. — Male sterility, diagnosis, aetiology and treatment. Acta obstet. gynec. scand. 30 Suppl. **7**, 220—251, 267, 276 (1950). — NOWAKOWSKI, H.: Zur Pathophysiologie und Klinik der Hodeninsuffizienz. Habil.-Schr. Hamburg 1953. — Primäre Hodeninsuffizienz. In: Die Sexualität des Menschen von H. GIESE: Stuttgart: Ferdinand Enke 1955. — Bilateral testicular atrophy as a result of scrotal hematoma in the newborne. Acta endocr. (Kbh.) **18**, 501 (1955). — Bilateral testicular atrophy as a result of scrotal haematoma in the newborne. Acta endocr. **18**, 506 (1955). — Klinik und Therapie der Hodeninsuffizienz. 1. Symposion der Dtsch. Gesell. für Endokrinologie. Berlin: Springer 1955. — Störungen der Keimdrüsenfunktion beim Mann. In Handbuch der Sexualität von GIESE, S. 417—432. Stuttgart: Ferdinand Enke 1955. — Diagnosis and therapy of male hypgonadism. Acta endocr. (Kbh.) Suppl. **31**, 117—148 (1957). — Der ICSH-Mangel beim Manne. In: Die partielle Hypophysenvorderlappen-Insuffizienz. IV. Symposion (NOWAKOWSKI). Berlin: Springer 1957. — NOWAKOWSKI, H., u. GADERMANN: Regressive Wirbelsäulenveränderungen bei doppelseitiger Hodenatrophie und Anorchie. Verh. dtsch. Ges. inn. Med. **58**, 400 (1952). — NOWAKOWSKI, H., u. L. PÜSCHEL: Das isosexuelle adreno-genitale Syndrom mit Nebennierenhyperplasie bei erwachsenen Menschen. Acta endocr. (Kbh.) **11**, 320 (1952). — NOWAKOWSKI, H., u. C. SCHIRREN: Spermaplasmafruktose und Leydig-Zellfunktion beim Manne. Klin. Wschr. **34**, 19—25 (1956).

OBERDISSE, K.: Die partielle Vorderlappeninsuffizienz. In: Die partielle Hypophysenvorderlappen-Insuffizienz. IV. Symposion (NOWAKOWSKI). Berlin: Springer 1957. — OBERDISSE, K., u. W. TONNIS: Pathophysiologie, Klinik und Behandlung der Hypophysenadenome. Ergebn. inn. Med. Kinderheilk., N. F. **4**, 975 (1953). — OBERNDORFER, S.: Die inneren männlichen Geschlechtsorgane. In HENKE-LUBARSCH' Handbuch der speziellen pathologischen Anatomie und Histologie, Bd. VI, Teil 3. Berlin: Springer 1931. — O'CONOR, V. J.: Torsion of the spermatic cord. Surg. Gynec. Obstet. **57**, 242 (1933). — Mechanical aspects and surgical management of sterility in men. J. Amer. med. Ass. **153**, 532 (1953). — O'CONOR, V. J., and B. C. CORBUS: The family occurence of undescendit testis. J C O **34**, 273 (1922). — ÖSTERGAARD: Zit. bei FASSBENDER. — OGOSHI, M., S. ASAKRUA and T. KASEKI: On the findings of spermal fluid of A-patients in Hiroshima. The Nat. Res. Council. of Japan. Rep. on the casualties of the Atomic bomb., vol. 1, p. 720, 1953. — OIYE, T.: Über anscheinend noch nicht beschriebene Steinchen in den menschlichen Hoden. Beitr. path. Anat. **80**, 479—495 (1928). — Über den Einfluß akuter und chronischer allgemeiner Erkrankungen auf die Testikel. Mitt. path. Inst. Univ. Sendai **4**, 393—424 (1928). — Statistische und histologische Hodenstudien. Mitt. path. Inst. Univ. Sendai **4**, 425—492 (1928). — OKONEK, G.: Das Syndrom der Sehnervenkreuzung. Bemerkungen zur Differentialdiagnose, Therapie und Prognose der sellären und suprasellären Geschwülste. Klin. Mbl. Augenheilk. **116**, 113 (1950). — OMBRÉDANNE, L.: Les hermaphroditismus et la chirurgie. Paris: Masson & Cie. 1939. — OPPENHEIM, M., u. O. LOEW: Klinische und experimentelle Studien zur Pathogenese der gonorrhoischen Epididymitis. Virchows Arch. path. Anat. **182**, 39 (1905). — ORMISTON, G.: Orchitis as a complication of chicken pox. Brit. med. J. **1952** No 4821, 1203. — ORTHNER, H.: Anatomie und Physiologie der Sexualstörungen. In Sexualität des Menschen von H. GIESE. Stuttgart: Ferdinand Enke 1955. — ORTHNER, H., u. T. H. SCHIEBLER: Pathologische Anatomie der neuroendokrinen Erkrankungen. Hypophysärer Infantilismus, ein Fall von Hypophysenzerstörung mit jahrzehntelanger Überlebensdauer. Arch. Psychiat. Nervenkr. **186**, 59 (1951). — OSWALD, A.: Die Erkrankungen der endokrinen Drüsen. Bern: Hans Huber 1954. — OTT, A. C., M. H. KUIZENGA, M. H. LYSTER, S. C. JOHNSON u. B. A. JOHNSON: Zit. nach C. W. LLOYD u. I. FREDERICKS. — OVERZIER, C.: Die Intersexualität.

In Handbuch, Die Sexualität des Menschen von H. GIESE. Stuttgart: Ferdinand Enke 1955. — Differentialdiagnose des Hypogonadismus beim Manne. Med. Klin. **1956**, 379. — Hypogonadotroper Hypogonadismus bei zwei Brüdern. In IV. Symposion, partielle Hypophysenvorderlappen-Insuffizienz (NOWAKOWSKI). Berlin: Springer1957. — Zur Deutung des Erscheinungsbildes bei Störungen der Gonadenanlage. Schweiz. med. Wschr. **87**, 285 (1957). — Differentialdiagnose der Intersexualität. Med. Klin. **53**, 16, 677 (1958). — Klinik der Störungen der embryonalen Geschlechtsdifferenzierung. Verh. dtsch. Ges. inn. Med. **64**, 425 (1958). — OVERZIER, C., u. H. LINDEN: Echter Agonadismus (Anorchismus) bei Geschwistern. Gynaecologia (Basel) **142**, 215 (1956).
PACE, J. M., and H. CABOT: Histological study in 24 cases of retained testes in adult. Surg. Gynec. Obstet. **63**, 16 (1936). — PALMER, R.: La sterilité involontaire. Paris: Masson & Cie. 1950. — PASCHKIS, R. E.: Precocious puberty and pseudopuberty. Med. Clin. N. Amer. **36**, 1711 (1952). — PASCHKISS, R. E., A. E. RAKOFF u. A. CANTAROW: Clinical endocrinology. New York: P. B. Hoebner 1954. — PASQUALINI, R. A.: Endocrinologia. Buenos Aires: Elateno 1955. — PELIKAN, E.: Gerichtlich medizinische Untersuchungen über das Skopzenthum in Rußland. Übersetzt von IWANOFF. Gießen: Ricker 1876. — PERLMAN, R. M.: Spermatogenesis following administration of androgen and gonadropin in eunuchoidism. J. clin. Endocr. **9**, 163 (1949). — PETERS, J. H., W. K. SIEBER and N. DAVIS: Familial gynecomastia associated with genital abnormalities: Report of a family. J. clin. Endocr. **15**, 182 (1955). — PETERSDORF, R. G., and J. L. BENNET: Treatment of mumps orchitis with adrenal hormones. A.M.A. Arch. intern. Med. **99**, 222—233 (1957). — PETROPOULOS, P.: Diss. Athen 1940. Ref. Z. urol. Chir. **45**, 334 (1934). — PEUKERT, W. E.: Geheimkulte. Heidelberg 1951. Zit. bei MÜLLER 1957. — PHADHE, G. M.: Surgical treatment of azoospermia Internat. J. Sexol. **5**, 198 (1952). — PHILIBERT, A.: Nouvelle conception de la pathogenic de oreillons. Progr. méd. (Paris) **145** (1932). — PHILIPP, J. v.: Probleme des männlichen Klimakteriums und der Sexualität des alternden Mannes. Hippokrates (Stuttgart) **22**, 539 (1951). — PHILIPS, P. H., and McKENZIE: Zit. nach HARRISON, Functional importance of the vascularization of the testis and epididymis for the maintenance of normal spermatogenesis. — PICK, L.: a) Berl. klin. Wschr. **42**, 502 (1905). b) Arch. Gynäk. **76**, 191 (1905). c) Berl. klin. Wschr. **53**, 1141, 1173 (1916). Zit. bei ORTHNER. — PINCUS, F.: Die normale Anatomie der Haut. Die Behaarung des Menschen. In JADASSOHNs Handbuch für Haut- und Geschlechtskrankheiten, Bd. I, Teil 1. Berlin: Springer 1927. — PINTO, P. S., and J. N. KIEFER: Infarction of the testicle in the newborn infant. J. Pediat. **51**, 80—84 (1957). — PIRIBAUER, J.: Ein Fall von angeborenem Keimdrüsenmangel. Frankfurt. Z. Path. **67**, 417 (1956). — PLANANSKY, K., S. PILLAR and G. SELBACH: Spinal cord lesion with hypogonadism and gynecomastia chromosal sex. J. clin. Endocr. **16**, 1607—1613 (1956). — PLUM, P.: Spermatogenesis in a eunuchoid man, 32 years old, after four years of hormone therapy. Acta med. scand. **115**, 36 (1943). — PLUNKETT, E. R., and M. L. BARR: Testicular dysgenesis. Lancet **1956**, 853. — POLITZER, G., u. J. ZEITLHOFER: Die Mißbildungen der männlichen Geschlechtsorgane. In Handbuch, Die Morphologie der Mißbildungen des Menschen und der Tiere, von G. B. GRUBER. Jena: Gustav Fischer 1958. — POLLAK, O. J., u. CH. JOËL: Zur Morphologie der männlichen Keimzellen. Arch. exp. Zellforsch. **22**, 77—89 (1938). Ref. Z. Mikrosk. **56**, 225 (1939). — POLONOWSKI, C.: Biopsies testiculaires et puberté precoce. Sem. Hôp. Paris **30**, 233 (1954). — POMER, F. A.: Interstitial cell tumors of the testis in children. New Engl. J. Med. **250**,233 (1954). — POPELKA, ST., O. HNEVSKOSKY, J. RABOCH u. J. HYME: Die Obliterationsazoospermie und ihre Behandlung. Z. Urol. **48**, 341 (1955). — POPPEN, S. L., and CH. LEMMON: J. Amer. Med. Ass. **134** (1947). Zit. bei TH. BURCKHART u. A. SCHMITT in: Zur Frage der Beeinflussung der Sexualfunktion einschließlich der Spermiogenese durch Eingriffe am abdominellen Grenzstrang. Med. Klin. **1949**, 1310. — PRADER, A.: Hypogonadismus beim Knaben. Schweiz. med. Wschr. **31**, 737 (1955). — Adrenogenitales Syndrom, adrenogenitales Salzverlustsyndrom und Cushing-Syndrom im Kindesalter. Schweiz. med. Wschr. **32**, 289 (1956). — Pubertas praecox und das adrenogenitale Syndrom. Mschr. Kinderheilk. **104**, 157 (1956). — WACHSTUM und Entwicklung. In LABHART, Klinik der inneren Sekretion, S. 443. Berlin: Springer 1957. — Klinik der Störungen der embryonalen Geschlechtsdifferenzierung. Verh. dtsch. Ges. inn. Med. **64**, 479 (1958). — PRADER, A., A. SPAHR u. R. NEHRER: Erhöhte Aldosteron-Ausscheidung beim kongenitalen adrenogenitalen Syndrom. Schweiz. med. Wschr. **1955**, 1085. — PRADER, A. mit Beiträgen von G. TÖNDURY: Intersexualität und Gonadendysgenesie. In LABHART, Klinik der inneren Sekretion. Berlin: Springer 1957. — PRATT, J. P.: A personal note on methyl-testosterone in hypogonadism. J. clin. Endocr. **2**, 460 (1942). — PRIESEL, A.: Die Mißbildungen der männlichen Geschlechtsorgane. In HENKE-LUBARSCH' Handbuch der speziellen pathologischen Anatomie, Bd. 6, Teil 3, S. 1. Berlin: Springer 1931. — Virchows Arch. path. Anat. **249**, 246 (1924); **286**, 24 (1932).
RABOCH, J., u. Z. ZAHOR: Über die Fertilität von Männern mit Kryptorchismus. Schweiz. med. Wschr. **85**, 1196—1199 (1955). — RATSCHOW, M.: Sexuelle Hormone als Heilmittel.

Stuttgart: Ferdinand Enke 1944. — REA, C. E.: Undescended testis after puberty. Arch. Surg. (Chicago) **44**, 27 (1942). — REFORZO-MEMBRIVES, J., A. TRABUCCO and F. ESCARDO: Rudimentary testes, delayed growth and congenital malformations. J. clin. Endocr. **9**, 1333 (1949). — REGAUD, C.: Particularité d'action des rayons de Röntgen sur l'épitélium séminal du chat. C. R. Soc. Biol. (Paris) **68**, 541 (1910). — REIFENSTEIN jr., E. C.: Hereditary familial hypergonadism. Proc. Amer. Fed. Clin. Res. **3**, 86 (1947). — REIFENSTEIN jr., E. C., and F. ALBRIGHT: The metabolic effects of steroid hormones in osteoporosis. J. clin. Invest. **26**, 24 (1947). — REINER, J.: Familiäres und männliches Vorkommen des Turner-Albright-Syndroms. Ärztl. Wschr. **10**, 1039 (1955). — REINER, J., u. ST. GRNJA: Familiäres und männliches Vorkommen des Turner-Albright-Syndroms. Ärztl. Wschr. **1955**, 1039. — REISS, M.: Die Laboratoriumsdiagnose der partiellen Hypophysenvorderlappeninsuffizienz. In: Die Partielle Hypophysenvorderlappen-Insuffizienz. IV. Symposion (NOWAKOWSKI). Berlin: Springer 1957. — REITER, T.: Treatment of the male climacteric by combined implantation. Practitioner **2**, 181 (1953). — RENYI-VÁMOS, E.: Das Lymphsystem des Hodens und Nebenhodens. Z. Urol. **48**, 355 (1955). — REUSCHER, K.: Anatomischer Beitrag zum Ausgang der Mumpsorchitis. Z. urol. Chir. **21**, 249 (1927). — REYNOLD, E., u. D. MACOMBER: Defective diet as a cause of sterility. J. Amer. med. Ass. **77**, 169—175 (1921). — RICHARD, M.: Experimentelle Untersuchungen über die aszendierende Epididymitis. Dtsch. Z. Chir. **210**, 260 (1928). — RIIS, P., S. G. JOHSEN and J. MOSBECH: Nuclear sex in Klinefelter's syndrome. Lancet **1956**, No 6929, 962—963. — ROBINSON, J. N., and E. T. ENGLE: Effect of neutron radiation on the human testes: A case report. J. Urol. (Baltimore) **61**, 781—784 (1949). — ROCCHI, A.: A current information about the histopathology of mumps in man. Pathologica **25**, 690 (1933). — Ann. Igiene **43**, 652 (1933). — RÖSSLE, R.: Referat über Entzündung. Vhd. der Pathol. Ges. 19. Tagg. Zbl. allg. Path. path. Anat., **33** (Erg.-H.) 18 (1923). — ROHLEDER, A. O.: Die Zeugung des Menschen. Leipzig 1918. — ROLNICK, H. C.: Practice in Urology. Philadelphia 1949. — ROMINGER, K.: Über die Behandlung der Hodenretention. Arch. Kinderheilk. **149**, 105 (1954). — RONDELL, U.: Sexualität und Befruchtung. Boll. Sec. piemont. Ostet. **6**, 675—678 (1934). — ROOSEN-RUNGE, E. C.: Quantitativ investigations on human testicular biopsies. Fertil. and Steril. **7**, 251 (1956). — ROSINSKY, O. E.: Der Kryptorchismus und seine Behandlung. Med. Klin. **1942**, 843. — ROTH, A. A.: Familial eunuchoidism. The Laurence-Biedl-Moon syndrome. J. Urol. (Baltimore) **57**, 427 (1947). — ROYER, P., et J. RIVRON: La précocité isosexuelle du garçon. In: La fonction endocrine du testicule. Paris: Masson & Cie. 1957. — RUBIN, A., and D. BABBOT: Impotence and diabetes mellitus. J. Amer. med. Ass. **168**, 498 (1958). — RUPP, J., A. CANTAROW, A. E. RAKOFF and K. E. PASCHKIS: Hormone excretion in liver disease and in gynecomastia. J. clin. Endocr. **11**, 688—699 (1952). — RUSSEL, A.: Intersexuality and androgenital syndrom. In: Rec. adv. in pediatric. London: Dr. Gardner Churchill 1954. — RUSSEL, L. B.: The effect of radiation on mammalian prenatal development. In A. HOLLAENDER, Radiation biology, vol. I, part 2. New York: McGraw-Hill Book Comp. 1954. — RUSSEL, M.: Can male infertility be prevented, major causes and therapy. Fertil. and Steril. **5**, 256 (1954). — RUSSEL, W. L.: Genetic effect of radiation in mammals. In A. HOLLAENDER, Radiation biology, vol. I, part 2. New York: McGraw-Hill Book Comp. 1954. — RUSSELL, J. K.: Observations on the aetiology of male subfertility. Proc. Soc. Study Fertil. No VI, 115—128 (1954). — Varicocele in group of fertile and subfertile males. Brit. med. J. **1954**, No 4873, 1231—1233. — RYAN, E. L., and P. MCCULLAGH: Congenital hypogonadism in the male. Proc. centr. Soc. clin. Res. **19**, 40 (1946).

SABATER, G.: Diccionario biografico espanol e hispano-americano. Palma de Mallorca 1950. Zit. bei W. MÜLLER 1957. — SACHS, L.: a) Sex-linkage and the sex chromosomes in man. Ann. Eugenics **18**, 255 (1954). b) The possibilities of crossing-over between the sex chromosomes of the house mouse. Genetica **27**, 309 (1955). — SALTER, W. T., G. KLATSKIN and F. D. HUMM: Gynecomastia due to malnutrition. Amer. J. Med. Sci. **213**, 19 (1947). — SAMUELS, L. T., H. F. HENSCHEL and A. KEYS: Influence of methyl testosterone on muscular work and creatine metabolism in normal young men. J. clin. Endocr. **2**, 649 (1942). — SAND, K., and H. OKKELS: Histological variabililty of the testis from normal and sexualabnormal, castrated men. Endocrinology **19**, 369 (1938). — SAND, R., A. BERTELSEN u. H. ENGBERG: Studien über den experimentellen Kryptorchismus bei nicht geschlechtsreifen Ratten. Endokrinologie **25**, 183 (1943). — SANDLER, B.: Sterility due to congenital absence of the vasa. Lancet **1950**, 736. — Cervical hostility and asthenospermia. Proc. Soc. Study Fertil., No 3, 72—79 (1951). — The male factor in human sterility. Lancet **1950**, 736. — J. Obstet. Gynaec. Brit. Emp. **59**, 203 (1952); **60**, No 1 (1953). — SAVRAN, J.: Diethylstilbestrol in prevention of orchitis following mumps. R.I. med. J. **29**, 662 (1946). — SCHAEFER, H.: Die Fertilität von Mäusemännchen nach Bestrahlung mit 200 r. Z. mikr.-anat. Forsch. **46**, 121—152 (1939). — SCHAFFENBURG, C. A., u. E. P. MCCULLAGH: Effect of purified gonadotropine in the hypophysectomized immature male rat. J. clin. Endocr.

11, 765 (1951). — SCHARSACH, F.: Traitement chirurgical de la gynecomastie. Zbl. Chir., 140—144 (1953). — SCHATTMANN, K.: Perlinguale Testoviron-Medikation bei Alterskrankheiten. Ärztl. Wschr. 1950, 615. — SCHELLER, H.: Über das sog. Climacterium virile. Diss. Würzburg 1956. Dort weitere Literatur. — SCHENNETTEN, F.: Über die Wirkung einer Testosteronkristall-Implantation in den Hoden eines 18jährigen infantilen Menschen. Z. ges. inn. Med. 3, 696 (1948). — SCHINZ, H. R., u. B. SLOTOPOLSKY: Beiträge zur experimentellen Pathologie der Hoden und zur Histologie und Histogenese des normalen Hodens, der Hodentherapie und der Hodennekrose. Schweiz. naturforsch. Ges. 61, 137 (1924). — Der Röntgenhoden. Ergebn. med. Strahlenforsch. 1, 443 (1925). — SCHIRREN, C.: Biochemische Untersuchungen am menschlichen Sperma. Medizinische 1955, 872—875. — SCHMIDT, G. W., u. E. TONUTTI: Pseudopubertas praecox und eine vollständige Pubertas praecox bei einem Leydig-Zelltumor des Hodens. Helv. paediat. Acta 11, 436—454 (1956). — SCHMIDT, W.: Untersuchungen über die Häufigkeit der Zeugungsfähigkeit nach doppelseitiger Nebenhodenentzündung. Derm. Wschr. 106, 8 (1938). — SCHNEIDER, J. A.: Die hormonale Hodeninsuffizienz und ihre Behandlung. Ärztl. Wschr. 1952, 381. — SCHNEIDER, J. A., u. W. HOHLWEG: Über die Möglichkeit einer intratestikulären Verabreichung von Testosteronkristall-Emulsionen. Z. ges. inn. Med. 5, 412 (1950). — SCHNEIDER, W., u. W. N. SCHEUERLEIN: Unspezifische Nebenhodenentzündung und grippaler Infekt. Z. Haut.- u. Geschl.-Kr. 1, 105 (1946). — SCHOBER, K. L., u. E. SANDER: Z. Tuberk. 107, 1 (1953). — SCHOELLER, W., u. M. GEHRKE: Tierphysiologische Versuche über die Wirkung männlicher Keimdrüsenhormone. Klin. Wschr. 1938, 694. — SCHONFELD, W. A.: Normal growth and variation in the male genetalia from birth to maturity. J. Urol. (Baltimore) 48, 759 (1942). — SCHREUS, TH.: Allgemeine Gesichtspunkte zur Technik und Dosierung bei Einpflanzung von Hormonkristallen. Klin. Wschr. 1943, 650. — SCHREUS, H. TH., u. H. RUHRMANN: 17-Ketosteroidausscheidung im Urin nach Zufuhr androgener Stoffe. Medizinische 1954, 1672. — SCHUERMANN, H.: Über die Zunahme männlicher Fertilitätsstörungen und über die Bedeutung psychischer Einflüsse für die zentralnervöse Regulation der Spermogenese. Med. Klin. 13, 366 (1948). — Alterstypische Hautkrankheiten. Ärztl. Fortbild. 1956, 508. — SCHÜTZ, W.: Histologische Befunde an menschlichen Hoden nach Hormonbehandlung des Prostatacarcinoms. Langenbecks Arch. klin. Chir. 271, 65 (1952). — SCHULTZ, W.: Operative Behandlung der männlichen Sterilität. Dtsch. med. Wschr. 1949, 611. — SEELENTAG, W., D. V. ARNIM, E. KLOTZ u. J. NUMBERGER: Zur Frage der genetischen Belastung der Bevölkerung durch die Anwendung ionisierender Strahlen in der Medizin. Strahlentherapie 105, 169 (1958). — SEGAL, S. J., u. W. O. NELSON: Development aspects of human hermaphrodism: The significance of sex chromatin patterns. J. clin. Endocr. 17, 670—692 (1957). — SEGALOFF, A.: Testicular dysfunction. Amer. Practit. 1, 15 (1946). — SEGALOFF, A., and W. PARSON: Hypogonadic eunuchoidism. Report of case with failure to respond to chorionic gonadotrophic hormone due to anti-hormone. J. clin. Endocr. 7, 130 (1947). — SELYE, H.: Textbook of endocrinology. Acta Endocrinologica. Montreal 1947. — SEVRINGHAUS, E. L., and ST. SIKKEMA: Therapy with aqueous suspension of testosterone. J. clin. Endocr. 6, 415 (1946). — SEYMOUR, F. J., CH. DUFFEY and A. KOERNER: A case of authenticated fertility in man, aged 94. J. Amer. med. Ass. 105, 1423 (1935). — SHEEHAN, H. L.: Physiopathologie der Hypophyseninsuffizienz. Helv. med. Acta 22, 324 (1955). — Pathologische Anatomie des partiellen Hypopituitarismus. In: Die partielle Hypophysenvorderlappen-Insuffizienz. IV. Symposion (NOWAKOWSKI). Berlin: Springer 1957. — SIEGENTHALER, W.: Das Marfan-Syndrom. Dtsch. med. Wschr. 1956, 30, 1188—1192/1199 . — SIMON, J. G.: Brevis deli neatio impotentiae. Jena 1682. — Zit. bei W. MÜLLER 1957. — SIMMONDS, M.: Die Ursachen der Azoospermie. Dtsch. Arch. klin. Med. 61, 412 (1898). — Über die Einwirkung der Röntgenstrahlen auf die Hoden. Fortschr. Röntgenstr. 14, 229 (1909). — Über Geburtsschädigung des Hodens. Virchows Arch. path. Anat. 201, 108 (1910). — Über Fibrosis testis. Virchows Arch. path. Anat. 201, 108 (1910). — SIMMONS, F. A.: Correlation of testicular biopsy material with semen analysis in male infertility. Ann. N. Y. Acad. Sci. 55, 643 (1952). — The hypogonadal male. Fertil. and Steril. 3, 201 (1954). — SIMMONS, F. A., and R. SNIFFEN: Testicular biopsy in sterile male. West. J. Surg. 55, 508 (1947). — SIMPSON, M. E., and H. M. EVANS: Comparison of the spermatogenic and androgenic properties of testosterone propionate with those of pituitary ICSH in hypophysectomized 40 day-old male rats. Endocrinology 39, 281 (1946). — SLOTOPOLSKY, B.: Neuere Anschauungen über die Biologie der männlichen Keimdrüse. Ergebn. Chir. 21 (1928). — SLOTOPOLSKY, B., u. H. R. SCHINZ: Histologische Befunde bei Sexualverbrechern. Virchows Arch. path. Anat. 257, 294 (1925). — SMITH, P. E.: Les hormones sexuelles. Paris: Hermann 1938. — SNELL, G. D.: The effect of x-rays on the fertility of the male house mouse. Proc. 6th Intern. Congr. Genetics, Brooklyn Botanic Garden Brooklyn 2, 188 (1932). — SNIFFEN, R. C.: The testis. I. The normal testis. Arch. Path. (Chicago) 50, 259 (1950). — Histology of the normal and abnormal testis at puberty.

Biology of the testes. Ann. N.Y. Acad. Sci. **55**, 609—618 (1952). — SNIFFEN, R. C., R. P. HOWARD and F. A. SIMMONS: The testis. II. Abnormalities of spermatogenesis, atresia of excretory diets. Arch. Path. (Chicago) **3**, 285 (1950). — The testis. III. Absence of germ cells, sclerosing. tubular degeneration, male climacteric. Arch. Path. (Chicago) **51**, 293 (1951). — The testis. IV. Idiopathic eunuchoidism with low FSH. Arch. Path. (Chicago) **57**, 464 (1954). — SOBEL, E. H.: Use of testicular biopsies in the differential diagnosis of precocious puberty. Pediatrics **8**, 701 (1951). — SØRENSEN, E.: The dehydrogenisation power of sperm cell on measure for the fertility of sperma. Monographie. Kopenhagen 1940. — SOFFER, L. J.: Diseases of the endocrine glands. Philadelphia: Lea and Febiger 1951. — The Klinefelter-Reifenstein-Albright syndrome. Diseases of the endocrine glands, p. 506 bis 513. London 1956. — SOHVAL, A. R.: Testicular dysgenesis as an etiologic factor in cryptorchidism. J. Urol. (Baltimore) **72**, 693 (1954). — SOHVAL, A. R., and L. J. SOFFER: Congenital testicular deficiency. I. Absence of spermatogonia, Sertoli and Leydig cells as a cause of eunuchoidism with cryptorchism. J. clin. Endocr. **12**, 1229—1238 (1952). — Congenital testicular deficiency. II. Defective Sertoli cell differentiation in hypogonadism of so called obscure origin. J. clin. Endocr. **13**, 408—414 (1953). — Congenital familial testicular deficiency. Amer. J. Med. **14**, 328 (1953). — SOUGIN-MIBASHAN, R. and W. P. U. JACKSON: Turners syndrome in the male. Brit. med. J. **1953**, No 4832, 371—372. Ref. Zbl. Haut- u. Geschl.-Kr. **91**, 188 (1955). — SPANGARO, S.: Über die histologischen Veränderungen des Hodens, Nebenhodens und Samenleiters von Geburt an bis zum Greisenalter. Anat. Hefte **18**, 593 (1902). — SPANKUS, W. H., and R. S. GRANT: Gynecomastia. J. clin. Endocr. **7**, 586 (1947). — SPATH, F.: Über Samenleiter-Sperroperationen. Langenbecks Arch. klin. Chir. **178**, 737 (1934). — SPATZ, H.: Neues über die Verknüpfung von Hypophyse-Hypothalamus. Acta neuroveg. (Wien) **3**, 1 (1951). — STAEHLER, W.: Über die Röntgendiagnostik der entzündlichen Erkrankungen der inneren männlichen Genitalorgane. Fortschr. Röntgenstr. **72**, 202—207 (1949). — Das männliche Klimakterium. Medizinische **1953**, 1099. — Über die operative Beseitigung der Azoospermie. Z. Urol. **119**, Sonderh., 300 (1950). — STAEMMLER, M.: Hodenheterotopien. Verh. Dtsch. Ges. Path. 27. Tagg 1934. — Keimdrüsen und Umwelt. Z. menschl. Vererb. u. Konstit.-Lehre **26**, 449 (1942/43). — STEEN, K.: Ejakulatsuntersuchungen zur Differentialdiagnose von Epididymitiden. Z. Haut- u. Geschl.-Kr. **13**, 72 (1952). — STEFKO, W. H.: Über die Veränderungen der Geschlechtsdrüsen des Menschen beim Hungern. Virchows Arch. path. Anat. **252**, 385 (1924). — STEINACH, B.: Biological methods against the process of old age. Med. J. Rec. **125**, 161 (1927). — STEINER, M. M.: The treatment if cryptorchidism. In S. SOSKIN, Progress in clinical endocrinology. New York: Grune & Stratton 1950. — STEMMERMANN, G. N., L. WEISS, O. AUERBACH and M. FRIEDMAN: A study of the germinal epithelium in male paraplegies. Amer. J. clin. Path. **20**, 24 (1950). — STENGEL, A.: Mumps orchitis. Amer. J. med. Sci. **191**, 340 (1936). — STEWART, R. M.: J. Neurol. Psychopath. **8**, 321 (1928). Zit. bei ORTHNER. — STIASNY, H.: Unfruchtbarkeit beim Manne. Stuttgart: Ferdinand Enke 1944. — STIER, E.: Schädigung der sexuellen Funktionen durch Kopftrauma. Dtsch. med. Wschr. **1938**, 145. — Die Sexualität des Menschen im Lichte der stammesgeschichtlichen Entwicklung. Nervenarzt **22**, 57—65 (1951). — STIEVE, H.: Männliche Genitalorgane. In Handbuch der mikroskopischen Anatomie des Menschen, Bd. VII, Teil 2. Berlin: Springer 1930. — Nervös bedingte Veränderungen an den Geschlechtsorganen. Dtsch. med. Wschr. **1940**, 927. — Eunuchoidismus als Folge nervöser Erregung. Z. Sexualforsch **2** (1950). — Der Einfluß des Nervensystems auf Bau und Tätigkeit der Geschlechtsorgane beim Menschen. Stuttgart: Georg Thieme 1952. — STOCKERT, F. G. v.: Pubertät, Reife, Alter. In: Sexualität des Menschen. Stuttgart: Ferdinand Enke 1954. — STRINDBERG, J.: Haut und innere Sekretion. In JADASSOHNs Handbuch, Bd. III/3. Berlin: Springer 1929. — SUREN, E.: Nebenhodenaffektionen. Z. urol. Chir. **27**, 304 (1929). — SWYER, G. J. M.: Male pseudohermaphroditism. Brit. med. J. **1955**, No 4941, 709—710.

TAGER, B. N.: Male hypogonadism: effect of treatment on genital growth and maturity. J. clin. Endocr. **2**, 707 (1942). — TALBOT, H. S.: A report on sexual function in paraplegics. J. Urol. (Baltimore) **61**, 265—270 (1949). — The sexual function in paraplegia. J. Urol. (Baltimore) **73**, No 1 (1955). — TALBOT, H. S., E. H. SOBEL, MCARTHUR and CRAWFORD: Functional endocrinology. Cambridge: Harvey University Press. 1952. — TANDLER, J., and S. GROSZ: Über den Einfluß der Kastration auf den Organismus. Arch. Entwickl.-Mech. Org. **30**, 236 (1910). — TAUBENHAUS, M., and H. R. OBERHILLE: Suprasellar lesions sexual development. In S. SOSKIN, Progress of clinical endocrinology. New York: Grune & Stratton 1950. — TAUBER, E. S.: Effect of castration upon the sexuality of the adult men. Psychosom. Med. **2**, 74—87 (1940). — TAUBERT, M., u. O. WELLER: Chromatographische Gonadotropingewinnung. Klin. Wschr. **34**, 84 (1956). — TAYLOR, N., and R. L. SCHAEFFER: Non neoplastic hypergenitalism. Med. **5**, 10 (1953). — TEILUM, G.: Estrogen production of Sertoli cells in the etiology of benign senile hypertrophy of the human prostate; testicular „lipoidcell ratio" and estrogenandrogen quotient. Endocrinol. Voir Scott et Lynch. a) Beitr.

path. Anat. **106**, 460 (1942). b) J. clin. Endocr. **9**, 301 (1949). c) Acta endocr. (Kbh.) **4**, 43 (1950). Zit. bei ORTHNER. — THOMPSON, W. O., u. N. J. HECKEL: Endocrine treatment of cryptorchism. J. Amer. med. Ass. **117**, 1953 (1941). — TILLINGER, K. G.: Testicular morphology. A histopathological study with special reference to biopsy findings in hypogonadism with mainly endocrine disorders and in gynecomastia. Acta endocr. (Kbh.) Suppl. **30**, (1957). — TILLINGER, K. G., G. BIRKE, C. FRANKSSON and L. O. PLANTIN: The steroid production of the testicles and its relation to number and morphology of Leydig cells. Acta endocr. (Kbh.) **19**, 340—348 (1955). — TÖNNIS, W.: Anzeigestellung zur Behandlung der partiellen Hypophysenvorderlappeninsuffizienz. In: Die partielle Hypophysenvorderlappen-Insuffizienz. IV. Symposion (NOWAKOWSKI). Berlin: Springer 1957. — TÖNNIS, W., BRILMAYER u. F. MARGUTH: Endocrinologische Gesichtspunkte bei der Behandlung der Hypophysenadenome. Dtsch. med. Wschr. **80**, 845 (1955). — TONUTTI, E.: Die Keimdrüsen. In KAUFMANN, Lehrbuch der speziellen pathologischen Anatomie, 11. u. 12. Aufl. Berlin: W. de Gruyter & Co. 1955. — TONUTTI, E., O. WELLER, E. SCHUCHARDT u. E. HEINKE: Die männliche Keimdrüse, Physiologie, Pathologie und Klinik. Stuttgart: Georg Thieme 1960. — TRABUCCO, A.: Esterilidad congenital en el hombre. Medicina (B. Aires) **5**, 369 (1945). — Congenital male sterility. J. Urol. (Baltimore) **80**, 156 (1950). — TRABUCCO, A., u. F. J. MÁRQUEZ: Hodeninfarkt unter dem klinischen Bild einer Neoplasie des Organs. Rev. argent. Urol. **19**, 53—56 (1950). — TRAUTMANN, J., J. G. FREY u. J. SCHAAF: Experimentelle Untersuchung über die Wirkung kleinster Röntgendosen auf das Keimepithel des Rattenhodens. Strahlentherapie **91**, 602 (1953). — TRIBE, D. E., and R. B. CUMMING: Nutrition and fertility in the bull. Vet. Rew. Annot. **1**, 69—81 (1955). — TULLOCH, W.: Varicocele in subfertility results of treatment. Brit. med. J. **1955**, 935, 356—358. — TURNER, C. D.: General endocrinology. Philadelphia: W. B. Saunders Company 1948. — TURNER, H. H.: Syndrome of infantilism, congenital webbed neck and cubitus valgus. Endocrinology **23**, 566 (1938). — TWOMBLY, G. H.: Relationship of hormones to testicular tumors. In: Endocrinology of neoplastic diseases. New York: Oxford University Press 1947. — TYLER, E. T.: Evaluation of the male factor in infertility. Ann. west. Med. Surg. (1948). — TYLER, E. T., and H. O. SINGHER: Male infertility-status of treatment, prevention and current research. J. Amer. med. Ass. **160**, 91 (1956).

UNDERDAHL, L. O., and A. ALBERT: Male hypogonadism. Postgrad. Med. **17**, 251—258 (1955). — USELEBER, J.: Disputation medica solemnis de sterilitati utriusque sexus. Altdorfii 1672.

VAGUE, J.: La différenciation sexuelle humaine. Paris: Masson & Cie. 1953. — VARNEY, R. F., A. T. KENYON and F. C. KOCH: Association of short stature, retarded sexual development and high urinary gonadotropin titers in women; ovarian dwarfism. J. clin. Endocr. **2**, 137 (1942). — VENZMER, G.: Die Bekämpfung vorzeitiger Alterserscheinungen mit synthetischem männlichen Hormon. Dtsch. med. Wschr. **1937**, 1401. — VEROCAY, F.: Hat Unwegsamkeit des Ductus deferens Atrophie des Hodens zur Folge? Prag. med. Wschr. **1915**, 113. — VEST, S. A.: In M. v. CAMPBELL, Urol. Philadelphia 1954. — VOELKER, F.: Neue Deutsche Chirurgie, Bd. 2. 1912. — Voss, H. E.: Prophylaktische Hormontherapie. Ärztl. Wschr. **1950**, 411.

WAGENSEIL, F.: Beiträge zur Kenntnis der Kastrationsfolgen und Eunuchoidismus beim Mann. Z. Morphol. u. Anthrop. **26**, 264 (1927). — Chinesische Eunuchen. Z. Morphol. u. Anthrop. **32**, 415 (1933). — WAGNER, H.: Zur Pathogenese und Therapie des Klimakteriums. Münch. med. Wschr. **1954**, 26. — WALKER, P. C., and P. R. McCURDY: Klinefelters syndrome; a report of a case with some unusual feature. Ann. intern. Med. **43**, 206—212 (1955). — WALLER, I. C., and C. A. HELWIG: J. Urol. (Baltimore) **70**, 768 (1953). Zit. bei DOEPFMER 1957. — WARKANY, J.: Etiology of congenital malformations. Advanc. Pediat. **2**, 1—63 (1947). — WARKANY, J., C. S. FRAUENBERGER and A. G. MITCHELL: Laurence-Moon-Biedl-Syndrome. Amer. J. Dis. Child. **53**, 455 (1937). — WASSERSCHLEBEN, F. W. H.: Die Bußordnung der abendländischen Kirche. Halle 1851. Zit. bei W. MÜLLER 1957. — WATTENWYL, H., u. C. A. JOËL: Die Wirkung der Röntgenstrahlen auf den Rattenhoden. II. Mitt. Strahlentherapie **70**, 499 (1941). III. Mitt. Strahlentherapie **70**, 588 (1941). Strahlentherapie **75**, 295 (1944). — WEGELIN, C.: Über Spermiophagie im menschlichen Nebenhoden. Beitr. Path. **69**, 281 (1921). — WEHNER, E.: Die Erkrankungen des Hodens, Samenstranges und der Scheidenhäute. In Handbuch der Urologie, Bd. 5, S. 741. Berlin: Springer 1928. — WEICHSELBAUM, P.: Über Veränderungen der Hoden bei chronischem Alkoholismus. Verh. dtsch. path. Ges. **14**, 234 (1910). — WELKER, E. R.: Endokrinologie **13**, 167, 234 (1933). Zit. bei DOEPFMER 1957. — WELLER, O.: Endokrine Drüsen und Wachstum. Med. Wschr., 909 (1954). — WELLER, O.: Die Keimdrüseninsuffizienz bei männlichen Erwachsenen (postpuberaler Hypogonadism). Med. Klin. **1955**, 1096. — WELLS, C.: Textbook of genitourinary surgery. Edinburgh: Winsbury-White, Livingstone 1948. — WELLS, C. A.: Tuberculous epididymitis. Brit. J. Urol. **10**, 114 (1938). — WELLS, L. J., and D. STATE: Misconception of gubernaculum testis. Surgery **22**, 502 (1947). — WERNER, A. A.: Male climacteric. J. Amer. med. Ass. 112, 1441 (1939). — WERNER, CH. A.: Mumps-orchitis and testicular atrophy. Ann. intern. Med. 32, 1066—1075 (1950). — WERNER, S. C.: Gonadal failure in men. Amer. Med. 3, 52 (1947). — WESSELHOEFT, C.: Medical progress, mumps. New Engl. J. Med. 226, 530 (1942). — WESSON, M. B.: Traumatism of the testicle. Report of a case of traumatic rupture of a solitary testis. Urol. cutan. Rev. 50, 10 (1946). — WEYENETH, R.: Diagnostic de la sterilité masculine. Schweiz. Rdsch. Med. 39, 397 (1950). — La biopsie du testicule. Gynaecologia (Basel) 134 (1952). — Über histologische Befunde (Hodenbiopsie), Aspermien, Azoospermien und deren Behandlung. Arch. Gynäk. 184, 420 (1954). — Angeborener Mangel beider Samenleiter. Z. Urol. 47, 35 (1954). — WEYENETH, R., et R. CLERC: Sur trois cas de torsion du testicule chez l'adulte. J. Urol. méd. chir. 58, 846 (1952). — WILDBOLZ, H.: Lehrbuch der Urologie, 1. Aufl. 1924, jetzt 4. Aufl. Berlin: Springer 1959. — WILKENS, L.: Abnormalities and variations of sexual development during childhood and adolescence. Advanc. Pediat. 3, 159 (1948). — The suppression of androgen secretion by cortisone in a case of congenital adrenal hyperplasia. Bull. Johns Hopk. Hosp. 86, 249 (1950). — The diagnosis of the adrenogenital syndrome and its treatment with cortisone. J. Pediatr. 41, 860 (1952). — The diagnosis and treatment of endocrine disorders in childhood and adolescence. Springfield: Ch. C. Thomas 1953. — WILKENS, L., and W. FLEISCHMANN: Influence of various androgenic steroids on nitrogen balance and growth. J. clin. Endocr. 6, 383 (1946). — WILKENS, L., W. FLEISCHMANN and J. E. HOWARD: Creatinurie induced by methyl testosterone in treatment of dwarfed boys and girls. Bull. Johns Hopk. Hosp. 69, 493 (1941). — WILLIAMS, R. H.: Textbook of Endocrinology. Philadelphia and London: W. B. Saunders Company 1950. — WILLIAMS, T. L., A. CANTAROW, K. E. PASCHKIS and W. P. HAVENS: Urinary 17-ketosteroids in chronic liver disease. Endocrinology 48, 651—656 (1951). — WILLIAMS, W. W.: Sterility. Springfield: Walter W. Williams 1953. — WINTER, W.: Beitrag zur Kasuistik der benignen Nebenhodengeschwülste. Ein Lymphangio-Leiomyom des Nebenhodens. Z. Urol. 49, 230 (1956). — WITSCHI, E.: Génétique et physiologie de la différenciation du sex. Arch. Anat. micr. Morph. exp. 39, 215 (1950). — WITSCHI, E., W. T. LEVINE and R. T. HILL: Endocrine reactions of X-ray sterilized males. Proc. Soc. exp. Biol. (N.Y.) 29, 1024 (1932). — WITTE, W.: Über anatomische Untersuchungen der Hoden von Schizophrenen. Z. Neurol. Psychiat. 98, 789 (1925). — WOLFF, E.: La croissance et la différenciation des organes embryonaires des vertebres amniotes en culture in vitro. Schweiz. med. Wschr. 1953, 171. — WYSS, F.: Dystrophia myotonica und Klinefelter-Syndrom. Helv. med. Acta 23, 578 (1956).

YOUNG, H. H.: Genital abnormities, hermaphroditism and related adrenal diseases. Baltimore: Williams & Wilkins Company 1937. — YOUNG, W. C.: The influence of high temperature on the guinea pig. J. exp. Zool. 49, 459—499 (1927). — Ageing process for sperm. J. Morph. and Physiol. 47, 425 (1929). — Study of function of epididymis; functional changes undergone by spermatozoa during their passage through epididymis and vas deferens in guinea pig. J. exp. Biol. 8, 151—162 (1931); 18, 131 (1931). Z. Zellforsch. 17, 729 (1933).

ZAHLER, H.: Über den hormonalen Ausgleich bei männlichen Kastraten. Z. klin. Med. 136, 232 (1939). — ZÁHOR, Z., u. J. RABOCK: Ein Beitrag zum Problem der Hodenbiopsie bei Kryptorchismus unter besonderer Berücksichtigung des optimalen Alters für die Orchidopexie. Schweiz. med. Wschr. 86, 311 (1956). — ZEISEL, H., u. J. STRÖDER: Endokrin gestörte Kinder und Jugendliche. Münch. med. Wschr. 1957, 1481, 1537, 1594, 1627, 1676, 1715, 1777, 1813, 1869. — ZEITLIN, A. B., T. L. COTTRELL and F. A. LLOYD: Sexology of the paraplegic male. Fertil. and Steril. 8, 337 (1957). — ZELUFF, G. W., and T. J. FATHERREE: Steroid therapy in mumps orchitis. Ann. intern. Med. 46, 852—856 (1957). — ZIMMERMANN, W.: Chemische Bestimmungsmethoden von Steroidhormonen in Körperflüssigkeiten. Berlin: Springer 1955. — ZONDEK, B.: Relation of anterior lobe of hypophysis to genital function. Amer. J. Obstet. Gynec. 24, 836 (1932). — ZONDEK, B., Y. M. BROMBERG and Z. POLISHUK: Constant oligospermia and periodic oligospermia. Amer. J. clin. Path. 18, 874 (1948). — ZONDEK, H.: Die Krankheiten der endocrinen Drüsen. Basel: Benno Schwabe & Co. 1953. — ZORN, G.: Über getrennten Hoden und Nebenhoden bei Kryptorchismus. Zbl. Chir. 78, 1789 (1953). — ZUCKERMANN, S.: Inhibitory effect of testosterone propionate on experimental prostatic enlargement. Lancet 1936 II, 1259. — ZÜBLEIN, W.: Zur Psychologie des Klinefelter-Syndroms. Acta endocr. (Kbh.) 14, 137 (1953). — ZÜLCH, K. J.: Die Hirngeschwülste. Leipzig: Johann Ambrosius Barth 1951. — Biologie und Pathologie der Hirngeschwülste. In Handbuch der Neurochirurgie von H. OLIVECRONA u. W. TÖNNIS, Bd. 3. Berlin: Springer 1956.

F. Therapie der Fertilitätsstörungen beim Manne

ADLER, L., and A. MAKRIS: Succesful artificial insemination with macerated testicular tissue. Fertil. and Steril. 2, 459 (1951). — ASDELL, S. A.: Relative fertility of the only child. Fertil. and Steril. 2, 312—318 (1951). — ATERMANN, K.: Cortisol and spermiogenesis. Acta endocr. (Kbh.) 22, 371 (1956).

BALLERIO, C., et A. GIAROLA: Les tendances modernes dans le traitement de l'„infertilité masculine". Gynéc. prat. **4**, 95—110 (1953). — BARDENHEUER, E.: Operative Behandlung der Hodentuberkulose durch Resektion des Nebenhodens. 1886. Zit. bei LICHTENSTERN u. GARA. — BARNS, H. H. F.: Modern investigation and treatment of infertility. Med. Press 1952, Nr. 5904, 5—9. — BARTTER, F. C., R. C. SNIFFEN, F. A. SIMMONS, F. ALBRIGHT and R. P. HOWARD: Effects of Chorionic gonadotropin (APL) in male. Eunuchoidism with low follicle stimulating hormone. J. clin. Endocr. **12**, 1532—1550 (1952). — BAULIEN, E.-E., et H. P. KLOTZ: Pharmacologie des androgenes. In: La fonction endocrine du testicule. Paris: Masson & Cie. 1957. — BAYLE, H.: Azoospermie of excretory origin. Stud. Fertil. **4**, 30 (1952). — BEIGLBÖCK, W., u. R. CLOTTEN: Stoffwechselwirkungen bei Hypophysenimplantationen. In: Die partielle Hypophysenvorderlappen-Insuffizienz. IV. Symposion (NOWAKOWSKI). Berlin: Springer 1957. — BELDING, D.: Fertility in the male. Amer. J. Obstet. Gynec. **26**, 868—873 (1933). — Fertility in the male. II. Amer. J. Obstet. Gynec. **27**, 25—31 (1934). — BELONOSCHKIN, B.: Biologie der menschlichen Spermatozoen im Konzeptionsgeschehen. Leipzig: Georg Thieme 1944. — Zeugung beim Menschen. Stockholm: Sjöbergs Förlag 1949. — Spermiogenesis in elderty men. Fertil. and Steril. **5**, 182—192 (1954). — BERTHOLD, A. A.: Transplantation der Hoden. Arch. Anat., Physiol. wiss. Med. **2**, 42 (1849). — BISHOP, P. M. F.: Studies in clinical endocrinology; management of undescended testicle. Guy's Hosp. Rep. **94**, 12 (1945). — BISKIND, G. R., u. M. A. MEYER: Endocrinology **28**, 217 (1941). Zit. bei E. E. BANLIEN u. H. P. KLOTZ, in GILBERT-DREYFUS. Paris: Masson & Cie. 1957. — BLASIUS, R., K. KÄFER u. W. SEITZ: Untersuchungen über die Wirkung von Testosteron auf die contractilen Strukturproteine des Herzens. Klin. Wschr. **34**, 324—326 (1956). — BLOND, K., u. L. CHIAVACCI: Ein Fall operativ geheilter Azoospermie. Med. Klin. **1932**, 902. — BOEMINGHAUS, H.: Urologie. München: Werk-Verlag 1954. — BORELLI, S.: Ursachen und Behandlung der Potenzstörungen beim Manne. In: Fortschritte der praktischen Dermatologie und Venerologie von MARCHIONINI, Bd. I. Berlin: Springer 1952. — BOSCHANN, H. W., u. K. A. GEESE: Über die Wirksamkeit injizierbarer oestrogener und androgener Depothormone und ihrer Mischungen beim klimakterischen Syndrom. Ärztl. Wschr. **9**, 833 (1954). — BRODNY, M. L., S. A. ROBINS, S. A. HERSHMAN and A. DE NUCCIO: Epididymography, varicocelography, and testicular angiography: their use in the study of the infertile male. Fertil. and Steril. **6**, 158 (1955). — BUSSE, E.: Über Rekanalisation. Dtsch. Gesundh.-Wes. **5**, 330 (1950). — BÜTTNER, A.: Rückoperation nach operativer Samenwegsperre. Zbl. Chir. **74**, 140—145 (1949).

CAMERER, W.: Gibt es eine erfolgreiche Behandlung männlicher Fertilitätsstörungen mit Niehans-Trockenzellen? (Zusammenstellung eigener und verschiedener klinischer Beobachtungen.) Münch. med. Wsch. **1958**, 1897. — CATCHPOLE, H. R., J. B. HAMILTON and G. R. HUBERT: Effect of male hormon therapy on urinary gonadotropins in man. J. clin. Endocr. **2**, 181 (1942). — CERNEA, R.: Ursache und Behandlung der Sterilität des Mannes. Ärztl. Praxis **6** (1954). — CHANG, M. C.: Mammalian fertilization and the possibilities of its control. Acta endocr. (Kbh.) Suppl. **28**, 121—131 (1956). — CHARNY, C. W.: Equine gonadotropin in male infertility. Amer. J. med. Sci. **207**, 519 (1944). — The endocrine treatment of male sterility. Clinics **5**, 920—934 (1946). — Low dosage irradiation in male infertility. (A negativ report.) Fertil. and Steril. **1**, 150 (1950). — Treatment of male infertility with large doses of testosterone. J. Amer. med. Ass. **160**, 98—101 (1956). — CORDONNIER, J. J.: Effects of administration of testosterone propion on the testicles in the senescent male. J. Geront. **7**, 375—383 (1952). — CREBIUS, K.: Über den heutigen Stand der Diagnostik bei ehelicher Sterilität. Landarzt **30**, 748 (1954). — CULP, O. S., and D. E. BEYNON: Treatment of male infertility. An evaluation of medicinal therapy. J. Urol. (Baltimore) **63**, 1095 (1950).

DABNEY, M. Y.: Male sterility and the antirheumatrice hormons. Fertil. and Steril. **1**, 465—466 (1950). — DA RUGNA, D.: Die Sterilität bei Mann und Frau. Gynaecologia (Basel) **140**, 317—335 (1955). — DAVIDSON, H. A.: The infertile marriage in general practise. Proc. roy. Soc. Med. **8**, 167 (1952). — Treatment of male subfertility. Practitioner **173**, 703 (1954). — DECOURT, J.: Les impuberismes. Analyse semiologique und indication therapeutiques. Rev. Prat. (Paris) **5**, 989 (1955). — DECOURT, J., et J. LONCHART: Le dosage des gonadostimulines dans l'urine et ses applications cliniques. Concours méd. **76**, 2863 (1954). — DELBET, P.: Rev. ther. med. Chir. France **79**, 40 (1912). Zit. bei BLOND u. CHIAVACCI. — DEMEL, R.: Chirurgie des Hodens und des Samenstranges. Stuttgart: Ferdinand Enke 1926. — DICK, W.: Hodenatrophie bei Störungen des skrotalen Wärmehaushalts. Bruns' Beitr. klin. Chir. **165**, 299 (1937). — Hodenphysiologie und Chirurgie. Med. Klin. **1937**, 1334. DÖDERLEIN, G.: Die Prophylaxe der durch Berufsschäden verursachten Sterilität. Münch. med. Wschr. **31**, 1050—1053 (1956). — DOEFFMER, R.: Zur forensischen Beurteilung der männlichen Fertilität. Dtsch. med. Wschr. **81**, 796 (1956). — Die männliche Infertilität. Med. Klin. **52**, 2105, 2145 (1957). — Zur Kenntnis der Aspermie. I. Mitt. Hautarzt **8**, 337, 385 (1957); **9**, 4, 108, 147 (1958). — Zur Frage der berufsbedingten Infertilität. Arch. klin. exp. Derm. **211**, 166 (1960). — DÖRFFEL, J., u. W. LUTTERBERG: Unfruchtbarkeit des Mannes.

Derm. Wschr. **104**, 1 (1937). Döring, G. K.: Die Bestimmung der fruchtbaren und unfruchtbaren Tage der Frau mit Hilfe der Körpertemperaturen. Stuttgart: Georg Thieme 1960. — Dorf, Appelmann u. Livéson: J. clin. Endocr. **7**, 807 (1947). Zit. bei A. Netter u. Mitarb. in Gilbert-Dreyfus. Paris: Masson & Cie. 1957. — Dorsey, J. W.: Anastomosis of the vas deferens to correct post vasectomy sterility. J. Urol. (Baltimore) **70**, 515 (1953). — Douglas, J.: Results of operation for varicocele. J. Amer. med. Ass. **76**, 716 (1921). — Drigalski, W. v.: Über Schädigung durch Vitamin A. Klin. Wschr. **12**, 308—309 (1933). — Dublin, L. J.: The facts of life from birth to death, p. 461. New York: Mc.Millan 1951. — Dunn, E. W.: Stilbestrol induced testicular degeneration in hypersexual males. J. clin. Endocr. **1**, 643—648 (1941).

Eichenberger, E., u. O. Goossens: Fructose und Fructolyse im menschlichen Samen. Schweiz. med. Wschr. **1950**, 1073—1076. — Eichler, O., u. Mügge: Fruchtbarkeit und Gesundheit der Frau. Naunyn-Schmiedeberg's Arch. exp. Path. Pharmak. **168**, 89 (1932). — Eidelsberg, J.: Testosteron pellet implantation. J. clin. Endocr. **6**, 423 (1943). — Elert, R.: Die Störungen der Fortpflanzungsfunktion im Lichte neuer Forschungen. Dtsch. med. J. **2**, 13—18 (1952). — Engelhardt, J.: Die Vitamin-E-Therapie. Fortschr. Med. **70**, 461 (1952). — Engle, E. T., and L. Levin: Gonadotropins of anterior lobe of pituitary and of chorionic tissue. In glandular physiology and therapy. A.M.A. Chicago, **83** (1942). — Ernould, H. J.: Die Behandlung der Hodeninsuffizienz. Rev. méd. Liège **6**, 408—416 (1951). — Escamilla, R. F., and G. S. Gordon: Efficacy of testosterone compounds administered sublingually to hypogonodal men. J. clin. Endocr. **10**, 248 (1950). — Escamilla, R. F., and H. Lisser: Testosterone therapy of eunuchoids. Clinical comparison of parenteral implantation and oral administration of testosterone compounds in male eunuchoidism. J. clin. Endocr. **1**, 633 (1941). — Evans, T. C.: Effects of hydrogen peroxide produced in the medium by radiation on spermatozoa of arbacia punctulata. Biol. Bull. **92**, 99—107 (1947). — Eversole, W. J., J. H. Leathem and H. Schraer: Testosterone preparations with prologend activitv. Endocrinology **47**, 448 (1950).

Fanta, H.: Zur Retentio testis und ihrer Behandlung. Klin. Med. (Wien) **10**, 69 (1955). — Farris, E. J.: An improved method for semen analysis. J. Urol. (Baltimore) **58**, 85—88 (1947). — Effect of vitamin E on spermatogenesis. Ann. N.Y. Acad. Sci. **52**, 409—410 (1949). The number of motile spermatozoa as an index of fertility in man. J. Urol. (Baltimore) **61**, 1099—1104 (1949). — A twenty-four-hour rat test for the diagnosis of early and as an aid in predicting abortion. Fertil. and Steril. **1**, 76—86 (1950). — Human fertility and problem of male. White Plains. New York: The Authors Press Inc. 1950. — Advances in the treatment of sterility. Ann. Rev. Med. 97—108 (1956). — Finegold, W. Y.: Cortisone in sterility. Fertil. and Steril. **7**, 28—30 (1956). — First world congress on fertility and sterility. Fertil. and Steril. **4**, 158—168 (1953). — Frankl, v., u. L. Hochwart: Die nervösen Erkrankungen der Tabakraucher. Wien: Hölder 1912. — Fraser, R., W. Forbes, F. Albright, H. Sulkowitch and E. C. Reifenstein jr.: Colorimetric assay of 17-ketosteroids in urine. J. clin. Endocr. **1**, 234 (1941). — Freund, J., M. M. Lipton und G. E. Thompson: Impairment of spermatogenesis in the rat after cutaneous injection of testicular suspension with complete adjuvants. Proc. Soc. exp. Biol. (N. Y.) **87**, 408 (1954). — Freund, J., G. E. Thompson and M. M. Lipton: Aspermatogenesis anaphylaxis and cutaneous sensitization induced in the guinea pig by homologous testicular extract. J. exp. Med. **101**, 591—604 (1955). — Fürbringer, P.: Die Störungen der Geschlechtsfunktionen des Mannes. In Nothagel, Spezielle Pathologie und Therapie. Bd. 19, Teil 8. 1899. — Fullenlove, T. M., J. O. Haman and A. J. Williams: Roentgen therapy in anovulation and sterility. Fertil. and Steril. **7**, 18 (1956).

Gahlen, W., u. H. Wüst: Über den Aussagewert spermiologischer Befunde. Dtsch. Dermat. Kongr. Düsseldorf 1958. — Geiger, H.: Sterilität auf der Basis von Gametenallergie und ihre Behandlung. Zbl. Gynäk. **74**, 1932—1938 (1952). — Generales, K.: Spermien und Fertilität. Stuttgart: Ferdinand Enke 1938. — Gersh, I.: Surgical procedures affecting male fertility. Fert. and Steril. **6**, 228 (1955). — Gertler, W.: Untersuchungsergebnisse und Behandlungserfolge bei männlicher Infertilität. Derm. Wschr. **117**, 591 (1943). — Die Unfruchtbarkeit des Mannes. Z. ärztl. Fortbild. **43**, 619—627 (1949). — Getzoff, P. L.: Clinical evaluation of testicular biopsy and rebound phenomen. Fertil. and Steril. **6**, 465—474 (1955). — Giese, H.: Die Sexualität des Menschen. In Handbuch der medizinischen Sexualforschung. Stuttgart: Ferdinand Enke 1955. — Die Behandlung sexueller Störungen. Medizinische **1956**, 729. — Gilbert-Dreyfus, J.: Utilisation pratique des gonadotrophines et des androgènes dans le traitment des insuffisances testiculaires. In: La function endocrine du testicule. Masson & Cie. Paris: 1957. — Gilbert-Dreyfus, J., J. C. Savoie et J. Sebaoun: L'impuberisme hypogonadotrophique. I. Étude clinique, bioloque et therapeutique. Sem. Hôp. Paris **32** (1956). — Glass, S. J.: Spermatogenic activity of testosteron. Fertil. and Steril. **1**, 59 (1952). — Glass, S. J., and M. Russel: Improved spermatogenesis after nutrional liver regimen with and without testosteron. Fertil. and Steril. **3**, 167 (1952). —

GOLD, A. P., and A. F. MICHAEL: Testosterone-induced female pseudohermaphrodism. J. Pediat. **52**, 279—283 (1958). — GORDON, M. B., and E. M., FIELDS: Comparative values of chorionic gonadotropic hormone and testosterone propionate in treatment of cryptorchidism and hypogenitalism. J. clin. Endocr. **2**, 531 (1942). — GREEN-ARMYTAGE: Sterile Ehen. Lancet **1936**, 426—427. — GREENBLATT, R. B.: Cortisone in the treatment of infertility. Fertil. and Steril. **7**, 203 (1956). — GROPPER, H., u. W. NIKOLOWSKI: Ejakulions-Fruktose und Fertilitätsgrad. Dtsch. med. Wschr. **79**, 1226—1230 (1954). — GRÜNBERGER, V., u. H. HOLKUP: Zur Methode der Ovulationsbestimmung bei Sterilitätsuntersuchungen. Geburtsh. u. Frauenheilk. **15**, 811 (1955). — GUGGISBERG, H.: Vitamine. Berlin: Urban & Schwarzenberg 1935.

HAGEDORN, H., u. R. ROSENTHAL: Ist die Behandlung von Fertilitätsstörungen beim Manne erfolgversprechend? Med. Welt **37**, 1140—1145 (1951). — Medizinische **1952**, 1422 bis 1424. — HAGNER, F. R.: The operative treatment of sterility in male. J. Amer. med. Ass. **107**, 1851 (1936). — HAMBURGER, CH.: Testosterone treatment and 17-Ketosteroid excretion. Acta endocr. (Kbh.) **22**, 379 (1956). — HAMILTON, J. B.: The effects of the male hormone upon the decent of the testis. Anat. Rec. **70**, 534 (1936). — HAMMOND, J.: Factors producing sterility with special reference to genetic causes. Proc. roy. Soc. Med. **26**, 1183 (1933). — HAMMOND, J., and S. A. ASDELL: The vitality of the spermatozoa in the male and female reproductive tracts. Brit. J. exp. Biol. **4**, 155 (1926). — HANSEN, T. S.: Fertility in operatively treated and untreated cryptorchidism. Pro. roy. Soc. Med. **42**, 545 (1949). — HARMSEN, H.: Erfolgreiche Refertilisierung eines sterilisierten Mannes nach 7 Jahren. Münch. med. Wschr. **1956**, 1320. — HARRENSTEIN, R. J.: Über die Funktion des Scrotums und die Behandlung der Retentio testis. Zbl. Chir. **55**, 1734—1739 (1928). — HARVEY, C.: A fertility index derived from semen analyses. J. clin. Path. **6**, 232 (1953). — HECHTER, O., and Z. HADIDIAN: Hyaluronidase activity of spermatozoa. Endocrinology **41**, 204 (1947). — HECKEL, N. J.: Influence of testosterone propionate upon benign prostatic hypertrophy and spermatogenesis. J. Urol. (Baltimore) **43**, 286 (1940). — HECKEL, N. J., and J. H. MCDONALD: The rebound phenomenon of the spermatogenic activity of the human testis following the administration of testosterone-propionate. Fertil. and Steril. **3**, 49 (1952). — The effects of testosterone propionate upon the spermatogenic function of the human testis. Ann. N.Y. Acad. Sci. **55**, 725—733 (1952). — HECKEL, N. J., W. A. ROSSO and L. KESTEL: Spermatogenetic rebound phenomen after administration of testosterone propionate. J. clin. Endocr. **11**, 235—245 (1951). — HEIERMANN, W. A.: Männliches Infertilitäts- und Sterilitäts-Probleme im Lichte der neueren besonders der angloamerikanischen Literatur. Diss. Würzburg 1953. — HEINKE, E.: Fertilitätsstörungen beim Manne und ihre therapeutische Beeinflußbarkeit. Arch. Derm. Syph. (Berl.) **200**, 462—465 (1955). — HEINKE, E., u. E. TONUTTI: Studien zur Wirkung des Testosterons auf die Aktivität des Hodens bei Oligospermie. Dtsch. med. Wschr. **81**, 566—572, 579 (1956). — HEINSEN, H. A.: Dtsch. med. Wschr. **5**, 149 (1949). — HELLER, C. G., and W. O. MADDOCK: Testosterone in the male. Vitam. and Horm. **5**, 393 (1947). — HELLER, E. G., and W. O. NELSON: Classification of male hypogonadism and a discussion of the pathologic physiology, diagnosis and treatment. J. clin. Endocr. **8**, 345 (1948). — HELLER, C. G., W. O. NELSON, I. B. HILL, E. HENDERSON, W. O. MADDOCK, E. C. JUNGCK, C. A. PAULSEN and G. E. MORTIMORE: Improvement in spermatogenesis following depression of the human testis with testosterone. Fertil. and Steril. **1**, 415 (1950). — HELLINGA, G.: Analysis of the semen pattern as a guide for treatment. Gynaecologia (Basel) **136**, 75 (1953). — HENI, F.: Die primäre Atrophie der Keimdrüse des Mannes. Klin. Wschr. **1952**, 741—746. — Die Insuffizienz des Hypophysenvorderlappens. Medizinische **1954**, 416. — HENI, F., u. H. MAST: Hypophysentransplantation. In: Die partielle Hypophysenvorderlappen-Insuffizienz. IV. Symposion (NOWAKOWSKI). Berlin: Springer 1957. — HENNIG, G.: Beitrag zur Symptomatologie der kindlichen Adipositas und ihre Behandlung mit Preludin. Kinderärztl. Prax. **24**, 443 (1956). — HENRY, R.: Dosage des gonadostimulines urinaires. Ann. Biol. chir. **12**, 25 (1954). — HERRERA, R., G. GANDOLF O., Y. KEHIDAI et V. L. BEAZZI: Influencia de la vitamina ,,A" sobre la esterilidad masculina nota previa. Sem. méd. **1952**, Nr. 3033, 249—251. — HERRMANN, U.: Die Behandlung der klimakterischen Ausfallserscheinungen mit androgenen Hormonen. Praxis **44**, 991 (1955). — HERROLD, R. D.: Influence of small doses of stilbestrol on oligospermia. J. Urol. (Baltimore) **68**, 775—778 (1952). — HERTZ, R.: Physiologic effects of androgens and estrogens in man. Amer. J. Med. **21**, 671 (1956). — HERTZ, R., and R. K. MEYER: Effect of testosterone, testosterone propionate and dehydroandrosterone on secretion of gonadotropic complex as evidenced in parabiotic rats. Endocrinologie **21**, 756 (1937). — HODGSON, R. E., S. R. HALL, W. J. SWEETMAN, H. G. WISEMAN and H. T. CONVERSE: The effect of vitamin A deficiency on reproduction in dairy bulls. J. Dairy Sci. **29**, 669 (1946). — HOFERER, R.: Zur Frage der männlichen Infertilität durch Berufsschäden. Diss. Würzburg 1958. — HOHLWEG, W.: Probleme der konträren Sexualhormontherapie. Dtsch. Ges.-Wiss. **7**, 521—533 (1952). — Die Desensibilisierung des Hypophysen-Zwischenhirn-Systems. Vortr. Berl.

Gynäkol. Ges. 14. X. 1953. — Schattenseiten der Hormontherapie? Dtsch. med. Wschr. **79**, 928—929 (1954). — Über die Bedeutung der Regulation der peripheren Hormondrüsen im Hinblick auf eine praktische Hormontherapie. Dtsch. Gesundh.-Wes. **11**, 245 (1956). — Die Implantation von endokrinen Drüsen und ihr therapeutischer Effekt auf Grund tierexperimenteller Studien. In: Die partielle Hypophysenvorderlappen-Insuffizienz. IV. Symposion (NOWAKOWSKI). Berlin: Springer 1957. — HOOPS, E. H.: Die Therapie von Störungen und Krankheiten in der Genitalsphäre des Mannes. Hautarzt **4**, 225—227 (1953). — HORNE, H. W., u. CH. MADDOCK: Vitamin A-therapy in oligospermie. Fertil. and Steril. **3**, 245 (1952). HORST-MEYER, H. ZUR: Weitere Untersuchungen zum Nachweis von Antikörpern gegen Hypophysenvorderlappen. In: Die partielle Hypophysenvorderlappen-Insuffizienz. IV. Symposion (NOWAKOWSKI). Berlin: Springer 1957. — HOTCHKISS, R. S.: Methodes in sperm analyses and evaluation of therapeutic procedures. J. Amer. med. Ass. **107**, 1849—1851 (1936). The male factor in fertile and barren marriages. N.Y. St. J. Med. **41**, 564 (1941). — Effects of massive doses of testosterone propionate upon spermatogenesis. J. clin. Endocr. **4**, 117 (1944). — HOTCHKISS, R. S.: Fertility in men. Philadelphia: J. B. Lippincott Company 1944. — HOTCHKISS, R. S., E. K. BRUNNER and P. GRENLEY: Semen analysis of two hundred fertile men. Amer. J. med. Sci. **196**, 362 (1938). — HOTCHKISS, R. S., A. B. PINTO and S. KLEEGMAN: Artificial insemination with semen recovered from the bladder. Fertil. and Steril. **6**, 37 (1955). — HOWARD, R. P., F. A. SIMMONS and R. C. SNIFFEN: Differential diagnosis in male sterility. With consideration of the role of endocrine therapy. Fertil. and Steril. **1**, 95—114 (1950). — HUHNER, M.: Sexual Disorders. Philadelphia: Davis Company 1946. — HULME, H. B.: Effect of semistarvation on human semen. Fertil. and Steril. **2**, 319—331 (1951). — HUPP, G.: Katamnestische Untersuchungen bei männlichen Patienten mit Fertilitätsstörungen unter Berücksichtigung therapeutischer Ergebnisse. Diss. Würzburg 1955. — HURXTHAL, L. M.: Sublingual use of testosterone in case of hypogonadism. J. clin. Endocr. **3**, 551—556 (1943). — HURXTHAL, L. M., H. J. BRUNS and N. MUSULIN: Development of spermatogenesis in hypogonadism. J. clin. Endocr. **9**, 1245 (1949).

JANSON, PH.: Sterilität. Hippokrates (Stuttgart) **27**, 101, 470 (1956). — JEFFCOATE, T. N. A.: Male infertility. Brit. med. J. **1946 II**, 185. — JOËL, C. A.: Studien am menschlichen Sperma. Basel: Benno Schwabe & Co. 1953. — The role of spermatozoa of habitual abortion. Fertil. and Steril. **6**, 459 (1955). — Chirurgische Probleme bei Diagnostik und Therapie männlicher Sterilität. Schweiz. med. Wschr. **1956**. — JOËL, C. A., u. J. O. POLLAK: Chemische Versuche mit menschlichen Spermien und ihre klinische Verwertung. Mschr. Geburtsh. Gynec. **109**, 91 (1939). — JORES, A.: Die Keimdrüsen und ihre Krankheiten. In Handbuch der inneren Medizin, Bd. VII, Teil 1. Berlin: Springer 1955. — JORES, A., u. H. NOWAKOWSKI: Diagnose und Therapie der Keimdrüseninsuffizienz des Mannes. Wien. Z. inn. Med. **35**, 97—106 (1954). — JÜRGENS, R.: Symptomatologie und Therapie der E-Avitaminose. In LAUG-SCHOEN, Die Ernährung, S. 467—490. Berlin: Springer 1952. — JUNGCK, F. C., W. O. MADDOCK, C. G. HELLER and W. O. NELSON: Antihormone formation complicating gonadotropin therapy in infertile men. J. clin. Endocr. **9**, 355 (1949). — JUNKMANN, K.: Über protrahierte wirksame Androgene. Naunyn-Schmiedeberg's Arch. exp. Path. Pharmak. **215**, 85—92 (1952).

KAISER, B.: Die Diagnostik und Therapie der Fertilitätsstörungen beim Manne. Neue med. Welt **1950**, Nr. 46, 1516. — KAISER, W., u. A. MORGENSTERN: Über Antigeneigenschaften von Hypophysenpräparaten. Ärztl. Forsch. **10**, 220 (1956). — KALANS, N., C. J. PATTEE, G. W. SIMPSON and M. HENDELMANN: Termin of Ovulation. Fertil. and Steril. **7**, 57—65 (1956). — KAPLAN, I. I.: Fertil. and Steril. **1**, 123—149 (1950). Zit. bei Da Rugna 1955. — KEARNS, W. M.: The treatment of mall infertility with citrogenic substance. J. Urol. (Baltimore) **75**, 852—856 (1956). — KEETTEL, W. C., R. G. BUNGE and J. T. BRADBURY: Report of pregnancies in infertile couples. J. Amer. med. Ass. **160**, 102 (1956). — KEHRER, E.: Ursachen und Behandlung der Unfruchtbarkeit. Dresden: Theodor Steinkopff 1922. — KENYON, A. T.: The effect of testosterone propionat in the genitale, prostate, secundary sex characters and body weight in eunuchoidism. Endocrinology **23**, 121 (1938). — KEPP, R. K., u. H. W. VASTERLING: Zur Frage der praktischen Bedeutung der Spermahyaluronidase. Dtsch. med. Wschr. **79**, 287—290 (1954). — KIMMIG, J.: Zur Diagnostik und Therapie der männlichen Fertilitätsstörungen. Arch. Gynäk. **189**, 237 (1957). — KINSELL, L. W.: Spermatogenesis in a "Pan-Hypopituary" eunuchoid as the resultat of testosterone therapy. J. clin. Endocr. **7**, 781 (1947). — KIRCHMAYR, W.: Über die Verwendbarkeit von Keimdrüsen-Hormonen zur Behandlung von Herz- und Kreislaufbeschwerden alter Leute. Wien. med. Wschr. **106**, 875 (1956). — KISCH, E.: Sterilität der Fettleibigen. Wien. med. Presse **32**, 821 (1891). — KLEES, E., u. E. HEINKE: Die Entwicklung von Kindern, deren Väter wegen Subfertilität mit hohen Testosterongaben behandelt wurden. Zbl. Gynäk. **78**, 1726—1731 (1956). — KLINEFELTER, H. F., E. E. REIFENSTEIN and F. ALBRIGHT: Syndrome characterized by gynecomasty, aspermatogenesis without a leydigism and increased excretion of follicle stimulating hormone. J. clin. Endocr. **2**, 515—627 (1942). —

KMENT, O. H.: Über Steigerungen der Geschlechtsfunktionen einschließlich der Spermiogenese nach Novocain-Blockaden des lumbalen Grenzstranges. Zbl. Chir. **76**, 23—37 (1951). — KNAUS, H.: Zur Funktion des Hodens nach der Vasektomie. Klin. Wschr. **1937**, 129. — Die Physiologie der Zeugung des Menschen. Wien: Wilhelm Maudrich 1950. — KNEISE, O., u. K. SCHOBER: Röntgenuntersuchungen der Harnorgane Leipzig 1952. — KOCH, W.: Die Fruchtbarkeit der Haustiere und ihre Beeinflussung usw. Züchtungskunde **8**, 87 (1933). — KOELSCH, F.: Handbuch der Berufskrankheiten, Bd. I. Jena: Gustav Fischer 1935. — KUPPERMANN, H. D., J. A. EPSTEIN, H. G. B. MEYER and A. STONE: The modern endocrine approach to the management and diagnosis of the infertile patient. Exhibit A.M.A. (June) 1957. — KYRLE, J., u. K. J. SCHOPER: Untersuchungen über den Einfluß des Alkohols auf Leber und Hoden der Kaninchen. Wien. klin. Wschr. 1913.

LABHART, A.: Klinik der inneren Sekretion. Berlin: Springer 1957. — LACHNER, O.: Die Therapie der männlichen Reifungsstörungen. Wien. Z. inn. Med. **36**, 472 (1955). — LANE-ROBERTS, C., A. SHERMAN, K. WALKER and B. P. WIESNER: Sterility and impaired. London: Fertility 1939. — LANE-ROBERTS, C., A. SHERMAN, K. WALKER, B. P. WIESNER and M. BARTON: Sterility and impaired Fertility. London: Hoebner 1948. — LANDAU, R. L., u. R. LONGHEAD: Seminal fructose as Index of androgenic activity in man. J. clin. Endocr. **11**, 1411 (1951). — LANDSTEINER, E. K.: Treatment of male infertility. Rhode Island Med. J. **34**, 10, 535—536. — LANGENDORFF, H.: Über den Einfluß wiederholt verabreichter kleiner Strahlendosen auf die Fertilität und die Wurfgröße der weißen Maus. Strahlentherapie **94**, 119 (1954). — LARDY, H. A., and P. H. PHILLIPS: Amer. J. Physiol. **133**, 602 (1941) und weitere Arbeiten zit. bei T. MANN 1954. — LEACH, R. B., W. O. MADDOCK, I. TOKUYOMA, A. PAULSEN and W. O. NELSON: Clinical studies of testicular-hormone production. Recent Progr. Hormone Res. **12**, 377—403 (1956). — LEATHEM, J. H.: Antihormone Problem in endocrine therapy. Recent Progr. Hormone Res. **4**, 115 (1949). — LEBLOND, C. P., Y. CLERMONT and L. C. CIMON: Anat. Rec. **105**, 140 (1950). Zit. von T. MANN 1954. — LENTHARDT, F.: Stoffwechsel der Fruktose. Therapiewoche **6**, H. 13/14 (1956). — LICHTENSTERN, R., u. M. GARA: Die Vasorchidocystomie, eine neue Methode der Einpflanzung des Samenleiters in den Hoden. Z. urol. Chir. **24**, 156 (1928). — LESPINASE, V. D.: J. Amer. med. Ass. **63**, 1916 (1914); **70**, 448 (1918). Zit. bei YOUNG 1952. — LINDAHL, P. E., and P. E. KIHLSTRÖM: A constitutent of male sperm antagglutin related to Vitamin E. Nature (Lond.) **174**, 600 (1954). Ref. Dtsch. med. Wschr. **1955**, 235. — LISSER, H., and L. E. CURTIS: Testosterone therapy of male eunuchoids. Results form methyltestosterone linguets. J. clin. Endocr. **3**, 389 (1943). — LLOYD, C. W., and J. FREDERICKS: Testosterone cyclopentylpropionate: a long-acting androgen. J. clin. Endocr. **11**, 724 (1951). — LORAINE, J. A.: Clinical application of hormone assay. London: Livingstone 1958. — LUDWIG, D. J.: Androgenwirkung auf die Spermatogenese. Endocrinology **46**, 453—481 (1950).

MADDOCK, W. O.: Antihormone formation complicating pituitary gonadotropin therapy in infertile men. J. clin. Endocr. **9**, 213 (1949). — MADDOCK, W. O., E. D. JUNGCK, G. HELLER and W. O. NELSON: Antihormone formation complicating pituitary gonadotropin therapy in infertile men. I. Properties of the antihormones. II. Effect on number of sperm, morphology of the testis and urinary gonadotropins. J. clin. Endocr. **9**, 335 (1949). — MADDOCK, W. O., and W. O. NELSON: The effects of chorionic gonadotropin in adult men. J. clin. Endocr. **12**, 985 (1952). — MANN, T.: Biochemistry of semen. London: Methuen & Comp. 1955. — MAQSOOD, M.: Thyroid functions in relation of maturity and fertility in the male. Proc. Soc. Study Fertil. **3**, 33—39 (1951). — MARTINI, E.: Experimenteller Beitrag zum Studium der Chirurgie des Hodens. Z. Urol. **2**, 289, 532, 628, 728 (1908). — MASON, A.: Nutritional significance of vitamin A disturbance of reproductive function. The newer knowledge of nutrition fifth edition, p. 322—324. — MASON, A., E. V. McCOLLUM, E. ORENT and H. G. DAY: New York: Macmillan & Co. 1944. — MASON, K. E.: Specifity of vitamin E for testis. J. exp. Zool. **55**, 101 (1930). — Differences in testis injury and repair after vitamin A-deficiency, vitamin E-deficiency, and inanition. Amer. J. Anat. **52**, 153 (1933). — Relation of the vitamines to the sex glands, Chapt. 22, Sex and internal secretion, p. 1149. Baltimore: Williams & Wilkins Company 1939. — MASSEY, B.. and E. F. NATION: Vas deferens anastomosis: A report of four consecutive successful cases. J. Urol. (Baltimore) **61**, 391 (1949). MAZER, C., and A. L. ISRAELS: Diagnoses and treatment of menstrual disorders and sterility. London 1941. — McCAHEY, J. F.: Testosterone therapy in male hypogonadism. Penn. Med. J. **46**, 1029 (1943). — McCARTNEY, J. L.: Antigenic effects of semen; mechanism of sterilization of female rat from injections of spermatozoa. Amer. J. Physiol. **66**, 404 (1923). — McCULLAGH, E. P., and F. J. McGURI: Testosterone propionate. J. Urol. (Baltimore) **42**, 1265 (1939). — Effects of testosterone propionate on epiphyseal closure, sodium and chloride balance and on sperm. Counts. Endocrinology **26**, 377 (1940). — McCULLAGH, E. P., and J. F. RENSHAW: The effects of castration in the adult male. J. Amer. med. Ass. **103**, 1140 to 1143 (1934). — McDONALD, J. H., and N. J. HECKEL: The effect of cortisone on the spermatogenic function of the human testes. J. Urol. (Baltimore) **75**, 527—529 (1956). Siehe auch in N. J. HECKEL u. J. H. MCDONALD. — MACLEOD, J.: The semen specimen in diagnosis in sterility. Edit. by E. T. ENGLE. Springfield: Ch. C. Thomas 1946. — MACLEOD, J.: The male factor in fertility and infertility. Fertil. and Steril. **1**, 347 (1950). — Semen quality in 1000 men of known fertility and in 800 cases of infertile marriages. Fertil. and Steril. **2**, 115 (1951). Biochemistry of mode genital tract. Ann. N.Y. Acad. Sci. **54**, 796 (1952). — Current reviews: human semen. Fertil. and Steril. **7**, 368—386 (1956). — MACLEOD, J., and R. Z. GOLD: The male factor in fertility and infertility. Fertil. and Steril. **2**, 394 (1951). — The male factor in infertility and fertility. V. Effect of continence on semen quality. Fertil. and Steril. **3**, 297—315 (1952). — The male factor in fertility and infertility semen quality and certain others factors in relation to ease conception. Fertil. and Steril. **4**, 10 (1953). — Correlation of the male and female factors in human infertility. Fertil. and Steril. **6**, 112 (1955). — MEAKER, S. R.: Human sterility causation diagnosis and treatment, a practical manual of clinical procedure. Baltimore: Williams & Wilkins, Company 1934. — MICHELSON, L.: Vasoepididymal anastomosis by production of permanent fistula with use of stainless steel wire. Surg. Gynec. Obstet. **82**, 327 (1946). — Azoospermie: An analysis 146 cases. J. Urol. (Baltimore) **57**, 512 (1947). — Studies of male fertility: Bilateral lesions of the genital organs, simulating unilateral involvement. Fertil. and Steril. **3**, 316 (1952). — MICHELSON, L., and R. MICHELSON: Fertility studies of the male in barren marriages. J. Amer. med. Ass. **134**, 941—943 (1947). — MICHELSON, L., S. ROLAND and P. KOETZ: The effects cortisone on the infertile male. Fertil. and Steril. **6**, 493—505 (1955). — MIESCHER, K. u. P. GASCHE: Zur lingualen Applikation von männlichem Sexualhormon. Schweiz. med. Wschr. **1942**, 279. — MILLS, C.: Does climate affect human conception rate. Arch. intern. Med. **46**, 921—929 (1930). — MOENCH, G. L.: Männliche Fruchtbarkeit. In SEITZ u. AMREICH: Biologie und Pathologie des Weibes. Bd. III. Allgemeiner Teil 3. München: Urban & Schwarzenberg 1952. — MOENCH, G. L.: Sperm morphology in relation to fertility. Amer. J. Obst. Gynec. **22**, 199 (1931). — MONCORPS, C.: Hernienoperation und Potentia generandi. Derm. Wschr. **124**, 959 (1951). — MOORE, C. R., and C. W. MORGAN: Responses of testis to androgenic treatments. Endocrinology **30**, 990 (1942). — MOORE, C. R., and D. PRICE: Gonad hormone functions and reciprocal influence between gonads and hypophysis. Amer. J. Anat. **50**, 13 (1932). — MOORE, C. R., and L. T. SAMUELS: The action of testis hormone in correcting changes induced in the rat prostate and seminal vesicles by vitamine B-deficiency or partial inanition. Amer. J. Physiol. **96**, 278 (1931). — MORICARD, R.: Pathologic pondérale de l'hormonothérapie androgénique et gonadotrophique. In: La fonction endocrine du testicule. Paris: Masson & Cie. 1957. Hier weitere Literatur. — MÜHLBOCK, O., u. L. M. BOOT: Die hormonale Funktion transplantierter Ovaria und Hypophysen bei genetisch reinen Mäusestämmen. In: Die partielle Hypophysenvorderlappen-Insuffizienz. IV. Symposion (NOWAKOWSKI). Berlin: Springer 1957. — MÜLLER, G.: Der erbkonstitutionelle Hypogenitalismus des Mannes als Dispositionsfaktor der Lebercirrhose. Med. Klin. **1952**, 71.

NELSON, W. O., and R. G. BUNGE: The effect of therapeutic dosages of nitrofurantoin (furadantin) upon spermatogenesis in man. J. Urol. (Baltimore) **77**, 275—281 (1957). — NEŠPOR, E.: Klin. Wschr. **18**, 135 (1939). Zit. bei T. MANN 1954. — NIEDERMEYER, A.: Handbuch der speziellen Pastoralmedizin. Bd. 1 u. 2. Wien 1949/50. — Der Geschlechtsverkehr. In: H. GIESE, Die Sexualität der Menschen. Stuttgart: Ferdinand Enke 1953. — NIESSEN, H.: Erfahrungen über die Leistenbruchoperation an der Frankfurter Klinik. Langenbecks Arch. klin. Chir. **167**, 232 (1931). — NIKOLOWSKI, W.: Schädigungen nach Operationen in der Genitalregion des Mannes, insbesondere nach Leistenbruchoperationen und Zeugungsfähigkeit. Med. Rdsch. **3**, 316 (1949). — Therapie von Potenzstörungen bei Versagen von Hormon-Medikation. Med. Klin. **45**, 1388 (1950). — Die Bedeutung des Vitamin E für die Behandlungen männlicher Fertilitätsstörungen. Ther. d. Gegenw. **89**, 329 (1950). — Zur Beurteilung der Fertilität des Mannes in Klinik und Praxis. Medizinische **1953**, 531. — Behandlung männlicher Potenzstörungen. Therapiewoche H. 23/24 (1955/56). — NORDLANDER, E.: Male sterility diagnosis aetiology and treatment. Acta obstet. Gynec. scand. **30**, Suppl. **7**, 220 u. Diskuss. 267 (1950). — NOWAKOWSKI, H.: Störungen der männlichen Keimdrüse. In H. GIESE, Die Sexualität des Menschen, S. 417—446. Stuttgart: Ferdinand Enke 1954. — Klinik und Therapie der Hodeninsuffizienz. In: Die Keimdrüsen des Mannes. 1. Symposium. Dtsch. Ges. Endokrinologie. Berlin: Springer 1955. — Diagnose und Therapie der Hodenfunktionsstörungen im Knaben- und Mannesalter. Med. Klin. **1955**, 1995—2002. — Primäre Hodeninsuffizienz. Stuttgart: Ferdinand Enke 1955. — Diagnosis and therapy of male hypogonadism. Acta endocr. (Kbh.) Suppl. **31**, 117—148 (1957). — NOWAKOWSKI, H., u. G. ASSMANN: Die Therapie des idiopathischen hypophysären Kleinwuchses mit Choriongonadotropinen. In: Die partielle Hypophysenvorderlappen-Insuffizienz. IV. Symposion (NOWAKOWSKI). Berlin: Springer 1957. — NÜRNBERGER, L.: Sterilität. In HALBAN-SEITZ, Biologie und Pathologie des Weibes, Bd. 3, S. 720. 1952.

OBE, G.: Zur Diagnose und Therapie der männlichen Sterilität. Landarzt **31**, 360—363 (1955). — OBERNDORFER, S.: Die inneren menschlichen Geschlechtsorgane. In F. HENKE-

LUBARSCH' Handbuch der speziellen und pathologischen Anatomie, Bd. VI, Teil 3. Berlin: Springer 1931. — O'CONOR, V. J.: Mechanical aspects of surgical correction of male sterility. Fertil. and Steril. **4**, 439 (1953). — Mechanical aspects and surgical management of sterility in men. J. Amer. med. Ass. **153**, 532 (1953). — OSENKOP, R. S., u. J. MACLEOD: Sulfadiazine, its effect on spermatogenesis and its excretion in the ejaculate. J. Urol. (Baltimore) **58**, 8 (1947). Zit. Ber. physiol. **141**, 111 (1950). — OVERZIER, C.: Zur Deutung des Erscheinungsbildes bei Störungen der Gonadenanlage. Schweiz. med. Wschr. **1957**, 285. — Die Intersexualität. In: Die Sexualität des Menschen. Stuttgart: Ferdinand Enke 1955.
PAGE, J., and A. B. HOULDING: The clinical interpretation of 1000 semen analysis among applicants for sterility studies. Fertil. and Steril. **2**, 140 (1951). — PALMER, R.: La stérilité involontaire evaluation des méthodes de diagnostic et de traitment. Paris: Masson & Cie. 1950. — PASCHEN, H. W., u. W. SCHILD: Allergische Reaktion auf körpereigenem Hormon. Z. Geburtsh. Gynäk. **144**, 33 (1955). — PASQUALINI, R. A.: Endocrinologia. Buenos Aires: Elateno 1955. — PERLMAN, R. M.: Spermatogenesis following administration of androgen and gonadotropin in eunuchoid. J. clin. Endocr. **9**, 163 (1949). — PHADKE, G. M.: Surgical treatment of azoospermia. Int. J. Sexol. **5**, 198—200 (1952). — PINCHER, H. C.: Effect of temperature on fertility of the male. Nature (Lond.) **15**, 272 (1945). — PLUM, P.: Spermatogenesis in a eunuchoid man, 32 years old, after four years of hormone therapy. Acta med. scand. **115**, 36 (1943). — POPELKA, S., O. HNERKOVSKY, J. BABUCH u. J. HYME: Z. Urol. **48**, 349 (1955). — PRADER, A.: Hypogonadismus beim Knaben. Schweiz. med. Wschr. **1955**, 737. — Mit Beiträgen von G. TÖNDURY, Intersexualität und Gonadendysgenesie. In A. LABHART, Klinik der inneren Sekretion. Berlin: Springer 1957. — PULLEN, R. L., J. A. WILSON, E. C. HAMBLEN and W. K. CUYLER: I. Clinical reviews in andrologic endocrinology. J. clin. Endocr. **2**, 577 (1942). — II. Treatment of androgenic failure. J. clin. Endocr. **2**, 655 (1942). — III. Treatment of seminal failure. J. clin. Endocr. **2**, 730 (1942).
RABOCH, J., and J. HRADEC: Endocrinologie **31**, 171 (1954). Zit. bei NOWAKOWSKI in Diagnosis und therapy of male hypogonadism. Acta endocr. (Kbh.) Suppl. **31**, 117—148 (1957). — RABOCH, J., and ZD. ZAHOR: Sterility of testicular origin. Int. J. Sexol. **7**, 202 to 206 (1954). — RAGAB, N. F.: Behandlung der Oligospermie mit Testosteronpropionat. J. roy. egypt. med. Ass. **34**, 4 (1951). — RETIEF, P. J. M.: Infertility in the male. S. Afr. med. J. **25**, 47, 858—862 (1951). — Spermatogenic rebound phenomenon after testosterone administration. S. Afr. med. J. **1952**, 689—691. — REYNOLDS, E., and D. MACOMBER: Fertility and sterility in human marriages. Philadelphia and London 1924. — RICHTER, J.: Biologische Sterilität. Arch. Gynäk. **161**, 51 (1936). — RIETSCHEL, H. G.: Persönliche Mitteilung 1956. — ROMANO, S.: Su la patogenesi e terapia delle piu frequenti turbe sexuale nell'urino osserate nel centro sessuologico della clinica. Dermosifilopatica di Napoli. Dermatologia (Napoli) **5**, 270—275 (1954). — RUBENSTEIN, B. B.: Endocrinology **23**, 75 (1938). Zit. bei JOËL 1953. — RUBINSTEIN, A. S. u. Mitarb.: Die Wirkung des Testosteronpropionats auf die Spermiogenese beim Menschen. Sth. med. J. (Bgham, Ala.) **32**, 499 (1939). — RUBINSTEIN, A. S.: Combined use of testosterone proprionate and psychotheraphy in treatment of hypogonadal behavior problem in boys. J. clin. Endocr. **2**, 519 (1942). — RÜTTE, U. V.: Die Wirkung des Vitamin A auf die Spermiogenese. Gynaecologia (Basel) **135**, 83 (1953). — RUGNA, D. DA: Die Sterilität bei Mann und Frau. Gynaecologia (Basel) **140**, 317—335 (1955). RUSSEL, J. K.: Males factors on infertility. J. Obstet. Gynaec. Brit. Emp. **61**, 268 (1954). — RUSSEL, K.: Varicocele in group of fertile and subfertile males. Brit. med. J. **1954**, No 4873, 1231—1233. — RUSSEL, M.: Major causes and therapy. Can male interfility be prevented? Fertil. and Steril. **5**, 256—261 (1954). — RUZICKA, L. M., W. GOLDBERG u. H. R. ROSENBERG: Herstellung des 17-Methyltestosterons und anderer Androsten- und Androstanderivate. Zusammenhänge zwischen chemischer Konstitution und männlicher Hormonwirkung. Helv. chem. Acta **18**, 1487 (1935).
SANDLER, B.: The male factor in human sterility. J. Obstet. Gynaec. Brit. Emp. **60**, 1 (1953). — Sterility due to congenital absence of the vasa. Lancet **1950**, 736. — SCHAFFENBURG, C. A., and E. P. MCCULLAGH: Studies in sperm hormons: demonstration of estrogenic activity. Endocrinology **54**, 296—302 (1954). — SCHATTMANN, K.: Perlinguale Testoviron-Therapie bei Alterskrankheiten. Ärztl. Wschr. **1950**, 615. — SCHELLER, H.: Über das sogenannte Klimacterium virile. Diss. Würzburg 1956. — SCHIRREN, C.: Zur Diagnostik und Therapie von Fertilitätsstörungen des Mannes. Z. Haut- u. Geschl.-Kr. **23**, 345—347 (1957). — SCHNEIDER, J. A.: Die hormonale Hodeninsuffizienz und ihre Behandlung. Ärztl. Wschr. **1952**, 381—385. — SCHNEIDER, J. A., u. W. HOHLWEG: Über die Möglichkeiten einer intertestikulären Verabreichung von Testosteron Kristall-Emulsion. Z. ges. inn. Med. **5**, 412 (1950). — SCHNEIDER, J. A., G. KLOSS, W. LICHTERFELD u. G. SANKOWSKY: Über die Behandlung von Altersheiminsassen mit Vitaminen und Hormonen. Ärztl. Wschr. **11**, 501 (1956). — SCHREUS, H. TH.: Akne und Gonaden. Münch. med. Wschr. **1956**, 728. — SCHUERMANN, H.: Über die Zunahme männlicher Fertilitätsstörungen und über die Bedeutung psychischer Einflüsse für die zentralnervöse Regulation der Spermiogenese. Med.

Klin. **13**, 366—368 (1948). — Klin. Wschr. **29**, 201 (1951). — SCHULTZ, J. M.: Oligospermia. A clinical study of treatment with methylandrostendiol. Fertil. and Steril. **7**, 523 (1956). — SCHULTZ, W.: Operative Behandlung der männlichen Sterilität. Dtsch. med. Wschr. **1949**, 611. — SEELENTAG, W.: Zur Frage der genetischen Belastung der Bevölkerung durch die Anwendung ionisierender Strahlen in der Medizin. I. Teil. Strahlentherapie **104**, 182 (1957). — SEGALOFF, A., and W. PARSON: Hypogonadic eunuchoidism. Report of case with failure to respond to chorionic gonadotrophic hormone due to anti-hormone. J. chin. Endocr. **7**, 130 (1947). — SEITZ, W.: Über die Implantation von Testosteron-Presslingen in den menschlichen Hoden und die dadurch erreichte Entwicklung des Keimepithels. Klin. Wschr. **1949**, 601. — SELYE, H.: Textbook of endocrinology. **73**, 630, 638 (1949). — SEYMOUR, F. J.: Sterile motile spermatozoa proved by clinical experimentation. J. Amer. med. Ass. **112**, 1817 (1939). — SIEBKE, H.: Erfahrungen bei Beratung und Behandlung von mehr als 1200 Frauen wegen Kinderwunsches. Geburtsh. u. Frauenheilk. **11**, 481 (1951). — SIEGLER, S. L.: Fertility in women. Philadelphia: J. B. Lippincott, Company 1944. — Treatment of sterility resulting from anovulatory menstruation. Fertil. and Steril. **3**, 480—499 (1952). — SIMMONS, F. A.: Clinical interpretation of the semen analysis in diagnosis in sterility, edit. by E. T. ENGLE. Springfield: Ch. C. Thomas 1946. — The treatment of male infertility. Fertil. and Steril. **1**, 193 (1950). — Correlation of testicular biopsy material with semen analysis in male infertility. Ann. N.Y. Acad. Sci. **55**, 643 (1952). — Recent advances in infertility. Med. Ann. D. C. **25**, 415—418 (1956). — SOFFER, L. J.: Diseases of the endocrine glands. Philadelphia: Lea and Febiger 1951. — SPATH, F.: Über Samenleitersperroperationen. Ein Beitrag zur Kenntnis der Sterilisierungsoperationen und zur Frage der Rückoperationen. Langenbecks Arch. klin. Chir. **178**, 737 (1934). — STAEHLER, W.: Über die operative Beseitigung der Azoospermie. Z. Urol. **119**, Sonderh. 300—364 (1950). — Klinik und Praxis der Urologie, Bd. II. Stuttgart: Georg Thieme 1959. — STAEMMLER, M.: Keimdrüsen und Umwelt. Z. menschl. Vererb.- u. Konstit.-Lehre **26**, 464 (1943). — STAUDER, K. H., u. E. T. TSCHERNE: Psychogene Sterilität. Landarzt **28** (1954). — STIASNY, A.: Unfruchtbarkeit beim Manne. Stuttgart: Ferdinand Enke 1944. — STIMMING, H. J.: Die Therapie der Hypophysenvorderlappeninsuffizienz. Dtsch. med. J. **7**, 214 (1956). — SPENCE, A. W., and V. C. MEDVEI: Testosterone in defective spermatogenesis. Lancet **1959**, No 7064, 124. — SWYER, G. I. M.: Effects of testosterone implants in men with defective spermatogenesis. Proc. Soc. Study Fertil. **5**, 56—58 (1953). — Brit. med. J. **1953**, No 4845, 1080—1081.

TAFEL, R. E., P. TITUS and W. W. WIGHTMAN: Hyaluronidase in the treatment of human sterility. Amer. J. Obstet. Gynec. **55**, 1023 (1948). — THOMPSON, W. O.: Androgen therapy. Ann. intern. Med. **30**, 55 (1949). — THOMPSON, W. V., and H. J. HECKEL: Undescended testes. Present status of glandular therapy. J. Amer. med. Ass. **112**, 397 (1939). — TOMIC, M.: Sexual hormones and their application. Med. Glas. **8**, 206 (1954). — TONUTTI, E.: Der männliche Hypogonadismus und seine Hormonbehandlung. Ärztl. Praxis **4** (1952). — TONUTTI, E., O. WELLER, E. SCHUCHARDT u. E. HEINKE: Die männliche Keimdrüse, Physiologie, Pathologie und Klinik. Stuttgart: Georg Thieme 1960. — TSCHUMI, R.: Psychologie der Spermienbewegung und deren Beeinflussung durch Vitamine und Hormone. Diss. Basel 1946. — Zur Therapie der männlichen Fertilitätsstörungen. In: Gynaecologia. Bull. Fed. Soc. Gynec. Obstet. **5**, 4 (1953). — TULLOCH, W. S.: The investigation of subfertility in the male. Brit. J. Urol. **21**, 350—356 (1949). — Varicocele in subfertility. Results of treatment. Brit. med. J. **1955**, No 4935, 356—358. — TURNER, G. G.: Operative surgery. p. 2157. London: Cassell 1943. — TYLER, E.: Semen studies and fertility. J. Amer. med. Ass. **146**, 307 (1951). — Physiological and clinical aspects of conception. J. Amer. med. Ass. **153**, 1351—1356 (1953). — TYLER, E., and S. PAYNE: Spermatogenesis and therapy of infertility. J. Amer. med. Ass. **134**, 770—774 (1947). — TYLER, E. T.: Management of infertility. Ann. west. med. Surg. **5**, 491—496 (1951). — Samenuntersuchung und Fruchtbarkeit. J. Amer. med. Ass. **146**, 307—314 (1951). — TYLER, E. T., and H. O. SINGHER: Male infertility-status of treatment, prevention and current research. J. Amer. med. Ass. **160**, 91—97 (1956).

ÜBELHÖR, R.: Die richtige und falsche Anwendung von Testosteron. Med. Klin. **1956**, 1933. — UFER, I.: Hormontherapie in der Frauenheilkunde. Berlin: W. de Gruyter & Co. 1959. — ULTZMANN, R.: Über die männliche Sterilität. Wien. klin. Wschr. **1879**, 119; **1885**, 1.

VAGUE, J.: Les gonadotrophines en thérapeutique. Concours méd. **76**, 3879 (1954). — VELDE, TH. H. V. D.: Die vollkommene Ehe. Zürich: Montana. Verlag 1926. — VENZMER, G.: Neue Ergebnisse der Hormonforschung und Hormontherapie. Landarzt **32**, 817 (1956). — Voss, H.: Androgenpräparate mit Dauerwirkung. Arzneimittel-Forsch. **5**, 208 (1955).

WAAGSTEIN, P. H. D.: Behandlung von Eunuchoidismus mit Perandren. (Testosteronpropionat.) Schweiz. med. Wschr. **1949**, 390. — WALKER, K.: Diagnosis and treatment of male infertility. Proc. Soc. Study Fertil. **2**, 1—5 (1950). — WEBSTER, B.: Effect of anterior pituitary like principle from the urine of pregnancy on undescended testes in man. J. Amer. med. Ass. **104**, 2157 (1935). — Treatment of hypogonadism in adolescent male.

J. Pediatr. **13**, 847 (1938). — WEINSTEIN, M. S.: The end result of testosterone therapy (rebound phenomenon) as observed by the gynecologist. Proc. 1st. world Congr. on Fertil. and Steril. **1**, 534 (1953). — WEISSBECKER, L.: Kann eine Dauertherapie mit Testosteron schaden? Dtsch. med. Wschr. **80**, 1317 (1955). — WELLER, O.: Untersuchungen über die Wirkung des Choriongonadotropins. Ärztl. Forsch. **7**, 280—284 (1953). — Über die Wirkung des Choriongonadotropins bei gesunden Männern. Ärztl. Forsch. **8**, 117—119 (1954). — Zur Behandlung der Dystrophia adiposogenitalis der Pubertätszeit. Ther. d. Gegenw. **95**, 297 (1956). — WERNER, A. A.: Male climacteric. J. Amer. med. Ass. **112**, 1441 (1939). — WERNER, S. C.: Spermatogenesis apparent fertility in eunuchoid male in eleventh year of androgen therapy. J. clin. Endocr. **11**, 612—620 (1951). — WEYENETH, R.: Quand faut-il operer un testicule ectopique? Rev. Méd. Suisse rom. **76**, 654 (1956). — Traitment de la stérilité masculine. I.—V. Méd. et Hyg. (Genève) **14**, 189, 229, 240, 272, 307 (1956). — WILKINS, L.: The diagnosis and treatment of endocrine disorders in childhood and adolescense. Springfield: Ch. C. Thomas 1953. — WILLICH, E.: Die Behandlung der kindlichen Fettsucht. Eine Übersicht. Medizinische **1954**, 1382. — WINCHELMANN, P.: Beitrag zur Symptomatologie des Turner-Syndroms. Medizinische **1954**, 1502.

YATES-BELL, J. G.: Hydrocele. Practitioner **177**, 284 (1956). — YOUNG, D.: Discussion on surgery of the vas deferens. Fertil. and Steril. **3**, 338 (1952). — An artificial spermatocele. Stud. Fertil. **4**, 51 (1952). — Surgical Problems of the vas deferens. Stud. Fertil. **3**, 40 (1951).

ZAHLER, H.: Über die Wirkung verschiedener Gaben von Androgen auf den Rattenhoden. Virchows Arch. path. Anat. **312**, 138 (1944). — ZANNARTU, J., y E. C. HAMBLEN: Oligozoospermia: tratamiento y resultados. Ann. Ostetr. Ginec. **78**, 938 (1951). — ZARA, M., J. BELAISCH et A. COHEN: Steroides spermatogenes. In: La fonction endocrine du testicule. Paris: Masson & Cie. 1957. — ZEHETGRUBER, W.: Hormonwirkungen auf das Hodenparenchym. Z. Urol. **49**, 159 (1956). — ZONDEK, H., Y. M. BROMBERG and Z. POLISHUK: Constant oligospermia and periodic oligospermia. Amer. J. clin. Path. **18**, 874 (1948). — ZONDEK, H.: Die Krankheiten der endocrinen Drüsen. Basel: Benno Schwabe & Co. 1953.

G. Diagnostische Untersuchungsmethoden bei Störungen männlicher Fertilität
(Die Literatur des Kapitels ,,Ejaculat" ist für sich am Schluß des Abschnittes G angeordnet.)

AARON, B., J. AARON, J. MARESCAUX u. A. PETROWICH: Die quantitativen Verhältnisse bei der Wirkung des HVL auf das Ovar des Meerschweinchens. Ann. Endocr. **14**, 500 (1953). — ALLEN, C. E., u. DOISEY: (1923): Zit. bei E. DICZFALUSY 1953. — ANDREANI, D., V. MARESCOTTI and G. PAGNI: Il fruttosio e la fruttolisi nel liquido seminale. Folia Endocr. (Pisa) **7**, 729 (1954). — ANSELMINO, K. J., u. F. HOFFMANN: Die Wirkstoffe des Hypophysenvorderlappens. Handbuch der experimentellen Pharmakologie, Bd. IX. Berlin: Springer 1941. — ANTOINE, T.: Die Fortschritte in der Sterilitätsdiagnostik. Wien. klin. Wschr. **1952**, 985—988. — APPEL, W.: Zur Methodik der Oestrogenbestimmung im Harn. Z. ges. exp. Med. **118**, 260—268 (1952). — ARMELLINI, G.: Pränatale Diagnose des Geschlechtes. Clin. ostetr. **41**, 61 (1939). — ARTNER, J., u. A. KOLLER: Zur Frage der pränatalen Geschlechtsbestimmung aus dem Scheidenabstrich. Dtsch. med. Wschr. **78**, 383 (1953). — ASCHNER, B.: Beziehungen zwischen Hypophyse und Genitale. Arch. Gynäk. **97**, 200 (1912).

BARR, M. L.: An interim note on the application of the skin biopsy test of chromosomal sex to hermaphrodites. Surg. Gynaec. Obstet. **99**, 184 (1954). — BARR, M. L., and E. G. BERTRAM: A morphological distinction between neurones of the male and female, and the behaviour of nucleular satellite during accelerated nucleoprotein synthesis. Nature (Lond.) **163**, 676 (1949). — BARR, M. L., L. F. BERTRAM and H. A. LINDSAY: The morphology of the nerve cell nucleus, according to sex. Anat. Rec. **107**, 283 (1950). — BARTAK, V., and M. KANDRAC: Urinary 17-ketosteroids in disorders of male sexual potency. Int. Sexol. **4**, 240—248 (1953). BAULD (1956): Zit. bei J. A. LORAINE 1958. — BAYLEY, N.: Growth curves of height and weight by age for boys and girls scaled according to physical maturity. J. Pediat. **48**, 187 (1956). — BEACH, F. A.: Hormones and behavior. New York: P. B. Hoebner 1948. — BEDOYA, J. M., u. G. MORTIS: Gonadotropinbestimmung im Harn bei drohendem Abort. Acta gynaec. obstet. hisp.-lusit. **4**, 97 (1955). — BEHRMANN, S. J.: Serum gonadotrophins in normal and abnormal pregnancy. Fertil. and Steril. **6**, 236, 415 (1955). — BELONOSCHKIN, B.: Zeugung beim Menschen. Stockholm: Sjöbergs-Förlag 1949. — BERG, O. C., CH. HUGGINS, and C. V. HODGES: Concentration of ascorbic acid and phosphates in secretions of male genital tract. Amer. J. Physiol. **133**, 82 (1941). — BIRNBERG, CH. H., D. A. SHERBER and R. KURZROK: Fructose and fructolysis in human semen. Amer. J. Obstet. **63**, 877 (1952). — BISKIND, G. R., and J. MARK: Inactivation of testosterone propionate and estrone in rats. Bull. Johns Hopk. Hosp. **65**, 212 (1939). — BLUMENTHAL, H. T.: Relation of age to the hormonal content of the human anterior hypophysis. Arch. Path. **57**, 481—494 (1954). — BOMSKOW, CHR.: Methodik der Hormonforschung, 2 Bde. Leipzig: Georg Thieme 1937. — BORTH, R., B. LUMENFELD u. H. DE WATTEVILLE: Experientia (Basel) **10**, 266—272 (1954);

13, 115—117 (1957). Zit. bei J. DECOURT u. J. M. DONMIC. Paris: Masson & Cie.1957. — BOUIN, P.: Neue Untersuchungen über die endokrinen Drüsen der Testikel. Festschr. Prof. Steinach. Endocrinologie 9 (1931). — BRADBURY, J. T., E. BROWN and W. E. BROWN: Adsorption of urinary gonadotrophin of kaolin. Fed. Proc. 8, 15 (1949). — BRAZEL, E.: Eine Verbesserung der Schwangerschaftstests am Frosch durch Prolanschnellfällung aus dem Harn. Med. Welt 1951, 803. — BREHM, G., H. GROPPER u. G. W. KORTING: Vergleichende Untersuchungen über den Fructose- und Brenztraubensäuregehalt im menschlichen Sperma. Arch. klin. exp. Derm. 202, 180—182 (1956). — BREITNER, J.: Quantitativ-chemische Untersuchungen über Oestrogenausscheidung bei der Frau. Arch. Gynäk. 185, 258 (1954). — BROCK, J.: Biologische Daten für den Kinderarzt. 2. Aufl. Berlin: Springer 1954. — BRODNY, M. L., S. A. ROBINS, H. A. HERSHMAN and A. DE NUCCIO: Epididymography, varicocelography, and testicular angiography: their uses in the study of the infertile male. Fertil. and Steril. 6, 158 (1955). — BROWN, P. S. (1955): Zit. bei J. A. LORAINE 1958. — BROWN, P. S.: Fractionation of human urinary gonadotropins. Nature (Lond.) 178, 315—316 (1956). — BÜLBRING, u. BURN (1935): Zit. bei DICZFALUSY 1953. — BUNGE, R. G., and J. K.SHERMAN: Liquefaction in human semen by alpha-amylase. Fertil. and Steril. 5, 353 (1954).

CALLOW, N. H., R. K. CALLOW and C. W. EMMENS: Colorimetric determination of substances containing grouping-CH_2CO- in urine extracts as an indication of androgen content. Biochem. J. 32, 1312 (1938). — Effect of administration of testosterone propionate on urinary excretion of compounds allied to steroid hormones. J. Endocr. 1, 99 (1939). — CALLOW, R. K.: Excretion of sex hormones in urine. Proc. roy. Soc. Med. 31, 841 (1938). — Biochemistry of the gonadal hormons. Brit. med. Bull. 11, 126—130 (1955). — CARPENTIER, P. J., L. A. M. STOLTE u. G. P. VISSCHER: Sexing nuclei. Lancet 1955 II, 874. — CARPENTIER, P. L., L. A. M. STOLTE and G. P. VISSCHERS: Determination of genetic sex by the vaginal smear. J. clin. Endocr. 16, 155 (1956). — CASPAR, L., u. E. PICARD: Lehrbuch der urologischen Diagnostik, S. 124. Leipzig: Georg Thieme 1930. — CHANCE, M. R. A., I. W. ROWLANDS and F. G. YOUNG: Zit. nach G. WERTH, Die gonadotropen Hormone. Arzneimittel-Forsch. 5, 409, 735 (1955); 6, 79 (1956). — CHARNY, C. W.: Testicular biopsy. J. Amer. med. Ass. 115, 1429 (1940). — The testicular biopsy. A five year survey, in conference on diagnosis in sterility, edit. by E. T. ENGLE. Springfield, Ill.: Ch. C. Thomas 1946. — CHARNY, C. W., and D. R. MERANZE: Testicular biopsy. Surg. Gynec. Obstet. 74, 836 (1942). — CHASET, N.: Diagnosis of male infertility. Rhode Island Med. J. 34, 10, 533—535. — CLARK, L. C. jr., E. BECK and A. THOMPSON: Excretion of acid phosphatase as a measure of prostatic development during pubescence. J. clin. Endocr. 11, 84—90 (1951). — CLARK jr., L. C., and C. D. KOCHAKIAN: In vitro metabolism of testosterone to delta 4-Androstenedione-3, 17, Cis-testosterone and other steroids by rabbit liver slices. J. biol. Chem. 170, 23 (1947). — CLAYTON, B. C.: ACTH und gonadotrope Hormone. Nature (Lond.) 176, 401 (1955). — CONRAD, K.: Der Konstitutionstyp als genetisches Problem. Berlin: Springer 1951. — CREMER, H. D., u. J. FÜHR: Untersuchung der Organe. In HOPPE-SEYLER/THIERFELDERS Handbuch der Physiologisch- und Pathologisch-Chemischen Analyse, 10. Aufl., Bd. V, S. 574. Berlin: Springer 1953. — CREW u. MILLER: Eugen. Rev. 23, 127 (1931). Zit. bei JOËL 1953. — CROOKE, A. C., W. R. BUTT, I. D. INGRAM and L. E. ROMANSCHUK: Chemical assay of gonadotrophin in urine. Lancet 1954, 20, 379. — CUSHING, H. J.: Zit. nach G. WERTH, Die gonadotropen Hormone. Arzneimittel-Forsch. 5, 409, 735 (1955); 6, 79 (1956).

DAHLBERG, B.: Schwangerschaftsreaktion nach GALLI-MAININI mit Xenopuslaevis. Nord. méd. 51, 174 (1954). — DAVIDSON, W. M., and D. R. SMITH: A morphological sex difference in the polymorphonuclear neutrophil leucocytes. Brit. med. J. 1954 II, 6. — DAVIS, M. E., and W. W. McCUNE: Metabolism of human spermatozoa in semen. Fertil. and Steril. 1, 158 (1950). — DEKANSKY, J.: Kaolin-adsorption method for quantitative assay of urinary gonadotrophins. Brit. J. exp. Path. 30, 272 (1949). — DELORY, G. E.: Seminal fluid acid phosphatase in sterility. Brit. med. J. 1947, No 4503, 566—567. — DICZFALUSY, E.: Die natürlichen Oestrogene beim Menschen. Neuere Trennungs- und Bestimmungsmethoden. Geburtsh. u. Frauenheilk. 13, 14—24 (1953). — Characterisation of the oestrogen in human semen. Acta endocr. (Kbh.) 15, 317 (1954). Ref. Ber. ges. Gynäk. u. Geburtsh. 55, 5 (1955). — DICZFALUSY, E., u. H. D. HEINRICHS: Gonadotropine und ihre Bestimmung. Arch. Gynäk. 187, 556 (1956). Hier weitere Literatur. — DICZFALUSY, E., u. R. LUFT (1952): Zit. bei E. DICZFALUSY 1953. — DIRSCHERL, W.: Über das Vorkommen von Androgenen im menschlichen Sperma. 1. Symposion der Dtsch. Ges. für Endocr., S. 180—186. Berlin: Springer 1955. — DIRSCHERL, W., u. H. BREUER: Zur Frage des Vorkommens männlicher Hormone im menschlichen Sperma. Acta endocr. (Kbh.) 16, 248 (1954). — DIRSCHERL, W., u. W. KNÜCHEL: Über das Vorkommen von Androgenen im menschlichen und tierischen Sperma. Biochem. Z. 320, 253 (1950). — DISCHERL, W.: Trennung von Steroiden durch Verteilungschromatographie an Cellulosesäulen. Hoppe-Seylers Z. physiol. Chem. 305 (1956). — DIXON, A. D., and J. B. D. TORR: Sex chromatin in oral smears. Brit. med. J. 1956, No 4996, 799. — DOEPFMER, R.: Die männliche Infertilität. Med. Klin. 52, 2105—2110; 52, 2145—2151

(1957). — *Dokumenta Geigy:* Wissenschaftliche Tabellen 1955. — DOLD, H., u. BARCZYK: Besitzt das menschliche Sperma antibakterielle Schutzstoffe? Z. Hyg. **123**, 494—499 (1942). — DORFMAN, R. I.: Fate of testosterone in the human. Proc. Soc. exp. Biol. (N.Y.) **45**, 739 (1940). — Etioallochonalon-3 (β) 17-one (Isoandrosterone) as metabolite of testosterone in human male. Proc. Soc. exp. Biol. (N.Y.) **46**, 351 (1941). — DORFMAN, R. I., and J. B. HAMILTON: Urinary excretion of androgenic substances after intramuscular and oral administration of testosterone propionate to humans. J. clin. Invest. **18**, 67 (1939). — DORFMAN, R. I., and R. A. SHIPLEY: Androgens, biochemistry, physiology, a clinical significance. New York: John Wiley & Sons 1956. — DORFMAN, R. I., H. M. WILSON and J. P. PETERS: Differential diagnosis of basophilism and allied condition. Endocrinology **27**, 1 (1940). — DORFMAN, R. L.: Biochemistry of androgens. In G. PINCUS u. K. V. THIMANN, The hormones. New York: Academic Press 1948. — DORFMANN, R. L., u. DORFMANN (1948): Zit. bei E. DICZFALUSY, 1953. — DORFMANN, R. I., and F. UNGAR: Metabolism of steroid hormons. Minneapolis: Burgess Publ. Co. 1953. — DÖRING, G. K.: Die Bestimmung der fruchtbaren und unfruchtbaren Tage der Frau mit Hilfe der Körpertemperatur. Stuttgart: Georg Thieme 1954. — DREKTER, I. J., A. HEISLER, G. R. SCIAM, S. STERN, S. PEARSON and T. H. MCGAVACK: J. clin. Endocr. **12**, 55 (1952). — DRESCHER, J.: Die Isolierung der follikelstimulierenden Verbindung aus dem Choriongonadotropin. Acta endocr. (Kbh.) **15**, 325 (1954).

EICHENBERGER, E., u. O. GOOSSENS: Fructose und Fructolyse im menschlichen Samen. Schweiz. med. Wschr. **1950**, 1073—1076. — EICKSTEDT, K. W.: Experimentelle Untersuchungen über die Nachweismöglichkeit gonadotroper Hormone mit Hilfe der Ultrafiltration. Diss. Göttingen 1953. — ELFORD, W. J.: The sizes of viruses and bacteriophages, and methods of their determination. In Handbuch der Virusforschung von R. DOERR u. E. HALLAUER, Bd. I, S. 126. Wien: Springer 1938. — EMERY, J. L., and M. MCMILLAN: J. Path. Bact. **68**, 17 (1954). — Zit. bei SAYS u. COLL 1956. — EMMENS, C. W.: Biological assay of the gonadal and gonadotrophin hormones. Brit. med. Bull. **11**, 135—139 (1935). — ENGLE, E. T.: The testis biopsy in infertility. J. Urol. (Baltimore) **57**, 789—998 (1947). — EVANS, H. M., and M. E. SIMPSON: Physiology of the gonadotrophins. Chap. IV in The hormones. Herausgeg. von G. PINCUS u. K. V. THIMANN, Bd. II, S. 351, New York: Academic Press 1950. — EVANS, H. M., M. E. SIMPSON, S. TOLKSDORF and H. JENSEN: Relation between the growth promoting effects of the pituitary and the thyroid hormone. Endocrinology **25**, 525 (1939).

FANCONI, G., u. A. WALLGREN: Lehrbuch der Pädiatrie, 4. Aufl. Basel: Benno Schwabe & Co. 1956. — FARRIS, E. J.: An improved method of semen analysis. J. Urol. (Baltimore) **58**, 1 (1947). — FARRIS, E. J.: Human fertility a problem of male. White Plains New York The Authors Press 1950. — FEULGEN, R.: Von der Nuclealfärbung zum Plasmalogen. Schriften der Univ. Giessen H. 1, S. 44. — FEULGEN, R., u. K. VOIT: Über einen weitverbreiteten festen Aldehyd. Pflügers Arch. ges. Physiol. **206**, 389 (1924). — FEVOLD, H. L.: Zit. nach G. WERTH, Die gonadotropen Hormone. Arzneimittelforsch. **5**, 409, 735 (1955); **6**, 79 (1956). — FEVOLD, H. L., M. LEE, F. L. HISAW and E. COHN: Studies in physical chemistry of anterior pituitary hormones: separation of 5 anterior pituitary hormones into different fractions by isoelectric and ammonium-sulfate precipitation. J. Endocr. **26**, 999 (1940). — FICKENTSCHER, R.: Diagnostik und Therapie von Fertilitäts-Störungen. Münch. med. Wschr. **100**, 213 (1958). — FINK, A.: Über die Lebensfähigkeit menschlicher Spermatozoen in vitro. Klin. Med. 8, 115—117 (1953). — FÖRSTER, C.: Geschlechtsbestimmung des Fetus. Med. Klin. **47**, 266 (1952). — FOLLEY, S. J., and F. H. MALPRESS: The hormones. Bd. I: Hormonal control of lactation. New York: Academic Press 1948. — FRAENKEL-CONRAT, H., CH. H. LI, M. E. SIMPSON and H. M. EVANS: Interstitial cell stimulating hormone; biological properties. Endocrinology **27**, 793 (1940). — FRAHM, H., u. W. G. SCHNEIDER: Papierelektrophoretische Aufspaltung gonadotroper Substanzen. Acta endocr. **24**, 106 (1957). — FRANK, C., and B. HARROW: Male hormone. Proc. Soc. exp. Biol. (N.Y.) **26**, 325 (1929). — FRANK, R. T., U. T. SALMON u. R. FRIEDMANN: Proc. Soc. exp. Biol. (N.Y.) **32**, 1666—1667 (1935). Zit. bei ARON u. ARON. — FRASER, R. W., A. P. FORBES, F. ALBRIGHT, H. SULKOWITCH and E. C. REIFENSTEIN jr.: Colorometric assay of 17-ketosteroids in urine. J. clin. Endocr. **1**, 234 (1941). — FREEMAN, H., O. A. PARSON, M. H. FEFFER, L. PHILLIPS, E. A. DANEMAN, F. ELMADJAN, E. BLOCK and R. I. DORFMAN: Steroid replacement in aged man. J. clin. endocr. **16**, 779—789 (1956). — FÜRBRINGER u. HAHN: Dtsch. Med. Wschr. 1062 (1904). Zit. bei W. NIKOLOWSKI, Die Indikation zur Hodenbiopsie bei männlichen Fertilitätsstörungen. Z. Haut.- u. Geschl.-Kr. **23**, 72 (1957). — FÜLLER, E., u. E. HEINKE: Die Hodenbiopsie im Dienste der Fertilitätsuntersuchung und ihre Technik. Münch. med. Wschr. **97**, 1310—1311 (1955).

GALLAGHER, T. F., and F. C. KOCH: Quantitative assay of crystalline male sexual hormone by Comb-Growth reaction. J. Pharmacol. and exp. Ther. **55**, 97 (1935). — GALLAGHER, T. F., D. G. PETERSON, R. I. DORFMANN, A. T. KENYON and F. C. KOCH: Daily urinary excretion of estrogenic and androgenic substances by normal men and women. J. clin. Invest. **16**, 695

(1937). — GALLI-MAININI: Also pregnancy test using male toad. J. clin. Endocr. **7**, 653 (1947). — Reaccion diagnostica del embarozo en la que se usa el sapo macho come animal reactivo. Sem. méd. (B. Aires) 1947, 337. — GARTMANN, H.: Die Schambehaarung bei Akne vulgaris. Z. Haut- u. Geschl.-Kr. **18**, 285—294 (1955). — GASSNER, F. H.: Testicular biopsy in the bull. Fertil. and Steril. **6**, 290 (1955). — GENERALES, K.: Spermien und Fertilität. Stuttgart: Ferdinand Enke 1938. — GILSE, H. A. VAN: The assay of urinary gonadotrophine with ultrafiltration on the mouse uterine weight bioassay. Acta endocr. (Kbh.) **21** (1956). — GORBMANN, A.: Ultrafiltration of urine for collection and biological assay of excreted hypophyseal hormones. Endocrinology **37**, 177 (1945). — GREEP, R. O., H. B. VAN DYKE and B. F. CHOW: Gonadotrophins on swine pituitary; various biological effects of purified thylakentrin (FSH) and pure metakentrin (ICSH). Endocrinology **30**, 635 (1942). — Effects of digestion by proteolytic enzymes on gonadotrophic and thyrotrophic potency of anterior pituitary extract. J. Endocr. **1**, 440 (1940). — GROPPER, H., u. W. NIKOLOWSKI: Ejakulat Fructose und Fertilitätsdiagnostik. Dtsch. med. Wschr. **1954**, 1926. — GROPPER, H.: Beitrag zur Methodik der Fruktosebestimmung im Ejakulat. Ärztl. Forsch. **8**, 573 (1954). — GRUENEWALD, P.: Development of sex cords and gonads of man and mammals. Amer. J. Anat. **70**, 359 (1942). — GUTMANN, A. B., and E. B. GUTMANN: Quantitative relations of a prostatic component (acidphosphatase) of human seminal fluid. Atti. Soc. ital. Obstet. Ginec. **37**, 116 (1941).

HALLMANN, L.: Klinische Chemie und Mikroskopie. Stuttgart: Georg Thieme 1950. — HAMBLEN, E. C., W. K. CUYLER and M. BAPTIST: Urinary excretion on 17-ketosteroids in ovarian failure. J. clin. Endocr. **1**, 763 (1941). — HAMBURGER, C.: Normal urinary excretion of neutral 17-ketosteroide with special reference to age and sex variations. Acta endocr. (Kbh.) **1**, 19 (1948); **17**, 116 (1954). — HAMILTON, J. B., R. I. DORFMAN and G. R. HUBERT: Androgenic and estrogenic substances in urine of eunuchoid and castrate men. J. Lab. clin. Med. **27**, 917 (1941/42). — HARTMANN, C. G., and H. SPEERT: Action of progesteron on genital organs of unprimed rhesus monkey. Endocrinology **29**, 639 (1941). — HASENBEIN, G.: Über eine frühe Schwangerschaftsdiagnose mit Hilfe des Froschtestes. Zbl. Gynäk. **76**, 552 (1954). HEIDENHEIN, M.: Über neuere Sublimatgemische. Z. wiss. Mikr. **32**, 361—322 (1915); **33**, 232—234 (1917). — HEINKE, E.: Vitalitäts-Prüfungen von menschlichen Spermien durch Eosinfärbung. Z. Haut- u. Geschl.-Kr. **10**, 254—259 (1951). — HELLER, C. G., u. E. J. HELLER: J. clin. Invest. **171**, 18 (1939). — Zit. bei HENRY. In: La fonction endocrine du testicule. Paris: Masson & Cie. 1957. — HELLER, C. G., and W. O. NELSON: Classification of male hypogonadism. A discussion of pathologic physiology diagnosis and treatment. J. clin. Endocr. **8**, 345 (1948). — HELLER, C. G., W. O. NELSON, E. C. JUNGCK and W. O. MADDOCK: Correlation of urinary gonadotropin titers with degree of seminiferous touble involvement in human sterility. Fed. Proc. **6**, 127 (1947). — HÖCHST, W.: Die Hochdruck- (Ultra-) Filtration des Naevus zur Anreicherung der Harngonadotropine. Diss. Giessen 1956. — HOLZER u. E. MARBERGER (1952): Zit. bei MARBERGER u. NELSON 1957. — HORWITT, B. N., R. I. DORFMAN and G. VAN WAGENEN: Metabolism of steroid hormones. Endocrinology **34**, 351 (1944). — HOSKINS, W. H., J. R. COFFMAN, F. C. KOCH and A. T. KENYON: Effect of testosterone propionate on urinary excretion of androgens and estrogens in eunuchoidism. Endocrinology **24**, 702 (1939). — HOTCHKISS, R. S.: Testicular biopsy in sterility in the male. Bull. N.Y. Acad. Med. **18**, 600 (1942). — Fertility in men. London: J. B. Lippincott Company 1944. — HOTCHKISS, R. S., B. K. BRUNNER and P. GRENLEY: Semen analyses of 200 fertile men. Amer. J. Med. Sci. **196**, 362 (1938). — HOWARD, R. P., R. C. SNIFFEN, F. A. SIMMONS and F. ALBRIGHT: Testicular deficiency: clinical and pathologic study. J. clin. Endocr. **10**, 121 (1950). — HUGGINS, C., and A. A. JOHNSON: Chemical observations on fluids of the seminal tracts in organic phosphorus, calcium non protein nitrogen and glucose content of semen and of seminal vesicle prostate and spermatocele fluids in man. Amer. J. Physiol. **103**, 574 to 581 (1953). — HUGGINS, C., and W. NEAL: Coagulation and liquefaction of human semen. J. exp. Med. **76**, 527 (1942). — HUHNER, M.: Sterility in the male and female. New York 1913. — Aspiration of the testicle in treatment, diagnosis and prognosis of sterility. J. Urol. (Baltimore) **19**, 31 (1928). — HUIS IN'T VELD, L. G.: Untersuchungen des menschlichen Spermas auf 17-Ketosteroide. Acta endocr. (Kbh.) **16**, 257 (1954).

INGRAM, J. D.: Gonadotrophins in human urine. Nature (Lond.) **173**, 85 (1954). — ISHIGAMI, J., J. SAKATOKU and T. URABE: The effect of the male sex hormone (Testosterone) and the gonadotropic hormon (Primogonyl) on the various sequal disturbances. Acta urol. (Kyoto) **2**, 136—145 (1957). — IVERSEN, K.: The lipid content of prostatic secretion in adolescent children and aged adults and its relation to the acid-phosphatase activity. Acta med. scand. **145**, 34—39 (1955).

JAYLE, M. F., R. SCHOLLER, G. GARONNE et F. MORELL: La fonction endocrine du testicule. Paris: Masson & Cie. 1957. — JIRASEK, J., u. J. RABOCH: Über das Sex-Chromatin bei Männern mit somatosexuellen Entwicklungsstörungen. Endokrinologie **35**, 1—9 (1957). — JOËL, C. A.: Über eine Modifikation des elektrischen Ejakulationstests. Schweiz. med. Wschr.

1941, 1075. — Studien am menschlichen Sperma, 2. Aufl. Basel: Benno Schwabe & Co. 1953. JOËL, C. A., u. E. EICHENBERGER: Die Hyaluronidase, ein mucinspaltendes Ferment, und deren Bedeutung für das menschliche Sperma. Schweiz. med. Wschr. **75**, 601—604 (1945). — JOËL, CH. A.: Beitrag zur Fermentchemie des menschlichen Sperma. s Helv. med. Acta **8**, 595 (1941). Ref. Ber. ges. Physiol. **129**, 203 (1942). — JORES, A.: Innere Sekretion. In Handbuch der inneren Medizin, Bd. VII/1. Berlin: Springer 1955. — JORES, A., u. H. NOWAKOWSKI: Diagnose und Therapie der Keimdrüseninsuffizienz des Mannes. Wien. Z. inn. Med **38**, 97—106 (1954). — JOST, A.: Recherches sur la différenciation sexuelle d'embryon de lapin. 3. Rôle des gonades foetales dans la différenciation sexuelle somatique. Arch. Anat. micr. Morph. exp. **36**, 271 (1947). — Problems of fetal endocrinology: the gonadal and hypophysical hormones. Recent. Progr. Hormone Res. **8** (1953) 379. — Schweiz. med. Wschr. **87**, 275 (1957). Zit. bei SCHLACHTER 1957. — JUNGCK, E. C., W. O. MADDOCK and C. G. HELLER: Gonadotropin hormone comparison of ultrafiltration and alcohol-precipitation methods of recovery from urine. J. clin. Endocr. **7**, 1—10 (1947). — JUNKMANN, K.: Stoffwechselwirkungen der Steroidhormone. 2. Symposion Dtsch. Ges. Endocrinol. Berlin: Springer 1955.

KATZMAN, P. A., M. GODFRID, C. K. CAIN and E. A. DOISY: Preparation of chorionic gonadotrophin by chromatographic adsorption. J. biol. Chem. **148**, 501 (1943). — KEMP, T.: Erbpathologie des männlichen Geschlechtsapparates. In Handbuch der Erbbiologie des Menschen, Bd. 2, S. 930. Berlin: Springer 1940. — KEPP, R. K., u. H. W. VASTERLING: Zur Frage der praktischen Bedeutung der Spermahyaluronidase. Dtsch. med. Wschr. **79**, 287—290 (1954). — KIMMIG, J.: Die Biochemie des menschlichen Spermas. 1. Symposion Dtsch. Ges. Endocrinol. 1953, 171—179. Berlin: Springer 1955. — KIMMIG, J., u. C. SCHIRREN: Klinische und biochemische Untersuchungen zum Nachweis von Inosit in Gegenwart von Fructose im menschlichen Sperma. Hautarzt **7**, 198—199 (1956). — KINSEY, A. C., W. B. POMEROY and C. E. MARTIN: Sexual behavior in the human male. Philadelphia: W. B. Saunders Company 1948. — KLINEFELTER jr., H. F., F. ALBRIGHT and G. C. GRISWOLD: Quantitative test for normal or decreased amounts of follicle-stimulating hormone in urine. J. clin. Endocr. **3**, 529 (1943). — KNAUS, H.: Die Physiologie der Zeugung des Menschen, S. 34—36. Wien: Wilhelm Maudrich 1950. — KNEISE, O., u. K. SCHOBER: Röntgenuntersuchungen der Harnorgane. Leipzig **1952**. — KOETS, P., and L. MICHELSON: Relation between ascorbic acid content and quality of human semen. Fertil. and Steril. **7**, 15 (1956). — KOHLBERG, K. H.: Beurteilung der Zeugungsfähigkeit beim Mann. Dtsch. med. Wschr. **1953**, 1666 u. 1675. — KORENCHEVSKY, V., and M. DENNISON: Assay of crystaline male sexual hormone. Biochem. J. **29**, 1720 (1935). — KOSENOW, W.: Untersuchungen zur hämatologischen Geschlechtsbestimmung: Kernanhangs-Differenzierung im Leukozytenkonzentrat. Ärztl. Wschr. **1956**, 320. — KOSENOW, W., u. H. SCHÖNENBERG: Hämatologische Geschlechtsbestimmung bei Gonadenagenesie (Ullrich-Turner-Syndrom). Klin. Wschr. **34**, 53 (1956). — KOSENOW, W., u. R. SCUPIN: Geschlechtsbestimmung auf Grund morphologischer Leukozytenmerkmale. Klin. Wschr. **34**, 51 (1956). — KRETSCHMER, E.: Körperbau und Charakter, 20. Aufl. Heidelberg: Springer 1951.

LABHART, A.: Klinik der inneren Sekretion. Berlin: Springer 1957. — LAMPE, E. H., and E. H. MASTERS: Effect of frequent ejaculation. Fertil. and Steril. **7**, 123 (1956). — LANDAU, R. L., and R. LONGHEAD: Seminal fructose as index of androgenic activity in man. Clin. Endocr. **11**, 1411 (1951). — LANE-ROBERTS, C., A. SHERMAN, K. WALKER, B. P. WIESNER and M. BARTON: Sterility and impaired fertility. New York and London: P. B. Hoebner 1948. — LAROCHE, G., H. SIMMONET et E. BOMPARD: Contribution a il'etude de l'elimination urinaire des corps d'estrogenes après injection d'hormones sexuells. C. R. Soc. Biol. (Paris) **130**, 521 (1939). — LEACH, R. B., W. O. MADDOCK, I. TOKUYAMA, C. A. PAULSEN and W. O. NELSON: Recent. Progr. Hormone Res. **12**, 377 (1956). Zit. durch JAYLE, SCHOLLER, GARRONE u. MOREL. In GILBERT-DREYFUS, La fonction endocrine du testicule. Paris: Masson & Cie. 1957. — LENZ, W.: Das Skelettsystem. In J. BROCK, Biologische Daten für den Kinderarzt. Berlin: Springer 1954. — Die klinische und theoretische Bedeutung der Bestimmung des chromosomalen Geschlechts. Dtsch. med. Wschr. **81**, 1476 (1956). — LEVIN, L., and H. N. TYNDALE: The quantitative assay of follicle stimulating substances. Endocrinology **21**, 619 (1937). — LI, CH. H., u. K. O. PEDERSEN: Zit. nach G. WERTH, Die gonadotropen Hormone. Arzneimittel-Forsch. **5**, 409, 735 (1955); **6**, 79 (1956). — LOURD, J. H.: Undescended testis. S. Afr. med. J. **28**, 807 (1954). — LORAINE, J. A.: Clinical application of hormone assay. London: Livingstone 1958. — LORAINE, J. A., and J. B. BROWN: Further observations on the estimation of urinary gonotropins on non pregnance human subjects. J. clin. Endocr. **16**, 1180—1195 (1956). — LÜSSE, W.: Über die Geschlechtsdifferenzierung und die Geschlechtsbestimmung. Diss. Würzburg 1957. — LUFT, L., u. SJORGEN (1949): Zit. bei J. A. LORAINE 1958. — LUPATKIN, M., u. A. PRADER: Welches ist die einfachste Methode zur Bestimmung des chromosomalen Geschlechts? Schweiz. med. Wschr. **1956**, 928. — LYON, W. R., and H. R. CATCHPOLE: Availability of the rabbit for assay of the hypophyseal lactogenic

hormone. Proc. Soc. exper. Biol. Med. **31**, 305 (1933). Assay with the guinea pig of the lactogenic hypophyseal hormone. Proc. Soc. exp. Biol. (N.Y.) **31**, 299 (1933). — LYONS, W. R., and E. PAGE: Zit. nach G. WERTH, Die gonadotropen Hormone. Arzneimittel-Forsch. **5**, 409, 735 (1955); **6**, 79 (1956).
MacLEOD, J.: The role of oxygen in the metabolism and motility of human spermatozoa. Amer. J. Physiol. **138**, 512 (1943). — Sulfhydryl groups in relation to the metabolism and motility of human spermatozoa. J. gen. Physiol. **34**, 705—714 (1951). — MADDOCK, W. O., M. EPSTEIN and W. O. NELSON: The assay of urinary estrogens as a test of human Leydig cell function. Ann. N.Y. Acad. Sci. **55**, 657—673 (1952). — MADDOCK, W. O., and W. O. NELSON: The effect of chorionic gonadotropin in adult men. J. clin. Endocr. **12**, 985 (1952). — MALBURG, R. F., and J. R. GOODMAN: Aluminiumhydroxids as an adsorbery agent for urinary gonadotropins. J. clin. Endocr. 666—671 (1954). — MANN, T.: Fructose and fructolysis in semen in relation to fertility. Lancet **1948**, 446. — Metabolism of semen. Encymology **9**, 329—390 (1949). — Biochemistry of semen. London: Methuen Comp. 1954. — MANN, T., and N. PARSONS: Nature (Lond.) **160**, 294 (1947). Zit. bei T. MANN 1954. — MANN, T., and N. PARSON: Biochem. J. **46**, 440 (1950). Zit. bei MANN 1954. — MARBERGER, E., R. A. BOCCABELLA and W. O. NELSON: Oral smear as a method of chromosomal sex detection. Proc. Soc. exp. Biol. (N.Y.) **89**, 488 (1955). — MARBERGER, E., u. W. O. NELSON: Geschlechtsbestimmung am Zellkern bei geschlechtlichen Anomalien, mit besonderer Berücksichtigung des Klinefelter-Syndroms. Endokrinologie **35**, 9—24 (1957). — MAROULIS, B. G.: Round multinucleated spermatogenetic cells. Fertil. and Steril. **5**, 217 (1954). — MARRIAN, G. F.: Andostenetriol in normal human urine. Nature (Lond.) **154**, 19 (1944). — MARSHALL, P. G.: Further purification of gonadotropic hormones (P.-factors). Nature (Lond.) **30** (1932). — MASON, H. L.: Steroid nomenclature. J. clin. Endocr. **8**, 190 (1948). — MASON, H. L., and E. J. KEPLER: Isolation of steroids from urine of patients with adrenal cortical tumors and adrenal cortical hyperplasia; new 17-ketosteroid, Androstane-3(a)11-Diol-17-once. J. biol. Chem. **161**, 235 (1945). — MASSENBACH, W. v., u. K. W. v. EIKSTEDT: Untersuchungen über den Nachweis gonadotroper Hormone mit der Ultrafiltration. Arch. Gynäk. **184**, 776 (1954). — MAY, C. F.: Ergebnisse routinemäßiger Fertilitätsuntersuchungen von 493 Männern an der Hautklinik in Giessen. Diss. Giessen 1956. — MAY, E. F., u. STIMMEL (1955): Zit. bei J. A. LORAINE 1958. — McARTHUR, J. W.: Endocrinology **50**, 304—310 (1952). Zit. bei R. HENRY. Paris: Masson & Cie. 1957. — McCULLAGH, E. P., u. C. A. SCHAFFENBURG: Hormonal activity in semen. J. clin. Endocr. **11**, 403 (1951). — MICHELSON, L., and R. P. MICHELSON: Fertility studies of the male in barren mariage. J. Amer. med. Ass. **134**, 941—944 (1949). — MOENCH, G. L.: Männliche Fruchtbarkeit. In SEITZ-AMREICH, Handbuch der Frauenheilkunde und Geburtshilfe, Bd. III. Allgemeiner Teil 3. Berlin u. Wien: Urban & Schwarzenberg 1952. — MONEY, J., u. NIARL (1955): Zit. bei MARBERGER, BOCCABELLA, NELSON u. COL 1955. — MOORE, C. R., and D. PRICE: Question of sex hormone antagonism. Proc. Soc. exp. Biol. (N.Y.) **28**, 38 (1930). — MOORE, K. L., u. M. L. BARR: Smears from the oral mucosa in the detection of chromosomal sex. Lancet **1955 II**, 57. — MOORE, K. L., M. A. GRAHAM and M. L. BARR: The detection of chromosomal sex in hermaphrodites from a skin biopsy. Surg. Gynec. Obstet. **96**, 641 (1953).
NAPP, J. H., u. J. KERSTEN: Zur Hydrolyse und Extraktion der Harnoestrogene. Arch. Gynäk. **188**, 279—298 (1957). — NIENDORF, F.: Ursachen und Vermeidung von Fehldiagnosen bei Untersuchungen und Beratung steriler Ehen. Med. Klin. **1956**, 27—29. — NIKOLOWSKI, W.: Beziehungen und Abhängigkeiten von Spermiogenese und Prostatasekretion. Derm. Wschr. **1949**, 237. — Die Bedeutung des Vitamin „E" für die Behandlung männlicher Fertilitätsstörungen. Ther. d. Gegenw. **89**, 329 (1950). — Bericht über den 2. Weltkongreß für Fruchtbarkeit und Unfruchtbarkeit, Neapel 1956. Hautarzt **7**, 465 (1956). — Die Indikationen zur Hodenbiopsie bei männlichen Fertilitätsstörungen. Z. Haut- u. Geschl.-Kr. **23**, 72 (1957). — NORDLANDER, E.: Male sterility, diagnosis, aetiology and treatment. Fifth Meeting of the Scand. Society of Obstetricans and Gynecologists in Stockholm, Aug. 1948. — NOWAKOWSKI, H.: Zur Pathophysiologie und Klinik der Hodeninsuffizienz. Habil.-Schr. Hamburg 1953. — Klinik und Therapie der Hodeninsuffizienz. 1. Symposion Dtsch. Ges. Endokrinologie. Berlin: Springer 1955. — NOWAKOWSKI, H., u. C. SCHIRREN: Spermaplasmafructose und Leydigzellenfunktion beim Manne. Klin. Wschr. **1956**, 19.
OBERNDORFER, S.: Die inneren männlichen Geschlechtsorgane. In HENKE-LUBARSCH' Handbuch der speziellen pathologischen Anatomie und Histologie, Bd. VI/3. Berlin: Springer 1931. — OERTEL, G.: Papierchromatographische Trennung und Bestimmung von 17-Ketosteroiden. Acta endocr. (Kbh.) **16**, 263 (1954). — OETTLE, A. G.: The technique of testicular biopsy with a note on testicular pain. S. Afr. J. clin. Sci. **5**, 45—62 (1954). — Morphologic changes in normal human semen after ejaculation. Fertil. and Steril. **5**, 227 (1954).
PALMER, R.: Biopsie ambulante du testicule. Annales Endocr. (Paris) **5**, 84 (1944). — PASQUALINI, R. A.: Endocrinologia. Buenos Aires: Elateno 1955. — PAYNE, S., and R. F. SHEELS: Testicular biopsy: wich infertile patients are benefited. Fertil. and Steril. **6**, 43 (1955).

PERRAULT, M., B. CLAVEL and J. C. GAUTIER: Pharmacologic des gonadotrophines. In: La fonction endocrine du testicule. Paris: Masson & Cie. 1957. — PFEIFFER, E. A.: Reaktion der Sperlingshoden auf verschiedene Arten und Mengen von Gonadotropinen. Yale J.Biol. Med. **24**, 401 (1952). — PINCUS, G., and K. V. THIMAN: The hormones, Bd. II. New York: Academic Press 1950. — POLLACK, O. J., u. CH. JOËL: Zur Morphologie der männlichen Keimzellen. a) Arch. exp. Zellforsch. **22**, 78 (1938). — b) J. Amer. med. Ass. **113**, 395 (1939). — c) J. Urol. (Baltimore) **47**, 531 (1942). — PONTIUS, D., u. W. SCHRÖDER: Die klinische Verwendbarkeit von zwei neuen Farbreaktionen für Androgene Harnsteroide. Klin. Wschr. **1955**, 1084—1089. — POSNER, C.: Die diagnostische Hodenpunktion. Berl. klin. Wschr. **42**, 1119 (1905). — PRADER, A.: In A. LABHART, Klinik der inneren Sekretion. Berlin: Springer 1957. Hier weitere Literatur Kap. XVIII.

RABOCH, J., and J. HRADEC: Die quantitative Fructosebestimmung im menschlichen Ejakulat. Endocrinologie **31**, 171—184 (1954). — RAMSEY, G. V.: The sexuell development of boys. Amer. J. Psychol. **56**, 217—234 (1943). — Sexuell growth of negro and white boys. Hum. Biol. **22**, 146—149 (1950). — RECHENBERGER, J., u. S. BENNDORF: Über das Verhalten des Zitronensäurespiegels im Serum in den verschiedenen Lebensaltern. Z. Altersforsch. **10**, 49 (1956). — RICK, W.: Bestimmung der 17-Ketosteroide. (Modifikation nach RICK.) Persönliche Mitteilung. Giessen 1958. — RIDDLE, O., R. W. BATES and S. W. DYKSHORN: Effects of anterior pituitary hormones on gonads and other organs weights in the pigeon. Amer. J. Physiol. **105**, 191 (1933). — ROMATOWSKI, H., M. TOLKSDORF u. M. R. WIEDEMANN: Geschlechtsbestimmung aus dem Blutausstrich. Klin. Wschr. **33**, 911 (1955). — Geschlechtsbestimmung aus dem Blutbilde (Grundlagen, Anwendung, Bedeutung). Münch. med. Wschr. **33**, 1090 (1956). — ROMEIS, R.: Mikroskopische Technik, 15. Aufl. München: Leibniz Verlag u. R. Oldenbourg 1948. — ROOSEN-RUNGE, E. C.: Quantitativ investigations on human testicular biopsies. Fertil. and steril. **7**, 251 (1958). — RUBINSTEIN, H. S.: Production of testicular descent with water-soluble fraction of urine of pregnancy. Endocrinology **18**, 475 (1934).

SACHS, L., D. M. SERR and M. DANON: Analysis of amniotic fluid cells for diagnosis of foetal sex. Brit. med. J. **1956**, 795. — SCHAFFENBURG, C. A., and E. P. MCCULLAGH: Studies in sperm hormons: Demonstration of estrogenic activity. J. Endocr. **11**, 1403 (1951). SCHERSTÉN, B.: Studien über das Vorkommen und die biologische Bedeutung des Citrats in Geschlechtsdrüsen des Menschen und verschiedener Tiere. Skand. Arch. Physiol. **74**, Suppl. 7 (1936). — SCHEUERMANN, E. H.: Nachweis gonadotroper Hormone. Ärztl. Praxis 8, Nr 42 (1956). — SCHILLER, S., R. I. DORFMAN and M. MILLER: Metabolism of steroid hormones. Endocrinology **36**, 355 (1945). — SCHIROW, H. J.: Der Nachweis gonadotroper Hormone im Urin unter Anwendung eigener technischer Modifikationen. Diss. Würzburg 1958. — SCHIRREN, C.: Biochemische Untersuchungen am menschlichen Sperma. Medizinische **24**, 872 (1955). — Die Hodenbiopsie als diagnostische Untersuchungsmethode bei der Beurteilung der Zeugungsfähigkeit des Mannes. Derm. Wschr. **134**, 1183 (1956). — SCHLACHTER, E. J.: Über die Bedeutung der Geschlechtsbestimmung aus den somatischen Zellen. Ärztl. Forsch. **11**, 591 (1957). — SCHMIDT, W. J.: Die Bausteine der Tierkörper im polarisierten Lichte. Bonn: F. Cohen 1924. — SCHNEIDER, W. G., u. H. FRAHM: Elektrophoretische Aufspaltung eines Choriongonadotropinpräparates in verschiedene biologische Komponenten. In: Die partielle Hypophysenvorderlappen-Insuffizienz. IV. Symposion (NOWAKOWSKI). Berlin: Springer 1957. — SCHONFELD, W. A.: Primary and secundary sexual characteristics: a study of their development in males from birth through maturity with biometric study of penis and testes. Amer. J. Dis. Child. **65**, 535 (1943). — SCHREUS, H. TH., u. H. RUHRMANN: 17-Ketosteroid-Ausscheidung im Urin nach Zufuhr androgener Hormone. Derm. Wschr. **131**, 97—103 (1955). — SCHUCHARDT, E.: Diagnostische Funktionsprüfungen der männlichen Keimdrüse. Aus der deutschen Forschung der letzten Dezennien 1956. — SCOTT, L. D.: Brit. J. exp. Path. **21**, 320—324 (1941). — Zit. bei R. HENRY. Masson & Cie. Paris: 1957. — SIEBKE, H.: Gynäkologe und Androloge bei der Sterilitätsberatung. Zbl. Gynäk. **73**, 633 (1951). — SIEGELHOFF, W., u. Mitarb.: Über die Ausschaltung farbgebender Störfaktoren bei der Bestimmung von 17-Ketosteroiden nach chromatographischer Trennung. Acta endocr. **18**, 47 (1955). — SIMMONS, F. A.: Correlation of testicular biopsy material with semen analysis in male infertility. Ann. N.Y. Acad. Sci. **55**, 643—656 (1952). — SIMMONS, K.: Physical growth and development. Monogr. Soc. Res. Child. developm. **9**, No 1 (1944). — SIMPSON, M. E., u. JOLL (1938): Zit. bei J. A. LORAINE 1958. — SIMPSON, M. E., H. M. EVANS and CH. H. LI: Synergism between pituitary follicle stimulating hormone (FSH) and human chorionic gonadotropin. Endocrinology **48**, 370 (1951). — SLOTOPOLSKY, B., u. H. R. SCHINZ: Histologische Befunde bei Sexualverbrechern. Virchows Arch. path. Anat. **257**, 294 (1925). — SMITH, P. E.: Les hormones sexuelles, p. 201. Zit. bei WEYENETH. Paris: Hermann 1938. — SMITH, P. H., F. ALBRIGHT and E. DODGE: Precipitation and assay of increased amounts of pituitary gonadotropic substances in urine. J. Lab. clin. Med. **28**, 1761 (1943). — SNIFFEN, R. C.: The testis. I. The normal testis. Arch.

Path. (Chicago) **50**, 258 (1950). — SPANAR, E., L. FILO u. J. KELLEN: Über den Anstieg der Produktion von androgenen Hormonen nach Applikation des chorio-gonadotropen Hormons bei Hypogonadismus. Endokrinologie **30**, 20 (1953). — STEELMAN, S. L., u. F. M. POHLEY: Bestimmung der FSH auf Grundlage einer Wirkungsverstärkung mit menschlichem Choriongonadotropin. Endocrinology **53**, 604 (1954). — STEINACH, E., and H. KUN: Transformation of male sex hormones into substance with action of a female hormone. Lancet **1937 II**, 845. — STERN, C.: Genetic aspects of sterility. Fertil. and Steril. **1**, 407—414 (1950). — STIASNY, H.: Unfruchtbarkeit beim Manne. Stuttgart: Ferdinand Enke 1944. — STOCKERT, F. G. v.: Pubertät, Reife, Alter. In: Sexualität des Menschen. Stuttgart: Ferdinand Enke 1954. — STOLL, B.: Technique de la ponction-biopsie à minima du testicule. Strasbourg méd. **4**, 15—17 (1953). — STUART, H. C., and S. S. STEVENSON: Physical growth and development. In MITCHELL-NELSONs textbook of pediatres. 5. Aufl. Philadelphia: W. B. Saunders Company 1950. SULMAN, F.: Routine micromethod for determination of urinary 17-ketosteroids. Acta endocr. **15**, 193 (1954).

TANDLER, J., u. S. GROSZ: Über den Einfluß der Kastration auf den Organismus. Arch. Entwickl.-Mech. Org. **30**, 236 (1910). — TAUBERT, M.: Über die hypophysären Gonadotropine und die Bedeutung ihrer Bestimmung für die Diagnostik endokriner Störungen. Medizinische **17**, 649 (1956). — TAUBERT, M., u. O. WELLER: Chromatographische Gonadotropingewinnung. Klin. Wschr. **34**, Nr 3/4, 84 (1956). — THOMPSEN, W. O.: Extracts from testes. J. Amer. med. Ass. **125**, 15 (1944). — TILLINGER, K. G., G. BIRKE, C. FRANKISON and L. O. PLANTIN: The steroid production of the testicles and its relation to number and morphology of Leydig cells. Acta endocr. **19**, 340 (1935). — TOLKSDORF, M.: Über Geschlechtsbestimmung aus dem Blutbilde und deren Anwendung beim Hermaphroditismus. Ärztl. Wschr. **10**, 1029 (1955). — TONUTTI, E.: Über die Strukturelemente des Hodens und ihr Verhalten unter experimentellen Bedingungen. 1. Symposion Dtsch. Ges. Endokrinol. (NOWAKOWSKI). Berlin: Springer 1955. TONUTTI, E., O. WELLER, E. SCHUCKARDT u. E. HEINKE: Die männliche Keimdrüse. Physiologie, Pathologie und Klinik. Stuttgart: Georg Thieme 1960. — TORNYAMA, I., R. B. LEACH, S. SHEINFELD and W. O. MADDOCK: Depression of gonadotropin excretion as a method for assay of estrogens in human subjects. J. clin. Endocr. **14** (1954). — TYLER, R., and H. D. SINGHER: Male infertility. J. Amer. med. Ass. **160**, 91—97 (1956).

ULLNER, W.: Die Hodenbiopsie in der Fertilitätsdiagnostik und ihre Technik. Tierärztl. Wschr. **69**, 201—205 (1956).

VAGUE, J.: La diff. sex. hum, tom. 1. Paris: Masson & Cie. 1953. — VARNEY, R. F., A. T. KENYON and F. C. KOCH: Association of short stature rebarded sexual development and high gonadotropin titers in women. Ovarian dwarfism. J. clin. Endocr. **2**, 137 (1942). — VERSCHUER, O. FRHR. v.: Die erblichen Grundlagen des Geschlechts beim Menschen. In: H. GIESE, Die Sexualität des Menschen. Stuttgart: Ferdinand Enke 1953. — VINCKE, E.: Die Gonadotropine. 1. Symposion Dtsch. Ges. Endokrinol. Berlin: Springer 1955.

WELLER, O.: Die Ausscheidung der 17-Ketosteroide im Harn beim Gesunden und endokrin Erkrankten. Z. inn. Med. **6**, 661 (1951). — WERTH, G.: Die gonadotropen Hormone. Arzneimittel-Forsch. **5**, 409, 735 (1955); **6**, 79 (1956). — WEYENETH, R.: Diagnostic de la sterilité masculine. Schweiz. Rdsch. Med. **39**, 397 (1950). — La biopsie du testicule. Son indication et sa valeur clinique. Gynaecologica (Basel) Suppl. **134** (1952). — Über histologische Befunde (Hodenbiopsien) bei Aspermien-Azoospermien und deren Behandlung. Arch. Gynäk. **184**, 420—458 (1954). — WIEDMANN, H. R., H. ROMATOWSKI u. M. TOLKSDORF: Geschlechtsbestimmung aus dem Blutbilde. Grundlagen, Anwendung, Bedeutung. Münch. med. Wschr. **1956**, 1090—1093, 1108—1112. — WILKINS, L.: The diagnosis and treatment of endocrine disorders in childhood and adolescence. Springfield: Ch. C. Thomas 1950. — WILLIAMS, T. L., A. CANTAROW, K. E. PASCHKIS and W. P. HAVENS: Urinary 17-ketosteroids in chronic liver disease. Endocrinology 48, 651—656 (1951). — WITSCHI, E.: Quantitative determination of follicle stimulatin and luteinizing hormones in mammalian pituitaries and discussion of gonadotropic quotient. Endocrinology **27**, 437 (1940).

YING, S. H., E. DAY, W. WHITMORE and H. TAYMOR: Fibrinolytic activity in human prostatic fluid and semen. Fertil. and Steril. **7**, 80 (1956).

ZÁHOR, Z., u. J. RABOCH: Ein Beitrag zum Problem der Hodenbiopsie bei Kryptorchismus unter besonderer Berücksichtigung des optimalen Alters für die Orchidopexie. Schweiz. med. Wschr. **86**, 311 (1956). — ZANDER, J.: Über die Ausscheidung von Androsteronglukuronid nach Testosterongaben. Klin. Wschr. **32**, 24 (1954). — Bestimmungsmethoden der C_{21}-Steroide und Oestrogene. Geburtsh. u. Frauenheilk. **15**, 151 (1955). — ZEHETGRUBER, W.: Die Hodenbiopsie und ihre Indication. Med. Klin. **51**, 2202—2205 (1956). — ZIMMERMANN, W.: Eine Farbreaktion der Sexualhormone und ihre Anwendung zur quantitativen colorimetrischen Bestimmung. Hoppe-Seylers Z. physiol. Chem. **233**, 255 (1935). — Colorimetrische Bestimmung der Keimdrüsenhormone. Hoppe-Seylers Z. physiol. Chem. **245**, 47 (1936). — Die 17-Ketosteroide, ihre Bedeutung und Methodik ihrer Bestimmung. Dtsch. med. Wschr. **76**, 1363 (1951). — Chemie und Stoffwechsel der Steroidhormone. In Handbuch der inneren

Medizin, 4. Aufl., Bd. VII/I. Berlin: Springer 1953. — Chemische Bestimmungsmethoden von Steroid-Hormonen in Körperflüssigkeiten. Berlin: Springer 1955. — ZIMMERMANN, W., H. U. ANTON u. D. PONTIUS: Hoppe-Seylers Z. physiol. Chem. **289**, 91 (1952). Zit. bei W. ZIMMERMANN 1955. — ZIMMERMANN, W., u. D. PONTIUS: Zur Mikrobestimmung der neutralen 17-Ketosteroide. Hoppe-Seylers Z. physiol. Chem. **287**, 157 (1954). — ZIMMET, D., et P. SAUSER-HALL: Vitamine C et liquide d'éjaculation du cobaye. Effets sur les caractères généraux de l'éjaculat. Les spermatozoides et la réproduction. C. R. Soc. Biol. (Paris) **130**, 1476 (1939). — ZONDEK, B.: a) Über die Hormone des HVL. IV. Darstellung des Follikelreifungshormons (Prolan A). Methodik der klinischen Harnanalyse zum Nachweis des Prolan. Klin. Wschr. **91**, 1207 (1930). — b) Hormone des Ovars und des Hypophysenvorderlappens, 2. Aufl., S. 171. Berlin: Springer 1935. — c) Die Hormone des Ovars und des Hypophysenvorderlappens. Wien 1935. — ZONDEK, B., u. S. ASCHHEIM: Hypophysenvorderlappenhormone und Ovarialhormone im Harn von Schwangeren. Klin. Wschr. **1927**, 1322. — ŽUCKERMANN, S.: Biology of the oestrogens. Brit. med. Bull. **11**, 111—116 (1955).

Ejaculat (bildet das Kapitel III im Abschnitt G. Diagnostische Untersuchungsmethoden).

ADAM, W.: Die Untersuchungen scheinbar aspermischer Ejakulate mit serologischer Methodik. Arch. klin. exp. Derm. **207**, 202 (1958). — ADAM, W., u. G. W. KORTING: Die freien Aminosäuren im menschlichen Seminalplasma und ihre klinische Bedeutung. Dtsch. med. Wschr. **1955**, 249. — ADLER, L., and A. MAKRIS: Succesful artificial insemination with macerated testicular tissue. Fertil. and Steril. **2**, 459 (1951). — AMELAR, R. D.: Use of mucolytic detergent in routine study of sperm morphology. Fertil. and Steril. **7**, 346 (1956). — ANDERSON, J.: The semen of animals and its use for artificial insemination. Edinburgh: J. A. B 1945. — ANTOINE, F.: Die Bedeutung des Cervixfaktors für die Sterilität. Arch. Gynäk. **189**, 257 (1957). — ASTBURY, W. T.: A discussion on muscular contraction and relaxation: their physical and chemical basis. X-Ray studies of muscle. Proc. roy. Soc. **137**, 40 (1950). — AUSTIN, C. R.: Function of hyaluronidase in fertilization. Nature (Lond.) **162**, 63 (1948a). — AUSTIN, C. R., and A. W. H. BRADEN: An investigation of polyspermy in the rat and rabbit. Aust. J. biol. Sci. **6**, 674 (1953).

BAKER, J. R.: A fluid for mammalian sperm suspensions. Quart. J. exp. Physiol. **20**, 67 (1930). — An improved fluid for mammalian sperm suspensions. Quart. J. exp. Physiol. **21**, 139 (1931). — The spermicidal power of chemical contraceptives. V.A. a comparison of human sperm with those of the guinea pig. J. Hyg. (Lond.) **32**, 550 (1932). — BALLERIO, C., e A. GIAROLA: Sulla mesomucinasi spermatica. Nota seconda. — Attivita mucinolitica del liquido seminale in individui genericamente sterili. Ann. Ostet. Ginec. **72**, 383 (1950). — BALLOWITZ, E.: Weitere Beobachtungen über den feineren Bau der Säugetierspermatozoen. Z. wiss. Zool. **52**, 64 (1891). — BANDMANN, H. J.: Eine neue Schnellmethode zur phasenkontrastmikroskopischen Untersuchung von Samenfäden im Ausstrich-Präparat. Arch. klin. exp. Derm. **206**, 764 (1957). — BARDELEBEN, K. v.: Über den feineren Bau der menschlichen Spermatozoen. Erg.heft Anat. Anz. **6**, 157 (1891). — BARRON, E. S. G., and C. HUGGINS: Zit. bei MANN. J. Urol. (Baltimore) **55**, 385 (1946a). — Proc. Soc. exp. Biol. (N.Y.) **62**, 195 (1946b). — BARTHELMESS, A.: Mutagene Arzneimittel. Arzneimittel-Forsch. **6**, 157 (1956). — BARTON, M., and B. P. WIESNER: Significance of testicular exfoliation in male infecundity. Brit. med. J. **1952 I**, 958. — BAUER, A. W.: Über Fortschritte in der Bekämpfung der Unfruchtbarkeit und verminderten Fruchtbarkeit in den anglosächsischen Ländern. Wien. med. Wschr. **1952**, 877. — BAUER, M.: Zur Differentialdiagnose der Haemospermie. Z. Haut- u. Geschl.-Kr. **26**, 217 (1959). — BAYLE, H.: Electron microscope studies on the morphology of human spermatozoa. Proc. Soc. Study Fertil. **4**, 27, (1952). — BAYLE, H., et M. BESSIS: Le spermatozoide humain au microscope electronique. Presse méd. **1951**, 1770. — BAYLE, H., et C. GOUYGOU: La stérilité masculine. Rapport du Congrès français d'urologie. Ass. franç. d'Urol. 1953. — BEILER, M., and G. G. MARTIN: Inhibition of hyaluronidase action by derivates of hesperidin. J. biol. Chem. **174**, 31 (1948). — BELDING, D.: Fertility in the male. Amer. J. Obstet. Gynec. **26**, 868 (1933). — Fertility in the male. II. Amer. J. Obstet. Gynec. **27**, 25 (1934). — BELONOSCHKIN, B.: Zeugung beim Menschen. Stockholm: Sjöbergsförlag 1949. — Einiges zur Biologie der Cervix uteri im Befruchtungsvorgang. Arch. Gynäk. **189**, 280 (1956). — Bemerkungen zum Problem der Cervixbiologie. Acta obst. gynec. scand. **38**, 71 (1959). — BENDA, C.: Über Spermatogenese der Säugetiere. Arch. Anat. u. Physiol., Physiol. Abt. **1886**, 186, 386. — BENDER, S.: The end-results in primary sterility. Brit. med. J. **1952 II**, 409 — BERG, O. C., CH. HUGGINS and C. V. HODGES: Concentration of ascorbic acid and phosphates in secretions of male genital tract. Amer. J. Physiol. **133**, 82 (1941). — BERGENSTAL, D. M., u. W. W. SCOTT: Die Rolle der Hyaluronidase bei der Befruchtung. J. Amer. med. Ass. **137**, 1507 (1948). — BERNSTEIN, J.: Elektrobiologie. Braunschweig 1912. — BIRCH-HIRSCHFELD: Lehrbuch der speziellen pathologischen Anatomie, Bd. 2, 1897. — BISHOP, M. W. H.: Interrelationships of semen characteristics. Stud. Fertil. **7**, 48 (1955). — BISHOP, M. W. H., u. C. R. AUSTIN: Die Spermien der Säuger. Endeavour **16**, 137 (1957). — BISHOP, R. L.: The effect of fuadin on the semen of dogs. Vet. Med. **45**, 384 (1950). — BLOM, E.: Interpretation of spermatic cytology in bulls. Fertil. and Steril. **1**, 223 (1950). — A one minute live—dead sperm stain by means of eosinnigrosin. Fertil. and Steril. **1**, 176 (1950). — BLOM, E.: Om bedømmelsen af Tyresperma. Kobenhaven: Als Carl Fr. Mortensen 1950. — BOEMINGHAUS, H.: Urologie. München: Werk-Verlag 1954. — BOEMINGHAUS, H., u. U. BALDUS: Zur Physiologie der Samenblasen und Spermien. Z. Urol. **28**, 433 (1934). — BÖNNER, G.: Die Dehydrierungsfähigkeit der menschlichen Spermatozoen in ihrer Beziehung zur Fertilität. Klin. Wschr. **1947**, 756. — BÖTTCHER, A.: Farblose Kristalle eines eiweißartigen Körpers, aus dem menschlichen Sperma dargestellt. Virchows Arch. path. Anat. **32**, 525 (1865). — BOGUTH, W.: Über die Eignung von Färbemethoden zur Bestimmung toter Spermien. Fortpflanzung und Besamung der Haustiere 1, Nr 3 (1951). — Über den Plasmalogengehalt im Sperma. Naturwiss. **39**, 432 (1952). — BOIVIN, A., R. VENDRELY et C. VENDRELY: L'acide désoxyribonucléique du noyau cellulaire, dépositaire des caractères héréditaires; ordre analytique. C. R. Acad. Sci. (Paris) **226**, 1061 (1948). — BOTELLA-LLUSIA, J.: Measurement of linear progression of the human spermatozoa as an index of male fertility. Int. J. Fertil. **1**, 113 (1956). — BRADEN, A. W. H., and C. R. AUSTIN: The number of sperms about the eggs in mammals and its significance for normal fertilization. Austral. J. biol. Sci. **7**, 543 (1954). — BRADFIED, J. R. G.: Fibre patterns in animal flagella and cilia. Symp. Soc. exp. Biol. **9**, 306 (1955). — BREHM, G., H. GROPPER u. G. W. KORTING: Vergleichende Untersuchungen über den Fructose- und Brenztraubensäuregehalt im menschlichen Sperma. Arch. klin. exp. Derm. **202**, 180 (1956). — BRETSCHNEIDER, L. H.: An electron-microscopical study of bull sperm. III. Proc. kon. ned. Akad. Wet. **52**, 301 (1949). — Elektronen-mikroskopische Strukturuntersuchung an Spermien. V. Proc. kon. ned. Akad. Wet. **53**, 531 (1950). — Die Morphogenese und Pathogenese der Spermien vom Stier. I. u. II. Proc. kon. ned. Akad. Wet. **58**, 495 (1955). — BROCHART, M. C.: Sur une action photochimique de la lumière solaire sur le sperm de Toreau. Presence d'un pigment flavinique dans le plasma seminale. C. R. Soc. Biol. (Paris) **146**, 556 (1952). Ref. Ber. ges. Physiol. **162**, 59 (1953). — Origin of half-stained spermatozoa obtained from live-dead differentiating stains. Proc. Soc. Study Fertil. **5**, 82 (1953). — BROESIKE, G.: Über die Entleerung und Beschaffenheit der menschlichen Samenflüssigkeit. Arch. mikr. Anat. **78**, 128 (1911). — BROMAN, J.: Über Bau und Entwicklung von physiologisch vorkommenden atypischen Spermien. Anat. H. **18**, 509 (1902). — Über atypische Spermien (speziell beim Menschen) und ihre mögliche Bedeutung. Anat. Anz. **21**, 497 (1902). — BROWN, R. L.: Lipid constituents of human male reproductive cells as determined by sudan black B. J. Urol. (Baltimore) **67**, 557 (1952). — BRUNN, A. v.: Beiträge zur Kenntnis der Samenkörper und ihrer Entwicklung bei Säugetieren und Vögeln. Arch. mikr. Anat. **23**, 108 (1884). — BUNGE, R. G.: Fertilizing capacity of frozen human spermatozoa. Nature (Lond.) **172**, 767 (1953). — BUNGE, R. G., W. C. KEETTEL and J. K. SHERMAN: Clinical use of frozen semen. Fertil. and Steril. **5**, 520 (1954). — BUNGE, R. G., and J. K. SHERMAN: Liquefaction in human semen by alpha-amylase. Fertil. and Steril. **5**, 353 (1954). — BURBANK, R.: The quantitative standardization of sperm suspensions by means of opacity. J. exp. Physiol. **25**, 393 (1935). — BURGOS, M. H., and G. DI PAOLA: Eosin test for the evalutation of sperm vitality. Fertil. and Steril. **2**, 542 (1951). — BUXTON, L., A. SOUTHAM, W. HERRMANN, G. GIRVIN and H. NADEL: Bacteriology of the cervix in human sterility. Fertil. and Steril. **5**, 493 (1954). — BUXTON, L. CH. and S. H. WONG: Spermicidal bacteria in the cervix as a cause of sterility. Amer. J. Obstetr. a. Gyn. **64**, 628 (1952).

CAMUS, L., et E. GLEY: Action coagulante du liquide prostatique de la viscace sur le contenu des vésicules séminales. C. R. Soc. Biol. (Paris) **87**, 207 (1922). — CANTANI jr., A.: Verwendung des Spermas als Nährbodenzusatz. Zbl. Bakt., I. Abt. Orig. **22**, 601 (1897). — CARY, W. H.: Duration of sperm cell migration in uterine secretions. J. Amer. med. Ass. **106**, 2221 (1936). — Results of artificial insemination with an extramarital specimen (semi-adoption). Amer. J. Obstet. Gynec. **56**, 727 (1948). — CASPER-PICARD, L. L., u. B. PICARD: Lehrbuch der urologischen Diagnostik. Leipzig: Georg Thieme 1930. — CASPERSSON, T.: Über den chemischen Aufbau der Strukturen des Zellkernes. Skand. Arch. Physiol. **8**, 1 (1936). — CHAIN, E., and E. S. DUTHIE: A mucolytic enzyme in testis extracts. Nature (Lond.) **144**, 977 (1939). — Identity of hyaluronidase and spreading factor. Brit. J. exp. Path. **40**, 324 (1940). — CHALLICE, C. E.: Some observations on the morphology of spermatozoa by electron microscopy. Proc. Soc. Study Fertil. **4**, 21 (1952). — CHANG, M. C.: Fertilization male infertility and hyaluronidase. Ann. N.Y. Acad. Sci. **52**, 1192 (1950). — Fertility and sterility as revealed in the study of fertilization and development of rabbit eggs. Fertil. and Steril. **2**, 205 (1951). — Development of capacity of rabbit spermatozoa in the uterus. Nature (Lond.) **175**, 1036 (1955). — Does starvation increase sperm count. Science **124**, 1203 (1956). — A detrimental effect of seminal plasma on the fertilising capacity of sperm. Nature (Lond.) **179**, 258 (1957). — CHANG, M. C., and G. PINCUS: Desphosphorilates hesperidin effect fertility. Science **117**, 274 (1953). Ref. Ber. ges. Physiol. **164**, 116 (1954). — CLIFT, A., and J. HART: Postcoital tests on a statistical basis. Fertil. and Steril. **5**, 544 (1954). — COHEN, M. R., and J. F. STEIN: Sperm survival at estimated ovulation time: comparative morphology. Relative male infertility. Fertil. and Steril. **2**, 20 (1951). — CORDES, H.: Untersuchungen über den Einfluß akuter und chronischer Allgemeinerkrankungen auf die Testikel speciell auf die Spermatogenese sowie Beobachtungen über das Auftreten von Fett in den Hoden. Virchows Arch. path. Anat. **151**, 402 (1898). — CREMER, H. D., u. J. FÜHR: Untersuchung der Organe. In HOPPE-SEYLER/THIERFELDERs Handbuch der physiologisch- und pathologisch-chemischen Analyse, 10. Aufl., Bd. V, S. 574. Berlin: Springer 1953.

DARUGNA, D.: Erfahrungen mit der konservativen Behandlung von Samenbildungsstörungen bei Sterilität. Schweiz. med. Wschr. **23**, 563 (1958). — DAVIS, M. E.: Zit. nach FARRIS. In: Human Fertility (1950). — DAVIS, M. E., and W. W. McCUNE: Metabolism of human spermatozoa in semen. Fertil. and Steril. **1**, 158, 362 (1950). — DELBET, P.: Rev. thér. méd. Chir. France **79**, 40 (1912). — DEMARK, N. L. VAN: Physiological processes involved in spermatozoan transport in the cow. In: Mammalian germ cells, p. 159. London: Churchill 1953. — DEMARK, N. L. VAN and R. L. HAYS: Rapid sperm transport in the cow. Fertil. and Steril. **5**, 131 (1954). — DICZFALUSY, E.: Characterisation of the oestrogens in human semen. Acta endocr. (Kbh.) **15**, 317 (1954). Ref. Ber. ges. Gynäk. Geburtsh. **55**, 5 (1955). — DIRSCHERL, W.: Über das Vorkommen von Androgenen im menschlichen Sperma. Ber. des 1. Symposion der Dtsch. Ges. für Endocrinol, S. 180. Berlin: Springer 1955. — DIRSCHERL, W., u. H. BREUER: Zur Frage des Vorkommens männlicher Hormone im menschlichen Sperma. Acta endocr. (Kph.) **16**, 248 (1954). — DIRSCHERL, W., u. W. KNÜCHEL: Über das Vorkommen von Androgenen im menschlichen und tierischen Sperma. Biochem. Z. **320**, 253 (1950). — DOEPFMER, R.: Zur forensischen Beurteilung der männlichen Fertilität. Dtsch. med. Wschr. **1956**, 1795. — Die männliche Infertilität. Med. Klin. **1957**, 2105, 2145. — Zur Kenntnis der Aspermi$\cdot$. I. Mitt.: Pathogenese, Ätiologie, Häufigkeit, Klinik und Diagnose. Hautarzt 8, 337 (1957). — II. Mitt. Probleme der Behandlung. Hautarzt 8, 385 (1957). — III. Mitt. Die Bedeutung der Zahl der Spermien für die Zeugungsfähigkeit. Hautarzt 9, 4 (1958). — IV. Mitt.: Die Bedeutung der Motilität der Spermien für die Zeugungsfähigkeit. Hautarzt 9, 108 (1958). — V. Mitt. Die Bedeutung der Morphologie der Spermien für die Zeugungsfähigkeit. Hautarzt 9, 147 (1958). — Über Betrugsmanöver und ihre Erkennung bei der Begutachtung der männlichen Zeugungsfähigkeit. Dtsch. Z. ges. gerichtl. Med. **46**, 712 (1958). — DOEPFMER, R., u. W. FREIHOFF: Untersuchungen über die Motilität und Lebensdauer von Hodenspermien. Klin. Wschr. **1956**, 275. — DOEPFMER, R., u. R. FRITZ: Die elektrophysikalischen Ejakulationstests bei Laboratoriumstieren. Im Druck. — DOEPFMER, R., u. G. KRAMPITZ: Die Aminosäuren im menschlichen Ejakulat. Vortrag Dtsch. Dermatol. Kongr., Hamburg, 1960. — DOLD, H., u. L. BARCZYK: Besitzt das menschliche Sperma antibakterielle Schutzstoffe. Z. Hyg. Infekt.-Kr. **123**, 494 (1942). — DOMAGK, G.: Weitere Untersuchungen über den Wirkungsmechanismus des Prontosil, Uliron und seiner Derivate. Derm. Wschr. **107**, 797 (1938). — DOTT, H. M.: Species differences in the metabolism of epididymal spermatozoa. Stud. Fertil. **10**, 73 (1958). — DOYLE, J. B.: A new method of semen sampling and assaying sperm migration. J. Urol. (Baltimore) **60**, 986 (1948). — DÜHRSSEN, J.: S.-B. Ges. Geb. Gynäk., Berlin **19**, 5 (1893). Z. Geburtsh. Gynäk. **27**, 216 (1893). — DUIJN jr., C. VAN: The structure of human spermatozoa. J. roy. micr. Soc. **72**, 189 (1953). Ref. Zbl. Haut- u. Geschl.-Kr. **89**, 109 (1954).

EASTERBROOKS, H. L.: Antibiotic treatment of diluted bull semen used in artificial insemination. Fertil. and Steril. **2**, 430 (1951). — EDMONDSON, J. E., K. L. TALLMANN and H. A. HERMAN: A study of the types of bacteria in bovine semen and their effect on motility. J. Dairy Sci. **31**, 681 (1948). — EDWARDS, J.: The effect of unilateral castration on spermatogenesis. Proc. roy. Soc. B **128**, 407 (1940). — EIBL, K.: Lehrbuch der Rinderbesamung. Berlin u. Hamburg: P. Parey 1959. — EICHENBERGER, E.: Spermienzahl mit Hyaluronidasegehalt menschlicher Samen. Experientia (Basel) **5**, 241 (1949). — EICHENBERGER, E., u. O. GOOSSENS: Fruktose und Fruktolyse im menschlichen Samen. Schweiz. med. Wschr. **1950**, 1073. — EMMENS, C. W., and G. J. M. SWYER: Observations on the motility of rabbit spermatozoa in dilute suspension. J. gen. Physiol. **32**, 121, 139 (1948/49). — EULER, U. S. V.: Zur Kenntnis der pharmakologischen Wirkung von Nativsekreten und Extrakten der männlichen akzessorischen Geschlechtsdrüsen. Naunyn-Schmiedeberg's Arch. exp. Path. Pharmak. **175**, 78 (1934).

FALK, H. C., and S. A. KAUFMAN: What constitutes a normal semen. Fertil. and Steril. **1**, 489 (1950). — FARRIS, E. J.: An improved method of semen analyses. J. Urol. (Baltimore) **58**, 1 (1947). — Human fertility. The Authors Press, White Plains, N.Y. 1950. — FLECKENSTEIN, A.: Der Kalium-Natriumaustausch als Energieprinzip im Muskel. Berlin: Springer

1955. — FINK, A.: Über die Lebensfähigkeit menschlicher Spermatozoen in vitro. Klin. Med. 8, 115 (1953). — FISCHER, W.: Über die sogenannte Spermiophagie im Nebenhoden. Beitr. path. Anat. 105, 306 (1941). Ref. Zbl. Haut- u. Geschl.-Kr. 67, 520 (1941). — FRANK, J. N., J. A. BENJAMIN and J. E. SEGERSON: Cytologic examination of semen. Fertil. and Steril. 5, 217 (1954). — FREIHOFF, W.: Über die Grundlagen der Spermatozoenmotilität sowie experimentelle Untersuchungen zur Bewegung der Hodenspermatozoen. Diss. Würzburg 1956. — FÜRBRINGER, P.: Die Störungen der Geschlechtsfunktionen des Mannes. In NOTHNAGELS spezielle Pathologie und Therapie, Bd. 19, 1899. — FÜRST, C. M.: Bidrag til Känne domen om Sädeskropparnas Struktur och Utveckling. Diss. Stockholm 1886.

GAHLEN, W., u. H. WÜST: Über den Aussagewert spermiologischer Befunde. Arch. klin. exp. Derm. 211, 176 (1960). — GAMBLE, C. J.: Some factors in measuring spermicidal time. Conf. on Biol. of Sperm and of the Vagina, 1940, p. 73. — An improved test of spermicidal activity without dilution or mixing. J. Amer. med. Ass. 152, 1037 (1953). — GEIGY, P. J. (Documenta): Wissenschaftliche Tabellen 1955. — GELLHORN, E.: Beiträge zur vergleichenden Physiologie der Spermatozoen. Pflügers Arch. ges. Physiol. 185, 262 (1920); 193, 555 (1922a); 216, 181 (1927). — GENERALES, K. O. J.: Neue biometrische Untersuchungen von Spermien und Fertilität. Stuttgart: Ferdinand Enke 1938. — GIBIAN, H.: Chemischbiologische Bedeutung und klinische Anwendung der Hyaluronidase. Angew. Chem. 63, 105 (1951). — Mucopolysaccharide und Mucopolysaccharidasen Wien: F. Deuticke 1959. — GLEICHEN, F. W. v.: Abhandlungen über die Samen- und Infusionsthierchen und über die Erzeugung, S. 171. Nürnberg: Winterschmidt 1778. — GÖTZE, R.: Besamung und Unfruchtbarkeit der Haussäugetiere. Hannover: Schaper 1949. — GOLD, A. P., and A. F. MICHAEL: Testosterone-induced female pseudohermaphrodism. J. Pediat. 52, 279 (1958). — GOLDBLATT, M. W.: Constituents of human seminal plasma. Biochem. J. 29, 1346 (1935a). — GOLDFARB, W. S.: Viability of human spermatozoa mixed with penicillin G deposited in the female. Amer. J. Obstet. Gynec. 63, 1322 (1952). — GRANT, J. H.: The passage of trypan blue through the epididymis and its uptake by this organ. Stud. Fertil. 10, 95 (1958). — GRANZOW, J.: Biologische, serologische und pharmakologische Untersuchungen an den Spermien des Meerschweinchen und des Menschen. Arch. Gynäk. 148, 149 (1932). — GRAY, J.: Effect of ions upon ciliary movement. Quart. J. micr. Sci. 64, 345 (1920a). — The reaktion of spermatozoa to certain electrolytes. II. Proc. roy. Soc. 91, 147 (1920b). — GRAY, S., and C. HUGGINS: Electrophoretic analysis of human semen. Proc. Soc. exp. Biol. (N.Y.) 50, 351 (1942). — GROPPER, H., u. W. NIKOLOWSKI: Ejakulat-Fruktose und Fertilitätsdiagnostik. Dtsch. med. Wschr. 1954, 1926. — GROPPER, H.: Beitrag zur Methodik der Fruktosebestimmung im Ejakulat. Ärztl. Forsch. 8 (I), 560 (1954). — GROSS, R. G.: Fluctuating male fertility. Proc. of the First World Congr. on Fertility and Sterility, vol. I, p. 281. New York 1953. — GROSSE-SEGERATH, W.: Über die Dichte der Spermatozoen im Hoden und über die Gewinnungsmöglichkeiten der Hodenspermatozoen. Diss. Würzburg 1956. — GUELLIOT, O.: Anatomie et pathologie des vesiceles seminales. These de Paris 1883. — GÜNTHER, G.: Über Spermiengifte. Pflügers Arch. ges. Physiol. 118, 551 (1907). — GUGGENBERGER, J.: Untersuchungen über die Lebensfähigkeit menschlicher Spermien in vitro. Mschr. Geburtsh. Gynäk. 59, 22 (1922). — GUREVITŠCH, J., R. ROZANSKI, D. WEBER, S. BRZEZINSKY and E. ECKERLING: The role of spermin inhibition of staphylococcus aureus by human semen. J. clin. Path. 4, 360 (1951). — GUTMAN, A. B., and E. B. GUTMAN: Quantitative relations of a prostatic component (acidphosphatase) of human seminal fluid. Endocrinology 28, 115 (1941). — GUTTMACHER, A. F. Fertility of man. Fertil. and Steril. 3, 281 (1952).

HALBRECHT, J.: L'insémination artificielle. Schweiz. med. Wschr. 1950, 679. — HALLMANN, L.: Klinische Chemie und Mikroskopie. Stuttgart: Georg Thieme 1950. — HAM, J.: De herniis et de crocodilo. Leidae 1682, 12. — HAMANN, H.: Epididymitis und Orchitis als Teilerscheinung der Bangschen Krankheit. Derm. Wschr. 114, 105 (1942). — HAMMEN, R.: Studies on impaired fertility in man with special reference to the male. Acta obstet. et gynec. scand. 24, Suppl. 3, 1 (1944). — HAMMEN, R., J. SCHULTZ-LARSEN and F. E. CARLSEN: Electron microscopy of human spermatozoa. Fertil and Steril. 5, 411 (1954). — HAMMOND, J.: Factors producing sterility with special reference to genetic causes. Proc. roy. Soc. Med. 26, 1183 (1933). — HAMMOND, J., and S. A. ASDELL: The vitality of the spermatozoa in the male and female reproductive tracts. Brit. J. exp. Biol. 4, 155 (1926). — HANSON, F. M., and J. ROCK: Artificial insemination with husband's sperm. Fertil. and Steril. 2, 162 (1951). — HARTMAN, C. G.: How do sperms get into the uterus? Fertil. and Steril. 8, 403 (1957). — HARTSOEKER, N.: Two letters dated march 14th 1675 and march 25th 1678, respectively. Zit. nach M. ROOSEBOOM, Arch. neértl. Zool. 13, Suppl. 58, S. 59. — HARVEY, C.: Semen analysis in relation to conception and miscarriage. Report of Conference on Infertility, 1948. — A fertility index derived from semen analyses. J. clin. Path. 6, 232 (1953). — Cytological events in the human testis in relation to abnormalities in sperm morphology. Stud. Fertil. 7, 8 (1955). — The use of partitioned ejaculates in investigating the role of accessory secretions in human semen. Stud. Fertil. 8, 3 (1956). — HAUCK, W.: Das Fertilitätsproblem des Mannes. I. Fertilität und Spermatozoenzahl. Derm. Wschr. **137**, 334 (1958). — HECHEL, N. J., and C. G. HORI: The effect of sulphacidamide upon spermatogenesis in man. Amer. J. med. Sci. **198**, 34. Ref. Ber. ges. Physiol. **117**, 664 (1940). — HECHTER, O., and Z. HADIDIAN: Hyaluronidase activity of spermatozoa. Endocrinology **41**, 204 (1947). — HEINKE, E.: Vitalitätsprüfung menschlicher Spermatozoen durch Eosinfärbung. Z. Haut- u. Geschl.-Kr. **10**, 254 (1951). — HELLINGA, G.: Het onderzoek bij stoornissen in de mannelijke vruchtbaarheid. N. V. Noord-hollandsche uitgevers Maatschappij. Amsterdam 1949. — Analysis of the semen pattern as a guide for treatment. Gynaecologia (Basel) **136**, 75 (1953). — Classification of male hypogonadism. Acta endocr. (Kbh.) Suppl. **31**, 148 (1957). — HENLE, G., and C. A. ZITTLE: Proc. Soc. exp. Biol. (N.Y) **47**, 193 (1941). — Studies of the metabolism of bovine epididymal spermatozoa. Amer. J. Physiol. **136**, 70 (1942). — HENLE, J.: Über den Mechanismus der Erektion. Z. ration. Med. **18**, 1 (1863). — HINGLAIS, H., et M. M. H. HINGLAIS: Recherches sur l'influence propre de la qualité du spermatozoide sur la qualité du produit de la fécondation et dans les troubles de l'embryogénèse. Dissociation de 2 fonctions essentielles du spermatozoide: fonction fertilisante et fonction ontogénétique. Presse méd. **62**, 4 (1954). — HINSBERG, K., u. W. GEINITZ: Untersuchung der Körperflüssigkeiten und Ausscheidungen. In HOPPE-SEYLER/THIERFELDERs Handbuch der physiologischen und pathologisch-chemischen Analyse, Bd. V, S. 352 u. 427. Berlin: Springer 1953. — HIROKAWA, W.: Über den Einfluß des Prostatasekrets und der Samenflüssigkeit auf die Vitalität der Spermatozoen. Biochem. Z. **19**, 290 (1909). — HÖBER, R.: Physikalische Chemie der Zellen und Gewebe. Bern: Stämpfli u. Cie. 1947. — HÖHNE, O., u. K. BEHNE: Über die Lebensdauer homologer und heterologer Spermatozoen im weiblichen Genitalapparat und in der Bauchhöhle. Zbl. Gynäk. **1**, 5 (1915). — HOFMANN, A.: Die forensisch wichtigen Leichenerscheinungen. Zschr. gerichtl. Med. **1876**, 229. — HOFFMANN, C. A., and S. WERTHAMMER: Calculus formation in the epididymis. J. Urol. (Baltimore) **64**, 403 (1950). — HORNE, H. W., D. B. PAULL and D. MUNROE: Fertility studies in the human male with traumatic injuries of the spinal cord and cauda equina. New Engl. J. Med. **239**, 959 (1948). — HOTCHKISS, R. S.: Fertility in men. Philadelphia: J. B. Lippincott Company 1944. — HOTCHKISS, R. S., E. K. BRUNNER and P. GRENLEY: Semen analyses of 200 fertile men. Amer. J. med. Sci. **196**, 362 (1938). — HOTCHKISS, R. S., A. B. PINTO and S. KLEEGMANN: Artificial insemination with semen, recovered from the bladder. Fertil. u. Steril. **6**, 37 (1955). — HOWARD, R. P, R. C. SNIFFEN, F. A. SIMMONS and F. ALBRIGHT: Testicular deficiency: A clinical and pathological study. J. clin. Endocr. **10**, 122 (1950). — HUGGINS, C.: The physiology of the prostate gland. Physiol. Rev. **25**, 281 (1945). — HUGGINS, C., and R. S. BEAR: The course of the prostatic ducts and the anatomy, chemical and x-ray diffraction analyses. J. Urol. (Baltimore) **51**, 37 (1944). — HUGGINS, C., and A. JOHNSON: Chemical observations on fluids of the seminal tract, I. In organic phosphorus, calcium non proteinnitrogen and glucose content of semen and of seminal vesicle prostate and spermatocele flui s in man. Amer. J. Physiol. **103**, 574 (1933). — HUGGINS, C., and W. NEAL: Coagulation anddliquefaction of human semen. J. exp. Med. **76**, 527 (1942). — HUGGINS, C., and P. TALAL AY: Sodium phenolphthalein phosphate as a substrate for phosphatase tests. J. biol. Chem. **158**, 339 (1945). — HUHNER, M.: Aspiration of the testicle in treatment, diagnosis and prognosis of sterility. J. Urol. (Baltimore) **19**, 31 (1928). — HUIS IN'T VELD, L. G.: Untersuchungen des menschlichen Spermas auf 17-Ketosteroide. Acta endocr. (Kbh.) **16**, 257 (1954). — HUMPHREY, G. F., and T. MANN: Studies on the metabolism of semen. 5. Citric acid in semen. Biochem. J. **44**, 97 (1949). — HUTT, F. B.: On the relation of fertility in fowls to the amount of testicular material and density of sperm suspension. Proc. roy. Edinb. Soc. **49**, 102 (1928).

IWANOW, E. E.: De la fécondation artificelle chez les mammifères. Arch. Sciences biol. Paris **12**, 377 (1907). — Action de l'alcohol sur les spermatozoides des mammifères. C. R. Soc. Biol. (Paris) **74**, 480, 482 (1913). — Durée de conservation de la proprieté fecondatrice des spermatozoides des mammifères dans l'epidyme separe de l' organisme. C. Rend. Acad. Sci. (Paris) **183**, 456 (1926). — IWANOW, E. E.: Über die Monohalogenessigsäurewirkung auf die Glykolyse und die Beweglichkeit der Spermatozoen. Biochem. Z. **278**, 101 (1935).

JACKSON, M. H., and C. HARVEY: Variations in spermatogenesis of oligospermic men. Nature (Lond.) **162**, 67 (1948). — JACOBSSON, L.: Free amino acids in human semen. Acta physiol. scand. **20**, 88 (1950). — JAHNEL, F.: Über die Widerstandsfähigkeit menschlicher Spermatozoen gegenüber starker Kälte; Wiederauftreten der Beweglichkeit nach Abkühlung auf −196° (flüssiger N) und −269,5 °C, etwa 3,7° vom absoluten Nullpunkt entfernt (flüssiges Helium). Klin. Wschr. **1938**, 1273. — JEFFCOATE, T. N.: Male infertility. Brit. med. J. **1946** II. 185. — JINDRICH, J.: Zur Kenntnis der männlichen Trichomoniase. Zbl. Bakt., I. Abt. Orig, **172**, 310 (1958). — JOËL, Ch. A.: Über eine Modifikation des elektrischen Ejakulationstests. Schweiz. med. Wschr. **1941**, 1075. — Beitrag zur Fermentchemie des menschlichen Spermas. Helv. med. Acta **8**, 595 (1941). Ref. Ber. ges. Physiol. **129**, 203 (1942). — Studien am menschlichen Sperma, 2. Aufl. Basel: Benno Schwabe & Co. 1953. — Einfluß verschiedener

Farbstoffe auf die Beweglichkeit der Vitalität der Spermien. Schweiz. med. Wschr. **1955**, 428. — The role of spermatozoa in habitual abortion. Fertil. and Steril. **6**, 459 (1955). — JOËL, CH. A., u. E. EICHENBERGER: Die Hyaluronidase, ein mucinspaltendes Ferment, und deren Bedeutung für das menschliche Sperma. Schweiz. med. Wschr. **75**, 601 (1945). — JOËL, CH. A., H. FREI and F. L. HIRSHFELD: Electron microscopic studies of normal and pathologic human spermatozoa. Fertil. and Steril. **2**, 332 (1951). — JOËL, CH. A., A. KATSCHALSKY, O. KEDEM and N. STERNBERG: Electrophoretic measurements of human spermia. Experientia (Basel) **7**, 274 (1951). — JOËL, CH. A., and S. KORNHAUSER: Influence of antibiotics on the motility of spermatozoa. Fertil. and Steril. **7**, 430 (1956). — JOËL, CH. A., u. S. KWIAT: Einfluß verschiedener Farbstoffe auf die Beweglichkeit bzw. ,,Vitalität" der menschlichen Spermien. Schweiz. med. Wschr. **1955**, 428. — JOËL, CH. A., u. O. J. POLLAK: Chemische Versuche mit menschlichen Spermien und ihre klinische Bedeutung. Mschr. Geburtsh. Gynäk. **109**, 91 (1939).

KAEMMERER, K., u. H. G. NEUMANN: Methodisches zur Messung der Farbstoffreduktion durch Spermien. Z. Tierzücht. u. Züchtungsbiol. **60**, 79 (1952). — KAFEMANN, R.: Kann mißlungene Empfängnisverhütung die Frucht schädigen ? Münch. med. Wschr. **1931**, 1918. — KAJIGAMA, T.: Experimentelle Untersuchungen über den Einfluß des Prontosils auf die Spermatozoen. Mitt. med. Akad. Kioto **28**, 95 (1940). Ref. Ber. ges. Physiol. **119**, 495 (1940). — KARRAS, W.: Spermastudien, eine Methode zur färberischen Darstellung der Kopfkappen und des Kolloidüberzuges der Spermien. Mh. prakt. Tierheilk. **2**, 162 (1950). — KATO, K.: Experimentelle Untersuchungen über die Agglutination von Säugetierspermatozoen mit besonderer Berücksichtigung von deren Bedeutung für die Befruchtung. Mem. Fac. Sci. Agric. Taihoku Imp. Univ. **19**, 1, 73 (1936). — KAULLA, K. N. v., u. L. B. SHETTLES: Beitrag zur Kenntnis des proteolytischen Fermentsystems im menschlichen Spermaplasma, mucus cervicalis, Tubarschleimhaut und Liquor folliculi. Klin. Wschr. **1954**, 468. — Thromboplastic activity of human cervical mucus and ovarien follicular and seminal fluid. Fertil. and Steril. **7**, 166 (1956). — KELLER, M., u. R. TSCHUMI: Elektrophoretische Studien am menschlichen Spermaplasma. Gynaecologia (Basel) **135**, 92 (1953). — KEPP, R. K., u. H. W. VASTERLING: Zur Frage der praktischen Bedeutung der Spermahyaluronidase. Dtsch. med. Wschr. **1954**, 287. — Hyaluronidase und Abort. Dtsch. med. Wschr. **1954**, 287. — KEUTEL, J., u. H. C. GABSCH: Studien am menschlichen Sperma. Urol. int. (Basel) **6**, 206 (1958). — KHRENINGER-GUGGENBERGER J. VON: Experimentelle Untersuchungen über die vertikale Spermienwanderung. Arch. Gynäk. **153**, 64 (1933). — KIMMIG, J.: Die Biochemie des menschlichen Spermas. Ber. 1. Symposion der Dtsch. Ges. für Endocrinol. 1953, S. 171. Berlin: Springer 1955. — Zur Diagnostik und Therapie der männlichen Fertilitätsstörungen. Arch. Gynäk. **189**, 237 (1957). — KIMMIG, J., u. C. SCHIRREN: Klinische und biochemische Untersuchungen zum Nachweis von Inosit in Gegenwart von Fructose im menschlichen Sperma. Hautarzt **5**, 198 (1956). — KING, E. J., and A. R. ARMSTRONG: A convenient method for determining serum and bile phosphatase activity. Canad. med. Ass. J. **31**, 376 (1934). — KIRK, J. E.: Hypogonadism in middleaged and elderly men. Postgrad. Med. **20**, 324 (1956). — KITTSTEINER, W.: Die Trichomonadenurethritis des Mannes. Dtsch. med. Wschr. **1946**, 135. — KLEEGMAN, S. J.: Therapeutic donor insemination. Fertil. and Steril. **5**, 7 (1954). — KLINGMÜLLER, G.: Über alkalische Phosphomonoesterase bei der Hauttuberkulose, ihren Einfluß auf Tuberkelbakterien und ihre Aktivierung durch Vitamin D_2. Hautarzt **4**, 357 (1953). — KNAUS, H.: Die Physiologie des Hodens, des Nebenhodens und der Samenzellen. In: Die Physiologie der Zeugung des Menschen. Wien: Wilhelm Maudrich 1954. — Die Reifung der Spermatozoen in den männlichen Samenwegen. Wien. med. Wschr. **1958**, 790. — KNEER, M.: Der habituelle Abort. Dtsch. med. Wschr. **1957**, 1059. — KÖLLIKER, A.: Physiologische Studien über die Samenflüssigkeit. Z. wiss. Zool. **7**, 221 (1885). — KOETS, P., and L. MICHELSON: Relation between ascorbic acid content and quality of human semen. Fertil. and Steril. **7**, 15 (1956). — KOHLBERG, K. H.: Beurteilung der Zeugungsfähigkeit beim Mann. Dtsch. med. Wschr. **1953**, 1666. — KOLLER, R.: Klima und Lebensäußerungen unserer Haustiere. I. Teil: Allgemeines. Fortpflanz., Zuchthyg. u. Haustierbesamung **5**, 1 (1955). — 2. Teil: Der Einfluß des Lichtes auf die Haustiere, mit besonderer Berücksichtigung ihrer Fortpflanzung. Fortpflanz., Zuchthyg. u. Haustierbesamung **6**, 1 (1956). — Persönliche Mitteilungen. — KOSSEL, A.: Über eine neue Base aus dem Tierkörper. Arch. Anat. u. Physiol. **181**, 346, 465 (1891). — KÜHNAU, W.: Der Übergang der Sulfonamidpräparate in die Drüsensekrete des Urogenitalsystems. Zugleich eine Mikromethode zur Albucidbestimmung. Med. Klin. **1939**, 883. — KÜST, D., u. F. SCHÜTZ: Fortpflanzungsstörungen der Haustiere. Stuttgart: Ferdinand Enke: 1955. — KURZROK, R.: Further observations of the value of hyaluronidase in the treatment of human infertility. Ann. N.Y. Acad. Sci. **52**, 1180 (1949). — KURZROK, R., S. L. LEONHARD and H. CONRAD: The role of hyaluronidase in human infertility. Amer. J. Med. **1**, 491 (1946).

LAGERLÖF, N.: Morphological changes in sperm and testicles of bulls with decreased or suspended fertility. Acta path. microbiol. scand. Suppl. **19**, 1 (1934). — LAMPE, E. H., and E. H. MASTERS: Problems of male fertility effect of frequent ejaculation. Fertil. and Steril. **7**, 123 (1956). — LANDAU, R. L.: Hypogonadism with spermatogenesis, a case report. J. clin. Endocr. **13**, 510 (1953). — LANDAU, R. L., and J. LOUGHEAD: Seminal fructose concentration as index of androgenic activity in man. J. clin. Endocr. **11**, 1411 (1951). — LANDES, E., u. W. KAPPESSER: Elektronenoptische Untersuchungen über die Ultrastruktur des menschlichen Spermatozoenkernes. Hautarzt **9**, 463 (1958). — LANE-ROBERTS, C., A. SHARMAN, K. WALKER, B. B. WIESNER and M. BARTON: Sterility and impaired fertility. London: Hoeber 1948. — LANZ, T. v.: Zur Biologie der Samenfäden im männlichen Geschlechtsapparat. Klin. Wschr. **1930**, 1899. — Die Samenspeicherung beim Mann. Klin. Wschr, **1936**, 993. — LARDY, H. A.: The metabolic regulator in mammalian spermatozoa. In E. T. ENGLE, Studies on testis and ovary, eggs and sperm, p. 111. Springfield: Ch. C. Thomas 1952. — Factors controlling rates of metabolism in mammalian spermatozoa. In: Mammalian Germ Cells, p. 59. London: Churchill 1953. — LARDY, H. A., D. GHOSH and G. W. E. PLAUT: A metabolic regulator in mammalian spermatozoa. Science **109**, 365 (1949). — LARDY, H. A., and P. H. PHILLIPS: Studies of fat and carbohydrate oxydation in mammalian spermatozoa. Arch. Biochem. **6**, 53 (1945). — LEEB, H., u. G. RENNHOFER: Über die Beurteilung der Vitalität menschlicher Spermien mit der Eosin-Nigrosin-Färbung nach Blom. Wien. med. Wschr. **1954**, 104, 877. — LEEUWENHOEK, A. v.: Observationes D. Anthonii Leeuwenhoek, de natis e semine genitali animalculis. Phil. Trans. B **12**, 1040 (1678). — LEHMANN, H.: Spermahyaluronidase. Medizinische **1955**, 1405. — LEIDL, W.: Klima und Sexualfunktion männlicher Haustiere. Hannover: M. & H. Schaper 1958. — Experiments in freeze-drying of bull semen. Reprinted from the III. Internat. Congr. on animal reproduction, Cambridge, 25th—30th. June, 1956. — LEIKKOLA, A.: Seminal fluids, composition in barren marriages. Acta obstet. gynec. scand. **34**, Suppl. **3**, 1, (1955). — LEONE, E., and T. MANN: Ergotioneine in the seminal vesicle secretion. Nature (Lond.) **168**, 205 (1951). — LEONHARD, S. L., and R. KURZROK: Inhibitors of hyaluronidase in blood sera and their effect on follicle cell dispersal. Endocrinology **39**, 85 (1946). — LEONHARD, S. L., and P. L. PERLMAN: Hyaluronidase assay of rat testes. Anat. Rec. **96**, 543 (1946). — LEONHARD, S. L., P. L. PERLMAN and R. KURZROK: A turbidimetric method for determining hyaluronidase in semen and tissue extracts. Endocrinology **39**, 261 (1946). — Hyaluronidase in Human Fertility. Endocrinology **42**, 176 (1948). — LEUCHTENBERGER, C.: Standard cytological methods, vol. I, Chap. 4. London: Danielli 1957. — LEUCHTENBERGER, C., u. R. LEUCHTENBERGER: Quantitative Cytochemie (Mikrospektrophotometrie), eine wertvolle, neue Forschungsrichtung für das Studium krankhafter Vorgänge. Schweiz. med. Wschr. **1957**, 1549. — LEUCHTENBERGER, C., R. LEUCHTENBERGER, F. SCHRADER and D. R. WEIR: Reduced amounts of desoxyribose nucleic acid in testicular germ cells of infertile men with active spermatogenesis. Lab. Invest. **5**, 422 (1956). — LEUCHTENBERGER, C., D. R. WEIR, F. SCHRADER and R. LEUCHTENBERGER: Decreased amounts of desoxyribose nucleic acid (DNA) in male germ cells as a possible cause of human male infertility. Acta genet. (Basel) **6**, 272 (1956). — LEUCHTENBERGER, C., WEIR D. R., F. SCHRADER and L. MURMANIS: The desoxyribose nucleic acid (DNA) content in spermatozoa of repeated seminal fluids from fertile and infertile men. J. Lab. clin. Med. **45**, 851 (1955). — LEWETZ, A.: Neuere Erkenntnisse über das menschliche Sperma unter besonderer Berücksichtigung der geformten Bestandteile und des Spermiocytogramms. Diss. Würzburg 1957. — LILLIE, F. R.: Problems of fertilization. Chicago, Ill.: Chicago University Press 1923. — LINDAHL, P. E. and J. E. KIHLSTRÖM: An antiagglutinic factor in mammalian sperm plasma. Fertil. and Steril. **5**, 241 (1954). — A constituent of male sperm antagglutin related to vitamin E. Nature (Lond.) **174**, 600 (1954). — LINHARDT, K., u. K. WALTHER: Über die Brauchbarkeit der Phosphatasebestimmung nach HUGGINS und TALALAY. Hoppe-Seylers Z. physiol. Chem. **289**, 245 (1952). — LODE, A.: Untersuchungen über die Zahlen und Regenerationsverhältnisse der Spermatozoiden bei Hund und Mensch. Pflügers Arch. ges. Physiol. **50**, 278 (1891). — LOTZE, H., u. W. SCHULTZ: Spermatozoiden und Schwangerschaft. Zbl. Gynäk. **56**, 732 (1932). — LOWSLEY, O. S.: The sexual glands of the man. New York 1942. — The 1944year book of urology. — LÜPS, P.: Die Electroejakulation beim Bullen. Fortpflanzung, Zuchthygiene und Haustierbesamung. Sonderbeil. der Dtsch. tierärztl. Wschr. **5**, 52 (1955). — LUNDQUIST, F.: Function of prostatic phosphatase. Nature (Lond.) **158**, 710 (1946). — Studies on the biochemistry of human semen. I. The natural substrat of prostatic phosphatase. Acta physiol. scand. **13**, 322 (1947). — Aspects of the biochemistry of human semen. Acta physiol. scand. **19**, Suppl. 66 (1949). — Studies on the biochemistry of human semen. IV. Amino acid and proteolytic enzymes. Acta physiol. Scand. **25**, 178 (1952). —. Proteolytic enzymes in human semen. In: Mammalian germ cells, p. 71. London: Churchil 1953. — Glycerophosphoryl, choline as precurser of free choline in mammalian semen. Nature (Lond.) **172**, 587 (1953).

MACLEOD, J.: The role of oxygen in the metabolism and motility of human spermatozoa. Amer. J. Physiol. **138**, 512 (1943). — The male factor in fertility and infertility. Fertil.

and Steril. **1**, 347 (1950). — Semen quality in 1,000 men of known fertility and in 800 cases of infertile marriage. Fertil. and Steril. **2**, 115 (1951). — Sulfhydryl groups in relation to the metabolism and motility of human spermatozoa. J. gen. Physiol. **34**, 705 (1951). — Biology of the testes. Ann. N.Y. Acad. Sci. **54**, 796 (1952). — Human spermatozoa production in health and disease. In: Mammalian Germ Cells, p. 134. London: Churchill 1953. — The present status of human male infertility. Amer. J. Obstet. Gynec. **69**, 256 (1955). — Current review: Human semen. Fertil. and Steril. **7**, 368 (1956). — The male factor in fertility and infertility. An analysis of ejaculate volume in 800 fertile men and in 600 men in infertile marriage. Fertil. and Steril. **1**, 347 (1950). — MacLeod, J., and R. Z. Gold: II. Spermatozoa counts in 1,000 men of known fertility and in 1,000 cases of infertile marriage. J. Urol. (Baltimore) **66**, 436 (1951). — III. An analysis of motile activity in the spermatozoa of 1,000 fertile men and 1,000 men in infertile marriage. Fertil. and Steril. **2**, 187 (1951). — IV. Sperm morphology and fertile and infertile marriage. Fertil. and Steril. **2**, 394 (1951). — V. The effect of continence on semen quality. Fertil. and Steril. **3**, 297 (1952). — VI. Semen quality and certain other factors in relation to ease of conception. Fertil. and Steril. **4**, 10 (1953). — VII. Semen quality in relation to age and sexual activity. Fertil. and Steril. **4**, 194 (1953). — VIII. A study of variation in semen quality. Fertil. and Steril. **7**, 387 (1956). — IX. Semen quality in relation to accidents of pregnancy. Fertil. and Steril. **8**, 36 (1957). — MacLeod, J., R. Z. Gold and Ch. M. McLane: What is normal female fertility? Correlation of the male and female factors in human infertility. Fertil. and Steril. **6**, 112 (1955). — MacLeod, J., u. R. S. Hotchkiss: The distribution of spermatozoa and certain chemical constituents in the human ejaculate. J. Urol. (Baltimore) **48**, 225 (1942). — Macomber, D., and W. Saunders: The spermatozoa count. New Engl. J. Med. **200**, 981 (1929). — Mann, T.: Biochemistry of semen. Methuens Monographs on biochemical subjects. London 1954. — Margo: Zit. nach O. Schmidt. Dtsch. Z. ges. gerichtl. Med. **12**, 210 (1928). — Maroulis, B. G.: Round multinucleated spermatogenetic cells. Fertil. and Steril. **4**, 412 (1953); **5**, 217 (1954). — Matthews, C. S., and C. L. Buxton: Bacteriology of the cervix in cases of infertility. Fertil. and Steril. **2**, 45 (1951). — May, F.: Ergebnisse routinemäßiger Fertilitätsuntersuchungen von 493 Männern an der Hautklinik Gießen. Diss. Gießen 1956. — Mayer, A.: Sterilität und Konstitution. Mschr. Geburtsh. Gynäk. **75**, 21 (1927). — McClean, D.: The in vivo decapsulation of streptococci by hyaluronidase. J. Path. Bact. **54**, 284 (1942). — Amer. J. Med. **1**, 491 (1947). — McClean, D., and J. W. Rowlands: Role of hyaluronidase in fertilization. Nature (Lond.) **150**, 627 (1942). — McCullagh, E. P., and C. A. Schaffenburg: Hormonal activity in semen. J. clin. Endocr. **11**, 403 (1951). — The role of the seminiferous tubules in the production of hormones. Ann. N.Y. Acad. Sci. **55**, 674 (1952). — McMillan, E. W.: Higher epididymal obstructions in male infertility: Etiology and treatment. Fertil. and Seril. **4**, 101 1953. — Meaker, S. R.: Human sterility. Baltimore: Williams & Wilkins Company 1934. — Mercier, E., and G. W. Salisbury: Effect of techniques of preparing semen smears for staining on the morphology of bull spermatozoa. J. anim. Sci. **6**, 60 (1947). — Messer, F. C., and B. R. Almquist: The hydrogenion concentration in seminale fluid from sterile men. J. Urol. (Baltimore) **37**, 319 (1937). — Mettenleiter, M.: Sperma und künstliche Befruchtung bei Mensch und Tier. Arch. Gynäk. **126**, 251 (1925). — Meves, F.: Struktur und Histogenese der Spermien. Ergebn. Anat. Entwickl.-Gesch. **11**, 437 (1901). — Michael, M.: The evaluation of the number of sperms in human seminal samples. Gynaecologia (Basel) **134**, 97 (1952). — Michael, M., u. K. Joël: Zellformen in normalen und pathologischen Ejakulaten und ihre klinische Bedeutung. Schweiz. med. Wschr. **1937**, 757. — Michelson, L.: Studies of the male fertility: Bilateral lesions of the genital organs, simulating unilateral involvement. Fertil. and Steril. **3**, 316 (1952). — Michelson, L., and P. Koets: Hyaluronidase concentration in the semen as a test for patency of the vasoepidymal ducts. J. Urol. (Baltimore) **61**, 803 (1949). — Michelson, L., and R. Michelson: Fertility studies of the male in barren marriages. J. Amer. med. Ass. **134**, 941 (1947). — Miescher, F.: Verh. Naturforsch. Ges. Basel **6**, 138 (1878). — Histochemische und physiologische Arbeiten. Leipzig: Vogel 1897. — Millman, N.: A critical study of methods of measuring spermicidal action. Ann. N.Y. Acad. Sci. **54**, 806 (1951/52). — Milovanov. V. K.: Die künstliche Besamung der Haustiere. (Russisch.) Moskau u. Leningrad: Staatsverlag 1934. — Moench, G. L.: Männliche Fruchtbarkeit. In Seitz-Amreich, Biologie und Pathologie des Weibes, Bd. 3, S. 307. München: Urban & Schwarzenberg 1955. — Molnar, J., u. J. Zador: L'effet de la penicilline sur les spermatozoides et sur la spermatogenèse. Schweiz. med. Wschr. **1948**, 664. — Moore, C. R.: Biology of testis. Baltimore: Williams & Wilkins Company 1939. — Moore, C. R. and T. F. Gallagher: On the prevention of castration effects in mammals by testis extract injection. Amer. J. Physiol. **89**, 388 (1929). — Moore, R. A., and R. F. Hanzel: Chemical composition of prostatic corpora amylacea and calculi. Arch. Path. (Chicago) **22**, 41 (1936). — Moore-White, M., and M. Barton: Conception in spite of extreme oligozoospermia. Brit. med. J. **1951**, 741. — Morosow, V. A.: Vestn. seljskohoz. Navki zivotn. **1**, 139 (1940). —

Munro, S. S.: Effect of dilution and density on fertilizing capacity of fowl sperm in excretory ducts. Canad. J. Res. 16, 281 (1938). — Myers, R. M., and J. O. Almquist: A comparison of the effects of aureomycin, penicillin and streptomycin upon spermatozoa viability and control of bacteria in bovin semen. J. anim. Sci. 10, 322 (1951). Ref. Zbl. Haut- u. Geschl.-Kr. 79, 412 (1952). — Myers, R. M. J. O. Almquist and P. W. Prince: J. Dairy Sci. 33, 394 (1950).

Nagel, A.: Das elastische und muskulöse System der Tunica dartos und seine Beziehung zum Blutgefäßsystem. Morph. Jb. 83, 201 (1939). — Nemiloff, A.: Der Einfluß der Unterbrechung der abführenden Samenwege auf den feineren Bau des Hodens des Säugers. Virchows Arch. path. Anat. 280, 776 (1931). — Neumann, E.: Aussprache: Künstliche Befruchtung. Med. Klin. 1943, 125. — Niedermeyer, A.: Spezielle Fragen des menschlichen Sexuallebens. In Handbuch der speziellen Pastoralmedizin, Bd. II. Wien: Herder 1950. — Niendorf, F.: Der heutige Stand der Forschung über die Bedeutung des Zervikalzyklus und der Hyaluronidase für das Problem der Fortpflanzung. Münch. med. Wschr. 1953, 366. — Nikolowski, W.: Beziehungen und Abhängigkeiten von Spermiogenese und Prostatasekretion. Derm. Wschr. 1949, 237. — Der Gehalt des Ejakulates an Phosphatase bei wiederholten Untersuchungen ohne und mit medikamentöser Behandlung im Intervall. Z. Urol. 43, 94 (1950). — Zur Beurteilung der Fertilität des Mannes in Klinik und Praxis. Medizinische 1953, 531. — Nocke, W.: Besteht eine Beziehung zwischen Spermaplasmaproteinen und männlicher Fertilität? Diss. Bonn 1959. — Nowakowski, H.: Störungen der Keimdrüsenfunktion beim Mann. In Giese, Die Sexualität des Menschen. Stuttgart: Ferdinand Enke 1954. — Nowakowski, H., u. C. Schirren: Spermaplasmafructose und Leydig-Zellenfunktion beim Manne. Klin. Wschr. 1956, 19. — Noyes, R. W.: The endocrine control of the passage of spermatozoa and ova through the female genital tract. Fertil. and Steril. 10, 480 (1959). — Nürnberger, L.: Klinische und experimentelle Untersuchungen über die Lebensdauer der menschlichen Spermatozoen. Mschr. Geburtsh. Gynäk. 53, 87 (1920).

Obé, G., u. G. Hermann: Papierelektrophoretische Untersuchungen am Spermaplasma, Ejakulat und Prostataexprimat. Z. Urol. 47, 393 (1954). — Oberndorfer, S.: Die inneren männlichen Geschlechtsorgane. In Henke-Lubarsch' Handbuch der speziellen pathologischen Anatomie und Histologie, Bd. VI/3, S. 427. Berlin: Springer 1931. — Oettle, A. G.: Morphologic changes in normal human semen after ejaculation. Fertil. and Steril. 5, 227 (1954).

Page, J., and A. B. Houlding: The clinical interpretation of 1,000 semen analyses among applicants for sterility studies. Fertil. and Steril. 2, 140 (1951). — Painter, T.: Studies in mammalian spermatogenesis. J. exp. Zool. 37, 291 (1923). — Palmer, R.: La stérilité involontaire, p. 342. Paris: Masson & Cie. 1950. — Pearl, B.: The natural history of population. London: Oxford University Press 1939. — Pearson, O. P.: Tables for statisticians and biometricians. Cambridge: Cambridge University Press 1914. — Perlmann, P. L., S. L. Leonhard and S. Kurzrok: Endocrinology 42, 26 (1948). — Perloff, W. H., and B. J. Channick: Infertility due to large semen volume. Fertil. and Steril. 9, 171 (1958). — Perloff, W. H., and J. H. Nodine: The extraction of hyaluronidase from human testicles and seminal fluid. Fertil. and Steril. 1, 373 (1950). — Peters, H.: Zur Technik der Spermauntersuchung beim Hunde. Berl. u. Münch. tierärztl. Wschr. 1943, 253. — Pincus, G., and E. V. Enzmann: Fertilization in rabbit. J. exp. Biol. 9, 403 (1932). — Polge, C.: The preservation of spermatozoa at low temperatures. In: Mammalian germ cells, p. 108. London: Churchill 1953. — Polge, C., and L. E. A. Rowson: Fertilizing capacity of bull spermatozoa after freezing at — 79⁰ C. Nature (Lond.) 196, 626 (1952). — Polge, C., A. U. Smith and A. S. Parkes: Revival of spermatozoa after vitrification and dehydration at low temperatures. Nature (Lond.) 164, 666 (1949). — Pollak, O. J., u. Ch. Joël: Zur Morphologie der männlichen Keimzellen. Arch. exp. Zellforsch. 22, 77 (1939). — Pommerenke, W. T., and E. Viergiver: Comparison of rates of penetration of unwashed and washed spermatozoa in cervical mucus. Proc. Soc. exp. Biol. (N.Y.) 66, 161 (1944). — Porter, K. R., and J. Blum: A study in microtomy for electron microscopy. Anat. Rec. 117, 685 (1953). — Posner, C.: Die diagnostische Hodenpunktion. Berl. klin. Wschr. 1905, 1119. — Prather, G. C., and D. Skinner: Prostatic corpora amylacea. J. Urol. (Baltimore) 76, 107 (1956). — Puck, A.: Der Einfluß des Östriol auf das Sekret der Cervix uteri. Geburtsh. u. Frauenheilk. 18, 998 (1958).

Raboch, J., u. J. Hradec: Die quantitative Fruktosebestimmung im menschlichen Ejakulat. Endokrinologie 31, 171 (1954). — Randall, J. T., and M. G. H. Friedlaender: The microstructure of ram spermatozoa. Exp. cell. Res. 1, 1 (1950). — Rauen, H. M.: Biochemisches Taschenbuch. Berlin-Göttingen-Heidelberg: Springer 1956. — Redenz, E.: Versuch einer biologischen Morphologie des Nebenhodens. Arch. mikr. Anat. 103, 593 (1924). — Die Bedeutung elektrolytarmer Lösungen für die Bewegung der Spermatozoen. Arch. mikr. Anat. 106, 290 (1925c). — Nebenhoden- und Spermienbewegung. Würzburg. Abh. Med. 24, 107 (1926). — Reed, C. J., and B. P. Reed: Comparative study of human and bovine sperm by electron microscopy. Anat. Rec. **100**, 1 (1948). — REIS, J.: Über die Spezifität der Prostata- und Hodenphosphatase. Enzymologia **5**, 251 (1938). — RETZIUS, G.: Zur Kenntnis der Spermatozoen. Biol. Unters. 1881—1882. Weitere Beiträge zur Kenntnis der Spermien des Menschen und einiger Säugetiere. Biol. Unters. **10**, 45 (1902); Biol. Unters., N. F. **14**, 150 (1909). — REYNOLDS, S. R. M., and D. MACOMBER: Fertility and sterility in human marriages. Philadelphia: W. B. Saunders Company 1924. — Defective diet as a cause of sterility. J. Amer. med. Ass. **77**, 169 (1921). — RICHTER, P.: Die Obliteration der ableitenden Samenwege und ihre Folgen für die Hoden. Virchows Arch. path. Anat. **300**, 225 (1937). — RIISFELDT, O.: Origin of hyaluronidase in the rat testis. Nature (Lond.) **163**, 874 (1949). — RILEY, F. J., and M. D. MASTERS: Problems of male fertility. Bacteriology of human semen. Fertil. and Steril. **7**, 128 (1956). — ROEMMICH, O.: Biologische und physiologische Untersuchungen am Sperma und am Scheidensekret des Rindes im Hinblick auf die künstliche Besamung. Zool. Jb., Abt. allg. Zool. u. Physiol. **44**, 85 (1927). — RÖSSLE, R.: Referat über Entzündung. Verh. der Pathol. Ges., 19. Tagg. Zbl. allg. Path. path. Anat. **33**, Erg.-H. 18 (1923). — ROLLE, M., u. J. KALICH: Zur Diagnose der toxischen Kolikeime durch Agglutination der Spermazellen. Münch. med. Wschr. **1954**, 579. — ROLSHOVEN, E.: Über hydrodynamische Vorgänge im Säugerhoden und ihre Bedeutung für die Spermiogenese. S.-B. Ges. Naturwiss. Marburg **74**, 1 (1939). — ROMEIS, B.: Der Hoden. In Handbuch der normalen und pathologischen Physiologie, Bd. 14/I. Berlin: Springer 1926. — Mikroskopische Technik. München: R. Oldenburg 1948. — ROSS, V., E. G. MILLER, D. H. MOORE and H. SIKORSKI: Electrophoretic patterns of seminal plasma from some „abnormal" human semens. Proc. Soc. exp. Biol. (N.Y.) **54**, 179 (1943). — ROSS, V., D. H. MOORE and E. G. MILLER jr.: Proteins of human seminal plasma. J. biol. Chem. **144**, 667 (1942). — ROTHSCHILD, Lord: The movements of spermatozoa. In: Mammalian germ cells, p. 122. London: Churchill 1953. — RUBENSTEIN, B. B., H. STRAUSS, M. L. LAZARUS and H. HANKIN: Sperm survival in women; Motile sperm in the fundus and tubes of surgical cases. Fertil. and Steril. **2**, 15 (1951). — RÜMKE, P.: Autoantibodies spermatozoa in sterile men. Immunopathology. I. Internat. Symp. Basel u. Selisberg, S. 145. Basel: Benno Schwabe & Co. 1959. — RÜMKE, P., and G. HELLINGA: Autoantibodies against spermatozoa in sterile men. Amer. J. clin. Path. **35**, 357 (1959). — RUSSELL, J. K.: Male factors on infertility. J. Obstet. Gynaec. Brit. Emp. **61**, 268 (1954).

SANDERS, J. H.: Electron microscope studies of normal human spermatozoa. West. J. Surg. **56**, 306 (1948). — SANDLER, B.: Cervical hostility and asthenospermia. Proc. Soc. Study Fertil. **3**, 72 (1951). — The male factor in human sterility. J. Obstet. Gynaec. Brit. Emp. **60**, 1 (1953). — Recovery from sterility after mumps orchitis. 2 cases. Brit. med. J. **1954**, 795. — SCHAFFENBURG, C. A., and E. P. MCCULLAGH: Studies in sperm hormons: Demonstration of estrogenic activity. J. Endocr. **11**, 1403 (1951). — SCHERSTÉN, B.: Studien über das Vorkommen und die biologische Bedeutung des Citrats in Geschlechtsdrüsen des Menschen und verschiedener Tiere. Skand. Arch. Physiol. **74**, Suppl. 7 (1936). — SCHIRREN, C.: Biochemische Untersuchungen am menschlichen Sperma. Medizinische **24**, 872 (1955). — Experimentelle Untersuchungen zur Schnelldifferenzierung menschlicher Spermatozoen mit Hilfe einer Eosin-Färbung. Arch. klin. exp. Derm. **207**, 63 (1958). — SCHLENK, W., u. H. KAHMANN: Die chemische Zusammensetzung des Spermaliquors und ihre physiologische Bedeutung, Untersuchungen am Forellensperma. Biochem. Z. **295**, 283 (1938). — SCHMEROLD, W. L.: Ein Beitrag zur Fertilitätsuntersuchung beim Manne unter besonderer Berücksichtigung der Beweglichkeitsverhältnisse der Spermien. Arch. klin. exp. Derm. **206**, 767 (1957). — Beurteilung der Zeugungsfähigkeit unter besonderer Berücksichtigung der Spermauntersuchung. I. Teil: Störungen der Potentia gener. und Hinweise auf klinische Untersuchungsmethoden. II. Teil: Technik der Spermauntersuchung. III. Teil: Untersuchungen zur Frage der Beweglichkeit und Vitalität der menschlichen Spermien. Hautarzt **8**, 179, 224, 272 (1957). — SCHMIDT, O.: Über den Zeitpunkt des Absterbens der Spermatozoen bei Leichen. Dtsch. Z. ges. gerichtl. Med. **12**, 210 (1928). — SCHNALL, M. D.: Electronmicroscopic study of human spermatozoa. Fertil. and Steril. **3**, 62 (1952). — SCHNEIDER, W.: Neue Gesichtspunkte der Spermaelektrophorese. In: NOWAKOWSKI, Stoffwechselwirkungen der Steroidhormone. Berlin: Springer 1955. — SCHNEIDER, W., H. NOWAKOWSKI u. K. D. VOIGT: Die Papierelektrophorese vom menschlichen Spermaplasma. Klin. Wschr. **1954**, 863. — SCHULTZ-LARSEN, J.: The morphology of the human sperm. Acta path. microbiol. scand. Suppl.**128**, 1 (1958). — SCHULTZ-LARSEN, J., R. HAMMEN and F. CARLSEN: On the occurence of galea capitis in human sperm. Acta path. microbiol. scand. **35**, 1 (1954). — SCHULTZE, G. K. F.: Untersuchungen über die männlich bedingte Sterilität. Arch. Gynäk. **161**, 150 (1936). — SCOTT, L. S.: The effect of varicocele on spermatogenesis. Stud. Fertil. **10**, 33 (1958). — SEGRE, G. V., and G. VALLE: Studi sulla fertilitá. Sulla biopatologia del nemasperma umano. Ginecologia (Torino) **1**, 925 (1935). — SENECA, H., and D. IDES: The effect of antibiotics on human spermatozoa. J. Urol. (Baltimore) **70**, 306 (1953). — The effect of magnamycin on protozoa and spermatozoa. Antibiot. and

Chemother. **3**, 117 (1953). Ref. Ber. ges. Physiol. **166**, 274 (1954). — SEYMOUR, F. J.: Sterile motile spermatozoa proved by clinical experimentation. J. Amer. med. Ass. **112**, 1817 (1939). — SEYMOUR, F. J., and M. BENMOSHE: Magnification of spermatozoa by the electron microscope. J. Amer. med. Ass. **116**, 2489 (1941). — SEYMOUR, F. J., and A. KOERNER: Artificial insemination present status in the U.S.A. as shown by a recent survey. J. Amer. med. Ass. **116**, 2747 (1941). — SEYMOUR, F. I., A. KOERNER and D. CUSTOM: Transport of human spermatozoa by plane for artificial insemination. J. Amer. med. Ass. **122**, 174 (1943). — SHEDLOWSKY, L.: Proc. of the 2nd Conf. on Biology of the spermatozoa National Commitee on Maternal Health 1940. — SHERMAN, J. K.: Freezing and freeze-drying of human spermatozoa. Fertil. and Steril. **5**, 357 (1954). — SHETTLES, L. B.: The respiration of human spermatozoa on their response to various gases and low temperatures. Amer. J. Physiol. **128**, 408 (1940). — SIEGERT, F.: Die Behandlung der weiblichen Frigidität. Med. Welt **1938**, 1094. — SIEVE, B. F.: A new antifertility factor. Science **116**, 1 (1952). — SILLÒ, G.: Neue Beobachtungen über die Beweglichkeit der menschlichen Samenfäden. Z. Urol. **52**, 529 (1959). — The influence of artificial factors on motility of human spermatozoa. Fertil. and Steril. **11**, 235 (1960). — The discovery and development of the human sperm motility in chronological order. Vortrag am Weltkongr. der Wissenschaft, Barcelona, 1959. Res. Medica (1960, im Druck). — Introduction to the study of human sperm motility. Monographie (1960, im Druck). — SIMS, J. M.: Clinical notes on uterine surgery. London 1866. — SLOWTZOW, B.: Zur Chemie des menschlichen Spermas. Hoppe-Seylers Z. **1902**, 35 (358). — Compt rend. Soc. Biol. **5**, 79 (1916). — SOKOLOVSKAIA, A.: Persönliche Mitteilungen v. KOLLER. — SØRENSEN, E.: Metoder til undersogelse af spermas fertilitet. Maanedskr. Dyrlaeger **53**, 593 (1942). — STAEHLER, W.: Klinik und Praxis der Urologie, Bd. II. Stuttgart: Georg Thieme 1959. — STAEMMLER, M.: Keimdrüsen und Umwelt. Z. menschl. Vererb.- u. Konstit.-Lehre **24**, 449 (1942/43). — STALLCUP, O. T., and H. K. MCCARTNEY: Toxicity of terramycin to bull spermatozoa. Fertil. and Steril. **4**, 236 (1953). — STEELE, H. D., G. KINLEY and C. LEUCHTENBERGER: Polysaccharide nature of corpora amylacea. Amer. Med. Arch. Path. **54**, 94 (1952). — STEIN, J. F., and M. R. COHEN: Sperm survival at estimated ovulation time: Prognostic significance. Fertil. and Steril. **1**, 169 (1950). — STEMMER, W.: Samenverlust aus der Scheide als mögliche Ursache ehelicher Unfruchtbarkeit. Zbl. Gynäk. **80**, 122 (1958). — Über vegetative Wirkungen des Spermas im weiblichen Organismus. Zbl. Gynäk. **64**, 1528 (1940). — STERN, C.: Grundlagen der menschlichen Erblehre. Göttingen: Musterschmidt 1955. — STEUDEL, E.: Physikalische und chemische Eigenschaften des Spermas und der Eisubstanzen nebst dem Umbau von Körperorganen. In Handbuch der normalen und pathologischen Physiologie, Bd. XIV, Teil 1. Berlin: Springer 1926. — STIASNY, H.: Unfruchtbarkeit beim Manne. Diagnostik und Therapie mit Verwendung des Spermiogramms. Stuttgart: Ferdinand Enke 1944. — STIASNY, H., u. K. GENERALES: Erbkrankheit und Fertilität. Stuttgart: Ferdinand Enke 1944. — STIEVE, H.: Die männlichen Geschlechtsorgane. In Handbuch der mikroskopischen Anatomie, Bd. VII, Teil 2. Berlin: Springer 1930. — STIGLER, R.: Wärmelähmung und Wärmestarre menschlicher Spermatozoen. Pflügers Arch. ges. Physiol. **155**, 201 (1914). — Der Einfluß des Nebenhodens auf die Vitalität der Spermatozoen. Pflügers Arch. ges. Physiol. **171**, 273 (1918). — STILLING, H.: Beobachtungen über die Funktion der Prostata und über die Entstehung der prostatischen Konkremente. Virchows Arch. path. Anat. **98**, 1 (1884). — STIX, R. K., and F. W. NOTERTEIN: Controlled fertility. Baltimore: Williams & Wilkins Company 1940. — SWYER, G. I. M.: A tubal factor concerned in the denudation of rabbit ova. Nature (Lond.) **159**, 873 (1947). — Hyaluronidase and fertilization. In: The biochemistry of fertilization and the gametes, edit R. T. WILLIAMS. Biochem. Soc. Symp. (Cambridge) **7**, 4 (1951). — Observations on the post-coital test. Stud. Fertil. **7**, 79 (1955).

TAFEL, R. E., P. TITUS and W. W. WIGHTMAN: Hyaluronidase in the treatment of human sterility. Amer. J. Obstet. Gynec. **55**, 1023 (1948). — TAMPONI, M., and E. V. RIZZI: Ricerche sulla climinazione della penicillina attraverso lo sperma. Montecatini Termo e Firence 13.—16. 5. 1950. Congr. Soc. ital. Dermat. (Minerva) dermat. Coll. Monogr. Nr 1. Ref. Zbl. Haut- u. Geschl.-Kr. **80**, 109 (1952). — TAYLOR, W. P., and H. R. MORGAN: Antibacterial substances in human semen and prostatic fluid. Surgery **9**, 662 (1952). — TERNER, C.: Aerobic metabolism and semen quality. In: Mammalian germ cells, p. 46. London: Churchill 1953. — TIETZE, C.: Statistical contributions to the study of human fertility. Fertil. and Steril. **7**, 88 (1956). — TIETZE, CH., A. F. GUTTMACHER and S. RUBIN: Time required for conception in 1727 planned pregnancies. Fertil. and Steril. **1**, 338 (1950). — THEIN, G. E.: Experimentelle Untersuchungen über die Motilität und sogenannte Vitalität an menschlichen Spermien. Diss. Würzburg 1956. — TOPKINS, P.: Amer. J. Obstet. Gynec. **45**, 48 (1943). — TSCHUMI, R.: Zur Physiologie der Spermienbewegung und deren Beeinflussung durch Vitamine und Hormone. Gynaecologia (Basel) **135**, 87 (1953). — TYLER, E. T.: Fertilization and immunity. Physiol. Rev. **28**, 180 (1948). — Fallacies in infertility. Urol. cutan. Rev. **55**, 344 (1951). — Management of infertility. Ann. west Med. Surg. **5**, 491 (1951). —

Physiological and clinical aspects of conception. J. Amer. med. Ass. **153**, 1351 (1953). — Fructose in infertility. Fertil. and Steril. **6**, 247 (1955). — TYLER, E. T., and H. O. SINGHER: Male infertility-status of treatment, prevention and current research. J. Amer. med. Ass. **160**, 91 (1956).

ULTZMANN, R.: Über männliche Sterilität. Wien. klin. Wschr. **1879**, 119; **1885**, 1. — USCHIGAKI, SH.: Biological research of sterility, influence of drugs and medicines on spermatozoa. Jap. J. Obstet. Gynec. **10**, 19 (1921).

VALLE, G.: Studi sulla fertilita. Ginecologia (Torino) **7**, 341 (1941). Zit. Ber. ges. Gynäk. Geburtsh. **27**, 54, 137. — VANDEMARK, N. L.: Physiological processes involved in spermatozoon transport in the cow. In mammalian germ cells, p. 159. London: Churchill 1953. — VAN DEMARK, N. L., and R. L. HAYS: Rapid sperm transport in the cow. Fertil. and Steril. **5**, 131 (1954). — VASTERLING, H. W.: Zur Frage der spermabiologischen Bedeutung der Cervix uteri. Arch. Gynäk. **189**, 285 (1957). — Spermienmotilität und Temperaturfaktor. Geburtsh. u. Frauenheilk. **18**, 1171 (1958). — Praktische Spermatologie. Stuttgart: Georg Thieme 1960. — VASTERLING, H. W., R. K. KEPP u. G. HEINRICHS: Über intraseminale Beziehungen und Wirkungen der Hyaluronidase. Geburtsh. u. Frauenheilk. **15**, 546 (1955). — VIERGIVER, E., and W. T. POMMERENKE: Cyclic variations in the viscosity of cervical mucus. Amer. J. Obstet. Gynec. **51**, 192 (1946).

WALKER, A.: Einfluß des Nebenhodens auf die Vitalität der Spermien. Virchows Arch. path. Anat. **5**, 6 (1899). — WALKER, E.: Nature and cause of old-age enlargement of the prostate. Brit. med. J. **1922**, 297. — WALKER, K. M.: The diagnosis and treatment of sterility in the male. Lancet **1921**, 201. — WALLENFELS, K.: Die Bedeutung der Hyaluronidase für Befruchtung und Fortpflanzung. Angew. Chem. **63**, 218 (1951). — WALTON, A.: The relation between density on sperm-suspensions and fertility as determined by artificial insemination of rabbits. Proc. roy. Soc. **101**, 303 (1927). — Activity of spermatozoa in vitro. Proc. Soc. Study Fertil. **2**, 63 (1950). — WATSON, M. L.: Spermatogenesis in the albino rat as revealed by electron microscopy. Biochim. biophys. Acta 8, 369 (1952). — WEGELIN, C.: Über Spermiophagie im menschlichen Nebenhoden. Beitr. path. Anat. **69**, 281 (1921). — WEIR, D. R., and C. LEUCHTENBERGER: Low sperm desoxyribose nucleic acid as possible cause of otherwise unexplained human infertility. Fertil. and Steril. **4**, 373 (1957). — WEISMAN, A.: The effect of temperature upon the viability of spermatozoa. Amer. J. Obstet.Gynaec. **38**, 313 (1939). — WEISS, K.: Morphologie der Bullenspermien unter besonderer Berücksichtigung der Entwicklungsgeschichte, der Biologie und der färberischen Darstellung. Kieler milchwirtschaftl. Forsch.-Ber. **3**, 153, 265 (1951). — WERNER, CH. A.: Mumps-orchitis and testicular atrophy. Ann. intern. med. **32**, 1066, 1075 (1950). — WERNSDÖRFER, R.: Blutungen aus der männlichen Harnröhre und ihre Bewertung. Med. Klin. **1956**, 1209. — WERTHESSEN, N. T., W. MARDEN and F. HAAG: The influence of seminal fluid on fertility. Stud. Fertil. 8, 42 (1956). — WESKI, O.: Beiträge zur Kenntnis des mikroskopischen Baues der menschlichen Prostata. Anat. Hefte **21**, 61 (1903). — WESTING, I.: Hesperidin, ein neues, oral anwendbares Antikonzipiens. Dtsch. med. Wschr. **1953**, 1607. — WEYENETH, R.: Diagnostic de la sterilité masculine. Schweiz. Rdsch. med. Praxis **39**, 397 (1950). — La biopsie du testicule. Gynaecologia (Basel) Suppl. **134**, 1 (1952). — Über histologische Befunde (Hodenbiopsie) bei Aspermien-Azoospermien und deren Behandlung. Arch. Gynäk. **184**, 420 (1954). — WHITE, J. G.: The toxity of some antibacterials for bull, rabbit and human spermatozoa. Aust. J. exp. Biol. med. Sci. **32**, 1 (1954). — WHITE, W. E.: The duration of fertility and histological changes in the reproductive organs after ligation of the vasa efferentia in the rat. Proc. roy. Soc. **113**, 544 (1933). — WILLIAMS, W. W.: Cytology of the human spermatozoon. Fertil. and Steril. **1**, 199 (1950). — WILLIAMS, W. W., and O. J. POLLAK: Study of sperm vitality with the aid of eosin-nigrosin stain. Fertil. and Steril. **1**, 178 (1950). — WILLIAMS, W. W., and A. SAVAGE: Methods determining reproductive health and fertility of bulls. Cornell Vet. **17**, 374 (1927). — WILSON, L.: Sperm agglutination due to autoantibodies. Fertil. and Steril. **7**, 262 (1956). — WINDSTOSSER, K.: Über die Atmung der Säugetierspermien. Klin. Wschr. **1935**, 193. — WOLL, H.: Zur Frage der „Lebensdauer" menschlicher und tierischer Spermatozoen in vivo, in vitro und post mortem. Diss. Würzburg 1955.

YILDIRAN, C.: Spermatolysis: a cause of male sterility. Brit. med. J. **1949**, 575. — YOUNG, W. C.: A study of the function of the epididymis. I. Is the attainment of full spermatozoa maturity attributable to some specific action of the epididymal secretion ? J. Morph. Physiol. **47**, 479 (1929). — A study of the function of epididymis, the importance of an aging process in sperm for the length of the period. J. Morph. Physiol. **48**, 475 (1929). — A study of the function of epididymis. Brit. J. exp. Biol. 8, 151 (1931). — III. Functional changes undergone by spermatozoa during their passage through the epididymis and vas deferens in the guinea pig. Brit. J. exp. Biol. 8, 151 (1931). — YOUNG, W. C., and F. A. SIMEONE:

Development and fate of spermatozoa in the epididymis and vas deferens in the guinea pig. Proc. Soc. exp. Biol. (N.Y.) **27**, 838 (1930).
ZAGAMI, V.: Ricerche spermentali sub liquido seminale, Rendiconti della R. Academia Nazionale dei Lincei. **25**, 268 (1937); **26**, 123 (1938); **27**, 488, 679 (1938); **28**, 210, 270 (1939). — Chemical composition and some physicochemical properties of seminal fluid. Arch. Sci. biol. **25**, 208 (1939). — ZAMENHOF, ST., L. B. SHETTLES and E. CHARGAFF: Isolation of desoxypentose nucleic acid from human sperm. Nature (Lond.) **165**, 756 (1950). — ZELENI, C., and E. C. FAUST: Dimorphism in size of spermatozoa and its relation to the chromosomes. Proc. nat. Acad. Sci. (Wash.) **1916**, 12, 71. — ZELLER, E. A.: Über das Vorkommen der Diaminoxydase im menschlichen Sperma. 9. Mitt. Über den enzymatischen Abbau von Poly-Aminen. Helv. chem. Acta **24**, 117 (1941). — ZIMMET, D., et P. SAUSER-HALL: La teneur en vitamine C (acide ascorbique) dans le produit d'éjaculation du cobaye. C. R. Soc. Biol. (Paris) **123**, 548 (1936). — Vitamine C et liquide d'éjaculation du cobaye. Effets sur les caractères généraux de l'éjaculat. Les spermatozoides et la réproduction. C. R. Soc. Biol. (Paris) **130**, 1476 (1939). — ZONDEK, B., Y. M. BROMBERG and Z. POLISHUK: Constant oligospermia and periodic oligospermia. Amer. J. clin. Path. **18**, 874 (1948).

H. Ätiologie der Fertilitätsstörungen beim Manne

ABESHOUSE, B. S.: Torsion of the spermatic cord; report of 3 cases and review of the literature. Urol. cutan. Rev. **40**, 699 (1936). — ADAM, W.: Diskussionsbemerkung. Dtsch. med. Wschr. **1938**, 1132. — ADLER, E.: Über Jodschädigung der Hoden. Naunyn-Schmiedeberg's Arch. exp. Path. Pharmak. **75**, 362 (1914). — AIRD, J.: Companion in surgical studies, p. 983. Edinburgh: Livingstone 1949. — ALBERS-SCHÖNBERG, H. A.: Über eine bisher unbekannte Wirkung der Röntgenstrahlen auf den Organismus. Münch. med. Wschr. **1903**, 1895. — ALBRIGHT, F., A. M. BUTLER, A. O. HAMPTON and P. SMITH: Syndrome characterized by ostitis fibrosa disseminata areas of pigmentation and endocrine dysfunktion, with precocious puberty in females. New Engl. J. Med. **216**, 727 (1937). — ALTLAND, P. D.: Breeding performance of rats exposed repeatedly to 18000 feet simulated altitude. Physiol. Zool. **3**, 235 (1949). — Effect of discontinuous exposure to 25000 feet of simulated altitude on growth and reproduction of the albino rat. J. exp. Zool. **110**, 1 (1949). — ANDRIEU, G., and P. GUICHENE: Les orchi-epididymites grippales. Bull. méd. (Paris) **1935**, 983. — ARDELT, F.: Erzeugnis von temporärer Sterilität beim weiblichen Tier durch Spermatoxine. Zbl. Gynäk. **55**, 3208 (1931). — Spermaresorption bei gesunden und genitalkranken Frauen. Zbl. Gynäk. **58**, 273 (1934). — ARDRAN, G. M., and H. E. CROOKS: Gonad radiation dose from diagnostic procedures. Brit. J. Radiol. **30**, 295 (1957). — ARJEW, T. J.: Veränderungen der Meerschweinchendrüsen beim Erfrieren. Beitr. path. Anat. **88**, 395 (1932). — ARMSTRONG, H. G., and J. W. HEIM: The effect of repeated daily anoxemia. J. Aviat. Med. **9**, 92 (1938). — ASDELL, S. A.: Nutrition and the treatment of sterility in dairy cattle: a review. J. Dairy Sci. **32**, 60 (1949). — Relative fertility of the only child. Fertil. and Steril. **2**, 312 (1951). — The effect of intelligence upon fertility. Proc. Soc. Study Fertil. **4**, 8 (1952). — Factors involved in sterility of farm animals. Iowa State Coll. J. Sci. **28**, 127 (1953). — ASHLEY-MONTAGUE, M. F.: Climate and reproduction. Science **89**, 290 (1939).
BAADER, E. W.: Gewerbekrankheiten. Klinische Grundlagen der 40 meldepflichtigen Berufskrankheiten, 4. Aufl. München: Urban & Schwarzenberg 1954. — BABES, V.: Lepra. In NOTHNAGELs Handbuch, Bd. 24, Teil 2. 1901. — BABNIK, R.: Die Hodentorsion. Dtsch. med. Wschr. **1958**, 144. — BAHR, J.: Die Wirkung des Koffeins auf die Funktion der Eierstöcke weißer Mäuse. Arch. Gynäk. **164**, 495 (1937). — BAILEY, H., and R. J. M. LOVE: A short practice of surgery. London: Lewis 1941. — BALAKRISHNAN, C.: Scrotal avulsion; a new technique of reconstruction by splitskin graft. Brit. J. plast. Surg. **9**, 38 (1956). Ref. Zentr.-Org. ges. Chir. **144**, 124 (1956). — BALLEW, S. W., and H. MASTERS: Mumps: A cause of infertility. Fertil. and Steril. **5**, 536 (1954). — BALLIF, L. O., J. GHERSOVICI et N. FELDMAN: Maladie d'addison et hypogénitalisme. Bull. Soc. roum. Neurol. **18**, 1 (1940). Zit. bei JORES. — BALZE, F. DE LA, R. E. MANCINI: Stérilité humaine masculine par orchiépididymite par brucellose. Ann. Endocr. (Paris) **14**, 510 (1953). — BANDMANN, F.: Die Beeinflussung der Hodenfunktion durch Resektion des lumbalen Grenzstranges. Chirurg **20**, 123 (1940). — Lumbale Grenzstrangresektion und Hodenfunktion. Dtsch. Gesundh.-Wes. **1951**, 301. — BANSI, H. W.: Das Hungerödem. Stuttgart: Ferdinand Enke 1949. — BARBELLION, P., u. F. TORRÉS: Einfluß der Sulfonamide auf die Spermatogenese. Soc. Française d'Urologie, Sitzg. am 16. 5. 1938. — BARSOUM, H.: The effect of colchicine on the spermatogenesis of rabbits. J. Pharmacol. exp. Ther. **115**, 319 (1955). — BARTHELMESS, A.: Mutagene Arzneimittel. Arzneimittel-Forsch. **6**, 157 (1956). — BASSOE, H. H.: Familial congenital muscular dystrophy with gonadal dysgenesis. J. clin. Endocr. **16**, 1614 (1956). — BAUER, H.: Zwei Fälle von Diabetes mellitus mit Leberzirrhose. Münch. med. Wschr. **1953**, 674. — BAUER, K. H.: Über Sympathikuschirurgie. Med. Klin. **33**, 1355 (1937). — Das Krebsproblem.

Berlin-Göttingen-Heidelberg: Springer 1949. — BAUER, K. M.: Gewächse der Bläschendrüsen. Z. Urol. **49**, 287 (1956). — BAUER, K. M., u. F. HESSE: Hodenatrophie nach Leistenbruchoperation. Ärztl. Wschr. **1957**, 921. — BAUR, E., E. FISCHER u. F. LENZ: Menschliche Erblehre. München: J. F. Lehmann 1936. — BAYLE, H.: Les azoospermies d'origine excrésoire. Bull. Féd. Gynéc. Obstét. franç. **4**, 481 (1952). Ref. Haut- u. Geschl.-Kr. **84**, 110 (1953). — BAYLE, H., et C. GOUYGOU: Les stérilités par troubles trophiques du testicule; rôle de la vascularisation. Proc. of the Second World Congr. on Fertility and Sterility, Neapel, 1956, vol. II, p. 784. — BECKER, P. E.: Myotonia dystrophica. In Handbuch der inneren Medizin, 4. Aufl., Bd. V/2, S. 922. Berlin: Springer 1953. — Andere neurologische Erbkrankheiten. In Handbuch der inneren Medizin, Bd. V/3, S. 1003. Berlin: Springer 1953. — Agonadismus mit kongenitalen Mißbildungen beim Mann (Turnersches Syndrom). Medizinische **10**, 351 (1957). — BEGEMANN, H., u. W. GEHLE: Die Auswirkungen der posttraumatischen Splenektomie. Dtsch. med. Wschr. **1959**, 449. — BEIKÜFNER, H. D., u. H. LANGHOF: Über gehäufte pathologische Ejakulationsbefunde bei Elektro-Schweißern. Dtsch. Gesundh.-Wes. **1959**, 2280. — BELONOSCHKIN, B.: Zeugung beim Menschen. Stockholm: Sjöbergsförlag 1949. — Spermiogenesis in elderly men. Fertil. and Steril. **5**, 182 (1954). — Männliches und weibliches Klimakterium. Estratto degli Atti **2**, 65 (1956). — BENARD, R.: La sterilité consecutive aux oreillons de l'adulte est un mythe. Medicine **9**, 184 (1927). — BENOIT, J.: Le testicule. Paris 1935. — BERARDINELLI, W.: An undiagnosed endocrinometabolic syndrome: report of 2 cases. J. clin. Endocr. **14**, 193 (1954). — BERGNER, A. D.: Studies on colchicine derivates. III. Effect on mitotic activity of mouse spermatogonia. Cancer (Philad.) **3**, 134 (1950). — BERINGER, K., u. S. DÜSER: Über Schizophrenie und Körperbau. Z. ges. Neurol. Psychiat. **69**, 12 (1921). — BERNARD-WEIL: La fonction testiculaire au cours des paraplégies. In GILBERT-DREYFUS, La fonction endocrine du testicule, p. 380. Paris: Masson & Cie. 1957. — BERTHOLET, E.: Über die Atrophie des Hodens bei chronischem Alkoholismus. Zbl. allg. Path. path. Anat. **20**, 1062 (1909). — BETTMANN: Über Genodermatosen. Zbl. Haut- u. Geschl.-Kr. **4**, 481 (1922). — BEUMER, H., u. A. LÖSCHKE: Zum Stoffwechsel und zur Differentialdiagnose der Glykogenspeicherkrankheit. Münch. med. Wschr. **1933**, 377. — BIEBERBACH, W. D.: Orchitis due to mumps without involvement of the parotid gland. J. Amer. med. Ass. **100**, 1092 (1933). — BIESE, A.: Über den Status der Spermiogenese bei der sog. Prostatahypertrophie. Z. Urol. **51**, 405 (1958). — BILLINGS, M. S., A. NORMAN and M. A. GREENFIELD: Gonad dose during routine roentgenography. University of California, Los Angeles, Report. UCLA 340, 1955. — BIORN, C. L., and J. H. DAVIS: Torsion of the spermatic cord in the newborn. J. Amer. med. Ass. **145**, 1236 (1951). — BLAXTER, K. L., and F. BROWN: Vitamin E in the nutrition of farm animals. Nutr. Abstr. Rev. **22**, 1 (1952). — BLUHM, A.: Zur Erblichkeit der Unfruchtbarkeit. Arch. Rassenbiol. 18, 1 (1926). — Zum Problem Alkohol und Nachkommenschaft. Arch. Rassenbiol. **24**, 12 (1930). — Über exogene Keimschädigungen. Münch. med. Wschr. **1930**, 1596. — Der gegenwärtige Stand der experimentellen Keimgiftforschung. Zit. nach F. KOELSCH, Handbuch, S. 458. Berlin 1941. — BOCK, M., and H. JACKSON: The action of triethylenemelamine on the fertility of male rats. Brit. Pharmacol. **12**, 1 (1957). — BODECHTEL, G., u. A. SCHRADER: Die spinale und cerebellare hereditäre Ataxie. In Handbuch der inneren Medizin, 4. Aufl., Bd. V/2. Berlin: Springer 1953. — Die Erkrankungen des Rückenmarks. In Handbuch der inneren Medizin, 4. Aufl., Bd. V/2. Berlin: Springer 1953. — BÖHM, C.: Tierexperimentelle Untersuchungen über die Pathogenese der infektiösen Epididymitis mit besonderer Berücksichtigung des Vas deferens als Infektionsweg. Arch. Derm. Syph. (Berl.) **192**, 358 (1950/51). — BOEMINGHAUS, H.: Urologie. München: Werk-Verlag 1954. — BOEMINGHAUS, H., u. U. BALDUS: Zur Physiologie der Samenblasen und der Spermien. Zbl. Urol. **28**, 433 (1934). — BOENHEIM, F.: Zur Kenntnis der Laurence-Biedlschen Krankheit. Endokrinologie **4**, 263 (1929). — BOENHEIM, F., and TH. H. MCGAVACK: Polyostotische fibröse Dysplasie. Ergebn. inn. Med. **3**, 157 (1952). — BORS, E., E. T. ENGLE, R. C. ROSENQUIST and V. H. HOLLIGER: Fertility in paraplegic males. J. clin. Endocr. **10**, 381 (1950). — BORST, W. A., and F. E. REVERS: Albright's disease. Acta med. scand. **135**, 91 (1949). Ref. Zbl. Haut- u. Geschl.-Kr. **75**, 171 (1950/51). — BOUIN, P., et P. ANCEL: Sur les homologies et la signification des glandes à sécrétion interne de l'ovaire. C. R. Soc. Biol. (Paris) **67**, 464 (1909). — BOYD, R. H.: Venereal disease as a cause of infertility and sterility; assessment and treatment. Brit. J. vener. Dis. **25**, 179 (1949). — BOYD, R. H.: The causes and treatment of absent ejakulation. Proc. of the Second World Congr. on Fertility and Sterility, Neapel, 1956, vol. II, p. 879. — BRABANT, H.: Hat Mazut eine elektive Wirkung auf das Zwischengewebe des Hodens? C. R. Soc. Biol. (Paris) **113**, 921 (1933). Ref. Ber. ges. Physiol. **75**, 725 (1934). — BRADLEY, H., and W. EHRGOTT: Paraffinoma of the penis: A case report. J. Urol. (Baltimore) **3**, 453 (1951). — BRAEUCKER, W.: Die anatomischen und physiologischen Grundlagen der lumbosacralen Sympathektomie. Langenbecks Arch. klin. Chir. **183**, 636 (1935). — BRANTON, C., R. W. BRATTON and G. W. SALISBURY: Semen production and fertility of dairy bulls fed rations containing proteins of plant and animal origin. J. Dairy Sci. **32**, 292 (1949). — BRAUER, W.: Beitrag zur Diagnostik des Morbus

Gaucher. Kinderärztl. Prax. **4**, 230 (1949). — BRICAIRE, H., et J. BELAISCH: Dyspuberisme et syndrome de Klinefelter. In GILBERT-DREYFUS, La fonction endocrine du testicule, p. 355. Paris: Masson & Cie. 1957. — BRODNY, M. L.: Semen dyscrasia in schizophrenia. Arch. Neurol. Psychiat. (Chicago) **73**, 410 (1955). — BRODNY, M. L., S. A. ROBINS, H. A. HERSHMAN and A. DE NUCCIO: Epididymography, varicocelography, and testicular angiography: their uses in the study of the infertile male. Fertil. and Steril. **6**, 158 (1955). — BRONSTEIN, J. P., and K. S. SHADAKSHARAPPA: Gynecomastia. In: Soskin, Progress in Clin. Endocrinol. New York: Grune & Stratton 1950. — BROWN, W. E.: Current reviews. The human testis. Fertil. and Steril. **7**, 284 (1956). — BRÜNAUER, ST. R.: Morbus Darier. In JADASSOHNS Handbuch der Haut- und Geschlechtskrankheiten, Bd. VIII/2, S. 235. Berlin: Springer 1931. — BRÜSCHKE, G.: Tierexperimentelle Untersuchungen zur Frage der Schädigung von Testis, Ovar und gravidem Uterus durch US. (Auf Anregung und unter Mitarbeit von Prof. F. E. N. SCHENETTEN.) Z. ges. inn. Med. **10**, 895 (1955). Ref. Ultraschall in Med. **9**, 73 (1956). — BUCHHEIM, V.: Lésions provoquées dans le testicule des mammifères par le mazout et autres hydrocarbures. C. R. Soc. Biol. (Paris) **109**, 1290 (1932). — Action de l'iode sur le testicule et les caractères sexuels. C. R. Soc. Biol. (Paris) **109**, 1292 (1932). — BUCHWALD, G., u. K. THIELMANN: Untersuchungen an Keimdrüsen arsenbehandelter Mäuse. Z. ges. Inn. Med. **13**, 635 (1958). — BUCKUP, H.: Taschenbuch der Arbeitsmedizin. Stuttgart: Georg Thieme 1957. — BÜCHNER, F.: Von den Ursachen der Mißbildungen und Mißbildungskrankheiten. Münch. med. Wschr. **1955**, 1673. — BUSCHKE, A., u. B. PEYSER: Die Wirkung des Thalliums auf das endokrine System. Klin. Wschr. **1922 I**, 995. — BUSTAMENTE, M., H. SPATZ u. E. WEISSCHEDEL: Die Bedeutung des Tuber cincereum des Zwischenhirns für das Zustandekommen der Geschlechtsreifung. Dtsch. med. Wschr. **1942**, 289.

CALANCHA, A. DE LA: Crónica Moralizada de la orden de San Agustin. Barcelona **1**, 166 (1639). — CALLOMON, F. T., and J. F. WILSON: The nonvenereal diseases of the genitale. Springfield, Ill.: Ch. C. Thomas 1956. — CAMERER, W.: Gibt es eine erfolgreiche Behandlung männlicher Fertilitätsstörungen mit Niehans-Trockenzellen? (Zusammenstellung eigener und verschiedener klinischer Beobachtungen). Münch. med. Wschr. **1958**, 1897. — CAMERON, J. A.: Effect of inhaled methan on the testes of guinea pigs. Fertil. and Steril. **6**, 538 (1951). — CAMPBELL, M. F.: Varicocele. (A study of 500 cases.) Surg. Gynec. Obstet. **47**, 558 (1928). — CANDEL, S.: Epididymitis im mumps, including orchitis. Ann. intern. Med. **34**, 20 (1951). — CARVALLO: Zit. nach C. MONGE, Chronic mountain sickness. Physiol. Rev. **23**, 166 (1943). — CARY, W.: Sterility of cures and failures. J. Amer. med. Ass. **88**, 1 (1927). — CASPAR, L., u. E. PICARD: Lehrbuch der urologischen Diagnostik, S. 124. Leipzig: Georg Thieme 1930. — CASTILLO, E. B. DEL, and J. ARGONZ: Syndrome of rudimentary gonad. Acta endocr. (Kbh.) **24**, 379 (1957). — CEELEN, H.: Die pathologische Anatomie des Fleckfiebers. Ergebn. allg. Path. path. Anat. **19**, 307 (1919). — CENI, C.: Die Genitalzentren bei Gehirnerschütterung. Wilhelm Roux' Arch. Entwickl.-Mech. der Org. **39**, 46 (1914). — CHANG, M. C.: Mammalian fertilization and the possibilities of its control. Acta endocr. Suppl. **28**, 121 (1956). — CHANG, M. C., and G. PINCUS: Physiology of fertilization in mammals. Physiol. Rev. **31**, 1 (1951). — Desphosphorilates hesperidin effect fertility. Science **117**, 274 (1953). — CHARNY, C. W.: The testicular biopsy. A five year survey, in conference on diagnosis in sterility, edit. by E. T. ENGLE. Springfield: Ch. C. Thomas 1946. — Mumps orchitis and sterility. Trans. Amer. Soc. Stud. Steril. **3**, 165 (1947). — CHARNY, C. W., and W. WOLGIN: Cryptorchism. London: Cassell & Comp. 1957. — CHIARI, H.: Weitere Beiträge zur Lehre von der Orchitis variolosa. Z. Heilk. **7** (1886); **10**, 340 (1889). — CHRISTIAN, H.: Defects in membranous bones, exophthalmus and diabetes insipidus an unusual syndrome of disputuitarism. Med. Clin. N. Amer. **3**, 849 (1920). — CHRISTIANSEN, H. B., C. S. DORSAY, P. A. O'LEARY and R. R. KIERLAND: Localized sclerodermia. Arch. Derm. Syph. (Chicago) **74**, 629 (1956). — COBO, B.: Historia del nuevo mundo. Sevilla Bd. II. 1897. — COLE, L. J., and L. J. BACKHUBER: The effect of lead on the germ cells of the male rabbit and fowl as indicated by their progeny. Proc. Soc. exp. Biol. (N.Y.) **12** (1914). — CONN, J. W.: Primary aldosterism, a new clinical syndrome. J. Lab. clin. Med. **45**, 6, 661 (1955). — CONOLLY, N. K.: Mumps orchitis without parotitis in infants. Lancet **1953 I**, 69. — CONSTAM, G. R.: Das Pankreas. In LABHART, Klinik der inneren Sekretion. Berlin: Springer 1957. — COOPER, I. S., and T. I. HOEN: Gynecomastia in paraplegic males. J. clin. Endocr. **9**, 457 (1949). — COOPER, I. S., E. H. RYNEARSON, A. A. BAILY and C. S. MCCARTY: Relation of spinal cord diseases to gynecomastia and testicular atrophy. Proc. Mayo Clin. **25**, 320 (1950). — CORDES, H.: Untersuchungen über den Einfluß akuter und chronischer Allgemeinerkrankungen auf die Testikel, speziell auf die Spermatogenese, sowie Beobachtungen über das Auftreten von Fett in den Hoden. Virchows Arch. path. Anat. **151**, 402 (1898). — COUNSELLER, V. S., and M. A. WALKER: Congenital absence of testes (anorchia). Ann. Surg. **98**, 104 (1933). — CRAIG, A. W., B. W. FOX and H. JACKSON: Sensitivity of the spermatogenic process in the rat to radiomimetic drugs and x-rays. Nature (Lond.) **181**, No 4605, 353 (1958). — CREMER, E., u. H. GÖTT: Beitrag zur Präpubertätsfettsucht. Ärztl. Wschr. **1955**, 401. —

CREW, F., and W. MILLER: Human sterility. A study of an unusual pedigree. Eugen. Rev. **23**, 127 (1931). — CREW, F. A. E.: The scrotum a temperature regulating mechanism. Verh. des 1. Internat. Kongr. für Sexualforsch. **1**, 72 (1927). — CRONQVIST, S.: Spermatic invasion of the epididymis. Acta path. microbiol. scand **26**, 786 (1949). — CUNNINGHAM, B., and J. OSBORN: Infrared sterility: Preliminary report. Endocrinology **13**, 93 (1929). — CURSCHMANN, H.: Über familiäre atrophische Myotonie. Dtsch. Z. Nervenheilk. **45**, 161 (1912).

DALTON, A., B. F. JONES, V. B. PETERS and J. MITCHELL: Organ changes in rats exposed repeatedly to lower oxygen tension with reduced barometric pressure. J. nat. Cancer Inst. **6**, 161 (1945). — DANIELSON, R. W.: Mumps of the testes without parotitis. J. Amer. med. Ass. **89**, 2041 (1927). — DARUGNA, D.: Erfahrungen mit der konservativen Behandlung von Samenbildungsstörungen bei Sterilität. Schweiz. med. Wschr. **1958**, 563, 597. — DAVIDSON, H. A.: The infertile marriage in general practise. Proc. roy. Soc. Med. **8**, 167 (1952). — Treatment of male subfertility. Practitioner **173**, 703 (1954). — DAWYDOWSKI, J. W.: Die pathologische Anatomie und Pathologie des Fleckfiebers. Ergebn. allg. Path. path. Anat. **20** (II) 572 (1923). — DEAN, A. L.: Epithelioma of scrotum. J. Urol. (Baltimore) **60**, 508 (1948). — DEGENHARDT, K. H.: Ursachen und Folgen genetisch bedingter Störungen. Med. Klin. **1958**, 862. — DEMEL, R.: Chirurgie des Hodens und des Samenstranges. Stuttgart: Ferdinand Enke 1926. — DEMEREC, M.: Genetic potencies of carcinogens. Acta Un. int. Cancr. **6**, 247 (1948). — Mutations induced by carcinogens. Brit. J. Cancer **2**, 114 (1948). — *Department of Public Health of San Francisco:* Live births to residents of San Francisco. 1956. — DERMON, H., and E. W. LETTEW: Mumps epidemic in a small task force. Amer. J. med. Sci. **208**, 240 (1944). — DICK, W.: Hodenatrophie bei Störungen des skrotalen Wärmehaushalts. Bruns' Beitr. klin. Chir. **165**, 299 (1937). — Hodenphysiologie und Chirurgie. Med. Klin. **1937**, 1334. — Wärmeschädigungen des menschlichen Hodens im histologischen Bild. Bruns' Beitr. klin. Chir. **167**, 71 (1939). — DICKINSON, R. L., and W. CARY: Sterility of cures and failures. J. Amer. med. Ass. **88**, 1 (1927). — DIEU, R.: Zit. nach BELONOSCHKIN. — DIRR, B.: Angeborenes Fehlen eines Samenleiters. Chirurg **12**, 56 (1940). — DITTLER, R.: Die Sterilisierung des weiblichen Tierkörpers durch parenterale Spermazufuhr. Münch. med. Wschr. **1920**, 52. — DÖDERLEIN, G.: Die Prophylaxe der durch Berufsschäden verursachten Sterilität. Münch. med. Wschr. **1956**, 1050. — DOEPFMER, R.: Zur forensischen Beurteilung der männlichen Fertilität. Dtsch. med. Wschr. **1956**, 1795. — Zur Kenntnis der Aspermie. I. Mitt. Pathogenese, Aetiologie, Häufigkeit, Klinik und Diagnose. Hautarzt **8**, 337 (1957). — II. Mitt. Probleme der Behandlung. Hautarzt **8**, 385 (1957). — Die männliche Infertilität. Med. Klin. **1957**, 2105, 2145. — Die Störungen männlicher Fertilität. Praxis **48**, 1146 (1958). — Die Bedeutung der Infektionskrankheiten für die männliche Fertilität. Beiträge zur Fertilität und Sterilität. Z. Geburtsh. **152**, 43 (1958). — Die männliche Fertilität bei Jugendlichen und bei Greisen. Dtsch. med. Wschr. **1960**, 427. — Zur Frage der berufsbedingten Infertilität. Arch. klin. exp. Derm. **211**, 166 (1960). — DOEPFMER, R., u. O. HORNSTEIN: Sogenanntes Lymphangioma circumscriptum cystoides des Scrotums als Ursache primärer Hodenschädigung. Arch. klin. exp. Derm. **207**, 312 (1958). — DÖRFFEL, J., u. W. LUTTERBERG: Unfruchtbarkeit des Mannes. Derm. Wschr. **104**, 1 (1937). — DÖRING, H.: Klippel-Trénaunay-Parkes-Weber-Syndrom. Derm. Wschr. **129**, 331 (1954). — DOMAGK, G.: Weitere Untersuchungen über den Wirkungsmechanismus des Prontosil, Uliron und seiner Derivate. Derm. Wschr. **107**, 797 (1938). — DOUGLAS, J.: Results of operation for varicocele. J. Amer. med. Ass. **76**, 716 (1921). — DRESSLER, W.: Sexualstörungen nach lumbaler Grenzstrangresektion. Dtsch. med. Wschr. **1949**, 739. — DRIGALSKI, W. v.: Über Schädigung durch Vitamin A. Klin. Wschr. **1933**, 306. — DUBLIN, L. J.: The facts of life from birth to death. New York: Maximillan & Co. 1951. — DUPLAY, A.: Zit. nach BELONOSCHKIN. — DURAND-WEVER, A. M.: Empfängnisverhütung nicht Ursache von Mißbildungen. Ärztl. Mitt. **44**, 1230 (1959).

EASTMAN, N. J., A. F. GUTTMACHER and E. H. STEWART: Experimental observation on „sperm immunity" in the rat. J. Contraception **4**, 147 (1939). — EBKER, H.: Über Syndrome und nichtinfektiöse Krankheiten mit gleichzeitiger Schädigung der Gonaden (unter besonderer Berücksichtigung der männlichen Gonaden.) Diss. Würzburg 1958. — EDMONDSON, H. A., S. J. GLASS and S. N. SOLL: Gynecomastia associated with cirrhosis of the liver. Proc. Soc. exp. Biol. (N.Y.) **42**, 97 (1939). — EGER, W.: Über Hodenveränderungen bei weißen Ratten nach chronischer Jodvergiftung. Frankfurt. Z. Path. **52**, 355 (1938). — EGUCHI, K.: Über die Veränderungen des Hodens durch die Adrenalinvergiftung. Sci. Rep. Gov. Inst. Inf. Dis. (Tokyo) **6**, 285 (1928). Ref. Ber. ges. Biol. **9**, 597 (1929). — EHRENBERG, L., C. v. EHRENSTEIN and A. HEDGRAN: Gonad temperature and spontaneous mutation rate in man. Nature (Lond.) **180**, 1433 (1957). — EICHLER, O.: Kaffee und Coffein. Berlin: Springer 1938. — EICHLER, O., u. H. MÜGGE: Fruchtbarkeit und Gesundheit der Frau. Naunyn-Schmiedebergs' Arch. exp. Path. Pharmak. **168**, 89 (1932). — ELERT, R.: Zur Genese der Notstandsamenorrhoe. Geburtsh. u. Frauenheilk. **12**, 193 (1952). — Die Störungen der Fortpflanzungsfunktion im Lichte neuer Forschungen. Dtsch. med. J. **2**, 13 (1952). — ELSÄSSER, G., O. FREUSBERG u. F. THEML: Das Xeroderma pigmentosum und die xerodermische Idiotie.

Arch. Derm. Syph. (Berl.) **188**, 651 (1950). — ENGLE, E. T.: The testis biopsy in infertility. J. Urol. (Baltimore) **57**, 789 (1947). — ERBACHER, K., P. GRUMBRECHT u. A. LOESER: Nikotin und innere Sekretion. Naunyn-Schmiedeberg's Arch. exp. Path. Pharmak. **195**, 121 (1940). — ERBACHER, K., P. GRUMBRECHT u. A. LOESER: Nikotin und innere Sekretion. I. Naunyn-Schmiedeberg's Arch. exp. Path. Pharmak. **195**, 135 (1940). — ERDHEIM, J.: Über Hypophysengeschwülste und Hirncholesteatome. S.-B. Akad. Wiss. Wien, math.-nat. Kl., Abt. III **113**, 537 (1904). — ERSHOFF, B. H.: Nutritition and the anterior pituitary with special reference to the general adaption syndrome. Vitamin and Horm. **10**, 79 (1952). — ESSER, P. H.: Über die Funktion und den Bau des Scrotums. Z. mikr. anat. Forsch. **31**, 108 (1932). — EVANS, H. M., G. O. BURR u. T. L. ALTHAUSEN: The antisterility vitamin, fat soluble E. Mem. Univ. Calif. **8**, 1 (1927). — EVANS, T. C.: Effects of hydrogen peroxide produced in the medium by radiation on spermatozoa of arbacia punctulata. Biol. Bull. **92**, 99 (1947). — EWERT, E., and H. A. HOFFMANN: Torsion of the spermatic cord. J. Urol. (Baltimore) **51**, 551 (1944).

FALCO, G.: Über die anatomischen Veränderungen bei der experimentellen Cocainvergiftung. Mit besonderer Berücksichtigung der innersekretorischen Drüsen. Arch. Farmacol. sper. **40**, 164, 193, 209 (1925). Ref. Ber. ges. Physiol. **36**, 716 (1926). — FALTA, W.: Die Erkrankungen der Blutdrüsen. In Handbuch der inneren Medizin, 2. Aufl., Bd. IV/2, S. 1037. Berlin: Springer 1928. — FANCONI, G.: Familiäre, infantile, perniciosaähnliche Anämie. Jb. Kinderheilk. **117**, 257 (1927). — FARRIS, E. J.: Human fertility and problems of the male. New York: Authors Press 1950. — FEGELER, F., J. HOLTSCHMIDT u. S. KOHRS: Die Beziehungen des Klippel-Trénaunay-Weber Syndroms zum partiellen Riesenwuchs. Arch. Derm. Syph. (Chicago) **195**, 402 (1953). — FEINE, U., O. HUG: Die pathologische Anatomie der akuten Strahlenschäden. In B. RAJEWSKY, Wissenschaftliche Grundlagen des Strahlenschutzes. Karlsruhe: Braun 1957. — FERRIMAN, D. G.: Familial hypogonadism. Proc. roy. Soc. Med. **47**, 439 (1954). — FEYRTER, F.: Über die Beziehungen der Abt-Letterer-Siweschen Erkrankung, dem eosinophilen Granulom des Knochens (der eosinophilen Granulomatose) und der Hand-Schüller-Christianschen Erkrankung. Medizinische **1955**, 1019. — FINGER, E.: Handbuch für Urologie v. FRISCH u. ZUCKERKANDL, Bd. III. Wien: Hölder 1906. — FINKLER, R. S., and G. M. COHN: Acromegaly. J. Newark Beth. Israel Hosp. **3**, 26 (1952). — FISCHER, E.: Zit. bei SCHUERMANN. — FISCHER, W.: Zur Diagnose und Kenntnis der tuberösen Sklerose. Z. ges. inn. Med. **3**, 269 (1950). — FLICK, H.: Über doppelseitige Hodentumoren. Z. Urol. **51**, 348 (1958). — FOURNIER, A.: Traité de la Syphilis. Paris: J. Rueff 1903. — FRÄNKEL, E.: Orchitis variolosa. Disk. Berl. klin. Wschr. **17**, 422 (1917); **19**, 468 (1917). — FRANCESCHETTI, A., et G. MAEDER: Cataracte et affections cutanées du type poikilodermie (Syndrome de Rothmund) et du type sclérodermie (Syndrome de Werner). Schweiz. med. Wschr. **1949**, 657. — FRANCKE, C.: The gonads in the Laurence-Moon-Biedl syndrome. J. clin. Endocr. **10**, 108 (1950). — FRANKL, J. V., u. L. HOCHWART: Die nervösen Erkrankungen der Tabakraucher. Wien: Hölder 1912. — FREI, W.: Bangsche Krankheit. Beitrag zu Nr 8 des Bull. eidg. Gesundh.-Amt 1938. — FREUND, J., M. M. LIPTON and G. E. THOMPSON: Impairment of spermatogenesis in the rat after cutaneous injection of testicular suspension with complete adjuvants. Proc. Soc. exp. Biol. (N.Y.) **87**, 408 (1954). — FREUND, J., G. E. THOMPSON and M. M. LIPTON: Aspermatogenesis anaphylaxis and cutaneous sensitization induced in the guinea pig by homologous testicular extrakt. J. exp. Med. **101**, 591 (1955). — FRIEDMAN, M. B., and R. A. MOORE: Tumors of the testis; a report on 922 cases. Milit. Surg. **99**, 563 (1946). — FRIEDMAN, M. B., and G. L. GARSKE: Inflammatory reactions involving sperm and seminiferous tubules: extravasation, spermatic granulomas and granulomatous orchitis. J. Urol. (Baltimore) **62**, 363 (1949). — FÜRBRINGER, P.: Zur Würdigung der Spermabefunde für die Diagnose der männlichen Sterilität. Berl. klin. Wschr. **1909**, 177. — Sterilität des Mannes. Marcuses Handwörterbuch der Sexualwissenschaft, 2. Aufl. Bonn 1926. — FUKUI, N.: Eine bisher unbekannte Wirkung der Wärmestrahlen auf die Hoden. Jap. med. World **3**, 27 (1923). Ref. Z. Haut- u. Geschl.-Kr. **11**, 271 (1924).

GALTON, F.: Hederitary genius. London 1869. — GARDUNO, D. M.: Das Syndrom: Pigmentation, Gynaecomastie und Hodenatrophie bei Leberkranken. Philip. med. Ass. **32**, 10 (1956). Ref. Medizinische **1957**, 767. — GARTMANN, E.: An outbreak of acute epididymitis associated with pneumonitis. U. S. armed Forces med. J. **6**, 981 (1955). — The causes of epididymitis. 2. U. S. armed Forces **7**, 531 (1956). — GEBAUER, A., u. A. LINKE: Virilisierende Nebennierenrinden-Tumoren (andreno-genitales Syndrom). Dtsch. med. Wschr. **1951**, 456. — GEISSENDÖRFER, R.: Prostata, Geschlechtshormone und Genese der sog. Prostatahypertrophie. Leipzig: Johann Ambrosius Barth 1940. — GENNES, L. DE et H. BRICAIRE: Les gynécomasties. In GILBERT-DREYFUS, La fonction endocrine du testicule, S. 387. Paris: Masson & Cie. 1957. — GERLICH, N.: Die Hemmung der Gonadenentwicklung durch Äthyleniminobenzochinone. Naturwiss. **46**, 148 (1959). — GESENIUS, H.: Empfängnisverhütung. München: Urban & Schwarzenberg 1959. — GERTLER, W.: Untersuchungsergebnisse und Behandlungserfolge bei männlicher Infertilität. Derm. Wschr. **117**, 591 (1943). — GIESE, H.: Die Sexualität des Menschen. Handbuch der medizinischen Sexualforschung. Stuttgart: Ferdinand

Enke 1955. — GILBERT, J. B.: Studies in malignant testis tumors. Tumors developing after orchidopexy: report of two cases and review of three sixty. J. Urol. (Baltimore) 46, 740 (1941).— GILBERT, J. B., and J. R. HAMILTON: Studies in malignant testis tumors. Surg. Gynec. Obstet. 71, 731 (1940). — GILFORD, H.: Tumors and cancers. London: Selwyn and Bount 1925. — GLANZMANN, E.: Experimentelle Untersuchungen über die Nahrungsdefekte der Kuhmilch und verschiedener Milchpräparate. Z. Vitaminforsch. 3, 2 (1934). — GLASS, S. J.: The influence of the liver on sex endocrine functions. In SOSKIN, Progr. clin. Endocr. New York 1950. — GÖGL, H., u. F. J. LANG: Geschlechtsorgane. In E. KAUFMANN, Spezielle pathologische Anatomie, Bd. II. Berlin: W. de Gruyter & Co. 1957. — GÖTT, G.: Formen der kindlichen Fettsucht. Medizinische 1957, 1813. — GÖTT, TH.: Kann mißlungene Empfängnisverhütung die Frucht schädigen? Münch. med. Wschr. 1931, 1329. — GÖTTCHE, O.: Ein Fall von hepatischem Infantilismus. Mschr. Kinderheilk. 35, 505 (1927). — GOETTE, K.: Beitrag zur Atrophie des menschlichen Hodens. Veröff. Gewerbe- u. Konstit.-Path. 2, 1 (1921). — GOLDBERG, M. B., and H. LISSER: Hypogonadism in acromegaly: report of 2 cases with improvement from male and female hormone. Clinics 1, 644 (1942). — GOLDECK, H., u. H. HAGENAH: Der Stickstoff-Lost-Einfluß auf die Fertilität und Spermiogenese der Laboratoriumsratte. Z. ges. exp. Med. 117, 467 (1951). — GOLJI, H., and D. JAFFAR: Traumatic rupture of the testicle. Amer. J. Surg. 93, 127 (1957). — GOODHART, C. B.: Reports of the biological and medical committee, p. 31. London 1950. — GORDAN, A. S., E. J. TORNETTA, S. A. D'ANGELO and H. A. CHARIPPER: Effect of low atmospheric pressure on the activity of the thyroid, reproductive systems and anterior lobe of the pituitary in the rat. Endocrinology 33, 366 (1943). — GOTÔ, S.: Rufen Jodpräparate histologische Veränderungen in den Keimdrüsen hervor? Folia jap. pharmacol. 3, 313 (1926). Ref. Ber. ges. Physiol. 39, 746 (1927). — GOTTRON, H.: Schüller-Christiansche Krankheit unter besonderer Berücksichtigung der Hautveränderungen. Arch. Derm. Syph. (Berl.) 182, 691 (1942). — GOTTSCHALK, H.: Unfruchtbarkeit durch Geschlechtskrankheiten. Leipzig: Voß 1936. — GRABSTALD, H., and L. L. SWAN: Lepra. J. Amer. med. Ass. 149, 1287 (1952). — GRÄMER, J.: Über die Probleme der Gesundheitsschädigungen beim Elektroschweißen. Arch. Gewerbepath. Gewerbehyg. 11, 644 (1942). — GRAFE, E., u. J. KÜHNAU: Krankheiten des Kohlenhydratstoffwechsels. In Handbuch der inneren Medizin, 4. Aufl., Bd. VII/2. 1—435 (102, 108, 184, 221). Berlin: Springer 1955.— GRAUL, E. H.: Genese, Klinik und Therapie der Induratio penis plastica. Strahlentherapie 98, 104 (1955). — Zur Frage der Strahlenbelastung des Menschen. Ärztl. Mitt. 18, 509 (1957). — Strahlensyndrom-Radioaktive Verseuchung. Koblenz: Verlag Gasschutz u. Luftschutz Dr. Ebeling 1957. — GREBE, H., u. A. WINDORFER: Beitrag zur erblichen und nichterblichen Mißbildungsätiologie. Dtsch. med. Wschr. 1953, 149. — GREENBERG, G., and M. GREENWALD: Epididymitis associated with typhoid. J. Amer. med. Ass. 92, 983 (1929). — GREGG, N.: Further observations on congenital defects in infants following maternal rubella. Trans. ophthal. Soc. Aust. 4, 119 (1944). — GREGG, N., u. R. H. HEPBURN: Anorchism. J. Urol. 62, 65 (1949). — GREULICH, G.: Sulfonamide und Spermiogenese. Arch. Derm. Syph. (Berl.) 179, 151 (1939). — GRONSKY, N.: Über die Wirkung der niedrigen Temperatur auf die Hoden der weißen Ratten bei deren Lokalanwendung. Anat. Anz. 69, 228 (1930). — GRUBER, G. B.: Die Morphologie der Mißbildungen des Menschen und der Tiere. Jena: Gustav Fischer 1958. — GÜLZOW, M.: Zur Klinik der Nebennierenrindentumoren. Dtsch. med. Wschr. 1948, 287. — GÜNSEL, E.: Über die Wärmeempfindlichkeit des Keimepithels im Rattenhoden. Strahlentherapie 80, 299 (1949). — Zur Frage der Röntgenatrophie des Hodens. Strahlentherapie 80, 467 (1949). — GÜNSEL, E., u. H. K. FUCHS: Über die Wirkung des Ultraschalls auf den Rattenhoden. Strahlentherapie 79, 261 (1949). — GÜNTHER, F. E.: Übersicht über die röntgengeschädigten Kinder im deutschen Schrifttum. Mschr. Kinderheilk. 101, 385 (1953). — GUGGISBERG, H.: Vitamine. Berlin: Urban & Schwarzenberg 1935. — Vitamine und Fortpflanzung. Ergebn. Vitamin- u. Hormon-Forsch. 1, 263 (1938). — GUGGISBERG, H., u. W. NEUWEILER: Konstitutions-Störungen und Wachstums-Störungen. In SEITZ-ARMREICHs, Handbuch der Frauenheilkunde und der Geburtshilfe, Bd. II. Berlin: Urban & Schwarzenberg 1952. — GUSSEW, V.: Über ein Riesenlipom des Scrotums. Z. Chir. 53, 2134 (1926). — GUYER, M. F.: Studies on cytolysins. III. Experiments with spermatotoxins. J. exp. Zool. 35, 207 (1922).

HABERMANN, P., u. M. FLECK: Über das Rothmund-Syndrom. Z. Kinderheilk. 77, 306 (1955). — HADORN, E.: Letalfaktoren. Stuttgart: Georg Thieme 1955. — HALLERVORDEN, J.: Die tuberöse Hirnsclerose. In Handbuch der inneren Medizin, 4. Aufl., Bd. V/3, S. 965. Berlin: Springer 1953.—HALDANE, J. B. S.: The dysgenic effect of induced recessive mutations. Ann. Eugen. (Lond.) 14, 35 (1947). — HAMANN, H.: Epididymitis und Orchitis als Teilerscheinung der Bangschen Krankheit. Derm. Wschr. 114, 105 (1942). — HAMMEN, R.: Studies on impaired fertility in man, with special reference to the male. Acta obstet. gynec. scand. 24, 1 (1944).—HANHART, E.: Über die Erbbedingtheit der Glykogenosen und deren Beziehungen zum Diabetes mellitus. Schweiz. med. Wschr. 1947, 163. — Die Rolle der Erbfaktoren bei den Störungen des Wachstums. Schweiz. med. Wschr. 1953, 198. — HANLEY, H. G.: Pregnancy following artificial insemination from epididymal cyst. Stud. Fertil. 8, 20 (1956). — HARDY,

A. V. and al.: Undulant fever with special reference to a study of brucella infection in Jowa. Publ. Hlth. Rep. (Wash.) **2**, 2525 (1930). — HARRENSTEIN, R. B.: Über die Funktion des Scrotums und die Behandlung der Retentio testis. Zbl. Chir. **55**, 1734 (1928). — HARRISON, R. G.: Functional importance of the vascularization of the testis and epididymis for the maintenance of normal spermatogenesis. Fertil. and Steril. **3**, 366 (1952). — The influence of unilateral orchidectomy on the effect of ischaemia on the contralateral testis. Proc. Soc. Study Fertil. **5**, 101 (1953). — The effect of ligation of the vasa efferentia on the rat testis. Proc. Soc. Study Fertil. **5**, (1953). — HART, C.: Der Einfluß abnormer Außentemperaturen auf Schilddrüse und Hoden. Pflügers Arch. ges. Physiol. **196**, 151 (1922). — HARVEY, W.: Altern und Alter. (Zeitschr.) 1. Jahrg., H. 2, S. 12. Herausgeb. C. H. Boehringer & Sohn Ingelheim. — HASSE, M. L.: Zur Klinik der Arthrogryposis multiplex congenita, bzw. der angeborenen Gelenkversteifungen mit Muskeldefekten. Diss. Göttingen 1945. — HASSLER, R.: Extrapyramidale-motorische Syndrome und Erkrankungen. In Handbuch der inneren Medizin, 4. Aufl., Bd. V/3, S. 676. Berlin: Springer 1953. — Die cerebellare Heredo-Ataxie. In Handbuch der inneren Medizin, 4. Aufl., Bd. V/3, S. 635f. (639). Berlin: Springer 1953. — Erkrankungen des Kleinhirns. In Handbuch der inneren Medizin, 4. Aufl., Bd. V/3. Berlin: Springer 1953. — HAUSER, E.: Die Sterilisation des Mannes zur Verhütung von Schwangerschaften. Praxis **44**, 500 (1955). — HECKE, F.: Die Thalliumvergiftungen und ihre histologischen Veränderungen bei Ratten. Virchows Arch. path. Anat. **269**, 28 (1928). — HECKEL, N. J., and C. G. HORI: The effect of sulphanilamide upon spermatogenesis in man. Amer. J. med. Sci. **198**, 347 (1939). — HEDINGER, CHR.: Pathologische Anatomie. In LABHART, Klinik der inneren Sekretion. Berlin: Springer 1957. — HEILMEYER, L.: Chemische Krebsbehandlung. In Grundlagen und Praxis chemischer Tumorbehandlung von J. PIRWITZ. Berlin-Göttingen-Heidelberg: Springer 1954. — HEILMEYER, L., u. H. BEGEMANN: Spezielle Krankheitsbilder des erythrocytären Systems. In Handbuch der inneren Medizin, 4. Aufl., Bd. II, S. 184. Berlin: Springer 1951. — HEINKE, E.: 1. Autogenes Schweißen.2. Elektrisches Schweißen. Berufsdermatosen **3**, 135 (1957). — HEINKE, E., u. W. KNOTH: Fertilitätsstörungen durch Mumpsorchitis. Arch. klin. exp. Derm. **201**, 298 (1955). — HEINKE, E., u. E. TONUTTI: Studien zur Wirkung des Testosterons auf die spermiogenetische Aktivität des Hodens bei Oligospermie. Dtsch. med. Wschr. **1956**, 566, 579. — HEINTZ, R.: Aldosteronismus, primärer und sekundärer. Medizinische **1956**, 1583. — HEITE, H. J.: Fertilitätsuntersuchungen bei behandelten Patienten mit Thorium. Med.Klin. **1951**, 1297. — HELLER, A. L., and R. A. SHIPLEY: Endocrine studies in aging. J. clin. Endocr. **11**, 945 (1951). — HELLER, C. G., and W. O. NELSON: Classification of male hypogonadism and a discussion of the pathology, physiology, diagnosis and treatment. J. clin. Endocr. **8**, 345 (1948). — HELLER, M.: Histopathology of irradiation from external and internal sources. Chapt. 12, The Testis, p. 550. National Nuclear energy series, edit. by WM. BLOOM: McGraw-Hill Publ. 1948. — HELLER, R. E.: New evidence for the function of the scrotum. Physiol. Zool. **2**, 9 (1929). — HEMPELMANN, L. H., H. LISCO and J. G. HOFFMANN: The acute radiation syndrome: A study of nine cases and a review of the problem. Ann. intern. Med. **36**, 279 (1952). — HEMPHILL, R. E.: A study of the histology of the testis in schizophrenia and other mental disorders. J. ment. Sci. **90**, 696 (1944). Zit. bei BRODNY. — HENDERSON, W.: Sexual dysfunction in adenomas of the pituitary body. Endocrinology **15**, 11 (1931). — HENDRY, J. A., R. F. HOMER and F. L. ROSE: Cytotoxic agents. II. Bisexpoxides and related compounds. Brit. J. Pharmacol. **6**, 335 (1951). — III. Derivatives of ethylenmelamine. Brit. J. Pharmacol. **6**, 357 (1951). — HENI, F.: Das Morgagni-Turner-Syndrom. Klin. Wschr. **1951**, 75. — HENKE, H., G. HÖHNE u. H. A. KÜNKEL: Untersuchungen über die mutagene Wirkung einiger Cytostatika. Z. Krebsforsch. **62**, 347 (1958). — HENLE, W., G. HENLE and L. A. CHAMBERS: Studies on the antigenic structure of some mammalian spermatozoa. J. exp. Med. **68**, 335 (1938). — HENSON, M.: The effect of roentgen irradiation of sperm upon the embryonic development of the albino rat (mus norvegicus albinus). J. exp. Zool. **91**, 405 (1942). — HENTSCHEN, F.: Morgagni-Syndrom. Jena: Georg Fischer 1937. — HERTWIG, P.: Unterschiede in der Entwicklungsfähigkeit von F_1-Mäusen nach Röntgenbestrahlung von Spermatogonien, fertigen und unfertigen Spermatozoen. Biol. Zbl. **58**, 273 (1938a). — Die Regeneration des Samenepithels der Maus nach Röntgenbestrahlung, unter besonderer Berücksichtigung der Spermatogonien. Arch. exp. Zellforsch. **22**, 68 (1939). Erbänderungen bei Mäusen nach Röntgenbestrahlung. Proc. Internat. Genetic Congr. 7th Congr. Edinburgh 1939. J. Genet. Suppl. **1941**, 145. — HERTZ, W., u. E. JECKELN: Glykogenspeicherkrankheit unter dem klinischen Bild des Myxödems. Z. Kinderheilk. **58**, 247 (1937). — HESSE, E.: Die Rausch- und Genußgifte. Stuttgart: Ferdinand Enke 1938. — HETT, J.. u. H. MAAK: Benzol und Keimdrüsen. Klin. Wschr. **1938 II**, 1376. — HICKEY, P. M., and E. W. HALL: A report analyzing the results of the questionaire sent out to radiologists. Amer. J. Roentgenol. **18**, 458 (1927). — HICKINBOTHAM, P. F. L.: Malignant tumors of the testicle. Brit. J. Urol. **22**, 87 (1950). — HIGGINS, C. C., and F. W. ARBER: Malignant tumors of the testicle. Canad. med. Ass. J. **69**, 124 (1953). — HIGNETT, S. L.: Zit. bei TRIBE,

Cumming, Vet. Rev. Armot. 1, 69 (1955). — HINDERER, M.: Über die Sterilisation des Mannes und ihre Auswirkungen. Schweiz. Archiv Neur. u. Psychiatr. 1947, 60. — HIPPOCRATES: Aphorismi in locos communes, ordine doctrinae compositivae in usum tironum medicinae digesti. Sententiae praecipuae ex corn. Celso excerpta a Joanne Placotomo. Antverpia 1562. — HODGSON, R. E., S. R. HALL, W. J. SWEETMAN, H. G. WISEMAN and H. T. CONVERSE: The effect of vitamin A deficiency on reproduction in dairy bulls. J. Dairy Sci. 29, 669 (1946). — HOFERER, R.: Zur Frage der männlichen Infertilität durch Berufsschäden. Diss. Würzburg 1958. — HOFSTÄTTER, R.: Experimentelle Studie über die Einwirkung des Nikotins auf die Keimdrüsen und auf Fortpflanzungen. Virchows Arch. path. Anat. 244, 183 (1923). — HOHLWEG, W., u. K. JUNKMANN: Die hormonal-nervöse Regulierung der Funktion des Hypophysenvorderlappens. Klin. Wschr. 1932, 321. — HOLLAENDER, A.: Radiation biology. National Research Council, Vol. I, part 2. New York and London: McGraw-Hill 1954. — HOLSTEIN, E.: Das elektrische Lichtbogenschweißen, seine Gesundheitsgefahren und ihre Verhütung. Zbl. Gew.-Hyg. 10, 287 (1930). — HOMMA, H.: Erkrankungen des Hodens und der Samenblasen. Wien. klin. Wschr. 1943, 457. — HORNBOSTEL, H.: Neuere Erkenntnisse über das hepatolentikuläre Syndrom. Schweiz. med. Wschr. 1954, 7. — HORNE jr., H. W., D. P. PAULL and D. MUNRO: Fertility studies in the human male with traumatic injuries of the spinal cord and cauda equina. New Engl. J. Med. 239, 903 (1948). — HORSTMANN, F., u. R. P. LEUSDEN: Epidemologisches und Klinisches über Bang-Erkrankungen. Dtsch. med. Wschr. 1938, 1133. — HOTCHKISS, R. S.: Fertility in men. London: J. B. Lippincott Company 1944. — The human testis. Fertil. and Steril. 7, 284 (1956). — HOTCHKISS, R. S., A. B. PINTO and S. KLEEGMANN: Artificial insemination with semen recovered from the bladder. Fertil. and Steril. 6, 37 (1955). — HUG, O.: Pathologisch-anatomischer Beitrag zur Strahlengenetik und zur Frage der Strahlenschädigung der Leibesfrucht. Strahlenschutz-Schriftenreihe Nr 3. Deutsches Rotes Kreuz Bonn 1956. — HULME, H. B.: Effect of semistarvation on human semen. Fertil. and Steril. 2, 319 (1951). — HURSH, J.: Nach einem Vortrag am Max Planck-Institut für Biophysik, Frankfurt a. Main 1955. Zit. bei FEINE u. HUG in RAJEWSKY, Wissenschaftliche Grundlagen des Strahlenschutzes. Karlsruhe: Braun 1957. — HURST, A. F.: Sterility and psychoneuroses following lumbal sympathektomy. Lancet 1935 I, 805.

JACKSON, H.: Effect of triethylene melanine on the fertility of rats. Nature (Lond.) 175, 1037 (1955). — JACKSON, H., and M. BOCK: Effects of triethylene-melanine on the fertility rats. Nature (Lond.) 175, 1037 (1955). — JACOBI, J., M. LOEWENECK u. F. NORTHOFF: Die Diagnostik und Therapie der kongenitalen Angio-Kardiopathien. Dtsch. med. Wschr. 1952 193; 1952, 232. — JARMATZ, G.: Zur Frage der männlichen Infertilität als Folge von Komplikationen von Infektionskrankheiten. Diss. Würzburg 1957. — JAUBERT, A., et CH. MOTZ: Action inhibitrice de certains dérivés sulfoconjugués des amines aromatiques sur la spermatogenèse de l'homme. Presse méd. 46, 237 (1938). — JEFFCOATE, T. N. A.: Male infertility. Brit. med. J. 2, 185 (1946). — JINDRICH, J.: Zur Kenntnis der männlichen Trichomoniase. Zbl. Bakt. I. Abt. Orig. 172, 310 (1958). — JOËL, C. A.: Chirurgische Probleme bei Diagnostik und Therapie männlicher Sterilität. Schweiz. med. Wschr. 1956, 763. — JORES, A.: Die Bedeutung der Sexualhormone für die Vorgänge des Sexuallebens. Ref. Ärztl. Wschr. 1948, 538. — Klinische Endokrinologie. Berlin: Springer 1949. — Die Nebennieren und ihre Krankheiten. In Handbuch der inneren Medizin, 4. Aufl., Bd. VII/1, S. 149 (180f.) Berlin: Springer 1955. — Die Keimdrüsen und ihre Krankheiten. In Handbuch der inneren Medizin, 4. Aufl., Bd. VII/1. Berlin: Springer 1955. — JOSEPHY, W.: Degeneratio hepatolenticularis. In BUMKE u. FOERSTERS, Handbuch der Neurologie, Bd. XVI. Berlin: Springer 1936. — JOSLIN, E. P., P. ROOTARD, P. WHITE, A. MARBLE and C. BAILEY: The treatment of diabetes mellitus. Philadelphia: Lea and Febiger 1944.

KAFEMANN, R.: Kann mißlungene Empfängnisverhütung die Frucht schädigen? Münch. med. Wschr. 1931 II, 1918. — KAJIGAMA, T.: Experimentelle Untersuchungen über den Einfluß des Prontosils auf die Spermatozoen. Mitt. med. Akad. Kioto 28, 95 (1940). Ref. Ber. ges. Physiol. 119, 495 (1940). — KALBIAN, V. V.: Laurence-Moon-Biedl-Syndrome in an arab boy: Familial incidence. J. clin. Endocr. 12, 1622 (1956). — KALLMANN, F. J., W. A. SCHOENFELD and S. E. BARRERA: The genetic aspects of primary eunuchoidism. Amer. J. ment. Defic. 48, 203 (1944). — KAMOCSAY, D., G. RÓNA u. T. TARNÖCZY: Die Wirkung des Ultraschalls auf den Hoden. Exp. Med. Wiss. 6, 455 (1954). Ref. Ultraschall in Med. 9, 36 (1956). — KANTOR, A.: Traumatischer Verlust der Haut bei männlichen Genitalien, „Schindung" der Genitalien. Chirurg 8, 972 (1936). — KAPLAN, R. W.: Die Gefährdung der Erbanlagen des Menschen durch Strahlen. Naturwiss. 44, 433 (1957). — KAPPELER, O.: Die Schindung der männlichen Genitalien. Dtsch. Z. Chir. 32, 1 (1886). — KATSH: S.: Immunology, fertility and infertility. A historical survey. Amer. J. Obstet. Gynec. 77, 946 (1959). — KATSH, S., and D. W. BISHOP: J. Embryol. exp. Morph. 6, 94 (1958). Zit. bei KATSH. — KAUFHOLD, N.: Beziehungen zwischen Gynäkomastie, Hodenstörung und Ausscheidung von Sexualhormonen im Urin. Zbl. Chir. 76, 592 (1951). — KAUFFMANN, F., u. W. v. DRIGALSKI: Untersuchungen über Carotin-Vitamin A im menschlichen Organismus. Klin. Wschr. 12, 306 (1933). —

KAVEN, A.: Röntgenmodifikationen bei Mäusen. Z. menschl. Vererb.- u. Konstit.-Lehre 22, 238 (1938a). — KEHRER, E.: Ursachen und Behandlung der Unfruchtbarkeit. Dresden: Theodor Steinkopff 1922. — KEHRER, F. A.: Die konstitutionellen Vergrößerungen umschriebener Körperabschnitte. Stuttgart: Georg Thieme 1948. — KEMP, T.: Erbpathologie des männlichen Geschlechtsapparates. In BAUR-FISCHER-LENZ, Menschliche Erblehre. München: J. F. Lehmann 1936. — KENNEDY, W. P.: The production of spermatotoxins. Quart. J. exp. Phys. 14, 279 (1924). — KEPP, R., u. D. HOFMANN: Zur Frage der Keimschädigung durch ionisierende Strahlen. Med. Klin. 1957, 1484. — KESCHNER, M., and C. DAVISON: Dystrophia myotonica; clinicopathologic study. Arch. Neurol. Psychiat. (Chicago) 30, 1259 (1933). — KIESSLING, W.: Fertilitätsstörungen bei Sportlern. Sportmedizin 8, H. 11 (1957). — KING, B. G.: Early filariasis diagnosis and clinical findings: a report of 268 cases in Amer. troops. Amer. J. trop. Med. 24, 285 (1944). — KING, H.: Sporotrichosis with report of an unusual case. Sth. Med. Surg. 20, 541 (1927). — KINMONTH, J. B.: The physiology and relief of traumatic arterial spasm. Brit. med. J. 1952 I, 59. — KIRCHHOFF, H.: Der Einfluß der Berufsarbeit auf den Organismus der Frau. Mschr. Unfallheilk. 52, 114 (1956). — KIRSCH, E., u. H. HERING: Zur Frage der Zunahme der unspezifischen Nebenhodenentzündungen während der letzten drei Jahre. Dtsch. Gesundh.-Wes. 1954, 1518. — KISCH, E.: Sterilität der Fettleibigen. Wien. med. Presse 32, 821 (1891). — KLATSKIN, W., W. T. SALTER and F. D. HUMM: Gynecomastia due to malnutrition. Amer. J. med. Sci. 213, 19 (1947). — KLEBANOW, D., u. H. HEGNAUER: Zur Frage der causalen Genese von angeborenen Mißbildungen. Med. Klin. 1950, 1198. — KLEIN, D.: Persönliche Mitteilung. — KLEINFELDER, H.: Die chromatographische Trennung der 17-Ketosteroide beim männlichen Hypogonadismus und beim Cushing-Syndrom. Habil.-Arbeit Würzburg 1957. — KLEMM, E.: Mumps im Wandel des Genius epidemicus. Medizinische 1954, 869. — KLINEFELTER, H. F., E. C. REIFENSTEIN and F. ALBRIGHT: Syndrome characterized by gynecomasty, aspermatogenesis without a leydigism and increased excretion of follicle stimulating hormone. J. clin. Endocr. 2, 515 (1942). — KLINGMÜLLER, V.: Die Lepra. In JADASSOHNs Handbuch der Haut- und Geschlechtskrankheiten, Bd. X/II. 1930. — KLINKE, K.: Diagnose und Klinik der angeborenen Herzfehler. Leipzig: Georg Thieme 1950. — KLOTZ, E., u. W. SEELENTAG: Untersuchungen zur Belastung der Keimdrüsen durch Hartstrahldiagnostik. Fortschr. Röntgenstr. 89, 92 (1958). — KMENT, O. H.: Über Steigerungen der Geschlechtsfunktionen einschließlich der Spermiogenese nach Novocain-Blockaden des lumbalen Grenzstranges. Zbl. Chir. 76, 23 (1951). — KNAUS, H.: Die Physiologie der Zeugung des Menschen. Wien: Wilhelm Maudrich 1950. — KNEISE, O., u. K. SCHOBER: Röntgenuntersuchungen der Harnorgane. Leipzig 1952. — KOCH, E., M. TAUBERT u. H. J. WACHTEL: Symptomatologie und Erbgang der myotonen Dystrophie. Medizinische 1957, 1421. — KOCH, G.: Zur Klinik, Symptomatologie, Pathogenese und Erbpathologie des Klippel-Trénaunay-Weberschen Syndroms. Acta Genet. med. (Roma) 5, 326 (1956). — KOCH, W.: Die Fruchtbarkeit der Haustiere und ihre Beeinflussung usw. Züchtungskunde 8, 87 (1933). — KÖHLMEIER, W.: Pilzerkrankung des Nebenhodens und Hodens. Wien. klin. Wschr. 1958, 299. — KOELSCH, F.: Handbuch der Berufskrankheiten, Bd. I. Jena: Gustav Fischer 1935. — Benzolschäden und Potenzstörungen. Antwort im Fragekasten zur Frage 85. Münch. med. Wschr. 1956, 660. — KOLLER, R.: Persönliche Mitteilungen. — Klima und Lebensäußerung der Haustiere mit besonderer Berücksichtigung ihrer Fruchtbarkeit. Allgemeines. Fortpflanzung, Zuchthygiene und Haustierbesamung. 5, 1 (1955). — Klima und Lebensäußerungen unserer Haustiere. Der Einfluß des Lichtes auf die Haustiere. Fortpflanzung, Zuchthygiene und Haustierbesamung. 6, 1 (1956). — Aktuelle Fragen der Brucellose. Zuchthygiene, Fortpflanzungsstörungen und Besamung der Haustiere. 7, 304 (1957). — KOOPMAN, J.: Anorchia congenita. Geneesk. Gids 8, 309 (1930). — KORB, H.: Weitere Untersuchungen zur Frage der Erhöhung der Wirkung von Röntgenstrahlen durch Kurzwellenhyperthermisierung. Strahlentherapie 72, 220 (1943). — KOREN, K., and S. MAUDAL: Gonad doses received during the medical application of röntgen radiation. Acta radiol. (Stockh.) 48, 264 (1957). — KOSTITSCH, A.: Sur la dissociation de la glande séminale et de la glande interstitielle déterminée par l'alcoolisme expérimental. Sterilité sans impuissance. C. R. Soc. Biol. (Paris) 84, 569 (1921). — KOSTITSCH, A.: Action de l'alcoolisme expérimental sur le testicule. Thèse université, Strasbourg 1921. — KOSTITSCH, A., u. L. VERBITZKI: Zit. nach F. KOELSCH, Handbuch der Berufskrankheiten, Bd. I, S. 458. 1935. — KRANZ, H. W., u. M. P. GEPPERT: Experimentelle Untersuchungen über Morphium als Keimgift. Z. menschl. Vererb.- u. Konstit.-Lehre 27, 414 (1943/44). — KYRLE, J.: Über Entwicklungsstörungen der männlichen Keimdrüsen im Jugendalter. Wien. klin. Wschr. 1910, 1583. — Beitrag zur Frage der Kryptorchie. Zbl. allg. Path. path. Anat. 23, 463 (1912). — KYRLE, J., u. K. J. SCHOPPER: Untersuchungen über den Einfluß des Alkohols auf Leber und Hoden des Kaninchens. Virchows Arch. path. Anat. 215, 309 (1914). — Über Regenerationsvorgänge im tierischen Nebenhoden. Virchows Arch. path. Anat. 220, 1 (1915). — KYRLE, J.: Über die Hypoplasie der Hoden im Jugendalter und ihre Bedeutung für das weitere Schicksal der Keimdrüsen. Wien klin.. Wschr. 1920, 185.

LABHART, A.: Diagnose und Therapie des männlichen Hypogonadismus. Schweiz. med. Wschr. **1955**, 549. — Klinik der inneren Sekretion. Berlin: Springer 1957. — LAMB, J. H.: Lichtausschläge geheilt durch Hormonanwendung. Hautarzt **9**, 429 (1958). — LANDING, B. H., A. GOLDIN and H. A. NOE: Testicular lesions in mice following parenteral administration of nitrogen mustards. Cancer (Philad.) **2**, 1075 (1949). — LANDSTEINER, K.: Zur Kenntnis der spezifisch auf Blutkörperchen wirkenden Sera. Zbl. Bakt. **25**, 546 (1899). — LANE-ROBERTS, C., A. SHARMAN, K. WALKER, B. P. WIESNER and M. BARTON: Sterility and impaired fertility. London: Hoeber 1948. — LANGE, G.: Zit. bei A. BLUHM, Arch. Rassenbiol. **18** (1926).— LANG, K.: Die phenylpyruvische Oligophrenie. Ergebn. inn. Med. Kinderheilk. **6**, 78 (1955). — LANGE-MALKWITZ, F.: Schwere Gefahren bei Anwendung chemischer antikonzeptioneller Mittel. Ärztin **9**, 174 (1933). LAWRENCE, W.: The fate of the germinal epithelium of the experimental cryptorchid testes of guinea pigs. Biol. Bull. Mar. biol. Lab. Word's Hole **51**, 129 (1926). — LEADBETTER, W. F.: Diagnosis and treatment of tumors of the testis. Amer. J. Surg. **95**, 341 (1958). — LEBEUF, M. F.: Gonorrhoe und männliche Sterilität. Derm. Wschr. **124**, 778 (1951). — LEDERER, J.: Le testicule du cirrhotique. In GILBERT-DREYFUS, La fonction endocrine du testicule, p. 373. Paris: Masson & Cie. 1957. — LEHMANN, J.: Zur Entstehung der Tuberkulose der männlichen Geschlechtsorgane. Virchows Arch. path. Anat. **277**, 537 (1930). — LEIBER, B., u. G. OLBRICH: Wörterbuch der klinischen Syndrome. Berlin: Urban & Schwarzenberg 1957. — LÉRICHE, R.: Les oblitérations de la terminaison de l'aorte. Étude arteriographique. Langenbecks Arch. klin. Chir. (Kongr.-Bd.) **270**, 85 (1951). — LEWIN, L.: Die Fruchtabtreibung durch Gifte usw. Berlin 1922. — LICKINT, F.: Tabak und Organismus. Stuttgart 1939. LIERE, E. J. VAN: Anoxia, its effect on the body. III. Chicago: Univ. Chir. Press. 1942. — LINSER, K. B., VOHWINKEL, P.: Moderne Therapie der Varicen, Hämorrhoiden und Varicocele. Stuttgart: Ferdinand Enke 1954. — LIPSCHÜTZ, A., et E. MORALES: Influenza de l'iode sur les organes sexuels et sur la croissance, chez le rat. C. R. Soc. Biol. (Paris) **121**, 337 (1936). — LOEB, O., u. B. ZÖPPRITZ: Die Beeinflussung der Fortpflanzungsfähigkeit durch Jod. Dtsch. med. Wschr. **1914**, 1261. — LOEFFLER, L.: Röntgenschädigung der menschlichen Keimzellen und Nachkommenschaft. Strahlentherapie **34**, 735 (1923). — LÖFFLER, L.: Lymphangioma cysticum scroti. Z. Urol. **17**, 661 (1923). — Diskussionsbemerkung. Verh. Dtsch. orthopäd. Ges., 38. Kongr., 1950. — LÖFFLER, W. S., S. MOESCHLIN u. A. HILLA: Klinik und Pathologie der febris undulans unter besonderer Berücksichtigung der spezifischen Komplikationen. Ergebn. inn. Med. Kinderheilk. **63**, 714 (1943). — LÖHE, H.: Syphilis der männlichen Geschlechtsorgane. In JADASSOHNS Handbuch der Haut- und Geschlechtskrankheiten, Bd. XVI/1, S. 401. 1930. — LUCKNER, H.: Sterilität durch Höhenkrankheit bei Fliegern. Med. Klin. **1956**, 1494. — LÜCHTRATH, H.: Zur Pathologie der Genitaltuberkulose des Mannes. Tuberk.-Arzt **13**, 279 (1959). — LÜERS, H.: Chinon I und Sanamycin im Mutationsversuch. Naturw iss. **43**, 206 (1956). — Genetische Spätschäden nach Behandlung mit cytostatischen Stoffen. 9. Öst. Ärztetagg Salzburg, 2.—4. IX. 1955. — LUNN, H. F.: Observation on the mammalian inguinal region. Proc. Zool. Soc. Lond. **118**, 345 (1948). LUTZ, W.: Lehrbuch der Haut- und Geschlechtskrankheiten. Basel: S. Karger 1957. —

MACCULLAGH, E. P., and A. E. LEISER: Turner's syndrome and Laurence-Moon-Biedl-syndrome in siblings. J. clin. Endocr. **17**, 985 (1957). — MACLEOD, J.: Symposium: Grisefulvin and Dermatomycosis, 26. u. 27. 10. 1959 in Florida. Zit. in H. J. HEITE u. J. JANKE, Griseofulvin. Dtsch. med. Wschr. **1959**, 2202. — MACLEOD, J., and R. Z. GOLD: The male factor in infertility and fertility. V. Effect of continence on semen quality. Fertil. and Steril. **3**, 297 (1952). — Semen quality and certain other factors in relation to the case of conception. Fertil. and Steril. **4**, 10 (1953). — MACLEOD, J., and R. S. HOTCHKISS: The effect of hyperpyrexia upon spermatozoa counts in men. Endocrinology **28**, 780 (1941). — MACHT, ST. H., and PH. S. LAWRENCE: National survey of congenital malformations resulting from exposure to roentgen radiation. Amer. J. Roentgenol. **73**, 442 (1955). — MADDOCK, Ch., S. B. WOLBACH and S. MADDOCK: Amer. J. Nutr. **39**, 117 (1949). — MADDOCK, L., J. COHEN and S. B. WOLBACH: Effect of hypervitaminosis A on the testes of the rat. Arch. Path. (Chicago) **56**, 333 (1953). — MAINX, F.: Droht die Gefahr der Erbschädigung durch Strahlung? Klin. Wschr. **1958**, 1232. — MAJANZ, I.: Neue Methode der Hodensackhautplastik zur Deckung des skalpierten Fingers. Zentr.-Org. ges. Chir. **77**, 232 (1936). — MAJERUS, K.: Über die Einwirkung des Jods auf die Hoden. Zbl. allg. Path. path. Anat. **26**, 33 (1915). — MANN, T.: Biochemistry of semen. London: Methuen & Comp. 1955. — MARBLE, A., and C. C. BALLEY: Hemochromatosis. J. Amer. med. Ass. **111**, 590 (1951). — MARQUAND, H. S.: Congenital hypogonadotrophic hypogonadism in five members of a family, three brothers and two sisters. Proc. roy. Soc. Med. **1954**, 442. — MARQUARDT, H.: Strahlengenetik. In RAJEWSKY, Wissenschaftliche Grundlagen des Strahlenschutzes, S. 129. Karlsruhe: Braun 1957. — Die Toleranzdosis vom genetischen Standpunkt gesehen. In RAJEWSKY, Wissenschaftliche Grundlagen des Strahlenschutzes, S. 217. Karlsruhe: Braun 1957. — MARTIUS, H.: Strahlenschäden bei der Frau. Med. Klin. **1957**, 255. — MASCHKE, W.: Zur Kenntnis der hämorrhagischen Infarzierung im Hoden. Beitr. path. Anat. **47**, H. 1 (1909). — MASON, K. E.: Relation of the vitamins to the sex glands. Chap. 22, Sex and Internal Secretions, p. 1149. Baltimore: Williams & Wilkins Company 1939. — MASON, A.: Nutritional significance of vitamin A disturbance of reproductive function. In: The newer knowledge of nutrition, p. 322. 1940. — E. V. MCCOLLUM, E. ORENT and H. G. DAY: New York: Macmillan Company 1944. — MATTHES, TH., u. H. KRIEGEL: Über die Speicherung von Thoriumdioxyd in den Keimdrüsen von Kaninchen und beim Menschen. Strahlentherapie 105, 441 (1958). — MAZER, C., and A. L. ISRAELS: Diagnosis and treatment of menstrual disorders and sterility. London 1941. — MCCARTNEY, J. L.: Studies on the mechanism of sterilization of the female by spermatotoxin. Amer. J. Physiol. 63, 207 (1922). — Antigenic effects of semen; mechanism of sterilization of female rat from injections of spermatozoa. Amer. J. Physiol. 66, 404 (1923). — MCCAUGHEY, J. E., and J. A. BROWN: Dystrophia myotonica: an endocrine study. Quart. J. Med. 19, 303 (1950). — MCCULLAGH, E. P.: Sex hormone deficiencies some clinical considerations. Recent Progr. Hormone Res. 2, 295 (1948). — MCKUSIK, V. A.: The clinical observations of Jonathan Hutchinson. Amer. J. Syph. 36, 101 (1952). — MCLEAN, A. J.: Die Craniopharyngealtaschentumoren. Z. Neur. 126, 639 (1930). — MEAKER, S. R.: Human sterility, causation, diagnosis and treatment a practical manual of clinical procedure. Baltimore: Williams & Wilkins 1934. — MENZEL, W.: Zum Laurence-Moon-Biedl-Syndrom. Z. klin. Med. 135, 423 (1939). — MERKEL, H., u. J. FALKAO: Hodenschädigung durch Atophanyl beim Versuchstier. Frankfurt. Z. Path. 66, 68 (1955). — MERTENS, V. E.: Zigarettenrauch, eine Ursache des Lungenkrebses? Z. Krebsforsch. 32, 82 (1930). — METALNIKOV, S.: Études sur la spermatoxine. Ann. Inst. Pasteur 14, 577 (1900). — METCHNIKOFF, E.: Sur l'influence de l'organisme sur les toxines. Sur la spermatoxine et l'antispermatoxine. Ann. Inst. Pasteur 14, 369 (1900). — METTENLEITER, M.: Sperma und künstliche Befruchtung bei Mensch und Tier. Arch. Gynäk. 126, 251 (1925). — MICHELSON, L.: Congenital anomalies of the ductus deferens and epididymis. J. Urol. (Baltimore) 61, 384 (1949). — Studies of male fertility: Bilateral lesions of the genital organs, simulating unilateral involvement. Fertil. and Steril. 3, 316 (1952). — MIESCHER, G., u. C. BÖHM: Tierexperimentelle Untersuchungen über Ausbreitung und Fixierung von Mikroben (Colibazillen, Streptokokken, Gonokokken, Tuberkelbazillen) im Organismus mit besonderer Berücksichtigung des Traumas. Schweiz. Z. Path. 10, 565 (1947). — MIFLET, J.: Über die pathologischen Veränderungen des Hodens, welche durch Störungen der lokalen Blutzirkulation veranlaßt werden. Langenbecks Arch. klin. Chir. 24, 399 (1879). — MILLAR, M. S., M. J. FISCHER, P. V. ELCOATE and C. A. MAWSON: The effect of dietary zinc deficiency on the reproductive system of male rats. Canad. J. Biochem. 36, 557 (1958). — MILLS, C., and F. A. SENIOR: Does climate affect human conception rate. Arch. intern. Med. 46, 921 (1930). — MOENCH, G. L.: Männliche Fruchtbarkeit. In SEITZ-ARMREICH, Biologie und Pathologie des Weibes, 2. Aufl., Bd. III. München: Urban & Schwarzenberg 1955. — MOLNÀR, J.: Über die durch Fehlen des Samenleiters bedingte Sterilität bei Männern. Urol. int. (Basel) 8, 45 (1959). — MOLNÀR, J., et L. ZADOR: L'effet de la pénicilline sur les spermatozoides et sur la spermatogenèse. Schweiz. med. Wschr. 1948, 664. — MONCORPS, C.: Hernienoperation und Potentia generandi. Derm. Wschr. 124, 959 (1951). — MONGE, C.: Chronic mountain sickness. Physiol. Rev. 23, 166 (1934). — Acclimatization in the Andes. Baltimore: Johns Hopkins Press 1948. — MONGE, C., et M. MARTIN: Nota sobre azoospermia de carneros recien negados a la altura. Anal. Fac. Med. (Lima) 25 (1942). — MOORE, C. R.: Heat application and testicular degeneration, the function of the scrotum. Amer. J. Anat. 34, 337 (1924). — Physiology of the testis and scrotum. In CAMPBELL, Urology. New York: W. B. Saunders Company 1954. — MOORE, C. R., and R. M. OSLUND: Experiments on the sheep testis; cryptorchidism, vasectomy and scrotal insolation. Amer. J. Physiol. 67, 595 (1924). — MOORE, C. R., and D. PRICE: A study at high altitude of reproduction, growth, sexual maturity, and organ weights. J. exp. Zool. 108, 171 (1948). — MOORE, C. R., and L. T. SAMUELS: The action of testis hormone in correcting changes induced in the rat prostate and seminal vesicles by vitamine B deficiency or partial inanition. Amer. J. Physiol. 96, 278 (1931). — MOORE, TH.: Vitamin A. Practitioner 182, 5 (1959). — MONTAGŮ, M. F. A.: The reproductive development of the female. New York: Julian Press 1957. — MORALES, P. A. DE, u. B. H. C. DE PAIVE: Sulfonamide und Spermatogenese. Brasil.-Méd. 9, 88 (1952). Ref. Zbl. Haut- u. Geschl.-Kr. 82, 335 (1953). — MORGENSTERN, Z.: Zur Frage des morphologischen Verhaltens des Hodens bei akuten Infektionskrankheiten. Virchows Arch. path. Anat. 245, 229 (1923). — MOXTER, D. v.: Über ein spezifisches Immunserum gegen Spermatozoen. Dtsch. med. Wschr. 1900, 61. — MÜLLER, G.: Der erbkonstitutionelle Hypogenitalismus des Mannes als Dispositionsfaktor der Lebercirrhose. Med. Klin. 1952, 71. — MÜLLER, J. K.: Persönliche Mitteilung. — MÜLLER, L., and B. ANDERSSON: Werners syndrome. A survey based on two cases. Acta med. scand. 146, 17 (1953). Ref. Zbl. Haut- u. Geschl.-Kr. 87, 63 (1954). — MULLER, H. J.: Comments on the genetic effects of radiation on human populations. J. Hered. 46, 199 (1955a). — Strahlenwirkung und Mutation beim Menschen. Naturwiss. Rdsch. 1956a, 127. — MUNRO, D., H. W. HORNE jr. and D. P. PAULL: The effect of injury to the spinal cord and cauda equina on the sexual potency of men.

New Engl. J. Med. **239**, 959 (1948). — MIYOSHY, K.: Die japanischen Erfahrungen über die Strahlungsschäden nach Atombombenabwürfen. Med. Klin. **1957**, 1438.
NACHTSHEIM, H.: Für und wider die Sterilisierung aus eugenischer Indikation. Stuttgart: Georg Thieme 1952. — Häufigkeit und Verbreitung krankhafter Gene in menschlichen Populationen. Münch. med. Wschr. **1955**, 157. — Atomenergie und Erbgut. Münch. med. Wschr. **1957**, 1283. — Die Bedeutung genetischer Faktoren für die Mißbildungen und Mißbildungskrankheiten. 64. Tagung der Dtsch. Ges. für Inn. Med. München: J. F. Bergmann 1959. — NADLER, C. S., W. A. STEIGER, M. TRONCELLETI and TH. M. DURANT: Dystrophia myotonica with special reference to endocrine function. J. clin. Endocr. **10**, 630 (1950). — NAGEL, A.: Das elastisch-muskulöse System der Tunica dartos und seine Beziehungen zum Blutgefäßnetz. Morph. Jb. **83**, 201 (1939). — NAUJOKS, H.: Die Entwicklung der Kinder, die nach temporärer Strahlensterilität der Mutter geboren wurden. Strahlentherapie **37**, 572 (1930). — NELSON, B. M., and B. L. BAILEY: Gonadal dysgenesis and associated anomalies (Turner's syndrome). A.M.A. Arch. Path. **62**, 41 (1956). — NELSON, W. O.: Mammalian spermatogenesis: Effect of experimental cryptorchidism in the rat and nondescent of the testis in man. Recent Progr. Hormone Res. **6**, 29 (1951). — NELSON, W. O., and R. G. BUNGE: The effect of therapeutic dosages of nitrofurantoin (furadantin) upon spermatogenesis in man. J. Urol. (Baltimore) **77**, 275 (1957). — NIESSEN, H.: Erfahrungen über die Leistenbruchoperation an der Frankfurter Klinik. Chirurg **3**, 805 (1931). — NIKOLOWSKI, W.: Schädigungen nach Operationen in der Genitalregion des Mannes; insbesondere nach Leistenbruchoperationen, und Zeugungsfähigkeit. Dtsch. med. Rdsch. **3**, 317 (1949). — NIKOLOWSKI, W.: Über Spermatocelen. Z. Urol. **42**, 110 (1949). — Über Beteiligung des männlichen Genitale bei akuten Infektionskrankheiten. Restzustände und Störungen der Zeugungsfähigkeit. Dtsch. med. Rdsch. **4**, 104 (1950). — Die Bedeutung des Vitamin E für die Behandlungen männlicher Fertilitätsstörungen. Ther. d. Gegenw. **89**, 329 (1950). — Induratio penis plastica. Strahlentherapie **87**, 113 (1952). — NISHIMURA: Zit. bei SAUERBRUCH u. E. KNAKE, Klin. Wschr. **1937**. — NISSIM, J. A.: Deposition of iron in testes after administration of an iron-dextran complex. Lancet. **1955 I**, 701. — NOACK, W.: Untersuchungsergebnisse bei E-Schweißern. Dtsch. Gesundh.-Wes. **1956**, Nr 12, 409. — NOORDEN, C. v., u. S. ISAAK: Die Zuckerkrankheit und ihre Behandlung. Berlin: Springer 1927. — NORDLANDER, E.: Studier over Parotitorchitens. Influens pa spermiogenesen. Lund: Hakan Ohissons, Bokerycheric 1948. — Male sterility, diagnosis, aetiology, and treatment. Acta obstet. gynec. scand. Suppl. **7**, 220, 267, 276 (1950). — NOWAKOWSKI, H.: Bilateral testicular atrophy as a result of scrotal haematoma in the new born. Acta endocr. (Kbh.) **18**, 506 (1955). — Primäre Hodeninsuffizienz. In: Die Sexualität des Menschen von H. GIESE. Stuttgart: Ferdinand Enke 1955. — NOWAKOWSKI, H., u. H. SCHMIDT: Die Hodenveränderungen beim alternden Mann und deren klinische Bedeutung. Schweiz. med. Wschr. **46**, 1204 (1959).
OBERNDORFER, S.: Beiträge zur Anatomie und Pathologie der Samenblasen. Beitr. path. Anat. **31**, 325 (1904). — Die inneren männlichen Geschlechtsorgane. In HENKE-LUBARSCH' Handbuch der speziellen pathologischen Anatomie, Bd. VI/3. Berlin: Springer 1931. — OBOLENSKY, J.: Die Durchschneidung des Nervus spermaticus und deren Einfluß auf den Hoden. Zbl. med. Wiss. **32**, 497 (1867). — O'CONNELL, H. V., and C. F. GESCHICKTER: Tumors of the testes; 5 year follow-up study. U.S. armed Forces med. J. **1**, 719 (1950). — O'CONOR, V. J.: Torsion of the spermatic cord. Surg. Gynec. Obstet. **57**, 242 (1933). — OESER, H.: Strahlenschutz und Prophylaxe von Strahlenschädigungen. Dtsch. med. J. **8**, 350 (1957). — OESER, H., G. MEHL u. P. SCHAEFER: Gonadendosis bei Thoraxaufnahmen. Fortschr. Röntgenstr. **88**, 703 (1958). — OETTINGEN, K. v., u. H. HOOK: Einwirkung kurzer elektrischer Wellen auf die Keimdrüsen der männlichen Maus. Zbl. Gynäk. **3**, 2308 (1930). — OGOSHI, M., S. ASAKRUA and T. KASEKI: On the findings of spermal fluid of A-patients in Hiroshima. The National Res. council of Japan. Reports on the casualtics of the atomic bomb. **1**, 720 (1953). — OKONEK, G.: Das Syndrom der Sehnervenkreuzung. Bemerkungen zur Differentialdiagnose, Therapie und Prognose der sellären und suprasellären Geschwülste. Klin. Mbl. Augenheilk. **116**, 113 (1950). — OLESEN, H.: Morfologiske Sperma- og Testisundersogelser. Kopenhagen: Munksgaard 1948. — OORDT, G. J., u. H. C. VAN DER HEYDE: Der Einfluß der Temperatur auf die Spermiogenese der Säuger. Arch. Entwickl.-Mech. Org. **113**, 39 (1928). OPPENHEIM, M., u. O. LÖW: Klinische und experimentelle Studien zur Pathogenese der gonorrhoischen Epididymitis. Virchows Arch. path. Anat. **182**, 139 (1905). — ORMISTON, G.: Orchitis as a complication of chicken pox. Brit. med. J. **1952**, No 4821, 1203. — ORSÓS, F.: Die Spermainvasion. Virchows Arch. path. Anat. **307**, 352 (1940/41). — ORTHNER, H.: Anatomie und Physiologie der Sexualstörungen. In H. GIESE, Sexualität des Menschen, S. 307. Stuttgart: Ferdinand Enke 1955. — OSBORN, S. B., and E. E. SMITH: The genetically significant radiation dose from the diagnostic use of X-rays in England and Wales. Lancet **1956 I**, 949. — OSENKOP, R. S., and J. MACLEOD: Sulfadiazine, its effect on spermatogenesis and its excretion in the ejaculate. J. Urol. (Baltimore) **58**, 8 (1947). — Ber. ges.

Physiol. **141**, 111 (1950). — OSLUND, R. M.: Physiological effects of spermatoxin. J. Amer. med. Ass. **86**, 1755 (1926). — OVERZIER, C.: Die Intersexualität. In H. GIESE, Die Sexualität des Menschen. Stuttgart: Ferdinand Enke 1955. — Zur Deutung des Erscheinungsbildes bei Störungen der Gonadenanlage. Schweiz. med. Wschr. **1957**, 285. — Probleme der Intersexualität. Dtsch. med. Wschr. **1958**, 648. — Differentialdiagnose der Intersexualität. Med. Klin. **1958**, 677. — Klinik der Störungen der embryonalen Geschlechtsdifferenzierung. Verh. der Dtsch. Ges. für Inn. Medizin, 64. Kongr., S. 425. München: J. F. Bergmann 1959.
PAASCHEN, L.: Orchitis variolosa. Diskussion Berl. klin. Wschr. **1917**, 468. — PAGET, G. E., and WALPOLE: Some cytologic effects of griseofulvin. Nature (Lond.) **182**, 1320 (1958). — PALMER, R.: La stérilité involontaire. Paris: Masson & Cie. 1950. — PARIZEK, J.: The destructive effect of cadmium ion on testicular tissues and its prevention by zinc. J. Endocr. **15**, 56 (1957). — PARKES, A. S.: Reproduction and its endocrine control. Ann. Rev. Physiol. **6**, 483 (1944). — Prevention of fertilization by a hyaluronidase inhibitor. Lancet **1953 II**, 1285. — PAUTRIER, L. M., F. WORINGER, J. BOY et P. LAUGIER: A propos de l'action des produits organosoufres sur la spermatogénèse. Bull. Soc. franç. Derm. Syph. **45**, 953 (1938). — PEISACHOWITSCH, J. M.: Die Veränderungen in den endocrinen Drüsen bei der Bleivergiftung. Virchows Arch. path. Anat. **273**, 276 (1929). — PELLER, S.: Personal communication. 1940. School of Hygiene, Johns Hopkins University, Baltimore, Md. Zit. in Hotchkiss, Fertility in men. London: J. B. Lippincott Company 1944. — PENROSE, L. S.: Parental age and mutation. Lancet **1955 I**, 312. — Parental age in achondroplasia and mongolism. Amer. J. hum. Genet. **9**, 167 (1957). — PEPPMEIER, F.: Syndrome der Dermatologie. Diss. Würzburg 1955. — PESTEL, M.: L'aldostéronisme primitiv ou syndrome de J.W. CONN. Presse méd. **1956**, 562. — PETERS, J. H., W. K. SIEBER and N. DAVIS: Familial gynecomastia associated with genital abnormalities: Report of a family. J. clin. Endocr. **15**, 182 (1955). — PETERSDORF, R. G., and I. L. BENNETT: Treatment of mumps orchitis with adrenal hormones. A.M.A. Arch. intern. Med. **99**, 222 (1957). — PETIT, G.: Zit. nach HOFSTÄTTER. — PHILLIPS, P. H., and A. R. LAMB: Histology of certain organs and teeth in chronic toxicosis due to fluorine. Arch. exp. Path. **17**, 169 (1934). — PHILLIPS, P. H., H. A. LARDY, P. D. BOYER and G. M. WERNER: The relationship of ascorbic acid to reproduction in the cow. J. Dairy Sci. **24**, 153 (1941). — PIANA, G. P.: La Clinica Veterinaria 1891. — PINCHER, H. C.: Effect of temperature on fertility of the male. Nature (Lond.) **15**, 272 (1945). — PINTO, P. S., and J. N. KIEFER: Infarction of the testicle in the newborn infant. J. Pediatr. **51**, 80 (1957). — PIPER, W. N., and E. B. HELWIG: Progressive systemic sclerosis: Visceral manifestations in generalized scleroderma. Arch. Derm. Syph. (Chicago) **72**, 535 (1955). — POLITZER, G., u. J. ZEITLHOFER: Die Mißbildungen der männlichen Geschlechtsorgane. In Handbuch, Die Morphologie der Mißbildungen des Menschen und der Tiere, von G. B. GRUBER. Jena: Gustav Fischer 1958. — POMMERENKE, W. T.: Effects of sperm injektions into female rabbits. Physiol. Zool. **1**, 97 (1928). — POPELKA, ST., O. HNEVSKOSKY, J. RABOCH u. J. HYME: Die Obliterationsazoospermie und ihre Behandlung. Z. Urol. **48**, 341 (1955). — POPPEN, J. L., and CH. LEMMON: The surgical treatment of essential hypertension. J. Amer. med. Ass. **134**, 1 (1947). — PORTMANN, A.: Die Tiergestalt. Basel 1948. — POSNER, C.: Pathologische Physiologie der männlichen Geschlechtsorgane. In Handbuch der Urologie, Bd. I: Allgemeine Urologie. Berlin: Springer 1926. — PRADER, A.: Hypogonadismus beim Knaben. Schweiz. med. Wschr. **1955**, 737. — Adrenogenitales Syndrom, adrenogenitales Salzverlustsyndrom und Cushingsyndrom im Kindesalter. Schweiz. med. Wschr. **1956**, 289. — Intersexualität und Gonadendysgenesie. In LABHART, Klinik der inneren Sekretion Berlin: Springer 1957. — Wachstum und Entwicklung. In LABHART, Klinik der inneren Sekretion, S. 443. Berlin: Springer 1957. — Klinik der Störungen der embryonalen Geschlechtsdifferenzierung. Verh. der Dtsch. Ges. für Inn. Med., 64. Kongr., S. 479. München: J. F. Bergmann 1959. — PRADER, A., A. SPAHR u. R. NEHRER: Erhöhte Aldosteron-Ausscheidung beim kongenitalen adrenogenitalen Syndrom. Schweiz. med. Wschr. **1955**, 1085. — PRIESEL, A.: Die Mißbildungen der männlichen Geschlechtsorgane. In HENKE-LUBARSCH' Handbuch der speziellen pathologischen Anatomie, Bd. VI/3. Berlin: Springer 1931. — PURSER, P. R., and C. F. QUIST: An estimate of the genetic dose from radiotherapy. Acta radiol. (Stockh.) **48**, 267 (1957).
QUICKE, G. V., P. H. PHILLIPS and W. H. DREHER: An all-roughage ration for bulls. J. Dairy Sci. **33**, 870 (1950).
RADIN, M. J.: Epidemic of mumps in Camp Wheelen. Arch. intern. Med. **22**, 354 (1918). — RAJEWSKY, B.: Strahlendosis und Strahlenwirkung. Stuttgart: Georg Thieme 1956. — Wissenschaftliche Grundlagen des Strahlenschutzes. Karlsruhe: Braun 1957. — RAMSEY, G. V.: The sexuel development of boys. Amer. J. Psychol. **56**, 217 (1943). — Sexuel growth of negro and white boys. Hum. Biol. **22**, 146 (1950). — RAUTENSTRAUCH, D.: Reihenuntersuchung bei Schweißern im VEB Filmfabrik Agfa Wolfen. Dtsch. Gesundh.-Wes. **52**, 1707 (1955). — REGAUD, C.: Particularité d'action des rayons de Röntgen sur l'épithélium séminal du chat. C. R. Soc. Biol. (Paris) **68**, 541 (1910). — REICH, C., M. SEIFE and B. J. KESSLER:

Gauchers disease: a review and discussion of 20 cases. Medicine (Baltimore) **30**, 1 (1951). — REID, J. TH.: Relationship of nutrition to fertility in animals. J. Amer. vet. med. Ass. **114**, 158, 242 (1949). — REIFENSTEIN jr., E. C.: Hereditary familial hypogonadism. Proc. Amer. Fed. Clin. Res. **3**, 86 (1947). — REINER, I., u. ST. GRNJA: Familiäres und männliches Vorkommen des Turner-Albright-Syndroms. Ärztl. Wschr. **1955**, 1039. — RENYI-VÁMOS, E.: Das Lymphsystem des Hodens und des Nebenhodens. Z. Urol. **48**, 355 (1955). — RETT, A.: Exogene Ursachen angeborener Mißbildungen. Wien. klin. Wschr. **1958**, 37. — REUSCHER, K.: Anatomischer Beitrag zum Ausgang der Mumpsorchitis. Z. urol. Chir. **21**, 249 (1927). — REYNOLDS, E., and D. MACOMBER: Fertility and sterility in human marriages. Philadelphia and London: Lippincott Co. 1924. — Defective diet as a cause of sterility. J. Amer. med. Ass. **77**, 169 (1921). — RICHARD, M.: Experimentelle Untersuchungen über die ascendierende Epididymitis. Dtsch. Z. Chir. **210**, 260 (1928). — RICHTER, J.: Biologische Sterilität. Arch. Gynäk. **161**, 51 (1936). — RIEDL, L.: Über 3 Fälle ungewöhnlicher Veränderungen des Sperma bei chronischer CO-Vergiftung. Arch. Gewerbepath. Gewerbehyg. **9**, 673 (1939). — RIETSCHEL, H. G.: Probleme des Wachstums und der Regeneration. Münch. med. Wschr. **1958**, 1275. — ROBINSON, J. N., and E. T. ENGLE: Effect of neutron radiation on the human testes: A case report. J. Urol. (Baltimore) **61**, 781 (1949). — ROBINSON, W. J.: Prostatic atrophy and mumps. Med. Rec. **87**, 404 (1915). — ROHOLM, K.: XIII. Fluorvergiftung. Eine Übersicht über die Rolle des Fluors in der Pathologie und Physiologie. Ergebn. inn. Med. Kinderheilk. **57**, 822 (1939). — ROHR, R.: Familiäre Panmyelophthise (Fanconi's Syndrom bei Erwachsenen). Tagg der Schweiz. Hämatol. Ges. 1947. Ref. Schweiz. med. Wschr. **1948**, 385. — ROLAND, F., F. GEORGY, R. WEBER u. R. M. PRAGET: Psychophysische Korrelationen. Schweiz. med. Wschr. **1950**, 129. — ROLNICK, H. C.: Practice of urology, vol. I. Philadelphia and London: J. B. Lippincott Company 1954. — ROSENBERGER, W.: Beitrag zur Kasuistik der Geschwülste des Hodensackes. Haemo-Lymphangioma cavernosum partim cystoides scroti. Dtsch. Z. Chir. **87**, 218 (1907). — RUBIN, A., and D. BABBOT: Impotence and diabetes mellitus. J. Amer. med. Ass. **168**, 498 (1958). — RÜMKE, P., and G. HELLINGA: Autoantibodies against spermatozoa in sterile men. Amer. J. clin. Path. **32**, 357 (1959). — RUPP, J., A. CANTAROW, A. E. RAKOFF and K. E. PASCHKIS: Hormone excretion in liver disease and in gynecomastia. J. clin. Endocr. **11**, 688 (1952). — RUSCHE, C.: Testicular tumors. J. Urol. (Baltimore) **68**, 340 (1952). — RUSSEL, J. K.: Observations on the aetiology of male subfertility. Proc. Study Fertil. **6**, 115 (1954). — RUSSEL, J. K.: Varicocele in group of fertile and subfertile males. Brit. med. J. **1954**, No 4873, 1231. — RUSSELL, L. B.: The effects of radiation on mammalian prenatal development. In A. HOLLAENDER, Radiation biology, vol. I, part 2. New York: McGraw-Hill Book Comp. 1954. — RUSSELL, M.: Can male infertility be prevented major causes and therapy. Fertil. and steril. **5**, 256 (1954). — RUSSEL, W. L.: Genetic effects of radiation in mammals. In A. HOLLAENDER, Radiation biology, vol. I, part. 2. New York: McGraw-Hill Book Comp. 1954. — RYAN, E. J., and E. P. McCULLAGH: Congenital hypogonadism in the male. Proc. centr. Soc. clin. Res. **19**, 43 (1946).

SALISBURY, G.W.: A controlled experiment in feeding wheat germ oil as a supplement to the normal ration of bulls used for artificial insemination. J. Dairy Sci. **27**, 551 (1944). — SALTNER, L.: Benzolsulfonamide (Albucid) und Spermatogenese. Münch. med. Wschr. **1940**, 208. — SANDLER, B.: Sterility due to congenital absence of the vasa. Lancet **1950**, 736. — The male factor in human sterility. J. Obstet. Gynaec. Brit. Emp. **60**, 67 (1953). — SAUERBRUCH, F., u. E. KNAKE: Über Beziehungen zwischen Milz und Hypophysenvorderlappen. Klin. Wschr. **1937**, 1268. — SCHAEFER, H.: Die Fertilität von Mäusemännchen nach Bestrahlung mit 200 r. Z. mikr.-anat. Forsch. **46**, 121 (1939). — SCHALTENBRAND, G.: Chorea mit Leberzirrhose. Dtsch. Z. Nervenheilk. **91**, 174 (1926). — SCHINZ, H. R., u. B. SLOTOPOLSKY: Der Röntgenhoden. Ergebn. med. Strahlenforsch. **1**, 443 (1925). — SCHIRREN, C. G.: Epididymia erotica (Epididymitis sympathica Porosz). Hautarzt **3**, 82 (1952). — SCHIRREN, C. G., N. HAUMAYR u. R. DITTMAR: Die genetische Strahlenbelastung des Patienten bei der Röntgentherapie von Hautkrankheiten. Strahlentherapie **108**, 127 (1959). — SCHITTENHELM, A.: Maltafieber und Bang-Infektion. Klin. Wschr. **1932**, 905. — Febris undulans. Maltafieber und Bangsche Krankheit. In Handbuch der inneren Medizin, 3. Aufl., Bd. I, S. 943. Berlin: Springer 1934. — SCHMIDT, W.: Über den derzeitigen Stand der Gonorrhoebehandlung. Med. Klin. **1938**, 879. — SCHMITZ-LÜCKGER, J.: Schwerer Defektzustand bei einem $4^1/_2$jährigen zweieiigen Zwillingspaar. Psychiatr.-neurol. Wschr. **1932**, 34. — SCHNEIDER, R.: Beitrag zur Genetik des Xeroderma pigmentosum. Arch. klin. exp. Derm. **202**, 384 (1956). — SCHNEIDER, W., u. W. W. SCHEURLEN: Unspezifische Nebenhodenentzündung und grippaler Infekt. Z. Haut- u. Geschl.-Kr. **1**, 105 (1946). — SCHOBER, K. L., u. E. SANDER: Zur Diagnostik und Behandlung der männlichen Genitaltuberkulose. Z. Tuberk. **107**, 1 (1955). — SCHÖFFLING, K.: Störungen der Keimdrüsenfunktion bei männlichen Zuckerkranken. Beitr. Sexualforsch. **19**, 1 (1960). — SCHÖNFELD, W.: Syndromatologie. Dtsch. med. Wschr. **1954**, 324. — SCHREIER, K.: Angeborene Störungen des Eiweiß-Stoffwechsels. In Handbuch der inneren Medizin, 4. Aufl.,

Bd. VII/2. Berlin: Springer 1955. — Schuermann, H.: Über die Zunahme männlicher Fertilitätsstörungen und über die Bedeutung psychischer Einflüsse für die zentralnervöse Regulation der Spermiogenese. Med. Klin. **1948**, 366. — Krankheiten der Mundschleimhaut und der Lippen. München: Urban & Schwarzenberg 1958. — Schütz, W.: Histologische Befunde an menschlichen Hoden nach Hormonbehandlung des Prostatacarcinoms. Langenbecks Arch. klin. Chir. **271**, 65 (1952). — Schuppener, H. J., u. E. Meitinger-Stobbe: Systematisierte Elastorhexis. Dtsch. med. Wschr. **1955**, 1723. — Schwarz, G.: Fruchtschädigung durch chemische Antikonzipientia. Münch. med. Wschr. **1932**, 872. — Scott, J.: Torsion of the testis. Postgrad. med. J. **32**, 435 (1956). — Scott, J. E. S.: Torsion of the testis. Three atypical cases. Lancet **1956**, 548. — Seelentag, W.: Zur Frage der genetischen Belastung der Bevölkerung durch die Anwendung ionisierender Strahlen in der Medizin. I. Teil. Strahlentherapie **104**, 182 (1957). — Die Bedeutung des Strahlenschutzes in der Röntgendiagnostik. Röntgen- u. Lab.-Prax. **11**, 129 (1958). — Gefährdet die medizinische Röntgendiagnostik die kommende Generation ? Med. Klin. **1958**, 1407. — Seelentag, W., D. v. Arnim, E. Klotz and J. Numberger: Zur Frage der genetischen Belastung der Bevölkerung durch die Anwendung ionisierender Strahlen in der Medizin. Strahlentherapie **105**, 169 (1958). — Sentein, P.: L'action de la colchicine, de la podophylline et de l'hydrate de chloral sur les mitoses spermatogenétiques chez quelques urodèles. Arch. Anat. micr. Morph. exp. **43**, 79 (1954). — Seymour, F. J.: Sterile motile spermatozoa proved by clinical experimentation. J. Amer. med. Ass. **112**, 1817 (1939). — Seymour, F. J., Ch. Duffey and A. Koerner: A case of authenticated fertility in man, aged 94. J. Amer. med. Ass. **105** (II), 1432 (1935). — Shettles, L. B.: Effect of low oxygen tension on fertility in adult male guinea pigs. Feder. Amer. Soc. exp. biol. **6**, 200 (1947). — The relation of dietary deficiencies to male fertility. Fertil. and Steril. **11**, 88 (1960). — Siebke, H.: Erfahrungen bei Beratung und Behandlung von mehr als 1200 Frauen wegen Kinderwunsches. Geburtsh. u. Frauenheilk. **11**, 481 (1951). — Siegenthaler, W.: Das Marfan-Syndrom. Dtsch. med.Wschr. **1956**, 1188, 1199. — Simmonds, M.: Die Ursachen der Azoospermie. Dtsch. Arch. klin. Med. **61**, 412 (1898). — Über Geburtsschädigung des Hodens. Verh. dtsch. path. Ges. **14**, 247 (1910).— Simmons, F. A.: The treatment of male infertility. Fertil. and Steril. **1**, 193 (1950).—Correlation of testicular biopsy material with semen analysis in male infertility. Ann.N.Y.Acad. Sci. **55**, 643 (1952). — Siperstein, D.M.: The effects of acute and chronic inanition upon the development and structure of the testis in the albino rat. Anat. Rec. **20**, 355 (1921). — Skinner, H.L.: Varicocele and its treatment. Ann. Surg. **113**, 123 (1941). — Snell, G. D.: The effect of x-rays on the fertility of the male house mouse. Proc. 6th Internat. Congr. Genetics Brooklyn. Botanic Garden Brooklyn **2**, 188 (1932). — Snell, G. D., E. Bodemann and W. Hollander: A translocation in the mouse and its effect on development. J. exp. Zool. **67**, 93 (1934). — Sniffen, R. C.: Histology of the normal and abnormal testis at puberty. Biology of the testes. Ann. N.Y. Acad. Sci. **55**, 609 (1952). — Sniffen, R. C., R. P. Howard and F. A. Simmons: The testis. II. Abnormalities of spermatogenesis; atresia of excretory ducts. Arch. Path. (Chicago) **3**, 285 (1950). — Sohval, A. R.: Testicular dysgenesis as an etiologic factor in cryptorchism. J. Urol. (Baltimore) **72**, 693 (1954). — Sohval, A. R., and L. S. Soffer: Congenital testicular deficiency. I. Absence of spermatogonia, Sertoli and Leydig cells as a cause of eunuchiodism with cryptorchism. J. clin. Endocr. **12**, 1229 (1952). — Congenital familial testicular deficiency. Amer. J. Med. **14**, 328 (1953). — Sommer, G.: Hodenatrophie nach Mastdarmausrottung. Bruns' Beitr. klin. Chir. **170**, 457 (1939). — Sougin-Mibashan, R., and W. P. U. Jackson: Turner's syndrome in the male. Brit. med. J. **1953 I**, 371. — Southam, C. M., and A. Wilson: Cancer of the scrotum: the etiology, clinical features and treatment of the disease. Brit. med. J. **1922**, 3229, 971. — Sowby, F. D.: Dose of gonads during diagnostic procedures. J. Canad. Ass. Radiol. 8,3 (1957). — Spangaro, S.: Über die histologischen Veränderungen des Hodens, Nebenhodens usw. von Geburt bis zum Greisenalter. Anat. H. **18**, 593 (1902).—Spitz, S.: The histological effects of nitrogen mustards on human tumors and tissues. Diagnosis — Treatment — Research. Cancer (Philad.) **1**, 383 (1948). — Staehler, W.: Klinik und Praxis der Urologie. Stuttgart: Georg Thieme 1959. — Staemmler, M.: Nikotin und Keimdrüsen. Münch. med.Wschr. **1936**, 658. — Keimdrüsen und Umwelt. Z. menschl. Vererb.- u. Konstit.-Lehre **26**, 449 (1942/43). — Stanford, R.W., and J.Vane: The quantity of radiation received by the reproductive organs of patients during routine diagnostic x-ray examinations. Brit. J. Radiol. **28**, 266 (1955). — *Statistisches Bundesamt Wiesbaden:* Statistische Angaben über Geborene nach dem Alter des Vaters des Jahres 1955. — *Statistisches Hessisches Landesamt:* Statistische Angaben über Geburten des Jahres 1955. Tabelle über Sittlichkeitsdelikte in Hessen 1955/56. — *Statistisches Landesamt Berlin:* Tabelle der ehelich Lebend- und Totgeborenen für die Jahre 1949 bis 1955. — Stefko, W. H.: Über die Veränderungen der Geschlechtsdrüsen des Menschen beim Hungern. Virchows Arch. path. Anat. **252**, 385 (1924). — Steinberg, J.: and R. Straus: Sperm invasion of epididymis. J. Urol. (Baltimore) **57**, 498 (1947).— Steinberger, E., O. Nelson, A. Boccabella and J. Dixon: A radiometric effect of triethylenemelamine on reproduction in the male rat. Endocrinology **65**, 40 (1959). — STEINERT, H.: Myopathologische Beiträge. Über das klinische und pathologische Bild des Muskelschwundes der Myotoniker. Dtsch. Z. Nervenheilk. **37**, 58 (1909). — STEMMERMANN, G. N., L. WEISS, O. AUERBACH and M. FRIEDMAN: A study of the germinal epithelium in male paraplegics. Amer. J. clin. Path. **20**, 24 (1950). — STENGEL, A.: Mumps orchitis. Amer. J. med. Sci. **191**, 340 (1936). — STERN, K.: Grundlagen der menschlichen Erblehre. Göttingen: Musterschmidt-Verlag 1955. — STIASNY, H.: Unfruchtbarkeit beim Manne. Stuttgart: Ferdinand Enke 1944. — STICKNEY, J. C., and E. J. VAN LIERE: Acclimatisation to low oxygen tension. Physiol. Rev. **33**, 13 (1953). — STIER, E.: Schädigung der sexuellen Funktionen durch Kopftrauma. Dtsch. med. Wschr. **1938**, 145. — STIEVE, H.: Untersuchungen über die Wechselbeziehungen zwischen Gesamtkörper und Keimdrüsen. Weitere Untersuchungen und Versuche an männlichen Gänsen sowie an Haushähnen. Z. mikr.-anat. Forsch. **5**, 463 (1926). — Unfruchtbarkeit als Folge unnatürlicher Lebensweise. München: J. F. Bergmann 1926. — Coffein und Nachkommenschaft. Med. Welt **3**, 1133 (1929). — Männliche Genitalorgane. In Handbuch der mikroskopischen Anatomie des Menschen, Bd. VII/2. Berlin: Springer 1930. — Nervös bedingte Veränderungen an den Geschlechtsorganen. Dtsch. med. Wschr. **1940**, 927. — Eunuchoidismus als Folge nervöser Erregung. Z. Sex.-Forsch. **II**, 1 (1950). — STOCKARD, C. R., and G. M. PAPANICOLAOU: Further studies on the modifications of germ cells in mammals. J. exp. Zool. **26** (1918). — STRANDKOV, H. H.: Effect of x-rays in an inbred strain of guinea-pigs. J. exp. Zool. **63**, 175 (1932). — STRIECK, F.: Diabetes und Leberzirrhose. Dtsch. Arch. klin. Med. **178**, 167 (1935). — STRONG, L. C.: Genetik und Krebs. Z. Krebsforsch. **56**, 208 (1949). — STURSBERG, H.: Anlagebedingt (Kritische Bemerkungen). Münch. med. Wschr. **1953**, 604. — SUREN, E.: Über chronische, nichtspezifische Nebenhodenaffektionen unter dem klinischen Bild der Epididymitis tuberculosa. Z. urol. Chir. **27**, 304 (1929).

TALBOT, H. S.: A report on sexual function in paraplegics. J. Urol. (Baltimore) **61**, 265 (1949). — The sexual function in paraplegia. J. Urol. (Baltimore) **73**, 91 (1955). — TAYLOR, W. B.: Rothmund's Syndrome-Thomsen's syndrome. A.M.A. Arch. Derm. **75**, 236 (1957). — TELEKY, L.: Gewerbliche Vergiftungen. Berlin-Göttingen-Heidelberg: Springer 1955. — TELKKÄ, A., A. N. KUNSISTO and V. ANTILA: Effect of continued iron administration on the endocrine glands of the guinea pig. Ann. med. exp. Fenn. **34**, 259 (1956). — TILLINGER, K. G.: Testicular morphology. A histopathological study with special reference to biopsy findings in hypogonadism with mainly endocrine disorders and in gynecomastia. Acta endocr. (Kbh.) Suppl. **30**, 1 (1957). — TOMPKINS, P.: Altitude and fertility. Fertil. and Steril. **1**, 184 (1950). — TONUTTI, E.: Das System der Hypophyse-Nebennierenrinde beim infektiös toxischen Geschehen. Neue med. Welt **1950**, 111. — Über die Strukturelemente des Hodens und ihr Verhalten unter experimentellen Bedingungen. (Hypophysektomie und Substitution mit Choriongonadotropin.) In: Zentrale Steuerung der Sexualfunktionen. Die Keimdrüsen des Mannes. In NOWAKOWSKI, H. Erstes Symposion. Berlin-Göttingen-Heidelberg: Springer 1955. — TORELLI, GASTONE: Med. d. Lavoro **21**, 110 (1930). Zit. in TELEKY. — TRÄNKENSCHUH, L.: Über die besondere Gefährdung des Kindes durch ionisierende Strahlungen. Arch. Kinderheilk. **156**, 215 (1958). TRIBE, D. E., and R. B. CUMMING: Nutrition and fertility in the bull. Vet. Rev. Annot. **1**, 69 (1955). — TRITSCH, H.: Beitrag zur Pathogenese der Spermatocelen und der Samenblasencysten. Hautarzt **9**, 538 (1958). — TROPP, C.: Beitrag zur Pathogenese der Gaucher'schen und Niemann-Pick'schen Erkrankung. Klin. Wschr. **15**, 562 (1936). — TUCHMANN, H., et M. DEMAY: Action du benzopyrène, en particulier sur le testicule. C. R. Soc. Biol. (Paris) **123**, 686 (1936). — Réaction du testicule du rat à la suite d'injections de cholestérol. C. R. Soc. Biol. (Paris) **123**, 639 (1936). — TUCHMANN-DUPLESSIS, H.: Action de la réserpine sur le testicule et le tractus génital du rat. C. R. Acad. Sci. (Paris) **242**, 1651 (1956). — TULLOCH, W. S.: The investigation of subfertility in the male. Brit. J. Urol. **21**, 350 (1949). — A consideration of sterility factors in the light of subsequent pregnancies. II. Subfertility in the male. Edinb. med. J. **59**, 3 (1952). — Varicocele in subfertility "Results of treatment". Brit. med. J. **1955**, 356. — TURNER, H. H.: A syndrome of infantilism webbed neck and cubitus valgus. Endocrinology **23**, 566 (1938). — TURNER, G. G.: Operative surgery, p. 2157. London: Cassell 1943. — TYLER, E. T.: Evaluation of the male factor in infertility. Ann. west. Med. Surg. **2**, 1 (1948). — Practical medicine management of infertility. Ann. west. Med. Surg. **5**, 491 (1951).

VASILJEV, A.: Zur Frage der Sterilität des Mannes. Sovet. vestn. Venerol. i. Derm. **1**, 45 (1932). Ref. Zbl. Haut- u. Geschl.-Kr. **44**, 125 (1933). — VAUGHAN, V. C.: Epidemiology and public health. St. Louis: C. V. Mosby Comp. 1922. — VEST, S.: Atlas of the genital system. In CAMPBELL, Urology, Sect. VI, Infections of the male genital tract. — VOEGELI, M.: The influence of temperature on male fertility. Family Planning **5**, 10 (1956). — VOEGT, H., u. O. WELLER: Die Funktion der männlichen Keimdrüsen und der Nebennierenrinde bei akuter Hepatitis und bei Leberzirrhose. Dtsch. med. Wschr. **1959**, 1093. — VOGEL, F.: Über die Prüfung von Modellvorstellungen zur spontanen Mutabilität an menschlichem Material.

Z. menschl. Vererb.- u. Konstit.-Lehre **33**, 470 (1956). — VOGT, E.: Sterilität und Spermaimmunität. Klin. Wschr. **1922**, 1144.
WAARDENBURG, P. J. V.: Eine merkwürdige Kombination von angeborenen Mißbildungen: Doppelseitige Hydrophthalmie, verbunden mit Akrokephalosyndaktylie, Herzfehler, Pseudohermaphroditismus und anderen Abweichungen. Klin. Mbl. Augenheilk. **92**, 29 (1934). — WACHSMUTH, W.: Zur Indikation des kindlichen Leistenbruchs. Langenbecks Arch. klin. Chir. **167**, 231 (1931). — WALTON, C. H., and S. URUSKI: Zit. nach P. ALTLAND, Effect of discontinuous exposure to 25000 feet of simulated altitude on growth and reproduction of the albino rat. J. exp. Zool. **110**, 1 (1949). — WANIEK, H.: Metallschweißerkrankheit bei einem Kranführer. Arch. Gewerbepath. Gewerbehyg. **11**, 179 (1942). — WARING, J. J., A. RAVIN and C. E. WALKER: Studies in the dystrophia myotonica. Arch. intern. Med. **65**, 763 (1940). — WARKANY, J.: Etiology of congenital malformations. Advanc. Pediat. **2**, 1 (1947). — WARREN, SH., and PH. LE COMPTE: The pathology of diabetes mellitus. Philadelphia: Lea and Febiger 1952. — WATTENWYL, H., u. C. A. JOËL: Die Wirkung der Röntgenstrahlen auf den Rattenhoden. II. Mitt. Strahlentherapie **70**, 499 (1941). — III. Mitt. Strahlentherapie **70**, 588 (1941); **75**, 295 (1944). WEICHSELBAUM, P.: Über Veränderungen der Hoden bei chronischem Alkoholismus. Verh. dtsch. path. Ges. **14**, 234 (1910). — WEISS, H.: Über die Wirkung des Coffeins auf die Eierstockfunktion der weißen Ratte. Naunyn-Schmiedeberg's Arch. exp. Path. Pharmak. **186**, 33 (1937). — WELLER, C. V.: Testicular changes in acute alcoholism in man and their relationship to blastophthoria. Proc. Soc. exp. Biol. (N.Y.) **19**, 131 (1921). — Degenerative changes in the male germinal-epithelium in acute alcoholism and their possible relationship to blastophtoria. Amer. J. Path. **1**, 1 (1930). — WELLS, C.: Textbook of genito-urinary surgery. Edinburgh: Winsbury-White, Livingstone 1948. — WENDT, G. G.: Die Wirkung ionisierender Strahlen auf die Erbanlagen der Menschen. Dtsch. med. Wschr. **1956**, 1397. — WERNER, C. A.: Mumps-orchitis and testicular atrophy. Ann. intern. Med. **32**, 1066, 1075 (1950). — WERNER, S. C.: Clinical syndromes associated with gonadal failure in men. Amer. J. Med. **3**, 52 (1947). — WESSELHOEFT, C.: Orchitis in mumps. Boston med. surg. J. **183**, 425, 491, 520 (1920). — WESSON, M. B.: Traumatism of the testicle. Report of a case of traumatic rupture of a solitary testis. Urol. cutan. Rev. **50**, 16 (1946). — WESTERGAARD, M.: Man's responsibility to his heritage. Bull. atom. Scient. **11**, 318 (1955). — Die Erbanlagen des Menschen und seine Verantwortung. Med. Klinik **1957**, 274. — WEYENETH, R.: La biopsie du testicule. Son indication et sa valeur clinique. Gynaecologica (Basel) Suppl. **134**, 1 (1952). — Angeborener Mangel beider Samenleiter. Z. Urol. **47**, 35 (1954). — Über histologische Befunde (Hodenbiopsie), Aspermien, Azoospermien und deren Behandlung. Arch. Gynäk. **184**, 420 (1954). — Traitement de la stérilité masculine. Méd. et Hyg. **14**, 189, 229, 240, 307, 372 (1956). — WEYENETH, R., et R. CLERC: Sur trois cas de torsion du testicule chez l'adulte. J. Urol. méd. chir. **58**, 846 (1952). — WEYRAUCH, H. N., and H. GASS: Urogenital complications of dengue fever. J. Urol. (Baltimore) **55**, 90 (1946). — WIEDEMANN, H. R.: Der konstitutionelle familiäre hämolytische Ikterus im Kindesalter. Jena 1946. — WILHELM, G.: Die Strahlenbelastung im Kindesalter. Dtsch. med. Wschr. **1958**, 1618. — WILLIAMS, I. R., and E. SMITH: Blood picture, reproduction and general condition during daily exposure to illuminating gas. Amer. J. Physiol. **110**, 611 (1934). — WINTZ, H., u. F. WITTENBECK: Klinik der gynäkologischen Röntgentherapie. In VEIT-STOECKELS Handbuch der Gynäkologie, Bd. IV/2, S. 487. München: J. F. Bergmann 1933. — WITTE, W.: Über anatomische Untersuchungen der Hoden von Schizophrenen. Z. ges. Neurol. Psychiat. **98**, 789 (1925). — WITTEN, V. H., M. B. SULZBERGER and W. D. STEWART: Studies on the quantity of radiation reaching the gonadal areas during dermatologic x-ray-therapy. J. invest. Derm. **28**, 187 (1957). — WRIGHT, S.: In R. HOFSTÄTTER, Experimentelle Studie über die Einwirkung des Nikotins. Virchows Arch. path. Anat. **244**, 205 (1923). — WYLER, J.: Das Höchstalter der Gebärfähigkeit der Frau. Schweiz. med. Wschr. **1957**, 698.
YERUSHALMY, J.: Neonatal mortality by order of birth and age of parents. Amer. J. Hyg. **28**, 244 (1938). — YOCHEM, D. E.: A study of the motility and resistance of rat spermatozoa and different levels in the reproductive tract. Anat. Rec. **45**, 283 (1930). — YOUNG, H. H.: Genital abnormities, hermaphroditisme and related adrenal diseases. Baltimore: Williams & Wilkins Company 1937. — YOUNG, W. C.: The influence of high temperature on the guinea pig. J. exp. Zool. **49**, 459 (1927). — Die Resorption in den Ductuli efferentes der Maus und ihre Bedeutung für das Problem der Unterbindung im Hoden-Nebenhodensystem. Z. Zellforsch. **17**, 729 (1933).
ZEISEL, H., u. J. STRÖDER: Endokrin gestörte Kinder und Jugendliche. Münch. med. Wschr. **1957**, 1481, 1537, 1594, 1627, 1676, 1715, 1777, 1813, 1869. — ZEITLIN, A. B., T. L. COTTRELL and F. A. LLOYD: Sexology of the paraplegic male. Fertil. and Steril. **8**, 337 (1957). ZELUFF, G. W., and T. J. FATHERREE: Steroid therapy in mumps orchitis. Ann. intern. Med. **46**, 852 (1957). — ZETTERGREN, L.: Epididymitis spermiostatica granulomatosa. Acta chir. scand. **114**, 150 (1957). — ZIEMER, CH.: Alkohol und Keimdrüsen. Diss. Breslau 1939.

Anhang: Zu Strahlenschäden

Ohne Autoren-Name: Biological effects of atomic radiation. Nat. Acad. Sci. Summary reports, Washington 1956.

Ohne Autoren-Name: The hazards to man of nuclear and allied radiations. Medical Research Council. Her Majesty's Stationary Office, London 1956.

J. Kryptorchismus

ALNOR, P., u. H. HARTIG: Das funktionelle Ergebnis nach Kryptorchismusoperation. Chirurg 25, 294 (1954). — ALYEA, E. P.: Dislocation of the testis. Surg. Gynec. Obstet. 49, 600 (1929). — ANDERSEN, H., M. ANDREASSEN and F. QUAADE: Testicular biopsies in cryptorchidism. Acta endocr. (Kbh.) 18, 567 (1955).
BAUMRUCKER, G. O.: Incidence of testicular pathology. Bull. U.S. Army med. Dep. 5, 312 (1946). — BAYLE, H.: Le traitement chirurgical des cryptorchidies. In GILBERT-DREYFUS, La fonction endocrine du testicule. Paris: Masson & Cie. 1957. — BELT, N.: Gonorrheal epididymitis in cryptorchidism. Trans. Amer. ther. Soc. 35, 65 (1935). — BISHOP, P. M. F.: Studies in clinical endocrinology: Management of the undescended testicle. Guys Hosp. Rep. 94, 12 (1945). — BJERRE, H.: Klinische undersgelser over ingvinalkryptorchism hos. mennesket. Copenhagen: Levin u. Munksgaard 1935. Ref. Zbl. Gynäk. 39, 325 (1939). — BOEMINGHAUS, H.: Urologie. München: Werk-Verlag 1954. — Retentio testis (Kryptorchismus) Medizinische 1958, 554. — BOLL, G.: Die operative Behandlung der retentio testium unter Berücksichtigung der Methode nach FRANGENHEIM. Zbl. Chir. 78, 1774 (1953). — Zum Problem: Retentio testium. Z. Urol. 49, 582 (1956). — BOUIN, P., et P. ANCEL: Recherches sur les cellules interstitielles du testicule des mammiferes. Arch. Zool. exp. gén. 4, 437 (1903). — BOUSCHER, A.: Die Geschwülste des retinierten Hodens. Med. Diss. Köln 1927. — BREIPOHL, W., u. H. U. BALZER: Die Häufigkeit des Kryptorchismus und seine Bedeutung für das Sterilitätsproblem. Zbl. Gynäk. 69, 1139 (1947). — BRIMBLECOMBE, S. L.: Bilateral cryptorchidism in three brothers. Brit. med. J. 1946, 526. — BROSIUS, W. L., and R. L. SCHAEFER: Spermatogenesis following therapy with the gonad stimulating extract from the urine of pregnancy. J. Amer. med. Ass. 101, 1227 (1933). — BRUNZEMA, D.: Über den Kryptorchismus und seine Behandlung. Langenbecks Arch. klin. Chir. 154, 754 (1929). — BURGHARD, F. F., and A. B. KANAVEL: Operations upon the male genital organs. Oxford Loose-Leaf Surgery. New York: Oxford University Press 4, 1, 1919.
CAMPBELL, H. E.: Incidence of malignant growth of the undescended testicle; a critical and statistical study. Arch. Surg. (Chicago) 44, 353 (1942). — CARROLL, W. A.: Malignancy in cryptorchidism. J. Urol. (Baltimore) 61, 396 (1949). — CASPER, J. L.: Praktisches Handbuch der gerichtlichen Medizin, Bd. I. Berlin: Hirschwald 1860. — CENDRON, J., P. CANLORBE, P. BORNICHE et J. PUJOL: Les cryptorchidies. In GILBERT-DREYFUS, La fonction endocrine du testicule. Paris: Masson & Cie. 1957. — CHARNY, C. W., and W. WOLGIN: Cryptorchism. London: Cassel & Co. 1957. — COLEY, W. B.: Treatment of the undescended or maldescended testis associated with inguinal hernia. Ann. Surg. 48, 321 (1908). Operative treatment of undescended or maldescended testis with especial reference to endresults. Surg. Gynec. Obst. 28, 452 (1919). — COLLINS, A. N.: Trauma and malignant testis. J. Lancet 56, 139 (1936). — CORBUS, B. C., and V. J. O'CONOR: Familial occurence of undescended testes. Surg. Gynec. Obstet. 34, 237 (1922). — CUNNINGHAM, J. H.: New growths developing in undescended testicles. J. Urol. (Baltimore) 5, 471 (1921).
DEAN, A. L.: Teratoid tumors of the testis. J. Amer. med. Ass. 105, 1965 (1938). — DEMING, C. L.: The evaluation of hormonal therapy in cryptorchidism. J. Urol. (Baltimore) 68, 354 (1952). — DOEPFMER, R.: Die männliche Infertilität. Med. Klin. 1957, 2105, 2145. — DOMRICH, H.: Der Leistenhoden; seine Prognose und die Ergebnisse seiner Behandlung. Münch. med. Wschr. 1938, 46. — Über Leistenhodencarcinom bei Zwillingen. Langenbecks Arch. klin. Chir. 197, 848 (1941). — DRAKE, C. B.: Treatment of cryptorchism. J. Amer. med. Ass. 163 (I), 626 (1957).
EBKER, H.: Über Syndrome und nicht-infektiöse Krankheiten mit gleichzeitiger Schädigung der Gonaden. Diss. Würzburg 1958. — EISENSTAEDT, J. S.: Imperfect descent of the testis and its management. S. Clin. N. Amer. 30, 141 (1950). — EISENSTAEDT, J. S., M. APPEL, and M. FRAENKEL: The effect of hormones on the undescended testis; an experimental and clinical study. J. Amer. med. Ass. 115, 200 (1940). — ENGBERG, H.: Investigations on the endocrine function of the testicle in cryptorchidism. Proc. roy. Soc. Med. 42, 652 (1949).
FANCONI, G.: Über Störungen der Pubertät. Dtsch. med. Wschr. 1955, 337. — FRÜHMANN, P., u. H. STERNBERG: Untersuchungen an Kryptorchen und Hypospaden. Langenbecks Arch. klin. Chir. 160, 633 (1930). — FRUIN, R. L.: Cryptorchidism. A discussion and report of 113 cases. Milit. Surg. 97, 365 (1945).
GILBERT, J. B.: Studies in malignant testis tumors. V. Tumors developing after orchidopexie. J. Urol. (Baltimore) 46, 740 (1941). — GILBERT, J. B., and J. B. HAMILTON: Studies

in malignant testis tumors. III. Incidence and nature of tumors in ectopic testes. Surg. Gynec. Obstet. **71**, 731 (1940). — GLASS, S. J.: Bilateral cryptorchism in identical twins. J. clin. Endocr. **6**, 797 (1946). — GODARD, E.: Études sur la monorchidie et la cryptorchidie chez l'homme. Paris: Masson & Cie. 1957. — GORDON-TAYLOR, SIR G., and A. S. TILL: On malignant disease of the testicle with special reference to the neoplasma of the undescended organ. Brit. J. Urol. **10**, 1 (1938). — GRAUHAN, M.: Das Lebensschicksal des Kryptorchen. I. Mitteilung: Über das Wachstum des kryptorchen Hodens nach der Lagekorrektur. Dtsch. Z. Chir. **228**, 142 (1930). — GROB, M., M. STOCKMANN u. M. BETTEX: Lehrbuch der Kinderchirurgie. Stuttgart: Georg Thieme 1957. — GROSS, R. E.: The surgery of infancy and childhood. Philadelphia: W. B. Saunders Company 1953. — GROSS, R. E., and T. C. JEWETT: Surgical experiences from 1222 operations for undescended testis. J. Amer. med. Ass. **160**, 635 (1956).

HAND, J. R.: Undescended testes. Report of 153 cases with the evaluation of clinical findings, treatment and results on follow-up to 33 years. J. Urol. (Baltimore) **75**, 973 (1956). — HANSEN, T. S.: Fertility in operatively treated and untreated cryptorchism. Acta chir. scand. **94**, 117 (1946). — HECKER, W. CH., u. F. BRAREN: Zur Therapie der Hodenretention unter besonderer Berücksichtigung des Zeitfaktors. Ärztl. Wschr. **1958**, 83. — HEINICKE, E.: Zum Kryptorchismusproblem. Dtsch. Z. Chir. **235**, 334 (1932). — Intraabdominale Hodenverlagerung und maligne Degeneration. Dtsch. Z. Chir. **245**, 383 (1935). — HELLNER, H.: Indikationen und Gefahren der Behandlung dystoper Hoden. Dtsch. med.Wschr. **1957**, 2137, 2163. — HICKINBOTHAM, P. F. J.: Malignant tumors of the testicle. Brit. J. Urol. **22**, 87 (1950). Ref. Ber. allg. spez. Path. 8, 392 (1951). — HINMAN, F., and F. H. BENTEEN: The relationship of cryptorchidism to tumors of the testes. J. Urol. (Baltimore) **35**, 378 (1936). — HINMAN, F.: Optimum time for orchiopexy in cryptorchidism. Fertil. and Steril. **6**, 206 (1955). — HOFFSTÄTTER, R.: Über Kryptorchismus und Anomalien des Descensus testiculorum. Klin. Jb. **26**, 155 (1912). — HORNSTEIN, O.: Zur Klassifikation, Klinik und Histologie des primären männlichen Hypogonadismus. Habil.-Arbeit 1958 Würzburg.

JOHNSON, W. W.: Cryptorchidism. J. Amer. med. Ass. **113**, 25 (1939).

KEYES jr., E. L., and D. W. MACKENZIE: The operative treatment of cryptorchidism. J. Amer. med. Ass. **68**, 349 (1917). — KIMBROUGH, J. C., and J. F. REED: Treatment of undescended testes. J. Amer. med. Ass. **163**, 621 (1957). — KOOP, C. E.: Differential diagnosis and management of undescended testis. Med. Clin. N. Amer. **36**, 1779 (1952).

LEIBER, B., u. G. OLBRICH: Wörterbuch der klinischen Syndrome. München: Urban & Schwarzenberg 1957. — LEVIN, M.: A bilateral cryptorchid noneunuchoid and allegedly a father. Penn. med. J. **34**, 33 (1930). — LEWIS, L. G.: Cryptorchism. J. Urol. (Baltimore) **60**, 345 (1948). — LIEBENOW, E.: Kryptorchismus und maligne Entartung. Jena: Buchdruckwerkstätte 1938. Med. Diss. Berlin 1939. — LUTZEYER, W., u. D. HELBIG: Die Retentio testis und ihre Behandlung. Langenbecks Arch. Dtsch. Z. Chir. **288**, 55 (1958).

MACCOLLUM, D. W.: Clinical study of the spermatogenesis of undescended testicles. Arch. Surg. (Chicago) **31**, 290 (1935). — MACKENZIE, D. W., and M. RATNER: Malignant growth in the undescended testis. Review of the literature and report of 2 cases. J. Urol. (Baltimore) **32**, 359 (1934). — MARCHI, C. DE, and R. DE MARCHI: Late anatomical and functional results in the treatment of cryptorchism. Acta chir. patav. **7**, 240 (1952). — MARECHAL, A.: Contribution à l'étude de l'anatomie pathologique du testicule en ectopie. Paris: Thesis 1887. — MCCUTCHEON, A. B.: Further observations on delayed testis. Med. J. Aust. **1**, 654 (1938). — MCGLANNAN, A.: The conservative treatment of undescended testicle. J. Amer. med. Ass. **62**, 691 (1914). — MEYER, F. W.: Kryptorchismus und maligne Degeneration. Diss. Düsseldorf 1955. — MICHELSON, L.: Studies of male fertility: Bilateral lesions of the genital organs, simulating unilateral involvement. Fertil. and Steril. **3**, 316 (1952). — MOLITCH, M.: Cryptorchidism associated with behavior problems. J. nerv. ment. Dis. **85**, 51 (1937). — MONCORPS, C.: Zur konservativen Behandlung des Kryptorchismus. Med. Klin. **1947**, 293. — MOSZKOWICZ, L.: Über falschen und echten Kryptorchismus. Langenbecks Arch. klin. Chir. **192**, 209 (1938).

NELSON, W. O.: Mammalian spermatogenesis; effect of experimental cryptorchidism in the rat and non-descent of the testis in man. Recent Progr. Hormone Res. **6**, 29 (1951). — Some problems of testicular function. J. Urol. (Baltimore) **69**, 325 (1953). — OVERZIER, C.: Zur Deutung des Erscheinungsbildes bei Störungen der Gonadenanlage. Schweiz. med. Wschr. **1957**, 285. — Probleme der Intersexualität. Dtsch. med. Wschr. **1958**, 648.

POLITZER, G., u. J. ZEITLHOFER: Die Mißbildungen der männlichen Geschlechtsorgane. In Handbuch: Die Morphologie der Mißbildungen des Menschen und der Tiere, von G. B. GRUBER. Jena: Gustav Fischer 1958. — PRIESEL, E.: Über das Verhalten von Hoden und Nebenhoden bei angeborenem Fehlen des Ductus deferens, zugleich ein Beitrag zur Frage des Vorkommens von Zwischenzellen im menschlichen Nebenhoden. Virchows Arch. path. Anat. **249**, 246 (1924). — Die Mißbildungen der männlichen Geschlechtsorgane. In HENKE-LUBARSCH' Handbuch der pathologischen Anatomie, Bd. VI/3. Berlin: Springer 1931.

RABOCH, J., u. Z. ZÁHÓR: Über die Fertilität von Männern mit Kryptorchismus. Schweiz. med. Wschr. **1955**, 1196. — REA, C. E.: Functional capacity of undescended testis. Arch. Surg. (Chicago) **38**, 1054 (1939). — Further report on the treatment of the undescended testes by hormonal therapy at the University of Minnesota Hospitals; a discussion of spontaneous descent of the testis and an evalution of endocrine therapy in cryptorchidism. Surgery **7**, 828 (1940). — Fertility in Cryptorchids. Minn. Med. **34**, 216 (1951). — RHODES, C. B.: Undescended testicle with a report of 3 cases in one family. Amer. J. Surg. **25**, 289 (1911). — ROBINSON, J. N., and E. T. ENGLE: Some observations on the cryptorchid testis. J. Urol. (Baltimore) **71**, 726 (1954). — RÖSSLE, R.: Die pathologische Anatomie der Familie. Berlin: Springer 1940. — ROSINSKI, O. E.: Konstitutionsmedizinischer Beitrag zur Frage des Kryptorchismus beim Menschen. Wien. med. Wschr. **6**, 100 (1940). — RUBASCHOW, S.: Über die Prädisposition des ektopischen Hodens zur Tumorbildung; Beitrag zur Lehre über die Geschwülste der männlichen Geschlechtsorgane. Wien. klin. Wschr. **1926**, 1040.

SCHAPIRO, P.: Kann man mit Hypophysenvorderlappen den unterentwickelten männlichen Genitalapparat beim Menschen zum Wachstum anregen? Dtsch. med. Wschr. **1930**, 1605. — Chirurgische und hormonale Therapie des Kryptorchismus. Schweiz. med. Wschr. **65**, 338 (1935). — SCHULTZ, J.: Das Lebensschicksal des Kryptorchen. II. Mitt. Spätergebnisse nach lagekorrigierenden Operationen mit besonderer Berücksichtigung der Potentia generandi. Dtsch. Z. Chir. **247**, 357 (1936). — SCORER, C. G.: Descent of the testicle in the first year of life. Brit. J. Urol. **27**, 371 (1955). — SIXTUS, V. DER: Zit. in CASPER. — SMITH, R. M.: Virility of cryptorchids. Lancet **1899 II**, 785. — SNIFFEN, R. C.: Histology of the normal and abnormal testis at puberty. Ann. N.Y. Acad. Sci. **55**, 609 (1952). — SOHVAL, A. R.: Histopathology of cryptorchidism; a study based upon the comparative histology of retained and scrotal testes from birth to maturity. Amer. J. Med. **16**, 346 (1954). — Testicular dysgenesis as an etiologic factor in cryptorchidism. J. Urol. (Baltimore) **72**, 693 (1954). — STAEMMLER, M.: Über Arterienveränderungen in retinierten Hoden. Virchows Arch. path. Anat. **245**, 304 (1923). — STIEVE, H.: Männliche Geschlechtsorgane. In: Handbuch der mikroskopischen Anatomie des Menschen, Bd. VII/2. Berlin: Springer 1930. — SWYER, G. I. M.: Discussion on male hypogonadism. Proc. roy. Soc. Med. **1954**, 436.

THOMPSON, W. O., A. D. BEVAN, N.J. HECKEL, E. R. MCCARTHY and P. K. THOMPSON: The treatment of undescended testes with anterior pituitary-like substance. Endocrinology **21**, 220 (1937). — THOMPSON, W. O., and N. J. HECKEL: Undescended testes; Present status of glandular treatment. J. Amer. med. Ass. **112**, 397 (1939). — TILLINGER, K. G.: Testicular morphology. Acta endocr. (Kbh.) Suppl. **30**, 1 (1957). — TORGERSEN, J.: Kryptorchisme og fertilitet. T. norske laegeforen. **75**, 301 (1955). — TRUFF, F.: Indikationen und Gefahren der Behandlung dystoper Hoden. Dtsch. med. Wschr. **1957**, 2137, 2163. — TURNER, H.: Über die Beziehungen der Klumpfußbildung und anderer kongenitaler Deformierungen der unteren Extremitäten zu fötalen Zwangshaltungen und zur Hodenektopie, angeborenen Leistenhernien, Hydrocelen usw. Z. orthop. Chir. **27**, 227 (1910).

UFFREDUZZI, O.: Die Pathologie der Hodenretention. Langenbecks Arch. klin. Chir. **100**, 150 (1913).

VIDAL, E.: Quelques points du traitement des ectopies testiculaires. Congr. Franc. de Chir. **19**, 738 (1906).

WANGENSTEEN, O. H.: The undescended testis. An experimental and clinical study. Arch. Surg. (Chicago) **14**, 663 (1927). — Surgery of undescended testis. Surg. Gynec. Obstet. **54**, 219 (1932). — WEYENETH, R.: Quand faut-il opérer un testicule ectopique. Rev. méd. Suisse rom. **76**, 664 (1956). — WILKINS, L.: The diagnosis and treatment of endocrine disorders and adolescence. Springfield: Ch. C. Thomas 1950. — WINKEL-SMITH, C. C.: Diagnose og behandling af retentio testis. Mskr. prakt. Laegegern. **31**, 305 (1953). — WINTERSTEIN, O.: Über den Kryptorchismus. Chirurg **24**, 433 (1953).

YOUNG, D.: Spermatogenesis developing in an adult following operative cure of bilateral undescended testes. Stud. Fertil. **9**, 35 (1957).

ZACHARIAS, P.: Beiträge zur Kenntnis der Geschwulstbildungen an den Keimdrüsen von Pseudohermaphroditen. Arch. Gynäk. **88**, 506 (1909). — ZÁHÓR, Z., u. J. RABOCH: Ein Beitrag zum Problem der Hodenbiopsie bei Kryptorchismus unter besonderer Berücksichtigung des Optimalalters für die Orchidopexie. Schweiz. med. Wschr. **1956**, 311. — ZEISEL, H., u. J. STRÖDER: Endocrin gestörte Kinder und Jugendliche. Münch. med. Wschr. **1957**, 1481, 1537, 1594, 1627, 1676, 1715, 1777, 1813, 1869. — ZELSON, C., and E. STEINITZ: Treatment of cryptorchidism with male sex hormone. J. Pediat. **15**, 522 (1939).

K. Gerichtliche und versicherungsrechtliche Begutachtung der männlichen Fertilität

BEITZKE, G., H. HOSEMANN, P. DAHR u. H. SCHADE: Vaterschaftsgutachten für die gerichtliche Praxis. Göttingen: O. Schwarz & Co. 1956. — BERG, ST. P.: Der Spermanachweis nach Puranen und seine forensische Bedeutung. Dtsch. Z. ges. ger. Med. **39**, 283

(1948/49). — BOEMINGHAUS, H.: Ursachen und Behandlung der männlichen Sterilität. Med. Welt **1942**, 815. — Urologie. München:Werk-Verlag Banaschewski 1954. — *Bundesversorgungsgesetz* mit Verwaltungsvorschriften. Schriftenreihe des Reichsbundes, Folge 13, 1956. — BURCKHARDT, H.: Kriegsverletzungen der Beckengegend. Ergebn. Chir. Orthop. **14**, 457 (1921). — BURCKHARDT, TH., u. A. SCHMITT: Zur Frage der Beeinflussung der Sexualfunktion einschließlich der Spermiogenese durch Eingriffe am abdominellen Grenzstrang. Med. Klin. **1949**, 1310.

DOEPFNER, R.: Über Betrugsmanöver und ihre Erkennung bei der Begutachtung der männlichen Zeugungsfähigkeit. Z. ges. gerichtl. Med. **46**, 712 (1958). — Zur forensischen Beurteilung der männlichen Infertilität. Dtsch. med. Wschr. **1956**, 1795. — Die männliche Infertilität. Med. Klin. **1957**, 2105 ,2145. — DRESSLER, W.: Sexualstörungen nach doppelseitiger lumbaler Grenzstrangresektion. Dtsch. med. Wschr. **1949**, 739. — DUMPERT, V.: Über Störungen der sexuellen Funktion des Mannes nach Beckenverletzung. Dtsch. Z. Chir. **186**, 140 (1924).

FISCHER, A. W., u. G. MOLINEUS: Das ärztliche Gutachten im Versicherungswesen. Leipzig: Johann Ambrosius Barth 1939. — FROWEIN, R., u. G. HARRER: Richtlinien für die Begutachtung vegetativer Störungen bei Hirnverletzten. In: E. REHWALD, Das Hirntrauma. Stuttgart: Georg Thieme 1956.

GEISSENDÖRFER, R.: Prostata, Geschlechtshormone und Genese der sog. Prostatahypertrophie. Leipzig: Johann Ambrosius Barth 1940. — GERTLER, W.: Potenzstörungen als Folge von Rückenmarksschädigungen. Derm. Wschr. **119**, 143 (1947/48). — GETZOFF, P. L.: Clinical evaluation of testicular biopsy and the rebound phenomenon. Fertil. and Steril. **6**, 465 (1955). — GOTTSCHALK, R.: Streitige geschlechtliche Zustände vor Gericht. In: Grundriß der gerichtlichen Medizin. Leipzig: Georg Thieme 1912.

HABERDA, A.: Lehrbuch der gerichtlichen Medizin, Bd. II. Wien: Urban & Schwarzenberg 1923. — HAMANN, H.: Über gerichtliche Gutachten auf Zeugungsfähigkeit. Derm. Wschr. **116**, 43 (1943). — HAMBURGER, CH.: Testosterone treatment and 17-ketosteroid excretion. Acta endocr. (Kbh.) **22**, 379 (1956). — HARRISON, R. G.: Functional importance of the vascularisation of the testis and epididymis for the maintenance of the normal spermatogenesis. Fertil. and Steril. **3**, 366 (1952). — HAUSER, E.: Die Sterilisation des Mannes zur Verhütung von Schwangerschaften. Praxis **1955**, 500. — Diss. Zürich 1955. — HECKEL, N. J., and J. H. MCDONALD: The rebound phenomenon of the spermatogenic activity of the human testis following the administration of testosterone propionate. Fertil. and Steril. **3**, 49 (1952). — HECKEL, N. J., W. A. ROSSO and L. KESTEL: Spermatogenic rebound phenomenon after administration of testosterone propionate. J. clin. Endocr. **11**, 235 (1951). — HEINKE, E., u. E. TONUTTI: Studium zur Wirkung des Testosterons auf die spermiogenetische Aktivität des Hodens bei Oligospermie. Dtsch. med. Wschr. **1956**, 566, 579. — HINDERER, M.: Über die Sterilisation des Mannes und ihre Auswirkungen. Schweiz. Arch. Neurol. Psychiat. **60**, 145 (1947). — HORN, P.: Hoden und Penisverlust. In: Praktische Unfall- und Invalidenbegutachtung. Berlin: Springer 1922. — HOSEMANN, H.: In G. BEITZKE, H. HOSEMANN, P. DAHR u. H. SCHADE, Vaterschaftsgutachten für die gerichtliche Medizin. Göttingen: O. Schwarz & Co. 1956.

JENSCH, N.: Untersuchungen an entmannten Sittlichkeitsverbrechern. Leipzig: Georg Thieme 1944.

KLOSTERMANN, G. F.: Zur Problematik der forensischen Beurteilung der Fruchtbarkeit des Mannes. Med. Klin. **1953**, 1581. — KMENT, O. H.: Über Störungen der Geschlechtsfunktionen nach lumbalen Grenzstrangresektionen. Zbl. Chir. **75**, 1585 (1950). — KÖNIG, F., u. G. MAGNUS: Handbuch der gesamten Unfallheilkunde. Stuttgart: Ferdinand Enke 1934.

LANGE, J.: Die Folgen der Entmannung Erwachsener. Leipzig: Georg Thieme 1934. — LANZ, T. v.: Zur Biologie der Samenfäden im männlichen Geschlechtsapparat. Klin. Wschr. **1930**, 1899. — Die Samenspeicherung beim Manne. Klin. Wschr. **1936**, 993. — LAVES, W.: Zeugungsfähigkeit des Mannes. In PONSOLD, Lehrbuch der gerichtlichen Medizin, S. 334. Stuttgart: Georg Thieme 1950. — LIEBISCH, W.: Die Begutachtung der männlichen Zeugungsfähigkeit. Diss. Würzburg 1958. — LININGER, H., R. WEICHBRODT u. A. W. FISCHER: Handbuch der ärztlichen Begutachtung. Leipzig: Johann Ambrosius Barth 1931.

MACLEOD, J.: Human semen. Fertil. and Steril. **7**, 368 (1956). — MACLEOD, J., and R. Z. GOLD: The male factor in fertility and infertility. III. An analysis of motile activity in the spermatozoa of 1000 fertile men and 1000 men in infertile marriage. Fertil. and Steril. **2**, 187 (1951). — MENZEL, E.: Über die Impotentia coeundi nach Beckenbrüchen mit Verletzungen der unteren Harnwege. Mschr. Unfallheilk. **55**, 200 (1952). — MEYER, J. E.: Die sexuellen Störungen der Hirnverletzten. Arch. Psychiat. Nervenkr. **193**, 449 (1955). — MICHALKE, G.: Das Spermiogramm und seine Anwendungsmöglichkeiten bei Untersuchungen der Zeugungsfähigkeit des Mannes in der forensischen Medizin. Dtsch. Gesundh.-Wes. **9**, 810 (1954). — MUELLER, B.: Gerichtliche Medizin. Berlin: Springer 1953. — MÜLLER-HESS,

V., u. G. Panning: Die Zeugungs- und Beischlaffähigkeit des Mannes in rechtlicher Hinsicht und ihre Nachprüfung durch den Arzt. Jkurse ärztl. Fortbild. **30**, 44 (1939).
Niedermeyer, A.: Soziale und rechtliche Probleme. In Handbuch der speziellen Pastoralmedizin, Bd. II, S. 273. Wien: Herder 1940.
Panning, G.: Zeugungsfähigkeit nach Sterilisation. Dtsch. Z. ges. gerichtl. Med. **26**, 55 (1936).
Rostock, P.: Unfallbegutachtung. Berlin: W. de Gruyter & Co. 1951.
Scheele, K.: Die Beziehungen der Hydrocele zu Unfallverletzungen. Dtsch. Z. Chir. **195**, 286 (1926). — Potenzstörungen, Begutachtung von Verletzungsfolgen der Geschlechtsorgane. In König u. Magnus' Handbuch der gesamten Unfallheilkunde, Bd. IV, S. 505. Stuttgart: Ferdinand Enke 1934. — Männliche Geschlechtsorgane. In H. Bürkle de la Camp u. P. Rostocks Handbuch der gesamten Unfallkunde, Bd. II, S. 492. Stuttgart: Ferdinand Enke 1955. — Schneider, J. A., u. A. Schuchter: Über die 17-Ketosteroidausscheidung nach Testosteronoenanthat-Einspritzungen. Ärztl. Wschr. **1954**, 392. — Schöneberg, G.: Die ärztliche Beurteilung Beschädigter. Darmstadt 1952. — Schreus, Th., u. H. Ruhrmann: 17-Ketosteroidausscheidung im Urin nach Zufuhr androgener Hormone. Z. Haut- u. Geschl.-Kr. **21**, 29 (1956). — Schütz, W.: Histologische Befunde an menschlichen Hoden nach Hormonbehandlung des Prostatacarcinoms. Langenbecks Arch. klin. Chir. **271**, 65 (1952). — Stadlbauer, F.: Zur Begutachtung der Verletzungen und Erkrankungen des männlichen Genitale. Ärztl. Praxis 8, Nr 9 u. Nr 10 (1956). — Stier, E.: Schädigung der sexuellen Funktionen durch Kopftrauma. Dtsch. med. Wschr. **1938**, 145.
Weyeneth, H.: La biopsie du testicule. Gynaecologia (Basel) Suppl. **134**, 1 (1952). — White, E. W.: A study of urological complications associated with fractured pelvis. J. Urol. (Baltimore) **29**, 295 (1933). — Winz, H. R.: Aussprache zu Boshammer. Urol. Kongr. Aachen 1953, Ber. S. 329, zit. von Scheele in König u. Magnus, S. 505. Stuttgart: Ferdinand Enke 1934. — Kritische Gedanken des urologischen Gutachters zu einigen Bestimmungen des neuen Bundesversorgungsgesetzes. Mschr. Unfallheilk. **56**, 152 (1953). — *Bundesversorgungsgesetz* mit Verwaltungsvorschriften. Schriftenreihe des Reichsbundes, Folge 13, 1956.

Die psychogenen Fertilitäts- und Sexualstörungen beim Manne

Von

Siegfried Borelli-München

Mit 11 Textabbildungen

I. Vorstellungen über die Entstehung von Sexualstörungen in der Medizingeschichte

Die Geschichte der Heilkunde in den klassischen alten Kulturkreisen läßt erkennen, daß das Geschlechtsleben damals sehr natürlich aufgefaßt wurde. Den sexuellen Bedürfnissen wurde in ganz selbstverständlicher Weise ein Anteil am privaten und am öffentlichen Leben eingeräumt. Bei den Griechen und Römern und den von ihnen damals unterworfenen Völkern wurden die Auswirkungen des Geschlechtslebens auf die übrigen leiblichen und seelischen Funktionsabläufe für überaus weitreichend gehalten. Es finden sich Hinweise, daß bereits damals der sexuelle Faktor in der Therapie von Krankheiten — die wir z. B. heute als nervöse Leiden bezeichnen würden — berücksichtigt wurde. ,,Sei es, daß in der Medikation oder in den sonstigen therapeutischen Praktiken in magischer Weise die Sexualsymbolik eingebaut war, sei es, daß man in mehr oder minder deutlicher Form den Geschlechtsverkehr ärztlich verordnete'' (HIPPOKRATES, PLATON, GALEN u. a.; nach HOPFNER).

In den Schriften des GALEN, der bis in die geschichtliche Neuzeit hinein für die Medizin maßgeblich blieb, wird zum Ausdruck gebracht, daß für den Mann die Ausübung des Coitus gesundheitlich notwendig sei, damit der Samen ausgestoßen werde. GALEN äußerte die Ansicht, die sexuelle Enthaltsamkeit sei ungesund, da es infolge derselben zu einer Retention des Spermas komme, das bei langer Verweildauer im Körper zu faulen beginne.

Sexuelle Karenz galt dementsprechend als ungesund. Auf Grund dieser alten ärztlichen Anschauungen wird von Medizinhistorikern vermutet, daß man seitens der Obrigkeit im frühen Mittelalter verschiedentlich den Mönchen, ungeachtet des Zölibats, die Erlaubnis bzw. sogar die Anordnung gegeben habe, hin und wieder Frauenhäuser aufzusuchen, um sich von den möglicherweise Krankheit verursachenden Stoffen dort zu befreien (LEIBBRANDT).

Angaben über psychogene Impotentia coeundi finden sich bereits im griechischen und lateinischen Schrifttum. So wurde eine plötzlich einsetzende Beiwohnungsunfähigkeit durch das Moment der Erinnerung an eine schon einmal stattgehabte Impotenz erklärt (OVID, Amor. III, 7, 37/38).

,,Huc pudor accessit: Facti pudor ipse nocebat ille fuit vitii causa secunda mei.'' Das drückt der Araber (GARTEN, 146) sehr präzise aus: ,,Wer denkt, daß er impotent ist, wird es tatsächlich; diese Erscheinung kommt also durch seelische Erregungen oder Einflüsse zustande''. — Eine psychische Hemmung anderer Art mußte in heroischer Zeit Iphiklos an sich erfahren (Schol. hom. ad XI, 2, 89): ,,Als Knabe wurde er einmal von seinem Vater Phylakos beim Mastubieren betroffen. Im Scherz ging der Vater mit dem Messer auf den Knaben los, als wollte er ihm das Glied abschneiden. Doch dieser lief davon, worauf der Vater das Messer in einen wilden Birnbaum stieß, dessen Rinde im Laufe der Zeit darüber zusammenwuchs. Von dieser Zeit an blieb Iphiklos impotent, bis man das Messer gefunden, aus dem Baume gezogen und ihm von dem abgeschabten Rost der Klinge durch 10 Tage zu trinken gegeben hatte. Hierauf zeugte Iphiklos den Podarkes" (HOPFNER).

In seinen umfassenden medizinischen Abhandlungen ,,Quaestiones medicolegales", die für lange Zeit das Standardwerk der damaligen Ärzte darstellten und immer wieder neu aufgelegt wurden, schildert PAULUS ZACCHIAS sehr eindringlich psychogene Einflüsse, die sich auf die männliche Sexualität auswirken können.

Es werden genannt ,,äußere Ursachen; heftige Leidenschaften der Seele". Es wird von Männern gesprochen, die ,,sobald eine traurige Bemerkung fällt, sich erheben, und sofort erschlafft das Glied, wie bei einem Toten. Und wenn beim Coitus ein schlechtes Wort fällt, verwirrt es sie." Es gebe Männer, die unfähig zum Geschlechtsverkehr würden, sobald sie einen üblen Geruch verspürten, die plötzlich geschlechtlich versagten, wenn sie ,,das Bewußtsein hätten, von ihrer weiblichen Partnerin verachtet zu werden, oder wenn sie den Eindruck der Ablenkung hätten", d. h. festzustellen vermeinten, daß die Frau während des Verkehrs an etwas anderes denke, bzw. sich seelisch nicht völlig hingebe.

Krankheiten im Sexualbereich wurden im Altertum vielfach als Gottesstrafen aufgefaßt. Derartige Auffassungen sind z. B. enthalten im Alten Testament oder anderen altjüdischen Schriften. So seien die Juden von Gott wegen ihres Umganges mit den Midianiterinnen mit einer Geschlechtskrankheit bestraft worden.

,,Wie hier das auserwählte Volk wegen seines Götzendienstes, so wurden auch die Philister wegen der Wegnahme der Bundeslade von Gott durch eine Geschlechtskrankheit bestraft, denn es heißt (1. Sam. 5, 6, 9, Preuss, Biblisch. Talmud, Medizin 175ff.): ,,Aber die Hand des Herrn war schwer über die von Asdod und verderbte sie und schlug Asdod ... an heimlichen Orten..." und ,,der Herr schlug die Leute in der Stadt, beide groß und klein, indem sie heimliche Plage kriegten an heimlichen Orten... und welche Leute nicht starben, die wurden geschlagen an heimlichen Orten." Daß diese Geschlechtskrankheit die Gonorrhoe war, läßt sich aus folgenden Reinigungsgeboten des Moses vermuten (III, 15, 2/3): ,,Wenn ein Mann an seinem Fleische einen Fluß hat, so ist er unrein. Dann aber ist er unrein an diesem Fluß, wenn sein Fleisch vom Flusse eitert oder verstopft ist." Ferner (ebendort IV, 5, 2) ,,gebiete den Kindern Israels, daß sie aus dem Lager Aussätzige tun und alle die Eiterflüsse haben"; endlich (ebendort III, 15, 13) ,,und wenn er rein wird von seinem Fluß, so soll er 7 Tage zählen, nachdem er rein geworden ist, und seine Kleider waschen und sein Fleisch mit fließendem Wasser baden, so ist er rein". Mit Rücksicht darauf war nach Josephus [(Bell. Jud. IV, 5, 6; vgl. VI, 9, 3; Antique III, 11, 3)] den ,,Samenflüssigen" (d. h. an Gonorrhoe Erkrankten) später das Betreten der ganzen Stadt Jerusalem verboten).

Auch heute findet sich häufig noch — mehr oder weniger bewußt — die Ansicht von der Geschlechtskrankheit als Gottestrafe. Beispielsweise sind in der Auffassung mancher Patienten im Umgang mit Prostituierten zugezogene Geschlechtskrankheiten eine Gottesstrafe, die die Ausschweifung mit sich bringt (SUDHOFF). Viele Männer, die sich wegen einer fraglichen Geschlechtskrankheit untersuchen lassen und befürchten, sich venerisch infiziert zu haben, leiden weniger unter der Angst vor der Krankheit selbst als vielmehr unter der Möglichkeit, daß in ihren Heimatorten bzw. ihrer näheren Umgebung jemand von der Erkrankung erfahren könnte. ,,Was sollen die Leute denken, was ich für einen schlechten und verworfenen Umgang gepflogen habe!" — Noch im 19. Jahrhundert hielt man die Lues vielfach nicht für ein Übel, sondern im Gegenteil für eine Wohltat, da Gott diese Krankheit gesandt habe, um die lasterhaften Begierden zu zügeln. Die Erkrankung an einer Geschlechtskrankheit stellt eine Strafe des Himmels dar für Ausschweifungen. Diese Ansicht vertrat noch 1826

Papst Leo XII. (BRACHITZ). — Eine Geschlechtskrankheit ist eine Strafe an dem Glied, mit dem gesündigt wurde (Enzyklika Papst Leo XII.). — Diese Auffassung wurde bis in unsere Zeit zu einem schweren Hindernis für eine rationale Bekämpfung der venerischen Krankheiten. Der Geschlechtskranke fühlte sich nicht in erster Linie als Kranker, sondern als Gezeichneter, der sein Leiden möglichst verheimlichen muß.

Derartige Vorstellungen finden sich auch verschiedentlich jetzt noch (BORELLI). Es bedurfte langwieriger Aufklärungen, bis man Fragen des Geschlechtslebens und der Geschlechtskrankheiten unbefangen in aller Öffentlichkeit diskutieren konnte (s. a. ROTHMANN). Diese Behinderung galt und gilt natürlich nicht nur für den Sektor venerische Infektionskrankheiten sondern auch für die nichtvenerischen Erkrankungen. Der gesamte Sexualbereich ist — auch heute noch — beim einzelnen vielfach als tabu gekennzeichnet. Um so schwerer ist es, den Betroffenen ärztlich zu helfen. Das ist um so bedauerlicher, als Sexualstörungen vielfach die Folge bzw. den Ausdruck seelischer Einflüsse darstellen und ihre Behandlung für die Gesamtpersönlichkeit so wesentlich sein kann. Ebenso steht es außer Zweifel, daß Störungen im Sexualbereich nicht nur auf das örtliche Leiden und die Mißfunktion beschränkt bleiben, sondern den ganzen Menschen beeinflussen. I. H. SCHULTZ weist darauf hin, daß Störungen des Liebeslebens in das gesamte menschliche Dasein, z. B. in den Bestand einer Familie eingreifen.

Umgekehrt wirkt sich der psychische Allgemeinzustand auf die ganze Person aus und ist in der Lage, die Sexualbedürfnisse und Sexualvorgänge weitgehend zu modifizieren.

II. Die Triebe und die Sexualität

Auf der Stufe des tierisch-ungeistigen Lebewesens bezeichnen wir die Impulse der *teleologischen* Dynamik als Triebe (LERSCH). Man spricht im allgemeinen von zwei Lebensgrundtrieben, nämlich dem *Selbsterhaltungstrieb* des Lebewesens, der in der Nahrungssuche, in Angriff und Flucht, und dem *Fortpflanzungstrieb*, der in Zeugung und Brutpflege wirksam ist. Wenn nun auch die Triebe des Tieres *teleologisch* in die Zukunft gerichtet sind, so kommt ihnen dennoch weder das Ziel noch die Zukunft als Angriffsfeld ihres Getriebenseins zum Bewußtsein. Die dynamischen Antriebe sind zielstrebig, ohne daß Ziel und Wege zum Ziel vorstellungsmäßig vor das Bewußtsein treten.

LERSCH glaubt jedoch, daß es sich beim Menschen anders verhält. Hier sollen die Antriebe, die die Zeitlichkeit des seelischen Lebens wie ein roter Faden durchziehen, meist in der Form des Zielbewußtseins und der Einsicht in Sachverhalte und ihre Zusammenhänge auftreten. Deshalb spricht man im allgemeinen beim Menschen im Unterschied zu den Trieben von *Triebfedern* oder *Strebungen*, obgleich diese Differenzierung vielfach weniger für den Inhalt als für die Form Geltung hat. Soweit beim Menschen von Trieben gesprochen wird, geschieht es, um die inhaltliche Seite zu betonen. Es handelt sich dann um Antriebe, die *teleologisch* betrachtet, der Mensch mit dem Tier gemeinsam hat (LERSCH). Somit werden die Triebe beim Tier als uneinsichtigem Lebewesen anders betrachtet als die beim Menschen, der in der Lage ist, von seinen Regungen mit dem Verstand Kenntnis zu nehmen und mit Hilfe des Willens eine gewisse Regulierung durchzuführen. Die Einordnung unter dieser Sicht ist durchaus begründet. Anderseits ist aber auch wieder ZUTT im Recht, der den Begriff des Triebhaften beim Menschen als oft zu weit ausgedehnt bezeichnet, indem es bei dieser Betrachtungsweise für alle möglichen Formen des Strebens, Verlangens und Begehrens herangezogen wird.

Im Volksmund spricht man von Hunger und Liebe als den Grundtrieben. Das ist bei allen Unterscheidungsmerkmalen, die den Menschen vor dem Tier auszeichnen, richtig. Auch beim Menschen hat man den Nahrungstrieb und den Geschlechtstrieb als etwas Besonderes gelten lassen müssen. ZUTT möchte sogar Hunger und Durst einerseits, Sexualität andererseits als Triebe κατ' 'εξοχήν bezeichnen.

Allerdings läßt sich dann innerhalb eines jeden Triebes eine Unterteilung vornehmen. Es setzt sich beispielsweise das Verlangen nach Nahrung aus *Hunger* und *Appetit* zusammen. Davon hat als eigentlicher *Trieb* der *Hunger* zu gelten, dessen starke Qualitäten in der Lage sind, einen Menschen in derartige Not zu bringen, daß er gezwungen ist, ihn gewaltsam zu befriedigen. Es kann hier in extremen Situationen eine Willenseinschränkung, bei möglicher- oder sogar wahrscheinlicherweise erhaltener Einsichtsfähigkeit vorliegen. Deshalb gilt der Hunger als mildernder Umstand, wenn zu seiner Stillung Vergehen oder gar Verbrechen begangen werden („Mundraub"). *Ganz anders ist der Appetit zu bewerten*, für dessen verfeinerte Entwicklung ästhetische Inhalte von Bedeutung sind. Eine „Appetitnot" gibt es nicht. Appetit wird nicht durch „irgend etwas zu essen" befriedigt (ZUTT). So erfolgt eine berechtigte Absonderung derartiger Inhalte von den Trieben.

Ob die gleichen Unterscheidungsformen hinsichtlich des Unterschiedes zwischen Sexualität und Erotik (im Sinne des Eros nach KLAGES) — jedenfalls mit analogen Folgerungen — angebracht sind, erscheint zweifelhaft. Immerhin könnte man hierüber diskutieren. ZUTT zitiert die „Sexualnot". „Erreicht der Geschlechtstrieb hohe Intensitäten, kann der von ihm betroffene Mensch auch in Not geraten. Auch hier gilt es dann für den in solche Not Geratenen, irgend etwas zur Befriedigung seines Triebes zu finden und herbeizuschaffen. — So wie Appetit sich vom Hunger abhebt als besondere Sphäre, so erhebt sich die Sphäre erotischer Freuden über die Sexualität. Hier kommt es nicht mehr darauf an, auf irgendeine Art der Not zu entrinnen, den Trieb zu befriedigen, sondern das erotische Begehren ist gerichtet auf die ganze bunte Mannigfaltigkeit der durch die Verschiedenartigkeit der Geschlechter in unabsehbarer Differenziertheit gestalteten Physiognomien der Welt." Somit ist die Sexualität also auch unter die elementarsten Triebe einzuordnen, wenngleich ihr keineswegs die gleichen Rechte zugebilligt werden können, wie dem Hunger und dem Trieb zu seiner Befriedigung. Denn mag der Sexualtrieb noch so urwüchsig sein, er gefährdet niemals effektiv das Leben des Menschen. Daraus erklärt sich auch die verschiedenartige juristische Auffassung von Vergehen aus Hunger oder zur Befriedigung des Sexualtriebes.

Die Diskussion über die Sexualität und die Triebe ist für die Beurteilung unseres Problemkreises wesentlich. Die Zuordnung des Sexualtriebes und des nicht befriedigten Sexualtriebes als *Sexualnot* an die Seite des Nahrungstriebes als *Nahrungsnot* durch Hunger und Durst und weiter die gedankliche Zubilligung einer Berechtigung für Sonderhandlungen zur Befriedigung auch des Sexualtriebes seitens eines Autors wie ZUTT erhellt — ganz abgesehen von den seit ältester Zeit gewonnenen Erkenntnissen — erneut die Bedeutung, die der Sexualität für ihren Träger zugemessen werden muß. Es ist abzuleiten, wie einflußreich für das ganze Leben eines Individuums sich Störungen gerade auf dem Sektor des Sexuallebens auswirken können.

Wie die neueren sozialwissenschaftlichen Erkenntnisse erweisen, stellt die menschliche Sexualität keineswegs ein biologisch in seinen Ablaufformen so gesichertes Instinktverhalten dar, daß z. B. eine Soziallehre der Geschlechtlichkeit in ihr einen präsozial weitgehend festgelegten Verhaltenskomplex voraussetzen könnte (SCHELSKY). Es sind vielmehr in der Sexualität — wie auch in anderen biologisch bedingten Antrieben des Menschen — weitgehend *unspezialisierte Grundbedürfnisse* zu sehen, die gerade in ihrer biologischen Ungesichertheit und Plastizität der Formung und Führung durch soziale Normierung und Stabilisierung bedürfen (MALINOWSKI, MEAD, BENEDICT, KLUCKHOHN, GEHLEN, SCHELSKY).

Als eine der wesentlichen Verschiedenheiten des menschlichen gegenüber den meisten Arten des tierischen Geschlechtsverhaltens wird nun das Fehlen der jahreszeitlichen Ryhthmik der sexuellen Antriebe angesehen. Der menschliche Geschlechtstrieb besitzt Daueraktualität und kann unter günstigen Umweltbedingungen hypertrophieren und überwertig werden. So besteht die Möglichkeit eines sexuellen Antriebsüberschusses. Dieser Ansammlungsmöglichkeit geschlechtlicher Triebenergien steht auf der anderen Seite ein Abbau organischer Kontrollen und Sicherungen im Sinne biologischer Zweckmäßigkeit gegenüber, da der Mensch hinsichtlich seines Sexualverhaltens nicht über eindeutige Instinktmechanismen oder feste Schemata (LORENZ, SCHELSKY) verfügt. GEHLEN spricht von einer fast universalen Plastizität des menschlichen Sexualverhaltens, zu der die allgemeine Instinktreduktion erschwerend tritt. Mit Recht weist SCHELSKY darauf hin, daß in dieser Instinktunsicherheit bei gleichzeitigem Antriebsüberschuß eine außerordentliche Gefährdung des biologischen Wesens Mensch steckt, die man als eine Tendenz zur Pansexualisierung seines Verhaltens und, sofern alles Sexualverhalten wesentlich auf Kommunikation zwischen mehreren Individuen abzielt, als einen Zug zur ungeregelten Promiskuität bezeichnen kann. Diese Strebungen greift SCHELSKY im Hinblick auf die sozialen Formen der sexuellen Beziehungen heraus. Es ist naheliegend, daß sich noch zahlreiche andere Gefahren aus dieser Plastizität und Daueraktualisierung des Geschlechtlichen für den Menschen ergeben.

Aus der biologischen Gefährdung des menschlichen Trieblebens resultiert aber zugleich eine kulturelle Chance; denn es besteht die Möglichkeit, daß die sexuellen Antriebe eine kulturelle Überformung erfahren (SCHELER, PLESSNER, GEHLEN, PORTMANN, STORCH, SCHELSKY). So kann eine Ausbildung höherer Entwicklung der Sexualtriebe über den bloßen Gattungszweck hinaus mit Einfügung von seelischen, kulturellen, sozialen Differenzierungen (Ethik, Gesellschaftsnormen) unter Verwendung der sexuellen Antriebsphäre erfolgen. Ein Antriebsüberschuß kann Ablenkung finden auf nichtsexuelle Ziele. Schließlich kann es bei Überwertigwerden solcher Antriebslenkungen bzw. -ablenkungen auch zur Entsexualisierung der Betroffenen kommen, *die unter Umständen* — denken wir an unser Thema — *ihrerseits schließlich Sexualstörungen zur Folge haben können*. Hiermit gelangen wir zu den Möglichkeiten der biologischen Gefährdung und damit zum Problem der psychogenen Beeinflussung und Veränderung der menschlichen Vita sexualis.

Wenn die kulturelle Formung es gestattet, die Lustkomponente des Triebverhaltens vom Gattungszweck abzulösen und im Rahmen einer Akzentuierung des Genusses und der Sinnlichkeit zu isolieren, so ergeben sich daraus verschiedene Folgerungen. Einerseits ist eine Interessenverschiebung von der sexuellen Lustgewinnung auf ein anderes Objekt der Libidozuwendung und damit eine Entwertung mit der Begattung verbundener Qualitäten möglich; andererseits kann es zur Entwicklung eines besonders intensiven Genußstrebens zum Zwecke sexueller Lustgewinnung kommen. Durch beides können sich Störungen für das betreffende Indivuum ergeben.

Besonderen Wert legt auch BÜRGER-PRINZ auf die außerordentlich weitgehende „Freistellung" der Sexualität im Hinblick auf die anfänglichen Instinkt-Verhaltensweisen und die außerordentliche Formbarkeit und Formung durch die jeweiligen kulturellen und gesellschaftlichen Bedingungen. Die männliche Sexualität scheint in mehrfacher Hinsicht für den, der nach Erkenntnissen über sie sucht, die Rolle eines „Indicators" zu spielen. „Einerseits zeigt sich, wie sich umfassendere Schichtungen verhalten bzw. die Vitalität, die Lebenskraft als solche, andererseits auch, wie das Geschehen selbst wieder grundsätzlich mitbedingt wird von Gebieten menschlicher Verhaltens- und Handlungsweisen, für die es Indicator ist, wie für gesellschaftliche und kulturelle Bedingungen, die sie also anzeigt, und von denen sie zugleich wieder selbst geprägt wird." — Diese Formulierung kennzeichnet zugleich die Schwierigkeit, Ursache und Wirkung voneinander streng zu trennen.

III. Allgemeine Normen

1. Entwicklung; anatomische und neurologische Vorbedingungen

Die *männliche Pubertät*, gekennzeichnet durch das beginnende Wachstum der Schamhaare, setzt nach KINSEY u. Mitarb. bei den amerikanischen Jugendlichen in einem Durchschnittsalter von 13,45 Jahren ein. Die Grenzwerte liegen bei 8 und 20 Lebensjahren. Als statistischer Medianwert von 2511 Einzelergebnissen wird ein Alter von 13,45 Jahren genannt.

Die erste Ejaculation erfolgt im Durchschnitt mit 13,88 Lebensjahren, frühestens mit 8, spätestens mit 24 Jahren bei einem Medianwert von 13,77 Jahren unter 3573 Männern.

Der Stimmwechsel tritt durchschnittlich mit 14,44 Jahren ein bei Grenzwerten von 10 und 24 Jahren und einem Medianwert von 14,23 Jahren unter 2279 Jugendlichen.

Das Ende des Körperwachstums als Kennzeichen der abgeschlossenen Gesamtreifung wird mit 25 Jahren angegeben. Das Durchschnittsalter betrug 17,47 Jahre, der Medianwert von 2621 Angaben 17,4 Jahre.

Aussagen über die *erste Erektion* lassen sich nur bedingt machen, da bereits bei Kleinkindern steifungsähnliche Zustände des Penis beobachtet werden und man das Grenzalter kaum ermitteln kann, nach dem Erektionen als Anzeichen einer infolge Reifung bewußter gewordenen Libido gewertet werden müssen.

Die *durchschnittliche Größe des männlichen Genitales* läßt sich nur schwer meßbar ermitteln, da sowohl hinsichtlich des schlaffen wie des erigierten Zustandes für Länge und Umfang eine erhebliche Schwankungsbreite beim gleichen Individuum besteht, die vom derzeitigen Blutzustrom, der Temperatur, dem allgemeinen Wohlbefinden, der Erregungsspannung und anderen Faktoren abhängt. An Leichen gewonnene Maße vermögen erst recht keinen Aufschluß zu geben. — Möglicherweise bestehen rassenmäßige Unterschiede, obgleich auch hier keine Klarheit herrscht. Zwischen allgemeiner Körpergröße sowie Körperkonstitution und Genitalgröße besteht anscheinend keine feste Proportion. — VAN DE VELDE spricht von einer 9—10 cm langen pars pendulans. Die *durchschnittliche* normale Länge des erigierten membrum virile — vom Symphysenansatz bis zur Spitze der Glans — wird von WALDEYER mit einem Durchschnittswert von 12—16 cm beziffert. KINSEY hat wohl Untersuchungen über die Größenverhältnisse angestellt, doch nicht publiziert.

Abgesehen von den Längen wären auch die Umfangmaße bedeutsam, deren Grenzwerte wahrscheinlich nicht unerheblich sind. Nach WALDEYER soll der in in der Mitte gemessene Umfang 12 cm betragen. Für den Arzt ist es von Wert, wenigstens ungefähr über die Mittelwerte orientiert zu sein, um einen annähernden Anhalt für die Beurteilung von Entwicklungsstörungen zu besitzen. Für die praktische Ausübung des Coitus und die Möglichkeit, einen Verkehr bis zur Befriedigung der Partnerin zu führen, stellt die Penisgröße in den meisten Fällen kein oder nur ein unbedeutendes Faktum dar. Nach Ansicht fast aller Autoren sind Insuffizienzgefühle, die an die Beobachtung oder Befürchtung der Kleinheit oder abnormalen Größe des Gliedes gebunden sind, praktisch unberechtigt. Der Introitus vaginae und die Vagina selbst sind überaus plastisch und werden durch die den Eingangsbereich umgebenden Muskelgruppen noch mehr variierbar. Zudem ist die Auslösung der weiblichen Sexualbefriedigung weit weniger Folge mechanischer Genitalfriktionen als beim Manne. Sonst wäre die Auslösung eines Orgamus bei Berührung erogener Zonen und infolge Manipulationen im Sinne des petting unter Aussparung von Reizungen im Genitalbereich gar nicht möglich. Psychische Faktoren spielen hier eine maßgebliche Rolle. Die Fähigkeit zum Orgasmus ohne sexuellen Kontakt läßt sich bei Frauen gar nicht selten beobachten.

Der nervöse Ablauf. Im Cerebrum werden Sexualzentren in der Rinde, in der Gegend der Corpora mammillaria und der Tubenkerne angenommen. Im Lumbalmark II und Sacralmark S III liegen die Nervenfasern, die das Genitale versorgen. Als Ejaculationszentrum wird der Nucleus intermedio-lateralis superior des oberen Lendenmarks angenommen (ORTHNER). Das Erektionszentrum wird in der Pars intermedia des 3. und 5. Sacralsegmentes vermutet. Bei Schädigungen und Ausfällen soll es von dem im Lumbalmark gelegenen Genitalzentrum teilweise ersetzt werden können. Als Bestandteile des spinalen und vegetativen Systems sind die beiden Zentren durch markarme und marklose Fasern miteinander und den Zentralstellen im Gehirn verbunden. Bei Berührung oder Reibung des Membrums oder der Glans wird auf reflektorischem Wege von den spezifischen Endorganen der Haut der Glans penis oder des Gliedes über den Nervus dorsalis penis der Reflex auf den Nervus communis in das sacrale Erektionszentrum geleitet, wo er die Nervi erigentes trifft. Von hier aus setzt sich der Reiz auf die Nervi cavernosi fort und löst damit die Füllung der Corpora cavernosa und die Erektion aus. Von den Nervi erigentes ziehen Fasern zum Plexus hypogastricus, von diesem zu den Bläschendrüsen und der Prostata. Zu diesem Impuls gesellt sich die Kontraktion des Constrictor urethrae, des Bulbo- und Ischiocavernosus, die Erregung der Nerven der Ductus deferentes, sowie die Kontraktion der Bläschendrüsen und der Prostata. Darauf erfolgt die Ejaculation. — Diese Beschreibung der nervösen Auslösungen nach HASLINGER und ORTHNER dürfte der allgemeinen Auffassung gerecht werden. Die Frage nach der genauen Lokalisation der Sexualzentren wird von verschiedenen Autoren uneinheitlich beantwortet. Nach HASLINGER werden im Cerebrum Sexualzentren der Rinde, in der Gegend der Corpora mammillaria und der Tubenkerne angenommen. Das Erektionszentrum lokalisiert der Autor in das Sacralmark (S III), das Ejaculationszentrum in das Lumbalmark (L I). Nach SUTER befindet sich das Erektionszentrum im oberen Lendenmark, nach KLOOS im oberen Sacralmark (S II), das Ejaculationszentrum auch im Sacralmark (S III) und nach THOMAS das Erektionszentrum im Lendenmark.

Man muß sich jedoch hüten, nach Kenntnisnahme von den Reizleitungssystemen und -auslösungswegen den Ablauf von der Erektion bis zur Ejaculation und zum Orgasmus als eine Folge von Automatismen zu verstehen. Für die efferente und afferente Leitung von Reizen auf den genannten Nervenbahnen ist es vielmehr erforderlich, daß abgesehen von normaler Organanlage in der Peripherie und im Zentrum die Ansprechbarkeit und Reagibilität durch Impulse seitens der Hormone und der Psyche wachgehalten wird. Vor allen Dingen der *Orgasmus*, sein Ausmaß, seine Intensität und Dauer ist als eine Kombinationsfolge psychischer Vorgänge im Verein mit dem steuernden Einfluß des

Hypothalamus und der Großhirnrinde auf die spinalen Kopulationszentren und der Einwirkung und Weiterleitung peripher erfahrener Reize zu autonomen Steuerungszentren und zum Bewußtsein aufzufassen. Der männliche Orgasmus kann wie ein nur peripherer, auf das Genitale beschränkter Prozeß vor sich gehen. Er kann aber auch als ein die ganze psycho-physische Einheit im Augenblick des Eintritts übermannendes, beherrschendes Geschehen verlaufen. Nicht nur die Wahrnehmungen der Außenwelt, auch die unbewußten Sinneseindrücke greifen fördernd bzw. hemmend ein. Das wenig oder nicht beteiligte „Dabeisein" der Partnerin wird eine Beeinträchtigung, die völlige Hingabe der Frau eine Steigerung der Intensität, das Herannahen des weiblichen Orgasmus eine Einflußnahme auf den Zeitpunkt des Orgasmuseintritts beim Mann zur Folge haben.

Dabei werden diese Einzelheiten vielleicht nur perzipiert. Daß zur Hirnrinde des Mannes vordringende Apperzeptionen, wie beispielsweise die Empfindung der körperlichen Reizvermehrung durch die gleichzeitige rhythmische Kontraktion aller 4 im vaginalen Bereich verlaufenden Muskelfasern, die von der Frau willkürlich vorgenommen werden kann, bei starkem Orgasmus jedoch auch autonom eintritt und deren reflektorische Zusammenziehung so stark sein kann, daß das Membrum in diesem Augenblick eng umfaßt und nach innen gezogen wird (FISCHER), den maskulinen Orgasmus verändern, stellt wieder einen weiteren Faktor dar. Ebenso spielen die unbewußten Empfindungen und Gefühle des eigenen inneren Zustandes eine Rolle. Bekannt ist die Bedeutung der seelischen Grundstimmung, des Biotonus, ferner die Bedeutung von unwillkürlich auftauchenden Vorstellungen, von Erinnerungen, Träumen, Angst und schließlich von bewußt hervorgerufenen Vorstellungen für den Zeugungsakt. Manche mit dem Coitus häufig verbundenen Sinneseindrücke werden zum afferenten Schenkel fest eingefahrener „bedingter" Reflexe (ORTHNER). — Es fällt schwer bzw. ist unmöglich, alle Komponenten auch nur anzudeuten, die mit ihrem Ineinander, Miteinander, Gegeneinander einen Vorgang, wie den Orgasmus, individuell und immer wieder variabel gestalten. Doch schien uns eine Andeutung wichtig.

Man ist zu leicht geneigt, über der Kenntnisnahme des organischen Substrats der nervösen Systeme und Bahnen zu vergessen, daß nur einzelne Reaktionen auf ihnen im Sinne elektrischer Impulse gesteuert werden, während das Gesamtgeschehen weit umfassender ist und seine Gestalt erst durch Imponderabilien erhält, die nicht anatomisch objektivierbar sind.

2. Die sexuelle Leistung

Sehr variabel ist die *männliche sexuelle Leistungsfähigkeit*. Gewisse Rückschlüsse auf Durchschnittswerte gestatten antike, religiöse und klassische Stellungnahmen. *Sokrates* hielt es für normal, in der Ehe alle 10 Tage einmal zu verkehren. Das sind 35—40mal im Jahr. *Moses* verbot den Coitus während, sowie in der Woche vor und nach der Menstruation, so daß die Juden praktisch nur an 12 Tagen im Monat Verkehr haben durften. *Mohammed* riet seinen Gläubigen den Vollzug des Sexualaktes wöchentlich einmal, also 52mal im Jahr an. *Luther* sprach von zweimal in der Woche. Aus diesen Angaben folgert WILLY, daß die Potenz eines gesunden, heiratsfähigen Mannes vor einigen Jahrtausenden durchschnittlich 50 Sexualvereinigungen im Jahr verlangte, während diese Zahl sich zu *Luthers* Zeiten auf das Doppelte erhöht zu haben schien.

SOLON berücksichtigte in seinen Normangaben jedoch bereits den Beruf und die soziale Stellung des Mannes. Ein Bauer oder Arbeiter hatte seiner Ehefrau gegenüber weitaus seltener die „Verpflichtung" als junge Bürgersöhne aus wohlhabendem Hause, — im Hinblick auf die von „einer täglichen Schuld" gesprochen wurde. Die Abhängigkeit der sexuellen Leistungsfähigkeit und Triebtendenz von der physischen Belastung des allgemeinen Lebens dürfte hier bereits ihren Ausdruck gefunden haben.

Nach HIRSCHFELD beträgt die Norm ehelicher Geschlechtsakte bei Männern zwischen 20 und 30 Jahren 300—100mal im Jahr, bei Männern zwischen 30 und 40 Jahren 150—51mal im Jahr, bei Männern über 40 Jahren 100—50mal im Jahr.

DAVIS bezifferte die Coitusfrequenz entsprechend den Angaben von 1000 Akademikerinnen in den ersten Ehejahren: bei 2% mit 1—2mal täglich, 8% mit 1mal täglich, 33% mit 2mal wöchentlich, 45% mit 1mal wöchentlich, 12% mit 1mal monatlich.

Der Verkehr wurde im Durchschnitt während der ersten 3 Ehemonate 2mal täglich, in den folgenden 9 Monaten 1mal täglich, in den beiden Jahren darauf 2mal wöchentlich ausgeübt. Ein Nachlassen des männlichen Sexualdranges sah DAVIS nach dem 30. Lebensjahr (MATUSSEK). Leider macht die Aufstellung keine näheren Angaben über das jeweilige Lebensalter der Männer.

Exakte Angaben über die Häufigkeit der Ejaculationen und der Durchschnittszahlen für den ehelichen und außerehelichen Verkehr machen KINSEY u. Mitarb. Die Häufigkeit der Geschlechtsakte bei Ehemännern

unter 20 Jahren beläuft sich auf 250 im Jahr:

zwischen 20—25 Jahren	200 im Jahr	zwischen 41—45 Jahren	90 im Jahr
zwischen 26—30 Jahren	150 im Jahr	zwischen 46—50 Jahren	90 im Jahr
zwischen 31—35 Jahren	125 im Jahr	zwischen 51—55 Jahren	60 im Jahr
zwischen 36—40 Jahren	110 im Jahr	zwischen 56—60 Jahren	25 im Jahr

Diese Zahlen sind keine Grenz- sondern Durchschnittswerte. Die Abweichung im Einzelfall kann erheblich sein. Als wesentliche Angabe ist hinzuzufügen, daß KINSEY zwei Reifegruppen beobachtete. Eine Gruppe Männer wurde mit etwa 11 Jahren, die andere mit etwa 15 Jahren geschlechtsreif. Bei der ersten Gruppe begann die Geschlechtsbetätigung 4 Jahre früher als bei der zweiten. Die früh in die Pubertät eingetretenen Männer zeigten während ihres ganzen Lebens eine stärkere Sexualaktivität als die später adoleszent gewordenen. So verkehrten frühgereifte Ehemänner unter 20 Jahren täglich, spätgereifte nur 3—4mal wöchentlich mit ihrer Frau. Ganz allgemein streben frühgereifte Männer häufiger nach dem Sexualakt und bleiben auch länger aktiv.

Im übrigen ist Potentia coeundi und sexuelle Aktivität in gewissem Grade Gewohnheitssache (WILLY). Die geschlechtliche Leistungsfähigkeit wird geringer, wenn jemand lange Zeit bzw. über Jahre nicht sexuell verkehrt. Training kann die Potenz steigern oder Karenz schwächen.

Die jugendlichen Männer unter 20 Jahren bezeichnet KINSEY als sexuell am leistungsfähigsten. Bei ihnen ist die größte Ejaculationsfrequenz überhaupt zu verzeichnen. Diese Beobachtung hat bei vielen Autoren Erstaunen, Verwunderung und Nachdenken hervorgerufen. Die Überlegungen gelten besonders der Tatsache, daß gerade den jungen Altersklassen nach der herrschenden Gesellschaftsordnung die Aufnahme von Sexualbeziehungen mit dem anderen Geschlecht noch nicht zugebilligt wird. Die Beobachtung von KINSEY kann jedoch keineswegs als unerwartet bezeichnet werden. Hatten doch bereits Autoren wie HIRSCHFELD, PEARL u. a. diese Vermutung geäußert. Allerdings erscheint es fraglich, ob die effektive Leistungsfähigkeit größer ist als bzw. in den Jahren zwischen 20 und 30 oder ob nicht vielmehr der Unterschied vor allem hinsichtlich der Libido zu suchen ist. In diesem jüngeren Alter ist der Sexualverkehr noch sehr mit dem Reiz der Neuheit behaftet. Zugleich hat das berufliche Streben meist noch nicht zu einer so großen Absorption geführt wie es später der Fall ist. Somit ist die psychische

Zuwendung gerade zum Sexualverkehr als solchem und unter Umständen der Versuch zur Eroberung zahlreicher Partnerinen von einer besonders großen Bedeutung für die Persönlichkeit und führt zu der auffälligen Aktivität. Für die Häufigkeit und die Schnelligkeit, mit der sich hintereinander mehrere Ejaculationen erzielen lassen, sind keine Normen zu nennen. I. H. SCHULTZ unterscheidet zwei Typen. Es gibt auf der einen Seite Männer, bei denen der einzelne Verkehr lange dauert. Bei der anderen Gruppe wird der Orgasmus und die Ejakulation schnell erreicht. Wiederholungen der Vereinigung sollen der zweiten Gruppe häufiger und nach kürzeren Intervallen möglich sein.

Im übrigen gilt für die sexuelle Potenz, daß sie überaus wechselnd sein kann. Der Arzt muß jedenfalls wissen, daß ein interkurrentes Versagen noch nichts zu bedeuten hat. Denn manche, vor allem sensible Männer, glauben nach *einem* derartigen Mißlingen sofort, daß sie krank seien.

3. Klimakterium virile

Biologisch gesehen gibt es eine dem weiblichen Klimakterium ähnliche Erscheinung, die mit völligem Sistieren der Keimdrüsentätigkeit einhergeht, beim Manne nicht. Auch vom hormonellen Standpunkt aus ist ein männliches Klimakterium zu verneinen, da die männlichen Keimdrüsen im Gegensatz zu den weiblichen die innere Sekretion nicht einstellen sondern wahrscheinlich nur vermindern. Trotzdem pflegen auch bei den Männern um die Mitte des 5. oder zu Beginn des 6. Lebensjahrzehnts Erscheinungen im körperlichen und seelischen Bereich aufzutreten, die den klimakterischen Beschwerden der Frau nahekommen.

SCHELLER hat ,,Über das sog. Klimakterium virile" Befunde bei 263 Männern zwischen dem 42. und 92. Lebensjahre erhoben. Die untersuchten Patienten verteilten sich auf die einzelnen Altersstufen, wie folgt:

Alter:	45—50	50—55	55—60	60—65	65—70	70—75	75—80	80—90
Zahl:	50	53	47	44	39	16	8	6

Das klinische Symptomenbild des sog. männlichen Klimakteriums ist nicht wie bei der Frau klar abgrenzbar, doch zeigen sich auch beim Manne gewöhnlich um das 48.—52. Lebensjahr, in gewisser Analogie zum Klimakterium der Frau folgende Symptome:

Nervös-psychische Symptome, die charakterisiert sind durch eine ausgesprochene Labilität in nervöser, geistiger und seelischer Hinsicht, die sich vor allem offenbaren in Stimmungsschwankungen, leichter Irritierbarkeit, Interesselosigkeit, Unruhe, Zwangsvorstellungen und Melancholie, die sich bis zu Depressionen steigern können.

In *neurozirkulatorischer* Hinsicht findet man als Ausdruck von Störungen der Vagus-Sympathicus-Balance besonders Hitzewallungen, profuse Schweiße, Palpitationen, Tachykardien, pektangiöse Zustände, Vertigo und Paraesthesien.

Als *Allgemeinsymptome* sind neben einer allgemeinen Nervosität und emotionellen Labilität leichte Ermüdbarkeit, Antriebslosigkeit, Gedächtnisschwäche, Konzentrationsunfähigkeit und Schlaflosigkeit zu beachten. Alle diese Symptome sind zwar gekennzeichnet durch ihre Periodizität und Sprunghaftigkeit, lassen aber in ihrem Gesamtablauf eine gewisse Regelmäßigkeit bemerken: Während anfangs Nervosität, Reizbarkeit und Ermüdbarkeit im Vordergrund stehen, sind im zweiten Stadium die zirkulatorischen und psychischen Symptome stärker betont, um schließlich im dritten Stadium in das Bild einer Fixation kardialer, genitaler und psychischer Symptome überzugehen.

Die Betrachtung dieser Krankheitsbilder ergibt, daß es sich durchweg um psychophysische Allgemeinreaktionen handelt, deren Ursache hormonale Veränderungen sein können, jedoch nicht sein müssen.

Bei der Analyse des Symptomkomplexes des sog. Klimakterium virile muß zwischen exkretorischen, endokrinen und psychischen Veränderungen unterschieden werden.

Die Untersuchung der *exkretorischen* Funktionen ergibt ein Nachlassen der Spermienproduktion, jedoch kein völliges Sistieren. Bei 61,5% der Männer über 60 Jahren und bei 39,5% der über 80 Jahren sind noch Spermatozoen nachweisbar. Die Spermatogenese kann also bis ins hohe Alter bestehen bleiben, ganz im Gegensatz zum völligen Sistieren der Oogenese bei der Frau. Das Nachlassen der Spermienproduktion hält Schritt mit dem allgemeinen Alterungsprozeß.

Die spermatologischen Befunde werden ergänzt durch die *histologische Untersuchung der Hoden:* Selbst im hohen Alter findet sich neben der Obliteration der Tubuli, der hyalinen Wanddegeneration und dem Anwachsen der interstitiellen Zellen durchaus normales Hodengewebe. Die histopathologischen Veränderungen an den Hoden nehmen mit dem Anwachsen der Kreislauflabilität zu und sind somit als Folgen des allgemeinen Alterungsprozesses anzusehen.

Die Rolle der *endokrinen* Veränderungen zeigt sich besonders beim Hypogonadismus, wie ihn z. B. die postpuberale Kastration darstellt, wo ungefähr 3—4 Monate nach der Kastration die ersten Rückbildungserscheinungen auftreten: Das Terminalhaarkleid wird feiner; Prostata und Samenbläschen verkleinern sich, und ihre Sekretion erlischt; die Muskulatur bildet sich zurück; an Brust und Hüfte zeigt sich vermehrter Fettansatz; die Haut erscheint besonders in der Lippengegend infolge verminderter Durchblutung und Depigmentierung blasser.

Die Ursache eines Hypogonadismus kann sowohl in den Geschlechtsdrüsen selbst als auch in der Hypophyse bzw. im Zwischenhirn liegen. Während in letzterem Falle zu wenig Gonadotropine gebildet werden, es sich also um einen sekundären oder „hypogonadotropen Hypogonadismus" handelt, fällt beim primären Hypogonadismus, der durch direkten Hodenschaden verursacht wird, die Bremswirkung der Androgene auf die Hypophyse fort, und es kommt zu einem „hypergonadotropen Hypogonadismus".

So vielerlei Ursachen es auch für beide Arten von Hypogonadismus geben mag, ihre Auswirkungen auf die primären und sekundären Geschlechtsmerkmale sind die gleichen, nämlich die Manifestation jenes Symptomenbildes, wie es von den postpuberalen Kastraten her bekannt ist und durchaus als Analogon zum weiblichen Klimakterium aufgefaßt werden kann.

Bezüglich der Sexualität jedoch ergeben sich sehr große individuelle Unterschiede: Während in manchen Fällen Libido und Potentia coeundi vollkommen sistieren, bleiben sie in anderen noch jahrelang erhalten. Dies kann als eine Wirkung der Psyche angesehen werden, woraus umgekehrt ersichtlich ist, daß die endokrine Insuffizienz bei einem Patienten mit gestörten sexuellen Funktionen nur eine von vielen Möglichkeiten darstellt.

Zur Klärung der Frage, inwieweit das sog. männliche Klimakterium die Folge eines Hypogonadismus ist, kommen folgende quantitative Untersuchungsergebnisse des Hormonspiegels in Anwendung:

Die *17-Ketosteroidausscheidung* zeigt ein Absinken von durchschnittlich 22,6 mg/tgl. bei jungen Männern auf durchschnittlich 9,2 mg/tgl. bei Greisen, wobei sich das Verhältnis der α-:β-17-Ketosteroide zugunsten der β-17-Ketosteroide verschiebt.

Der *Lipoidgehalt* der Sertoli-Zellen nimmt im Alter zu und zwar in gleichem Verhältnis, wie der Lipoidgehalt der Leydig-Zellen sinkt und die Spermienproduktion nachläßt.

Im *Kreatinstoffwechsel* zeigen alte Männer mit erloschenen Geschlechtsfunktionen die gleichen Ergebnisse wie Kinder vor der Pubertät.

Die analog zum weiblichen Klimakterium zu erwartende Erhöhung des *Gonadotropinspiegels* ist nur in einem geringen Prozentsatz zu finden. Dieser Befund steht im Gegensatz zu dem postpuberalen Kastraten, wo sich immer eine Erhöhung des Gonadotropinspiegels einstellt. Hieraus kann geschlossen werden, daß die Hypophyse den gleichen Involutionsprozessen unterworfen ist wie die Hoden und der gesamte Organismus.

Als eine weitere Folge des Involutionsprozesses können sich über längere Zeit hinziehende Schwankungen der Androgen-Oestrogen-Relation einstellen, die schließlich mit einer Verschiebung zugunsten der Oestrogene enden. Als deren morphologisches Resultat kann die sog. Prostatahypertrophie resultieren. Weiterhin stellen die Schwankungen des Hormonspiegels eine dauernde Alteration des Gesamtorganismus dar und haben bei entsprechend disponierten Personen jene klimakteriumähnlichen Symptome zur Folge.

Die Auswirkung des Alterungsprozesses auf die *Psyche* findet zum großen Teil ihren Niederschlag in *Veränderungen des sexuellen Verhaltens*. Diese Veränderungen darzustellen, war das Ziel eigener Untersuchungen von SCHELLER.

Bei der persönlichen Befragung von 263 Männern im Alter von 42—92 Jahren zeigten sich in den einzelnen Punkten folgende Ergebnisse:

1. *Libido sexualis*. Durch das Alter werden sowohl die Arten der sexuellen Triebbefriedigung als auch ihre Häufigkeit beeinflußt. Das geschlechtliche Verlangen des Mannes zeigt nach dem 45. Lebensjahr ein kontinuierliches Abfallen. So konnte im Alter von 45—50 Jahren noch bei 68% Libido festgestellt werden, nach dem 60. Lebensjahr waren es hingegen nur noch 38,6%. Verglichen mit dem Abfallen des Bürgerschen „Erholungsquotienten" mit fortschreitendem Alter, zeigt sich, daß beide Kurven weitgehend übereinstimmen. Daraus ist zu schließen, daß das Sinken der Libido nur einen Teil des allgemeinen Alterungsprozesses darstellt und mit ihm parallel geht.

2. *Morgendliche Erektionen*. Die Häufigkeit der morgendlichen Erektionen kann als Maßstab für die Stärke des Geschlechtstriebes gelten. Ein Vergleich von Libido und morgendlichen Erektionen erbringt zwar in beiden Fällen einen nahezu gleichlaufenden Abfall, jedoch zeigt es sich, daß bis zum 55. Lebensjahr die morgendlichen Erektionen die Libido bis zu 14% übersteigen. Diese Differenz ist in den höheren Altersklassen nicht mehr zu beobachten.

3. *Nächtlicher Samenerguß*. Der nächtliche Samenerguß wird meist durch erotische Träume ausgelöst. Während in der Altersgruppe von 45—50 Jahren noch ungefähr 20% nächtliche Pollutionen haben, fällt dieser Wert bei 60 Jahren auf nur noch 5% ab. Neben der Abnahme der Libido scheint die Abstumpfung sexuellen Reizen gegenüber hierbei die Hauptrolle zu spielen.

4. *Onanie*. Sowohl die Zahl der onanierenden Personen, als auch die Häufigkeit dieser Art der Triebbefriedigung, nimmt mit fortschreitendem Alter ab. Jedoch sprechen einige Fälle dafür, daß bei manchen Individuen und unter bestimmten Verhältnissen die Onanie einen Teil des heterosexuellen Verkehrs ersetzt.

5. *Heterosexueller Geschlechtsverkehr*. Der heterosexuelle Geschlechtsverkehr, besonders der eheliche, stellt den Hauptanteil an der Gesamt-Triebbefriedigung. Sein Absinken kann somit als Maßstab gelten für das Absinken der Gesamt-Triebbefriedigung und entspräche somit gleichzeitig dem Fortschreiten der

biologischen Alterung. Jedoch spielt gerade in diesem Falle die Gewöhnung eine nicht unbedeutende Rolle, so daß ein Abfall der Häufigkeit wohl auch ohne Alterungsprozeß zu verzeichnen wäre. Schon mit 45 Jahren üben einige Männer keinen Verkehr mehr aus, mit 65 Jahren sind es bereits 68% und mit 70 Jahren führen nur noch sehr wenige Männer und sehr selten den (heterosexuellen) Verkehr durch.

6. Homosexualität. Über die Homosexualität können keine Aussagen gemacht werden, da von 263 Probanden nur 2 angaben, jemals homosexuellen Verkehr gehabt zu haben.

7. Impotentia coeundi. Mit zunehmendem Alter steigt die Impotentia coeundi kontinuierlich an. Besonders nach dem 55. Lebensjahr zeigt sich ein rasches Anwachsen der Häufigkeit:

Mit 65 Jahren sind noch nicht ganz $1/3$ der Männer zur Erektion impotent. Mit 75 Jahren ist es schon mehr als die Hälfte, so daß angenommen werden kann, daß jeder Mann unter unseren kulturellen und zivilisatorischen Einflüssen um das 80. Lebensjahr zur Erektion impotent würde, falls er dieses Alter erreichte. Hierbei spielt neben der körperlichen Involution die psychische eine nicht minder große Rolle. Das kommt auch in der großen individuellen Schwankungsbreite der Impotentia coeundi zum Ausdruck. Die Gewöhnung und häufig auch die Einseitigkeit sexueller Stimulierung spielen eine ebenso große Rolle wie die mehr oder weniger unbewußte Furcht vor dem Erlöschen der sexuellen Fähigkeiten. Das kann besonders dann zu schweren pathologischen Erscheinungen führen, wenn die Libido länger anhält als die Potentia coeundi.

Der Anteil anderer psychischer Faktoren, wie z. B. berufliche Interessen oder Sublimierungen sonstiger Art ist individuell sehr verschieden und weitgehend vom Bildungsgrad, von sozialen und anderen Faktoren abhängig.

Da somit das als „Klimakterium des Mannes" bezeichnete Syndrom als Folge der physischen und psychischen Involution aufgefaßt werden muß, erscheint es als Aufgabe der *Therapie*, den altersbedingten Involutionsprozeß möglichst langsam und gleichmäßig ablaufen zu lassen, um dadurch die Anpassungsfähigkeit des Organismus möglichst wenig zu beanspruchen. Das geschieht neben einer präventiven Behandlung durch eine, auf subtile Diagnostik gegründete, individuelle Medikation, die den einzelnen Phasen des sog. klimakterischen Geschehens weitgehend angepaßt ist und neben einer sorgfältig überwachten substituierenden und tonisierenden Hormontherapie ihr Schwergewicht auf die Pflege des Allgemeinzustandes und der Psychohygiene legt.

JORES faßt den Begriff des männlichen Klimakteriums viel weiter als den des weiblichen Klimakteriums. Der Begriff Klimakterium umfaßt ein sehr komplexes Geschehen, bei dem die Verminderung der Tätigkeit der Sexualdrüsen nur *einen* Faktor darstellt.

Die Symptome sollen sich nach WERNER in die Gruppe der nervösen, der zirkulatorischen und der Allgemeinsymptome einteilen lassen. Es ist auch u. E. nicht gerechtfertigt, diejenigen Fälle, in denen beim Mann zwischen 50 und 60 Jahren Stimmungsschwankungen, vasomotorische Störungen, Nachlassen der Spannkraft und Leistungsfähigkeit auftreten, als männliches Klimakterium zu bezeichnen. Es liegen hier mehr die Anzeichen der herannahenden Altersinvolution der Gesamtperson vor, zu denen naturgemäß auch ein Nachlassen der Keimdrüsen gehört (JORES, ZONDEK). Es handelt sich also weniger um ein Klimakterium, das eine Einstellung der Fortpflanzungsfunktionen und eine abrupte Änderung des bisherigen Modus der inneren Sekretion darstellt, als den Ausdruck eines langsamen Rückbildungsprozesses, der jedoch zu keinem Minimum führt bzw. führen muß. Im übrigen ist eine ganze Reihe der psychischen Veränderungen während dieser Zeit nicht als Anzeichen einer körperlichen Umstellung aufzufassen. Vielmehr sind die beschriebene vermehrte Spannung, Reizbarkeit, Unruhe und die Neigung zu depressiven und melancholischen Stimmungslagen weitgehend als typische psychologische Symptome dieses Lebensalterabschnittes *(Lebensalter der Resignation)* zu bezeichnen, in dem der Mann sich damit abfinden muß, an der Schwelle des Alters zu stehen, manche Ziele aufzugeben, sich zu bescheiden und mit vielem nicht Erreichten abzuschließen.

4. Die zeitliche Begrenzung der Beischlafsfähigkeit im Alter

Die männliche Sexualität wird mit zunehmendem Alter eingeschränkt. Mit dieser Tatsache befaßten sich auch die Berichte von KINSEY u. Mitarb. Ob man die sexuelle Aktivität mit der geschlechtlichen Leistungsfähigkeit gleichsetzen kann und diese im selben Verhältnis abnimmt, muß jedoch bezweifelt werden. Immerhin ist die Zahl der ausgeübten Akte rückläufig. Besonders zwischen dem 45. und 55. Lebensjahr vermindert sich die durchschnittliche Häufigkeit gegenüber den jüngeren Altersklassen sichtbar. Trotzdem scheinen mit 60 Jahren nur 20% der Männer vollkommen impotent zu sein. Bei den 80jährigen Greisen steigt diese Zahl nach KINSKY auf 75% an; manche Männer sollen auch mit diesem Alter noch keineswegs als unfähig zum Verkehr zu bezeichnen sein. HENRY hält die Zahl der in gewisser Hinsicht doch noch als potent anzusehenden Greise für größer, da KINSEY seine Schlüsse aus der Zahl der wirklich ausgeübten sexuellen Vereinigungen gezogen habe. Nach Auffassung von HENRY würde das Ergebnis günstiger sein, wenn die Greise noch größere Möglichkeiten zum Partnerwechsel und zur Kohabitation mit jüngeren Frauen hätten. Im ärztlichen Rat an alte Patienten, sie sollten sich durch Abwechslung stimulieren, sieht der Autor natürlich eine berechtigte Gefahr. — Will man Rückschlüsse aus der Spermienproduktion ziehen, so erhebt sich die Frage, ob diese überhaupt aufhört. Sie soll das 90. Lebensjahr überdauern können.

IV. Sexualität, Sexualfunktionen, Zellgeschlechtlichkeit, Hormone

1. Die Zellgeschlechtlichkeit

Es ist äußerst schwierig zu erkennen, welche Bedeutung in dem komplexen Geschehen der Sexualität die *Hormone* besitzen. Unter Sexualität ist der Gesamtkomplex der Vorgänge und Verhaltensweisen zu verstehen, die zum Sexualverkehr führen und die durch genetische hormonelle und psychische Faktoren, durch soziales Milieu, Einflüsse von Kultur und Erziehung u. dgl. geformt werden.

Die hormonale Steuerung der mit der Fortpflanzung zusammenhängenden Vorgänge spielt eine wichtige, doch nicht die einzige Rolle. Erst im voll entwickelten Organismus zum Zeitpunkt der Geschlechtsreife beginnen die Keimdrüsen ihre Tätigkeit. Die Zugehörigkeit zu einem Geschlecht ist aber schon im Augenblick der Befruchtung festgelegt. Jede einzelne Zelle ist durch ihren Chromosomensatz als männlich oder weiblich determiniert. Man spricht von zygotischer Sexualität. Die Bedeutung der zygotischen Geschlechtlichkeit ist lange unter dem Eindruck der Sexualdrüsen und ihrer hormonellen Inkrete für den Menschen und das Wirbeltier verkannt worden. Die Sexualvorgänge bei Wirbellosen sind ausschließlich durch die zygotische Geschlechtlichkeit bestimmt (JORES).

Mit der Theorie von GOLDSCHMIDT trat die Frage der Geschlechtsbestimmung in ein neues Stadium ein. Die im Chromosomensatz vorhandenen männlichen und weiblichen M- und F-Faktoren determinieren auf Grund ihrer relativen Stärke die Entwicklungsrichtung. Wenn man z. B. $F=40$, $M=30$ Stärkeeinheiten setzt, so hätte die männliche Zelle $MM=60$ gegenüber $F=40$ und die weibliche Zelle $MM=60$ gegenüber $FF=80$ Stärkeanteilen (MOSKOWICZ). Somit überwiegt in dem einen Falle die Männlichkeits- im anderen die Weiblichkeitsvalenz. Die einseitige Geschlechtsentwicklung wird demnach durch das Prävalieren gegenüber der anderen Anlage, die sog. *Epistase*, garantiert. Diese Verhältnisse betreffen die zygotische, d. h. die Zellgeschlechtlichkeit und wurden von GOLDSCHMIDT beim Studium an Schmetterlingen (Lymantria dispar) entdeckt.

2. Die hormonale Geschlechtlichkeit

Bei Wirbeltieren tritt die hormonale Geschlechtlichkeit hinzu, deren Aufgabe es ist, „protektiv" (HALBAN) geschlechtserhaltend zu wirken, falls im Laufe des Lebens die Epistase absinken sollte. Die Hormonwirkungen nehmen somit einen gewissen Einfluß auf den Sexus, der allerdings in erster Linie in der Förderung der durch die Zellgeschlechtlichkeit gegebenen Verhältnisse zu sehen ist. Eine Beeinflussung des Geschlechtes und der Sexualkonstitution an sich vermögen Hormoneinflüsse nur in begrenztem Maße in der Embryonalzeit auszuüben, ohne daß eine vollständige Umwandlung durch sie möglich wäre. Es kommt nur zur Entwicklung von Pseudozwittern. Als Beispiel mag die „Zwicke" gelten. Im späteren Leben sind die Geschlechtsorgane soweit irreparabel ausgebildet, daß paradoxe Hormongaben nur mehr die Samenproduktion und die innere Sekretion zeitweise lahmzulegen vermögen. Die körpereigene Geschlechtshormonausscheidung kann derartiges nicht. Die Sexualhormone sind in einem höchst komplizierten Mechanismus nur ein Faktor, der für die Realisierung der Sexualität, d. h. für die Entwicklung der zur Fortpflanzung dienenden Organe, sowie später für die Fortpflanzung selbst unerläßlich ist. Sie schaffen also einen Teil der somatischen Voraussetzungen. Auf den Sexualtrieb und die Triebrichtung haben sie kaum einen Einfluß. „Die große Zahl der Potenzstörungen, sei es in der Form der Impotentia coeundi oder des vorzeitigen Samenergusses, haben nichts mit hormonellen Störungen zu tun und werden durch die Behandlung mit Hormonen kaum beeinflußt" (JORES).

3. Die Sexualität

Die Sexualität und der ganze mit ihr zusammenhängende Komplex ist kein Vorgang, der sich nur in den Sexualorganen abspielt, sondern sehr tiefgreifend den ganzen Menschen betrifft und neben der körperlichen auch eine seelische Komponente hat. Das heißt aber, daß sich im Gehirn, sowohl im Großhirn wie den vegetativen Zentren, sehr wichtige Vorgänge vollziehen, die z. T. von den Keimdrüsen stimuliert werden, z. T. ihrerseits auf die Hormonbildung der Keimdrüsen einen Einfluß ausüben. Die Zwischenhirnzentren spielen eine wesentliche Rolle in der Wechselwirkung zwischen Keimdrüsen und Hypophyse. Das Diencephalon ist unter anderem als Sitz emotioneller Äußerungen anzunehmen, wie Furcht, Schrecken, Freude. ZONDEK verweist auch auf das Phänomen der „sham rage", das bei Tieren an die Intaktheit des hinteren, also sympathischen Teils des Zwischenhirns gebunden sei. Ob emotionelle Vorgänge, gleichgültig wo sie entstehen, ohne Verbindung mit corticalen Erregungen intellektuell erfaßt, beurteilt oder gedacht werden können, ist allerdings für ZONDEK sehr zweifelhaft.

Vom Hypothalamus führen nervöse Bahnen speziell zum Gyrus cinguli und zum Hippocampus. Da es sich hier um Zentren handelt, die als Projektionsflächen im Affektleben Bedeutung haben, erhellt das auch die Bedeutung des Hypothalamus für die psychischen Emotionen. Ferner kommt anscheinend auch den vorderen Partien des Frontallappens für das emotionelle Leben Bedeutung zu. Von dort führen Verbindungen zum medianen Teil des Thalamus, den wieder Assoziationsbahnen mit hypothalamischen Zentren verbinden. Welche Bedeutung das Diencephalon letztlich für die emotionellen Vorgänge hat, muß noch unbeantwortet bleiben. Es ist nur sichergestellt, daß die Ausdrucksformen von hier ausgelöst werden, welche die Emotionen begleiten. Infolge der Vereinigung sympathischer und parasympathischer Zentren in diesen Bereichen liegt die Erklärung für das Nebeneinander von parasympathischen Effekten, wie Gefäßerweiterung, und sympathischen Manifestationen, wie Pulsbeschleunigung, im Rahmen emotioneller Vorgänge nahe. ,,Es braucht ferner nicht zu überraschen, wenn wir in Begleitung emotioneller Zustände Störungen des Salz-, Wasserhaushaltes, Kohlenhydrat-, Eiweiß- und Fettstoffwechsels antreffen. Zumeist finden sich bei emotionellen Vorgängen mittlerer Intensität Stoffwechselfunktionen anabolischen Charakters, bei stark emotionell Erregten katabolische Stoffwechselzustände. Schließlich werden wir erwarten dürfen, daß bei emotionellen Zuständen angesichts der nahen Beziehungen des Diencephalon zur Hypophyse Abnormitäten der Funktion der Gonaden und anderer endokriner Drüsen auftreten können. Auch in Hinsicht auf Genese und Charakter psychischer Erkrankungen ist das Diencephalon von Bedeutung" (ZONDEK).

Die Verknüpfung seelischer und vegetativ-hormonaler Vorgänge im *Organismus* erfolgt nach ZONDEK im Sinne der folgenden Darstellung.

(Gyrus cinguli-Hippocampus-Frontallappen)
|
Rinde
|
Thalamus
|
Hypophyse
|
endokrines Drüsensystem

Ob es im Zwischenhirn ein fest abgrenzbares, an eine bestimmte Stelle gebundenes Sexualzentrum gibt, scheint in diesem Zusammenhang unerheblich und ändert jedenfalls an der Tatsache nichts, daß es neben einer zygotischen und hormonalen auch eine zentral-nervöse Sexualität gibt. ,,Die Bedeutung der zentralnervösen Sexualität sehen wir z. B. in den Rückwirkungen psychischer Vorgänge auf die Sexualität" (JORES).

Die Hormonforschung hat erbracht, daß bereits beim Tier ein nicht zu unterschätzender Einfluß in der Steuerung der Vorgänge der Sexualität und des Sexuallebens durch die Umwelt besteht. Dieser Einfluß wird um so deutlicher, je höher ein Tier in der Tierreihe steht (BEACH, JORES).

Als Beispiel sei eine Mitteilung von I. H. SCHULTZ wiedergegeben. ,,Es ist für den Nachdenklichen außerordentlich wissenswert, daß genau dieselben Störungen, die wir beim Menschen als frühzeitigen Erguß kennen und behandeln, seit $1^{1}/_{2}$ Jahrzehnten von erfahrenen Tierärzten bei Deckbullen in Rinderzüchtereien beobachtet werden. Der gesunde, in der Atmosphäre der Herde aufgewachsene Bulle wird nur von brünstigen Kühen angezogen. Werden die Bullenkälber schon früh von der Herde getrennt und gesondert aufgezogen, so entwickeln sie genau das dem Menschen entsprechende Krankheitsbild. Sie haben Samenergießungen ohne Anwesenheit einer brünstigen Kuh. Sie bespringen auch nichtbrünstige Kühe, ja sogar Rinderphantome und verlieren beim Deckakt durch vorzeitigen Erguß häufig den Samen vor der eigentlichen Deckung, so daß ein erheblicher Zuchtverlust eintritt. So sehen wir schon beim primitiven Bullen, daß falsche Abdrängung vom natürlichen Geschlechtsleben zu Kümmerformen und Fehlreaktionen führt. Die tierärztliche Beobachtung ist nur deswegen so bemerkenswert, weil auch sie uns beweist, daß diese bei der Schlachtung völlig gesunden Bullen nicht an irgendeiner hormonalen oder sonstigen körperlichen Störung, sondern an den Folgen einer naturwidrigen Aufzucht leiden. Sie sind menschlich gesprochen „schicksalskrank", nicht „körperkrank".

Demnach wird die Annahme, daß die Sexualvorgänge beim Tier *ganz* abhängig von den Hormonen verlaufen, bereits den Verhältnissen schon nicht mehr völlig gerecht, obgleich das Tier sehr weitgehend von Instinkten geleitet wird. Es ist nun eine Besonderheit des Menschen, daß er von Instinktabläufen in viel wesentlicherem Maße unabhängig ist. Nach JORES setzt in der Säugetierreihe vom niederen Tier bis zum Menschen mit der Ausbildung der Großhirnrinde eine zunehmende Lockerung in der Steuerung der Verhaltensweisen durch die innere Sekretion ein. So ist der Mensch in seiner sexuellen Aktivität nicht oder nicht so deutlich an bestimmte Zeitpunkte gebunden, wie man es im Tierreich findet. Obgleich die Sexualität beim Menschen somit ständig aktuell ist, hat der Mensch doch die Freiheit und Möglichkeit, seine Triebregungen zu beherrschen bzw. auf ihre Befriedigung zu verzichten.

4. Das sexuelle Verhalten der Kastraten

In der Regel nimmt eine Keimdrüsenexstirpation vor der Pubertät entscheidenden Einfluß auf die körperliche und vielleicht sogar seelische und geistige Reifung. Aber auch Frühkastraten haben zuweilen die Möglichkeit einer Beziehungsaufnahme zum anderen Geschlecht, wenn diese einer normalen auch nicht vergleichbar ist.

Noch auffälliger ist das Verhalten von Spätkastraten, die nach der Geschlechtsreife oder gar der Aufnahme geschlechtlicher Beziehungen zu Frauen ihre Hoden eingebüßt haben. Vielfach überrascht die Angabe, daß Libido sexualis und Potentia coeundi nur wenig oder gar nicht nachgelassen haben (ZONDEK). LANGE berichtet, daß von 300 Kriegskastraten noch 220 später geheiratet haben. Bei ihnen soll Libido und Potenz (in gewissem Maße) noch über viele Jahre erhalten geblieben sein. Ein Nachlassen der Sexualkraft[1] ist in allen Fällen von LANGE zu vermerken gewesen. Bei Männern mit Hodentuberkulose, denen die Keimdrüsen deshalb operativ entfernt werden mußten, sei die Potentia coeundi weniger beeinträchtigt worden als bei Kriegsverwundeten. In allen Fällen ist ein Nachlassen der Libido sehr viel seltener. Deshalb klagten viele der Kastraten über das Mißverhältnis von Potenz und Libido. JORES beschrieb 27 kastrierte Kriminelle. Nur 14 wurden impotent. 12 hatten eine herabgesetzte Potenz. Bei einem Kastraten war überhaupt keine Veränderung zu bemerken. FEINER und ROTHMANN haben noch 30 Jahre nach der Kastration bei einem Mann Libido und Potenz beobachtet. PERLOFF berichtet über einen 31jährigen Frühkastraten, bei dem trotz sehr unvollkommener Genitalentwicklung Libido, Erektion und Orgasmusfähigkeit erhalten waren. JORES sieht in diesen Beispielen den Beweis, daß das psychische Verhalten und das Triebleben, sowie das ganze Sexualleben keineswegs eine einfache Folge der Hormonausschüttung und Hormonmenge darstellt, sondern daß die Hormone nur bereitliegende körperliche und seelische Mechanismen in Gang setzen bzw. befördern können. Gerade die Beobachtung an Kastraten zeige, daß auch ohne die männlichen Keimdrüsen noch jahrelang ein normales sexuelles Verhalten möglich sei. Die Sexualhormone hätten eigentlich

---

[1] = Libido + Erektionsfähigkeit.

damit nur eine den Antrieb fördernde Funktion. Hormone sind eben nur „Prägungsstoffe". „Vorhandenes körperliches wie seelisches Material wird geprägt." Die Hormone können nur aktivieren und verstärken, was schon da ist.

Bereits in der Literatur des Altertums und des Orients finden sich Angaben über die verbliebene Kohabitationsfähigkeit der Entmannten.

Der Arzt PAULUS (VI, 38, Tom. p. III 111 H.) bemerkt beispielsweise, daß bei den „Gequetschten" oft ein gewisser Drang nach dem Beischlaf bestehen bleibe, wenn nämlich ein Teil des Hodens nicht gut zerdrückt wurde. Aber auch von Kastrierten wird behauptet, daß ihnen zwar die Kraft des zeugenden Samens fehle, nicht aber die fleischliche Brunst und die lüsterne Begierde (Cassian, Collat. XXII, 10; Jo. Chrysostom. Hom. V in Pauli epist. ad. Tit. 2, 11/14). Genaueres bietet ALEXANDER von Aphrodisias (Problem. I, 9, Tom. I, p. 8, Id.). „Manche Entmannten, denen die Hoden erst lange nach dem Mannbarwerden ausgeschnitten oder zerquetscht wurden, geilen (d. h. erigieren) bis zu einem gewissen Grade und begehren sinnlich; denn sie sind gewissermaßen nur Halbkastrierte; das gilt besonders für jene, die von Natur wärmer geraten sind und daher über eine größere Leber und größere Samengefäße verfügen. Doch gebrauchen sie ihre Geschlechtsorgane nur in der Phantasie und betreiben ihre Libido nicht tatsächlich, weil ihr Glied verdorrt; denn das die Erektion bewirkende Pneuma, das sich aus dem Samen erzeugt, ist ihnen ausgegangen". Auch der Arzt CAELIUS AURELIUS konstatiert (de morb. chron. IV, 9, 133, vgl. VORBERG bei 539, der das „feminando" auf den passiven homosexuellen After-Coitus bezieht): daß die Kastration den (pathologisch) Geilen von seiner Libido nicht befreie, denn er sagt: „Nemo corpus feminando correxit." Tatsächlich unterdrückt die Kastration die Libido nur, wenn sie spätestens vor dem 7. oder 8. Lebensjahr vorgenommen wurde, aber auch das nicht immer (Moll, Hdb. S. 673), wie man an Entmannten der russischen Sekte der Skopzen trotz Amputation des ganzen äußeren Genitale samt der Rute beobachtete (ebendort auf S. 154). HIERONIMUS (ad laetam 11) verbot den Christo geweihten jungen Frauen das Baden sogar mit Eunuchen, da diese die Begierde der Männer keineswegs ablegten. Aber es blieb anscheinend nicht nur bei der bloßen Begierde. So spricht CLEMENS V. ALEXANDRIA (Pädagog. II cap. 4, 26, 3) von der nur wahrscheinlichen Unfähigkeit der Eunuchen zum Liebesgenuß und KASSIAN (Collat. XX 9) von Erektionen Kastrierter durch den Druck der vollgefüllten Blase im Schlaf. Ferner wurde zur Zeit des APOLLONIOS von Tyana am Hofe des Vardanes ein Eunuch beim Beischlaf mit einer der königlichen Konkubinen betroffen „Während er mit ihr nach Art der anderen Männer verfuhr" (Vita Apollon. I, 34, 37). JUVENAL (Sat. II, 6, 366, 76) bezeugt, daß Frauen aus den gleichen Gründen bereits geschlechtsreife Männer kastrieren ließen (um sich nämlich Eunuchen zu längerem und gefahrlosem (d. h. unfruchtbarem) Liebesgenuß halten zu können), indem er sagt: „Manche Frauen begnügen sich gerne mit feigen Kastraten, freuen sich der Küsse von glatten, von Bart nicht haftenden Lippen, und das Abtreibmittel man hier nicht braucht. Raffinierte Geilheit — wahrlich — ist dies, an die Ärzte die Hoden zu liefern, erst wenn sie mannbar sind und umgebe von schwarzem Gestrüpp. Anfangs wartet zu in Geduld und läßt sie fein wachsen. Wiegen sie aber sodann 2 Pfund allmählich, so nimmt sie Heliodorus (der Arzt) hinweg und den Schaden hat einzig der Bartscher. Weithin sieht man ihn schon und erkennt ihn, wenn er ins Bad tritt, ihn, der selber beschämt den Priapus der Reben und Gärten, ihn, zum Kastraten gemacht von der Herrin..."

Da also Eunuchen u. U. sehr wohl den Beischlaf ausüben können, hielten sich die Klosterschwestern der Heiligen Paula zu Bethlehem so streng vom Umgang mit Männern fern, daß nicht einmal Eunuchen zugelassen wurden, um den bösen Zungen nicht Anlaß zum Gerede zu bieten (HIERONYMUS, Vita S. Paulae 19).

Man muß daran denken, daß bei Kastraten auch nach Fortfall der Keimdrüsen gewisse androgene Substanzen der Nebennierenrinde und im übrigen die Hormone der Hypophyse ausgeschieden werden. Allerdings ist die Beziehung dieser Hormone und deren Ausscheidungsmenge zur Potenz nicht erwiesen. Nach PERLOFF besteht keine Relation zwischen Steroidspiegel und Potenz. HAMILTON berichtet über einige Kastraten, bei denen die Androgenausscheidung im Harn geprüft wurde. Obgleich einer der Probanden durchaus potent war, zeigten sich sehr niedrige Werte für 17-Ketosteroide im Harn. Andere Prüflinge wiesen keine Libido oder Potenz mehr auf, besaßen aber dieselben Werte für 17-Ketosteroide. Das läßt darauf schließen, daß Hormone für das Zustandekommen von Libido und Potenz von untergeordneter Bedeutung sind. Noch eindeutiger als beim Mann sind die Beobachtungen bei kastrierten Frauen, die meist über Libido und Orgasmusfähigkeit verfügen können. Bekanntlich ist es sehr oft sogar ohne

Bedeutung für das weibliche Sexualstreben, wenn eine Uterus- und Ovarienamputation oder -exstirpation oder eine Röntgenkastration vorgenommen worden ist. FILLER und DREZNER berichteten über 40 auf operativem Wege kastrierte Frauen jenseits des 40. Lebensjahres, die wohl Erscheinungen der Menopause erkennen ließen, doch in keinem Falle über Libidoverlust klagten. DANIELS und TAUBER beschrieben eine kastrierte Frau, bei der sich durch Psychotherapie eine Zunahme der Libido sexualis und Fähigkeit zum Orgasmus einstellte.

Zusammenfassend läßt sich sagen, daß Libido, Potentia coeundi und orgastische Potenz nach Ausfall der Keimdrüsenhormone sehr rasch versiegen können, jedoch nicht müssen. Aus der Literatur ergibt sich immer wieder, daß ein Sexualakt auch beim Kastraten möglich ist, und zwar besonders, wenn es sich um junge Kastraten mit Kastration nach der Pubertät und bis zum 30. Lebensjahr handelt. Auch in Fällen von Eunuchoidismus, in denen es niemals zur vollen Pubertätsentwicklung gekommen ist, läßt sich Libido und Beiwohnungsfähigkeit aufweisen. ,,Diese Feststellung ist sehr wichtig, da sie eindeutig zeigt, daß Libido und Potenz Vorgänge sind, die im wesentlichen zentralnervösen und psychischen Einflüssen unterliegen, und von Sexualhormonen nur insofern beeinflußt werden, als die Sexualhormone die Ausführungsorgane der Sexualbetätigung in den dafür erforderlichen Zustand versetzen. Dabei soll nicht geleugnet werden, daß z. B. eine bessere Durchblutung dieser Organe im Sinne einer Steigerung der Libido wirkt'' (JORES).

5. Das sexuelle Verhalten von Hermaphroditen

Immer wieder gelangen Pseudo-Hermaphroditen zur Beschreibung, die sich dem Geschlecht zugehörig fühlen, das ihren in Wirklichkeit vorhandenen Keimdrüsen und Hormonverhältnissen gerade entgegengesetzt ist. So beschrieben FINESINGER u. Mitarb. einen 17jährigen maskulinen Pseudo-Hermaphroditen mit Hirsutismus, männlichem Körperbau, rudimentärem Penis, 2 Hoden, jedoch keinem Uterus und keinen Ovarien, mit Fehlen der Menses und Brustentwicklung, der sich seit seiner Kindheit zum weiblichen Geschlecht zugehörig fühlte, typische weibliche Psyche zeigte und als Frau leben wollte. Ein anderer Hermaphrodit von PERLOFF wird als ,,genetisch männlich, hormonal Kastrat, psychologisch weiblich'' bezeichnet. Der Zwitter mit Hermaphroditismus verus von PIRNER und BORELLI besaß einen eindeutigen, völlig normalen äußerlichen, weiblichen Körperbau mit Vagina, Klitoris, gut entwickelter Brust, histologisch eindeutigen Ovarien. Vom 15. bis 36. Lebensjahr bestand eine Menstruation. Bei masturbatorischen Manipulationen entleerte sich aus einem paraurethralen Gang Sekret mit massenhaft normalen, männlichen Spermatozoen. Obgleich nach dem ganzen Habitus und dem Bestehen der Menses bis zum 36. Lebensjahre nicht einmal das Individuum selbst etwas von seinem Zwittertum und einem männlichen Anteil ahnen konnte (zudem es auch ohne irgendwelche Zweifel als

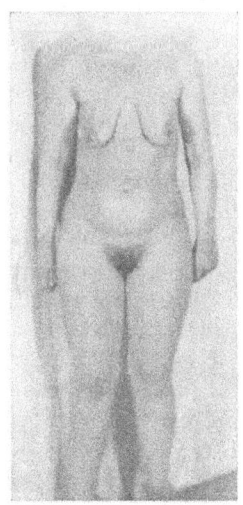

Abb. 1. Hermaphroditismus verus (PIRNER und BORELLI). Äußerer Habitus weiblich: Mammae, Beckenbreite, Fettverteilung, Typ der Schambehaarung

Mädchen aufgewachsen war und außerdem sowohl die Ovarialbeschaffenheit wie auch die Regelblutung zugleich dafür sprachen, daß das Hormongeschehen im femininen Sinne in Gang war), bestand seit der Pubertät ein männliches Sexualstreben und der Wunsch, als Mann leben zu dürfen (Abb. 1—4).

Diese Beobachtungen an Zwittern und Scheinzwittern bieten ein hervorragendes Beispiel für die Tatsache, daß Hormone für die Sexualität nur zu einem gewissen Grade von Bedeutung sind und das Geschlechtsgefühl beim Menschen noch völlig anderen, richtungweisenden Einflüssen unterworfen sein muß, durch die sich die psychische Sexualität bildet.

Auch Libido und Hormonspiegel verhalten sich keineswegs kongruent. Ein hoher Hormongehalt bedeutet nicht, daß eine erhöhte Libido vorliegen müßte. Nach ALEXANDER bietet die Ökonomie intrapsychischer Prozesse eine Erklärung für dieses Phänomen. Da die psychosexuelle Energie in intrapsychischen Prozessen verausgabt werden kann, sei leicht zu verstehen, daß die genitale Sexualenergie nicht in jedem Falle den Grad von Wirksamkeit zu erreichen braucht, der für die Integration der psychischen und somatischen Seiten der Sexualität erforderlich ist, selbst wenn diese Energie aus einer normalen Keimdrüsenfunktion herrührt.

V. Wirkung der Sexualhormone auf die Psyche

Experimentelle Untersuchungen über die psychische Wirkung von männlichen Geschlechtshormonen hat DE BOOR durchgeführt. Es wurde an 50 Personen (Versuchspersonen) im Alter von 20—25 Jahren Testoviron-Depot verabfolgt. Acht Personen erhielten vergleichsweise Leerpräparate. Die Probanden wurden vor und nach der Hormongabe psychodiagnostisch untersucht.

Subjektiv berichteten 68% über Veränderungen, die sich bei 30% dieser Gruppe auf allgemeine Leistungssteigerung, bei 20% auf verstärkte Traumtätigkeit, 18% auf Stimmungsschwankungen, 18% auf Schlafrhythmusstörungen bezogen. Eine Verstärkung des sexuellen Strebens wurde nur von einer Versuchsperson angegeben.

Aus dem Ergebnis des Szondi-Tests wurde auf eine gewisse Aktivierung des Trieblebens bei gleichzeitig stärkerer Stimmungslabilität geschlossen. Der Kraepelin-Pauli-Rechentest erbrachte keine Veränderung der Leistung. Anscheinend hatte sich der Leistungsverlauf nur geringgradig variiert. Doch blieb das Gesamtergebnis praktisch gleich. Aus dem Farbpyramiden-Test nach PFISTER ergab sich eine Stimulation im Sinne der Auflockerung der Persönlichkeit durch vermehrte Außenzuwendung, stärkere Reizempfänglichkeit, erhöhte Stimmung und innere Angeregtheit. Letztere konnte sowohl als angenehm, als auch unangenehm empfunden werden.

Insgesamt schloß DE BOOR auf eine leicht stimulierende Wirkung des männlichen Sexualhormons, die allerdings nicht speziell die Sexualität sondern ganz generell aktiver und aggressiver machte. Der Autor schloß aus seinen Ergebnissen, daß der ausgeglichene Organismus einen Hormonstoß toleriert, während bei dem im physischen oder psychischen Gleichgewicht gestörten Menschen die beschriebenen Veränderungen auftreten können.

Den ersten Bericht über die psychotrope Wirkung von Sexualhormonen gab wohl BROWN-SEQUARD, der sich im Alter von 72 Jahren Hodenextrakte subcutan einspritzte und über seine Erfahrungen vor der Société de Biologie in Paris am 1. 6. 1889 berichtete. Der Autor hob vor allem eine ihn überraschende Steigerung seiner körperlichen und geistigen Fähigkeiten hervor. Wenn man auch heute die Beobachtungen von BROWN-SEQUARD weitgehend als suggestive Folgen einer von ihm sicher gehegten Erwartung ansehen kann, so bleibt doch ein wahrer Kern zurück. Dem männlichen Sexualhormon scheint effektiv eine belebende und anregende Wirkung zuzukommen. Manche Autoren benutzten diese Möglichkeit, um bei älteren Männern die seelischen und körperlichen Folgen des Alterns in gewissem Maße zu beeinflussen (VENZMER, SROKA). Nach diesen Mitteilungen

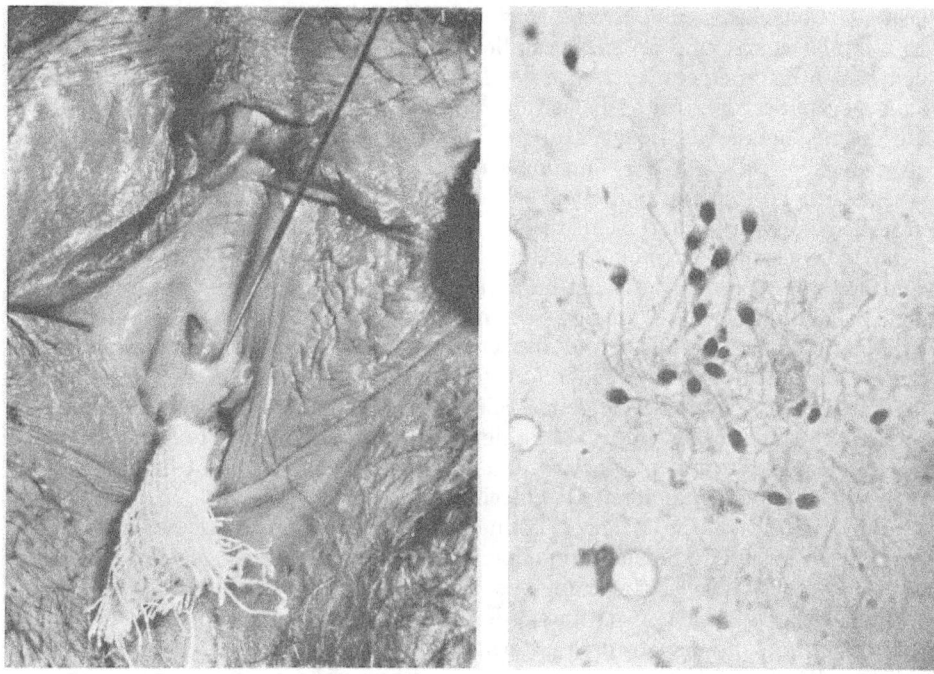

Abb. 2   Abb. 3

Abb. 2. Hermaphroditismus verus (PIRNER und BORELLI). Genitale: Die Labien sind nach lateral auseinandergezogen. Man sieht den Klitorisansatz, die Urethramündung und den Introitus vaginae, in den ein Gazestreifen eingeführt ist. Die Sonde markiert das Orificium des neben der Harnröhrenmündung befindlichen parauretralen Ganges. Das Genitale wirkt äußerlich zunächst unauffällig weiblich

Abb. 3. Spermatozoen in einem sehr dünnen Ausstrich. Das Ejaculat stammt von dem Zwitter mit Hermaphroditismus verus (PIRNER und BORELLI). Die Spermien erwiesen sich hinsichtlich Form, Beweglichkeit und Färbbarkeit unauffällig und entsprachen der Norm

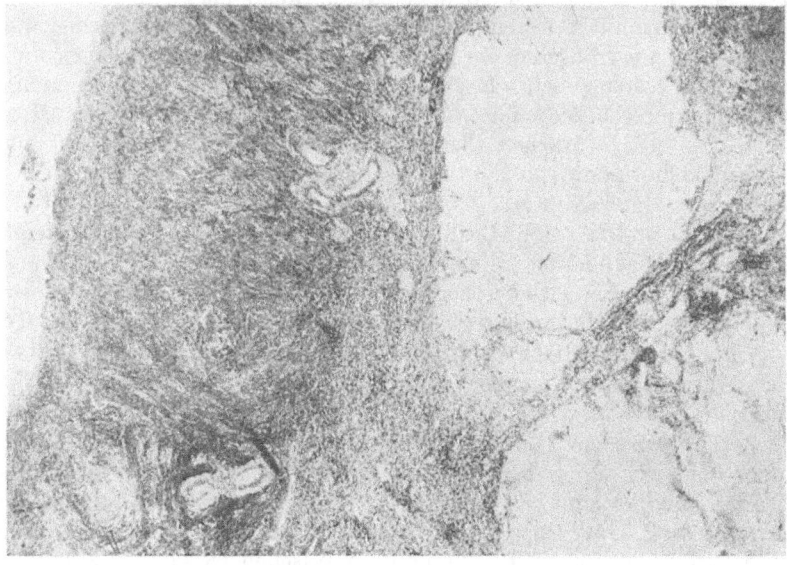

Abb. 4. Hermaphroditismus verus (PIRNER und BORELLI). Schnitt von einem der beiden Ovarien. Normales Ovarialstroma, hyaline Gefäße, Corpora albicantia, Narben, keine intakten Follikel mehr. (Menstruationen zwischen dem 14. und 36. Lebensjahr). Abb. 1—4 stammen von demselben Hermaphroditen

besteht die Möglichkeit, zuweilen das körperliche und geistige Versagen, die nachlassende Gedächtnis- und Konzentrationskraft, Erscheinungen von Mutlosigkeit, Entschlußlosigkeit und an sich grundloser Niedergeschlagenheit zu bessern und den Patienten zu einem Ansteigen der Leistungskraft und einer positiveren Haltung gegenüber den Alltagsbelastungen zu verhelfen. Auf Grund eigener Erfahrungen können die Beobachtungen bestätigt werden. Es bleibt jedoch sehr zu bedenken, daß mit der Zunahme allgemeiner Leistungsfähigkeit auch eine geschlechtliche Reizung und Reizbarkeit einhergeht, die jenseits einer gewissen, natürlich individuell unterschiedlichen Altersgrenze nicht mehr erwünscht sein kann. Die Gründe für eine Ablehnung derartiger Medikamentgaben im Alter sind sehr verschieden. Zunächst muß man sich darüber klar sein, daß es sich bei dem Behandlungserfolg um einen Scheineffekt und eine Scheinblüte handelt. Die Stimulation kann dem Zustand des Organismus zuweilen unangemessen sein. So wird eine Zunahme sexueller Aktivität z.B. bei Hypertonikern vielfach von ungünstigen Erwartungen begleitet sein müssen. Vielfach ist auch im Rahmen senilen Abbaus bereits eine unauffällige Enthemmung eingetreten, die mit zunehmender Aktivität sichtbar wird und zu Folgen, wie sexuellen Übergriffen auf jugendliche Personen anderen Geschlechts, führt.

Bei minderbegabten Kindern können nach ANGER durch kleine, aber über lange Zeit verabfolgte Sexualhormonmengen, Leistungssteigerungen in der Schule erreicht werden. Die Veränderungen sollen vielfach sehr erheblich gewesen sein. Die Erfolge entsprechen anscheinend den mit Glutaminsäure von GOESCHEL und SCHWÖBEL und anderen Autoren unternommenen Versuchen bei Kindern mit den gleichen Mängeln. Eine echte geistige Substanzzunahme ist aber nicht zu erwarten. Denn nach Aufhören der Glutamin- und wahrscheinlich auch der Hormonsubstitution muß mit einem Nachlassen der Leistungsfähigkeit und einem erneuten Absinken des intellektuellen Niveaus gerechnet werden.

Bei krebskranken Frauen, die mit männlichem Hormon „paradox" behandelt wurden, sahen BLEULER und ZÜBLIN zuweilen eine Zunahme der Libido. Dabei sollen die „sexuellen Drangzustände manchmal eine Note der Aggressivität und Wildheit angenommen haben, in denen man, wenn man will, eine männliche Färbung der Sexualität sehen kann". Außer der Libidosteigerung war eine Schwellung und Vergrößerung der Klitoris und eine Sensibilitätssteigerung dieser erogenen Zone festzustellen. BERNAUD und WENNER verwandten männliches Keimdrüsenhormon bewußt mit dem Ziel der Frigiditätsbeseitigung. ROEMER, SPEER, BENEDEK u.a. warnen allerdings vor derartigen Maßnahmen. Übrigens soll die Follikelhormonwirkung psychisch entgegengesetzte Folgen mit Neigung zur Passivität, Depression u. dgl. bei Männern und Frauen bewirken können (OLMER, GILBERT-DREYFUS, CHINI, HAFFTER). Bei einem mit weiblichem Sexualhormon behandelten älteren Mann konnte BORELLI ebenfalls solche Beobachtungen machen. Generelle Gültigkeit dürfte allerdings nicht bestehen. Bei gesteigerter männlicher Erregbarkeit wird man aber nur in einem Teil der Fälle nach Follikelhormongabe mit Abnahme der Libido rechnen können.

Nach Mitteilungen zahlreicher Autoren, *wenn auch in der Psychiatrie derzeitig noch sehr umstritten*, soll die Behandlung von Psychosen mit Sexualhormonen besonders dankbar sein. Von verschiedenen Untersuchern wurde besonders bei Schizophrenen, vor allem hebephrenen Katatonikern, eine Verminderung der 17-Ketosteroidausscheidung oder sonstige Anomalien des Hormonhaushaltes gefunden (REISS). Über therapeutische Erfolge mit hohen Testosterongaben bei Schizophrenen (Katatonen, Paranoikern), Manischen (SACKLER, SACKLER und GREENBERG, SACKLER und SACKLER); insbesondere auch bei den Psychosen alter Leute (MALL), sowie bei ACTH-Medikation (REISS) wird berichtet.

Nur sehr selten hat bei sexuellen Dysfunktionen nach CREERY und REA die Zufuhr von *Sexualhormonen* als Therapeuticum bei normalem Hodenbefund und meist auch normaler Ausscheidung von Geschlechtshormonen mit dem Harn Erfolg. Diese Erkenntnis braucht man jedoch gar nicht auf die Angaben bestimmter Autoren zu stützen. Jeder Arzt, der Sexualhormoninjektionen an potenzgestörte Männer mit einem sonst normalen Befund verabfolgt, weiß, daß die überwiegende Mehrzahl der so behandelten Patienten keine oder eine nur unwesentliche Besserung durch die Therapie erfährt. Der eigenen Erfahrung entspricht es jedoch, daß die Kombination mit psychotherapeutischen Maßnahmen plötzlich in erheblichem Maße zu einer Besserung oder Normalisierung der Sexualfähigkeit führt. Eine Wirkung läßt sich jedoch durch die bloßen Hormongaben registrieren. Die Patienten erklären vielfach, daß sie sich im allgemeinen etwas frischer fühlen, allerdings unter Bestehenbleiben der sexuellen Insuffizienz.

Dagegen lassen sich direkte Ausfallserscheinungen durch Hormonsubstitution bei Tier und Mensch beseitigen. Es ist möglich, Kastraten durch Sexualhormongaben ein annähernd der Norm entsprechendes Geschlechtsleben zu ermöglichen. Ferner kann bei Frühkastraten eine normale Entwicklung des männlichen Genitales erzielt werden. Auch bei Frauen läßt sich durch Oestrogentherapie das Sexualbedürfnis wieder herstellen, soweit sie an einem Verlust der Libido leiden (GOLDZIEHER und ADLER, HELLER, CHANDLER und MYERS, JORES).

Dagegen ist es bei Homosexuellen und Normalen nicht möglich, mit Hormonen die Triebrichtung zu beeinflussen. Durch gegengeschlechtliche Hormonapplikation wird in geschlechtsreifem Alter ausschließlich, wenn überhaupt, die männliche Potenz herabgesetzt. Bei Frauen dagegen findet sich sehr häufig durch Androgengabe eine Steigerung der Libido (GREENBLATT), die übrigens nach JORES zuweilen im Anschluß an Oestrogenverabfolgung auch beim Mann angetroffen werden kann. SALOMON bemerkte bei Frauen nach männlichen Hormongaben auch eine gesteigerte Empfindlichkeit der äußeren Genitalien.

Bei Transvestiten zeigten verschiedene, auch eigene Beobachtungen, daß eine Hormonkur mit eigengeschlechtlichen Hormonen auch in größeren Dosen weder eine Vermehrung der normalgerichteten sexuellen Aktivität, noch etwa eine psychische Umstellung bewirken konnte. Bei Homosexuellen war oft eine Triebsteigerung zu sehen, die sich aber nur homoerotisch auswirkte.

Sehr interessant ist das Verhalten von Zwittern. Echte Hermaphroditen, selbst solche, denen alle Keimdrüsenanteile exstirpiert worden waren, zeigten kein Ansprechen auf Hormongaben im Sinne eines Wechsels ihrer sexuellen Haltung und Richtung. Ebenso läßt sich bei Hermaphroditen fast nie die Ausprägung gewünschter körperlicher Sexualstigmata hormonell in Gang bringen oder verstärken. Vielmehr spricht alles dafür, daß gerade bei Zwittern die geschlechtliche Haltung *psychosexuell* geprägt ist und sich gegen alle Maßnahmen von außen, soweit sie dem persönlichen Wunsch entgegengesetzt sind, refraktär verhalten.

Tritt dagegen eine Veränderung des somatischen Sexualhabitus bei Hermaphroditen von sich heraus ein, so kann die psychosexuelle Einstellung diesen Veränderungen folgen. Allerdings lassen sich keine Normen aufstellen; denn die psychosexuellen Tendenzen können ebenso konstant bleiben. Aber von Fällen, wie dem des Zwitters Katharina Karl Hohmann ist bekannt, daß er eine Reihe von Jahren als Frau, dann als Mann, dann wieder als Frau und schließlich wieder als Mann lebte. Der Wechsel scheint zugleich mit Änderungen im Hormongeschehen, nämlich zunächst einer männlichen Pubertät, später weiblichen Tendenzen nach Auftreten von Menstruationen, schließlich wieder Überwiegen der männlichen Komponenten nach der Menopause einhergegangen zu sein (SCHULZE, FRIEDREICH, KÖLLIKER, V. RECKLINGHAUSEN, ROKITANSKI, VIRCHOW). Bei dem Hermaphroditismus verus von Pirner und Borelli zeigte sich demgegenüber die psychische Sexualrichtung von Hormonumstellungen unbeeinflußt. Soweit Libido- und Potenzzunahme bei normalen Männern und Frauen nach Hormontherapie feststellbar ist, beruht sie wahrscheinlich weitgehend nur auf einer Förderung der Turgescenz und Durchblutung der Sexualorgane, ohne dabei einen unmittelbaren Einfluß auf die psychologischen Koeffizienten zu nehmen. Vielmehr können wahrscheinlich Sexualhormone nur dann auf die Psyche wirken, wenn auch im psychisch-seelischen Bereich eine Empfänglichkeit dafür vorhanden ist (Jores). Bleuler und Züblin, die sich der Psychologie der endokrinen Störungen eingehend gewidmet haben, kommen zu dem gleichen Schluß. Für die Entfaltung von Hormonwirkungen müssen unter anderem auch psychische Bereitschaften vorhanden sein. Es soll hierbei nicht verkannt werden, daß auch die Sexualhormone einen zentralnervösen Angriffspunkt haben, der seinerseits wieder zu einer Verstärkung der psychischen Bereitschaft führt. Doch scheint die Bereitschaft, Empfindlichkeit oder Empfänglichkeit des Gehirns und seiner Zentren primär vorhanden sein zu müssen. Diese Bereitschaft kann jedoch durch noch so große Hormonmengen sekundär nicht erzeugt werden. Es ist deshalb berechtigt, von einem Primat des Zentralnervösen und damit des Psychischen ganz allgemein zu sprechen. „Das Wort von den Hormonen, die unser Schicksal sein sollen, ist für den Menschen sicher falsch und für das Tier nur sehr bedingt richtig" (Jores).

1. Störungen der Fertilität (Impotentia generandi)

Die bislang beschriebenen Beobachtungen sollten in erster Linie deutlich machen, daß es außer einer zygotischen und hormonellen Sexualität, die man als organisch bezeichnen könnte, eine zentralnervöse und psychische Geschlechtlichkeit und Steuerung der Geschlechtsvorgänge gibt. Man muß bezüglich des organischen Anteils allerdings cum grano salis die Einschränkung gelten lassen, daß die hormonelle Komponente auch als ein Zwischenglied zwischen organischer und psychischer Sexualität fungiert, indem Hormonproduktion und -ausschüttung selbst weitgehend von der Psyche in Gang gesetzt werden. — Das Gesagte erhellte ferner, daß die Sexualaktivität weitgehend psychogen in Gang gehalten und die Triebrichtung determiniert werden kann.

Die bislang genannten Funktionen betrafen die Triebrichtung, die Libido, Potentia coeundi und Orgasmusfähigkeit. Es läßt sich jedoch auch beweisen, daß die Fertilität im engeren Sinne, also die Potentia generandi, psychogenem Einfluß untersteht. Sie kann im negativen Fall sogar aufgehoben werden.

Schuermann *betont in diesem Zusammenhang, daß unter dem Einfluß der Hormonforschung und ihrer Fortschritte die Bedeutung stofflicher Faktoren unter Vernachlässigung der Auswirkungsmöglichkeit zentralnervöser Regulationen der Spermiogenese überwertet wurde, obgleich diese Zusammenhänge schon* Paracelsus *bekannt waren* (Diepgen).

Die grundlegenden Arbeiten, die schließlich sogar den histologischen Nachweis am Organ gestatteten, hat der Berliner Anatom Stieve geleistet.

a) Befunde am Tier

Zunächst lassen sich Beispiele aus dem Tierreich zitieren. In einer Zeitung fand Stieve im Jahre 1912 folgende Nachricht: „In Baalberge wurden die Gebäude der chemischen Fabrik abgetragen, die Grundmauern wurden gesprengt. Der Verwalter der Abbruchsarbeiten, der sich auf dem Werksgelände eine Hühnerfarm errichtet hat, ist neulich durch die Turmsprengung empfindlich geschädigt worden. Es klingt wie ein Kuriosum; aber es ist Tatsache, daß die Hühner von dem Tage der Turmsprengung an das Legen vollständig eingestellt hatten. Durch die gewaltige Detonation — die Hühnerställe befinden sich in unmittelbarer Nähe des gesprengten Turmes — sind die Tiere heute noch so verschüchtert, daß sie beim Betreten des Stalles aufgeregt umherflattern und sich nicht beruhigen können."

Wenn der Begriff Neurose für eine Verwendung bei Tieren vielleicht auch etwas gewagt erscheint, so liegt er bei diesen Symptomen doch recht nahe.

STIEVE hat später in einem Stall der Münchener Anatomie Hühner gehalten. Sie legten regelmäßig Eier. Von dem Augenblick an, in dem im gleichen Stall separat ein Fuchs gehalten wurde, stellten sie jedoch das Eierlegen schlagartig ein. Die Anwesenheit des Fuchses ängstigte die Hühner. Die spätere anatomisch-histologische Untersuchung der Hühner erbrachte erhebliche Eierstocksveränderungen mit Rückbildungserscheinungen, aus denen sich schließen ließ, daß durch Erregung die Eierstöcke in ihrer Tätigkeit beeinflußt werden. — Es wird hier wieder deutlich, daß zu Zeiten der Lebensbedrohung und existentieller Not, wie bereits hinsichtlich Hungerzeiten beschrieben wurde, der Fortpflanzungstrieb stillgelegt wird. Darüber hinaus sah STIEVE jedoch auch bereits bei geringgradigen äußeren Einflüssen eine Beeinträchtigung der Fortpflanzungstätigkeit bei Tieren. Beispielsweise bildeten sich bei Bachforellen die Keimdrüsen hochgradig zurück, sobald sie im trüben Wasser gehalten wurden. Dabei gedieh ihnen dort nahrungs- und lebensmäßig sonst jede Pflege an. Manche entwickelten keinen Fortpflanzungstrieb mehr, sobald die Bepflanzung des Aquariums oder die Beleuchtung sie störte oder kein Sand den Boden bedeckte. Das heißt, bei diesen Tieren zeigten sich Störungen, obgleich sie nahrungsmäßig unter besten Bedingungen lebten und auch keineswegs unter der Anwesenheit ihr Leben bedrohender Feinde zu leiden hatten. Sie reagierten in so weittragendem Maße auf einfache Umgebungsänderungen, weil diese, wenn man es so ausdrücken darf, ihr Mißfallen erregt hatten und ihre Lebensgrundstimmung negativ beeinflußten.

b) Befunde beim Mann

Beim geschlechtsreifen Mann sind im 3. Lebensjahrzehnt die Hoden etwa pflaumengroß. Die gewundenen Kanälchen besitzen einen Durchmesser von 250—300 μ. Sie zeigen einen deutlichen Hohlraum, der von hellem Sekret ausgefüllt ist und dessen Weite mit der Dicke des Wandbelages wechselt. Das Epithel besteht aus Fußzellen und allen Formen der Samenbildungszellen, die innersten Schichten in der Hauptsache aus Spermatiden mit allen Formen der Umwandlung zu reifen Samenfäden. Die fast reifen Spermatozoen zeigen zum größten Teil die bezeichnende Lagerung des Kopfes gegen die Oberfläche des Kanälchens hin. Der Schwanz ragt frei in den Hohlraum. Unter den Samenbildungszellen sieht man viele, die sich teilen. Im Kanälchenhohlraum findet man nur wenige Samenfäden, da diese sehr rasch in den Nebenhoden gelangen und dort gespeichert werden, sobald sie sich aus dem Verband der Samenbildungszellen gelöst haben. Deshalb ist der Ductus epididymidis meist prall mit reifen, voll entwickelten Samenfäden gefüllt (STIEVE) (Abb. 5).

Seit 1924 konnte STIEVE den Nachweis morphologischer, durch psychische Einflüsse ausgelöster Veränderungen an den Hoden von Männern durch viele Beispiele belegen. Zwei Fallstudien werden die Befunde erläutern.

a) Ein 26jähriger Mann, vollkommen gesund, befand sich 1 Jahr lang im Heeresdienst und hatte angeblich in dieser Zeit nicht geschlechtlich verkehrt. Während eines Urlaubes vergewaltigte er innerhalb von 3 Wochen 4 Frauen, von denen 2 gravide wurden. Die beiden anderen Frauen wurden von dem Mann ermordet. Bei diesen Frauen wurden anläßlich der gerichtsmedizinischen Untersuchung in der Vagina Spermatozoen nachgewiesen. — Der Mann wurde 3 Tage später festgenommen, ins Gefängnis eingeliefert, zum Tode verurteilt und nach 38 Tagen hingerichtet.

Nach Angabe des Gefängnisarztes soll der Mann während der Haft auffallend erregbar und nervös gewirkt haben. STIEVE fand bei der Sektion nach der

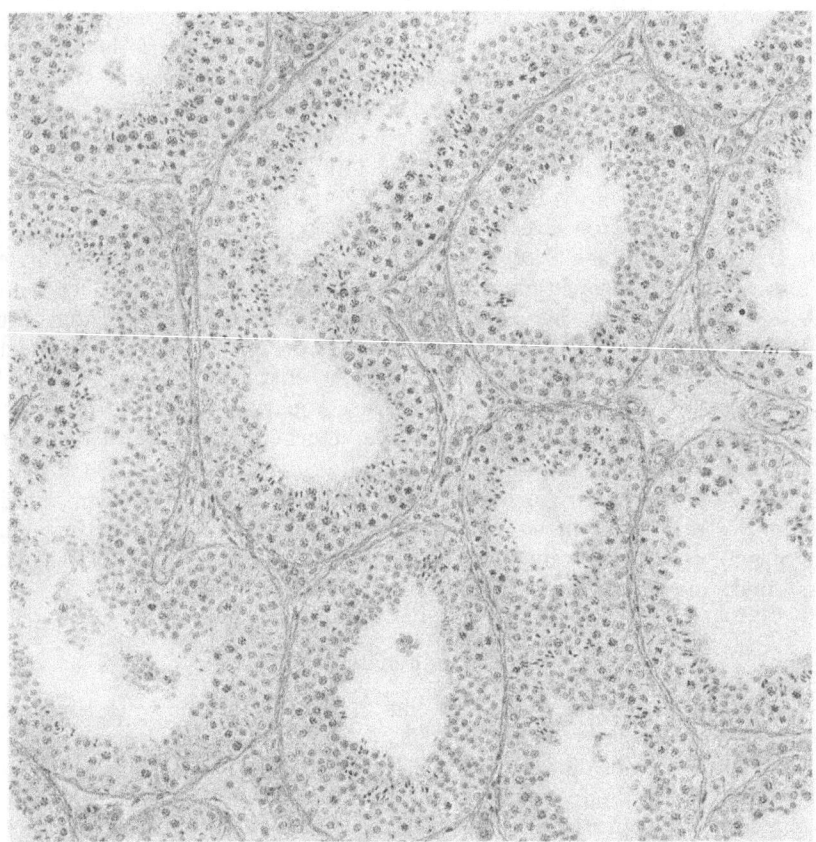

Abb. 5. Normales Hodengewebe. Schnitt durch den rechten Hoden eines 34 Jahre alten, gesunden Mannes. 150fache Vergrößerung. (Nach H. STIEVE, Männliche Genitalorgane. Handb. d. mikroskop. Anatomie, Bd. VII, 2. Teil)

Hinrichtung, makroskopisch und mikroskopisch, außer an den Nebennieren, Hoden und akzessorischen Geschlechtsdrüsen, keine Besonderheiten. Die Befunde an diesen Organen waren jedoch sehr eindrucksvoll:

Die Hoden wogen zusammen nur 27 g. Normalerweise sind sie 40—60 g schwer. Sie waren also nur halb so groß wie sonst bei einem gesunden Mann. Histologisch zeigten sie ein gleichartiges Bild. Die Kanälchen waren eng, hatten nur 150—220 μ (normal 250—300 μ) Durchmesser. In ihrem Innern erkannte man ausschließlich unentwickelte, ruhende Spermiogenesezellen und vereinzelte Fußzellen. Nirgends waren, auch nicht einzeln, Spermatocyten, Präspermatiden, Spermatiden oder Samenfäden auffindbar. Die Samenbildung ruhte anscheinend vollkommen. Die weiteren Kanälchenhohlräume waren allgemein leer. Nur an wenigen Stellen sah man einzelne, unreif abgestoßene, zugrunde gehende Samenbildungszellen. Im Gegensatz dazu zeigte das Zwischengewebe keine deutlichen Veränderungen. Es war auffallend locker, reich an Blutgefäßen und vielen gut ausgebildeten Zwischenzellen, deren Cytoplasmaleib mit Sudan III färbbaren Tropfen gefüllt war und reichlich Kristalloide enthielt. Die Hoden zeigten in allen Abschnitten eine Rückbildung 4. Grades nach der Einteilung von SCHINZ

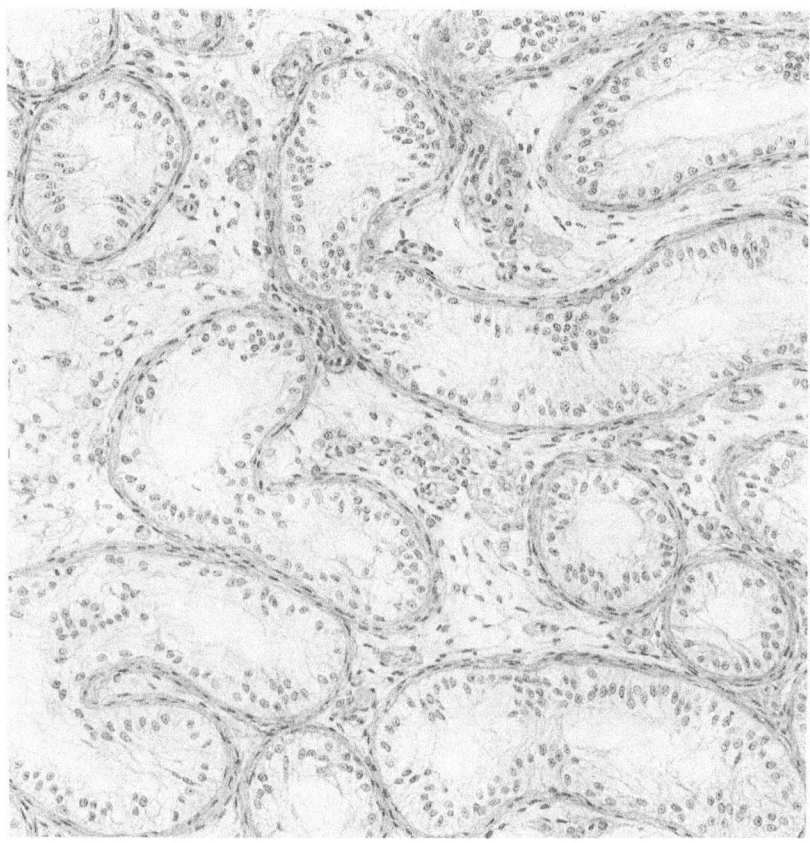

Abb. 6. Histologisches Bild vom Schnitt durch einen Teil des linken Hodens eines 26jährigen, vollkommen gesunden, geschlechtstüchtigen Mannes, dessen Hoden sich unter psychischen Einflüssen im Verlaufe von 38 Tagen auf einen vollkommenen Ruhezustand zurückgebildet hatten. 150fache Vergrößerung. (Nach H. STIEVE)

und SLOTOPOLSKY, d. h. einen Zustand, der beim geschlechtsreifen, gesunden Mann in diesem Alter niemals vorkommt und nur bei periodisch brünstigen Tieren in der Zeit der Geschlechtsruhe gefunden wird (Abb. 6).

Der Befund der Nebenhoden wies darauf hin, daß sich die Hoden des Mannes erst in der letzten Zeit rasch zurückgebildet haben konnten. Die Nebenhoden waren beiderseits sehr groß und standen damit im Gegensatz zur geringen Größe der Hoden. Ihr Befund deutete darauf hin, daß sie noch vor kurzem zur Speicherung erheblicher Samenmengen gedient haben mußten. Mikroskopisch erwies sich auch, daß der ganze Nebenhodengang und vor allem der Kopfteil prall mit Spermien gefüllt war. Die Wandung zeigte sich stark gedehnt. Die wandbekleidenden Zellen waren recht niedrig und ihre Sezernenten verbraucht bzw. fanden sich nur noch geringe Reste davon. Der Gang enthielt massenhaft Samenfäden und besonders im Kopfteil sehr viele unreif abgestoßene, zugrunde gehende Samenbildungszellen. Die Formen der Samenfäden selbst ließen vielfach abnorm veränderte Konfiguration erkennen. Vielfach lagen sie nicht einzeln, sondern mit den abgestoßenen, im Untergang befindlichen Samenbildungszellen zu größeren und kleineren Klumpen geballt. Es lag das Bild der Spermaagglutination vor. (Abb. 7).

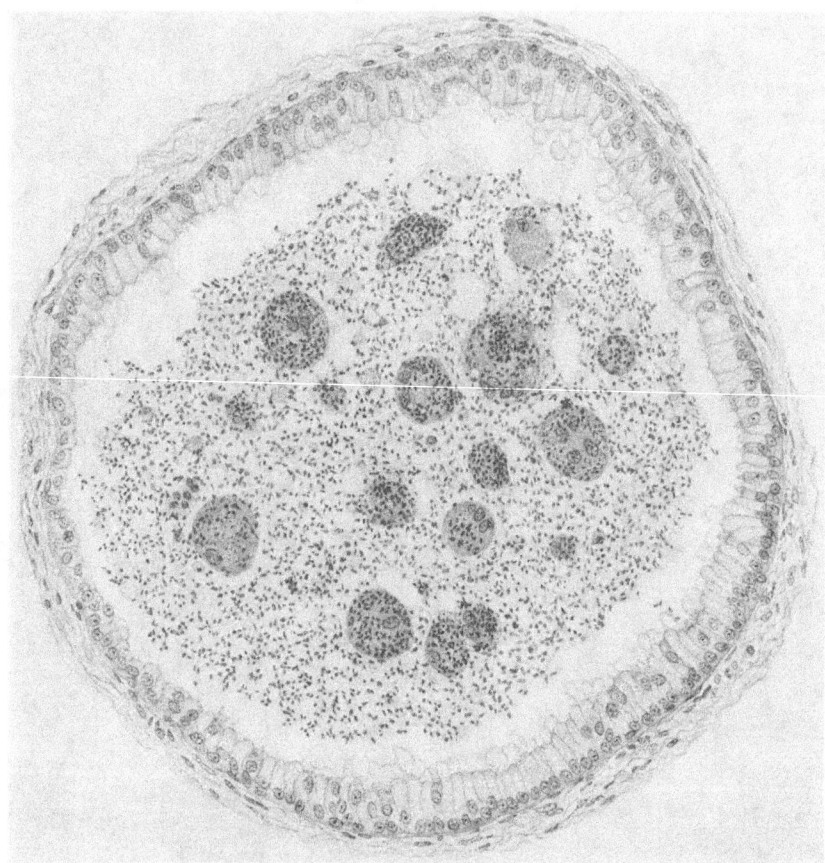

Abb. 7. Histologisches Bild vom Querschnitt durch den Ductus epididymidis desselben Mannes, dessen Hoden Abb. 6 zeigt. Der Gang ist prall mit reifen Spermatozoen und zahlreichen, zum Teil sehr großen Spermaagglutinaten gefüllt. 240fache Vergrößerung. (Nach H. STIEVE)

Der von STIEVE erhobene Befund bewies einwandfrei, daß sich die Hoden dieses Mannes im Verlaufe von 6 Wochen vom volltätigen Zustand auf den vollkommenen Ruhezustand zurückgebildet haben. Daß die Hoden vor dem genannten Zeitraum produktiv gewesen sind und die Samenbildung in völlig normaler Weise vor sich gegangen sein muß, ergab sich aus dem Vorhandensein der Spermatozoen in der Vagina der nach der Vergewaltigung von dem Mann getöteten Frauen, sowie aus der Tatsache, daß die beiden anderen Frauen durch den Geschlechtsverkehr geschwängert worden waren.

b) Es handelte sich um einen jungen, vollkommen gesunden Mann von 25 Jahren, der in seiner Kindheit keine besonderen, und vor allen Dingen keine die Sexualdrüsen oder Sexualreife beeinträchtigenden Krankheiten durchgemacht hatte. Seine geistige und körperliche Entwicklung war normal. Aktive Sexualbeziehungen zum weiblichen Geschlecht hatte er mit 18 Jahren aufgenommen. Zunächst unterhielt er ein Verhältnis zu einem gleichaltrigen Mädchen, verlobte sich dann mit 20 Jahren und verkehrte regelmäßig etwa 1—2mal in der Woche geschlechtlich. Ein halbes Jahr später befreundete er sich mit einer 30jährigen verheirateten Frau mit 3 Kindern, deren Mann im Felde war. Mit dieser Frau führte er ein sehr aktives Sexualleben. Mit Ausnahme weniger Monate, in denen er selbst infolge Kriegsdienst abwesend war, kohabitierte er oft 3—4mal in der Nacht mit ihr. Ab Mai 1945 lebten beide ganz zusammen und hatten weiterhin häufig Geschlechtsverkehr miteinander.

In einer Nacht Anfang des November 1946 waren beide wieder die ganze Nacht zusammen gewesen und hatten 3mal den Sexualakt vollzogen. Am Morgen darauf ermordete der Mann die Frau. Mit dem Ziel, seine Tat zu verheimlichen, ermordete er in der Folge auch noch 2 von ihren 3 Kindern. Von dem jüngsten Kinde, einem $1^1/_2$ jährigen Knaben (einem der beiden getöteten), mußte man annehmen, daß der junge Mann selbst der Kindesvater war. Denn dieser Junge war über 2 Jahre nach der Abwesenheit des Ehemannes gezeugt worden.

Der Mörder wurde knapp 3 Wochen nach der Tat, Ende November 1946, gefaßt und ins Gefängnis verbracht. Da er dort 3 Monate später den Versuch eines Mordes an seinem Gefangenenwärter und des Ausbruchs aus dem Gefängnis unternahm, wurde er von diesem Zeitpunkt an unter besonders scharfen Bedingungen gehalten. Er befand sich in einer doppelt verschlossenen Zelle mit dauernder Beleuchtung und wurde nachts gefesselt. Da zur Erlangung der Rechtsgültigkeit alle vier Besatzungsmächte das in der Verhandlung vom 31.3.47 gefällte Todesurteil bestätigen mußten, wurde er erst Ende Oktober 1948 hingerichtet.

Dem Mann stand während seiner ganzen Haft sehr gute Ernährung zur Verfügung. Da ihm von seinen Freunden und Verwandten reichlich Lebensmittel, wie Fleisch, Butter und frisches Obst übermittelt wurden, war er auf die in der damaligen Zeit sehr knappe Gefängniskost nicht allein angewiesen. Das psychiatrische Gutachten stellte ihn als geistig vollkommen normal, wenn auch leicht erregbar und sehr nervös dar. Die Verantwortlichkeit für seine Tat wurde ihm im ganzen Ausmaß zugesprochen.

Auffällig war, daß während seines Aufenthaltes im Gefängnis sein Bartwuchs immer geringer wurde. Auch ein Teil der Achsel- und Schamhaare fiel aus. Das Körpergewicht scheint sich praktisch nicht verändert zu haben.

Entsprechend dem Autopsiebefund handelte es sich um einen großen, kräftig gebauten Mann in mittlerem Ernährungszustand. Anzeichen für Ödeme oder Unterernährung waren in keiner Hinsicht diagnostizierbar, ebenfalls nicht für überstandene oder bestehende Erkrankungen, Abnormitäten oder Unfallfolgen usw. Die serologische Reaktion nach WASSERMANN war negativ. Der Kehlkopf war ausgesprochen männlich gebaut. Auch das Becken zeigte männliche Form.

Das Haupthaar war dicht und sehr gut gebildet. — Dagegen zeigte sich die Bartbehaarung und die Terminalbehaarung überaus dünn. In den Achselhöhlen waren nur ganz wenige dünne Haare zu erkennen. Die Drüsen der Axilla waren auffallend klein. Nur im Bereich des Mons veneris und am Scrotum fanden sich einzelne Haare, während sich die Pubes insgesamt als äußerst spärlich darstellten.

Der Penis entsprach in seiner Größe und Form der Norm. Demgegenüber fiel die geringe Größe des Scrotums auf. Die Hoden wogen zusammen nur 18,5 g. Sie waren also auffallend klein, kaum halb so groß wie normal. Die gewundenen Hodenkanälchen maßen im Durchmesser nur 100—150 μ (normal 250 bis 300 μ). Der Wandbelag bestand fast nur aus ganz kleinen unterentwickelten Ursamenzellen, die in 3—4 Schichten aufeinander lagen.

Nur an ganz wenigen Stellen beobachtete man vereinzelt größere Spermatogonien, auch einzelne seltene Spermatocyten in der Vorbereitung auf die erste Reifeteilung. Nirgends aber sah man Reifeteilungen selbst oder weiter vorgeschrittene Zustände der Samenbildung oder gar reife Spermatozoen. Der Kanälchenhohlraum war durchweg sehr eng und unscharf begrenzt. An wenigen Stellen erkannte man darin einzelne, unreif abgestoßene, zugrunde gehende Spermatocyten.

Das Zwischengewebe war reich an feinen, dünnwandigen Gefäßen und bestand aus einem lockeren Netz feinster kollagener Fasern. Dazwischen sah man einige wenige Fibrocyten mit langen walzenförmigen Kernen, einzelne Histiocyten und ganz auffallend wenige, voll ausgebildete Zwischenzellen mit großen, runden Kernen und großem, viereckigen Cytoplasmaleib, der reichlich sudanophile Einlagerungen enthielt. Das gesamte Zwischengewebe erschien flüssigkeitsreich und in seiner Masse gegenüber den bei einem normalen, tätigen Hoden auffindbaren Verhältnissen etwas vermehrt.

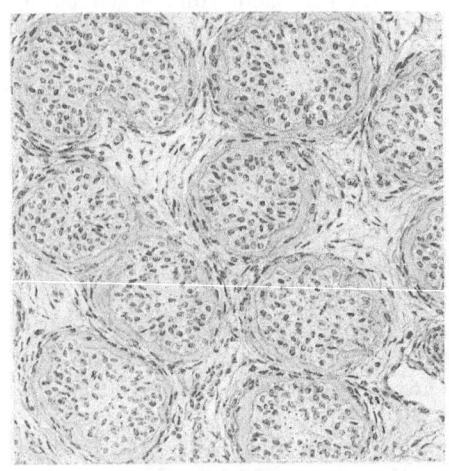

Abb. 8. Histologisches Bild vom Schnitt aus einem Teil des linken Hodens eines 23jährigen, früher vollkommen gesunden, geschlechtstüchtigen Mannes, dessen Hoden sich im Verlaufe von 23 Monaten infolge psychischer Einflüsse auf einen vollkommenen Ruhezustand zurückgebildet und kein geschlechtsspezifisches Inkret mehr abgesondert hatten. 150fache Vergrößerung. (Nach H. STIEVE)

Im ganzen zeigten die Hoden einen Bau, wie man ihn bei zeugungsfähigen Männern niemals beobachtet. In mancher Hinsicht ähnelten sie den Hoden eines Knaben vor der Pubertät, wenn die Spermatogenese noch nicht begonnen hat. Nur der Hohlraum, der in einigen Kanälchenschnitten zu erkennen ist, sowie die große Masse des lockeren Zwischengewebes unterschieden die untersuchten Testes von Pubertätshoden (Abb. 8).

Auffällig waren ebenfalls die sehr kleinen Nebenhoden mit ihren wenig gewundenen, vollkommen leeren und von niedrig-prismatischem Epithel ausgekleideten Ductuli efferentes. Einen ähnlichen Befund bot der Ductus epididymidis. Im Nebenhodenkörper fand sich zweischichtiges und höheres Epithel, das mit glatter Oberfläche gegen den Hohlraum abschloß und nirgends Sezernenten erkennen ließ. Die Muscularis war kräftig und gut ausgebildet. Der überall weite Nebenhodengang war vielfach mit klarer, nicht färbbarer Flüssigkeit gefüllt. An anderen Stellen bestand die Füllung aus einer homogenen Masse, die saure Farben sehr stark aufnahm und außer einigen, seltenen, unreif abgestoßenen und zugrunde gehenden Spermatiden oder Spermatogonien keine Einlagerungen besaß. Nirgends fanden sich jedoch im Nebenhoden untergehende Spermatiden oder gar Spermatozoen oder auch nur Überreste von solchen bzw. Spermaagglutinate. — Nebenhoden und auch Samenleiter zeigten somit ebenfalls ein Aussehen, das dem vor der Pubertät nahe kommt. Die Samenleiterampullen enthielten einzelne zugrunde gehende Spermien.

Die Bläschendrüsen stellten sich mit $9:15:8$ mm und $12:9:9$ mm auffallend klein dar (als Normalmaße wären zu rechnen $40{-}50:14{-}25:10{-}12$ mm). Nach längerer sexueller Abstinenz pflegen sie sogar noch größer auszufallen. Sie zeigten normalen histologischen Bau und waren prall mit einem viele Spermatozoen enthaltenden Sekret gefüllt.

Unter diesen Spermien zeigten manche noch gewöhnlichen Bau. Die überwiegende Mehrheit fand sich jedoch in ihrer Konfiguration verändert und im Untergang. Vielfach verklumpten mehrere Samenfäden miteinander. Diese Anwesenheit von Samenfäden in der Samenleiterampulle und den Bläschendrüsen stellte den einzigen morphologischen Beleg dafür dar, daß früher in den Testes des Mannes Spermatozoen gebildet wurden.

Im Gegensatz zu den Beobachtungen an allen bisher beschriebenen Teilen der Sexualorgane fand STIEVE die Prostata weitaus größer, als man es sonst bei geschlechtstüchtigen Männern dieses Alters zu erwarten gewohnt ist. Die Maße betrugen 37 mm Länge, 48 mm Breite und 34 mm Dicke. Die Muskulatur war gut ausgebildet, die Drüsenräume innen eng, in den Seitenlappen aber sehr weit. Die Drüsenschläuche waren mit Sekret durchweg prall gefüllt. Prostatakörper sah man kaum. Dieser Befund der Prostata ist sehr wesentlich (NOWAKOWSKI). Ihre normale bzw. hier übernormale Ausbildung läßt erkennen, daß an sich eine gute Sexualentwicklung vorgelegen hatte und nicht etwa von vornherein eine Hemmung bzw. ein Androgendefizit. — Die Beschreibung der Befunde an Nebennieren, Ganglien, Hypophyse und Schilddrüse braucht in diesem Zusammenhang nicht wiedergegeben zu werden. Der Vorgeschichte und dem Befund nach hatte der Mann sich also sexuell normgerecht entwickelt. Er lebte in geschlechtlicher Beziehung ganz normal bzw. zeigte sich über längere Zeit sehr leistungsfähig. Erst im Gefängnis dürften sich seine Testes und andere Teile des Genitalsystems exzessiv zurückgebildet haben, so daß es schließlich zu einem Erscheinungsbild kam, das dem eines Eunuchoidismus nahekommt. Hierfür spricht die weitgehende Verminderung der vorher normalen Sekundärbehaarung. Die Größe des Gliedes, der Befund der Prostata und vor allem die vereinzelten Spermatozoen in den Bläschendrüsen beweisen, daß eine normale inkretorische Situation bestanden hatte, außerdem, daß die Hoden vorher zeugungsfähige Spermien produzierten. Hinzu kommt die begründete Annahme, daß der Mann sogar ein Kind gezeugt hat. Es kann keinem Zweifel unterliegen, daß alle die bei der Autopsie gefundenen tiefgreifenden Veränderungen nur durch die Todesangst und Aufregung verursacht worden waren, in der sich der zwar gewalttätige und rohe, aber ungemein nervöse und leicht erregbare Mann fast 2 Jahre lang befand (STIEVE).

Die Untersuchungen von STIEVE, von denen hier nur zwei ausgewählte Fallbeschreibungen wiedergegeben wurden, haben bewiesen, daß besondere psychische Einwirkungen die Sexualorgane und die Fertilität maßgeblich beeinflussen können. STIEVE selbst hat vorwiegend von der emotionellen Erregung durch die Angst, vor allem die Todesangst gesprochen, durch die auf dem Wege über das Nervensystem beim Menschen die Rückbildung der Keimdrüsen in den von ihm untersuchten Fällen in Gang gebracht wurde. Es scheint zunächst zu einem Sistieren der Spermatozoenbildung, danach zur Rückbildung der Hoden, schließlich zu maßgeblichen Veränderungen im Hormonhaushalt zu kommen. So wird zunächst die Potentia generandi gemindert bzw. eingeschränkt, später aber auch der sexuelle Habitus des Mannes im ganzen gestört. Damit bewegte sich die Entwicklung im unter b) besprochenen Fall schließlich zur Ausbildung eines Eunuchoidismus.

Auch andere Autoren (KEMPER, SCHUERMANN, WEIDENMANN) haben darauf aufmerksam gemacht, daß durch nervöse Erregung die Tätigkeit der Hoden beim Mann geschädigt werden kann und die schweren, anatomisch faßbaren Veränderungen der Keimdrüsen hingerichteter Verbrecher auf die Angst und Aufregung während der Gerichtsverhandlungen und nach der Urteilsverkündung angesichts des Todes zurückzuführen sind. SCHUERMANN hörte eine gleichsinnige Erklärung 1926/27 von dem Freiburger Anatomen FISCHER bei der Erhebung des histologischen Befundes der Hoden eines Hingerichteten. Diese Hoden zeigten schwere pathologische Veränderungen, vor allem ein fast völliges Sistieren der Spermiogenese. *Wichtig für die Bewertung derartiger organischer Befunde ist, daß man solche Keimdrüsenveränderungen nicht bei Männern findet, die durch einen Unfall ums Leben gekommen sind und bei denen somit die langdauernde psychische Alteration vor dem Tode fehlte.*

BELONOSCHKIN war zunächst der Überzeugung, daß psychische Erlebnisse keineswegs auf die Vorgänge im Hoden irgendwelchen Einfluß ausüben. Doch hat dieser Autor seine Ansicht inzwischen geändert, wie folgt. Psychische Faktoren wirken sich zusammen mit körperlichen Einwirkungen wahrscheinlich allgemein und unmittelbar über den ganzen Körper aus. Dafür sprechen auch die Beobachtungen am menschlichen Ejaculat. Man kann gelegentlich bei Männern mit vorher nachgewiesenem normalen Ejaculat Veränderungen im Sinne von Oligospermie und Zunahme von pathologischen Spermienformen als Folge von starken seelischen Einwirkungen, verbunden mit körperlichen Strapazen und Entbehrungen beobachten. Es kann gelegentlich sogar zu reversibler Azoospermie kommen. Und doch lassen sich oft bei solchen Männern lebende Spermien im Hoden nachweisen. Die Fertilität solcher Männer ist vorübergehend herabgesetzt oder ganz aufgehoben.

Auch STIEVE betonte, daß die genannten Rückbildungserscheinungen grundsätzlich nach kürzerer oder längerer Zeit reversibel seien. SCHUERMANN fragt sich, inwieweit diese Auffassung mit den Befunden von BUSTAMANTE, SPATZ und WEISSCHEDEL vereinbar sei, die durch Ausschaltung der zentralnervösen Regulation des Geschlechtszentrums im Gehirn Schwund des Keimepithels erzielten. Unseres Erachtens dürften jedoch im allgemeinen die psychogen unter dem Einfluß von Sondersitutationen in Gang gebrachten Ausfälle der Sexualdrüsen und Dysfunktionen der inneren Sekretion reparabel sein, wenn der betreffende Mensch danach lange genug wieder unter Normalverhältnissen leben kann, und in seine seelische Ruhelage zurückkehrt. Wahrscheinlich handelt es sich doch — wenigstens zunächst — nur um zentrale Impulsänderungen, nicht um organische Zerstörungen im cerebralen Sexualzentrum, z. B. im Tuber cinereum des Hypothalamus. Ob die Funktionsänderung durch Beeinflussung der Ausschüttung des Hypophysenvorderlappen-Hormons auf dem Wege über das regulierende oder verbindende Hirnzentrum (SPATZ, WEISSCHEDEL, BUSTAMANTE) oder infolge unmittelbarer zentralnervöser Beeinflussung der Keimdrüsen (STIEVE, BUSTAMANTE) erfolgen, dürfte für Effekt und Prognose gleichwertig sein. Bezüglich der Reversibilität stimmen wir im übrigen insofern mit SCHUERMANN überein, daß bei schweren Störungen kein Anlaß zu optimistischer Beurteilung vorliegt. Wenigstens muß man sich auf eine lange Behandlungszeit einstellen.

Daß die Keimdrüsenfunktion bei der Frau von seelischen Einflüssen abhängig sein kann, haben bereits zahlreiche Autoren zugestanden. So kennt man, um nur einige Beispiele zu nennen, die anovulatorische Schreckblutung (STIEVE), die psychogene weibliche Sterilität (KEHRER, ANSELMINO, SELLHEIM, MAYER, TSCHERNE und STAUDER) und die sistierende Menstruation oder Milchsekretion unter psychischem Einfluß und als Ausdruck eines seelischen Trauma. Aber auch eine Förderung der Sexualdrüsentätigkeit wird für möglich erachtet, wie etwa bei der durch leidenschaftliche geschlechtliche Hingabe möglichen Reifungsbeschleunigung der Follikel (STIEVE). Anscheinend hatte man sich bezüglich weiblicher Sexualvorgänge schneller an den Gedanken einer psychischen Einflußnahme gewöhnt bzw. leichter Anhaltspunkte und Beweise gefunden. Jedenfalls macht SCHUERMANN darauf aufmerksam, daß ein grobes Mißverhältnis zwischen den entsprechenden, sehr ausgedehnten Erfahrungen der Gynäkologen bei Frauen und dem Fehlen analoger Beobachtungen bei Männern besteht.

Diese Lücke wird durch die Ergebnisse von STIEVE ausgefüllt, die vor allen Dingen deshalb so wertvoll sind, weil sie das *anatomische Substrat beibringen*, das für die medizinische Wissenschaft immer besondere Beweiskraft besitzt. Als Fazit wird deutlich, daß existentielle Angst beim männlichen Geschlecht die Keimdrüsentätigkeit zum Erliegen bringen kann. Die Schädigung betrifft zunächst die germinative, danach auch die hormonelle Funktion. Es ist anzunehmen, daß außer derartig eingreifenden Angstzuständen andere emotionelle Regungen und psychische Affekte ebenfalls auch die generativen Abläufe negativ oder positiv zu beeinflussen vermögen, ohne daß sie deshalb gleich so exzessive Auswirkungen haben müssen.

STIEVE gelangte in seinen zahlreichen Arbeiten zu dem Ergebnis, daß die Keimdrüsen jedes Lebewesens unter besonderen Bedingungen nervösen Einflüssen ausgesetzt sein können, die sie auf dem Wege über den Gesamtkörper schädigen. Dann gehen die reifenden Keimzellen zugrunde, und es bleiben nur noch die ruhenden Ersatzbestände erhalten. Erst wenn die Schädigung sehr lange anhält, können auch die Ersatzbestände verlorengehen und die Individuen für dauernd unfruchtbar werden. *Eine Art pflanzt sich nur dann fort, wenn die äußeren Bedingungen für die Aufzucht des Nachwuchses günstig sind.* In der Mehrzahl der Fälle bleiben die Spermatogonien der Hoden, sowie die Primärfollikel in den Eierstöcken unverändert und entwickeln sich in der normalen Weise, sobald die Schädigung überwunden ist und der Gesamtkörper sich an die neuen Verhältnisse angepaßt hat. Die Gefahr liegt lediglich darin, daß bei länger dauernden Noxen — eben auch psychischer Art — schließlich alle Keimzellen zerstört werden können und dann Infertilität eintritt. Diese Gefahr ist für weibliche Individuen größer als für männliche. Psychische Einflüsse spielen im menschlichen Dasein eine zweifellos größere Rolle als im Leben der Tiere. Zwischen den einzelnen Menschen findet man jedoch sehr weitgehende Unterschiede. Überhaupt bestehen gerade hinsichtlich der psychischen Erregbarkeit gewaltige Verschiedenheiten. Der eine ist ängstlich, labil; bei ihm wirken sich aufregende oder irgendwelche sonstige Einwirkungen ganz anders aus als bei anderen sehr sicheren, ruhigen oder auch abgestumpften Menschen.

NOWAKOWSKI gesteht den Einfluß nervöser und psychischer Impulse auf die Keimdrüsen und die Spermiogenese gleichfalls zu, glaubt jedoch, daß eine durch psychische Traumen bedingte Oligo- und Azoospermie immer ein reversibles Geschehen ist. Bei Fortfall des exogenen Einflusses komme es (BELONOSCHKIN) in kürzester Zeit wieder zu einer Normalisierung des Spermatogramms. Diese Auffassung mag für die meisten Fälle Gültigkeit besitzen. *Man muß sich jedoch endlich einmal darüber klar werden, daß es ein grundlegender Irrtum ist anzunehmen, psychische Einflüsse mit Folgen für somatische Funktionen würden immer durch psychische Traumen verursacht. Natürlich ist ein Schockerlebnis in seiner Auswirkung evident und für den nachforschenden Arzt verhältnismäßig leicht erkennbar. Viel einschneidender aber und in ihrem Effekt, selbst für den Spezialisten bereits oft genug kaum eruierbar, sind psychische Dauerbelastungen und ständig wirksame ungünstige Einflüsse im Sinne unterschwelliger Dauertraumen, die infolge ihrer Gewohnheit und Selbstverständlichkeit dem Betroffenen selbst nicht einmal mehr auffallen.*

Ein Vergleich kann das Gesagte am ehesten erklären. Man hat in der Zwillingsforschung beispielsweise junge Schweine desselben Wurfes (eineiige Zwillinge) konstant verschieden ernährt. Ein Schwein bekam gute Normalkost. Es wuchs sich zu einem großen, kräftigen Eber aus. Das andere erhielt knappe Mangelernährung. Stellte man es später erwachsen neben den normal ernährten Zwillingsbruder, so würde kein uneingeweihter Beschauer, vor allem aber kein

Laie erahnen, daß er ein eineiiges Zwillingspaar vor sich hat. Was damit gesagt sein soll, ist das Folgende. Würde das falsch bzw. unterernährte Mangelschwein denken und sprechen können, so vermöchte es wahrscheinlich dem Befrager kaum die Erklärung für sein Anderssein zu geben, weil es ganz einfach seine Ernährung mangels der Kenntnis anderer Nahrungsmöglichkeiten als normal ansehen müßte und wahrscheinlich nicht einmal nach Kennenlernen anderer Kost, Ursache und Wirkung ohne weiteres in Zusammenhang bringen könnte.

So hat man sich letztlich psychische Dauereinflüsse in ihrer Wirkung vorzustellen. Im übrigen ist diese Tatsache in anderer Hinsicht bereits lange als gültig für den Menschen anerkannt worden. Denken wir nur an die gewaltigen Unterschiede, die Propaganda- und Erziehungsmethoden zwischen verschiedenen Völkern oder politischen bzw. kulturpolitischen Räumen hervorzubringen vermochten und vermögen. Von einer Generation zur anderen trägt ein Land oder Volk plötzlich ein neues Gesicht. Zuweilen genügen viel kürzere Zeiträume, um eine Reihe von Jahrgängen im gerade prägsamen Alter zu formen und eine gewaltige Kluft zwischen ihnen und den älteren einerseits, sowie den jüngeren Jahrgängen andererseits, zu legen. Es liegt in der Natur der Sache, daß die Betroffenen höchstens das Faktum bemerken, sich über das Geschehen als solches und somit die Ursachen jedoch nicht klar werden.

2. Störungen der Beischlafsfähigkeit (Impotentia coeundi)

a) Symptomatologie

Bekanntlich muß man die Beischlafsfähigkeit (Potentia coeundi) von der Fortpflanzungsfähigkeit (Potentia generandi) trennen. Die vorhandene Kopulationsfähigkeit sagt noch nichts über die Fertilität aus. Allerdings ist sie normalerweise die Voraussetzung für die Befruchtung. Im Hinblick auf die Bedeutung und die Auswirkungen für den Mann selbst erscheint die Potentia coeundi im allgemeinen wesentlicher, obgleich man annehmen müßte, daß das Wissen um die Unmöglichkeit der Fortpflanzung den Betroffenen eigentlich weit mehr im Zentrum seiner Persönlichkeit, seines Selbstbewußtseins und Mannesgefühls treffen müßte, als die einfache Coitusbehinderung. Denn abgesehen von irreparablen Genitalbeschädigungen z. B. nach Verwundungen, bleibt dabei doch immer noch die Hoffnung und Möglichkeit, daß eines Tages die Kopulationspotenz wieder normalisiert werden kann oder könnte, und eine Zeugung dann ohne weiteres möglich ist. Demgegenüber müßte sich der fortpflanzungsunfähige Mann weit mehr als „taube Nuß" und Versager vorkommen. Es entspricht aber wohl dem männlichen Empfinden, mehr Wert auf die Vollzugsmöglichkeiten der männlichen Sexualhandlung und die Befriedigung der Frau zu legen, als an die ferner liegende Nachkommenschaft zu denken. Der Wunsch nach Kindern liegt im allgemeinen ja den Frauen mehr am Herzen als ihren männlichen Partnern, die die Bestätigung ihrer sexuellen Männlichkeit zunächst nur in der Potentia coeundi gegenüber ihren Partnerinnen sehen. Ein äußeres Zeichen dieser Vorzugsbewertung stellt bereits die Tatsache dar, daß der Begriff „geschlechtliche Potenz" ohne nähere Erläuterung, ob Potentia coeundi oder generandi gemeint ist, im Volksmund ausschließlich die Beischlafsfähigkeit kennzeichnet. Wenn man davon spricht, daß jemand in seiner Potenz gestört sei, ist gemeint, daß er im Vollzug des Geschlechtsaktes behindert ist. Andererseits bewirkt die Feststellung einer „großen Potenz" im allgemeinen beim Mann ein befriedigendes Gefühl, das geeignet ist, ihn in seinem Selbstbewußtsein zu stärken. Aber auch die Sexualpartnerin und die Angehörigen des weiblichen Geschlechts im allgemeinen registrieren ein derartiges Faktum als positives männliches Attribut, selbst wenn sie persönlich auf den Sexualverkehr gar keinen besonderen Wert legen.

Bei Störungen der Potentia coeundi handelt es sich also um die Beeinträchtigung der Ausübung des Sexualverkehrs.

Als direkte Voraussetzungen der Beischlafsfähigkeit sind zu nennen: 1. Die Libido. 2. Die Erektion. 3. Die Ejaculation. 4. Der Orgasmus.

Die Störungen leiten sich entsprechend ab. Man kennt 1. eine Impotentia concupiscentiae, 2. eine Impotentia erectionis, 3. eine Impotentia ejaculationis und 4. eine Impotentia satisfactionis bzw. emotionis.

Alle diese Störungen können einzeln oder insgesamt als „obligatorische Impotenz" in jedem Falle und als „fakultative Impotenz" zuweilen beobachtet werden. Anstatt von einer „obligatorischen" kann man auch von einer „absoluten Impotenz" sprechen. Der Begriff „relative Impotenz" kennzeichnet dagegen wieder einen neuen Inhalt. Die Potenz und Impotenz kann gebunden sein an bestimmte Partner. Die Symptome können von vornherein als „primäre Impotenz" bestehen und das Versagen vom Augenblick des 1. Versuches an kennzeichnen. Unter „sekundärer Impotenz" hat man dagegen eine erst im späteren Verlauf des Sexuallebens zur Entwicklung gekommene Störung zu verstehen (MATUSSEK). Diese Termini stellen allerdings alle nur ein Ordnungsschema dar und tragen eine Vielfalt von Kombinationsmöglichkeiten in sich. Ferner ist die Tatsache zu berücksichtigen, daß die Erscheinungen variieren, so daß zuerst leichte, später schwerere Störungen vorliegen können und umgekehrt.

b) Die Störungen der Libido

Der Begriff der Libido hat eine vielfache Bedeutung. „Libido ist ein Terminus aus der Trieblehre, zur Bezeichnung des dynamischen Ausdrucks der Sexualität schon von MOLL in diesem Sinne gebraucht" (FREUD). Libido im engeren Sinne ist der einfache dynamische Trieb zu irgendeiner Entspannung des Sexualtriebes. In der Psychoanalyse versteht man darunter den aus dem Sexualtrieb und der Geschlechtslust entstehenden seelischen Antrieb (FREUD), eine „Energie" der Sexual- und Liebestriebe. JUNG faßte den Sinn noch weiter als gleichbedeutend mit psychischer Energie und allgemeiner psychischer Triebkraft (BERKA, BILTERAUER, MITTENECKER, NEPERSENY, TOMAN). Die Bedeutungen wachsen weit über den eigentlichen triebgebundenen Libidobegriff hinaus, entwickeln sich jedoch aus ihm und bauen sich auf ihm auf. Sie kennzeichnen damit zugleich das Ausmaß, das Störungen der Libido für die Gesamtpersönlichkeit und von dieser wieder rückwirkend auf den Sexualsektor sowie abermals umgekehrt zur Folge haben können.

Befassen wir uns zunächst mit der Libido als Drang zur Sexualentspannung, zum anderen Geschlecht und zur Beziehungsaufnahme mit diesem. Dabei ist zu bemerken, daß die Beziehungsaufnahme nicht von vornherein den Drang zum Sexualverkehr in sich tragen muß, sondern nur die bloße Bereitschaft zur Annäherung an das gegensätzliche Geschlecht auf Grund der Polarität bzw. zunächst sogar nur zur Annäherung zum Du, d. h. an einen anderen Menschen.

Aus der Jugendpsychologie ist uns die häufige Tatsache bekannt, daß junge Menschen während der Reifejahre plötzlich für einen Freund oder eine Freundin zu schwärmen beginnen, sich fest an den anderen anschließen und ihre Erlebnisse und Empfindungen weitgehend mit dem Betreffenden teilen, ohne daß irgendwelche grobsinnlichen Strebungen oder Wünsche nach einer körperlichen Vereinigung hier ein Rolle spielen. Es kann sich bei derartigen Freundschaften um einen Partner des gleichen oder des anderen Geschlechtes handeln. Die Beobachtung, daß es im weiteren Verlauf derartiger Beziehungen zuweilen dazu kommt, daß zwischen 2 Halbwüchsigen gleichen Geschlechts auch Zärtlichkeiten ausgetauscht werden, hat man vielfach dazu benutzt, von einer Unausgewogenheit in der Sexualtendenz und bei gleichgeschlechtlichen Freundschaften von einer homosexuellen Phase der Reifezeit zu sprechen. Diese Auffassung beruht auf der Deutung, daß letztlich alle psychischen Persönlichkeitsveränderungen der Pubertät eine Folge der erwachenden Sexualität und sexueller Strebungen seien. So neigt man also auch dazu, die Pubertätsfreundschaften von vornherein unter einem sexuellen Aspekt zu sehen. Das dürfte jedoch nur zu einem Teil richtig sein und wahrscheinlich erst für etwas spätere Stadien gelten. Zunächst kann man diese Verhaltensweisen als einen, wohl aus der körperlichen und psychischen Entwicklung resultierenden, aber doch von Sexualbedürfnissen noch freien *Ausdruck der Libido* als Wunsch der seelischen Zuwendung zu einem anderen Menschen ansehen.

Im frühen Reifealter pflegen Sexualempfinden und Sexualtrieb von den höheren Strebungen des Eros (Sexus und Eros im Sinne von KLAGES) noch getrennt zu sein, so daß die Zuwendung zum Freundschaftsobjekt zunächst im höheren erotischen Sinne erfolgt. Die Sexualität bleibt zunächst auf ihren Träger beschränkt, und die Libido sexualis findet beispielsweise in der Masturbation als Ipsation, Autoerotisation ihre Entspannung. Der nächsten Entwicklungsstufe gehört erst die sexuelle Objektsuche an. Hier setzt das Streben ein, für die drängende Sexualität einen Partner zu finden. Von diesem Zeitpunkt ab kann man von einer auf den Geschlechtsverkehr ausgerichteten Libido sprechen. Die Wünsche zur aktiven Beziehungsaufnahme mit dem weiblichen Geschlecht bleiben zunächst vorwiegend auf das Erzielen der körperlichen Vereinigung ausgerichtet. Meist bleibt es zunächst bei einer Trennung der sexuell-erotischen Komponente. Es wird z. B. einerseits nach reiner Befriedigung des Sexualtriebes gesucht, andererseits aber ein Mädchen geliebt und angeschwärmt, ohne daß zunächst mit dem Liebesobjekt in Gedanken oder tatsächlich eine körperliche Vereinigung versucht wird. Eine sexuelle Attacke auf dieses Mädchen würde in dem Stadium vielleicht sogar als Entweihung empfunden werden. SPRANGER erwähnt letzteren Befund als typisch für die Psychologie dieses Jugendabschnittes. Nach Ansicht zahlreicher anderer Autoren hat die Beobachtung aber vielleicht nur oder wenigstens bevorzugt Gültigkeit für die männliche Jugend *höherer Schulen*. — Erst die fortschreitende psychische Reifung bewirkt ein Verschmelzen von Eros und Sexus. Im Idealfall wird diese Einheit zur Conditio sine qua non, zur Bedingung, ohne die eine Ausübung des Geschlechtsverkehrs gar nicht mehr möglich ist.

Man darf allerdings annehmen, daß dieses Extrem nur in seltenen Fällen zur Ausbildung gelangt. Wenn der Mann auch einer Hochentwicklung der Erotik fähig ist oder bezogen auf eine bestimmte Partnerin partiell dieses Ziel erreichen kann, bleibt die rein sinnliche Ansprechbarkeit beim Manne im allgemeinen doch erhalten. Junge Männer werden viel häufiger spontan erregt als Frauen. Zum Beispiel sind Frauen durch Gespräche sexuellen Inhalts viel weniger oft stimulierbar als Männer. Frauen können vielfach bis zu Monaten ohne Sexualerregung zubringen. Männer brauchen durchschnittlich öfter eine Abreaktion ihrer Libido sexualis („Orgasmusabfuhr") als Frauen.

Das führt in mancher Hinsicht zu Verstimmungen in Mann-Frau-Beziehungen. Die Durchschnittsfrau heiratet, um ein Heim zu haben mit einer seelischen Dauerbeziehung zu ihrem Mann und ihren Kindern. Die meisten Männer lieben das auch, würden jedoch eine Ehe kaum schließen, in der sie nicht Aussicht auf regelmäßigen Coitus und somit sexuelle Befriedigung haben. Ein Mann löst eine Ehe leichter aus sexuellen Gründen als eine Frau (KINSEY et al., HOCHHEIMER)[1].

---

[1] Es soll damit nicht zum Ausdruck gebracht werden, daß das weibliche Geschlecht sexuell „kälter" ist als das männliche.

Die Valenz zur reinen Sinnlichkeit bzw. die „Freistellung" (BÜRGER-PRINZ) der männlichen Sexualität bleibt also beim Manne wirksamer erhalten. Als Beispiel diene die Außen- und Binnenmoral (BERNSDORF) innerhalb der sozial geschichteten Gruppe. Gegenüber Angehörigen des gleichen Standes gilt eine andere Moral als gegenüber Angehörigen eines anderen (niedrigeren) Standes. So trifft man in der Praxis besonders immer wieder auf Männer sozial hochstehender Kreise und hochgradiger Differenzierung, für die Frauen und Mädchen der gleichen Schicht ausschließlich zum harmlosen Flirt in Betracht kommen. — Die Aufnahme sexueller Beziehungen mit ihnen wäre an die Bedingung der Heirat mit Entwicklung hochstehender erotischer Gefühle gekoppelt. Demgegenüber kommen Angehörige niedrigerer Schichten durchaus als bloße Sexualobjekte zur einfachen Befriedigung sinnlicher Regungen in Betracht. Doch ist mit ihnen gerade deswegen und infolge ihres niedrigen Bildungsgrades jede weitergehende seelische Bindung von vornherein ausgeschlossen. Somit bleiben bei derartiger psychischer Determinierung ausschließlich Mädchen niedrigerer Sozialschichten dem vorehelichen Geschlechtsverkehr vorbehalten. — Dann kann unter anderem auch auf Prostituierte zurückgegriffen werden, zumal dann, wenn das Auftreten von Komplikationen infolge der späteren Lösung der sexuellen Verhältnisse vermieden werden soll.

Übersicht über die Libidostörungen

1. *Der Trieb zu jeglicher sexueller Betätigung kann fehlen.* — Damit kann eine Erektionsunfähigkeit verbunden sein. Es wird niemals sexuelle Erregung verspürt. Gliedsteifungen rufen keine sexuellen Wünsche hervor. Sexualphantasien sind nicht vorhanden. — Nach MATUSSEK wäre sogar eine totale Erektionsunfähigkeit vorhanden, die auch nachts nicht durchbrochen wird. Sexualträume und Ejaculationen dürften ebenfalls nicht vorkommen, obgleich morgendliche Gliedsteifungen infolge gefüllter Blase als möglich benannt werden. Es handelt sich demnach um vollständig asexuelle Männer. Trotzdem erscheint es dem Verfasser möglich, daß Pollutionen auch in derartig extremen Fällen, wenn auch ohne begleitende Träume vorkommen.

2. Es fehlt im *Bewußtsein* der Wunsch zur sexuellen Betätigung. Zugleich fehlen bewußte Phantasien geschlechtlichen Inhalts. Jedoch kommt es zu Pollutionen und nächtlichen Sexualträumen (MATUSSEK).

3. Es findet sich im *Bewußtsein kein Drang zu einem Sexualpartner* trotz Begierde zu sexueller Betätigung mit Erektionen, Phantasien und Träumen, die zur Masturbation führen können (MATUSSEK).

4. Es findet sich kein Trieb zum Verkehr mit weiblichen Sexualpartnerinnen, da *homosexuelle* oder andere abartige *Strebungen* überwiegen.

Trotzdem kann es im Sinne einer bewußten Korrektur zur Ausübung des Geschlechtsverkehrs in derartigen Fällen kommen, indem der Betroffene sich bewußt zwingt, Sexualverkehr auszuüben, um dem normgerechten Verhalten zu entsprechen. So findet sich in der Literatur die Mitteilung über einen Mann, der trotz fehlenden Dranges zum Sexualpartner verheiratet war und sogar Kinder gezeugt hatte. Er verstand den Mangel an Libido gegenüber seiner Ehefrau bewußt dadurch zu verbergen, daß er die morgendlich bei gefüllter Blase auftretende Erektion zum Coitus „ausnutzte".

c) Störungen der Erektionsfähigkeit

1. Die Libido ist vorhanden. Der Wunsch zu einer Beziehungsaufnahme mit dem weiblichen Geschlecht ist gegeben. Der Versuch, durch Masturbation oder stimulierende Maßnahmen seitens der Partnerin zur Erektion zu gelangen und den Geschlechtsverkehr vollziehen zu können, wird immer wieder unternommen. Sexualphantasien und Träume sexuellen Inhalts, unter Umständen auch Pollutionen kommen vor. Trotzdem entwickelt sich *keine oder jedenfalls praktisch keine Gliedsteifung*.

2. Die Libido ist vorhanden. Unter Sexualphantasien treten Erektionen auf. Masturbation ist möglich, solange der Mann allein ist. Pollutionen und Pollutions-

träume werden beobachtet. Persönlicher Kontakt mit Partnerinnen wird aufgenommen. Der Versuch, Verkehr auszuüben, mißlingt jedoch regelmäßig, *da bei intimem Zusammensein Gliedsteifungen ausbleiben.* Bemühungen seitens der Frau, eine Steifung zu provozieren, fallen negativ aus.

3. Die sonst normale Erektion ist bei Anwesenheit der Partnerin *beeinträchtigt*. Zuweilen gelingt ein Verkehr, der häufig infolge unbefriedigender Steifung nicht normal verläuft.

4. Bei Zusammensein mit der Partnerin oder häufiger erst kurz oder direkt vor dem Coitus bzw. der bevorstehenden Immissio wird die Erektion schwächer. Zuweilen läßt sie vollständig nach und ist nicht wieder zu provozieren. Bei anderen Gelegenheiten normalisiert sie sich im Verlaufe der Zeit nach eigener Stimulation oder durch Reizung durch die Partnerin wieder, so daß es doch noch zum normalen Coitusablauf kommt.

d) Störungen der Ejaculation

α) Der Geschlechtsverkehr und die Erektion werden durch vorzeitigen Samenerguß (Ejaculatio praecox[1]) unterbrochen

1. unmittelbar vor der Immissio (ante portas),
2. bei Berührung des Introitus oder der Labien
3. unmittelbar nach der Immissio.
4. Zur Ejaculatio praecox müssen wahrscheinlich auch die Fälle gerechnet werden, in denen es nach ganz kurzer Friktion in der Vagina (z. B. nach $1/2$ min bereits) zum Samenerguß kommt, ohne daß dieser Zeitpunkt hinausgezögert werden *kann.* Es fragt sich, wieweit man erwarten darf, daß eine bewußte Variation der Coitusdauer bis zum Samenerguß möglich ist, um beispielsweise den Verkehr so lange durchzustehen, bis der von Fall zu Fall verschiedene und auch bei der gleichen Partnerin Schwankungen unterworfene Zeitpunkt des Orgasmuseintritts bei der Frau erreicht ist. Diese Variationsfähigkeit des Mannes schwankt ebenfalls individuell. Auch bei dem gleichen Individuum ist von Mal zu Mal ein Wechsel zu verzeichnen. Als gestört und als Ejaculatio praecox im weiteren Sinne, sofern dieses Verhalten zur Regel wird, gilt, wenn der Verkehr an sich verhältnismäßig lange durchgehalten werden kann, dann jedoch unter besonderen Begleitempfindungen wie Nervosität, Unruhe, Angst, außerdem wenn der Verkehr zu bestimmten Zeitpunkten, wie bei Bemerken des Herannahens der weiblichen Acme durch eine nun plötzlich nicht mehr zurückhaltbare Samenausstoßung ein vorzeitiges Ende findet.

β) Zu den abnormen Verläufen gehören auch

1. die Ejaculatio praecox bei nicht voll erigiertem Gliede, möglicherweise auch ohne genitale Berührung.
2. die Tagespollution ohne Erektion, sowie u. U. auch ohne ersichtlichen Grund.

---

[1] E. HOFFMANN (Die Behandlung der Haut- und Geschlechtskrankheiten mit kurzer Diagnostik, Berlin: A. Marcus & E. Webers Verlag 1930) empfahl bei Ejaculatio praecox die Erbschen Pillen (Extr. nuc. vomic. spir. 1,0, Ferr. lactic., Extr. Chin. aquos. āā 4,0, Extr. Gentian. q. s. ut fiant pilul. Nr. 100, 3mal täglich 1—2 Pillen), später Yohimbintabletten (3mal täglich 1 zu 0,005) oder Juvenin (As, Strychnin und Yohimbin enthaltend in Tabletten (3mal täglich eine) oder Injektion (alle 2 Tage).
Diese Medikation soll sich in der Praxis verschiedentlich gut bewährt haben.
Lokale Einstreichung der Glans penis und besonders des Ligamentum-Bereiches mit anaesthesierenden Salben hat sich uns als besonders geeignet zur Überbrückung der Reizsymptome erwiesen. Früher wurde Anaesthesinsalbe (5—10%ig) gern verabreicht. In Anbetracht der häufigen Paragruppen-Überempfindlichkeiten rezeptiert man nunmehr besser Pruralgansalbe (Die aktive Substanz ist 1- (β-Dimethylaminoaethoxy)-3-butylisochinolinumhydrochloricum oder dgl.

γ) Als Gegenstück zum vorzeitigen Samenerguß kennt man

1. die Ejaculatio retardata, d. h. die Verzögerung der Möglichkeit, zum Samenerguß zu gelangen, obgleich der Mann willentlich auf die Beendigung des Coitus hinzielt;

2. die Unfähigkeit zur Ejaculation überhaupt. Hier bleibt trotz intensivsten Verkehrs und normaler Erektion der Samenerguß beim Orgasmus aus (Aspermatismus).

e) Störungen des Orgasmus

Bei normal vorhandener Libido, Erektion und Durchführungsmöglichkeit des Coitus bleibt der Orgasmus aus. Der Coitus endet also nicht mit einer Lustlösung. KEMPER spricht von einer *orgastischen Impotenz*. Trotzdem vermag die Ejaculation funktionsgerecht zu verlaufen.

α) Es besteht die Möglichkeit, daß sich der Samen entleert, ohne daß ein angenehmes, unangenehmes oder überhaupt ein Gefühl bemerkt wird.

β) Das lustbetonte Orgasmusgefühl ist abgeschwächt, jedoch noch angedeutet vorhanden.

γ) Statt mit der positiv empfundenen Lust endet der Geschlechtsverkehr mit einem den Samenerguß begleitenden Schmerz oder Mißgefühl.

f) Störungen im emotionellen Erleben

Die Beeinträchtigung oder der Verlust der Orgasmusfähigkeit gehört in gewisser Hinsicht in den Rahmen der emotionalen Erlebnisvorgänge. Trotzdem ist die im vorhergehenden Absatz separat erfolgte Abhandlung begründet. Beim Orgasmus handelt es sich mehr um eine Gefühlsempfindung mit Auftreten in einem bestimmten Augenblick der sexuellen Vorgänge, deren Störung sich auf einen isolierten, relativ begrenzten Bereich während des Kopulationsaktes beschränkt.

Dagegen bezieht sich das emotionale Erleben umfassender auf die gefühlsmäßigen Vorgänge vor, während und nach dem Geschlechtsverkehr. Diese Störungen betreffen beispielsweise Gefühlsgestimmtheiten und Gefühlserregungen (LERSCH), also Gefühle im engeren psychologischen Sinne.

Für sie erscheint der von MATUSSEK vorgeschlagene Begriff der *Impotentia satisfactionis* berechtigt.

1. Bei normalem Ablauf aller zur Coitusausübung notwendigen Vorbedingungen seitens der Genitalfunktionen erlebt der Mann jedoch den Geschlechtsverkehr nicht als lustvoll, sondern ist vielfach froh, wenn die Ejaculation den Akt beendet (WEISS und ENGLISCH, MATUSSEK). Das orgastische Erleben kann ungestört ablaufen, stellt jedoch keinen besonderen Anreiz dar. Häufig fehlt es auch, oder es ist beeinträchtigt.

2. Nach dem mit Lust durchgeführten Verkehr, im Anschluß an die Samenausstoßung und den Orgasmus setzt eine Verstimmung ein, die zu einer Beeinflussung des Verhaltens gegenüber der Partnerin führt. Eine gewisse Ermattung und Minderung der Zuwendung zur Sexualpartnerin post coitum mag im Bereich des normalen männlichen Verhaltens liegen, wenn auch die Beobachtung der *Tristitia post coitum* keineswegs Allgemeingültigkeit besitzt.

VI. Organische bzw. funktionelle Symptome und Diskussion ihrer Bedeutung

1. Allgemeines

Wenn unter einem Krankengut von 1200 Männern mit Sexualbeschwerden von LEVIE nur 9 Fälle ($>1\%$) als organisch bedingt (Mißbildungen, Elephantiasis, Diabetes mellitus, Induratio penis plastica, Phimose, Tabes dorsalis,

Querschnittslähmung) bezeichnet werden, so wird man diesen Befund nicht als allgemeine Grundlage benutzen können. Sicher ist im überwiegenden Maße die Ursache für Potenzbehinderungen (Potentia coeundi) im psychischen Bereich zu suchen. Organische Befunde werden sich jedoch bestimmt in mehr als 1% finden lassen. Die neueren Untersuchungsmethoden hinsichtlich Hormonanalysen, Ejaculatfructosebestimmung, Histologie des Hodengewebes u. a. werden außerdem einen bisher nicht erfaßten, zusätzlichen Prozentsatz organischer Befunde ermitteln. Nun bedeutet die Auffindung irgendwelcher organischer Besonderheiten allerdings keineswegs, daß die von den Patienten geklagten Beschwerden deshalb ihre ausschließlich organische Ursache gefunden hätten. Vielmehr ergibt sich daraufhin erst die Notwendigkeit, die Bedeutung der Befunde für das Leiden, die Frage von Ursache, Wirkung und primärer oder sekundärer Wechselwirkung zu erwägen. Es läßt sich allerdings auch bei Zubilligung eines höheren organischen Anteils feststellen, daß die Ursache für Potenzbehinderungen im überwiegenden Maße im psychischen Bereich zu suchen ist. Zudem muß scharf getrennt werden zwischen den Folgen organischer Symptome für die Fertilität und die Beischlafsfähigkeit. Infertilität bedingt keineswegs Beiwohnungsunfähigkeit. Das läßt sich besonders eindrucksvoll am Beispiel eunuchoider oder kastrierter Männer zeigen (s. dort). Die Zahlenangaben über das Vorkommen von Sexualstörungen beim Mann schwanken. Im übrigen lassen sich die einzelnen Mitteilungen praktisch kaum miteinander vergleichen, da die Begriffe ganz verschieden von den Autoren gefaßt werden. Levie schätzt die Häufigkeit der Störungen auf 5%, Strauss nennt nach den Erfahrungen eines anderen Autors 40%. Simpson spricht von 50% aller Männer. Er rechnet jedoch alle die Fälle zu den Potenzstörungen, in denen es nicht zur Befriedigung der Frau kommt, also die Potentia satisfaciendi (Matussek) fehlt. Da es außer Zweifel steht, daß beim Sexualverkehr weiblicher Orgasmus sehr oft nicht erzielt wird, müßte die Häufigkeit männlicher Potenzstörungen sehr groß sein. Nach Kemper erstreckt sich die Prozentangabe über weibliche Frigidität, also die Zahl der Frauen, von denen niemals ein Orgasmus beobachtet wurde, auf eine Spanne von 15—90%. Kroger und Freed sprechen von 75% gemindert oder überhaupt noch nicht zum sexuellen Höhepunkt gelangten Frauen (Davidson, Feyerabend). Die eingehenden Fragen von Kinsey u. Mitarb. erbrachten, daß nach 20jähriger Ehe etwa 85% der befragten verheirateten amerikanischen Frauen im Sexualverkehr Orgasmus erlebt hatten. In den ersten Ehejahren lagen die Prozentsätze weit niedriger und stiegen mit dem Ehealter an. Etwa 28% der ledigen und 10% der verheirateten Frauen gelangten niemals in ihrem Leben zum Orgasmus (Kinsey).

Für die Auslösung der weiblichen Sexualbefriedigung ist aber keineswegs die männliche Potenz entscheidend. Auch die Potentia satisfaciendi beruht nur zu einem Teil auf den körperlichen männlichen Fähigkeiten beim Coitus. Vielmehr spielt für die orgastische Potenz der Frau die ganze Skala der Beziehungen und emotionellen Bindung zu ihrem Partner eine Rolle. Deshalb darf man aus den Angaben über die „Frigidität" der Frau keine Rückschlüsse auf die Potenz des Mannes ziehen.

Nach Matussek wird in den wenigsten Mitteilungen eine Trennung zwischen zeitweiligen und dauernden Störungen gemacht. Die Zahl der Fälle mit sekundärer seien weitaus größer als die mit primärer Impotenz. Auch finden die rein emotionalen Veränderungen sowie Symptome von abnehmender Libido nur selten Behandlung durch den Arzt. Die meisten Patienten lassen sich nur dann behandeln, wenn sie Störungen im funktionellen Ablauf und der Vollzugsfähigkeit des Sexualaktes störend bemerken. Dabei ist häufig, daß ein Nachlassen der Leistungskraft mit zunehmendem Alter, wie es in gewissem Maße physiologisch ist, ebenfalls als pathologisches Symptom vom Patienten empfunden wird. Auch machen sich junge, unerfahrene Männer zuweilen völlig falsche Vorstellungen von den Forderungen, die man normalerweise an die männliche Sexualkraft stellen kann, und suchen als organisch „krank" den Arzt auf. Diese Patientengruppen bedeuten eine weitere Fehlerquelle für die Berechnung. GIESE teilt mit, daß von 356 Personen, die sich an das Institut für Sexualforschung in Frankfurt wandten, der Anteil an Fertilitätsuntersuchungen, Entwicklungsstörungen, Homosexualität, Eheberatungs- und allgemeinen Beratungsfragen sowie sonstigen Anliegen zusammen 171 Personen umfaßte. Über die Hälfte vom Gesamtkrankengut kam wegen Potenzstörungen (185 = 53%). Hier handelte es sich um 21 Frauen und 163 Männer. Bei 66% der männlichen Potenzstörungen lag eine Dysfunktion der Erektion vor. Die Erektionsstörungen traten nur selten allein auf. Meist waren sie von Orgasmusstörungen und Ejaculatio praecox begleitet. Unter den Potenzbehinderungen beruhten die Beschwerden 41mal, also in 34% auf Ejaculatio praecox. Ob man aus diesen Verhältniszahlen Schlüsse ziehen kann, sei dahingestellt.

2. Körperliche Ursachen

Es wird sich erübrigen, auf die körperlichen Ursachen näher einzugehen, da sie in anderen Abschnitten dieses Handbuches ausführlich für sich abgehandelt werden. Störungen der Beiwohnungsfähigkeit und der erektiven Potenz durch grobe Mißbildungen, Verletzungs- oder Verwundungsfolgen mit Narbenzügen am Penis, Deviationen (ausgeprägte Induratio penis plastica), Hodenverluste, entzündliche und degenerative, den nervösen Reflexbogen schädigende Krankheiten (multiple Sklerose, spinale Veränderungen, Tabes) sind verständlich, aber nicht obligat.

Allgemeine konsumierende Krankheiten können die Potenz und noch eher die Libido vermindern. Lange bestehende, chronische Leiden mit Auswirkung auf das Gesamtbefinden können dauernde Beeinflussung des Sexualsektors mit sich bringen. Nach akuten, fieberhaften oder sonstigen Erkrankungen müßte sich die Kopulationsfähigkeit jedoch mit der Rekonvaleszenz wieder prompt einstellen. Neurologische Krankheiten, chronische Vergiftungen, auch Alkoholismus, hochgradiger Nicotinabusus, Morphinismus und andere Rauschgiftsucht vermindern vielfach Leistungsfähigkeit und Geschlechtsinteresse. Doch zeigen sich immer wieder die ambivalenten Möglichkeiten. In einem Falle sinkt, im anderen Falle steigt die geschlechtliche Aktivität und Fähigkeit. Körperliche Überanstrengung und intensive geistige Inanspruchnahme, auch excessives Sexualleben selbst haben naturgemäß körperliche, kompensierende Ermüdungssymptome zur Folge. Falsch ist es, sich über die hier ganz naturgemäß folgende Minderung der Potentia coeundi und ihre Begleitfaktoren zu wundern. Zu beachten wäre nur eine nicht wieder eintretende Normalisierung. Es gibt monosymptomatisch verlaufende Psychosen. Das einzige Symptom kann sich auch im Sexualbereich lokalisieren. Nach STRAUSS kann das einzige Zeichen einer cyclothymen Depression sich in einer Potenzeinschränkung offenbaren.

Läßt man einen der in Deutschland bekanntesten Autoren auf dem Gebiet der Fertilitätsforschung, JOËL, zu Wort kommen, so lassen sich *organische, funktionelle und psychische Ursachen der Impotentia coeundi* trennen. *Meist treten seiner Ansicht nach die ätiologischen Faktoren jedoch gleichzeitig in Erscheinung.*

An **organischen Ursachen** nennt JOËL:

1. *Mißbildungen* des äußeren Genitale wie Hypo- und Epispadie, Blasenspalte mit meist fehlendem Penis, Hermaphroditismus und Phimose.
2. *Krankhafte Veränderungen*, z. B. die Induratio penis plastica.

3. *Erkrankungen der akzessorischen Geschlechtsdrüsen:* Hyperämie und Entzündungen von Prostata und Urethra posterior, Colliculushypertrophie, Samenbläschenentzündungen.

4. *Traumatische Schäden*, die zu totalem oder partiellem Verlust des Gliedes führen. Verletzungen der Schwellkörper, Quetschungen und Zerreißungen des Musculus bulbo-cavernosus oder des Musculus ischio-cavernosus. (Großzahl der Kriegsverletzungen.)

5. *Neurologische Ursachen* als Begleitsymptome von Nervenleiden wie Tabes, multiple Sklerose, Syringomyelie. Ferner Verletzungen der Wirbelsäule mit Zerstörung des spinalen Erektionszentrums im Lendenmark, Beckenquetschungen mit Verletzung des Nervus pudendus oder des Nervus erigens.

In der Gruppe der **funktionellen Ursachen** stehen nach JOËL an erster Stelle die *endokrinen Dysfunktionen*.

1. *Störungen lokalisiert im Hoden*, wie Hypoplasie bis zur Aplasie des Samengewebes. Eunuchoidismus.

2. *Hypophysenstörungen*, z. B. im Verlaufe einer Simmondschen Kachexie, Akromegalie, Dystrohphia adiposo-genitalis, Froehlichsches Syndrom.

3. *Schilddrüsenstörungen*, vor allem bei Myxödem und Basedow.

4. *Diabetes mellitus.*

5. *Nebennierenaffektionen* wie Addisonsche Krankheit. Des weiteren kann eine Impotenz im Verlaufe von Herz-Affektionen wie z. B. Angina pectoris, bei Leber- und Nierenleiden, bei Blutkrankheiten auftreten.

Zu Störungen der Potenz führen außerdem eine Reihe von Giften (Blei und Arsen), Rauschmittel (Cocain, Opium, Morphium) und der chronische Genuß von Alkohol und Nicotin, nicht zuletzt die körperliche, *besonders aber die geistige fortgesetzte Inanspruchnahme.*

Eine bis zur Zeit wenig beachtete Ursache der Impotenz liegt in einer Kreislaufstörung, welche sich unter anderem in einem erhöhten oder erniedrigten Blutdruck äußert.

Das Auftreten normaler Erektionen und Pollutionen, die Fähigkeit zu masturbieren und ähnliche Beobachtungen kennzeichnen, daß ein sexuelles Versagen in der Kohabitationssituation nicht durch ein organisches Leiden in Gang gesetzt worden sein kann. Es ergeben sich erst dann Schwierigkeiten für die Differentialdiagnose, wenn körperliche Krankheiten und somatische Anomalien mit Sexualstörungen einhergehen und man nicht weiß, ob die körperlichen Befunde als die wesentlichen Ursachen angesehen werden müssen. Psychogene und körperliche Auswirkungen können sich kombinieren.

a) *Durch die Art der Grundkrankheit muß das Symptom somatisch befriedigend erklärt sein.* Wenn sich z. B. Lichen ruber planus oder Psoriasis-Herde (Abb. 9) auf der Glans penis befinden, stellen diese Hautaffektionen noch keinen hinreichenden Grund für eine Störung der Libido und der Erektion dar, wohl aber u. U. für eine Ejaculatio praecox (BORELLI). Eine Hirnaffektion traumatischer oder entzündlicher Art kann bei entsprechendem Ausmaß und entsprechender Lokalisation eine Herabsetzung der Libido und der Erektion erklären, nicht aber eine Impotentia satisfactionis (MATUSSEK).

b) *Die Störungen müssen unabhängig vom Partner und der Situation sein.* Eine relative Impotenz läßt sich meist nicht auf organische Ursachen zurückführen.

Im Hinblick auf die Frage, ob das Symptom durch das somatische Leiden hinreichend erklärt ist, daß man es als organisch verursacht bezeichnen kann, so ergeben sich mancherlei Schwierigkeiten. Vor allem gehen auch die Ansichten der Autoren in der Bewertung auseinander. Zuweilen existieren auch allgemeingültige Ansichten, die sich plötzlich als gar nicht so eindeutig erweisen.

So bezeichnet man das Vorhandensein eines Diabetes mellitus üblicherweise als genügende ätiologische Erklärung für das Auftreten eines Pruritus. Bei näherer Überlegung stellt sich jedoch heraus, daß Zuckerkrankheit keineswegs in regelmäßiger Weise mit Juckreiz konform geht. Zudem ist kein Befund bekannt, der als Grenzwert gelten könnte, nach dessen Überschreiten Pruritus obligatorisch wird. Diese Beobachtungen haben WEIZSÄCKER veranlaßt, sich die Frage zu stellen, warum es nun in einem Fall juckt und im anderen nicht. Das ist eine Überlegung, die zu erkennen gibt, daß andere z. B. psychische Faktoren ebenfalls ursächlich verantwortlich gemacht werden könnten. Es wird nicht möglich sein, die in diesen Rahmen gehörenden Streitfragen auch nur einigermaßen erschöpfend zu behandeln. Es seien jedoch einige Probleme herausgegriffen.

Kleinheit der Hoden oder Leistenhoden brauchen nicht zu Kohabitationsstörungen zu führen. Auch die organischen Folgen einer Epididymitis gonorrhoica oder einer Mumpsorchitis genügen nicht zur Begründung einer Impotentia coeundi. Denn auch im Falle eines Verschlusses der abführenden Samenwege und einer Verödung der samenerzeugenden Hodengewebe bleibt die innere Sekretion der Zwischenzellen weitgehend erhalten. Deshalb pflegen auch operativ sterilisierte Männer unverändert beiwohnungsfähig zu bleiben. Vor allem wird seitens der Urologen eine erhebliche Bedeutung der Krankheiten der Prostata, der Bläschendrüsen und vielfach des Colliculus seminalis beigemessen. HASLINGER beziffert den Anteil von Patienten, bei denen Leukocyten im Prostatasekret gefunden wurden, mit 60%. HASLINGER und zahlreiche andere Autoren weisen entzündlichen Prostataveränderungen im Sinne der chronischen Prostatitis einen wesentlichen Einfluß auf die Potenz zu. Hier muß man sich jedoch wirklich kritisch fragen, wie oft bei einem völlig Gesunden ein derartiger Leukocytenbefund zu erheben ist, und ob es sich wirklich immer um einen entzündlichen Prozeß handelt. Auch MATUSSEK äußert diesen Zweifel.

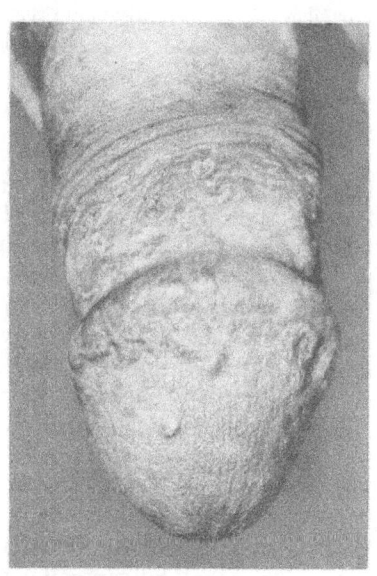

Abb. 9. Lichen ruber planus im Bereich der Glans penis

Die Erklärung, daß eine unterschwellige, chronische Entzündung der Prostata zwar keine auffälligen Schmerzen und Beschwerden verursache, jedoch einen Reizzustand mit sich bringe, der schließlich zur Schwächung der Sexualkraft führt, ist nicht unbedingt stichhaltig. Es läßt sich einzig anerkennen, daß durch einen derartigen Focus im Genitalbereich eine etwas größere Reizbarkeit, gegebenenfalls mit einer Ejaculatio praecox einhergehend, verursacht werden könnte. Die Wirkung wäre ähnlich der des Cantharidin mit vermehrtem Blutzustrom zu den Geschlechtsorganen, leichter ausgelösten Erektionen und zugleich einer größeren Ansprechbarkeit auf die regionalen Nerven zu erklären. Daraus leitet sich aber keine Impotenz ab. Es wäre im Gegenteil anzunehmen, daß auch der vorzeitige Samenerguß sich nur beim ersten Akt eines intimen Beisammenseins störend bemerkbar machen würde. Das dürfte aber letztlich nicht ins Gewicht fallen. Vielmehr müßten die genannten Reizerscheinungen andererseits wieder zur mehrmaligen Wiederholung des Coitus disponieren, bei der erfahrungsgemäß mit einer längeren Kohabitationsdauer und normalem Ablauf der Ejaculation zu rechnen ist. Letztlich dürfte die Störung kaum als wesentliche Beeinträchtigung ins Gewicht fallen. Im übrigen muß die Problematik der unterschwelligen chronischen Prostatitis, ebenso die der häufig unauffälligen, chronisch unspezifischen Urethritis, als weitgehend ungeklärt bezeichnet werden. Wie eingehende bakteriologische Untersuchungen einschließlich der Resistenzbestimmung gefundener Erreger (gemeinsam mit RÖCKL) und entsprechende Behandlung mit Antibiotica usw. erwiesen, läßt sich zumeist gar nicht entscheiden, ob ein pathologisches Geschehen vorliegt. Vielmehr sprechen die gesammelten Erfahrungen in den meisten Fällen dafür, daß die Prozentzahlen der gefundenen einzelnen Bakterienarten bei gesunden und kranken Männern (bzw. solchen, bei denen vermutet wird, daß z. B. eine unspezifische Urethritis vorliegt) kaum irgendwelche wirklich signifikanten Unterschiede zeigen. Das heißt also, daß sich, abgesehen von wenigen Ausnahmen mit wirklichen Reinkulturen, auch in der gesunden Urethra zahlreiche Bakterien derselben Art fanden, wie sie bei der unspezifischen Urethritis gezüchtet werden konnten. Es erscheint uns demnach unrichtig, bei der unspezifischen Urethritis, aus deren Sekret offensichtlich nur in seltenen Fällen Reinkulturen gewisser Bakterienarten gezüchtet werden können, stets vorwiegend an irgendwelche Erreger zu denken oder namentlich auch immer wieder irgendwelche hypothetischen Virusarten anzuschuldigen (Röckl).

3. Ernährung und Vitaminmangel

In der Bewertung von Ernährungsfolgen und Vitaminmangel lassen sich ebenfalls sehr diskrepante Anschauungen verfolgen. Es dürfte eindeutig sein, daß langdauernde Hungerzeiten und Unterernährungssituationen den gesamten Organismus schwächen und zugleich die Sexualfunktionen zum Erliegen bringen. Von den beiden Lebensgrundtrieben, dem Nahrungs- und dem Sexualtrieb, besitzt der erstere wahrhaft existentielle Bedeutung. Somit bringt eine Gefährdung des Lebens durch Nahrungsmangel von einem gewissen Stadium an den Fortpflanzungstrieb zum Erlöschen. Im Rahmen der Sparmaßnahmen werden Libido und Bewegungsdrang, die mit einer Steigerung der Vitalität in Erscheinung treten, eingeschränkt (Bahner). Es erscheint denkbar, daß langdauernde Hungerzeiten mit Einstellung der Körperfunktionen auf besondere Sparmechanismen auch länger anhaltende Schädigungen des Sexualsektors nach Ernährungsnormalisierung zur Folge haben können. Die Beobachtung der nach den Jahren 1945 in Deutschland und bei heimkehrenden Kriegsgefangenen aufgetretenen Symptome legt nahe, daß eingreifende Stoffwechselveränderungen vorkommen. Ein Beispiel bietet die lipophile Dystrophie. Zugleich aber ist die Psychologie der lipophilen Dystrophie voller Residuen des vorher im Zentrum des Bewußtseins stehenden und alle sonstigen psychischen Äußerungen überschattenden, höchst gesteigerten Nahrungsdranges (Bahner). Somit haben wir nach extremen, langdauernden Hungerzeiten sowohl mit körperlichen Umstellungen, Hormondysregulationen, aber auch mit psychischen Alterationen zu rechnen. Es wird sich kaum eine Prävalenz herausarbeiten lassen.

Die Schäden an der Potentia generandi und/bzw. oder an der Potentia coeundi bei Kriegsgefangenen und Heimkehrern, vor allem Spätheimkehrern, resultieren wahrscheinlich in einer besonderen Weise aus der Kombination von körperlichen Noxen und seelischen Einwirkungen. Es steht außer Zweifel, daß bei langdauerndem Frontdienst und jahrelanger Kriegsgefangenschaft unter strengem Abschluß vom Umgang mit Frauen bei entsprechend disponierten Männern Hemmungen gegenüber dem anderen Geschlecht bzw. eine Art „Entwöhnung" zur Ausbildung gelangen können. Darüber hinaus sind jedoch die körperlichen Reaktionen auf jahrelange Unterernährung, einförmige Kost und körperliche Überbeanspruchung wesentlich. Schenck und Nathusius haben sich in vielfacher Richtung zu dem Problem derartiger extremer Lebensverhältnisse geäußert. Die Folgerungen für unsere Fragestellung lassen sich bereits dem Terminus „postdystrophische Asthenie" entnehmen.

Nach Nathusius finden wir bei den Heimkehrern Störungen der nervösen und vegetativen Regulationen und mannigfache psychische Beschwerden bis zu zeitweisen ausgesprochenen Depressionszuständen, Klagen über allgemeine Mattigkeit und mangelndes Leistungsvermögen und über ein Versagen in mannigfacher Beziehung. Es sind dies recht diffuse und meist wenig objektivierbare Erscheinungen, die aber um so stärker subjektiv empfunden werden. Man hüte sich, hier allzu leicht die heutige Allerweltsdiagnose „vegetative Dystonie" zu stellen. Sie wird diesem weit tiefer reichenden Symptomenkomplex nicht gerecht. Wir sprechen besser von einer postdystrophischen Asthenie, die in gleicher Weise das körperliche wie das seelische Gebiet umfaßt. Nur ausnahmsweise liegt eine echte Gehirnatrophie vor, die sich dann auch im Luftencephalogramm nachweisen läßt. Weit häufiger sind wahrscheinlich Übergangs- oder Zwischenstadien, die noch nicht sicher als pathologisch angesehen werden können, die aber doch Abweichungen vom völlig normalen Bild zeigen. Die Störung liegt hier wahrscheinlich weit tiefer, bis in die Zellstruktur der Nervenzellen hinein, besonders im Gebiet des Zwischenhirns mit seinen großen vegetativen Zentren. Es handelt sich ja dabei, wie wir heute wissen, um einen *Summationsschaden* im Sinne eines psycho-physischen Stress. Daher muß auch die Behandlung dieser Zustände im wahren Sinne ganzheitsmedizinisch sein, also die gesamten körperlichen und seelischen Regulationsstörungen und Versagenszustände umfassen. Jedenfalls können wir heute auf Grund der fortgesetzten Beobachtungen an Heimkehrern mit Sicherheit sagen, daß es sich hier um einen wirklichen Krankheitszustand handelt, und zwar um einen weitgehend neuartigen Symptomenkomplex, wie wir ihn früher kaum kannten und wie er daher in den Lehrbüchern nicht geschildert ist. Die vielfach übliche Bezeichnung „Mangelschaden" hat zu allerlei Mißdeutungen geführt, vor allem, wenn man noch immer an der Vorstellung eines Eiweiß-Mangelschadens festhält, von dem wir heute wissen, daß er nur im Vollzustand der Dystrophie besteht, aber nicht mehr bei diesen postdystrophischen Zuständen vorliegt, um die es sich bei unseren Heimkehrern handelt. Wir haben früher geglaubt, daß diese Mangelschäden in etwa 2 Jahren abgeklungen seien. Das traf wohl für die große Mehrzahl der Heimkehrer aus kürzerer Gefangenschaft zu, aber nicht mehr für die Spät- und Spätestheimkehrer nach einer Dauer der Gefangenschaft oder Internierung von 5—10 Jahren und mehr. Gerade bei diesen haben sich auch die psychischen Komponenten stärker herausgebildet und zu funktionellen Störungen auf dem Umweg über den Stress-Mechanismus geführt, die uns nun auch vor besondere therapeutische Aufgaben stellen.

Dubiös erscheint uns jedoch die Bedeutung kleiner Ernährungsfehler und angeblicher Vitaminmängel bei an sich normaler, vielleicht hier und da in der Bevölkerung aber etwas einseitiger oder vom Standpunkt der Ernährungswissenschaftler „falscher" Nahrungszusammensetzung. Das Beispiel der Vorbedingungen für Vitaminmangelsituationen mag das Problem beleuchten. Avitaminosen entstehen nach MARCHIONINI und NASEMANN sowie SCHUPPLI 1. bei absolutem Fehlen gewisser Vitamine in der Nahrung. Es entwickeln sich dann Krankheiten wie Skorbut, Pellagra, Beriberi. 2. bei relativem Vitaminmangel durch zu hohen Verbrauch, etwa bei Krankheiten, Schwangerschaften, in der Stillperiode, Dysbakterien der Darmflora, Resorptionsstörungen, 3. bei internen Störungen der Vitaminverwertung trotz ausreichender Zufuhr.

In welchem Bruchteil von der Gesamtzahl der Fälle, bei denen an Sexualstörungen infolge Vitaminmangel gedacht wird, mögen diese Forderungen wohl zutreffen ? Deshalb messen wir bei Fehlen sonstiger Anzeichen den Vitaminen keine ätiologische Bedeutung für Potenzbehinderung bei. Das besagt jedoch nichts über den Wert therapeutischer Vitaminapplikationen, deren zeitweiliger Effekt jedoch kein Beweis für einen Mangel an dem zugeführten Vitamin sein kann. Dem Vitamin E hat man wesentlichen Einfluß auf die Geschlechtsfunktion nachgesagt. Vitamin E-Mangel führt im Tierversuch zu Hodenatrophie und Azoospermie (ADAMSTONE, LAGERLÖF usw.). Beim Menschen berichtet MÖNCH über eine Zunahme der Spermienkonzentration nach Vitamin E und Hypophysenvorderlappenhormon (RITTER, LÜCKING, GIERHACKE). Andere Autoren sahen keinen Erfolg bei Ausfallserscheinungen (HERBRAND sowie LAEMMER, VALLE u. SEGRE). Bei zu langer Gabe wirkt Tocopherol negativ auf die Spermiogenese (NIKOLOWSKI), der überhaupt in erster Linie der Effekt des Vitamin E gilt. GIESE und BECKMANN sahen bei anderen Störungen wie Erektionsbehinderung, Ejaculatio praecox, fehlendem Orgasmus (42 Probanden) eine Reduktion des Tocopherolspiegels auf 700—800 γ-% gegenüber 1000—2000 γ-% bei Gesunden und vermuteten hier Spätfolgen der Unterernährung bei der deutschen Bevölkerung. BISKIND schuldigt nicht Vitaminmangel, sondern Leberschäden als potenzmindernd an, durch die ein Mißverhältnis zwischen Oestrogenen und Androgenen zugunsten der ersteren eintreten soll. SIMPSON bestreitet den Einfluß der Ernährung, wenn es sich nicht um Hungerzustände handelt. Die Schwierigkeiten sexueller Art bei heimkehrenden Gefangenen erklärt der Autor mit den Umstellungsschwierigkeiten in der Heimat. CERNEA weist wieder psychischen Faktoren wie dem langjährigen Fehlen der Frauen an der Front und im Lager und den Auswirkungen der Feldkameradschaft — wohl im Sinne einer Stärkung homoerotischer Tendenzen — diese Folgen zu. Nach MATUSSEK wird der Einfluß der Ernährung von vielen Ärzten und Laien übertrieben. Bei Anerkennung solcher durch schweren Hunger verursachter Störungen scheinen ihm die Folgen chronischer Unterernährung schon deshalb nicht von entscheidender ätiologischer Bedeutung zu sein, weil viele Männer, die unter den gleichen Ernährungsbedingungen lebten wie die von GIESE angeführten Fälle nicht unter Potenzstörungen litten und leiden. — Auch unter den mit schwersten Dystrophien aus Gefangenschaft zurückgekehrten Männern finden sich nur bei einem Teil sexuelle Ausfallserscheinungen (siehe auch Seite 432).

4. Bedeutung der Masturbation und des Coitus interruptus

Einer nahezu allgemeingültigen Volksmeinung entspricht es, *an körperliche Schäden der Onanie* zu glauben. Noch vor verhältnismäßig kurzer Zeit wurde die Onanie in moraltheologischen Schriften und auch in Veröffentlichungen von ärztlicher Seite als ein Laster und als Quelle zahlreicher Krankheiten bezeichnet (Hautunreinheit junger Leute, Tuberkulose, Schlaflosigkeit, Irrsinn, Augenschwäche, Magengeschwüre, Rückenmarksschwindsucht). Die physischen Wirkungen der Masturbation unterscheiden sich aber nicht wesentlich von denen einer anderen sexuellen Betätigung (BIEDRICH und DEMBICKI). KINSEY hat, wie sich bereits erwarten ließ, festgestellt, daß 92% der amerikanischen Bevölkerung in ihrem Leben zur Selbstbefriedigung führende Handlungen vorgenommen haben. Für die überwiegende Zahl der männlichen Jugendlichen stellt die Masturbation für einige Zeit die einzige Sexualbetätigung dar. Potenzschäden als Folgen körperlicher Schäden nach früherer Onanie gibt es nicht. Wenn einzelne Autoren annehmen, daß infolge längerer Zeit geübter Masturbation eine übermäßige Sekretionsaktivität der Prostata zurückbleiben kann, die später zur Ejaculatio praecox führt, so müßte diese Erscheinung auch nach häufigem Coitus normalis zu pathologischen Störungen Veranlassung geben. — Die Auswirkungen lange beibehaltener Onanie sind vielmehr für den psychischen Sektor durch Förderung eines sexuellen Autismus und einer Neigung zu Tagträumen sexuellen Inhalts denkbar. Die normale Beziehung zum anderen Geschlecht kann hierdurch eine Störung erfahren.

Dem *Coitus interruptus* wird eine schädliche Wirkung zugeschrieben, weil es infolge einer Tonusherabsetzung der Nervi erigentes, die vor Einsetzen des Orgasmus erzwungen wird, nicht zur normalen Entblutung der Genitalien komme. Daraufhin sollen chronische Veränderungen in der Prostata und den Bläschendrüsen entstehen, durch die eine Potenzminderung eintritt (HASLINGER).

5. Epididymitis erotica seu sympathica

Diese angenommenen Organveränderungen hätten ein Analogon in der Epididymia erotica (Epididymitis sympathica Porosz). Bei dem genannten Symptomenkomplex kommt es im Anschluß an sexuelle Erregung ohne nachfolgende Lösung dieser Erregung durch Geschlechtsverkehr und Ejaculation zu einer plötzlichen schmerzhaften Schwellung eines oder sogar beider Nebenhoden bis zur Gänseeigröße. Man vermutet eine Stauung der durch die geschlechtliche Erregung hochgradigen Blutaffluxion mit Transsudation in die serösen Hüllen des Nebenhodens und Funiculus spermaticus, die möglicherweise konform geht mit antiperistaltischen Wellen des Samenstranges. Man fürchtete, daß eine Häufung von Reizen mit langdauernder Hyperämisierung zum Liegenbleiben des Transsudates im Gewebe mit nachfolgender Organisation und Schädigung des Gewebes führen könne (WAELSCH, POROSZ, OPPENHEIM, SCHIRREN). Im Hinblick auf Vorgänge im weiblichen Sexualbereich äußerte DÖDERLEIN, alle sexuellen Reizungen haben vermehrte Blutzufuhr zu den Genitalien zur Folge, die bei nicht normalem Ablauf der Geschlechtsbetätigung nicht von einer finalen Depletion gefolgt sind und bei häufigerem Wiederholen zu einer dauernden, eine Gewebswucherung fördernden Kongestion führen. Das Hervorstechende an der Epididymia erotica seu sympathica ist die Plötzlichkeit des Auftretens im Zusammenhang mit der nicht gelösten sexuellen Erregung und das sehr schnelle Abklingen selbst bedeutenderer Schwellungen gleichsam über Nacht.

Unseres Erachtens sind derartige Blutabflußstörungen nur bei nicht vollzogenem Coitus und Verhinderung von Ejaculation und Orgasmus möglich, wie es für die Epididymia erotica auch betont wird. Bei der Frau sind ähnliche Vorgänge ebenfalls nur im Anschluß an einen Geschlechtsverkehr zu beobachten, bei dem keine Lustlösung folgt. Zum männlichen Coitus interruptus gehört jedoch die Ejaculation, wenngleich sie durch das Zurückziehen des Penis kurz verzögert wird, um danach außerhalb der Vagina vielleicht abgeschwächt zu erfolgen. Sollte dieser Ablauf bereits zu organischen Veränderungen führen, dann müßte jede willentliche Steuerung und Hinauszögerung des Coitus-Endes seitens des Mannes, z.B. um den Verkehr bis zum Einsetzen des weiblichen Orgasmus weiterführen zu können, für ihn selbst von Schaden sein.

Der nachteilige Effekt des unterbrochenen Geschlechtsverkehrs erstreckt sich viel eher auf die orgastische Potenz infolge psychischer und nervöser Rückwirkungen. Bei Konzeptionsfurcht und aus Angst, das Zurückziehen nicht schnell genug zu bewerkstelligen, kann es auch zu einer psychogenen Ejaculatio praecox kommen. Im übrigen bieten die geschilderten Vorgänge, wie bei der Epididymia erotica, ein Musterbeispiel für die psychogene Auslösung körperlicher Symptome. Im Anfang stehen Affektivität und Erregung, in deren Gefolge es zur Veränderung der Durchblutung, zu antiperistaltischen Wellen und schließlich zur Mißfunktion der lokalen Gefäßsysteme mit Transsudation von Blutserum bzw. Samenflüssigkeit ins Gewebe kommt. Alle Schäden, die sich hieraus ergeben und zur Organisation des Transsudates, Konsistenzveränderung, Bildung von Narbengewebe führen, die also die angeschuldigten organischen Ursachen für eventuelle spätere Potenzstörungen darstellen sollen, sind demnach eindeutig sekundärer organischer Natur. Am Anfang stehen die psychischen Vorgänge.

6. Spermatorrhoe [1]

Als Samenfluß wird das ohne Ejaculation oder Orgasmus bzw. sogar während des Tageslaufes außerhalb eines Sexualverkehrs oder einer Genitalreizung erfolgende Abfließen von Sekret der Keimdrüsen oder meist nur der akzessorischen Geschlechtsdrüsen bezeichnet. Vielfach kommen organische Ursachen auslösend in Betracht. So berichtet FÜRBRINGER über Spermatorrhoe nach Rückenmarksverletzungen, GENAUDET infolge eines Polypen in der pars prostatica urethrae, STIASNY nennt chronische Harnröhren-Bläschendrüsenentzündungen und Prostatitiden. Ferner gibt es Samenfluß bei manchen Männern ohne organisch-pathologische Besonderheiten infolge Entleerung der Prostata bei der Defäkation. Vor allem sind derartige Vorgänge bei älteren Männern aber im Rahmen von *Prostatahypertrophien* denkbar.

---

[1] Auch eine Störung der Ejaculation.

Bei Männern, die sich gedanklich viel mit sexuellen Themen beschäftigen, kann es infolge so ausgelöster Reize zu einer Sekretion kommen. Auch bei Männern oder Jugendlichen, die oft masturbieren, aber vielfach die Masturbation vor der Ejaculation abbrechen, kommt Spermatorrhoe vor. Der Vorgang ist dann jedoch ebensowenig pathologisch, als wenn es infolge normaler Erregung, z.B. im Anschluß an das Zusammensein mit einer Frau, zur Sekretion kommt, zumal wenn Zärtlichkeiten ausgetauscht wurden, ohne daß es zum Coitus kam (petting der Amerikaner beispielsweise) (KINSEY, DEMBICKI u. FEYERABEND, BIEDRICH u. DEMBICKI). Sehr häufig konzentrieren sich allerdings Krankheitsbefürchtungen um derartige Beobachtungen, wenn die betreffenden Männer die normale Erklärung nicht *selbst* finden können. Wenn es im Rahmen eines Geschlechtsverkehrs zu einer Ejaculation ohne Gefühl (d. h. ohne Orgasmus) kommt, wird auch zuweilen von Spermatorrhoe gesprochen. Der Terminus wird dann aber nicht korrekt angewandt. Denn zur Spermatorrhoe gehört das langsame Fließen nicht die schußartige Entleerung. Fehlen des Orgasmus kann durch Störungen der nervösen Bahnen oder Zentren sowie psychogen verursacht sein. Pollutionen erfolgen im allgemeinen auch nach Art einer plötzlichen Entladung. Sie gehen zumeist im Schlaf und begleitet von Träumen sexuellen Inhalts vor sich. Das Auftreten von nächtlichen Samenergüssen ist durchaus physiologisch. Bei sexueller Abstinenz geschlechtsreifer männlicher Personen ist mit etwa einer Pollution wöchentlich zu rechnen. Allgemeingültige Normen können natürlich nicht aufgestellt werden. Als pathologisch sollte man Pollutionen nur ansehen, wenn sie wirklich in einer auffälligen zeitlichen Häufung vor sich gehen. (Absolute Zahlenangaben sind kaum zu geben. Eine Häufung von Pollutionen über die Zahl von 1mal wöchentlich entspricht jedoch nicht mehr der Norm.) Als auslösende Momente kommen ähnliche Störungen in Betracht, wie sie für die Spermatorrhoe genannt wurden. Doch sind erfahrungsgemäß bei jüngeren Individuen durch Krankheit ausgelöste Pollutionen sehr selten, obgleich viele Patienten mit der Beobachtung übermäßig häufiger nächtlicher Ergüsse den Arzt konsultieren. Unseres Erachtens stellt man gerade bei jungen, kräftigen Männern viel zu häufig mangels wirklich objektivierbarer Befunde die (Verlegenheits-)Diagnose (unterschwellige) chronische Prostatitis oder Urethritis. Wollte man sich eingehender mit der Vorgeschichte und dem Sexualleben der Betreffenden befassen, bzw. hätten die konsultierten Ärzte mehr Zeit und weniger Hemmungen, auch eine Sexualanamnese aufzunehmen, so würden die Folgerungen meistens anders lauten. Sehr oft läßt sich nämlich feststellen, daß die geklagten Symptome gerade den Ausdruck eines ausgesprochen guten und gesunden Allgemeinbefindens, dafür aber einer geschlechtlichen Unausgelastetheit mit um so mehr unausgelebten Sexualwünschen darstellen. Vergegenwärtigt man sich, was eigentlich gar nicht erst durch KINSEY u. Mitarb. hätte ausgerechnet und publiziert zu werden brauchen, daß die geschlechtliche Leistungsfähigkeit beim Manne 3—4 Ejaculationen pro Woche im Durchschnitt beträgt, und — wahrscheinlich ist das noch viel bedeutsamer — daß das sexuelle Interesse bis zum 25. Lebensjahr am größten ist (das Neue hat bekanntlich stets einen stärkeren Reiz), so braucht es nicht zu verwundern, wenn junge Männer zuweilen über 3—4 Pollutionen wöchentlich berichten. Viel wesentlicher als Verordnung von Medikamenten ist es, die Patienten zu beruhigen. Man muß ihnen das Krankheitsgefühl nehmen, wenn keine pathologischen Anzeichen gefunden werden, statt hinter imaginären und versteckten Leiden herzuspüren. Die Beschwerden pflegen sich dann meist in relativ kurzer Zeit zu geben. Andernfalls hat man die besten Aussichten, hier ein wahrhaft psychogenes Leiden zu provozieren.

Anders sind sog. Tagespollutionen zu bewerten, bei denen echte Pollutionen mit und ohne Erektionen vorliegen. Sie sind nach MARCUSE meist „erogenen" Ursprungs und beweisen eine gesteigerte sexuelle Ansprechbarkeit, wobei hauptsächlich psychische Ursachen eine Rolle spielen (MATUSSEK). Man wird auch hier zuweilen die sexuelle Übererregbarkeit noch nicht unbedingt als krankhaft ansehen müssen, soweit es sich um sehr junge Männer handelt[1]. Mit zunehmendem Alter handelt es sich jedoch um überwiegend behandlungsbedürftige Symptome.

7. Priapismus[2]

Es besteht über längere Zeit eine anhaltende Steifheit des Gliedes, ohne daß Wollustgefühle, die Absicht, sexuell zu verkehren oder sonstige geschlechtliche Erregung vorliegen. Das Symptom hat nichts mit der langen Erektionsdauer zu tun, wie sie sich bei Jugendlichen (KINSEY) oder sexuell besonders erregbaren Männern mitunter findet.

Zur *Nomenklatur* äußert sich HERZOG wie folgt: Alle Formen des Priapismus, die nervös-funktionell bedingt sind und auf eine konservative Behandlung ansprechen, bezeichnet der Autor als „verlängerte Erektion". Während er unter „Priapismus" nur diejenigen Fälle versteht, bei denen bereits organische, irreversible Veränderungen des Penis eingetreten sind, die entweder Folge einer zu lange bestehenden funktionellen Dysregulation des Kreislaufes oder einer pathologischen Gefäßveränderung sind. HERZOG glaubt, daß durch diese Trennung der Begriffe die unterschiedliche Beurteilung dieses Leidens vermieden wird.

Im allgemeinen bestehen Schmerzen. Jedoch kann, wenn auch oft nur mit Anstrengung, Harn gelassen werden. Im allgemeinen betrifft die Steifung nur die Corpora cavernosa penis, nicht das Corpus cavernosum urethrae. Kausal muß in erster Linie an leukämische Infiltrate, vorwiegend bei myeloischer Leukämie gedacht werden. Sonst kommen lokale Schwellkörperentzündungen und Thrombenbildungen in den kavernösen Räumen in Betracht (DAWSON, SCHÖNFELD, MATUSSEK). Neoplastische Wucherungen können die Abflußwege verlegen und im Sinne einer Bierschen Stauung mit sekundärer Thrombosierung oder direkt durch Infiltration in den Peniskörper zu Priapismus führen (NIEWISCH, KESSEL. MATUSSEK). Ebenfalls können in seltenen Fällen Narbenzüge das abfließende Blut behindern.

Bei neurologischen Veränderungen wie progressiver Paralyse, Tabes dorsalis, Rückenmarkstuberkulose, Hirntraumen und Rückenmarksveränderungen, z. B. Querschnittslähmungen nach Verwundung, lassen sich Erscheinungen im Sinne eines Priapismus beobachten.

Nach HERZOG wird bei der Frage nach der *Entstehung eines Priapismus* in der Mehrzahl der Arbeiten auf das von BLUM 1906 angegebene Schema zurückgegriffen, das in folgende 3 Gruppen eingeteilt ist: a) *lokale Gründe* (Entzündung, Tumor, Trauma, Zirkulationsstörung durch Thrombose); b) *nervöse Ursachen* (anatomische und funktionelle Erkrankungen des Gehirns und Rückenmarks); c) *Allgemeinerkrankungen* (Intoxikation, Infektionen, Konstitutions- und Blutkrankheiten). Fälle, die sich in diese Formen nicht einordnen ließen, werden als „*idiopathischer Priapismus*" (MÜHSAM, HAMMEKE, WAGNER, LANDERS) und Priapismus „sui generis" (GROND) bezeichnet. BLUM, GÖBEL, HAAR sind der Ansicht, daß sich eine Ursache fast immer ermitteln ließe, die nervös-funktioneller Natur sei. BERNARDI unterscheidet klinisch eine akut-verlängerte von einer chronisch-intermittierenden nächtlichen Form und nimmt an, daß der Priapismus durch einen nervösen Reiz ausgelöst wird und durch gesteigerte Viscosität des Blutes infolge Kohlensäureüberladung erhalten bleibt (neurohumorale Theorie). MENZEL glaubt anläßlich seiner Beobachtung beim 5jährigen Kind, daß dem Sexualleben bzw. Kohabitationstrauma eine besondere Bedeutung zukomme. Blutuntersuchungen von GROND ergaben eine Hämoglobinvermehrung, Erythrocytenabnahme, Leukocytenerhöhung und eine normale Blutsenkung.

---

[1] So ist dem Verf. ein Fall bekannt, in dem ein 18jähriger junger Mann darüber klagte, daß es bei ihm bereits zum Samenerguß komme, wenn er beispielsweise einen Liebesbrief seiner Freundin lese.

[2] Eine Störung der Erektion.

Bei der Betrachtung des Krankheitsbildes Priapismus geht HERZOG besonders auf die Form ein, die in der Literatur als „*idiopathisch*" oder Krankheit sui generis bezeichnet wird. Nach GROND (1949) machte diese Art des Priapismus etwa 20% seiner 248 Fälle aus. HERZOG hält diesen Prozentsatz für auffallend gering. Für die Ursache der Genese dieser Form von Priapismus glaubt HERZOG eine gewisse Klärung gefunden zu haben.

Der Priapismus ist Ausdruck einer lokalen Durchblutungsstörung, die durch Behinderung des venösen Abflusses ausgelöst wird. Die größte Menge des venösen Blutes der Rutenschwellkörper fließt durch die starke V. dors. penis subfascialis. Dieses Gefäß besitzt durch Längs- und Ringmuskelfasern der Intima, die polsterartig ins Lumen vorspringen, einen Sperrmechanismus, der bei dem Erektionszustand von besonderer Wichtigkeit ist. Nach Füllung der Rutenschwellkörper durch vermehrte Blutzufuhr muß bei der Erektion auch eine größere Blutmenge abfließen, so daß eine Weitstellung des Venenlumens erforderlich ist. Kann diese auf Grund funktioneller oder organischer Wandveränderungen nicht erfolgen, so ist eine Relaxatio penis nicht möglich. Der Autor hat die V. dors. penis subfascialis bei einem 6 Tage lang bestehenden Priapismus eines 46jährigen Mannes eröffnet. Es floß kein Blut ab, da eine Eindickung in den Rutenschwellkörpern bereits vorlag. Die histologische Untersuchung dieser Vene ergab eine starke Entparenchymisierung, d. h. Untergang der glatten Muskelzellen sowie elastischen Fasern und Ersatz durch eine hyaline Substanz. Diese Veränderungen fanden ROTTER und SCHÜRMANN bei den Penisdrossel-(Sperr-)Venen regelmäßig vom 60. Lebensjahr an. Da in dem Falle von HERZOG der Patient erst 46 Jahre alt war, muß eine frühzeitige Degeneration angenommen werden, die zu einer erheblichen Einengung des Lumens geführt hat. Während also bei der Erektion die arteriovenösen Anastomosen und Polsterarterien (vermehrte Blutzufuhr) die wesentlichsten Funktionen besitzen, kommt beim Priapismus der V. dors. penis subfascialis wegen der Blutabflußbehinderung eine besondere Bedeutung zu. Im Falle von HERZOG konnte das vermehrt zufließende Blut bei der Erektion infolge der starken Wandveränderung dieser Vene und der damit verbundenen Einengung des Lumens nicht mehr in genügendem Maße abtransportiert werden, so daß eine Dauererektion entstand. Diese Möglichkeit einer frühzeitigen Gefäßdegeneration wurde bisher nach Ansicht von HERZOG nicht diskutiert, da histologische Befunde nicht vorlagen. HERZOG ist geneigt anzunehmen, daß ein Teil des als „idiopathisch" bezeichneten Priapismus auf diese Gefäßveränderungen zurückzuführen ist. Diese Priapismusform ist selbstverständlich resistent gegen jede funktionserhaltende Therapie. Gewöhnlich geht die Gefäßdegeneration der Arterien und Venen vom 60. Lebensjahr an mit dem Erlöschen der Potenz einher, so daß der Priapismus nur selten vorkommt. „Würde man eine Lebenskurve der funktionellen Leistungsfähigkeit des Penis aufstellen, so würde sie der Lebenskurve der Gefäße vollauf entsprechen" (ROTTER und SCHÜRMANN). Bei dieser Priapismusart muß es sich um eine isolierte Gefäßveränderung der V. dors. penis subfascialis handeln, da die Blutzufuhr ungestört ist. Bei zunehmender Einengung des Lumens kann dann anläßlich einer morgens bei voller Blase (Druck auf den nervösen Plexus pudendalis) häufig auftretenden Erektion (in allen Fällen Beginn des Priapismus in den frühen Morgenstunden!) diese Vene den vermehrten Blutabfluß plötzlich nicht mehr bewältigen, da infolge des Verlustes ihres Parenchyms (Muskelzellen, elastische Fasern) eine Weitstellung des Lumens nicht mehr möglich ist.

Neben organischen Gefäßveränderungen werden die besonderen Sperrmechanismen der Gefäße sicher eine wichtige Rolle spielen. Eine Dysregulation dieses komplizierten Zirkulationssystems, dessen Funktionen trotz genauer anatomischer Kenntnisse noch nicht genügend erforscht sind, ist wahrscheinlich auch ein wesentlicher Faktor bei Auslösung dieser Krankheit.

Die Blutveränderungen in den Schwellkörpern sind auf eine Viscositätserhöhung zurückzuführen, ohne daß sie ihre Ursache kennen. Wie aus unserer Arteriographie hervorgeht, werden beim Priapismus die Corp. cav. penis infolge der Bluteindickung von der Blutzirkulation im Penis ausgeschlossen. MENZEL glaubt, daß die arteriovenösen Anastomosen ein Inkret produzieren, das den Viscositätsgrad bestimmt und somit die Erektion sowie auch den Priapismus hervorruft. Er greift hierbei unter anderem auf die Angaben von v. SCHUMACHER zurück, der an eine Produktion von Acetylcholin durch die epitheloiden Zellen glaubt. In der Literatur der arteriovenösen Anastomosen wird immer wieder diese Annahme zitiert, ohne daß es bisher gelungen ist, den Beweis hierfür zu liefern. Uns scheint es verfrüht, auf dieser Hypothese Theorien zu entwickeln.

Die Befunde der Blutuntersuchungen von HERZOG waren außer einer fast regelmäßig erhöhten Leukocytenzahl zu ungleich, als daß Gesetzmäßigkeiten festzustellen waren. Ein Abusus sexualis ließ sich bei den Patienten nicht eruieren, da auf genaueres Befragen jedesmal ein normales Geschlechtsleben angegeben wurde.

Bei einem meiner Patienten entwickelte sich nach Rückkehr aus mehrjähriger Kriegsgefangenschaft und Entlassung mit hochgradiger Dystrophie etwa 6 Wochen nach der Heimkehr akut ein Priapismus von zunächst mehrstündiger Dauer,

der dann von selbst wieder abklang. Nach 2 Tagen erwachte der Mann morgens erneut mit Priapismus. Da die Erektion diesmal nicht von sich aus zum Abklingen kam, mußte ärztliche Behandlung eingeleitet werden. Nach Acetylcholininjektionen gelang es, Abschwellung zu erzielen. Das später durchgeführte Cavernosogramm erbrachte das Vorhandensein von Thrombusresten, die sich seither auf die Steifungsfähigkeit des Gliedes behindernd auswirkten. Da der Patient nach der Heimkehr bis zum Auftreten des Priapismus noch keine intimen Beziehungen aufgenommen hatte, sich aber keinerlei pathologische Besonderheiten eruieren ließen, wurde an einen Zusammenhang mit der Dystrophie, Ödemneigung und thromboseförndernden Gefäßwandschädigungen gedacht. Die im Rahmen der Genesung wieder zunehmende sexuelle Erregbarkeit könnte für den Prozeß zusätzlich eine Rolle gespielt haben.

Nach JORES wurden im Gefolge von Überdosierungen von Gonadotropin Gynäkomastie, Ödeme und Priapismus beobachtet.

Einen Fall *rein funktioneller Genese* von Priapismus hat SCHÖNFELD beschrieben. Der 36 Jahre alte Mann wurde während eines Coitus vom Fliegeralarm überrascht. Seine Partnerin sprang sogleich, kurz vor seinem Orgasmus, aus dem Bett. Am nächsten Morgen bestand ein Priapismus, für den sich keine organische Pathogenese ermitteln ließ. Verschiedene Therapieversuche blieben erfolglos. Erst 36 Tage später nach Ansetzen von Blutegeln am Membrum und Perineum wurde eine Besserung erreicht. — In einem analogen Fall entwickelte sich nach Überraschung durch den Sohn während eines Geschlechtsverkehrs bei dem Vater ein 31tägiger Priapismus. Das eingedickte Blut mußte aus den Corpora cavernosa ausgeräumt werden (ALAPIN nach MATUSSEK). Ähnliche Fallbeschreibungen wurden von KUHLE und HINSMANN (nach MATUSSEK) gegeben. — Hinsichtlich der Genese wäre an eine Parallele zur Epididymia erotica seu symapthica (WAELSCH, POROSZ) zu denken. Therapeutisch dürften in allen Fällen von Thrombusbildung und Blutstauung mit Thrombosegefahr Dicumarol, Hirudin, Heparin, Butazolidin u. ä. Stoffe enthaltende Medikamente lokal verabfolgt bzw. das Ansetzen von Hirudines medicinales erfolgversprechend sein.

Verschiedene kasuistische Mitteilungen stammen von BERNHARDI, CHAUVON, DAWSON, DEFESCHE, HAAR, HAMANN, RÖSSLER, STIASNY, MATUSSEK.

Im Gegensatz zu den bisher beschriebenen Formen mit akutem Auftreten der Symptome berichteten KEMPER, MASCIOTTA, NEUMANN, PAAS über allmählich zunehmende Beschwerden. Bei den Kranken klangen die verlängerten morgendlichen Steifungen nur langsam ab. Sie waren schließlich von Dauererektionen während des Mittagsschlafes, der Nacht und kurz nach dem Schlafengehen mit vielfachem Zwang zum nächtlichen Aufstehen gefolgt. KEMPER sprach von einem neurotischen Priapismus.

Dem Sinn nach ähnliche, wenn auch nicht ganz so ausgeprägte Bilder kommen zuweilen vor und behindern eigentlich weniger körperlich als infolge psychischer Alteration die betroffenen Männer, die sehr oft gerade keine sehr große Coitusfrequenz angeben. An die Möglichkeit leichter lokaler Irritationen durch beginnende Prostataprozesse wird man bei älteren Männern immer denken müssen.

MATUSSEK weist darauf hin, daß man Zustände von Priapismus, die länger als 2 Tage dauern, wegen Gefahr der Penisgangrän auf jeden Fall medikamentös oder sonst eingreifend behandeln müsse.

HERZOG referiert, die *Behandlung* sei im allgemeinen als zunächst konservativ (Sedativa, Narkose, Nervenblockade, Sympathektomie, Dicumarol) angegeben. Unter Umständen macht man von operativen Maßnahmen (Punktion, Incision der Corpora cavernosa penis) Gebrauch. Eine normale Funktion des Penis sei im allgemeinen nur nach konservativen Maßnahmen zu erwarten. Die Incision habe fast immer einen Ausfall der Erektionsmöglichkeit zur Folge. Im einzelnen glaubt HERZOG, daß Eingriffe am Nervensystem nur zu Beginn der

Erkrankung bei den nervös-funktionell bedingten Fällen Erfolg haben, so daß im wesentlichen nur die Incision hilft. Da es im Anschluß an diesen operativen Eingriff zu einer Verödung der Schwellkörper kommt, ist im allgemeinen mit einem Ausfall der Erektionsfähigkeit zu rechnen. Es bleibt nur ein geringes Anschwellen des Corpus cavernosum urethrae und der Glans penis, die durch ein geschlossenes Zirkulationssystem eine Funktionseinheit darstellen, sowie der Radix penis.

Der Penis und die Crura penis haben unterschiedliche Blutabflußwege. Die V. dors. penis subfascialis gelangt über den Plexus pudendalis in die V. iliaca interna, während die Vv. profundae penis über die V. pudendalis interna in die V. gluteae caudalis münden. Diese 2 Abflußwege scheinen eine Erklärung für die erhaltene Schwellfähigkeit der Crura penis, die bis zur Peniswurzel reichen, zu sein. Diese noch erhaltene Schwellfähigkeit wurde therapeutisch bisher noch nicht ausgenutzt. Deshalb erscheint HERZOG die Angabe eines Patienten, der durch eine selbst angefertigte Gummiprothese den Geschlechtsverkehr gut durchführen kann, wertvoll. Durch eine zusätzliche Stauung des Harnröhrenschwellkörpers, der Glans und der oberflächlichen Hautvenen mittels dieser Gummiprothese wird eine prallere Konsistenz des Penis erreicht, so daß die Kohabitation fast normal ausgeführt werden kann.

8. Hypersexualität [1]

Eine organisch bedingte auffällige Hypersexualität scheint sehr selten zu sein. JORES berichtet zwar über die Möglichkeit der Steigerung sexueller Bedürfnisse im Beginn von Krankheiten, die den Hormonhaushalt verändern, wie bei Akromegalie und Hyperrenalismus. Doch sind diese meist kurz darauf von einer Abnahme der *Libido* und *Potenz* gefolgt. Angaben von CARROT und BAUFFLE über das Vorkommen von Hypersexualität bei einem gedrungenen Männertyp mit übermäßig entwickelten Genitalien erscheinen nicht ganz befriedigend. Gewisse Normschwankungen finden sich immer. ZONDEK allerdings gibt an, einzelne Patienten mit wirklich excessiver Genitalgröße gesehen zu haben. Der Autor bringt auch eine eindrucksvolle Abbildung als Beleg (Abb. 10).

Die Patienten von ZONDEK waren meist zugleich debil bzw. idiotisch, die von CARNOT und BAUFELE, sowie ein Patient von FANCHER sollen sehr leicht reizbar, aggressiv und unerträglich gewesen sein.

Diese Angaben über das psychische Verhalten finden eine gewisse Ähnlichkeit in dem Verhalten eines von DE BOOR beschriebenen Mannes, der mit Testifortan behandelt wurde und seitdem zu eigenartigen Entgleisungen neigte. Nach Absetzen der Hormongaben klangen diese Erscheinungen sofort ab. Der Gedanke könnte naheliegen, daß eine Überproduktion an Sexualhormon zuweilen Reizbarkeit, Aggressivität, Labilität oder andere Besonderheiten evident werden lassen kann. Doch ist anzunehmen, daß es sich nur um die Aktivierung latenter Tendenzen handelt; denn im Experiment konnte DE BOOR bei 50 Männern keine derartig ausgeprägten Folgen feststellen.

SCHULTZ-HENCKE vertritt die Ansicht, daß sexuelles Bedürfnis und die Häufigkeit der Befriedigung des sexuellen Bedürfnisses nicht identisch seien und sich nicht bedingten. Besonders sexuelle Aktivität kann seines Erachtens Ausdruck einer Überkompensation oder Ersatzbefriedigung sein. Aus den Befunden von STIEVE über die Rückbildung der Keimdrüsen unter dem Einfluß von Erregungen und Lebensangst schließt SCHULTZ-HENCKE, daß umgekehrt eine extreme neurotische Furchtlosigkeit korrelativ unter Umständen eine Hypertrophie bzw. Hyperfunktion der Keimdrüsen bewirken könne. Bezüglich der sexuellen Aktivität ergibt sich hieraus im gleichen Sinne, daß sehr selbstsichere, im Selbstgefühl starke Männer u. U. ebenfalls ihre Libido sexualis ungehemmt ausleben werden. — Da psychologische Valenzen meist zweiwertig (ambivalent) sind, ergibt sich die Erkenntnis SCHULTZ-HENCKES, daß Hypersexualität einerseits neben der Bereicherung des Erlebens, die sie für ihren Träger durchaus bedeuten kann, aber

---

[1] Zugleich eine Störung der Libido.

auch eine schwere Belastung der Persönlichkeitsentfaltung und der intelligenzmäßig entsprechenden Einsichtsmöglichkeit darstellt. Die bloße Tatsache der Debilität erleichtert dagegen das Leben ihres Trägers in vielfacher Hinsicht infolge des Einsichtsmangels. Vielleicht darf man deshalb die von SCHULTZ-HENCKE angegebene Korrelation von neurotischer Furchtlosigkeit und Keimdrüsenhypertrophie und -hyperfunktion in Synthese setzen zu den von ZONDEK mitgeteilten Fällen von excessivem Hypergenitalismus bei Debilität und Idiotie.

Die Schwankungen des Geschlechtstriebes hinsichtlich seiner Intensität sind bekanntlich individuell sehr erheblich. Die Grenze zu einem Hypererotismus zu ziehen, der als pathologisch angesehen werden muß, bezeichnet auch JORES als schwierig. Es ist nur möglich, allgemein Stellung zu nehmen.

Folgendes erscheint dann denkbar:

1. Es handelt sich wirklich um einen Fall, der hinsichtlich seiner sexuellen Übererregbarkeit aus der Norm herausragt.

2. Es handelt sich um einen Patienten, dessen sexuelle Tendenzen subjektiv oder objektiv als hypererotisch *empfunden* werden.

Zu 1. Es wäre vor allem wichtig, die Ursache zu finden. Hierzu würde gehören zu wissen, ob eine übermäßige Häufung der sexuellen Wünsche *schon immer* vorgelegen hat oder ob erst *seit einiger Zeit* eine erhebliche Zunahme zu beobachten gewesen ist.

Zu achten wäre auch auf das *Alter* des Patienten, weil manche Verhaltensweisen sich altersmäßig erklären lassen — bis zu einem gewissen Grade natürlich nur —. Handelt es sich beispielsweise um einen Mann Anfang der fünfziger Jahre, so braucht eine plötzliche Zunahme der Emotionalität und damit zuweilen auch der sexuellen Erregbarkeit gar nicht als abnorm zu gelten.

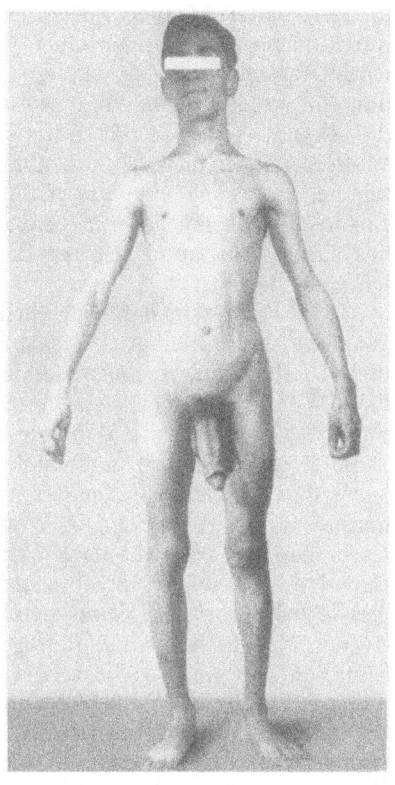

Abb. 10. Hypergenitalismus. 15 Jahre alter Knabe. Auffällig ist die exzessive Entwicklung des Penis bei relativ normaler Größe des Testes. Es liegt eine Kombination mit geistiger Unterentwicklung vor. (Nach H. ZONDEK)

Sie erscheint im speziellen Falle nach einer vorhergehenden ruhigeren Zeit vielleicht nur als sehr ungewohnt, dürfte sich aber nach einem gewissen Zeitraum wieder verlieren.

Es taucht die Frage nach einer *hormonalen Überproduktion* auf. Diese ist jedoch nicht leicht zu objektivieren, zumal „Sexualempfindung und Sexualtrieb sehr komplexe Vorgänge sind, in denen die Hormonproduktion der Keimdrüse nur einen Faktor darstellt". Immerhin beschreibt die französische Literatur einen bestimmten Menschentyp mit Hypergenitalismus, der anscheinend auf hormonaler Überproduktion beruhen soll (s. A. JORES, Klinische Endokrinologie, S. 338, Heidelberg 1949).

Weiterhin findet sich zuweilen bei Patienten im Beginne einer Dysfunktion im Bereich der *inneren Sekretion* ein temporär anhaltender Hypererotismus, z. B. bei Überfunktion der Thyreoidea. Ferner kennt man eine besondere sexuelle

Aggressivität bei beginnenden *Geisteskrankheiten*, wie besonders Manien usw. Auch Patienten mit *Tuberkulose* lassen häufig verstärkte geschlechtliche Aktivität und gesteigerte Libido erkennen. Dann kann es sich bei einem derartigen Zustandsbild um *psychosexuelle Störungen* handeln. Satyriasis und entsprechend bei Frauen Nymphomanie können psychogen bedingt sein. Es kommen hier, wie im derartigen Bereich meistens, die verschiedensten Ursachen in Frage, die, einzeln für sich oder zu mehreren sich summierend, ein derartiges Geschehen in Gang halten können: „Störungen im Liebesleben" wirken sich nicht nur aus durch Versagen im Sinne einer Ejaculatio praecox, einer Impotentia coeundi, eines Orgasmusverlustes, sondern dazu im Gegenteil auch durch eine überstarke, dauernd wache Libido. Eine Störung im Selbstwertgefühl, im Selbstwertstreben, die bekannte Kindheit mit zu wenig oder zu viel Liebe, eine unausgelebte Neigung zu Perversionen usw. — um nur einige ganz bekannte Begriffe zu nennen — können also auch eine übermäßige sexuelle Erregung zur Folge haben. Die Libido erreicht gleichsam keine endgültige Lösung; ausgedrückt mit den Worten des Faust: „So tauml' ich von Begierde zu Genuß, und im Genuß verschmacht ich nach Begierde."

Zu 2. Es besteht natürlich auch theoretisch die Möglichkeit, daß die sexuellen Wünsche des Patienten bei eingehender objektiver Betrachtung vielleicht gar nicht so abnormal verstärkt, sondern daß nur ihm selbst im Gegensatz zu früher diese Wünsche vermehrt erscheinen. Oder, aber ein sehr wesentlicher Gesichtspunkt ist der, daß die Wünsche *der Ehefrau* krankhaft gesteigert *vorkommen*. Diese Möglichkeit darf nicht außer acht gelassen werden. Denn die Erfahrung lehrt, daß in vielen Fällen Männer und vor allem Ehefrauen angeben, ganz normal veranlagt zu sein, in Wirklichkeit aber gar keinen Überblick über die Norm besitzen und nur nach einem ganz subjektiven Eindruck urteilen. Auf Grund der so sicher vorgebrachten Ansicht der Patienten gibt sich der Arzt gerade bei derartigen, etwas heiklen Fragestellungen oft zufrieden. Bei intensiverem Nachforschen und Befragen würde er jedoch häufig feststellen, daß die Situation gar nicht so liegt, wie er glaubte, im vorliegenden Falle vielleicht, daß der Fehler in Wirklichkeit nicht bei dem Mann liegt, der kommt, um sich behandeln zu lassen, sondern bei seiner Partnerin, die ihn zum Arzt schickt und der er möglicherweise in Wirklichkeit sein Krankheits*gefühl* verdankt. — Es empfiehlt sich unbedingt in allen derartigen Fällen die eingehende Befragung beider Teile. Erst danach kann die Behandlung beginnen.

Therapie: Medikamentös kommen in Frage Sedativa und Hypnotica.

Sedativa: Bellergal, Neurobellal, Bellapharm, Antictal, Sedovegan, Belladenal
  3mal täglich 1—2 Tabletten bzw. Dragées als Therapie über längere Zeit.

Hypnotica: Luminaletten, Prominaletten 3mal 1—2 Tabletten täglich. Als größere
  Dosierung: Prominal 0,1 täglich 3mal.

Vor allem als Dämpfungsmittel Brompräparate:
  Kal. bromat.
  Natr. bromat.
  Ammon. bromat. āā 15,0
S. 3mal täglich eine Messerspitze in Milch nehmen.

Brosedan O.P. zu 100,0 oder 150,0
S. Täglich 3—5 Teelöffel einnehmen.

Sedobrol O.P. zu 10 oder 30 Würfeln
S. Morgens und abends 1 Würfel in ungesalzener Suppe.

Calcibronat O.P.
S. 2mal 1 Tablette täglich als Tagessedativum.

Prominal 0,1
Adonigen (als Tablette zerrieben)
Calc. lact. aa 0,2
Theobromino natr. salic.
M. F. pulv. D. tal. dos. Nr. XXX
S. 2—3mal täglich ein Pulver als Tagessedativum.

Natr. bromat. 10,0
Tinct. Valerian. 12,0
Acid. phenyl. aethyl. barbiturici 1,0
Aqu. dest. 200,0
M. F. Solutio
S. 3mal 1 Eßlöffel täglich.

Mixtura nervina 200,0
S. Abends 1—2 Eßlöffel.

Brom. compos. Compretten MBK
S. 1—2 Tabletten vor dem Schlafengehen.

Ferner sollte man bei Patienten mit sexueller Übererregbarkeit kochsalz- und gewürzarme Kost verordnen.

Bei längerer Gabe von Brompräparaten ist an die Möglichkeit einer Bromacne zu denken. — Die zeitliche Verabfolgung der Medikamente wird sich nach Erreichen eines gewissen Zustandes danach richten, zu welchem Zeitpunkt die sexuellen Wünsche besonders akut werden, z. B. nur bevorzugt abends oder auch tagsüber.

Psychotherapie, eventuell analytische Behandlung, sollte zugleich mit der Gabe von Medikamenten einsetzen, bei entsprechenden Fällen allein durchgeführt werden. Falls angebracht, darf die Beeinflussung oder Behandlung der Partnerin nicht vergessen werden.

Die medikamentöse Dämpfung wird keine Dauerveränderung der *Wesensstruktur* des Mannes im psychologischen Sinne zur Folge haben. Es ist allerdings anzunehmen, daß während längerer Medikation durch erhebliches Sedieren Müdigkeit und Antriebsschwäche auftreten werden. Das sind jedoch Erscheinungen, die reversibel sind und sich bei entsprechender Medikamentanwendung verhindern lassen dürften.

VII. Störungen der Kohabitation

1. Allgemeines

Für die meisten Störungen der Potentia coeundi sind psychische Ursachen als ausschlaggebend anzusehen. Der Akzent der Behinderung kann jede der Komponenten betreffen, die zusammen die Beiwohnungsfähigkeit darstellen, also die Libido sexualis, die erektive Potenz, die Ejaculationsfähigkeit, die orgastische Potenz und die gesamte psychosexuelle Emotionalität. — Man wird es sich immer zur Aufgabe machen, zunächst nach organischen Veränderungen zu suchen, die ein Krankheitsbild zur Folge haben können. Sofern man somatische Besonderheiten findet, ist es selbstverständlich, diese zu behandeln. Trotzdem darf man nicht in den Irrtum verfallen anzunehmen, daß psychische Ursachen in dem Augenblick keine Rolle mehr spielen, in dem wir ein körperliches Substrat gefunden haben. Der Fehler wäre genau so zu bewerten wie die ausschließliche Suche nach der Psychogenese.

Allerdings erscheint das Übersehen der seelischen Faktoren für den ungestörten Ablauf der Begattungsvorgänge beim Menschen besonders kurzsichtig, da es sich hier um den Sektor handelt, dessen Funktionen in überwiegendem Maße psychogen in Aktion gesetzt werden und bei dem die psychophysische Einheit so offensichtlich wird, wie sonst nie im Organgeschehen.

Lassen sich jedoch keine organischen Besonderheiten entdecken, handelt es sich um Männer, die subjektiv und objektiv in gutem Allgemeinzustand befindlich sind, sich leistungsfähig fühlen, und — was besonders wesentlich ist — zumeist noch nächtliche Erektionen und Pollutionen aufweisen, bzw. sogar normal mastubieren können, so darf man zumeist eine rein psychogene Störung vermuten.

Es ergibt sich allerdings bei derartigen Überlegungen mitunter die Frage, ob es nicht auch von der Norm, also einer Funktionstüchtigkeit abweichende Befunde geben kann, ohne daß man deswegen von einer Störung, d. h. einem letztlich irgendwie als krankhaft aufzufassenden Symptom sprechen müßte. Es erscheint theoretisch denkbar, daß es in vereinzelten Fällen ganz einfach zu einer Normalabweichung kommen könnte, die zwar einen Ausnahme- aber keinen Krankheitsbefund darstellt. Es gibt immer Ausnahmen, die die Regeln durchbrechen. So mag es Männer geben, die keine Libido verspüren und sexuell uninteressiert sind, obgleich sie körperlich alle maskulinen Attribute aufweisen. WELCKER und NEUMANN nennen als Analogon die „Deckfaulheit" bei Stieren. Ohne daß ein Tierarzt die körperliche Ursache derartiger Passivität herausfinden könnte, erweist sich plötzlich ein junger, kräftiger, unter normgerechten Verhältnissen zu Zuchtzwecken aufgezogener Bulle als Versager. Derartige Fälle sind selten. Doch muß man sie zur vollständigen theoretischen Ausschöpfung der Möglichkeiten gedanklich in Erwägung ziehen. Diese Abnormität wäre konstitutionell und als das innerhalb der biologischen Variationsbreite liegende entgegengesetzte Extrem anzusehen. Eine Beweismöglichkeit haben wir dafür nicht. Sollte die Verhaltensweise mit dem kollektiv Üblichen in Kollision kommen und bei ihrem Träger allein deshalb zum Wunsch nach ärztlicher Beseitigung führen, so könnte die Behandlung wahrscheinlich nur erfolglos bleiben.

2. Bedingte Reflexe

Im Hinblick auf die Entstehung und Unterhaltung psychogener Störungen ist auch auf die Anschauung der Pawlowschen Schule und ihre Lehre von den bedingten Reflexen einzugehen. Es dürfte sich jedoch erübrigen, die Unterschiede zwischen der Reflexpathologie und der tiefenpsychologischen, psychodynamischen Auffassung sowie zwischen bedingtem Reflex und erworbenem Vollzugszwang zu behandeln, zumal die therapeutischen Wege dieselben sind. Die Voraussetzung für das Zustandekommen *bedingter Reflexe* bildet das Bestehen *unbedingter Reflexe*. Das Erbleichen bei Schreck und Erröten bei Scham sind zunächst unbedingt reflektorische Reaktionen. Die eventuell später auch durch ein Wort mögliche Auslegung besagt nichts gegen den primär unbedingt reflektorischen Charakter, sondern zeigt vielmehr, daß diese Erscheinungen auch bedingt reflektorisch in Gang gebracht werden können (KLEINSORGE). Die Reaktion wird als Folge des Zusammenwirkens von Cortex und Subcortex aufgefaßt. Nach BYKOW hat man es in den meisten Fällen mit derartigen Verkettungen von unbedingt- und bedingtreflektorischen Abläufen zu tun, die zumeist an emotionelle Affekte gekoppelt verlaufen sollen. Nach der Auffassung der Schule von PAWLOW und seinen Nachfolgern wirkt ein erhöhter Erregungszustand begünstigend für das „Einschleifen" bedingt-reflektorischer Verbindungen. So wird es erklärt, daß bei einem Menschen auch ein einmaliges schockartiges, traumatisches Zusammentreffen eines „Signals" mit einem unbedingten Reflex zur Entstehung eines bedingten Reflexes führen kann. Unseres Erachtens wäre dieser Gedanke so aufzufassen, daß unter bestimmten Umständen eine besondere Prägsamkeit des Individuums vorliegt. Das „Einschleifen" bedingter Reflexe und Reaktionen kann aber auch durch immer wiederholte gleiche Ausgangssituationen und Abläufe erfolgen, ohne daß eine erhebliche seelische Erregung mit den Vorgängen einhergeht. Bei der Erziehung oder Dressur dürfte es sich um ein derartiges Einschleifen handeln.

PAWLOW unterschied zwei verschiedene Signalsysteme, die er als maßgeblich für die Entwicklung bedingter Reflexe bezeichnete. In den experimentellen Tierversuchen beobachtete der Autor den Effekt äußerer Sinnesreize, die zur Bildung konditionaler Reflexe führten, und sprach hier von einem ersten Signalsystem. Als zweites System kommt beim Menschen die Sprache hinzu. Aus ihrem Vorhandensein erklärt sich, daß Worte und Vorstellungen psycho-physische Korrelationen hervorzurufen vermögen. Beispielsweise konnte KLUMBIES durch einfache Unterhaltung über aktuelle Konfliktpunkte von Patienten während der Aufnahme eines Elektrokardiogrammes Veränderungen beobachten. Derartige psychische Belastungs-Elektrokardiogramme erbrachten ganz andere Ergebnisse als die ohne Gespräch normal gewonnenen Elektrokardiogramm-Befunde. KLEINSORGE und KLUMBIES ermittelten auf diese Weise psychogene Coronarspasmen.

IWANOW-SMOLENSKIJ berichtete über einen Versuch, in dem bei einem 10jährigen Kinde durch gleichzeitiges Auslösen der Pupillenreflexe und das Klopfen eines Metronoms ein bedingter Reflex eingeübt wurde. Später gelang die Auslösung der Pupillenverengung bei Ingangsetzen des Metronoms allein. Zuletzt genügte schon das Aussprechen des Wortes „Metronom" um die Pupillen zum Zusammenziehen zu bringen. Das sprachliche Signal löste also nun den konditionellen Reflex aus. Teilsituationen vermögen eingefahrene bedingte Reflexe, herausgelöst aus der zugrunde liegenden Erlebnis- und Umgebungssituation pars pro toto, ebenfalls in Gang zu bringen.

KLEINSORGE und KLUMBIES wurden von einer seit 15 Jahren verheirateten Frau wegen Vaginismus konsultiert. Die Dysfunktion war entstanden, als sich der Frau in ihrer Kindheit der Vater sexuell genähert hatte und ihre Hand dabei mit dem Membrum des Vaters in Berührung gekommen war. Die ganze Situation hatte eine starke, gefühlsmäßige Erschütterung mit Ekel und Angst bei dem Kind hinterlassen. In Zusammenhang mit der Berührung des Gliedes ihres Gatten kam es jeweils zu starkem Vaginismus, der die Ausübung des Verkehrs verhinderte. Die Autoren konnten den Beweis für ihre Annahme des Bestehens eines bedingten Reflexes erbringen. Die Patientin war nämlich in der Lage, einen normalen Coitus auszuüben, sofern sie nicht manuell mit dem Penis des Gatten in Kontakt kam. — Die Therapie bestand allein in einer Aufdeckung der Zusammenhänge gegenüber der Frau.

Insgesamt erzeugt die Umgebung auf der Basis unbedingter Reflexe beim einzelnen Menschen eine Fülle bedingter Abläufe, die sich dann mit verschiedener Intensität oder Totalität mit Umweltsituationen verbinden können. Die Folgen der bedingten Reflexmechanismen können sich als Fehlfunktionen manifestieren.

Von sehr wesentlicher Allgemeinbedeutung scheint uns die Auffassung von KLEINSORGE zu sein, daß gerade die Art, wie eine Situation, ein Erlebnis o. dgl. hingenommen wird, ob sich der Betroffene resignierend, verzweifelnd, aktiv ankämpfend oder passiv duldend verhält, für die Folgen sehr bedeutsam ist. Gerade an der Art der Aufnahme und Verarbeitung beispielsweise einer Konfliktsituation liegt es häufig, ob eine Fehlhaltung für die Persönlichkeit resultiert. *Neurotische Reaktionen entwickeln sich nicht bei einem fatalistischen Hinnehmen, sondern meist gerade bei einem verzweifelten Ankämpfen gegen eine aussichtslose Lage, bei einem Konflikt zwischen gegebenen Möglichkeiten und darüber hinausziehendem eigenen Streben.* Diese Erkenntnis gilt unserer Beobachtung nach besonders weitgehend für die Entwicklung und Unterhaltung psychogener Sexualstörungen, vor allem der Potentia coeundi. Gerade die Hinlenkung der Aufmerksamkeit und Skepsis gegenüber einem automatischen glatten Ablauf äußert sich für die Sexualfunktion negativ. Willensmäßige Anstrengung des Patienten führt eher zu einer Verschlechterung der Symptome. Entsprechend diesen Erfahrungen bezeichnet KLEINSORGE die psychische Impotenz als eine Störung unbedingter Reflexe durch einander entgegenwirkende bedingt-reflektorische Reize.

3. Wechselwirkung männlicher und weiblicher Verhaltensweisen

Für das Verhältnis der Vorgänge bei der Kohabitation ist eine Erörterung der besonders labilen und leicht störbaren Funktionen beim Ablauf des Coitus förderlich. MATUSSEK ist — unseres Erachtens mit Recht der Ansicht, daß man fälschlich auf Grund der anatomischen Parallelität zwischen männlichen und weiblichen Genitalien eine Kongruenz der Vorgänge angenommen habe. Man stellt die Libido, Erektion und Ejaculation beim Mann auch einer Libido, Sekretion — dabei Erektion der Klitoris — und dem Orgasmus bei der Frau gegenüber. Zugleich vermutete man eine bevorzugte Störbarkeit an gleichen Punkten. Tatsächlich jedoch ist der Mann in seiner Potentia erigendi und die Frau in der orgastischen Potenz am leichtesten behindert. Beides entspricht sich keineswegs.

Abstrahiert man die Abläufe, so findet sich bei beiden Geschlechtern eine grundsätzliche Libido. Die Libido sexualis des Mannes tendiert jedoch zur Aktivität und zu einem die Partnerin attackierenden Verhalten, unter dessen Einwirkung nunmehr auch die sexuellen Wünsche der Frau umschriebenere Form mit Hinneigen zum Coitus annehmen. Rückwirkend auf den Mann entwickelt sich die Erektion. Seitens der Partnerin verstärkt sich als Antwort die Hingabebereitschaft. Es erfolgt im Rahmen dessen die physiologische Vorbereitung auf die Immissio penis seitens des weiblichen Genitale durch die Sekretion der Drüsen des Introitus und der Vagina. Zugleich erfolgt eine Verstärkung des Blutzuflusses zu den Geschlechtsorganen der Frau verbunden mit einer Anschwellung der Klitoris. MATUSSEK ist der Ansicht, daß man in der älteren Literatur den „physiologischen Reizeffekt" der Vaginalsekretion auf die Erregungssteigerung des Mannes übersehen hat. Man habe nur von einer Vorbereitung auf den Geschlechtsverkehr und damit für den weiblichen Orgasmus gesprochen. Dagegen sei auch bei Tieren zu beobachten, daß die Spring- und Decklust der männlichen Tiere durch die Sekretion der Geschlechtsorgane beim Weibchen vergrößert werde. Diese Beobachtung ist zweifellos grundsätzlich richtig. Allerdings sind wir der Überzeugung, daß man die Auswirkung der Sekretion bei der Frau für die Libidosteigerung des Mannes nicht ganz so organisch erklären darf. Abgesehen vom physiologischen Sinn der Sekretabsonderung — die das Eindringen des männlichen Gliedes ermöglichen bzw. vereinfachen soll —, stellt vielmehr die Sekretion nur einen äußerlichen Indicator der Erregung und Bereitschaft der Frau dar. Gewiß wirkt auch dieser Faktor als solcher auf den Mann zurück. Vielmehr noch ist es das Apperzipieren und Perzipieren (als Termini im Sinne von WUNDT) — der nunmehr eingetretenen vollständigen körperlichen und psychischen Hingabebereitschaft der Partnerin überhaupt. Ein Fehlen der Sekretion kennzeichnet dagegen symptomatisch den Hingabemangel oder die Lustlosigkeit der Frau und wirkt damit erregungsmindernd auf den Mann; ihr Vorhandensein beweist das

Gegenteil und wirkt entsprechend zurück. Als eine noch deutlichere Ausdrucksform wären die Muskelbewegungen des weiblichen Genitale anzusehen. Die Muskelzüge am Introitus, der Klitoris, am Anus und am Gebärmuttermund (FISCHER) können letztlich in rhythmische, gleichzeitige Kontraktionen eintreten, durch die das Membrum eng umfaßt wird. — Diese Vorgänge lassen erkennen, daß die als typisch bezeichnete weibliche Passivität nicht falsch aufgefaßt werden darf. Die Sexualaktivität der Frau äußert sich nur in einer ganz anderen Art als beim Mann, nämlich mit einem Geschehenlassen unter psychischer Hingabe. Es ist im Hinblick auf die Funktion der weiblichen Genitalien aber anatomisch und physiologisch nicht richtig, zu sagen, daß die Frau beim Geschlechtsakt nur eine passive Rolle spiele. Im Gegensatz zu der Form gröberer weiblicher Aktivität, die gleich der männlichen aggressiv den Partner zum Coitus drängt, bei vielen Männern aber eine Potenzbehinderung zur Folge hat, fördert eine im Gefolge der psychischen Beteiligung sich am Genitale aktiv zeigende weibliche Erregung die für den Verkehr notwendige Erregungsstauung sowie Erektionsfähigkeit des Mannes und führt den ungestörten Ablauf weiter in Richtung auf die Ejaculation.

Der Erregungsablauf beim Coitus ist ein spontanes Wechselspiel zwischen männlicher und weiblicher Erregung. Die Erregung ist eine Funktionseinheit von männlichen und weiblichen Elementen, wobei jedes Element nicht nur seine Bedeutung für die eigene Befriedigung und den eigenen Funktionsablauf hat, sondern immer schon auf die Erregung des Partners und dessen Funktionsablauf bezogen ist. Daher liegen die am leichtesten störbaren, d. h. sensibelsten Funktionen bei Mann und Frau an verschiedenen Stellen, so daß die Gesamtstörbarkeit des Sexualablaufs geringer ist, als wenn Mann und Frau in der gleichen Phase ihren verwundbarsten Punkt hätten. *Bei einem spontanen Verkehr ist der stabilste Punkt des einen Partners dort, wo beim anderen der labilste liegt.* So spielt beim Beginn des Sexualverkehrs der Mann die führende Rolle, weil ihn normalerweise die aktive Entfaltung und das Dokumentieren des gefühlten Dranges zum anderen Geschlecht antreibt, während in dieser Phase die Frau, die ja letztlich sich selbst hingeben soll, diese Bereitschaft erst durch ein überzeugendes Verlangen des Mannes entwickeln kann. Ist sie aber durch den Mann über diesen ersten schwachen Punkt hinweggeführt worden und die Coitusbereitschaft in ihr geweckt, fällt ihr in der zweiten Phase die Initiative weniger schwer als in der ersten. Ihre Erregung manifestiert sich, soweit sie echt ist, auch am Genitale und wirkt dadurch wieder erregungssteigernd auf den Mann, der gerade in diesem Punkte, nämlich seiner Erektion bzw. deren Durchhalten, am ehesten störbar ist. In der nächsten Phase tritt eine neuerliche Verschiebung der Schwerpunkte ein. Bei erhaltener Erektion und erfolgter Immission ist der Mann viel stärker gefeit gegen irgendwelche Störungen des Orgasmus als die Frau, die gerade hier ihren sensibelsten Punkt hat. Ihre Hilfe empfängt sie dadurch, daß sie die bevorstehende und dann einsetzende Ejaculation — auch extragenital —, so stark spürt, daß die Funktion ihres Orgasmus dadurch ermöglicht wird (MATUSSEK). Allerdings läßt sich die Folgerung des letzten Satzes abändern. Die männliche Ejaculation kann vielfach den weiblichen Orgasmus auslösen bzw. den Höhepunkt bewirken, doch ist in erster Linie das Empfinden des starken männlichen Begehrens für das Erreichen des Höhepunktes der Frau erforderlich. So dürfte das Empfinden der Frau, daß ihr Partner den Verkehr nur zu seiner eigenen Befriedigung ausübt und sie — grob gesagt — nur das Mittel zum Zweck ist, — gewissermaßen nur eine Sachfunktion erfüllt —, vielfach ein Ausbleiben des Orgasmus zur Folge haben. Wäre in der Kohabitation eine Masturbation zu zweit zu sehen, wie es sich in manchen Theorien ausgedrückt findet (KROGER und FREED), so würde der weibliche Organismus wahrscheinlich weit weniger psychogen störbar und mehr von organischen Verhältnissen (Penisgröße) und technischen Faktoren (Coitusstellung, Friktion) abhängig sein.

Das nachfolgende Schema von MATUSSEK soll die wechselseitige Abhängigkeit des Coitusverlaufes und die besonders störbaren Punkte bildlich darstellen:

Vereinfachtes Schema der Theorie von der funktionellen Einheit:

	Mann		Frau
Libido	●	⟶	○ Libido
Erektion	○	⟵	● Sekretion, genitale Blutstauung Klitoriserektion
Ejaculation	●	⟶	○ Orgasmus

O = sensibelste, am leichtesten störbare Funktion.

Die Sexualfunktionen beider Geschlechtspartner sind also getragen von der Wechselseitigkeit und Ergänzung. Es handelt sich hier um den Teil eines Problems, das in vielfacher Abwandlung immer wieder Bearbeitung gefunden hat. Es kehrt in der Lehre des *Platon* von dem Urmenschen wieder, der in zwei Teile gespalten worden ist, die nun als Mann und Frau leben müssen und seit jeher in sich den Wunsch tragen, die zu ihnen gehörende Hälfte wiederzufinden, um sich mit ihr zu vereinigen. Der gleiche Gedanke kehrt in der christlichen Religion wieder in dem Worte von der Einheit im Fleische, „Mann und Weib, ein Leib" (Hamlet). Die gegenseitige Funktionsabhängigkeit der Sexualvorgänge beider Partner verdeutlicht aber auch über den engeren Rahmen des hier interessierenden Themas hinaus, daß das Individuum keineswegs als Einzelwesen für sich lebt, reagiert und existiert, sondern vielmehr von seinem Gegenüber sehr abhängig ist, sich auf seinen Partner bzw. seine Partnerin einstellt und in Beantwortung verschiedener Einwirkungen ganz verschiedene Reaktionen psychischer und körperlicher Art hervorbringt. Das Resultat kann sich in Erscheinungen äußern, die man mit den Begriffen gesund und krank zu umreißen pflegt und an denen man der Psyche sehr häufig keinen Einfluß zugestehen will.

VIII. Die Entwicklung psychogener Störungen

1. Psychogene Störungen (der Beischlafsfähigkeit) auf Grund der Persönlichkeitsentwicklung

Der Mensch, der uns als erwachsener, im Geschlechtsleben stehender Mann entgegentritt, ist gekennzeichnet durch eine bestimmte Konstitution und einen ihn persönlich ausweisenden Habitus. Beides wird gebildet von körperlichen und seelischen Faktoren, die in ihrer Gesamtheit den Menschen zu einer einmaligen Besonderheit, einem Individuum werden lassen. Der Mensch ist das Produkt von Anlage und Erziehung, von Erbe und Umwelt, von Organbeschaffenheit, Organfunktion seelisch-geistiger Beschaffenheit und seelisch-geistiger Reaktionsweise. Alle diese Faktoren fügen sich zusammen zu dem bestimmten Menschen in seiner Existenz. Sie sind vielfach miteinander verflochten, voneinander abhängig. Sie beeinflussen sich in Wechselbeziehungen und bilden zusammen die psychophysische Einheit.

a) Die funktionelle Betrachtungsweise

Geht man vom Organ aus, so braucht man den Krankheitsbegriff zunächst nur anatomisch zu fassen und im Rahmen der anatomischen Zergliederung von der Morphologie Kenntnis zu nehmen. Bei derartiger Betrachtungsweise wird man dazu neigen, Krankheit und Organveränderung einander gleichzusetzen und den Sitz der Erkrankungen in Zell- und Organveränderungen zu verlegen. So sucht der pathologische Anatom nach den morphologischen Besonderheiten, die sich infolge der krankhaften Veränderungen bzw. als krankhafte Veränderungen manifestiert haben und eine Abweichung von der sonst gewohnten Norm des gesunden Befundes darstellen. Wird an die Stelle der morphologischen die funktionelle Betrachtungsweise (v. BERGMANN) gesetzt, so wird es deutlich, daß die veränderte Morphe bei einer Krankheit nicht am Anfang sondern am Ende einer gestörten Leistung, einer pathologischen Funktion steht. Funktion heißt Leistung und jede Leistung dient zu etwas. Die Beine dienen dem Pferd zum Stehen, Laufen oder Springen. Die Flügel dienen dem Vogel zum Fliegen und so weiter. Die Tatsache, daß die Beine für das Pferd und die Flügel für den Vogel etwas leisten, erlaubt uns aber zu verstehen, in welcher Funktion und Bedeutung für das Ganze sie zu dem Pferd oder zu dem Vogel gehören. Auf Grund morphologischer Betrachtungsweise können wir nur registrieren, *daß* sie dazugehören. Die funktionelle Betrachtungsweise, die sich um Leistungszusammenhänge bekümmert, erlaubt uns also, darüber hinaus zu sehen, wieviele verschiedene Teile zu einer Einheit gehören. An jeder Leistung sind mehrere Faktoren auf jeweils verschiedene Weise beteiligt. Wir gelangen letztlich zu dem Begriff der Leistungseinheit oder funktionellen Einheit (v. UEXKÜLL), und diese setzt sich letztlich aus körperlichen und seelischen Vorgängen zusammen und führt aus den morphologischen Grenzen des Körpers in Zusammenhänge hinein, in denen Körperliches und Seelisches im Rahmen gemeinsamer Aufgaben „zusammenarbeiten". Auch bei dieser Formulierung nach UEXKÜLL muß man sich jedoch darüber klar sein, daß der Ausdruck „zusammenarbeiten" sprachlich eine nicht wünschenswerte Trennung in zwei Anteile ausdrückt, obgleich man an sich die *Einheit* zum Ausdruck bringen will. Es läßt sich aber nicht umgehen — letztlich auch nicht mit dem Wortschatz der Existenzanalyse —, daß in der Sprache und gedanklichen Vorstellung Körper und Seele als zwei Teile fungieren, deren *Zweieinigkeit* sich praktisch nicht befriedigend mit Worten versinnbildlichen läßt.

b) Die Persönlichkeitsentwicklung in der Kindheit
Die Störung der Entwicklung des Kontaktes

Soll die Auswirkung der Psyche auf die somatischen Funktionen erhellt werden, so ist es erforderlich, sich die psychische Entwicklung zu vergegenwärtigen. Faktoren der Persönlichkeit, die zu einer späteren Störung der Beischlafsfunktionen führen können, lassen sich nur im Rahmen der normalen Entwicklung beschreiben. Deshalb können wir nur einzelne Anhaltspunkte vermitteln.

Voraussetzung für die Libido sexualis als psychischer Funktion des sexuellen Kontaktstrebens ist, daß der Mann in seiner Kontaktfähigkeit und seinem Kontaktstreben zu anderen Menschen und vor allem zum anderen Geschlecht nicht gestört ist.

SPITZ hat in seinen Untersuchungen an mehreren tausend Kleinkindern und Neugeborenen sehr eindrucksvolle Ergebnisse ermittelt, die beispielsweise die Entwicklung des Bandes zwischen Mutter und Kind bzw. Kind und Mutter oder auch Kind und menschlichem Gegenüber ganz allgemein verdeutlichen. Das Kind lernt die Möglichkeit zur Beziehungsaufnahme ähnlich wie das Laufen, Sprechen usw. Die späteren zwischenmenschlichen Beziehungsmöglichkeiten gründen sich auf die Kind—Mutterbeziehung. Störungen der frühesten Objektbeziehungen führen zu Beeinträchtigungen z. B. der späteren Affektzuwendung zu anderen Menschen. Die Kontaktbildung erfolgt in verschiedenen Altersstadien und verschiedenen Formen. Die soziale Beziehung ist zunächst zu jeder Person ohne weiteres möglich. So lächelt das 3 Monate alte Kind jedem zu, der es seinerseits anlächelt. Doch engt sich diese Beziehung bis zum 8. Monat auf die Mutter (bzw. die Mutterstelle vertretende Person ganz allgemein) ein. Dieses Stadium der Objektfindung ist der Beginn der Entfaltung der kindlichen Kontaktfähigkeit. Unterbleibt die Objektfindung, weil keine Mutterfigur da ist, so treten nach Ablauf bestimmter Zeiträume und mit bestimmtem Alter irreparable Schäden ein, die alle Umweltzuwendungsmöglichkeiten für später in fester Weise beeinflussen und Schäden für immer zur Folge haben. Das bedeutet, daß im Verlaufe der stürmischen Entwicklung, die der Mensch im ersten Lebensjahre durchmacht (nie wieder lernt der Mensch nämlich nochmals so viel in derartig kurzer Zeit), gewisse Verhaltens- und Umweltbezugsmöglichkeiten entwickelt und fixiert werden. Diese kennzeichnen später — abgesehen von den Folgen der Vererbung —, die Persönlichkeit in einer Reihe ihrer Grundstrukturen.

Diese Forschungsergebnisse von SPITZ erhellen auch, weshalb bereits im 3.—4. Lebensjahr eine in verschiedener Hinsicht festliegende Persönlichkeitsgrundstruktur vorhanden ist (wie es die psychologische Wissenschaft nachweist). So lassen sich aus der Psychologie und Pathologie des Kontaktes mancherlei Störungen ableiten, die normgerechte Liebesbeziehungen im späteren Leben behindern können. Bedeutende Beiträge hat SPEER unter diesem Blickwinkel für die Störungen der Liebesfähigkeit geliefert.

Angesichts der Erkenntnis, daß die Behinderung der Kontaktfähigkeit in so frühem Alter verursacht werden kann, haben wir diesen Störungsfaktor zuerst behandelt.

c) Die Entwicklung des Antriebs

Nun wenden wir uns der Lehre von den Antriebserlebnissen zu. Wir halten uns dabei an eine Fassung von LERSCH. Neben dem Genußstreben, das man entwicklungspsychologisch bereits beim Kleinkind als Drang nach körperlicher Lust anzusetzen hat, steht eine weitere, durch die besondere Art der erstrebten und erlebten Qualität ausgezeichnete Form des dynamischen Antriebs, die am besten durch den von FREUD eingeführten Begriff der Libido gekennzeichnet wird. Bis zu FREUD hat man cum grano salis im Sexus ein Antriebserlebnis gesehen, das erst in der Geschlechtsreife zur Entfaltung kommt und an die geschlechtliche Funktionsreife gebunden ist. FREUD faßte jedoch die Form des Geschlechtstriebes, die auf körperliche Vereinigung mit dem anderen Geschlecht gerichtet ist und biologisch der Fortpflanzung dient, als Endstadium einer Entwicklung auf, die schon im Säuglingsalter beginnt. Nach dieser Auffassung ist die Richtung des sexuellen Dranges auf körperliche Vereinigung etwas Sekundäres, entwicklungsgeschichtlich Spätes. Primär ist der Lebenstrieb des Sexus nichts anderes als der Trieb nach dem Erleben körperlicher Lust, die jedoch nicht ausschließlich an die Geschlechtsorgane und ihre biologische Funktionsreife gebunden ist. Sie tritt vielmehr auch an anderen Körperorganen auf, vor allem am Mund und in der Analzone. So ist nach FREUD das Saugen des Kindes an der mütterlichen Brust von einem Lustgefühl begleitet, andererseits ebenso die Defäkation. Das Kind hat einen starken Trieb nach dem Erleben derartiger Lustempfindungen. Diesen Trieb nennt FREUD Libido (also in ganz anderem Sinne als die medizinisch-psychologische Libido sexualis).

Daß man die Libido dem Lebensantrieb schlechthin zuzuordnen hat, unterliegt nach LERSCH keinem Zweifel. Die frühkindliche Libido ließe sich mit Recht einordnen in die Thematik des Strebens nach Genuß, allerdings eines Genusses qualitativ besonderer Art. Es ist jedoch angezeigt, Genußstreben und Libido als Sonderformen des Lebenstriebes zu unterscheiden, weil die Libido in ihrer vollen

Entfaltung nach der Geschlechtsreife durch die Richtung auf die körperliche Vereinigung im Akte der Zeugung eine wertmäßige Abwandlung erfährt, die durch den Terminus Genußstreben nicht mehr ausreichend erfaßt wird.

Andererseits erweist sich gerade in Richtung auf die körperliche Vereinigung der Geschlechter die ausgereifte Libido als Grundform des Lebensdranges. Im Lebensdrang tritt das Leben als vorindividueller tragender Grund alles individuellen lebendigen Seins in die Wachheit des Erlebtwerdens. Im Lebensdrang geht es nicht um die Belange der Erhaltung des individuellen Seins, sondern um die Verwirklichung und das Innewerden des Lebens, das sich in den Einzelwesen auszeugt und sie trägt. Dieser Seinsgrund des Lebens ist es, dessen schöpferische Kräfte im Drang vollausgereifter Libido, im Sexus und seiner höchsten Erfüllung, dem Orgasmus, in die Wachheit des Erlebtwerdens tritt. Es geht im Geschlechtstrieb um die Verwirklichung, Entfaltung und Erhaltung des Lebens, das jedem einzelnen vorgeordnet ist und dieses aus sich entläßt. Der Sexualtrieb ist das Aufbrechen des vorindividuellen anonymen Lebens im Einzelwesen. In der beginnenden Geschlechtsreife und ihrem Antriebserlebnis gelangt das Leben als vorindividuelle anonyme Wirklichkeit mit seinen schöpferischen Kräften zur Wachheit des Sichselbsterlebens.

Phänomenologisch ist also der Sexus vom Genußstreben verschieden. Sonst aber hängen beide genealogisch zusammen, da auch in der erreichten Geschlechtsreife der Erlebnisakzent der Libido vom Innewerden der vitalen Kräfte der Zeugung verschoben und an den bloßen Gewinn körperlicher Wollust fixiert sein kann, also dem Anfangserlebnis, mit dem die körperliche Lust einsetzt. So kann der Geschlechtstrieb zusammenschrumpfen, bzw. anders ausgedrückt, das körperliche Luststreben kann sich vom Lebenstrieb der Zeugung abspalten, wie etwa bei der Onanie, und sich gegen ihn vervollständigen. Das Verdienst Freuds ist es, die Bedeutung der Libido im Aufbau der Person und für die Ausprägung individueller Wesenszüge aufgezeigt zu haben. Wenn diese Theorie von der Einseitigkeit des Pansexualismus entkleidet wird, nach der die Libido der Grund- und Urtrieb des Lebens ist, und alle anderen Triebfedern nur Transformationen darstellen, dann bleibt immer noch eine Fülle von Einsichten in die Wirksamkeit der Libido für das menschliche Seelenleben. Vor allem zeigt sich nunmehr, welche Rolle für gewisse Eigenarten der Person und ihrer Lebensgestaltung das Schicksal spielt, das die Libido erfährt. Zwischen dem 2. und 5. Lebensjahr entsteht eine von ihr getragene Bindung des Knaben an die Mutter, des Mädchens an den Vater. Normalerweise vollzieht sich während der Zeit der Geschlechtsreife die Loslösung von den Eltern. Der heranwachsende Mensch wird frei von libidinösen Triebbeziehungen (nicht falsch zu verstehen!) an Vater und Mutter. Er wählt sich außerhalb der Familie ein Liebesobjekt. Unterbleibt diese Lösung aus Gründen, wie sie in ihrer Vielfalt hier nicht zitiert werden können, so kann es geschehen, daß die Reifeform des Sexus, die ihre Befriedigung in der körperlichen Begegnung und Vereinigung der Geschlechter findet, gar nicht erreicht wird. Es bleibt eine dem früheren kindlichen Alter entsprechende Stufe bestehen, eine unbewußte Fixierung an Vater und Mutter. Das kann zu sexueller Frigidität, zu Homosexualität und anderen Sexualstörungen (auch sonstigen Störungen) führen. Es ist aber auch denkbar, daß eine normale Ausreifung vor sich geht und trotzdem keine befriedigende Vereinigung mit dem anderen Geschlecht erfolgt. Dann besteht die Möglichkeit, diese unausgelebte Dynamik umzusetzen, zu sublimieren, z. B. in geistige Tätigkeit, Interessen usw. Oder es erfolgt ein Rückfall (Regression) in frühkindliche Betätigungsformen der Libido, etwa die Onanie (Lersch). Eine derartige Triebverdrängung, Triebversagung, Frustration beinhaltet eine aufgestaute Dynamik, deren Fernhaltung vom Bewußtsein einen Energieaufwand erfordert. Solange die versagten Tendenzen nicht wirklich aufgegeben sind, besteht die Möglichkeit eines späteren Durchbruchs beispielsweise bei Auftreten aktueller, zusätzlicher Lebensschwierigkeiten, Konflikte, die funktionell auch gerade die männlichen Sexualvorgänge behindern können.

d) Die Entwicklung der Hemmung

Eine besondere Bedeutung hat Schultz-Hencke dem Vorgang der *Hemmung* beigemessen. Wenn die Entwicklung des dynamischen Antriebserlebens in Konflikt mit der Welt der anderen Menschen, mit den Erfordernissen, dem Zwang der Lage usw. in die Psyche geraten, dann können Hemmungsmechanismen eingebaut werden. Die Hemmung kann sich z. B. im Sexualsektor durch eine Beiwohnungsunfähigkeit ausdrücken. Eine extreme, geradezu neurotische Furchtlosigkeit (Schultz-Hencke) kann dagegen zum Hypersexualismus und zur sexuellen Unbekümmertheit führen. Über die Störungsmöglichkeiten des sexuellen Antriebserlebens hat Schultz-Hencke sich eingehend geäußert. Seines Erachtens kann das Streben nach dem Eros (Klages), als der allgemeinen Zuwendung zum anderen Menschen, gehemmt werden. Da es aber vorwiegend intensiv, nicht expansiv, aktiv handelnd, zugreifend oder aktiv sei und sich mehr in der Stille des Innern vollziehe, werde es auch nur seltener gestört.

Die einfach liebende Zuwendung zum anderen Menschen sei vergleichsweise ebenfalls intensiv, obgleich es dem Liebenden schon näher liegt, nicht nur die Nähe des anderen aufzusuchen und sich an seinem Dasein zu erfreuen, sondern das Lieben handelnd zu betätigen. Hieraus resultiert bereits eine Störbarkeit. Wenn man nämlich Liebe fassen will als Sich-Hergeben, Sich-Verströmen, als sich verschenkende Hingabe, liegen hier Gefährdungspunkte. Denn wer sich hingibt, gefährdet im übertragenen Sinne (Klages) die Erhaltung der eigenen Person! Es besteht insofern eine Polarität „Selbsterhaltung ↔ Selbsthingabe". Eine genauere Analyse des Bereiches der Hingabe erweist, daß Hingabesehnsucht und Wunsch nach Geborgenheit verwandt sind. Überall, wo Menschen Geborgenheit suchen, besteht auch der Antrieb, Vertrauen und sich selbst vertrauend hingeben zu dürfen. Man möchte dann so sein dürfen, wie man ist, das sagen dürfen, was man will, sich so ursprünglich verhalten dürfen, wie es einem zumute ist. Zugleich besteht aber der Wunsch, dabei bejaht zu werden und vor Gefahren geschützt zu sein. Die Hemmbarkeit der Hingabefähigkeit durch negative Erfahrungen in besonders formbaren Lebensaltersabschnitten oder infolge Erziehung führt im späteren Leben zu Konflikten. Die Auswirkungen auf die Liebesbeziehungen und die geschlechtliche Beiwohnungsfähigkeit, z. B. die Orgasmusfähigkeit, sind nach dem soeben Gesagten verstehbar. So kann in vielfacher Hinsicht eine Gehemmtheit eingetreten sein. Der Erlebnishintergrund einer Impotenz ist sehr häufig — vom Mann selbst unbemerkt — auch die Folge einer Stimmung des Ärgernisnehmens am andern. Hier zeigt sich bei mikro-psychologischer Betrachtung die Bedeutung der Aggressionsgehemmtheit (Schultz-Hencke); denn ein normales Maß an Aggression gehört zum gesunden Dasein. Der Mensch muß sich von Zeit zu Zeit unbekümmert über den anderen ärgern können und sich auf diese Weise entladen, um nicht dauernd an ihm innerlich ärgerlichen Anstoß zu nehmen.

Für die sexuellen Bedürfnisse selbst ist augenscheinlich, daß sie allein schon der geltenden Tabus wegen von frühester Kindheit an zu Musterbeispielen desjenigen Antriebserlebens werden müssen, das bestimmt ist, stets in irgendeinem Grade und häufig in excessiver Form gestört zu werden (Schultz-Hencke).

e) Die Sexualerziehung

Ein weit größeres Kontingent von Potenzbehinderungen, auch im Hinblick auf die Bedeutung der Störung für die Gesamtpersönlichkeit und den Wesenskern, daher aber ein nicht so gefährdetes Kontingent wie infolge der Beeinträchtigung der Kontakt- und Liebesfähigkeit, wird durch die spezielle Sexualerziehung verursacht. Wächst ein ganz gesunder Mensch in einer Umgebung auf, die alles Sinnliche, alles Nackte für unanständig, für sündhaft, verboten, niedrig und gemein erklärt, wo frohe Sinnenbetätigung in Sportleistung, Spiel, Tanz usw. nur Fleischeslust, Weltlichkeit und unheiliges Wesen ist, so muß dieser Mensch schon eine sehr gesunde, kräftige und naturhafte Sinnlichkeit haben, um nicht Schaden zu leiden. Unter der Berücksichtigung, daß eine große Zahl der Jugendlichen nicht durch verständnisvolle, zu gesunder Selbstbeherrschung führende Aufklärung ins Sexualleben eingeführt wird, sondern in einer Atmosphäre der Verlogenheit, Heuchelei und Scheinheiligkeit aufwächst, kann es nicht verwundern, wenn fast alle davon betroffenen feinfühligen, gemütstiefen Menschen Schwierigkeiten in der Entwicklung ihres Geschlechtslebens finden (I. H. SCHULTZ). Die (nach den Erhebungen von KINSEY und anderen Autoren) nahezu von allen männlichen Jugendlichen einige Zeit geübte Onanie wird vielfach als onanistisches Laster gekennzeichnet und mit allen möglichen Schrecken umgeben. Daß im Pubertätsalter mit seiner Unerfahrenheit gerade bei denjenigen, die es nicht nötig hätten, infolge dieser Erziehung ein mit Schuld und Angstgefühlen durchsetzter Kampf gegen die niedrigen Neigungen einsetzt, daß bei späterer Beziehungsaufnahme zu Frauen der Mann den Weg zum natürlichen Erleben nicht finden kann und an psychogenen Sexualstörungen leidet, ist die notwendige Folge.

Es verhält sich in diesem Bereich so wie in der Behandlung venerischer Krankheiten nach der Einführung des Penicillins. Eine Gruppe unverbesserlicher und verantwortungsloser Patienten übt wahllos und mit beliebigen Partnerinnen Verkehr aus, voll Vertrauen auf die Penicillinspritze, und kommt unter Umständen wöchentlich mit einer frischen Gonorrhoe zur Behandlung. Andere, die trotz größter Vorsicht und Zurückhaltung im Sexualleben zufällig durch eine Gonorrhoe infiziert worden sind, bauen eine Sexualneurose auf diesem Faktum auf, laufen später von Arzt zu Arzt mit ihrer imaginären Geschlechtskrankheit und stellen alle Beziehungen zum anderen Geschlecht ein. Gerade letztere hätten ihre Skrupelhaftigkeit nicht nötig. Jedoch stellen Sensibilität und der Mangel an Robustheit stets Eigenschaften dar, die das Leben erschweren.

Aus der vielfach geübten Sexualerziehung resultiert nach I. H. SCHULTZ als wesentlichste Gefahrenquelle die Verängstigung, die sich beim Mann hinsichtlich seiner Sexualfunktion besonders verhängnisvoll auswirken muß. Nur der mutige bzw. selbstsichere Mann ist voll geschlechtserregbar. Ist er aber immer von einer inneren Unsicherheit beschwert, so kommt es entweder gar nicht zur Erektion, oder die Gliedsteifung versagt gerade in dem Augenblick, wo sie am meisten ersehnt und damit ein Versagen am meisten gefürchtet wird. Die Angst als beengende Erregungsform des Lebensgefühls wirkt sich am weittragendsten aus, wenn sie nicht klar im Bewußtsein steht, sondern als unbewußt dumpfes Gefühl die „Gestimmtheit" des endothymen Grundes drückt. Bei Veränderungen im Rhythmus des äußeren Lebens wie der Sexualsituation wird der Rhythmus des inneren Lebens in seiner Unruhe und damit zugleich wieder das Angstgefühl verstärkt.

Eine Reihe von Ursachen sieht HEYER in dem vom heutigen Menschen nur schwer gefundenen guten Verhältnis zur Natur in sich. Bezüglich der Sexualität liegt das unter anderem an den noch weiter wirkenden Überresten der Weltanschauung, die generell bis nach der Jahrhundertwende galt und nach der alles Sexuelle verpönt war. — Übrigens handelt es sich hierbei um die Ausstrahlung des christlichen Sexualstandpunktes, der in seiner Form von der Erwartung des bald kommenden Weltunterganges zur Zeit des frühen Christentums vor allem durch PAULUS geprägt wurde und aus der damaligen Situation verstanden werden muß[1]. — Heute kommen die Unruhe und Hast des Lebens hinzu, vielfach unnatürliche Lebensweise, soziale Schwierigkeiten und dergleichen. Zudem bedeutet jede kulturelle Differenzierung eine gewisse Dekadenz und Entfernung von der blinden Sicherheit, mit der die biologischen Prozesse beim Primitiven und Naiven verlaufen. Gerade dieser Zusammenhang ist für die psychogenen männlichen Sexualstörungen von Wichtigkeit. Je primitiver ein Lebewesen, desto leichter und ohne Hemmung ist es zur Kohabitation fähig. Das sieht man am Tier und am ganz einfach gebliebenen Menschen. Hier wird weitgehend der actus purus vollzogen.

f) Tiefenpsychologische Aspekte

Es findet sich nur wenig psychologische Literatur von Bedeutung über die psychische Impotenz des Mannes. Demzufolge erscheint es indiziert, z.B. auf die tiefenpsychologisch gewonnenen Ergebnisse von BERGLER einzugehen.

Der Autor gibt folgende *Definitionen*. Unter einer psychogenen Potenzstörung verstehen wir eine am Penis, dem Exekutionsorgan der männlichen Sexualität, manifest werdende *zentrale Hemmung*, die je nach dem Grade derselben

a) infolge ausbleibender oder ungenügender Erektion schon die Immissio und damit den ganzen Coitus unmöglich macht (erektive Impotenz);

b) trotz unzureichender oder ausbleibender Erektion zu einer sofortigen Ejakulation schon bei Annäherung an die Vulva führt (Ejaculatio ante portas);

c) trotz Immissio infolge zu früher, schon nach einigen Friktionen eintretender Ejakulation die normale Dauer und Befriedigung des Coitus verhindert (Ejaculatio praecox);

d) trotz Immissio und trotz normalen Friktionen erst nach langer Zeit ($1/_2$—1 Std) die Ejakulation hervorbringen läßt und damit auch eine relative Orgasmusstörung verursacht (Ejaculatio retardata);

e) trotz Immissio und lange fortgesetzten Friktionen keine Ejaculation zustande kommen läßt (ejakulative Impotenz, psychogener Aspermatismus);

f) trotz normaler Immission, trotz normaler Friktionen, trotz normaler Ejakulation, keinen normalen Orgasmus vermittelt (orgastische Impotenz).

Der phänomenologischen Vielheit der Potenzstörungen entspricht nicht bloß eine komplizierte Genese. Jede dieser Formen der Impotenz kann sehr verschiedene Ursachen haben. Die Phänomenologie sagt noch nichts über die Genese aus. Auch die Einteilung *dieses* großen Gebietes kann nach verschiedensten Gesichtspunkten erfolgen. Und zwar:

a) *Genetisch, d. h. nach der Stufe der Fixation bzw. Regression der Libido und Aggression:* Potenzstörungen mit phallischen, analen und oralen Mechanismen;

b) nach dem Gesichtspunkt des Scheiterns am *positiven* oder *negativen Ödipuskomplex* oder an der *praeödipalen* Mutterbindung („Mammakomplex");

c) deskriptiv nach dem Grade der sexuellen Beteiligung und Erregung bzw. des Ausbleibens einer solchen beim Coitus;

d) *nach der Art der Potenzstörung:* erektiv, ejakulativ, orgastisch;

e) *nach der Häufigkeit:* obligatorisch = bei jeder Frau, fakultativ = bei Frauen, die gewissen Bedingungen entsprechen;

f) *nach dem Grad:* total oder relativ;

g *nach Zeitpunkt des Eintritts bzw. Ausbleibens der Ejakulation:* Ejaculatio praecox, retardate, psychogener Aspermatismus;

h) *nach einzelnen neurotischen Krankheiten* (Perversionen) bzw. Charakterstörungen;

i) *echte Impotenz und Pseudoimpotenz.*

Alle bisher zitierten Formen sind echte Potenzstörungen. Unter Pseudoimpotenz wäre etwa eine reaktive Potenzstörung bei allzu deutlich zur Schau getragener Ablehnung des

---

[1] Siehe BORELLI, S., u. W. STARCK: Die Prostitution als psychologisches Problem. Berlin-Göttingen-Heidelberg: Springer 1957.

Coitus von seiten der Frau (Frigidität), bei Untreue der Frau, Nichtvertragen von Schutzmitteln, bei realer Unmöglichkeit des Ejakulierens (Veto der Frau) oder üblem Geruch derselben zu verstehen.

Bezeichnenderweise wird auch nach Ansicht von BERGLER fast ausnahmslos von den potenzgestörten Patienten angenommen, daß die Onanie für die Impotentia coeundi verantwortlich sei. Wie steht es damit?

FREUD hat die Onanie nach dem Lebensalter geschieden[1] in:

1. Die Säuglingsonanie, unter der alle autoerotischen, der sexuellen Befriedigung dienenden Vornahmen verstanden sind.

2. Die Kinderonanie, die aus ersterer unmittelbar hervorgeht und sich bereits an bestimmte erogene Zonen fixiert hat.

3. Die Pubertätsonanie, welche entweder an die Kinderonanie anschließt oder durch die Latenzzeit (5.—12. Lebensjahr) von ihr getrennt ist.

FREUD hat vor Jahrzehnten den Standpunkt vertreten, daß exzessive Onanie und gehäufte Pollutionen neurasthenische Beschwerden hervorrufen und mahnte wiederholt, „die Rubrik: Schädliche Wirkungen der Onanie *nicht* zu streichen". Die Schädlichkeit der Onanie für den Erwachsenen (die Säuglings- und Kinderonanie ist ein normales Vorkommen) begründete der Schöpfer der Psychoanalyse wie folgt:

a) die *organische Schädigung* nach unbekanntem Mechanismus, wobei die Gesichtspunkte der Maßlosigkeit und inadäquaten Befriedigung in Betracht kommen;

b) auf dem Wege der *psychischen Vorbildlichkeit*, insofern zur Befriedigung eines großen Bedürfnisses nicht die Veränderung der Außenwelt angestrebt werden muß;

c) durch die Ermöglichung der *Fixierung infantiler Sexualziele* und des Verbleibens im psychischen Infantilismus. Damit ist dann die Disposition für den Verfall in Neurose gegeben.

Diesen Standpunkt hat FREUD auch zur Zeit beibehalten, als in übertriebener Weise die völlige Unschädlichkeit der Onanie der Erwachsenen von einzelnen Autoren behauptet wurde (STEKEL).

Eine Reihe von Psychoanalytikern hat das Moment der unbewußten Schuldgefühle stärker hervorgehoben und gemeint, daß nur die durch Schuldgefühl bzw. Unbefriedigung gestörte Onanie Neurasthenie erzeuge [FEDERN, FERENCZI, TAUSK, REICH: Bausteine zur Psychoanalyse II, S. 33ff. „Verschämte Hände" (FERENCZI)].

Die *Prognose* der psychogenen Impotenz nach BERGLER ist bei psychoanalytischer Behandlung *günstig*. Gewiß gibt es zwischen den leichtesten Fällen — etwa Impotenz vom hy-Typus, die in einigen Monaten kurabel sind — und den schwersten Fällen — etwa Impotenz mit masochistischen Tendenzen, deren Aussichten problematischer sind und etwa $1^1/_2$ bis 2 Jahre beanspruchen — alle Übergangsstufen.

Es ist von Interesse, an dieser Stelle auch die Einteilung der verschiedenen Formen psychogener Impotencia coeundi nach den tiefenpsychologisch gewonnenen Kriterien (BERGLER) wiederzugeben. Danach lassen sich Formen unterscheiden wie folgt:

A. Potenzstörungen mit phallischen Mechanismen.

1. Hysterische Potenzstörungen:

a) in völliger Abstinenz mit „larvierter" Onanie und Pollutionen; b) in völliger Abstinenz Frauen gegenüber bei gleichzeitiger Onanie mit Schuldgefühlen und Depressionen; c) in erektiver Impotenz variablen Grades; d) in der „genitalen Form" der Ejaculatio praecox; e) in der „Spaltung der zärtlichen und sinnlichen Komponente" mit konsekutiver Impotenz beim „geachteten" und Potenz beim „erniedrigten" Frauentypus; f) in Potenzstörungen des „passiv-femininen, unbewußt homosexuellen Männertypus"; g) in Herabsetzung der orgastischen Potenz bei Gruppe d), e) und f).

2. Als spezifische Bedingungen kennzeichnet BERGLER:

a) Neurotische Eheangst; b) Symptomenkomplex des geschädigten „Dritten"; c) Zwangstreue; d) Impotenz bei Beginn jeder neuen Beziehung; e) Impotenz bei der Defloration; f) Bedingung der älteren Frau als Liebesobjekt; g) Bedingung der Zustimmung des Weibes; h) Bedingung der sexuellen Abwehr; i) Bedingung des Verbotenen; k) Neurotische Angst vor dem Kinde.

B. Potenzstörungen mit analen Mechanismen.

1. Zwangsneurotische Potenzstörungen.

a) Völlige Abstinenz mit asketischen, ästhetischen oder sonstigen Rationalisierungen bei gleichzeitiger larvierter Onanie bzw. Pollutionen. b) Abstinenz mit ideologischen Rationali-

---

[1] Zusammenfassende Darstellung in FREUDS Beitrag: Diskussionen der Wiener psychoanalyt. Vereinig. 2. Heft: Die Onanie. Wiesbaden: J. F. Bergmann 1912.

sierungen + Onanie + Schuldgefühlen. c) Erektive Impotenz. d) Fakultative Impotenz mit Spaltung der zärtlichen und sinnlichen Komponente. e) Erektive Potenz mit Ejaculatio retardata. f) Störung der orgastischen Potenz bei d) und e).

2. Potenzstörungen mit chronisch hypochondrischer Neurasthenie (Aktual-Neurosen).

Nach Freud allgemeine Reizbarkeit, ängstliche Erwartung, Angstanfälle oder Rudimente derselben, Störungen der Herztätigkeit, der Atmung, Schweißausbrüche, Zittern, Schütteln, Heißhunger, Diarrhoe, Schwindel, Kongestionen, Paraesthesien, nächtliches Aufschrecken usw., alles ohne nachweisbare organische Veränderungen. Freud zählt folgende Fälle bei angstneurotischen Männern auf:

a) Angst der absichtlich Abstinenten. b) Angst der Männer mit frustraner Erregung, bei chronischer Vermeidung des Coitus und Sich-Begnügen mit dem Betasten oder Beschauen des Weibes. c) Angst der Männer, die Coitus interruptus üben. Diese Coitusart schädigt den Mann, wenn dieser, um die Befriedigung der Frau zu erzielen, den Coitus willkürlich dirigiert, die Ejakulation aufschiebt. Die Angstneurose ist in diesem Fall meist in Kombination mit Neurasthenie. d) Angst der Männer im Senium („männliches Klimakterium"). e) Neuratheniker infolge von Masturbation verfallen in Angstneurose, sobald sie von ihrer Art der sexuellen Befriedigung ablassen.

3. Potenzstörungen mit masochistischen Mechanismen.

4. Psychologischer Aspermatismus analer Genese.

(Anale Lust des Zurückhaltens, Objektschädigungsvorstellungen durch protrahierten Coitus.)

C. Potenzstörungen mit oralen Mechanismen.

Die Ausführungen in diesem Abschnitt VIII, 1 a—e ergeben sinngemäß, in welcher Weise es zu funktioneller Potentia coeundi kommen kann. Die am tiefsten liegenden psychischen Störungen werden die Libido sexualis beeinträchtigen. Sie können die Liebeszuwendung zur Frau — als dem menschlichen Gegenüber — erschweren und auch verhindern, so daß keinerlei Regungen und affektive Wünsche auf eine Frau gerichtet sind. Zumeist wird es aber trotz Veränderungen im Sektor der Kontaktfähigkeit nicht zu Potenzstörungen kommen, sondern vielmehr zu einer Unfähigkeit, ein höherwertiges Liebesgefühl aufzubauen. Die Verbindung zur Partnerin bleibt dann rein sexuell; es können die Sexualfunktionen ausgeübt werden. Störungen der Kontaktfähigkeit und der Liebeszuwendungsfähigkeit stellen jedoch einen Mangel dar, der sekundär, z. B. bei Bestehen längerer Partnerbeziehungen, zur Beeinträchtigung des Sexualerlebens und der Sexualfunktion führen kann. Die Unfähigkeit zur Hingabe kann gleiche Störungen zur Folge haben, kann sich aber auch speziell im Orgasmuserleben hindernd auswirken. In dieser Weise läßt sich die Reihe der Möglichkeiten fortsetzen. *Als Zusammenfassung bleibt, daß letztlich jede denkbare Potenzstörung als Folge spezifischer, individueller Fehlentwicklungen der Psyche auftreten kann.*

2. Die psychogenen Ursachen in zusammenfassender Übersicht

Allgemeingültige Ursachen lassen sich nicht nennen. Die Kombination der Einwirkungen und die Form, in der sie später zu Störungen führen, kann nicht verallgemeinert werden. Auch über den Zeitpunkt der Manifestation der Symptome läßt sich vielfach keine feste Voraussage machen. Immerhin gibt es bestimmte psychologische Grunderkenntnisse, die zum Verstehen der Verhaltensweisen im späteren Leben führen und den Ablauf an sich normaler Funktionen beeinträchtigen, abwandeln oder verhindern können.

Die zur Entwicklung des Menschen in seiner Individualität führenden Faktoren lassen sich nach allgemeinen Gesichtspunkten etwa schematisch zusammenfassen, wie folgt:

A. *Basis sind die Anlagen* für die körperliche Konstitution, die Charakterstruktur und die Persönlichkeit.

a) Es kommt zu einer normalen somatischen Entwicklung der Konstitution, der Charakterstruktur und der Persönlichkeit.

b) Es kommt zu einer durch organische Krankheiten, Ernährungsfolgen usw. veränderten bzw. beeinträchtigten somatischen Entwicklung der Konstitution, Charakterstruktur und Persönlichkeit.

B. *Die Basis stellen Umgebung und Umwelt* mit ihren psychischen Einflüssen auf die sich entwickelnde Persönlichkeit dar (einschließlich ihrer somatischen Konstitution).

1a) *Durch das Erleben der Umgebung,* der Eltern, Geschwister usw. infolge Reaktionsweisen, die sich beim Zusammentreffen der eigenen Welt des Individuums mit der seiner Umgebung bilden, durch Setzen immer wieder bestimmter Reize erfolgt die Entwicklung der Persönlichkeit, der Charakterstruktur und bestimmter Reaktionsmöglichkeiten. Gleichzeitig kommen Anlagen nicht zur Ausbildung bzw. verkümmern, weil sie nicht erlebt und deshalb nicht entwickelt werden. Manche Vollzugsmöglichkeiten (bedingte Reflexe) werden nicht gebahnt. (Beispiel: Kontaktfähigkeit, Hingabefähigkeit, Hemmungen).

1b) *Traumen* wirken schockartig, einzeln oder immer wieder erneut ein. Bedeutsam sind sie vor allem in „plastischen" Entwicklungsabschnitten, in denen der traumatische Reiz mit der einer Veränderung der Dauerreaktionsweise beantwortet wird. — Es mag auch refraktäre Phasen geben, in denen Traumen infolge Resistenz wirkungslos bleiben. — Die Traumen bewirken eine veränderte Reaktion psychischer Reize bestimmten Inhalts, durch die nunmehr eine andere Reaktion — statt einer normalen, adäquaten, vielleicht eine psychische Fehlreaktion — in Gang gebracht wird.

1c) Die von den Eltern und anderen Personen geübte *Erziehung* bewirkt bestimmte Verhaltensweisen. Es ist hier die bewußt vermittelte Erziehung gemeint. Die Verarbeitung bei dem betroffenen Individuum kann bewußt und unbewußt erfolgen bzw. sekundär dem Bewußtsein verlorengehen. Das Individuum kann sich den Erziehungsinhalten anpassen, mit Protestreaktionen antworten oder unbeeinflußt bleiben. Diese Antwortreaktion können bewußt oder außerhalb des Bewußtseins verlaufen.

2. Es haben sich aus Anteilen von IIb, c, d bestimmte *Komplexe* gebildet. Bei Auftreffen eines Inhalts, der im Sinne einer Schlüsselreaktion den Komplex aktiviert, antwortet das Individuum mit einem bestimmten psychischen oder organisch-funktionellen Verhalten.

Komplexe sind ganzheitliche psychische Gegebenheiten von geringerer Bewußtseinsabhebung und unscharfer, fehlender Gliederung; bzw. mehr psychopathologisch ausgedrückt handelt es sich um unbekannte, gefühlsbetonte, affektgeladene Gedanken und Vorstellungsgruppen von starker psychodynamischer Wirksamkeit, die z. B. auch Fehlregulationen auslösen können.

3. Durch innerpsychisches Gegeneinanderwirken von Antrieben, infolge geistiger Verarbeitung, infolge unbewußter Schlüsselreaktionen oder Komplexe und psychischer Reize kommt es zu Konflikten, die funktionelle Folgen haben können.

4. Aus Bahnungen, die unter II, 1b bis c behandelt wurden, resultieren Verhaltensweisen, die nach bestimmtem Schema ablaufen, Handlungen, die man als erworbenen Vollzugszwang bezeichnet.

5. Es gibt außerdem den Terminus *bedingter Reflex,* der II4 in vieler Hinsicht entspricht.

Der Ausdruck besagt, daß der Ablauf reflexartig vor sich geht. Damit wird die Beteiligung des Bewußtseins und der Hirnrinde negiert.

B. 2 bis 5 haben vielfach dieselbe Bedeutung für Verhalten, Reaktion oder Funktionsweisen.

Diese schematische Darstellung erläutert letztlich die Basis für alle denkbaren späteren psychischen Reaktionen sowie psychogen in Gang gebrachten funktionellen Störungen; sie erklärt damit auch die psychisch bedingten und verursachten Störungen im Sexualbereich.

Außer den *tief* in der Persönlichkeit und ihrer Entwicklung verankerten Potenzstörungen gibt es andere Fälle, in denen die Symptome auf *oberflächlich* liegende Ursachen zurückgeführt werden können. Sie lassen sich vielfach auch von einem psychologisch oder tiefenpsychologisch nicht geschulten Arzt herausfinden, sofern er die nötige Einfühlung und Erfahrung besitzt. Die Bezeichnung „bewußte psychische Ursachen" (MATUSSEK) möchten wir jedoch auch für diese Ursachengruppe nicht anwenden, da *sie* dem Kranken selbst in den meisten Fällen nicht bewußt sind bzw. der Zusammenhang mit dem Symptom nicht bewußt ist.

Die situationsbedingte Potenzstörung

A. Die auffordernde Situation an die Sexualität des Mannes. Am bekanntesten ist das Beispiel der Impotenz in der Hochzeitsnacht. Ferner kommt es oft beim ersten Geschlechtsverkehr oder bei der ersten Beziehungsaufnahme zu einer neuen Partnerin zu einer Funktionsbehinderung. Auch die einfache Tatsache, daß der Mann weiß, daß jetzt die Partnerin auf einen Geschlechtsverkehr wartet, kann zur Unfähigkeit führen.

Das Versagen hat auch in diesem Falle psychische Hintergründe. Es kann z. B. sein, daß im Verkehr infolge der Situationsforderung eine Aufgabe gesehen wird, in welcher der männliche Partner sich als Mann zu bewähren hat und seine Überlegenheit und seine Sexualkraft unter Beweis stellen müßte. Plötzlich wird aus einem dem Gefühl entspringenden erotischen Antriebserlebnis, das aus dem Mann heraus zum Verkehr hindrängt, eine Aufgabe, die durch jedes Anzeichen eines dem bewußten Willen nicht ganz entsprechenden Funktionierens zu beeinträchtigen ist. An die Stelle der inneren Gelöstheit und Hingabe treten Spannung, Lampenfieber, Unruhe und Unsicherheit unter dem Versuch, äußerlich Beherrschung zu zeigen. Die Folge kann Ejaculatio praecox oder Impotentia erigendi sein. Es ist anzunehmen, daß eine Unsicherheit im Selbstgefühl, eine Empfindlichkeit des Eigenmachtgefühls, ein gesteigertes, aber störbares Selbstwertstreben zugleich eine Rolle spielen. Damit sind nur einzelne Beispiele herausgegriffen. *Die Störbarkeit dieser seelischen Faktoren ist sonst vielleicht nur latent. Durch die Situation wird sie akut.*

B. Die hemmende Situation. Äußere Umstände, ein beruflicher Verdruß, momentane starke geistige Überanstrengung, Schreck, Trauer, Kummer können zu einer exogenen Depression mit Reaktionsimpotenz führen, die dann zumeist aus einer Erniedrigung des Libido-Niveaus resultiert, vielleicht auch zur Ejaculatio retardata führt.

Die aus der Situation entstandene einmalige Potenzbehinderung kann zur Fixierung führen, wenn das Erlebnis des Versagens traumatisch war und von dem Zeitpunkt an die Coitussituation als Schlüsselerlebnis wirkt und jede neue Forderung an die Sexualität mit Erwartungsangst gekoppelt die Funktion schädigt. — Vor allem das Zusammentreffen von fordernder und hemmender Situation kann ein plötzliches, durch keine organische Krankheit motiviertes Versagen einer vorher gut geregelten Funktion zur Folge haben. — Das einmalige Mißgeschick bei einem labilen Menschen in einem labilen Augenblick kann eine sekundär psychogen fixierte Fehlfunktion mit grundsätzlichem Mißlingen bewirken.

Die partnerabhängige Potenzstörung

Die Ursache der Beeinträchtigung des männlichen Sexualvollzuges ist bei der Frau zu suchen. Sehr häufig ist an der Partnerin zunächst gar nichts Absonderliches festzustellen. Sie kann jedoch eine Behinderung für das Geschlechtsleben ihres Mannes bedeuten. Die Ursachen der Beeinträchtigung müssen vom Mann nicht bewußt registriert sein, sondern sind meist vielmehr erfühlt und reaktiv beantwortet worden. Steht z. B. die Ehefrau ihrem Gatten nicht mehr ganz so positiv und hingabefreudig gegenüber wie früher, so braucht sie sich selbst über diese Tatsache gar nicht klar zu werden und kann den Geschlechtsverkehr auch genau so häufig ausüben wie früher. Trotzdem kann die Impotenz eines sensiblen Mannes die Antwort auf die erfühlte Veränderung bei der Partnerin sein. — Im anderen Falle ist die Frau zu bereitwillig. Dem Partner fehlt der Anreiz des Überwältigenmüssens, der für die Sexualerregbarkeit des robusten, brutalen Mannes häufig ganz urtümlich von Bedeutung ist (JUNG).

Im bewußteren Bereich ist es möglich, daß die Frau dem Sexualverhalten, das der Mann braucht oder das er sich wünscht, nicht entspricht. Unter Umständen verhält sie sich sehr passiv, sie versucht vielleicht aus Hemmungen oder anerzogenen Vorstellungen heraus ihre Erregung nicht zu zeigen und Haltung zu bewahren. Oder sie gibt sich zu aktiv und hemmungslos für den Mann, der sich infolgedessen abgestoßen fühlt.

Von besonderer Bedeutung sind Äußerungen der Frau über ihre Zufriedenheit bzw. Unzufriedenheit mit dem Coitus, mit den Genitalien ihres Partners (zu groß, zu klein), mit seinem Verhalten beim Verkehr (zu brutal, zu schnell fertig, zu langsam). Soweit diese Äußerungen in ihrer Tendenz negativ sind, werden sie den entsprechend sensiblen Mann beeinträchtigen und in seinem Gefühl als Überlegener, in seinem Selbstgefühl usw. behindern.

MATUSSEK hält die von der Partnerin abhängigen Störungen für häufiger als die von der Situation abhängigen Behinderungen.

Die ichabhängige Potenzstörung

Der Mann kann von bestimmten Forderungen und Erwartungen an seine sexuellen Fähigkeiten ausgehen, deren Erfüllung ihm jedoch nicht möglich ist. Nach MATUSSEK muß unter ichabhängig in dieser Hinsicht nicht immer eine Fehlhaltung in der Persönlichkeit verstanden werden. Vielmehr kann der Mann Maßstäbe zur Richtschnur für sich selbst nehmen, die für andere gelten. Durch Schwankungen in seiner Potenz kann sich ein Krankheitsgefühl entwickeln. Physiologische Ermüdungszustände infolge überstandener Krankheiten, anstrengender Arbeit oder kompensatorische Potenzminderung nach längerem ausgedehnten Sexualleben werden verkannt, obgleich nach einer Erholungspause mit der Wiederherstellung des alten Zustandes zu rechnen wäre.

Oft ist eine Überforderung zu beobachten, indem nicht mit altersgemäßem Rückgang der geschlechtlichen Fähigkeiten gerechnet wird, sondern auch im späteren Alter noch das Vermögen der Jugend vorhanden sein soll. Ein bevorzugter Zeitpunkt für das Neuauftreten von Potenzbeschwerden ist das 4.—5. Lebensjahrzehnt, in dem alterspsychologisch vielfach eine leichte Resignation mit Unsicherheit im Selbstwertgefühl und latenten Depressionen unter natürlicher Abnahme der körperlichen Leistungsfähigkeit mit übersteigerten Forderungen an sich selbst und andere kompensiert werden.

Vorwiegend in den Rahmen der partnerabhängigen und ichabhängigen Störungen ist das Bild der *relativen Potenzstörung* einzuordnen. Dieser Zustand äußert sich

1. gegenüber der eigenen Frau,
2. gegenüber anderen Frauen als der eigenen,
3. bei wechselnder Affektivität und schwankender Bindung.

Zu 1. Manche Männer sind außerstande, mit der eigenen Frau geschlechtliche Beziehungen zu unterhalten, wenn sie zugleich ein intimes Verhältnis mit einer anderen Partnerin haben. In diesem Zustand spielen Schuldgefühle eine erhebliche Rolle.

Zu 2. Andererseits verhindert die seelische Bindung an die Ehefrau oftmals den Sexualvollzug mit anderen Frauen, selbst wenn der Mann den Wunsch dazu hat.

Zu 3. Schwankungen in den Gefühlsregungen und der „Gestimmtheit" beeinflussen die Gefühlstiefe und -zuwendung zwischen zwei sich nahestehenden Menschen ständig. Bei Überschreiten bestimmter Minuswerte mangelt es an der notwendigen Libido sexualis als Voraussetzung für die Sexualfunktion. —

Die Einteilung der Ursachen, die in der Persönlichkeit und ihrer Entwicklung verankert sind und erst mit Hilfe umfassenderer psychodiagnostischer, psychoanalytischer Maßnahmen erkannt werden können, sowie andere, die als situationsbedingt, partnerabhängig oder ichabhängig bezeichnet wurden und der Diagnostik leichter zugänglich sind, darf nur als schematisch verstanden werden. Meistens liegen zahlreiche Ursachen zugrunde, und es zeigt sich eine Streuung über die verschiedenen Möglichkeiten der gewählten Einteilung. Wahrscheinlich spielen sogar alle in jedem Falle eine gewisse Rolle. Für die Therapie erweist es sich dann als wesentlich, *die Ursachen* herauszufinden, die von *maßgeblichem Einfluß* auf das störende Symptom sind. Nach deren Beseitigung kommt es zumeist symptomatisch zur Erscheinungsfreiheit, obgleich zahlreiche, weitere fördernde psychische Ursachen und Komponenten noch unverändert existieren und die Therapie zum Nutzen der Persönlichkeit an sich noch weiter fortgesetzt werden könnte. Der Psychoanalyse bieten sich ad infinitum Ansatzpunkte beim Patienten. Diese Tatsachen seien vorausgeschickt, bevor zum besseren Verständnis der aufgezählten Ursachenmöglichkeiten einige Krankengeschichten wiedergegeben werden. Nur entsprechend dem Ursachenakzent läßt sich die Zuordnung vornehmen. Es werden sich stets als Nebenbefund auch die anderen oder ein Teil der sonst möglichen Störfaktoren finden.

IX. Die Ursachen psychogen bedingter Impotentia coeundi

Darstellung in klinischen Studien

Die zusammenfassende Besprechung der psychogenen Faktoren und der Entwicklung seelisch bedingter Störungen mußte naturgemäß in vielen Punkten schematisiert werden. Deshalb sollen einige ausführliche Fallbeschreibungen die verschiedenen bisher nur verallgemeinernd besprochenen Möglichkeiten psychogener Ursachen erläutern.

1. Studie

Die *erste Krankengeschichte beschäftigt sich mit einem Fall von Impotentia coeundi, die durch Einflüsse auf die Persönlichkeitsentwicklung verursacht war. Sekundär trat eine partnerabhängige Störung hinzu.*

Ein 32 Jahre alter Mann suchte die Klinik wegen Impotentia coeundi und einer ganz geringgradigen unspezifischen Urethritis auf. Die Potenzbeschwerden bestanden seit über $3^{1}/_{2}$ Jahren. Der Patient war verschiedentlich in ärztlicher Behandlung gewesen. Er hatte erhebliche Mengen von Testoviron, Anertan,

Praephyson und wegen der unbedeutenden urethralen Sekretabsonderung einige Millionen I. E. Penicillin erhalten. Zahlreiche Prostatamassagen waren durchgeführt worden. Ferner war er im Sinne der paradoxen Hormontherapie mit Progynoninjektionen behandelt worden. Trotz allem war keinerlei Besserung festzustellen gewesen. Vielmehr hatte sich bei ständigem Absinken der Kopulationsfähigkeit aus der anfangs vorhandenen Potenzschwäche eine regelrechte Impotentia coeundi entwickelt.

Befund. Es handelte sich um einen gut mittelgroßen Mann, der konstitutionsmäßig etwa dem Kretschmerschen Athletikertypus zuzuordnen war. Von Beruf ursprünglich Koch, betrieb er derzeitig selbständig eine Wäscherei und befand sich in wirtschaftlich gesicherten Verhältnissen. Wegen der auf eine Urethritis hindeutenden Angaben des Patienten, wurde ein Urethra-Abstrich vorgenommen. Der Befund lautete wie folgt: Leuko ++, Bakterien +++, Epithelien vereinzelt.

Im Rahmen der ersten, orientierenden Aufnahme der Anamnese ergab sich, daß wirkliche Beschwerden durch die beschriebenen Urethritis-Erscheinungen nicht bestanden. Es handelte sich hier vielmehr bereits um eine Hypochondrie und eine weitgehende Überwertung durch den Patienten, die teilweise noch durch die große Bedeutung, die von den vorbehandelnden Ärzten hinsichtlich dieses Befundes dem Patienten gegenüber geäußert wurde, verstärkt worden sein mag.

Mehr zur Beruhigung des Patienten als um einem Erfordernis Rechnung zu tragen, wurde unter Berücksichtigung des Bakterien-Resistenzversuches eine Aureomycinkur mit 4 g durchgeführt. Der Erfolg war negativ. Der Befund blieb zunächst subjektiv sowie im Abstrich derselbe. — Nach dieser vorbereitenden und auch mehr der persönlichen Orientierung dienenden Behandlung versuchten wir den Fall psychotherapeutisch zu behandeln und zu klären. Eine Beobachtung sei vorweggenommen. Die urethritischen Beschwerden klangen sehr schnell ab, nachdem dem Patienten erklärt worden war, daß es sich hierbei um keine ernsthafte, vor allen Dingen keine Geschlechtskrankheit handle und die Beschwerden dem objektiven Befund eigentlich nicht entsprächen, wahrscheinlich mehr die Folge einer Überwertung auf Grund seiner dauernd darauf gerichteten Gedanken und Befürchtungen seien.

Vorgeschichte. Der Patient ist in der Gegend von Heidelberg geboren. Er hatte einen mehrere Jahre jüngeren Bruder, der später im Kriege gefallen ist. Beide Kinder stammen aus der zweiten Ehe des Vaters. Aus erster Ehe existieren noch weit ältere Stiefgeschwister. Die Eltern des Patienten besaßen eine Gastwirtschaft mit zugehöriger Landwirtschaft. Es war ein wohlhabendes, gutbürgerliches Zuhause. Der Patient besuchte das Realgymnasium. Als er 13 Jahre alt war, starb sein Vater. Etwa 1 Jahr später heiratete die Mutter zum zweiten Male und zog deshalb mit ihren beiden Söhnen nach München zu ihrem zweiten Mann. Hier fand der Patient wiederum Stiefgeschwister vor, die 3—10 Jahre älter waren als er. Sein Stiefvater betrieb ein Lohnfuhrgeschäft.

Im Zeitpunkt der Übersiedlung aus seiner Heimat nach München hatte der Patient das nicht mehr schulpflichtige Alter von 14 Jahren gerade erreicht. Er wurde — auf Veranlassung des Stiefvaters — nicht wieder in eine höhere Schule geschickt, sondern kam in eine Kochlehre. Diesen Beruf erlernte er bis zum Abschluß und übte ihn später auch aus. Er hatte infolge der Anforderungen dieses Berufes kaum Freizeit und mußte wegen des langen Dienstes auch in der Lehrstelle wohnen. Er empfand seine Arbeit als sehr anstrengend. Nach Hause kam er nur selten. Zu seinem Stiefvater bekam der Patient kaum Kontakt. Der Stiefvater habe ihm direkt nichts getan. Er habe sich im Gegenteil praktisch kaum um ihn gekümmert, zumal der Patient nur sehr selten und kurz zu Hause weilte; seine Tätigkeit nahm ihn weitgehend in Anspruch. Der Patient verübelte jedoch seinem Stiefvater, daß dieser den weiteren Besuch einer höheren Schule verhindert, ihm somit den Weg zu einem gehobenen Beruf versperrt und ihn sofort in die Lehre geschickt hatte. Er sieht die Begründung dieser Handlungsweise ausschließlich unter der Perspektive des Egoismus seines zweiten Vaters. Dieser habe sich damals in finanziell schwacher Position befunden, habe deshalb vielleicht sogar nur erneut geheiratet und die Mutter des Patienten zur Verflüssigung des ganzen väterlichen Besitztums veranlaßt. Den Erlös habe der Stiefvater in seinen Lohnfuhrbetrieb gesteckt. Auf diese Weise hat der Patient das Gefühl, um den allergrößten Teil seines Erbes gebracht worden zu sein. Dagegen hätte er sein ungeschmälertes Erbe antreten können, wenn die Mutter den Heidelberger Besitz behalten hätte. Weiterhin beschuldigt der Patient seinen Stiefvater, ihm seine Kochlehrstelle nur deshalb ausgesucht zu haben, um ihn möglichst schnell von Hause zu entfernen und kostenfrei unterzubringen. Derzeitig bedeute der Stiefvater einen ständigen Reizpunkt für ihn, weil er ihn erheblich an seinem Vorwärtskommen und der Vergrößerung seines Geschäftes — er betreibt derzeitig eine Wäscherei — behindere.

Mit der Mutter ist der Patient aus einer Reihe von Gründen unzufrieden. Die Mutter hat in zweiter Ehe einen Mann gewählt, den der Patient völlig ablehnt. Die Mutter hat nicht das Interesse ihrer Söhne vertreten, wie es sich gehört hätte. Sie hat, wenn auch vielleicht gutgläubig, das Erbe ihres ersten Mannes ihrem zweiten Manne gegeben. Sie hat sich auch hinsichtlich der Berufsausbildung des Patienten nach den Wünschen ihres zweiten Mannes gerichtet und nicht dafür gesorgt, daß der Sohn auf der beschrittenen Bahn blieb und weiter die höhere Schule besuchte. Sie hat tatenlos zugesehen, wie der Sohn gewissermaßen aus dem Hause getrieben wurde, indem er einen Beruf bekam, bei dem er kaum zu Hause sein und dem Stiefvater daher nicht im Wege sein konnte, einen Beruf zudem, an dem ihm selbst gar nichts gelegen war.

Weiterhin erscheint dem Patienten seine Mutter als zu grob. Sie habe ständig an ihm herumerzogen. Dabei habe sie versucht, ihn direkt tadelnd, nörgelnd zu beeinflussen und somit seinen Widerspruch jeweils sofort wachgerufen. Es muß in Frage gestellt bleiben, ob diese Haltung der Mutter tatsächlich so gewesen ist. Vielleicht wäre sie dem Sohn gar nicht so negativ zum Bewußtsein gekommen, wenn er nicht auf Grund seines Gefühls der Benachteiligung durch die Mutter gegenüber dem zweiten Vater besonders wachsam auf die mütterliche Verhaltensweise geachtet hätte. So mag er aus einer gewissen Protesthaltung, bewußt und unbewußt zu der er im Sinne der Jugendpsychologie damals in der Pubertät sowieso schon disponiert war, vieles als negativ registriert haben, was bei ungestörtem Mutter-Sohn-Verhältnis von ihm gutwillig aufgenommen worden wäre. — Die Frage nach dem wirklich objektiven Verhalten der Mutter ist übrigens nicht so wesentlich. Es kommt effektiv nur darauf an, wie es sich in den Äußerungen des Patienten widerspiegelt, wie es von ihm subjektiv empfunden wurde. Die Einstellung gegenüber Mutter und Stiefvater ist heute noch gleich negativ. Der Sohn unterhält praktisch nur konventionelle Beziehungen zu ihnen.

Nach seiner Übersiedlung von Heidelberg bekam der Patient wenig Anschluß an Altersgefährten. Er ging nicht mehr zur Schule und war zeitlich infolge seines Berufes erheblich gebunden. Außerdem hinderte ihn an seinem neuen Wohnsitz seine andersartige Mundart, die jeweils schnell festgestellt wurde, bzw. er fühlte sich hier behindert.

Zudem mag bei dem Patienten die Erschwerung in seiner Kontaktfindung zur gleichaltrigen Jugend auch wieder zusätzlich durch die Altersphase der Pubertät begründet sein. Der Pubertierende der höheren Schule neigt ja mehr zur Vereinzelung und Introversion (SPRANGER).

So schloß sich der Patient, wenn überhaupt, mehr an die Kameraden seines Bruders an, die weit jünger waren als er, so daß ihm von dieser Seite her wiederum eine Behinderung gegeben war. Er brauchte zunächst längere Zeit, bis er mit seiner Altersklasse verwuchs. Lange war seine einzige engere Bindung an die Umwelt sein jüngerer Bruder, mit dem er sich mit zunehmendem Alter immer besser verstand. Er kam mit ihm aber schließlich zeitlich auch nur wenig zusammen, da er ihn nur bei relativ seltenen häuslichen Besuchen sah.

Einige Jahre später, etwa mit dem 17.—19. Lebensjahr, hatte der Patient dann doch einige Freunde gewonnen und bekam auch zum anderen Geschlecht, vor allem infolge seiner Freude am Tanzen, einen allerdings nur oberflächlichen Kontakt. Die hier eingegangenen Bindungen waren jeweils nur sehr kurzfristig und vom bloßen Streben zum Sexualvollzug bestimmt. Strebungen im Sinne des Eros, des Kontaktes auf einer höheren seelischen Ebene, bewegten ihn bei diesen Beziehungen nicht. Mit 19 Jahren wurde der Patient im Jahre 1940 zum Wehrdienst eingezogen und nahm am ganzen weiteren Krieg teil. Er hatte unter anderem in dieser Zeit einmal ein kurz dauerndes Verhältnis mit einem jungen Mädchen in S. Diese Beziehung nahm für ihn zunächst ein unerfreuliches Ende, als die Betreffende nach einiger Zeit versuchte, ihn für die Vaterschaft eines, seiner Ansicht nach aber nicht von ihm stammenden Kindes verantwortlich zu machen. Weiterhin entwickelte sich an demselben Ort während dieser Zeit bei ihm zum ersten und einzigen Male eine ernsthafte Liebe, so daß er die ernste Absicht hatte, die Betreffende zu heiraten. Diese Frau wurde für ihn zum Ideal. Dieses Verhältnis wurde für ihn um so bedeutungsvoller, als sie während der Jahre seines weiteren Frontdienstes und seiner russischen Gefangenschaft für ihn den Angelpunkt seiner Gedanken und seiner seelischen Bindungen an die Heimat darstellte. Die Idealisierung wurde ihm um so leichter, da er die Betroffene nur kurze Zeit in der Heimat hatte kennenlernen können.

Der Patient war etwa 1 Jahr in Gefangenschaft in Rußland, wo er schwer arbeiten mußte. Schließlich erkrankte er an Hungerödemen, so daß er Ende 1945 wegen Dystrophie entlassen wurde und Weihnachten 1945 nach einem Erholungsaufenthalt bei seinen väterlichen Verwandten in Heidelberg wieder in München eintraf. Er erholte sich subjektiv schnell von seinem schlechten Gesundheitszustand.

Sofort nach seiner Ankunft suchte er seine, wie er meinte, zukünftige Frau auf. Er gedachte nun bald zu heiraten. Es war zunächst für ihn ein sehr erfreuliches Wiedersehen. Es entwickelten sich sofort wieder intime Beziehungen. Doch innerhalb von 2 Monaten mußte er feststellen, daß ein derartiges Verhältnis nicht nur zu ihm bestand, sondern auch zu Angehörigen der Besatzungstruppen.

Diese Erkenntnis führte seitens des Patienten zur sofortigen Trennung und bedeutete für ihn eine enorme Enttäuschung; denn es war der Zusammenbruch seiner Idealvorstellung. Der Patient gab an, daß er über diesen Schlag bis heute innerlich noch nicht ganz hinweggekommen sei und eine wirkliche Liebe seither nicht wieder empfunden habe.

Nur scheinbar tröstete der Mann sich sehr schnell durch Wiederaufnahme eines Verhältnisses zu seiner oben erwähnten Freundin in S., das über 2 Jahre anhielt. Die Möglichkeit einer Heirat schied für ihn allerdings hier nach Kenntnis der Freundin von vornherein völlig aus. Seiner Schilderung nach handelte es sich ausschließlich um eine, wenn auch sehr intensive, sexuelle Bindung, die derartig war, daß der Patient während dieser Zeit durch $2^1/_2$ Jahre täglich *mindestens* einen Verkehr ausübte. Er sagte selbst, daß diese Frau es immer wieder fertig gebracht habe, ihn auch gegen seinen Willen zum GV. zu verleiten. Er habe sich in dem inneren Zwiespalt befunden, zu erkennen, daß es sich einerseits um keine Dauerbindung handeln könne, daß er sich aber andererseits nicht zu lösen vermochte. Er habe immer wieder zur Trennung angesetzt, ohne sich gegen sich selbst durchsetzen zu können.

Es sei darauf hingewiesen, daß der zeitliche Beginn dieses exzessiven Sexuallebens sehr schnell nach Erholung des Patienten von seinem Eiweißmangelschaden erfolgte. Dem steht nur begünstigend gegenüber, daß er hinsichtlich der damals so schwierigen Ernährungslage als Koch einer günstigen Berufsgruppe angehörte.

Während des letzten Halbjahres 1948 stellte der Patient nun ein langsames Absinken seiner sexuellen Leistungsfähigkeit fest, obgleich er den Anforderungen zunächst noch nachkommen konnte.

Etwa während dieser Zeit lernte er seine heutige Freundin kennen und trennte sich nun schließlich doch von der anderen Frau. Bei seiner neuen Freundin handelte es sich um eine berufstätige, 3—4 Jahre jüngere, früher bereits einmal verheiratet gewesene Frau. Sie hatte in ihrer Ehe ein Kind geboren, das später verstorben war. Es handelte sich auch hier seitens des Patienten nicht um Liebe, sondern ursprünglich nur um eine Zuneigung. Die rein sexuelle Bindung war nicht sehr stark. Es wurde dem Patienten hier im Gegensatz zu seinem letzten Verhältnis nichts ,,geboten". Der GV. langweilte ihn im Gegenteil etwas. Er hatte das Gefühl, seine Freundin auch in dieser Hinsicht erst ,,erziehen" zu müssen. Das ganze Verhältnis beruhte schließlich mehr auf der verstandesmäßigen Erkenntnis, daß es sich um eine sehr ordentliche Partnerin handelte, mit der ein gutes Verstehen eigentlich möglich sein müßte. Auffallend war, daß der Patient in Erzählungen über seine Freundin diese mit ganz denselben Worten charakterisierte wie einige Sitzungen zuvor seine Mutter. Sie versuche ihn zu erziehen in grob direkter, als unangenehm empfundener Weise. Zudem sei sie übermäßig ordnungsliebend usw. Insgesamt fühle er sich häufig kommandiert und ihm fehle oft in ihrer Gegenwart die Gemütlichkeit. — Außerdem verfolgt er seine Freundin mit einem ständig wachen Mißtrauen (störbare Umweltbeziehung). Überhaupt ist er sehr mißtrauisch und versucht oft ihr irgendwelche Unwahrheiten u. dgl. nachzuweisen. Darunter leidet natürlich das gegenseitige Verstehen, wenn er sich auch völlig im Recht fühlt.

Daß die Libido des Patienten so gering wurde, mag z. T. auch als Reaktion auf die sexuelle Anspannung und Überanstrengung der letzten Jahre aufzufassen sein. Doch findet sich hierin nicht die ausreichende Erklärung für das ständig zunehmende weitere Absinken der Potenz und der Libido, was vom Patienten eigentlich nur deswegen also so störend empfunden wird, weil es früher eben anders war und weil seine Freundin mit diesem Zustand nicht zufrieden ist. Denn sie gibt das zuweilen auch zu erkennen. — Hätte es sich bei dem Absinken der Potenz ausschließlich um ein körperliches Ermüdungssymptom gehandelt, so wäre nach einer größeren Ruhepause normalerweise eine Restitutio ad integrum erfolgt.

Es ließ sich nun beobachten, daß sich in dem Freundschaftsverhältnis alternierend stärkere Konflikte entwickelten, wieder lösten und wieder entwickelten. Das geschah eigentlich immer deswegen, weil der Patient Verhaltensweisen und Erziehungsanwandlungen seiner Freundin als unerträglich empfand. Doch kam es schließlich immer wieder zum Ausgleich, wenn auch unter Fortdauer eines ständigen stillen Grolls des Patienten, der eine Ehe immer weiter in die Ferne schob und in der Unterhaltung die Möglichkeit einer Dauerbindung als sehr unwahrscheinlich darstellte. Trotzdem war er bereit, seine Partnerin rein menschlich anzuerkennen und konnte sich selbst eigentlich nicht recht seine innerliche Hemmung in puncto Ehe erklären. Er war sich nur bewußt, daß es sich um kein vollkommenes, sondern um ein von Anfang an irgendwie gestörtes Verhältnis handelte.

Da es gerade bei der Behandlung von Potenzstörungen wichtig ist, auch den Partner bei der Erforschung der spezifischen Anamnese und der Therapie einzubeziehen, baten wir die Freundin des Patienten, doch einmal zur Besprechung zu kommen und von sich aus zu erzählen und bestimmte Fragen zu beantworten.

Es handelte sich um eine 26jährige, ansprechend aussehende Frau. Als Ergänzung zum Vorhergesagten wäre auf Grund dieser Sitzung folgendes hinzuzufügen.

Der Patient wurde von ihr als meist umweltfeindlich, mißtrauisch, abgeschlossen, auch in lustiger Gesellschaft schwer zugänglich, bockig und leicht zum Unwillen erregbar geschildert. Bemerkenswert war ihr erschienen, daß dieser Mensch, den sie nur in der beschriebenen Verhaltensweise kannte, sich auf einer gemeinsamen Reise, die sie beide in seine Heimat bei Heidelberg unternahmen, völlig anders gezeigt hatte. Im Kreise der Verwandten und Bekannten habe er einen überaus zugänglichen Eindruck gemacht. Er sei gern in Gesellschaft und heiter gewesen, und, obgleich er seine Verwandten in 18 Jahren Fernsein doch nur selten

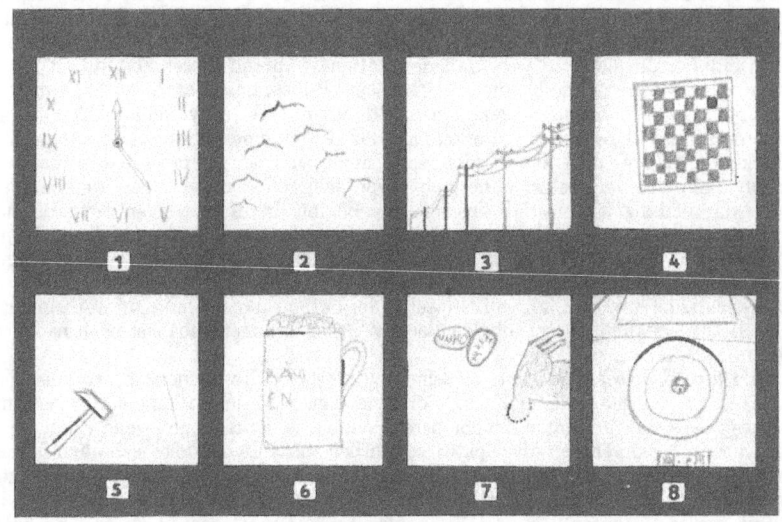

Abb. 11. Wartegg-Zeichen-Test des in Studie 1 besprochenen Mannes mit Impotentia coeundi

besucht hatte und sie ihm daher persönlich nur noch entfernt nahestanden, im ganzen so umweltaufgeschlossen und auch ihr gegenüber wärmer erschienen, daß sie sich gewundert habe. Denn von dieser Seite kannte sie ihn bislang gar nicht und würde eine solche Veränderung auch nicht für möglich gehalten haben. Weiter war wichtig, daß der Patient gegenüber der Freundin, wie auf Befragen später auch uns gegenüber, immer betonte, daß er keine Kinder wolle, „Kinder seien für ihn ein Scheidungsgrund". Obgleich er schon mit Kindern umgehen kann, meinte er doch, auf die Dauer keinen Kontakt zu ihnen zu bekommen.

Nach dieser Wiedergabe der Vorgeschichte sei zunächst der *Charakter* des Patienten besprochen. Psychodiagnostisch wurden unter anderem die Tests nach WARTEGG und VETTER benutzt. Deren Ergebnis und die daraus folgende Charakterstruktur und -schichtung sei hier kurz wiedergegeben (Abb. 11).

Wartegg-Zeichentest: Die vom Patienten zu den einzelnen Bildern gegebenen Erklärungen lauten:

1 Uhr-Zifferblatt, 2 Schneegänse im Flug, 3 ländliche Stromleitung, 4 Schachbrett, 5 Hammer, 6 Bierkrug, 7 Osterhase (Bild umdrehen), 8 Rückansicht eines Autos.

Die Lösung läßt sich in 2 Gruppen unterteilen (gekürzte Wiedergabe). Gruppe I: Bilder 2 und 7 Gefühlslösungen. — Gruppe II: 1, 3, 4, 5, 6, 8, Sachlösungen.

Gruppe I: Gute Einfühlung, hochgradige Sensibilität, wie in 7: das Auffassen der Punkte als flaumige Haare am Schwanzstummel eines Hasen und die Tönung. In 2 kommt hinzu die Qualität der vitalen Beunruhigung und des Antriebs, etwa im Sinne des Liedes „Wildgänse rauschen durch die Nacht". — Dabei überwiegen die sensitiven abgespaltenen Gefühls. Keine gerade Umweltzugewandtheit, nicht der Umwelt ins Gesicht sehend (Hase ohne Kopf — zudem noch auf dem Kopf stehend). Auch im Bild 8 Darstellung einer Rückansicht, von der Umwelt abgewandt. Man könnte 7 und 8 geradezu Komplexcharakter zuerkennen. — Dabei ist die Emotionalität an sich stark. Wenn auch die schwächeren Gefühlsreize 1 und 8 mit Sachlösungen beantwortet werden und erst auf die stärkeren in 2 und 7 reine Gefühlslösungen hervorgebracht werden. Diese Gefühlsstörungen kennzeichnen aber dann eine unausgebildete, nicht fortentwickelte, geradezu infantile Emotionalität (Osterhase, Ostereier, frohe Ostern).

In der II. Gruppe waltet die Sachlichkeit vor, wenn sich auch die Strichführung mehr weich empfindsam zeigt. Dabei erreicht diese Gegenständlichkeit kein höheres Niveau. Es kommt nicht zur Ausformung. Weiter fehlt der Ausdruck der Aktivität. Der Zeichner gibt sich recht schnell zufrieden und löst die Aufgabe mit einem geringen Maß an Ausgestaltung, besonders in 1, 4, 5, 6. Er ergreift dabei nicht selbst die Initiative, um nach der Bewältigung der Aufgabe und der Verwendung der vorgegebenen Zeichen noch von sich aus etwas zu schaffen. Dabei scheint die hier so vorwiegend sachliche Nüchternheit nicht im ursprünglichen Kern der Persönlichkeit zu stehen. Das ergibt sich aus der Strichführung, die weich, teigig und zart empfindsam zu deuten ist. Ferner wird es deutlich aus der mangelnden Ordnung z. B. in der Oberleitung in 3, sowie dem Fehlen an Ästhetik, die bei echtem Leben aus dem Verstande entwickelt zu sein pflegt. — Die Abstraktion ist sehr geringgradig. Dynamik ist vorhanden und z. B. in 5 aus dem gegebenen Zeichen erfaßt und auf Basis der Nüchternheit-Sachlichkeit zur Ruhe gebracht.

Der Vetter-Auffassungstest zeigte viele Sachlösungen, Detaildeutungen und kein bemerkenswertes Einschalten der Abstraktion (Bild 3), sowie wenig Phantasie (Bild 4). Auf die Farben zeigte sich leichtere Gefühlsansprechbarkeit als auf die vorgegebenen Zeichen im WZT.

Reine Gefühlsdeutungen wurden ab Bild 3 gegeben, d. h. auf den empfindsamsten, zartesten Farbenreiz, wie er im Grün hier angegeben wird. Dabei muß diese Qualität der Kernstruktur nahe gekommen sein, da hier jegliche Kritik unterlassen wurde, die an sich gerade anläßlich dieses Bildes herausgefordert wird. Starke infantile Gefühlsqualitäten kamen auch zum Ausdruck bei Bild 6 mit seiner Wirkung auf die Primitivschicht und das elementare Sinnesleben. Die Deutung des Patienten entspricht seiner Zeichnung. Interessant war hierbei zu verfolgen, wie bei zunehmender Länge der Betrachtung und weiterem Anbieten von Lösungen bei dem Patienten eine Tendenz zu abständigen Deutungen zunehmend sachlicheren Charakters zum Ausdruck kam.

Der Wartegg-Erzähltest ergab folgendes: Erzählung 1: Der Patient ist kein Mensch der Leidenschaften, der Aktivität. Er strebt nach in sich gekehrter Gemütlichkeit und möchte in Ruhe gelassen werden.

In Erzählung II entzieht sich der Patient der Aussage über sich selbst. Gefühls- und Verstandesregungen bleiben angedeutet. Er gibt sich zufrieden mit niedrig geformter nüchterner Banallösung. Dabei verweigert er praktisch, etwas über sich auszusagen. Er denkt auch wahrscheinlich gar nicht so weit über sich nach, denn er ist nicht geistig genug, bis zur Selbstkritik zu gelangen.

Der Konflikt mit dem Du — es müßte bei ihm der mit der Frau sein — taucht bei ihm im III nicht auf, wird also nicht empfunden oder umgangen. Dieser Test müßte ihn aber darauf ansprechen, wenn er auch in der Wirklichkeit seine Partnerin nicht ernstlich liebt und vielleicht daher im Leben die tief innerliche Auseinandersetzung mit diesem Problem vernachlässigen kann. Er überträgt hier die ganze Frage nach seinen mitmenschlichen Beziehungen auf die kameradschaftlich-männliche Ebene.

Zusammengefaßte Deutung. Es findet sich ein überaus sensitives Gefühl, das auf einer sehr kindlichen Stufe stehengeblieben ist. In diesem Stadium ist die Fortentwicklung unterbrochen. Die Entwicklung aus dem nüchternen Alter, bei dem die Nüchternheit ja auf ein infantil-primitives Gefühlsleben aufgesetzt ist, erfolgte nicht. Normalerweise kommt es in der Pubertät über eine erneute emotional bestimmte Phase mit Höherentwicklung des Gefühlslebens zu einer gehobenen Geistigkeit, die durchformt ist vom Gefühl bei gleichzeitiger Zunahme der Möglichkeit zu abständigem und abstraktivem Denken, eines soll jedoch auf dem Boden des anderen stehen. Bei entsprechender Gelegenheit wird im Idealfall immer mit dem adäquaten Strukturanteil geantwortet. Es findet hier statt dessen ein Regulieren mit dem sachlichen Verstande statt, dem jedoch wieder die Geistigkeit fehlt. Ebenfalls vermißt man die wahre Abstraktion. Dafür ist das Formniveau zu niedrig. So bleibt es also bei Anwendung eines unterstufigen, nüchternen Denkens. Aus der unausgelebten Sensibilität resultiert ein unsicheres Selbstgefühl. Dynamik ist schon vorhanden, wie auch in der Schrift zum Ausdruck kommt, erreicht aber wahrscheinlich aus der Unausgeglichenheit heraus, die ebenfalls im Schriftbild zu erkennen ist, keine Geltung. Der Patient hat sich irgendwie in ein Schneckenhaus zurückgezogen. Es mangelt ihm an Aktivität, um mittels einer entwickelten Geistigkeit mit dem Verstandesmäßigen allein auszukommen. Im übrigen hindert ihn daran seine Tiefenperson, weil das starke infantile Gefühl dazu zu kurz kommt.

Ergebnis. Die Emotionalität müßte angesprochen werden. Der Mensch sollte dazu gebracht werden, sich zu seinem Gefühl in seiner Kindlichkeit zu bekennen. Damit Hand in Hand hätte eine stärkere, weiter zu fördernde Aktivität zu gehen und würde sich von sich aus wohl schon von selbst entwickeln. Dadurch könnte ihrerseits wieder die Geistigkeit befruchtet werden (VETTER).

Diskussion. Es handelt sich ursprünglich um einen Jungen, der in einem gut situierten Hause unter günstigen Bedingungen aufwächst und an den Beginn einer bestimmten Laufbahn gesetzt ist. In seinem 13. Lebensjahr stirbt sein Vater. Damit beginnt sich sein Leben schlagartig zu wandeln. Die Mutter heiratet ein Jahr später zum zweiten Male. Das ist ein Erlebnis, das zumeist von Kindern, so von ihm, im Pubertätsalter unter erheblichem inneren Protest aufgenommen und gefühlsmäßig nur schwer verarbeitet wird. Zugleich bedeutet diese Heirat für unseren Patienten, daß seine Mutter mit ihm und seinem Bruder die Heimat verläßt. Ein solcher Wechsel wird zwar im allgemeinen zunächst als unerfreulich empfunden. Doch die Auswirkungen hängen abgesehen von der Persönlichkeit, selbst weitgehend von dem Empfang in der neuen Umgebung ab, der bei dem Patienten nicht positiv ausfiel. Er befand sich mit 14 Jahren in einem Alter, wo sowieso sehr leicht Komplikationen mit der Umweltbeziehung bis einschließlich zu den nächsten Verwandten, den bis dahin fast bedingungslos anerkannten Eltern, auftreten. Gerade in diesem Zeitpunkt wird sein ganzer bisheriger Lebensstil abgeändert. Es taucht ein neuer Vater auf, demgegenüber eine versteckte Eifersucht besteht, da er als Fremder nun der Mann der Mutter wird. Statt daß von den Eltern versucht wird, dem Patienten die seelische Eingewöhnung möglichst zu erleichtern und ihn recht nahe an das Zuhause zu binden, kommt er von zu Hause fort. Er darf die höhere Schule nicht weiterbesuchen, sondern muß in die Lehre. Also auch die bisher gehegten Berufsträume zerflattern vor einer rauhen Wirklichkeit. Er muß auch hinsichtlich seines Wohnens von zu Hause fort, da die vom Stiefvater für ihn ausgesuchte Kochlehre das Wohnen an der Lehrstelle erforderlich macht und die Diensteinteilung ihm nur relativ seltene Besuche daheim gestattet. Verantwortlich bzw. verantwortlich gemacht für diese Veränderung und den ungewollten, als schwer empfundenen Beruf wird der Stiefvater, demgegenüber sich nun immer stärkeres Mißtrauen breit macht. Ihm wird deshalb auch die böse Absicht zugetraut, daß er das spezielle Ziel verfolgt hat, den Jungen aus dem Hause zu bringen, daß er den weiteren Gymnasialbesuch z. B. aus Ressentiment verhindert hat, weil er selbst und seine Kinder aus erster Ehe auch keine höheren Schulen besucht haben, daß er das Schulgeld nicht ausgeben will, weil er das von der Mutter mitgebrachte Vermögen des verstorbenen Vaters möglichst restlos zu seiner eigenen Sanierung einsetzen will und deshalb den Jungen auch so unterbringt, daß ihm nicht einmal sein Lebensunterhalt zu bezahlen ist. Im übrigen wird der Stiefvater noch zusätzlich als trockener Mann empfunden, zu dem man keinen Kontakt bekommen kann. Natürlich erschwert das ständig wache und ständig genährte Mißtrauen auch jede vielleicht versuchte Kontaktnahme.

Zugleich ändert sich das Verhältnis zur Mutter. Die Mutter ist an allem schuld. Sie vertritt nicht gegenüber dem Stiefvater den Vorteil des Sohnes. Sie erlaubt seine Vertreibung von Hause. Zudem bleibt ihr gegenüber der Stachel, daß sie einen Verrat an ihrem ersten Manne begangen hat. Ferner erkennt der Patient, daß die Mutter das väterliche Vermögen, das doch eines Tages eigentlich den beiden Brüdern zusteht, in die Wirtschaft ihres zweiten Mannes hineinsteckt.

Sie schmälert ihrem Sohn dadurch das Erbe. Zudem versucht sie, die seltenen Besuche ihres Sohnes zu Hause noch zu benutzen, um ihn zu erziehen. Sie nörgelt. Er wiederum gibt wahrscheinlich auch manchen Anlaß, befindet er sich doch im zweiten Trotzalter und ist mit allem Möglichen unzufrieden. Außerdem wirkt die Änderung seiner Einstellung zur Mutter auch wieder auf diese zurück. Im übrigen lockert das häufige Fortsein von zu Hause den Kontakt und bedingt zugleich eine Konzentration der für notwendig gehaltenen Erziehungsversuche auf einen kleineren Zeitraum. Dadurch fallen dieselben wiederum dem Betroffenen mehr auf. Es kommt zu einer Lösung von der Mutterbeziehung, die in einem begrenzten Maße altersentsprechend wäre. Unter den geschilderten Umständen birgt sie jedoch eine negative prospektive Potenz in sich. Es bleibt eine Gestörtheit, eine Protesthaltung gegenüber der Mutter (als erstem Bild von der Frau), also gegenüber dem Urbild der Frau, gegenüber dem Mutter-Typ unter den Frauen bestehen. Es findet sich das Kühlwerden einer seelischen Beziehung zu einem Mitglied des andern Geschlechtes gerade in dem Zeitpunkt, wo die psychologische Alterskurve eine Zunahme des Gefühls zu verzeichnen pflegt und wo eine Entwicklung des Gefühls notwendig wäre. Gerade hier setzt ein Fehlen der Nestwärme ein. Diese ganze Situation bedingt eine Ernüchterung, eine Stärkung der Nüchternheit, ohne hierfür ein rechtes Vorbild oder eine Leitlinie von der väterlichen, männlichen Seite annehmen zu können, da er auch im Protest gegen den Stiefvater steht. Es folgt also eine Stärkung des nüchternen Denkens in der Charakterstruktur. Nach SPRANGER leitet die Pubertät, zumal bei höheren Schülern, zur Introversion hin, während der Eintritt der Volksschüler in das Berufsleben zur gleichen Zeit die Extraversion fördert. So macht auch der Patient zur gleichen Zeit in dieser Umweltbeziehung eine Krise durch, da er in eine andere soziale Schicht versetzt wird.

Um so schwerer empfindet er während desselben Zeitraumes in seiner Beziehungssuche zu Gleichaltrigen eine Schranke infolge landsmannschaftlicher Verschiedenheit, die gerade am neuen Wohnsitz des Patienten von recht erheblicher Tragweite ist. Bei etwas größerer Empfindsamkeit und Empfindlichkeit — auf diesen Charakteranteil deutet beim Patienten vieles hin (s. Wartegg-Test) — kann diese auch ein Aufgehen im Kameradenkreise und damit eine Entwicklung der Emotionalität und der echten Umweltzugewandtheit von dieser Seite zunächst erschweren.

Daß die Entwicklung der Emotionalität nicht fortgesetzt, daß sie unterbrochen und noch im Stadium der Infantilität stehengeblieben ist, erhellte der Wartegg-Test. Ebenfalls zeigte er, daß diese Art der Emotionalität, dieser Anteil des endothymen Grundes erst auf stärkeres Herausfordern den etwas starren noëtischen Oberbau durchdringt.

Ein Beweis dafür, daß die Übersiedlung nach München und die zweite Heirat der Mutter mit ihren ganzen Folgen weitgehend auch zum Persönlichkeitswandel gerade in dieser Hinsicht beigetragen hat und als Umschlagspunkt anzusehen ist, findet sich in dem schlagartig gemütvollen Verhalten anläßlich der Reise nach Heidelberg mit seiner Verlobten. Hier schlägt gewissermaßen erinnerungsmäßig, engramm-mäßig, die alte Art bei Betreten der Kindheitsumwelt und bei Wachwerden der Erinnerungen durch. — Die Bestätigung dieser nach Unterhaltung mit der Partnerin gewonnenen Vermutung ergaben die Assoziationen des Patienten selbst zu dieser Reise. Es bleibt demnach zunächst als einziger Halt der jüngere Bruder und durch ihn dessen weit jüngeren und daher mit dem Patienten nicht mehr recht zusammenpassenden Kameraden. Der Bruder wird zur einzigen, einigermaßen festen, aber doch infolge des altersmäßigen Unterschiedes zunächst nicht adäquaten emotionellen Bindung.

Durch das Fehlen eines Nestes, eines Heimes und durch die Heimatlosigkeit wird der Patient jedoch weiter zur Suche nach einer Beziehung in der Außenwelt gedrängt, die er auf die Dauer auch findet, und bei der die sich entwickelnde Sexualität für ihn einen zusätzlichen Impuls bedeutet. Dabei erleichtert die Freude am Tanzen die Annäherung an das weibliche Geschlecht. Es kommt aber hierdurch nicht zur Erweckung tieferer Emotionen, denn seine Beziehungen zu jungen Männern beruhen nur auf kameradschaftlich-freundschaftlicher Basis, wahrscheinlich im Sinne einer Art Interessengemeinschaft. Im Kontakt mit jungen Mädchen spielen ebenfalls Kameradschaft und Freundschaft sowie ferner reine Sexualität ohne besonderen seelischen Tiefgang eine Rolle. Allerdings gibt es hier wieder einmal eine Enttäuschung auch im Rahmen einer solchen Freundschaft dionysischen Charakters, nämlich mit einem Mädchen, das in seinem späteren Leben noch eine bedeutsame Rolle spielt. Inzwischen befindet sich der Patient im Wehrdienst und lernt während dieser Zeit ein Mädchen kennen, für das er erstmals wirkliche Liebe empfindet. Dieses bisher nicht bekannte, tiefe Gefühl nimmt er mit sich in die feindliche Welt an der Front und in der russischen Gefangenschaft. Es setzt nunmehr eine Idealisierung der Partnerin ein, die umweltmäßig gefördert wird durch das lange Getrenntsein von dem Mädchen, also der Wirklichkeit, und dadurch, daß sie den einzigen Angelpunkt für sein Gefühl darstellt. Denn eine tiefere Nest-Beziehung fehlt ihm, besonders nachdem sein Bruder als letzte Bindung in dieser Zeit gefallen war. Es kommt hinzu, daß er in einer damals besonders harten, feindlichen Umwelt erst an der Front, dann in russischer Gefangenschaft lebt, wo ihm infolge der Umweltbedingungen nur die Flucht in die Introversion und in die Träume bleibt. Dieses ganze Erlebnis erscheint um so bedeutsamer, wenn man sich nach Kenntnis des Wartegg-Tests z. B. vergegenwärtigt, daß der Patient im allgemeinen nüchtern-verstandesmäßig reagiert und erst auf stärkere Gefühlsreize mit einer Emotionalität, die jedoch infantil geblieben zu sein scheint, zu antworten pflegt. Seine Nüchternheit ist hier völlig übermannt. Die Folgen für seine Persönlichkeit und für die Art der Idealisierung sind abzumessen, zumal wenn man sich weiterhin darüber klar wird, daß wir nur eine geringe Ausbildung der Geistigkeit und ein Fehlen der Möglichkeit zu abständiger Kritik bei ihm konstatieren konnten. Nach all dem Gesagten kann man ermessen, welch inneren Bruch es für den Patienten bedeutet haben muß, als er zurückkehrte und sein Ideal sich von heute auf morgen als Phantom entpuppte. Die Wirklichkeit ernüchterte ihn restlos, und sein Gefühl fand plötzlich keinen Inhalt für seine Liebesbereitschaft — (Eros) — mehr. Er stand plötzlich ganz allein da. Es läßt sich verstehen, daß er auf das Angebot zur Anknüpfung seines früheren Verhältnisses wieder einging; denn Sexus und Streben nach einer, wenn auch schwachen, Umweltbindung blieben. Wenn er auch von dieser Seite schon einmal enttäuscht worden war — (durch Enttäuschung, die sich allerdings in keiner Weise mit der eben beschriebenen vergleichen läßt, da die Grundlagen und Voraussetzungen ganz andere, das Überraschungsmoment viel geringer war) —, so stand er wenigstens doch nicht ganz allein da. Er hatte jemand, den er kannte und noch dazu eine Frau, die ständig seine Sexualität fesselte. Es bestand hier ein völlig unverbindlicher, wenn auch zuweilen etwas drückender Kontakt. Beeinträchtigend wirkte auch die Nüchternheit, die mit abflauender Sexualität langsam die Oberhand gewann und die Erkenntnis vermittelte, daß irgendwann wohl doch einmal Schluß gemacht werden müßte. Ferner störte ein von früher her vorhandenes, hier besonders berechtigtes Mißtrauen, das eine Vertiefung der Beziehung verhinderte. Denn hier wirkte ja keine Emotionalität und kein Eros. Der Patient reagierte vielmehr vorwiegend und fortschreitend nüchtern (s. Wartegg-Test). Zugleich mag die sexuelle Bindung aber auch durch eine körperliche Ermüdung nach der jahrelangen Überbeanspruchung ausgelöst worden sein. In diesem Zeitpunkt erleichterte es dem Patienten die Trennung, daß er zugleich eine andere ihm zugetane, rein nüchtern betrachtet im Persönlichkeitswert höherstehende Frau kennengelernt hatte, so daß er wiederum nun im Augenblick der Trennung nicht allein stand. Daher „brach er auch eine Gelegenheit vom Zaun", das alte Verhältnis zu lösen.

So hatte er wieder einen Ruhepol bei einer Frau, an die ihn zunächst Zuneigung bindet, später mehr nüchterne Erkenntnis, also nicht der Kern seiner Persönlichkeit. Primär wird er hier weder durch Sexus noch Eros gefesselt und wird im übrigen an einer Qualitätsvertiefung im Gemütsbereich laufend gehindert, zuweilen angezogen und dann wieder abgestoßen, weil diese seine Freundin für ihn phänomenologisch unter die Rubrik „Mutter" fällt, gegen die er bekanntlich unter Protest steht. Es findet sich das merkwürdige Phänomen der Ambivalenz, der Möglichkeit, aus bestimmten Gründen angezogen und zugleich aus denselben Motiven oder gewissen Teilmotiven wieder abgestoßen zu werden. So resultiert die Impotenz unter anderem als eine Protestreaktion, als eine Folge des Fehlens der Emotionalität und der Zugewandtheit gegenüber einer Frau, die seinem abgelehnten Muttertyp entspricht. Die Impotenz tritt in dem Moment ein, in dem er vor der Bedingung steht, mit einer Frau dieses Typs eine engere Bindung eingehen zu wollen. Wir erhielten hierfür einen Beweis. Es trat nämlich eine Vertiefung der Beziehung und ein Ruhigwerden des Protestes in dem Augenblick schlagartig auf, als die Partnerin im Rahmen der Therapie beeinflußt wurde, die bestimmten monierten und den mütterlichen entsprechenden Verhaltensweisen abzulegen, den bei ihr vorhandenen männlichen Protest zu beherrschen und in mehr weiblicher Weise auf den Patienten einzugehen. Zugleich trat unter langsamer Bewußtmachung der geschilderten Tatsachen wieder eine Normalisierung der Potenz ein. Natürlich kommt hier weiter noch die ganz zu Anfang durch den Autor erfolgte persuadierende Beeinflussung des Patienten hinzu, daß seine Sexualstörungen keineswegs eine Folge der kaum objektivierbaren, mehr hypochondrischen Urethritis sein könnten. Aus allem wurde es offenbar, auf welche Weise das Absinken der Libido und die plötzlichen Impotenzerscheinungen dieses an sich gesunden Mannes entstanden sind. Es handelt sich weitgehend um eine Folge exogener Einflüsse, die mindestens seit seinem 14. Lebensjahr auf ihn eingewirkt haben. Dabei zeigen sich richtungweisende Erlebnisse vor allem mit seinen Eltern und der Frau seiner einzigen wirklichen Liebe.

Diese Einflüsse hatten eine schwere Verletzung und mangelnde Entwicklung seiner Gefühls- und Instinktwelt zur Folge, eine Wandlung seiner Reaktionsweise zur nüchternen Gegenständlichkeit, die ursprünglich nicht im Kern seiner Charakterstruktur stand. Hand in Hand damit ging eine Tendenz zur Introversion, eine Einengung der Welt (LERSCH), und ein Reduzieren auf sich selbst. Während der Umwelt vorwiegend Mißtrauen entgegengebracht wird, besteht eine Dauerbereitschaft zum Protest, der hier besonders deutlichen Ausdruck gegenüber seiner Partnerin als der Vertreterin seines Mutterbildes findet und eine zu enge Bindung verhindert, die in der Tiefenperson gefürchtet wird. Die Folgen waren um so nachhaltiger, als der Mann wesentlich unbewußt lebte und seinem Wesen nach nicht die Möglichkeit hatte, seine Erlebnisse und Verhaltensweisen bewußt zu verarbeiten. Die angewandte Psychotherapie versuchte nicht direkt erklärend, sondern auf dem Umwege — dem indirekten Wege — über das „Nacherlebenlassen der jeweiligen früheren Emotionen" und daraus folgernder Bewußtmachung die Symptomatik zu beseitigen.

Der Erfolg war, daß zunächst sehr schnell die urethrischen Beschwerden abklangen. Nach einer Therapie von etwa 2¹/₂ Monaten erfolgte eine zunehmende Besserung der Potenzbeschwerden und eine Zunahme der Libido bei zugleich wachsendem Verständnis für die eigene Situation. Sehr günstig wirkte sich die Exploration und Kurzbehandlung der Partnerin für die Diagnostik des Patienten und für das beiderseitige Verhältnis aus. Eine Normalisierung der Vita sexualis des Patienten wurde nach etwa 25 Sitzungen erreicht. Eine derartige Behandlung könnte man im Idealfall mit dem Ziel der normalen Entwicklung und Reifung der Gefühlsqualitäten und der Geistigkeit noch weiterführen. Die Therapie braucht an sich mit der Symptomanalyse und der Beseitigung der Beschwerden nicht abgeschlossen zu werden, wenngleich damit das vom Kranken selbst angestrebte Ziel zunächst erreicht ist. Die Entscheidung darüber wird sich von Fall zu Fall zwanglos ergeben.

2. Studie

Beispiel für eine partner- und situationsabhängige Störung der erektiven Potenz

Es handelte sich um einen 31jährigen Architekten im Staatsdienst, der schon vielfach mit Hormoninjektionen behandelt wurde, dessen sexuelle Unfähigkeit sich aber trotzdem in keiner Weise gebessert hatte. — Der Mann war durchaus männlich, hinsichtlich des äußeren Genitales sogar sehr kräftig entwickelt. Infolge Verwundung war sein rechtes Bein am Oberschenkel im Jahre 1943 amputiert worden. Der linke Arm war teilversteift. Der Patient war seit 5 Jahren verlobt. Trotz ständiger Bemühungen war es ihm noch niemals gelungen, einen Geschlechtsverkehr (GV) durchzuführen, obgleich seine Verlobte in sexuellen Dingen durchaus nicht mehr unerfahren war.

Vorgeschichte. Mütterlicherseits wie auch bei der Mutter des Patienten selbst fand sich eine Neigung zu Depressionen, die in verschiedenen Fällen bis zum Suicid-Versuch geführt hatte. Der Vater wurde als psychisch recht robust beschrieben; dagegen spricht einzig das Vorhandensein von Platzangst, unter der zuweilen auch der Patient selbst leidet.

Der junge Mann war trotz seiner körperlich wuchtigen Erscheinung immer etwas zurückhaltend, empfindlich und ohne äußerlich in Erscheinung tretende Dynamik gewesen. Er hatte den Beruf eines Architekten gewählt und war hierin durchaus angesehen und qualifiziert. Da er nach Sicherheit strebte, hatte er sich für eine beamtete Laufbahn entschieden.

Seine Sexualentwicklung war normal verlaufen. Der Patient hatte in den höheren Schulklassen, zeitlich nacheinander, zu 2 Schwestern von Schulkameraden intime Freundschaften mit normalem Verkehr unterhalten. Eine dieser Verbindungen führte zur Verlobung.

Der Patient wurde im Jahre 1943 amputiert. 1945 vor Kriegsschluß nach 1¹/₂jähriger Lazarettbehandlung war er wieder genesen und besuchte erstmalig seine Verlobte. Auf dieses Wiedersehen freute er sich sehr. Zugleich verspürte er eine erhebliche Libido und hatte die Absicht, im Verlauf des Besuches mit seiner Verlobten sexuell zu verkehren. Der Besuch verlief jedoch ganz anders als erwartet. Bevor es überhaupt zu einem Alleinsein zwischen den beiden jungen Leuten gekommen war, entwickelte sich noch am Kaffeetisch wegen der konfessionellen Verschiedenheit (der Patient ist evangelisch, die damalige Verlobte war katholisch) mit den Eltern des Mädchens ein heftiger Streit. Der Patient wurde gezwungen, das Haus zu verlassen. Da er auch später keine Einlenkungsmöglichkeit mehr fand, wurde von der Braut und ihrer Familie die Verlobung gelöst. Zunächst schien dieses Erlebnis seelisch für den Patienten, abgesehen von der Enttäuschungen, keinen besonderen Schatten zu hinterlassen. Er war allerdings etwas bedrückt (auf die Veränderung seines Gesamtverhaltens komme ich im folgenden zurück). Allerdings nahm er zunächst keine neuen Beziehungen zu Frauen auf, bis er im Jahre 1947 seine derzeitige Verlobte kennenlernte. Die beiden Partner waren sich sehr schnell einig, daß sie heiraten wollten. Als aber der bald unternommene Coitusversuch scheiterte, entwickelte sich ein plötzliches Hindernis von einschneidender Bedeutung für diese neue Bindung. Alle folgenden Bemühungen, einen GV auszuführen, scheiterten am Versagen der Erektion, die bei Abwesenheit der Verlobten ganz normal war. Verschiedentlich durchgeführte Hormonbehandlung bewirkte keinerlei Besserung. — Nunmehr stand nach 5jähriger Verlobung die Verbindung kurz vor der Trennung. Die Braut war der Ansicht, es habe keinen Zweck, beieinander zu bleiben; denn eine körperliche Vollziehung der Ehe werde ja doch nie zustande kommen.

Diskussion. Was lag nun in diesem Falle der Impotenz zugrunde? Der Patient führte ein normales Sexualleben. Die Beinamputation und Armversteifung bedeuteten für den jungen Mann auch seelisch einen Eingriff, der jedoch zunächst gut kompensiert schien; denn der Krieg dauerte noch an. Es gab viele Verwundete wie ihn. Amputierte waren „Ehrenbürger der Nation". Er hatte eine Verlobte, war also diesbezüglich in fester Hand und gesichert.

Die im Rahmen des ersten, lange erwarteten Wiedersehens mit seiner Braut erfolgte abrupte Lösung der Verlobung seitens seiner Braut und deren Familie bewirkte bei dem Patienten einen um so heftigeren Schock, da er in größter freudevoller Erwartung — auch im Hinblick auf die bevorstehende körperliche Vereinigung — gekommen war. Es wurde retrospektiv deutlich, daß seit diesem Zeitpunkt eine Veränderung mit ihm vorgegangen war und ein Knick in seiner Lebenslinie vorlag. Er fühlte sich seitdem erst wahrhaft amputiert und schämte sich seiner Verwundung. Er genierte sich, baden zu gehen und den Stumpf zu zeigen. Im ganzen wurde er antriebsschwächer. Es sieht so aus, als wenn es zunächst zu einer exogenen Depression gekommen wäre, von der einzelne Dysfunktionen fixiert wurden. Nun lernte er 2 Jahre später seine 2. Verlobte kennen. In diesem Moment wurde bei ihm seine psychosexuelle Störung akut. Bereits die Auskleideaktion bei dem gemeinsamen Schlafengehen genierte ihn seither erheblich. Es beeinträchtigte ihn vor allem die Notwendigkeit, seinen Stumpf in dieser Situation zeigen zu müssen. Gegenüber seiner früheren Verlobten, die ihn schon lange kannte, hätten diese Hemmungen nicht bestanden.

Weiter kam erschwerend hinzu, daß der Patient trotz seines körperlich robusten Aussehens in psychischer Hinsicht keineswegs ein männlicher Draufgänger war. Nach dem Mißerfolg seiner ersten Verlobung jedoch wurde er innerlich noch weitaus gehemmter als vorher. Früher hätte sich seine psychische Konstitution im Sexualleben nicht störend auswirken können, da seine beiden früheren Freundinnen ihrerseits sehr aktiv gewesen waren. Kam es zum Coitus, so gaben sie sich durchaus hemmungslos. Sie hatten ihm, um es mit seinen eigenen Worten zu sagen, quasi „die Kleider vom Leibe gerissen". Dieses Verhalten war seiner Art sehr gut ergänzend entgegengekommen. Demgegenüber handelt es sich bei seiner jetzigen Verlobten um eine Frau, die im täglichen Leben zwar wußte, was sie wollte und selbst Aktivität besaß. So war sie es, die für ihn die Ärzte aufsuchte und die Konsultationen verabredete. Aber in sexueller Hinsicht wünschte sie sich „genommen" zu werden. Zudem war sie sich in rebus sexualibus wiederum sehr klar über das, was sie *nicht* wollte. Sie hatte beispielsweise eine frühere Bindung auseinandergehen lassen, weil ihr Partner ihrer Ansicht nach zuviel Wert auf perverse Stellungen wie „Coitus per os" legte. Ihre Hingabe hatte also durchaus Grenzen. Dementsprechend verlangte sie von dem Patienten auch die männliche Aktivität, die sie sich erwünschte, ohne ihr Verhalten etwa dem seinen besonders anzupassen. Es handelte sich also um folgenden Sachverhalt. Bei dem Patienten existierte eine normale Libido. Im Rahmen des Alleinseins kam es auch zunächst zur Erektion. Jedoch klang diese ab, wenn seine Verlobte sich schließlich zum Verkehr bereitgemacht hatte, und trat dann nicht wieder auf. — Der Ablauf war so zu erklären, daß der von früher an eine starke weibliche Sexualität und Aggressivität gewöhnte Patient an den ersten Sexualverkehr mit seiner zweiten Verlobten unter erheblichem Angst- und Unsicherheitsgefühl seines Amputationsstumpfes wegen heranging. Durch diese Unsicherheit wurde seine Erregbarkeit gedämpft, die auch durch die ganze Artung seiner Verlobten nicht wieder erweckt wurde. Die Frau wartete vielmehr auf ihn als den aktiven Teil; während er doch seinerseits durchaus gehemmt und inaktiv war. In psychologisch verständlicher Weise reagierte er auf sein Versagen überkompensierend mit Vorwürfen gegen seine Braut. Der von ihm nun auch geäußerte Wunsch nach Oralcoitus war mit als Folge des Versagens verstehbar.

Es bedeutete eine Erschwerung der Lage, daß die Partnerin diese Aufforderung ihrer Einstellung entsprechend als Perversion ablehnte (sie hatte ihren früheren Freund wegen seines gleichartigen Wunsches ja sogar verlassen). Letztlich fixierte sich nunmehr für alle weiteren Versuche des Geschlechtsverkehrs, zu denen allerdings die Verlobte ihn drängte, ein erhebliches Angstgefühl. Er empfand es als Qual, irgendwo mit ihr allein sein zu müssen und somit dem Zwang der Situation ausgeliefert zu sein.

Alle diese Einzelheiten ergaben sich neben anderen unwichtigeren aus 5 Explorationen des Patienten und einer Rücksprache mit seiner Verlobten. Im Rahmen der *Therapie* wurden dem Patienten die psychischen Ursachen seines Unvermögens deutlich vor Augen geführt, soweit es gut erschien. Vor allem wurde die bei ihm vorliegende innere Unsicherheit und Angst und deren Entstehungsweise bewußt gemacht. Da er während der Behandlungszeit gerade wieder vor einem kleinen Ferienaufenthalt mit seiner Verlobten stand, wurde ihm hierfür die Anordnung gegeben, sexuellen Kontakt zu vermeiden. Er fuhr daraufhin erleichtert in die Ferientage. Denn er fürchtete jedes Alleinsein mit seiner Braut aus Furcht vor erneuter Blamage.

Seine Verlobte wurde auch über die Zusammenhänge orientiert. Zusätzlich wurde ihr jedoch auch erklärt, in welchen Punkten ihr eigenes Verhalten zunächst als Hindernisgrund für einen normalen Ablauf des Sexualgeschehens bei dem Patienten angesehen werden mußte. Im Hinblick auf die bevorstehende gemeinsame Reise wurde ihr geraten, auch von sich aus nochmals dem Patienten das Verbot, Geschlechtsverkehr auszuüben, *offiziell* zu übermitteln. Zugleich wurde jedoch der Verlobten gesagt, daß es sich bei dem Verbot nur um eine Kontrasuggestion mit dem Ziel handeln sollte, den Zwang der Situation und die damit verbundene Angst bei dem Patienten auszuschalten. Es war nicht etwa ein Verbot, das von der Verlobten einzuhalten war. Die Anordnung sollte im Gegenteil vielmehr überschritten werden. Die Frau sollte von sich aus alles dazu tun, ihren Verlobten zu dem von ihr und ihm ersehnten Coitus zu bringen. — Da es sich anamnestisch ergeben hatte, daß der Patient bei Genuß von geringen Mengen Alkohol, wie einem halben Liter Bier, bereits Symptome einer leichten Enthemmung zeigte, wurde ihr empfohlen, diese Möglichkeit auszunutzen. Und schließlich wurde ihr geraten, sich zunächst unter Zurücksetzung der eigenen Wünsche verhaltensmäßig etwas dem Erwartungsschema anzupassen, das die beiden früheren Partnerinnen bei dem Patienten hinterlassen hatten.

Der *Erfolg* war durchaus positiv und dauerhaft. Der Patient, der ursprünglich nach 3 Tagen bereits zur nächsten Sitzung wiederkommen wollte, rief zunächst an, sein Ferienaufenthalt verlängere sich unvorhergesehen, da ,,seine Prothese zerbrochen sei und gerichtet werden müsse[1]". Anläßlich seines nächsten Besuches teilte er mit, daß es ,,ganz unerwartet" für ihn, entgegen dem Verbot und ganz überraschend plötzlich zu einem Verkehr gekommen sei. Seine Potenz habe sich vollkommen normal gezeigt, so daß er sich ,,nunmehr gewissermaßen geniere, wegen einer so kleinen Sache derartiges Aufheben gemacht zu haben".

Dreijährige Nachbeobachtung ergab, daß keinerlei Beschwerden mehr aufgetreten waren. Es folgte im übrigen bald auf die Eheschließung Gravidität und Geburt eines gesunden Kindes.

Beurteilung. Bei Fall 2 handelte es sich um eine psychosexuell verursachte Impotenz der Erektion, die nach Beseitigung der situations- und partnerbedingten

---
[1] Diese Formulierung wäre bei tiefenpsychologischer Deutung von großer Aussagekraft.

Störung sofort aufhörte. Beweisend für das Fehlen einer organischen Verursachung war die normale Erektionsfähigkeit außerhalb der zum Coitus verpflichtenden Situationen. Die Persönlichkeit und das Erleben des Traumas der Amputation sowie der schockauslösenden Trennung von der ersten Verlobten waren von kausaler Bedeutung, während das Fortbestehen der Störung durch die Partner- und Situationsbedingtheit gekennzeichnet ist. Durch Einwirkung auf die beiden letzteren Faktoren war deshalb Symptomfreiheit zu erzielen, die auch nach 3 Jahren unverändert bestand. Daß eine Fortführung der Therapie sich in diesem Falle trotzdem als günstig hätte erweisen können, wurde bei Erheben der Katamnese deutlich. Denn bestimmte Besonderheiten des Patienten, wie die Neigung zu Zwängen, eine Störung im Selbstwertgefühl und in der Kontaktfähigkeit blieben natürlich unverändert erhalten und beeinflußten das weitere Dasein des Mannes maßgeblich, wenn auch die Störungen im Sexualsektor von nun an beseitigt blieben.

3. Studie

Beispiel für eine partner- und ich-abhängige Sexualstörung

Es handelte sich um einen 53jährigen Mann in gutem Allgemeinzustand. Die Genitalien zeigten sich durchaus normal entwickelt. Das Membrum mußte sogar als kräftig ausgebildet bezeichnet werden. Die Erektionsfähigkeit wurde außerhalb der Coitussituation als normal angegeben. Bei Vollzug des Sexualverkehrs bildete sich angeblich die Steifung verhältnismäßig rasch zurück. Im übrigen kam es zumeist schon ante portas oder im Beginn der Immissio zu einer Ejaculatio praecox. Wegen dieser Beschwerden suchte der Patient die Sprechstunde auf. Außerdem wollte er klären, weshalb seine Ehe nach 18jähriger Dauer immer noch kinderlos war.

Das Spermatogramm erbrachte eine Oligospermie. Trotzdem erschien dieser Befund als Ursache für das Ausbleiben einer Gravidität nicht ganz zufriedenstellend. Denn keineswegs lag nach dem Samenbefund eine Zeugungsunfähigkeit vor.

Vorgeschichte. Der Patient hatte mit 35 Jahren geheiratet. Befragt über seine Vita sexualis gab er an, wöchentlich etwa einmal einen Geschlechtsverkehr durchzuführen. Er und seine Frau hatten ein Kolonialwarengeschäft, in dem sie beide mit mehreren Angestellten arbeiteten. Er selbst pflegte morgens sehr früh aufzustehen und die Einkäufe zu erledigen. Er war dann abends müde und ging früh schlafen. Seine Frau stand später auf. Sie betätigte sich dann tagsüber im Verkauf und Haushalt. Abends blieb sie noch gern bis spät auf und saß mit den im Hause wohnenden Verkäuferinnen beim Nähen und Stricken zusammen. Wenn sie zu Bett ging, schlief er längst. So kam es abends zu keinem Coitus. Wenn dagegen er morgens früh aufstand, so war seine Frau noch zu müde, daß sie gern weiterschlafen und in Ruhe gelassen werden wollte. Also kam zum GV. nur der Sonntagmorgen in Betracht, an dem beide länger schlafen konnten und sich deshalb morgens ausnahmsweise einmal zusammen im Bett befanden. Allerdings dauerte es immer etwas lang, bis er an den Vollzug des Verkehrs gehen konnte; denn seine Frau pflegte zunächst aufzustehen, sich etwas zu waschen und ein Tuch als Unterlage zu holen, damit das Bett nicht etwa beschmutzt werde usw. Inzwischen konnte es geschehen, daß bei ihm die Erektion abklang. Aus dieser Feststellung heraus hatte er stets die Empfindung, sich etwas beeilen zu müssen, um den Akt zu vollziehen. Aber bereits vor der Immissio kam es dann zumeist schon zum Samenabgang. Sollte er wirklich einmal bis zum Versuch der Einführung gelangt sein, so äußerte seine Frau Schmerzen, das Glied sei so groß.

Diese Beschreibung erschien nun etwas eigenartig. Doch entsprach sie durchaus den Tatsachen. Das ließ sich später auf Grund von Aussagen der Ehefrau feststellen. Schließlich wurde es offensichtlich, daß der Patient während seiner ganzen Ehe praktisch keinen einzigen normalen Coitus ausgeübt hatte. Niemals war es zu einer Einführung des Penis und zu einem Samenerguß in die Vagina gekommen. Die Ursache, weshalb die Ehe kinderlos blieb, war ohne Schwierigkeiten anzugeben. Wesentlicher erschien uns jedoch die Klärung, weshalb sich bei dem Mann eine derartige Fehlhandlungsweise hatte durchsetzen können.

Vor dem Zeitpunkt seiner Heirat hatte der Patient keinerlei sexuelle Beziehungen unterhalten. Er war einesteils zu schüchtern und zu moralisch erzogen, als daß er sich an junge Mädchen herangewagt hätte, mit denen er keine Heirat beabsichtigte. Andererseits hatte seine erste Sorge und sein größtes Interesse seinem wirtschaftlichen Vorwärtskommen und der Unterhaltung seiner Eltern und seiner kranken Schwester gegolten. Ökonomische Gründe hatten auch zunächst bei ihm den Anstoß zur Eheschließung gegeben. Allerdings waren sie es keineswegs allein, sondern er hatte zu seiner späteren Frau durchaus eine ernsthafte Zuneigung gefaßt. Nur wie es vielfach und besonders auf dem Lande zu sein pflegt, hatten emotionelle und wirtschaftliche Gründe dann gemeinsam zur Heirat geführt. Doch hätte man keineswegs von einer nüchternen Verstandesehe sprechen können.

Bei der Frau gaben allerdings Gefühlsregungen in erster Linie den Ausschlag zur Bindung an den Patienten. Um so empfindlicher wirkten sich bald folgende böswillige Einflüsterungen von Verwandten und Bekannten auf sie aus, daß ihr Mann sie nur aus Berechnung geheiratet habe. Wie sich aus späteren Explorationen der Frau ergab, hatte ganz plötzlich ein heftiges Mißtrauen von ihr Besitz ergriffen, das zu beseitigen der Mann in seiner ganzen schüchternen Grobschlächtigkeit und doch wieder Gehemmtheit sowieso nicht in der Lage war. Im übrigen wußte er von den Reden über seine Heiratsgründe nichts.

Dem Vollzug des Sexualverkehrs stand nun beiderseitige Unerfahrenheit im Wege sowie auf seiner Seite neben einer gewissen Triebschwäche die Befangenheit, auf ihrer Seite aus dem Mißtrauen heraus ein Mangel an Hingabefähigkeit und Libido. Nun hätte der wenig befriedigende Ablauf der geschlechtlichen Beziehungen in der ersten Ehezeit mit Ejaculatio praecox, Erektionsstörungen u. dgl. an sich nur ein Durchgangsstadium darzustellen brauchen, wie es häufig vorkommt, wenn ein unerfahrener Mann in das Eheleben eintritt (Hochzeitsnachtsimpotenz usw.). Da der Patient jedoch nur wenig sexuelle Aggressivität mitbrachte, bedeutete die unbewußt ablehnende Haltung seiner Frau praktisch einen Letalfaktor für die Vita sexualis beider. Außerdem hatte er selbst ganz falsche bzw. keinerlei Vorstellungen von dem Ablauf eines normalen Sexualvollzugs und konnte sich in dieser Hinsicht auch niemals korrigieren. Seine Frau stellte ihrerseits ebenfalls auf Grund ihrer ganzen Einstellung zu ihrem Mann keinerlei Hilfe für den Patienten dar und äußerte zudem, trotz des ständigen Mißlingens des Coitus, keinerlei Wünsche oder Unzufriedenheit. Die Gewöhnung und die im Laufe der Zeiten an Bedeutung zunehmende Nüchternheit beider Partner, die dazu neigten, den Anforderungen ihres Geschäftes und ihrer Arbeit auf die Dauer eine Priorität gegenüber allen anderen Wünschen einzuräumen, beförderte das Einschleifen der Dysfunktion. Für den Mann wurde es schließlich selbstverständlich, daß er bereits im Augenblick der Berührung mit dem Introitus vaginae zum Samenerguß gelangte, daß seine Frau kein Vergnügen am Verkehr hatte, daß überhaupt nur der Sonntagmorgen in Betracht kam, daß sein Membrum anscheinend zu groß war, um normal in die Scheide einzudringen usw. In analoger Hinsicht folgte die Einstellung der Frau. Beide nahmen ihr Dasein also hin, wie es war, weder zufrieden noch unzufrieden.

Wahrscheinlich wären beide Eheleute auf die Abnormität ihrer Geschlechtsbeziehung nie gekommen, wenn die Ehe nicht kinderlos geblieben wäre. Deshalb begann die Frau sich zunächst bei anderen weiblichen Verwandten umzuhören, wo die Schuld gesucht werden könnte. Aus manchen Äußerungen mußte sie entnehmen, daß die sexuelle Aktivität und die Art des Verkehrs bei anderen Eheleuten anders vor sich zu gehen schien. Doch so heikle Themen werden meist nicht mit aller Deutlichkeit besprochen. Die Frau blieb eigentlich auf Vermutungen angewiesen. Endlich beschlossen die beiden wegen der Kinderlosigkeit nach etwa 10jähriger Ehedauer einen Arzt zu konsultieren, der den Mann untersuchte und die Frau zu einem Gynäkologen schickte. Die Frau wurde gesund befunden. Bei dem Mann hielt man eine Testovironkur für indiziert. Nach etwaigen Eigentümlichkeiten der Ausübung des Coitus fragte niemand. Das Fehlverhalten konnte deshalb auch nicht beseitigt werden. Die Patienten sprachen aus der in solchen Fällen üblichen Geniertheit heraus auch nicht über Einzelheiten. Auf die Hormonkur wurde im Rahmen der Kriegswirren verzichtet. Retrospektiv läßt sich sagen, sie hätte sowieso nur zu geringem Teil, nämlich vielleicht im Hinblick auf die Oligospermie, eine Änderung bewirken können. In Anbetracht der Ejaculatio ante portas wäre aber trotzdem kaum je mit einer Empfängnis zu rechnen gewesen. Also blieb alles, wie es war.

Nach dem Kriege fuhr die inzwischen 40jährige Frau einmal allein zu ihrem Landhaus. Dort traf sie zufällig auf einen Bekannten, der sie im Rahmen des Zusammenseins unerwartet geschlechtlich überrumpelte. Anläßlich dieses ersten und einzigen Verkehrs mit einem anderen Mann erkannte die Frau plötzlich, wie ein normaler Coitus vor sich geht, während der fremde Partner mit Erstaunen feststellte, sie sei so eng wie ein junges Mädchen. Daß sie bei dem Verkehr ebenfalls gewisse Schmerzen empfand, war nur verständlich.

Nicht allzu lange später begab sich der Ehemann in unsere Behandlung. Nach Aufdecken der Sachlage durch organische Untersuchungen und Exploration beider Eheleute war es ohne weiteres möglich, die bisher bestehenden Schwierigkeiten durch Beratung beider Eheleute zu beseitigen. Innerhalb kurzer Zeit gelang die Durchführung eines normalen Coitus. Eine Behinderung bedeutete nur, daß die sexuellen Wünsche und Interessen bei den beiden Eheleuten im Alter von 53 und 43 Jahren doch bereits sehr zurücktraten. Zudem sah die Frau der Möglichkeit einer Empfängnis mit verständlicher Besorgnis entgegen und brachte der Hoffnung des Mannes, noch zu eigenen Kindern zu gelangen, wenig Gegenliebe entgegen.

Wie günstig hätten die Aussichten sein können, wenn die an sich verhältnismäßig leicht zu beseitigenden Ursachen früher erkannt worden wären!

Es handelte sich um einen der Fälle, in denen die Symptomatik maßgeblich von ichbedingten und partnerbedingten Störungen unterhalten wurde. Die zweifellos darüber hinaus in der Persönlichkeit beider Ehepartner liegenden Eigenheiten hätten aller Voraussicht nach einer befriedigenden Sexualbeziehung nicht entgegen gestanden.

4. Studie

Beispiel einer ich-abhängigen Sexualstörung

Ein 35 Jahre alter kaufmännischer Angestellter begab sich in Behandlung, da er unter verschiedenen Krankheitssymptomen litt, die ihn maßgeblich in seinem Sexualleben behinderten. Als Beschwerden wurden häufige nächtliche Pollutionen, morgendliches Schwindelgefühl, Schwächezustände, Unausgeschlafenheit, Kurzsichtigkeit, Konzentrationsunfähigkeit, Zungenbeläge, Harnröhrenbrennen, Prostatabeschwerden u. dgl. m. angegeben. Organisch ließen sich keinerlei Besonderheiten nachweisen. Auch für eine Depression war kein Anhalt mehr zu finden.

Vorgeschichte. Der Patient hatte in der Pubertätszeit häufig masturbiert. Da er in sexueller Hinsicht sehr streng erzogen war, sah er in der Selbstbefriedigung etwas besonders Verächtliches und hielt sich für einen Schwächling, da er derartig niedrigen Neigungen immer wieder unterlag. Im übrigen hatte er gehört, daß Onanie gesundheitsschädlich sei und verschiedenste organische Störungen später die Folge sein könnten. Rückenmarksschwindsucht, Augenstörungen u. dgl. stellten einige der möglichen Leiden dar. Deshalb kämpfte er mit großer Heftigkeit ständig gegen sich selbst. Da er glaubte, daß vor allen Dingen der Samenerguß und Säfteverlust schädlich sei, gab er wohl häufig dem Wunsch zur Masturbation nach, beendete die Reizung jedoch schließlich immer *vor* dem Samenerguß und Orgasmus. Allerdings war er davon überzeugt, daß auch die Reizung des Gliedes an sich schon gesundheitsschädlich sei. Als er nun häufig nächtliche Samenergüsse beobachtete und auch zuweilen übertags eine leichte Sekretion aus der Harnröhre (wahrscheinlich nach abgebrochener Masturbation) feststellte, war er überzeugt, hier die ersten Krankheitssymptome infolge der Selbstbefriedigung vor sich zu haben. Sein Kampf gegen seine geschlechtlichen Wünsche wurde nunmehr immer heftiger. Er suchte nach Ablenkungen und trat beispielsweise einem Turnverein bei, um sich körperlich zu ermüden und nachts schneller ein- und besser durchzuschlafen. Endlich meldete er sich freiwillig zum Heeresdienst und bat um Einstellung bei der Infanterie. Er glaubte, dort am ehesten körperlich angestrengt und von Sexualwünschen abgelenkt zu werden. Das schien zunächst auch der Fall zu sein.

Später jedoch, nach Rückkehr aus dem Kriege und Wiederaufnahme des Zivillebens, beobachtete er an sich in zunehmendem Maße die oben beschriebenen und ihn in Schrecken versetzenden Symptome. Er glaubte fest, sich doch bereits in seiner Jugend so weitgehend geschädigt zu haben, daß trotz aller Gegenmaßnahmen nun die Folgen einsetzten. Jede Besonderheit, die er an sich bemerkte, wurde der früheren Sünde zur Last gelegt. Aus Scham wagte er zunächst nicht, Ärzte um Rat zu fragen. Von Beziehungen zu Frauen und Mädchen versuchte er sich weitgehend zurückzuhalten, da er als kranker Mann ja doch keine Zukunft zu erwarten hatte und höchstens noch damit rechnen konnte, kranke Kinder in die Welt zu setzen. Wenn es ihm, vor allem unter dem Einfluß alkoholischer Enthemmung, wirklich passierte, daß er mit Mädchen einen Coitus wagte, so kam es meist zu Störungen im Sinne einer Ejaculatio praecox oder eines Versagens der Erektion. Auch diese Erscheinungen bewiesen ihm wieder die Richtigkeit seiner Befürchtungen. Sie bekräftigten ihn in seiner Zurückhaltung gegenüber dem weiblichen Geschlecht und vor dem Wagnis einer eventuellen Ehe. Nach Konsultation verschiedener Ärzte, die ihn vorwiegend in der Annahme des Bestehens einer chronischen Prostatitis oder Urethritis behandelten, gelangte der Patient zu uns. Wahrscheinlich erstmalig versuchte man, ihn seine Krankheitssymptome und die Ursachen, die er diesen zugrunde legte, ausführlich schildern zu lassen.

Nach Ausschluß gröberer organischer Befunde wurde mit dem Mann in erster Linie eingehend das Problem der jugendlichen Masturbation besprochen. Es war zunächst sehr schwer, ihn zu überzeugen, daß derartige Krankheitsfolgen, wie er sie erwartete und zu bemerken glaubte, nicht aus onanistischen Handlungen resultieren können. Ebenso konnte er anfangs gar nicht einsehen, daß Selbstbefriedigung, zumal in der von ihm geübten geringen Frequenz, überhaupt keine organischen Krankheiten auslösen kann, und daß schlimmstenfalls eine gewisse Irritation im Genitalbereich zu erwarten sei, als deren Folge man vielleicht gehäufte Pollutionen oder eine besonders leicht auslösbare Sekretion der akzessorischen Drüsen ansehen könnte. Als er dann plötzlich erkannte, daß sich normaler Coitus und Masturbation hinsichtlich Säfte- und Kräfteverlust bestenfalls entsprechen, wahrscheinlich aber ein normaler Verkehr den Gesamtorganismus mehr beansprucht, verminderten sich seine Beschwerden zusehends. Mit der Überwindung des Krankheitsgefühls verlor er sicher nicht seine persönlichkeitseigene Skrupelhaftigkeit, wohl aber die eine, ihn zunächst ganz ausfüllende „überwertige Idee" und damit zugleich, das interessiert in diesem Rahmen, seine als ichabhängig zu bezeichnenden Potenzstörungen.

5. Studie

Beispiel einer relativen Potenzstörung

Der 36jährige Mann war klinisch bereits bekannt. Er hatte früher wegen einer Impotentia coeundi in unserer Behandlung gestanden, die zeitlich akut eingesetzt hatte, nachdem er seinen eigentlichen akademischen Beruf aufgegeben hatte und in das Geschäft seines Schwiegervaters eingetreten war. Es würde zu weit führen, auf die damals wirkenden Zusammenhänge einzugehen. Vielmehr möge die Tatsache genügen, daß keine organischen Besonderheiten diagnostizierbar waren und im Verlaufe der Behandlung die Beiwohnungsfähigkeit wiederhergestellt wurde. Ein knappes Jahr später erfolgte in der Ehe die Geburt eines gesunden Knaben.

Einige Jahre später bat der Patient erneut um Beratung. Seinem Bericht zufolge war sein Eheleben zunächst ungestört verlaufen. Nach dem Tode seines Schwiegervaters übernahm er dessen Geschäft als selbstständiger Inhaber und konnte mit seinen beruflichen und wirtschaftlichen Erfolgen durchaus zufrieden sein. Eines Tages lernte er geschäftlich ein sehr gut aussehendes, im Verhältnis zu seiner Ehefrau sehr viel jüngeres Mädchen kennen und befreundete sich mit ihr. Es kam zu einem intimen Verhältnis, das für beide sexuell sehr befriedigend war. Das junge Mädchen wußte von der Ehe ihres Freundes und gab ihm zu verstehen, daß sie keinerlei Absichten auf eine Störung der Ehe hege und sich mit ihrem Dasein als heimliche Geliebte abgefunden habe. Die äußeren Umstände waren durchaus dazu angetan, die Beziehungen beider verhältnismäßig risikolos geheimzuhalten. Es handelte sich also um eine Situation, die gewissermaßen als günstig zu bezeichnen war und viele Männer ohne jegliche Hemmung oder Beeinträchtigung zur Ausnutzung verleitet hätte.

Bei dem Patienten war es jedoch akut zu Impotentia coeundi gegenüber seiner Gattin gekommen, während er mit seiner Freundin ganz normal geschlechtlich verkehren konnte.

Als Ursache ließ sich Mangel an Libido gegenüber der Ehefrau, die der Patient seelisch jedoch sehr schätzte, und eine Hemmung aus moralischen, ethischen und Schuldgefühlen ermitteln, um nur einige Angaben über die psychischen Ursachen zu machen. Der Mann war seelisch außerstande, mit seiner Ehefrau und Geliebten *gleichzeitig* körperliche Beziehungen aufrechtzuerhalten. So stellte sich bei ihm eine *relative Impotenz* ein.

Das Beispiel erhellt zugleich, in welch innere Konflikte der Psychotherapeut durch seine Patienten gebracht wird. Immer ergibt sich in solchen Fällen die Überlegung, welche Haltung im Interesse und zum Nutzen des Patienten ist. Darf man die religiös verlangten, die ethisch-moralischen, die von der derzeitigen Gesellschaftsordnung gestatteten oder die von einem selbst anerkannten Prinzipien bedingungslos zur Anwendung bringen?

Die Reihe der Fallbeschreibungen ließe sich in mannigfaltiger und inhaltlich immer wieder wechselnder Weise entsprechend der Individualität des Menschen nahezu beliebig fortführen. Doch möge diese Auswahl zunächst zur Illustration und Erklärung der vorher allgemein gefaßten Gliederung psychischer Ursachen genügen.

X. Zusammenfassung

Die männlichen Sexual- und Fertilitätsstörungen wurden unter dem Gesichtswinkel der Bedeutnug psychogener Ursachen und Bedingungen besprochen. Es erweist sich, daß ein überaus komplexes Geschehen vorliegt, dessen körperlichen und seelischen Komponenten jeweils in adäquater Weise Rechnung zu tragen ist. Der Geschlechtstrieb wird beim Menschen mit zunehmender Vernunft durch den Willen beherrscht. Je mehr eine derartig elementare und triebhafte Dynamik wie die der Sexualität der willensmäßigen Kontrolle und dem Denkprozeß unterworfen ist, desto eher ist der Erkenntnis Rechnung zu tragen, „naturam expellas furca, tamen usque recurret"; denn letztlich dürfte der Trieb als solcher seine Intensität beim Menschen behalten haben. Die bei den Primaten von der Brunst unabhängig gewordene jederzeitige Paarungsbereitschaft des Mannes und der Oestrus des Weibes sprechen lediglich für eine Akzentuation der Sexualsphäre für größere körperliche Irritation und stärkere seelische Reizbarkeit, die sich bis zur psychisch-bedingten Amenorrhoe und Impotentia coeundi steigern kann. Wohl kein seelischer Sachverhalt besitzt eine derart unverkennbare physische Korrespondenz wie die Geschlechterliebe, ein Faktum, das die moderne Wissenschaft mit ihren Ganzheits-Hypothesen und -Theorien über den Leib-Seele-Zusammenhang eigentlich mehr hätte beschäftigen müssen, als es geschehen ist (DEUSSEN).

In Hinblick auf die Entstehung der männlichen Sexual- und Fertilitätsstörungen und ihre Behandlung ist abschließend zu sagen, daß keine körperliche Funktion eine derart absolute psychische Relation besitzt wie das Sexualgeschehen.

Literatur

ADAMSTONE, F. B., and L. E. CARD: The effects of vitamin E deficiency on the testis of the male fowl (gallus domesticus). J. Morph. **56**, 339 (1934). — AIRAPETJANZ, E. SCH.: Die höhere Nerventätigkeit und die Rezeptoren der inneren Organe [Russisch]. Moskau-Leningrad 1952a. — Zur Physiologie der inneren Analysatoren [Deutsch]. Pawlow-Z. f. höhere Nerventätigkeit **2**, 639. — ALAPIN, G.: Vestn. Chir. **1928**, 13. Ref. Zbl. Haut- u. Geschl.-Kr. **29**, 388 (1929). — ALEXANDER, F.: Psychosomatische Medizin. Berlin: Walter de Gruyter & Co. 1951. (Psychosomatic Medicine. New York 1950). — AMIN, M. A., u. S. BORELLI: Die Diagnostik der männlichen Fertilität. Münch. med. Wschr. **100**, 165 (1957). — ANSELMINO, G. K.: Ref. nach H. STIEVE, Der Einfluß des Nervensystems auf Bau und Tätigkeit der Geschlechtsorgane des Menschen. Stuttgart 1952. — ANGER, H.: Diss. Univ. Marburg. Psychol. Inst. Ref. nach Psyche und Sexualhormone, Med. Mitt. (Schering, Berlin-West) **14**, 3/2 (1953). — ARETÄUS: Nach TH. HOPFNER, Das Sexualleben der Griechen und Römer. Prag: Calve-Lerche 1938.

BAHNER, F.: In: Handbuch der inneren Medizin, Bd. VII/1, 4. Aufl., Fettsucht und Magersucht, S. 978. Berlin: Springer 1955. — BARYLLA, F.: Sexuelle Impotenz als Kommunikationsstörung. Ein Beitrag zum Wesen sexual-neurotischer Störungen. Bericht von 2 Fällen. Mschr. Psychiat. **132**, 240 (1956). — BEACH, F. E.: Hormones and Behavior, 2. Aufl. New York: Med. Book Depart. of Harper & Brothers 1939. — BELONOSCHKIN, B.: Biologie der Spermatozoen im menschlichen Hoden und Nebenhoden. Arch. Gynäk. **174**, 357 (1948). — BENEDEK, T.: Die Funktionen des Sexualapparates und ihre Störungen, S. 170—210. Psychosomatische Medizin. Berlin: W. de Gruyter & Co. 1951. — BENEDEK, T., and B. B. RUBENSTEIN: The sexual cycle in women. Psychosom. Med. Monographs, III, H. 1 u. 2. Washington 1942. — BENEDICT, R.: Patterns of Culture, 1934 nach H. SCHELSKY. Die Sexualität des Menschen, herausgeg. v. H. GIESE. S. 241. Stuttgart 1954. — BERGLER, E.: Die psychische Impotenz des Mannes. Bern: H. Huber 1957. — BERGMANN, G. V.: Nach TH. V. UEXKÜLL, Das Problem der Befindlichkeitsweisen und seine Bedeutung für die medizinische Phänomenologie. Psyche (Stuttgart) **5**, 401 (1951). — BERNARD, J., et R. WENNER: Gynéc. et Obstét. **46**, 503 (1947). — BERNARDI, R.: Sem. méd. (Paris) **1**, 1465 (1938). Ref. Zentr.-Org. ges. Chir. **92**, 181 (1939). — BERNSDORF, W.: Soziologie der Prostitution. In: Die Sexualität des Menschen, herausgeg, v. H. GIESE. S. 548. Stuttgart 1954. — BIEDRICH, P. H., u. L. DEMBICKI: Die Sexualität des Mannes. Regensburg u. Wien 1951. — BISKIND, M. S.: J. Gerontol. **2**, 303 (1947), nach A. MARCHIONINI u. TH. NASEMANN, in: Fortschritte der praktischen Dermatologie, Bd. 2. Berlin-Göttingen-Heidelberg: Springer 1955. — BLEULER, M., u. W. ZUBLIN: Zur Kenntnis der psychischen Wirkung von Sexualhormonen in hohen Dosen. Wien. med. Wschr. **1950**, 229. — BÖNISCH, R.: Über den Zusammenhang seelischer Teilstrukturen. München 1939. — BÖNNER, G.: Dehydrierungsfähigkeit der menschlichen Spermatozoen in ihrer Beziehung zur Fertilität. Klin. Wschr. **1947**, 756. — BOOR, W. DE: Zur psychischen Wirkung von männlichen Sexualhormonen, in Einzelfragen der Sexualwissenschaft. Beitr. Sexualforsch. **7**, 8 (1955). — BORELLI, S.: Ursache und Behandlung der Potenzstörungen beim Manne. In: Fortschritte der praktischen Dermatologie u. Venerologie, Bd. 1, S. 239. Berlin: Springer 1952. — Störungen der männlichen Geschlechtsfunktion, Augsburger Fortbildungstage für praktische Medizin, Bd. 9, S. 30. 1952. — Die psychologischen Voraussetzungen für die Entstehung der Impotentia coeundi. Hautarzt **4**, 309 (1953). — BORELLI, S. u. F. PIRNER: Beitrag zum Hermaphroditismus verus. Arch. Derm. Syph. (Berl.) **196**, 329 (1953). — Die Bedeutung der Psychosomatik für die praktische Dermatologie. In: Fortschritte der praktischen Dermatologie, Bd. 2. Berlin: Springer 1955. — Beitrag zum Formenkreis chronische, unspezifische Urethritis. Internat. Kongr. für Psychotherapie, Zürich 1954. Basel u. New York 1955. S. 316. — Bos, C., u. R. A. CLEGHORN: Psychogene Sterilität. Fertil. and Steril. **9**, 120 (1958). — BROWN, D. G.: Die Entwicklung der Umkehr im geschlechtlichen Verhalten und Homosexualität. (The Development of. Sex-role Inversion a. homosexuality.) J. Pediat. **50**, 613 (1957). — BROWN-SÉQUARD, CH. E.: Ref. nach Psyche und Sexualhormone. Med. Mitt. (Schering, Berlin-West) **14**, 3/2 (1953). — BÜRGER-PRINZ, H.: Motiv und Motivation. Hamburg: G. Holler 1950. — Über die männliche Sexualität. Z. Sex.-Forsch. **1**, 107 (1950). — Psychopathologie der Sexualität. In: Die Sexualität des Menschen, herausgeg. v. H. GIESE. S. 539. Stuttgart 1954. — Über die männliche Sexualität. In: Mensch, Geschlecht, Gesellschaft, herausgeg. v. H. GIESE u. A. WILLY. S. 43. Frankfurt 1954. — Die Sexualität des Menschen, herausgeg. v. H. GIESE. Stuttgart 1954. — BÜSCHER, H. K.: Persönliche Mitteilung zu Priapismus. 1959. — BUSTAMANTE, J. A.: Psychotherapeutische Methoden bei einigen Formen von Impotenz. In: Der affektive Kontakt. Amsterdam: A. J. G. Strengholt 1952. — BUSTAMANTE, J. A., u. O'LEARY: Der psychiatrische Aspekt der Impotenz. Arch. med. int. (Habana) **14**, 57 (1954). — BUSTAMANTE, M., H. SPATZ u. E. WEISSCHEDEL: Die Bedeutung des Tuber cinereum des Zwischenhirns für das Zustandekommen der Geschlechtsreifung. Dtsch. med. Wschr. **1942**, 289. — BYKOW, K. M.: Großhirnrinde und innere Organe. Berlin: Verlag Volk u. Gesundheit 1953.

CARNOT u. BAUFFLE: Nach A. JORES, Klinische Endokrinologie, S. 338. Berlin-Göttingen-Heidelberg: Springer 1949. — CHAUVON, E.: Betrachtungen über die Pathogenese des Priapismus. J. Urol. méd. chir. **46**, 224 (1938). — CHINI, V.: Recherches sur la pathogénie des troubles cardiaques par hyperfolliculine. Sem. Hôp. Paris **28**, 1175 (1952). — CREERY, C. V., and C. E. REA: Endocrinology **27**, 425 (1934). — CERNEA, R.: Zur Behebung der Ejaculatio praecox. Ärztl. Praxis **5**, 14 (1953). — Psychotherapia sexualis. Berlin: Unger 1956. — Einige Gedanken zur Verwendung von Sexualhormon. Konstit. Med. **5**, 161 (1957). — CORDOVA, A. DE: Psychiatrischer Aspekt der Impotenz. Arch. med. int. (Habana) **14**, 54 (1954).

DAVIDSON, B.: In the difference between men and women. Collier's 4. Sept.1953. Ref. nach L. DEMBICKI u. W. FEYERABEND, Die Sexualität der Frau. Stuttgart 1954. — DAVIS, K. B.: Factors in sexual life of 2,200 women. New York: Harper & Bros. 1921. — DAWSON, G. R.: Priapismus. J. Urol. (Baltimore) **42**, 821 (1939). — DEFESCHE, H. L. J. M.: Ein Fall von traumatischem Priapismus. J. Urol. méd. chir. **47**, 465 (1939). — DEMBICKI, L., u. W. FEYERABEND: Die Sexualität der Frau. Stuttgart: Verlag für Sexualliteratur 1954. — DEUSSEN, J.: Monismus und Polarismus in der Theorie der Sexualpathologie. Beitr. Sexualforsch. **1952**, H. 1, 50. — Zum Begriff der Sexualität. Beitr. Sexualforsch. **1955**, H. 7, 1. — DIEKE, W.: Die antiken Hermaphroditen. Die paramedizinische Studie. Zbl. Gynäk. **78**, 889—927 (1956). — DIEPGEN, P.: Nach H. STIEVE, Der Einfluß des Nervensystems auf Bau und Tätigkeit der Geschlechtsorgane des Menschen. Stuttgart 1952. — DIETZE, A.: Zur Frage der langdauernden vegetativen Regulationsstörungen nach elementarer Dystrophie. Münch. med. Wschr. **1956**. — DÖDERLEIN, A.: Handbuch Geburtshilfe, 2. Aufl., Erg.-Bd. III/1. München: J. F. Bergmann 1925.

FANCHER, K. J.: Hypertrophie of the testes with symptomes of hyperorchidis. Endocrinology **20**, 852 (1936). — FEINER, L., and T. ROTMAN: Study of a male castrate. J. Amer. med. Ass. **113**, 2144 (1939). — FILLER, W., and N. DRESNER: Amer. J. Obstet. Gynec. **47**, 122 (1944). — FISCHER: Nach H. SCHUERMANN, Über die Zunahme männlicher Fertilitätsstörungen und über die Bedeutung psychischer Einflüsse für die zentralnervöse Regulation der Spermiogenese. Med. Klin. **43**, 13 (1948). — FISHER, B.: Geschlechtshormone, S. 241, und Sekundäre Geschlechtsmerkmale, S. 248. In: Mensch, Geschlecht, Gesellschaft, herausgeg. v. H. GIESE u. A. WILLY. Paris u. Frankfurt 1954. — FRANKL, V., u. ROTH: Die Sexualität des Heimkehrers. IV. Kongr. Dtsch. Ges. Sexualforschung in Erlangen. Ärztl. Praxis **9** (4), 3 (1957). — FREUD, S.: Vorlesungen zur Einführung in die Psychoanalyse. Wien 1910 u. a.O. — Die Traumdeutung. London: Imago Publ. Co. Ltd. 1947. — Zur Psychopathologie des Alltagslebens. S. Fischer-Bücherei, Bd. 68. — Drei Abhandlungen zur Sexualtheorie. Wien: Franz Deuticke 1950. — Gesammelte Werke. London: Imago Publ. Co. Ltd. 1947. — FRIEDREICH, N.: Der Hermaphrodit Katharina Hohmann. Virchows Arch. path. Anat. **45**, 1 (1868). — FÜRBRINGER, P.: Über Prostatafunktion und ihre Beziehung zur Potentia generandi der Männer. Berl. klin. Wschr. **1886**, Nr 29, 476—477. — Impotentia virilis. Wien. med. Wschr. **1889—1891**, 40—42. — Die Störungen der Geschlechtsfunktion des Mannes. Wien: Alfred Hölder 1901. — Wahre Spermatorrhoe im Greisenalter nach schwerer Rückenmarksläsion. Berl. klin. Wschr. **1906**, 43. — Zur Würdigung der Spermabefunde für die Diagnose der männlichen Sterilität. Berl. klin. Wschr. **1909**, 43. Ref. nach H. STIASNY, Unfruchtbarkeit beim Manne. Stuttgart 1944.

GALEN: Nach TH. HOPFNER, Das Sexualleben der Griechen und Römer. Prag: Calve-Lerche 1938. — GEHLEN, A.: Der Mensch, seine Natur und seine Stellung in der Welt, 4. Aufl., Bonn 1950. — GENAUDET: Zit. nach STIASNY. — GERTLER, W.: Untersuchungsergebnisse und Behandlungserfolge bei männlicher Sterilität. Derm. Wschr. **1943**, 591. — GIERHAKE, E.: Das Fruchtbarkeitsvitamin E und seine therapeutische Bedeutung für die Gynäkologie. Dtsch. med. Wschr. **15**, 1674 (1935). — GIESE, H.: Behandlung der Ejaculatio praecox. Medizinische **1953**, 893. — Die Sexualität des Menschen. Stuttgart 1954. — Über die Behandlungen mit Glutaminsäure. Münch. med. Wschr. **95**, 909 (1953). — Die Behandlung sexualer Störungen. Medizinische **1956**, 729. — GIESE, H., u. R. BECKMANN: Med. Welt **20**, 1172 (1951). — GIESE, H., gemeinsam mit A. WILLY: Mensch, Geschlecht, Gesellschaft. Paris u. Frankfurt 1955. — GILBERT-DREYFUS: Méd. franç. (Paris) **25**, 47 (1950). — GOESCHEL, TH.: Über die Wirkung der Glutaminsäure auf die psychische Leistungsfähigkeit von 10—14jährigen Schulkindern. Diss. Hamburg 1950. — GOLDSCHMIDT, R.: Ascaris. In: Ergebnisse der Biologie, Bd. 2, Berlin 1927. — Zur sogenannten Indexhypothese der Geschlechtschromosomen. Biol. Zbl. **47**, 249 (1927). — Untersuchungen über Intersexualität. Z. indukt. Abstamm.- u. Vererb.-Lehre **56**, 275 (1930). — Die sexuellen Zwischenstufen. Berlin: Springer 1931. — GOLDZIEHER, M. A., and M. S. ADLER: J. clin. Endocr. **1**, 349 (1941). GRAUL, E. H.: Die Praxis der Strahlenbehandlung der Induratio Penis Plastica. Therapiewoche **1952** III, 5/6. GREENBERG, N. H., and A. K. ROSENWALD: Transvestism und Pruritus Perinei. Psychosom. Med. **20**, 146 (1958). — GREENBLATT, R. B.: Nach A. JORES, Psyche und Sexualhormon. 1. Symposion der Dtsch. Ges. für Endokrinologie, Hamburg 1953. S. 237. Berlin: Springer 1955.

HAAR, H.: Zum Priapismus. Med. Klin. **44**, 696 (1949). — HAFFTER, C.: Die Behandlung prämenstrueller Verstimmungen. Schweiz. med. Wschr. **81**, 525 (1951). — Praxis **41**, 917 (1952). — In: Mensch, Geschlecht, Gesellschaft, herausgeg. v. H. GIESE u. A. WILLY. S. 349ff. u. 670ff. Paris u. Frankfurt 1954. — HALBAN, J.: Ref. nach L. MOSKOWICZ, Arch. Gynäk. **70**, 205 (1903). — HAMANN, H.: Priapismus bei myelitischer Leukämie. S.-B. Schles. Dermatolog. Ges., Breslau 1942. — HAMILTON, J. B.: Treatment of sexual underdevelopment with synthetic hormone substance. Endocrinology **21**, 649 (1937). — Evidences of marked stimulatic by sex hormones in certain eunuchs, phenomena interpreted tentatively to result from changed function of the adrenal gland. Anat. Rec. **85**, 314 (1943). — The role of testicular secretions as indicated by the effects of castration in man and by studies of pathological conditions and the short lifespan associated with malness. Recent Progr. Hormone Res. **3**, 257 (1948). — HAMILTON, J. B., H. R. CATCHPOLE and C. HAWKE: Titers of gonadotrophins in urine of aged eunuchs, J. clin. Endocr. **5**, 203 (1945). — HARBICH, C.: Aphrodisiaca. Diss. München 1958. — HASLINGER, H.: Potenzstörungen. Wien. med. Wschr. **1943**, 452. — HELLER, C. G., u. R. E. G. B. CHANDLER: Ref. nach A. JORES, Hypophyse, Nebennieren, Keimdrüsen. In: Handbuch der inneren Medizin, Bd. VII/1, 4. Aufl., S. 1—456. Berlin: Springer 1955. — HELLER, C. G., and W. O. NELSON: Hyalinisation of seminiferous tubulus associated with normal or failing Leydig cell function; discussion of relationship to eunuchoidism, etc. J. clin. Endocr. **5**, 1 (1945); **8**, 345 (1948). — HERBRAND, W.: Das Fortpflanzungsvitamin E in der Gynäkologie. Dtsch. med. Wschr. **32**, 576 (1934). — HERZOG, W.: Zur Pathogenese des Priapismus. Langenbecks Arch. klin. Chir. **277**, 422 (1953). — HEYER, G. R.: Praktische Seelenheilkunde, 3. Aufl. München: Ernst Reinhardt 1950. — HIPPOKRATES: Nach TH. HOPFNER, Das Sexualleben der Griechen und Römer. Prag: Calve-Lerche 1938. — HIRSCHFELD, M.: Geschlechtsanomalien und Perversionen. Villefranchenice: Aldor (Neuauflage) 1958. — HOCHHEIMER, W.: Die Kinsey-Berichte. Psyche (Stuttgart) **8**, 8, 1 (1954). — HOFF, F.: Steuerungseinrichtungen des Organismus. Dtsch. med. Wschr. **1942**, Nr 49, S. 1189. — Die Sexualität des Heimkehrers. IV. Kongr. Dtsch. Ges. Sexualforschung 1956 in Erlangen. Ärztl. Praxis **9**, (4), 3 (1957). — HOHLWEG, W., u. K. JUNKMANN: Die hormonal nervöse Regulierung der Funktion des Hypophysenvorderlappens. Klin. Wschr. **1932**, 321. — HOPFNER, TH.: Das Sexualleben der Griechen und Römer. Prag: Calve-Lerche 1938. — *Hormon:* [Das Hormon.] Das Rätsel von der Nebennierenrinde (N.V. Organon-Zschr.), April 1957.

IWANOW-SMOLENSKIJ: Nach K. M. BYKOW, Großhirnrinde und innere Organe. Berlin: Verlag Volk und Gesundheit 1953.

JOËL, CH. A.: Chemische Versuche mit menschlichen Spermien und ihre klinische Verwertung. Mschr. Geburtsh. Gynäk. **109**, 91 (1939). — Die Einbettung von Samenflüssigkeit. Ein Beitrag zum Studium der Morphologie des Samens. J. Lab. clin. Med. **24**, 970 (1939). — Helv. med. Acta **8**, 595 (1941). — Zur Biologie der menschlichen Samenfäden. Schweiz. med. Wschr. **16**, 440 (1942). — Studien am menschlichen Sperma. Basel: Benno Schwabe & Co. 1942 u. 1953. — Einfluß verschiedener Farbstoffe auf die Beweglichkeit bzw. Vitalität der menschlichen Spermien. Schweiz. med. Wschr. **18**, 428 (1955). — Die Cohabitationsfähigkeit des Mannes. Z. Haut- u. Geschl.-Kr. **26**, 233 (1959). — JOHNSON, A. M., u. D. B. ROBINSON: Ursachen, Behandlung und Vorbeugung sexueller Fehlhaltung (sexueller Psychopathen). J. Amer. med. Ass. **164**, 1559—1565 (1957). — JORES, A.: Klinische Endokrinologie. Berlin: Springer 1949. — Innersekretorische Krankheiten (Hypophyse, Nebennieren, Keimdrüsen). In: Handbuch der inneren Medizin, 4. Aufl., Bd. VII/1. Berlin: Springer 1955. — Observations conc. les effets de la cortisone dans un cas de syndrome adrénogenital chez un homme adulte. Ann. Endocr. (Paris) **14** (2) 239 (1953). — Die Diagnose gestörter Keimdrüsentätigkeit beim Manne. J. med. Kosm. Sexol. 1952, 5. — Die Keimdrüsenstörungen des Mannes und ihre Behandlung. 10. Vortragsreihe „Augsburger Fortbildungstage für praktische Medizin" 1953. — Die Beziehungen zwischen Hypophyse und Nebennieren, insbesondere in ihrer klinischen Bedeutung. Verh. Dtsch. Ges. Inn. Med. 57. Kongr. (1951). — Die Rolle der Sexualhormone für die Vorgänge der Sexualität. Dtsch. med. J. **4** Nr. 8/12, 294 (1953). — Die Rolle der Geschlechtshormone für die Vorgänge der Sexualität. In: Mensch, Geschlecht, Gesellschaft, herausgeg. v. H. GIESE u. A. WILLY. Paris u. Frankfurt 1954, S. 12, S. 224. — Psyche. Wien. klin. Wschr. **66**, 1 (1954). — Psyche und Sexualhormone. In: 1. Symposion der Dtsch. Ges. für Endokrinologie: Zentrale Steuerung des Sexualfunktionen, Keimdrüsen des Mannes. S. 233. Berlin: Springer 1955. — Der Mensch und seine Krankheit. Stuttgart 1956. — JUNG, C. G.: Über die Psychologie des Unbewußten. Zürich: Rascher & Cie. 1943. — Psychologische Typen, 6. Aufl. Zürich: Rascher & Cie. 1946. — Verzeichnis von 137 Werken, s. J. JACOBI, Die Psychologie von C. G. JUNG, 3. Aufl. Zürich 1949.

KEHRER, E.: Endokrinologie für den Frauenarzt. Stuttgart: Ferdinand Enke 1947. — Die Frage der Superfetation beim Menschen. Zbl. Gynäk. **73**, 487 (1951). — Über Psychosomatik in der Gynäkologie. Ärztl. Forsch. 5/(I), 301 (1951). — KEMPER, W.: Die Störungen der Liebesfähigkeit beim Weibe. Leipzig 1942. — Die Bedeutung des Seelischen für die Fruchtbarkeit beim Menschen. Med. Welt **17**, 423 (1923). — Zur Symptomatik des Priapismus. Psyche (Stuttgart) **1948**, 411. — Die funktionellen Sexualstörungen. Stuttgart 1950. — KESSEL, J. S.: An interesting case of priapism due to multiple secondary carcinomatous nodules. In: The corpora cavernosa. J. Urol. (Baltimore) **32**, 213 (1934). — KINSEY, A. C., W. B. POMEROY, CL. E. MARTIN and P. H. GEBHARDT: Sexual behavoir in the human male. Philadelphia u. London: W. B. Saunders Company 1948. — Sexual behavior in the human female. Philadelphia u. London: W. B. Saunders Company 1953. — Das sexuelle Verhalten der Frau. Berlin u. Frankfurt: G. B. Fischer & Co. 1954. — Begriff des Normalen und Abnormalen im geschlechtlichen Verhalten. In: Mensch, Gesellschaft, Geschlecht, herausgeg. v. H. GIESE u. A. WILLY. S. 549. 1954. — Das sexuelle Verhalten des Mannes. Berlin u. Frankfurt: G. B. Fischer & Co. 1955. — KLAGES, L.: Grundlagen der Charakterkunde, 11. Aufl. Bonn: Bouvier & Co. 1951. — Handschrift und Charakter, 24. Aufl. Bonn: Bouvier & Co. 1956. — KLEINSORGE, H.: Zur Behandlung der psychisch bedingten Impotenz. Med. Welt **1951**, Nr 31/32, 1. — Korticoviszerale Korrelationen. Wiss. Z. Friedrich-Schiller-Univ. Jena **1952/53**, 25. — Neue Forschungsergebnisse über psychophysische Zusammenhänge. 3. Lindauer Psychotherapiewoche 1952, Stuttgart S. 62, 1953. — Bedingte Reaktionen und vegetatives Nervensystem. — Verh. Dtsch. Ges. Inn. Med. 59. Kongr., München 1953, S. 74. — KLEINSORGE, H., gemeinsam mit G. KLUMBIES: Klinische Erfahrungen mit bedingten Reflexen. Z. ärztl. Fortbildg. **47**, 752 (1953). — Psychogene Hautreaktionen. Wiss. Z. Friedrich-Schiller-Univ. Jena **4**, 49 (1954/55). — KLUCKHOHN, CL.: Mirror of man. New York 1949. — KÖLLIKER, R. A. v.: Ref. Fr. PIRNER nach S. BORELLI, Arch. Derm. Syph. (Berl.) **196**, 329 (1953). — KROGER, W. S.: Ref. nach L. DEMBICKI u. W. FEYERABEND. — KROGER, W. S., and CH. J. FREED: Psychosomatic aspects of frigidity. J. Amer. med. Ass. **143**, 526 (1950). — KUBIE, L. S.: Psychoanalyse ohne Geheimnis. Hamburg: Rohwolt 1956. — KUHLE, J., u. HINSMANN: Über Priapismus. Zbl. Chir. **57**, 734, 2102 (1930).

LAEMMER, M.: Endocrines et inversion sexuelle. Presse med. **95**, 1700 (1937). — LAGERLÖF: Acta mikrobiol. scand. **1934**, 19. — LANGE, J.: Die Folgen der Entmannung Erwachsener, an Hand der Kriegserfahrungen dargestellt. Leipzig 1934. — Kastration vom Standpunkt des Psychiaters. Med. Klin. **1938 II**, 1081. — LERSCH, PH.: Vom Wesen der Geschlechter, 2. Aufl. München 1950. — Aufbau der Person, 5. Aufl. München: Johann Ambrosius Barth 1952. — LEVIE, L. H.: Int. J. Sexol. **4**, 138 (1951). Ref. nach P. MATUSSEK in: Die Sexualität des Menschen, S. 574ff. Stuttgart: Ferdinand Enke 1955. — Impotentia ejaculandi. Ned. T. Geneesk. **1957**. Ref. Zbl. Haut- u. Geschl.-Kr. **100**, 271 (1958). — LÖFFLER, J.: Die Störungen des Geschlechtsvermögens in der Literatur der autoritativen Theologie des Mittelalters (ein Beitrag zur Geschichte der Impotenz und des medizinischen Sachverständigennachweises im kanonischen Impotenzprozeß). Akademie der Wissenschaften und der Literatur, Mainz. Abh. der Geistes- und Sozialwissenschaftl. Kl., Nr. 6, S. 297ff. Wiesbaden: F. Steiner-Verlag 1958. — LORENZ, K.: Über die Bildung des Instinktbegriffs. Z. Naturwiss. **25** (1937). — Über den Begriff der Instinkthandlung. Fol. biotheoret. II. Leiden 1937. LÜCKING, C.: Zit. nach F. GRANDEL, Das Vitamin E, seine Bedeutung bei Mensch, Tier und Pflanze. Angew. Chem. **24**, 420 (1939). — LÜERS, TH., u. H. J. SCHULTZ: Chromosomales Geschlecht und Sexualpsyche. I. Mitt. Homosexuelle Männer. Ärztl. Wschr. **1957**, 249.

MALINOWSKI, B.: A scientific theory of culture, S. 241. North Carolina 1955. — MALL, G.: Zur medikamentösen Behandlung der Nervenkrankheiten des Involutionsalters. Dtsch. med. Wschr. **77**, 742 (1952). — MARCHIONINI, A., u. TH. NASEMANN, in: Fortschritte der praktischen Dermatologie und Venerologie, Bd. 2. Berlin: Springer 1955. — MARCUSE, M.: Handbuch der Sexualwissenschaften. Bonn: A. Marcus & E. Webers 1923. — MARTIUS, H.: Fluchtamenorrhoe. Dtsch. med. Wschr. **1946**, 81. — MASCIOTTA, G.: Pediatra Riv. **42**, 1093 (1934). — MATUSSEK, P.: Funktionelle Sexualstörungen. In: Die Sexualität des Menschen, herausgeg. v. H. GIESE. S. 374. Stuttgart 1954. — MAYER, A.: Psychologisches aus der gynäkologischen Sprechstunde. Würzburg. Abh. **27**, 443. Leipzig 1932. — Persönlichkeitsgynäkologie oder Ganzheitsgynäkologie statt Organgynäkologie. Beil. Z. Geburtsh. Gynäk. **132** (1950). — MEAD, M.: Sex and temperament in three primitive societies. New York 1936. — Male and Female. New York 1949 (Mann und Weib, Zürich 1955.). — MEYER, J. E.: Die sexuellen Störungen der Hirnverletzten. Arch. Psychiat. Nervenkr. **193**, 449 (1955). — MEYER, P. S.: Beitrag zur Behandlung von Sexualstörungen des Mannes. Z. Haut- u. Geschl.-Kr. **9**, 112 (1950). — MÖNCH, G. L.: Atonsideration of some of the aspects of sterility. Amer. J. Obstet. Gynec. **32**, 406 (1936). — MOLL, A.: Handbuch der Sexualwissenschaften. Leipzig 1926. — MONEY, J., J. G. HAMPSON u. J. L. HAMPSON: Überprüfung einiger Grundanschauungen über die Sexualität. Das Erscheinungsbild des Hermaphroditismus beim Menschen. Bull. Johns Hopk. Hosp. **97**, 301—319 (1955). — Imprinting and the Establishment of Geneder Role. Psychosom. Med. **20**, 78 (1958). — MONEY, J., u. J. L. HAMPSON: Sexuelle Ungleichheiten und Psychopathologie. Das Zeugnis des menschlichen Hermaphroditismus. Bull. Johns Hopk. Hosp. **98**, 43 (1956). — MOSKOWICZ, L.: Zur Entstehung des Kryptorchismus. Langenbecks Arch. klin. Chir. **179**, 445 (1934). — Über falschen und echten Kryptorchismus. Langenbecks Arch. klin. Chir. **192**, 209 (1938). — Ergebn. allg. Path. path. Anat. **20**, 799 (1944). NATHUSIUS, W. v.: Zur Vorgeschichte bei Heimkehrerkrankheiten. Ärztl. Praxis **11**, (18) 633 (1959). — NEUMANN, H.: Heilung eines Falles von Priapismus durch Androstin „Ciba". Wien. med. Wschr. **1935 II**, 1324. — NIEWISCH, H.: Priapismus bei primären und metastatischen Geschwülsten in den Schwellkörpern des Penis. Dtsch. Z. Chir. **241**, 94 (1933). — NIKOLOWSKI, W.: Beziehungen zwischen Prostataphosphatase und Spermabefund. Derm. Wschr. **120**, 132 (1949). — Beziehungen und Abhängigkeiten von Spermiogenese und Prostatasekretion. Derm. Wschr. **120**, 237 (1949). — Über Spermatozellen. Klinische Befunde und Funktionsergebnisse. Z. Urol. **42**, 110 (1949). — Sporttraumen im Bereich des männlichen Genitales und Zeugungsfähigkeit. Hippokrates (Stuttgart) **20**, 291 (1949). — Schädigungen nach Operationen in der Genitalregion des Mannes, insbesondere nach Leistenbruchoperationen, und Zeugungsfähigkeit. Dtsch. med. Rdsch. **3**, 452 (1949). — Zerebrale Krankheitszustände und Zeugungsfähigkeit. Med. Mschr. **3**, 843 (1949). — Der Gehalt des Ejakulates an Phosphatase bei wiederholten Untersuchungen mit und ohne medikamentöser Behandlung im Intervall. Z. Urol. **43**, 94 (1950). — Über Abwegigkeiten der Prostatareaktion bei Prostatorrhoe. Z. Urol. **43**, 233 (1950). — Über Beteiligung des männlichen Genitales bei akuten Infektionskrankheiten, Restzustände und Störungen der Zeugungsfähigkeit. Dtsch. med. Rdsch. **4**, 85 (1950).

OLMER, J.: Hyperfolliculinie et hyperthyreose. Presse med. **58**, 1342 (1950). — OPPENHEIM, M.: Verh. Dtsch. Ges. Urol., Leipzig 1907. — ORTHNER, H.: Anatomie und Physiologie der Steuerungsorgane der Sexualität. In: Die Sexualität des Menschen, herausgeg. v. H. GIESE. S. 69. Stuttgart: Ferdinand Enke 1954.

PAAS, H. R.: Zbl. Chir. **61**, 687 (1934). — PARACELSUS: Theophrastus Paracelsus von J. JACOBI. — PUALUS: Neues Testament, Korintherbriefe, u. a. O. — PAWLOW, I. P.: Sämtliche Werke, Moskau 1949. — PFISTER, M.: Siehe R. HEISS u. H. HILTMANN, Der Farbpyramidentest nach MAX PFISTER. Bern 1951. — PICKENHAIN, L.: Die höhere Nerventätigkeit. In: J. GOTTSCHICK, Die Leistungen des Nervensystems. Jena: Gustav Fischer 1955. — PIRNER, F., u. S. BORELLI: Beitrag zum Hermaphroditismus verus. Arch. Derm. Syph. (Berl.) **196**, 329 (1955). — PLATON: Nach TH. HOPFNER, Das Sexualleben der Griechen und Römer. Prag: Calve-Lerche 1938. — PLATONOW, K. I.: Suggestion und Hypnose im Lichte der Lehre J. P. PAWLOWS. Z. ärztl. Fortbild., 753 (1952). — PLESSNER, H.: Die Stufen des Organischen und der Mensch. Berlin 1928. — POROSZ, M.: Epididymitis sympathica (POROSZ) und nicht Epididymitis erotica (WAELSCH). Berl. klin. Wschr. **1909**, 257. — Sexuelle Wahrheiten. Derm. Wschr. **45**, 217 (1907). — PORTMANN, A.: Biologische Fragmente zu einer Lehre vom Menschen. Bern 1944. — POSNER, C.: Handbuch der Urologie, Bd. I, S. 536/37. Berlin: Springer 1926. — POWORINSKIJ, I. A.: Probleme der kortico-viszeralen Pathologie. Leningrad 1949. — PSCHONIK, A. T.: Bedeutung der Großhirnrinde für die Schmerzreception der Haut. Psychiat. Neurol. med. Psychol. (Lpz.) **4**, 257 (1952).

RECKLINGHAUSEN, F. D. v.: Ref. nach FR. PIRNER u. S. BORELLI, Arch. Derm. Syph. (Berl.) **196**, 329 (1953). — REISS, M.: Untersuchungen über das endokrine Equilibrium von Geisteskranken. Arch. Psychiat. Nervenkr. **187**, 488 (1952). — RITTER, H.: Zur Behandlung des Impotentia coeundi et generandi. Med. Welt **15**, 504 (1937). — RHO, F.: In: Handbuch der Tropenkrankheiten von C. MENSE, 2. Aufl., Bd. 2. Leipzig: Johann Ambrosius Barth 1914. — RÖCKL, H.: Ätiologie, Klinik und Therapie der unspezifischen Urethritis. In: Fortschritte der praktischen Dermatologie, Bd. 2, S. 276. Berlin: Springer 1955. — ROEMER, H.: Zur Behandlung der Frigidität. Medizinische **1953**, 627. — RÖSLER, O.: Traumatische Leukämie und Priapismus. Münch. med. Wschr. **82**, 217 (1935). — ROKITANSKY, K. v.: Ref. nach FR. PIRNER u. S. BORELLI, Arch. Derm. Syph. (Berl.) **196**, 329 (1953).

SACKLER, M. D.: Keimdrüsensteroidtherapie bei psychiatrischen Krankheiten. — Der therapeutische Effekt von Testosteron und Oestradiol bei Psychosen. Acta psychiat. (Kbh.) **26**, 415 (1951). — SACKLER, M. D., and N. H. GREENBERG: Proc. Soc. exp. Biol. (N.Y.) **76**, 226 (1951). Ref. nach Psyche und Sexualhormone. Med. Mitt. (Schering, Berlin-West) **14**, 3, 1 (1953). — SACKLER, M. D., u. SACKLER: Psyche und Sexualhormone. Med. Mitt. (Schering, Berlin-West) **14**, 3/1 (1953). — SALOMON, M. J.: J. clin. Endocr. **1**, 162 (1941). — SCHELER, M.: Die Stellung des Menschen im Kosmos. Darmstadt 1928. — SCHELLER, H.: Über das sogenannte Climacterium virile. Diss. Würzburg 1956. — SCHELSKI, H.: Die gegenwärtige deutsche Familie. In: Mensch, Geschlecht, Gesellschaft, herausgeg. v. H. GIESE u. W. WILLY. S. 210. Paris u. Frankfurt 1954. — Die sozialen Formen der sexuellen Beziehungen. In: Die Sexualität des Menschen, herausgeg. v. H. GIESE. S. 241. Stuttgart: Ferdinand Enke 1954. — SCHENCK, E. G., u. W. NATHUSIUS: Extreme Lebensverhältnisse und ihre Folgen, Bd. II. Bad Godesberg: Verband der Heimkehrer 1958. — SCHINZ, H. B., u. B. SLOTOPOLSKI: Beiträge zur experimentellen Pathologie des Hodens. Denkschr. schweiz. naturforsch. Ges. **61**, Abh. 2, 137 (1924). — SCHIRREN, C. G.: Epididymia erotica (Epididymitis sympathica POROSZ). Hautarzt **3**, 82 (1952). — SCHÖNFELD, W.: Priapismus durch Fliegeralarm. Derm.

Wschr. **116**, 153 (1943). — SCHUERMANN, H.: Über die Zunahme männlicher Fertilitätsstörungen und über die Bedeutung psychischer Einflüsse für die zentralnervöse Regulation der Spermiogenese. Med. Klin. **43**, 13 (1948). — SCHULTZ, I. H.: Geschlecht, Liebe, Ehe. München u. Basel 1951. — Organstörungen und Perversionen im Liebesleben. München u. Basel 1952. — Die seelische Krankenbehandlung, 6. Aufl. Stuttgart 1952. — Was bedeutet Psychosomatik? Med. Klin. **49**, 1786 (1954). — SCHULTZ-HENKCE, H.: Lehrbuch der analytischen Psychotherapie. Stuttgart 1951. — SCHULZE, B. S.: Der Hermaphrodit Kath. Hohmann aus Melrichstadt. Virchows Arch. path. Anat. **43**, 329 (1868). — SCHULZE, K. W.: Samenbefunde in kinderlosen Ehen. Dtsch. med. Wschr. **1944**, 299. — SCHUPPLI, R.: Nach A. MARCHIONINI u. TH. NASEMANN in: Fortschritte der praktischen Dermatologie, Bd. 2. Berlin: Springer 1955. — SCHWÖBEL, G.: Siehe TH. GOESCHEL. — SEITZ, L.: Über Somatisches und Psychisches im Fortpflanzungsgeschehen bei Mensch und Tier. Dtsch. med. Wschr. **77**, 797 (1952). — SELLHEIM, H.: Zur Lehre von den sekundären Geschlechtscharakteren. Beitr. Geburtsh. Gynäk. **5** (1898). Zit. bei STIEVE. — Metroendometritis und Metropathie. Dtsch. med. Wschr. **1923**, Nr 22/23.—Befruchtung, Unfruchtbarkeit und Unfruchtbarkeitsbehandlung. S. 573, 605, 637, 669. Z. ärztl. Fortbild. **1924**, 21. — SIMPSON, S. L.: Impotence. Brit. med, J. **1950**, No 4655, 693. — SPATZ, H.: Das Hypophysen-Hypothalamus-System in seiner Bedeutung für die Fortpflanzung. Verh. der Anatom. Ges. auf der 51. Verslg in Mainz, 1953 (Jena). — SPEER, E.: Die Liebesfähigkeit, 3. Aufl. München 1951. — SPITZ, R.: Internat. Kongr. für Psychotherapie, Zürich 1954. Ref. S. BORELLI, Med. Klin. **49**, 1823 (1954). — SPRANGER, E.: Psychologie des Jugendalters. 13. Aufl. Leipzig: Quelle & Meyer 1927. — SROKA, K. H.: Von Berufskrankheiten im Verwaltungs-, Bildungs- und Kirchenwesen. Therap. Umsch. **6**, 11/168 (1950). — STAEHELIN, B.: Psychotherapie eines Falles von Magenulcus und Impotenz. Praxis (Bern) **1956**, 395. — STAUDER, K. H., u. E. TSCHERNE: Geburtsh. u. Frauenheilk. **13**, 1069 (1953). — STIASNY, H.: Untersuchungsmethode und Therapie der Sterilität beim Manne. Zbl. Gynäk. (1941) 1246. — Unfruchtbarkeit beim Mann. Stuttgart 1944. — STIER, E.: Schädigung der sexuellen Funktionen durch Kopftrauma. Dtsch. med. Wschr. **1938**. — STIEVE, H.: Über experimentell, durch veränderte äußere Bedingungen hervorgerufene Rückbildungsvorgänge am Eierstock des Haushuhnes (Gallus domesticus). Arch. Entwickl.-Mech. Org. **44**, 530 (1918). — Z. mikr.-anat. Forsch. (1924), 491; 589 (1925); 463 (1926). — Med. Klin. **1924**, 1. — Unfruchtbarkeit als Folge unnatürlicher Lebensweise. Grenzfr. des Nerven- u. Seelenlebens H. 126, 52 S., München 1926. — Abhängigkeit der Keimdrüsen vom Zustand des Gelbkörpers und von der Umgebung. Naturwiss. Nr 48/49 (1927). — Umweltbedingte, nicht durch Röntgenstrahlen veranlaßte Keimdrüsenschädigungen. Strahlentherapie **37**, 491 (1930). — Nervös bedingte Veränderungen an den Geschlechtsorganen. Dtsch. med. Wschr. **1940**, 925. — Die zentralnervöse Steuerung der menschlichen Geschlechtsorgane. Med. Klin. **1942**, 1/2. — Einfluß des Nervensystems auf die Geschlechtsorgane. Psychiat.-neurol. Wschr. **44, 45, 46** (1948). — Einfluß nervöser Erregung auf Bau und Funktion der Geschlechtsorgane beim Menschen. Hippokrates (Stuttgart) **14**, 603 (1943). — Nervös bedingte Unfruchtbarkeit. Dtsch. Ärztebl. 1 (1944). — Der Einfluß des Nervensystems auf Bau und Leistung der menschlichen Geschlechtsorgane. Umschau **1944**, 6. — Über den Einfluß des Nervensystems auf die Geschlechtsorgane des Menschen. Gesundheitsblätter H. 8/9 (1951). — Psychisch bedingte Veränderungen an den autonomen Beckenganglien beim Mann und der Frau. Verh. Chir. Ges. Berlin 1952. — Cyclus, Physiologie und Pathologie (Anatomie). Arch. Gynäk. **183**, 187 (1952). — Der Einfluß des Nervensystems auf Bau und Tätigkeit der Geschlechtsorgane des Menschen. 191 S. Stuttgart: Georg Thieme 1952. — STÖRRING, G. E.: Einleitung zu: Allgemeine und spezielle Psychiatrie von E. GRÜNTHAL u. G. E. STÖRRING. Stuttgart: Georg Fischer 1955. — STORCH, O.: Die Sonderstellung des Menschen in Lebensablauf und Vererbung. Wien 1948. — STRAUSS, E. B.: Impotence from the psychiatric standpoint. Brit. med. J. **1950** No 4655, 699. — STÜHMER, A.: Die Untersuchung auf Sterilität beim Manne. Arch. Derm. Syph. (Berl.) **184**, 418 (1943). — SUTER, F.: Die ein- und beidseitig auftretenden Nierenkrankheiten. Erkrankungen der Blase, der Prostata, der Hoden und Nebenhoden, der Samenblasen; Funktionelle Sexualstörungen. In Handbuch der inneren Medizin 4. Aufl., VIII. Bd., S. 843ff. Berlin-Göttingen-Heidelberg: Springer 1951. — SZONDI, L.: Schicksalsanalyse. Experimentelle Triebdiagnostik. I, II. Bern 1947.

UEXKÜLL, TH. V.: Das Problem der Befindensweisen und seine Bedeutung für die medizinische Phänomenologie. Psyche (Stuttgart) **5**, 401 (1951).

VALLE, G., e G. V. SEGRE: Ginecologia (Torino) 404 (1938). — VELDE, TH. H. VAN DE: Die vollkommene Ehe, 63. Aufl. Zürich 1926. — VENZMER, G.: Psychische Wirkungen der Keimdrüsenhormone. Hippokrates (Stuttgart) **19**, 279 (1948). — VETTER, A.: Grenzgeb. Med. 1/1, 241 (1948). — Die Erlebnisbedeutung in der Phantasie. Stuttgart 1950. — Natur und Person. Stuttgart 1952. — Der Deutungstest (Auffassungstest WARTEGG-VETTER). Stuttgart 1954. — VIRCHOW, R.: Ref. nach A. JORES, Klinische Endokrinologie, 3. Aufl. S. 344. Berlin: Springer 1949.

WAELSCH, L.: Epididymitis erotica. Münch. med. Wschr. **1907**, 2478. — Berl. klin. Wschr. **1909**, 27. — WAGNER, W.: Grundlagenforschung durch Psychiatrie. Jb. Max-Planck-Ges. 1954, S. 241. — WALDEYER, W.: Ref. nach TH. VAN DE VELDE. — WARTEGG, E.: Neue psychol. Stud. **12**, 1 (1934). — Gestaltung und Charakter. Leipzig 1939. — WEIDENMANN, W.: Auswirkungen der lumbalen Sympathektomie auf den Gesamtorganismus, besonders auf Hoden und Nebennieren. Zbl. Chir. **77**, 1 (1952). — WEISS, E., and O. ENGLISCH: Psychosomatic Medicine. New York 1943. — WEIZSACKER, V. v.: Der kranke Mensch. Stuttgart 1951, u. a.O. — WELCKER, A., u. J. NEUMANN: Diagnostik und Psychotherapie funktioneller Potenzstörungen. Derm. Wschr. **122**, 759 (1950). — WERNER, A. A.: The male climacteric. J. Amer. med. Ass. **112**, 1441 (1939). — The male climacteric, additional observations of 37 patients. J. Urol. (Baltimore) **49**, 872 (1943). — The male climacteric, reoprt of fifty foir cases. J. Amer. med. Ass. **127**, 705 (1945); **132**, 188 (1946). — WETTLEY, A.: Die geschichtliche Entwicklung der menschlichen Sexualtheorien (vom Begriff der Sexualpathologie bis zu dem der Sexualwissenschaft) im Zeitalter (19. Jahrh.) der Lehre von den Trieben und der Regeneration, Manuskript des Instituts für Geschichte der Medizin der Universität München, München 1957. — WILLY, A.: Mensch, Geschlecht, Gesellschaft, herausgeg. v. H. GIESE u. A. WILLY. Paris u. Frankfurt 1954. — WUNDT, W.: Grundriß der Psychologie. Stuttgart: A. Kröner 1902.

ZACCHIAS, P.: Quaestiones medico-legales ... Rom 1632 (Original); Frankfurt 1688 (Ausgabe Franco), z.B. de frigidis et maleficiatis, Lib. III, tit. I, Queast. I. — ZONDEK, H.: Krankheiten der endokrinen Drüsen, S. 622. Basel 1953. — ZONDEK, H., A. KAATZ and H. UNGER: Precocious puberty and chorionepithelioma of the pireal gland with report of a case. J. Endocr. **10**, 12 (1953). — ZUTT, J.: Nach PH. LERSCH, Aufbau der Person, 5. Aufl. München: Johann Ambrosius Barth 1952.

Die Aphrodisiaca

Von

Siegfried Borelli-München

Mit 5 Abbildungen

I. Definition

Der Begriff Aphrodisiaca umfaßt Mittel zur Anregung, Steigerung und Stärkung der Libido sexualis und der geschlechtlichen Leistungsfähigkeit. Die Verordnung und Anwendung von Drogen, die eine Förderung der Sexualkraft bewirken sollen, reicht bis in das Altertum zurück. Kultivierte und unkultivierte Völker hatten und haben ihre Aphrodisiaca. Zu allen Zeiten ist die Zahl der sexuellen Reizmittel sehr groß gewesen. Der Volksglaube hat stets vielen Drogen eine sexualanregende Wirkung zugeschrieben. Aber keine derselben hat sich auf die Dauer als ein für den angestrebten Effekt in *jedem Falle* verläßliches Mittel erwiesen. Viele Aphrodisiaca sind zudem auch nicht einmal gesundheitsunschädlich.

Man sollte sich von vornherein darüber klar sein, daß Libido und Potenz nur dann auf pharmako-therapeutischem Wege gesteigert werden können, wenn sie psychisch oder funktionell gehemmt sind. *Organische Störungen*, die auf Mißbildungen, Rückbildungsvorgängen oder krankhaften Störungen mit morphologischen Veränderungen beruhen, können *zumeist* durch die hier diskutierten Mittel nicht in dem gewünschten Sinne beeinflußt werden (MARCUSE, THOMAS). Jedenfalls sind die Aussichten des therapeutischen Erfolges in diesen Fällen weitaus geringer. Wenn man es genau definiert, handelt es sich bei den Aphrodisiaca um Mittel, die eine normale oder nur leicht geschwächte geschlechtliche Leistungsfähigkeit steigern können. Das geschieht wiederum in allen den Fällen vorwiegend suggestiv, in denen es sich nicht um Substanzen handelt, die auf das Urogenitalsystem stark reizend oder auf das Zentralnervensystem stark enthemmend wirken.

II. Medizinhistorische Angaben über die Aphrodisiaca

1. Aphrodisiaca im Altertum

Schon im Altertum (HOPFNER[1]) war die übliche Art, Impotenz zu bekämpfen bzw. noch vorhandene Potenz zu stärken, diätetische Maßnahmen zu ergreifen. Es wird betont, daß Liebe nur bei vollem Bauch bestehen könne. „Bei Fülle nur gibts Liebe, nicht bei Hungertuch" (MENANDER). „Denn Leute, die unmäßig essen, pflegen geil zu sein, wie überhaupt zu den fleischlichen Lüsten schon die Stärke und Gesundheit des Körpers an sich Anlaß bietet" (PLUTARCH, De virtute

---

[1] Die Aphrodisiaca im Altertum sind vorwiegend TH. HOPFNER, „Sexualleben der Griechen und Römer" entnommen. Hier finden sich auch alle genauen Literaturstellen der z. T. zitierten Klassiker und anderer Schriftsteller aus dem Altertum, die über dieses Gebiet berichten. — Die Bearbeitung der Literatur erfolgte teilweise gemeinsam mit C. HARBICH.

et sitio). Daher lebten alle, die auf Enthaltsamkeit hielten, also zunächst die Priester, wenigstens während bestimmter Zeiten mäßig und lehnten namentlich den Fleischgenuß ab. Bezüglich *stimulierender Speisen* wurde im allgemeinen betont, daß sie gut nähren und blähen müssen, um auf diese Weise Samen zu erzeugen (GALEN) und die Geilheit zu reizen, denn man führte die Erektion auf Gas (Pneuma) zurück. So aber wirken namentlich schwer verdauliche Speisen. Beliebt waren deshalb Hülsenfrüchte wie Bohnen, Kichererbsen und Linsen. Eine ähnliche Wirkung versprach man sich auch von harntreibenden Speisen.

Als sehr wirksam galten ferner die *Zwiebeln*, besonders die roten und kleinen mit Salz oder Öl genommen. MARTIAL soll sie „salax" (geil) genannt haben. Die Zwiebeln wurden auch mit Kichererbsen, Bohnen, Polypen und Baumzapfen kombiniert oder mit Pinienzapfenkörnern, Raukesaft und Pfeffer.

Der Lauch oder Porree war im alten Ägypten als anreizendes Nahrungsmittel bekannt. GALEN schrieb, der Lauch habe eine ziemlich scharfe Wirkung, er erwärme den Körper. Knoblauch wurde besonders gerne mit Coriander zusammen verrieben und mit purem Wein getrunken. Den verschiedensten Rübenarten, dem wilden Kohl, dem Spinat und dem Knabenkraut schrieb man günstige Wirkungen zu. Die gebaute Minze, genannt die „wohlriechende", auf ein Tuch gestrichen, das man sich um das Glied band, sollte die Potenz stärken.

Ferner wurden verwendet: Coriandersamen in süßem Wein getrunken, der Meerfenchel, das Scharlachkraut mit Grieß zerrieben, der Samen der Kresse, wegen der „unmäßigen Hitze mit dem kühlenden Lattich" vermischt, Nesselsamen mit Rosinenwein oder Most, das Tragoriganonkraut, „das die Böcke geil machte", der Eppich, die Frucht der Terpentinpistazie, der Anis und Aniskerbel, der Safran, der Lein, als Kuchen reichlich gegessen, der Kalmus, der geradezu Aphrodisias hieß, der Majoran, der bei den Griechen als Pflanze der Liebesgöttin und bei den Römern als Aphrodisiacum galt, die Blüte der Zaunwinde, die Golddistel mit Wein, die Wurzel der Panaxpflanze, die Frucht des weißen Efeus, zerstoßene Lilienwurzeln, der Spargel, und schließlich auch die Mandragorawurzel, mit der Liebestränke bereitet wurden. Weiter galten als stimulierend gekochte Gerste, ebenso Weizen, auch feines Weizenmehl, Spaltgrieß und Stärkemehl, Äpfel, weshalb deren Genuß während der eleusinischen Mysterien verboten war, Piniennüsse und Pinienkerne, ebenso andere Nüsse, die zerrieben mit Pfeffer und Honig auf die Gliedspitze gestrichen wurden. Auch Senfpflaster verwandte man bei Peniserschlaffung und noch andere Stimulantien, die man auf den After strich.

Das Fleisch von Hasen, Hirschen, Seepolypen, Igeln, soll auch anregend gewirkt haben. Verschiedene Fische und Schnecken waren beliebt zur Aphrodisierung. Unter den Insekten verwandte man die „Wespenlöwen", aus einem Spinnennetz genommen und getrunken, als Liebesmittel. Ganz besonders aber sollte der Bienenhonig „begeilend" wirken, wie sich schon KRONOS, von Honig[1] trunken, mit der Erdgöttin begattete. Eigentümlicherweise wurde von den *Canthariden* niemals ihre heftige stimulierende Wirkung erwähnt, nur daß sie den Harn treiben und die Nieren schädigen.

Als anregend galt ferner das Salz. Deshalb gab man den Deckhunden Pökelfleisch zu fressen. Auf den Salzschiffen soll es nämlich immer eine Unmenge Mäuse gegeben haben, „weil die Weibchen durch das Salzlecken auch ohne Begattung trächtig wurden".

---

[1] Vielleicht ist hier auch Met gemeint.

Freilich waren den Alten schon gewisse hormonhaltige Substanzen und deren stimulierender Effekt auf die Sexualdrüsen bekannt, ohne daß von den Hormonen etwas bekannt war. Den Hoden gewisser, namentlich als geil[1] oder geschlechtlich stark geltender Tiere, so der Stiere, Böcke, Widder und Hähne, schrieb man eine besonders stimulierende Wirkung zu. Es war beliebt, die Hoden getrocknet zusammen mit Wein einzunehmen. Nach VIRGIL (Georgica) soll die Jauche der Stuten nach der Beschälung, gemeint ist wohl die allererste Tragzeit, anregend gewirkt haben. Diese Wirkung könnte man sich gut durch den hohen Gehalt an gonadotropen Hormonen im Harn trächtiger Stuten erklären. Aus derartigem Stutenharn werden heute in der Hormonindustrie die gonadotropen Hormone gewonnen und kommen mit sehr gutem Erfolg bei Hodeninsuffizienz zur Anwendung. — Allerdings ist man heute bislang der Ansicht, daß derartige Präparate peroral unwirksam seien. — Außerdem kannte das Altertum sowie die spätere Volksmedizin eine Unzahl sog. *Sympathie-* oder *Zaubermittel*, deren Wirkung sich einzig und allein auf den Aberglauben und die damit verbundene Suggestion stützte (MEYER). Ihre Verabreichung war häufig an ganz bestimmte Formeln gebunden.

Hier einige dieser Sympathiemittel: Die Hoden und das Glied des Nashorns sollten Männer und Weiber in gleicher Weise anregen. Erektion sollte auch der Harn des Stieres bewirken, wenn man ihn nach dem Sprung mit Erde vermengt auf das Glied aufstrich, ebenso frischer Rinderkot (GALEN). Weiter schmierte man Ebergalle mit Ammoniaksalz und Honig auf die Eichel. Ferner sollen gewaltige Erektionen bewirkt haben: Bocksblut mit Honig, Ziegengalle mit Honig aufgestrichen, Eselstalg mit Gänserichschmalz auf den After geschmiert oder Eselsmilch mit ungewaschener frischer Wolle auf den Nabel gelegt. Weiter mit solchen Sympathiemitteln: salbt sich der Mann Rute und Hoden mit einer Mischung aus Wein und gebranntem Hirsch-, Stier oder Bockschwanz, so wird er sofort geil, doch verschwindet das wieder durch eine Salbung mit Öl. Auch die Schwanzspitze des Fuchses, an den Arm gebunden, stimuliert, und ebenso ein ganz kleines Haar im Schwanz der Wölfe, das sie bei Gefahr abwerfen, doch muß es ihnen, während sie leben, ausgerissen werden. Weiber werden geil, wenn man Haare aus dem Schwanz der Hyäne an ihre Lippen bringt.

Noch kräftigere Stimulantia lieferten angeblich Vögel, wie Hühner, Rebhühner, Tauben, Spatzen, Drosseln und Krähen, da sie als überaus geil und potent angesehen wurden. Verwendung fanden die Hoden, die Eier, ja selbst die Exkremente. Besondere Kräfte sollten in Gehirn und Herz der Krähen und Drosseln schlummern. Ja sogar der Stein aus dem Magen des Hahnes hatte eine aphrodisische Wirkung. Auch seien noch einige Zusammenstellungen solcher Reizmittel, wie sie von OVID u. a. empfohlen wurden, genannt:

Zwiebeln, Eier, Honig und Piniennüsse; Pfeffer, Pinienzapfen, Petersilie, Abschnitzel vom Glied eines Hirschen mit Honig, grüne Kichererbsen, Pinienzapfen, Euzomon, Pfeffer mit Honig, Rettich, Spargel, Lauch, Basilienkraut, Fenchel, Saturei, Pastinak und Distel, Knoblauch, Zwiebeln, weißer Senf, Raute, Kresse, Gurken, rote Rüben, Kohl, schwarzer Senf, Radieschen, Endivien und Lattich. Ein ausgesprochenes Liebesmahl wurde bei den alten Römern, wie Aulus Gellius um 150 n. Chr. (zitiert nach LEHMANN) berichtet, etwa aus folgendem zusammengestellt: Pfauen, Hühnern, Kranichen, Böcklein, Thunfischen, Muränen, Hechten, Austern, Muscheln, Seefischen, Nüssen, Datteln und Kastanien.

Was ferner die stimulierenden Flüssigkeiten anbelangt, so ist vom Honig bereits gesprochen worden. Es werden aber auch natürliche Wasser erwähnt,

---

[1] Es sind hier vielfach die Worte wörtlich übernommen, die sich in der antiken Literatur finden.

die aphrodisische Kräfte haben sollten. Am wichtigsten jedoch war schon im Altertum der Alkohol. Aus dieser Auffassung erklärt sich auch das Verbot für die römischen Frauen, Wein zu trinken.

2. Volkstümliche Aphrodisiaca des Mittelalters und der Neuzeit

Daß eine reichliche, kräftige, vor allem eiweißhaltige Nahrung erregenden Einfluß auf Libido und Potenz hat, ist allgemein bekannt. Als bekanntestes Nahrungsmittel mit aphrodisierendem Charakter gilt das Ei in allen seinen Verwendungsformen. Einige Rezepte: „Wer sich mehrere aufeinanderfolgende Tage von gekochten Eiern ernährt, die er mit Myrrhe, Zimt und Pfeffer würzt, wird sich stark machen zu Liebeswerken."

„Eigelb mit gehackten Zwiebeln, 3 Tage hintereinander genossen, ist eine vorbauende Kost." Im Orient empfiehlt man gebratene Eier mit Honig zu vermengen, doch sind bei uns Zusammenstellungen wie Rührei mit Spargel, Rühreier mit Krabben, gekochte Eier mit Sardellen, mit Kapern oder mit Sellerie beliebter, ohne auch minder wirksam zu sein, so sie in genügender Menge und häufig genug gegessen werden.

Austern und andere Muscheln, Hummern und Krebse, wie auch die Langusten, eine scherenlose Hummerart des Mittelmeeres, sie alle enthalten so hochwertige, eiweißhaltige Nahrungsstoffe, daß die ihnen zugeschriebene stimulierende Wirkung genauso wenig zu bestreiten sein dürfte, wie die des noch teureren Kaviars. Fleischextrakte, sowie Hirn, Leber, Niere sind besonders reich an Nucleoproteiden, die an lebenswichtigen Vorgängen — wie Zellteilung, Chromosomenbildung — maßgeblich beteiligt sind. Es ist daher die stimulierende Wirkung solcher Substanzen verständlich. Unter den Brühen der Liebesküche steht eine der teuersten Suppen bzw. Bouillons an der Spitze: die Schildkrötensuppe, denn die Meinung, was gut ist, muß auch teuer sein, ist allgemein verbreitet. Doch lassen sich dieselben Erfolge auch mit gut gewürzten Brühen aus Hühner- und Ochsenfleisch erzielen. Kenner bevorzugen als besonders anregende Suppe ein südfranzösisches Spezialgericht, die Boullabaisse, die sich aus folgenden Zutaten zusammensetzt: Aalraupe oder Aalquappe, Meerbarbe, Seehecht und Makrele, Langusten, Krebsen und Muscheln, Olivenöl, Weißwein, Lauch, Knoblauch, Paprika, Pfeffer, Safran, Zwiebeln und Tomatenpüree.

Als besonders anregend gelten scharf gewürzte Ragouts mit Bestandteilen von Hirn, Leber, Nieren junger Böcke und Hoden von Stieren, Hirschen, Hengsten und Hähnen. Die Hoden der verschiedensten Tiere waren schon von jeher sehr beliebte Stärkungsmittel für Männer. Es ist beachtlich, daß in den Vorschriften darauf hingewiesen wurde, man solle die Hoden in rohem Zustand, meist gehackt mit Zwiebeln, Essig und Öl gewürzt, einnehmen, um die richtige Wirkung zu erzielen. Heute wissen wir, daß die Hormone durch das Kochen zerstört werden. So abergläubisch die Verordnung von rohen Hoden auch früher anmutete, man erkennt daraus unzweifelhaft die Prinzipien der heutigen Hormontherapie mit Gesamtextrakten (MARCUSE), die den volksüblichen Erfahrungstatsachen zugrunde liegen.

Der Reis ist in vielen kinderreichen Ländern die Volksnahrung und steht vielleicht deshalb im Rufe leicht aphrodisierender Wirkung. Der ungeschälte Reis ist reich an Vitaminen (auch Vitamin E) und Eiweiß. Vielleicht ist deshalb die Annahme einer positiven Wirkung berechtigt; durch das Schälen gehen jedoch diese Substanzen weitgehend verloren.

Nun folgen einige *Gemüse*, die im Volke den Ruf genießen, anregend zu wirken! Im Mittelalter priesen europäische und arabische Küchenrezepte das stark

aromatische Gewürz Anis als „die Begierde der Männer und Frauen erregend".
Der *Anis* wird heute noch in dieser Richtung geschätzt. Auch *Curry:* eine
indische Gewürzmischung aus Kurkume, Pfeffer, Coriander, Kümmel, Ingwer
und Nelkenpfeffer. Die *Erdzuckerwurzel* ist ein indisches Gewächs, dem Süß-
holz ähnlich, und wird im Orient zu Liebestränken gebraucht. Der *Fenchel* wird
in alten arabischen Rezepten gerühmt und im mittelalterlichen Deutschland als
„den Samen vermehrend" gepriesen. In Italien wird das Kraut jetzt noch als
Gemüse verwendet. *Gartenminze,* versichert MATTIOLI[1] stärke den Samen. *Ge-
würznelken* galten und gelten als anregend und förderlich. „Zwei Quentel ge-
stoßene Nelken in Milch genommen, mehren den natürlichen Samen und verlocken
zur Unkeuschheit" sagte MATTIOLI. *Ingwer:* dieses im Geschmack wie im Geruch starke Gewürz rege Nerven und Blutgefäße an. *Kalmus:* seine Wurzel ist
äußerst aromatisch, sie wird im Orient als Reizmittel gebraucht. *Kardamom:*
„Die für die Zunge feurigen und würzig duftenden" Kapselfrüchte dieser Pflanze
gelten als Aphrodisiacum. *Knoblauch:* die alten Ägypter kannten den Knoblauch
schon als anregendes Mittel: GALEN preist: „Knoblauch erhält die Gesundheit",
und MATTIOLI, „er schaffe Lust und Kraft". Heute gilt er in manchen Ländern
geradezu als Wundermittel. *Kurkume:* das Gewürz wird aus der Wurzel der
Pflanze gewonnen, es riecht und schmeckt scharf, daher seine Verwendung. *Lein:*
das Leinkraut und das aus ihm gewonnene Leinöl gelten seit alters als förderlich
für die Fruchtbarkeit. Der Volksmund sagt: „Lein mit Pfeffer und Honig zu
Kuchen genommen, hilft dem kalten Mann auf den Gaul." *Muskat:* Die anregende Wirkung dieses Gewürzes wird seit alten Zeiten gerühmt. Die Liebesküche des Mittelalters verordnete: „Muskat gebe man dem Buhlen." Die *Petersilie* wurde von den alten Ärzten als harntreibendes Mittel verordnet und galt
lange Zeit als eine Art Volkserotikum. Der *Pfeffer* wurde von den Griechen aus
Indien importiert und sowohl als hochgeschätztes Speisegewürz, als auch zusammen mit anderen erotisierenden Reizmitteln verwendet. Im 16. Jahrhundert
schrieb man: „Der Pfeffer gibt Begierde zur Unkeuschheit." Schon in biblischen
Zeiten als Gewürz hochgeschätzt, genoß der Safran in alten Kochbüchern den
Ruf, „zur Unkeuschheit Begierde zu bringen". Auch dem *Senf* kam diese Rolle
zu. *Thymian:* dieses als Bratenaroma geschätzte Gewürz gilt seit dem Mittelalter als förderlich für den Reiz zur Liebe. *Vanille:* die aus dem tropischen
Amerika kommende Frucht einer Orchideenart wurde in Europa besonders in
der Rokokozeit als liebesluststeigerndes Mittel sehr gelobt.

Nun *einige Gemüse mit aphrodisierendem Charakter:* Das beliebteste und im
Volk bekannteste auf diesem Sektor ist der *Sellerie.* Er war dem Altertum so
gut bekannt wie den Arabern des Mittelalters und dem neuzeitlichen deutschen
Volksmund: „Freu dich Fritzchen, freu dich Fritzchen, morgen gibt's Sellerie-
salat!" Er wird auch oft Jungvermählten empfohlen. In der Form des Salates
soll er die stärkste Wirkung haben. Es heißt, man solle ihn fein geraspelt an-
machen, mit viel Pfeffer und Öl, nicht zuviel Salz und Essig, tunlichst noch mit
gehacktem Eidotter. Den *Spargel* schätzten schon die Ägypter und Römer als
Delikatesse. Spargelsaft wurde gern zu Liebestränken verwendet. Ein orien-
talisches Rezept empfiehlt, den Spargel zu kochen und dann in Fett zu braten,
„denn so reize er zu Liebesgelüsten und mache zugleich stark für das Liebes-
werk". MATTIOLI schrieb: „Der Spargel bringt den Männern lustige Begierden."
Ähnlich wirken soll der *Endiviensalat.* Der Volksmund sagt von der Endivie,
sie mache einen faulen Hahn geil. Den *Hülsenfrüchten* wie Erbsen und Bohnen,
die Kichererbse ausgenommen, spricht man einerseits eine anregende Wirkung

---

[1] P. A. MATTIOLI, 1500—1577, ein vor allem durch seine Kenntnisse der Botanik hervorragender Arzt, Verfasser mehrerer Kräuterbücher.

ab, andererseits heißt es, daß in vielen Gegenden Süddeutschlands und Frankreichs die Männer gerne blähende Speisen wie Erbsen, Linsen und *Rettiche* essen, um durch die sich ansammelnden Gase eine kräftige Erektion zu erzielen (MARCUSE). Die *Gartenkresse* und die *Blumenkresse* gelten seit langem als förderlich oder wie MATTIOLI sagt: „die Samen der Gartenkresse machen lustig und zur Unkeuschheit begierig." Die *Tomate* wird von den Ureinwohnern ihrer Ursprungsländer Mexiko und Peru als Aphrodisiacum hoch geschätzt. Die Bezeichnungen „Liebesapfel" oder „Paradiesapfel", wie sie sich in manchen Gegenden der Schweiz, Österreichs und Süddeutschlands eingebürgert haben, deuten darauf hin, daß die Tomate zärtliche Gefühle erwecken soll. Unter den Pilzen oder Schwämmen gilt die *Trüffel* als besonders geschätztes Aphrodisiacum (MEYER). Die von den Arabern und Türken zu aphrodisischen Gerichten besonders geschätzte Terfas-Trüffel ist eine Champignonart. Die Champignons und Morcheln stehen vielleicht gerade wegen ihres hohen Preises in fast so hoher Achtung wie die Trüffel. Bei manchen Kräuterhexen des Mittelalters war die Gestalt mancher Pilze mitbestimmend für deren Klassifizierung als Aphrodisiaca. So nahm man zu Liebestränken als besondere Kostbarkeit den Phallus impudicus, der in der deutschen Sprache zwar sehr verschiedene, aber recht eindeutige Namen trägt, wie Brunstkugel, schamloser Schwamm oder Rutenmorchel; er wurde auch dem Weidevieh gegeben, um dessen Brunst zu verstärken (MEYER). Auch der Austern- oder Buchenpilz galt als besonders geil machend, und die ungenießbare Hirschtrüffel wurde zu einem Liebespulver verarbeitet. Dieser Pilz soll auch heute noch in der Tiermedizin als Aphrodisiacum Verwendung finden (JARETZKY). Trüffel, Champignons, Morcheln und überhaupt alle genießbaren Pilze sind reich an Phosphor, Kali und Vitaminen. Durch diesen *Mineral- und Vitamingehalt* zeitigen sie erfreuliche Anregungen auf das Allgemeinbefinden und, wenn die suggestive Komponente genügend ausgeprägt ist, auch auf die Sexualsphäre. Unter den verschiedenen *Obstsorten* finden sich Rosinen, Feigen, die schwarzen Johannisbeeren und die verschiedensten Nußsorten, denen anregende Wirkungen nachgesagt werden. So wirken die großen Rosinen, wie auch ihre kleinen Geschwister, die Sultaninen und Korinthen, ebenso erfreulich wie die Früchte des Feigenbaumes, der bei den Griechen dem Gott der Zeugung, Dionysos, heilig war. Noch beliebter waren im Mittelmeerraum die Nüsse und Mandeln. Die Walnuß war Jupiter, dem Vater aller Götter, heilig. Es hieß: „Nüsse verschaffen Überfluß an Kraft und mehren das Werk des Mannes." Auch die Haselnuß gilt seit alters her als Symbol der Fruchtbarkeit. Die Kraftnüßlein oder Pinienkerne sind die Samen einer in südlichen Ländern heimischen Kiefernart. Auch sie waren dem Gott der Zeugung heilig. Die ölreichen Nüsse des im Orient heimischen Pistazienbaumes finden sich oft in arabischen Liebesrezepten und MATTIOLI sagte von ihnen: „Welsche Pimpernüßlein mehren die Natur und fördern die unkeuschen Gelüste." Cocosnüsse gelten seit alter Zeit sowohl als Symbol der Liebe, als auch zu Liebeswerken anregend. Ebenso die Mandel; die alte Medizin verwandte sie als einen das Liebesleben anregenden Stoff. In Mitteleuropa galten und gelten z. T. noch heute die Früchte der schwarzen Johannisbeere als anregend.

Das wirksamste Volkserotikum aber ist und bleibt der *Alkohol*. Nach JAHRREISS sind für den unter Alkoholeinfluß Stehenden Stimmungsschwankungen, Affekterregbarkeit, Rededrang, Neigung zu triebhaftem Handeln und der Wegfall von Hemmungen charakteristisch. Bei seinem häufigen Genuß versteht sich, daß seine potenzsteigernde Wirkung durch viel tausendfache, einwandfreie Erfahrung außer Zweifel gestellt ist. Schon im Altertum wurde der Wein „der Liebe Nahrung" oder „die Milch der Aphrodite" genannt; in spätchristlicher

Zeit wurde der Name abgelöst durch die „Liebfrauenmilch". So hieß es, wo Bacchus, der Gott des Weines, verehrt wird, erfreue sich auch Aphrodite hoher Ehre. Namentlich das Trinken vor dem Schlafengehen sollte stimulieren, und schon Seneca suchte zu beweisen, daß der Wein und die Trunkenheit die Laster nicht erzeugen, sondern schon vorhandene an den Tag bringt. Das heißt also, daß der Alkohol nicht direkt das Genitale reizt, sondern nur Hemmungen, die bei nüchternem Zustande bestehen, beiseite räumt. Die Ärzte erklärten die stimulierende Wirkung des Weines damals damit, „daß er warm und pneumatisch mache[1], die Nerven erwärme und die Seele erweiche, daß er Schaum erzeuge und die Seele überhaupt feucht mache, Feuchtigkeit aber für jede Zeugung notwendig sei".

Übrigens wußten die Alten sehr gut, daß der Alkohol nur in mäßigen Mengen anregt, im Übermaß genossen jedoch das Gegenteil bewirkt. Deshalb empfahlen MARTIAL u. a., den Wein mit Wasser zu vermengen, „um für die Liebe stark zu bleiben" (HOPFNER).

Letzlich aber wirkt der Alkohol also durch den enthemmenden Effekt. Er läßt der gehemmten Libido einen freien Lauf. Durch die bessere Durchblutung der Körperperipherie hat er in gewissem Maße auch zugleich mitunter eine die Erektion fördernde Wirkung. Bei vielen Männern und jenseits einer gewissen Menge genossen bleibt jedoch nur die psychische Enthemmung bestehen, während die körperlichen sexuellen Fähigkeiten des Mannes gegenüber dem normalen Zustand vermindert werden[1]. Im Endeffekt kann man sagen, daß die sexuell anregende Wirkung auf das weibliche Geschlecht relativ größer ist.

III. Medizinisch angewandte Aphrodisiaca und andere Drogen, die das Sexualgeschehen stimulieren sollen

Einteilung:

1. Drogen mit einer Wirkung vorwiegend auf das nervale Sexualgeschehen

Bei dieser ersten Gruppe ist nur eine Droge zu nennen, das *Yohimbin*. Es stellt in der Vielzahl der Aphrodisiaca vielleicht (?) die einzige anerkannte Ausnahme dar, indem sich mit diesem Mittel tatsächlich experimentell objektivierbare Erfolge erzielen lassen.

Yohimbin

Yohimbinum, Summenformel: $C_{21}H_{28}O_4N_2$, Molgew. 372, ist das Hauptalkaloid der Yohimberinde, der Rinde eines in Westafrika heimischen Baumes (Abb. 1a u. b). Die Yohimberinde ist den Eingeborenen Westafrikas schon lange als starkes Aphrodisiacum bekannt. Seeleute beobachteten den Gebrauch

---

[1] Eine hervorragende Charakteristik der Wirkung des Alkohols stammt von SHAKESPEARE (Macbeth 2,2).
 Pförtner: ... und der Trunk ist ein großer Beförderer von drei Dingen.
 Macduff: Was sind das für drei Dinge, die der Trunk vorzüglich befördert?
 Pförtner: Ei, Herr, rote Nasen, Schlaf und Urin.
 Buhlerei befördert und dämpft er zugleich; er befördert das Verlangen und dämpft das Tun. Darum kann man sagen, daß vieles Trinken ein Zweideutler gegen die Buhlerei ist: Es schafft sie und vernichtet sie; treibt sie an und hält sie zurück; macht ihr Mut und schreckt sie ab; heißt sie, sich brav halten und nicht brav halten; zweideutelt sie zuletzt in Schlaf, straft sie Lügen und geht davon.
 (SHAKESPEARES Werke, 12. Teil, übersetzt von D. TIECK und L. TIECK, Berlin: Verlagshaus Bong & Co.)

der Yohimberinde bei Eingeborenen und brachten sie in der zweiten Hälfte des vorigen Jahrhunderts nach Deutschland zur Untersuchung. SPIEGEL (zitiert nach MADAUS) gelang es 1896 erstmals, das Yohimbin aus der Yohimberinde zu isolieren. Seit dieser Zeit wurden mit diesem Mittel zahlreiche pharmakologische und klinische Untersuchungen vorgenommen, und es steht heute als wissenschaftlich und praktisch bestfundiertes Mittel in der Reihe der Aphrodisiaca an erster Stelle. Zur Anwendung kommen im allgemeinen das Yohimbinhydrochlorid oder Gesamtextrakte aus der Yohimberinde (MADAUS, CERNEA).

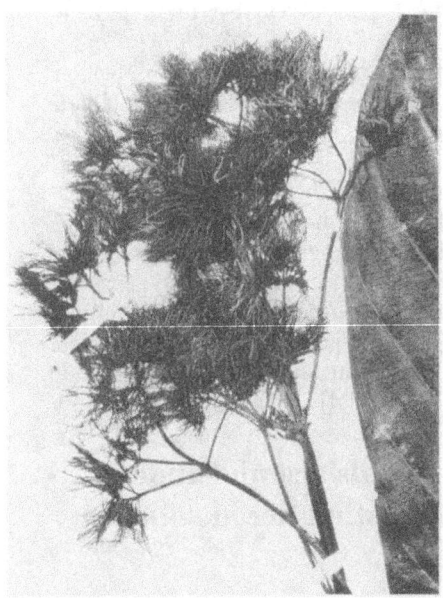 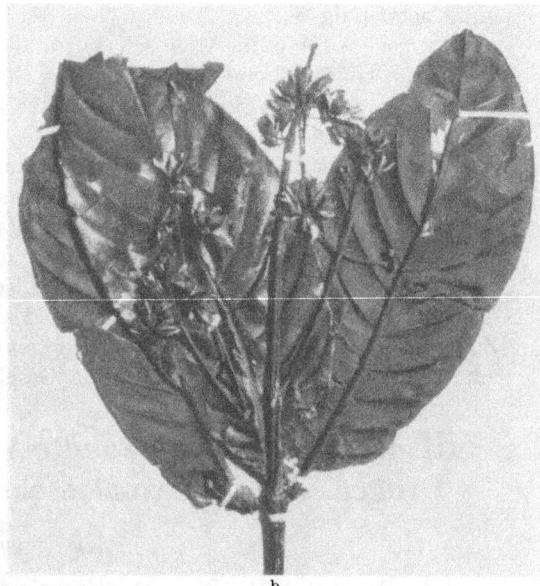

a   b

Abb. 1a u. b. Corynanthe Yohimbe. a Blütenstand. b Zweig mit Blättern, Fruchtstand und geöffneten Fruchtkapseln. (Staatsherbarium München, a) Nr. 2883/1904/III. 05; b) Nr. 2410/1901/Aug. 02, G. ZENKER, Flora von Kamerun, Urwaldgebiete Bipinde, Herb. Reg. Monacense.)

Pharmakologie

Die Hauptwirkung des Yohimbins beruht auf der *Lähmung* des *Sympathicus*; die Versorgungsgebiete der Nervi splanchnici und der Nervi iliohypogastrici werden davon besonders betroffen. Außerdem scheint vor allem die *Reflexerregbarkeit* im Lumbosacralmark (Zentren für Erektion und Ejaculation) gesteigert zu werden, ohne gleichzeitige Zunahme der allgemeinen Reflexerregbarkeit (TÜSCHER).

Durch die sympathicolytische Wirkung kommt es zur Hyperämie sämtlicher Abdominalorgane, so auch der Organe des kleinen Beckens. *Die Gefäßerweiterung in den inneren und äußeren (Corpora cavernosa) Geschlechtsorganen einerseits, und die Steigerung der eben genannten Reflexerregbarkeit andererseits erklären das leichtere Zustandekommen von Erektionen.*

Wesentlich ist es, daß Yohimbin anscheinend relativ selektiv die Gefäße des Abdominalraumes und kleinen Beckens erweitert. Es bewirkt zwar vielfach einen gewissen Blutdruckabfall, jedoch wohl nicht in dem Ausmaße, wie es die Folge einer generellen Gefäßdilatation sein müßte.

Die sympathicolytische Wirkung wurde in neuerer Zeit von DENNEMARK wieder überprüft und dabei als wesentliches Merkmal die Umkehrwirkung auf

Adrenalin, die schon früher bekannt war, bestätigt. Diese Umkehrwirkung besteht darin, daß Adrenalin nach Gaben von Yohimbin den *Blutdruck* und auch den *Puls* zu senken vermag. Den Blutdruck senkt das Yohimbin natürlich auch ohne Adrenalin, Gefäßspasmen werden herabgesetzt. Auch auf die gesamten Arterien kann Yohimbin erschlaffend wirken, indem es die sympathischen Vasoconstrictoren der Gefäße lähmt; die vasomotorischen Carotissinusreflexe werden unterdrückt.

Am *Herzen* hat Yohimbin normalerweise außer der allgemeinen sympathicolytischen Wirkung keinen Angriffspunkt, jedoch kann es vor allem in etwas höheren Dosen nervöse Irritationen auslösen.

Eine gewisse Wirkung auf die *Großhirnrinde* ist dem Yohimbin nicht ganz abzusprechen, denn VOIGT unternahm pharmako-psychologische Untersuchungen über die Wirkung verschiedener Arzneimittel auf den gesunden Menschen, unter denen sich auch das Yohimbin befand. Interessant ist, daß diese Versuche an 10 Versuchspersonen ohne deren Kenntnis durchgeführt wurden. Dabei ergab sich, daß 10 mg Yohimbin zu einer „gewissen Beschleunigung des psychischen Tempos" führten. Subjektiv wurde häufig ein Gefühl von Wärme erlebt als Zeichen der erhöhten Blutzirkulation. Zentrale Schichten der Persönlichkeit unterlagen bei dieser Dosis nicht der Wirkung dieses Pharmakums.

In kleinen Dosen beschleunigt und vertieft das Yohimbin die Atmung (Anregung des Atemzentrums), eine inverse Wirkung tritt jedoch bei großen Dosen auf. Das übrige Zentralnervensystem bleibt unbeeinflußt.

Die gefäßerweiternde Wirkung auf die Genitalorgane wurde bereits erwähnt. Ebenso werden die Gefäße der *Haut* erweitert. Das drückt sich durch das Wärmegefühl aus; jedoch kann es auch zu Schweißausbrüchen und Kältegefühl kommen (ORLOWSKI).

Die Gefäße des gesamten *Darmkanals* werden dilatiert, der Darmtonus somit gesteigert, was in extremen Fällen zu Durchfällen führen kann. Die Milzgefäße werden verengert. BERGER hat unter Yohimbingebrauch mitunter vermehrte Hämorrhoidalblutungen beobachtet. Bei höheren Dosen sah er auch bisweilen Störungen des Appetits, Magenschmerzen und Leberkoliken.

FRITSCH (zitiert nach MADAUS) sah durch Yohimbin eine günstige Beeinflussung des *uropoëtischen Systems* im vorgerückten Lebensalter, wobei Harndrang und Incontinentia urinae sich verloren. Die Linderung dieser Blasenbeschwerden alter Prostatiker läßt sich durch die nach Yohimbingaben auftretende bessere Tonisierung der Blasenmuskulatur und damit verbundene vollständigere Blasenentleerung erklären. Der Restharn läßt sich auf diese Weise reduzieren. Durch die kräftigere Kontraktion des muskulösen Teiles der Prostata wird die Sekretionsentleerung gefördert und so die schädliche Stauung in ihr vermindert (CERNEA).

Da durch Yohimbin auch die Libido gefördert wird, läßt es sich auch bei Frauen als Aphrodisiacum verwenden. Die vermehrte Blutfülle im kleinen Becken macht sich die Gynäkologie bei Unregelmäßigkeiten und Schmerzhaftigkeit der Menses zunutze.

Yohimbin zeigt in 1—2%iger Lösung ausgesprochen *lokalanaesthetische Wirkung* auf die *Schleimhäute* des Auges, des Rachens, der Nase und des Mittelohres. Die Wirkung tritt 3—5 min nach der Einpinselung auf und hält etwa 20 min an (CERNEA, MADAUS). Solche Schleimhautpinselungen können aber auch zu Salivation, Hyperämie und damit verbundenen Schleimhautblutungen führen.

Auf die Hormonproduktion hat Yohimbin keinen Einfluß (ARCHETTI und BABUDIERI).

Allerdings ist damit zu rechnen, daß bei regelmäßiger Einnahme und länger dauernder Gefäßerweiterung im Genitalbereich doch auch eine Auswirkung auf die Hoden und damit auf die Hormonentwicklung erfolgt.

Nach Injektion von Yohimbin hydrochl. beobachtet man mitunter Unverträglichkeiten. Es gibt Patienten, die mit Zittern und Schüttelfrost reagieren. Es sei dahingestellt, ob es sich um Erscheinungen im Sinne einer Überempfindlichkeit handelt oder um die Folge der Tonusumstimmung bei entsprechend disponierten Personen.

Die Empfindlichkeit der Genitalsphäre gegen Yohimbin ist übrigens individuell verschieden. Das hat LOEWY im Tierversuch nachgewiesen. Wie die Erregbarkeit des Genitalapparates für die gewöhnlichen Reize schon in den weitesten Grenzen schwankt, so wird die Reizschwelle für die Wirksamkeit des Yohimbins bei den einzelnen Individuen verschieden sein.

Tierexperimentelle Erforschung der Wirkung von Yohimbin

LOEWY untersuchte 1901 die Wirkung von Yohimbin auf die Genitalsphäre männlicher und weiblicher Tiere und suchte die Frage zu beantworten, auf welchem Wege diese Wirkung, speziell die Erektion beim männlichen Tiere, zustande komme, ob vom Zentrum aus oder reflektorisch angeregt vom hyperämischen Hoden. Wenn das Yohimbin, wie er es sich anfangs vorstellte, zunächst eine Hodenhyperämie, und von dieser aus sekundär bzw. reflektorisch, eine Erektion des Penis herbeiführen würde, indem von den blutgefüllten Hoden aus Reize zum Erektionszentrum und von hier aus zentrifugal zum Penis verliefen, dann müßte bei kastrierten Hunden die Erektion nach Yohimbineinspritzung ausbleiben. Es ergab sich jedoch, daß *nach* Kastration dieselben Dosen von Yohimbin Erektionen bewirkten, wie vor derselben, und daß die Erektion ebenso schnell, je nach der Dosis, einsetzte, wie am normalen Tier. Somit war zunächst bewiesen, daß die Hoden primär bei der Yohimbinwirkung keine Rolle spielen. Es blieb nur noch die Frage offen, ob der Angriffspunkt des Mittels das Erektionszentrum oder der Penis selbst sei. Heute ist allgemein bekannt, daß die günstige Wirkung des Yohimbins gerade darin liegt, daß es an beiden Punkten zugleich angreift.

Im Tierversuch bekommt man neben der starken Hyperämie der Genitalien, mit der sich beim Hund Steifung und Erektion des Penis verbinden, manchmal geringere, manchmal stärkere vasodilatatorische Effekte an anderen Gefäßgebieten, z.B. den Ohren, der Schnauze und den Konjunktiven zu sehen. Die Ansprechbarkeit auf Yohimbin schwankt auch bei Tieren; so findet man in seltenen Fällen, daß Erektionen bei Hunden erst bei Anwendung viel größerer Dosen auftreten, durch die bereits anderweitige nervöse Reizerscheinungen ausgelöst werden.

Bei Kühen und Schafen war eine kurzdauernde Steigerung der Milchmenge innerhalb der Verabreichung des Yohimbins feststellbar (MADAUS).

Das Yohimbin ist dann auch als wirksames Aphrodisiacum in die Tiermedizin eingegangen. So berichtet z. B. FÜRBRINGER zum Ausschluß einer Suggestivwirkung des Yohimbins von tierärztlichen Mitteilungen, nach denen bei defekten Hengsten, Bullen, Hunden und anderen frigiden Tieren, auch weiblichen, sich mit dieser Droge denkbar günstige Wandlungen erzielen ließen.

Toxicität des Yohimbins

In der Literatur über Yohimbin fand sich der Fall einer leichteren und der einer schweren Yohimbin-Vergiftung. Im ersten Falle handelte es sich um den von LEHRMANN beschriebenen Versuch, Yohimbin intralumbal zu applizieren. Er spritzte 5 mg Yohimbin und 2 Tage danach noch einmal 7,5 mg Yohimbin intralumbal. Nach der ersten Injektion traten nach 5 Std Schüttelfrost auf, eine Stunde später Delirien und visionäre Halluzinationen. Am nächsten Morgen dumpfe Kopfschmerzen zusammen mit allgemeiner Mattigkeit, die sich im Laufe des Tages verlor. Abends euphorische Stimmung, ungewöhnliche Arbeitslust und -fähigkeit, Wollustgedanken, Erektionen, kein Priapismus. Nach der zweiten Yohimbin-Injektion weitere Verschlechterung des Allgemeinbefindens und anscheinend völliger Verlust des Bewußtseins, das erst am nächsten Morgen wiederkehrte. Im zweiten Falle war ein Chemiker dem Mißgeschick einer Medikamentenverwechslung zum Opfer gefallen. Er nahm 1,8 g Yohimbinhydrochlorid, das ist das 360fache der üblichen Dosis (5 mg) per os. Die Einnahme dieser Menge hatte das Herz, die peripheren Gefäße und das Zentralnervensystem betreffende, schwerste Symptome ausgelöst, speziell Herzklopfen, Schweißausbrüche, Schwindel, Unruhe, Koma, Cyanose, kleinen Puls bei einem Blutdruck von 100:90, enge lichtstarre Pupillen, Augenmuskelstörungen, Fehlen der Corneal-, Patellar- und Achillessehnenreflexe, Priapismus, Lungenödem und Bronchitis. Bei einer einige Wochen danach durchgeführten Untersuchung ließen sich keinerlei Veränderungen, die auf die durchgemachte Intoxikation zu beziehen gewesen wären, feststellen (FÜRBRINGER).

W. B. MEYER hat die Yohimbinvergiftung am Tiere verfolgt. Drei Organsysteme sind es im wesentlichen, an denen beim Hund und beim Kaninchen toxische Yobimbindosen schädigend angreifen. Am *Herzen* werden Pulsverlangsamung und Überleitungsstörungen beobachtet; *periphere Gefäßgebiete* (Niere, Darm und Gehirn) weisen eine deutliche Erweiterung der Arterien auf, und es kommt so zu einem Absinken des Blutdruckes; das Befallensein des *Zentralnervensystems* schließlich zeigt sich in einer Erhöhung der Reflexerregbarkeit, anfangs besonders deutlich im Lumbosacralmark, und in einer Veränderung der Atemtätigkeit im Sinne einer Zunahme von Tiefe und Frequenz.

Über die genaue Höhe der toxischen und letalen Dosen beim Menschen ist nichts bekannt. Beim Kaninchen betragen sie bei subcutaner Applikation 0,005 bzw. 0,05 g pro kg Körpergewicht. Wenn man diese Zahlen ohne weiteres auf die Zufuhr per os beim Menschen anwenden darf, so würde bei einem 70 kg wiegenden Menschen die toxische Dosis bei 0,35 und die letale bei 3,5 g liegen. Die genommene Dosis von 1,8 g Yohimbin hält sich demnach in obigem Falle in der Größenordnung zwischen toxischer und letaler Dosis; außerdem handelte es sich dort auch um einen 88 kg wiegenden Menschen. Zusammenfassend läßt sich zur Yohimbinvergiftung sagen: Toxische Dosen lösen eine starke Reizung des gesamten *Zentralnervensystems* aus. Man sieht sowohl somatische als auch psychische Reizerscheinungen. Die spinalen Zentren des Lumbosacralmarks werden besonders ergriffen, aber auch die übrige *Reflexerregbarkeit* wird abnorm gesteigert, Unruhe und Halluzinationen sind als Überreizung der *Großhirnrinde* aufzufassen. Das *Atemzentrum* wird anfänglich angeregt und schließlich gelähmt, wie es auch bei weiterer Intoxikation zur Lähmung des gesamten Zentralnervensystems kommt, mit Erlöschen sämtlicher Reflexe. Der Priapismus bleibt bestehen. Neben dem Zentralnervensystem werden *periphere Gefäße* und im weiteren Verlauf das *Herz* mit dem gesamten Kreislauf von der Yohimbin-Intoxikation befallen. Die extreme Weitstellung der peripheren Gefäße ist die Folge einer Vasomotorenlähmung, wodurch der *Blutdruck* gefährlich absinkt. Das zuletzt einsetzende Lungenödem weist auf die Abnahme der Herztätigkeit hin, wobei dahingestellt bleibt, ob die kardiale Schwäche durch die Yohimbinvergiftung oder sekundär durch Vasomotorenlähmung bedingt ist. Daraus folgernd würde letztlich die Todesursache bei einer Yohimbinvergiftung in der Lähmung des Atemzentrums und dem Versagen des Kreislaufes zu suchen sein.

Indikation

Yohimbin ist vorzüglich indiziert als Aphrodisiacum, sein Anwendungsgebiet ergibt sich demnach aus der Definition der Aphrodisiaca, d. h. also, daß es die normale oder geschwächte, aber noch vorhandene Potenz anregt. Bei ausgesprochener Impotenz nicht somatischer Genese ist ein Behandlungsversuch mit Yohimbin am Platze, der jedoch keineswegs immer von Erfolg gekrönt sein muß. Es ist auf jeden Fall hervorragend geeignet, die übrige Therapie zu unterstützen.

Weitere Indikationen. Zur Blutdrucksenkung bei Arterio- und Nephrosklerose und zur Dämpfung eines erhöhten Sympathicotonus läßt Yohimbin sich verwenden, ebenso zur Tonussteigerung der Blasenmuskulatur bei Prostatikern. Zur Peristaltikanregung bei postoperativem, paralytischem Ileus injizierte CLERC erfolgreich Yohimbin intravenös. In der Hals-Nasen-Ohren- und Augenheilkunde wird es als Schleimhautanaestheticum verwendet (CERNEA, HAGER, MADAUS).

Bei Frauen kann Yohimbin in Fällen von Frigidität als Aphrodisiacum zur Anwendung kommen (BERGER und TÜSCHER), ferner bei Unregelmäßigkeiten der Menses, Verspätung derselben, periodischer Amenorrhoe und Dysmenorrhoe. Man beginnt in diesen Fällen einige Tage vor dem Menstruationstermin mit der Medikation (MADAUS und TOFF).

In der Veterinärpraxis verordnet man das Mittel als Aphrodisiacum (MADAUS).

Kontraindikation. Das reine Yohimbinhydrochlorid ist bei ausgeprägter Hypotonie kontraindiziert, außerdem bei jeder akuten oder chronischen Entzündung der Abdominalorgane oder Hyperämie derselben. Bei Herzkranken ist es mit äußerster Vorsicht anzuwenden (MADAUS und BERGER).

Nebenwirkungen

Die Nebenwirkungen sind aus der Pharmakologie verständlich. Sie lassen sich zusammenfassen: Es können manchmal Schwindel, Speichelfluß, Schwäche, Frostgefühl und Schweißausbrüche, nervöse Erregungen, Herzklopfen, Schlaflosigkeit und Magenbeschwerden auftreten. Daß Nebenwirkungen nach zu großen Dosen von Yohimbin vermehrt auftreten, ist weiter nicht verwunderlich. Das Yohimbin hat diese Eigenschaft mit anderen in der Pharmakologie viel benützten Alkaloiden gemeinsam (LOEWY, CERNEA, MEYER).

Dosierung und Applikation

Wie bereits erwähnt, ist die Ansprechbarkeit auf Yohimbin individuell verschieden; es empfiehlt sich daher, mit der Normaldosis von 5 mg 1—3mal täglich zu beginnen und gegebenenfalls die Dosis bis zu 15 mg 3mal täglich unter ausreichender Kontrolle zu erhöhen. Wie bei allen Alkaloiden tritt auch bei Yohimbin Gewöhnung ein, weshalb zweckmäßigerweise die Behandlung in Form einer 3—4wöchigen Kur durchgeführt wird. Nach einer mehrwöchigen Pause kann eine neue Kur angeschlossen werden.

Yohimbin läßt sich per os, subcutan und intramuskulär zuführen. Bei postoperativer Darmatonie sind 5—10 mg Yohimbin langsam intravenös zu injizieren, eine Wiederholung ist möglich.

Dosierung

Übliche Dosis: 0,5 g Cort. Yohimbe (HAFFNER-SCHULTZ); 0,005 g Yohimbinum-hydrochloricum 3mal täglich (HAGER); 1—3 Tabletten der Pflanzenverreibung „Teep" (die „Teep"-Zubereitung ist auf 50% Pflanzensubstanz eingestellt, d. h. eine Tablette enthält 0,125 g Cort. Yohimbe).

Maximaldosis: Yohimbin.-hydrochloricum 0,03 g pro Dosis, 0,1 g pro die (DAB VI).

Yohimbin und seine Salze sind *rezeptpflichtig* (Yohimbin.-hydrochlor. ist im Handel als Yohimbin-Spiegel und -Buchler. Die Tabletten enthalten 5 mg, die Ampullen subcutan oder intramuskulär 10 bzw. 15 mg).

2. Drogen mit vorwiegend diuretischer und das Urogenitalsystem reizender Wirkung

a) Canthariden (Lytta vesicatoria)
spanische Fliegen, Blasenkäfer oder Pflasterkäfer

Sie bewirken eine gefährliche Reizwirkung auf das gesamte Urogenitalsystem und wurden entweder in Form von Pulver oder in Form von Extrakt, dem Cantharidin, in Anwendung gebracht.

Der Gebrauch der Canthariden als Aphrodisiacum geht zurück bis ins späte Mittelalter. Sie bildeten den Hauptbestandteil der berüchtigten „Diavolini" der Italiener und der „Pastilles galantes" der Franzosen; sie waren in vielen Liebestränken enthalten und sind auch jetzt noch in einzelnen Gegenden Frankreichs, Italiens und Englands dem Volke in dieser Eigenschaft bekannt. Den Canthariden ist ein erregender Einfluß auf die Geschlechtssphäre nicht abzusprechen, jedoch setzen sie immer gefährlichste, gesundheitsschädigende oder gar lebensbedrohende Nebenwirkungen. Die Canthariden wirken stark reizend auf die Harnwege. Schon geringere Dosen rufen gefährliche Vergiftungen hervor. Dabei kommt es zu Albuminurie, Hämaturie, Cystitis und Entzündung der Harnröhre, verbunden mit schmerzhaften Miktionen und Erektionen. Auf Haut und Schleimhaut bewirken sie starke Entzündung mit Blasenbildung. Cantharidin wird deshalb in der dermatologischen Forschung oft zu Versuchszwecken benützt. Bei der innerlichen Zufuhr kommt es in schweren Fällen zu Gastroenteritis, Krämpfen und Respirationserscheinungen. Als man erkannte, daß die erotische Anregung durch Einnahme von Canthariden nichts anderes war als ein Zeichen *schwerer Erkrankung* der Harnwege, ließ man von der Verwendung der Canthariden als Aphrodisiacum und Diureticum ab.

Der äußerliche Gebrauch der Canthariden in Form von Pflaster und Salbe, als Vesicans bei Pleuritis und Pneumonie war schon den arabischen und anderen alten Ärzten bekannt. Auch bei Lungentuberkulose und Lupus vulgaris wurden Canthariden früher empfohlen.

Die Angaben über die letale Dosis von Canthariden schwanken bei den einzelnen Autoren (JARETZKY, BROCKHAUS) von 0,03—1,0—2,0 g. In einem Laienwerk (F. R. LEHMANN) heißt es sogar, daß 30,0 g erst tödlich wirken. Im *Pareunon* der Firma Dr. Madaus & Co., das als Aphrodisiacum vorwiegend für Frauen in Gebrauch ist, sind Cantharis (spanische Fliege) 0,025 mg und Cantharidin 0,025 mg pro Einzeldosis enthalten. In dieser Dosierung sollen die Canthariden völlig ungefährlich, aber auch nahezu unwirksam sein (HAGER, MARCUSE, ORLOWSKI, THOMAS, JARETZKY, LEWIN).

b) Petroselinum sativum (Petersilie)

Die Petersilie wurde im Altertum als Arzneipflanze sehr geschätzt. Sie ist ein kräftiges Diureticum und fand als steinheilendes und blutreinigendes Mittel und auch als Aphrodisiacum Verwendung.

Die Samen enthalten bis über 3% ätherisches Öl, den Hauptbestandteil des Apiol, den Petersiliencampher $C_{12}H_{14}O_4$. Das Apiol ruft vasculäre Kongestionen hervor und bewirkt gesteigerte Kontraktilität der glatten Muskulatur der Blase, des Darmes und besonders auch des Uterus, weshalb es häufig als Abortivum benützt wird. Am männlichen Tier (Meerschweinchen) erzeugte es Kongestionen am Penis, anhaltende Erektion und lebhafte, geschlechtliche Erregung (MADAUS).

Dosierung

Übliche Dosierung: 0,5—1,5 g Sem. Petroselini mehrmals täglich (KLEMPERER-ROST); $^1/_2$ Teelöffel (= 2,8 g) von dem Samen als kalten Auszug oder heißen Infus tagsüber trinken; 100—150 g (!) des Saftes der frischen Pflanze (LECLERC). 3 Tabletten der Frischpflanzenverreibung „Teep" 3mal täglich (die „Teep"-Zubereitung ist auf 50% Pflanzensubstanz eingestellt, d. h. eine Tablette enthält 0,125 g Fruct. Petroselini).

In der Homöopathie: dil. D 1.

Maximaldosis: Nicht festgesetzt.

Rezeptpflichtig: Apiolum und dessen homöopathische Zubereitung bis D 3 einschließlich.

Rezepte. Bei *akuter und chronischer Cystitis:*

Rp.: Sem. Petroselini 30,0 (= Petersiliensamen); D.s.: $^1/_2$ Teelöffel mit 2 Glas Wasser kalt ansetzen, 8 Std ziehen lassen und tagsüber trinken[1].

Species Aperientes (Hisp.):

Rp.: Rad. Apii. (Selleriewurzel), Rad. Foeniculi (Fenchelwurzel), Rad. Petrosilini (Petersilienwurzel), Rad. Rusci (Wurzel vom Mäusedorn), Rhiz. Asparagi (Wurzelstock vom Spargel) āā 20,0. C.f. Species. D.s.: 2 Teelöffel voll auf 2 Glas Wasser, vgl. Zubereitung von Teemischungen.

Species diureticae (Pharm. Austr. VIII):

Rp.: Rad. Ononidis (Hauhechelwurzel), Rad. Petroselini (Petersilienwurzel), Rad. Liquiritiae (Süßholzwurzel), Fruct. Juniperi. (Wacholderbeeren), C.c.m.f. Species. D.s.: $1^1/_2$ Teelöffel voll auf 2 Glas Wasser.

c) Apium graveolens (Sellerie)

Der Sellerie ist ebenfalls, wie die Petersilie, von alters her als Heilpflanze bekannt und wurde als Diureticum und Aphrodisiacum gebraucht. Zur Anwendung kamen der Saft des Krautes oder der Wurzel oder der Extrakt aus dem Samen der Pflanze. Sellerie wurde auch gern im Teegemisch mit Petersilie und Spargel gebraucht (MADAUS).

Dosierung

Übliche Dosis: 20—30 g des Saftes des Krautes (DINAND); 1 Kaffeelöffel voll des Saftes der Pflanze (LECLERC); 1 Teelöffel voll (= 1,3 g) der Samen zum kalten Auszug täglich; $^1/_2$ Teelöffel voll der Frischpflanzenverreibung „Teep" 3mal täglich (die „Teep"-Zubereitung ist auf 50% Sem. Apii graveolensis eingestellt).

---

[1] Teezubereitung: Der aus den Früchten im Verhältnis zu 1:10 heiß hergestellte Tee gibt einen Extraktgehalt von 0,90% gegen 0,84% bei kalter Zubereitung. Der Glührückstand beträgt in beiden Fällen 0,23—0,24%. Die Peroxydasereaktion ist ebenfalls in beiden Fällen sehr schwach und tritt erst in 30 min ein. Der heiß zubereitete Tee schmeckt stärker. Ein Ansatz 1:50 ist noch trinkbar. Ein Teelöffel voll wiegt 5,6 g. Der Tee kann kalt oder heiß mit $^1/_4$ Teelöffel voll auf ein Teeglas angesetzt werden.

Maximaldosis: Nicht festgesetzt.
Rezepte. Als Diureticum:
Rp.: Sem. Apii graveolentis 30,0 (Selleriesamen). D.s.: 1 Teelöffel voll mit 2 Glas Wasser kalt ansetzen, 8 Std ziehen lassen und tagsüber trinken[1].
Als Diureticum (nach DINAND):
Rp.: Succi Herbae Apii grav. 20,0—30,0. D.s.: 2mal täglich 1 Eßlöffel.
Als Diureticum (nach MEYER):
Rp.: Herbae c. Rad. Petroselini rec. āā 50,0 (Kraut und Wurzel der Petersilie), Rad. Apii grav. rec. (frische Selleriewurzel). D.s.: Die ganze Menge mit 1 Liter Wasser abkochen und das Abkochwasser gut verkorkt aufbewahren. Davon täglich etwa 3 Tassen zu geben.

d) Asparagus officinalis (Spargel)

Über den Spargel ist auch zu sagen, daß er als Diureticum und Aphrodisiacum zur Anwendung kam und gelegentlich bei Genuß von größeren Mengen Hämaturien setzen kann (MEYER).

Dosierung

Übliche Dosis: 3—4 Eßlöffel des Saftes täglich (FRIEDRICH); Kaltauszug von 60 g Spargel auf 1 Liter Wasser täglich; 2 Tropfen der Tinktur 2mal täglich (DINAND).

In der Homöopathie: dil. D 1, 3mal täglich 10 Tropfen.

Maximaldosis: Nicht festgesetzt.

Rezepte. 1. Als *Diureticum Species Radicum* (Portug.):
Rp. Rad. Apii gravol. (Selleriewurzel), Rhiz. Asparagi (Spargelstockwurzel), Rad. Foeniculi (Fenchelwurzel), Rad. Rusci aculeati (Mäusedornwurzel), Rad. Petroselini āā 20,0 (Petersilienwurzel), C.m.f.: Species. D.s. 4 Teelöffel auf 2 Glas Wasser.

2. *Sirupus quinque Radicum* (Port.):
Rp. 1. Spec. Radicum (port.) 25,0, 2. Aquae ferventis 175,0, 3. Sacchari 325,0, 1. und 2. 24 Std infundieren, in der heißen Kolatur 3. auflösen. D.s.: 3mal täglich 1 Eßlöffel voll.

3. *Als Herzsedativum.* Sirupus Asparagi (Portug.):
Rp. Asparagi succ. rec. 175,0, Sacch. albi 325,0, Coq. ad sirup. D.s.: 3mal täglich 1 Eßlöffel.

4. *Zur Stärkung der Herztätigkeit und Erhöhung des Blutdrucks* (französische Vorschrift nach DINAND, modernisiert nach MADAUS):
Rp.: Asparagi Ø[2] 10,0, Convallariae Ø 3,0, M.d.s.: Mehrmals täglich 5 bis 10 Tropfen.

e) Eryngium aquaticum, maritimum, campestre et planum
= Wasser-Manustren, Stranddisteln, Feld-Manustren
und flachblättrige Manustren

Sie gehören einer Gattung aus der Familie der Umbelliferen an. Sie hatten früher ein vielfältiges medizinisches Anwendungsgebiet. Die wirksamen Sub-

---

[1] Der Extraktgehalt des heiß im Verhältnis 1:10 bereiteten Tees beträgt 1,0% gegenüber 1,4% bei kalter Zubereitung. Die entsprechenden Aschengehalte sind 0,16 und 0,49%. Geschmacklich erscheint der heiß bereitete Tee um eine Spur kräftiger. Ein im Verhältnis 1:50 bereiteter Tee ist noch trinkbar. Ein Teelöffel voll wiegt 1,3 g. Die Peroxydasereaktion ist in beiden Zubereitungen negativ. Auf Grund dieser Befunde ist die Herstellung des Tees auf kaltem Wege, unter Verwendung von reichlich 2 Teelöffeln voll auf ein Glas Tee zu empfehlen.

[2] Ø = hom. Urtinktur.

stanzen sollten Saponine, Tannoide und ätherisches Öl sein. Der Alkaloidgehalt ist zweifelhaft.

Am stärksten ausgeprägt sei die diuretische Wirkung der Eryngium-Art. Im einzelnen werden sie empfohlen als Diureticum bei Wassersucht, Nieren- und Blasensteinen und als Stimulans der Geschlechtsorgane bei Amenorrhoe, Impotenz, übermäßigen Pollutionen, Ejaculatio praecox, Prostatorrhoe u. a.

Dosierung von Eryngium maritimum (lt. MADAUS)

Übliche Dosis. $^1/_2$ Teelöffel voll der Frischpflanzenverreibung „Teep" 3mal täglich (die Teep-Zubereitung ist auf 50% Pflanzensubstanz eingestellt).
Maximaldosis nicht festgesetzt.
Rezepte (nach WITTLICH):
Rp.. Succi Eryngii mar. rec. expr. 60,0. D.s.: 1 Eßlöffel Saft mit Honig und Kandiszucker auf eine Tasse Wasser.

Dosierung von Eryngium aquaticum:
Übliche Dosis: 2 Tabletten der Frischpflanzenverreibung „Teep" 3mal täglich (die Teep-Zubereitung ist auf 50% Pflanzensubstanz eingestellt, d. h. eine Tablette enthält 0,025 g Rhizoma Eryngii aquatici).
In der Homöopathie. Ø bis dil. D 2. Maximaldosis nicht festgesetzt.

3. Drogen mit vorwiegend allgemein tonisierender Wirkung
a) Strychnin

Strychnin ist ein Alkaloid, gewonnen aus der Brechnuß (Strychnos nux vomica) oder aus der Ignatiusbohne (Semen Ignatii). Im Strychnin ist außerdem immer enthalten das Brucin, ebenfalls ein Alkaloid, das dem Strychnin chemisch und in seiner Wirkung nahe verwandt ist (Dimethyloxystrychnin).

Strychnin ist ein *Krampfgift*. Die Krampfwirkung wurde vor allem in Froschversuchen nachgewiesen. Durch Lähmung hemmender Schaltneurone und infolge Hemmung der Cholinesterase (somit stärkere Acetylcholinwirkung) breiten sich nervöse Erregungen auf die verschiedensten Muskelgruppen aus, so daß umfangreiche, unkoordinierte Muskelbewegungen, d. h. Krämpfe, und zwar tetanischer Art, entstehen. Auf verschiedene Teile des Zentralnervensystems wirkt es erregend, vor allem auf das Atem- und Vasomotorenzentrum und auch das übrige Rückenmark. Auch das extrapyramidal-motorische System wird von dieser Erregung ergriffen, wodurch der Ruhetonus der Muskulatur gesteigert wird.

Therapeutisch macht man von dieser Erregbarkeitssteigerung Gebrauch bei Kollaps- und allgemeinen Erschlaffungszuständen, Infektionskrankheiten (Pneumonie, postdiphtherischen und anderen Lähmungserscheinungen). Die Dosierung liegt bei 0,001—0,005 g, meist als Strychninum nitricum, subcutan. Die untere Grenze der letalen Dosis liegt schon bei 0,03 g. Das Strychnin wird vom Körper nur sehr langsam und teilweise abgebaut. Ein Teil wird langsam über die Niere ausgeschieden, woraus sich die Kumulationsgefahr erklärt.

Zur Therapie der Impotenz ist es ebenso wie das Pervitin oft empfohlen worden (NIKOLOWSKI und TÜSCHER), jedoch sollte es, wie letzteres auch, nur mit Vorsicht zur Anwendung kommen (POULSSON und EICHHOLTZ).

b) Muira-puama (Ptychopetalum olacoides Benth. und P. uncinatum Anselmino[1], Potenzholz)

Zur Anwendung kommt das Holz der in Brasilien heimischen Pflanze. Welche Stoffe die Droge bedingen, ist nicht bekannt. Die Droge ist in Brasilien offizinell;

---

[1] lt. ANSELMINO, Diss. Berlin 1933, nicht Liriosma ovata!

sie gilt dort als beliebtes Anregungs- und Volksmittel gegen Impotenz und wird nicht nur innerlich, sondern auch äußerlich in Form einer konzentrierten Abkochung zu Genitalbädern verwendet. Als besonders wirksam gilt die Wurzelrinde. Nach GÖLL (zitiert nach HAGER) ist Muira puama ein Tonikum für das Zentralnervensystem, wirkt appetitanregend und verdauungsfördernd. Als Aphrodisiacum braucht man die Droge in Form des Fluidextraktes in Gaben von 15—25 Tropfen 3mal täglich. Der Gebrauch des Mittels ist längere Zeit fortzusetzen. Schädliche Nebenwirkungen sind dabei nicht beobachtet worden.

Weitere Anwendungsformen sind: Das Dekokt, die Tinktur, Muira puama als Wein und als Teegemisch, dem unter anderem auch Cortex Yohimbe beigegeben werden kann (HAGER, FÜRBRINGER und MADAUS).

Dosierung

Übliche Dosis: 5—8 Tropfen der Tinktur 3mal täglich bei Dysenterie (HAGER). 15—25 Tropfen des Fluidextraktes 3—4mal täglich als Aphrodisiacum (KLEMPERER-ROST).

Maximaldosis: Nicht festgesetzt.

Rezepte. Bei *Dysenterie und Menstrualkolik* (nach HAGER):

Rp.: Ligni Muirae puamae 15,0 (Potenzholz). D.s.: Zum heißen Aufguß mit 240 g (etwa 3 Tassen) Wasser. Eßlöffelweise zu nehmen.

Als *Aphrodisiacum* (nach MEYER):

Rp.: Ligni Muirae puamae (Potenzholz), Cort. Yohimbe (Yohimberinde) āā 20,0, Tuber. Salep. (Knolle des Salepknabenkrauts), Fol. Juglandis (Walnußblätter) āā 30,0. C.m.F.: Species. D.s.: 1 Eßlöffel auf eine Tasse Wasser abkochen. Wöchentlich 2 bis 3mal eine Tasse trinken.

c) Damiana (Turnera aphrodisiaca)

Damiana ist ein im Süden Nordamerikas und im Norden Südamerikas heimisches Kraut (Abb. 2). Den Mexikanern ist die Wirkung der Pflanze schon lange bekannt; sie trinken die Damiana in Form von Teeaufguß zur

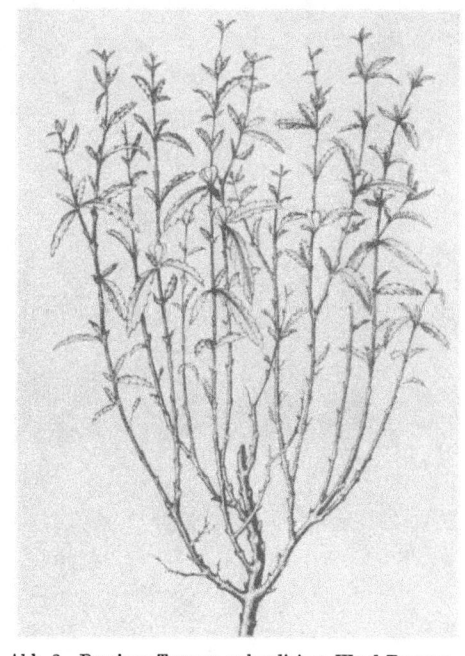

Abb. 2. Damiana-Turnera aphrodisiaca Ward-Turneraceae. Blühende Pflanze. (Zeichnung aus G. MADAUS)

allgemeinen Anregung und Stärkung nach körperlichen Anstrengungen. Auch die indianischen Jäger kannten Damiana in dieser Weise und benützten es als Aphrodisiacum.

In den Blättern fanden sich unter anderem 7% Bitterstoff, 13,5% Gummi, 3,5% Tannin, 14,9% Eiweiß, 6,4% hartes, 8% weiches Harz und ätherisches Öl.

Es wirkt wahrscheinlich als stimulierendes Diureticum und bitteres Tonikum. Erfolgreich verordnet wurde Damiana von manchen Autoren bei Zuständen von cerebraler Erschöpfung, allgemeiner Atonie des Nervensystems und bei schweren Kopfschmerzen. Außerdem verordnete man es bei Impotentia coeundi, Infertilität infolge mangelnder Libido und Dysmenorrhoe (MADAUS und MEYER).

Dosierung

Übliche Dosis: 0,3—0,6 g des Extraktes (Brit. Pharm. Codex). 2 Tabletten der Pflanzenverreibung „Teep" täglich (die „Teep"-Zubereitung ist auf 50% Pflanzensubstanz eingestellt, d. h. eine Tablette enthält 0,125 g Fol. Damianae).

In der Homöopathie: dil. D 1—2, 3mal täglich 10 Tropfen.

Maximaldosis: Nicht festgesetzt.

Rezepte. Bei sexueller Neurasthenie (nach EWALD):

Rp.: Extr. Damianae fluid. (120,0) 30,0 Aqua dest. (Tinct. Staphisagriae 7,5). M.d.s.: 2mal täglich einen Eßlöffel voll.

d) Ginseng (Panax Ginseng)
Allheilkraut, Kraft- oder Lebensverlängerungswurzel

Ginseng, ein Kraut mit möhrenartiger Wurzel (Abb. 3), genießt in Korea, China und Japan seit Tausenden von Jahren das höchste Ansehen. In der chinesischen und mongolischen Medizin spielt Ginseng unter den Arzneimitteln die erste Rolle und wird als Allheilmittel bei Impotenz, Fieber und Schwächezuständen jeder Art verordnet. Zur Anwendung kommt die Wurzel der Pflanze, wobei der Grad der Ähnlichkeit der Wurzel mit einer Menschengestalt früher aus abergläubischen Gründen ihren besonderen Wert ausmachte. In der Wurzel sind enthalten: ein saponinartiger Stoff, Glykoside, ätherische Öle, Gerb- und Bitterstoffe.

MADAUS bringt die Ergebnisse verschiedener Autoren, die mit Ginseng experimentelle Untersuchungen anstellten. Danach soll in Versuchen mit Ratten eine leichte roborierende Wirkung, eine Verstärkung der Wirkung verschiedener Krampfgifte und eine Abschwächung der Wirkung einiger Narkotica festgestellt worden sein. Der Tonus des isolierten Meerschweinchenuterus sei bis zum Zustand der Dauerkontraktion gesteigert worden. Daraus wurde gefolgert, daß Panax Ginseng selbst ein Krampfgift sei. Eine mit 25%igem Weingeist hergestellte Tinktur zeigte einen hämolytischen Index von 1:20. Bei der Auswertung der Droge an Fröschen entsprach 1,0 g der Droge 200 FD (= Froschdosis, ist die Menge eines Herzgiftes, die bei der Rana temporaria — Grasfrosch — von etwa 30 g Gewicht innerhalb 30 min sicher systolischen Herzstillstand hervorruft). Ginseng ist als allgemeines Tonikum und auf dieser Basis als Aphrodisiacum sicher nicht absolut wertlos. In früheren Zeiten kannte man auch bei uns eine große Reihe anderer Indikationen; doch ist anzunehmen, daß dafür der Glaube an das Allheilmittel, wie er in der Heimat dieser Pflanzen besteht, sehr wesentlich, wenn nicht ausschlaggebend war (HAGER, MADAUS, MEYER, BROCKHAUS, F. R. LEHMANN und JARETZKY).

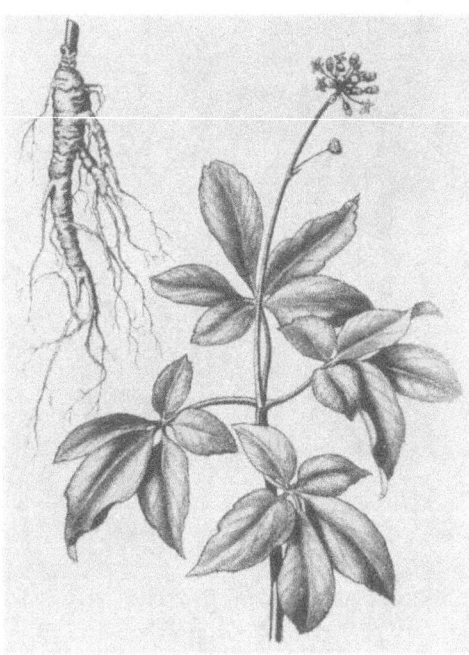

Abb. 3. Ginseng-Panax ginseng C. A. Mey. — Araliaceae. Blühende Pflanze, Wurzel (links oben). (G. MADUS nach REIN)

Dosierung

Übliche Dosis: 3,65 g der Wurzel täglich (v. HALLER). 1 Tablette der Pflanzenverreibung „Teep" 3mal täglich (die „Teep"-Zubereitung ist auf 50% Pflanzensubstanz eingestellt, d. h. eine Tablette enthält 0,125 g Rad. Ginseng).
In der Homöopathie: dil. D 1.
Maximaldosis: Nicht festgesetzt.

e) Colanuß (Cola acuminata)

Heimisch im westlichen, tropischen Afrika, Bäume vom Habitus unserer Roßkastanie.

Verwendung findet der von der Samenschale befreite, getrocknete Samenkern der Colanuß.

Die Zusammensetzung der Colanüsse ist sehr verschieden und abhängig von Herkunft und Frische der Nüsse. Als wichtigste Bestandteile findet man Coffein 0,6—3,6% und Theobromin 0,02—0,08%.

In Afrika finden die Colanüsse ausgedehnte Verwendung als anregendes Genußmittel bei den Eingeborenen; nach deren Meinung wirken sie bei Männern als Aphrodisiacum und fördern bei Frauen die Konzeption. Cola ist ein zuverlässiges Anregungsmittel bei Ermüdung und Abgespanntheit, sehr ähnlich dem Kaffee. Medizinisch verwendet man Cola bei Migräne, gegen Erbrechen, Seekrankheit, Diarrhoen, als allgemein stimulierendes Mittel, als Herztonikum und Diureticum. Zur Stimulierung der Sexualsphäre wurde es ebenfalls empfohlen (HAGER, MADAUS, BROCKHAUS).

Dosierung

Übliche Dosis. $^1/_2$—1 Teelöffel voll des Fluidextraktes (ROST-KLEMPERER). 1—3 Tabletten nach Bedarf (die „Teep"-Zubereitung ist auf 50% Pflanzensubstanz eingestellt, d. h. eine Tablette enthält 0,125 g Sem. Colae).
Maximaldosis. Nicht festgesetzt.
Rezepte. Vinum Colae forte (F. M. GERM).
Rp.: Extr. Colae fluid. 22,5, Vini malacensis ad 150,0. D.s.: 1—2 Likörgläschen voll täglich trinken[1].
Der Extrakt muß aus stabilisierten Colanüssen hergestellt werden.

f) Avena sativa (Hafer)

Der Hafer spielt als Nahrungsmittel in der Krankenbehandlung eine besondere Rolle. Haferschleimsuppen werden gern gegeben für Rekonvaleszenten nach schweren Erkrankungen, bei Appetitlosigkeit, bei Diarrhoen, besonders der kleinen Kinder. Die Tinktur aus dem grünen Hafer wird angewandt als gutes Tonicum bei allgemeinen Erschöpfungszuständen. Neben anderen Indikationen wird bei MADAUS auch sexuelle Neurasthenie und Impotenz genannt.

g) Phosphor

Wenn man sich von ihm überhaupt eine aphrodisische Wirkung versprach, dann wohl auf dem Wege der allgemeinen Stimulierung.

Beim Literaturstudium der Aphrodisiaca findet man immer wieder Autoren (BERGER, MADAUS u. a.), welche die Meinung vertreten, Phosphor sei in den verschiedensten Formen, z. B. als Acidum phosphoricum, Calcium glycerophosphoricum und Kalium phosphoricum, als gutes Wechselmittel und anstatt anderer Aphrodisiaca zu gebrauchen.

---

[1] Die Verwendung von *Cola* z. B. in Schokoladen oder Getränken ist allgemein bekannt.

Tatsächlich haben Phosphatgaben bei Erwachsenen keinerlei Einfluß auf die Sexual- oder andere Organfunktionen. Die Glycerinphosphorsäure, ein Spaltprodukt des Lecithins, hat man wegen eines vermuteten günstigen Einflusses auf die Ernährung des Nervensystems bei Neurasthenie und Lungentuberkulose verwendet. POULSSON vertritt nicht allein die Meinung: „Es gibt keinen Grund für die Annahme irgendeiner nützlichen Wirkung, abgesehen von der Suggestion."

4. Drogen mit vorwiegend zentral erregender bzw. enthemmender Wirkung

REKO schreibt über den Gebrauch bestimmter Präparate und Drogen als Aphrodisiaca wie folgt: „Vielen Substanzen aus dem Pflanzenreiche, besonders den im ersten Stadium ihrer Wirkung erregenden und berauschenden, kann dagegen ein gewisser Wert in dieser Hinsicht nicht abgesprochen werden, solange die Tätigkeit der Hemmungszentren sozusagen ausgeschaltet, die Tätigkeit der automatischen Zentren dagegen gesteigert ist. Dasselbe gilt von den Nervina überhaupt, z. B. Chinin, Strychnin, Morphin, Cocain und den Drogen, aus denen diese Mittel gewonnen werden, welche ohne von spezifischem Einfluß auf die Zeugungskraft zu sein, indirekt erregend wirken können. Der längere Gebrauch ist allerdings nicht ohne Gefahren, welche sich aus der sonstigen Wirkung des Mittels ergeben."

a) Pervitin (Phenylisopropylmethylamin, ein Weckamin)

Chemisch ist es dem Ephedrin nahe verwandt. Pervitin wirkt peripher sympathicomimetisch und fördert die Abgabe von Adrenalin. Es führt zur Vasoconstriction und somit zur Blutdrucksteigerung. Die Hauptwirkung des Pervitins ist die zentrale. Die Stammganglien werden angeregt, das Schlafbedürfnis verringert, starke Ermüdung beseitigt. Die Großhirnrinde wird angeregt, es tritt eine mäßige Euphorie ein, durch die gewisse Hemmungen beseitigt werden. Die körperliche und geistige Leistungsfähigkeit steigt, da die Assoziationen rascher ablaufen.

Toxische Erscheinungen bei Überdosierung sind: Übelkeit, Erbrechen, Schweißausbruch, Tachykardie, Arrhythmien u. a. Dosierung: 0,003 g.

Angewandt wird Pervitin bei Folgezuständen der Encephalitis, bei Narkolepsie, evtl. bei starker Übermüdung und als Weckamin bei Vergiftungen.

Es handelt sich also beim Pervitin um ein stark wirkendes zentrales Stimulans. Zur Therapie der psychogenen Impotenz ist es wiederholt empfohlen worden, doch ist hier wie überhaupt bei der Anwendung dieses Mittels wegen der Gewöhnung und Suchtgefahr größte Vorsicht am Platze.

Therapeutische Erfahrungen sprechen allerdings dafür, daß Pervitin bei Potenzstörungen sehr effektvoll sein kann. Die Wirkung ist sicher durch die zentrale Enthemmung und Anregung genügend erklärt. Wenn man die Droge zur Therapie mit heranzieht, empfiehlt es sich, den Patienten nicht über die Art des Medikamentes, das er erhält, und den Namen zu orientieren. Auf diese Weise arbeitet man der Suchtgefahr am besten entgegen und kann im geeigneten Fall doch auf die Droge zurückgreifen (BORELLI).

b) Benzedrin (Phenylisopropylamin)

Das Benzedrin ist dem Pervitin praktisch gleichzusetzen. Beide Mittel unterliegen dem Opiumgesetz (POULSSON, EICHHOLTZ).

c) Cocain (Methyl-Benzoylester des Ekgonins)

Cocain ist das Hauptalkaloid aus den Blättern des in Südamerika wachsenden Cocastrauches. Die Blätter werden von den Eingeborenen wegen der leistungssteigernden, Ermüdung und Hunger beseitigenden Wirkung gekaut. Innerlich erstmalig genommen oder geschnupft, regt es in kleinen Dosen die Großhirnrinde an und bewirkt Heiterkeit, Abnahme des Schlaf- und Nahrungsbedürfnisses, das Gefühl von Leichtigkeit und erhöhter Arbeitsfähigkeit. Häufigere und größere Dosen führen zu einer Euphorie, die sich zum Cocainrausch steigert. Der Rausch verlangt Wiederholung, so daß die Cocainsucht entsteht, die schließlich zum völligen körperlichen und geistigen Verfall führt (POULSSON, EICHHOLTZ).

Ausdrücklich als Aphrodisiacum wurde vom Cocain eigentlich nie Gebrauch gemacht. Man sah bei Cocainberauschten häufig allerdings erotische Erregungszustände, die als Zeichen der allgemeinen Enthemmung und Euphorie zu werten sind. Deshalb soll das Cocain wenigstens erwähnt werden. Der Kokainismus war bei uns in der Zeit um den ersten Weltkrieg eine Modesucht, wie etwa heute die Pervitinsucht. Einem Mißbrauch ist heute durch das Opiumgesetz weitgehend vorgebeugt, so daß man bei uns die Cocainsucht praktisch nicht mehr zu sehen bekommt.

Die bis jetzt besprochenen Mittel der Gruppe IV haben einen zentral stark anregenden Charakter. Es folgen nun einige zentral dämpfende Mittel, die ebenfalls zu einer allgemeinen Enthemmung führen und deshalb bisweilen ebenfalls den Ruf genießen, das Sexualleben anzuregen.

d) Opium

Opium, der eingetrocknete Milchsaft des Schlafmohns (Papaver somniferum), enthält etwa 25 verschiedene Alkaloide, darunter 5—15% Morphin, 1,5—12,5% Narcophin, 0,5—3% Codein, 0,1—0,5% Papaverin, 0,3% Thebain und 0,2% Narcein.

Opium zählt seit alters her zu den wichtigsten Heilmitteln und wird wie sein wirksamer Bestandteil, das Morphin, dem es in der Wirkung gleicht, angewandt.

e) Morphin

Morphin wird, meist in Form von Morphin. hydrochloricum angewandt, vom Verdauungskanal und vom subcutanen Gewebe rasch und restlos resorbiert. Der größte Teil wird über die Niere in gebundener Form ausgeschieden. Durch die übliche Dosis von 0,01—0,02 g lassen sich Schmerzempfindung, Unlustgefühle, Hunger und Müdigkeit herabsetzen oder aufheben, es tritt bei solchen Dosen eine mäßige Euphorie ein. Schlaf- und Bewußtlosigkeit werden durch Mengen von 0,05—0,1 g ausgelöst.

Morphin dämpft die Erregbarkeit des Atemzentrums, verengt die Pupillen, erzeugt Appetitlosigkeit und Darmatonie bis zur Obstipation.

Bei Gewöhnung werden zunehmend größere Dosen benötigt, um eine bestimmte, vor allem euphorische Wirkung zu erzielen, so daß die Morphiumsucht, der Morphinismus, entsteht, der ebenso wie der Kokainismus, zum völligen körperlichen und geistigen Verfall führt. Der plötzliche Entzug des Morphins führt dann zu Abstinenzerscheinungen mit Erregungs- und Angstzuständen, Schlaflosigkeit, Depressionen, Übelkeit, Erbrechen, Durchfällen und starkem Schweiß- und Speichelfluß.

MARCUSE erwähnt in Kapitel Aphrodisiaca über Opium und Morphin folgendes: „Es ist bekannt, daß Opiophagen eine erhebliche Steigerung der geschlechtlichen Funktionen *in der ersten Zeit des Opiumgebrauchs erfahren*. Während des

Opiumrausches tauchen wollüstige Bilder auf, bis zu außerordentlichen sexuellen Phantasieerlebnissen. Ähnlich ist es mit dem Morphium, wo man nach mehrwöchigem Gebrauch von 0,03—0,06 g pro die, eine erhöhte geschlechtliche Erregbarkeit beobachtete." Diese Wirkungen lassen sich leicht durch die allgemeine Enthemmung und Euphorie, wie sie bei allen Mitteln dieser Gruppe auftreten, verstehen. Daß Opium in dieser Richtung noch wirksamer ist als Morphium, erklärt sich aus dem reichen Gehalt an weiteren Alkaloiden.

Opium und Morphin als Aphrodisiaca heranzuziehen, ist abzulehnen, weil man dabei ein zu großes Risiko der Suchtentstehung eingeht.

f) Preludin, Ritalin

Im Rahmen der als Aphrodisiaca verwendbaren Medikamente sind auf Grund eigener Erfahrungen auch Preludin (2-Phenyl-3-methyl-tetrahydro-1,4-oxazinhydrochlorid) (Boehringer Ingelheim) und Ritalin (Hydrochlorid des α-Phenyl-(α-Piperidyl)-essigsäuremethyl-esters) (Ciba) zu nennen. Diese Drogen wirken zweifellos infolge ihrer zentralen Stimulation. Sie haben eine allgemeine Anregung und leichte Enthemmung zur Folge und ähneln somit etwas dem Pervitin in ihrem Effekt. Da man 2mal täglich 5 mg = $^1/_2$ Tablette, gegebenenfalls 2mal täglich 10 mg = 1 Tablette ohne Beachtung besonderer Rezeptformalitäten verordnen kann, wird man in geeigneten Fällen daher von diesen Präparaten eher Gebrauch machen als von Pervitin. Es wird 2mal täglich $^1/_2$ Tablette (= 5 mg) oder abends $^1/_2$—1 Tablette (5—10 mg) verabfolgt. Es ist natürlich zu berücksichtigen, daß die berichtete Förderung der Libido und Potenz wahrscheinlich nicht eine echte Zunahme darstellt, sondern nur eine Folge des Weckeffektes darstellt, durch den bei vorhandener Libido die sexuelle Ansprechbarkeit vergrößert wird.

g) Die Nachtschattengewächse (Solanaceen)

Sie liefern einige der ältesten Drogen: *Tollkirsche* (Atropa belladonna), *Bilsenkraut* (Hyoscyamus niger), *Stechapfel* (Datura stramonium), *Alraune* (Mandragora officinalis) und *Toloachi* (Datura tatula), eine, im Gegensatz zu den vorherigen, bei uns unbekannte Droge.

Alle diese Pflanzen enthalten als wirksame Stoffe die Basen Atropin, Hyoscyamin und Scopolamin, und zwar in allen ihren Teilen, wenn auch in sehr wechselnden Mengen. Sie dienen vereinzelt noch heute zur Atropingewinnung. Sie sind medizinisch kaum als Aphrodisiaca angewandt worden und als solche nach Eichholtz, Poulsson und Reko auch völlig ungeeignet.

Durch gelegentliche Vergiftung mit diesen Pflanzen werden besonders Kinder beim Beerensuchen oder Spielen betroffen. Dabei zeigt sich neben der Hauptwirkung der Atropingruppe, nämlich der Lähmung des Parasympathicus, noch ein zweiter wichtiger pharmakologischer Angriffspunkt. Die oben genannten Drogen wirken je nach Dosierung erregend oder lähmend auf das Zentralnervensystem. Bei Kindern und Erwachsenen treten eigentümliche Erregungszustände mit schweren Sinnestäuschungen auf. Die Betroffenen sind leicht eigener oder fremder Suggestion zugänglich, sie glauben z. B. mit Geistern oder Gespenstern zu verkehren oder meinen, daß sie in Tiere verwandelt sind. Es ist daher begreiflich, daß diese Drogen schon in ältester Zeit als Rauschmittel benützt worden sind.

Es ist nicht eindeutig geklärt, ob die Ablehnung von Eichholtz, Reko, Poulsson, Drogen dieser Gruppe als Aphrodisiaca zu bezeichnen, tatsächlich so berechtigt ist. Es gibt Männer, die berichten, nach Atropingabe langdauernde

Erektionen gehabt zu haben. Das erscheint dem Autor durchaus denkbar, zumal er selbst mitunter therapeutisch eine deutliche Wirksamkeit beobachten konnte.

Die *Alraune, Mandragora* oder Galgenwurz spielte in dieser Beziehung eine große Rolle. Aus dem „Papyrus Ebers", der angeblich aus dem zweiten Jahrtausend v. Chr. stammt, geht hervor, daß bereits damals die Wurzel der Mandragora als betäubendes Rauschmittel bekannt war. Pythagoras (etwa 582—507 v. Chr.) soll die Welt des Aberglaubens mit der Entdeckung der Menschenähnlichkeit der Mandragorawurzel beglückt haben; er gab ihr den Namen „Anthropomorphon", die Menschenförmige. Er soll es auch gewesen sein, der ihre magische und medizinische Verwendungsmöglichkeit im Orient und in Griechenland bekannt gemacht hat. Man verwandte sie damals zu schweren Operationen, indem man ihrer Wurzelrinde süßen Wein beimischte und mit diesem Trank die zu Operierenden in tiefen Schlaf versetzte.

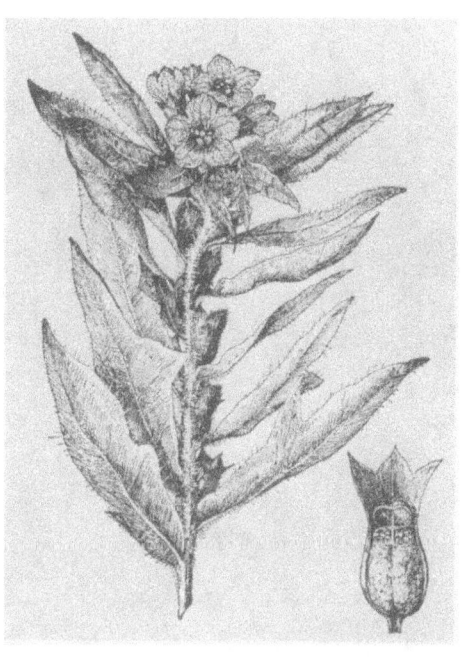

Abb. 4. Bilsenkraut — Hyoscyamus niger — Solanaceae. Pflanze mit Blüten und Fruchtkapsel

Im frühen Mittelalter galt die Mandragora fast als Allheilmittel für die Verleihung ewiger Jugendkraft. Der Aberglaube bemächtigte sich ihrer bald immer mehr. Hexen und Hexenmeister gaben vor, sie unter dem Galgen Gehenkter auszugraben. So wurde die Mandragora unter dem Namen „Galgenwurz" zur Zauberpflanze. Man stutzte die Wurzeln menschenähnlich zurecht und redete sie den Frauen als Talisman gegen Unfruchtbarkeit auf. In Liebestränken wurde sie ebenfalls häufig benutzt.

Tatsächlich können durch Mandragora Erregungszustände hervorgerufen werden, die sich bis zur richtigen Exzitation steigern können. Auch Zustände sexueller Raserei seien gesehen worden. Die Ansprechbarkeit auf Mandragora scheint analog dem Atropin sehr verschieden zu sein, so daß größere Dosen bei dem einen Exzitation, bei dem anderen aber schon tiefes Koma auszulösen vermögen. Die übrigen Geschwister der Mandragora aus der Familie der Nachtschattengewächse sind ebenso gerne als Rauschmittel und Aphrodisiaca verwendet worden.

Das genauso giftige *Bilsenkraut*, Hyoscyamus niger (Abb. 4) gaben schon die Bordellbesitzer im alten Rom ihren Dirnen, um sie in den Zustand der sexuellen Raserei zu versetzen. Aus dem Bilsenkraut wurden Hexensalben[1] bereitet, die man sich z. T. rectal beibrachte, außerdem verwandte man das Bilsenkraut zur Herstellung von Liebestränken.

---

[1] Die angeblichen Erlebnisse der mittelalterlichen Hexen, z. B. der Ritt auf dem Besen durch die Luft, die Zusammenkunft mit dem Teufel und dergleichen mehr werden heute vielfach als die Folge von Rauschzuständen und Rauschphantasien aufgefaßt, die nach Einreibung der Hexensalben bei den betreffenden Frauen auftraten. Sexuelle Inhalte spielen in diesen Phantasien eine überragende Rolle.

Der *Stechapfel* (Datura stramonium) (s. Abb. 5) und die *Tollkirsche* (Atropa belladonna) sind ihren bisher genannten Geschwistern in Wirkung und Anwendung sehr ähnlich.

Als Abschluß zum Kapitel Nachtschattengewächse sei nach REKO eine ausführliche Mitteilung über ein in Lateinamerika beim Volk beliebtes, ebenfalls aus dieser Pflanzenfamilie stammendes Rauschmittel gegeben. Ich bringe diesen Bericht, weil er die volkstümliche Verwendung eines Nachtschattengewächses als Aphrodisiacum gut veranschaulicht und die toxischen Erscheinungen denen

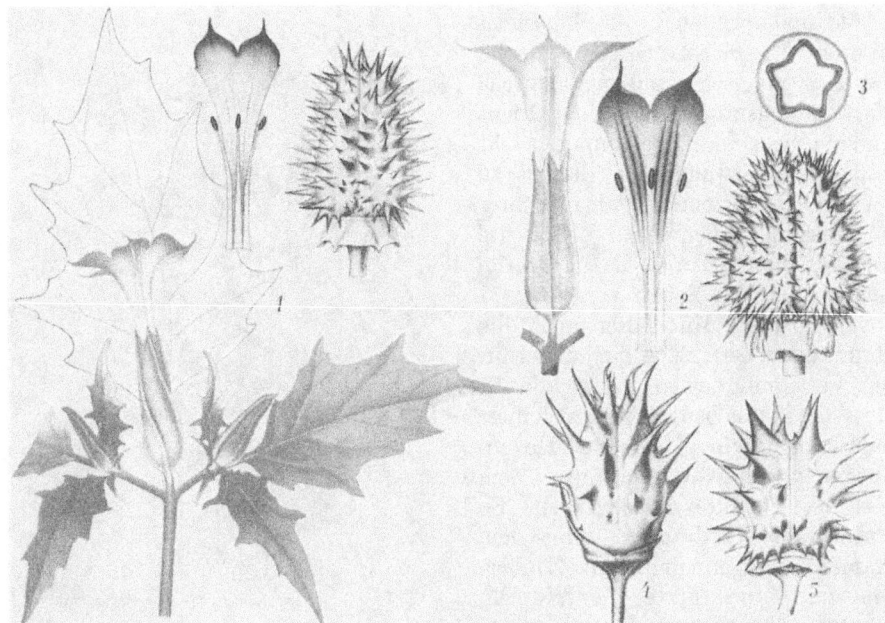

Abb. 5. Verschiedene Datura-Rassen. *1* Datura Bernhardi Lundstr. *2* Datura Tatula L. *3* Datura Ceratocaula Ortega. *4* Datura quercifolia Humb. u. Bonpl. *5* Datura Ferox L. (nach V. BECHER WITTROCK). Datura tatula unterscheidet sich von Datura stramonium nur durch den Anthocyngehalt. Anthocyn färbt die Stengel purpurrot und die Blüten blaßviolett. Datura tatula wird botanisch allgemein nur als Rasse von Datura stramonium angesehen, nicht als eigene Art

anderer Nachtschattengewächse sehr ähnlich sind. Es handelt sich um *Datura tatula*, *Toloachi* (s. Abb. 5) genannt. Von dieser Pflanze behauptet man in ihrer Heimat, daß ihr Genuß innerhalb kurzer Zeit irrsinnig mache. Sie spielt im Inventar der indianischen Zauberei und Wurzelhändler eine bedeutende Rolle.

Ihre Blätter werden mit Vorliebe von Asthmatikern geraucht. Diese mögen als erste die Beobachtung gemacht haben, daß der nach dem Rauchen derartiger Zigaretten sich einstellende Schlaf von stark sexuell betonten Träumen begleitet ist.

Leute, die unter Toloachiwirkung stehen, machen sich durch ihre harmlose Vielgeschäftigkeit, ihre närrischen Einfälle und ihr kindisch-läppisches Wesen bemerkbar. Auf dieses Stadium der Unruhe folgt ein tiefer, meist von Träumen sexuellen Inhalts begleiteter Schlaf, die Hauptsache, weshalb dem Toloachigenusse in seiner Heimat überhaupt gefrönt wird. Am nächsten Tag leiden die Leute unter einem grausamen Katzenjammer und allgemeiner Schwäche, sowie Tremor und unerträglichem Asthma. Oft kommt es in dieser Katerstimmung und im halbwachen Zustande zu lebhaften Visionen, die als erste Zeichen schwerer psychischer Veränderung zu werten sind.

Die aphrodisierende Wirkung des Toloachi, die offenkundig vorhanden ist, ist sicherlich nicht so mächtig, wie das Volk annimmt. Es scheint viel eher die Willensschwäche und Willenlosigkeit, in der sich die Berauschten befinden und in der sie einem sexuell aggressiven, unberauschten Partner keinen Widerstand leisten, als Entgegenkommen aufgefaßt zu werden[1].

Aber im Volke von Mexiko und Texas ist nun einmal der Glaube tief eingewurzelt, daß Toloachigenuß unerhörte sinnliche Genüsse ermögliche, und so benutzen ihn Männer und Frauen unter der Bauernbevölkerung, um den Partner oder die Partnerin sexuell aufzustacheln oder sie gefügig zu machen.

Wiederholter Genuß von Toloachi führt zu einer Art chronischen Rauschzustandes. Später tritt eine leichte, aber anhaltende Verblödung ein, die sich zunächst in einer gewissen Schwerhörigkeit, in einem erst nach längerer Pause erfolgenden Erfassen des Gesagten, in Unwilligkeit und Reizbarkeit, schließlich aber in vollkommener Apathie gegen die Mitwelt manifestiert.

h) Haschisch, Marihuana (Cannabis Indica, indischer Hanf)

Es ist ein in Indien und im Orient verbreitetes, aus dem dort heimischen Hanf hergestelltes Rauschmittel, das noch viele andere Namen führt. Die zahlreichen Drüsen der weiblichen Blütenstände des indischen Hanfs sondern eine klebrige, harzartige Masse ab, die eine narkotische Substanz, das Cannabinol, $C_{21}H_{30}O_2$, enthält. Es handelt sich um eine cyclische Verbindung mit einer Phenolgruppe, oder um ein teilweise hydriertes Derivat davon.

Es wird entweder als gepulvertes Kraut, das mit Gummi- oder Zucker zu einer festen Masse geformt wird, oder als Extrakt eingenommen. Am häufigsten wird es in Pfeifen geraucht oder mit Kaffee getrunken. Die Mohammedaner, deren Religion den Weingenuß verbietet, schätzen deshalb den Haschischgenuß sehr.

Die Wirkung besteht in einem angenehmen, traumartigen Rauschzustand, Licht- und Farbenvisionen, Illusionen und dem Verlust des Zeitgefühls. Mäßiger Genuß soll keine schädlichen Folgen hinterlassen. Gesteigerter und chronischer Genuß dagegen führt zur Sucht, später zu körperlichem und geistigem Verfall und zu sexueller Hemmungslosigkeit (POULSSON, BROCKHAUS, MADAUS, F. R. LEHMANN).

i) Knabenkraut (Orchis mascula), Akelei und Schwertlilie (Iris)

werden in der Potenzmittelreihe ebenfalls genannt.

Knabenkraut. In den Knollen der Orchideen soll man schon in alter Zeit ein Mittel zur Stärkung der Potenz gesehen haben. Aus den Wurzelknollen gewinnt man nach HERTWIG den Salep, der mit Wasser gekocht einen Schleim gibt und zur Stärkung verwendet wird. Auch dem Kalkgehalt wird Bedeutung zugesprochen. Das Präparat wird im Orient mit Honig als Morgentrunk verabreicht.

Iris versicolor wirkt als Purgans und Diureticum, auch als Cholagogum. Nach MADAUS wurden in der Schwertlilie geringe Mengen Eiweiß von starker Giftigkeit gefunden. Einige Autoren nennen als Bestandteil ein Alkaloid Iridin, das sich in Versuchen an Hunden als Leberstimulans mit Einfluß auf die Intestinaldrüsen erwiesen habe und stärker abführt. Das Vorhandensein von Iridin wird von anderer Seite bestritten. Es werden ätherisches Öl, Isophthalsäure, Harz und tanninartige Körper beschrieben. — Die sexualanregende Wirkung, soweit existent, dürfte durch den diuretischen und abführenden Effekt zu erklären sein.

---

[1] Das dürfte aber vorwiegend für das weibliche Geschlecht Gültigkeit haben.

5. Drogen mit anaphrodisierender Wirkung, die durch die Homöopathie Verwendung als Aphrodisiaca finden

a) Hopfen (Humulus lupulus)

Der Hopfen wird schon seit dem späteren Mittelalter medizinisch verwandt. Zur Anwendung kommen die Drüsenhaare, die beim Ausklopfen oder Dreschen der Fruchtzapfen als gelbes Pulver, genannt Lupulin, ausfallen. Es enthält ätherische Öle und kristallinische Bitterstoffe.

Der indische Hanf und der Hopfen sind verwandt. Beide Pflanzen gehören der Gruppe der Moraceen an. Bei MADAUS findet man die Angaben zahlreicher Autoren, die dem Hopfen die unglaublichsten Wirkungen zuschreiben. Am stärksten betont wird seine sedative und anaphrodisische Wirkung, weshalb er von der Homöopathie zur Behandlung der Impotenz empfohlen wird. POULSSON dagegen schreibt: „Versuche mit kolossalen Dosen zeigten bei gesunden Menschen keine Wirkung, und die schläfrig machende Eigenschaft des Bieres ist dem Alkoholgehalt zuzuschreiben." Es steht jedoch außer Zweifel, daß Biergenuß in großen Mengen zu einer gewissen sexuellen Hemmungslosigkeit anregt. Dieser Effekt dürfte auf die alkoholische Enthemmung, die Anregung der Diurese und den Reiz der gefüllten Blase, vielleicht aber auch auf eine spezifische Hopfen-Wirkung zurückzuführen sein.

b) Vitex agnus castus (Mönchspfeffer, Keuschlamm oder Abrahamsstrauch)

Das ist ein im Mittelmeergebiet und in Asien beheimateter Strauch. Bereits der Name deutet Beziehungen zur Sexualsphäre an. Schon im Altertum fand die Pflanze Verwendung bei Störungen der Genitalsphäre der Frau. Nach Untersuchungen von MADAUS soll es Corpus luteum-ähnliche Wirkung besitzen. Die bei Tieren beobachtete verzögernde Einwirkung auf den Oestrus habe sich analog diesem Geschehen bei Frauen bestätigt gefunden. Agnus castus wird noch heute bei Blutstörungen infolge Gelbkörperinsuffizienz und zur Steigerung der Stillleistung verordnet. Außerdem gilt es als Anaphrodisiacum, weshalb wiederum die Homöopathie von diesem Mittel bei Erschlaffung des Sexualapparates Gebrauch machte.

c) Caladium seguinum (Schierlings-Caladium oder Schweigrohr)

Diese Pflanze ist heimisch im tropischen Südamerika. Den Eingeborenen soll der Einfluß von Caladium seguinum auf die Geschlechtssphäre seit langer Zeit bekannt sein. Aus Rache oder Haß versuchten sie ihren Feinden größere Mengen davon beizubringen, um ein Erlöschen der Potenz hervorzurufen.

Man verwandte Caladium seguinum als gutes Mittel bei Pruritus vulvae, da es stark beruhigend auf das Sexualsystem wirken sollte. Auf homöopathischer Basis wurde es bei geschwächter Potenz mit mangelhafter Erektion und Infertilität sowie Frigidität angewandt. Im frischen Zustand ist Caladium seguinum sehr giftig und verursacht heftige Schleimhautentzündungen, auf der Haut das Gefühl der Verbrennung und Schwellung.

Giftige Alkaloide, Glykoside oder Bitterstoffe fehlen; die wirksame Substanz ist unbekannt (MADAUS).

d) Nuphar luteum (die gelbe Teichrose)

Sie hat ihre Heimat in Europa und kommt außerdem im Orient, in Persien, Zentralasien und in Sibirien vor. Die aphrodisische Wirkung dieser Pflanze ist ebenfalls seit langem bekannt.

Die Blüten enthalten ein Digitalis-ähnliches Glykosid, ebenso wie die Blüten von Nymphea alba. Ferner ist in beiden Pflanzen die gleiche großhirnlähmende Substanz gefunden worden. Diarrhoe, Kopfschmerzen und Impotenz sind die Hauptindikationen der homöopathischen Schule (MADAUS).

In der Türkei destilliert man die duftenden Blumen von Nuphar luteum zur Gewinnung eines angenehmen, kühlenden Getränkes (HEGI).

Damit sei die Reihe der Anaphrodisiaca beschlossen.

Es gibt noch eine Unzahl anderer Drogen, die als Aphrodisiaca oder Anaphrodisiaca mit aphrodisierender Wirkung bei homöopathischer Rezeptur verwendet werden. Zumeist handelt es sich jedoch um Angaben, die bisher ernsthafter Kritik nicht standhalten.

6. Handelsübliche Präparate und Kombinationspräparate mit aphrodisierender Wirkung[1]

Auf den bisher genannten Pflanzen und Drogen beruht eine Reihe pharmazeutischer Präparate, die heute in Deutschland im Handel erhältlich sind und ihrer Wirksamkeit nach entsprechend in die Serie der Aphrodisiaca einzureihen sind.

a) Das **Yohimbin** ist als *Yohimbin-Spiegel* (Kali-Chemie A.G. und Buchler) erhältlich. Es handelt sich um ein standardisiertes Präparat von reinem Yohimbin. hydrochlor. in Tabletten zu 5 mg und Ampullen zu 10 mg. Man pflegt die Tabletten in steigender Dosierung über längere Zeit zu verabfolgen. Die Behandlung kann sich auch auf die alleinige Gabe von Injektionen, 2mal wöchentlich oder täglich, erstrecken. Meist wird man jedoch orale und parenterale Therapie kombinieren.

b) Im **Tonaton** (Luitpold-Werk) liegt ein sehr gutes Aphrodisiacum vor. Es ist ein Kombinationspräparat von Yohimbin und Strychnin zusammen mit einem Atropinabkömmling und Ephedrin.

Mit diesem Mittel läßt sich eine Stimulierung der Sexualsphäre erzielen. Die Nebenwirkungen des Yohimbin werden weitgehend durch die oben angeführten Beigaben ausgeschaltet, so daß dieses Präparat — zwar vorsichtig, aber oft besser als das reine Yohimbin — auch bei Hypotonikern angewandt werden kann. Weitere Indikationen sind Blasenatonie, Ermüdungszustände, Depressionen und Föhnbeschwerden. Die normale Dosierung liegt bei 3mal 1—4 Dragees täglich, kann jedoch individuell variiert werden. Eine Normaldosis, 4 Dragees, enthält: Extractum Corticis Yohimbe 0,025 (standardisiert), Extractum Seminins Ignatii 0,012 (standardisiert), Tropinphenyloxypropionsäureestermethylnitrat 0,0003, Phenylmethylaminopropanol = Ephedrin 0,0033, Pulvis Labiat. und Natrium biphosphoricum.

c) **Testifortan** (Promonta) ist ein Gesamtextrakt aus tierischem Hoden, kombiniert mit geringen Dosen von Yohimbinhydrochlorid als Adjuvans; 1 Ampulle zu 1 cm^3 enthält Testisextrakt entsprechend 4,0 g Frischdrüse und 1 mg Yohimbinhydrochlorid; 1 Dragee zu 0,5 g enthält Testisextrakt entsprechend 1,3 g Frischdrüse und 0,4 mg Yohimbinhydrochlorid und kann infolge dieser Zusammensetzung als Anregungsmittel bezeichnet werden.

d) **Testigarant** (Hormon-Chemie) ist ein reines Hormonpräparat. Es enthält die Wirkstoffe der männlichen Keimdrüse, ergänzt mit Gesamtextrakt aus Ovar, Prostata und Nebennierenrinde, 1 Suppositorium entspricht im biologischen Test 15 Hahnenkammeinheiten.

Bislang existierte noch ein Präparat *Suppovir-forte*, dem zusätzlich eine geringe Menge Yohimbin beigemengt war.

---

[1] Soweit im Text bisher noch nicht erwähnt.

e) Daß der örtlichen Durchblutungsvermehrung eine nicht unwesentliche Bedeutung beigemessen werden darf, erhellt im übrigen auch die Erfahrung, daß lokale Applikation von leicht hyperämisierenden Suppositorien, wie Ichthoestren (Ichthyol) oder Ichthobellol bzw. Ichthobellol comp.[1] oder äußerliches Einstreichen des Membrum virile und der Glans penis mit (der an sich für einen ganz anderen Indikationsbereich eingeführten) Fungichthol-Salbe durchaus aphrodisierend wirken kann.

Auf diesen Erfahrungen basiert das sehr wirksame Präparat *Ichthohimbin* (Suppositorien). Diese Zäpfchen sind in ihrer speziellen Zusammensetzung (Yohimbin, Ichthyol, Extr. Belladonnae und Zusätze) sehr gut verträglich. Sie eignen sich für die Behandlung der Impotentia coeundi und der Ejaculatio praecox, vielfach auch der Ejaculations- und Orgasmus-Störungen. Auf dem Wege über die lokale Einwirkung auf die örtliche Durchblutung wird die Libido positiv beeinflußt. Die Verordnung zeigt dementsprechend auch bei psychogen beeinträchtigten Potenzstörungen günstige Auswirkung. (S.: Jeden oder jeden zweiten Abend vor dem Schlafengehen ein Zäpfchen. — Kurdauer: 6 Wochen. Nach 6wöchigem Intervall beliebige Wiederholungen im gleichen Turnus.)

Suppositorien zeitigen oftmals sehr gute therapeutische Erfolge. Es ist denkbar, daß abgesehen von der reinen Medikamentwirkung, die nach Aufnahme durch die Darmschleimhaut eintreten soll, eine lokale Irritation im Ano-Genitalbereich die sexuellen Tendenzen und Fähigkeiten fördert. Diese Annahme findet eine Stütze darin, daß Suppositorien mit Yohimbin sehr oft auch in den Fällen wirksam waren, in denen das einfache Hormonzäpfchen noch keinen Effekt gezeigt hatte. Im übrigen macht man ärztlicherseits von der Möglichkeit einer Durchblutungsförderung im Genitalbereich mittels physikalischer Maßnahmen (Heizkissen, Arzberger-Gerät, Bädertherapie und Massage) Gebrauch und erzielt auf diesem Wege ebenfalls mitunter gute Resultate.

f) **Sanursex** ist ein Roborans mit ebenfalls leicht anregender Wirkung. Es enthält als Aphrodisiaca Muira puama. Außerdem sind Vitamin A, B_1, C, D_2, E, Hypophyse p.a., Testosteron, Calcium, Mangan, Eisen, Natrium, Lecithin, Glutaminsäure darin enthalten, so daß die roborierende Absicht im Vordergrund steht.

g) **Okasa** (masc.) besteht aus Vitamin A, B_1, C, D_2, E, Hodenextrakt, Diencephalon, Hefeextrakt, Lecithalbumin, Calciumcitrat, Calciumphosphat, Kaliumphosphat, Magnesiumphosphat, Eisenphosphat und Spurenelementen. Das Medikament dient somit in erster Linie seiner Zusammensetzung nach als Stärkungsmittel. Es ist ebenfalls kein Aphrodisiacum im engeren Sinne, sondern ein Roborans[2].

7. Zusammenfassung

Es wird eine Übersicht über die Drogen und Medikamente im Altertum und in der Gegenwart vermittelt, denen eine aphrodisierende Wirkung zugeschrieben wurde bzw. wird. In vielen Fällen dürfte die Erwartung und der psychische Einfluß allein die angegebenen Wirkungen zur Folge gehabt haben. Eine Reihe von Aphrodisiaca greift am nervalen Geschehen und der örtlichen Durchblutung im Genitalbereich an und fördert somit bei grundsätzlich vorhandener Libido die sexuelle Ansprechbarkeit und Fähigkeit, rückwirkend vielleicht auch wieder die Libido. Andere Drogen haben diuretischen und das Urogenitalsystem reizenden Effekt, oder sie wirken allgemein tonisierend oder zentral-erregend bzw.

---

[1] Mit Ichthobellol und Ichthobellol-comp.-Supp., z.B. abends 1 Supp. durch 6 Wochen, ließen sich vielfach bei Erektionsstörungen sehr gute Therapieerfolge erzielen.

[2] Diese Aufstellung ist in keiner Hinsicht vollständig und verfolgt ausschließlich die Absicht, andeutungsweise einen Anhalt über die präparativen Möglichkeiten zu bieten.

zentral-enthemmend. Eine Gruppe von Anaphrodisiaca hat infolge der Homöopathie-Lehre Aufnahme in die Gruppe der Mittel gefunden, denen ein Einfluß auf die Sexualsphäre zugesprochen wird.

Die Voraussetzung für den positiven Effekt, auch der wirksamen Aphrodisiaca, stellt die positive seelische Grundeinstellung zum Sexualgeschehen dar. Es kann als unmöglich angesehen werden, einen im tiefsten seelischen Bereich asexuell eingestellten Mann — soweit so etwas denkbar ist — durch Aphrodisiaca sexuell anzuregen bzw. einen Menschen durch derartige Medikamente gegen seinen Willen zum Sexualverkehr zu veranlassen. — Bei vorhandener positiver psychischer Basis ist es jedoch möglich, unter Einsatz von Aphrodisiaca in Kombination mit den anderen zur Verfügung stehenden Sexualtherapeutica bei männlichen Sexualstörungen gute Erfolge zu erzielen und den unter ihrem Zustand zumeist selbst sehr leidenden Patienten eine für ihr weiteres Leben sehr wesentliche ärztliche Hilfe zu bringen. Mitunter wird es sogar möglich sein, mit derartigen Medikamenten Sexualstörungen beim weiblichen Geschlecht zu beeinflussen.

Literatur

ARCHETTI, I., u. B. BABUDIERI: Aphrodisiaca und Geschlechtshormonfunktion. Naunyn-Schmiedeberg's Arch. exp. Path. Pharmak. **200**, 203 (1942).
BERGER, H.: Weitere therapeutische Erfahrungen über Yohimbin. Münch. med. Wschr. **49**, 86 (1902). — BERGLER, E.: Some recurrent misconceptions concerning impotence. Zbl. Haut- u. Geschl.-Kr. **66**, 712 (1941). — BORELLI, S.: Störungen der männlichen Geschlechtsfunktion, Vortrag aus der 9. Vortragsreihe der ,,Augsburger Fortbildungstage für praktische Medizin". — Diagnose und Therapie der venerischen und nicht-venerischen Genitalerkrankungen einschließlich der Sexualstörungen. Vorlesung aus dem Winterhalbjahr 1956/57 an der Universität München. — BRECHER-WITTROCK, V.: Acta Horti berg. (Stockh.) **5**, (1914). — *Brockhaus, der Große*: Wiesbaden, 16. Aufl., 1952—1957. — BÜRGER, M.: Zur Behandlung des ,,Klimakterium virile". Medizinische, **1957**, 234. — BUTENANDT, A., u. H. REMBOLD: (I) Isolierung, Konstitutionsermittlung und Vorkommen der 10-Hydroxy-2-Decensäure. Hoppe-Seylers Z. physiol. Chem. 284 (1957). — (II) Isolierung von 2-Amino-4-hydroxy-6-(1,2-dihydroxypropyl-)pteridin. Hoppe-Seylers Z. physiol. Chem. 79 (1958).
CERNEA, R.: Mannigfaltige Anwendungsmöglichkeiten des Yohimbins. Ther. d. Gegenw. **10**, 200 (1946/47). — Kriegsimpotenz und vegetatives Nervensystem. Med. Rdsch. (Mainz) **1**, 220—222 (1947). — CLERC, R.: Yohimbine et chirurgie digestive. Schweiz. med. Wschr., **1952**, 545.
DENNEMARK, H. G.: Sympathicolytica (insbesondere Yohimbin) und ihre pharmakologische Wirkung. Therap. d. Gegenw. **3**, 82 (1950).
EICHHOLTZ, F.: Lehrbuch der Pharmakologie, 7. Aufl. Berlin-Göttingen-Heidelberg: Springer 1951. — ESDORN, I.: Der heutige Stand der Ginsengforschung. Pharmazie Nr 9, 556 (1958).
FÜRBRINGER, P.: Die Behandlung der Impotenz. Dtsch. med. Wschr. **33**, 249 (1907).
GESZNER, O.: Die Gift- und Arzneipflanzen von Mitteleuropa, 2. Aufl. Heidelberg: C. Winter 1953.
HAGEDORN, H., u. R. ROSENTHAL: Ist die Behandlung von Fertilitätsstörungen beim Manne erfolgversprechend ? Med. Welt **37**, 1140 (1951). — HASLINGER, H.: Potenzstörungen. Wien. med. Wschr. **1943**, 452. — HEGI, G.: Illustrierte Flora von Mitteleuropa, Bd. 3. München: J. F. Lehmann 1910—1912. — HERTWIG, H.: Knaurs Heilpflanzenbuch. München 1954. — HOOKER, J. D.: Curtis' bot. Mag. Ser. III **50**, No 600. — December, or No 1294 of the entire work. London: L. Reeve & Co. 1894. — HOPFNER, TH.: Das Sexualleben der Griechen und Römer, Bd. 1, 1. Prag 1938.
JAHRREISS, W.: Störungen des Bewußtseins, aus Handbuch der Geisteskrankheiten, Bd. 1. Berlin: Springer 1928. — JARETZKY, R.: Lehrbuch der Pharmakologie. Braunschweig 1949. — JORES, A.: Klinische Endokrinologie. Berlin: Springer 1949. — Therapie mit Sexualhormonen. Hamburg: Nölke 1948. — JOUVE, L.: Pathogenetische Erfahrungen über die Ginsengwurzel. Allg. homöopath. Ztg Nr 6, 271 (1958).
KARSTEN, G., u. U. WEBER: Lehrbuch der Pharmakognosie, 6. Aufl. Jena: Gustav Fischer 1946. — KLOOS, G.: Grundriß der Psychiatrie und Neurologie. München 1953. — KRIEGEL, W.: Nach Originalaquarellen von W. KRIEGEL aus der Sammlung Dr. Madaus & Co., Köln.

LEHMANN, F. R.: Kulturgeschichte und Rezepte der Liebesmittel. Heidenheim 1955. —
LEHRMANN, J.: Zur Klinik der Yohimbinvergiftung. Dtsch. med. Wschr. 51, 526 (1925). —
LEWIN, L.: Die Gifte in der Weltgeschichte. Berlin 1920. — LOEWY, A.: Bemerkungen zur Wirkung des Yohimbinspiegels. Therap. d. Gegenw. 42, 297 (1901).
MADAUS, G.: Lehrbuch der biologischen Heilmittel. Leizpig: Georg Thieme 1938. — MARCUSE, M.: Handbuch der Sexualwissenschaften. Bonn 1923. — MATUSSEK, P.: Vortrag Ärztl. Verein München, Mai 1950. — *Meyers* Konversationslexikon, 5. Aufl. Leipzig u. Wien 1896—1898. — MEYER, W. B.: Zur Klinik der Yohimbinvergiftung. Dtsch. med. Wschr. 44, 1513 (1924).
NIKOLOWSKI, W.: Behandlung der Impotenz bei Heimkehrern. Medizinische, **1952**, 1476.
ORLOWSKI, P.: Über ein nur lokal wirksames Yohimbin. Med. Welt **36**, 282 (1932).
PALMSTRUCH, J. W.: Svensk Botanik, neue Auflage von G. J. BILLBERG. Stockholm: Tryckt hos Carl Delén 1815. — PETKOV, W.: Pharmakologische Untersuchungen der Droge Panax Ginseng C. A. Mey. Arzneimittel-Forsch. Nr 5, 305 (1959). — POULSSON's Lehrbuch der Pharmakologie. Leipzig 1949.
REINHARDT, L.: Die Erde und die Kultur. Kulturgeschichte der Nutzpflanzen, Bd. 4, 1. Hälfte. München: E. Reinhardt 1911. — REKO, V. A.: Magische Gifte. Stuttgart 1949. — REMBOLD, H.: Vitamingehalt von Königinnen- und Arbeiterinnen-Futtersaft. Hoppe-Seylers Z. physiol. Chem. 141 (1959). — RUPPERT, E.: Die Ginsengwurzel in wissenschaftlicher Sicht. Erfahrungsheilk. Nr 7, 325 (1959).
SCHMEIL, O.: Leitfaden der Pflanzenkunde, 162. Aufl. Leipzig: Quelle & Meyer 1933. — SCHRAMM, G.: Zur Pharmakognosie chinesischer Ginsengwurzeln. Pharm. Ztg (Frankfurt) **1959**, Nr 32, 829. — SCHULTZ, J. H.: Das autogene Training. Stuttgart 1950. — Geschlecht, Liebe, Ehe. München u. Basel 1951. — SCHULTZ, B.: Über Ginseng (Panax Ginseng C.A.M.). Dtsch. Apoth.-Ztg **1958**, Nr 50, 1276. — STIEVE, H.: Der Einfluß des Nervensystems auf Bau und Tätigkeit der Geschlechtsorgane des Menschen. Stuttgart: Georg Thieme 1952. — SUTER, F.: Funktionelle Sexualstörungen. In: Handbuch der inneren Medizin. Berlin: Springer 1951.
THOMAS, H.: Handbuch der Pharmazie, Bd. 4. 1925. — TOFF, E.: Einige Bemerkungen über die Anwendung des Yohimbinspiegels. Dtsch. med. Wschr. **30**, 1577 (1904). — TÜSCHER, H.: Hinweis auf Behandlungsmöglichkeiten der weiblichen Frigidität. Med. Klin. 21, 684 (1949). — TUHILL, J. F.: Impotence. Lancet **1955** I, 124—128.
VOIGT, G.: Pharmaco-psychologische Untersuchungen über die Wirkung je zweier Sedativa und Excitantien auf dem gesunden Menschen. Z. ges. Neurol. Psychiat. **147**, 448 (1933).

Die künstliche Samenübertragung

Von

Siegfried Borelli-München und Rudolf Doepfmer-Bonn

1. Einleitung

In den letzten Jahren hat das Problem der künstlichen Befruchtung fortlaufend an Interesse und Bedeutung gewonnen. In der *Veterinär-Medizin* und bei der *Tierzucht* ist man verschiedentlich nahezu ausschließlich auf die künstliche Besamung übergegangen. Die Gründe sind meist ökonomischer Natur. Mit dem Ejaculat eines hochwertigen Zuchttieres lassen sich anstatt einer, mehrere Inseminationen vornehmen. In der Tierzucht wird die künstliche Besamung in erster Linie zur Verbesserung des Tierbestandes, dann zur Verhinderung von Infektionskrankheiten und schließlich unter ökonomischen Gesichtspunkten durchgeführt. In England wurden mit dem Samen eines Zuchtbullens während mehrerer Jahre 20000 Kälber gezeugt und unter diesen 20000 Tieren nur ein einziges Tier mit einer Mißbildung beobachtet (HAMMOND). Selbst bei der Samengewinnung mit Hilfe des elektrophysikalischen Ejaculationstests wurden bei einem Zuchtbullen während 10 Jahren weder für den Zuchtbullen noch für dessen Nachkommen nachteilige Schäden beobachtet. Die einzelne Befruchtung verursacht auch weniger Kosten. Darüber hinaus läßt sich die Zahl der beim normalen Deckakt übertragenen Infektionen erheblich vermindern bzw. vermeiden.

In der *Human-Medizin* haben natürlich andere Gründe die Aufmerksamkeit auf die künstliche Befruchtung gelenkt. Der artefiziellen Samenübertragung wurde erst dadurch Bedeutung beigemessen, daß die Andrologie zur Wissenschaft wurde und man über die Infertilität des Mannes exakte Aussagen machen konnte.

2. Nomenklatur

Als künstliche Samenübertragung bezeichnet man die instrumentell vorzunehmende Einführung von männlichem Sperma oder Spermiensuspensionen in die weiblichen Genitalorgane. Gegen den Terminus künstliche Befruchtung, der aus der Tiermedizin übernommen wurde, ist einzuwenden, daß der erwünschte, von vielen Imponderabilien abhängige Erfolg dieses Eingriffs begrifflich vorweggenommen wird (KOHLBERG); denn auch bei der künstlichen Samenübertragung bleibt die Vereinigung von Ei- und Samenzelle ein nicht steuerbarer, natürlicher — bis heute wenig erforschter — Vorgang. Nur in vereinzelten tierexperimentellen Versuchen glückte bei Tieren in vitro die Vereinigung von Ei- und Samenzelle, wobei das in vitro befruchtete Ei nach Implantation in den Uterus sich normal entwickelte. Man kennt eine Vielzahl weiterer Bezeichnungen, z. B. künstliche Befruchtung, künstliche Zeugung, Sperma-Transplantation, Spermaübertragung, künstliche Besamung, künstliche Imprägnation, iatrogene Insemination, künstliche Spermaübertragung. Im anglo-amerikanischen Schrifttum hat sich die Bezeichnung Artificial-Insemination durchgesetzt. Im deutschen Schrifttum wird das Wort *künstliche Samenübertragung* (k.S.) vorwiegend gebraucht. Dabei wurde der sehr geläufige und auch noch sehr oft angewandte Terminus „Insemination" durch „Samenübertragung" ersetzt. Auf das Wort „künstlich" im Hinblick auf das „Retortenkind" zu verzichten und nur das Wort Samenübertragung zu gebrauchen, halten wir nicht für zweckmäßig, da ja aus der Bezeichnung die künstliche Handlung abgelesen werden soll. Das Wort Besamung dürfte unter neuen Aspekten auch für alle anderen Möglichkeiten eindeutig zutreffen. Denn in einigen seltenen Fällen wurde versucht, Spermien auch aus Bläschendrüsen, Prostata, den Nebenhoden oder sogar aus den Hoden in Ausschwemmungen für die Übertragung zu gewinnen (DOEPFMER). Unter diesen Gegebenheiten handelt es sich auch dann nur um eine Übertragung von Spermien, die in stimulierenden Lösungen bei der Übertragung suspendiert sind (s. Kapitel Ejaculat). Die artefizielle Insemination ermöglicht eine Konzeption in solchen Fällen, in denen auf natürlichem Wege eine Befruchtung nicht zustande kommt. Das bedeutet, eine Anzahl von normalerweise nicht zeugungsfähigen oder subfertilen Männern bzw. konzeptionsbehinderten Frauen wird in die Lage versetzt, ein Kind zu haben. Soweit es sich um sterile Ehen handelt und eine sonst nicht mögliche Samenübertragung erfolgt, bedeutet die künstliche Befruchtung einen gewissen Fortschritt.

Die Übertragung von einem Ehepartner auf den anderen bezeichnet man als *homologe matrimonielle Samenübertragung* (in der anglo-amerikanischen Literatur: A. I. H. = *A*rtificial *I*nsemination from the *H*usband). Darüber hinaus hat sich jedoch noch ein weiteres Interesse an der Samenübertragung entwickelt. Frauen, deren Ehepartner absolut fortpflanzungsunfähig sind, bietet sich die Möglichkeit, von einem „Spender" Samen zu erhalten. Dieses Verfahren nennt man *heterologe extramatrimonielle Insemination* (in der anglo-amerikanischen Literatur: A. I. D. = Artificial Insemination from the Donor). Diese Form der künstlichen Samenübertragung ist auch von Bedeutung für eine Anzahl *unverheirateter Frauen*, bei denen der Wunsch nach einem Kinde besteht, die jedoch aus verschiedensten Gründen eine Konzeption auf normalem Wege und mit ehelicher Verbindung vermeiden wollen.

Die Frage der künstlichen Befruchtung beim Menschen hat ein erregtes Für und Wider in der Diskussion mit sich gebracht. Ärztliche, juristische, theologische, moralische, ethische, eugenische und weltanschauliche Überlegungen verschiedenster Tendenz stehen miteinander im Widerspruch. Die heterologe Insemination ist besonders heftigen Angriffen und scharfer Ablehnung ausgesetzt. Es erscheint notwendig, im Rahmen dieses Handbuches einen Überblick über Voraussetzungen, Indikationen, Technik, Möglichkeiten und Problematik der künstlichen Samenübertragung zu geben. Der Arzt sieht sich immer wieder Patienten bzw. Patienten-Ehepaaren gegenüber, die an ihn die Frage nach der Möglichkeit einer künstlichen Insemination richten und denen er eine gut begründete Stellungnahme vermitteln muß. Abgesehen von persönlichen Erwägungen der betroffenen kinderlosen Ehepartner werden die Überlegungen in verschiedenster Richtung durch Film, Presse, Kirche und mancherlei Vorträge beeinflußt. Zudem besitzt die artefizielle Insemination keineswegs mehr ausschließlich theoretische Bedeutung; denn es soll immerhin inzwischen bereits etwa 150000 Kinder geben, die dieser Methode ihr Leben verdanken (LUBIN). Um so mehr muß der Arzt in der Lage sein, auf Grund genauer Kenntnisse nüchtern und sachlich einen Rat zu erteilen.

3. Historisches

Die Geschichte der künstlichen Samenübertragung wurde eingehend von GÖTZE und SCHELLEN dargestellt.

Die ersten Impulse für eine künstliche Befruchtung sollen von der Tierzucht ausgegangen sein. Bereits im 14. Jahrhundert beschaffte sich ein Araber-Scheich das Sperma eines berühmten Hengstes, der einem feindlichen Stamme gehörte, und soll damit eine Stute mit Erfolg besamt haben (Spann).

Malpighi und Bibbiena waren wohl im 16. Jahrhundert die ersten zielbewußten Forscher, die — allerdings ohne Erfolg — bei Tieren Übertragungen versuchten. Im Jahre 1725 wurden angeblich von Jacobi und 1763 von Veltheim bei Fischen erfolgreiche Befruchtungen verzeichnet. Spallanzani führte 1780 und Bossi 1782 bei Säugetieren, in diesem Falle bei Hunden, erfolgreiche Versuche durch. Spallanzani injizierte mit einer Spritze intrauterin das Sperma eines Rüden der gleichen Rasse. Drei Junge wurden geboren.

Es ist nicht sicher, wer die erste erfolgreiche Insemination beim Menschen durchgeführt hat. Nach einer persönlichen Mitteilung von Schellen und den Angaben von Maranon soll im 13. Jahrhundert ein französischer Arzt eine künstliche heterologe Samenübertragung bei der Frau des Königs von Kastilien vorgenommen haben. Weitere Samenübertragungen sollen beim Menschen von Hunter im letzten Viertel des 18. Jahrhunderts durchgeführt worden sein (Schellen und Belonoschkin). In der zweiten Hälfte des 19. Jahrhunderts führten die Franzosen Girault (zit. bei Schlesinger) und der amerikanische Gynäkologe Sims Inseminationen erfolgreich durch. Hinsichtlich der Mitteilung von Girault mit 10 gelungenen Befruchtungen bei 12 Übertragungen werden unter den damaligen Bedingungen gewisse Zweifel wach. Der amerikanische Gynäkologe Sims verzeichnete unter 6 Versuchen einen Erfolg. Döderlein berichtete 1912 erneut über eine künstliche Befruchtung. Für alle künstliche Samenübertragungen gilt natürlich hinsichtlich der Erfolge noch vielmehr als für die normalerweise ehelich eingetretene Konzeption der alte römische Rechtssatz: „Pater semper incertus est." Man sah nämlich bald, daß solche ausgezeichneten Ergebnisse, wie sie durch die artefizielle Insemination bei Tieren erzielt wurden, beim Menschen nicht im entferntesten zu erwarten waren.

Die Reaktion der Ärzteschaft auf diese neue Methode der Sterilitätsbekämpfung war von Anbeginn an sehr unterschiedlich. Auch heute ist es so, daß in verschiedenen Ländern (Spanien, Portugal) die iatrogene Insemination nur sehr zurückhaltend und unter ganz strengen Gesichtspunkten angewandt wird. In Skandinavien und in den USA hingegen werden in weiten Kreisen weder gegen die heterologe noch gegen die homologe Samenübertragung Einwände erhoben. Es versteht sich von selbst, daß in Ländern, die besonders stark kirchlich beeinflußt sind, die Stellungnahme eher negativ ausfällt und die künstliche Samenübertragung nur sehr selten durchgeführt wird. Vor allem die katholische Kirche betrachtet selbst die homologe Samenübertragung als einen Eingriff in das gottgewollte Geschehen.

4. Die Indikationen

Wir unterscheiden grundsätzlich die Indikation zu einer homologen und einer heterologen Samenübertragung. Statt letzterer empfehlen wir die Adoption.

Kimmig benennt in Anlehnung an Wirz die medizinischen Indikationen für die künstliche Samenübertragung wie folgt:

A. Für die homologe Insemination:
    I. Impotentia coeundi (bei normaler Spermaproduktion der Keimdrüsen), Unmöglichkeit des natürlichen Kongressus!
        a) Epispadie, Hypospadie, Induratio penis plastica.
        b) Organisch bedingte, z. B. Diabetes!
        c) Funktionelle; Ejaculatio praecox.
    II. Verschluß der Samenwege (Aspermie).

B. Für die heterologe Insemination:
 I. Oligo- und Azoospermie, Verlust der Spermiogenese!
 II. Erbschäden des Mannes lassen eine Befruchtung durch den Ehemann nicht wünschenswert erscheinen.

Unseres Erachtens führt es natürlich sehr weit, sogar funktionelle Störungen, wie Ejaculatio praecox, in die Reihe der Indikationen zur Samenübertragung aufzunehmen. — Ob organisch bedingte Impotentia coeundi, z. B. bei Diabetes, tatsächlich ein Anlaß zur Insemination sein soll, sei ebenfalls dahingestellt. GANS wies anläßlich der Tagung der Deutschen Dermatologischen Gesellschaft in Hamburg vom 18. bis 22. Mai 1960 sehr richtig darauf hin, daß es auch zu den ärztlichen Aufgaben gehört, an die Nachkommen zu denken, d. h. mitunter bei Fortpflanzungsstörungen infolge erblich bedingter Krankheiten die Konzeption nicht durch künstliche Samenübertragung zu ermöglichen.

Bei der homologen künstlichen Samenübertragung (k.S.) trennen wir die verschiedenen Möglichkeiten zu diesen Maßnahmen je nach ihrer Verursachung durch pathologische Veränderungen bei der Frau, beim Manne und bei beiden Ehepartnern (s. Tabelle 1).

Die *Indikationen* zu einer *homologen Samenübertragung* wegen pathologischer Veränderungen von seiten der Frau sind ausführlich bei SCHELLEN dargestellt.

Bei mehr oder minder hochgradigen pathologischen Veränderungen des weiblichen Genitale ist ein Erfolg einer homologen Samenübertragung in der Regel nur bei einer Normospermie des Ehemannes gegeben.

Tabelle 1. *Die Indikationen zur homologen Samenübertragung*

1. *Bei der Frau*
 a) Funktionelle und psychogen bedingte Störungen (Vaginismus, Dyspareunie, sehr selten Frigidität, Perversionen, Homosexualität).
 b) Anatomisch-mechanische Hindernisse.
  In der Vagina (Atresie, Stenose, abnorme Enge oder Länge).
  In der Cervix (Stenose, abnorme Länge, Hypoplasie).
  Im Uterus (Lage-Anomalien, Anteflexio, Anteversio, Retroflexio, Retroversio).
  Spermareflux (bei Anomalien der Vagina, nach Dammrissen).
 c) Veränderungen des Cervixsekrets (Hypo- oder Hypersekretion, p_H-Verschiebungen, bakterielle Besiedlungen, chronisch-entzündliche Veränderungen).
 d) Mißbildungen oder Hypoplasie des Genitalapparates.

2. *Beim Manne*
 a) Ejaculatio praecox.
 b) Impotentia coeundi.
  Funktionell oder psychogen bedingte Störungen. Innere Krankheiten (Hypotonie, Hypertonie, Hypophysen-Krankheiten, Hypothyreose oder Hyperthyreose, Diabetes mellitus, Nebennierenunterfunktion, Leberkrankheiten, Anämien). Nerval bedingte Schädigungen des Erektionszentrums (Querschnittslähmungen, multiple Sklerose, Tabes dorsalis). Krankheiten im Bereiche des Penis (Induratio penis plastica, posttraumatische Veränderungen, Tumoren).
 c) Anatomisch-mechanische Hindernisse.
  Mißbildungen (Penismangel, hochgradige Penishypoplasie, Epispadie, Hypospadia scrotalis). Penis permagnus. Große Hernien. Hochgradige Adipositas.
 d) Aspermatismus bei normaler Spermiogenese.
  Psychogen bedingter Aspermatismus. Bei nervalen Störungen (Querschnittslähmungen, Nervenkrankheiten). Retrograde Ejaculation in die Blase (Prostatektomien, Strikturen der Urethra, Mißbildungen in der Prostata, Urethradivertikel, postinfektiöse, narbige Folgezustände). Retrograde Ejaculation bei Urethrorectalfistel in den Mastdarm.
 e) Aspermie bei normaler Spermiogenese.
  Funktionelle Aspermie (WEYENETH). Aspermie infolge Verschlusses der samenabführenden Wege durch Traumen, postinfektiöse Folgezustände oder Mißbildungen.
 f) Pathologische Veränderungen des Ejaculats.
  Oligospermie (relative Oligospermie bei Multisemie, Stenose der samenabführenden Wege). Asthenospermie. Teratospermie. Oligo-Astheno-Teratospermie leichten Grades. Spermienagglutination.

g) Pathologische Zusammensetzung des Spermaliquors.
Krankheiten oder Mißbildungen der akzessorischen Geschlechtsorgane. Afermentie, verminderte Fructose. Parvisemie.
h) Samenübertragung des normalen konservierten, meist tiefgefrorenen Samens (Inseminatio à grande distance, Indicatio de guerre).

3. *Bei beiden Ehepartnern*
   a) Die häufige Subfertilität beider Partner (Genital-Hypoplasie der Ehefrau und geringgradige Oligo-Astheno-Teratospermie des Ehemannes).
   b) Psychische Abwegigkeiten beider Partner.
   c) Sogenannte biologische Sterilität der Ehe bei klinisch, spermatologisch und hormonal gesunden Partnern (Spermaimmunität ?).

Bei mechanisch-anatomisch bedingten Kohabitationsschwierigkeiten wird nach einer chirurgischen Behandlung der Frau nur selten der Geschlechtsverkehr normal.

Der therapeutisch nicht beeinflußbare Vaginismus stellt eine sehr seltene Komplikation dar, bei der nach eigenen Erfahrungen durch eine *homologe* Samenübertragung eine Konzeption erzielt werden kann.

Dyspareunie und Frigidität, Perversionen und Homosexualität dürften als Indikationen umstritten sein.

Der Samenreflux dürfte als Ursache von Konzeptionsschwierigkeiten überbewertet werden. Diese Komplikation kann nach Dammrissen, aber auch bei einer sehr langen Vagina oder einem kleinen Penis sowie bei relativen Oligospermien durch eine vermehrte Samenmenge (Multisemie) bedingt sein.

Veränderungen der Cervixanatomie und der Cervixsekretion können eine sehr wesentliche Rolle bei Konzeptionsstörungen spielen (ANTOINE, SCHELLEN, GLATTHAAR).

Bei einer Ejaculatio praecox, die therapeutisch nicht beeinflußbar war, rieten wir bei 2 Männern zur homologen Insemination. Auch die Impotentia coeundi bedeutet eine wichtige Anzeige. Es ist bekannt, daß die funktionelle oder psychogen bedingte, häufig partnerabhängige Impotentia coeundi oft durch keine Behandlung behoben werden kann. Ebenso ist diese Störung durch organische Schäden, wie Hypotonie, Diabetes mellitus, nervale Ausfallserscheinungen (Querschnittslähmungen oder Nervenkrankheiten), durch Krankheiten am Penis (Induratio penis plastica), traumatisch bedingte Narben, Tumoren häufig irreparabel.

Durch operative Eingriffe läßt sich nur in ganz vereinzelten Fällen eine Abhilfe schaffen.

Ebenso selten kann durch Plastiken bei anatomisch-mechanischen Veränderungen, wie Mißbildungen oder hochgradigen Hypospadien (Hypospadia scrotalis), eine normale Kohabitationsfähigkeit erzielt werden.

Besonders bei älteren Männern ist bei großen Hernien oder bei hochgradiger Adipositas ein normaler Coitus unmöglich.

Die Phimose wird häufig als Indikation angeführt.

Nach eigenen Beobachtungen waren 6 Männer mit ausgeprägten Phimosen teilweise infolge einer Kraurosis praeputii zeugungsfähig.

Bei Aspermatismus mit retrograder Ejaculation in die Blase oder in das Rectum und bei Aspermien können, wenn auch in seltenen Fällen, durch homologe Samenübertragungen Konzeptionen erreicht werden.

Empfehlenswert ist die künstliche Samenübertragung bei Oligospermien als Folge von stenosierenden Prozessen der samenabführenden Wege, bei Ejaculationsstörungen sowie bei relativen Oligospermien mit Multisemie.

Besonders bei Asthenospermien und auch bei Oligo-Astheno-Teratospermie leichten Grades sollte mehrere Monate nach erfolgloser Behandlung eine homologe

Samenübertragung versucht werden. Von einigen Autoren (BOEMINGHAUS, SCHELLEN) wird bei schweren Oligo-Astheno-Teratospermien die Durchführung der homologen künstlichen Samenübertragung abgelehnt. Die Ansichten über die Möglichkeit gehäufter Aborte oder das Auftreten von Mißbildungen beim Menschen durch solche pathologischen Ejaculate sind widersprechend. Unseres Erachtens reichen die bisherigen Erfahrungen beim Menschen und auch aus der Veterinärmedizin nicht aus, um grundsätzlich bei Veränderungen der Zahl, der Motilität und der Morphologie der Spermien von einer künstlichen Samenübertragung abzuraten.

Eine weitere Indikation stellt die nicht seltene Spermienagglutination dar. Bei dieser Veränderung sollte der Versuch der künstlichen Samenübertragung mit ausgewaschenen Spermien in Ringer- oder Bakerlösung versucht werden.

Auch bei pathologischer Zusammensetzung des Spermaliquors sollten die so vorbehandelten Spermien übertragen werden.

Die von SEYMOUR, KOERNER und CUSTOM vorgeschlagene Inseminatio à grande distance mit tiefgefrorenem Sperma ist unseres Erachtens nach nur von theoretischem Interesse. Auch ist die homologe künstliche Samenübertragung mit post mortem gewonnenen Spermien von dem Ehemann strikte abzulehnen. Diese Art der künstlichen Samenübertragung ist theoretisch gesehen möglich, da nach unseren Untersuchungen Spermien von tödlich Verunglückten noch 4 Tage post mortem eine normale Qualität der Motilität aufwiesen.

Eine kinderlose Ehe ist häufig durch die Subfertilität *beider Ehepartner*, z. B. durch Hypoplasie des weiblichen Genitale und eine Oligo-Astheno-Teratospermie des Mannes, bedingt. Gerade in diesen Fällen sollte nach erfolgloser medikamentöser Behandlung eine homologe Samenübertragung durchgeführt werden.

Auch bei psychischen Abwegigkeiten beider Partner schlagen wir diese Maßnahme vor.

Ferner halten wir bei der sog. „biologischen Sterilität" eine künstliche Samenübertragung für gerechtfertigt. Bei dieser Störung kann weder beim Manne noch bei der Frau auf Grund der klinischen, spermatologischen und gynäkologischen Untersuchung infolge heute noch unbekannter Ursachen ein pathologischer Befund aufgedeckt werden.

Die *Indikationen* für eine *heterologe Samenübertragung*, statt derer wir eine Adoption empfehlen, sind bei folgenden Möglichkeiten gegeben.

1. Konstante Azoospermie oder konstante hochgradige Oligo-Astheno-Teratospermie oder Nekrospermie infolge eines primären oder sekundären Tubulusschadens.

2. Aspermie mit Tubulusschädigung infolge eines Verschlusses durch Mißbildungen, Traumen oder Tumoren, insbesondere nach erfolgloser Operation.

3. Aspermatismus mit Tubulusschädigung infolge von nerval bedingten Störungen des Ejaculationszentrums z. B. bei Querschnittslähmungen.

4. Manifester Rh-Antagonismus mit bereits erfolgter Geburt eines kranken Kindes.

5. Erbkrankheiten, schwere Endokrinopathien, multiple Mißbildungen beim Manne.

5. Die Gegenindikationen

Gegenindikationen zu einer künstlichen Samenübertragung sind vielfach umstritten, da wir bis heute noch wenig Erfahrung sammeln bzw. häufig nur geringe oder keine Erfolge bei homologen Samenübertragungen erzielen konnten.

1. Manifeste Erbkrankheiten, Endokrinopathien oder multiple Mißbildungen.
2. Verwandtenehen mit erblichen Belastungen, wenn sich auch vielfach Erbprognosen als falsch erweisen.
3. Jede Veränderung im männlichen und weiblichen Genitaltrakt oder Allgemeinkrankheiten, bei denen eine negative Beeinflussung der einzelnen Keimzellen sowohl im Gen *als auch im Plasma* möglich ist.
4. Entzündliche Prozesse im Bereiche des männlichen Genitale (Pyospermie oder Hämospermie) oder bei der Frau entzündliche Prozesse im Bereich der Tuben, des Uterus oder der Cervix.
5. Einnahme gewisser Medikamente oder Röntgenbestrahlungen.

Samen vom Ehemann, aber auch von Spendern sollte für eine Samenübertragung dann nicht verwendet werden, wenn 2—4 Monate vor dieser Maßnahme therapeutische oder diagnostische Röntgenbestrahlungen durchgeführt wurden oder cytostatisch wirkende oder andere Medikamente mit noch unbekannter Wirkung über einen Zeitraum von mehreren Wochen verabreicht wurden.

6. Eine wichtige, bisher noch wenig beachtete Kontraindikation stellen unter den Neoplasmen insbesondere maligne Melanome dar. Gerade maligne Melanome können trotz ausreichender Vorbehandlung mit Röntgenbestrahlung oder nach radikaler Operation während einer Gravidität mit multiplen Metastasen dieses Tumors wieder manifest werden. Allen Patientinnen mit einem behandelten malignen Melanom schlagen wir daher vor, entweder überhaupt oder wenigstens 5 Jahre eine Konzeption zu verhüten.

Oligo-Astheno-Teratospermien mäßigen Grades sehen wir als keine unbedingte Kontraindikation an, da nach den bisherigen Erfahrungen der Weltliteratur nicht mit großer Wahrscheinlichkeit mit Schäden des Kindes gerechnet werden muß. Ebenso sehen wir in dem Alter des Mannes keine Kontraindikation (s. Kapitel Ätiologie, Alter und Fertilität).

6. Die Gefahren bei der künstlichen Samenübertragung

Nach SCHELLEN ist selbst die intrauterine Insemination nicht als gefährlicher Eingriff zu betrachten.

Vor der Insemination sollte stets der Samen des Ehemanns zwecks Ausschluß einer Pyospermie geprüft werden. Die bakteriologische Untersuchung des zu übertragenden Samens halten wir nicht für zweckmäßig, da in jedem Samen verschiedenartige Bakterien nachweisbar sind, die als Saprophyten in der Harnröhre leben.

Nach der Samenübertragung treten in seltenen Fällen durch den Fremdkörperreiz bei der Übertragung oder nach der Insemination Spasmen im Bereiche des Uterus auf. Durch diese Komplikation besteht vor allem die Gefahr, daß das Inseminat wieder ausgestoßen wird. Wegen dieser Komplikationen empfiehlt es sich, nach diesem Eingriff Spasmolytica zu verabreichen.

Entzündliche Prozesse im Bereiche der Cervix, des Uterus, der Tube oder auch des Peritoneums wurden wiederholt beobachtet. Bei einer Rundfrage an 30 Ärzte, die die interuterine Deponierung des Samens durchführten, wurden in vereinzelten Fällen Endocervicitis, Metritis mit peritonealer Reizung, Pyosalpinx, Tubenspasmen, Douglas-Absceß sowie eine Übertragung von Trichomonaden angegeben. Todesfälle nach künstlichen Samenübertragungen sind in der Weltliteratur 2mal in der Vorsulfonamid- und Vorantibiotica-Ära beschrieben worden (SCHELLEN).

Über die Gefahren von Mißbildungen oder Krankheit der Kinder durch Übertragung eines pathologisch veränderten Spermas liegen noch zu wenig Beobachtungen für eine endgültige Beurteilung vor.

7. Die Technik

Bei der Darstellung der Technik der künstlichen Samenübertragung sind die Methoden zur Samengewinnung, die Zeitwahl für diesen Eingriff, die verschiedenartige Technik zur eigentlichen Übertragung und besondere Eingriffe zur Verbesserung der Erfolgsaussichten zu unterscheiden. Dem Eingriff hat eine eingehende Aufklärung der Ehepartner vorauszugehen.

Bei der Aussprache unter „6 Augen" sollte der Ausdruck künstliche Befruchtung streng vermieden werden (KOHLBERG). Den Ehepartnern ist klarzumachen, daß die Befruchtung selbst nicht steuerbar ist, daß die Gefahren und Risiken bei dieser Maßnahme gering sind, daß jedoch gerade bei einer homologen Übertragung die Chancen der Konzeption höchstens 10—20% betragen. KOHLBERG weist bei der Aussprache mit den Ehepartnern darauf hin, daß jede Erschaffung eines neuen Lebens ein Wagnis bedeutet, das nicht umgangen werden kann. Für die künstliche Samenübertragung werden in der Regel die gleichen Gewinnungsmethoden wie für die diagnostische Untersuchung des Ejaculats angewandt.

a) Die Samengewinnung

Die Methode der Wahl stellt unseres Erachtens der Coitus condomatus, jedoch nicht in den handelsüblichen Condomen, sondern in besonders präparierten Condomen aus Naturin oder aus Zellophan dar. Beim Entleeren des Condoms müssen Verunreinigungen durch die Vaginalsekrete an der Außenhaut des Condoms vermieden werden.

Das Auffangen des Ejaculats in einem auf 36° erwärmten Glasgefäß nach einer Masturbation oder einem Coitus interruptus ist ebenfalls für diesen Eingriff brauchbar, wenn auch bei dieser Gewinnungsmethode das erste Drittel des Samenergusses verlorengehen kann. Im ersten Drittel des Samenergusses finden sich nach HOTCHKISS und MACLEOD 70% aller befruchtungsfähigen Spermien.

Die Masturbation kann in, wenn auch seltenen Fällen, aus psychologischen oder konfessionellen Gründen oder bei einer Impotentia coeundi ad hoc nicht durchführbar sein.

Bei einer Impotentia coeundi sollte der Versuch unternommen werden, Samen auf elektrophysikalischem Wege zu gewinnen. Die Apparatur zu diesem Test dürfte jedoch nur in sehr wenigen Instituten vorhanden sein.

Bei einer Impotentia coeundi sollte kein Samen verwendet werden, der auf natürlichem Wege erst nach Behebung dieser Störung durch eine unmittelbar vorausgegangene medikamentöse und hormonale Behandlung gewonnen werden konnte. Bei einem Androgendefizit wird durch die Verabreichung von Testosteron eine Spermiogenesehemmung hervorgerufen, durch die möglicherweise der Erfolg der künstlichen Samenübertragung in Frage gestellt wird.

Bei einer Impotentia coeundi dürfte die Bläschendrüsen- und Prostataexpression ebenso wie die Punktion von Hoden oder Nebenhoden als Methode zur Gewinnung von Spermien unzureichend sein.

Bei Aspermien mit normaler Spermiogenese sollte der Nebenhodenschwanz freigelegt und ausgepreßt werden. Nur durch diese Methode dürfte in seltenen Fällen ein Erfolg der künstlichen Samenübertragung zu erreichen sein. Bei pathologischen Veränderungen des Nebenhodenschwanzes kann nach eigenen Untersuchungen keine größere Zahl von Spermien aus dem Nebenhodenkörper gewonnen werden.

Wenn auch ADLER und MAKRIS auf Grund einer Beobachtung mit Hodenspermien beim Menschen ebenso wie in Tierversuchen mit Hodenspermien

Befruchtungen geglückt sein sollen, bleibt es doch fraglich, ob die Gewinnung von Hodenspermien bei normaler Spermiogenese für eine künstliche Samenübertragung empfohlen werden kann. Eine größere Zahl von Spermien aus dem Hoden läßt sich nur nach operativer Entfernung eines Hodenparenchymstücks mit anschließender Ausschwemmung der Spermien erreichen (DOEPFMER).

Bei einer Infertilität infolge retrograder Ejaculation kann Samen aus der Blase gewonnen und zur Samenübertragung verwandt werden. Nach SCHELLEN wurden bisher 8 derartige Beobachtungen mitgeteilt.

Nach dem Urinieren wird die Blase mit Ringerlösung gespült und entleert. Dann bringt man eine kleine Menge Ringerlösung in die Blase. Nach dem Orgasmus und der Ejaculation in die Blase wird der Samen gegebenenfalls mit einem Katheter entleert. Der so gewonnene Samen wird in der Zentrifuge mit Ringerlösung ausgewaschen, angereichert und dann übertragen (SWAAB, SCHELLEN, HOTCHKISS, PINTO und KLEEGMAN).

Bei einer Impotentia coeundi besteht die Möglichkeit, unter optimalen Bedingungen Samen von einer nächtlichen Pollution für die künstliche Samenübertragung zu verwenden. Die Entnahme des Samens aus der Vagina post coitum ist wegen des negativen Einflusses des Vaginalsekrets auf die Spermien abzulehnen.

b) Die Zeitwahl für den Eingriff

Von seiten des Mannes ist eine 4tägige sexuelle Karenz notwendig. Bei einer sexuellen Karenz von 10 Tagen steigt zwar die Zahl, die Qualität der Motilität der Spermien, das wichtigste Charakteristikum für die Konzeptionsfähigkeit, fällt jedoch vom 4. Tag ab (MACLEOD und GOLD).

Weder beim Mann noch bei der Frau sollten 2—3 Monate vor der künstlichen Insemination diagnostische oder therapeutische Röntgenbestrahlungen oder eine Applikation von Medikamenten und besonders cytostatisch wirkenden Medikamenten durchgeführt worden sein.

Während mehrerer Monate ist durch Führen des Menstruationskalenders das Konzeptionsoptimum nach KNAUS und OGINO zu ermitteln. Zur Bestimmung des Ovulationstermins ist die Messung der Basaltemperatur notwendig. Weitere Methoden zur Feststellung des Ovulationstermins basieren auf der Analyse der Hormonausscheidung, der Untersuchung des Cervixsekrets, der Charakteristika der Desquamation der Vaginalschleimhaut sowie dem Rattenovar-Hyperämietest nach FARRIS.

c) Die Methodik der Übertragung der Spermien

Das Ejaculat oder die Spermiensuspension kann im hinteren Scheidengewölbe, über dem Cervicalkanal, in der Uterushöhle oder in den Fundusecken an der Einmündungsstelle der Tuben abgelagert werden. Die Wahl des Deponierungsortes hängt weitgehend von dem Befund des Spermiogramms ab. Besonders bei einer Oligo-Astheno-Teratospermie muß versucht werden, durch Abkürzung des Aszensionsweges möglichst viele Spermien in Einähe zu bringen.

α) **Die intravaginale Deponierung** sollte wegen der Einfachheit und der Ungefährlichkeit (keine Gefahr bei fehlender Asepsis) bei einer Normospermie und ganz besonders bei einer guten Qualität der Motilität der Spermien versucht werden. Die intravaginale Insemination wird häufig bei der heterologen Samenübertragung mit einwandfreiem Ejaculat des Spenders angewandt.

β) **Die intracervicale Deponierung** empfiehlt sich vor allem bei Anomalien der Cervixsekretion und Veränderungen des inneren Muttermundes. Der Aszensionsweg der Spermien wird zwar geringgradig verkürzt, doch besteht gerade bei pathologischen Veränderungen des Cervixsekrets die Gefahr des Refluxes der Spermien (GLATTHAAR).

γ) **Die intrauterine Deponierung** ist vor allem bei Oligo-Astheno-Teratospermie angezeigt, da bei dieser Methode der Weg der Spermien zur Tube wesentlich verkürzt wird, die Spermien sofort in ein optimales Milieu kommen und die Gefahr des Rückflusses der Spermien gering ist.

Bei dieser Methode muß eine strenge Asepsis eingehalten werden, die Lage des Uterus muß bekannt sein; ferner muß mit Komplikationen, wie einer Infektion, gerechnet werden.

δ) **Bei der intratubaren Deponierung** wird das Sperma unter Druck in die Funduswinkel injiziert. Dieses Verfahren eignet sich vor allem bei Asthenospermien und hochgradigen Oligo-Astheno-Teratospermien. Durch den Versuch, die übertragenen Spermien in die Tuben zu bringen, können Verletzungen entstehen. An weiteren Nachteilen sind nach GLATTHAAR zu erwähnen:

Eine peritoneale Reizung durch Austritt von Spermien in die Bauchhöhle, stark erhöhtes Infektionsrisiko und Ausschaltung einer natürlichen Selektion der Spermien, da auch pathologisch veränderte Spermien auf unnatürlichem Wege in Einähe geraten.

Als Instrumentarium sind eine 2 cm³- bzw. 5 cm³-Rekordspritze mit einer etwa 20 cm langen Uteruskanüle mit weitem Lumen notwendig.

Die „Menge" des Inseminats hängt von der Art der Methode ab. Bei der intravaginalen Deponierung wird das gesamte Ejaculat in die Scheide gebracht.

Bei der am häufigsten angewendeten Inseminationsart, der intrauterinen Deponierung, werden 1,0—1,5 cm³ in die Uterushöhle übertragen. Bei der Übertragung wird die Ehefrau auf einem gynäkologischen Stuhl bequem gelagert.

Durch Palpation wird die Lage des Uterus geprüft.

Mit selbsthaltenden, vorher eingefetteten oder angefeuchteten Specula wird der Muttermund eingestellt.

Ein Hervorziehen des Muttermundes durch Kugelzangen sollte vermieden werden.

Das Orificium externum uteri wird mit sterilen, nicht von Desinfektionslösung durchtränkten Stieltupfern gereinigt, wobei jedoch der Cervixschleimpfropf vorteilhafterweise nicht entfernt wird, da sonst die Gefahr des Spermienrefluxes besteht.

Wenn bei Lageanomalien durch einen Stieltupfer die Portio den Erfordernissen entsprechend gelagert ist, wird die Uteruskanüle schonend eingeführt und 1—2 cm³ des Ejaculats oder der Spermiensuspension langsam injiziert.

Nach der Injektion kann noch 1 cm³ Luft nachgespritzt werden, wobei keine Gefahr der Luftembolie besteht.

Zur Verhinderung des Spermienrefluxes durch Uteruskontraktionen wird die Kanüle sofort nach der Übertragung wieder entfernt, da durch den Fremdkörperreiz Kontraktionen im Uterus auftreten können. Zur Verhinderung des Rückflusses des Spermas wird eine Cervixkappe oder ein Stielpessar aufgesetzt.

Nach der Samenübertragung empfiehlt sich eine Ruhelage der Frau von etwa 1 Std bei Hochstellung des Beckens. Bei in seltenen Fällen auftretenden krampfartigen Schmerzen im Unterleib empfiehlt sich die Medikation von Spasmolytica.

Der Ruhelagerung nach dem Eingriff sollte ein Heimtransport möglichst in liegender Stellung erfolgen. Zu Hause sollte bis zum nächsten Tag Bettruhe eingehalten werden.

d) Eingriffe zur Verbesserung der Erfolgsaussichten

Da gerade bei homologer Samenübertragung die Erfolge begreiflicherweise ungleich viel schlechter sind als bei heterologer, wurden zur Verbesserung der Konzeptionschancen verschiedenartige Vorschläge in Abhängigkeit von den jeweiligen Gegebenheiten unterbreitet.

Bei Oligospermien läßt sich die Spermienzahl durch mehrfaches Zentrifugieren in entsprechenden Lösungen (Ringer-, Locke-, Baker-Lösung) erhöhen. Nach eigenen Erfahrungen wird durch 2maliges Zentrifugieren von 3 min bei 1000 Umdrehungen zwecks Auswaschens der Spermien und zwecks Anreicherung die Qualität und Quantität der Motilität nicht wesentlich verschlechtert. Durch Zusatz der erwähnten Lösungen läßt sich in der Regel keine wesentliche Motilitätsverbesserung erzielen. Nutzlos sind auch Zusätze von Hyaluronidase, Amylase, Fructose oder gar von Prostatasekret.

Durch Zugabe von Penicillin (40000 E/cm^3) können bis zu einem gewissen Grade bei der intrauterinen Deponierung Infektionen verhütet werden. Vorteilhafter dürfte die Verabreichung eines Breitband-Antibioticums nach der Insemination sein.

Empfehlenswert ist auch die Verwendung des ersten Drittels des Ejaculats, da in diesem etwa 70% der befruchtungsfähigen Spermien enthalten sind.

Die Tiefkühlung des Ejaculats und anschließende Vermischung mehrerer Ejaculate des Ehemannes nach Wiederauftauung wird von BUNGE, KEETTEL und SHERMAN empfohlen.

Gerade bei Spermienagglutination sollte eine Auswaschung mit Locke-, Ringer- oder Baker-Lösung erfolgen und nach Anreicherung die Spermiensuspension inseminiert werden.

Bei Normospermie des Ehemannes empfiehlt sich die intravaginale Insemination am 12., 14. und 16. Tag des Menstruationscyclus. Bei der intrauterinen Insemination läßt sich dieser Eingriff nur einmal während eines Cyclus durchführen.

8. Die Erfolge

Noch vor 10—20 Jahren wurde der gesamten Problematik der künstlichen Insemination deswegen wenig praktische Bedeutung beigemessen, weil im Durchschnitt bis zu 12 Samenübertragungen zum Gelingen einer Konzeption notwendig waren. SEYMOUR und KOERNER berichteten, daß künstliche Übertragungsversuche bis zu 22mal und in einem Falle bis 72mal für eine Befruchtung notwendig waren. Bei der Erörterung der Erfolgsstatistiken sind streng die Ergebnisse bei einer *homologen Samenübertragung* von denen einer *heterologen Samenübertragung* zu trennen.

Die ungünstigen Ergebnisse bei der *homologen Samenübertragung* hängen weitgehend von der Indikationsstellung und dem Standpunkt des jeweiligen Arztes zur Samenübertragung ab.

Vielfach wird bei Oligo-Astheno-Teratospermie, bei Aspermie oder bei Aspermatismus mit normaler Spermiogenese oder bei Impotentia coeundi ohne Ejaculationen jeder Versuch einer homologen Samenübertragung für abwegig gehalten und wegen evtl. Gefahren für das Kind abgelehnt.

Weiterhin werden wie bei vielen anderen noch wenig bekannten therapeutischen Eingriffen bedauerlicherweise Mißerfolge überhaupt nicht mitgeteilt.

Die Erfolgsstatistiken über homologe Inseminationen sind aus folgenden Gründen schwer vergleichbar und nur unzureichend auswertbar:

1. Die Anamnesen der einzelnen Ehepartner über die Dauer der Kinderlosigkeit, frühere erwiesene Zeugungsfähigkeit, Zahl von Aborten oder Fehlgeburten und ganz besonders das Alter der Frau sind unzureichend.

2. Die klinischen andrologischen und gynäkologischen Befunde werden meist nicht ausreichend berücksichtigt.

3. Mehrmalige Spermiogrammbefunde unter Berücksichtigung der sexuellen Karenz werden oft überhaupt nicht angegeben. Mit dem so vieldeutigen Begriff „Oligospermie", unter dem jeder Autor etwas anderes versteht, ist deswegen so wenig auszusagen, weil das wichtigste Kriterium, die Qualität der Motilität, unberücksichtigt bleibt.

4. Die Art der Spermiengewinnung (z. B. durch eine elektrophysikalische Methode oder durch Bläschendrüsenexpression oder Prostataexpression) ist selten exakt beschrieben.

5. Besonders bei Mitteilungen vor 1940 sind häufig der Ovulationstermin und das Konzeptionsoptimum nicht exakt bestimmt worden.

6. Häufig wurde eine veraltete oder wenig aussichtsreiche (intravaginale statt intrauterine Samendeponierung) Methode angewandt, oder es fehlte den Autoren an der entsprechenden Erfahrung bei der Durchführung dieses keineswegs immer einfachen Eingriffs.

Bedenkt man, daß die Eiwanderung, die Nidation, die Imprägnation und Konzeption außerordentlich komplizierte und praktisch nicht steuerbare Vorgänge sind, so sollte man die Rolle des ärztlichen Eingriffs bei der künstlichen Samenübertragung nicht überschätzen. Insgesamt betrachtet, sind die Ergebnisse bei der *homologen Samenübertragung* wenig erfreulich, jedoch keineswegs entmutigend.

Aus den genannten Gründen können Erfolgstatistiken bei homologer Samenübertragung nur schwer verglichen werden. SCHELLEN führte Mitteilungen von 30 Autoren an, deren Erfolge bei der Anwendung einer verbesserten Technik zwischen 10% bis 30% lagen.

WHITELAW führte seine günstigen Ergebnisse (14 Konzeptionen bei Inseminationen an 32 Frauen, 44%) auf den Kappenverschluß der Cervix nach diesem Eingriff zurück. HANSON und ROCK konnten ihre Erfolge bei 7 von 92 auf 3 von 14 nach Anreicherung der Spermien durch das Zentrifugieren und Auswaschen mit Lockescher Lösung verbessern. PAINE und SKEELS berichteten über Konzeptionen bei 4 von 20 Patienten, bei denen das erste Drittel des Ejaculats zur Übertragung verwendet wurde.

Auch SHIELDS erzielte mit dieser Methode bei 4 von 18 Patienten eine Befruchtung.

Im Gegensatz zu den wenig günstigen Ergebnissen bei der homologen Samenübertragung stehen die Erfolge bei der *heterologen Samenübertragung*. SCHELLEN errechnete aus 23 Mitteilungen verschiedener Autoren bei der Übertragung von Spendersamen auf 1311 Frauen bei 778 Konzeptionen einen annähernden Durchschnitt von 60% Erfolgen.

Bei Verwendung eines ausgezeichneten Spendersamens, einer optimalen Technik und der Konstanz der Cyclusfunktion wurden von SHIELDS in 94% (bei 47 von 50 Frauen), von WEISMAN in 85% (bei 74 von 87 Frauen), von TOPKINS in 80% (bei 42 von 52 Frauen), von HAMAN in 76% (bei 134 von 177 Frauen) und von SIMMONS in 85% (bei 17 von 20 Frauen) normale Graviditäten erzielt.

KLEEGMAN beobachtete bei heterologer Insemination, daß bei 1—6 Übertragungsversuchen in 90,2%, und zwar in 33% durch eine einmalige Übertragung und in 87,2% nach 2—3 Inseminationen, Befruchtungen auftraten. Ähnlich gute Erfolge erreichte SHIELDS mit 31% nach dem ersten Versuch und 72% nach den ersten 3 Versuchen.

CARY konnte bei 83 Frauen nach insgesamt 89maliger Samenübertragung in 66 Fällen (74%) einen Erfolg erzielen. TOPKINS berichtete über Erfolge bei 33% mit einer Samenübertragung bei 78,4% mit 1—3 und bei 91,9% mit 1—6 Samenübertragungen. MIURA führte die Erfolgsquoten bei der vaginalen Samenübertragung auf den Reinheitsgrad der Vagina zurück, da sich bei einem Reinheitsgrad I in 63%, bei einem Reinheitsgrad II in 33% und bei einem Reinheitsgrad III in 20% Konzeptionen nachweisen ließen.

Der gleiche Autor stellte bei der cervicalen Samendeponierung nur 34% und bei der intrauterinen Deponierung 54% Erfolge fest. Die Zahl der durch eine künstliche Samenübertragung geborenen Kinder dürfte sich schwer feststellen lassen.

Nach SEYMOUR und KOERNER sollen durch eine heterologe Insemination bereits im Jahre 1941 10000 Kinder zur Welt gekommen sein. LUBIN schätzt die Zahl der durch eine künstliche Samenübertragung gezeugten Kinder heute auf 150000.

Während die Kenntnisse über die Erfolge der heterologen Insemination heute recht umfassend sind, wissen wir sehr wenig über die Indikation bei pathologisch verändertem Spermiogramm und insbesondere über die Erfolge bei Samenübertragungen bei Oligospermien, Asthenospermien, Teratospermien oder Oligo-Astheno-Teratospermien sowie über Inseminationen mit Spermien, die aus dem Nebenhoden gewonnen wurden.

Eigene Versuche, ausgeschwemmte Hodenspermien aus Hodenparenchymstücken zu übertragen, blieben bei 3 Frauen ohne Erfolg.

Ob Patienten mit Aspermie durch eine inoperable Undurchgängigkeit der samenabführenden Wege durch Übertragung von Nebenhoden- oder Hodenspermien geholfen werden kann, hängt von der Verbesserung entsprechender Methoden zur Spermiengewinnung und der Motilitätsverbesserung dieser Spermien ab (DOEPFMER).

9. Die willkürliche Geschlechtsbestimmung unter Berücksichtigung der künstlichen Samenübertragung

Darstellungen über die willkürliche Geschlechtsbestimmung finden sich bei BORELLI, BOROSINI, HÜBNER, KOLLER (dort ausführliche Literatur), LÜSSE, SCHELLEN, SIEBER und SIEGEL.

Der Wunsch nach willkürlicher Geschlechtsbestimmung ist in erster Linie durch die bewußte Planung der Geburt eines männlichen Erben bestimmt. Nur dadurch konnte z. B. im Mittelalter und besonders in islamitischen Ländern eine Dynastie erhalten werden. Bei manchen orientalischen Völkern ist die Geburt eines Knaben geradezu die Bedingung für den Weiterbestand der Ehe. Am sinnfälligsten zeigte sich in der jüngsten Zeit in einem orientalischen Kaiserhaus die Tragik dieser Problematik. Erst die Erforschung der Wirkung der Chromosomen setzte vielseitigen Spekulationen über die Bestimmung des Geschlechts ein Ende. Nach der Theorie von SELIGSON (1895) sollten die Spermien des einen Hoden zur Zeugung von Mädchen und die des anderen zu Knaben führen. Lediglich durch die Lage bei der Kohabitation und der dadurch bedingten Ejaculation der betreffenden Seite könne das gewünschte Geschlecht festgelegt werden.

Das Geschlecht wird bei der Konzeption durch die Vereinigung einer Eizelle mit dem Spermium bestimmt. Nach KOLLER ist die Hoffnung auf eine willkürliche Geschlechtsbeeinflussung nicht unberechtigt, da dieses Ziel bei niedrigen Vertebraten mit völlig verschiedenen Eingriffen (Hormonen, Transplantaten von gonadalem Gewebe, Änderung der Temperatur oder des Zeitpunktes der Besamung) gelungen ist. Nach den heutigen übereinstimmenden Erfahrungen aller Autoren besitzen wir bis heute weder beim Menschen noch bei Säugetieren Möglichkeiten zur willkürlichen Geschlechtsbestimmung.

Besonders in der Veterinärmedizin wurden seit Jahren systematische Versuchsreihen zur Festlegung der Geschlechtsbildung angestellt. Eine Beeinflussung des Geschlechts läßt sich durch Maßnahmen während der Embryonalzeit, also nach der Zeugung und durch bestimmte Verfahren bzw. Beachtung dieser Besonderheiten bei der Konzeption ermöglichen.

a) Die Beeinflussung des Feten während der Embryonalzeit, also nach der Zeugung

DANDSCHAKOFF und KOCH konnten bei Hühnern, Meerschweinchen, Mäusen, Amphibien und Fischen durch Injektion von Hormonen in den Keimling oder in die Embryonen das sexuelle Erscheinungsbild ändern.

Bei diesen Eingriffen entstanden jedoch meist hormonale Doppelsexe, ähnlich wie bei der Zwicke des Rindes, die aber praktisch nicht zu vollkommenen Hermaphroditen werden. Gerade bei Hühnern läßt sich auch während des Lebens durch Hormongaben der geschlechtliche Phänotypus ändern.

b) Die Beeinflussung durch Manipulationen vor der Befruchtung

Für die geplante Geschlechtsbestimmung in Tierversuchen und beim Menschen wurden recht unterschiedliche Wege beschritten.

α) Durch die Trennung der sog. Androspermien von den sog. Gynospermien vor der künstlichen Samenübertragung

Nach MÜLLER sollen die Androspermien kleiner und bewegungsfähiger als die Gynospermien sein und so unter günstigen Milieubedingungen leichter in die Tuben gelangen können. Bei biometrischen Messungen (MOENCH, GENERALES und STIASNY) konnte keine unterschiedliche Größe zwischen Andro- und Gynospermien nachgewiesen werden. LUSH versuchte Andro- von Gynospermien auf Grund des angenommenen verschiedenen Gewichtes und des verschiedenen Volumens — allerdings ohne Erfolg — durch Zentrifugieren zu trennen. Weitere Autoren, wie HARVEY, LINDAL, wandten wie LUSH die Zentrifugationsmethode ohne Erfolg an (Literatur bei KOLLER). SCHRÖDER trennte angeblich mit Erfolg die Spermien im elektrischen Kraftfeld voneinander. Die Androspermien sollen zur einen, die Gynospermien zur anderen Elektrode wandern. Praktische Ergebnisse konnten trotz zahlreicher Nachprüfungen in der Veterinärmedizin nicht erzielt werden.

β) Durch Veränderungen des Säuregrades in der Vagina

1923 teilte UNTERBERGER in einer aufsehenerregenden, nie einwandfrei bestätigten Arbeit mit, daß der Säuregrad der Vagina einen großen Einfluß auf das Geschlecht des zu erwartenden Kindes habe und daß durch Scheidenspülungen mit Natriumbicarbonatlösung (1 Eßlöffel auf 1 l Wasser) vor der Kohabitation die Geburt von Knaben begünstigt werden könne. Statt der Spülungen mit Natriumbicarbonat genüge bereits das Einpudern des Vorhautsacks und der Glans penis mit diesem Puder. UNTERBERGER beobachtete nach diesen Scheidenspülungen bei normalen Genitalbefunden von Mann und Frau in 53 Fällen die Geburt eines männlichen Nachkommen.

γ) Durch das Vorhandensein des Orgasmus der Frau bei der Kohabitation

Frauen mit regelmäßigem Orgasmus sollen mehr Knaben und Frauen mit Frigidität, Dyspareunie oder Vaginismus vorwiegend Mädchen gebären. Diese Tatsache soll durch eine Beobachtung bekräftigt worden sein, daß in Negerdörfern nach einem Überfall durch den feindlichen Stamm und nach Massenvergewaltigung der Frauen 5mal so häufig Mädchen wie Knaben zur Welt kamen, während unter normalem Verhältnis bei diesem Stamm das Verhältnis von 102 zu 100 zugunsten der Knaben ausfiel (SIEBER).

δ) Durch künstliche Samenübertragungen

SEYMOUR und KOERNER stellten bei homologer Samenübertragung ein Verhältnis von Knaben zu Mädchen bei der Geburt von 8 zu 5 und bei heterologer Samenübertragung ein Verhältnis von Knaben zu Mädchen von 7 zu 5 fest.

Die angebliche Begünstigung von Knabengeburten durch Scheidenspülung, durch das Vorhandensein des Orgasmus oder durch die künstliche Samenübertragung soll sich sehr leicht dadurch auf einen Nenner bringen lassen, daß sich Andro- und Gynospermien in Abhängigkeit von dem p_H-Wert des Milieus unterschiedlich bewegen. Die Androspermien, also die männlich determinierenden Spermien sollen sehr säureempfindlich sein und infolge ihrer besseren Beweglichkeit in einem alkalischen Milieu bei dem Wettlauf zum Ei einen Vorsprung erringen und damit vor den Gynospermien, also den weiblich determinierenden Spermien die Befruchtung herbeiführen.

Beim Orgasmus der Frau wird durch die Kontraktion des Constrictor Cunni ein alkalisches Sekret aus den Vestibulardrüsen ausgepreßt, wobei der Säuretiter der Vagina herabgesetzt wird. Weiterhin gelangen die Spermien beim Orgasmus durch Ausstoßen des Cervicalsekrets sehr schnell in ein alkalisches Milieu. Die Gynospermien sollen in der Vagina mit ihrem Säuremilieu länger am Leben bleiben als die Androspermien.

Auch bei einer künstlichen Samenübertragung mit einer Spermiendeponierung in der Cervix oder im Uterus gelangen die Androspermien mit ihrer angeblichen besseren Beweglichkeit als die Gynospermien infolge des alkalischen Milieus schneller zum Ei. Die Tatsache, daß bei homologer Samenübertragung (160:100) noch mehr Knaben zur Welt kommen als bei heterologer Samenübertragung (140:100) wird von SCHELLEN darauf zurückgeführt, daß bei Frauen, die Spendersamen erhalten, infolge einer gewissen Angst und Abwehrhaltung ein weniger alkalisches Cervicalsekret abgesondert wird als bei Frauen, die den Samen ihres Ehegatten erhalten.

ε) In Abhängigkeit der Befruchtung vom Ovulationstermin

SIEGEL sprach dem Reifungsgrad der menschlichen Eizelle einen wesentlichen Einfluß auf die Geschlechtsbildung zu. Kurz nach der Ovulation befruchtete Eier sollen zu Mädchen — überreife dagegen zu Knabengeburten führen. Nach SCHELLEN soll hingegen eine Insemination eine gewisse Zeit vor der Ovulation durchgeführt, hauptsächlich zu Mädchengeburten führen. Beim Menschen soll die Tragzeit der Mädchen etwas länger als die Tragzeit der Knaben sein.

Bei einer Reihe von Tieren besteht ohne Zweifel eine Beziehung zwischen der Dauer der Tragzeit und dem Geschlecht. Bei der Kuh, beim Pferd und vielleicht beim Schaf ist die Tragzeit für männlichen Nachwuchs länger als für den weiblichen, während sie sich bei Menschen und bei Meerschweinchen umgekehrt verhalten soll. Für die Kuh, die wegen der Einzahl ihrer Würfe ein gutes Beobachtungsobjekt darstellt, ist es wahrscheinlich, daß der Unterschied in der Dauer der Tragzeiten in Wirklichkeit durch den Zeitpunkt der Konzeption bestimmt wird. Eine Konzeption im Beginn der Brunstzeit führt mit größerer Wahrscheinlichkeit zu männlichen Kälbern, Konzeption gegen Ende der Brunstzeit zu weiblichen Kälbern. Da die Ovulation bei der Kuh am Ende der Brunstzeit erfolgt, nahm man an, daß der Zeitpunkt der Konzeption im Verhältnis zur Ovulation einen geschlechtsbestimmenden Faktor darstellt (MCKEOWN und MACMAHON).

Bei zunehmendem Alter der Eltern soll der Anteil der Knabengeburten an der Gesamtgeburtsziffer zwar nicht stark, aber eindeutig abnehmen. Früher wurde angenommen, daß hierfür das Alter der Mutter ausschlaggebend sei. Nach einer statistischen Untersuchung über das Alter und das Geschlecht aller in den USA in den Jahren von 1947—1952 geborenen weißen Kinder zeigte sich, daß der maßgebende Faktor für die geringe Zahl von Knabengeburten das zunehmende Alter des Vaters und nicht der Mutter war (NOVITZKI und SANDLER). Diese Tatsache wurde nun wieder mit dem Zeitpunkt der Konzeption im Verhältnis zur Ovulation in Zusammenhang gebracht. Beim Menschen ist die für die Konzeption in Frage kommende Zeit vor der Ovulation um wenige Tage kürzer als die Zeit nach der Ovulation.

Da bei älteren Vätern die Zahl der Kohabitationen abnimmt, soll der allerdings geringen statistischen Wahrscheinlichkeit nach die postovulatorische Konzeption begünstigt werden.

Sollte diese Theorie bis zu einem gewissen Maße zutreffen, so müßten auch bei jungen Eltern mit häufigerem Geschlechtsverkehr mehr Mädchen geboren werden als Knaben. Dafür spräche auch, daß in kinderreichen Ehen mehr Mädchen als Knaben geboren werden.

c) Die Beeinflussung des Zahlenverhältnisses von männlichen und weiblichen Geburten

Nach den Erfahrungen der Statistik kommen auf 100 Mädchengeburten etwa 107 Knabengeburten (MÜLLER).

Die Verschiebung des Geschlechtsverhältnisses von männlichen und weiblichen Geburten nach künstlichen Samenübertragungen (SEYMOUR und KOERNER, KLEEGMAN) wurde bereits besprochen.

Untersuchungen über eine Verschiebung des Geschlechtsverhältnisses durch Zeugung mit einem mäßig pathologischen Samen liegen unseres Wissens nicht vor.

KLEES und HEINKE beobachteten unter 6 Kindern, deren Väter wegen Subfertilität mit hohen Testosterongaben behandelt wurden, 4mal Knaben. Nach Kriegen und in Zeiten einer starken Verarmung nahmen die Knabengeburten deutlich zu. Nach MÜLLER stieg in Deutschland der Überschuß an Knabengeburten von 1055 im Jahre 1915 auf 1080 im Jahre 1919 an, um dann bis 1927 wieder auf 1060 zu sinken. Während des ersten Weltkrieges erhöhte sich in Sachsen, wo die Einwohner im Vergleich zu allen andern Ländern am stärksten unterernährt waren, die Zahl der Knabengeburten am auffallendsten.

Für diese angeblich statistisch gesicherten Tatsachen wurde beim Manne ein Eiweißmangel als Folge der Unterernährung verantwortlich gemacht, durch den infolge einer unzureichenden Leydig-Zellfunktion die Fermentaktivität vermindert wurde.

Für die Zunahme der Knabengeburten nach *Kriegen* kann auch die vermehrte Zahl der Eheschließungen verantwortlich gemacht werden, da unter den Erstgeburten das männliche Geschlecht überwiegen soll. Auch PARKES fand, daß junge Mütter häufiger von Knaben entbunden werden als von Mädchen.

Nach Untersuchungen von JALAVISTO an Familienstammbäumen des finnisch-schwedischen Adels aus dem 17.—19. Jahrhundert sei das Geschlechtsverhältnis durch 3 Jahrhunderte konstant geblieben. Bei Erstgeburten überwogen deutlich Knaben. Mit zunehmendem Alter des Vaters nahmen die Knabengeburten jedoch ab. Bei Langlebigkeit der Eltern wurden weniger Knaben geboren. Bei Familien mit weniger als 3 Kindern wurden 60,1% Knaben und bei Familien mit mehr als 3 Kindern 52,2% Knaben geboren.

Im Tierversuch konnten KOCH und REIPRICH das Geschlechtsverhältnis durch eine Hyperfeminisierung, d. h. durch eine Anreicherung des mütterlichen Organismus mit weiblichen Geschlechtshormonen ändern und eine Beeinflussung zugunsten der männlichen Nachkommen feststellen.

Bei Mäusen zeigte sich ein Geschlechtsverhältnis aus 55 Würfen von 132,2 männlichen zu 100 weiblichen und bei Kaninchen von 139,3 männlichen zu 100 weiblichen.

Die Ergebnisse dieser Versuche lassen sich dadurch bis zu einem gewissen Grade erklären, daß bei Aborten und Totgeburten männliche Früchte überwiegen. Durch die Applikation von Follikelhormonen wird möglicherweise der Uterus besser durchblutet, vergrößert und dadurch eine günstigere Entwicklung der Feten mit geringgradiger Sterblichkeit erzielt.

Die hormonale Beeinflussung des Geschlechtsverhältnisses würde also lediglich durch eine bessere Entwicklung der embryonalen Feten zustande kommen.

10. Die Problematik der künstlichen Samenübertragung

Naturgemäß ist der Wert der künstlichen Besamung als eine Form der ärztlichen Therapie sehr umstritten. Von vielen Autoren werden ethische Bedenken dargelegt, die die artefizielle Insemination als Weg zum Kind in einem sehr zweifelhaften Licht erscheinen lassen. Besonders die heterologe extramatrimonielle Samenübertragung wird weitgehend abgelehnt. Viele Autoren bezeichnen sie als unsittlich, widernatürlich, menschenunwürdig, per se unerlaubt, als einen Akt der Depersonalisation. Es werden auch verschiedene Konfliktmöglichkeiten aufgeführt, z. B. die Gefahr, daß ein so gezeugtes Kind später ohne sein Wissen eine Verwandtenehe eingeht, oder das Risiko der seelischen Bindung der Frau an den natürlichen Vater des Kindes.

Im Hinblick auf die *sexualpsychologische Problematik* verweist SCHIRMACHER auf die unzertrennbare Einheit von Organfunktion, Trieb, Sexualität und Liebe. Der Autor stellt die Frage, ob der Arzt durch künstliche Zergliederung und Mechanisierung die an sich einheitliche Funktionskette unbeschadet durchbrechen kann und darf, ohne dabei pathologische Defekte zu setzen. Seines Erachtens bedeutet die Aufspaltung und Verabsolutierung der menschlichen Teilkräfte eine Depersonalisierung und damit eine Vermassung des Menschen, durch die ein allmähliches Untergehen der menschlichen Individualität in einer völlig anonymisierten Welt provoziert wird. Der Mensch bedeutet dann schließlich nicht mehr als eine Nummer. Nach SCHIRMACHER konnte die künstliche Samenübertragung nur aus dem Geist einer solchen Welt resultieren, in der die Wertung für allgemeinverbindliche und absolute Normen verlorengegangen ist. *Die artefizielle Insemination sei deshalb ein Symptom für unsere Zeit.* Nach Ansicht des Autors macht sich jeder Arzt, der für die künstliche Insemination eintritt, mitschuldig an einer Depersonalisierung der „Welt". In den Rahmen dieser Anschauung paßt auch der Satz von BURGER: „Die Beurteilung eines so weittragenden Problems kann natürlich von zwei Seiten aus geschehen. *Man sollte aber nicht die Welt, das Leben und vor allem die Frau nur mit den Augen des Züchters betrachten.*"

TIMPANARO nennt die heterologe Insemination einen *gynäkologischen Ehebruch*.

Alles in allem ist die künstliche Übertragung von ehefremdem Samen eine mit ernsten, ärztlichen, ethischen, moralischen, bürgerlich-rechtlichen, psychologischen und genealogischen Bedenken belastete Angelegenheit voller Unklarheiten und risikogefährdeten Konfliktmöglichkeiten (MAYER).

Selbstverständlich ist, sofern man diese Frage überhaupt diskutieren will, daß der Wunsch zu einem solchen Vorgehen einzig und allein von den Eheleuten ausgehen muß. Der Arzt muß sich in dieser Hinsicht sichern. Es ist empfehlenswert, jede Entscheidung über eine Samenübertragung und insbesondere die Wahl eines Samenspenders nach eingehender Aufklärung den Ehepartnern zu überlassen.

Es steht außer Zweifel, daß die normale Zeugung unproblematisch vor sich geht. Die Ehepartner, die gewollt oder unabsichtlich ein Kind zeugen, haben sich gegenseitig nicht nach wissenschaftlichen Erwägungen ausgesucht. Vielmehr sind es individuelle, persönlichkeitsbedingte, emotionelle, zufällige oder sonstige Voraussetzungen, die beide ursprünglich zueinandergeführt haben. Noch mehr trifft eine gewisse Zufälligkeit bei der außerehelichen Zeugung zu, vor allem, wenn es während kurzdauernder Bekanntschaften oder sogar nur isolierter sexueller Kontakte ohne sonstige nähere Bekanntschaft zur Empfängnis kommt.

Problematisch wird jedoch die Einschaltung eines Dritten, d. h. bei der iatrogenen künstlichen Samenübertragung die Einschaltung des Arztes. Hierbei geht nämlich, vor allem bei der Durchführung einer heterologen Insemination, ein maßgeblicher Teil der Verantwortung auf den Arzt über. Beispielsweise tauchen *humangenetische Fragen* auf. Die Wahl des Spenders betrifft lediglich ein mittelbares, auf einen engen technisch-materiellen Zweck bezogenes Zusammenwirken. Enttäuschungen über genetisch bedingte Schäden beim Kinde, die selbst bei sorgfältigster Wahl des Samenspenders nicht vorauszusehen sind, bedeuten für die beteiligten Ehepartner psychisch etwas ganz anderes als ein derartiges Ereignis bei einem ehelichen Kind (Loeffler).

Es bedeutet weder eine prognostische Sicherheit, wenn die Ehefrau oder gar beide Ehepartner der sterilen Ehe den Spender aussuchen, noch wenn der Arzt die Auswahl vornimmt. Abgesehen von der Zeugungsfähigkeit des Samenspenders, der möglichst schon selbst Kinder haben sollte, die einen gewissen Anhalt für seine Eignung bieten, müßte die Familie und das Zusammenpassen der sippenhaften bzw. persönlichen Erbkonstitution des Spenders mit der zu inseminierenden Ehefrau überprüft werden. Eine Kontrolle der Rh-Faktoren zum Ausschluß einer Rh-Unverträglichkeit des Kindes sollte erfolgen. Endlich wäre es wünschenswert, wenn der Spender in seinem äußeren Erscheinungsbild dem Ehemann ähnlich sieht; denn das Kind soll von der künstlichen Befruchtung nichts erfahren und dem angeblichen ehelichen Vater deshalb ebenfalls möglichst aussehensmäßig nahekommen. Trotzdem wird man niemals die Entwicklung vorherbestimmen können (Loeffler).

Die mit einer heterologen Insemination für den Arzt sich ergebenden Aufgaben sind eigentlich zu weitgehend und zu verantwortungsvoll, dabei zugleich *nicht* befriedigend zu lösen.

Die *populationsgenetische Frage* beinhaltet, daß in zunehmendem Maße Menschen geboren werden können, deren Herkunft ihnen letztlich unbekannt ist und die dadurch u. U. in die Gefahr kommen, später Verwandtenehen zu schließen. Loeffler verweist in diesem Zusammenhang auf den Bericht von Bloemhoff bzw. Duyrene de Wit aus Bloemfontein, nach dem dort ein Spender in kurzer Zeit 90 Kinder iatrogen gezeugt hat.

Die Auffassung, es sei ein *eugenischer Ausgleich* möglich, wird letztlich von Loeffler mit Recht abgelehnt. Die Vorstellung, man könne Samen berühmter Männer aufbewahren und damit im Rahmen heterologer Übertragungen die Zahl „wertvoller" Menschen erhöhen, ist grundsätzlich nicht richtig.

Besonders im Hinblick auf Atom-Strahlenschäden hatte man offenbar daran gedacht, man könne mit besonders hochwertigem Samengut die Menschheit erneuern oder aber atomsicher Sperma aufbewahren und dann später mit besserer Aussicht künstliche Samenübertragungen auf überlebende Frauen vornehmen. Auf diese Weise würde ein ungeschädigtes Spermium mit einer evtl. strahlengeschädigten Eizelle kopuliert werden. Das sollte eine Verbesserung der Lebens-Chancen des Kindes mit sich bringen.

Alle diese Vorstellungen sind natürlich gänzlich theoretisch und letztlich sogar abwegig. Die verschiedenen Probleme der iatrogenen Insemination mit dem Samen des Ehemannes, mit Spendersamen, bei der unverheirateten Frau im

Hinblick auf eine Wiederbevölkerung nach Katastrophen, im Hinblick auf Genetik, Eugenik und Rassenpolitik, auf Blutsverwandtschaft und Inzucht, die psychologischen Probleme der Kinderlosigkeit und nach artefizieller Samenübertragung des Besitzes von Kindern, die Reaktionsmöglichkeiten der Frau und des Mannes sowie des Spenders usw. sind in dem der künstlichen Befruchtung ausschließlich gewidmeten umfangreichen Buch von SCHELLEN (1957) besprochen.

Sämtliche größeren *Religionsgemeinschaften* in Deutschland (LOEFFLER) lehnen die heterologe Insemination als unsittlich ab. Die *protestantische Kirche* erklärte die Fremdbesamung als Betrug an dem Kinde. Die *katholische Kirche* verneint die heterologe und sogar die homologe künstliche Samenübertragung.

Papst Pius XII. brachte 1949 deutlich zum Ausdruck, daß die iatrogene Insemination der Auffassung der katholischen Kirche über diese Dinge widerspricht. Sie erlaubt grundsätzlich nur eine „adjuvatio naturae", d. h., eine Weiterbeförderung des im natürlichen Congressus deponierten Samens.

Der Standpunkt der in Deutschland wichtigen Kirchen zur künstlichen Samenübertragung sowie die Einstellung der anglikanischen Hochkirche, der freien Kirchen, der jüdischen Kirche und des Islams wurde von SCHELLEN eingehend dargestellt.

Die *Ansichten der Öffentlichkeit und der ärztlichen Gesellschaften* der verschiedenen Länder gehen sehr auseinander. 1955 kam die international angesehene „American Society for the Study of Sterility" auf einer Tagung in Atlantic City nach ausführlichen Diskussionen zu dem Schluß, daß die iatrogene homologe matrimonielle *und* heterologe extramatrimonielle Insemination eine ethisch unantastbare und wünschenswerte Form der ärztlichen Therapie ist. Voraussetzung sei der dringende Wunsch von Mann und Frau, die Kinderlosigkeit ihrer Ehe auf diese Weise zu überwinden. Bei der Fremdbesamung wird die sorgfältige Auswahl eines biologisch und nach den Erfahrungen der Vererbungsforschung geeigneten Spenders *durch den Arzt* gefordert. Ferner die Überzeugung des Arztes, daß die Ehegatten ihren Aufgaben als Eltern gewachsen sind.

Es wird die Ansicht vertreten, daß die artefizielle Insemination für die Begründung einer Familie geeigneter sei als die Adoption. Erwähnt wurden auch die bisher vorwiegend günstigen Erfahrungen, die in den USA gemacht worden sind. Es handele sich durchweg um glückliche Familien, die teilweise bis zu vier durch Inseminationen gezeugte Kinder aufgezogen haben.

Ähnlich großzügig ist man in *Skandinavien*. Ein im Auftrage der Parlamente aller skandinavischen Länder ausgearbeiteter Gesetzesentwurf versuchte zum ersten Male, Bestimmungen über die iatrogene Insemination festzulegen. Ärzte, Juristen, Priester und Psychologen arbeiten daran. Danach soll neben der homologen Samenübertragung auch die heterologe Insemination prinzipiell gestattet werden.

In Dänemark wurde sogar die artefizielle Insemination unverheirateter Frauen legalisiert. Inwieweit sich der Wegfall des Vaterbildes auf die Erziehung des Kindes auswirkt, muß noch abgewartet werden.

Sicher werden die Meinungen über den sittlichen Wert oder Unwert einer künstlichen Samenübertragung immer auseinandergehen. Mag dies auch durch Gesetzesentwürfe und Bestimmungen geregelt und festgelegt werden, so liegt es doch schließlich in der Entscheidung der Ehepartner, ob ihnen diese Art zur Gründung einer Familie wünschenswert erscheint oder nicht. Der Arzt ist in jedem Falle nur Helfer und Berater. Er soll die letzte Entscheidung der Ehegatten in keiner Richtung beeinflussen.

Tatsache ist, daß die iatrogene Insemination nach anfänglicher allgemeiner Ablehnung immer mehr Anhänger gewinnt und in immer größerem Umfange durchgeführt wird.

Neben den ethischen und moralischen hat die iatrogene Insemination auch eine Reihe juristischer Probleme aufgeworfen. Da die künstliche Besamung beim Menschen ein Novum darstellt, sind keinerlei gesetzliche Voraussetzungen gegeben, die speziell für eine Samenübertragung und die damit verbundenen möglichen rechtlichen Konflikte zutreffen. In manchen Ländern hat man diese Lücke durch gesetzliche Regelungen zu schließen versucht, ohne natürlich damit die gesamte Rechtslage klären zu können. So ist in Deutschland heute die artefizielle Insemination weder durch alte Gesetze, Rechtslehre oder Rechtssprechung noch durch neue Gesetze erfaßt. Das gilt sowohl für die homologe wie auch für die heterologe Insemination. Damit können weder Arzt noch Spender oder Empfänger strafrechtlich zur Verantwortung gezogen werden, wenn sie sich nicht unter anderen Gesichtspunkten (z. B. fahrlässige Tötung usw.) strafbar machen.

Führende deutsche Juristen haben sich mit diesen Problemen auseinandergesetzt und versucht, aus der zur Zeit gültigen Rechtslehre die Voraussetzungen für eine iatrogene Insemination und deren mögliche rechtliche Probleme abzuleiten.

Es ist selbstverständlich, daß zu einem derartigen Eingriff das Einverständnis aller Beteiligten Vorbedingung ist. Eine gegen den Willen der Patientin mit Wissen des Ehemannes und mit Spendersamen ausgeführte iatrogene Insemination ist juristisch eine Verletzung der Person. Es ist dann der Tatbestand der Nötigung, Beleidigung und Körperverletzung gegeben. Der Arzt ist Mittäter, und die Frau hat Schadenersatzansprüche gegenüber dem Ehemann und dem Arzt. Selbst eine iatrogene Insemination mit dem Sperma des Mannes, die ohne Einwilligung der Frau erfolgt, ergibt diesen Tatbestand. Jede Insemination ist ein Eingriff in die Unversehrtheit des Körpers. Eine Rechtswidrigkeit liegt nur dann nicht vor, wenn die Verletzte einverstanden ist. Sonst ist eine Körperverletzung im Sinne des § 226a StGB gegeben.

Bei einer Samenübertragung mit Spendersamen ohne Einwilligung des Ehemannes macht sich der Arzt wegen Beleidigung der Familienehre strafbar. Außerdem kann der Mann natürlich die Ehelichkeit des Kindes anfechten, falls es zur Konzeption gekommen ist. Er kann auf Scheidung wegen schwerer Eheverfehlung unter Mithilfe des Arztes klagen. Außerdem kann der Arzt in solchen Fällen wegen Vergehen gegen die Standesehre noch disziplinar belangt werden (Literatur bei DÖLLE).

Verschiedene Juristen sind überhaupt der Ansicht, daß der Arzt das Mitwirken an der artefiziellen Insemination mit fremdem Sperma verweigern müsse, da dem 3 Bestimmungen des Strafgesetzbuches entgegenstünden: § 169 (Verletzung des Personenstandes), § 181 (schwere Kuppelei) und § 172 (Ehebruch). Der Arzt laufe Gefahr, als Anstifter (§ 48) oder Gehilfe (§ 49) nach diesen Bestimmungen bestraft zu werden.

Dem steht die Ansicht anderer Juristen entgegen.

§ 169 StGB lautet: *Wer ein Kind unterschiebt oder vorsätzlich verwechselt, oder wer auf andere Weise den Personenstand eines anderen vorsätzlich verändert oder unterdrückt, wird mit Gefängnis bis zu 3 Jahren und, wenn die Handlung in gewinnsüchtiger Absicht begangen wurde, mit Zuchthaus bis zu 10 Jahren bestraft. Der Versuch ist strafbar.*

Es wird nun bestritten, daß bei iatrogener Insemination der Personenstand des Kindes verändert oder unterdrückt wird. Nach § 1591 BGB ist ein Kind, das nach Eingehung der Ehe geboren wird, ehelich, wenn die Frau es vor oder nach Eheschließung empfangen hat und der Mann innerhalb der Empfängniszeit der Frau beigewohnt hat (nach Absatz 2 wird „vermutet", daß der Mann innerhalb dieser Zeit der Frau beigewohnt hat).

„Pater est, quem nuptiae demonstrant." Die Ehelichkeit eines solchen Kindes kann nur vom Vater angefochten werden. Der Personenstandsbegriff ist juristisch und nicht biologisch, und deshalb ist durch die iatrogene Insemination mit Spendersamen keine Veränderung oder Unterdrückung des Personenstandes gegeben.

Nach § 180 StGB wird wegen Kuppelei bestraft, wer gewohnheitsmäßig oder aus Eigennutz durch seine Vermittlung oder durch Gewährung oder Verschaffung von Gelegenheit der Unzucht Vorschub leistet. § 181 bestimmt: *Die Kuppelei ist, selbst wenn sie weder gewohnheitsmäßig noch aus Eigennutz betrieben wird, mit Zuchthaus bis zu 5 Jahren zu bestrafen, wenn der Schuldige zu der verkuppelten Person in dem Verhältnis des Ehemannes zur Ehefrau, von Eltern zu Kindern steht.*

Diese Gesetzesbestimmung wäre nach Ansicht von WEIGELIN nur anwendbar, wenn der Ehemann „der Unzucht Vorschub leistet". Dies ist zu verneinen. Es handelt sich um keine Unzucht, sondern um eine ersatzweise Samenübertragung. Von Unzucht könnte nur die Rede sein, wenn das Motiv Geschlechtslust wäre (Reichsgericht Entscheidung in Strafsachen Band 28, 77; 30, 378; 67, 114; Urteil des Reichsgerichtes vom 23. 6. 1944; Deutsches Recht 1944, 767).

Die Eheleute handeln in einer Art Notstand.

Eine Bestrafung wegen Ehebruchs (§ 172) ist nicht möglich, weil sie die Scheidung wegen Ehebruchs voraussetzt. Der Ehegatte hat aber kein Recht auf Scheidung, wenn er dem Ehebruch zugestimmt hat.

Ein weiteres Problem bei der heterologen Insemination ist die Frage der Urkundenfälschung, Personenstandsfälschung und Kindesunterschiebung, falls der die Insemination ausführende Arzt auch die standesamtliche Geburtsanzeige macht. Formal-juristisch ist dies jedoch belanglos, da das in der Ehe geborene Kind als ehelich gilt, wenn kein Einspruch von seiten des Vaters erfolgt. Der Arzt macht sich also nicht strafbar.

Er macht aber eine Falschmeldung. Zur Vermeidung dessen wird vorgeschlagen, daß zur Geburt ein anderer Arzt zugezogen wird.

Die Folgerung IN DER BEECKs, daß der Arzt der unterhaltspflichtige Vater des unehelichen Kindes sei, erscheint unhaltbar.

Anglo-amerikanische Juristen sehen in der heterologen Insemination einen Ehebruch, zwar nicht de iure, aber doch de facto darin, daß die Frau ihre generative Kraft einem anderen hingibt und die Einführung eines fremden Blutstromes in die Familie ermöglicht (DÖLLE). Letzteres ist nicht gültig, wenn z. B. der Vater des Ehemannes der Samenspender ist.

Die homologe Insemination wurde in einem Reichsgerichtsurteil vom 4. Juli 1908 als „Beiwohnung" im Sinne des § 1591 BGB anerkannt. Das heißt, daß auf den Begriff der „conjunctio membrorum" verzichtet wurde.

Während die meisten Juristen nur die heterologe Insemination ablehnen, erklärte Bundesrichter GEIGER: Jede Insemination sei objektiv rechtswidrig, da sie unvereinbar erscheine mit dem Rechtsgebot der Achtung und Wahrung der Menschenwürde (Artikel 1 des Bonner Grundgesetzes). Es gebe jedoch Schuldausschließgründe, die die Rechtswidrigkeit aufheben könnten.

Aufgeworfen wird auch die Frage, ob bei Tod des Ehemannes sich der Arzt, der die iatrogene Insemination ausführte, oder der Samenspender um die Frau kümmern muß (§ 170c StGB — Versagung der Hilfe gegenüber einer Geschwängerten). Für den inneren Tatbestand ist es notwendig, daß der Täter gewissenlos handelte. Deshalb ist der Arzt nicht unterhaltspflichtig. Die Bestimmungen der Kausalität gelten hier nicht.

Nach der Meinung maßgeblicher Juristen (GEIGER, DÖLLE u. a.) verstößt die heterologe Insemination eindeutig gegen die guten Sitten, und zwar sowohl im Sinne des Strafrechtes (§ 226a StGB) wie des Zivilrechts (§ 138 Absatz 1 BGB). Ein Rechtsgeschäft, das gegen die guten Sitten verstößt, ist aber nichtig. Das heißt, der Arzt kann für seinen Eingriff kein Honorar beanspruchen, denn die Rechtswidrigkeit wird auch nicht durch die Einwilligung aufgehoben, da die Tat dem „consensus omnium bonorum" widerspricht.

Die Frage der Ehelichkeit des Kindes wurde im vorigen Abschnitt schon größtenteils geklärt. Das Kind ist zwar unehelich (GEIGER: *Vater des Kindes ist derjenige, von dem es blutsmäßig abstammt*), gilt aber als ehelich, wenn es in der Ehe geboren wird, auch dann, wenn die Ehe später nach § 32 des Ehegesetzes wegen Irrtums über persönliche Eigenschaften (Impotenz des Mannes) aufgehoben wird. Der biologische und der rechtliche Vater sind 2 Personen. Die Ehelichkeit des Kindes kann vom Ehemann angefochten werden. Und zwar binnen Jahresfrist, auch dann, wenn die heterologe Insemination mit seinem Einverständnis durchgeführt wurde (DÖLLE). Auch der Staatsanwalt kann die Ehelichkeit anfechten, wenn er dies im Interesse des Kindes oder dessen Nachkommenschaft für notwendig erachtet (§ 1595a BGB). Dritte Personen haben nach deutschem Recht keine Möglichkeit der Anfechtung.

Wenn das Kind durch rechtskräftige Anfechtung als unehelich gilt, so hat es nach Meinung vieler Juristen ein Unterhaltsrecht an den Samenspender. Die Samenspendung gilt nach GEIGER materiellrechtlich als Beiwohnung. Der Ehemann kann sogar auf Schadenersatz für den bisher geleisteten Unterhalt des Kindes klagen. Besonders bei der heterologen Insemination von ledigen oder getrennt lebenden Frauen kann der Spender leicht zur Unterhaltspflicht herangezogen werden.

Fraglich erscheint, ob der Arzt an Stelle eines nicht mehr auffindbaren Spenders zur Unterhaltspflicht herangezogen werden kann (Schadenersatz aus unsittlichem Vertrag). Er dürfte nach Ansicht einiger Juristen aber hilfspflichtig sein (nach § 170c StGB), weil er die Schwängerung durchgeführt hat. Auch bei Verwendung von Samen ohne die Einwilligung des Spenders muß der Arzt mit Schadenersatzansprüchen rechnen. Der Spender hat Anspruch gegen den Arzt wegen Verletzung seiner Persönlichkeitssphäre.

Die Frage der zivilrechtlichen Haftpflicht des Arztes bei Auswahl des Spenders (wenn die Eltern nicht mit dem Kind zufrieden sind) ist noch nicht entschieden (DÖLLE).

In der Literatur finden sich Hinweise zur Umgehung derartiger Probleme. So wird geraten, entweder ein Samengemisch zu verwenden, um die Entscheidungsmöglichkeit der biologischen Vaterschaft auszuklammern oder stets 1 Tropfen des sterilen Ejaculats vom Ehemann mitzugeben.

Dabei soll auf die gleiche Blutgruppe geachtet werden.

Dies wird jedoch von den meisten Autoren als eine allen ärztlichen Auffassungen widersprechende, unsittliche Handlung abgelehnt.

In Deutschland wird nur die künstliche Insemination mit dem Samen des Ehegatten (homologe matrimonielle Insemination) anerkannt; die Übertragung mit Spendersamen (heterologe extramatrimonielle Insemination) hingegen wird im allgemeinen abgelehnt.

1. Eine Samenübertragung ist nur dann vertretbar, wenn sie innerhalb einer ehelichen Gemeinschaft (unter ausschließlicher Verwendung des Samens vom Ehepartner) erfolgen soll und in dieser ehelichen Gemeinschaft nach ärztlichem Ermessen anders als durch die Samenübertragung die Sicherung von Nachkommenschaft nicht erreicht werden kann.

2. *Jede Samenübertragung, die unter anderen Gesichtspunkten als diesen erfolgen soll, ist abzulehnen* (K. KOHLBERG).

Die *zivilrechtlichen* und *strafrechtlichen Probleme* der homologen und heterologen künstlichen Samenübertragung in Deutschland wurden von dem Gerichtsmediziner SPANN tabellarisch zusammengestellt (1957) (Tabelle 2 und 3). Die Einzelheiten lassen sich aus der Übersicht leicht entnehmen.

Angaben über die *ärztliche Standesethik* und *die gesetzlichen Voraussetzungen* zur iatrogenen Insemination finden sich bei SCHELLEN im Hinblick auf die USA, Groß-Britannien, die Schweiz, Frankreich, Holland und Skandinavien.

Tabelle 2. *Künstliche homologe Insemination* (nach SPANN)

Rechtslage	Zivilrechtlich	Strafrechtlich
a) Mit Einverständnis beider Elternteile	Ohne Rechtsfolge	Ohne Rechtsfolge
b) Ohne das Einverständnis der Ehefrau	1. Der Frau stehen Schadenersatzansprüche aus unerlaubter Handlung zu, die auch bei bestehender Ehe gegen den Ehemann eingeklagt werden können. 2. Gegen den Arzt sind Schadenersatzansprüche jederzeit gegeben. 3. Die Ehefrau kann daraus einen relativen Ehescheidungsgrund herleiten.	1. Der Ehemann macht sich eines Vergehens der Nötigung, der tätlichen Beleidigung und Körperverletzung schuldig. Beleidigung und Körperverletzung sind Antragsdelikte. Der Strafantrag kann wegen Beleidigung jederzeit, wegen Körperverletzung nur, wenn sie gegen einen Angehörigen verübt worden ist, zurückgenommen werden. 2. Der beteiligte Arzt wäre als Mittäter zu bestrafen, hier kann nur der Strafantrag wegen Beleidigung zurückgenommen werden.
c) Ohne Einverständnis des Ehemannes	Praktisch ohne Bedeutung	Praktisch ohne Bedeutung
d) Ohne Einverständnis beider Elternteile	Praktisch ohne Bedeutung	Praktisch ohne Bedeutung

In vielen Ländern und in Deutschland ist die *juristische Situation* der artefiziellen Insemination noch weitgehend ungeklärt.

In *Chicago* hat 1955 ein Gericht entschieden, daß ein nach iatrogener Insemination geborenes Kind als illegitim anzusehen ist, wenn der Samenspender nicht der Ehemann der Mutter ist. Das Gericht bezeichnete sogar die Mutter als schuldig des Ehebruchs, obwohl das Einverständnis des Ehemannes vorlag.

Der *New York State Supreme Court* traf 1947 die gegenteilige Entscheidung, daß nämlich ein solches Kind nicht als illegitim anzusehen ist, und hat schon über 20000 solcher Kinder als legitim anerkannt.

Der Oberste Gerichtshof in *Kanada* hat in einem Fall, in dem die Frau die heterologe Insemination in England durchführen ließ, während ihr Mann in Kanada war, entschieden, daß die Frau wegen Ehebruchs strafbar sei.

In *England* sind die durch heterologe Insemination erzeugten Kinder illegitim. Der Samenspender kann strafrechtlich verfolgt werden.

Nach *französischem Recht* sind die so erzeugten Kinder ebenfalls illegitim. Der Spender kann bestraft werden.

Auch in *Venezuela* ist nur die homologe, nicht aber die heterologe Insemination erlaubt.

Tabelle 3. *Künstliche heterologe Insemination* (nach SPANN)

Rechtslage	Zivilrechtlich	Strafrechtlich
a) Mit Einverständnis beider Eheleute	1. Ein Ehescheidungsgrund erwächst keinem der beiden Ehegatten, da die Zustimmung des anderen Teiles den Scheidungsgrund beseitigt (§ 42, 2 Eheges.). 2. Der Ehemann, der zum Zeitpunkt einer k. he. I. dieser zugestimmt hat, kann trotzdem nach geltendem Recht später die Ehelichkeit des Kindes anfechten. Der Arzt muß damit rechnen, daß er die Kosten des Anfechtungsprozesses tragen muß. 3. Unterhaltspflichtig ist nach Aufhebung der Ehelichkeit in erster Linie der biologische Vater (wird z. T. wegen des in § 1708 BGB verlangten Beischlafes bestritten (BECHTOLD). Inwieweit der Arzt u. U. unterhaltspflichtig wird, muß einer künftigen Rechtsprechung vorbehalten bleiben. 4. Die biologische Abstammung ist im Eherecht von Bedeutung, da die Ehe zwischen Blutsverwandten und Verschwägerten bestimmter Grade nach § 4, 1 des Ehegesetzes verboten ist.	1. Ein Verbrechen der schweren Kuppelei liegt nicht vor, weil das Tatbestandsmerkmal der Vorschubleistung zur Unzucht entfällt. 2. Auch bei der Verwendung des Spermas des Bruders, Vaters oder Sohnes der Frau kommt ein Verbrechen der Blutschande nicht in Frage, da hier tatbestandsmäßig ein Beischlaf vorausgesetzt wird (wird z. T. bestritten, GÜDE). 3. Personenstandsfälschung nach § 169 StGB liegt nicht vor, da beim Standesamt nur die Tatsache der Geburt gemeldet wird und aus der Meldung nicht hervorgeht, wer der Vater ist. 4. Der kriminelle Tatbestand des Ehebruches ist nicht erfüllt, auch dann nicht, wenn die Ehe wegen dieses Falles wegen Ehebruches geschieden ist.
b) Ohne Einwilligung der Ehefrau	1. Der Frau stehen Schadenersatzansprüche aus unerlaubten Handlungen zu. 2. Haftung für allen der Frau aus diesem Eingriff entstehenden Schaden nach den Grundsätzen der adäquaten Verursachung. 3. Die Frau kann wegen schwerer Eheverfehlung auf Scheidung klagen.	1. Körperverletzung (möglicherweise gefährliche Körperverletzung). 2. Nötigung. 3. Beleidigung. 4. Freiheitsberaubung. 5. Der Arzt kann diziplinar bestraft werden.
c) Ohne Einwilligung des Ehemannes	1. Der Ehemann kann die Ehelichkeit des Kindes anfechten. 2. Der Ehemann kann vom Arzt die ihm entstandenen Kosten des Anfechtungsprozesses verlangen. 3. Der Ehemann kann auf Scheidung wegen schwerer Eheverfehlung klagen. 4. Unterhaltspflichtig wird in erster Linie der biologische Vater, wenn er nicht zu ermitteln ist, möglicherweise der Arzt.	1. Der Ehemann kann selbst dann, wenn die Frau ihr Einverständnis gegeben hat, wegen Beleidigung der Familienehre, deren Träger er ist, vorgehen. 2. Der Arzt kann diziplinar bestraft werden, weil er vor den Schranken der Ehe nicht haltgemacht hat.
d) Ohne Einwilligung beider Eheleute	1. Der Täter haftet für allen den Eheleuten aus diesem Eingriff entstehenden Schaden. 2. Der Ehemann kann die Ehelichkeit des Kindes anfechten. 3. Unterhaltspflichtig wird in erster Linie der biologische Vater, wenn er nicht zu ermitteln ist, möglicherweise der Arzt.	1. Körperverletzung (möglicherweise gefährliche Körperverletzung). 2. Nötigung. 3. Beleidigung. 4. Freiheitsberaubung.

Nach *Schweizer Recht* ist jedes Kind — gleichgültig, wer der Erzeuger ist — legitim, das nach Eheschließung geboren wird.

Der *Deutsche Ärztetag 1959* hat sich ausführlich mit der künstlichen Insemination befaßt. Es war das Ziel, zu einer *offiziellen Stellungnahme der Deutschen Ärzteschaft* und ihrer Standesvertretung zu gelangen. Bisher blieb es weitgehend jedem einzelnen Arzt überlassen, wie er sich verhalten wollte. Vor allem gab es keine offiziellen Normen. Das führte letztlich dazu, daß sich die Ärzte vielfach gar nicht getrauten, eine iatrogene Insemination durchzuführen.

Nach dem Bericht von CYRAN erhebt der Deutsche Ärztetag gegen die mit Zustimmung beider Ehegatten von einem Arzt vorgenommene homologe Samenübertragung mit Spermien vom Ehemann keine Bedenken, sofern sie auf Sonderfälle beschränkt bleibt. Das bedeutet, auch eine homologe Insemination soll nur im Falle einer ärztlichen Notwendigkeit nach ganz bestimmten Grundsätzen durchgeführt werden.

Die heterologe Samenübertragung hat der Deutsche Ärztetag aus sittlichen Gründen abgelehnt, weil sie der Ordnung der Ehe widerspricht und unabsehbare medizinische, rechtliche, psychische und ethische Folgen mit sich bringt, für die der Arzt die Verantwortung mittragen müßte. Der Ärztetag ging jedoch nicht so weit, die Aufnahme der heterologen Insemination mit Samenzellen von einem fremden Spender als Straftat in das Strafgesetz für erforderlich zu halten. Dieser Wunsch besteht nämlich bei maßgeblichen Juristen und soll von der mit der Reform des Strafgesetzbuches betrauten Strafrechtskommission bereits in dem Entwurf eines § 210 vorbereitet sein. Aus der Vielzahl der Argumente, die den Ärztetag in seiner Stellungnahme bestimmten, hat CYRAN die wesentlichsten wie folgt dargelegt:

a) Soziologische und ethische Probleme

Es ist unbestritten, daß die künstliche Samenübertragung in manchen Fällen einer kinderlosen Ehe zu dem erwünschten Kind verhelfen kann. Zu diesem Zweck hat sie in der Medizin Eingang gefunden, im Ausland, vor allem in den Vereinigten Staaten, in einem weit größeren Umfang als bei uns. Wenn in Deutschland schätzungsweise etwa 1000 durch künstliche Samenübertragung erzeugte Kinder existieren, so sollten es in den Vereinigten Staaten etwa hundertmal soviel sein. Alle diese Schätzungen sind jedoch äußerst unzuverlässig, da statistische Erhebungen naturgemäß auf sehr große Schwierigkeiten stoßen. Immerhin hat dieses Verfahren auch bei uns Eingang gefunden. Es ist darum von großer praktischer Bedeutung, daß der Deutsche Ärztetag in Lübeck eine klare Haltung eingenommen hat. Die künstliche heterologe Samenübertragung berührt zunächst Familie und Vaterschaft. Sie ist daher keineswegs nur eine Frage der Arzt-Patienten-Beziehung oder eine rein persönliche Angelegenheit der Ehegatten oder gar nur der einzelnen Frau, sondern ein soziologisches und moralisch-ethisches Problem, das das öffentliche Leben und damit den Staat und den Gesetzgeber stark berührt, zumal sich schwerwiegende juristische und menschliche Folgen daraus ergeben können, wie die Erfahrungen im Ausland gezeigt haben.

Daß es sich bei der heterologen Samenübertragung nicht bloß um ein rein persönliches Anliegen einer einzelnen Frau handelt, geht schon daraus hervor, daß außer ihr in aller Regel noch vier weitere Menschen betroffen werden: der Ehemann, der Samenspender, der Arzt und vor allem das auf „künstliche" Weise erzeugte Kind. So verständlich der Wunsch einer verheirateten Frau nach einem Kinde ist, so wenig kann es ein unbedingtes Anrecht einer Frau auf ein Kind geben. Dieses sog. Recht muß da seine Grenze finden, wo es zum Unrecht an anderen wird. Beim Mutterwerden stehen die Sehnsucht nach dem Kind und die Liebe zu dem Vater des Kindes gleich bedeutsam nebeneinander. Bei der künstlichen heterologen Samenübertragung aber fehlt die Liebe zu dem Vater des Kindes; die Zeugung wird von der Höhe eines Aktes der körperlich-seelischen Gesamtpersönlichkeit herabgewürdigt zu einem technischen Eingriff (MAYER). Und ist nicht vielleicht die vermeintliche Mutterliebe vorwiegend Egoismus, der nicht bereit ist, das Schicksal der Kinderlosigkeit als Opfer auf sich zu nehmen, und von allen anderen Beteiligten, vor allem aber von dem Kinde Opfer verlangt?

Die Frau, die den Wunsch nach künstlicher Fremdsamenübertragung äußert, übersieht meist die Folgen ihres Wunsches gar nicht. Sie hat das nahe Ziel im Auge, ein Kind zu bekommen; aber die in der Zukunft entstehenden Spätfolgen für sich selbst, für das Kind, den Mann und die Ehe erwägt sie nicht und wird sie meist auch nicht voll übersehen können. So treibt sie ein gefährliches, ja ein unheimliches Spiel, dessen Ausgang unabsehbar ist. Dem Ehemann wird durch die Fremdsamenübertragung die Rolle des Scheinvaters zugemutet, die mit der notwendigen Achtung vor seiner Persönlichkeit nur schwer in Einklang zu bringen sein dürfte, eine Rolle, die dem Mann durch die ständige Anwesenheit des Kindes eines anderen Mannes sehr erschwert wird. Wenn schon in normalen Ehen gelegentlich eine Art Eifersucht des Ehemannes auf sein Kind entstehen kann, wieviel mehr erst in diesen Fällen ? Entgegen einer des öfteren geäußerten Ansicht ist der Ehemann der ,,Kunstmutter" weder dem Stiefvater noch dem Adoptivvater vergleichbar. Zeigt das Kind im Laufe seiner Entwicklung Charakterschwächen, die dem Namen des Ehemannes womöglich Unehre machen, so kann der Ehemann die Ehelichkeit des Kindes anfechten. Schwere Ehekonflikte können die Folge sein, die sich ihrerseits auf die Formung der kindlichen Seele höchst nachteilig auswirken.

b) Gesinnungsänderung des Ehemannes

Nach der Feststellung amerikanischer Autoren ändern die zuerst mit der Fremdsamenübertragung einverstanden gewesenen Ehemänner in rund der Hälfte aller Fälle nachträglich ihre Gesinnung, weil sie sich oft schon während der künstlich erzeugten Schwangerschaft, vor allem aber nach der Geburt des Kindes einer Hinwendung ihrer Frau zu dem Kind und womöglich dessen Erzeuger gegenübersehen, mit der sie nicht gerechnet hatten und die sie zusätzlich in unerträglicher Weise belastet. Nach diesen Erfahrungen sind einige amerikanische Ärzte dazu übergegangen, vorher eine Prüfung der ,,moralischen Standhaftigkeit" des Ehemannes zu verlangen! So kann die Eheharmonie durch das Heranwachsen eines Kunstkindes empfindlich gestört werden.

Wenn eine künstliche Spermaübertragung zur Befruchtung führen soll, muß sie in den weitaus meisten Fällen oft wiederholt werden, weil das Ei in 4 Wochen nur wenige Stunden befruchtungsfähig ist und auch die Samenzellen nach etwa 48 Std ihre Befruchtungsfähigkeit verlieren. Nimmt man — was wegen der erforderlichen Wiederholungen unter Umständen unvermeidlich ist — verschiedene Samenspender, dann bleibt vollkommen unklar, wer von ihnen später als Erzeuger des Kindes anzusprechen ist. Liegt darin nicht auch eine Verletzung der Menschenwürde des Spenders ? Um sein eigenes Vaterrecht wird er betrogen, andererseits aber kann er alimentationspflichtig gemacht werden, wenn der Ehemann die Ehelichkeit des Kindes anficht, wozu dieser rein rechtlich in der Lage ist.

Für das Kind bedeutet die künstliche Insemination ein schweres Unrecht, weil es, wie MAYER mit Nachdruck hervorhebt, mit Vorbedacht und in klarer Überlegung von der eigenen Mutter um seinen natürlichen Vater betrogen und in das hierdurch erschwerte Leben hineingezwungen wird. Seine Erziehung baut auf einer Lüge auf und bedeutet daher einen fortwährenden schweren sittlichen Konflikt für die Kunstmutter. Abgesehen hiervon, wird bei weiterer Verbreitung der heterologen Samenübertragung auch der Gefahr der Heirat von Halbgeschwistern, die sich wegen der Anonymität des Samenspenders nicht als solche erkennen, Vorschub geleistet.

Der Arzt schließlich muß die Verantwortung dafür übernehmen, daß der Samenspender gesund ist und keine Erbkrankheiten übertragen werden. Weist das Kind später doch erbliche Mängel auf, so ist er mit der Verantwortung dafür belastet, ja er könnte auch rechtlich zur Verantwortung gezogen und schadenersatzpflichtig gemacht werden! Hat der Arzt einen geeigneten Samenspender gefunden, dann soll er dessen Bereitwilligkeit erwirken. Das aber dürfte schwer gelingen, wenn er ihn über seine unwürdige Rolle und seine mögliche Alimentationsverpflichtung aufklärt. Klärt er ihn aber nicht auf, so macht er sich einer Verschleierung schuldig, die moralisch nicht vertretbar und rechtlich womöglich strafbar ist. Auch mit späteren, sich am Kunstkind entzündenden Ehekonflikten kann der Arzt belastet werden — kurz, er muß eine Verantwortung übernehmen, die er bei verständiger Würdigung aller Folgen gar nicht übernehmen kann.

Hält man sich alle diese Momente vor Augen, so kann die künstliche heterologe Samenübertragung nur als eine Verletzung der Menschenwürde, als eine Gefährdung des Vatertums und damit als ein Axthieb an die Wurzeln der Ehe bezeichnet werden. Sie ist daher vom Deutschen Ärztetag als sittenwidrig verworfen worden.

In verhältnismäßig seltenen Fällen kann die homologe Samenübertragung einer kinderlosen Ehe zu dem ersehnten Kinde verhelfen. Ein großer Teil der gegen die heterologe Samenübertragung aufgeführten Bedenken entfällt, wenn der Samen des Ehemannes verwendet wird. Nur wenn die Samenübertragung im beiderseitigen vollen Einverständnis der Ehegatten von einem Arzt vorgenommen wird, liegt jener Sonderfall vor, den der Ärztetag als unbedenklich erklärt hat.

c) Juristische Probleme

Aus der Erzeugung eines Kindes durch künstliche heterologe Samenübertragung können sich weittragende zivilrechtliche, insbesondere kindschaftsrechtliche und eherechtliche, aber auch erbrechtliche Probleme ergeben, wie die Erfahrungen im Ausland, besonders in den Vereinigten Staaten, gezeigt haben, in denen die Zahl derartiger Prozesse erschreckend hoch ist.

Eine sehr schwierige Frage ist, ob ein besonderer Straftatbestand der künstlichen Samenübertragung gebildet werden soll. Hierbei kann zunächst davon abgesehen werden, daß Samenübertragung ohne Wissen der Frau als Körperverletzung, Freiheitsberaubung oder Nötigung schon nach dem jetzt geltenden Recht strafbar ist, wenn auch die Tatbestände der Sachlage bei der künstlichen Samenübertragung nicht voll gerecht werden. Zweifellos steht der heutige Mensch in der großen, überall heraufziehenden Gefahr, in seinen irrationalen Bereichen von der Technik überrannt zu werden. Der Gedanke, auch die Entstehung neuen menschlichen Lebens manipulierbar zu machen, ist in der Tat unerträglich. Unter diesem Gesichtspunkt und weil erfahrungsgemäß eine Verwirrung des ethischen und rechtlichen Denkens einsetzen kann, wenn man dem Menschen die Möglichkeit einräumt, Schicksal zu spielen, hat sich die Strafrechtskommission für die Aufnahme der künstlichen heterologen Samenübertragung als Straftat in das Strafgesetzbuch ausgesprochen. Der im Entwurf vorliegende § 210 droht demjenigen, der eine heterologe Samenübertragung vornimmt, Gefängnisstrafen bis zu 3 Jahren und der Frau, die bei sich eine solche duldet, Gefängnis bis zu 2 Jahren oder Strafhaft an. Die mit Einwilligung beider Ehegatten durch einen Arzt vorgenommene homologe Samenübertragung soll dagegen straffrei bleiben.

d) Keine strafrechtliche Regelung

Der Ärztetag stimmt in den grundsätzlichen Erwägungen mit der Strafrechtskommission voll überein. Nur ist die Ärzteschaft der Auffassung, daß die Samenübertragung — wenigstens zur Zeit — noch nicht einer strafrechtlichen Regelung bedarf. Zunächst dürfte kaum damit zu rechnen sein, daß sich andere als der Arzt mit der Samenübertragung befassen werden. Der Arzt aber ist durch die Entschließung des Ärztetages gebunden, der die heterologe Samenübertragung als sittenwidrig verworfen hat. Nimmt ein Arzt trotzdem eine heterologe Samenübertragung vor, so verstößt er damit gegen die Berufsordnung und kann berufsgerichtlich zur Rechenschaft gezogen werden. Da die Berufsgerichte Strafen bis zur Aberkennung der ärztlichen Bestallung aussprechen können, erscheint dem Ärztetag zunächst eine genügende Sicherheit dagegen geschaffen zu sein, daß die von der Strafrechtskommission andernfalls mit Recht befürchtete Entwicklung einsetzt. Sollte die Entwicklung zeigen, daß diese Hoffnung trügt, so wäre die nachträgliche Einfügung eines entsprechenden Paragraphen in das Strafgesetzbuch noch immer möglich. Nicht zwingend scheint es, den Sinn eines solchen Paragraphen auch darin zu erblicken, daß Ärzte sich durch Hinweise auf eine solche Strafbestimmung besser gegen das Ansinnen einer verbotenen Samenübertragung wehren können. Abgesehen davon, daß der Beschluß des Ärztetages ein den Arzt verpflichtendes Verbot darstellt, sollte der Arzt nicht durch Rückzug auf ein Verbot, sondern durch Darlegung der entgegenstehenden Gründe seiner Aufgabe gerecht werden, Hilfesuchende zu beraten und vor Schritten mit unübersehbaren Folgen zu bewahren (CYRAN).

11. Zusammenfassung

Neben den absoluten Indikationen der iatrogenen Insemination gibt es Infertilitätsursachen, bei denen nur von Fall zu Fall entschieden werden kann, ob hier eine Indikation vorliegt. Genaueste Untersuchung ist hierbei erforderlich. Die iatrogene Insemination soll immer ein „ultimum refugium" sein.

Die in der Literatur aufgeführten Methoden unterscheiden sich zum Teil in wesentlichen Punkten. Es gibt noch keine Methode der Wahl. Die Erforschung der Fehlerquellen steht noch am Anfang der Entwicklung. Wichtig erscheint die schonende Behandlung des Spermas und die aseptische Durchführung der Insemination.

In der Literatur fehlen größere und brauchbare Erfolgsangaben. Die Aussichten der iatrogenen Insemination wurden auf Grund der Erfolge bei Tieren stark überschätzt. Vor allem ist bislang die Prognose von Spermienübertragungen zweifelhaft, die ohne Ejakulation z. B. aus den Nebenhoden gewonnen wurden.

Von seiten weiter Kreise der Ärzteschaft sowie der religiösen Gemeinschaften wird die iatrogene heterologe Insemination mit Recht und die homologe Insemination bedauerlicherweise abgelehnt.

Die juristische Lage ist in den meisten Ländern und auch in Deutschland noch ungeklärt. Besonders bei heterologer Insemination ergeben sich schwerwiegende juristische Probleme für Arzt und Spender.

Vor allem die heterologe Insemination kann bedeutsame Komplikationen nach sich ziehen. In ihrer praktischen Bedeutung stehen hier die juristischen Fragen im Vordergrund, obgleich sie natürlich auf religiösen, ethischen, moralischen und psychologischen Erwägungen beruhen. Solange die rechtliche Situation noch nicht geklärt ist, kann sich der Arzt auf keinerlei juristische Grundlagen stützen. Es besteht für ihn somit die Gefahr, daß er sich durch Ausführung einer heterologen künstlichen Samenübertragung später rechtlichen Komplikationen aussetzt.

Eine homologe Insemination ist ärztlich selten indiziert. Dieser Form der iatrogenen Befruchtung stehen seitens der Juristen kaum Bedenken gegenüber. Nahezu ausschließlich von kirchlicher Seite werden mitunter gewisse Einwände erhoben. Grundsätzlich gestatten jedoch auch die kirchlichen Institutionen diese Form der ehelichen Samenübertragung. Da die Behandlung der Kinderlosigkeit in Ehen auch in anderer Hinsicht zum ärztlichen Aufgabenbereich gehört, wird die Ärzteschaft homologe Samenübertragungen auf Wunsch der Patienten durchführen. Die Einstellung des Einzelnen und der Öffentlichkeit in dieser Hinsicht darf als positiv bezeichnet werden. Jedoch wird der behandelnde Arzt auch hier mitunter vor Grenzfällen stehen, in denen die Überlegung angezeigt ist, ob tatsächlich eine iatrogene Insemination ärztlich gerechtfertigt ist.

Die Besorgnisse und Einwände der deutschen Ärzteschaft gegenüber der heterologen iatrogenen Samenübertragung lassen sich bisher nicht mit der Aufforderung zu einem „zeitgemäßen, modernen und großzügigeren Denken" parieren oder widerlegen. Vielmehr hat die eingehende Beschäftigung mit dem Wesen der künstlichen Samenübertragung und der Verantwortung bei einer heterologen Insemination hinsichtlich Voraussetzungen, Durchführung und Folgen in ihrer Vielfältigkeit die Mehrzahl der Ärzte in ihrer Absicht gestärkt, von der außerehelichen Insemination Abstand zu nehmen. Die iatrogene homologe künstliche Samenübertragung gilt in Deutschland zunächst ausschließlich als Möglichkeit, kinderlosen Ehepaaren in ihrem Wunsch nach Kindern bei der Überwindung ihrer ehelichen Sterilität mit ärztlichen Methoden zu helfen.

Literatur

Künstliche Samenübertragung

ADLER, L., and A. MAKRIS: Successful artificial insemination with macerated testicular tissue. Fertil. and Steril. 2, 459 (1951). — ANDERES, E.: Zur Frage der künstlichen Befruchtung (Univ.-Frauenklinik Zürich). Schweiz. med. Wschr. 80, 667 (1950). — ANTOINE, T.: Die Bedeutung des Cervixfaktors für die Sterilität. Arch. Gynäk. 189, 245 (1957). — BAKER, W.: Das Problem der künstlichen Samenübertragung und seine rechtlichen Folgen. Gesundheitsdienst 13, 49 (1951). — BECHTHOLD, L.: Rechtsfragen zur künstlichen Befruchtung. Med. Klin. 1954, 886. — BEECK, M. IN DER: Iatrogene Insemination und geltendes Recht. Münch. med. Wschr. 1952, 1428. — BELONOSCHKIN, B.: Der gegenwärtige Stand der künstlichen Insemination. Z. Urol. Kongreßber. Leipzig: Thieme 1955. — The Science of Reproduction and its Traditions. Int. J. Fertil. 1, 215 (1956). — BIEREN, R.: Artificial insemination. Amer. J. Obstet. 71, 212 (1956). — BORBERG, N. C.: Das Inseminationsproblem. Ugeskr. Laeg. 1952, 63. — BORELLI, S.: Die psychologischen Voraussetzungen für die Entstehung der Impotentia coeundi. Hautarzt 4, 309 (1953). — Störungen der männlichen Geschlechtsfunktion. Sonderdruck aus der 9. Vortragsreihe der „Augsburger Fortbildungstage für praktische Medizin", 1952, 30. — Über die Möglichkeiten einer willkürlichen Geschlechtsbeeinflussung. Med. Klin. 50, 229 (1955). — BOROSINI, A. I.: Sohn oder Tochter nach Wunsch. Amsterdam: Steinmetz 1958. — BOSSI, L. M.: Fécondation artificielle. Expériences, Nouvelles. Arch. d'obstétr. et de gynécol. 166 (1891). — BREWER, H.: Artificial insemination. Marriage Hyg. 2, 420 (1936). — BUNGE, R. G., W. C. KEETTEL and K. J. SHERMAN: Clinical use of frozen semen, Fertil. and Steril. 5, 520 (1954). — BURGER, K.: Zur künstlichen Insemination.

Med. Klin. **51**, 1774 (1956). — BUXTON, C. L.: Current reviews, artificial insemination: Genetic, legal and ethical implications: A symposium. Fertil. and Steril. **9**, 368 (1958).
CARY, W. H.: Results of artificial insemination with an extramarital specimen (semi-adoption). Amer. J. Obstet. **56**, 727 (1948). — CHEVALIER, R. M.: (Buenos Aires) Künstliche Befruchtung und Adoption in steriler Ehe. Gynéc. prat. (Paris) **4**, 7 (1953). — L'insemination artificielle et la loi d'adoption dans le mariage sterile. Gynéc. prat. (Paris) **4**, 7 (1953). — CHIANDANO, C.: La fecondazione artificiale nella sterilita da causa maschile. (Chin. d. Malatt. d. Vie Urin., Univ. Torino.) Russ. Studi sess. **10**, 36 (1930). — CLANSER, F.: La fecondazione artificiale (Div. Obstetr., Ginecol. dell Osp. Magg., Bergamo). Quad. clin. ostet. ginec. **7**, 127 (1953). — COHEN, M. R., I. F. STEIN sen. and B. M. KAYE: Optimal time for therapeutic insemination, Spinnbarkeit as the preferred criterion. Fertil. and Steril. **7**, 141 (1956). — CYRAN, W.: Ärzte gegen künstliche Mutterschaft, Beil. Natur und Wissenschaft. Frankfurt. allg. Ztg 1959, Nr. 219/11.
DANTSCHAKOFF, W.: Der Aufbau des Geschlechts beim höheren Wirbeltier. Jena: Gustav Fischer 1929. — DÖLLE, H.: Die künstliche Samenübertragung, Festschrift f. ERNST SCHNABEL. **1**, 187 (1954). — DOEPFMER, R.: Zur Kenntnis der Aspermie. Hautarzt 8, 385 (1957); **9**, 147 (1958). — DOYLE, J. B.: The cervical spoon: A new method of semen sampling and assaying spermigration; a preleminary report. J. Urol. (Baltimore) **60**, 986 (1948).
FARRIS, J.: The fertile period as indicated by 157 conceptions following therapeutic insemination. Ann. Obstet. **78**, 16 (1956). — FERNANDEZ, R. C.: La insemination artificial en la lucha contra la esterilidad humana. Gac. méd. esp. **29**, 179 (1955). — FLETCHER, J.: Artificial insemination protestant viewpoint. Fertil. and Steril. **9**, 327 (1958).
GAUTIER, J.: De la fécondation artificielle et de son emploi contre la stérilité chez la femmen 3ième edit. Paris: Baillière 1881. — GEIGER, W.: Rechtsfragen der Insemination. Ärztl. Mitt. (Köln) **1954**, 756. — GÉRARD, J.: Nouvelles causes de stérilité dans les deux sexes. Paris 1897. — Construction à l'histoire de la fécondation artificielle. Paris: A. Parent 1885. — GIBBONS, W. J.: Artificial insemination roman catholic viewpoint. Fertil. and Steril. **9**, 370 (1958). — GIGON sr., F.: La fécondation artificielle, Réforme méd. Nr. 37 (1867). — GLATTHAAR, E.: Zur Indikationsstellung und Technik der artefiziellen Insemination. Schweiz. med. Wschr. **87**, 791 (1957). — Die artefizielle Insemination in ärztlicher Sicht. Praxis 48, 1142 (1958). — GÖTZE, R.: Besamung und Unfruchtbarkeit der Haussäugetiere. Hannover: M. & H. Schaper 1949. — GREENBERG, E. M.: Improved cervical cap and sperm chamber for artificial insemination. West. J. Surg. **60**, 72 (1952). — GREIFELT, A.: Maligne Melanome. Ärztl. Wschr. **1952**, 676. — GÜDE jr., DR.: Die juristische Seite des Problems der künstlichen Insemination. Münch. med. Wschr. **98**, 1293 (1956). — GUTTMACHER, A. F.: Artificial insemination, medical viewpont. Fertil. and Steril. **9**, 369 (1958). — GUTTMACHER, A. F.: Artificial insemination. Fertil. and Steril. **5**, 4 (1954). — GUTTMACHER, A. F., J. O. HAMAN and J. MACLEOD: The use of doners for arteficial insemination, a review of present State. Fertil. and Steril. **1**, 264 (1950).
HALBRECHT, I.: L'insemination artificiel. Schweiz. med. Wschr. **80**, 679 (1950). — HALLERMANN, W.: Gerichtsärztliche Aspekte der künstlichen Samenübertragung. Ärztl. Mitt. (Köln) **43**, 66 (1958). — HAMAN, J. O.: Artificial insemination. California Med. **68**, 353 (1948). — HAMMOND, H.: Persönliche Mitteilung. — HANSON, F. M., and J. ROCK: Artificial insemination with husband's sperm. Fertil. and Steril. **2**, 162 (1951). — HARPER, F.: Artificial insemination (legal viewpoint). Fertil. and Steril. **9**, 374 (1958). — HOTCHKISS, R. S., A. B. PINTO u. S. J. KLEEGMAN: Künstliche Befruchtung mit Sperma aus dem Inhalt der Harnblase. Fertil. and Steril. **6**, 37 (1956). — HÜBNER, K. A.: Tierexperimenteller Beitrag zur Frage der Knabenmehrgeburten nach Kriegen. Zbl. Gynäk. **78**, 1677 (1956).
IMERLISVILLI, I.: Über die künstliche Befruchtung der Frauen. Z. Akus. **44**, 380 (1933). — ISRAEL, S.: The scope of artificial impregnation in the barren marriage. Amer. J. med. Sci. **202**, 92 (1941). — IWANOW, E. E.: Über die künstliche Befruchtung von Säugetieren und ihre Bedeutung für die Erzeugung von Bastarden. Biol. Zbl. **23**, 640 (1903). — De la fécondation artificielle chez les mammifères. Arch. sci. biol. St. Petersburg **12**, 377 (1907).
JACOBI, L.: Künstliche Fischzucht. Hannover: Magazin 1765. — JLAVISTO, E.: Untersuchungen an genealogischen Stammbäumen über Faktoren, die das Geschlechtsverhältnis beeinflussen. Ber. ges. Gynäk. Geburtsh. **41**, 182 (1952). — JOËL, A.: Die künstliche Insemination in ihrer Bedeutung für die Praxis. Gynaecologia (Basel **136**, 164 (1953).
KARDIMON, S.: Artificial insemination and sex vatio. Urol. cutan. Rev. **46**, 633 (1942). — KIMMIG, J.: Fertilität des Mannes und Fragen der künstlichen Insemination. Verhandlungsber. der Dtsch. Ges. für Urologie. Hamburg 1955. Sonderbd. der Z. Urologie, S. 109ff. Leipzig: Georg Thieme 1957. — KISCH, E. H.: Die Sterilität des Weibes. 1895. — KLEEGMAN, S. J.: Therapeutic donor insemination. Fertil. and Steril. **5**, 7 (1954). — Introduction, in artificial insemination in the human v. A. SCHELLEN. Amsterdam-Houston-London: Elsevier 1957. — KLEES, E., u. E. HEINKE: Die Entwicklung von Kindern, deren Väter wegen Subfertilität mit hohen Testosterongaben behandelt wurden. Zbl. Gynäk. **78**, 1726 (1956). — KOCH, W.: Über hormonale Beeinflussung des Geschlechts beim Hunde. Tierärztl. Wschr.

84, 551 (1933). — KOHLBERG, K.: Die Praxis der Samenübertragung beim Menschen. Dtsch. med. Wschr. **78**, 835 (1953). — Arzt und Samenübertragung. Dtsch. med. Wschr. **78**, 855 (1953). — KOLLER, R.: Kann man mit Hilfe der künstlichen Befruchtung Einfluß auf die Bildung des Geschlechts nehmen? Wien. tierärztl. Mschr. **38**, 765 (1951).
LOEFFLER, L.: Insemination beim Menschen. Ärztl. Praxis **11**, 25 (1959). — LUBIN, J.: Les 150000 enfants de l'insémination artificielle. Constellation (Paris) **133**, 49 (1959). — LÜSSE, W.: Über die Geschlechtsdifferenzierung und die Geschlechtsbestimmung. Diss. Würzburg 1957. — LUGUE, D. F.: Fecundacion artificial. Rev. Med. legal (Madr.) **7**, 5 (1952).
MARANON, G.: Ensayo biologico sobre Enrique IV de Castilia y su tiempo Madrid, 1952. — MAYER, A.: Über juristische und psychologische Fragen der künstlichen Samenübertragung. Münch. med. Wschr. **1954**, 393, 444. — Kritisches zur künstlichen heterologen Insemination. Nova Acta Leopoldina (Lpz.) **17**, 55 (1955). — McKEOWN, T., and B. MACMAHON: Sex Differences in Lenght of Gestation in Mammals. J. Endocr. **13**, 309 (1956). Zit. in Med. Periskop. (Ingelheim) **7**, 56 (1956). — MACLEOD, L., and R. Z. GOLD: The male factor in fertility and infertility. Fertil. and Steril. **4**, 10, 194 (1953). — MEAKER, S. R.: Indikation und Durchführung der künstlichen Befruchtung. Ur. Rev. Juli 1950. — MIURA, H.: Studies on the factors affecting the success of artificial insemination. Obstetr. and Gynecol. Tohoku Jg. Z. **54**, 459 (1956). — MOODIE, E. W.: Problems in the artificial Breeding of Livestock. Med. J. Austr. **1957**, 491. — MÜLLER, W.: Zur Frage der Knabenziffer beim Menschen. Naturwiss. Rdsch. **4**, 219 (1951).
NOVITSKI, E., and L. SANDLER: The relationship between parental age, birth order and the secondary sex ratio in humans. Ann. hum. Genet. **21**, 123 (1956).
PARKES A.: Zit. bei SCHELLEN. — PAYNE, S., and R. F. SKEELS: Fertility as evaluated by artificial insemination. Fertil. and Steril. **5**, 32 (1954). — PORTNOY, L.: Artificial insemination. Fertil. and Steril. **7**, 327 (1956). — POTTER, R. G.: Artificial insemination by Donors, Fertil. and Steril. **9**, 37 (1958).
REIPRICH, W.: Experimenteller Hyperfeminismus. Arch. Gynäk. **141**, 27 (1930). — ROHLEDER, H.: Test tube babies. A history of the artificial impregnation of human beings. New York: Panurge Press 1934.
SCHELLEN, A.: Artificial insemination in the human. Amsterdam-Houston-London: Elsevier 1957. — SCHIERMACHER, H.: Die künstliche Befruchtung in sexualpsychologischer Hinsicht. Zbl. Gynäk. **76**, 430 (1954). — SCHLESINGER, W.: Über künstliche Befruchtung beim Weib, eine französische Studie des Dr. GIRAULT. Wien. med. Wschr. **20**, 499 (1870). — SCHRÖDER, V.: Zit. bei KOLLER. — SCHULTZE, G. K.: Künstliche Befruchtung. Ihre Stellung im Gesamtrahmen der Sterilitätsbehandlung. Zbl. Gynäk. **65**, 988 (1941). — Zur Technik der künstlichen Befruchtung. Z. Geburtsh. Gynäk. **126**, 25 (1953). — SELIGSON, E.: Entstehung und willkürliche Hervorbringung des Geschlechts. München 1895. — SEYMOUR, F. I., and A. KOERNER: Artificial insemination: Present status in the United States as shown by a recent survey. J. Amer. med. Ass. **116**, 2747 (1941). — SEYMOUR, F. I., A. KOERNER and D. CUSTOM: Transport of human spermatozoa by plane for arteficial insemination. J. Amer. med. Ass. **122**, 174 (1943). — SHIELDS, F. E.: Artificial insemination as related to the female. Fertil. and Steril. **1**, 271 (1950). — SIEBER, H.: Betrachtungen über die Geschlechtsbestimmung. Zbl. Gynäk. **77**, 497 (1955). — SIEGEL, P. W.: Gewollte oder ungewollte Schwankungen der weiblichen Fruchtbarkeit. Berlin: Springer 1917. — SIMMONS, F. A.: Diagnosis and treatment of the infertile male. Monographs on surgery, 1951, edit. B. Carter. Thomas Nelson and Sons. — SMETS, R.: Zur Ansprache Papst Pius' XII. an die Teilnehmer des „Primum Symposium Internationale Geneticae Medicae" in Rom am 8. Sept. 1953. Münch. med. Wschr. **1954**, 844. — SMULDERS, J. N. J.: Periodische Enthaltung in der Ehe. München: Manz 1952. — SPALLANZANI, L.: Dissertation relative to the natural history of animals and vegetables, translated from the Italian of the Abbé SPALLANZANI, vol. II. London: J. Murray 1789. — SPANN, W.: Arzt und künstliche Insemination. Münch. med. Wschr. **99**, 732 (1957). — SWAAB, L. I.: Een geval van aspermie, een zeldzame oorzaak van steriliteit van de man. Ned. T. Geneesk. **93**, 420 (1949).
TIMPANARO: In tema di fecondazione artificiale ectraconiugale. Genesis (Roma) **11**, 121 (1931). — TOPKINS, O.: Artificial insemination. Fertil. and Steril. **5**, 31 (1954). — TOTTIE, M.: Persönliche Mitteilung, Stockholm 1957.
UNTERBERGER, F.: Das Problem der willkürlichen Beeinflussung des Geschlechts beim Menschen. Dtsch. med. Wschr. **1930**, 304.
VASTERLING, H. W.: Indikationen und Technik der artefiziellen Insemination. Therapiewoche **7**, 9 (1956).
WEIGELIN, S.: Die angebliche Strafbarkeit der Mitwirkung bei künstlicher Befruchtung. Zbl. Gynäk. **69**, 400 (1947). — WEISMAN, A. I.: Artificial insemination selection of doners used for artificial insemination. J. Amer. med. Ass. **122**, 828 (1943). — Studies on human artificial Insemination. West. J. Surg. **55**, 348 (1947). — WHITELAW, M. J.: The use of the cervical cap to increase fertility in cases of oligospermia. Fertil. and Steril. **1**, 33 (1950).

Die Adoption

Von

Rudolf Doepfmer-Bonn und **Siegfried Borelli**-München

1. Einleitung

Die Adoption soll grundsätzlich den letzten Ausweg vor dem Entschluß zum völligen Verzicht auf eigene Nachkommenschaft bilden. In diesen Fällen muß durch eine erweiterte Funktionsdiagnostik eine irreparable Infertilität ärztlich festgestellt sein, wobei vielfach jahrelange erfolglose therapeutische Behandlungen und auch eventuell die letzte therapeutische Reserve der homologen Samenübertragung vorausgegangen sind.

Der Rat zur Adoption eines Kindes schließt für den Arzt und die Adoptiveltern viele Risiken in sich, die wegen der relativen Seltenheit dieses Vorgangs weitgehend unbekannt sind.

Wegen der großen Verantwortung für alle Konsequenzen hat WEBLER die Adoption die „rechtlich", „sozial" und „erzieherisch" radikalste und deshalb verantwortungsreichste aller Fürsorgemaßnahmen genannt, über deren Voraussetzungen und Auswirkungen in der Regel bei Fürsorgern, Richtern, Notaren, Rechtspflegern, Ärzten, Geistlichen und Standesbeamten nur Teilkenntnisse bestehen, da die Angehörigen des jeweiligen Berufs nur vor, während oder unmittelbar nach der Adoption mit dem Schicksal der Adoptiveltern und der adoptierten Kinder in Berührung kommen.

Nachdrücklich soll betont werden, daß ein wesentlicher Zweck der Adoption der Schutz und das Wohl des Kindes darstellt. Zur Adoption gehört ein gewisser Mut, da das Leben in seiner Entwicklung in Abhängigkeit vom Alter, von beruflichen und finanziellen Gegebenheiten vielfältiger, widerspruchsvoller, unberechenbarer ist als es vielleicht jungen, nur von einem Wunsche beseelten oder beherrschten Eheleuten im Augenblick ihres Entschlusses erscheint.

Wir halten es für wichtig, sehr eingehend das so schwierige Problem der Adoption zu behandeln. Es erscheint uns wenig ärztlich, die vielfach verzweifelten Frauen und auch Männer bei der Mitteilung eines ungünstigen Befundes mit dem kurzen Hinweis abzufertigen, die Möglichkeit der Adoption eines Kindes stände noch offen. Wichtig ist unseres Erachtens bei der Mitteilung der infausten Prognose, sich der Ehepartner noch besonders anzunehmen. Wir sind dazu übergegangen, den Patienten mit infauster Prognose ein Merkblatt mit den Eventualitäten, dem Pro und Contra der Adoption auszuhändigen. Nach unserer Erfahrung haben die Ehepartner diese Hilfe in ihrer großen Verzweiflung als recht dankbar empfunden, zumal sie durch dieses Merkblatt Wege besonders für die Adoptionsvermittlung vorgezeichnet bekamen. Die eingehende Aufklärung, die erneute Einbestellung beider Ehepartner, das Zerstreuen der Zweifel hat sich uns nach Erschöpfung der medizinischen Möglichkeiten als wertvoll erwiesen. Bei den wiederholten Explorationen nach der Mitteilung der infausten Prognose ließ sich auch feststellen, daß in einem nicht geringen Prozentsatz die Adoption kein Heilmittel für eine zerrüttete Ehe ist und daß zum Wohle des Kindes die augenblickliche Adoptionsfreudigkeit gebremst werden mußte. Die Rolle des Arztes bei der Adoption eines Kindes erstreckt sich auf

1. den Gynäkologen, dem die Adoption einmal bei einer Infertilität oder Sterilität der Frau oder noch häufiger nach der Entbindung vieler Mütter unehelicher Kinder einen segensreichen Ausweg darbietet;

2. den Pädiater, der Waisenkinder zu betreuen hat und hilfebedürftige Kinder in geordnete Verhältnisse führen kann;

3. den Andrologen, der sich vor Augen halten muß, daß 70—80% aller geschiedenen Ehen kinderlos sind und der viele Ehepartner auf die unvorhergesehenen Konsequenzen einer heterologen Samenübertragung aufmerksam machen muß und ihnen durch die Adoption neue Aussichten eröffnen kann.

Gerade der Gynäkologe muß sich darüber klar werden, daß heute mehr adoptionsfreudige Eltern als adoptionsfähige Kinder vorhanden sind. Besonders bei unehelichen Kindern erfolgt die Weggabe des Kindes nicht immer aus mangelnder Liebe, sondern weil manche nichtverheiratete Mutter zu einer schnellen endgültigen Entscheidung gedrängt, dabei die beste Chance für die Sicherheit des Kindes und das Glück des Kindes wahrnimmt. Bei den Müttern mit unehelichen Kindern spielen mehrfache Gründe, wie Angst vor der eigenen Familie und der Gesellschaft, finanzielle Notlage und mangelnde soziale Fürsorge, eine nicht unbedeutende Rolle.

Es ist ein begrüßenswerter Fortschritt, daß im Rahmen der sozialen Fürsorge die Zahl der Adoptionen während der letzten Jahre beträchtlich zugenommen hat. Das statistische Bundesamt gab für 1956 die Zahl von 8285 Adoptionen an, die unter Mitwirkung der Jugendämter zustande kam. Innerhalb von 6 Jahren hat sich die Zahl der Adoptionen in der Bundesrepublik annähernd um 100% erhöht; 1950 betrug sie 4279. In andern Ländern wird ebenfalls ein Anwachsen beobachtet. In den USA stieg in einem Zeitraum von 9 Jahren von 1944—1953 die Zahl der Adoptionen um 80% (ZUR NIEDEN).

Nach SORREL sind 50% der Adoptivkinder unehelich, da die meist jungen Mütter dabei für sich und das Kind Schwierigkeiten vermeiden wollen. Diese jungen Mütter erreichen durch die Adoption eine wirksame Hilfe, da in der Regel Verwandte und Freunde nicht helfen können.

Unter Adoption verstehen wir einen Rechtsvorgang, bei dem ein Waisenkind, ein uneheliches Kind oder ein Kind ohne elterliche Betreuung neue Eltern, einen neuen Vater oder eine neue Mutter mit allen Konsequenzen des Kind-Elternverhältnisses zugesprochen bekommt. Durch diesen Vorgang wird ein Kind ein Mitglied einer neuen Familie, ohne zu ihr in einem direkten natürlichen verwandtschaftlichen Verhältnis zu stehen.

Die Zeit der Adoption sollte möglichst früh innerhalb der ersten 6 Monate liegen, wobei die Gewähr für körperliche Gesundheit und normale geistige Entwicklung natürlich in der Regel zunächst kaum gegeben ist.

2. Adoption oder Pflegekindschaft

Alle auf dem Gebiet der Adoption Tätigen sind sich darüber im klaren, daß die Adoption der Pflegekindschaft vorzuziehen ist. Die Pflegekindschaft führt nicht zu einer dauernden Familienzusammengehörigkeit, da die leiblichen Eltern das Kind jeder Zeit zurücknehmen können. Nur durch die Adoption wird das Kind ganz und für dauernd aus seinem ursprünglichen Lebensbereich genommen. Die Adoptiveltern treten an die Stelle der leiblichen Eltern und sorgen für das Kind wie für ihr eigenes Kind. Adoptionswilligen Ehepartnern sollte daher die Regelung der Pflegekindschaft nicht vorgeschlagen werden. Nur bei zwingenden rechtlichen Hindernissen sollte ein Kind als „Pflegekind" in Obhut genommen werden. Hierbei wird häufig ein besonderer, in der Regel nicht rechtlich gesicherter, oft von individuellen Wünschen getragener Pflegevertrag geschlossen. Eine dauernde Bindung des Kindes an die Pflegeeltern wird jedoch nicht geschaffen. Aus dem Pflegeverhältnis entwickelt sich mitunter auch der Wunsch zur Adoption des Pflegekindes, wobei jedoch der ursprüngliche Pflegevertrag zu schweren Meinungsverschiedenheiten, Erpressungen und anderen Hindernissen führen kann. Manche Adoptionsvermittlungsstellen sorgen dafür, daß eine Pflegekindschaft, gleichsam als Probezeit einer Adoption für eine gewisse Zeitspanne, vorausgeht.

Wer ein Pflegekind aufnimmt, bedarf dazu der besonderen Erlaubnis durch das örtliche Jugendamt. Gerade bei Pflegekindschaften wurden häufig unlautere und eigennützige Machenschaften beobachtet (§ 19—31 Jugendwohlfahrtsgesetz).

3. Die Indikationen zur Adoption

Wie bereits ausgeführt, ist nach eigenen Erfahrungen der Wunsch nach Adoption eines Kindes häufiger als vermutet von recht eigenartigen egoistischen Tendenzen erfüllt.

Wir unterscheiden medizinische und persönliche Indikationen zur Adoption.

a) Die medizinischen Indikationen zur Adoption sind häufig die gleichen wie zu einer homologen oder der von uns abgelehnten heterologen Insemination.

1. Irreparable Infertilität oder Sterilität der Frau.
2. Irreparable Infertilität des Mannes.

α) Mißbildungen, β) primäre Hodenschäden, γ) sekundäre Hodenschäden, δ) Stenosen oder Undurchgängigkeit der samenabführenden Wege, ε) Impotentia coeundi.

3. Erbkrankheiten bei den Ehepartnern oder in der Familie und Gefahren durch Erbkrankheiten bei Heiraten von nahen Verwandten. Gerade bei Erbkrankheiten muß jedoch betont werden, daß die Erbprognosen nie ganz sicher sind und daß sich ungünstige Prognosen auf Grund vielfacher Erfahrungen häufig als unrichtig erwiesen haben.

4. Häufigste medizinische Indikation: Subfertilität beim Mann *und* bei der Frau, deretwegen möglicherweise jahrelange Behandlungen der Ehepartner vorausgingen und auch homologe Samenübertragungen erfolglos durchgeführt wurden.

5. Bestimmte Krankheiten der Frau, bei denen durch eine Gravidität eine Verschlimmerung bzw. ein tödlicher Ausgang des Leidens zu befürchten ist. Hier sind besonders maligne Melanome zu erwähnen (GREIFELT). Wir beobachteten eine Patientin, bei der während der ersten Gravidität ein malignes Melanom auftrat. Es wurde mit Röntgennahbestrahlung zur Rückbildung gebracht. Die Patientin blieb zunächst symptomfrei. Während der 2. Gravidität entstanden eruptiv hämatogene Metastasen eines malignen Melanoms an der Haut, an den inneren Organen und im Gehirn, hier unter dem klinischen Bilde einer Hemiplegie.

Nach Behandlung eines malignen Melanoms sollte daher jede Schwangerschaft entweder überhaupt oder mindestens 5 Jahre lang vermieden werden. Bei eingetretener Gravidität ist allerdings die Interruptio nicht indiziert, da die durch die Schwangerschaft erfolgte Provokation irreparabel sein dürfte.

b) Persönliche Indikationen.

1. Ersatz für ein verstorbenes Kind, wobei das Adoptivkind möglicherweise unter dem Vergleich mit dem anderen Kinde zu leiden hat.
2. Wunsch auf einen Nachfolger, der den erworbenen Besitz (meist eigenes Haus oder Geschäft) übernehmen soll.

Diese Eheleute beteuern dann, daß sie nicht wissen, wofür sie sich abplagen und wofür sie noch arbeiten sollen, wenn keine Kinder vorhanden sind.

Bei den beiden erstgenannten Indikationen ist in der Regel zuzuraten, bei den nachfolgend aufgeführten Indikationen sollte jedoch von seiten des Arztes nach eingehender Exploration der Partner eine gewisse Reserve im Hinblick auf eine Adoption entgegengebracht werden.

3. Nur ein Elternteil wünscht ein Kind, während der andere mit der Kinderlosigkeit recht einverstanden ist oder sich abgefunden hat.

4. Landwirte brauchen billige Arbeitskräfte: Zahlreiche eigene Patienten bestätigten unumwunden, daß bei den heutigen Löhnen ein kleiner Bauernhof ohne die Mithilfe zahlreicher eigener Kinder nicht rentabel ist.

5. Ein eigenes Kind benötigt einen Spielgefährten, der jedoch als Adoptivkind die Rolle eines Außenseiters oder Benachteiligten spielen kann.

6. Die Angst vor dem Alter und der Einsamkeit, wobei besonders Versorgungsprobleme in den Vordergrund gerückt werden.

7. Die Rettung einer zerrütteten Ehe, in der das Adoptivkind zur Bindung eines der Ehepartner, meist des Ehemannes, an das eigene Heim beitragen soll. Ehepartner, die selbst nicht zu einer glücklichen Ehe zu zweien imstande sind, sollte man nicht als Adoptiveltern einsetzen. Wir sehen in dieser Konstellation eher eine Kontraindikation, weil für uns das Wohl des Kindes wichtiger als das der Adoptiveltern ist.

8. Der eigene, oft große Besitz kann infolge Fehlens eines eigenen Nachkommens in die Hände des Neffen und somit in den unmittelbaren Einfluß des feindlich gesinnten Bruders oder der in der Familie unerwünschten Schwägerin geraten.

9. Die durch Laienpropaganda erweckte Hoffnung, daß durch die Adoption auf psychogenem Wege oder durch Lösung sog. Konfliktsituationen spontan eine Konzeption eintreten soll.

10. Als Legitimation zur gesellschaftlichen Vollwertigkeit.

11. Die Adoption als Modeerscheinung, die besonders in kleinen Städten beobachtet wird.

12. Von manchen Ärzten wird besonders bei psychopathischen Personen die Adoption zur Überbrückung der Langeweile und der Leere des Daseins empfohlen.

13. Sehr alte Ehepartner suchen durch die Adoption einen Enkelersatz, wobei durch zu alte Eltern eine ideale Erziehung des Adoptivkindes oft nicht mehr gewährleistet ist.

14. Der Adoptionswunsch von einer Einzelperson sollte in der Regel abgelehnt werden, da auch ein Adoptivkind einen Vater *und* eine Mutter benötigt.

Es erscheint uns von Wichtigkeit, daß zögernden und skeptischen Eltern die Adoption nicht zu schmackhaft gemacht werden sollte. Man sollte das Pro und Contra eingehend besprechen und die Entscheidung weitgehend den Ehepartnern in Abhängigkeit von den jeweiligen Gegebenheiten überlassen.

4. Die Adoptionsvermittlung

Die Adoptionsvermittlung ist sehr eingehend in dem gleichbenannten Buch von ZUR NIEDEN dargestellt. Allen Adoptionswilligen kann dieses Buch wärmstens empfohlen werden. Stets sollte beobachtet werden, daß die Adoption von Vollwaisenkindern die meisten Vorteile bietet. Bei Halbwaisen oder unehelichen Kindern ist nach einer Adoption selten mit späteren, wenn auch rechtlich nicht begründeten Auseinandersetzungen mit deren Angehörigen zu rechnen.

Bei allen Kindesannahmen sind 2 Hauptgruppen zu unterscheiden:

1. Die Adoption von fremden Kindern, deren Zahl nach KROEMER 30% aller Adoptionen beträgt, und

2. die Adoption von vorher bekannten Kindern (Adoptionen, die sich aus Pflegeverhältnissen entwickelt haben, Verwandten-Adoptionen, Adoptionen durch den Stiefvater und Adoptionen durch befreundete Familien).

Die Vermittlungsstelle hat vor allem zu entscheiden, wann ein Kind zu verweigern ist. Weiterhin sollte angestrebt werden, den Eltern ein Kind vorzuschlagen, das ihnen nach Aussehen und Veranlagung ähnlich ist. Eine wichtige, heute meist erfüllbare Vorbedingung ist die eingehende klinische und psychologische Untersuchung, besonders mit Hilfe von Intelligenztests durch Pädiater und Jugendpsychologen.

Manches kinderlose Ehepaar wird sich selbst um ein Adoptivkind aus der Verwandtschaft oder aus dem Bekanntenkreis bemühen, und zwar ohne Inanspruchnahme einer außenstehenden, behördlichen Vermittlungsstelle. Dann ist es allein Sache der Adoptionswilligen und der leiblichen Eltern, bei unehelichen Kindern sich über die Verhältnisse gegenseitig genügend zu informieren.

In der Bundesrepublik ist heute die Adoption weitgehend in die Hände der städtischen oder staatlichen Jugendfürsorge gelegt. Die Adoptionsvermittlungsstellen werden im Rahmen der Jugendfürsorge von besonders ausgebildeten Fürsorgern in großen Städten betreut.

Bei diesen Vermittlungsstellen sprechen in der Regel viel mehr Eltern vor, als Kinder zur Adoption vorhanden sind. Aus diesem Grunde weisen die Fürsorger der Adoptionsstellen darauf hin, daß die von seiten der Gerichte geübte Milde gegen Kindesmütter und Kindeseltern, die sich nicht um ihre Kinder kümmern, eine ausgesprochene Härte gegen das Kind bedeutet. Man sollte bei dauernd *schuldhaftem* Verhalten der Mütter bzw. der Eltern, die ihre Kinder jahrelang oft ohne die geringste Kostenbeteiligung in Heimen lassen, zugunsten der Kinder eine Adoptionsvermittlung auch ohne Einwilligung der Mütter oder Eltern durchführen können (ZUR NIEDEN).

Bedauerlicherweise wenden sich viele kinderlose Ehepaare infolge Unkenntnis der bestehenden Möglichkeiten zwecks Adoption direkt an Eltern, einzelnstehende Personen und Mütter unehelicher Kinder.

Trotz Ausbau der Jugendfürsorge dürfte auch heute noch der Adoptionsschwindel („Adoptionsmarkt") — wenn auch in bescheidenem Umfange — vorhanden sein. Gerade in Zeitungsinseraten ist heute häufig zu lesen, daß Eltern ihr Kind zur Adoption freigeben möchten. Hierbei spielt häufig die Verbesserung der wirtschaftlichen Lage oder die Erpressung einer hohen Abfindungssumme eine ausschlaggebende Rolle.

Es sollte angestrebt werden, daß alle Zeitungsinserate, die das Adoptionswesen betreffen, aus der Presse verschwinden oder nur nach vorheriger Prüfung aufgenommen werden dürfen (ZUR NIEDEN).

Von einer privaten Adoptionsvermittlung, die gesetzlich nur in beschränktem Umfange erlaubt ist, sollte allen adoptionsfreudigen Eltern abgeraten werden.

Die eigennützige Handlung von Vermittlern ist strafbar.

Besonders Ausländer und hier besonders Amerikaner wenden sich häufig an private Adoptionsvermittler, weil in den Jugendfürsorge-Abteilungen zu wenig adoptionsfähige Kinder zur Verfügung stehen. Wichtig ist der Rat für die Eltern, sich an größere Adoptionsvermittlungsstellen zu wenden, deren Arbeit sehr kompliziert ist und viel Erfahrung, Menschenkenntnis, Umsicht und Voraussicht benötigt. Vielfach wird, besonders in kleineren Jugendämtern, durch dem Staate zu treu ergebene Beamte der Begriff der Adoptionsvermittlung mit dem Begriff der Kostenersparnis verwechselt. Vor allem in Landkreisen mit ungünstiger finanzieller Lage werden vielfach Kinder zwecks Kostenersparnis ohne pädiatrische und jugendpsychologische Untersuchung weggelobt oder abgeschoben. Gerade diese Tatsache bringt viele mit großer Umsicht und ausgezeichnetem Erfolg arbeitende Vermittlungsstellen in Mißkredit.

Stets ist adoptionswilligen Eltern zu einer „Inkognito-Adoption" zu raten, wobei weder die Adoptiveltern noch lebende Angehörige des Kindes wissen, woher bzw. wohin das Kind gekommen ist.

Alle Fürsorger sind sich darüber einig, daß das ständige Einmischen von Verwandten häufig zu einer Auflösung der Adoption führen kann und dann gegebenenfalls die Adoption eines fremden Kindes angestrebt wird. Die Adoptionsvermittlungsstellen sind verpflichtet, sich nicht nur über den Gesundheitszustand des Kindes, sondern auch über die besonderen Verhältnisse der Adoptiveltern zu informieren. Für Beamte der Vermittlungsstellen ist es oft schwierig, Auskünfte über Kinder und Eltern bei Bekannten, Freunden, Geistlichen, Ärzten, Hausbesitzern und Arbeitgebern einzuholen. Zur Nieden zitierte eine Begebenheit, bei der ein Hausbesitzer über die Adoptiveltern nur deswegen sehr schlechte Informationen gab, weil er verhindern wollte, daß Kinder in seinem Haus aufgenommen würden.

Die Forderung einer gründlichen Durchuntersuchung der Adoptiveltern wird sich nicht immer durchführen lassen. Die Aufklärung ihrer persönlichen Verhältnisse werden Adoptionswillige jedoch in der Regel nicht zu verhindern suchen oder gar verübeln. Die eingehende Informierung über die Adoptiveltern von seiten der Vermittlungsstelle liegt im Interesse aller Beteiligten und ist zum guten Gelingen der Adoption notwendig. Aus der Gründlichkeit der Nachforschungen über die Adoptiveltern kann auch ermessen werden, wie sorgfältig auf der anderen Seite die Eignung des Kindes von guten Adoptionsstellen geprüft wird. Sie kann also im Grunde genommen das Vertrauen in die Arbeit der Adoptionsvermittlungsstelle nur stärken. Selbstverständliches Gebot ist dabei, daß diese Nachforschungen diskret erfolgen. Bei dieser Aufklärungsarbeit muß vor allem vermieden werden, die Adoptionswilligen „ins Gerede zu bringen".

Ebenso sorgfältig muß die Vermittlungsstelle bei der Auswahl der adoptionsgeeigneten Kinder vorgehen. Zunächst wird der Wunsch der Adoptionswilligen zu beachten sein, aus welchem Lebenskreis das Adoptivkind stammen soll.

Nach der Häufigkeit der Herkunft der Adoptivkinder führte Kroemer folgende Gruppen auf:

Uneheliche Kinder, Soldatenkinder, Voll- und Halbwaisen, Ehescheidungswaisen, Flüchtlingskinder und sog. Niemandskinder.

Kroemer schätzt die Zahl der unehelichen Adoptivkinder auf 80—90%.

In Deutschland wurden Ende 1951 rund 94000 Soldatenkinder (davon 3000 Mischlinge) gezählt. Die Zahl der zur Adoption freigegebenen Soldatenkinder soll nach Frankenstein klein sein (von 32188 Besatzungskindern nur 1110, das sind 3,5%).

Der vielfach geäußerte Wunsch, eine Vollwaise zu adoptieren, die als eheliches Kind geboren wurde, ist nur ganz selten realisierbar. Derartige Kinder werden nämlich mit besten Erfolgen häufig innerhalb der Verwandtschaft aufgenommen.

Die meisten zur Adoption Gemeldeten sind uneheliche Kinder. Jene Mütter kommen häufig in einer starken Krisenstimmung vor oder nach der Geburt zur Vermittlungsstelle, um Rat für sich und das Kind für Gegenwart und Zukunft zu holen. Im Rahmen der fürsorgerischen Tätigkeit muß natürlich zunächst der Mutter zur positiven Einstellung zu ihrem Kinde verholfen werden. Auch sollte vor der unwiderruflichen Einwilligung zur Adoption und somit zum dauernden Verzicht auf das eigene Kind geklärt werden, ob die Einwilligung der Kindesmutter aus freiem Willen oder unter Druck der Familie oder gar des Vaters erfolgt.

Der Entschluß der Mutter, das Kind zur Adoption zu geben, sollte erst während eines längeren Zeitraums und nicht plötzlich gefaßt werden.

Den Adoptiveltern muß klargemacht werden, daß die Unehelichkeit eines Kindes nichts über die Eignung des Kindes zur Adoption aussagt, da sowohl die Mütter als auch die Väter unehelicher Kinder aus allen Schichten der Bevölkerung kommen. Die soziale Stellung der leiblichen Eltern ist ebenfalls von ganz untergeordneter Bedeutung. Entscheidend sind die gesundheitlichen und charakterlichen Anlagen des Kindes. Hierbei kann nicht generell gesagt werden, daß ein Kind aus sozial niedriger stehenden Schichten grundsätzlich als ungeeignet auszuscheiden ist. Manches Kind scheidet zur Adoption wegen seiner Abstammung als ungeeignet aus. Wenn Vater oder Mutter abartig, etwa trunksüchtig, haltlos, geistig beschränkt, erbkrank oder mit sonstigen erblichen Mängeln behaftet sind, so sollten Kinder solcher Eltern erst nach mehrjähriger Beobachtung zur Adoption empfohlen werden.

Klar muß der Volksmeinung entgegengetreten werden, daß etwa im Rausch gezeugte Kinder minderwertig sein könnten. Abartige Anlagen können nur im Rahmen anderer Defekte, wie z. B. einer Trunksucht, aber nicht durch einen normalen Mann mit einem beispielsweise extramatrimoniellen Verkehr nach einem Alkoholexzeß auftreten.

Die Vermittlungsstelle hat also über das Kind und seine leiblichen Eltern ebenso sorgfältige Nachforschungen wie über die Adoptionswilligen vorzunehmen. Den Adoptionswilligen sollte stets Einsicht in die Untersuchungsbefunde über das Kind und wenn möglich dessen Eltern gegeben werden. Bei der großen Bedeutung jeder Adoption sollten solche Erkundungen über die Eigenschaften und Anlagen des Kindes nicht verwehrt werden. Die oft gewünschte absolute Diskretion und Anonymität braucht dabei nicht verletzt zu werden, weil Namensangaben hierzu wiederum nicht erforderlich sind, sondern der objektive Befund ausreicht.

Sind geeignete Adoptiveltern und ein geeignetes Kind gefunden, so soll das Kind möglichst früh von seiner Mutter und deren Umkreis zu den Adoptiveltern überwechseln. So wächst es von Anfang an in seinen künftigen Lebenskreis hinein, ohne daß eine mit Schwierigkeiten verbundene spätere Trennung aus dem Lebenskreis der leiblichen Mutter notwendig wird.

Adoptionsgeeignete Kinder werden bis zur Adoption häufig in Kinderheimen oder in Pflegestellen untergebracht. Dort sollte bereits in allen Fällen die unwiderrufliche Einwilligung der Mutter vorliegen, damit nicht später das Kind zurückgegeben werden muß.

Die rechtliche Durchführung der Adoption durch einen Adoptionsvertrag und dessen gerichtliche Bestätigung kann durchaus einige Zeit hinausgeschoben werden, damit die normale und gesunde Entwicklung des Kindes beobachtet werden kann. Eine solche Probezeit sollte aber nicht länger als $1/2$ Jahr dauern.

Vor späteren Entwicklungsstörungen können die Adoptiveltern ebensowenig wie die Eltern mit eigenen Kindern bewahrt werden. Sie sind ein Risiko, das auch sonst jedes Kind seinen eigenen Eltern bringen kann. Für Adoptiveltern ist gegenüber Kindern, *besonders* älteren Kindern aus zerbrochenen Ehen, *besondere* Vorsicht am Platze. Durch die familiären Verhältnisse ist häufig bereits eine ungünstige Entwicklung eingeleitet. Besonders bei älteren Kindern aus derartigen Familien kann die Umstellung sehr erschwert sein.

Ein schwieriges Problem erhebt sich bei adoptierten Flüchtlingswaisen, wenn deren leibliche Eltern sich später plötzlich einfinden und ihr Kind zurückverlangen. Nach der geplanten künftigen gesetzlichen Regelung soll das Recht der leiblichen Eltern auf ihr Kind in solchen Fällen stärker sein als das der Adoptiveltern. Derartige Ereignisse aus der Nachkriegszeit dürften jedoch heute selten geworden sein.

Die Adoptionsvermittlungsstellen befassen sich nicht nur mit der eigentlichen Vermittlung zwischen Adoptionswilligen und dem Kind, sondern sie helfen auch bei der Durchführung der Adoption. Sie werden den Beteiligten in allen Fragen auf Grund ihrer Erfahrungen raten. Sie werden den rechtlichen Weg aufzeigen, bei der Beschaffung der Personalurkunden behilflich sein und die entsprechenden Verhandlungen weitgehend übernehmen.

Auch nach dem Zustandekommen der Adoption wird eine gute Vermittlungsstelle noch beratend zur Seite stehen, da sie eben nicht nur reine Vermittlung betreibt, sondern allgemein fürsorgerisch tätig ist. In diesem Zusammenhang kann auf Wunsch der leiblichen Eltern durch die Fürsorgestelle über das Schicksal und Wohlergehen des Kindes objektiv berichtet werden, ohne jedoch wiederum die gewünschte und gebotene Diskretion und Anonymität zu verletzen.

Als *Vermittlungsstellen* kommen z. Z. in Frage: Das Jugendamt einer Stadt und/oder eines Landkreises, das Landesjugendamt, die freien Wohlfahrtsverbände, z. B. die Innere Mission, der Caritas-Verband, katholische Fürsorgevereine für Frauen, Mädchen und Kinder, katholische Männerfürsorgevereine, Arbeiterwohlfahrt.

Je größer das Arbeitsfeld der Vermittlungsstelle ist, desto mehr ist sie wegen der reicheren Erfahrung zu empfehlen. Ferner ist bei einer größeren Vermittlungsstelle die *Inkognito-Adoption* ungleich viel leichter durchzuführen als in einer kleinen Stadt oder bei einer Adoption aus einem Nachbarort.

Nichtbehördlichen Vermittlungsstellen, also vor allem konfessionellen Vermittlungsstellen ist in manchen Fällen deswegen ein gewisser Vorzug zu geben, weil bei den behördlichen Stellen allzu leicht der Gesichtspunkt mit im Vordergrund steht, unterstützungsbedürftige und damit finanziell das Kreisamt belastende Kinder unterzubringen und so Gelder zu sparen. Leibliche Väter sorgen oft nicht für den Unterhalt ihres unehelichen Kindes und lassen das Kind aus Fürsorgemitteln unterstützen. In diesen Fällen besteht in kleineren Jugendämtern die Gefahr, daß die Adoptionen zwecks Ersparnis öffentlicher Gelder ohne die notwendige Kontrolle empfohlen und durchgeführt werden. Das Wohl der an der Adoption Beteiligten ist jedoch dann in den Hintergrund gerückt. Sparmaßnahmen können keine Adoption rechtfertigen.

Für die Adoptionswilligen ist es vorteilhaft, daß sie zu den vermittelnden Personen, also in der Regel zu den Fürsorgern, Vertrauen haben. Ohne die absolute Vertrauensgrundlage zwischen den Vermittlern und den Adoptiveltern sollte eine andere Stelle in Anspruch genommen werden. Aus diesem Grund sollten Gynäkologen und Andrologen mehrere Vermittlungsstellen bekannt sein, mit denen auf Grund längerer Zusammenarbeit ein engerer Kontakt mit regem Gedankenaustausch besteht. Die behördlichen Jugendämter sollten mit den caritativen und konfessionellen Vermittlungsstellen in enger Verbindung stehen, was leider oft nicht der Fall ist.

5. Die Voraussetzungen zur Adoption

Das heute in der Bundesrepublik geltende Adoptionsrecht geht von der in früheren Zeiten gegenüber der Kinderadoption ungleich viel häufigeren *Erwachsenenadoption* aus. Es ist deshalb in seiner jetzigen Fassung veraltet. Die gesetzgeberischen Bemühungen gelten heute vor allem der *Kindesadoption*. Zur Zeit liegt dem Bundestag ein Entwurf der Bundesregierung vom August 1958 für ein Familienrechtsänderungsgesetz vor, das sicher zu wesentlichen Änderungen des Adoptionsrechts führen wird.

Die persönlichen Voraussetzungen zur Adoption können in der Person des Adoptierenden, der Person des Adoptierten und in verwandtschaftlichen und anderen Beziehungen zwischen beiden Teilen liegen (HAMELBECK).

a) Voraussetzungen in der Person des Adoptierenden

α) **Familienstand.** Adoptieren kann jeder Erwachsene, Mann oder Frau, ob ledig, verheiratet, verwitwet oder geschieden. Ehegatten können gemeinsam ein Kind als ihr gemeinschaftliches Kind adoptieren (§ 1749 BGB). Ein Ehegatte kann aber auch ein Kind allein als nur sein Kind adoptieren. Der Familienstand ist also nicht von entscheidender Bedeutung, und auch alleinstehende Personen können adoptieren, so daß es rechtlich nicht erforderlich ist, daß ein angenommenes Kind in eine vollständige Familie kommt.

β) **Eigene Kinder.** Die gesetzliche Grundregel lautet, daß vorhandene eigene eheliche Abkömmlinge die Adoption eines fremden Kindes hindern (§ 1741 BGB). Es kann hier aber eine Befreiung durch das Amtsgericht erwirkt werden, sofern die Interessen der vorhandenen eigenen Kinder und die des anzunehmenden Kindes gewahrt sind. Ausschlaggebend sollen hierbei nicht vermögensrechtliche Interessen sein, sondern das allgemeine Wohl der Kinder (Adoptionserleichterungsgesetz). Diese gesetzliche Möglichkeit, von der Erfordernis der Kinderlosigkeit zu befreien, ist z. Z. befristet bis zum 31. 12. 60, doch soll diese Möglichkeit künftig dauernd beibehalten werden (§ 1745, § 1745a des Regierungsentwurfs). Eheliche Abkömmlinge sind außer den in der Ehe geborenen eigenen Kindern auch die legitimierten und für ehelich erklärten Kinder und auch Kindeskinder (Enkel). Bei Vorhandensein eigener Enkel muß bei dem Wunsch einer Adoption ebenfalls eine Befreiung durch das Amtsgericht erwirkt werden.

Bereits früher angenommene Adoptivkinder machen eine Befreiung nicht erforderlich und hindern somit eine Adoption rechtlich nicht (§ 1743 BGB). Das Vorhandensein unehelicher Kinder ist für deren leiblichen Vater kein Hindernis, ein fremdes Kind zu adoptieren, weil das uneheliche Kind und sein Vater rechtlich nicht als verwandt gelten (§ 1589 BGB). Für die Mutter eines unehelichen Kindes ist dies rechtlich umstritten, weil ihr gegenüber das Kind die rechtliche Stellung eines ehelichen Kindes hat (§ 1705 BGB). Ehegatten, die gemeinsame Abkömmlinge haben und in häuslicher Gemeinschaft leben, können nur dann die Befreiung erhalten, wenn sie gemeinschaftlich adoptieren wollen (§ 1 des Adoptionserleichterungsgesetzes). In diesem Fall kann also nicht ein Ehegatte *allein* adoptieren. In Zukunft dürften hier doch nach dem § 1745a des Regierungsentwurfs Ausnahmen möglich sein.

γ) **Alter.** Der Adoptierende muß volljährig sein, d. h. er muß 21 Jahre alt sein. Eine Adoption vor 21 Jahren bzw. 18 Jahren ist rechtlich nicht möglich, es sei denn, daß ein Minderjähriger unter besonderen Voraussetzungen für volljährig erklärt wird.

Bei einer Adoption durch Eltern vor dem 50. Lebensjahr (künftig vor dem 40. Lebensjahr) bedarf es ebenfalls einer Befreiung, für die in der Regel ein ärztliches Zeugnis verlangt wird, nach dem bei einem der Ehepartner eine bleibende Infertilität besteht (§ 1745 BGB, §§ 1744, 1745, 1745b des Regierungsentwurfs).

Die voraussichtliche Kinderlosigkeit muß jedoch nicht unbedingt nachgewiesen werden, ihr ärztlicher Nachweis erleichtert und beschleunigt jedoch die Befreiung durch das Amtsgericht. Auch kann gleichzeitig die Befreiung von den Erfordernissen des Mindestalters und der Kinderlosigkeit erteilt werden, so daß auch diejenigen, die bereits einige Kinder haben und noch nicht 50 Jahre (bzw. künftig 40 Jahre) alt sind, nach Befreiung adoptieren können.

Nach der bisherigen gesetzlichen Regelung muß der Adoptierende wenigstens 18 Jahre älter sein als der Adoptierte, doch kann auch hiervon eine Befreiung erteilt werden (§ 1744, 1745 BGB). Dieser Altersunterschied soll künftig entfallen, doch bleibt nach wie vor notwendig, daß ein den Eltern- und Kindesverhältnissen entsprechendes Familienband hergestellt werden kann (§ 1754 BGB).

Ob die Aufhebung des Altersunterschieds eine gute Lösung darstellt, erscheint uns fraglich.

δ) **Vorbehalte, die vorwiegend in der Person liegen.** Ein geschäftsunfähiger Erwachsener, z. B. ein Geisteskranker, kann nicht adoptieren. Wer als Erwachsener beschränkt geschäftsfähig ist, z. B. wegen Verschwendungs- oder Trunksucht entmündigt ist oder unter vorläufiger Vormundschaft steht, kann adoptieren, jedoch nur mit Zustimmung seines Vormundes und des Vormundschaftsgerichtes (§ 1751 BGB). Derartige Konstellationen dürften jedoch selten sein. Sonstige Mängel, die in der Person liegen, wie etwa Krankheit, Vermögenslosigkeit, schlechter Lebenswandel, Straffälligkeit, haben überhaupt keine rechtliche Bedeutung für die Adoption erhalten; vor der Bestätigung des Adoptionsvertrages nimmt das Gericht Einsicht in das Strafregister. Sie werden natürlich dann bedeutsam, wenn gerichtliche Befreiung oder Genehmigungen, insbesondere die vormundschaftsgerichtlichen Genehmigungen, erforderlich werden.

b) Voraussetzungen in der Person des Adoptierten

α) **Familienstand.** Auch für den Adoptierten ist der Familienstand nicht entscheidend. Es kann jeder adoptiert werden, ob er Vollwaise, Halbwaise, uneheliches oder auch eheliches Kind noch vorhandener Eltern ist. Selbst ein Verheirateter kann adoptiert werden, sogar dann, wenn er schon eigene Kinder hat (§ 1762 BGB). Der Familienstand wirkt sich aber darauf aus, welche Personen insgesamt der Adoption zustimmen müssen.

β) **Alter.** Nach der bisherigen Rechtslage hat das Alter des Adoptierten keine Bedeutung (wohl der Altersunterschied). Aus dem eingangs erwähnten historischen Grund ist die Gesetzfassung heute so, daß die Adoption eines Erwachsenen leichter als die eines Minderjährigen durchzuführen ist. Künftig soll die Grundregel sein, daß das Kind minderjährig sein muß und es soll eine Befreiung hiervon nur dann möglich sein, wenn dies aus ganz besonderen Gründen sittlich gerechtfertigt ist (§ 1744, § 1745, § 1745c des Regierungsentwurfs). Je nach dem Alter richten sich aber die Formen des Adoptivvertrages und die notwendigen Zustimmungen zu diesem Vertrag.

γ) **Vorbehalte in der Person des Adoptierten.** Es gelten die gleichen Vorbehalte wie für den Adoptierenden. Soweit es sich um die Erwachsenenadoption handelt, sind sie selten von praktischer Bedeutung und werden künftig nahezu bedeutungslos. Krankheit des Kindes, Abstammung, Erbanlagen können bei der notwendigen vormundschaftsgerichtlichen Genehmigung Berücksichtigung finden. Doch ist es in erster Linie Sache des Adoptierenden unter Mitwirkung der Vermittlungsstelle, sich hierüber *vor* Abschluß des Adoptionsvertrags Klarheit zu verschaffen.

Medizinische Untersuchungen des Kindes sind rechtlich nicht vorgeschrieben. Ihr Wert ist im allgemeinen von Bedeutung, doch in vieler Hinsicht auch umstritten, zumal scheinbar zurückgebliebene Kinder sich unter idealen Verhältnissen völlig normal entwickeln können. Die Rechtsordnung schließt somit eine heikle Adoption mit schweren Konsequenzen, die durch Krankheit und Fehlanlagen des Kindes bedingt sind, nicht aus. Weder das Vormundschaftsgericht, welches das Wohl des Kindes berücksichtigt, noch das mit der Bestätigung des Adoptionsvertrages befaßte Gericht sind berufen, den Adoptierenden vor Unvorhergesehenem zu bewahren. Eine solche Adoption kann auch durchaus im Interesse des Kindes und des Adoptierenden liegen, der sich aus edlen, aufopfernden Motiven die Aufgabe zur Erziehung eines kranken oder unterentwickelten Kindes gestellt hat.

c) Verwandtschaftliche und andere Beziehungen zwischen beiden Teilen

Es ist bedeutungslos, ob das Kind nicht verwandt ist oder ob der Adoptierende mit dem Kind irgendeinen Verwandtschaftsgrad aufweist. So kann der Onkel den Neffen, die Großmutter den Enkel adoptieren, sofern die erwähnten Befreiungen durch das Amtsgericht eingeholt wurden. Das uneheliche Kind kann z. B. von seiner Mutter oder von seinem leiblichen Vater adoptiert werden. Nicht miteinander verheiratete Mütter und Väter zusammen können das uneheliche Kind jedoch nicht gemeinsam adoptieren, da gemeinsam nur Ehegatten adoptieren können (§ 1749 BGB). Das Stiefkind kann von dem Stiefvater oder der Stiefmutter adoptiert werden und damit zum gemeinschaftlichen ehelichen Kind werden (§ 1757 BGB).

Will ein Vormund oder Pfleger das ihm anvertraute Kind adoptieren, so muß er zunächst sein Amt niederlegen (§ 1752 BGB).

6. Das Zustandekommen der Adoption

Die Adoption kommt durch den Adoptionsvertrag zustande, für den die erforderlichen Einwilligungen und Genehmigungen sowie die gerichtliche Bestätigung erforderlich sind.

a) Der Adoptionsvertrag

Der Adoptionsvertrag wird zwischen dem Adoptierenden und dem Adoptivkind geschlossen (§ 1741). Ist das Kind, wie bei den meisten Adoptionen, noch nicht 14 Jahre alt, so kann dessen gesetzlicher Vertreter den Vertrag im Namen des Kindes schließen, ohne daß es auf den Willen des Kindes ankommt. Gesetzliche Vertreter sind: die leiblichen Eltern (beide Ehepartner müssen den Vertrag schließen, da sie gleichberechtigt sind), Vater oder Mutter des Halbwaisen, vom Gericht bestellter Vormund oder besonderer Pfleger (Vormund des unehelichen Kindes ist kraft Gesetz das Jugendamt, soweit die Vormundschaft nicht einer bestimmten Person gerichtlich besonders übertragen worden ist; daher schließt meist das Jugendamt den Vertrag über die Adoption eines unehelichen Kindes unter 14 Jahren ab). Wenn das Kind mindestens 7 Jahre alt ist, kann es auch selbst, wenn es jedoch älter als 14 Jahre ist, muß es selbst den Adoptionsvertrag schließen, d. h. hier führt der eigene Wille des Kindes, nicht der des gesetzlichen Vertreters zum Abschluß des Adoptionsvertrages. Von dem Regelfall abgesehen, daß ein Kind unter 14 Jahren adoptiert werden soll, kann der Adoptionsvertrag von beiden Teilen nur persönlich, nicht durch einen Vertreter geschlossen werden. Der Wille zu adoptieren bzw. adoptiert zu werden muß von den Betroffenen selbst ausgehen. Zur Ermöglichung der Inkognito-Adoption ist ein gleichzeitiges persönliches Erscheinen beider Teile bei dem Vertragsabschluß vor dem Notar nicht unbedingt erforderlich.

Der Adoptionsvertrag ist mit seinem Abschluß für beide Teile verbindlich. Irgendwelche Bedingungen dürfen nicht gestellt werden; sonst ist der Vertrag nichtig. Auch eine Befristung der Adoption ist nicht möglich (§ 1742, § 1754 BGB). Der Adoptionsvertrag muß vor Gericht oder vor einem Notar geschlossen und beurkundet werden (§ 1750 BGB).

b) Einwilligungserklärungen

Die Einwilligung des Ehegatten ist dann erforderlich, wenn der Adoptierende oder der Adoptierte verheiratet ist (§ 1746 BGB). Andere Personen der Verwandtschaft (außer den Eltern) brauchen nicht zuzustimmen. Wenn sich die Auswirkungen der Adoption auch auf schon vorhandene Kinder eines erwachsenen Adoptierten erstrecken, müssen diese Kinder den Vertrag gleichzeitig mitabschließen (§ 1762 BGB).

Zur Adoption eines Minderjährigen müssen beide Eltern (bei Ehelichkeit des Kindes) bzw. die Mutter (bei Unehelichkeit) des Kindes einwilligen (§ 1747 BGB).

Es ist bedeutungslos, ob das Kind bei den Eltern lebt, ob die Eltern die elterliche Gewalt innehaben oder ob ein Elternteil etwa nach Scheidung nicht sorgeberechtigt ist. Stets entscheidet die leibliche Abstammung. Der leibliche Vater des unehelichen Kindes hat kein Mitspracherecht.

Die Einwilligungserklärung muß von den Betroffenen persönlich abgegeben werden, sofern nicht beispielsweise durch eine Psychose die Einwilligung entbehrlich wird. Ein zeitweise Geschäftsunfähiger kann die Erklärung nicht abgeben. Ein in der Geschäftsfähigkeit Beschränkter kann die Erklärung nur selbst abgeben und bedarf nicht der Zustimmung seines Vormunds oder eines sonstigen gesetzlichen Vertreters, der die Einwilligung auch nicht für ihn erklären kann (§ 1748 BGB). Diese Tatsache ist von Bedeutung bei der Einwilligung einer minderjährigen Mutter eines unehelichen Kindes. In diesen Fällen können deren Eltern rechtlich nicht eingreifen und eine Adoption des Kindes gegen den Willen der Mutter weder herbeiführen noch verhindern.

In besonderen Fällen der böswilligen Verweigerung der gesetzlich vorgeschriebenen Einwilligung der Eltern soll künftig das Vormundschaftsgericht die Einwilligungserklärung abgeben können. Die Weigerung eines Elternteiles bzw. der Mutter bleibt also unter Umständen unberücksichtigt, wenn das Wohl des Kindes dies gebietet (§ 1747 des Regierungsentwurfs).

Die vor dem Notar oder Gericht abgegebenen Einwilligungserklärungen der Ehegatten, der Eltern bzw. der Mutter vor Abschluß des Adoptionsvertrages oder spätestens gleichzeitig sind unwiderruflich. Frühere mündliche oder auch schriftliche Zusagen binden nicht. Nur wesentlicher Irrtum nach § 119 BGB, arglistige Täuschung oder Drohung berechtigen zur Anfechtung der Erklärung.

Eine Blanko-Adoption oder Blanko-Einwilligung ist nicht zulässig. Die Erklärung muß sich auf einen ganz bestimmten Vertrag beziehen, in dem die Person des Adoptierenden und die Person des Adoptierten feststehen. Eine generelle Einwilligung in eine Adoption ist unzulässig.

Dagegen ist die sog. Inkognito-Adoption zulässig. Hier stehen die Beteiligten objektiv fest, jedoch kennen die Einwilligenden nicht die Person des Adoptierenden. Diese Person kennt nur der Vermittler der Adoption. Die Inkognito-Adoption hat sich in der Praxis als notwendig erwiesen, weil die Adoptiveltern sehr oft das Kind vollkommen als ihr eigenes aufwachsen lassen und deshalb alle Verbindungen zu seiner früheren Umwelt abgebrochen haben wollen. Daher folgt aus der Inkognito-Adoption auch in aller Regel, daß das Kind voraussichtlich nie wieder mit dem Kreis seiner Herkunft Verbindung erhält und die leiblichen Eltern das Kind nicht wiedersehen. In diesen Fällen können jedoch die leiblichen Eltern durch die Vermittlungsstelle über das Befinden des Kindes unterrichtet werden.

c) Genehmigung

Ist der Adoptierende oder (bei Erwachsenen) der Adoptierte in seiner Geschäftsfähigkeit beschränkt, so muß dessen gesetzlicher Vertreter den Adoptionsvertrag genehmigen, soweit er nicht bei Kindern unter 14 Jahren den Adoptionsvertrag bereits selbst abschließt (§ 1750, § 1751 BGB). Diese Genehmigung bedarf nicht der notariellen Beurkundung, sondern kann auch lediglich mündlich zu Protokoll des Gerichts gegeben werden. Außerdem ist in diesen Fällen die Genehmigung des Vormundschaftsgerichts erforderlich (§ 1750, § 1751 BGB), die bei der Adoption eines minderjährigen Kindes stets herbeigeführt werden muß. Hier hat das Vormundschaftsgericht zu prüfen, ob die Adoption im *Interesse des Kindes* liegt. Bei dieser Situation ist, abgesehen von den Fällen, bei denen irgendeine Befreiung erwirkt werden muß, die einzige gesetzliche Möglichkeit gegeben, daß das Gericht die Zweckmäßigkeit der Adoption prüft. Es ist aber hierbei nicht die Aufgabe des Vormundschaftsgerichts, den Adoptierenden zu schützen. Nur das Wohl des Kindes unterliegt der vormundschaftsgerichtlichen Sorge.

Das Vormundschaftsgericht nimmt grundsätzlich auch in das Strafregister Einsicht.

d) Gerichtliche Bestätigung

Der Adoptionsvertrag muß von dem Amtsgericht am Wohnsitz des Adoptierenden bestätigt werden. Erst durch diese Bestätigung tritt die Adoption in Kraft (§ 1741, § 1754). Diese gerichtliche Bestätigung ist nicht zu verwechseln mit der vormundschaftsgerichtlichen Genehmigung, die das Amtsgericht am Wohnsitz des Kindes zu erteilen hat, und mit evtl. erforderlichen Befreiungen seitens des Gerichts.

Das Gericht hat bei der Bestätigung nicht Nutzen und Vorteile der Adoption zu prüfen, sondern nur die gesetzlichen Erfordernisse der Adoption. Sofern keine begründeten Zweifel bestehen, daß ein dem Eltern- und Kindesverhältnis entsprechendes Familienband hergestellt wird, muß der Adoptionsvertrag bestätigt werden. An Personalurkunden sind Geburtsurkunden, Heiratsurkunden, Staatsangehörigkeitsnachweise und evtl. Sterbeurkunden der leiblichen Kinder des Adoptierenden beizubringen.

Dem Laien mögen die rechtlichen Voraussetzungen und die Herbeiführung der Adoption bis zur gerichtlichen Bestätigung kompliziert und verwirrend erscheinen. Der Adoptionswillige braucht sich aber mit den Einzelheiten kaum zu befassen, da der Notar, der doch in Anspruch genommen werden muß, die notwendigen Vorbereitungen trifft. Auch werden Adoptionswillige durch die Vermittlungsstelle auf Grund ihrer praktischen Erfahrungen gegebenenfalls genügend unterstützt. Die notwendigen Formalitäten werden somit weitgehend den Adoptionswilligen abgenommen und sollten kein Hindernis einer Adoption sein. Unterlaufene Fehler des Adoptionsverfahrens können weitgehend durch den gerichtlichen Bestätigungsakt behoben werden (§ 1756 BGB).

Zu betonen ist, daß für die Tätigkeit des Gerichts einschließlich der vormundschaftsgerichtlichen Genehmigung nur dann Gebühren zu entrichten sind, wenn das Vermögen des Adoptierten mehr als 5000 DM beträgt, was in der Regel nicht der Fall sein dürfte. Lediglich beim Notar sind Gebühren zu entrichten.

7. Rechtsfragen der Adoption

Durch die Adoption, d. h. mit der gerichtlichen Bestätigung des Adoptionsvertrages, erlangt der Adoptierte die rechtliche Stellung eines ehelichen Kindes des Adoptierenden. Wenn Ehegatten gemeinsam ein Kind oder der Stiefvater bzw. die Stiefmutter das Stiefkind adoptieren, so erlangt das Kind die Rechtsstellung eines gemeinsamen ehelichen Kindes der Eheleute und steht einem in der Ehe geborenen, leiblichen Kind gleich (§ 1757 BGB).

Die durch die Adoption begründeten Rechtsbeziehungen erstrecken sich allein auf den Adoptierenden, den Adoptierten und auf dessen nach der Adoption geborene Kinder. Auf die bei der Adoption vorhandenen Kinder des Adoptierten beziehen sich die Rechtsfolgen der Adoption nur, wenn sie den Adoptionsvertrag selbst mit abgeschlossen haben.

Für Verwandte des Adoptierenden ergeben sich keine Rechtsfolgen. Der Grund hierfür liegt darin, daß die Verwandtschaft, die vielleicht mit der Adoption nicht einverstanden ist, durch die Adoption nicht schlechter gestellt werden soll als ohne sie. Der Adoptierte tritt also nicht voll in die Verwandtschaft des Adoptierenden ein. Somit sind die Eltern des Adoptierenden rechtlich nicht etwa die Großeltern des Kindes (§ 1762, § 1763). Mehrere Adoptivkinder des gleichen Adoptierenden sind gleichfalls rechtlich nicht als miteinander verwandt anzusehen.

a) Elterliche Gewalt

Der Adoptierende erhält die volle elterliche Gewalt über das minderjährige Kind. Nur im Falle der ausdrücklichen Genehmigung des Adoptierenden haben die leiblichen Verwandten das Recht, mit dem Kind zu verkehren, es zu besuchen oder dergleichen.

b) Vermögensverwaltung

Der Adoptierende hat weiter die Vollmacht, über das Vermögen des minderjährigen Kindes zu verfügen, und ist nicht Vorbehalten unterworfen wie z. B. ein Vormund. Lediglich bei bestimmten bedeutsamen Geschäften muß die Genehmigung des Vormundschaftsgerichts eingeholt werden.

c) Unterhaltspflicht

Der Adoptierende hat wie andere Eltern dem Kind vollen Unterhalt zu leisten, d. h. das Kind standesgemäß zu versorgen und zu einem Beruf ausbilden zu lassen. Diese Unterhaltspflicht geht jeder Unterhaltspflicht der leiblichen Eltern oder weiteren Verwandten des Kindes vor. Nach dem neuen Regierungsentwurf § 1766 soll auch die Unterhaltspflicht des leiblichen Vaters stets hinter der des Adoptierenden zurückstehen.

Für das Adoptivkind kann wie für ein leibliches Kind öffentliche oder private zusätzliche Unterstützung gefordert werden. Für die Auszahlung von Kindergeld wird das Adoptivkind mitgezählt (z. Z. erst mit dem 3. Kind). Kinderzulagen werden auch für das Adoptivkind bezahlt, das später Waisengeld ebenso wie die leiblichen Kinder erhält, wenn der Unterhaltspflichtige Beamter war (§ 158 Bundesbeamtengesetz).

d) Erbrecht

Der Adoptierte erhält volles Erbrecht gegenüber dem Adoptierenden, doch kann das in dem Adoptionsvertrag ausgeschlossen werden (§ 1767 BGB). Da aber das Kind rechtlich nicht Enkel der Eltern des Adoptierenden (Großeltern) wird, erlangt es kein unmittelbares gesetzliches Erbrecht nach diesen „Großeltern", falls der Adoptierende vor seinen Eltern sterben sollte. Selbstverständlich kann aber das Kind auf Grund eines Testaments der „Großeltern" oder anderer Verwandter des Adoptierten erben.

Der Adoptierte behält — von der Adoption unberührt — sein gesetzliches Erbrecht gegenüber seinen leiblichen Verwandten. Ein Erbrecht des Adoptierenden besteht nicht, sofern der Adoptierte zuerst stirbt. Falls der Adoptierte ohne eigene Kinder stirbt, bleiben die leiblichen Verwandten die gesetzlichen Erben. Es ist daher zu überlegen, ob mit dem Adoptionsvertrag auch ein Erbvertrag abgeschlossen und ein Erbrecht des Adoptierenden begründet werden soll.

Adoptiveltern schließen daher vorteilhafterweise einen Erbvertrag untereinander, in dem sie sich gegenseitig als alleinige Vorerben einsetzen. Dadurch kann das adoptierte Kind später keine Schwierigkeiten machen und sein Erbteil nach dem zuerst sterbenden Adoptivelternteil nicht ungebührlich vorzeitig für sich in Anspruch nehmen.

e) Namensgebung

Das Adoptivkind erhält den Familiennamen des Adoptierenden bzw. der Adoptiveltern. Wenn eine Frau ein Kind adoptiert, so kann es deren Ehenamen oder auch deren Geburtsnamen führen.

Der Vorname wird von der Adoption nicht berührt. Er kann nur in einem besonderen Namensänderungsverfahren rechtlich geändert werden.

f) Staatsangehörigkeit und Religion

Die Staatsangehörigkeit des Adoptierten wechselt durch die Adoption nicht allein dadurch, daß der Adoptierende nicht Deutscher ist (§ 3 und § 17 Staatsangehörigkeitsgesetz). Auch die Religionszugehörigkeit wechselt nicht. Der Adoptierende kann mit dem allgemeinen Personensorgerecht bis zu einem gewissen Grade die religiöse Erziehung bestimmen. Gerade hier sollten Konflikte vermieden werden.

g) Beurkundung

Im Geburtenbuch des Standesamtes wird ein Randvermerk über die Adoption des Kindes eingetragen. Auf der Geburtsurkunde des adoptierten Kindes ist daher die Adoption stets vermerkt. Als Ersatz für Geburtsurkunden gibt es jedoch Geburtsscheine, aus denen die *Tatsache der Adoptionen nicht hervorgeht*, nicht einmal, daß es sich evtl. um ein unehelich geborenes Kind handelt. Das gleiche gilt auch für kirchliche Taufscheine. Die Tatsache der Adoption wird also nicht immer und überall bekannt, wo Personalpapiere vorgelegt werden müssen. Lediglich bei späterer Eheschließung des Adoptierten muß eine vollständige Geburtsurkunde vorgelegt werden. Gerade in Personalpapieren ist das Fehlen des Hinweises auf eine stattgefundene Adoption von Vorteil, weil bedauerlicherweise in vielen Berufsstellungen der Adoption Vorurteile entgegengebracht werden.

8. Rechtliche Auswirkung späterer Veränderungen

Das Adoptionsverhältnis kann nicht befristet werden. Der Adoptierte behält somit für das ganze Leben die rechtliche Stellung des ehelichen Kindes des Adoptierenden. Der Eintritt der Volljährigkeit hat keine andere Bedeutung als bei anderen Personen. Auch der Tod des Adoptierenden oder des Adoptierten hebt die rechtlichen Wirkungen der Adoption nicht auf. Es können jedoch Änderungen in den Verhältnissen eintreten, die sich auf die Rechtsbeziehungen der Beteiligten auswirken. Im Falle der völligen Verarmung des Adoptierenden und damit der fehlenden Gewährung des gesetzlichen Unterhalts kann gegebenenfalls die Unterhaltspflicht der leiblichen Eltern bzw. des leiblichen Vaters des unehelichen Kindes wieder in vollem Umfange eintreten. Lediglich die leiblichen Verwandten des Kindes, jedoch nicht die Verwandtschaft des Adoptierenden kann zur Unterhaltspflicht herangezogen werden. Bei Nichterfüllung der Unterhaltspflicht verliert der Adoptierende jedoch nicht die übrigen elterlichen Rechte und Pflichten. Nur wenn das elterliche Personensorgerecht durch das Vormundschaftsgericht entzogen wird, treten die leiblichen Eltern auch hier wieder in ihre frühere Rechtsstellung ein. Dennoch behält das Kind seine rechtliche Stellung als Adoptivkind, insbesondere auch den Namen. Zu seiner rechtlichen Vertretung ist allenfalls ein Vormund oder Pfleger durch das Vormundschaftsgericht zu bestellen (§ 1765).

9. Aufhebung der Adoption

Die gerichtliche Aufhebung muß ausdrücklich beantragt werden, und zwar entweder von dem Adoptierenden oder von dem Adoptierten oder seitens der Verwaltungsbehörde.

a) Gerichtliche Aufhebung wegen Untragbarkeit

Das Adoptionsverhältnis kann durch das gleiche Amtsgericht, das die Bestätigung ausgesprochen hat, wieder aufgehoben werden, wenn wichtige Gründe in der Person des Adoptierenden oder des Adoptierten die Aufrechterhaltung des Adoptionsverhältnisses als sittlich nicht mehr gerechtfertigt erscheinen lassen. In Zukunft soll jedoch das Adoptionsverhältnis nur noch dann während der Minderjährigkeit des Adoptierten durch das Vormundschaftsgericht aufgehoben werden können, wenn dies aus wichtigen Gründen zum Wohl des Kindes erforderlich sein sollte.

Es soll also nur noch das gefährdete Wohl des Kindes zur Aufhebung führen, der Adoptierende soll sich in Zukunft nicht von dem Kind lösen können, wie schwer auch immer die Gründe sein können. Ob allerdings die einseitige Möglichkeit tatsächlich gesetzlich festgelegt wird, ist in Anbetracht des Widerstands der in der Praxis mit Adoption sich befassenden Behörden noch sehr fraglich.

b) Gerichtliche Aufhebung auf Antrag eines übergangenen leiblichen Elternteils

Das Vormundschaftsgericht soll künftig das Adoptionsverhältnis aufheben können, wenn sich herausstellt, daß ein Kind ohne die vorgeschriebene Einwilligung seiner Eltern oder seiner Mutter adoptiert worden ist und der Betroffene rechtzeitig einen Aufhebungsantrag stellt. Diese Bestimmung soll im Interesse derjenigen leiblichen Eltern eingefügt werden, die insbesondere infolge der Kriegs- und Nachkriegswirren z. Z. der Adoption unauffindbar waren und deshalb nicht mitentscheiden konnten (§ 1770b des Regierungsentwurfs).

c) Aufhebung durch Anfechtung

Wenn ein an der Adoption Beteiligter einer arglistigen Täuschung oder Drohung (Mutter eines unehelichen Kindes!) ausgesetzt wurde, können der Adoptionsvertrag oder die Einwilligungserklärung angefochten und die Adoption dadurch rechtsunwirksam gemacht werden. Hier sind jedoch sehr strenge Maßstäbe anzulegen. Im übrigen ist die Anfechtungsfrist auch sehr kurz bemessen. Wird die Anfechtung nicht erklärt, bleibt das Adoptionsverhältnis bestehen.

d) Vertragliche Aufhebung

Andere Möglichkeiten der einseitigen Annullierung oder Aufhebung des Adoptionsverhältnisses bestehen rechtlich nicht. Wenn jedoch beide Seiten über eine Beendigung des Adoptionsverhältnisses einig sind, ist eine vertragliche Lösung möglich. Es bedarf hierzu erneut eines von Notar oder Gericht geschlossenen Vertrages zwischen dem Adoptierten, dem Adoptierenden und dessen evtl.

Nachkommen. Der Aufhebungsvertrag muß wiederum gerichtlich bestätigt und im Falle der Minderjährigkeit des Kindes vom Vormundschaftsgericht genehmigt werden. Einwilligungserklärungen wie zu dem Adoptionsvertrag sind nicht erforderlich.

e) Folgen der Aufhebung

Die gerichtliche oder vertragliche Aufhebung der Adoption erstreckt sich auf die Zukunft. Die Anfechtung jedoch vernichtet das Adoptionsverhältnis überhaupt mit rückwirkender Kraft. Der Adoptierte erlangt die frühere Rechtsstellung wieder. Die rechtliche Bindung zu dem Adoptierenden erlischt somit, wobei dessen Unterhaltspflicht endet.

10. Das Adoptionsrecht außerhalb Deutschlands

Die rechtlichen Voraussetzungen für eine Adoption in auswärtigen Staaten sind in dem Buch von GLÄSSING: „Voraussetzungen der Adoption" dargestellt.

11. Zur Frage der Konzeptionsfähigkeit nach der Adoption

Besonders in Laienzeitschriften ist die häufig verbreitete Ansicht zu lesen, daß durch eine Adoption Störungen der Befruchtungsfähigkeit sowohl beim Manne als auch bei der Frau beseitigt werden können und später eigene Kinder gezeugt werden. PERKINS berichtete 1936, daß in 273 kinderlosen Ehen nach der Adoption eine darauffolgende normale Schwangerschaft auftrat und sogar später nicht nur ein, sondern mehrere eigene Kinder geboren wurden. CHUN beobachtete bei 11 von 79 (14%) untersuchten Adoptiveltern in Hongkong nach der Adoption eigene Kinder.

Die Ursache der Konzeptionsfähigkeit nach der Adoption wird auf eine Beseitigung von Konflikten und damit den Fortfall einer psycho-sexuellen Hemmung beim Mann und bei der Frau bezogen. HANSON und ROCK sehen in der Annahme, daß nach der Adoption die Konzeptionsfähigkeit erleichtert werde, einen Irrtum. Viele derartige Veröffentlichungen sind spekulativ und ohne Beweis. Die Zahl von Adoptiveltern mit nachfolgender Schwangerschaft betrug 15 (8% unter 202); hingegen zeugten bei der gleichen Anzahl von infertilen Ehepartnern ohne Adoption infolge spontaner Heilung etwa 10% später Kinder. Die eingehende Untersuchung dieser 15 Adoptiveltern, die nach der Adoption noch Kinder bekamen, ergab, daß sowohl bei der Frau als auch bei dem Mann nur eine Subfertilität vorlag. Bei einigen Ehemännern bestand lediglich eine Oligospermie. HANSON und ROCK lehnen auf Grund dieser eingehenden Untersuchungen den psychogenen Faktor der Adoption im Hinblick auf eine spätere Konzeption ab.

Andererseits nahmen STAUDER und TSCHERNE zum Problem der psychogenen Sterilität bei der Frau eine positive Stellung ein. TSCHERNE berichtete über 6 Fallstudien, in denen seines Erachtens zum Ausdruck kam, daß die Sterilität der Frau ohne organisches Substrat und nur infolge eines spezifischen seelischen Traumas zustandegekommen war. STAUDER berichtete über den Erfolg psychotherapeutischer Maßnahmen bei derartigen sterilen Frauen. Es erübrigt sich, im Rahmen dieses Kapitels auf die Einzelheiten der Beobachtungen der beiden Autoren einzugehen. Immerhin deuten sie in übertragenem Sinne auf die Möglichkeit hin, daß auch der psychische Effekt des Entschlusses zu einer Adoption die „Sperre" lösen könnte, durch die eine bisherige Sterilität der Ehe verursacht war.

Auch aus den Befunden von STIEVE über die psychogene Beeinflußbarkeit des weiblichen Cyclus lassen sich umgekehrt analoge Folgerungen ableiten. — Diese Hinweise mögen genügen, die Problematik anzudeuten.

Die bisherigen Erfahrungen beweisen weder eine psychogen bedingte eheliche Sterilität, noch reichen sie zu ihrer Ablehnung aus.

Selbstverständlich bleibt allen Ärzten überlassen, aus psychologischen Gründen diese ohne Zweifel mögliche Tatsache zu erwähnen, um dadurch bei verzweifelten, kinderlosen Ehepartnern auch auf diesem Wege den therapeutischen Einfluß zu verbessern.

12. Die Entwicklung adoptierter Kinder

Die häufigste Frage infertiler Ehepartner an den Arzt besteht darin, ob bei Adoptivkindern nicht Fehlentwicklungen, Versagen im Beruf oder Auftreten sonstiger Mängel in gehäuftem Maße in Erscheinung treten. Dieser Frage kann mit Sicherheit, insbesondere im Hinblick auf die Nachuntersuchungen von ZUR NIEDEN, begegnet werden. Adoptivkinder schneiden bei Nachuntersuchungen nicht schlechter als eigene eheliche Kinder ab.

Gerade die Entwicklung der Adoptivkinder hängt weitgehend von den Eigenschaften der Adoptiveltern ab.

Nach REITER ist der Einfluß der Adoption in der Regel günstig. Die natürliche Aszendenz der Adoptivkinder besitzt aber für die spätere Entwicklung eine außerordentlich große Bedeutung, die kaum durch die Verpflanzung in ein anderes Milieu geschmälert werden kann.

Den auch heute noch bestehenden gegensätzlichen Auffassungen über eine größere Bedeutung der Vererbung oder der Umwelt begegnet sehr treffend GRUHLE mit dem lapidaren Satz:

Es gibt Anlagen von solcher Stärke, daß sie jedem Einfluß trotzen und es gibt Anlagen von solcher Schwäche, daß sie jedem Einfluß erliegen, dazwischen kommen alle Mittelformen vor.

Die spätere Entwicklung von Adoptivkindern ist auf Grund von Nachuntersuchungen verschiedener Autoren in der Tabelle in Anlehnung an KROEMER dargestellt:

Autor	Anzahl der Adoptivkinder	Ausgang der Adoption		
		günstig %	ungünstig %	fraglich %
ZUR NIEDEN . .	124	91	9	—
KRÖMER . . .	134	79	15,5	4,5
KATTENBUSCH .	138	85	15	—
SIEGFRIED. . .	148	78	22	—
REISINGER . .	100	77	22	1

In diesem Zusammenhange muß auch betont werden, daß Ehepaare, die ein fremdes Kind aufnehmen, häufig charakterlich über dem Durchschnitt stehen. Folglich ist ihr Verhalten gegen das Kind oft verantwortungsbewußter, überlegter und einfühlender als das vieler Eltern, die ihre Kinder als selbstverständlichen Besitz hinnehmen. Offenbar haben viele Adoptivkinder — in ganz besonderem Maße kranke Adoptivkinder — dies auch empfunden. Die Nachuntersuchung an 124 adoptierten Kindern im Alter über 25 Jahre ergab, daß die charakterliche Entwicklung in 25% der Fälle als sehr gut, in 45% als gut, in 21% als mittelmäßig und nur in 9% als schlecht zu bezeichnen war. Mit Sicherheit konnte gesagt werden, daß auf das Adoptivkind der Adoptionsvorgang in der Regel günstig wirkt. Der Gesundheitszustand der Adoptivkinder war ausgezeichnet. 92% wurden nicht durch Krankheit oder physische Schwäche an der Ausübung eines Berufes oder an den Pflichten als Hausfrau und Mutter gehemmt. Auch die geistige Entwicklung war als überraschend gut zu bezeichnen (ZUR NIEDEN).

Die auffallendste Feststellung war jedoch, daß sich von 29 belasteten Kindern — in 15 Fällen war ein Elternteil kriminell, in 14 Fällen lag ungewöhnliches Verhalten der Mütter in sittlicher Hinsicht vor — 20 gut bis sehr gut und nur 4 schlecht entwickelten — ein Beweis für die psychologische Bedeutung der Umwelt!

ZUR NIEDEN betont, daß aus den vielen überraschend guten Ergebnissen selbstverständlich nicht geschlossen werden kann, daß die Umwelt ganz allgemein wichtiger ist als die Erbanlagen. Es gibt auch andere Erfahrungen, die darauf hinweisen, daß sowohl schlechte als auch gute Anlagen von solcher Härte sein können, daß sie weder durch gute noch durch schlechte Umwelteinflüsse beherrscht werden. Doch hängt von der Wirkungsstärke und der Qualität der Umwelt besonders bei Adoptivkindern sehr viel ab.

Es steht dabei außer Zweifel, daß die spätere Entwicklung im Kreise der Adoptivfamilie als günstig angesehen werden kann, wenn das Kind in sehr jungem Alter bereits zur Adoption gelangte. Als Regel könnte man in diesem Falle wahrscheinlich angeben: je jünger, desto besser. Natürlich kann man sich von der Persönlichkeit des Kindes im allgemeinen erst ein Bild machen, wenn es bereits einige Jahre alt ist. Doch fragt es sich sehr, ob man es dann tatsächlich mit der anlagebedingten Persönlichkeitsstruktur zu tun hat oder nicht vielmehr mit einer durch die vorausgegangenen Jahre bereits negativ veränderten. Letzteres ist sehr wahrscheinlich, wenn man die Erkenntnisse der Psychologie berücksichtigt, vor allem, wenn man daran denkt, daß die vorausgegangenen Jahre für das Kind unter einem entwicklungsmäßig sehr ungünstigen Vorzeichen gestanden haben können (unerwünschtes Kind, behelfsmäßig hier und da bei Verwandten oder Pflegeeltern unter häufigem Wechsel untergebracht, Heimaufenthalt usw.). Gerade die Erfahrungen des Kinderpsychiaters SPITZ vermitteln hier besonders tiefreichende Einblicke. — Je jünger das Kind bei seiner Aufnahme in die Adoptivfamilie ist, desto weniger Störfaktoren bringt es in seiner psychischen Anamnese mit. Interessant ist in diesem Zusammenhang, daß Adoptivkinder sehr häufig schließlich in ihrem gesamten Erscheinungsbild ihrer adoptivelterlichen Umgebung soweit adaptiert erscheinen, daß man sie ohne Wissen über ihre Herkunft als ehelich ansehen würde.

Literatur

Adoption

BECKER, W.: Annahme an Kindes Statt, Bd. IV der Kleinen Fachbibliothek des Standesbeamten. Frankfurt: Standesbeamten GmbH 1950. — BEITZKE, G.: Familienrecht. München: C. H. Beck 1958. — BROWN, F. G.: Child adoption from the viewpoint of a social agency. Proceed. First world Congr. on Fertil. and Sterility, Bd II, S. 481 von C. D. GUERRERO u. A. I. WEISMANN. New York 1953.

CHUN, D.: Child adoption in China. Proceed. First world Congr. on Fertility and Sterility. New York 1953.

FRANKENSTEIN, L.: Soldatenkinder. Die unehelichen Kinder ausländischer Soldaten mit besonderer Berücksichtigung der Mischlinge. Hrsg. von der internationalen Vereinigung für Jugendhilfe. Genf: Wilhelm Steinebach, München u. Düsseldorf 1954.

GLÄSSING, H.: Voraussetzungen der Adoption. Frankfurt: A. Metzner 1957. — GREIFELT, A.: Malignes Melanom, Beziehungen zu Schwangerschaft, Pubertät, Kindheit; familiäre maligne Melanome. Ärztl. Wschr. 1952, 676. — GRUHLE, HANS W.: Die Ursachen der jugendlichen Verwahrlosung und Kriminalität. Berlin: Springer 1912.

HAMELBECK, S.: Nachuntersuchungen an adoptierten Kindern. Diss. Bonn (z. Z. im Druck). — HANSON, F. M., and J. ROCK: The effect of adoption on fertility and other reproductive functions. Amer. J. Obstet. and Gynec. **59**, 311 (1950).

KATTENBUSCH, T.: 25 Jahre Adoptionsvermittlung. Ergebnisse einer Rundfrage. Rheinprovinz **14**, Nr 1 (1938). — KORNITZER, W.: Child adoption in the modern world. New York: Philosoph. Library 1952. — KRÖMER, W.: Über die Herkunft und Entwicklung von Adoptivkindern. Diss. Düsseldorf 1957. — KROGER, W. S.: Fertility after adoption. Proceed. First World Congr. on Fertil. and Sterility, Bd. II, S. 501. New York 1953. — KRYGER, G. B.: Rhe role of the physician in child adoption. Proceed. First World Congr. on Fertil. and Sterility, Bd. II, S. 486. New York 1953.

LEHFELDT, H.: Indications for child adoption. Proceed. First World Congr. on Fertil. and Sterility, Bd. II, S. 475. New York 1953.

NIEDEN ZUR, M.: Auswirkung von Anlage und Umwelt auf Adoptivkinder. Münch. med. Wschr. **1951**, 829. — Fremdes Kind wird eigenes Kind. Stuttgart: E. Klett 1951. — Forderungen zur Neugestaltung des Adoptionswesens. Freiburg: Lambertus-Verlag 1952. — Die Adoptionsvermittlung. Handbuch für den Vormund, H. 4b. Köln: C. Heymanns Verlag 1959.

OESCHGER, W.: Die Pflege- und Adoptivkinderversorgung. Freiburg (Schweiz): Univ.-Verlag 1957. — ORR, D. W.: Pregnancy following the decision to adopt. Psychosom. Med. **3**, 441 (1941).

PERKINS, H. E.: Eugen. News **21**, 95 (1936).

REISINGER, A.: Nachforschungen über Adoptionen. Jugendwohl **1951**, H. 7/8. — REITER, H.: Wirkung der Adoption auf die Entwicklung unehelich geborener Kinder. Eugenik **1**, 1 (1930/31).

SIEGFRIED, A.: Glück und Enttäuschung bei der Adoption von Kindern. Pro iuventute **30**, H. 7—10 (1949). — SORREL, W. E.: A psychiatrist's views on child adoption. Proceed. First World Congr. on Fertility and Sterility, Bd. II, S. 490. New York 1953. — SPITZ, R.: Das Band zwischen Mutter und Kind. Internat. Kongr. für Psychotherapie, Zürich 1954. Ref. Med. Klin. **49**, 1823 (1954). — STAUDER, K. H., u. E. TSCHERNE: Psychogene Sterilität. Geburtsh. u. Frauenheilk. **13**, 1069 (1953). — STIEVE, H.: Cyclus, Physiologie und Pathologie (Anatomie) Arch. Gynäk. **183**, 178 (1952).

WEBLER, H.: Einige Zahlen zur Kindesannahme. ZBlJR 1935, 277. — Adoptionsmarkt. ZBlJR 1955, 123.

Bürgerliches Gesetzbuch, §§ 1741—1772.

Gesetz über die Änderung und Ergänzung familienrechtlicher Vorschriften und über die Rechtsstellung der Staatenlosen vom 12. 4. 1938 (Reichsgesetzblatt 1938, Teil I, S. 380).

Gesetz zur Erleichterung der Annahme an Kindes Statt vom 8. 8. 1950 und vom 25. 12. 1955 (Bundesgesetzblatt 1950, Teil I, S. 356, und 1955, Teil I, S. 686).

Gesetz über die Vermittlung der Annahme an Kindes Statt vom 29. 3. 51 (Bundesgesetzblatt 1951, Teil I, S. 214).

Entwurf der Bundesregierung zu einem Familienrechtsänderungsgesetz von August 1958 (Bundestagsdrucksache Nr 530).

Kommentar zum Bürgerlichen Gesetzbuch (PALANDT), 17. Aufl. zu den §§ 1741—1772 BGB. München: C. H. Beck 1958.

Namenverzeichnis

(Die *schrägen* Zahlen verweisen auf die Literaturverzeichnisse)

Aaron 396, 397
Aaron, B., J. Aaron, J. Marescaux u. A. Petrowich *599*
Aaron, J. s. Aaron, B. *599*
Abbate 108
Abbate, F. E. s. Curutchet-Ragusin, J. E. *565*
Abderhalden, E. s. Slotopolsky, B. *563*
Abderhalden, R. *564*
Abélard 171
Abeshouse, B. S. 465, *619*
Abraham, J. J. *569*
Adam 307, 332, 496
Adam, W. *607, 619*
— u. G. W. Korting *607*
Adamstone 685
Adamstone, F. B., u. L. E. Card *730*
Adler 309, 374, 663, 774
Adler, E. *619*
Adler, L., u. A. Makris *590, 607, 794*
Adler, M. S. s. Goldzieher, M. A. *731*
Airapetjanz, E. Sch. *730*
Aird, J. 470, *619*
Alapin, G. 691, *730*
Albers 140
Albers-Schönberg, H. A. 486, *619*
Albert, A. 65, 68, 133, *561*
— L. O. Underdahl, L. F. Greene u. N. Lorenz *569*
— s. Underdahl, L. O. *589*
Albertus Magnus 15, *555*
Albright, F. 97, 117, 120, 180, 191, 197, 300, 392, 393, 397, 400, 512, 515
— C. H. Burnett, P. H. Smith u. W. Parson *569*
— A. M. Butler, A. O. Hampton u. P. Smith *619*
— A. P. Forbes, R. W. Fraser, R. B. Miller u. E. C. Reifenstein *569*
— u. E. C. Reifenstein *564, 569*
— P. H. Smith u. R. W. Fraser *569*
— s. Barther, F. C. *570*
— s. Bartter, F. C. *570, 591*
— s. Fraser, R. W. *565, 575, 592, 601*

Albright, F. s. Howard, R. P. *562, 566, 578, 602, 611*
— s. Klinefelter, H. F. *560, 580, 594, 603, 627*
— s. Reifenstein, E. C. *568, 586*
— s. Smith, P. H. *605*
Albucasis 12, *555, 569*
Alexander 658, 660
Alexander, F. *730*
Alexander, M. s. Grauer, R. C. *576*
Alexandria, Clemens v. 658
Alibone, C. *570*
Allen 405
— s. Bridges, C. B. *558*
— s. Willier, B. H. *560*
Allen, C. E., u. Doisey *599*
Allen, E. *561*
Almquist 295, 328
Almquist, B. R. s. Messer, F. C. *614*
Almquist, J. O. s. Myers, R. M. *615*
Alnor 526, 530
Alnor, P., u. H. Hartig *636*
Althausen, T. L. s. Evans, H. M. *565, 623*
Altland 452
Altland, P. D. *619*
— s. Walton *635*
Altmann 172
Alvarez-Brawo, A. *555*
Alyea, E. P. 521, *636*
Amelar, R. D. 344, *607*
Amin, M. A., u. S. Borelli *730*
Anagnoston, J., u. G. J. Frangopoulus *570*
Ancel 468, 526
Ancel, P. s. Bouin, P. *620, 636*
Anderes, E. *794*
Andersen 522
Andersen, H., M. Andreassen u. F. Quaade *570, 636*
Anderson 308, 311, 320, 325, 517
Anderson, E., W. Haymaker u. E. Henderson *570*
— — u. H. Rappaport *570*
Anderson, J. *607*
— s. Jacobson, W. E. *579*
Andersson, B. s. Müller, L. *583, 630*
Andreani, A. D. de s. Cassano, C. *572*

Andreani, D., V. Marescotti u. G. Pagni *599*
— s. Conti, C. *573*
Andreassen 522
Andreassen, M. s. Andersen, H. *570, 636*
Andrieu 443
Andrieu, G., u. P. Guichene *570, 619*
Andry 24
Andry, Nicolay *555*
Anger, H. 662, *730*
Anselmino 397, 672
Anselmino, G. K. *730*
Anselmino, K. J., u. F. Hoffmann *599*
Antila 498
Antila, V. s. Telkkä, A. *634*
Antoine 284, 317, 771
Antoine, F. *599, 607, 794*
Anton, H. U. 404
— s. Zimmermann, W. *607*
Apollonios 658
Appel, M. s. Eisenstaedt, J. S. *636*
Appel, W. *599*
Appelmann s. Dorf *592*
Arber 430
Arber, F. W. s. Higgins, C. C. *625*
Archetti 745
Archetti, I., u. B. Babudieri *765*
Ardelt, F. 500, *619*
Ardran 489
Ardran, G. M., u. H. E. Crooks *570, 619*
Aretäus *730*
Arey, L. B. 37, 38, *558, 561*
Argonz 517
Argonz, J. s. Castillo, E. B. del *572, 621*
Aristoteles 9
Arjew, T. J. 451, *619*
Armellini, G. *599*
Armstrong 301, 302, 452
Armstrong, A. R. s. King, E. J. *612*
Armstrong, H. G., u. J. W. Heim *619*
Arnim, D. v. 489
— s. Seelentag, W. *587, 633*
Aron s. Frank, R. T. *601*
Aron, Cl. s. Aron, M. *564, 570*

Aron, M., u. Cl. Aron *564, 570*
Arrilaga, F. C. s. Balze, F. A. de la *570*
Arthour 497
Artner, J., u. A. Koller *599*
Arzac, J. P. 71, *561, 570*
Asakrua 488
Asakrua, S. s. Ogoshi, M. *584, 630*
Aschheim 87, 91, 392, 393, 396
Aschheim, S. s. Zondek, B. *607*
Aschner, B. 87, 396, *599*
Aschoff, L. s. Berblinger, W. *571*
Asdell, S. A. 300, 312, 316, 417, 420, 475, *590, 619*
— s. Hammond, J. *593, 610*
Ashbel 76
Ashbel, R., R. B. Cohen u. A. M. Seligman *561*
Ashley-Montague, M. F. 475, *570, 619*
Asklepiades 9
Assmann, G. s. Nowakowski, H. *596*
Astbury, W. T. 319, *607*
Atermann, K. *590*
Auerbach 463
Auerbach, O. s. Stemmermann, G. N. *588, 634*
Austin, C. R. 300, 301, 317, 320, 341, *555, 607*
— u. A. W. H. Braden *607*
— s. Bishop, M. W. H. *608*
— s. Braden, A. W. H. *608*
Avenzoar, Albumeron 12, 169, *555, 570*
Averroes 12, *555*
Avery jr., G. S. s. Burns, R. K. *559*
Avicenna 2, 10, 11, 12, 15, 20, *555*

Baader 448
Baader, E. W. *619*
Babbot 425
Babbot, D. s. Rubin, A. *586, 632*
Babes, V. 443, *619*
Babnik, R. 465, *570, 619*
Babtist, M. s. Hamblen, E. C. *566*
Babuch, J. s. Popelka, S. *597*
Babudieri 745
Babudieri, B. s. Archetti, I. *765*
Backhuber 448
Backhuber, L. J. s. Cole, L. J. *621*
Baer, K. E. v. 25, *556*
Baggett, B. s. Savard, K. *568*
Bahner, F. 684, *730*
Bahr, J. 483, *619*
Baier 285

Bailey 127, 425, 426, 463, 470, 517, *558, 561*
Bailey, A. A. s. Cooper, J. S. *573, 621*
Bailey, B. L. s. Nelson, B. M. *583, 630*
Bailey, C. s. Joslin, E. P. *626*
Bailey, H., u. R. J. M. Love *570, 619*
Bailey, P. *570*
— u. H. Cushing *570*
Baker 329
Baker, J. R. *607*
Baker, W. *794*
Balakrishnan, C. 461, *619*
Baldus 329, 493
Baldus, U. s. Boeminghaus, H. *564, 608, 620*
Ballerio 27, 300
Ballerio, C., u. A. Giarola *591, 607*
Ballew 434, 440, 441
— s. Michelson, L. *583*
Ballew, J. W., u. E. H. Masters *570, 619*
Balley 513
Balley, C. C. s. Marble, A. *628*
Ballif 426, 512
Ballif, L. O., J. Ghersovici u. N. Feldman *570, 619*
Ballowitz, E. 342, *561, 607*
Balze, F. A. de la 51, 62, 71, 94, 96, 178, 196, 197, 205, 443, *561, 570*
— F. C. Arrilaga u. R. E. Mancini *570*
— u. R. E. Mancini *570, 619*
— — G. E. Bur u. J. Irazu *561, 570*
— s. Castillo, E. B. del *559, 565, 572*
— s. Mancini, R. E. *562*
— s. Nelson, W. O. *563*
Balzer 519, 527
Balzer, H. U. s. Breipohl, W. *636*
Bandmann 345, 454, 455
Bandmann, F. *570, 619*
— u. E. Sieber *570*
— s. Heller, C. G. *577*
Bandmann, H. J. *607*
Banlien, E. E. s. Biskind, G. R. *591*
Bansi, H. W. 431, *570, 619*
Baptist, M. s. Cuyler, W. K. *573*
— s. Hamblen, E. C. *602*
Barbellion 496
Barbellion, P., u. F. Torrés *619*
Barczyk 357, 358
Barczyk, L. s. Dold, H. *601, 609*
Bardeleben 342
Bardeleben, K. v. 342, *561, 607*
Bardenheuer 266
Bardenheuer, E. *570, 591*
Bardenoch *570*

Barns, H. H. F. *591*
Barr 166, 198, 406, 407, 408
Barr, M. L. *558, 570, 599*
— u. E. G. Bertram *599*
— L. F. Bertram u. H. A. Lindsay *599*
— s. Grumbach, M. M. *559*
— s. Moore, K. L. *560, 583, 604*
— s. Plunkett, E. R. *585*
Barrera 424
Barrera, S. E. s. Kallmann, F. J. *579, 626*
Barron 305
Barron, E. S. G., u. C. Huggins *607*
Barsoum, H. 495, *619*
Barta, L. *570*
Bártak, V. *570*
— u. M. Kandrac *599*
Bartelheimer, H. 108, *564, 570*
Barthelmess, A. 493, *607, 619*
Barther 197, 243
Barther, F. C., R. C. Sniffen, F. A. Simmons, F. Albright u. R. P. Howard *570, 591*
Barton 353, 354, 355
Barton, M., u. B. P. Wiesner *570, 607*
— s. Lane-Roberts, C. *557, 581, 595, 603, 613, 628*
— s. Moore-White, M. *614*
Bartter 243
Barylla, F. *730*
Bassett 107
Bassett, S. H., u. E. H. Keutmann *570*
Bassoe, H. H. 423, 514, *570, 619*
Bates 396
Bates, R. W. s. Riddle, O. *605*
Bauer 162, 340, 378, 379, 381, 419, 426, 430, 454, 455, 456, 517
Bauer, A. W. *607*
Bauer, H. G. *570*
Bauer, J. *558, 570*
Bauer, K. H. *619*
Bauer, K. M. *570, 620*
— u. F. Hesse *570, 620*
Bauer, M. *607*
Bauffle 692
— s. Carnot *731*
Bauld 406, *599*
Baulien, E.-E., u. H. P. Klotz *564, 591*
Baumrucker, G. O. 519, *636*
Baur 418
— s. Kemp, T. *559*
Baur, E., E. Fischer u. F. Lenz *620*
Bawer, K. H. *570*
Bayle 27, 157, 158, 159, 162, 163, 266, 267, 268, 343, 421, 429, 454, 455, 518, 526, 529, 530, 531

Bayle, H. *561, 570, 591, 607,* *620, 636*
— u. M. Bessis *561, 607*
— u. C. Gouygou *556, 570, 607, 620*
— s. Funck-Brentano, P. *575*
Bayley, N. 599
Bazett, A. *570*
Beach 656
Beach, F. A. *599, 730*
Bear 360
Bear, R. S. s. Huggins, C. *578, 611*
Beazzi, V. L. s. Herrera, R. *593*
Becher, V. 760
Bechthold, L. 790, *794*
Beck 122
Beck, E. s. Clark jr., L. C. *600*
Beck, J. C. s. McCullagh, E. P. *582*
Becker 513, 516, 517
Becker, H. W. 174, *570*
Becker, P. E. *620*
Becker, W. *815*
Beckmann 685
Beckmann, R. s. Giese, H. *731*
Bednara-Schöber, M. s. Wallraff, J. *564*
Bedoya 396
Bedoya, J. M., u. G. Mortis 599
Beeck, M. in der 787, *794*
Begemann 427, 513, 514
Begemann, H., u. W. Gehle *620*
— s. Heilmeyer, L. *625*
Behne 327
Behne, K. s. Höhne, O. *611*
Behrmann, S. J. *599*
Beiglböck, W., u. R. Clotten *591*
Beiküfner, H. D., u. H. Langhof 450, *620*
Beiler 301
Beiler, M., u. G. G. Martin *607*
Beintker, E. *575*
— s. Galenus, Claudius *556*
Beitzke, G. 532, 539, *815*
— H. Hosemann, P. Dahr u. H. Schade *638*
— s. Hosemann, H. *639*
Bejdl, W. 31, *558*
Belaisch 515
Belaisch, J. s. Bricaire, H. *572, 621*
— s. Zara, M. *599*
Belding, D. 324, *591, 607*
Bellovacus 22, 23
Belonoschkin, B. 26, 123, 218, 233, 281, 293, 295, 309, 310, 311, 315, 323, 324, 325, 326, 327, 328, 330, 337, 360, 364, 479, 506, 508, 509, *556, 570, 591, 599, 607, 620, 672, 673, 730, 769, 794*
— s. Dieu, R. *622*
— s. Duplay, A. *574, 622*

Belt, N. 525, *636*
Benard, R. 440, 441, *571, 620*
Benda, C. 342, *607*
Bender, S. 340, 373, *607*
Benedek 662
Benedek, T. *571, 730*
— u. B. B. Rubenstein *730*
Benedict, R. 645, *730*
Benjamin 353
Benjamin, J. A. s. Frank, J. N. *562, 610*
Benmoshe 343
Benmoshe, M. s. Seymour, F. J. *617*
Benndorf, S. s. Rechenberger, J. *605*
Bennett, J. L. 217, 442, *571*
— s. Petersdorf, R. G. *585, 631*
Benninghoff, A. 32, 43, 44, *561*
Benoit, J. *564, 620*
Benteen 524
Benteen, F. H. s. Hinman, F. *637*
Berardinelli, W. 512, *620*
Berberich 191
Berberich, F., u. R. Jaffe *571*
Berblinger, W. 197, *571*
Berg 306, 540
Berg, E. *571*
Berg, O. C., C. Huggins u. C. V. Hodges 599, *607*
Berg, St. P *638*
Bergenstal 299, 300
Bergenstal, D. M., u. W. W. Scott *607*
Berger 745, 748, 755
Berger, H. *765*
Bergler, E. 706, 707, *730, 765*
Bergmann, G. v. 701, *730*
Bergner, A. D. 495, *620*
Bergstrand, C. S. *571*
Bering, H. *571*
Beringer 429
Beringer, K., u. S. Düser *620*
Berka 675
Bernard, J., u. R. Wenner *730*
Bernard-Weil 463, *571, 620*
Bernardi, R. 689, *730*
Bernaud 662
Bernhardi 691
Bernsdorf, W. 677, *730*
Bernstein, J. 324, *607*
Berteisen, A., H. Engberg u. R. Sand *571*
Bertelsen, A. s. Sand, R. *586*
Berthold, A. A. 87, *564, 591*
Bertholet, E. 480, 481, *571, 620*
Berthrong, M., W. E. Goodwin u. W. W. Scott *564*
Bertram 406
Bertram, E. G. s. Barr, M. L. *599*
Besancon, F. 216, *571*
Beschorner, R. *571*
Bessis 343

Bessis, M. s. Bayle, H. *561, 607*
Bettex 530
Bettex, M. s. Grob, M. *637*
Bettmann 419, *620*
Beumer 514
Beumer, H., u. A. Löschke *620*
Bevan 527
Bevan, A. D. s. Thompson, W. O. *638*
Beynon, D. E. s. Culp, O. S. *591*
Bibbiena 769
Biben, R. L., u. G. S. Gordan *571*
Bieberbach, W. D. 440, *571, 620*
Biedl, A. 87, *564*
Biedrich 686, 688
Biedrich, P. H., u. L. Dembicki *730*
Bieren, R. *794*
Biese, A. 427, 506, *571, 620*
Billberg, G. J. s. Palmstruch, J. W. *766*
Billings 489
Billings, M. S., A. Norman u. M. A. Greenfield *571, 620*
Bilterauer 675
Biorn 466
Biorn, C. L., u. J. H. Davis *571, 620*
Birch-Hirschfeld 327, *607*
Birke 105
Birke, G., C. Franksson, K. A. Hultborn u. L. V. Plantén *564*
— s. Tillinger, K. G. *568, 589, 606*
Birket 403
Birnberg, Ch. H., D. A. Sherber u. R. Kurzrok 599
Bishop 166, 186, 207, 317, 320, 323, 518, 519, 521, 522
Bishop, D. W. s. Katsh, S. *626*
Bishop, M. W. H. *607*
— u. C. R. Austin *608*
Bishop, P. M. F. *571, 591, 636*
Bishop, R. L. *608*
Biskind 101, 102, 261, 685
Biskind, G. R. *564, 571*
— R. F. Escamillia u. H. Lisser *571*
— u. J. Mark 599
— u. M. A. Meyer *591*
Biskind, M. S. *730*
— u. H. C. Falk *571*
Bjerre, H. 530, 531, *636*
Blanc 36, 40, 197
Blanc, W. A. s. Grumbach, M. M. *559, 576*
Blasius, R., K. Käfer u. W. Seitz *571, 591*
Blaxter 479
Blaxter, K. L., u. F. Brown *620*
Blechschmidt, E. *558*
Blegny, Nicolas de 21, 23, *556*

52*

Blei, Franz 2, *556*
Bleuler, M. 109, 121, 136, *564, 571, 662, 664*
— u. W. Zublin *730*
Blobel, K. 175, *571*
Bloch jr. 216
Bloch, K. *564*
Block, E. s. Freeman, H. *601*
Bloemhoff 784
Blom, E. 332, 343, *571, 608*
Blond 268
— s. Delbet, P. *591*
Blond, K., u. R. Chiavacci *571, 591*
Bluhm 420, 481, 482
Bluhm, A. s. Lange, G. *628*
Blum 689
— s. Parker *563*
Blum, A. *571, 620*
Blum, J. s. Porter, K. R. *615*
Blumenthal, H. T. *599*
Bobnneix, L. A. s. Masson, P. *582*
Boccabella 406, 494
— s. Money, J. *604*
Boccabella, A. s. Featherstone, R. M. *574*
— s. Steinberger, E. *633*
Boccabella, R. s. Featherstone, R. M. *574*
— s. Bradbury, J. T. *572*
— s. Marberger, E. *604*
Bock 494, 495
Bock, M., u. H. Jackson *620*
— s. Jackson, H. *626*
Bodechtel 514, 516
Bodechtel, G., u. A. Schrader *620*
Bodemann 487
Bodemann, E. s. Snell, G. D. *633*
Bodinus, Johannes 21, *556*
Böhm 155, 436, 437
Böhm, C. *571, 620*
— s. Miescher, G. *583, 629*
Boeminghaus, H. 159, 160, 266, 267, 268, 329, 362, 437, 454, 462, 463, 465, 471, 493, 518, 520, 526, 529, 530, 551, *561, 571, 591, 608, 620, 636, 639,* 772
— u. U. Baldus *564, 608, 620*
Boenheim, F. 512, 515, *620*
— u. Th. H. McGavack *620*
Boenig, H. *558*
Bönisch, R. *730*
Bönner, G. 321, 332, *608, 730*
Böttcher, A. 360, *608*
Boguth, W. 332, *608*
Boivin 352
Boivin, A., R. Vendrely u. C. Vendrely *608*
Boll, G. 530, *636*
Bompard, E. s. Laroche, G. *603*
Bomskov, C. H. 94, 106, 394, *564, 600*

Bonge 496
Bontke, E. *571*
Boor, W. de 660, 692, *730*
Boot, L. M. s. Mühlbock, O. *596*
Borberg, N. C. *794*
Borelius 23
Borelli, S. *571, 591, 641, 643,* 659, 660, 661, 662, 664, 682, 706, 730, 737, 756, 765, 767, 779, *794, 797*
— u. F. Pirner *730*
— s. Amin, M. A. *730*
— s. Hagedorn, H. *765*
— s. Haslinger, H. *765*
— s. Kölliker, R. A. v. *733*
— s. Matussek, P. *766*
— s. Pirner, F. *734*
— s. Recklinghausen, F. D. v. *734*
— s. Rokitansky, K. v. *734*
— s. Schultz, J. H. *766*
— s. Spitz, R. *735*
Born 165
Borniche 518
Borniche, P. s. Cendron, J. *572, 636*
— s. Lelong, M. *581*
Borosini, A. I. 779, *794*
Borrows 103
Bors 163, 164, 463, 464
Bors, E., E. T. Engle, R. C. Rosenquist u. V. H. Holliger *571, 620*
Borst 512
Borst, W. A., u. F. E. Revers *620*
Borth 397
Borth, R., B. Lumenfeld u. H. de Watteville *599*
Bos, C., u. R. A. Cleghorn *730*
Boschann, H. W., u. K. A. Geese *571, 591*
Boshammer s. Winz, H. R. *640*
Bossi, L. M. 769, *794*
Botella-Llusia, J. 315, *608*
Bothe 162
Bothe, A. E., u. E. K. Robinson *571*
Bottomley 95
Bottomley, A. C., u. S. J. Folley *564, 571*
Boudin, Castaigne, Buge, Lepercq u. Gravelean *572*
Bouin, P. 385, 386, 468, 526, *600*
— u. P. Ancel *620, 636*
Bourmann, W. s. McCullagh, E. P. *567*
Bournam, W. s. McCullagh, E. P. *582*
Bouscher, A. 524, *636*
Boy, J. s. Pautrier, L. M. *631*
Boyd, R. H., 29, 429, 439, *572, 620*

Boyer, P. D. s. Phillips, P. H. *631*
Brabant, H. 497, *620*
Brach, E. 84, *572*
Brachitz 643
Bradbury 180, 205, 207, 395
Bradbury, J. T., E. Brown u. W. E. Brown *600*
— R. G. Bunge u. R. A. Boccabella *572*
— s. Bunge, R. G. *572*
— s. Keettel, W. C. *579, 594*
Braden 341
Braden, A. W. H., u. C. R. Austin *608*
— s. Austin, C. R. *607*
Bradfied, J. R. G. 319, *608*
Bradley 449
Bradley, H., u. W. Ehrgott *620*
Braeucker, W. 454, *620*
Branca, A. s. Felizet, G. *574*
Brandt, W. 29, *558*
Branton 476
Branton, C., R. W. Bratton u. G. W. Salisbury *620*
Braren 522, 529, 530
Braren, F. s. Hecker, W. Ch. *637*
Bratton, R. W. s. Branton, C. *620*
Brauer, W. 514, *620*
Braus 33, 35, 41, 46, 47, 49, 63
Braus, H., u. C. Elze *561*
Brazel, E. 395, *600*
Brecher-Wittrock, V. *765*
Brehm 306
Brehm, G., H. Gropper u. G.W. Korting *600, 608*
Breipohl 519, 527
Breipohl, W., u. H. U. Balzer *636*
Breitner, J. *600*
Bretschneider, L. H. 309, 310, 343, 346, 347, 349, *561, 608*
Breuer 306
Breuer, H. s. Dirscherl, W. *600, 609*
Brewer, H. *794*
Bricaire 431, 515
Bricaire, H., u. J. Belaisch *572, 621*
— s. Gennes, L. de *575, 623*
Bridges, C. B. 37, *558*
Brilmayer s. Tönnis, W. *589*
Brilmayer, H. *572*
Brimblecombe, S. L. 522, *572, 636*
Brochart, M. C. 332, 333, *608*
Brock, J. *600*
— s. Lenz, W. *567, 603*
Brockhaus 749, 754, 755, 761
Brockway, G. s. Jaffe, I. *579*
Brodny 158, 265, 454, 516
— s. Hemphill, R. E. *625*

Brodny, M. L. *621*
— S. A. Robins, H. A. Hershman u. A. de Nuccio *572, 591, 600, 621*
Broesike, G. 291, 292, 293, *561, 608*
Broman, J. 342, 350, 374, *608*
Bromberg 248, 340
Bromberg, Y. M. s. Zondek, B. *590, 619*
— s. Zondek, H. *599*
Bronstein, J. P. 431, *572*
— u. K. S. Shadaksharappa *572, 621*
Brosius 522
Brosius, W. L., u. R. L. Schaefer *636*
Brown 392, 395, 399, 406, 423, 479
Brown, D. G. *730*
Brown, E. s. Bradbury, J. T. *600*
Brown, F. s. Blaxter, K. L. *620*
Brown, F. G. *815*
Brown, J. B. s. Loraine, J. A. *603*
— s. McCaughey, J. E. *582, 629*
Brown, P. S. *600*
Brown, R. L. *608*
Brown, W. E. *572, 621*
— s. Bradbury, J. T. *600*
Brown-Séquard, Ch. E. 87, 660, *730*
Brünauer, St. R. 516, *621*
Brüschke, G. 492, *572, 621*
Brunn, A. v. 342, *608*
Brunner, E. K., s. Hotchkiss R. S. *594, 602, 611*
Bruns 39
Bruns, H. J. s. Hurxthal, L. M. *579, 594*
Bruns, R. K. *572*
Brunzema, D. 522, *636*
Bryans, A. H. s. Kenyon, A. T. *579*
Bryde, G. M. Mc. s Kirk, E. *580*
Brzezinsky, S. s. Gurevitšch, J. *610*
Buchheim, V. 496, 497, *621*
Buchloh, H. *561*
Buchwald 448
Buchwald, G., u. K. Thielmann *572, 621*
Buckup, H. 445, 447, 448, 481, *621*
Budd 133
Budd, J. W. s. Hunt, V. C. *578*
Büchner, F. 420, 510, *621*
Bülbring 405
— u. Burn *600*
Buerger 428
Bürger, M. *572*, 765
— u. K. Seidel *564*
Bürger-Prinz, H. 645, 677, *730*
Bürker 334

Büscher, H. K. *730*
Büttner, A. 159, 266, *572, 591*
Buffon, de 24, *556*
Buge s. Boudin *572*
Bumke s. Josephy, W. *626*
Bunch, L. D. s. Hamilton, J. B. *576*
Bunge 180, 205, 207, 287, 291, 324, 777
Bunge, R. A., u. J. T. Bradbury *572*
Bunge, R. G. *608*
— W. C. Keettel u. J. K. Sherman *608, 794*
— u. J. K. Sherman *600, 608*
— s. Bradbury, J. T. *572*
— s. Keettel, W. C. *579, 594*
— s. Nelson, W. O. *596, 630*
Bur s. Nelson, W. O. *563*
Bur, G. E. s. Balze, F. A. de la *561, 570*
Burbank, R. *608*
Burckhardt, Th. 551, *639*
— u. A. Schmitt *639*
Burckhart, Th. s. Poppen, S. L. *585*
Burdach, K. F. 25, *556*
Burdick, C. C., u. B. L. Goley *572*
Burger, K. 783, *794*
Burghard 526
Burghard, F. F., u. A. B. Kanavel *636*
Burgos 332, 333
Burgos, M. H., u. G. di Paola *608*
Burill, M. W. s. Green, R. R. *559*
Burkl, W. 76, *558, 561, 564*
Burn 405
— s. Bülbring *600*
Burnett, C. H. s. Albright, F. *569*
Burns, R. K. 37, 38, 39, *559*
Burr, G. O. s. Evans, E. J. *574*
— s. Evans, H. M. *565, 623*
Burrill s. Green *559*
Burrill, M. W., u. R. R. Greene *564*
Burrows, H. 106, *564*
Burt, A. S. S. C. *572*
Burton 340
Burus 30
Buschke 497
Buschke, A., u. B. Peyser *621*
Busse 266
Busse, E. *591*
Busse, R. *572*
Bustamente 88, 433, 464, 672
Bustamente, M. *730*
— u. O'Leary *730*
— H. Spatz u. E. Weisschedel *559, 564, 621, 730*
Butenandt, A. 87, 100, *564*
— u. H. Dannenbaum *565*
— u. G. Hanisch *561*

Butler, A. M., N. B. Talbot u. E. A. MacLachlan *565*
— s. Albright, F. *619*
Butt 189, 396
Butt, W. R. s. Crooke, A. C. *600*
Buttler 512
Buxton 284, 358
Buxton, C. L. *572*, 795
— s. Matthews, C. S. *614*
Buxton, L., A. Southam, W. Herrmann, G. Girvin u. H. Nadel *608*
Buxton, L. Ch. u. S. H. Wong *608*
Buyse, A. 38, *559*
Bykow, K. M. 696, *730*
— s. Iwanow-Smolenskij *732*

Cabot, H. s. Pace, J. M. *585*
Caelius Aurelius 658
Cagliostro 2
Cain 71, 395
Cain, A. J. *561*
Cain, C. K. s. Katzman, P. A. *603*
Calancha, A. de la 451, *621*
Callomon, F. T. 162, 443, 473, *572*
— u. J. F. Wilson *572, 621*
Callow 403
Callow, N. H., R. K. Callow u. C. W. Emmens *565, 572, 600*
Callow, R. K. *565, 600*
— s. Callow, N. H. *565, 572, 600*
Calveryn 497
Camerer, W. 265, *591, 621*
Cameron 452
Cameron, J. A. *565, 621*
Cammerer 503
Campbell 458, 467, 471, 519, 524, 525, 527
— s. Moore, C. R. *629*
— s. Vest, S. *564*
Campbell, H. E. *636*
Campbell, M. v. s. Vest, S. *589*
Campbell, M. F. *621*
Campos da Paz, A. 27
Camus 290
Camus, L., u. E. Gley *608*
Candel, S. 440, 441, *572, 621*
Candia, S. de *572*
Canlorbe, 518
Canlorbe P. s. Cendron, J. *572, 636*
Cantani 357
Cantani jr., A. *608*
Cantarow 427
Cantarow, A. s. Paschkiss, R. E. *585*
— s. Rupp, J. *586, 632*
— s. Williams, T. L. *590, 606*
Cara 96
Card, L. E. s. Adamstone, F. B. *730*
Carlsen 343

Carlsen, F. s. Schultz-Larsen, J. *616*
Carlsen, F. E. s. Hammen, R. *562, 610*
— s. Schultz-Hammen, R. *563*
Carmichael, H. T., u. A. T. Kenyon *572*
Carnot 692
— u. Bauffle *731*
Carpentier 205, 408
Carpentier, P. L., L. A. M. Stolte u. G. P. Visschers *572, 600*
Carroll 524
Carroll, E. s. Reifenstein, E. C. *568*
Carroll, W. A. *636*
Carrot 692
Carvallo 451, *621*
Cary, W. W. 327, 342, 350, 478, *608, 621, 778, 795*
— s. Dickinson, R. L. *622*
Casper 507, 526
— s. Sixtus, V. der *638*
Casper, L., u. E. Picard 358, 361, 362, *600, 608*
Caspersson, T. 352, *608*
Cassano, C., C. Conti u. A. D. de Andreani *572*
Castaigne s. Boudin *572*
Castillo, E. B. del 39, 96, 178, 517
— u. J. Argonz *572, 621*
— A. Trabucco u. F. A. de la Balze *565, 572*
— — u. A. Quativia *572*
Catchpole 121, 240, 396
Catchpole, H. R., J. B. Hamilton u. G. R. Hubert *572, 591*
— s. Greulich, W. W. *576*
— s. Hamilton, J. B. *577, 732*
— s. Lyon, W. R. *603*
Catel, W. *572*
Cattaneo, C. *572*
Caussade, L. *572*
Cava, J. s. Wilkins, L. *569*
Cavazos 106
Cavazos, L. F., u. R. M. Melampy *565*
Ceelen, H. 444, *621*
Celsus 9
Cendron 518
Cendron, J., P. Canlorbe, P. Borniche u. J. Pujol *572, 636*
Ceni, C. 434, 465, *621*
Cernea, R. *572, 591, 686, 731, 744, 745, 748, 765*
Chain 299
Chain, E., u. E. S. Duthie *561, 608*
Challice, C. E. 343, *561, 608*
Chambers 500
Chambers, L. A. s. Henle, W. *625*
Chance, M. R. A., I. W. Rowlands u. F. G. Young *600*

Chandler 663
Chandler, R. E. s. Heller, C. G. *577, 732*
Chang, M. C. 300, 301, 311, 334, 498, 501, *591, 608, 621*
— u. G. Pincus 565, *609, 621*
Channick 293, 294
Channick, B. J. s. Perloff, W. H. *615*
Chargaff 352
Chargaff, E. s. Zamenhof, St. *619*
Charipper, H. A. s. Gordan, A. S. *624*
Charnock 520
Charny 27, 65, 126, 135, 184, 187, 189, 214, 216, 238, 239, 242, 252, 255, 257, 258, 262, 264, 382, 384, 421, 440, 441, 442, 459, 460, 518, 520, 522, 525, 526, 528, 529, 530, 531
Charny, C. W. *561, 565, 572, 591, 600, 621*
— u. A. S. Constant *561*
— — u. D. R. Meranze *561, 573*
— u. D. R. Meranze *561, 573, 600*
— u. W. Wolgin *556, 573, 621, 636*
Chaset, N. *600*
Chauvin, L. *573*
Chauvon, E. 691, *731*
Chawadias', A. P. *573*
Chawalla, R. *573*
Chayton 261
Chersovici 512
Chester s. Gallien, N. *559*
Chevalier, R. M. *795*
Chevassu, M. *573*
Chiandano, C. *795*
Chiari, H. 443, *573, 621*
Chiavacci, R. 268
— s. Blond, K. *571, 591*
Chichene, P. s. Andriew, G. *570*
Chini, V. 662, *731*
Chiorboli, E. s. Décourt, L. *573*
Chow 396
Chow, B. F. s. Greep, R. O. *602*
Christian 515
Christian, H. *621*
Christian, J. R. s. Hoyne, A. L. *577, 578*
Christiansen 428, 516
Christiansen, H. B., C. S. Dorsay, P. A. O'Leary u. R. R. Kierland *621*
Chun, D. 813, *815*
Cimon, L. C. s. Leblond, C. P. *595*
Clanser, F. *795*
Clara, M. 29, 30, 34, *559*
Clark, G. *573*
Clark jr., L. C., E. Beck u. A. Thompson *600*
— u. C. D. Kochakian *600*

Clauser, H. *573*
Clavel, B. s. Perrault, M. *605*
Clayton, B. C. *600*
Cleghorn, R. A. s. Bos, C. *730*
Clerc, R. 465, 466, 748, *765*
— s. Weyeneth, R. *590, 635*
Clermont 55
Clermont, Y. s. Leblond, C. P. *562, 595*
Clift 283
Clift, A., u. J. Hart *609*
Clotten, R. s. Beiglböck, W. *591*
Cobo, B. 451, *621*
Codronchius, I. B. 20, 21, *556*
Coffman, J. R. s. Hoskins, W. H. *566, 602*
Cohen 479
Cohen, A. s. Zara, M. *599*
Cohen, H. *573*
Cohen, J. s. Maddock, W. O. *628*
Cohen, M. R., u. J. F. Stein *609*
— — u. B. M. Kaye *795*
— s. Stein, J. F. *617*
Cohen, R. B. s. Ashbel, R. *561*
Cohn 516
Cohn, E. s. Fevold, H. L. *601*
Cohn, G. M. s. Finkler, R. S. *623*
Cohners, F. *573*
Col s. Money, J. *604*
Cole 448
Cole, L. J., u. L. J. Backhuber *621*
Coley, W. B. 519, *636*
Coll s. Emery, J. L. *601*
Collins, A. N. 525, *636*
Compte, Ph. le 425
— s. Warren, Sh. *635*
Conn, J. W. 513, *621*
— s. Pestel, M. *631*
Conolly, N. K. 440, 441, *573, 621*
Conrad 278, 279, 300, 415
Conrad, H. s. Kurzrok, R. *612*
Conrad, K. *600*
Constam, G. R. 513, *621*
Constant 522
Constant, A. S. s. Charny, C. W. *561, 573*
Constantinus Africanus 13, 14, 16, 17, *556*
Conti, C., D. Andreani u. A. Fabrini *573*
— V. Marescotti u. A. Fabrini *573*
— s. Cassano, C. *572*
Converse, H. T. s. Hodgson, R. E. *593, 626*
Cook, C. D. *573*
Cooper 163, 432, 463
Cooper, E. R. A. *573*
Cooper, J. S., u. T. J. Hoen *573, 621*
— E. H. Hynearson, A. A. Bailey u. C. S. McCarthy *573, 621*

Cooper, J. S., E. H. Hynearson, C. McCarthy u. M. H. Powers 573
Corbus 522
Corbus, B. C., u. V. J. O'Conor 584, 636
Cordes, H. 424, 573, 609, 621
Cordonnier, J. J. 591
Cordova, A. de 731
Corman 261
Corning 32
Costero 127, 573
Cotte, G. 573
Cottrell 463
Cottrell, T. L. s. Zeitlin, A. B. 590, 635
Counseller 166, 420
Counseller, V. S., u. M. A. Walker 573, 621
Courvoisier, B. s. Labhart, A. 580
Cowdrey, E. V. s. Engle, E. T. 559, 574
Craig, A. W., B. W. Fox u. H. Jackson 621
Crawford s. Talbot, H. S. 568, 588
Crebius, R. 591
Creery 663
Creery, C. V., u. C. E. Rea 731
Cremer 308, 352, 478
Cremer, E., u. H. Gött 621
Cremer, H. D., u. J. Führ 600, 609
Cretius 235
Crew 37, 273, 419, 468
— u. Miller 600
Crew, F., u. W. Miller 622
Crew, F. A. E. 559, 561, 573, 622
Cronqvist, S. 438, 502, 573, 622
Crooke 396, 401
Crooke, A. C., W. R. Butt, I. D. Ingram u. L. E. Romanschuk 600
Crooks 489
Crooks, H. E. s. Ardran, G. M. 570, 619
Crowe 87
Cullotta, C. s. Greulich, W. W. 576
Culp, O. S., u. D. E. Beynon 591
Cumming 475, 476, 479
Cumming, R. B. s. Tribe, D. E. 589, 634
Cunningham 468, 524
Cunningham, B., u. J. Osborn 622
— s. Williams, W. L. 564
Cunningham, J. H. 636
Curschmann, H. 513, 622
Curtis, L. E. s. Lisser, H. 581, 595
Curtius, F. 573
Curutchet 108

Curutchet-Ragusin, J. E., u. F. E. Abbate 565
Cushing 87, 127, 396
Cushing, H. s. Bailey, P. 570
Cushing, H. J. 600
Custom 324, 772
Custom, D. s. Seymour, F. I. 617, 796
Cuyler, W. K., E. C. Hamblen, M. Baptist u. A. A. Salmon 573
— s. Hamblen, E. C. 566, 602
— s. Pullen, R. L. 597
Cyka 218, 573
Cyran, W. 791, 793, 795
Czermak, J. N. 556

Dabney, M. Y. 264, 591
DaCosta, A. 559
Dahlberg, B. 396, 600
Dahlemberg 16
Dahr 532, 539
Dahr, P. s. Beitzke, G. 638
— s. Hosemann, H. 639
Dalton 452
Dalton, A., B. F. Jones, V. B. Peters u. J. Mitchell 622
Daneman, E. A. s. Freeman, H. 601
Danforth 175
— s. Bridges, C. B. 558
— s. Willier, B. H. 560
Danforth, D. N. 573
D'Angelo, S. A. s. Gordan, A. S. 624
Daniel 659
Daniel, T. B. s. Garrey, F. K. 575
Danielson 440
Danielson, R. W. 573, 622
Dannean-Gillet, M. s. Firket, J. 574
Dannenbaum, H. s. Butenandt, A. 565
Dannian-Gillet s. Ernould, H. J. 574
Danon 406, 409
Danon, M. s. Sachs, L. 605
Dantschakoff, V. 166, 559, 573 780, 795
Dany, A. s. Fontaine, R. 575
— s. Klein, M. 580
DaRugna, D. 591, 609, 622
David, K., E. Dingemanse, J. Freud u. E. Laqueuer 565
— s. Laqueur, E. 581
David-Neel, Alexandra 3, 556
Davidson 409, 458, 470, 471, 474, 475, 680
Davidson, B. 731
Davidson, H. A. 573, 591, 622
Davidson, W. M., u. D. R. Smith 600
Davis 302, 304, 305, 327, 432, 466, 649

Davis, C. D., R. L. Pullen, J. H. M. Madden u. E. C. Hamblen 573
Davis, J. H. s. Biorn, C. L. 571, 620
Davis, J. S., R. K. Meyer u. W. H. McShan 565
Davis, K. B. 731
Davis, M. E. 609
— u. W. W. McCune 600, 609
Davis, N. s. Peters, J. H. 585, 631
Davison 423
Davison, C. s. Keschner, M. 580, 627
Dawson 689, 691
Dawson, G. R. 731
Dawydowski, J. W. 444, 622
Day, E. s. Ying, S. H. 606
Day, H. G. s. Mason, A. 595
— s. McCollum, E. V. 629
De, N. N. s. Kar, A. B. 566
Dean, A. L. 430, 473, 525, 622, 636
Deane, H. W. s. Dempsey, E. W., u. R. O. Greep 561
Deanesly 100
Deanesly, R., u. A. S. Parkers 573
Decourt 205
Decourt, J. 591
— u. J. Lonchart 591
— s. Borth, R. 600
Decourt, L., Lereboullet, Henry u. Tinel 573
— M. C. Lima, E. Chiorboli u. J. M. Fernandes 573
Defesche, H. L. J. M. 691, 731
Degenhardt, K. H. 420, 559, 622
DeGroot 88, 89
Dekansky, J. 395, 600
Delbet, P. 268, 591, 609
DelCastillo, E. B., A. Trabucco u. F. A. de la Balze 559
Delcourt, Marie 2, 556
Delory, G. E. 600
Demark, N. L. van 317, 609
— u. R. L. Hays 609
Demay 495, 497
Demay, M. s. Tuchmann, H. 634
Dembicki 686, 688
Dembicki, L., u. W. Feyerabend 731
— s. Biedrich, P. H. 730
— s. Davidson, B. 731
— s. Kroger, W. S. 733
Demel, R. 420, 434, 438, 440, 470, 591, 622
Demerec, M. 495, 622
Deming, C. L. 527, 636
Dempsey 75
Dempsey, E. W., R. O. Greep u. H. W. Deane 561

Dennemark, H. G. 744, *765*
Dennfield, W. s. Bailey, P. *570*
Dennison, M. s. Korenchevsky, V. *603*
Dermon 441
Dermon, H., u. E. W. Lettew *573*, *622*
Destrem, H. *573*
Deussen, J. 729, *731*
Devis 105
Dey, F. L. *573*
Diamant, J. H. s. Hayne, H. L. *577*
Diamond, J. H. s. Hoyne, A. L. *578*
Diamond, J. J., u. R. R. Impink *573*
Dick, W. 48, 454, 455, 461, 467, 473, *561*, *565*, *573*, *591*, *622*
Dickinson 478
Dickinson, R. L., u. W. Cary *622*
Diczfalusy, E. 306, 393, 397, 398, 399, 402, 406, *600*, *609*
— u. H. D. Heinrichs *600*
— u. R. Luft *600*
— s. Allen, C. E. *599*
— s. Bülbring *600*
— s. Dorfmann, R. L. *601*
Dieke, W. *731*
Diepgen, P. 3, 10, 13, 14, 15, 16, 17, 18, *556*, *664*, *731*
Dietze, A. *731*
Dieu, R. 507, *622*
Dinand 750, 751
Dingemanse 105
Dingemanse, E. s. David, K. *565*
— s. Laqueur, E. *581*
Diocles 9
Dioscorides Anazarbeo 9, *556*
Dirr, B. 421, *574*, *622*
Dirscherl, W. 306, *600*, *601*, *609*
— u. H. Breuer *600*, *609*
— u. W. Knüchel *600*, *609*
Dittler, R. 500, *622*
Dittmar 489
Dittmar, R. s. Schirren, C. G. *632*
Dixon 133, 494
Dixon, A. D., u. J. B. D. Torr *600*
Dixon, F. J., u. R. A. Moore *574*
Dixon, J. s. Steinberger, E. *633*
Dodge 392
Dodge, E. s. Smith, P. H. *605*
Döderlein 447, 448, 449, 482, 687, 769
Döderlein, A. *731*
Döderlein, G. *591*, *622*
Dölle, H. 786, 787, 788, *795*

Doepfmer, R. 1, 27, 48, 122, 143, 154, 155, 157, 159, 162, 163, 248, 265, 281, 283, 286, 291, 293, 296, 307, 308, 309, 310, 312, 317, 324, 325, 338, 341, 343, 349, 350, 353, 354, 371, 374, 375, 376, 384, 417, 420, 421, 422, 433, 434, 435, 439, 441, 443, 455, 459, 462, 467, 473, 482, 503, 517, 532, 534, 548, *574*, *591*, *600*, *609*, *622*, *636*, *639*, 767, 768, 775, 779, *795*, 797
— u. W. Freihoff *609*
— u. R. Fritz *609*
— u. O. Hornstein *574*, *622*
— u. G. Krampitz *609*
— s. Berg, E. *571*
— s. Fayer, C. V. *574*
— s. Hillebrand, H. J. *578*
— s. Michelson, L. *583*
— s. Moellendorf, R. *583*
— s. Priesel, A. *585*
— s. Waller, I. C. *589*
— s. Welker, E. R. *589*
Dörffel 161, 162, 439, 482
Dörffel, J., u. W. Lutterberg *574*, *591*, *622*
— s. Finger, E. *574*
Döring, G. K. 234, *561*, *592*, *601*
Döring, H. 515, *622*
Doerr, R. s. Elford, W. J. *601*
Doisy 395, 405
— s. Allen, C. E. *599*
— s. Bridges, C. B. *558*
— s. Willier, B. H. *560*
Doisy, E. A. s. Katzman, P. A. *603*
Dold 357, 358
Dold, H., u. L. Barczyk *601*, *609*
Domagk, G. 496, *609*, *622*
Domrich, H. 522, *636*
Donaldson, E. s. Reifenstein, E. C. *568*
Donard, A. s. Ernould, H. J. *574*
Dongen 4
Dongen, J. A. van, u. J. G. Salomonson *556*
Donmic, J. M. s. Borth, R. *600*
Dorf, Appelmann u. Liveson *592*
Dorff, G. B. 238, 243, *574*
— u. J. M. Hudson *574*
Dorfman, R. I. 103, 405, *565*, *601*
— u. J. B. Hamilton *565*, *601*
— u. R. A. Shipley 402, *565*, *601*
— u. F. Ungar 402, *601*
— H. M. Wilson u. J. P. Peters *574*, *601*
— s. Freeman, H. *601*
— s. Gallagher, T. F. *565*, *601*
— s. Greulich, W. W. *576*
— s. Hamilton, J. B. *577*, *602*

Dorfman, R. I. s. Horwitt, B. N. *566*, *602*
— s. Savard, R. *568*
— s. Schiller, S. *568*, *605*
Dorsay 428, 516
Dorsay, C. S. s. Christiansen, H. B. *621*
Dorsey, J. W. 266, *574*, *592*
Dott, H. M. *609*
Douglas, J. 458, 471, *574*, *592*, *622*
Doyle, J. B. 283, *609*, *795*
Drake, C. B. 519, 527, 529, *636*
Dreher, W. H. s. Quicke, G. V. *631*
Drekter, I. J. 403, 404
— A. Heisler, G. R. Sciam, S. Stern, S. Pearson u. T. H. McGavack *601*
Drescher, J. *601*
Dresner, N. s. Filler, W. *731*
Dressler, W. 454, 551, *622*, *639*
Dreyfus, J. R. *559*
Drezner 659
Drigalski, W. v. 479, *592*, *622*
— s. Kauffmann, F. *626*
Dublin, L. J. 505, *592*, *622*
Dubois, J. 18
Dührssen, J. 327, *609*
Düser 429
Düser, S. s. Beringer, K. *620*
Duffey 509
Duffey, Ch. s. Seymour, F. J. *587*, *633*
Duijn 351, 352
Duijn jr., C. van *609*
Dumas 25
Dumas, A. s. Prevost, J. L. *558*
Dumpert, V. 551, *639*
Dunant, Th. M. s. Nadler, G. S. *583*
Dunn 135, 258
Dunn, C. W. *565*, *574*, *592*
Duntley, S. A. s. Edwards, E. A. *574*
Duplay, A. 218, 507, *574*, *622*
Durand-Wever, A. M. 498, *622*
Durant 423
Durant, Th. M. s. Nadler, C. S. *630*
Duthie 299
Duthie, E. S. s. Chain, E. *561*, *608*
Duyrene de Wit 784
Dyke, van 396
Dyke, H. B. van s. Greep, R. O. *602*
Dykshorn 396
Dykshorn, S. W. s. Riddle, O. *605*

Easterbrooks, H. L. 328, *609*
Eastman 501
Eastman, N. J., A. F. Guttmacher u. E. H. Stewart *622*

Ebker, H. 512, 522, *622, 636*
Eckerling, E. s. Gurevitšch, J. 610
Eckstein, P. s. Gallien, N. *559*
Edmondson 137, 358, 432
Edmondson, H. A., S. J. Glass u. S. N. Soll *574, 622*
— s. Glass, S. J. *575*
Edmondson, J. E., K. L. Tallmann u. H. A. Herman *609*
Edwards 308
Edwards, E. A., J. B. Hamilton, S. A. Duntley u. G. Hubert *574*
Edwards, J. *574, 609*
Eger, W. 496, *622*
Eguchi, K. 496, *622*
Ehrenberg 25, 468, 469
Ehrenberg, K. *556*
Ehrenberg, L., C. v. Ehrenstein u. A. Hedgran *559, 622*
Ehrengut, W. *559, 574*
Ehrenstein 468, 469
Ehrenstein, C. v. s. Ehrenberg, L. *559, 622*
Ehrgott 449
Ehrgott, W. s. Bradley, H. *620*
Eibl, K. 139, 285, 295, 309, 327, *574, 609*
Eichenberger, E. 296, 299, 304, 305, *609*
Eichenberger, E. u. O. Goossens *565, 574, 592, 601, 609*
— s. Joël, C. A. *603, 612*
Eichholtz, F. 752, 756, 757, 758, 765
Eichler, O. 483, *622*
— u. H. Mügge *592, 622*
Eickstedt, v. 394, 401
Eickstedt, K. W. *601*
— s. Massenbach, W. v. *604*
Eidelsberg, J. *592*
Eigler, F. W. *565*
Eisenstaedt, J. S. 527, *636*
— M. Appel u. M. Fraenkel *636*
Eisenstein, L. A. s. Kirk, E. *580*
Elcoate 498
Elcoate, P. V. s. Millar, M. S. *629*
Elert, R. 477, *592, 622*
Elford, W. J. 394, *601*
Elftman, H. *561*
Elmadjan, F. s. Freeman, H. *601*
Elsässer 516
Elsässer, G., O. Freusberg u. F. Theml *622*
Elze, C. 33, 35, 41, 46, 47, 49, 63
— s. Braus, H. *561*
Emery 407
Emery, J. L., u. M. McMillan *601*
Emmens, C. W. 315, *565, 601*
— u. G. J. M. Swyer *609*
— s. Callow, N. H. *565, 572, 600*

Engberg, H. 524, 525, 531, *574, 636*
— s. Berteisen, A. *571*
— s. Sand, R. *586*
Engel, L. L. s. Savard, K., R. I. Dorfman u. B. Baggett 568
Engel, W. J. s. Lower, W. E. *581*
Engelbach 277
Engelhardt, J. *592*
Engle 26, 36, 40, 71, 72, 75, 92, 163, 175, 178, 180, 184, 185, 190, 191, 197, 421, 422, 454, 463, 488, 489, 506, 518, 522, 529
— s. McManus, J. F. *562*
Engle, E. T. *556, 559, 561, 565, 574, 601, 623*
— u. L. Levin *592*
— u. A. Southam *574*
— s. Bors, E. *571, 620*
— s. Charny, C. W. *600, 621, 572*
— s. Grumbach, M. M. *559, 576*
— s. Lardy, H. A. *613*
— s. Long, M. E. *562*
— s. McDonald, D. F. *562*
— s. McLeod, J. *596*
— s. Nelson, W. O. *583*
— s. Robinson, J. N. *586, 632, 638*
— s. Simmons, F. A. *563, 598*
Englemann 123, *574*
Engstrom, W. W. s. Hobermann, H. D. *566*
Englisch, O. s. Weiss, E. *736*
Enzmann 334
Enzmann, E. V. s. Pincus, G. 615
Epstein, J. A. s. Kuppermann, H. D. *595*
Epstein, M. s. Maddock, W. O. *604*
Erbacher 482
Erbacher, K., P. Grumbrecht u. A. Loeser *623*
Erdheim, J. 513, *623*
Erikson 179, *574*
Ernould, H. J. *574, 592*
— A. Donard, Heusgheins u. Dannian-Gillet *574*
Ershoff, B. H. 139, 476, *574, 623*
Escamilla 246
— s. Lisser, H. *581*
Escamilla, R. F., u. G. S. Gordon *592*
— u. H. Lisser *592*
— s. Biskind, G. R. *571*
Escardo, F. s. Reforzo-Membrives, J. *586*
Eschbach, W. *565*
Eschenbrenner 58

Eschweiler, J. s. Koch, W. *567*
Esculapius 13, *556*
Esmarch *574*
Esposti, A. *574*
Esser, P. H. 47, 48, 467, *561, 623*
Euler, U. S. v. 306, *561, 609*
Evans 37, 91, 189, 261, 392, 396, 397, 398, 479, 486
Evans, H. M., u. G. O. Burr *574*
— — u. T. L. Althausen *565, 623*
— u. M. E. Simpson *601*
— — u. R. I. Pencharz *559, 565*
— — S. Tolksdorf u. H. Jensen *601*
— u. O. Swezy *559*
— s. Fraenkel-Conrat, H. *601*
— s. Simpson, M. E. *587, 605*
Evans, T. C. *592, 623*
Everett, N. B. 38, *559*
Eversole, W. J., J. H. Leathem u. H. Schraer *592*
Evzen 261
Ewald 754
Ewaldt, B. 1, 22, 23, *556*
Ewert 465, 466
Ewert, E., u. H. A. Hoffmann *574, 623*

Fabrini, A. s. Conti, C. *573*
Fahr 428
Falcao 495
Falcao, J. s. Merkel, H. *629*
Falco, G. 494, *623*
Falk 288, 293, 294, 317, 340, 344, 345, 346, 349
Falk, H. C., u. S. A. Kaufman *609*
— s. Biskind, M. S. *571*
Faller, A. *562*
Falta, W. 514, *623*
Fancher, K. J. 692, *731*
Fanconi, G. 277, 514, 528, *623, 636*
— u. A. Wallgren *574, 601*
Fanta, H. *592*
Farriman, D. *574*
Farris 775
— s. Davis, M. E. *609*
Farris, E. J. 26, 233, 234, 235, 254, 258, 263, 265, 281, 293, 294, 301, 314, 316, 317, 323, 324, 326, 327, 334, 337, 338, 346, 350, 371, 507, *556, 562, 574, 592, 601, 609, 623, 795*
Fassbender 126, 127, 129, 132, 135, 139
— s. Huggins *578*
— s. Mulligan *583*
— s. Östergaard *584*
Fassbender, H. G. *574*
Fassbender, K. *565, 574*
Fatherree 442

Fatherree, T. J. s. Zeluff, G. W. 590, 635
Faust 342, 343
Faust, E. C. s. Zeleni, C. 619
Fayer, C. V. 574
Featherstone, R. M., W. O. Nelson, F. Welden, E. Marberger, A. Boccabella u. R. Boccabella 574
Federn 707
Feffer, M. H. s. Freeman, H. 601
Fegeler 515
Fegeler, F., J. Holtschmidt u. S. Kohrs 623
Feine 487
— s. Hursh, J. 626
Feine, U., u. O. Hug 623
Feiner 657
Feiner, L., u. T. Rotman 731
Feldman 426, 512
Feldman, N. s. Ballif, L. O. 570, 619
Felizet, G., u. A. Branca 574
Ferenczi 707
Ferguson 496
Fernandes, J. M. s. Décourt, L. 573
Fernandez, R. C. 795
Fernel, J. 18
Fernelius, Ambianus J. 556
Ferner, H. 559
Ferriman, D. G. 418, 574, 623
Feulgen, R. 385, 601
— u. K. Voit 601
Fevold, H. L. 398, 399, 601
— M. Lee, F. L. Hisaw u. E. Cohn 601
Feyerabend, W. 680, 688
— s. Davidson, B. 731
— s. Dembicki, L. 731
— s. Kroger, W. S. 733
Feyrter, F. 515, 623
Fields, E. M. s. Gordon, M. B. 576, 593
Fikentscher, R. 27, 270, 556, 601
Filiozat, Jean 556
Filler 659
Filler, W., u. N. Dresner 731
Filo, L. s. Spanar, E. 606
Finegold, W. Y. 264, 592
Finesinger 659
Finger, E. 162, 439, 574, 623
Fink, A. 328, 601, 610
Finkler 516
Finkler, R. S., u. G. M. Cohn 623
Firket, J., u. M. Dannean-Gillet 574
Firstater, M. 575
Fischel, A. 559
Fischer 356, 418, 419, 498, 512, 552, 648, 671, 699, 731
— s. Kemp, T. 559

Fischer, A. W., u. G. Molineus 639
— s. Lininger, H. 639
Fischer, E. 433, 623
— s. Baur, E. 620
Fischer, M. J. s. Millar, M. S. 629
Fischer, W. 562, 610, 623
Fisher, B. 731
Flavell, G. 174, 575
Fleck 516
Fleck, M. s. Habermann, P. 624
Fleckenstein, A. 319, 609
Fleischmann, W. s. Frame, E. G. 565
— s. Wilkens, L. 569, 590
— s. Wilkins, L. 569
Fletcher, J. 795
Flick, H. 430, 623
Foerster s. Josephy, W. 626
Förster, C. 601
Folley 95
Folley, S. J., u. F. H. Malpress 575, 601
— s. Bottomley, A. C. 564, 571
Fontaine, R., A. Dany, J. C. Müller u. L. Holderbach 575
— s. Klein, M. 580
Forbes, A. P. s. Albright, F. 569
— s. Fraser, R. W. 565, 601
— s. Reifenstein jr., E. C. 568
Forbes, W. s. Fraser, R. 592
Foss, G. L. 575
Fournier, A. 439, 623
Fox, B. W. s. Craig, A. W. 621
Fraenkel, M. s. Eisenstaedt, J. S. 636
Fraenkel-Conrat, H., Ch. H. Li, M. E. Simpson u. H. M. Evans 601
Fränkel, E. 443, 623
Frahm, H., u. W. G. Schneider 601
— s. Schneider, W. G. 605
Frame, E. G., W. Fleischmann u. L. Wilkins 565
Franceschetti 517
Franceschetti, A., u. G. Maeder 623
Francke, C. 424, 515, 623
Frangenheim s. Boll, G. 636
Frangopoulus, G. J. s. Anagnoston, J. 570
Frank 353, 392
Frank, C., u. B. Harrow 601
Frank, J. N., J. A. Benjamin u. J. E. Segerson 562, 610
Frank, P. s. Klein, M. 580
Frank, R. T., U. T. Salmon u. R. Friedmann 601
Franke, C. 575
Frankenstein, L. 802, 815
Frankison, C. s. Tillinger, K. G. 606
Frankl 482

Frankl, J., u. L. Hochwart 592, 623
Frankl, V., u. Roth 731
Franksson, C. s. Birke, G. 564
— s. Tillinger, K. G. 568, 589
Fraser, R. W. 133, 140, 244, 575
— F. Albright u. P. H. Smith 575
— A. P. Forbes, F. Albright, H. Sulkowitch u. E. C. Reifenstein 565, 592, 601
— s. Albright, F. 569
Frauenberger, C. S. s. Warkany, J. 589
Fredericks, J. s. Lloyd, C. W. 595
— s. Ott, A. C. 584
Freed 680, 699
Freed, Ch. J. s. Kroger, W. S. 733
Freeman, H., O. A. Parson, M. H. Feffer, L. Phillips, E. A. Daneman, F. Elmadjan, E. Block u. R. J. Dorfman 601
Frei 343, 437
Frei, H. s. Joël, Ch. A. 562, 612
Frei, W. 575, 623
Freihoff, W. 308, 310, 319, 324, 325, 610
— s. Doepfmer, R. 609
Freisen, J. 15, 16, 169, 556, 575
Freud 3, 675, 702, 703, 707, 708
Freud, J. s. David, K. 565
— s. Laqueur, E. 581
Freud, S. 731
Freund 499, 502
Freund, J., M. M. Lipton u. G. E. Thompson 592, 623
— G. E. Thompson u. M. M. Lipton 591, 623
Freusberg 516
Freusberg, O. s. Elsässer, G. 622
Frey, J. G. s. Trautmann, J. 589
Frey, S. 161, 575
Friedlaender 343
Friedlaender, M. G. H. s. Randall, J. T. 615
Friedman 430, 438, 463
Friedman, M. B. s. Stemmermann, G. N. 588, 634
— u. G. L. Garske 575, 623
— u. C. R. Moore 133, 575
— u. R. A. Moore 623
Friedman, R. s. Frank, R. T. 601
Friedreich, N. 663, 731
Friedrich 751
Frisch s. Finger, E. 623
Fritsch 745
Fritz 286
Fritz, R. s. Doepfmer, R. 609

Fromm, G. H. *575*
Frowein *551*
Frowein, R., u. G. Harrer *639*
Frühmann *519, 526*
Frühmann, P., u. H. Sternberg *636*
Fruin, R. L. *527, 636*
Fuchs *222, 492*
Fuchs, F. *575*
Fuchs, H. K. s. Günsel, E. *576, 624*
Fuchs, Robert s. Hincmarus Remensis *557*
— s. Hippocrates *578*
Führ *308, 352*
Führ, J. s. Cremer, H. D. *600, 609*
Füller *384*
Füller, E., u. E. Heinke *601*
Fürbringer *482, 687, 746, 747, 753*
— u. Hahn *601*
Fürbringer, M. *556*
Fürbringer, P. *26, 63, 358, 420, 575, 592, 610, 623, 731, 765*
Fürst *342*
Fürst, C. M. *610*
Fürst, L. M. *556*
Fukui, N. *468, 575, 623*
Fulci, F. *575*
Fullenlove, T. M., J. O. Haman u. A. J. Williams *592*
Funck-Brentano, P., H. Bayle u. R. Palmer *575*

Gabsch, H. C. s. Keutel, J. *612*
Gadermann *120, 122*
— s. Nowakowski *584*
Gahlen *338*
Gahlen, W., u. H. Wüst *592, 610*
Galen *8, 9, 10, 11, 12, 13, 14, 18, 22, 24, 171, 641, 731, 738, 739, 741*
Gall, E. A. *214, 216, 575*
Gallagher *285*
Gallagher, T. F., u. F. C. Koch *601*
— D. G. Peterson, R. J. Dorfman, A. T. Kenyon u. F. C. Koch *565*
— — R. J. Dorfman, A. T. Kenyon u. F. C. Koch *601*
— s. Moore, C. R. *563, 614*
Galli-Mainini *396, 602*
— s. Dahlberg, B. *600*
Gallien, N. *39, 559*
Galton, F. *420, 623*
Gamble, C. J. *329, 610*
Gandolf, O. G. s. Herrera, R. *593*
Ganong, W. E., u. D. M. Hume *565*
Gans *770*

Gara *268*
— s. Bardenheuer, E. *591*
Gara, M. s. Lichtenstern, R. *581, 595*
Gardner, W. U., u. C. A. Pfeiffer *565*
Garduno, D. M. *512, 575, 623*
Gariopontus *13, 556*
Garonne, G. s. Jayle, M. F. *566, 579, 602*
— s. Leach, R. B. *603*
Garrey, F. K., u. T. B. Daniel *575*
Garske *438*
Garske, G. L. s. Friedman, M. B. *575, 623*
Garten *641*
Gartmann, E. *439, 575, 623*
Gartmann, H. *602*
Gasche *249*
Gasche, P. s. Miescher, K. *596*
Gass *443*
Gass, H. s. Weyrauch, H. N. *635*
Gassner, F. H. *106, 602*
Gassner, F. X., H. J. Hill u. L. Sulzberger *565*
Gausa, P. *575*
Gautier, J. C. *795*
Gautier, J. C. s. Perrault, M. *605*
Geass, S. J. *575*
Gebauer *514*
Gebauer, A., u. A. Linke *623*
Gebhardt, P. H. s. Kinsey, A. C *733*
Geese, K. A. s. Boschann, H. W. *571, 591*
Gegenbaur *63*
Gehle *427*
Gehle, W. s. Begemann, H. *620*
Gehlen, A. *645, 731*
Gehrke, M. s. Schoeller, W. *587*
Geiger *787, 788*
Geiger, H. *592*
Geiger, W. *795*
Geinitz *362*
Geinitz, W. s. Hinsberg, K. *611*
Geissendörfer, R. *459, 543, 575, 623, 639*
Geist, S. H., R. J. Walter u. U. J. Salmon *575*
Gellhorn, E. *324, 329, 610*
Genaudet *687, 731*
Generales, K. *26, 342, 343, 346, 347, 349, 350, 592, 602, 610, 780*
— s. Stiasny, H. *558, 617*
Gennes, de *431*
Gennes, L. de, u. H. Bricaire *575, 623*
Georgy *516*
Georgy, F. s. Roland, F. *632*
Geppert *494*

Geppert, M. P. s. Kranz, H. W. *627*
Gérard, J. *795*
Gerlich, N. *494, 495, 623*
Germ, F. M. *755*
Gersh, J. *266, 575, 592*
Gertler, W. *432, 455, 551, 592, 623, 639, 731*
Gervais, Otto *556*
Geschickter, C. F. *430, 575*
— s. O'Connell, H. V. *630*
Gesell, A. *575*
Gesenius, H. *373, 503, 623*
Geszner, O. *765*
Getzoff, P. L. *252, 543, 592, 639*
Ghersovici *426*
Ghersovici, J. s. Ballif, L. O. *570, 619*
Ghosh *308, 312, 374*
Ghosh, A. s. Kar, A. B. *562*
Ghosh, D. s. Lardy, H. A. *613*
Giaccone *403*
Giarola *27, 300*
Giarola, A. s. Ballerio, C. *591, 607*
Gibbons, W. J. *795*
Gibian, H. *296, 610*
Gierhake, E. *685, 731*
Giese, H. *139, 513, 556, 575, 592, 623, 681, 685, 686*
— u. R. Beckmann *731*
— u. A. Willy *575, 731*
— s. Benedict, R. *730*
— s. Bernsdorf, W. *730*
— s. Bürger-Prinz, H. *730*
— s. Fisher, B. *731*
— s. Haffter, C. *732*
— s. Jores, A. *732*
— s. Kiesselbach, A. *562*
— s. Kinsey, A. C. *733*
— s. Matussek, P. *733*
— s. Niedermeyer, A. *596*
— s. Nowakowski, H. *567, 584, 596, 615, 630*
— s. Orthner, H. *563, 568, 584, 630, 734*
— s. Overzier, C. *585, 631*
— s. Schelsky, H. *734*
— s. Stockert, F. G. v. *568*
— s. Verschuer, O. Frhr. v. *606*
— s. Willy, A. *736*
Gigl, J. *575*
Gigon sen., F. *795*
Gilbert, J. B. *205, 430, 519, 524, 525, 575, 624, 636*
— u. J. R. Hamilton *575, 624, 636*
Gilbert-Dreyfus *556, 592, 662, 731*
— u. J. C. Savoie *575*
— — u. J. Sebaoun *575, 592*
— Zara, J. C. Savoie u. Lumbroso *575*
— s. Bayle, H. *636*

Gilbert-Dreyfus s. Bernard-Weil 571, 620
— s. Biskind, G. R. 591
— s. Bricaire, H. 572, 621
— s. Cendron, J. 636
— s. Dorf 592
— s. Gennes, L. de 575, 623
— s. Leach, R. B. 603
— s. Lederer, J. 581, 628
Gilder, H. s. Hoagland, C. L. 566
Gilford, H. 448, 624
Gillman, J. 37, 559
Gilse, H. A. van 602
Girault 769
— s. Schlesinger, W. 796
Giroud, A. 261, 562
Girvin, G. s. Buxton, L. 608
Glässing, H. 813, 815
Glanzmann, E. 476, 624
Glass, S. J. 137, 261, 263, 432, 522, 575, 592, 624, 637
— u. Edmonson 575
— u. M. Russel 575, 592
— s. Edmondson, H. A. 574, 622
Glatthaar, E. 771, 776, 795
Gleichen, F. W. v. 360, 556, 610
Gleichen-Russworm, v. 24
Gley 290
Gley, E. s. Camus, L. 608
Godard, E. 525, 637
Godfrid 395
Godfrid, M. s. Katzman, P. A. 603
Göbel 689
Gögl 420, 421, 430, 436, 437, 439, 440, 443
Gögl, H., u. F. J. Lang 562, 566, 575, 624
Göll 753
Goerttler, K. 82, 562
Goeschel, Th. 662, 731
— s. Schwöbel, G. 735
Gött 478, 498
Gött, G. 624
Gött, H. 575
— s. Cremer, E. 621
Gött, Th. 624
Göttche, O. 514, 624
Goette, K. 189, 424, 575, 624
Götze, R. 309, 311, 314, 327, 330, 337, 341, 374, 575, 610, 768, 795
Gold 26, 281, 293, 294, 295, 314, 315, 317, 318, 336, 338, 340, 341, 342, 346, 347, 349, 350, 354, 364, 365, 366, 367, 369, 371, 372, 373, 374, 375, 469, 507, 541, 547, 775
Gold, A. P. s. McCullagh, E. P. 582
— u. A. F. Michael 593, 610
Gold, E. s. Landing, B. H. 581

Gold, R. Z. s. MacLeod, J. 582, 596, 614, 628, 639, 796
Goldberg 101, 240, 516
Goldberg, M. B., u. H. Lisser 567, 624
— u. Maxwell 575
Goldberg, W. s. Ruzicka, L. M. 597
Goldblatt, M. W. 290, 295, 306, 307, 308, 320, 610
Goldeck 494
Goldeck, H., u. H. Hagenah 624
Golder, O. 562
Goldfarb, W. S. 328, 610
Goldin 494
Goldin, A. s. Landing, B. H. 628
Goldman, A. s. Lapin, J. H. 581
Goldman, S. F., u. M. J. Markham 576
Goldschmidt 5, 37, 556, 655
Goldschmidt, Lazarus 556
Goldschmidt, R. 559, 566, 731
Goldzieher 26, 99, 663
— s. Nelson, W. O. 557
Goldzieher, J. W., u. J. S. Roberts 576
Goldzieher, M. A., u. M. S. Adler 731
— u. J. S. Roberts 566
Goley, B. L. s. Burdick, C. C. 572
Golji 462
Golji, H., u. D. Jaffar 624
Goodhart, C. B. 498, 624
Goodman 395
Goodman, J. R. s. Malburg, R. F. 604
Goodwin, W. E. s. Berthrong, M. 564
Goopasture 216
Goossens 304, 305
Goossens, O. s. Eichenberger, E. 565, 574, 592, 601, 609
Gorbmann, A. 392, 394, 602
Gordan 452
Gordan, A. S., E. J. Tornetta, S. A. D'Angelo u. H. A. Charipper 624
Gordan, G. S. s. Biben, R. L. 571
Gordon, G. S. s. Escamilla, R. F. 592
Gordon, J. S., E. W. Overstreet, H. F. Trant u. G. A. Winch 576
Gordon, M. B. 576
— u. E. M. Fields 576, 593
Gordon-Taylor, Sir G., u. A. S. Till 524, 637
Gosselin, W. 25, 556
Gotô, S. 496, 624
Gottron, H. 515, 624

Gottschalk 434, 439, 533
Gottschalk, H. 576, 624
Gottschalk, R. 639
Gottschick, J. s. Pickenhain, L. 734
Gould, E. 221, 224, 576
Gouygou 27, 429, 576
Gouygou, C. s. Bayle, H. 556, 570, 607, 620
Gouyou 27
Grabstald 432, 443
Grabstald, H., u. L. L. Swan 624
Grämer, J. 450, 624
Grafe 425, 426, 513, 514, 517
Grafe, E., u. J. Kühnau 576, 624
Graham 2, 166, 407
Graham, M. A. s. Moore, K. L. 560, 583, 604
Grandel, F. s. Lücking, C. 733
Grant, J. H. 610
Grant, R. S. s. Spankus, W. H. 588
Granzow, J. 310, 325, 326, 610
Grapow, Hermann 4, 556
Grashorn 385
Grauer, R. C. u. M. Alexander 576
Grauhan, M. 527, 637
Graul, E. H. 451, 460, 480, 483, 484, 489, 490, 576, 624, 731
Graumann 409
Gravelean s. Boudin 572
Gray 296, 320, 324
Gray, J. 610
Gray, S., u. C. Huggins 610
Grebe 420
Grebe, H., u. A. Windorfer 559, 624
Green, R. R., M. W. Burill u. A. C. Ivy 559
Green-Armitage 123, 576, 593
Greenberg 161, 437, 662
Greenberg, E. M. 795
Greenberg, G., u. M. Greenwald 576, 624
Greenberg, N. H., u. A. K. Rosenwald 731
— s. Sackler, M. D. 734
Greenblatt, R. B. 174, 663, 593, 731
— u. H. E. Nieburgs 576
Greene, L. F. s. Albert, A. 569
Greene, R. R. 576
— s. Burrill, M. W. 564
Greenfield 489
Greenfield, M. A. s. Billings, M. S. 571, 620
Greenwald 161, 437
Greenwald, M. s. Greenberg, G. 576, 624
Greep 396, 397, 398, 399
Greep, R. O., H. B. van Dyke u. B. F. Chow 602
— s. Dempsey, E. W. 561

Gregg, N. 420, *624*
— u. R. H. Hepburn *624*
Greifelt, A. *795*, 799, *815*
Grenley, P. s. Hotchkiss, R. S. *594*, *602*, *611*
Greulich 496
Greulich, G. *576*, *624*
Greulich, W. W., R. I. Dorfman, H. R. Catchpole, Solomon u. C. Cullotta *576*
Grisworld 393, 400
Grisworld, G. C. s. Klinefelter, H. F. *580*, *603*
Grnja 517
Grnja, St. s. Reiner, J. *586*, *632*
Grob 530
Grob, M., M. Stockmann u. M. Bettex 637
Grond 689, 690
Gronsky, N. 451, *566*, *624*
Gropper, H. 302, 304, 306, *602*, *610*
— u. W. Nikolowski *593*, *602*, *610*
— s. Brehm, G. *600*, *608*
Gross 372, 495, 518, 519, 523, 525, 530
Gross, F. s. Meier, K. *582*
Gross, R. E. 637
— u. T. C. Jewett 637
Gross, R. G. *610*
Grosse-Segerath, W. 310, *610*
Grosser, O., u. R. Ortmann 559
Grosz, S. s. Tandler, J. *588*, *606*
Gruber, G. B. 421, *559*, *624*
— s. Politzer, G. *585*, *631*, *637*
Grünberger, V., u. H. Holkup *593*
Grünthal, E. s. Störring, C. E. *735*
Grünwald, P. 38, *559*, *562*, *602*
Gruhle, H. W. *814*, *815*
Grumbach 36, 37, 39, 40, 166, 197, 205, 207
Grumbach, M. M., W. A. Blanc u. E. T. Engle *576*
— J. J. van Wyk u. L. Wilkins *559*, *576*
— E. T. Engle, W. A. Blanc u. M. L. Barr *559*
Grumbrecht 482
Grumbrecht, P. s. Erbacher, K. *623*
Güde jr., Dr. 790, *795*
Guelliot, O. *610*
Gülzow, M. 514, *624*
Günsel, E. 486, 492, *576*, *624*
— u. H. K. Fuchs *576*, *624*
Günther 329, 514
Günther, F. E. *624*
Günther, G. *610*
Guerrero, C. D. 27
— u. A. I. Weisman *556*
— s. Brown, F. G. *815*

Guggenberger, J. 289, 328, *610*
Guggisberg, H. 479, *593*, *624*
— u. W. Neuweiler *624*
Guggisberger 513, 515
Guichene, P. s. Andrieu, G. *619*
Guido de Cauliaco 17, *556*, *576*
Guiterrez, R. s. Lowsley, O. S. *560*
Guizetti, P. 159, *576*
Gurevitsch 357
Gurevitsch, J., R. Rozanski, D. Weber, S. Brzezinsky u. E. Eckerling *610*
Gurr, G. T. 409
Gussew, V. 473, *624*
Gutman 292, 293, 301, 302
Gutman, A. B., u. E. B. Gutman *602*, *610*
Guttmacher, A. F. 2, 4, 501, *556*, *610*, *795*
— J. O. Kaman u. J. MacLeod *795*
— s. Eastman, N. J. *622*
— s. Tietze, Ch. *617*
Guy de Chauliac 17, 169, *576*
Guyer, M. F. 502, *624*

Haag, F. s. Werthessen, N. T. *618*
Haar, H. 689, 691, *732*
Haberda, A. 533, *639*
Habermann 516
Habermann, P., u. M. Fleck *624*
Hadidian 299
Hadidian, Z. s. Hechter, O. *593*, *611*
Hadorn, E. 419, *624*
Haffner-Schultz 748
Hafftter, C. 662, *732*
Hagedorn 249, 259, 260
Hagedorn, H., u. R. Rosenthal *593*, *765*
Hagen, Benno v. s. Meyer-Steinegg, Theodor, u. Karl Sudhoff 557
Hagenah 494
Hagenah, H. s. Goldeck, H. *624*
Hager 748, 749, 753, 754, 755
Hagner, F. R. 159, 266, 267, 268, *576*, *593*
Hahn s. Fürbringer *601*
Hakkila, J. s. Halonen, P. I. *576*
Halban, J. 655, *732*
Halban-Seitz s. Nürnberger, L. *596*
Halbrecht, I. 301, *610*, *795*
Haldane, J. B. S. 205, 511, *576*, *624*
Hall 306, 490
Hall, E. W. s. Hickey, P. M. *625*
Hall, H. C. *576*
Hall, S. R. s. Hodgson, R. E. *593*, *626*

Hallauer, E. s. Elford, W. J. *601*
Haller 24, 755
Hallermann, W. *795*
Hallervorden, J. 512, *624*
Hallmann, L. 335, *602*, *610*
Halonen, P. I., T. Seppäla u. J. Hakkila *576*
Haly Abbas 10, 11, 168, 169, *556*, *576*
Ham, J. 23, 24, 308, *610*
Haman, J. O. 778, *795*
— s. Fullenlove, T. M. *592*
— s. Guttmacher, A. F. *795*
Hamann, H. 442, 533, 535, 536, *576*, *610*, *624*, *639*, *691*, *732*
Hamblen, E. C., W. K. Cuyler u. M. Babtist *566*
— — u. M. Baptist *602*
— s. Cuyler, W. K. *573*
— s. Davis, C. D. *573*
— s. Pullen, R. L. *597*
— s. Zannartu, J. *599*
Hamburger, C. H. 138, 403, 544, *576*, *593*, *602*, *639*
— s. Burns, R. K. *559*
Hamelbeck, S. 805, *816*
Hamilton 29, 72, 73, 75, 99, 103, 120, 121, 172, 430, 519, 524, 525, 658
Hamilton, H. B. s. Hamilton, J. B. *566*
Hamilton, J. B. *576*, *593*, *732*
— L. D. Bunch, G. E. Mestler u. R. Imagawa *576*
— H. R. Catchpole u. C. Hawke *732*
— — u. C. C. Hawke *577*
— R. I. Dorfman u. G. R. Hubert *577*, *602*
— H. B. Hamilton u. G. E. Mestler *566*
— u. G. Hubert *566*, *577*
— s. Catchpole, H. R. *572*, *591*
— s. Dorfman, R. I. *565*, *601*
— s. Edwards, E. A. *574*
— s. Gilbert, J. B. *575*, *624*, *636*
— s. Montagne, W. *563*
Hammarström, K. 2, *556*
Hammeke 689
Hammen 281, 288, 289, 291, 293, 295, 317, 321, 332, 336, 341, 343, 349, 350, 352, 369, 420, 462, 470, 471, 475, 478
Hammen, L. von 24
Hammen, R. 26, *556*, *577*, *610*, *624*
— J. Schultz-Larsen u. F. E. Carlsen *562*, *610*
— s. Schultz-Larsen, J. *616*
Hammond 285, 300, 312, 316, 767
Hammond, J. *593*, *610*, *795*
— u. S. A. Asdell *593*, *610*
— s. Riley, G. M. *568*

Hampson, J. G. s. Money, J. *733*
Hampton 512
Hampton, A. O. s. Albright, F. *619*
Hand, J. R. 521, 530, *637*
Hanes, F. M., u. C. W. Hooker 577
Hang, E. 577
Hanhart, E. 514, 515, *624*
Hanisch, G. s. Butenandt, A. *561*
Hankin, H. s. Rubenstein, B.B. *616*
Hanley, H. G. 310, *624*
Hansemann, G. v. 197, *577*
Hansen, T. S. 518, 526, 530, 531, *577, 593, 637*
Hanson 326, 778, 813
Hanson, F. M., u. J. Rock *610, 795, 816*
Hanzel 360
Hanzel, R. F. s. Moore, R. A. *614*
Harbich, C. *732, 765*
Hardy, A. V. 442, *577, 624*
Harmsen, H. 266, *577, 593*
Harper, F. *795*
Harrenstein, R. J. 467, *566, 593, 625*
Harrer 551
Harrer, G. s. Frowein, R. *639*
Harris, G. W. 88, 89, 407, *566*
Harrison 27, 47, 156, 450, 456, 461, 474, 475, 503, 551
— s. Bardenoch *570*
— s. Philips, P. H. *585*
Harrison, R. G. 556, 562, *566, 577, 625, 639*
Harrow, B. s. Frank, C. *601*
Hart 283, 450
Hart, C. *566, 625*
Hart, J. s. Clift, A. *609*
Hartig 526, 530
Hartig, H. s. Alnor, P. *636*
Hartmann, C. G. 317, 396, *610*
— u. H. Speert *602*
Hartner, Willy 3, 171, *557*
Hartsoeker, N. *610*
Harvey 87, 304, 305, 306, 314, 340, 350, 509, 780
Harvey, C. *593, 610*
— s. Jackson, M. H. *579, 611*
Harvey, W. *577, 625*
Hasenbein, G. 396, 398, *602*
Haslinger, H. 647, 683, 686, *732 765*
Hasse, M. L. 515, *625*
Hassler, R. 514, 516, 517, *625*
Hauck, W. 338, *610*
Haumayr 489
Haumayr, N. s. Schirren, C. G. *632*
Hauser 458, 504, 535
Hauser, A., M. Keller u. R. Wenner 577

Hauser, E. *577, 625, 639*
Havens, W. P. s. Williams, T. L. *590, 606*
Hawke, C. C. s. Hamilton, J. B. *577, 732*
Hawkinson, R. 221, *577*
Haymaker, W. s. Anderson, E. *570*
Hayne, H. L., J. K. Diamant u. J. R. Christian 577
Hays 317
Hays, R. L. s. Van Demark, N. L. *609, 618*
Hechel 329
Hechel, N. J., u. C. G. Hori *611*
Hechter 299
Hechter, O., u. Z. Hadidian *593 611*
Hecke, F. 497, *577, 625*
Heckel 96, 133, 187, 251, 252, 254, 255, 258, 264, 496, 519, 527, 528, 543
Heckel, N. J. *577, 593*
— u. J. H. McDonald *593, 639*
— u. C. G. Hori *625*
— W. A. Rosso u. L. Kestel *566, 577, 593, 639*
— s. McDonald, J. H. *595*
— s. Thompson, W. O. *589, 598, 638*
Hecker 522, 529, 530
Hecker, W. Ch., u. F. Braren *637*
Hedgran 468, 469
Hedgran, A. s. Ehrenberg, L. *559, 622*
Hedinger, Chr. 127, 514, 516, *577, 625*
Hegi, G. 763, *765*
Hegnauer 510
Hegnauer, H. s. Klebanow, D. *627*
Heidenhein, M. 386, 387, *602*
Heiermann s. Englemann 574
— s. McCollum *582*
Heiermann, W. A. 233, *593*
Heilmeyer, L. 494, 513, 514, *625*
— u. H. Begemann *625*
Heim 452
Heim, E. s. Koch, W. *567*
Heim, J. W. s. Armstrong, H. G. *619*
Heinicke, E. 518, 529, *637*
Heinke, E. 1, 27, 41, 87, 95, 96, 115, 136, 138, 139, 157, 162, 163, 165, 180, 185, 187, 190, 199, 205, 212, 214, 215, 216, 225, 231, 248, 250, 251, 252, 254, 255, 256, 257, 258, 261, 263, 269, 273, 293, 295, 304, 332, 333, 353, 382, 384, 391, 398, 401, 406, 408, 410, 412, 413, 434, 440, 441, 449, 450, 459, 543, *593, 602, 611, 625, 782*

Heinke, E., u. W. Knoth *577, 625*
— u. E. Tonutti 566, *577, 593, 625, 639*
— s. Füller, E. *601*
— s. Klees, E. *594, 795*
— s. Mechow, O. *567, 582*
Heinicke, E. s. Tonutti, E. *558, 560, 564, 569, 589, 598, 606*
Heinrichs 296, 393, 397, 398, 399, 402
Heinrichs, G. s. Vasterling, H. W. *618*
Heinrichs, H. D. s. Diczfalusy, E. *600*
Heinsen, H. A. 261, *593*
Heintz, R. 513, *625*
Heise, G. W. 161, *577*
Heisler, A. 404
— s. Drekter, I. J. *601*
Heiss, R. s. Pfister, M. *734*
Heite, H. J. 489, *625*
— s. MacLeod, J. *628*
Helbig 518, 521, 530
Helbig, D. s. Lutzeyer, W. *637*
Heller 75, 93, 95, 117, 122, 140, 151, 152, 166, 172, 178, 185, 189, 191, 197, 198, 199, 203, 204, 207, 218, 220, 221, 225, 243, 244, 245, 259, 392, 468, 486, 506, 515, 663
Heller, A. L., u. R. A. Shipley *577, 625*
Heller, C. G., u. F. Bandmann 577
— u. R. E. Chandler *577, 732*
— u. E. J. Heller *602*
— u. W. O. Maddock *577, 593*
— u. G. B. Myers 577
— u. W. O. Nelson 566, *577, 593, 602, 625, 732*
— — I. C. Hill, E. Henderson, W. O. Maddock u. E. C. Jungk *566*
— — E. Henderson, W. O. Maddock, E. C. Jungk, C. A. Paulsen u. G. E. Mortimore *577, 593*
— — E. C. Jungk u. W. O. Maddock *577, 602*
— — u. A. A. Roth 577
— C. A. Paulsen, G. E. Mortimore, E. C. Jungk u. W. O. Nelson 577
— s. Cooper, E. R. A. *573*
— s. Hotchkiss, R. S. *578*
— s. Jungk, E. C. *579, 594, 603*
— s. Maddock, W. O. *595*
— s. Nelson, W. O. *560, 563, 584*
Heller, E. J. s. Heller, C. G. *602*
Heller, M. *577, 625*
Heller, R. E. *577, 625*
Hellinga, G. 26, 143, 265, 281, 330, 349, 364, 382, 499, 501, 502, 557, *593, 611*

Hellinga, G. s. Rümke, P. *616, 632*
Hellner, H. 518, *637*
Helwig 162, 571
Helwig, C. A. s. Waller, I. C. *589*
Helwig, E. B. s. Piper, W. N. *631*
Hempelmann 488
Hempelmann, L. H., H. Lisco u. J. G. Hoffmann 577, *625*
Hemphill, R. E. 516, *625*
Hendelmann, M. s. Kalans, N. *594*
Henderson, E. 107, 513, *625*
— H. Seneca, G. Abd. el Messih u. M. Weinberg *566*
— s. Anderson, E. *570*
— s. Heller, C. G. *566, 577, 593*
Hendry 494
Hendry, J. A., R. F. Homer u. F. L. Rose *625*
Heni, F. 239, 265, 512, 517, *577, 593, 625*
— u. H. Mast *578, 593*
Henke 494
Henke, H., G. Höhne u. H. A. Künkel *625*
Henle 25, 308, 316, 500, 501
Henle, G., u. C. A. Zittle *611*
— s. Henle, W. *625*
Henle, J. *557, 562, 611*
Henle, W., G. Henle u. L. A. Chambers *625*
Henry 654
— s. Décourt, L. *573*
— s. Heller, C. G. *602*
Henry, R. *593*
— s. McArthur, J. W. *604*
— s. Scott, L. D. *605*
Henschel, H. F. s. Samuels, L. T. *586*
Henson, M. 487, *578, 625*
Hentschen, F. 516, *625*
Hepburn, R. H. 166, 420, *578*
— s. Gregg, N. *624*
Herbrand, W. 685, *732*
Hering 161, 439
Hering, H. s. Kirsch, E. *580, 627*
Herman 358
Herman, H. A. s. Edmondson, J. E. *609*
Hermann 296
Hermann, G. s. Obé, G. *615*
Hermann, U. *593*
Herold 258
Herrera, R., G. Gandolf O., Y. Kehidai u. V. L. Beazzi *593*
Herrmann, W. s. Buxton, L. *608*
Herrold, R. D. *593*
Hershman 454
Hershman, H. A. s. Brodny, M. L. *572, 591, 600, 621*

Hertwig 487, 761
Hertwig, H. *765*
Hertwig, P. *578, 625*
Hertz 261, 514
Hertz, R. *593*
— u. R. K. Meyer *593*
Hertz, W., u. E. Jeckeln *625*
Hertzman s. Lurie, L. A. *581*
Herxheimer, G., u. K. F. Hoffmann *578*
Herzog, W. 689, 690, 691, 692, *732*
Herzt, W. *578*
Hesse 455, 456, 481
Hesse, E. *625*
Hesse, F. s. Bauer, K. M. *570, 620*
Hessler, Franciskus 6, *557*
Hett 497
Hett, J., u. H. Maak *625*
Heusgheins s. Ernould, H. J. *574*
Heyde, H. C. van der 450
— s. Oordt, G. J. *568, 630*
Heyer, G. R. 705, *732*
Heys, F. *559*
Hickey 490
Hickey, P. M., u. E. W. Hall *625*
Hickinbotham, P. F. J. 430, 525, *637*
Hieronymus 658
Hierz, H. A. s. Kiessling, W. *580*
Higgins 430
Higgins, C. C., u. F. W. Arber *625*
Hignett, S. L. 475, *625*
Hildegard v. Bingen 14, 15, 22, *557*
Hill, H. J. s. Gassner, F. X. *565*
Hill, I. C. s. Heller, C. G. *566, 577, 593*
Hill, R. s. Vidgoff, R. *569*
Hill, R. T. s. Witschi, E. *569, 590*
Hilla 442
Hilla, A. s. Löffler, W. S. *628*
Hillebrand, H. J. 162, *578*
Hiltmann, H. s. Pfister, M. *734*
Hincmarus Remensis 16, *557*
Hinderer, M. 458, 535, *626, 639*
Hinglais 293, 350, 374
Hinglais, H., u. M. J. Hinglais *611*
Hinglais, M. J. s. Hinglais, H. *611*
Hinman, F. 519, 522, 524, 529, 530, *637*
— u. F. H. Benteen *637*
— s. Lowsley, O. S. *560*
Hinsberg 362
Hinsberg, K., u. W. Geinitz *611*
Hinsmann 691
— s. Kuhle, J. *733*

Hippokrates 8, 9, 10, 11, 13, 18, 440, *578, 626, 641, 732*
Hirokawa, W. 324, 325, *611*
Hirsch s. Sand, K. *563*
Hirschfeld, M. 649, *732*
Hirshfeld 343
Hirshfeld, F. L. s. Joël, C. A. *562*
— s. Joël, Ch. A. *612*
His, W. 3, *557*
Hisaw, F. L. s. Fevold, H. L. *601*
Hnevskosky, O. s. Popelka, St. *585, 597, 631*
Hoagland, C. L., H. Gilder u. R. E. Shank *566*
Hobermann, H. D., E. A. Sims u. W. W. Engstrom *566*
Hoche A. 220, *578*
Hochheimer, W. 676, *732*
Hochwart, L. s. Frankl, J. *592, 623*
Hodges 306
Hodges, C. V. s. Berg, O. C. *599, 607*
Hodgson 479
Hodgson, R. E., S. R. Hall, W. J. Sweetman, H. G. Wiseman u. H. T. Converse *593, 626*
Höber, R. 319, *611*
Höchst, W. *602*
Höhne 327, 494
Höhne, G. s. Henke, H. *625*
Höhne, O., u. K. Behne *611*
Hoen 432, 463
Hoen, T. I. s. Cooper, I. S. *573, 621*
Hörtnagel, W. s. Jesserer, H. *579*
Hoferer, R. 444, 447, *593, 626*
Hoff, F. *732*
Hoffmann 362, 397, 465, 466, 488
Hoffmann, C. A., u. S. Werthammer *611*
Hoffmann, E. 678
Hoffmann, F., C. Overzier u. G. Uhde *559*
Hoffmann, F. s. Anselmino, K. J. *599*
Hoffmann, H. A. s. Ewert, E. *574, 623*
Hoffmann, J. G. s. Hempelmann, L. H. *577, 625*
Hoffmann, K. F. s. Herxheimer, G. *578*
Hofmann 328, 486
Hofmann, A. *611*
Hofmann, D. s. Kepp, R. *580, 627*
Hofstätter, R. 482, 525, *626, 637*
— s. Petit, G. *631*
— s. Wright, S. *635*

Hohenheim, Aur. Phil. *557*
Hohlweg, W. 89, 93, 239, 251, 259, 265, 433, 464, *593*
— u. K. Junkmann *566, 578, 626, 732*
— u. H. Zahler *578*
— s. Schneider, J. A. *587, 597*
Holderbach, L. s. Fontaine, R. *575*
Holkup, H. s. Grünberger, V. *593*
Hollaender, A. 483, *578, 626*
Hollander 487
Hollander, W. s. Snell, G. D. *633*
Holliger 163, 463
Holliger, V. H. s. Bors, E. *571, 620*
— s. Rosenqwist, R. C. *571*
Holling, J. *578*
Holstein, E. 450, *626*
Holtorff 403
Holtschmidt 515
Holtschmidt, J. s. Fegeler, F. *623*
Holyoke, E. A. 38, *559*
Holzer 407
— u. E. Marberger *602*
Homans 87
Homer 494
Homer, R. F. s. Hendry, J. A. *625*
Homma, G. 428, *578, 626*
Hook 492
Hook, H. s. Oettingen, K. v. *630*
Hooker, C. W. 106, *559, 562, 566, 578*
— s. Hanes, F. M. *577*
Hooker, J. D. *765*
Hoops, Erwin-Hans 2, *557, 594*
Hopfner, Th. 641, 642, *732, 737, 743, 765*
— s. Aretäus *730*
Hopfner, Th. s. Galen *731*
— s. Hippokrates *732*
— s. Platon *734*
Hori 329
Hori, C. G. s. Hechel, N. J. *611, 625*
Horn, P. 261, 553, *639*
Hornbostel, H. 517, *626*
Horne 163, 286, 463
Horne, H. W., u. Ch. Maddock *594*
— D. B. Paull u. D. Munro *578, 611, 626*
— s. Munro, D. *583, 629*
Hornstein, O. 48, 53, 67, 73, 179, 182, 193, 202, 462, 467, 473, 506, 522, *578, 637*
— s. Doepfner, R. *574, 622*
Horstmann 442
Horstmann, F., u. R. P. Leusden *578, 626*

Horst-Meyer, H. zur *594*
Horwitt, B. N., R. I. Dorfman u. G. van Wagenen *566, 602*
Hosemann, H. 532, 539, *639*
— s. Beitzke, G. *638*
Hoskins, W. H., J. R. Coffman, F. C. Koch u. A. T. Kenyon *566, 602*
Hotchkiss 26, 72, 75, 99, 123, 133, 157, 163, 261, 262, 266, 281, 282, 288, 289, 293, 294, 295, 322, 335, 337, 340, 346, 347, 349, 350, 374, 382, 384, 420, 421, 435, 457, 458, 469, 470, 471, 475, 774, 775
Hotchkiss, R. S. *557, 562, 566, 578, 594, 602, 611, 626*
— E. K. Brunner u. P. Grenley *594, 602, 611*
— A. B. Pinto u. S. Kleegman *594, 611, 626, 795*
— s. MacLeod, J. *567, 582 614, 628*
Houlding 340
Houlding, A. B. s. Page, J. *597, 615*
Howard 97, 101, 117, 135, 140, 155, 162, 166, 172, 178, 180, 184, 185, 191, 198, 219, 300, 419
Howard, R. P. *578*
— W. W. Scott u. R. H. Williams *566, 578*
— u. S. A. Vest *578*
— s. Wilkens, L. *569, 590*
— F. A. Simmons u. F. Albright *562*
— F. A. Simmons u. R. C. Sniffen *578, 594*
— R. C. Sniffen, F. A. Simmos u. F. Albright *566, 578, 602, 611*
— s. Barther, F. C. *570, 591*
— s. Sniffen, R. C. *587, 633*
Howe 184
Hoyne, A. L., J. H. Diamond u. J. R. Christian *578*
Hradec 304
Hradec, J. s. Raboch, J. *597, 605, 615*
Hruby, F. J. s. McCullagh, E. P. *582*
Hubert 121
Hubert, G. s. Catchpole, H. R. *572, 591*
— s. Edwards, E. A. *574*
— s. Hamilton *577*
— s. Hamilton, J. B. *566, 577, 602*
Hudson, J. M. s. Dorff, G. B. *574*
Hübner, K. A. *779, 795*
Huffmann 133
Hug 487
— s. Hursh, J. *626*

Hug, O. *578, 626*
— s. Feine, U. *623*
Huggins 113, 138, 290, 291, 295, 296, 305, 306, 307, 308, 360
— u. Pazos *578*
— s. Linhardt, K. *613*
Huggins, C. *611*
— u. R. S. Bear *578, 611*
— u. A. Johnson *602, 611*
— u. P. V. Moulder *578*
— u. W. Neal *562, 602, 611*
— u. P. Talalay *611*
— s. Barron, E. S. G. *607*
— s. Berg, O. C. *599, 607*
— s. Gray, S. *610*
— s. Scott, W. W. *568*
Huis in't Veld, L. G. 306, *602, 611*
Huker 496
Hulme, H. B. 476, *594, 626*
Hulmer, M. 236, 283, 284, 383, *578, 594, 602, 611*
Hultborn, K. A. s. Birke, G. *564*
Hume, D. M. s. Ganong, W. E. *565*
Humm, F. D. s. Klatskin, W. *627*
— s. Salter, W. T. *586*
Humphrey 38, 119, 305
Humphrey, G. F., u. T. Mann *578, 611*
Humphrey, R. E. *559*
Hunt 133
Hunt, V. C., u. J. W. Budd *578*
Hunter 769
Hupp, G. *594*
Hursh, J. 487, *626*
Hurst, A. F. 454, *578, 626*
Hurxthal, L. M. 140, 145, 243, *578, 594*
— H. J. Bruns u. N. Musulin *579, 594*
Hutchinson, E. C., u. D. Longson *578*
Hutt, F. B. 341, *611*
Hyde 501
Hyman 216
Hyme, J. s. Popelka, S. *585, 597, 631*
Hynearson, E. H. s. Cooper. J. S. *573*

Ides 329
Ides, D. s. Seneca, H. *616*
Ikkos, W. *566*
Imagawa, R. s. Hamilton, J. B. *576*
Imerlisvilli, J. *795*
Impink, R. R. s. Diamond, J. J. *573*
Ingram 396
Ingram, I. D. s. Crooke, A. C. *600*
Ingram, J. D. *602*
Ingram, W. R. *579*

Irazu, J. s. Balze, F. A. de la *561, 570*
Isaak 425, 513
Isaak, S. s. Noorden, C. v. *630*
Ishigami, J., J. Sakatoku u. T. Urabe *566, 602*
Isidor v. Sevilla 13, *557*
Israels, S. L. 421, 474, *795*
— s. Mazer, C. *582, 595, 629*
Ivazu s. Nelson, W. O. *563*
Ivers, W. s. Melicow, M. M. *583*
Iversen, K. *602*
Ivy, A. C. s. Green, R. R. *559*
Iwanow 308, 309, 311, 319, 320, 329, 374
— s. Pelikan, E. *585*
Iwanow, E. E. *611, 795*
Iwanow-Smolenskij 697, *732*

Jackson 314, 340, 494, 517
Jackson, H. *626*
— u. M. Bock *626*
— s. Bock, M. *620*
— s. Craig, A. W. *621*
Jackson, M. H., u. C. Harvey *579, 611*
Jackson, W. P. U. s. Sougin-Misbashan, R. *588, 633*
Jacobi, J., M. Loeweneck u. F. Northoff *626*
— s. Jung, C. G. *732*
— s. Paracelsus *734*
Jacobi, L. 514, 769, *795*
Jacobs, E. C. *579*
Jacobsen, A. W., u. H. F. Machlin *579*
Jacobson, W. E., A. L. Schultz u. J. Anderson *579*
Jacobsson, L. 307, *611*
Jadassohn 121
— s. Brünauer, St. R. *621*
— s. Klingmüller, V. *627*
— s. Löhe, H. *628*
— s. Pincus, F. *585*
— s. Strindberg, J. *588*
Jaffar 462
Jaffar, D. s. Golji, H. *624*
Jaffé 191
Jaffe, I., u. G. Brockway *579*
Jaffe, R. s. Berberich, F. *571*
Jahnel, F. 324, *611*
Jahrreiss, W. 742, *765*
Jakobs, E. C. 99, 139, *566*
Jalavisto 782, *795*
Janke, J. s. MacLeod, J. *628*
Janson, Ph. *594*
Jaretzky, R. 742, 749, 754, *765*
Jarmatz 434, 440, 443
— s. Besancon, F. *571*
Jarmatz, G. *579, 626*
Jaubert 496
Jaubert, A., u. Ch. Motz *626*
Jayle 94, 125, 411
— s. Leach, R. B. *603*

Jayle, M. F., R. Scholler, G. Garonne u. F. Morel *566, 602*
— — G. Garoune u. F. Morell *579*
Jayler, J. W. *579*
Jeckeln 514
Jeckeln, E. s. Hertz, W. *625*
Jeffcoate 340, 420, 470
Jeffcoate, T. N. A. *579, 594, 611, 626*
Jensch, N. 553, *639*
Jensen 397
Jensen, H. s. Evans, H. M. *601*
Jerásek 205
Jesserer, H. *579*
— u. W. Hörtnagel *579*
Jewett 518, 519, 523, 525, 530
Jewett, T. C. s. Gross, R. E. *637*
Jindrich, J. 358, *611, 626*
Jirásek 211, 410
Jirásek, J., u. J. Raboch *579, 602*
Joël 1, 2, 23, 24, 25, 26, 123, 157, 160, 266, 267, 281, 285, 286, 290, 291, 293, 296, 299, 301, 302, 308, 313, 315, 317, 321, 322, 324, 325, 326, 327, 328, 333, 335, 337, 340, 343, 344, 345, 350, 353, 354, 355, 356, 358, 363, 364, 371, 374, 382, 385, 421, 486, 681
Joël, Ch. A. *557, 566, 579, 594, 602, 611, 626, 732, 795*
— u. E. Eichenberger *603, 612*
— H. Frei u. F. L. Hirshfeld *562, 612*
— A. Katschalsky, O. Kedem u. N. Sternberg *612*
— u. S. Kornhauser *612*
— u. S. Kwiat *612*
— u. J. O. Pollak *594, 612*
— s. Crew *600*
— s. Pollak, J. O. *585, 605, 615*
— s. Prevost, J. L. *558*
— s. Rubenstein, B. B. *597*
— s. Treviranus, L. C. *558*
— s. Wattenwyl, H. *589, 635*
— s. Zondek, H. *599*
Joel, K. s. Michael, M. *583, 614*
Johanan, R. 171
Johannes Filius Serapionis *557, 579*
Johnson 216, 295, 307, 527
Johnson, A. A. s. Huggins, C. *602, 611*
Johnson, A. M., u. D. B. Robinson *732*
Johnson, B. A. s. Ott, A. C. *584*
Johnson, S. C. s. Ott, A. C. *584*
Johnson, W. W. *637*
Johnston, J. A. *566*
Johsen, S. G. s. Riis, P. *586*

Joll 406
— s. Simpson, M. E. *605*
Jones, B. F. s. Dalton, A. *622*
Jones, I. s. Gallien, N. *559*
Jones, R. s. MacCullagh, E. P. *567*
Jores, A. 27, 109, 114, 126, 135, 165, 167, 222, 238, 425, 430, 431, 506, 512, 514, *566, 579, 594, 603, 626, 653, 654, 655, 656, 657, 659, 663, 664, 691, 692, 693, 732, 765*
— u. H. Nowakowski *579, 594, 603*
— s. Ballif, L. O. *619*
— s. Carnot *731*
— s. Greenblatt, R. B. *731*
— s. Heller, C. G. *732*
— s. Virchow, R. *735*
Joseph, R. s. Lelong, M. *581*
Josephy, W. 517, *626*
Joslin 425, 426, 513
Joslin, E. P., P. Rootard, P. White, A. Marble u. C. Bailey *626*
Jost, A. 37, 106, 166, 407, *562, 566, 579, 603*
Jürgens, R. *594*
Jung, C. G. 220, 675, 711, *732*
Jungk, E. C. 240, 259, 392, *579*
— W. O. Maddock u. C. G. Heller *579, 603*
— — — u. W. O. Nelson *579, 594*
— s. Heller, C. G. *566, 577, 593, 602*
— s. Maddock, W. O. *595*
Junkmånn, K. 100, 103, 138, 433, 464, *566, 579, 594, 603*
— u. J. Ufer *566, 579*
— s. Hohlweg, W. *566, 578, 626, 732*
Juvenal 658

Kaatz, A. s. Zondek, H. *736*
Käfer, K. s. Blasius, R. *571, 591*
Kaemmerer 321
Kaemmerer, K., u. H. G. Neumann *612*
Kafemann, R. 498, *612, 626*
Kahmann 324
Kahmann, H. s. Schlenk, W. *616*
Kaiser 259, 262
Kaiser, B. *579, 594*
Kaiser, W., u. A. Morgenstern *594*
Kajigama, T. 329, 496, *612, 626*
Kalans, N., C. J. Pattee, G. W. Simpson u. M. Hendelmann *594*
Kalbian, V. V. 515, *626*
Kalich 330
Kalich, J. s. Rolle, M. *616*
Kallmann 424

Kallmann, F. J., W. A. Schoenfeld u. S. E. Barrera *579, 626*
Kamocsay 492
Kamocsay, D., G. Róna u. T. Tarnoczy *626*
Kanavel 526
Kanavel, A. B. s. Burghard, F. F. *636*
Kandrac, M. s. Bartak, V. *599*
Kantor, A. 461, 473, *626*
Kaplan 264, 484
Kaplan, I. I. *594*
Kaplan, R. W. *579, 626*
Kappeler, O. 461, 473, *626*
Kappesser, W. s. Landes, E. *562, 613*
Kar, A. B., u. N. N. De *566*
— u. A. Ghosh *562*
Kardimon, S. *795*
Karras, W. 336, *612*
Karsten 406
Karsten, G., u. U. Weber *765*
Kaseki 488
Kaseki, T. s. Ogoshi, M. *584, 630*
Kassian 658
Kasten, J. *562*
Kato, K. 326, 330, *612*
Katschalsky 296
Katschalsky, A. s. Joël, Ch. A. *612*
Katsh, S. 499, 502, *626*
— u. D. W. Bishop *626*
Kattenbusch, T. 814, *816*
Katzman 392, 395
Katzman, P. A., M. Godfrid, C. K. Cain u. E. A. Doisy *603*
Kauffmann 479
Kauffmann, F., u. W. v. Drigalski *626*
Kaufhold, N. 431, *579, 626*
Kaufman 288, 293, 294, 317, 340, 344, 345, 346, 349
Kaufman, S. A. s. Falk, H. C. *609*
Kaufmann s. Bottomley, A. C. *564*
— s. Tonutti, E. *589*
Kaufmann, C., u. K. G. Ober *562*
Kaufmann, E. *579*
— s. Fassbender, K. *565, 574*
— s. Gögl, H. *562, 566, 575, 624*
— s. Tonutti, E. *569*
Kaufmann, P. *579*
Kaulla, K. N. v. 290
— u. L. B. Shettles *612*
Kaven, A. 487, *627*
Kaye, B. M. s. Cohen, M. R. *795*
Kearns, W. M. 258, *594*
Kedem 296
Kedem, O. s. Joël, Ch. A. *612*

Keettel 180, 287, 324, 777
Keettel, W. C., R. G. Bunge u. J. T. Bradbury *594*
— — — u. W. O. Nelson *579*
— s. Bunge, R. G. *608, 794*
Kehidai, Y. s. Herrera, R. *593*
Kehrer 161, 438, 439, 515, 672
Kehrer, E. *579, 594, 627, 732*
Kehrer, F. A. *627*
Keining 259, 262
Kelby, G. M., u. R. W. Stenstrom *579*
Kellen, J. s. Spanar, E. *606*
Keller 296
Keller, A. *580*
Keller, M., u. R. Tschumi *612*
— s. Hauser, A. *577*
Kemp, T. 273, 420, *559, 603, 627*
Kemper, W. 671, 679, 680, 691, *732*
Kempermann, C. T. *559*
Kennedy, W. P. 502, *627*
Kenyon, A. T. *566, 594*
— T. K. Knowlton, L. Sandiford, F. C. Koch u. G. Lotwin *579*
— I. Sandiford, A. H. Bryans, K. Knowlton u. F. C. Koch *579*
— s. Carmichael, H. T. *572*
— s. Gallagher, T. F. *565, 601*
— s. Hoskins, W. H. *566, 602*
— s. Varney, R. F. *589, 606*
Kepler, E. J. s. Mason, H. L. *604*
Kepp, R. K. 296, 299, 300, 301, 340, 486
— u. D. Hofmann *580, 627*
— u. H. W. Vasterling *580, 594, 603, 612*
— s. Vasterling, H. W. *618*
Kersten, J. s. Napp, J. H. *604*
Keschner 423
Keschner, M., u. C. Davison *580, 627*
Kessel, J. S. 689, *733*
Kessler 514
Kessler, B. J. s. Reich, C. *631*
Kestel 251, 543
Kestel, L. s. Heckel, N. J. *566, 577, 593, 639*
Keutel, J., u. H. C. Gabsch *612*
Keutmann, E. H. s. Bassett, S. H. *570*
Keyes 527
Keyes jr., E. L., u. D. W. MacKenzie *637*
Keys, A. s. Samuels, L. T. *586*
Khreninger-Guggenberger, J. von 289, *612*
Kiefer 465, 466
Kiefer, J. N. s. Pinto, P. S. *585, 631*
Kierland 428, 516

Kierland, R. R. s. Christiansen, H. B. *621*
Kiesselbach, A. 46, 48, 114, *562*
— s. Goerttler, K. *562*
— s. Watzka, M. *564*
Kiessling, W. 332, 461, *627*
— u. H. A. Hierz *580*
Kihlström, J. E. 330
— s. Lindahl, P. E. *595, 613*
Kimbrough 527, 529
Kimbrough, J. C., u. J. F. Reed *637*
Kimmig, J. 26, 243, 281, 306, 308, 311, 370, *557, 562, 594, 603, 612,* 769, *795*
— u. C. Schirren *603, 612*
King 301, 302, 438, 444
King, B. G. *627*
King, E. J., u. A. R. Armstrong *612*
King, H. *627*
Kinley 360
Kinley, G. s. Steele, H. D. *617*
Kinmonth, J. B. 456, *627*
Kinsell, L. W. 145, 243, *580, 594*
Kinsey, A. C. 273, 275, 646, 649, 654, 676, 680, 686, 688, 689, 705
— W. B. Pomeroy u. C. E. Martin *580, 603*
— — — P. H. Gebhardt *733*
Kinsky 654
Kirchhoff, H. 447, *580, 627*
Kirchmayr, W. *594*
Kirk, J. E. 301, 302, *580, 612*
— L. A. Eisenstein u. G. M. McBryde *580*
Kirsch 161, 439
Kirsch, E., u. H. Hering *580, 627*
Kisch, E. 478, *594, 627, 795*
Kittsteiner, W. 358, *612*
Klages, L. 644, 676, 704, *733*
Klatskin, G. 476
— W. T. Salter u. F. D. Humm *627*
— s. Salter, W. T. *586*
Klebanow 510
Klebanow, D., u. H. Hegnauer *627*
Kleegman, S. J. 294, 457, *612, 775, 778, 782, 795*
— s. Hotchkiss, R. S. *594, 611, 626, 795*
Klees 257, 782
Klees, E., u. E. Heinke *594, 795*
Klein 434
— u. Stoll *562*
Klein, D. *627*
Klein, M., R. Fontaine, G. Stoll, A. Dany u. P. Frank *580*
Klein, W. s. Lapin, J. H. *581*
Kleinfelder, H. 513, *627*
Kleinschmidt, H. *580*

Kleinsorge, H. 696, 697, 698, *733*
— u. G. Klumbies *733*
Klemm, E. 440, *580, 627*
Klemperer-Rost 750, 753
Klinefelter, H. F. 97, 124, 125, 191, 197, 198, 393, 397, 398, 400, 401, 515
— F. Albright u. G. C. Griswold *580, 603*
— E. C. Reifenstein u. F. Albright *560, 580, 594, 627*
Klingmüller 301, 432, 443
Klingmüller, G. *612*
Klingmüller, V. *627*
Klinke, K. 514, *627*
Kloos, G. 647, *765*
Kloss 225
Kloss, G. s. Schneider, J. A. *597*
Klostermann, G. F. 533, *639*
Klotz 203, 489
Klotz, E., u. W. Seelentag *580, 627*
— s. Seelentag, W. *587, 633*
Klotz, H. P. *580*
— u. C. Sors *580*
— s. Baulien, E.-E. *564, 591*
— s. Biskind, G. R. *591*
Kluckhohn, Cl. 645, *733*
Klüken 27
Klumbies 697
Klumbies, G. s. Kleinsorge, H. *733*
Klutmann 107
Kment, O. H. 455, *595, 627, 639*
Knake 427
Knake, E. s. Sauerbruch, F. *632*
— s. Nishimura *630*
Knaus, H. 26, 48, 158, 233, 234, 308, 309, 310, 311, 312, 316, 323, 327, 333, 374, 421, 467, 474, *557, 562, 580, 595, 603, 612, 627,* 775
Kneer, M. 350, 374, *612*
Kneise 158, 265, 454
Kneise, O., u. K. Schober *580, 595, 603, 627*
Knoth 214, 215, 434, 440, 441
Knoth, W. s. Heinke, E. *577, 625*
Knowlton, T. K. s. Kenyon, A. *579*
Knüchel 306
Knüchel, W. s. Dirscherl, W. *600, 609*
Koch 403, 475, 513, 515, 517, 780, 783
Koch, E., M. Taubert u. H. J. Wachtel *580, 627*
Koch, F. C. 567
— s. Gallagher, T. F. *565, 601*
— s. Hoskins, W. H. *566, 602*
— s. Kenyon, A. *579*
— s. Varney, R. F. *589, 606*
Koch, G. *627*

Koch, W. *580, 627, 795*
— E. Heim u. J. Eschweiler *567*
Kochakian 107
Kochakian, C. D. s. Clark jr., L. C. *600*
Kocher *580*
Köhlmeier, W. 127, 444, *580, 627*
Kölliker, A. 25, 329, *557, 612, 663, 733*
Koelsch, F. 447, 448, 449, *595, 627*
— s. Bluhm, A. *620*
— s. Kostitsch, A. *627*
König 552
König, F., u. G. Magnus *639*
Koerner 324, 509, 772, 777, 779, 781, 782
Koerner, A. s. Seymour, F. J. *587, 617, 633, 796*
Koets 264, 301, 307
Koets, P., u. L. Michelson *603, 612*
— s. Michelson, L. *596, 614*
Koff, A. K. *560*
Kohlberg, K. H., *603, 612,* 767, 774, 789, *796*
Kohrs 515
Kohrs, S. s. Fegeler, F. *623*
Kollath, W. 5, *557*
Koller 295, 341, 358, 434. 442, 474, 475, 779, 780
— s. Schröder, V. *796*
— s. Sokolovskaia, A. *617*
Koller, A. s. Artner, J. *599*
Koller, F., u. W. Siegentbauer *580*
Koller, R. *580, 612, 627, 796*
Kooker 62
Koop, C. E. 529, *637*
Koopman, J. 420, *580, 627*
Kopenhaver, W. M. s. Bailey *558, 561*
Korb, H. 493, *580, 627*
Koren 489
Koren, K., u. S. Maudal *580, 627*
Korenchevsky, V., u. M. Dennison *603*
Kornhauser 328
Kornhauser, S. s. Joël, Ch. A. *612*
Kornitzer, W. *816*
Korting, G. W. 306, 307, *580*
— s. Adam, W. *607*
— s. Brehm, G. *600, 608*
Kosenow, W. 409, *603*
— u. H. Schönenberg *603*
— u. R. Scupin *603*
Kossel, A. 352, *612*
Kostitsch, A. 448, 481, 496, *627*
— u. L. Verbitzki *627*
Kracht, J. *567*
Kraemer, R. *580*

Krampitz 296, 307
Krampitz, G. s. Doepfmer, R. *609*
Kranz 494
Kranz, H. W., u. M. P. Geppert *627*
Kraus, E. J. 132, *580*
Krebs 322
Kretschmer, E. 274, 415, *603*
Kriegel 489
Kriegel, H. s. Matthes, Th. *629*
Kriegel, W. *765*
Krömer, W. 800, 802, 814, *816*
Kroger, W. S. 680, 699, *733, 816*
— u. Ch. J. Freed *733*
Kronos 738
Krückmann, J. 138, *580*
Kruschius, Johannes E. 21, 22, 23, 168, 171, *557, 580*
Kryger, G. B. *816*
Kubie, L. S. *733*
Kubin, R. s. Vidgoff, R., R. Hill u. H. Vehrs *569*
Kühnau 328, 425, 426, 513, 514, 517
Kühnau, J. s. Grafe, E. *576, 624*
Kühnau, W. *612*
Künkel 494
Künkel, H. A. s. Henke, H. *625*
Küst, D., u. F. Schütz *612*
Kuhle 691
Kuhle, J., u. Hinsmann *733*
Kuizenga, M. H. s. Ott, A. C. *584*
Kun, H. s. Steinach, E. *568, 606*
Kunsisto, A. N. s. Telkkä, A. *634*
Kuntz, A., u. R. E. Morris jr. *562*
Kunze s. Leydig, F. v. *562*
Kunze, A. *562*
Kuppermann, H. D., J. A. Epstein, H. G. B. Meyer u. A. Stone *595*
Kurzrok, R. 299, 300, 301, *612*
— S. L. Leonhard u. H. Conrad *612*
— s. Birnberg, Ch. H. *599*
— s. Leonhard, S. L. *613*
— s. Perlmann, P. L. *615*
Kusano, N. *580*
Kuusisto 498
Kwiat 333
Kwiat, S. s. Joël, Ch. A. *612*
Kyrle, J. 152, 160, 231, 481, 486, 493, *567, 580, 627*
— u. K. J. Schopper *580, 595, 627*

Labhart, A. 27, 30, 31, 64, 65, 66, 67, 74, 102, 107, 110, 111, 112, 113, 114, 120, 126, 127, 129, 132, 135, 137, 140,

53*

Labhart, A. 166, 170, 174, 242, 243, 274, 280, 411, 422, 425, 426, 430, 431, 432, 477, 513, 514, 515, 516, 557, 567, 580, 595, 603, 628
— u. B. Courvoisier 580
— s. Constam, G. R. 621
— s. Hedinger, Chr. 577, 625
— s. Prader, A. 585, 597, 605, 631
Lachner, O. 595
Laemmer, M. 685, 733
Lagerlöf, N. 179, 309, 341, 342, 349, 350, 580, 612, 685, 733
Lahr 133
Lamb 429, 496
Lamb, A. R. s. Phillips, P. H. 631
Lamb, J. H. 628
Lambert, A. s. Netter, A. 584
Lamoreaux 501
Lampe 294, 371, 372
Lampe, E. H., u. E. H. Masters 603, 612
Landau, R. L. 106, 113, 122, 143, 147, 221, 304, 580, 613
— u. R. Longhead 567, 581, 595, 603
— u. J. Loughead 613
Landers 689
Landes, E. 62, 343
— u. W. Kappesser 562, 613
Landing 494
Landing, B. H., u. E. Gold 580
— A. Goldin u. H. A. Noe 628
Landsteiner, K. 500, 595, 628
Lane-Roberts, C. 232, 233, 236, 239, 240, 243, 245, 291, 295, 347, 355, 356, 357, 360, 362, 439
— A. Sherman, K. Walker u. B. P. Wiesner 595
— — — B. P. Wiesner u. M. Barton 557, 581, 595, 603, 613, 628
Lang 420, 421, 430, 436, 437, 439, 440, 443
Lang, F. J. s. Gögl, H. 562, 566, 575, 624
Lang, K. 628
Lange 121, 122, 167, 168, 169, 170, 420, 553, 657
Lange, G. 628
Lange, J. 581, 639, 733
Lange, M., u. M. Lange 567
Lange-Malkwitz, F. 498, 628
Langendorff, H. 581, 595
Langhof 450
Langhof, H. s. Beiküfner, H. D. 620
Lanz, T. v. 43, 295, 310, 311, 316, 371, 543, 562, 613, 639
Lapin, J. H., W. Klein u. A. Goldman 581
Laqueur 87, 99, 222

Laqueur, E., K. David, E. Dingemanse u. J. Freud 581
— s. David, K. 565
Lardy, H. A. 261, 305, 308, 312, 320, 321, 325, 374, 613
— D. Ghosh u. G. W. E. Plaut 613
— u. P. H. Phillips 595, 613
— s. Phillips, P. H. 631
Laroche, G., H. Simmonet u. E. Bompard 603
Larsen, J. s. Schultz-Hammen, R. 563
Laug-Schoen s. Jürgens, R. 594
Laugier, P. s. Pautrier, L. M. 631
Laumonier, R. s. Lelong, M. 581
Laves, W. 532, 639
Lawrence 468, 490
Lawrence, Ph. S. s. Macht, St. H. 628
Lawrence, W. 628
Lazarus 263
Lazarus, M. L. s. Rubenstein, B. B. 616
Leach 197, 259, 411
Leach, R. B., W. O. Maddock, I. Tokuyoma, A. Paulsen u. W. O. Nelson 581, 595, 603
— s. Tornyama, O. 606
Leadbetter, W. F. 430, 628
Leathem, J. H. 240, 245, 595
— s. Eversole, W. J. 592
Lebeuf, M. F. 161, 438, 439, 581, 628
Leblond 55, 261
Leblond, C. P., u. Y. Clermont 562
— — u. L. C. Cimon 595
Leclerc 750
Lederer, J. 427, 512, 581, 628
Lee, M. s. Fevold, H. L. 601
Leeb 333
Leeb, H., u. G. Rennhofer 613
Leeuwenhoek, A. v. 1, 23, 308, 360, 613
Lehfeldt, H. 816
Lehmann, F. R. 739, 749, 754, 761, 765
Lehmann, H. 296, 613
Lehmann, J. 439, 581, 628
Lehner, I. 160, 581
Lehrmann, J. 746, 765
Leibbrandt 641
Leiber 512, 513, 514, 515, 516, 517, 522
Leiber, B. u., G. Olbrich 581, 628, 637
Leidl, W. 285, 286, 613
Leikkola, A. 283, 613
Leiser 517
Leiser, A. E. s. MacCullagh, E. P. 628
— s. McCullagh, E. P. 582

Lelong, M., R. Joseph, te dan Vinh, P. Borniche u. R. Laumonier 581
Lemmon 454, 455
Lemmon, Ch. s. Poppen, J. L. 631
— s. Poppen, S. L. 585
Lenthardt, F. 595
Lenz 418, 419
— s. Kemp, T. 559
Lenz, F. s. Baur, E. 620
Lenz, W. 567, 603
Leone, E., u. T. Mann 613
Leonhard 299, 300
Leonhard, S. L., u. R. Kurzrok 613
— u. P. L. Perlman 613
— — u. R. Kurzrok 613
— s. Kurzrok, R. 612
— s. Perlmann, P. L. 615
Leoni, A., u. C. Leoni 581
Leoni, C. s. Leoni, A. 581
Lepercg s. Boudin 572
Lereboullet s. Décourt, L. 573
Lériche, R. 515, 628
Leroy, G. V. 581
Lersch, Ph. 643, 679, 702, 703, 721, 733
— s. Zutt, J. 736
Lervy 178
Lesky, E. 3, 557
Lespinase 267
Lespinase, H. 581
Lespinase, V. D. 595
Letterer, E. 581
Lettew 441
Lettew, E. W. s. Dermon, H. 573, 622
Leuchtenberger, C. 352, 360, 613
— u. R. Leuchtenberger 352, 613
— — F. Schrader u. D. R. Weir 613
— D. R. Weir, F. Schrader u. R. Leuchtenberger 613
— — u. L. Murmanis 613
— s. Steele, H. D. 617
— s. Weir, D. R. 618
Leuchtenberger, R. 352
— s. Leuchtenberger, C. 613
Leusden 442
Leusden, R. P. s. Horstmann, F. 578, 626
Levedahl, B. H., u. L. T. Samels 567
Levie, L. H. 679, 680 733
Levin 92, 392, 397, 398, 400, 526
Levin, L., u. H. N. Tyndale 603
— s. Engle, E. T. 592
Levin, M. 637
Levine, S. M. 581
Levine, W. T. s. Witschi, E. 569, 590

Lewetz, A. 353, 354, *613*
Lewin 448, 749
Lewin, L. *628, 765*
Lewin, M. L. *581*
Lewis, L. G. 518, *581, 637*
Leydig s. Del Castillo, E. B. *559*
Leydig, F. v. 25, *557, 562*
Leys, D. *581*
Li, C. H. 91, 396, 398, *567*
— u. K. O. Pedersen *603*
— s. Fraenkel-Conrat, H. *601*
— s. Simpson, M. E. *605*
Libow 178
Lichtenstern, R. 268, *581*
— u. M. Gara *581, 595*
— s. Bardenheuer, E. *591*
Lichterfeld, W. s. Schneider, J. A. *597*
Lickint, F. 482, *628*
Liebenow, E. 526, *637*
Liebisch, W. 533, *639*
Liebow, A. H. *581*
Liere, E. J. van 452, *628*
— s. Stickney, J. C. *634*
Lillie, F. R. 38, 324, 330, 560, *613*
Lima, M. C. s. Décourt, L. *573*
Lindahl 330, 780
Lindahl, P. E., u. J. E. Kihlström *595, 613*
Linden, H. s. Overzier, C. *585*
Lindner 262
Lindsay, H. A. s. Barr, M. L. *599*
Linhardt 301
Linhardt, K., u. K. Walther *613*
Lininger 552
Lininger, H., R. Weichbrodt u. A. W. Fischer *639*
Linke 514
Linke, A. s. Gebauer, A. *623*
Linné, K. v. 25, *557*
Linser, K. B., u. P. Vohwinkel *628*
Lipp, W. *562*
Lippmann, R. v. *560*
Lippross 107
Lippross, O. s. Veil, W. H. *569*
Lipschütz 496
Lipschütz, A., u. E. Morales *628*
Lipton 499, 502
Lipton, M. M. s. Freund, J. *592, 623*
Lisco 488
Lisco, H. s. Hempelmann, L. H. *577, 625*
Lison, L. *562*
Lisser 516
Lisser, H., u. L. E. Curtis *595*
— Escamilla u. L. E. Curtis *581*
— s. Biskind, G. R. *571*
— s. Escamilla, R. F. *592*
— s. Goldberg, M. B. *576, 624*

Liveson s. Dorf *592*
Lloyd 138, 399, 463
Lloyd, C. W., u. J. Fredericks *595*
— s. Ott, A. C. *584*
Lloyd, E. W., u. R. H. Williams *581*
Lloyd, F. A. s. Zeitlin, A. B. *590, 635*
Lobero de Avila, Luis 20, *557*
Lode, A. 25, 295, *557, 613*
Loeb 496
Loeb, O., u. B. Zöppritz *628*
Loeffler, J. *733, 784, 785, 796*
Löffler, L. 442, 473, 490, *628*
Löffler, S., S. Moeschlin u. A. Hilla *628*
Löhe, H. 439, *628*
Löschke 84, 514
Löschke, A. s. Beumer, H. *620*
Loeser 482
Loeser, A. s. Erbacher, K. *623*
Löw 161, 311, 437
Löw, O. s. Oppenheim, M. *584, 630*
Loeweneck 514
Loeweneck, M. s. Jacobi, J. *626*
Loewy, A. 746, 748, *765*
Lonchart, J. s. Decourt, J. *591*
Long 71, 72, 75
— s. McManus, J. F. *562*
Long, M. E., u. E. T. Engle *562*
Longhead 106, 113, 304
Longhead, R. s. Landau, R. L. *567, 581, 595, 603, 613*
Longson, D. s. Hutchinson, E. C. *578*
Loraine, J. A. 392, 397, 399, 402, *402*, 406, *581, 595, 603*
— u. J. B. Brown *603*
— s. Bauld *599*
— s. Brown, P. S. *600*
— s. Glass, S. J. *575*
— s. Luft, L. *603*
— s. May, E. F. *604*
— s. Simpson, M. E. *605*
Lorenz 645
Lorenz, K. *733*
Lorenz, N. s. Albert, A. *569*
Lotwin, G. s. Kenyon, A. *579*
Lotze 326
Lotze, H., u. W. Schultz *613*
Lourd, J. H. *603*
Love 470
Love, R. J. M. s. Bailey, H. *570, 619*
Lower, W. E., W. J. Engel u. D. R. McCullagh *581*
Lowsley, O. S. 290, *567, 613*
— F. Hinman, D. R. Smith u. R. Guiterrez *560*
Lubin, J. 768, *779, 796*
Luckner, H. 451, *581, 628*
Ludwig, D. J. *595*

Lüchtrath, H. 440, *581, 628*
Lücking, C. 685, *733*
Lüers, H. 495, *628*
Lüers, Th., u. H. J. Schultz *733*
Lüps, P. 285, *613*
Lüsse, W. 560, *603, 779, 796*
Luft 406
Luft, L., u. Sjorgen *603*
Luft, R. *567, 581*
— s. Diczfalusy, E. *600*
Lugue, D. F. *796*
Lumbroso s. Gilbert-Dreyfus, A. *575*
Lumbroso, P. s. Netter, A. *584*
Lumenfeld, B. s. Borth, R. *599*
Lundquist, F. 288, 290, 291, 292, 301, 307, *567, 613*
Lunn, H. F. 467, *628*
Lupatkin 408, 409
Lupatkin, M., u. A. Prader *603*
Lurie, L. A., u. Hertzman *581*
Lush 780
Lutterberg 161, 162, 439, 482
Lutterberg, W. s. Dörffel, J. *574, 591, 622*
— s. Finger, E. *574*
Lutz, W. 516, *628*
Lutzeyer 309, 518, 521, 530
Lutzeyer, W., u. D. Helbig *637*
Lynch 72, 75
Lynch, K. M. *581*
— u. W. W. Scott *562, 581*
Lyon, W. R., u. H. R. Catchpole *603*
Lyons 396
Lyons, W. R., u. E. Page *604*
Lyster, M. H. s. Ott, A. C. *584*

Maak 497
Maak, H. s. Hett, J. *625*
MacCollum, D. W. 530, *637*
Macer, Floridus *557*
Machlin, H. F. s. Jacobsen, A. W. *579*
Macht 490
Macht, St. H., u. Ph. S. Lawrence *628*
Macintyre, M. N. 38, *560*
MacKenzie 524, 527
MacKenzie, D. W., u. M. Ratner *637*
— s. Keyes jr., E. L. *637*
MacLachlan, E. A. s. Butler, A. N. *565*
MacLeod 26, 185, 281, 282, 293, 294, 295, 302, 314, 315, 317, 318, 320, 322, 329, 332, 336, 337, 338, 340, 341, 342, 346, 347, 349, 350, 354, 364, 365, 366, 367, 369, 370, 371, 372, 373, 374, 375, 469, 475, 495, 496, 507, 541, 547, 774, 775
MacLeod, J. *582, 596, 604, 613, 628, 639*

MacLeod, J., u. R. Z. Gold *582*, *596*, *614*, *628*, *639*, *796*
— — u. Ch. M. McLane *582*, *614*
— u. R. S. Hotchkiss 567, *582*, *614*, *628*
— s. Guttmacher, A. F. *795*
— s. Osenkop, R. S. *597*, *630*
MacMahon 781
MacMahon, B. s. McKeown, T. *796*
Macomber 189, 336, 340, 357, 475, 479
Macomber, D., u. W. Saunders *614*
— s. Reynolds, E. *586*, *597*, *616*, *632*
Madaus, G. 744, 745, 746, 748, 750, 751, 752, 753, 754, 755, 761, 762, 763, *766*
Madden, J. H. M. s. Davis, C. D. *573*
Maddock 94, 96, 125, 239, 244, 259, 261, 392, 411, 479
Maddock, L., J. Cohen u. S. B. Wolbach *628*
— S. B. Wolbach u. S. Maddock *628*
— s. Horne, H. W. *594*
Maddock, S. s. Maddock, L. *628*
Maddock, W. O. *581*, *595*
— M. Epstein u. W. O. Nelson *604*
— E. D. Jungk, G. Heller u. W. O. Nelson *595*
— u. W. O. Nelson 567, *581*, *595*, *604*
— s. Heller, C. G. *566*, *577*, *593*, *602*
— s. Jungk, E. C. *579*, *603*
— s. Jungk, F. C. *594*
— s. Leach, R. B. *581*, *595*, *603*
— s. Tornyama, I. *606*
Maeder 517
Maeder, G. s. Franceschetti, A. *623*
Magnus 552
Magnus, G. s. König, F. *639*
Mainx, F. 484, *628*
Majanz, I. 459, 461, *628*
Majerus, K. 496, *628*
Makino, S. *581*
Makris 309, 374, 774
Makris, A. s. Adler, L. *590*, *607*, *794*
Malburg 395
Malburg, R. F., u. J. R. Goodman *604*
Malinowski, B. 645, *733*
Mall, G. 662, *733*
Mallani, J. *581*
Malpighi 23, 769
Malpress, F. H. s. Folley, S. J. *575*, *601*
Manaro 399

Manca, C. *581*
Mancini 71, 77
Mancini, R. E., J. Nolazco u. F. A. de la Balze *562*
— s. Balze, F. A. de la *561*, *570*, *619*
Mann 26, 106, 113, 118, 119, 281, 289, 290, 291, 295, 296, 299, 301, 302, 304, 305, 306, 307, 308, 309, 319, 320, 321, 323, 327, 332, 337, 352, 358, 360, 361, 412, 413, 493
— s. Barron, E. S. G. *607*
— s. Scott, W. W. *568*
Mann, T. 557, 562, 567, *581*, *595*, *604*, *614*, *628*
— u. U. Parsons 567, *581*, *604*
— s. Humphrey, G. F. *578*, *611*
— s. Lardy, H. A. *595*
— s. Leblond, C. P. *595*
— s. Leone, E. *613*
— s. Nešpor, E. *596*
Mansbacher, K. *581*
Manzini, R. E. s. Balze, F. A. de la *570*
Maqsood, M. *595*
Marañon, Don Gregorio 20, *557*
Maranon, G. *581*, 769, *796*
Marberger 197, 206, 207, 406, 407, 408, 410
— s. Money, J. *604*
Marberger, E., R. A. Boccabella u. W. O. Nelson *604*
— u. W. O. Nelson *581*, *604*
— s. Featherstone, R. M. *574*
— s. Holzer *602*
Marble 425, 426, 513, 517
Marble, A., u. C. C. Balley *628*
— s. Joslin, E. P. *626*
Marchi 526, 530
Marchi, C. de, u. R. de Marchi *637*
Marchi, R. de s. Marchi, C. de *637*
Marchionini, A. 685
— u. Th. Nasemann *733*
— s. Biskind, M. S. *730*
— s. Borelli, S. *591*
— s. Schuppli, R. *735*
Marcuse, M. 689, *733*, 737, 740, 742, 749, 757, *766*
— s. Fürbringer, P. *575*
Marden, W. s. Werthessen, N. T. *618*
Marechal, A. 526, *637*
Marescaux 396
Marescaux, J. s. Aaron, B. *599*
Marescotti, V. s. Andreani, D. *599*
— s. Conti, C. *573*
Margo 328, *614*
Marguth, F. s. Tönnis, W. *588*
Mark, J. s. Biskind, G. R. *599*
Markel 89

Markham, M. J. s. Goldman, S. F. *576*
Maroulis, B. G. 353, 355, *582*, *604*, *614*
Marquand, H. S. 418, 420, *582*, *628*
Marquardt, H. 484, 485, *560*, *582*, *628*
Márquez, F. J. s. Trabucco, A. *589*
Marrian, G. F. *604*
Marshall, P. G. 394, *604*
Martial 738, 743
Martin, C. E. s. Kinsey, A. C. *580*, *603*, *733*
Martin, G. G. s. Beiler, M. *607*
Martin, M. s. Monge, C. *629*
Martini, E. 266, 301, *582*, *595*
Martius, H. 483, 484, 485, 486, *628*, *733*
Maschke, W. 456, *628*
Masciotta, G. 691, *733*
Mason 184, 261, 480
Mason, A. *595*, *629*
— E. V. McCollum, E. Orent u. H. G. Day *595*
Mason, H. L. 567, *604*
— u. E. J. Kepler *604*
Mason, K. E. *595*, *628*
Massenbach, W. v. 394, 401
— u. K. W. v. Eikstedt *604*
Massey 266
Massey, B., u. E. F. Nation *595*
— u. E. F. Natoin *582*
Masson, P. 138, 387, *582*
— u. L. Sancert *582*
Mast 239, 265
Mast, H. s. Heni, F. *578*, *593*
Masters 294, 358, 371, 372, 434, 440, 441
— s. Michelson, L. *583*
Masters, E. H. s. Ballew, J. W. *570*
— s. Lampe, E. H. *603*, *612*
Masters, H., s. Ballew, S. W. *619*
Masters, M. D. s. Riley, F. J. *616*
Matthaei, H. *582*
Matthes 489
Matthes, Th., u. H. Kriegel *629*
Matthews 358
Matthews, C. S., u. C. L. Buxton *614*
Mattioli 741, 742
Matussek, P. 649, 675, 677, 679, 680, 682, 683, 686, 689, 691, 698, 699, 700, 710, 711, *733*, *766*
— s. Levie, L. H. *733*
Maudal 489
Maudal, S. s. Koren, K. *580*, *627*
Mawson 498

Mawson, C. A. s. Millar, M. S. *629*
Maxwell s. Goldberg, M. B. *575*
May 123, 273, 317, 406
May, C. F. *582, 604, 614*
May, E. F., u. Stimmel *604*
Mayer, A. *582, 614, 672, 733, 783, 791, 796*
Mazer 421, 474
Mazer, C., u. L. S. Israel *582, 595, 629*
McArthur 392, 397
— s. Talbot, H. S. *568, 588*
McArthur, J. W. *604*
McCahey, J. F. *595*
Mc-Carthy 463, 527
McCarthy, C. S. s. Cooper, J. S. *573*
McCarthy, E. R. s. Thompson, W. O. *638*
McCartney 328, 500, 502
McCartney, H. K. s. Stallcup, O. T. *617*
McCartney, J. L. *595, 629*
McCarty, C. S. s. Cooper, I. S. *621*
McCaughey 423
McCaughey, J. E., u. I. A. Brown *582, 629*
McClean, D. 296, 299, 300, 363, *614*
— u. J. W. Rowlands *614*
McCollum 123, *582*
McCollum, E. V., E. Orent u. H. G. Day *629*
— s. Mason, A. *595*
McCullagh 97, 117, 122, 125, 132, 133, 140, 143, 144, 146, 174, 261, 304, 306, 399, 418, 506, 516, 517
McCullagh, D. R. *562*
— u. E. L. Walsh *567, 582*
— s. Lower, W. E. *581*
McCullagh, E. P. *582, 629*
— J. C. Beck u. C. A. Schaffenburg *582*
— A. Gold u. B. R. McKendry *582*
— u. F. J. Hruby *582*
— u. R. Jones *567*
— u. A. E. Leiser *582, 628*
— u. F. J. McGuri *582, 595*
— u. J. F. Renshaw *595*
— u. H. R. Rosmiller *567, 582*
— u. C. A. Schaffenburg *582, 604, 614*
— R. W. Schneider, W. Bourmann u. M. B. Smith *567, 582*
— W. T. Sirrdge u. H. W. McIntch *582*
— s. Ryan, E. J. *586, 632*
— s. Schaffenburg, C. A. *586, 597, 605, 616*
McCune 302, 304, 305

McCune, W. W. s. Davis, M. E. *600, 609*
McCurdy, P. R. s. Walker, P. C. *589*
McCutcheon, A. B. 519, *637*
McDonald 81, 251, 254, 255, 264
McDonald, D. F. *562*
McDonald, J. *582*
McDonald, J. H., u. N. J. Heckel *595*
— s. Heckel, N. J. *593, 639*
McEachern, D. s. Waugh, D. *569*
McEnery 72
McGavack 512
McGavack, T. H. 404
— s. Drekter, I. J. *601*
— s. Boenheim, F. *620*
McGee, L. C. *562*
McGlannan, A. 526, *637*
McGuri 133
McGuri, F. J. s. McCullagh, E. P. *582, 595*
McIntsh, H. W. s. McCullagh, E. P. *582*
McKendry, B. R. s. McCullagh, E. P. *582*
McKenzie s. Phillips, P. H. *585*
McKeown 781
McKeown, T., u. B. MacMahon *796*
McKusik, V. A. 515, *629*
McLachlan, A. E. *582*
McLane 341
McLane, Ch. M. s. MacLeod, J. *582, 614*
McLean, A. J. 513, *582, 629*
McManus, J. F. *562*
McMillan, E. W. 407, *582, 614*
McMillan, M. s. Emery, J. L. *601*
McShan, W. H. s. Davis, J. S. *565*
Mead 645
Mead, M. *733*
Mead, W. R., u. R. Stith *582*
Meaker, S. R. 295, 317, 327, 340, 417, 429, 439, *582, 596, 614, 629, 796*
Mechow 96, 136
Mechow, O., u. E. Heinke *567, 582*
Medvei, V. C. s. Spence, A. W. *598*
Mehl 489
Mehl, G. s. Oeser, H. *630*
Meier, K., u. F. Gross *582*
Meitinger 514
Meitinger-Stobbe, E. s. Schuppener, H. J. *633*
Melampy 106
Melampy, R. M., s. Cavazos, L. F. *565*
Melicow, M. M., J. N. Robinson, W. Ivers u. L. K. Rainsford *583*

Mellicow, N. M. 133, *583*
Menander 737
Mengert 96
Mense, C. s. Rho, F. *734*
Menzel 515, 551, 689, 690
Menzel, E. *639*
Menzel, W. *629*
Meranze 126, 135, 187, 189, 214, 216, 522
Meranze, D. R. s. Charny, C. W. *561, 573, 600*
Mercier 344
Mercier, E., u. G. W. Salisbury *614*
Meredith, V. 275
Merkel 495
Merkel, H., u. J. Falcao *629*
Merkel-Bonnet s. Meves, F. *563*
Mertens, V. E. 482, *629*
Messent, D., u. R. Shackman *583*
Messer 295
Messer, F. C., u. B. R. Almquist *614*
Messih, G. Abd. el s. Henderson, E. *566*
Mestler, G. E. s. Hamilton, J. B. *566, 576*
Metalnikov, S. 500, *629*
Metchnikoff, E. 500, *629*
Mettenleiter, M. 162, 326, 329, 439, *583, 614, 629*
Metz 334, 335, 336
Meves, F. 63, 310, 342, *563, 614*
Meyer 220, 518, 519, 524, 525, 529, 551, 739, 742, 748, 751, 753, 754
Meyer, F. W. *637*
Meyer, H. G. B. s. Kuppermann, H. D. *595*
Meyer, J. E. *639, 733*
Meyer, M. A. s. Biskind, G. R. *591*
Meyer, P. S. *733*
Meyer, R. K. s. Davis, J. S. *565*
— s. Hertz, R. *593*
Meyer, W. B. 747, *766*
Meyer-Steinegg 10, 13, 14, 18
Meyer-Steinegg, T., u. K. Sudhoff *557*
Meyers 221, 225
Michael 339, 353, 354, 355, 358
Michael, A. F. s. Gold, A. P. *593, 610*
Michael, M. *614*
— u. K. Joël *583, 614*
Michalke, G. *639*
Michelson 156, 157, 159, 162, 163, 173, 189, 264, 267, 268, 299, 300, 301, 307, 340, 383, 420, 421, 422, 434, 435, 455, 526

Michelson, L. *583, 596, 614, 629, 637*
— Ballew u. Masters *583*
— u. P. Koets *614*
— u. R. Michelson *583, 596, 604, 614*
— S. Roland u. P. Koets *596*
— s. Koets, P. *603, 612*
Michelson, R. s. Michelson, L. *583, 596, 604, 614*
Miescher 155, 249, 352, 436, 437
Miescher, F. *614*
Miescher, G., u. C. Böhm *583, 629*
Miescher, K., u. P. Gasche *596*
— u. E. Tschopp *583*
Miflet, J. 456, *629*
Millar 498
Millar, M. S., M. J. Fischer, P. V. Elcoate u. C. A. Mawson *629*
Miller 273, 290, 296, 419
— s. Crew *600*
Miller, E. G. s. Ross, V. *616*
Miller, M. s. Schiller, S. *568, 605*
Miller, R. B. s. Albright, F. *569*
Miller, W. s. Crew, F. *622*
Miller-Kurzrok 237
Millman, N. 329, *614*
Mills, C. 99, 475, *596*
— u. F. A. Senior *629*
Mills, R. G. *567*
Milovanov, V. K. 329, 330, *614*
Minder, J. *583*
Mitchell 275, *563*
Mitchell, A. G. s. Warkany, J. *589*
Mitchell, J. s. Dalton, A. *622*
Mittenecker *675*
Miura, H. 779, *796*
Miyoshi, K. *630*
Möllendorf, W. v. 160
— u. F. Wagenseil *583*
— s. Stieve, H. 560, *563*
Moench, G. L. 26, 281, 283, 288, 291, 293, 301, 313, 315, 316, 317, 325, 326, 327, 328, 335, 337, 340, 341, 342, 343, 344, 346, 347, 349, 350, 353, 356, 364, 368, 374, 439, 449, 557, 567, *583, 596, 604, 614, 629*, 685, *733,* 780
— s. Crew, F. A. E. *573*
Moeschlin 442
Moeschlin, S. s. Löffler, W. S. *628*
Molineus 552
Molineus, G. s. Fischer, A. W. *639*
Molitch, M. 525, *637*
Moll, A. 675, *733*
Molnàr, J. 328, 421, 495, *629*
— u. J. Zador *614, 629*
Monaschkin 133, *583*
Moncorps, C. 455, 456, 530, *583, 596, 629, 637*

Money 406
Money, J., J. G. Hampson u. J. L. Hampson *733*
— u. J. L. Hampson *733*
— u. Niarl *604*
Monge, C. 451, 452, *629*
— u. M. Martin *629*
— s. Carvallo *621*
Montagna, W. 72, 73, 75, 80, *563*
— u. J. B. Hamilton *563*
Montagu, M. F. A. 505, *629*
Moodie, E. W. *796*
Moore 38, 48, 95, 133, 158, 159, 166, 285, 290, 296, 340, 360, 407, 408, 430, 452, 467, 468, 474, 479, 480, 486
Moore, C. R. *583, 614, 629*
— u. T. F. Gallagher *563, 614*
— u. C. W. Morgan *596*
— u. R. M. Oslund *583, 629*
— u. D. Price 560, 567, *596, 604, 629*
— u. W. J. Quick *563, 567, 583*
— u. L. T. Samuels *596, 629*
— s. Friedmann, N. B. *575*
Moore, D. H. s. Ross, V. *616*
Moore, K. L., u. M. L. Barr *604*
— M. A. Graham u. M. L. Barr 560, *583, 604*
Moore, R. A., u. R. F. Hanzel *614*
— s. Dixon, F. J. *574*
— s. Friedman, M. B. *623*
Moore, Th. *629*
Moore-White, M., u. M. Barton *614*
Morales 496
Morales, E. s. Lipschütz, A. *628*
Morales, P. A. de 496
— u. B. H. C. de Paive *629*
Morb 62
Morel s. Leach, R. B. *603*
Morell, F. s. Jayle, M. F. *566, 579, 602*
Morgan 357
Morgan, C. W. s. Moore, C. R. *596*
Morgan, H. R. s. Taylor, W. P. *617*
Morgenstern 444
Morgenstern, A. s. Kaiser, W. *594*
Morgenstern, Z. *583, 629*
Moricard, R. *596*
Morosow, V. A. 332, *614*
Morris 497
Morris, E. J. *583*
Morris jr., R. E. s. Kuntz, A. *562*
Mortimore, G. E. s. Heller, C. G. *577, 593*
Mortis 396
Mortis, G. s. Bedoya, J. M. *599*
Mosbech, J. s. Riis, P. *586*
Moser, G. 123, *583*

Moskowicz, L. 655, *733*
— s. Halban, J. *732*
Mossmann 29
Moszkowicz, L. 520, *583, 637*
Motz 496
Motz, Ch. s. Jaubert, A. *626*
Moudry, A. 26, *557*
Moulder 138
Moulder, P. V. s. Huggins, C. *578*
Moxter, D. v. 500, *629*
Moyene 137
Mügge 483
— s. Eichler, O. *592*
Mügge, H. s. Eichler, O. *622*
Mühlbock, O., u. L. M. Boot *596*
Mühsam 689
Mueller 539
Mueller, B. *639*
Müller 75, 427, 434, 517, 780, 782
— u. Thormann *563*
— s. Johannes, F. S. *579*
— s. Peukert, W. E. *585*
Müller, G. *583, 596, 629*
Müller, J. C. s. Fontaine, R. *575*
Müller, J. K. *629*
Müller, L., u. Bo. Anderson *583*
— u. B. Andersson *630*
Müller, W. 1, 28, 167, 557, *583, 796*
— s. Albucasis *569*
— s. Avenzoar, A. *570*
— s. Freisen, J. *575*
— s. Galenos, C. *575*
— s. Gury de Canliac *576*
— s. Haly Abbas *576*
— s. Hippocrates *578*
— s. Sabater, G. *586*
— s. Simon, J. G. *587*
— s. Wasserschleben, F. W. H. *589*
Müller-Hess 532
Müller-Hess, V., u. G. Panning *639*
Münzer 20
Mulinos, M. G., u. L. Pomeranz *567*
Muller, H. J. 419, 484, *560, 583, 629*
Mulligan *583*
Mulligan-Rewell 138
Munro 163, 286, 309, 463
Munro, D., H. W. Horne jr. u. D. P. Paull *583, 629*
— s. Horne jr., H. W. *578, 611, 626*
Munro, S. S. *615*
Murmanis, L. s. Leuchtenberger, C. *613*
Murphy 498
Muschke, H. E. 94, 386, *567*
Musulin, N. s. Hurxthal, L. M. *579, 594*

Myers 328, 663
Myers, G. B. s. Heller, C. G. 577
Myers, R. M., u. J. O. Almquist 615
— — u. P. W. Prince 615
Myoshi, K. 488, 583
Mysberg, W. A. 560

Nachtsheim, H. 420, 458, 483, 492, 498, 504, 560, 630
Nadel, H. s. Buxton, L. 608
Nadler 204, 423, 513
Nadler, C. S., W. A. Steiger, M. Troncelleti u. Th. M. Durant 583, 630
Nagel, A. 46, 47, 48, 467, 615, 630
Nalbandow 398
Napp 406
Napp, J. H., u. J. Kersten 604
Nasemann 685
Nasemann, Th. s. Biskind, M. S. 730
— s. Marchionini, A. 733
— s. Schuppli, R. 735
Nathusius, W. v. 684, 734
Nathusius, W. s. Schenck, E. G. 734
Nation 266
Nation, E. F. s. Massey, B. 582, 595
Naujoks, H. 490, 630
Neaker, S. R. 583
Neal 290, 291, 305, 307, 308
Neal, W. s. Huggins, C. 562, 602, 611
Negebauer, F. I. v. 583
Nehrer 513
Nehrer, R. s. Prader, A. 585, 631
Nelson 26, 36, 72, 75, 93, 94, 96, 97, 117, 122, 125, 140, 151, 152, 155, 162, 166, 172, 178, 179, 180, 181, 182, 183, 184, 185, 187, 189, 190, 191, 197, 198, 199, 203, 204, 206, 207, 209, 211, 243, 244, 245, 254, 259, 275, 406, 408, 409, 410, 411, 421, 422, 494, 496, 497, 515, 517, 522, 523, 529
— s. Holzer 602
— s. Money, J. 604
Nelson, B. M., u. B. L. Bailey 583, 630
Nelson, O. s. Steinberger, E. 633
Nelson, W. O. 557, 560, 563, 567, 583, 630, 637
— u. R. G. Bunge 596, 630
— u. C. G. Heller 560, 584
— u. E. G. Heller 563
— u. S. J. Segal 584

Nelson, W. O. s. Burdick, C. C. 572
— s. Cooper, E. R. A. 573
— s. Featherstone, R. M. 574
— s. Felizet, G. 574
— s. Heller, C. G. 566, 577, 593, 602, 625, 732
— s. Heller, E. G. 593
— s. Hotchkiss, R. S. 578
— s. Jungk, E. C. 579
— s. Jungk, F. C. 594
— s. Keettel, W. C. 579
— s. Leach, R. B. 581, 595, 603
— s. Maddock, W. O. 567, 581, 595, 604
— s. Marberger, E. 581, 604
— s. Segal, S. J. 560, 587
— s. Witschi, E. 560
Nemiloff, A. 312, 584, 615
Neperseny 675
Nesper 261
Nešpor, E. 596
Netter, A., A. Lambert u. P. Lumbroso 584
— s. Dorf 592
Netter, Fr. H. 567, 584
Neubauer 334, 335
Neumann 285, 321, 691, 696
Neumann, E. 615
Neumann, H. 734
Neumann, H. G. s. Kaemmerer, K. 612
Neumann, J. s. Welcker, A. 736
Neuweiler 513, 515
Neuweiler, W. s. Guggisberg, H. 624
Niarl 406
— s. Money, J. 604
Nieburgs, H. E. s. Greenblatt, R. B. 576
Nieden, M. zur 798, 800, 801, 802, 814, 815, 816
Niedermeyer, A. 234, 286, 334, 533, 596, 615, 640
Niendorf, F. 296, 300, 334, 350, 374, 604, 615
Niessen, H. 456, 596, 630
Niewisch, H. 689, 734
Nikolowski, W. 27, 165, 261, 262, 281, 301, 302, 304, 434, 435, 440, 441, 443, 455, 456, 459, 460, 462, 465, 471, 472, 480, 584, 596, 604, 615, 630, 685, 734, 766, 752
— s. Gropper, H. 593, 602, 610
Nishimura 427, 630
Nissim 498
Noack, W. 450, 630
Nocke, W. 296, 615
Nodine 299
Nodine, J. H. s. Perloff, W. H. 615
Noë 494

Noe, H. A. s. Landing, B. H. 628
Nolazco 71
Nolazco, J. s. Mancini, R. E. 562
Noorden, C. v. 425, 513
— u. S. Isaak 630
Nordlander, E. 163, 179, 180, 184, 213, 216, 419, 421, 440, 441, 442, 451, 462, 584, 596, 604, 630
— s. Erikson 574
Norman 489
Norman, A. s. Billings, M. S. 571, 620
Northoff 514
Northoff, F. s. Jacobi, J. 626
Notertein, F. W. s. Stix, R. K. 617
Nothnagel s. Babes, V. 619
— s. Fürbringer, M. 556
— s. Fürbringer, P. 610
Novitski 782
Novitski, E., u. L. Sandler 796
Nowakowski, H. 26, 27, 88, 96, 120, 122, 124, 127, 133, 134, 135, 138, 141, 142, 143, 145, 146, 157, 163, 165, 219, 223, 243, 245, 257, 296, 302, 304, 397, 401, 412, 420, 462, 505, 507, 557, 567, 584, 596, 604, 615, 630, 671, 673
— u. G. Assmann 596
— u. Gadermann 584
— u. L. Püschel 567, 584
— u. C. Schirren 584, 604, 615
— u. H. Schmidt 630
— s. Beiglböck, W. 591
— s. Brilmayer, H. 572
— s. Fassbender, H. G. 574
— s. Hauser, A. 577
— s. Heni, F. 578, 593
— s. Hohlweg, W. 594
— s. Horst-Meyer, H. zur 594
— s. Jores, A. 579, 594, 603
— s. Kimmig, J. 557
— s. Mühlbock, O. 596
— s. Oberdisse, K. 584
— s. Overzier, C. 585
— s. Raboch, J. 597
— s. Reiss, M. 586
— s. Schneider, W. 616
— s. Schneider, W. G. 605
— s. Schuchardt, E. 563
— s. Sheehan, H. L. 587
— s. Tönnis, W. 589
— s. Tonutti, E. 558, 606, 634
Noyes, R. W. 327, 615
Nuccio, A. de 454
— s. Brodny, M. L. 572, 591, 600, 621
Nürnberger, L. 327, 328, 596, 615
Numberger 489
Numberger, J. s. Seelentag, W. 587, 633

Obé, G. 296, *596*
— u. G. Hermann *615*
Ober, K. G. s. Kaufmann, C. *562*
Oberdisse, K. 126, 127, *584*
— u. W. Tonnis *584*
— s. Costero *573*
— s. Friedmann, N. B. *575*
— s. Köhlmeyer, W. *580*
Oberhille 132
Oberhille, H. R. s. Taubenhaus, M. *588*
Oberndorfer, S. 160, 161, 189, 196, 214, 216, 218, 231, 359, 383, 437, 470, 471, 506, *563*, *568*, *584*, *596*, *604*, *615*, *630*
Obolensky, J. 463, *630*
Occels 187, 189
O'Connell 430
O'Connell, H. V., u. C. F. Geschickter *630*
O'Conor, V. J. 266, 267, 268, 455, 466, 522, 525, *584*, *597*, *630*
— u. B. C. Corbus *584*
— s. Corbus, B. C. *636*
Oertel, G. *604*
Oeschger, W. *816*
Oeser, H. 484, 489, 491, 492, *630*
— G. Mehl u. P. Schaefer *630*
Östergaard 138, *584*
Oettingen 492
Oettingen, K. v., u. H. Hook *630*
Oettle, A. G. 115, 288, 290, 291, 292, *563*, *604*, *615*
Ogino 234, 775
Ogoshi 488
Ogoshi, M., S. Asakrua u. T. Kaseki *584*, *630*
Oiye, T. 194, *584*
Oken, L. 25, *557*
Okkels, H. s. Sand, K. *560*, *586*
Okonek, G. *584*, *630*
Olbrich 512, 513, 514, 515, 516, 517, 522
Olbrich, G. s. Leiber, B. *581*, *628*, *637*
O'Leary 428, 516
— s. Bustamente, J. A. *730*
O'Leary, P. A. s. Christiansen, H. B. *621*
Ølesen, H. 506, *630*
Olivecrona, H. s. Zülch, K. J. *590*
Olmer, J. 662, *734*
Olshausen, K. W. s. Warren, S. *569*
Ombrédanne, L. *584*
Oordt 450
Oordt, G. J., u. H. C. van der Heyde *568*, *630*
Oppenheim, M. 161, 311, 437, 687, *734*
— u. O. Löw *584*, *630*

Orcein 387
Orent, E. s. Mason, A. *595*
— s. McCollum, E. V. *629*
Oribasius 10, *557*
Orlowski, P. 745, 749, *766*
Ormiston, G. 443, *584*, *630*
Orr, D. W. *816*
Orsòs, F. 438, *630*
Orthner, H. 124, 126, 127, 128, 129, 132, 135, 139, 166, 173, 174, 424, 426, 427, 429, 463, 476, 512, 514, 515, 517, *563*, *568*, *584*, *630*, 647, 648, *734*
— u. T. H. Schiebler *584*
— s. Krückmann, J. *580*
— s. Pick, L. *585*
— s. Stewart, R. M. *588*
— s. Teilum, G. *589*
Ortmann, R. s. Grosser, O. *559*
Osborn 468, 489
Osborn, G. s. Cunningham, B. *622*
Osborn, S. B., u. E. E. Smith *630*
Osenkop 496
Osenkop, R. S., u. J. MacLeod *597*, *630*
Oslund, R. M. 468, *631*
— s. Moore, C. R. *583*, *629*
Oster 111
Oswald, A. *584*
Ott, A. C., M. H. Kuizenga, M. H. Lyster, S. C. Johnson u. B. A. Johnson *584*
Overstreet, E. W. s. Gordon, J. S. *576*
Overzier 36, 109, 140, 167, 174, 189, 198, 422, 517, 520
— s. Barr, M. L. *558*
Overzier, C. 560, *568*, *584*, *597* *631*, *637*
— u. H. Linden *585*
— s. Hoffmann, F. *559*
Ovid 641, 739

Paas, H. R. 691, *734*
Paaschen, L. 443, *631*
Pace, J. M., u. H. Cabot *585*
Padoa, E. 39, *560*
Paesi 398
Page 340, 396
Page, E. s. Lyons, W. R. *604*
Page, J., u. A. B. Houlding *597*, *615*
Paget 495
Paget, G. E., u. Walpole *631*
Pagni, G. s. Andreani, D. *599*
Paine 778
Painter, T. 37, 350, 374, *560*, *615*
Paive, B. H. C. de 496
— s. Morales, P. A. de *629*
Palmer, R. 26, 236, 267, 281, 293, 326, 373, 421, 454, *557*, *585*, *597*, *604*, *615*, *631*
— s. Funck-Brentano, P. *575*

Palmstruch, J. W. *766*
Panning, G. 532, *640*
— s. Müller-Hess, V. *639*
Paola 332, 333
Paola, G. di s. Burgos, M. H. *608*
Papanicolaou 481
Papanicolaou, G. M. s. Stockard, C. R. *634*
Paracelsus v. Hohenheim 19, 20, 21, *557*, *664*, *734*
Parizek, J. 498, *631*
Parker u. Blum *563*
Parkes, A. 100, 500, *631*, 782, *796*
— s. Deanesly, R. *573*
— s. Polge, C. *615*
Parson 118, 119, 413
Parson, O. A. s. Freeman, H. *601*
Parson, W. s. Albright, F. *569*
— s. Segaloff, A. *587*, *598*
Parsons 106, 412, 501
Parsons, U. s. Mann, T. *567*, *581*, *604*
Paschen, H. W., u. W. Schild *597*
Paschiks 427
Paschkis, K. E. s. Rupp, J. *586*, *632*
— s. Williams, T. L. *590*, *606*
Paschkis, R. E. *585*
— A. E. Rakoff u. A. Cantarow *585*
Pasqualini, R. A. *585*, *597*, *604*
Pasqualini, R. G. 143, 146, 228
Pattee, C. J. s. Kalans, N. *594*
Paull 163, 286, 463
Paull, D. B. s. Horne, H. W. 611, *626*
— s. Horne jr., H. W. *578*
— s. Munro, D. *583*, *629*
Paulsen 259, 411
Paulsen, A. s. Leach, R. B. *581*, *595*
Paulsen, C. A. s. Heller, C. G. *577*, *593*
— s. Leach, R. B. *603*
Paulus 658, 706, *734*
Paulus Zacchias 642
Pautrier 496
Pautrier, L. M., F. Woringer, J. Boy u. P. Laugier *631*
Pawlow, J. P. 696, 697, *734*
— s. Platonow, K. I. *734*
Payne, S., u. R. F. Skeels *604*, *796*
— s. Tyler, E. *598*
— s. Huggins *578*
Pazos 138
Pearl 649
Pearl, B. *615*
Pearson, S. 403, 404, *615*
— s. Drekter, I. J. *601*
Pedersen, K. O. s. Li, Ch. H. *603*

Pedersen-Bjergaard 398
Peisachowitsch, J. M. 448, 449, 631
Pelikan, E. 170, *585*
Peller, S. 475, *631*
Pencharz, R. I. s. Evans, H. M. *559, 565*
Penrose, L. S. 511, *631*
Peppmeier, F. 512, 515, 516, 517, *631*
Perkins, H. E. 813, *816*
Perlman 72, 299, 300
Perlman, P. L. 563
— S. L. Leonhard u. S. Kurzrock *615*
— s. Leonhard, S. L. *613*
Perlman, R. M. *585, 597*
Perloff 293, 294, 299, 657, 658, 659
Perloff, W. H., u. B. J. Channick *615*
— u. J. H. Nodine *615*
Perrault, M., B. Clavel u. J. C. Gautier *605*
Pestel, M. 513, *631*
Peters 319, 432
Peters, H. *615*
Peters, J. P., W. K. Sieber u. N. Davis *585, 631*
— s. Dorfman, R. I. *574, 601*
Peters, V. B. s. Dalton, A. *622*
Petersdorf 217, 442
Petersdorf, R. G., u. J. L. Bennet *585*
— u. J. L. Bennett *631*
Peterson 47
Peterson, D. G. s. Gallagher, T. F. *565, 601*
Petit, G. 482, *631*
Petropoulos, P. 162, *585*
Petrowich 396
Petrowich, A. s. Aaron, B. *599*
Peukert, W. E. 2, 169, *557, 585*
Peyser 497
Peyser, B. s. Buschke, A. *621*
Pfeiffer, C. A. 396, *605*
— s. Gardner, W. U. *565*
Pfister, M. 660, *734*
Phadke, G. M. 267, *585, 597*
Philibert, A. 216, *585*
Philipp, J. v. *585*
Phillips 261, 305, 320, 321, 325, 479, 496
Phillips, L. s. Freeman, H. *601*
Phillips, P. H., u. A. R. Lamb *631*
— H. A. Lardy, P. D. Boyer u. G. M. Werner *631*
— u. McKenzie *585*
— s. Lardy, H. A. *595, 613*
— s. Quicke, G. V. *631*
Piana, G. P. 467, *631*
Picard, E. s. Caspar, L. *600, 608 621*
Pick, L. 138, *585*

Pickenhain, L. *734*
Pillar, S. s. Planansky, K. *585*
Pincker, H. C. 474, *597, 631*
Pincus, G. 121, 301, 334, 498, *585*
— u. E. V. Enzmann *615*
— u. K. V. Thiman *605*
— s. Chang, M. C. *565, 609, 621*
— s. Dorfman, R. I. *565*
— s. Dorfman, R. L. *601*
— s. Evans, H. M. *601*
— s. Nelson, W. O. *563*
Pinto 457, 465, 466, 775
Pinto, A. B. s. Hotchkiss, R. S. *594, 611, 626, 795*
Pinto, P. S., u. J. N. Kiefer *585, 631*
Piper 517
Piper, W. N., u. E. B. Helwig *631*
Piribauer, J. *585*
Pirner 659, 660, 661, 664
Pirner, F. s. Borelli, S. *730, 734*
Pirner, Fr. s. Kölliker, R. A. v. *733*
— s. Recklinghausen, F. D. v. *734*
— s. Rokitansky, K. v. *734*
Pirwitz, J. s. Heilmeyer, L. *625*
Planansky, K., S. Pillar u. G. Selbach *585*
Plandt *816*
Plantén, L. V. s. Birke, G. *564*
Plantin 105
Plantin, L. O. s. Tillinger, K. G. *568, 589, 606*
Plato 9
Platon 641, *734*
Platonow, K. I. 641, *734*
Plaut 308, 312
Plaut, G. W. E. s. Lardy, H. A. *613*
Plessner, H. 645, *734*
Plum, P. 243, *585, 597*
Plunkett, E. R., u. M. L. Barr *585*
Plutarch 737
Pohley 397, 398
Pohley, F. M. s. Steelman, S. L. *606*
Polge, C. 286, *615*
— u. L. E. A. Rowson *615*
— A. U. Smith u. A. S. Parkes *615*
Polishuk 248, 340
Polishuk, Z. s. Zondek, H. *590, 599, 619*
Politzer, G. 30, 420, 421, 518, 519, 521, 525, 560
— u. J. Zeitlhofer *585, 631, 637*
Pollak 293, 317, 324, 325, 332, 333, 344, 350, 385

Pollak, O. J., u. Ch. A. Joël *585, 605, 615*
— s. Joël, Ch. A. *594, 612*
— s. Williams, W. W. *618*
Pollock, W. F. 62, *560, 563*
— s. McCullagh, D. R. *562*
— s. McGee, L. C. *562*
— s. Williams, W. L. *564*
Polonowski, C. *585*
Pomer, F. A. *585*
Pomeranz, L. s. Mulinos, M. G. *567*
Pomeroy, W. B. s. Kinsey, A. C. *580, 603, 733*
Pommerenke, W. T. 300, 499, 500, *631*
— u. E. Viergiver *615*
— s. Viergiver, E. *618*
Pond 105
Pontius, D. 402, 403, 404
— u. W. Schröder *605*
— s. Zimmermann, W. *607*
Popelka 157, 266, 267, 268, 462
Popelka, S., O. Hnerkovsky, J. Babuch u. J. Hyme *585, 597, 631*
Poppen 454, 455
Poppen, J. L., u. Ch. Lemmon *585, 631*
Porosz, M. 687, 691, *734*
— s. Schirren, C. G. *734*
Porter 343
Porter, K. R., u. J. Blum *615*
Portmann, A. 467, *631*, 645, *734*
Portnoy, L. *796*
Posner, C. 284, 358, 383, 448, *563, 568, 605, 615, 631, 734*
Potter, R. G. *796*
Poulsson 752, 756, 757, 758, 761, 762
Poutasse, E. s. Savard, K. *568*
Power, M. H. s. Cooper, J. S. *573*
Poworinskij, I. A. *734*
Prader, A. 173, 274, 408, 409, 422, 513, 514, 515, 517, *585, 597, 605, 631*
— A. Spahr u. R. Nehrer *585, 631*
— u. G. Töndury *585*
— s. Lupatkin, M. *603*
Praget 516
Praget, R. M. s. Roland, F. *632*
Pratensis, Jason 21, 22, *557*
Prather 359, 360
Prather, G. C., u. D. Skinner *563, 615*
Pratt, J. P. *585*
Preisel 84
Prévost 25
Prevost, J. L., u. A. Dumas *558*
Price 38, 95, 452
Price, D. s. Moore, C. R. *560, 567, 596, 604, 629*

Priesel 159, 160, 420, 421, 523
Priesel, A. 585, 631, 637
Prince, P. W. s. Myers, R. M. 615
Prior 496
Pschonik, A. T. 734
Puck, A. 284, 615
Püschel 96, 135
Püschel, L. s. Nowakowski, H. 567, 584
Pujol 518
Pujol, J. s. Cendron, J. 572, 636
Pullen 244
Pullen, R. L., J. A. Wilson, E. C. Hamblen u. W. K. Cuyler 597
— s. Davis, C. D. 573
— s. Dorff, G. B. 574
Purser 489
Purser, P. R., u. C. F. Quist 631
Pyrärälä 496

Quaade 522
Quaade, F. s. Andersen, H. 570, 636
Quativia, A. s. Castillo, E. B. del 572
Quick s. Moore, E. R. 583
Quick, W. J. s. Moore, C. R. 563, 567
Quicke 476
Quicke, G. V., P. H. Phillips u. W. H. Dreher 631
Quist 489
Quist, C. F. s. Purser, P. R. 631

Raboch 205, 211, 255, 304, 410, 422, 522, 526, 529, 530
Raboch, J., u. J. Hradec 597, 605, 615
— u. Z. Zahor 585, 597, 638
— s. Jirasek, J. 579, 602
— s. Popelka, St. 585, 631
— s. Zahor, Z. 590, 638, 606
Radin, M. J. 440, 441, 631
Ragab, N. F. 597
Ragusin 108
Rainsford, L. K. s. Melicow, M. M. 583
Rajewsky, B. 483, 491, 631
— s. Feine, U. 623
— s. Hursh, J. 626
— s. Marquardt, H. 560, 628
Rakoff 427
Rakoff, A. E. s. Paschkiss, R. E. 585
— s. Rupp, J. 586, 632
Ramsey, G. V. 505, 605, 631
Randall 343
Randall, J. T., u. M. G. H. Friedlaender 615
Rappaport, H. s. Anderson, E. 570

Rasis, Abuchare Mugamet 10, 11, 558
Ratner 524
Ratner, M. s. MacKenzie, D. W. 637
Ratschow, M. 224, 585
Rauen, H. M. 322, 615
Rauscher 214
Rautenstrauch, D. 450, 631
Ravin 513
Ravin, A. s. Waring, J. J. 635
Rea, C. E. 518, 519, 527, 586, 638, 663
— s. Creery, C. V. 731
Rechenberger, J., u. S. Benndorf 605
Recklinghausen, F. D. v. 663, 734
Redenz, E. 308, 309, 310, 311, 313, 316, 319, 320, 329, 332, 374, 563, 615
Reed 343, 527, 529
Reed, B. P. s. Reed, C. J. 563, 615
Reed, C. J., u. B. P. Reed 563, 615
Reed, J. F. s. Kimbrough, J. C. 637
Reforzo-Membrives 174
Reforzo-Membrives, J., A. Trabucco u. F. Escardo 586
Regaud, C. 486, 586, 631
Rehwald, E. s. Frowein, R. 639
Reich 514, 707
Reich, C., M. Seife u. B. J. Kessler 631
Reid, J. Th. 476, 479, 632
Reifenstein 40, 120, 191, 197, 198, 204, 205, 418, 515
Reifenstein, E. C. 560, 586, 632
— u. F. Albright 568, 586
— A. P. Forbes, F. Albright, E. Donaldson u. E. Carroll 568
— s. Albright, F. 564, 569
— s. Fraser, R. 592
— s. Fraser, R. W. 565, 601
— s. Klinefelter, H. F. 560, 580, 594, 627
Reifferscheidt 457
Rein 754
Reiner, J. 517, 586
— u. St. Grnja 586, 632
Reinhardt, L. 766
Reiprich, W. 783, 796
Reis, J. 301, 616
Reisinger, A. 814, 816
Reiss, M. 586, 662, 734
Reiter, H. 814, 816
Reiter, T. 586
Reko, V. A. 756, 758, 760, 766
Renn 107
Rennhofer 333
Rennhofer, G. s. Leeb, H. 613

Renshaw, J. F. s. McCullagh, E. P. 595
Renyi-Vámos, E. 161, 437, 586, 632
Renzi, Salvator de 16, 17, 558
Retief, P. J. M. 255, 597
Rett, A. 420, 448, 632
Retzius, G. 63, 309, 310, 342, 616
Reuscher, K. 440, 586, 632
Revers, F. E. s. Borst, W. A. 620
Rewers 512
Reynolds 189, 357, 475, 479
Reynolds, E., u. D. Macomber 586, 597, 616, 632
Rho, F. 734
Rhodes, C. B. 522, 638
Ribadau-Dumas, L. s. Masson, P. 582
Richard, M. 161, 437, 586, 632
Richter, J. 159, 312, 475, 479, 597, 616, 632
Rick, W. 402, 404, 605
Riddle 133, 396
Riddle, O., R. W. Bates u. S. W. Dykshorn 605
Riedl, L. 448, 632
Rietschel, H. G. 265, 503, 597, 632
Riis, P., S. G. Johsen u. J. Mosbech 586
Riisfeldt, O. 299, 616
Riley 358
Riley, F. J., u. M. D. Masters 616
Riley, G. M., u. J. C. Hammond 568
Ritter, H. 685, 734
Rivron, J. s. Royer, P. 586
Rizzi 328
Rizzi, E. V. s. Tamponi, M. 617
Roberts 99
Roberts, J. S. s. Goldzieher, J. W. 566, 576
Robins, S. A. s. Brodny, M. L. 572, 591, 600, 621
Robinson 162, 178, 440, 441, 454, 488, 489, 518, 522, 529
Robinson, D. B. s. Johnson, A. M. 732
Robinson, E. K. s. Both, A. E. 571
Robinson, J. N., u. E. T. Engle 586, 632, 638
— s. Melicow, M. M. 583
Robinson, W. J. 632
Rocchi, A. 217, 586
Rock 326, 778, 813
Rock, J. s. Hanson, F. M. 610, 795, 816
Röckl, H. 683, 684, 734
Roemer, H. 662, 734
Roemmele, O. 310, 316, 616
Rösler, O. 691, 734

Rössle, 333, 522
Rössle, R. 586, *616*, *638*
Rohleder 26, 123
Rohleder, A. O. 558, *586*
Rohleder, H. 796
Roholm, K. 496, *632*
Rohr, R. 514, *632*
Rokitansky, K. v. 663, *734*
Roland 264, 516
Roland, F., F. Georgy, R. Weber u. R. M. Praget *632*
Roland, S. s. Michelson, L. *596*
Rolle 330
Rolle, M., u. J. Kalich *616*
Rolnick, H. C. 161, 437, *586*, *632*
Rolshoven, E. 52, 94, 310, *563*, *568*, *616*
Romano, S. 249, *597*
Romanschuk 396
Romanschuk, L. E. s. Crooke, A. C. *600*
Romatowski 409
Romatowski, H., M. Tolksdorf u. M. R. Wiedemann *605*
— s. Wiedmann, H. R. *606*
Romeis, B. 55, 344, 386, 387, *563*, *605*, *616*
Rominger, E. *586*
Róna 492
Róna, G. s. Kamocsay, D. *626*
Rondell, U. 123, *586*
Rooseboom, M. s. Hartsoeker, N. *610*
Roosen-Runge, E. C. 55, *563*, *568*, *586*, *605*
Rootard 425, 426, 513
Rootard, P. s. Joslin, E. P. *626*
Rose, F. L. 494
— s. Hendry, J. A. *625*
Rose, W. C. 568
Rosenberg 101, 240
Rosenberg, H. R. s. Ruzicka, L. M. *597*
Rosenberger, W. 473, *632*
Rosenquist 163, 463
Rosenquist, R. C. s. Bors, E. *571*, *620*
— u. V. H. Holliger *571*
Rosenthal 259, 260
Rosenthal, R. s. Hagedorn, H. *593*, 765
Rosenwald, A. K. s. Greenberg, N. H. *731*
Rosinsky, O. E. 522, *586*, *638*
Rosmiller, H. R. s. McCullagh, E. P. *582*
Ross 290, 296
Ross, V., E. G. Miller, D. H. Moore u. H. Sikorski *616*
— D. H. Moore u. E. G. Miller jr. *616*
Rossmiller 132
Rossmiller, H. R. s. McCullagh, E. P. *567*

Rosso 251, 543
Rosso, W. A. s. Heckel, N. J. *566*, *577*, *593*, *639*
Rost-Klemperer 755
Rostock, P. 552, *640*
Roth, A. A. 166, 172, *586*
— s. Frankl, V. *731*
— s. Heller, C. G. *577*
Rothmann 643, 657
Rothschild, Lord 308, 311, 320, 324, *616*
Rotman, T. s. Feiner, L. *731*
Rotter 690
Rowlands 299, 300
Rowlands, I. W., u. E. Singer *568*
— s. Chance, M. R. A. *600*
— s. McClean, D. *614*
Rowson, L. E. A. s. Polge, C. *615*
Royer, P., u. J. Rivron *586*
Rozanski, R. s. Gurevitsch, J. *610*
Rubaschow, S. 524, *638*
Rubenstein, B. B. 233, 316, *597*
— H. Strauss, M. L. Lazarus u. H. Hankin *616*
— s. Benedek, T. *730*
Rubin 425
Rubin, A., u. D. Babbot *586*, *632*
Rubin, S. s. Tietze, Ch. *617*
Rubinstein, H. S. *597*, *605*
Rümke, P. 330, 499, 501, 502, *616*
— u. G. Hellinga *616*, *632*
Rütte, U. v. *597*
Rugna, D. da 236, 237, 264, 265, 350, *597*
Ruhrmann 544
Ruhrmann, H. s. Schreus, H. Th. *587*, *605*
— s. Schreus, Th. *640*
Rupp 427
Rupp, J., A. Cantarow, A. E. Rakoff u. K. E. Paschkis *586*, *632*
Rusche, C. 430, *632*
Russel, A. *586*
Russel, K. *597*, *632*
Russel, L. B. *586*
Russel, W. L. *586*, *632*
Russell 350, 373, 374, 420, 449, 450, 451, 458, 470, 471, 487
Russell, J. K. *586*, *597*, *616*, *632*
Russell, L. B. *632*
Russell, M. *586*, *597*, *632*
— s. Glass, S. J. *575*, *592*
Ruzicka 101, 240
Ruzicka, L., u. A. Wettstein *568*
— W. Goldberg u. H. R. Rosenberg *597*
Ryan 140, 418
Ryan, E. J., u. E. P. McCullagh *586*, *632*

Rynearson 463
Rynearson, E. H. s. Cooper, J. S. *573*, *621*

Sabater, G. *586*
Sacchi 133
Sachs, L. 205, 406, 409, *586*
— D. M. Serr u. M. Danon *605*
Sackler 662
— s. Sackler, M. D. *734*
Sackler, M. D. *734*
— u. N. H. Greenberg *734*
— u. Sackler *734*
Sakatoku, J. s. Ishigami, J. *566*, *602*
Salisbury, G. W. 344, 479, *632*
— s. Branton, C. *620*
— s. Mercier, E. *614*
Salmon, A. A. s. Cuyler, W. K. *573*
Salmon, U. J. 392, *568*
— s. Geist, S. H. *575*
— s. Frank, R. T. *601*
Salomon, M. J. 663, *734*
Salomonson 4
Salomonson, J. G. s. Dongen, J. A. van *556*
Saloran 137
Salter, W. T. 139
— W. Klatskin u. F. D. Humm *586*
— s. Klatskin, W. *627*
Saltner, L. 496, *632*
Samuels, L. T. 479
— H. F. Henschel u. A. Keys *586*
— s. Levedahl, B. H. *567*
— s. Moore, C. R. *596*, *629*
Sancert, L. s. Masson, P. *582*
Sand, K. *563*, *568*
— u. H. Okkels *560*, *586*
Sand, R., A. Bertelsen u. H. Engberg *586*
— s. Berteisen, A. *571*
Sander 439
Sander, E. s. Schober, K. L. *587*, *632*
Sanders, J. H. 343, *616*
Sandiford, I. s. Kenyon, A. T. *579*
Sandler 266, 284, 339, 340, 421, 442, 782
Sandler, B. *586*, *597*, *616*, *632*
Sandler, L. s. Novitski, E. *796*
Sankowsky, G. s. Schneider, J. A. *597*
Saud 187, 189
Sauerbruch, F. 427
— u. E. Knake *632*
— s. Nishimura *630*
Saunders 336, 340
Saunders, W. s. Macomber, D. *614*
Sauser 306

Sauser-Hall, P. s. Zimmet, D. 607, 619
Savage 342, 343
Savage, A. s. Williams, W. W. 618
Savard 100
Savard, K., R. I. Dorfman, B. Baggett u. L. L. Engel 568
— — u. E. Poutasse 568
Savoie, J.-C. 563
— s. Gilbert-Dreyfus, A. 575, 592
Savran, J. 586
Says s. Emery, J. L. 601
Schaaf, J s. Trautmann, J. 589
Schade 532, 539
Schade, H. s. Beitzke, G. 638
— s. Hosemann, H. 639
Schaefer 489, 522
Schaefer, H. 586, 632
Schaefer, P. s. Oeser, H. 630
Schaefer, R. L. s. Brosius, W. L. 636
Schaeffer, R. L. s. Taylor, N. 588
Schaffenburg 122, 125, 144, 304, 306, 399
Schaffenburg, C. A., u. E. P. McCullagh 586, 597, 605, 616
— s. McCullagh, E. P. 582, 604, 614
Schaltenbrand, G. 517, 632
Schapiro, P. 527, 638
Scharsach, F. 587
Schattmann, K. 587, 597
Scheele, K. 551, 552, 640
Scheider, R. W. s. McCullagh, E. P. 582
Scheler, M. 645, 734
Schellen, s. Parkes, A. 796
Schellen, A. 27, 558, 768, 769, 770, 771, 772, 773, 775, 778, 779, 781, 785, 789, 796
— s. Kleegman, S. J. 795
Scheller, H. 220, 505, 587, 597, 650, 652, 734
Schelsky 644, 645, 734
Schelsky, H. s. Benedict, R. 730
Schenck 684
Schenck, E. G., u. W. Nathusius 734
Schenetten, F. 587
s. Brüschke, G. 572, 621
Scherstén, B. 292, 605, 616
Scheuerlen 443
Scheuerlen, W. W. s. Schneider, W. 587, 632
Scheuermann, E. H. 605
Schiebler 128
Schiebler, T. H. s. Orthner, H. 584
Schiermacher, H. 796
Schild, W. s. Paschen, H. W. 597

Schiller, S., R. I. Dorfman u. M. Miller 568, 605
Schinz, H. R. 55, 383, 486, 667
— u. B. Slotopolsky 563, 568, 587, 632, 734
— s. Slotopolsky, B. 563, 587, 605
Schirmacher 783
Schirow 393, 395, 396, 397, 398, 400, 401, 402
Schirren 146, 157, 302, 304, 305, 306, 332, 333, 438, 489, 687
Schirren, C. 587, 597, 605, 616
— s. Kimmig, J. 603, 612
— s. Nowakowski, H. 584, 604, 615
Schirren, C. G. 632, 734
— N. Haumayr u. R. Dittmar 632
Schistiwskaja 497
Schittenhelm, A. 442, 632
Schlachter 407, 408, 409, 410
— s. Jost, A. 603
Schlachter, E. J. 560, 605
Schlenk 324
Schlenk, W., u. H. Kahmann 616
Schlesinger, W. 769, 796
Schmeil, O. 766
Schmerold, W. L. 283, 293, 616
Schmidt 96, 132, 134, 162, 223, 328, 439, 505, 507
— s. Monaschkin 583
Schmidt, G. W., u. E. Tonutti 568, 587
Schmidt, H. s. Nowakowski, H. 630
Schmidt, O. 616
— s. Margo 614
Schmidt, W. 587, 632
Schmidt, W. J. 385, 605
Schmidt-Voigt, J. 111, 112, 568
Schmitt 551
Schmitt, A. s. Burckhardt, Th. 639
— s. Poppen, S. L. 585
Schmitz-Lückger, J. 498, 632
Schnabel, Ernst s. Dölle, H. 795
Schnall, M. D. 343, 563, 616
Schneider 296, 443, 516, 544
Schneider, J. A. 587, 597
— u. W. Hohlweg 587, 597
— G. Kloss, W. Lichterfeld u. G. Sankowsky 597
— u. A. Schuchter 640
Schneider, R. 632
Schneider, R. W. s. McCullagh, E. P. 567
Schneider, W. 616
— H. Nowakowski u. K. D. Voigt 616
— u. W. W. Scheurlen 587, 632

Schneider, W. G., u. H. Frahm 605
— s. Frahm, H. 601
Schober 158, 265, 439, 454
Schober, K. s. Kneise, O. 580, 595, 603, 627
Schober, K. L., u. E. Sander 587, 632
Schöffling, K. 425, 632
Schoeller, W., u. M. Gehrke 587
Schömig 309
Schöneberg, G. 552, 640
Schönenberg, H. s. Kosenow, W. 603
Schoenfeld W. A. 68, 113, 280, 424, 563, 587, 605
— s. Kallmann, F. J. 579, 626
Schönfeld, W. 2, 23, 24, 308, 512, 558, 632, 689, 691, 734
Scholler s. Leach, R. B. 603
Scholler, R. s. Jayle, M. F. 566, 579, 602
Schopper 160, 481
Schopper, K. J. s. Kyrle, J. 580, 595, 627
Schrader 352, 514, 516
Schrader, A. s. Bodechtel, G. 620
Schrader, F. s. Leuchtenberger, C. 613
Schraer, H. s. Eversole, W. J. 592
Schreier, K. 514, 517, 632
Schreus, Th. 100, 101, 544, 587 597
— u. H. Ruhrmann 587, 605, 640
Schröder, V. 780, 796
Schröder, W. s. Pontius, D. 605
Schuchardt, E. 27, 41, 52, 61, 70, 199, 206, 212, 242, 269, 271, 272, 388, 389, 390, 400, 563, 568, 605
— s. Tonutti, E. 558, 560, 564, 568, 589, 598, 606
Schuchter 544
Schuchter, A. s. Schneider, J. A. 640
Schüpbach, A. 166
Schuermann, H. 239, 251, 417, 428, 433, 445, 476, 568, 587, 597, 633, 664, 671, 672, 690, 735
— s. Fischer, E. 623, 731
Schütz 459, 543
Schütz, F. s. Küst, D. 612
Schütz, W. 563, 587, 633, 640
Schultz 249, 250, 326, 530
Schultz, A. L. s. Jacobson, W. E. 579
Schultz, H. J. s. Lüers, Th. 733
Schultz, I. H. 643, 650, 656, 705, 735
Schultz, J. 638

Schultz, J. H. 766
Schultz, J. M. 598
Schultz, W. 587, 598
— s. Lotze, H. 613
Schultz-Hammen, R., J. Larsen u. F. E. Carlsen 563
Schultz-Hencke, H. 692, 693, 704, 735
Schultz-Larsen, J. 27, 343, 346, 558, 616
— R. Hammen u. F. Carlsen 616
— s. Hammen, R. 562, 610
Schultze 162, 267, 301, 340
Schultze, G. K. F. 616, 796
Schulze, B. S. 663, 735
Schulze, K. W. 735
Schumacher, v. 690
Schuppener 514
Schuppener, H. J., u. E. Meitinger-Stobbe 633
Schuppli, R. 685, 735
Schustrow 497
Schwalla 106
Schwann, T. 25, 558
Schwarz, G. 498, 633
Schweigger-Seidel, F. 25, 558
Schwöbel, G. 662, 735
Sciam, G. R. 404
— s. Drekter, I. J. 601
Scopinarr 261
Scorer, C. G. 519, 521, 527, 638
Scott 72, 75, 112, 299, 300, 392, 466
Scott, J. E. S. 616, 633
Scott, L. D. 605
Scott, W. W., u. C. Huggins 568
— s. Bergenstal, D. M. 609
— s. Berthrong, M. 564
— s. Howard, J. E. 566, 578
— s. Lynch, K. M. 581
— s. Lynch jr., K. M. 562
Scupin, R. s. Kosenow, W. 603
Sebaoun, J. s. Gilbert-Dreyfus, A. 575
— s. Gilbert-Dreyfus, J. 592
Seelentag, W. 489, 598, 633
— D. v. Arnim, E. Klotz u. J. Numberger 587, 633
— s. Klotz, E. 580, 627
Segal 36, 206
Segal, S. J., u. W. O. Nelson 560, 584, 587
— s. Witschi, E. 560
Segaloff, A. 101, 587
— u. U. Parsons 587, 598
Segerson 353
Segerson, J. E. s. Frank, J. N. 562, 610
Segre 328, 685
Segre, G. V., u. G. Valle 616
— s. Valle, G. 735
Seidel, K. s. Bürger, M. 564
Seife 514

Seife, M. s. Reich, C. 631
Seitz, L. 735
Seitz, W. 251, 598
— s. Blasius, R. 571, 591
Seitz-Amreich 26
— s. Moench, G. L. 567, 583, 604, 614, 624, 629
Selbach, G. s. Planansky, K. 585
Seligman, A. M. s. Ashbel, R., u. R. B. Cohen 561
Seligson, E. 779, 796
Sellheim, H. 672, 735
Selye, H. 88, 133, 140, 227, 234, 568, 587, 598
Seneca 329
Seneca, H., u. D. Ides 616
— s. Henderson, E. 566
Senior 475
Senior, F. A. s. Mills, C. 629
Sentein, P. 633
Seppälä, T. s. Halonen, P. I. 576
Serapion, J. 11
Sergent, E. s. Masson, P. 582
Serr 406, 409
Serr, D. M. s. Sachs, L. 605
Sertoli s. DelCastillo, E. B. 559
Sertoli, E. 25, 558
Sevringhaus, E. L., u. St. Sikkema 587
Seymour, F. J. 324, 343, 372, 418, 509, 598, 617, 633 772, 777, 779, 781, 782
— u. M. Benmoshe 617
— Ch. Duffey u. A. Koerner 587, 633
— u. A. Koerner 617, 796
— — u. D. Custom 617, 796
Shackman, R. s. Messent, D. 583
Shadaksharappa, K. S. 431
— s. Bronstein, J.-P. 572, 621
Shakespeare 743
Shank, R. E. s. Hoagland, C. L. 566
Shaw 264
Shedlovsky, L. 307, 308, 617
Sheehan, H. L. 587
Sheinfeld, S. s. Tornyama, I. 606
Sherber, D. A. s. Birnberg, Ch. H. 599
Sherman 287, 291, 324, 777
Sherman, A. s. Lane-Roberts, C. 557, 581, 595, 603, 613, 628
Sherman, J. K. 617
— s. Bunge, R. G. 600, 608, 794
Shettles, L. B. 290, 319, 320, 324, 332, 352, 452, 617, 633
— s. Kaulla, K. N. v. 612
— s. Zamenhof, St. 619
Shields, F. E. 778, 796

Shipley, R. A. 221, 506
— s. Dorfman, R. I. 402, 565, 601
— s. Heller, A. L. 577, 625
Shuttleworth, F. K. 568
Sieber 432, 779, 781
Sieber, E. s. Bandmann, F. 570
Sieber, H. 796
Sieber, W. K. s. Peters, J. H. 585, 631
Siebke, H. 432, 598, 605, 633
Siegel, P. W. 779, 781, 796
Siegelhoff, W. 605
Siegenthaler, W. 516, 587, 633
Siegenthauer, W. s. Koller, F. 580
Siegert, F. 617
Siegfried, A. 814, 816
Siegler, S. L. 235, 598
Sieve, B. F. 301, 617
Sikkema, St. s. Sevringhaus, E. L. 587
Sikorski 296
Sikorski, H. s. Ross, V. 616
Sillò, G. 288, 312, 313, 314, 617
Simeone 312, 374
Simeone, F. A. s. Young, W.C. 618
Simmonds 159, 160, 424, 462, 480
Simmonds, M. 587, 633
Simmonet, H. s. Laroche, G. 603
Simmons 97, 117, 155, 163, 184, 185, 191, 231, 232, 262, 277, 300, 384, 419, 421, 474, 778
Simmons, F. A. 563, 587, 598, 605, 633, 796
— u. R. Sniffen 587
— s. Barther, F. C. 570, 591
— s. Howard, R. P. 562, 566, 578, 594, 602, 611
— s. Sniffen, R. C. 587, 633
Simmons, K. 605
Simon, Johannes G. 21, 169, 558, 587
Simpson 392, 397, 398, 399, 406, 680, 685
Simpson, G. W. s. Kalans, N. 594
Simpson, M. E., u. H. M. Evans 587
— u. Ch. H. Li 605
— u. Joll 605
— s. Evans, H. M. 559, 565, 601
— s. Fraenkel-Conrat, H. 601
Simpson, S. L. 735
Sims, E. A. s. Hobermann, H. D. 566
Sims, J. M. 25, 236, 283, 558, 617, 769
— s. Gosselin, W. 556
Singer, E. s. Rowlands, I. W. 568

Singher, H. O. 189, 257
— s. Tyler, E. T. *589, 598, 606, 618*
Siperstein, D. M. 477, *633*
Sirrdge, W. T. s. McCullagh, E. P. *582*
Sixtus, V. der *638*
Sjörgen 406
— s. Luft, L. *603*
Skeels 778
Skeels, R. F. s. Payne, S. *604, 796*
Skinner 359, 360, 470
Skinner, D. s. Prather, G. C. *563, 615*
Skinner, H. L. *633*
Slater 309
Slotopolsky, B. 55, 383, 486, *587, 667*
— u. H. R. Schinz *563, 587, 605*
— s. Schinz, H. R. *563, 568, 587, 632, 734*
Slowtzow, B. 295, *617*
Smets, R. *796*
Smith 92, 138, 184, 392, 403, 409, 449, 489, 512, 526
Smith, A. U. s. Polge, C. *615*
Smith, D. R. s. Davidson, W. M. *600*
— s. Lowsley, O. S. *560*
Smith, E. s. Williams, I. R. *635*
Smith, E. E. s. Osborn, S. B. *630*
Smith, M. B. s. McCullagh, E.P. *567, 582*
Smith, P. E. *587, 605*
— s. Bailey *558, 561*
Smith, P. H., F. Albright u. E. Dodge *605*
— s. Albright, F. *569, 619*
— s. Fraser, R. W. *575*
Smith, R. M. *638*
Smulders, J. N. J. *796*
Snell, G. D. 487, *587, 633*
— E. Bodemann u. W. Hollander *633*
Sniffen 65, 68, 69, 97, 117, 155, 178, 184, 185, 191, 199, 205, 300, 419, 424, 429, 514, 523
Sniffen, R. C. *563, 587, 605, 633, 638*
— R. P. Howard u. F. A. Simmons *588, 633*
— s. Barther, F. C. *570, 591*
— s. Howard, R. P. *566, 578, 594, 602, 611*
— s. Simmons, F. A. *587*
Sobel, E. H. *588*
— s. Talbot, H. S. *568, 588*
Soffer, L. J. 97, 121, 140, 167, 174, 179, 224, 242, 418, 419, 424, *568, 588, 598*
— s. Howard, R. P. *578*
— s. Sohval, A. R. *568, 587, 633*

Sohval, A. R. 112, 140, 167, 179, 185, 418, 419, 424, 430, 518, 520, 522, 523, *568, 588, 633, 638*
— u. L. J. Soffer *587, 633*
— s. Howard, R. P. *578*
Sokolovskaia, A. 341, *617*
Soll 432
Soll, S. N. s. Edmondson, H. A. *574, 622*
Solomon s. Greulich, W. W. *576*
Solon 648
Soluble, E. s. Evans, H. M. *565*
Sommer, G. 457, *633*
Sørensen, E. 321, 332, *588, 617*
Sorrel, W. E. 798, *816*
Sors 203
Sors, C. s. Klotz, H. P. *580*
Soskin s. Bronstein, J.-P. *572*
— s. Glass, S. J. *575, 624*
Soskin, S. s. Engle, E. T. *574*
— s. Steiner, M. M. *588*
— s. Taubenhaus, M. *588*
Sougin-Mibashan 517
Sougin-Mibashan, R., u.W.P.U. Jackson *588, 633*
Southam C. M. 449
— u. A. Wilson *633*
— s. Buxton, L. *608*
— s. Engle, E. T. *574*
Sowby, F. D. 489, *633*
Spahr 513
Spahr, A. s. Prader, A. *585, 631*
Spallanzani, L. 309, 769, *796*
Spanar 412
Spanar, E., L. Filo u. J. Kellen *606*
Spangaro, S. 194, 218, *563, 588, 633*
Spankus, W. H., u. R. S. Grant *588*
Spann, W. 769, 789, 790, *796*
Spath, F. 266, 267, *588, 598*
Spatz, H. 88, 89, 132, 165, 433, 464, *568, 588, 672, 735*
— s. Bustamante, M. *559, 564, 621, 730*
Speer, E. 662, 702, *735*
Speert 396
Speert, H. s. Hartmann, C. G. *602*
Spence, A. W., u. V. C. Medvei *598*
Spiegel 744
Spitz 494, 701, 702, 815
Spitz, R. *735, 816*
Spitz, S. *633*
Spranger, E. 676, 714, 719, *735*
Sroka, K. H. 660, *735*
Stadlbauer, F. 552, 554, 555, *640*
Staehelin, B. *735*

Staehler, W. 162, 221, 222, 224, 266, 267, 379, *588, 598, 617, 633*
— s. Fuchs, F. *575*
— s. Gould, E. *576*
— s. Hawkinson, R. *577*
Staemmler, M. 98, 163, 328, 424, 428, 465, 476, 479, 480, 482, 494, 496, 497, 506, 507, 522, 560, 563, 568, *588, 598, 617, 633, 638*
Stallcup 328
Stallcup, O. T., u. H. K. McCartney *617*
Stanford 489
Stanford, R. W., u. J. Vane *633*
Starck 29, 31, 32, 35
— s. Kempermann, C. T. *559*
— s. Koff, A. K. *560*
— s. Lippmann, R. v. *560*
— s. Mysberg, W. A. *560*
— s. Vilas, E. *560*
Starck, D. *560*
Starck, W. 706
Starling, E. H. 87
State, D. s. Wells, L. J. *589*
Stauder 672, 813
Stauder, K. H., u. E. T. Tscherne *598, 735*
— u. E. Tscherne *816*
Steele 360
Steele, H. D., G. Kinley u. C. Leuchtenberger *617*
Steelman 398
Steelman, S. L., u. F. M. Pohley *606*
Steen, K. *588*
Stefko, W. H. 476, *588, 633*
Steiger 423, 513
Steiger, W. A. s. Nadler, C. S. *583, 630*
Stein, J. F., u. M. R. Cohen *617*
— s. Cohen, M. R. *609, 795*
Steinach 158, *588*
Steinach, E., u. H. Kun *568, 606*
Steinberg 438
Steinberg, J., u. R. Straus *633*
Steinberger 494
Steinberger, E., O. Nelson, A. Boccabella u. J. Dixon *633*
Steiner, M. M. *588*
Steinert, H. 513, *634*
Steinitz 529
Steinitz, E. s. Zelson, C. *638*
Stekel 707
Stellman 397
Stelluti 23
Stemmer 293, 306, 342
Stemmer, W. *617*
Stemmermann 163, 463, 464
Stemmermann, G. N., L.Weiss, O. Auerbach u. M. Friedman *588, 634*

Stengel, A. 440, 441, *588, 634*
Stenstrom, R. W. s. Kelby, G. M. *579*
Stern 37, 273, 346, 418, 484, 485
Stern, C. *560, 606, 617*
Stern, K. *560, 634*
Stern, S. *404*
— s. Drekter, I. J. *601*
Sternberg 296, 519, 526
Sternberg, H. s. Frühmann, P. *636*
Sternberg, N. s. Joël, Ch. A. *612*
Steudel, E. 329, *617*
Stevenson, S. S. s. Stuart, H. C. *606*
Stewart 489, 501
Stewart, E. H. s. Eastman, N. J. *622*
Stewart, I. S. 133, 174, 197, 198
Stewart, R. M. *588*
Stewart, W. D. s. Witten, V.-H. *635*
Stiasny 26, 123, 267, 284, 323, 327, *342*, 346, 347, 349, 350, *432*, 448, 449, 450, 472, 481, 482, 500, 687, 691, 780
Stiasny, H. *558, 588, 598, 606, 617, 634, 735*
— u. K. Generales *558, 617*
— s. Fürbringer, P. *731*
— s. Genaudet *731*
Stickney 452
Stickney, J. C., u. E. J. van Liere *634*
Stier, E. 465, 551, *588, 634, 640, 735*
Stieve, H. 55, 56, 57, 60, 61, 62, 65, 66, 112, 139, 165, 194, 196, 218, 312, 314, 355, 356, 357, 358, 360, 361, 386, 433, 434, 478, 481, 483, 506, 507, 522, *560, 563*, 568, *588, 617, 634, 638,* 664, 665, 666, 667, 668, 670, 671, 672, 673, 692, *735, 766*, 814, *816*
— s. Anselmino, G. K. *730*
— s. Cyha *573*
— s. Diepgen, P. *731*
— s. Sellheim, H. *735*
Stigler, R. 323, *564, 617*
Stilling, H. 359, *564, 617*
Stimmel 406
— s. May, E. F. *604*
Stimming, H. J. *598*
Stith, R. s. Mead, W. R. *582*
Stix, R. K., u. F. W. Notertein *617*
Stobbe, 514
Stockard 481
Stockard, C. R., u. G. M. Papanicolaou *634*
Stockert, F. G. v. *568, 588, 606*
Stockmann 530
Stockmann, M. s. Grob, M. *637*

Stöhr, jr. 42, 53, 54, 59, 77, 78, 81, 83, 85, 86
Störring, G. E. *735*
Stoll, G. *606*
— s. Klein, M. *562, 580*
Stolte, L. A. M. s. Carpentier, P. J. *572, 600*
— s. Carpentier, P. L. *600*
Stone, A. s. Kuppermann, H. D. *595*
Storch, O. 645, *735*
Strandberg, J. 121
Strandkov, H. H. 487, *634*
Straus 438
Straus, R. s. Steinberg, J. *633*
Strauss 680, 681
Strauss, E. B. *735*
Strauss, H. s. Rubenstein, B. B. *616*
Strieck, F. 517, *634*
Strindberg, J. *588*
Ströder 514, 527
Ströder, J. s. Zeisel, H. *590, 635, 638*
Strong, L. C. 495, *634*
Strugger 332
Stuart, H. C., u. S. S. Stevenson *606*
Stühmer, A. *735*
Sturm, A. *568*
Stursberg, H. 446, *634*
Sudhoff 642
Sudhoff, Karl s. Meyer-Steinegg, Theodor *557*
Sulkowitch, H. s. Fraser, R. *592*
— s. Fraser, R. W. *565, 601*
Sulman, F. 403, *606*
Sulzberger 489
Sulzberger, L. s. Gassner, F. X. *565*
Sulzberger, M. B. s. Witten, V. H. 635
Suren, E. 437, *588, 634*
Suter, R. 647, *735, 766*
Swaab, L. I. 775, *796*
Swan 432, 443
Swan, L. L. s. Grabstald, H. *624*
Sweetman, W. J. s. Hodgson, R. E. *593, 626*
Swezy 37
Swezy, O. s. Evans, H. M. *559*
Swyer, G. I. M. 251, 299, 301, 315, 522, *568, 588, 598, 617, 638*
— s. Emmens, C. W. *609*
Sylvius, Jacobus 18, *558*
Szondi, L. *735*

Tafel 301
Tafel, R. E., P. Titus u. W. W. Wightman *598, 617*
Tager, B. N. *568, 588*

Talalay s. Linhardt, K. *613*
Talalay, P. s. Huggins, C. *611*
Talbot 463
— Sobel, McArthur u. Crawford *568*
Talbot, H. S. *588, 634*
— E. H. Sobel, McArthur u. Crawford *588*
Talbot, N. B. s. Butler, A. N. *565*
Tallmann 358
Tallmann, K. L. s. Edmondson, J. E. *609*
Tamponi 328
Tamponi, M., u. E. V. Rizzi *617*
Tandler, J., u. S. Grosz *588, 606*
Tarnóczy 492
Tarnóczy, T. s. Kamocsay, D. *626*
Taubenhaus 132
Taubenhaus, M., u. H. R. Oberhille *588*
Tauber, E. S. *588*, 659
Taubert, M. 124, 125, 392, 395, 397, 401, 513, *606*
— u. O. Weller *588, 606*
— s. Koch, E. *580, 627*
Tausk 707
Taylor 357, 516
Taylor, N., u. R. L. Schaeffer *588*
Taylor, W. B. *634*
— u. H. R. Morgan *617*
Taymor, H. s. Ying, S. H. *606*
Teilum, G. 138, *588*
Telebakovitsch 496
Teleky, L. 446, 448, 449, *634*
Telentino 431
Telkkä 498
Telkkä, A., A. N. Kunsisto u. V. Antila *634*
Terner, C. *617*
Tesauro, G. *558*
Thein, G. 286, 323, 326, 327, 328, *617*
Theml 516
Theml, F. s. Elsässer, G. *622*
Thielmann 448
Thielmann, K. s. Buchwald, G. *572, 621*
Thietmar, M. G. 170
Thiman, K. V. s. Dorfman, R. I. *565, 601*
— s. Evans, H. M. *601*
— s. Pincus, G. *605*
Thoma 334, 335
Thomas, H. 647, 737, 749, *766*
Thompsen, W. O. *606*
Thompson 122, 449, 502, 519, 527, 528
Thompson, A. s. Clark jr. L. C. *600*
Thompson, G. E. s. Freund, J. *592, 623*

Thompson, P. K. s. Thompson, W. D. *638*
Thompson, W. D. *598*
— A. D. Bevan, N. J. Heckel, E. R. McCarthy u. P. K. Thompson *638*
— u. N. J. Heckel *589, 598, 638*
Thomsen 398
Thormann s. Müller *563*
Tieck, D. 743
Tieck, S. 743
Tietze, C. 373, *617*
Tietze, Ch., A. F. Guttmacher u. S. Rubin *617*
Till 524
Till, A. S. s. Gordon-Taylor, Sir G. *637*
Tillinger, K. G. 423, 506, 513, 522, *589, 634, 638*
— G. Birke, C. Frankison u. L. O. Plantin *606*
— — C. Franksson u. L. O. Plantin *568, 589*
— s. Leblond, C. P. *562*
Timpanaro 783, *796*
Tinel s. Décourt, L. *573*
Titus 301
Titus, P. s. Tafel, R. E. *598, 617*
Töndury, G. s. Prader, A. *585, 597*
Tönnis, W. *589*
— Brilmayer u. F. Marguth *589*
— s. Oberdisse, K. *584*
— s. Zülch, K. J. *590*
Törnblom, N. 97, *568*
Toff, E. 748, *766*
Tokuyama 259, 411
Tokuyama, I. s. Leach, R. B. *581, 595, 603*
Tolksdorf 397, 409
Tolksdorf, M. *606*
— s. Evans, H. M. *601*
— s. Romatowski, H. *605*
— s. Wiedmann, H. R. *606*
Toman 675
Tomic, M. *598*
Tompkins, P. 233, 234, 451, *634*
Tonutti s. Biskind, G. R. *564*
— s. Bottomley, A. C. *564*
— s. Cavazos, L. F. *565*
— s. Curutchet-Ragusin, J. E. *565*
— s. Hamilton, J. B. *566*
— s. Jost, A. *566*
— s. Mann, J. *567*
— s. Monaschkin *583*
— s. Overzier, K. *568*
— s. Witschi, E. *569*
Tonutti, E. 26, 27, 62, 67, 68, 88, 89, 90, 92, 93, 94, 95, 96, 98, 99, 105, 106, 107, 133, 134, 251, 252, 255, 256, 257, 258, 386, 390, 454, 459, 506, *543, 558, 564, 569, 589, 598, 606, 634*

Tonutti, E. s. Heinke, E. *566, 577, 593, 625, 639*
— s. Schmidt, G. W. *568, 587*
— O. Weller, E. Schuchardt u. E. Heinke *558, 560, 564, 569, 589, 598, 606*
Toothill 81
Topkins, O. 778, *796*
Topkins, P. *612*
Torelli, Gastone 448, *634*
Torgersen, J. 526, *638*
Tornetta, E. J. s. Gordan, A. S. *624*
Tornyama, I., R. B. Leach, S. Sheinfeld u. W. O. Maddock *606*
Torr, J. B. D. s. Dixon, A. D. *600*
Torrés, F. 496
— Barbellion, P. *619*
Torrey, T. W. 38, 39, *560*
Tottie, M. *796*
Trabucco, A. 39, 174, 178, *560, 589*
— u. F. J. Márquez *589*
— s. Castillo, E. B. del *559, 565, 572*
— s. Reforzo-Membrives, J. *586*
Tränkenschuh, L. 490, *634*
Trant, H. F. s. Gordon, J. S. *576*
Trautmann, J., J. G. Frey u. J. Schaaf *589*
Treviranus, L. C. 24, 25, *558*
Tribe 475, 476, 479
— s. Hignett, S. L. *625*
Tribe, D. E., u. R. B. Cumming *589, 634*
Tritsch, H. 472, *634*
Troncelletti 423
Troncelleti, M. s. Nadler, C. S. *583, 630*
Tropp, C. 514, *634*
Trotula 16, 17, *558*
Truss 522, 529, *638*
Tscherne 672, 813
Tscherne, E. s. Stauder, K. H. *598, 735, 816*
Tschopp, E. s. Miescher. K, *583*
Tschumi, R. 249, 261, 296, 328, 329, *598, 617*
— s. Keller, M. *612*
Tuchmann 495, 497
Tuchmann, H., u. M. Demay *634*
Tuchmann-Duplessis, H. 496, *569, 634*
Türk 334, 335
Tüscher, H. 744, 748, 752, *766*
Tuhill, J. F. *766*
Tulloch, W. S. 458, 471, *589, 598, 634*
Turley 264

Turner 174, 470, 517, 552
Turner, C. D. *589*
Turner, G. G. *598, 634*
Turner, H. *638*
Turner, H. H. *589, 634*
Twombly, G. H. 138, *589*
Tyler, E. T. 189, 233, 249, 257, 263, 302, 304, 338, 383, 462, 470, 471, *589, 598, 617, 634*
— u. H. O. Singher *589, 598, 606, 618*
— u. S. Payne *598*
Tyndale 392, 397, 398, 400
Tyndale, H. N. s. Levin, L. *603*
Tyndall 92

Übelhör, R. *598*
Uexküll, Th. v. 701, *735*
— s. Bergmann, G. V. *730*
Ufer, J. 138, 260, *598*
— s. Junkmann, K. *566, 579*
Uffreduzzi, O. 519, 521, 525, 526, *638*
Uhde, G. s. Hoffmann, F. *559*
Ullner, W. *606*
Ullstätt, J. D. 21, 22, 23, *558*
Ultzmann, R. 293, 362, *598, 618*
Underdahl, L. O., u. A. Albert *589*
— s. Albert, A. *569*
Ungar, F. s. Dorfman, R. I. *402*
— s. Dorfmann, R. I. *601*
Unger, H. s. Zondek, H. *736*
Unna 408
Unterberger, F. 780, *796*
Urabe, T. s. Ishigami, J. *566, 602*
Urgell 262
Uruski S. 452
— s. Walton, C. H. *635*
Uschigaki, Sh. 329, *618*
Usleber 20, 21, 22, 23, 171, *558, 589*

Vague, J. 108, 407, *569, 589, 598, 606*
Valentin, G. 25, *558*
Valle, G. 293, 328, 337, *618, 685*
— u. G. V. Segre *735*
— s. Segre, G. V. *616*
VanDemark, N. L. 317, *618*
— u. R. L. Hays *618*
Vane 489
Vane, J. s. Stanford, R. W. *633*
Varney 180
Varney, R. F., A. T. Kenyon u. F. C. Koch *589, 606*
Vasiljev, A. 443, *634*
Vasterling, H. W. 27, 281, 284, 296, 299, 300, 301, 302, 305, 327, 333, 340, *558, 618, 796*
— R. K. Kepp u. G. Heinrichs *618*
— s. Kepp, R. K. *580, 594, 603, 612*

Vaughan, V. C. 440, *634*
Vehrs, H. s. Vidgoff, R., R. Hill u. R. Kubin *569*
Veil 107
Veil, W. H., u. O. Lippross *569*
Veilands 494
Veit 551
Velde, Th. H. van de 233, 646, *598, 735*
— s. Waldeyer, W. *736*
Veltheim 769
Vendrely 352
Vendrely, C. s. Boivin, A. *608*
Vendrely, R. s. Boivin, A. *608*
Venning, E. H. s. Waugh, D. *569*
Venzmer, G. 224, *589, 598*, 660, *735*
Verbitzki 448
Verbitzki, L. s. Kostitsch, A. *627*
Verne, J. *564*
Verocay, F. 159, *589*
Verschuer, O. Frhr. v. 273, *606*
Vesalius 18
Vest, S. 101, 473, *564, 634*, *589*
— s. Howard, J. E. *578*
Vetter, A. 716, 718, *735*
Vidal, E. 526, *638*
Vidgoff, R., R. Hill, H. Vehrs u. R. Kubin *569*
Viergiver 300
Viergiver, E., u. W. T. Pommerenke *618*
— s. Pommerenke, W. T. *615*
Vilas, E. *560*
Vincke, E. *569, 606*
Vinh, te dan s. Lelong, M. *581*
Vinke 401
Virchow, R. 663, *735*
Virgil 739
Visscher, G. P. s. Carpentier, P. J. *572, 600*
— s. Carpentier, P. L. *600*
Voegeli, M. 503, *634*
Voegt 427
Voegt, H., u. O. Weller *634*
Völcker F. 161, *589*
Vogel, F. 511, *634*
Vogt, E. *500*, *635*
Vohwinkel 471
Vohwinkel P. s. Linser, K. B. *628*
Voigt 296
Voigt, G *766*
Voigt, K. D. s. Schneider, W. *616*
Voit 385
Voit, K. s. Feulgen, R. *601*
Vollmann 233
Vonkennel 329
Vorberg 658
Voss, H. E. 100, *569, 589, 598*

Waagstein, P. H. D. *598*
Waardenburg, P. J. v. 517, *635*
Wachsmuth, W. 456, *635*
Wachtel 513
Wachtel, H. J. s. Koch, E. *580, 627*
Waelsch, L. 687, 691, *736*
— s. Porosz, M. *734*
Wagenen, G. van s. Horwitt, B. N. *566, 602*
Wagenseil, F. 81, 108, 120, 160, *564, 569, 589*
— s. Moellendorf, R. *583*
Wagner 25, 689
Wagner, H. *589*
Wagner, R. *558*
Wagner, W. *736*
Waldeyer, W. 646, *736*
Walker 166, 309, 310, 420, 513
Walker, A. *618*
Walker, C. E. s. Waring, J. J. *635*
Walker, E. *618*
Walker, K. *598*
— s. Lane-Roberts, C. *557, 581, 595, 603, 613, 628*
Walker, K. M. *618*
Walker, M. A. s. Counseller, V. S. *573, 621*
Walker, P. C., u. P. R. McCurdy *589*
Wallenfels, K. 299, 308, 317, 334, *618*
Waller 162
Waller, I. C., u. C. A. Helwig *589*
Wallgren 277
Wallgren, A. s. Fanconi, G. *574, 601*
Wallraff, J. 75, *569*
— u. M. Bednara-Schöber *564*
Walpole 494, 495
— s. Paget, G. E. *631*
Walsh, E. L. s. McCullagh, D. R. *567, 582*
Walter, R. J. s. Geist, S. H. *575*
Walther 301
Walther, K. s. Linhardt, K. *613*
Walton, C. A. 341, 452, *618*
Walton, C. H., u. S. Uruski *635*
Wangensteen, O. H. 522, 525, *638*
Waniek, H. 450, *635*
Warburg 322
Waring 513
Waring, J. J., A. Ravin u. C. E. Walker *635*
Warkany, J. 420, *589, 635*
— C. S. Frauenberger u. A. G. Mitchell *589*
Warren 425
Warren, S., u. Ph. Le Compte *635*
— u. K. W. Olshausen *569*

Wartegg, E. 716, *736*
Wassermann 669
Wasserschleben, F. W. H. 16, 170, *558, 589*
Watson, M. L. 343, *618*
Wattenwyl, v. 486
Wattenwyl, H., u. Ch. A. Joël *589, 635*
Watteville, H. de s. Borth, R. *599*
Watzka, M. 83, *564*
Waugh, D., E. H. Venning u. D. McEachern *569*
Weber 516
Weber, D. s. Gurevitšch, J. *610*
Weber, R. s. Roland, F. *632*
Weber, U. s. Karsten, G. *765*
Webler, H. 797, *816*
Webster, B. 244, *598*
Wegelin, C. 160, 356, *589, 618*
Wegner 497
Wehner s. Kocher *580*
Wehner, E. *589*
Wehners s. Esmarch *574*
Weichbrodt 552
Weichbrodt, R. s. Lininger, H. *639*
Weichselbaum, P. 480, 481, *589, 635*
Weidenmann, W. 671, *736*
Weigelin, S. 787, *796*
Weigert 408
Weinberg, M. s. Henderson, E. *566*
Weinstein, B. 27, 252, *599*
Weir 352
Weir, D. R., u. C. Leuchtenberger *618*
— s. Leuchtenberger, C. *613*
Weisman 26, 27, 283, 323, 324, 335, 337, *618*, 778
Weisman, A. J. *558, 796, 815*
— s. Guerrero, C. D. *556*
Weiss 344, 345, 463, 483
— s. Burns, R. K. *559*
Weiss, E., u. O. Englisch *736*
Weiss, H. *635*
Weiss, K. *618*
Weiss, L. s. Stemmermann, G. N. *588, 634*
Weissbecker, L. *599*
Weissschedel 433, 464, 672
Weissschedel, E. s. Bustamente, M. *559, 564, 621, 730*
Weizsäcker, V. v. *682, 736*
Welcker 159, 160, 696
Welcker, A., u. J. Neumann *736*
Welden, F. s. Featherstone, R. M. *574*
Welker, E. R. *589*
Weller 27, 108, 124, 125, 238, 244, 392, 395, 401, 427, 448, 481
Weller, C. V. *635*

Weller, O. 569, 589, 599, 606
— s. Taubert, M. 588, 606
— s. Tonutti, E. 558, 560, 564, 569, 589, 598, 606
— s. Voegt, H. 634
Wells 458, 471
Wells, C. 589, 635
Wells, L. J., u. D. State 589
Wendt, G. G. 486, 489, 492, 635
Wenner 662
Wenner, R. s. Bernard, J. 730
— s. Hauser, A. 577
Werner 653
Werner, A. A. 589, 599, 736
Werner, C. A. 590, 618, 635
Werner, G. M. s. Phillips, P. H. 631
Werner, S. C. 145, 220, 221, 244, 341, 418, 420, 440, 441, 569, 590, 599, 635
Wernsdörfer, R. 378, 618
Werth, G. 90, 393, 397, 401, 402, 569, 606
— s. Chance, M. R. A. 600
— s. Cushing, H. J. 600
— s. Fevold, H. L. 601
— s. Li, Ch. H. 603
— s. Lyons, W. R. 604
Werthammer 362
Werthammer, S. s. Hoffmann, C. A. 611
Werthessen, N. T., W. Marden u. F. Haag 618
Weski, O. 359, 564, 618
Wesselhoeft, C. 441, 590, 635
Wesson, M. B. 462, 590, 635
Westergaard, M. 403, 451, 484, 560, 635
Westing, I. 301, 618
Wettley, A. 736
Wettstein, A. s. Ruzicka, L. 568
Weyeneth 26, 155, 156, 159, 160, 162, 163, 172, 173, 175, 178, 179, 180, 184, 190, 191, 192, 198, 199, 217, 237, 259, 264, 284, 288, 293, 295, 339, 349, 350, 356, 370, 371, 384, 386, 387, 390, 420, 421, 434, 435, 436, 440, 459, 465, 466, 496, 522, 525, 526, 543, 545, 770
Weyeneth, R. 558, 569, 590, 599, 606, 618, 635, 638, 640
— u. R. Clerc 590, 635
— s. Smith, P. E. 606
Weyrauch 443
Weyrauch, H. N., u. H. Gass 635
White 316, 328, 329, 340, 425, 513
White, I. G. 618
White, P. s. Joslin, E. P. 626
White, W. E. 618, 640
Whitelaw, M. J. 778, 796

Whitmore, W. s. Ying, S. H. 606
Wiedemann, H. R. 409, 516, 635
— H. Romatowski u. M. Tolksdorf 606
— s. Romatowski, H. 605
Wiesner 353, 354, 355
Wiesner, B. P. s. Barton, M. 570, 607
— s. Lane-Roberts, C. 557, 581, 595, 603, 613, 628
Wightman 301
Wightman, W. W. s. Tafel, R. E. 598, 617
Wik, van 40
Wildbolz, H. 216, 590
Wilhelm, G. 485, 490, 635
Wilkens, L. 590
— u. W. Fleischmann 590
— — u. J. E. Howard 590
Wilkins 40, 96, 114, 126, 138, 166, 519, 521
Wilkins, L. 560, 569, 599, 606, 638
— u. J. Cava 569
— u. W. Fleischman 569
— — u. J. E. Howard 569
— s. Frame, E. G. 565
— s. Grumbach, M. M. 559, 576
Will 27, 433
Williams, A. J. s. Fullenlove, T. M. 592
Williams, I. R., u. E. Smith 635
Williams, R. H. 590
— s. Howard, J. E. 566, 578
— s. Lloyd, E. W. 581
Williams, R. T. s. Swyer, G. J. M. 617
Williams, T. L., A. Cantarow, K. E. Paschkis u. W. P. Havens 590, 606
Williams, W. W. 27, 138, 332, 333, 342, 343, 345, 347, 349, 350, 351, 449, 564, 590, 618
— u. B. Cunningham 564
— u. O. J. Pollak 618
— u. A. Savage 618
Willich, E. 599
Willier, B. H. 38, 39, 560
— s. Burns, R. K. 559
Willis 138
Willy 648, 649
Willy, A. 736
— s. Bürger-Prinz, H. 730
— s. Fisher, B. 731
— s. Giese, H. 575, 731
— s. Haffter, C. 732
— s. Jores, A. 732
— s. Kinsey, A. C. 733
Willy, W. s. Schelsky, H. 734
Wilson 330, 443, 449, 473, 501
Wilson, E. M. s. Southam, A. 633

Wilson, H. M. s. Dorfman, R. I. 574, 601
Wilson, J. A. s. Pullen, R. L. 597
Wilson, J. F. s. Callomon, F. T. 572, 621
Wilson, L. 618
Winch, G. A. s. Gordon, J. S. 576
Winchelmann, P. 599
Windörfer, A. 420
— s. Grebe, H. 559, 624
Windstosser, K. 308, 320, 322, 332, 618
Winiwarter 428
Winkel-Smith, C. C. 529, 638
Winter, W. 162, 590
Winterstein, O. 530, 638
Wintz 490
Wintz, H., u. F. Wittenbeck 635
Winz, H. R. 552, 640
Wirz 769
Wiseman, H. G. s. Hodgson, R. E. 593, 626
Wislocki, G. B. 75, 564
Witschi, E. 36, 37, 38, 39, 41, 96, 109, 205, 396, 398, 399, 560, 569, 590, 606
— W. T. Levine u. R. T. Hill 569, 590
— W. O. Nelson u. S. J. Segal 560
Witte, W. 429, 590, 635
Witten 489
Witten, V. H., M. B. Sulzberger u. W. D. Stewart 635
Wittenbeck 490
Wittenbeck, F. s. Wintz, H. 635
Wittlich 752
Wittrock 760
Wolbach 184, 479
Wolbach, S. B. s. Maddock, Ch. 628
— s. Maddock, L. 628
Wolff, E. 32, 590
Wolgin, W. 27, 459, 460, 518, 520, 522, 525, 526, 528, 529, 530, 531
— s. Charny, C. W. 556, 621, 636
— s. Charny, Ch. W. 573
Woll, H. 618
Wollbach 184
Wong 358
Wong, S. H. s. Buxton, L. Ch. 608
Woringer, F. s. Pautrier, L. M. 631
Wreszinsky, Walter 4, 558
Wright, S. 345, 353, 377, 482, 635
Wu, S. H. 564
Wüst 338
Wüst, H. s. Gahlen, W. 592, 610

Wundt, W. 698, *736*
Wyk, J. J. van 166
— s. Grumbach, M. M. *559*, *576*
Wyler, J. 504, *635*
Wyss, F. *590*

Yates-Bell, J. G. *599*
Yerushalmy, J. 511, *635*
Yildiran, C. 332, *618*
Ying, S. H., E. Day, W. Whitmore u. H. Taymor *606*
Yochem, D. E. 468, *635*
Young 81, 158, 267, 310, 311, 312, 316, 374, 421, 468, 514
— s. Lespinase, V. D. *595*
Young, D. *599*, *638*
— s. Lespinase, H. *581*
Young, F. G. s. Chance, M.R.A. *600*
Young, H. H. *590*, *635*
Young, W. C. *564*, *590*, *618*, *635*
— u. F. A. Simeone *618*

Zacchias, P. *736*
Zacharias, P. 525, *638*
Zador 328, 495
Zador, J. s. Molnàr, J. *614*, *629*
Zätzsch 250, 254, 258
Zagami, V. 288, 293, 295, 307, *619*
Zahler, H. 93, 95, 96, 251, 261, *569*, *590*, *599*
— s. Hohlweg, W. *578*

Záhór, Z. 422, 522, 526, 529, 530
— u. J. Raboch *590*, *638*, *606*
— s. Raboch, J. *585*, *597*, *638*
Zamenhof 352
Zamenhof, St., L. B. Shettles u. E. Chargaff *619*
Zander, J. *606*
Zannartu, J., u. E. C. Hamblen *599*
Zara s. Gilbert-Dreyfus *575*
Zara, M., J. Belaisch u. A. Cohen *599*
Zehetgruber, W. *599*, *606*
Zeisel, H. 514, 527
— u. J. Ströder *590*, *635*, *638*
Zeiss 334, 335
Zeitlhofer 420, 421, 518, 519, 521, 525
Zeitlhofer, J. s. Politzer, G. *585*, *631*, *637*
Zeitlin 463, 464
Zeitlin, A. B., T. L. Cottrell u. F. A. Lloyd *590*, *635*
Zeleni 342, 343
Zeleni, C., u. E. C. Faust *619*
Zeller, E. A. 111, *619*
Zelson 529
Zelson, C., u. E. Steinitz *638*
Zeluff 442
Zeluff, G. W., u. T. J. Fatherree *590*, *635*
Zenker, G. 53, 54, 744
Zettergren, L. 437, 438, 502, *635*

Ziemer, Ch. 481, *635*
Zimmermann 103, 104, 105, 118, 402, 403, 406
Zimmermann, W. *402*, *403*, *404*, *569*, *590*, *606*
— H. U. Anton u. D. Pontius *607*
— u. D. Pontius *607*
Zimmet 306
Zimmet, D., u. P. Sauser-Hall *607*, *619*
Zittle 308
Zittle, C. A. s. Henle, G. *611*
Zöppritz 496
Zöppritz, B. s. Loeb, O. *628*
Zondeck 248
Zondek 87, 91, 263, 340, 392, 393, 394, 396, 397, 653, 655, 656, 657, 692, 693
Zondek, B. *590*, *607*, *736*
— u. S. Aschheim *607*
— Y. M. Bromberg u. Z. Polishuk *590*, *599*, *619*
— A. Kaatz u. H. Unger *736*
Zorn, G. *590*
Zublin, W. s. Bleuler, M. *730*
Zuckerkandl s. Finger, E. *623*
Zuckermann, S. 89, 222, *590*, *607*
Züblein, W. *590*
Züblin 662, 664
Zülch, K. J. 128, *590*
Zutt, J. 643, 644, *736*
Zygmuntowicz 105

Sachverzeichnis

Abelard, Kastrat 171
Ablassen des Exsudates, Hodenentzündung 216
Ablatio des gesamten Genitale 170
— der Testes 170
Abortziffer 482
Abquetschungen, Hodengefäße 156
Abraham, Fruchtbarkeit 2
Abrahamsstrauch 762
Abscesse, Mumps-Orchitis 214
Absence of Germ Cells 175
Abstammungsbeweis, positiver, negativer 539
Abstammungs-Gutachten 539
Abtreibungsversuch 420
Abwehrmechanismus des weiblichen Organismus 499
Acetalphosphatide, Leydig-Zwischenzellen 75
Acetylcholin, Motilität 329
—, Priapismus 690
Achard-Thierst-Syndrom 513
Achselbehaarung 279
Achsenfaden, Samenfaden 62
Acridin-Orange, Vitalitätstest 332

Acromikrie bei Hodenschädigung 513
actus purus, Kohabitation 706
Adaptionssyndrom 146
Addison-Syndrom 512
Adenohypophyse 96
—, Aktivität 118
—, Funktion 88
—, Funktionsstörung 143
—, Tumor 431
Adenoma sebaceum 512
Adenome 127
—, basophile 127
—, chromophobe 127, 128
—, eosinophile 127
—, gemischte 127
Adenosin-Triphosphat, Motilität 319, 320
Adenosin-Triphosphatase, Ejaculat 302
Adermin, Motilität 329
Adipositas 477, 478
Adnexe 40, 462
—, Dysfunktion 339
—, Tumor 430
Adnexitis, akute 380
—, chronische 380
adolescent sterility 505

Adolescenz 110
Adoptierte Kinder, Entwicklung 814
Adoption 797
—, Aufhebung 812
—, Beurkundung 811
—, Einwilligungserklärungen 808
—, Elterliche Gewalt 810
—, Erbrecht 810
—, Genehmigung 808
—, gerichtliche Bestätigung 809
—, Indikationen 799
—, Indikation, medizinische 799
—, —, persönliche 799
—, Konzeptionsfähigkeit nach der 813
—, Namensgebung 811
—, Rechtsfragen 809
—, Staatsangehörigkeit und Religion 811
—, Unterhaltspflicht 810
—, Vermögensverwaltung 810
—, Voraussetzungen zur 804
Adoptionsrecht 533
— außerhalb Deutschlands 813

Adoptionsvermittlung 800
Adoptionsvertrag 807
Adrenalin im Ejaculat 306
— hydrochloricum, Hodenschädigung im Tierversuch 496
Adrenogenitales Salzverlust-Syndrom 513
Adsorptionschromatographie 392, 401
Aetianol, Testosteronabbau 102
Ätiocholanol 100
Ätiologie der Fertilitätsstörungen 417
äußeres Genitale 34
afrikanischer Weberfink, Melaninreaktion 399
Agenesie 173, 420
—, kongenitale 165
—, Kryptorchismus 518
Agglutination-Spermien, Motilität 316, 330, 332, 356
Agglutinin, Infertilismus 499
Agonadismus 174
Akelei 761
Akinese, Definition 365
—, Krankheit der Nebenhoden 369
—, zeitlich begrenzte 313
—, Zeugungsunfähigkeit 542
Akrocyanose, Klinefelter-Syndrom 204
akromegaler Gigantismus 512
—, Hämospermie 379
Akromegalie, Hodenschädigung 515, 516
—, Hypophysenvorderlappenstörung 127
Aktinomykose, Hypophysenerkrankung 129
akzessorische Geschlechtsdrüsen, Erkrankung 682
Albright-McCune-Sternberg-Syndrom 512
Aldosteronismus 513
alkalische Phosphatase 302
Alkoholabusus 427, 482
Alkohol-Ätherfällungsmethode nach ZANTEK 393
Alkohol als Aphrodisiacum 742, 743
Alkoholfällungs-Dialysemethode nach KLINEFELTER 393, 395
Alkohol-Fertilitätsstörung 480, 481, 493
Alkoholgenuß 231
Alkohol, Hodenentzündung 213
Alkoholismus, Geschlechtsinteresse 681
Allgemeinbehandlung bei Fertilitätsstörung 231
Allheilkraut 754
Alopecia triangularis 109, 278

α-Phenyl-(α-Piperidyl)-essigsäuremethylester- Hydrochlorid 758
Alraune 758
Altägyptische Medizin 4
Alter, Konzeptionschance 373
—, psychisches 124
—, somatisch maskuline Differenzierung 274
—, wirkliches 124
— und Fertilität 504, 505
Altersarteriosklerose 218
Altershoden 194
—, atrophischer 195
—, Basalmembran 390
—, normaler 195
Alterssoll 124
Altertum, Aphrodisiaca im 737
Alterungsprozeß 221
Altindische Medizin 6
Amenorrhoe 234
Aminopterin 495
Aminosäure, Ejaculat 307
—, Spermaelektrophorese 296
Ammoniak, Ejaculat 307
Amnionflüssigkeit 409
Ampulla ductus deferentis 44, 82
Ampulle und ductus ejaculatorius 81
Amputatio, Kastration 168
Amylase, Ejaculat 291
Amyloidkörperchen, Corpora amylacea 359
Anabiose 311
anabole Wirksamkeit 107
Anämie, Ätiologie der Fertilitätsstörung 429
—, chronische, berufsbedingte 453
—, konstitutionelle 512
Anaesthesin-Salbe, Ejaculatio praecox 678
Anamnese 272
—, eigene 269, 273, 414
—, Ehe 414
—, Hodenatrophie 523
—, Sexual- 273
Anaphrodisierende Drogen 762
Anarieis, Eunuchen 111
Anastomosen (Ductus deferens, Nebenhoden) 266
— (— —, Hoden) 266
—, gekreuzte 267
andreno-genitales Syndrom 426
Androgen(e) 95, 99, 105, 132, 240
—, Aktivität 101, 118, 149, 269, 412
—, Ausfall 122, 151
—, —, postpuberal 121
—, —, präpuberal 121
—, Ausheilung 103
Androgenbildung 96
—, stoßweise 243
—, verzögerte 122
Androgendefizit 106

Androgene, künstliche 100
—, natürliche 100
—, pathologische Quellen 108, 133
—, periphere Wirkung 96
Androgen-Fernwirkung 94, 271
Androgengaben, exogene 96
Androgen-Kontraktwirkung 94, 197
Androgen-Konversion 138
Androgenmangel 120, 148, 150, 167
— des Initialsymptoms 135
—, Nachweis 224
—, postpuberal 121
—, präpuberal 120
Androgenproduktion 99, 107
— des Hodens 103
Androgen-Rückwirkung 96
Androgen-Stimulation 106
Androgen-Systemwirkung 132
Androgenversorgung 106
Androgenwirkung 105, 107
—, anabolische 107
— Genitale 106
— Psyche 109
— somatische Prägung 108
— Stoffwechsel 107
— weiblicher Organismus 109
Androspermien 780
Androsteron 102
—, Standardisierung 103
angeborene Defekte 421
Angeborene Herzfehler 424
Angeborene und konnatale Krankheiten 422
Angina, Wärmeschäden 469
Angio-osteo-hypotrophisches Syndrom 515
Angst, Keimdrüsentätigkeit 673
Anhangsgebilde 76
Anhangsorgane der Haut 108
Anilin, Hodenschädigung 453
Anilinblau, Hopa-Färbung 386
Animalcules, Spermiengeschichte 308
Anlassereffekt 244, 245
Anorchie 165, 171, 227, 228, 420
—, angeborene 165
—, Beurteilung der Zeugungsfähigkeit 546
—, erworbene 167
Anorchien 148
Anoxämie 493
—, Ätiologie der Fertilitätsstörung 453
Antibiotica, Breitspektrum 442
—, Ätiologie der Fertilitätsstörungen 493, 495
—, Motilität 328
—, Mumpsschwellung 217
antigonadotrope Wirkung, Hypophysenpräparate 239
Antihormonbildung 239, 245, 259

Antihormone, Hypophysenpräparate 239
Antike Medizin 8
—, Zeugungs- und Vererbungslehre 13
Antikörper 240
— im Ejaculat 330, 377
—, Spermienimmunität 499, 500
Antikörpertiter 499
Antikonzipientia 498
Antispermaseren 332
Antriebsentwicklung 702
Aortenbifurkations-Syndrom 515
Aphrodisiaca 448, 737
— im Altertum 737
Apium graveolens 750
Aplasie, Begutachtung 546
—, funktionelle präpuberale Kastration 171
—, Fußzellen bei 180
—, germinale 180
—, Häufigkeit 180
—, Hodenbild 175
—, Samenreifungsreihe 354
—, Therapie der 180
apokrine Sekretion 79
Appendix epididymidis 33
— testis 33
Arabische Medizin 10
Arbeitsmilieu 445
Argentum nitricum, Motilität 329
artefizielle Insemination 767
— Unterbindung 159
Arteria spermatica interna 50
— — externa 50
Arteriosklerose 221, 428, 430
arteriosklerotische Gefäße 195
Artificial-Insemination 767
Arzneimittel 379
Arsen, Ätiologie der Fertilitätsstörungen 448, 497
Ascorbinsäure 306
Ascorbinsäure, Motilität 330
—, Samenepithel 72
—, Tubuluswand 74
—, Zwischengewebe 61
—, Zwischenzellen 75
Asparagus officinalis 751
Aspermatismus 364, 457, 679
Aspermie 154, 706
—, Bild einer 157
—, chirurgische Behandlung 268
—, Ejaculatbefund, Hodenbiopsiebefund 370
—, forensische und versicherungsrechtliche Beurteilung 546
—, Fructolyse 305, 323
—, funktionelle 156, 339
—, gesamtes Krankengut 162
—, Gonorrhoe 309
—, Grippe 443

Aspermie, Hodenbiopsie 382
—, mechanische 162
—, Morbus Bang 162
—, Samenreifungsreihe 353
—, Spermienagglutination 502
—, Spermiensuspension 332
—, Spermiogrammbeurteilung 364
—, Spermiocide Mittel 542
—, Verflüssigungszeit 291
—, Viscosimetrischer Hyaluronidase-Test 301
Asthenospermie 548
—, Definition 365
—, Deutung von Einzelbefunden 367
—, Geschichte der Spermatologie 25
—, Pyospermie 382
—, Ursachen 369
Atmungsstoffwechsel 320
Atombombenabwürfe 488
Atombombenexplosion 178
Atomkraftwerke 492
Atophanyl, Cytostatica 495
Atraktosomen 86
Atropa belladonna 758
Atrophie der Haut 517
—, kompensatorische 95
—, psychische Einflüsse 433
Aufbaudosis 238
Auffassungstest, Vetter 717
aufgequollenes Weizenkorn, Nucleus 175
Aufhebung der Adoption 812
Augenmuskelparese 174
Ausfällung von Alkohol 392
Ausfallserscheinungen, neurologische 151
Ausführungsgangsystem 80
Auslösungsmechanismus 243
Ausscheidung der Hormone 397
Ausstrichmethode, Vitalitätstest 332
Außendrüse nach LÖSCHKE 84
Außenmoral 677
Auszählung, Spermien 25, 334
Autoimmunisation 500
Autosom, Geschlechtsdifferenzierung 36
—, Klinefelter-Syndrom 205
Avena sativa 755
Avitaminosen 479
Azanfärbung (Heidenhain) 387
Azoospermie, Alkohol 480
—, Androgengaben 95
—, Betrugsmanöver 540, 541
—, Beurteilung 546
—, chirurgischeBehandlung530
—, Citronensäure 306
—, Erschöpfungs- 543
—, Fructolyse 305
—, Hodenbiopsie 382
—, iatrogene Schäden 489
—, Inosit 306
—, Kristalle 362

Azoospermie, Medikamente 543
—, Morbus Bang 443
—, p_H-Wert 295
—, psychische Einflüsse 433
—, Samenreifungsreihe 354
—, Sauerstoffmangel 451
—, Spermienagglutination 502
—, Spermiogrammbeurteilung 263
—, Suspensionen 460
—, temporäre 339
—, Verflüssigungszeit 291

Babinski, Fröhlich-Syndrom 514
Bacterium coli, Hämospermie 379
— —, Nebenhodenentzündung 161
— —, Pyospermie 379
— —, Spermienagglutination 330
Baker-Lösung, Ausschwemmung der Hodenspermien 310
— —, Bewegungsdauer 326
— —, Spermienwiederbelebung 316
— — Vitalitätstest 332
bakterielle Toxine 213
Bakterien, Samenbestandteil 308, 357
—, Stromaschäden 153
—, Wirkung, Spermaagglutination 330
Bang s. Morbus Bang
Bangorchitis 442
Barbario-Reaktion 360
Barrscher Test s. Chromatintest 198, 406
Bartwuchs 108, 111
Basalhaut, Tubulusveränderung 195
Basalmembran, Beurteilung des histologischen Hodenbildes 387, 390
—, Parenchymschäden 174
—, Tubulusveränderung 195
Basaltemperaturmessung 233
Bauchfelltasche 42
Bauchglatze 138
Bauchhoden 525, 530
Bauchhöhlenhoden, artefizielle 98
Beckenaufnahme 413
Beckenbrüche 467, 551
bedingter Reflex 648
bedingte Reflexe, Kohabitationsstörung 696
— —, Sexualstörungen 709
Beeinflussung des Zahlenverhältnisses von männlichen und weiblichen Geburten 782
Befruchtung durch Hodenspermien 376, 797

Befruchtung durch Nebenhodenkopfspermien 311, 376, 779
—, künstliche 767
—, Zahl der Spermien 334
Befruchtungschancen 301
Befruchtungsergebnisse 285
Befruchtungsfähigkeit 316
Befruchtungspotenz 309, 374
Befruchtungsquote 312
Befruchtungsrate 300
Befruchtungsvorgang 300
Begleitorchitis 217
Behaarung, Kopf 108
—, männliche 277
—, Stufen der 279
—, Wertigkeit 279
Behandlung s. Therapie 231
Beischlafsfähigkeit 674
—, Störung 700
—, zeitliche Begrenzung 654
Beispiele von Sexualstörungen 717—729
Benjamin-Syndrom 512
Benzedrin 756
Benzindämpfe, Schäden durch 497
Benzol, Schäden durch 449, 497
Benzolpyren, Spermiogenesehemmung 495
Berardinelli-Syndrom 512
Beruf, Fertilitätsstörung 444, 525
Berufskrankheit, Hodenschaden 444
Berufsschäden 367, 547
Besamung, künstliche 767
Bestrahlung mit Röntgen-Kurzwelle 264
Betrugsabsichten 539
Betrugsmanöver 540, 541
Beurkundung der Adoption 811
Beweglichkeit, Motilität, Definition 313
— s. Motilität 312
Bewegungsenergie 311, 313, 319
Bewegungsimpulse 319
Bewegungsintensität 314
Bewegungspotenz 374
—, Spermien 309
Bibel, Fertilität 2, 4
Bicarbonat, Ejaculat 307
Bilsenkraut 758
Bindegewebsfaser, Argyrophile 62
—, interstitielle 225
—, intertubuläre 71, 73
—, testale 190, 191
—, Vermehrung 93
Binnenmoral 677
Biochemische Untersuchungen des Samens 369, 377
biologischer Tierversuch 396
Biometrisches Verfahren, Bestimmung der Morphologie 342, 347

Biotonus, seelische Grundstimmung 648
Bläschendrüse, Anatomie 44, 82
—, Androgenwirkung 106
—, Aplasie 162
—, Entzündung 378
—, Expressat 284
— —, Betrugsmannöver 540
— —, Spermiennachweis 534, 537
—, Größe 670
—, normal stimulierende 413
—, Pigmentkörper 358
—, Röntgendarstellung 413
—, Sekret 288
—, Sekretionskapazität 412
—, Spermienabbau 312
—, Untersuchung 281
Blasenkäfer 749
Blasenstein 379
Blastem 31
Blastomykose 444
Bleivergiftung 448
Blinde, Zeugungsfähigkeit 434
Blutausstrich 409
Blutgerinnung 290
Blutgruppe 539
Blutkörperchen 287
Blutplasma 287
Blutprobe 535
Blutschande 532
Blutung, Hoden- und Nebenhodenpunktion 284
Blutungen 383
—, kleinfleckig 214
Blutversorgungsmangel 470, 530
Böttchersche Kristalle 360, 361
Bouchon vaginale 290
Bourneville-Pringle-Krankheit 512
Brechnuß 752
Breitspektrum, Antibiotica 442
Bremstherapie 503
—, Testosteron 257, 459, 543
Brenztraubensäuregehalt, Ejaculat 306, 320
Brenztraubensäure-Oligophrenie 514
Bronchuscarcinom 431
Bronzediabetes 426, 517
Brooke-Syndrom 512
Brucellose 213
Brugsch-Syndrom 513
Brustwarzenvergrößerung 198
Bürgerliches Recht 532
Bulbourethraldrüsen 86
Bulbus corporis cavernosus urethrae, Anatomie 48
— urethrae, Anatomie 45
Bullensperma 310
Bundessozialgerichtsurteil 554

Cadmium-Chlorid 498
Cadmium-Lactat 498
Cäsar Julius, Infertilität 28
Caissonarbeiter 451

Caladium seguinum 762
Calcium 307
Calcium-Cyanamid 481
Calorienentzug 139
Canabis indica 761
Canthariden 749
Caput epididymidis 33, 43
Carcinome, Hypophyse 127
—, Kryptorchismus 525
Carcinomzellenverbände 380
Cellophan, coitus condomatus 283
Cellophankondome 537
Cellulartherapie 265
Centriolen 63
Cerebellare Ataxie 516
Cerebrosidspeicherkrankheit 514
Cerebrum, Traumen am 464
Cervicalsekret 236, 327, 775
Cervixmilieu 317
Cervix, postcoitaler Test 283
Cervixsekret 776
Charcot-Böttchersche Kristalle 53
Charcot-Leyden-Kristalle 361
Chemikalien, empfängnisverhütende Mittel 498
Chemikalienschäden 493
Chemische Einflüsse 447
Chemotaxis 317, 334
Chemotransmitter 89
China, Medizingeschichte 3
Chininverbindungen, Motilität 329
chirurgische Behandlung des Verschlusses 265
Chlor, Ejaculatbestandteil 307
Chloroform, Spermiogenesehemmung 494
Cholesterin 72, 75
—, Ejaculat 307
Cholesterinester 61, 72, 75
Cholesterin-Krankheit 515
Cholesterin-Zwischengewebe 61
Cholesterol 497
Cholin, Ejaculat 306
—, Vitamin 261
Cholinesterase, Ejaculat 302
Chondrodysplasie 511
Chondroektodermale Dysplasie 513
Chondroitinschwefelsäure, Tubuluswand 74
Chondrome 473
Chorionepitheliom, Oestrogenausscheidung 406
—, Oestrogenentstehung 138
Choriongonadotropin 91
—, Antihormon 91
—, Behandlung 239, 528
—, Fructosespiegel 304
—, Hodenbild nach Behandlung 131
—, ICSH 260
—, Kryptorchismus 528, 529, 531

Choriongonadotropin, mütterliches 65
—, Substitution mit 242
Choriongonadotropin-Test 410
—, einfacher 410
—, erweiterter, kombinierter 411
—, Funktionsreserve der Leydig-Zellen 269, 272
—, Grundlage 94
—, Modifikation 412
— nach Maddock u. Nelson 411
—, sekundärer Hodenschaden 125
Choriongonadotropin und Testosteron 259
—, Überempfindlichkeitsreaktion 91
Chromatingehalt, Ejaculat 389
Chromatinmuster, Leydigsche Zellen 92
Chromatin-Test, Barrscher Test 406, 409
— —, Anwendung 410
— —, Beurteilung 409
— —, Fertilitätsuntersuchung 269, 272
— —, Klinefelter-Syndrom 191, 198
chromatische Reduktion 184
Chromatographie 103
Chromatographische Fraktionierung 104
— Gonadotropingewinnung 395
Chromosom x 37, 205
Chromosom y 37
Chromosomale Aberration 205
Chromosomales Geschlecht 524, 539
Chromosomen-Mutation, letale 487
chronische Krankheiten 424
— Prostatitis, Spermatorrhoe 438, 688
chronischer Gelenkrheumatismus 428
circumscripte Sklerodermie 428, 516
Cirrhose-Syndrom 512
Citrate, Ejaculat 307
Citronensäure, Ejaculat 377
—, Inosit 305, 306
—, Motilität 319, 320, 321
—, Phosphatase 302
—, Prostata 86
—, Spermiogrammbeurteilung 363
—, Test, 305, 413
CO_2-Gehalt, Ejaculat 307
Cocain 757
Cocainvergiftung 494
Coccidioidomykose 444
Coffein, Genußmittelschäden 480, 483

Coffein, Motilität 329
Coffeingenuß 231
Coitus condomatus 283
— —, Samengewinnung 286, 537
—, Erregungsablauf 699
—, Frequenz 232
— interruptus Samengewinnung 282, 286, 537
— —, Sexualstörung 686, 687
Cola acuminata 755
Colanuß 755
Colchicin 495
Colliculus seminalis 44
Collum glandis 48
colorimetrische und fluorometrische Oestrogenbestimmung 405
Colostrumkörperchen 358
Condome 283
Conn-Syndrom 513
Contractilität, Motilität 319
Contritio, Abdrehung 168
Conus vaginalis 34
Corona glandis 48
Coronardurchblutung 107
Corpora amylacea 359, 362
— cavernosa 'penis, Anatomie 48
— — —, Erektion 647
— — urethrae 48
— — urogenitale 34
— colloidea 359
— hassaliana 359
Corpus epididymidis 42
—, glandulare 45
—, Hippocraticum 171
—, luteum-Phase 234
—, Penis 48
Corticosteroide 442
Cortisonbehandlung 264
Cowpersche Drüse, Anatomie 33, 42, 45, 86
— —, Präjaculatorische Fraktion 292
Craniopharyngome 128, 513
Cremaster, Musculus 46
—, Reflex 46
Cremasterkontraktion 466
Crura penis, Schwellfähigkeit 692
Cubitus valgus 173
Curschmann-Batten-Steinert-Syndrom 205, 423, 513
Curtius-Syndrom 513
Cushing-Syndrom 134, 420, 513
Cutis laxa 174
Cyanid-Inhibitoren, Motilität 319
Cyclopertanophenantren, Hodenhormon 99
Cyclopropionat, Androgene 101
Cyclusregistrierung 234
Cylinderzellen 80
Cysten 127

Cystoskopie 453
Cytochrom-Oxydase 302
— —, Reaktion 73
— —, System 319
— — —, Motilität 326
Cytogramm, Betrugsabsicht 353, 544
—, Spermio- 353, 416
cytologische Geschlechtsdiagnostik 407
— Untersuchungen 234
Cytoplasmahaut 63
Cytostatica, Samenreifungsreihe 355
—, Spermiogenesehemmung 494

Dakinsche Lösung 335
Damiana 753
Dammbreite 281
Dammschützer 474
Datura stramonium 758
— tatula 758
Dauer der Ehe 373
Dauerinduktion 167
Dauerrente 555
Davidsonsche Lösung 407, 408
Debile 518
Debilität 523
Debler-Syndrom 513
Debré-Fibiger-Syndrom 513
Deckglasmethode 333
Defektheilungen 367
Deferentitis 438
Degenerationserscheinungen 391
Degenerationsform der Samenreifungsreihe 355
degenerativer Prozeß, Tubuli 388
Dehydrogenase 321
Dehydroisoandrosteron 100, 104
Del Castillo-Syndrom 175, 178
Delikt der Körperverletzung 533
Denaturierung 325
Denguefieber 443
Deponierung, intracervicale 775
—, intratubare 776
—, intrauterine 776
—, intravaginale 775
Depopulation 175
—, Schäden 179
—, sekundärer Hodenschaden 126
—, Therapie 180
Dermatohygrometrische Untersuchung 48
Dermatomyositis 428
Descensus 34, 518
— aberrans 518
— paradoxus 518, 520
— testis 35
Desorganisation des Samenepithels 185

Desorganisation des Samenepithels, Ätiologie und Pathogenese 187
— — —, Häufigkeit 187
— — —, Hormone bei 187
— — —, klinisches Bild 187
— — —, Therapie 187
Desoxycorticosteron 431
Desoxyephedrin 496
Desoxyribose 377
—, Nucleinsäure 352
Desoxyribonucleinsäure 184
Desquamation, 185, 227
— des Samenepithels, Behandlung 251
De Toni, Dysmetabolisch-dysendokrines Syndrom 513
Dextrose-Magnesiumchlorid 325
Diabetes, Bronze 517
— insipidus 132
— mellitus 425
—, Sexualstörungen 682
Diätetisch-hormonale Behandlung 263
Diäthylenglykol 497
Diagnostische Auswertung von Hormonuntersuchungen 401
— Methoden 269, 352
— Möglichkeiten 270
Dialyseverfahren 393
Diaminooxydase 302
Diamond-Blackfan-Syndrom 513
Diaphragma urogenitale 34
diencephale Ausfallserscheinungen 515
Diencephalon, Sexualität 656
Differentialcytogramm 353, 355, 377
Differentialspermiogramm 342
Differenzierung, corticale 39
—, Sexual- 40
Differenzierungsfaktor 106
Differenzierungsperiode 58
Digitalisapplikation, protrahierte 431
Dimethyloxystrychnin 752
Dimorphismus 343
Diskrepanz des Ejaculats, klinischer und Hodenbiopsiebefund 370
dissoziierter Virilismus 426
Dolichostenomelie 516
Dominanz, Differenzierung 38
Dorsum penis 48
Down-Syndrom 513
dreidimensionale Biometrie 343
Drogen mit vorwiegend allgemein tonisierender Wirkung 752
Drossel- und Sperrmechanismen, Prostata 85
Druckatrophie 216

Drucksteigerung, intrakraniale 132
drum-stick 409
Ductuli aberrantes 472
— efferentes 43, 77
Ductus deferens, Anatomie 42, 44
— —, Atresie 438
— —, Darstellung, Kontrastmittel 158
— —, histologischer Befund 158
— —, Hoden-Anastomose 267
— —, Injektion von Farblösung 158
— —, lokalisierte Unterbindung 158
— —, Nebenhodenkopf-Anastomose 267, 268
— —, Operation 267
— —, Stauungserscheinungen 158
— —, Sondierung 158
— efferens 43, 77
— ejaculatorius, Anatomie 34, 44, 45, 81, 82
— —, Verschluß 156
— epididymidis, Anatomie 44, 77, 78
— excretorius 45
— prostaticus 45
Duftdrüsen 109
Dunkelfelduntersuchung 344
Durchblutungsstörungen 436
—, Priapismus 690
Durchgängigkeit der samenabführenden Wege 454
Durchschnittswerte, Vitalitätstest 333, 336
—, Spermiogramm 366
Dysfunktion der Adnexe 370
Dysgenesie des Hodens 455
—, Klinefelter-Syndrom 197
Dysgenesis 40, 518, 530, 531
Dysgenitaler Zwergwuchs 515
Dyskraniopygophalangie 517
Dysmetabolisch-dysendokrines Syndrom 513
Dystopie 546
Dystrophia adiposogenitalis, Ätiologie 129
— — als Teilsyndrom 513 bis 516, 520
— myotonica 419, 423
— —, Klinefelter-Syndrom 205
— —, Steinert-Syndrom 513
— osteogenitalis 513
Dystrophie, Priapismus 690
—, Sexualstörung 685

Echtes Klinefelter-Syndrom 408
Eductio, Amputatio 168
Ehelichkeit des Kindes 532
Eherecht 532

Eibettreife oder Unreife 510
Eichel 48
Eidotterphosphatpuffer 327
eindimensionale Biometrie 343
Einkindsterilität 417, 420, 445, 447
Einschätzung der Schädigungsfolgen 552
Einwilligungserklärungen zur Adoption 808
Eisen-Alaun-Hämatoxylinfärbung 387
—-Applikation 498
—, Ejaculat 307
Eisenmangelkrankheit 514
Eisenspeicherung 214
Eiweiß, Ejaculat 377
—, Spermium 320
Eiweißansatz 107
Eiweißstoffwechsel 105
Eizelle 369
Ejaculat 269, 281, 287, 308, 362
—, Aussehen 287, 363
—, Bestandteile 307
—, Betrugsmanöver 540
—, Beurteilung 366
—, chemische Beschaffenheit 287
—, Deutung 366
—, Differentialspermiogramm 375
—, elektrische Leitfähigkeit 307
—, Fermente 302
— —, Komplex 296
—, fremdes 540
—, Fraktionen 291
—, Fructose, Fructolyse 224, 302
—, Gefrierpunktserniedrigung 307
—, Geruch 287, 363
—, Geschmack 287
—, Gewinnungsmethode 281
—, Hämospermie 380
—, Koagulation 296
—, Oberflächenspannung 307
—, p_H-Wert 294, 295
—, Phosphate 301
—, —, Normalwerte 302
—, physikalische Beschaffenheit 287
—, Schema 415
—, Spermien 308, 310, 312
—, —, Morphologie 342, 375
—, —, Motilität 312, 375
—, —, Zahl 333, 375
—, spezielle Untersuchung 377
—, spezifisches Gewicht 295
—, Standardwerte 365
—, Trockengewicht 307
—, Trübung 288
—, Untersuchung 377, 524
—, Verdünnung 315
—, Verflüssigung 289, 290

Ejaculat, Verflüssigungszeit 363
—, Viscosität 288, 289
—, —, Veterinärmedizin 285
—, Volumen 293, 363, 366
  s. Volumen
Ejaculatio ante portas 706
— praecox 678
— —, Konzeptionsfurcht 687
— —, Therapie 678
— —, zentrale Hemmung 706
— retardata 679, 706
Ejaculation, Ablauf 114, 115, 647
—, Beischlafsfähigkeit 675
—, erste 646
—, Fähigkeit zur 551
—, Jugendliche 505
—, nächtliche 652
—, Reflex 114, 286, 287
—, Schwäche 165
—, Störung 678, 687
—, unvollständige 294, 541
—, Vorgang 44
—, Zentrum 647
ejaculative Impotenz 706
Ektopie 528
— conjuncta 521
Ekzeme 473
— in der Analgegend 489
Elastorrhexis 514
Elektroencephalographie 550
elektronenoptische Aufnahmen 310
— Untersuchung 343
elektrophysikalische Methode, Samengewinnung 464, 537
— Verfahren 285
— Ejaculationstest 285
Elephantiasis 436
— congenita 516
elephantiastische Zustände 473
Ellis van Treveld-Syndrom 513
elterliche Gewalt 810
Embryopathia rubeolaris 514
Embryopathie 420, 514
—, Mumps 440
emotionelles Erleben, Störung 679
Empfängnisschutz 289
Empfängnisverhütung 501, 503, 504
empfängnisverhütende Mittel 498
Empfängniszeit 532
Encephalitiden 129
End-zu-End-Anastomosen am Ductus deferens 266, 268
Endangiitis obliterans 428
Endfraktion 115
endokrine Ausfallserscheinungen, Begutachtung 536, 554
— —, Kryptorchismus 525
— Dysfunktion 682
— Gonadotropinbildung 392

endokrine Insuffizienz, manifeste und Oestrogengaben 96, 197, 229, 258
— Störungen 546
— Veränderungen, Kastration 651
Endokrinopathie, Anamnese 523
—, familiäre 522
—, Kryptorchismus 528, 529, 531
—, Pubertät 114
—, Überernährung 477
Endokrinium 222
Energieabsorption 491
Enterokokken 161
Enthaltsamkeit, geschlechtliche 233
Entoderm 30, 37
Entschädigungspflicht, Berufskrankheit 445
—, Ehefrau 555
Entschleimungsmittel 344
Entwicklung adoptierter Kinder 814
— des Antriebs 702
— der Genitalorgane 35
—, Geschlecht 36
— der Hemmungen 704
— psychogener Störungen 700
Entwicklungsgeschichte 29
Entzündungserscheinungen, histologischer Hodenschnitt 391
Enzymmechanismus 184
Eosinlösung, Vitalitätstest 332
Eosintest 542
Ephedrin 496
Epiandrosteron 102
Epicanthus 174
Epididymides 42
Epididymis, Traumen an 462
Epididymitiden, unspezifische 155
Epididymitis 437
—, akute 466
— chronica fibrosa 431
— erotica 438
— — seu sympathica 686
— spermiostatica granulomatosa 437, 502
Epididymo-orchitis 213
Epilepsie, genuine 349
Epiloia 512
Epiphyse 426
Epiphysenschluß 108
Epispadie, Kollagenose 428
—, Kryptorchismus 525
— Morphaea 516
Epithelien, Ejaculat 308
— der samenabführenden Wege 355, 356
Epithelioma adenoides cysticum 423, 512
Epitheloidzellpolster, subendotheliale 85

Erbanlage 495, 498
erbbiologische Ähnlichkeitsuntersuchung 539
Erbfolge 28
Erbkrankheit, Anamnese 523
— und Berufskrankheit 446
—, Hodendystopie 531
—, pathologische Spermien 349, 350
—, Strahlenschäden 483
erbliche Minderwertigkeit 520
Erbrecht 533, 810
Erbschädigung, Alkoholismus 481
—, Coffein 483
—, Strahlen 483, 485
Erbsche Pillen, Ejaculatio praecox 678
Erektion des Gliedes 48, 49, 115
—, erste 646, 675
—, morgendliche 652
—, Reflexe 114
—, Schwäche 165, 551
—, Störung der Fähigkeit 677
—, Verlust 465
—, zentrale Hemmung 706
—, Zentrum 647
erektive Potenz, Beispiel 722
Erfrierungen 451
Erhaltungsdosis, Hormonbehandlung 239
Erholungsphase nach infektiösen Zuständen 469
Ermüdbarkeit 220
Ernährung und Vitaminmangel 684
Ernährungsfehler 178
Ernährungsschäden 475
Ernährungsstörungen 456
Ernährungszustand 222
Erregungsablauf beim Coitus 699
Eros 676
Erschöpfungszustände 432
Erster Geschlechtsverkehr 273
Erwerbsminderung 553, 554, 555
Erworbene, nichtinfektiöse Krankheiten 424
Eryngium aquaticum, maritimum, campestre et planum 751
Erysipele 473
Erythroblastophthise 513
Erythrocyten, Samenbestandteil 308, 357
—, Pyospermie 382
Erzähltest Wartegg 717
Erziehung, Sexualstörungen 709
Essentielle hypochrome Anämie 514
Esterase 76
ethinyl estradiol 258
eugenischer Indikator 458

Eunuche 169
—, Blutbefund 121
—, fertiler 143, 304, 536
—, Haut 121
—, Stimme 121
Eunuchismus 120
—, hypergonadotroper 140
—, idiopatischer 140, 141
—, sekundärer 126
Eunuchoider Körperwuchs 198
eunuchoides Aussehen 433
Eunuchoidismus 120, 228
—, Kryptorchismus 520
—, Olfaktoriusdefekt 514
—, postpuberaler 122
—, präpuberaler 151
—, Pseudo- 122
—, Spermiogenese 143
Eupareunie 317
Exantheme 380
Excesse in venere 379
existentielle Angst, Keimdrüsentätigkeit 673
Exploration, chirurgische 167
extragenitale Schäden 552
Extrahypophysäre Krankheiten 99
Extraktionsmethoden 392
extramatrimonielle Insemination 768
— Schwangerschaft 535
Extrinsic-Faktor 184

Färbemethoden 344
Färbemöglichkeiten 386
Färbung des elastischen Gewebes 387
Fahrlässigkeit des Chirurgen 533
fakultative Impotenz 675
Fallot-Syndrom 514
Fallschirmjäger, Hodenschädigung bei 450
Faltenhals 173
Familiäre Ataxie 514
Familienverhältnisse 555
Fanconi-Syndrom 514
Farbe der Haut 277
Farbreaktionen 396
Fascia transversalis 46
Fehlanlagen 419, 520
Fehlentwicklung 339
Fehlgeburten 351, 374
Fehlregeneration 528
Fernsehempfänger, Strahlenschädigung, unwahrscheinliche 491
fertiler Eunuch 370, 371
Fertilität und Alter 504
— — —, hohes 505
—, Ätiologie 417
—, gerichtliche Begutachtung 532
Fertilitätschance 366, 368
Fertilitätsgrad 233
Fertilitätsindex 336, 338

Fertilitätspotenz 370
Fertilitätsstörung, Begleitsymptom 123
—, Einteilung 189
—, Funktionsdiagnostik 117
—, gonadenbedingte 165
—, Hodenschaden 148
—, Hypophyse 126
—, Klassifikation 228
—, Klinik der 115, 123
—, nicht durch Gonaden bedingte 154
—, Probleme 249
—, psychogene 641
—, Rückenmarksverletzungen 163
—, somatische 115
—, Spätheimkehrer 138, 139
—, Synopsis 226
—, Traumen 163
—, Wärmeschäden 163
Fettansatz 120
Fettfärbung, Sudan III 387
—, Scharlachrot 387
fettige Degeneration 522
Fettsubstanzen, lipoide 68
—, sudanophile 68
Fettsucht, Endokrinopathie 477
—, konstitutionelle 478
—, Pubertät 478
Fetttröpfchen im Ejaculat 358
—, Abbildung 359
Fettverbindung, saure 79
Fettverteilung 274
Feulgen-positive Körper 407
— -Reaktion 408
Fibrillen 319
Fibrinausscheidung 213
Fibrinogen 290
Fibrinogenase 290, 291
Fibrinogenopenie 379
Fibrinolyse 291
Fibrinolysin 290
Fibriocyten, ähnliche Zelle 69
—, sternförmige 59
—, Zwischenzellen 390
fibroblastenähnliche Elemente 153
fibröse Sklerose 390
Fibrome 473
Fibrose, Klassifikation der Fertilitätsstörungen 229
—, Tubuli 190, 191, 192
—, Tubuluswand 390
—, unvollständige 189
Fibrosis testium 151
Fieber, Erregung, künstliche 469
—, Oligospermie 339
—, Schädigung durch Medikamente 493
Fieberzustände 469
Filariasis 213, 444
Filarien 436

Fischmund 174
Fixierungsmittel 344
Fixierung in schwacher Formalinlösung 386
Fleckfieber 213, 443
Flieger 451
flottierender Hoden 518
Fluchtamenorrhoe 139
Fluorescenz 75
Foci 429
—, Hodenentzündung 213
Follikelsprung 233, 234
Folling-Syndrom 514
forensische Medizin 545, 546
Fragebogen 272
Freistellung männlicher Sexualität 645, 677
Fremdkörper 362
Fridreich-Syndrom 514
Friedrich d. Große 29
Frischzellen 238
Frischzellen aus Hodenextrakten 502
— — Hypophysenextrakten 502
— — der Placenta 502
Fröhlich-Syndrom 129, 228, 519
— —, Pseudo- 129
Fructose, Befruchtungsfähigkeit 323
—, Bestimmung 302
—, Durchschnittswerte 304
—, Gehalt, erniedrigter 305
—, Konzentration, Androgenstimulation 106
—, —, biochemische Samenuntersuchung 369
—, Motilität 319, 320
—, Nomenklatur 363
—, Test 304, 412
Fructolyse 302, 305
Fructolyseindex, Bestimmung 305, 323
—, Motilität 320, 321
—, Untersuchung des Ejaculats 377
—, Vitalitätstest 332
Frühehen 492
Frühkastrat 150
—, sexuelles Verhalten 657
FSH, follikelstimulierendes Hormon 90, 91
—, Ausscheidung 91
—, Mangel, Eunuchoidismus 228
—, —, Hodenschaden, sekundärer 148
—, —, Hypogonadismus 140, 227
—, Molekulargewicht 91
—, selektive Erfassung 392
—, — —, Methode 397
—, Standardwerte 91
Fungichthol-Salbe 764
Funiculus spermaticus, Anatomie 44

Funiculus spermaticus, Freilegung 413
funktionelle Ursachen, Sexualstörungen 682
Funktionsdiagnostik 370
Funktionseinstellung des Genitalapparates 105
Funktionsproben 149
Funktionsprüfung 118
Fuscinablagerung 390
Fußzelle 53, 180, 356

Genitalbefunde 280, 415
Genitalhöcker 33, 34
Genitalhypoplasie, Benjamin-Syndrom 512
—, Craniopharyngom 513
—, Gaucher-Syndrom 514
—, Hutchinson-Gilford-Syndrom 515
—, innersekretorische Krankheiten 425
—, Marfan-Syndrom 516
—, Morbus Darier 516
—, Wilson-Syndrom 517
Genitalleiste 31
Genital-Mißbildungen 420, 513
Genitalreflexe 114
Genitalschlauch 40
Gänsslen-Erb-Syndrom 516
Gametogenese 40
Gametopathie 436
Gaucher-Syndrom 514
Geburtenausfälle 439
Geburtenordnungseffekt 511
Geburtenregelung 234
Gefäßapparat, histologisches Hodenbild 387, 391
Gefäßkrankheiten 480
Gefäßthrombose 214
Gefäßschäden 429
Gefäßstrangulierung 456
Gefäßveränderung, Priapismus 690
Gefäßversorgung 551
Gefäßzerreißung 156
Gefäße der Geschlechtsorgane 50
Gefahren bei der künstlichen Samenübertragung 773
Gefrierpunktserniedrigung 325
Gefrierschnittpräparat 385
Gegenindikationen zur künstlichen Samenübertragung 772
Gehirnerschütterung 465
Gehirntrauma 534, 550
Gehirn- und Rückenmarkskrankheiten 429
gekreuzter Test, Rattentest 236
gelbe Teichrose 762
Gelbkörper 233
Gélineau-Syndrom 514
Gen, Geschlechtsbestimmung 205
—, Defekt 184, 205

Gen, Schädigung 167
—, Veränderung, Alter 510
Genehmigung der Adoption 808
Genetische Determination 205
— Faktoren 36
— Konstitution 39
genetischer Defekt 184
Genitalsystem 29, 421
Genitaltrakt, primordialer 31
Genitaltuberkulose 439
Genitale, männliches, Größe 646
Genito-adrenales Syndrom 514
Genito-dystrophische Nanosomie 515
Genius epidemicus 440
Genodermatose 419, 516
Genodermie 419
Genogonadie 419
Genogonadismen 419
Genu valgum 174
Genußmittelschäden 480
Gerbsäureausfällung 392
Geriatrie 224
gerichtliche Begutachtung, Fertilität 532, 539
— —, Untersuchungsmethoden 536
— Bestätigung, Adoption 809
Germinal cell, Aplasie 175, 180
— —, Arrest 180, 189
— —, Hypoplasie 180, 187
— —, Selektion 334
germinatives Epithel 388
Gesamtreifung, Körperwachstum 646
Geschlecht, germinales 407
—, gonadales 407
—, gonophores 407
—, im bürgerlichen Sinn 407
—, psychisches 407
—, somatisches 407
geschlechtliche Potenz 674
Geschlechtlichkeit, zygotische 654
—, hormonale 655
Geschlechtsbestimmung, Abhängigkeit der Befruchtung vom Ovulationstermin 781
—, willkürliche 779
Geschlechtsakt, Häufigkeit 648
Geschlechtschromatin 406
Geschlechtschromatinmuster 174
Geschlechtschromosome 36
Geschlechtsdetermination 36, 37
Geschlechtsdifferenzierung 36, 39, 229
— s. auch Differenzierung 38
Geschlechtsdrüsen, akzessorische 76, 113
—, Sekret 318
Geschlechtsfunktion, Vitaminmangel 685

Geschlechtshöcker 33, 34
Geschlechtsinteresse, Alkoholismus 681
—, Morphinismus 681
—, Nicotin 681
—, Vergiftungen 681
Geschlechtskrankheit 439
—, Gottesstrafe 642
Geschlechtsleben 232
Geschlechtsmerkmale, Androgenmangel 120
—, Pubertät 113
—, primäre und sekundäre 271
—, sekundäre 302, 523
Geschlechtsnachweis 407
Geschlechtsorgane, Ausfall 552
—, männliche 41
—, —, äußere 42, 45
—, —, innere 42, 45
Geschlechtsreife 69
Geschlechtsspezifität 37
Geschlechtsstränge, primäre 38
Geschlechtsumwandlung 198
Geschlechtsunterschied 38
Geschlechtsverkehr, Alter 509
—, ehelicher 273
—, erster 273
—, heterosexueller 652
—, Ovulationstermin 233
Geschlechtswülste 34
Geschlechtszentrum 433, 465
Gesichtsausdruck 277
Gesichtshaut 277
Gewalteinwirkung 461
Gewebseinschmelzung 216
gewerbliche Anamnese 446
— Intoxikationen 447
Gewicht, Körper- 274
Gewichtszunahme der Bläschendrüse unter ICSH 399
— der Prostata 399
v. Gierke-Syndrom 514
Gießener Fertilitäts-Fragebogen 272, 414
Gifte, Potenzstörung 682
Ginseng 754
Glandula bulbourethralis 42, 45
— paraurethrales 50
— vesiculosa 42, 44
glanduläre Elemente 233
Glandulo-Vesiculitis 380
Glans penis 48
Glashaut 53
Glatze 278
Gleichgewichtstheorie 37
Glied, männliches 48
Gliedverlust 552
γ-Globuline 442
Glucose 320
—, Mangel 511
Glutaminsäure 224
Glycerol, Motilität 324, 327
Glykogen, Basalzellen 80
—, puberaler Hoden 68
— Samenepithel 71

Glykogen, Sertoli-Zellen 53
Glykogenspeicherkrankheit 514
Glykogenspeicherung 107
Glykol 497
Golgi-Apparat 53
Gonadal-Dysgenesis 514
Gonadale Anlage 30
— Dysontogenese 40
— Faktoren 37
— Morphokinese 40
Gonade, bipotente 37, 40
—, Einfluß auf Hypophyse 90, 95
—, indifferente 38
Gonaden, Aktivität 98
—, Dysgenesie 422, 514, 516
—, —, Turner-Syndrom 174
—, Entwicklung 30
—, Regulation 88, 98
—, Reifung 243
Gonadenschäden 489
Gonadenstruktur 98
Gonadogenese 205, 39
gonadotrope Aktivität 149
— Hormone 89, 94
— Partialfunktion 124, 132
gonadotropes Hormon 528
Gonadotropin, Ausfall 92, 126, 238
—, Ausscheidung, normale 401
—, —, Methodenerfahrung 400
—, Ausschüttung 506
—, Bestimmung, Harn 398
—, Depot 239
—, Gynekomastie 431
—, hypophysäres 90
—, placentäres 239
—, Präparate 239
—, Stimulierung 126
—, Stutenserum 239, 244
—, Testosterongaben 259
—, Wirksamkeit 91
Gonadotropinmangel 238
Gonadotropinspiegel, männliches Klimakterium 652
Gonocyten 38
—, Fehlanlage 178
Gonokokken 161
Gonorrhoe, Julius Caesar 28
—, Friedrich d. Große 29
—, Infertilität 439
—, Verschluß durch 155, 159
Gottesstrafe, Sexualstörung 642
Granulomatöse Cholesterinspeicherkrankheit 515
Gregg-Syndrom 514, 522
Greig-Syndrom 514, 522
Grenzstrangbestrahlung 489
Grenzstrangresektion 454, 455
Grippe 443
—, Pneumonie 469
Griseofulvin 495
grobe Körnung, Protoplasma 391
Groenblad-Strandberg-Syndrom 514

Größe, Körper 274
großes Siegel 170
Gubernaculum 520
— Hunteri 519
Guérin-Stern-Syndrom 515
Gummi-Industrie, berufsbedingte Anämien 453
Gynäkomastie 198
—, berufsbedingte 432
—, Einschätzung der Schädigungsfolgen 552
—, Kollagenose 428
—, Lepra 443
—, Morphaea 516
—, Neugeborene 431
—, Oestrogenbehandlung 431
—, Pubertät 431
Gynospermien 780

Hämalaun 386
Hämatome 530
— an Hoden und Nebenhoden 462
Hämatoxylin-Eosin 386
Hämochromatose, Hodenatrophie 138, 426
—, Troissier-Hanot-Chauffard-Syndrom 517
hämolytischer Ikterus 516
Hämophilie 379
hämorrhagische Diathese 379
Hämorrhoiden 379
Hämospermie 378, 382
—, Ätiologie 378
—, Ätiologieklärung 413
—, Definition 357
—, Häufigkeit 378
—, Prognose 381
— spuria 378, 380
—, Therapie 381
—, Ursachen 367
— vera 378, 380
häufige Ejaculationen 372
— Kohabitationen 372
Häufigkeit, Geschlechtsakt 649
—, Mumpsinfertilität 441
Hafer 755
Haftpflichtansprüche 456
Haftpflichtprozeß 552
Hairless-Woman-Syndrom 515
Halsmarkdurchtrennung 463
Halsstück, Samen 63
HAM, Spermienentdecker 23
Hand-Schüller-Christian-Syndrom 515
Hanhart-Syndrom 515
Haremswächter 168
Harngonadotropine 391
—, Ausscheidung 400
—, Kastraten 91
—, Menopause 91
—, postklimakterische 91
—, sekundärer Hodenschaden 124
Harn, 17-Ketosteroide 103
Harnröhre, Anatomie 34, 48, 49

Harnröhre, Schwellkörper 50
—, Spühlung 460
Harnsäure, Ejaculat 307
Harnstein 362
Harnstoff, Ejaculat 307
Haschisch 761
Hautbeschaffenheit 277
Hautbiopsien 407
Hautplastik 461, 473
Heinrich II., Infertilität 28
— V., Infertilität 29
— VI., Infertilität 29
— VIII., Infertilität 29
heiße Bäder 474, 503
Heiztisch 324
Hellgelbe, Pigmentkörper 358
Hemmung, Depopulationsschäden 179
Hemmungsentwicklung 704
Hemmungsmechanismus 704
hepato-lenticuläre Degeneration 427
Hepato-nephromegalia glycogenia 514
Heredoataxie 516
Herkulesknaben 426
Herkules-Säuglinge 108
Hermaphrodite, sexuelles Verhalten 659
Hermaphroditismus, Hodendystopie 431, 518
—, Vererbung 522
Hernien 523, 525, 528
Herniotomie 456
Hesperidin 498
Hesperidinphosphat, Ejaculat 301
Heterochromosome 407
heterologe Samenübertragung 373
— extramatrimonielle Insemination 768
— Insemination, Indikation zur 770
Heterosexueller Geschlechtsverkehr 652
Hexenbrust 431
Hingabe der Frau, Orgasmus 648
Hingerichtete, Hodenuntersuchung 433
Hirndruck 132
Hirntraumen 405
Hirntumor 132
Hirnverletzungen 546
Histochemie des Nebenhodens 79
histochemische Darstellung organischer Stoffe 385
— Methoden 70, 71, 73
Histologie nach Infektionskrankheiten, Hoden 435
histologisches Hodenbild 269
histiocytäre Phagocyten 160
— Wucherungen 214
Histiocyten 214

Hitzeexposition 449
Hitzewallung 220
hochfertil 418
Hochwuchs 108, 422
—, eunuchoider 121
Hoden, Absonderung 81
—, adulter 69
—, Agenesie 166, 171
—, Anastomose 267
—, Anatomie 42
—, —, einzelne Lebensabschnitte 64
—, —, mikroskopisch 51
—, Ansatz 281
—, Alter 194
—, Aplasie, Steinert-Krankheit 513
—, —, Ursache, ungeklärte 173
—, Arterien 475
—, Atrophie, Addison-Syndrom 512
—, —, Adenom 127
—, —, Alkohol 480
—, —, Beurteilung der Zeugungsfähigkeit 546
—, —, Cholesterinkrankheit 515
—, —, Dystopie 530
—, —, Einschätzung der Schädigungsfolgen 552
—, —, Hämochromatose 426
—, —, Hodenbiopsie 384
—, —, intrauterine 420
—, —, Kollagenose 428
—, —, Kryptorchismus 526
—, —, Leistenhernie 456, 470
—, —, Mastdarmresektion 457
—, —, Morphaea 516
—, —, psychische Einflüsse 433
—, —, Scrotum-Hämatom 426
—, —, Troissier-Hanot-Chauffard-Syndrom 517
—, —, Varicocelen-Operation 458
—, —, Wärmeschäden 165
—, Bauch- 519
—, Bauchhöhle 98
—, Bild, histologisches 209
—, —, Beurteilung 387
—, Binnendruck 80
—, Biopsie 154, 382, 454
—, —, Befund 370
—, —, beidseitige 384
—, —, Dystopie 524
—, —, Ejaculat 370
—, —, Gutachten 538
—, —, primärer Hodenschaden 152
—, —, Technik 383
—, —, Tumor 430
—, —, Verweigerung 301
—, Breite 42
—, Carcinom 138
—, Dicke 42
—, Differenzierung 38

Hoden, Dysfunktion, vasale Krankheit 221
—, Dystopie 517
—, —, Ätiologie, Pathogenese 519
—, —, Anamnese 523
—, —, Behandlung, konservative 460
—, —, familiäre 521, 522
—, —, Häufigkeit 524
—, —, klinischer Befund 536
—, —, Spermiogramm 370
—, —, Vererbung 419
—, endokrine Funktion 304
—, Entzündung, Ablassen des Exsudats 216
—, —, Alkohol 213
—, —, Dystopie 525
—, —, —, beidseitige 526
—, —, —, einseitige 526
—, —, Ektopie 518, 520
—, Entzündung, Symptome 212
—, Erkrankung, Tubulusveränderung 156
—, Ersatz 463
—, Extrakte, parenteral verabreicht 502
—, fetaler 64
—, Fibrose, totale 172
—, flottierender 518, 520
—, Flüssigkeit 81
—, frühembryonaler 166
—, Funktion, endokrine 95
—, —, Patho-Physiologie 116
—, —, Störung 115, 116
—, Gefäße, Abquetschung 156
—, Gewebe, Gewinnung 382
—, —, Insemination 309
—, —, Histologie 251
—, —, Verarbeitung 384
—, Gewicht 42, 66
—, Größe 211, 280
—, Hämorrhagien 172
—, Histiochemie 70
—, Hochstand, physiologischer 518, 521
—, Hormone 99
—, —, Ester 100
—, —, weitere 97
—, Hülle 42, 45, 47
—, Hyperämisierung 164
—, Hypoplasie, Leistenhernie 455
—, jugendlicher 195
—, Kanälchen 666, 669
—, Kapsel 51
—, —, Binnendruck 217
—, —, Entspannung 216
—, kindlicher 66
—, künstlicher 463
—, Länge 211
—, Läppchen 42, 51
—, Leisten 519
—, Lokalisationsmöglichkeit 521

Hoden, Luxationen 520
—, Mangel, beidseitig 420
—, Minderwertigkeit, Leistenhernie 455
—, Morphologie 206
—, nataler 65
—, Netz 76
—, normaler 195
—, Oberfläche 280
—, Parenchym 51, 213
—, Pendelspiel 473, 474
—, puberaler 68
—, Punktion 284, 454
—, —, Blutungen 284
—, —, Gutachten 538
—, —, Tierversuch 309
—, reifer 195
—, retrahierter 518, 520
—, Rückbildung 667
—, Ruptur 462
—, Sack 42, 45
—, —, kindlicher 112
— Schaden, Ätiologie 547
—, — Akromegalie 515, 516
—, —, Alkoholismus 427
—, —, Anilin 453
—, —, Endokrinopathie 546
—, — Heimkehrerdystrophie 139
—, —, Kennzeichen 124
—, —, Mangelzustände 139
—, —, postpuberaler 126
—, —, präpuberaler 126
—, —, primärer 148
—, —, bilateraler 149
—, —, —, Bild 150
—, —, — winterschlafende Tiere 164
—, —, —, Description 116
—, —, Funktionsprüfung 149
—, —, —, Kennzeichen 149
—, —, — ohne Androgenmangel 152
—, —, —, postnataler 148, 150
—, —, —, präpuberaler 150
—, —, —, unilateraler 149
—, —, sekundärer 123, 126
—, —, —, Allgemeinkrankheiten 139
—, —, —, Androgene, Oestrogene 132
—, —, —, Behandlung 240
—, —, —, chronische Krankheiten 139
—, —, —, Histologie 125
—, —, —, Hypophysenerkrankung 126
—, —, —, ICSH-Mangel 143
—, —, —, interstitielle Fibrose 227
—, —, —, Kennzeichen 116, 124
—, —, —, körperliche Belastung 139
—, —, Oestrogene 197

Hoden, Schaden, Oestrogene, Operationen 139
—, —, —, seelische Belastung 139
—, —, —, unbekannter Ursache 140
—, Scheidewände 42
—, Schwellung 384
—, Sekret 288
—, seniler 70
—, Spermien 309, 310, 374
—, —, Altersstufe 308
—, —, Befruchtung 311
—, —, Differentialspermiogramm 375
—, —, Morphologie 374, 375
—, —, Motilität 374, 375, 318
—, —, Transport 310
—, —, Zahl 374, 375
—, Septen 51
—, Steine 362
—, Stränge 31, 64
—, Strahlenschäden 484
—, Strukturelemente 133
—, Suspensorien 474
—, —, Varicocele 471
—, Torsion 465
—, —, Dystopie 528
—, —, Infektionskrankheiten 435
—, —, traumatische 461
—, Trauma 217
— s. Trauma
—, Tumor 430
—, —, Biopsie 382
—, —, Leydig-Zwischenzelltumor 133
—, —, Oestrogenausscheidung 406
—, Überhitzung 164
—, Umfangszunahme 112
—, unreifer 391
—, Veränderung 92
—, Verlagerung 46
—, Verlust, beidseitig 552
—, —, einseitig 552, 553
—, wandernder 518, 521
—, Zelle 353
—, —, interstitielle 51
—, —, — undifferenzierte 55
—, —, —, unentwickelte 51
—, Zwischengewebe 667
Höhenexposition 451, 452
homologe Insemination, funktionelle Aspermie 156
— —, Indikation 769
— —, Nebenhodenschwanz u. Hodenspermien 376
— —, Prostatasekret 457
— —, Tiefkühlung 327
— matrimonielle Samenübertragung 768
Homosexualität, Klimakterium virile 653
Homosexuelle 407
—, Hormongaben 663

HOPA-Färbung nach TONUTTI 386
Hopfen 762
hormonale Überproduktion 693
— Untersuchung 524, 538
Hormonapplikation 543, 548
Hormonausbeute 40
Hormonbehandlung 238
Hormonbildungsstätten 88
Hormondefizit 224
Hormone 306
—, androgenartige 306
—, Fehlen des Samenepithels 177, 178
—, Keimdrüsenentwicklung 39
—, Sexualität 654
—, Spermiogenesehemmung 187, 188
Hormon-FSH 90, 545
Hormongeschichte 87
Hormonkur bei Homosexuellen 663
— bei Transvestiten 663
— bei Zwittern 663
Hormonplacenta 224
Hormonpräparate (Androgene) 260
Hormonpreßlinge 100
Hormonproduktion 99
Hormonquotient 224
Hormonschwächlinge 478
Hormonstandardisierung 91
Hormonsteroid 100
Hormonuntersuchungen 391
Humulus lupulus 762
Hungerdystrophie 549, 551
Hungerzustand 475, 476, 477, 541
Hutchinson-Gilford-Syndrom 515
Hyaline Kugeln 358
Hyalinosis cutis et mucosae 517
Hyaluronidase 296, 301
—, Bestimmung 369, 542
—, Diagnostik 301
—, Ejaculat 157
—, Fructose 370
—, Inhibitoren 301
—, Mangel 300
—, Nachweis 296
—, Normalwerte 298
—, Normospermie 363
—, spezielle Ejaculatbestimmung 377
—, Wirkung 300
Hyaluronidasegehalt des Samens 301
Hyaluronsäure, Samen 74
Hydrocele 470
—, Anamnese 523
—, Begutachtung 551
—, Description 471
—, Einschätzung der Schädigungsfolgen 552, 553
—, Tubulusschädigung 472
Hydroceleoperation 458

Hydrocephalus 129
Hyoscyamus niger 758
Hypadrenie 426
Hyperadrenokorticismus 514
Hyperchondroplasie 516
Hypercorticoidismus 426
—, Cushing-Syndrom 513
Hypergenitalismus 512, 516
Hypergonadismus 117
Hypergonadotropin 95
Hyperkinese 313
—, Polyspermie 369
—, Standardwerte 365
Hyperleydigism 197
Hyperoestrogenämie 137
Hyperostosis frontalis interna 516
Hypersexualität 692
—, Entwicklung 704
—, Minderung 258
—, Oestrogenzufuhr 135
—, Therapie 694
Hypertelorismus 514
Hyperthyreose, Fertilitätsherabsetzung 425
—, Gynäkomastie 431
Hypertonie, Grenzstrangreaktion 455
—, Spermiogenesehemmung 428
Hypertonische Lösungen 325
Hypertonus 379
—, Überernährung 478
Hypertrophie der Nebenniere 425
Hypoadrenalismus 518, 520
Hypogenitalismus, Hodendystrophie 518
—, Lebercirrhose 427
—, Untersuchung 523
hypogonadales Syndrom 97
Hypogonadismus, idiopathischer 140
—, primärer 226
—, —, Schema 151
—, —, Testosterongaben 238
—, sekundärer 227
—, —, Description 123
—, —, Testosterongaben 252
—, temporärer 136
—, Hormonspiegel 651
—, Ursache 651
hypogonadotroper Hypergonadismus 117
— Hypogonadismus 117
— —, Beurteilung der Zeugungsfähigkeit 549
Hypokinese 313
Hypokortizismus 512
Hypophysäre Insuffizienz 94, 522
hypophysäres Gonadotropin 392
Hypophyse 88, 90, 95
—, Aktinomykose 129
—, Carcinome 127

Hypophyse, Pilzkrankheiten 129
—, Plattenepithelgeschwülste 128
—, tuberkuloides Granulom 129
—, Tumoren und Cysten 127
—, Störungen 132
—, Veränderungen 126, 129
Hypophysektomie 92, 459
—, Gonaden 90
—, Ratten 506
Hypophysen-Hinterlappen 89
Hypophysenstiel 89
Hypophysenstimulation 99
Hypophysenstörung 682
Hypophysen-Vorderlappen, Entwicklung 88
— —, Extrakt 239
— —, Funktion 140
— —, gonadotrope Wirkung 95
— —, Insuffizienz 142
— —, Störung, sekundärer Hodenschaden 126
— —, —, Trauma 132
— —, — unbekannter Ursache 123
— —, Tubulusfunktion 98
— —, Veränderung 229
Hypoplasie 422
—, Benjamin-Syndrom 512
—, Hodendystopie 518, 531
—, kongenitale 180
—, Lues connata 439
Hypospadien, Description 40
—, Kryptorchismus 525
Hypospermatogenesis, Spermiogenesehemmung 187, 189
Hypospermie, Allgemeinbehandlung 231
—, Nomenklatur 363
—, Pyospermie 382
—, Spermiogenesehemmung 187, 188
Hypothalamische Impulse 89
— Störungen 114
Hypothalamus 88
Hypothyreoidismus, Hodendystopie 518, 520
—, Schilddrüsenpräparate 263
Hypotonie 428
hypotonische Lösungen 325
Hypotrichose 427
Hypoxämie 451
Hypozoospermie 363
Hysterische Potenzstimmungen 707

iatrogen bedingte Infertilität 552
Iatrogene Insemination 767
— Schäden 453, 489
ich-abhängige Potenzstörung 711
— Sexualstörung, Beispiel 727

Ichthobellol 764
— comp. 764
Ichthoestren 764
Ichthohimbin (Suppositorien) 764
ICSH (interstitielles zellenstimulierendes Hormon) 91
—, Mangel 140, 143, 146, 227, 228
—, Molekulargen 91
—, Standardwerte 91
Idiogom 58
Ignatiusbohne 752
Imbezillität, piriforme Spermien bei 349
immunbiologische Infertilität des Mannes 501
Implantation, subcutane 254
Impotentia coeundi 550
— —, Behandlung 231
— — bei Diabetes 425, 513
— — bei Friedrich-Syndrom 514
— — bei Genito-adrenal-Syndrom 514
— — bei Hand-Schüller-Christian-Syndrom 515
— — bei Manager-Syndrom 515
—, — bei Morgagni-Steward-Morel-Syndrom 516
— —, Differentialdiagnose zur Impotentia generandi 533
— —, Entschädigungspflicht bei 445, 552
— —, Erektionsverlust 465
— —, Klimakterium virile 653
— —, Libidoverlust und 506
— —, Phimose und 551
— —, psychogene 432, 712
—, —, Geschichte 641
— concupiscentiae 675
— ejaculationis 675
— emotionis 675
— erectionis 673
— generandi 551
— —, Behandlung 231
— —, Entschädigung 551, 552, 554
— —, psychogene 664
— satisfactionis 675, 679
Impotenz, Blutdruck 682
— ejaculative 706
—, fakultative 675
—, Kreislaufstörungen 682
—, obligatorische 675
—, relative 675
Imprägnation, künstliche 767
Imprägnationsvorgänge 330
Inaktivierung 240
Inanition 139
Incarceration 525, 528
Indigotetrasulfonat 321
Indikation zur Adoption 799

Indikation zur heterologen Insemination 770
— zur homologen Insemination 769
Indischer Hanf 761
Induktionsthernie, Geschlechtsbestimmung 39
Induktoren, Geschlechtsbestimmung 38
Induratio penis plastica, Impotentia coeundi 551, 681
— — —, Vitamin E und Spermiogenese 459, 681
Induration im Nebenhoden und Spermiendurchgängigkeit 435
Infantilismus, Definition 124
— der Partnerin und männliche Subfertilität 445
—, Fanconi-Syndrom 514
—, Zwergwuchs-Syndrom 517
Infarzierung 214
Infektion, segmentale, bei Mumpsorchitis 216
Infektionskrankheiten, Ätiologie der Fertilitätsstörungen durch 434, 438
—, Begutachtung der Fertilitätsstörungen durch 546, 549
—, herdförmige Hodenschädigungen durch 353
— während der Pubertät 440
Infertilität, Definition 533
—, hypergonadotrope 229
—, permanente 487
—, temporäre 487
Infiltrate, perivasculäre 213
— bei Mumpsorchitis 213
Influenza 213
Inhibin 97
Inhibinausfall 140
Initialfructose 304, 377
Initialinduktion 167
Inkompatibilitätsfaktoren 236
inkretorischer Hodenanteil 269
Innendrüse nach LÖSCHKE 84
Innensekrete 357
innere Sekretion 87
Innersekretorische Krankheiten 425
Insemination, heterologe extramatrimonielle 768
—, iatrogene 767
Integument, somatische Prägung 108
Intelligenz 417
Intelligenzdefekt 174
Intercervicale Deponierung 775
interkurrente Krankheiten 339, 367
Interrenalismus 426
Intersexualität 422, 520
Interstitielle Fibrose 191

Interstitielle Veränderung 212
— —, Entzündung 212
— —, Fibrose 225, 227
— —, vasale Erkrankung 217
— Zellen 90
Interstitium 387, 390
—, Durchmesser 388
— testis 59
intertestale Instillation 93
Intertubularräume 52
Intervallbehandlung 243
Intoxikationen, Beurteilung des Spermiogramms bei 547
—, Hemmungen der Spermiogenese 493
—, Oligospermien 367
intraselläre Geschwülste 128
Intrasellare Epidermoidcyste 130
Intratubare Deponierung 776
Intrauterine Deponierung 776
Intravaginale Deponierung 775
Intrinsic Faktor 184
Invasionstest 236
Involution 38
Involutionsmöglichkeit 238
Involutionsprozeß 506, 511
Inzucht 179
Ionenantagonismus 325
Ionensynergismus 325
ionisierende Strahlen 490, 491
Iris 761
Ischämie 456
isolierte Motilitätsstörung 369
isosexuelles andreno-genitales Syndrom 133, 135
Isotope, künstliche Mutationen 486

jahreszeitliche Einflüsse 474
Jodpräparate 496
Jodwirkung 496
Joël-Lösung 316, 332
jüdische Auslegung der Infertilität (Talmud) 4
Juristische Probleme der iatrogenen Insemination 786, 793
— strafrechtliche Regelung 793
juvenile Acanthosis nigricans 477
Juvenin, Ejaculatio praecox 678

Kachexie, Begutachtung 547
—, Nicotin 482
—, ohne Tubulusveränderung 424
—, Spermiogenesenormalisierung 476
—, Tierversuch 493
Kälteeinflüsse 462
Kälteschäden 450
Kälteschock 315

Kalium 307
Kaliumbatterie 319
Kanälchenschatten 200
Kanonisches Recht 15, 533
Kaolin, Adsorption 392
Kapitalabfindung 555
Karl III., Fertilität 28
Kartagener-Syndrom 515
Karyolysis 153, 214
Karyorrhexis 153, 214
Kastraten, Bibel 5
—, Früh- 151, 172, 552
—, Harngonadotropine 91
—, präpuberale 121
—, Sänger 169
—, sexuelles Verhalten 657
—, Spät- 151, 220, 222, 552
—, Weltgeschichte 28, 167
Kastration, Androgenmangel 120
—, Angst 223
—, endokrine Veränderung 651
—, funktionelle 151, 171, 228, 229
—, Geschichte 167
—, Gynäkomastie 431
—, hormonelle 136
—, Indikation 169
—, Methoden 169
—, Minister 171
—, Operation 168
—, postpuberale 229
—, präpuberale 228
—, Sängerknaben 171
—, Stoffwechsel 107
—, Vollbild 165
—, Zustand 168
Kastrationszellen 95
Keimaplasie, Ätiologie und Pathogenese 178
Keimdrüse, Alter 124, 223
Keimdrüsenatrophie 172, 434
Keimdrüsen, Degeneration 128
—, Einfluß 165
Keimdrüsen, Entstehung 31
Keimdrüsenfalte 31
Keimdrüsenfeld 31
Keimdrüsenfurche 31
Keimdrüsenhormon 90, 355
Keimdrüseninversion 39
Keimdrüsenmangel 174, 517
Keimdrüsenstörungen 205
Keimdrüsenumkehr 39
Keimdysplasie 513
Keimepithel 388
—, Anlagefehler 178
—, Fehlen des 175
—, —, familiäres 179
—, Fehler 178
—, Schaden 175, 178
—, Schwund 175
—, Spermiogenesehemmung 189
Keimgift 482
Keimschädigung 485, 490, 498

Keimstränge 30
Keimzelle, primordiale 178
—, Reifung 53
Kernchromatingerüst der interstitiellen Zellen 398
Kern-Meßuntersuchungen 94
Kernmuster, weibliches 198
Kernpyknose 203
Kernvolumen 55
17-Ketosteroide 103, 104
—, Alter 104
—, Ausscheidung 103
—, —, männliches Klimakterium 641
—, Chromatographie 103
—, Diagnostik 269
—, Ejaculat 306
—, Geschlecht 104
—, Harn 402
—, Herkunft 104
—, Kastrate 658
—, Nachweis 103
—, —, Methoden 76
—, Verteilung 105
Keuschlamm 762
Kinderlosigkeit 555
Kinderwunsch 445
Kindheitsperiode 66
Kinoplasmic droplet 309
Kleinwuchs 134
Klimaeinflüsse 473, 474
Klimakterium virile 218, 650
— —, Alter 504, 505, 511
— —, echtes 225
— —, heterosexueller Geschlechtsverkehr 652
— —, Homosexualität 653
— —, Hypogonadismus 151, 227
— — impotentia coeundi 653
— —, Klassifikation der Fertilitätsstörungen 229
— —, Libido sexualis 652
— —, morgendliche Erektion 652
— —, nächtlicher Samenerguß 652
— —, Onanie 652
— —, Therapie 653
— —, vasale Erkrankung 191
Klinefelter-Syndrom 197, 515
—, Begutachtung 546
—, Dystrophia myotonica 423
—, echtes 191
—, falsches 191, 207, 227
—, familiäres Auftreten 204
—, Geschlechtsdifferenzierung 39
—, Gynäkomastie 431
—, Infektionskrankheiten 436
—, Klassifikation der Fertilitätsstörungen 228, 229
—, Lepra 443
—, Pseudo- 207
—, Vererbung 198

klinischer Befund, Ejaculatbefund, Hodenbiopsiebefund 370
Klinisches Bild bei Sub(In-)fertilität nach Infektionskrankheiten 435
klinische Infertilität 347
— Untersuchung 269, 272, 415
Klippel-Trenaunay-Syndrom 515
Klippel-Trenaunay-Weber-Syndrom 423, 522
Kloakenhöcker 34
Knabenkraut 761
Knochenalter 124
Knochenentwicklung 274
Körperlänge und Gewicht 276, 277
Körperproportionen 274
Körperschäden 550
Körperverletzungen 532
Kohabitation, Störung 695
Kohabitationsfähigkeit Entmannter 658
Kohlenhydratstoffwechsel 107
Kohlenmonoxyd 453
Kohlenmonoxydvergiftung 448
Kohlensäureanreicherung 470
kollagene Faserknäuel 153
— Fasern 389
Kollagenosen 428, 517
Komplementbindungsreaktion 500
Kompression des Sinus cavernosus 132
Konfliktsituationen 432
kongenitale Mißbildungen 267
Kongestion der Geschlechtsorgane 440
Kongestionsprostatitis 379
Konglutination 330
Konstitution 478
Konstitutionstyp 274
Kontaktentwicklung, Persönlichkeitsentwicklung 701
Kontaktwirkung 271
—, Leydig-Zellen 506
Kontrastmittel 413
Kontrazeption 474
Kontrollmöglichkeiten der Hormonbehandlung 244
Konzentrationslager 433
Konzeption, Alter 504
—, normale 233
Konzeptionschance 373, 460
—, Diabetes 425
Konzeptionsfähigkeit nach der Adoption 813
Konzeptionsfurcht 687
Konzeptionshäufigkeit 475
Konzeptionsoptimum 233, 372
—, Bestimmung durch Menstruationskalender 775
—, Spermienzahl 340

Konzeptionsunfähigkeit bei Prostituierten 500
Konzeptionsverhütung 301, 458
konventionelle Sterilisation 458, 504
Kopfschüsse 465
Kopulationsreflex, Störung 139
Kopulationsstörungen 236
kosmetische Erfolge 527
Kraft-Lebensverlängerungswurzel 754
Kreatinausscheidung 107
Kreatin-Kreatininquotient 246
Kreatinstoffwechsel, männliches Klimakterium 652
Krebskachexie 424
Krebszelle 357
Kreislaufstörung, Impotenz 682
Kreislaufstörungen, örtliche 132
Kreuzreaktion 500
Kriegseinwirkungen 156, 461
Kriegsgefangene 476
Kriegsverletzungen 550, 551
Kristalle 360, 361
Kristalloide 69, 203
—, puberaler Hoden 68
Kristallsuspension 100
Kristallsuspensions-Implantat 240
Kryptorchismus s. auch Hodendystopien 517
—, Ätiologie 519
—, Begutachtung 546
—, Behandlung 527, 528
—, —, chirurgische 529
—, —, konservative 529
—, Down-Syndrom 513
—, Einteilung 518
—, Greig-Syndrom 514
—, Häufigkeit 519
—, Histologie 522
—, Hodentorsion 466
—, Komplikationen 524, 531
—, Lowe-Syndrom 515
—, Myopathie 516
—, Operationstechnik 530
—, Operationszeitpunkt 529
—, Pathogenese 519
—, primärer 520
—, Prognose 526
—, sekundärer 520
—, Tumor 430
—, Ullrich-Feichtiger-Syndrom 517
—, Untersuchungsgang 523
—, Vogt-Syndrom 517
—, v. Waardenburg-Syndrom 517
—, Zusammenfassung 531
Kryptospermie, Beurteilung der Zeugungsfähigkeit 548
—, Bläschendrüsenexpressat 534
—, Definition 364

Kryptospermie, Dystopie 526
—, Synopsis der Fertilitätsstörungen 226
Kümmerwuchs 515
künstliche Besamung 317, 767
— Imprägnation 767
— Insemination 309, 328
— Samenübertragung 767
— —, Ejaculatsanteil 293
— —, Gefahren bei der 773
— —, Gegenindikationen zur 772
— —, Hodenspermien 374
— —, homologe 422
— —, Nebenhodenspermien 374
— —, Problematik der 783
— —, Spermatocele 310
— —, Spermienzahl 341
— —, Technik der 774
— —, Tierversuch 309
— Spermaübertragung 767
— Zeugung 767
kulturelle Überformung der sexuellen Antriebe 645
Kupfer 307
Kurzwelle 492
—, Behandlung 460

Laboratoriumsmethoden, Gonadotropinbestimmung 392
Lactat, Spermienatmung 320, 321
Lactoflavin, Herabsetzung der Motilität durch 329
Lacunae urethrales, Morgagni 50
Längenwachstum, Androgene und 108
Lageanomalie, weibliche Infertilität durch 236
Laienmedizin 16
Lamina vasculosa testis 51
Laparoskopie 167
Laurence-Moon-Bardet-Biedl-Syndrom 132, 515
Laurence-Moon-Biedle 228
Laurence-Moon-Biedl-Syndrom 419, 424
Lebensalter, Hodendystopien 518
Lebensgewohnheiten, Anamnese der 273
Lebercirrhose 427
— bei Hämochromatose 426
— durch Alkohol 481
—, Syndrome mit Hodenschädigung und 512, 517
Lebererkrankungen, erhöhte Oestrogenausscheidung bei 406
Leberfunktion, Nebennierenrindenfaktor und 222
Leberkrankheiten, Gynäkomastie und 431, 432

55*

Leberparenchymschäden 427
Leberschädigung, pathologische Oestrogenentstehung durch 137
Lecithinkörperchen im Sperma 358
Leer-Präparat, Therapie-Test durch 225
Legitimation des Kindes 532
Leichen seniler Männer, Spermien in Samenbläschen von 507
Leistenbruch, Impotentia coeundi durch 551
Leistenbruchoperationen, Hodenatrophien durch 455
—, iatrogene Infertilität durch 552
Leistenhernie, angeborene, in der Entwicklungsgeschichte 35
Leistenhernien 455, 470
—, Operationen 156
Leistenhoden, Komplikationen bei 525
Leistungsfähigkeit, Begutachtung bei traumatischen Hodenschäden 555
Lepra 443
—, Gynäkomastie durch 431, 432
—, Orchitis bei 436
—, Prognose der Hoden- und Nebenhodenentzündungen 444
Lériche-Syndrom 515
Letaldosis, Strahlenschäden und 487
Letalfaktoren 419, 481, 483, 485, 510
Leukämie, Gynäkomastie bei 431
Leukocyten im Sperma 308, 356, 357
—, Pyospermie 382
Leukocytenansammlung, Hodenbild bei Orchitis 214
Leukocytenneutrophile, Anfüllung der Tubuli bei Orchitis 214
Leukocytose, Epididymitis 466
Leviratsehe 4
Leviticus 5
Leydig-(Zwischen-)Zellen 25, 51, 59, 60, 71, 94, 95
—, Aktivität der 99
—, Beurteilung im histiologischen Präparat 391
—, epitheloider Charakter der 202
—, Funktion der 318
—, Funktionsreserven 272
—, Hyperplasie 164, 202, 205
—, Insuffizienz 197, 228, 229

Leydig (Zwischen-)Zellen Involutionserscheinungen 221
—, Kontaktwirkung 506
—, Liningerüst des Kerns 61
—, Lipase 76
—, Lipofuscin 62
—, Lipoiddoppelbrechung 75
—, Rattenhoden 92
—, Sekretionskapazität 203
—, Tumoren 133, 406
—, unreife 60
—, Unter-Über-Funktion 197
Libido, Alter 652
—, Begutachtung 553
—, Diabetes mellitus 425
—, Gehirn- und Rückenmarkskrankheiten 429
—, hohes Alter 506
—, Klimakterium virile 220
—, nach Traumen 551
—, präpuberaler Kastrat 121
Libidostörungen 675, 677
Libidoverlust 465
Lichen ruber planus, Ejaculatio praecox 682
Lichtdermatitis, Hodenatrophien bei 429
Lichteinfluß 434
Lichtfaktor, Keimdrüsenatrophie und 434
Lichtreflexion, Hinweis auf Spermienreife 309
Ligamentum latum 520
Linien-Methode, Bestimmung der Motilität 314
Liningerüst, Leydig-Zellkern 61
Linsenkerndegeneration, Wilson-Syndrom 517
Lipase, Zwischenzellen 76
Lipine, Histochemie des Hodens 72
Lipofuscin, Zwischenzellen 62
—, Hodenbild, Abnützungspigment 219
Lipoiddoppelbrechung in Leydigschen Zwischenzellen 75
Lipoid(e) im Altershoden 72, 74
Lipoide, Stoffwechsel der Motilität 320
Lipoidgehalt der Sertoli-Zellen 652
Lipoidphosphor, Ejaculatgehalt an 307
Lipoidprotein-Speicherung, Urbach-Wiethe-Syndrom 517
Lipoidproteinose, Urbach-Wiethe-Syndrom 517
Lipoidsäure, Histochemie des Hodens 72
Lipoidsubstanzen, Histochemie des Hodens 71
Lipoidtröpfchen, Histochemie des Hodens 68

Lipome, Scrotumveränderungen durch 473
Lipotrope Aminosäuren, Therapie 261
Littrésche Drüsen 292
Lobulus epididymidis 42
—, testis 42, 51
Locke-Lösung 310, 316, 332
Lowe-Syndrom 515, 522
Lubarsche Kristalle 53
Ludwig XVIII. 29
Lues, angeborene, Genital-Hypoplasie durch 439
—, Hämospermie 379
—, Hodenentzündung 213
Luesantikörper im Sperma 499
Lungenphthise, Tubulusveränderungen bei 424
Lupus erythematodes, Tubulusveränderungen 428
Luteinisierungshormon 90
Lymphangioma circumscriptum cystoides, Scrotumveränderungen durch 473
Lymphangiome, Scrotumveränderungen durch 473
Lymphgefäßnetz an Nebenhoden, Bedeutung des — bei Epididymitis 437
lymphocytäre Infiltration, Stromaschäden 153
Lymphocyten bei Mumpsorchitis 214
Lymphogranuloma inguinale, Infertilität durch Spätschaden 439
Lymphwege 50
Lyophilisierung, Ejaculatstransport 286
Lyriosma ovata 752
Lytta vesicatoria 749

Maduramykose 444
männliches Sexualhormon 105
— Genitale 106
Mäuse-Einheiten 392, 397
Mäusetest, Auswertung 400
Mäuseuterus-Gewicht 396
Magie 20
Magnesium 307
Magnesiumchloridlösung 326
Makrophagen 214, 356
Malaria 213, 443
Male climacteric 218
maligne Entartung, Diagnostik 530
— —, Dystopie 518, 524, 525
— —, Hormonbehandlung 528
— Sklerose 428
— Tumoren 379
Manager 432
Manager-Syndrom 515
Mandragora officinalis 758
Mangelernährung 139
Mangelschädigung 482

Manie, Hypersexualität 694
Marfan-Syndrom 516
Marie-Syndrom 516
Marihuana 761
Markstränge 32
Masern 436
Maskengesicht 174
masochistischer Mechanismus, Potenzstörung 708
Mastdarmresektion 457
Masturbation 282, 283, 286
—, Ejaculat 370
—, Sexualstörung 686
Masturbationsschwierigkeiten 541
Maturität 113
McBeth-Licht 235
Mediaverdickung 219
Mediastinum testis 42, 51
medico-mechanische Maßnahmen 527
medikamentöse Schädigung 493
— Maßnahmen bei Schädigung der Spermiogenese 459
Medikamentverabreichung 339
Medizin des 16. Jahrhunderts 17
— des 17. Jahrhunderts 21
— des 18. Jahrhunderts 23
Medizingeschichte, Fertilitätsstörungen 1, 2
—, Sexualstörung 641
Medular-Dysgenesis 199
Medulla spinalis, Traumen 463
medulläre Komponente 37, 38
Melaninreaktion am Federkleid 399
Membrana propria, Verdickung 507
Membrum virile 48
Menge des Ejaculats 376
Menogram 234
Menopausal-like-Symptom 218
Menstruation 417
Menstruationskalender 234
—, Bestimmung des Konzeptionsoptimums durch 775
Mesenchymkern 31
Metaboliten 103
Metachromatische Farberscheinungen 73
Metaphase, Störung der 184
Metaspermatide 355
Methan-Gaskammer 452
Methionin 261
Methode der Fixierung 385
Methode nach KLINEFELTER 400
— nach LEVIN und TYNDAL 400
Methodik der Übertragung der Spermien 775
Methyl-Androstendiol 240, 249
Methylenblau 321, 332

Methylenblau-Reduktionstest 321, 377
Methylenblau-Reduktionsvermögen 323
Methylephedrin 496
Methylgrün-Pyronin 408
Methyl-Testosteron 101, 240
Methyltestosteronbehandlung 246
—, Gefahren 246
Mienenspiel 277
Mikrobestimmungsmethode nach ZIMMERMANN u. PONTIUS 402
— nach RICK 404
Mikrocysten 157
Mikrognathie 174
Mikrophage 356
Milchsäurebildung 295
Milchsäure, Ejaculat 307
—, Fructolyse 320
—, Motilität 319
—, Normospermie 363
Milieuschäden 273
Miller-Kurzrok-Test 237
Milz 426
Milzexstirpation 427
Minderung der Erwerbsfähigkeit 552
Minderwertigkeitsgefühle 525
Minderwuchs 173, 422
Mineralöl 449
Mineralsalz, Speicherung 107
Minkowski-Chauffard-Gänsslen-Syndrom 516
Mißbildungen, angeborene 419, 421, 546
—, Beruf 490
—, Dystopie 530, 531, 534
—, empfängnisverhütende Mittel 498
—, erbliche, multiple 514
—, familiäre 523
—, Genitale 681
—, Genitalorgane 434
—, kongenitale 155, 162, 163
—, Motilität 369
—, multiple, erbliche 514
—, —, Ullrich-Feichtiger-Syndrom 517
—, Mumps 436
—, Parvisemie 294
—, Samenleiter 421
—, —, beidseitige 421, 422
—, Samenqualität 374
—, Spermien 351
—, Strahlenschäden 483
—, Urogenitalsystem 525
Mißbildungshäufigkeit 510
Mißbildungs-Syndrome 512
Mitochondrien 63, 319, 320
Mitosen 55
Mittelperiodenreaktion 235
modische Kleidung 473
Mönchsmedizin 12

Mönchspfeffer 762
Mongolismus 522
Mongolismus-Symptom 513
Monoaminoxydase 302
Monocyten 214
Morbus Addison 426
— Bang 442
— — s. auch Bang
— —, Orchitis 442
— Basedow 425
— Boeck 129
— coeruleus 514
— Cushing 513
— Darier 516
— Gaucher 514
— Osler 379
— Recklinghausen 174, 423
— Turner 228
Morgagni-Steward-Morel-Syndrom 516
— -Turner-Albright-Syndrom 517
Morgendliche Erektion 652
Morphaea 428, 516
Morphin 494, 757
Morphinismus 494
—, Geschlechtsinteresse 681
Morphologie 377
—, klinische Bedeutung 346
—, pathologische 347
—, Spermien 368
Motilität, absolute 258, 317
—, Alter 507
—, Bestimmung 313
—, Dauer 327, 328
—, Durchschnittsdauer 315
—, Durchschnittswerte 317
—, Geschichte 312
—, Intensität 313, 315
—, klinische Bedeutung 316
—, Lichteinfluß 328
—, medikamentöser Einfluß 328
—, pathologisch veränderte 318
—, Qualität 313, 315, 320, 369
—, Quantität 313, 320
— der Spermien 312, 368, 376
—, spermiocide Mittel 542
—, Veränderungen 249
Mucopolysaccharide, saure 74
Mucoproteineinlagerung 74
Müllerscher Gang 32, 33
Muira puama 752
Multiple Sklerose 429
Multisemie 293, 342, 366
Mumps 440
—, Behandlungsergebnisse 442
—, Epidemie 136
—, Häufigkeit der Infertilität 441
—, Histologie 436
—, Oligospermie 442
Mumpsorchitis 191, 213
—, Abscesse 214
—, Bedeutung 441

Mumpsorchitis, Endstadium 214
—, Histologie 441
—, Ödem 213
—, Therapie 217
—, Vernarbung 215
Mumps-Pubertät 441
Mundausstrich 408
Muskelansatz 274
Muskelentwicklung, Ausbleiben der 120
Muskelrelief 108
mutagene Arzneimittel 493
— Wirkung durch Wärmeeinflüsse 468
Mutation, Alter 511
—, erbbedingte 419
—, Häufigkeit 485, 487
—, —, Wärmeeinfluß 468
—, letale 419
—, Radioaktivität 469
—, Strahlengenetik 484
—, Strahlenschutz 491
Mutterfigur, Kontaktentwicklung 702
Mutter-Kind-Beziehung 478
Mycobacterium tuberculosis 161
Mykobakterien 502
Mykose 379, 444
Myodysplasia fibrosa, multiples Syndrom 515
Myome 473
Myopathie mit angeborenem Defekt der Bauchwandmuskulatur 516
Myxödem 425
—, angeborenes 138
—, idiopathisches 138

Nachtschattengewächse 758
Nachuntersuchung 554
nächtlicher Samenerguß 652
Nagelmißbildung 174
Namensgebung bei der Adoption 811
Nanismus 517
— senilis 515
Narkolepsie 514
Narkotica und Rauschgifte 494
Narses 171
Nativpräparat 343
Natrium, Ejaculat 307
Naturin 283, 537
Naturinkondome 283, 537
Nebenhoden, Anatomie 42, 43
—, Aufgabe 311
—, Cystadenom 162
—, Entzündung, Bacterium coli 161
—, —, Dystopie 525
—, —, gonorrhoische 309
—, —, hämatogene 161
—, —, unspezifische 155
—, Erkrankungen 156

Nebenhoden, Funktion 80, 374
—, Histochemie 79
—, Histologie 77
—, Hypersekretion 318
—, impotentia generandi 667
—, Mikrocyten 161
—, Schäden, Motilität 369 542
—, —, Schwanzfunktion 542
—, somatisch maskuline Differenzierung 280
Nebenhodengang 42
Nebenhodenkörper, Spermien 308, 311, 312, 374
Nebenhodenkopf, Spermien 308, 311, 374
Nebenhodenpunktion 284, 538
—, Blutung 284
Nebenhodenschwanz, Schäden 318
—, Spermien, Alter 308, 374
—, —, Differentialspermiogramm 375
—, —, Entwicklungsstufe 308
—, —, homologe Samenübertragung 376
—, —, Kaninchen 316
—, —, Morphologie 375
—, —, Motilität 312, 375
—, —, Zahl 375
Nebenhodenschweif, Anatomie 42
Nebenhodensekret 288
Nebenhodenspermien, Körper 308, 311, 312, 374
—, Kopf 308, 311, 312, 374
—, Schwanz 308, 312, 316, 374
—, Tierversuch 311
Nebenhodensteine 362
Nebenhodentuberkulose 384, 440
Nebenhodenunterbindung 159
Nebenkern 58
Nebenniere 426
Nebennierendysfunktion, Sexualstörung 682
Nebennierenhormone 459
Nebennierenrinde 99, 133
—, Metaboliten 103
Nebennierenrindenhormone 103
Nebennierenrindenhyperplasie 133, 134, 135
Nebennierenrindentumor, feminisierender 406
Nebennierenrindenüberfunktion 134, 135
Nebennierentotalextrakt 431
Nekrobiose 316
Nekrose, örtliche 216
Nekrospermie, Betrugsmanöver 542
—, Beurteilung der Zeugungsfähigkeit 548
—, Definition 365

Nekrospermie, Spermiogramm, Einzelbefund 366
—, Ursachen 369
—, Vitalitätstest 318
Nelson-Test 499
nephelometrische Methode 288
Nerven, Geschlechtsorgane 50
Nervengeflecht, vegetatives 50
Nervenverletzung 431
Nervenversorgung 50
Nervenzelle, receptorische 89
Nervi erigentes 647
nervöse Impulse, Spermiogenese 673
nervöser Ablauf, Ejaculation 647
nervös-psychische Symptome 220
Nervosität 220
Nervus spermaticus, Schädigung, Durchtrennung 456
Neumutationen 511
neurasthenischer Symptomenkomplex 505
Neuroektodermale Dysplasie 423, 512, 515
Neurohormon 89
neurologische Ausfallserscheinungen 165
— Krankheiten, Geschlechtsinteresse 681
— Untersuchungsmethoden 534
— Ursachen von Sexualstörungen 682
— Vorbedingungen, Sexualentwicklung 646
Neurose 534
Neutralfette, tropfige 79
nichtcelluläre Bestandteile im Ejaculat 308
Nicotin 480, 482
Nicotinabusus 482
—, Geschlechtsinteresse 681
—, spermienimmobilisierende Mittel 329
—, spermiocide Mittel 329
Nicotinsäureamid 329
Nierenfunktion 222
Nierenmißbildung 174
Nierenstein 379
Nilblausulfat 79
Nitrofuran 496
Nomenklatur, Spermiogramm 363
non response-Form 146
Nonne-Marie-Syndrom 516
Nonne-Milroy-Meige-Syndrom 516
Nor-Androstenolonphenylpropionat 225
Normaler Mann 227
Normalwerte, Vitalitätstest 333
Normokinese 313
Normospermie, Definition 363

Normospermie, Fructosegehalt 304
Notlösung 555
Novocainblockade 455
Nuclealfärbung (Feulgen) 385
Nucleinsäure 352, 377
Nucleoproteide 352
Nucleus infundibularis 132
Nucleus-Satellit 407
Nuphar luteum 762
Nymphomanie, Hypersexualität 694

obligatorische Impotenz 675
Obliterations-Aspermie 267
Obstruktion 162
Oculo-cerebro-renales Syndrom 515
Ödem, interstitielles 213
Önanthat 101, 102, 240
Oestradiol 96, 99, 406
Oestriol 406
oestrogenbildende Tumoren 138
Oestrogene 96, 135
—, Abbau 139
—, Alkohol 480
—, Ausscheidung, erhöhte 406
—, —, normale 406
—, —, pathologische 406
—, Auswirkung 197
—, Behandlung 459
—, Bestimmung 269, 405
—, Bildungsstätte 96
—, Effekt 136
—, Ejaculat 306
—, Entstehung, pathologische 137, 138
—, Fraktion 406
—, Gynäkomastie 431
—, Harn 405
—, Hodenschaden, sekundärer 132
—, Lebercirrhose 427
—, Medikamentation 197
—, Mumps 442
—, Therapieschäden 135
—, Zufuhr 135
Oestrogenspiegelerhöhung 512
Okasa 764
Oligo-Asthenospermie 265
—, Nomenklatur 365, 367
Oligo-Astheno-Teratospermie, Alter 507
—, Begutachtung 547, 548
—, Diabetes 425
—, Mastdarmresektion 457
—, Morphologie 339, 341
—, Motilität 339, 341
—, Nomenklatur 365, 367
—, Scrotumveränderungen 473
—, weitere Untersuchungen bei 377
Oligospermie, Begutachtung 546
—, Behandlung 231

Oligospermie, Bläschendrüsenexpressat 534
—, Definition 337
—, Grippe 443
—, histologisches Bild 188
—, hochgradige 267, 268
—, Hodenbiopsie 382
—, Hyaluronidase 301
—, Inosit 306
—, isolierte 368
—, konstante 339
—, Mumps 442
—, Nomenklatur 363, 364, 367
—, Oestrogen 459
—, periodische 339, 340
—, psychische Erlebnisse 672
—, relative 293, 368
—, —, Definition 337, 338
—, —, Ursache 342
—, temporäre 339
—, Testosteron 459
—, Testosterongaben 257
—, Traumen 461
—, Verdünner 326
—, Vitamin E 460
Oligo-Teratospermie, Nomenklatur 365, 367
Onan 4
Onanie, Alter 652, 707
Ontogenetische Fixierung 38
Oocyten 31
Oogonien 38
Operation, Kryptorchismus 530
—, Verschluß 265
—, —, Ergebnisse 265
—, —, Reoperation 267
—, —, Verfahren 265
Opium 757
Oraler Mechanismus, Potenzstörung 708
Orange-G-Lösung 386
Orcein-Lösung 409
Orchidokleisie 529
Orchidometer 280
Orchis mascula 761
Orchite per effort 437
Orchitis, alte, abgelaufene 211
—, Hodenschwellung 384
—, Hodensteine 362
—, Infektionskrankheiten 436
—, Nebenhodensteine 362
—, Prostatasteine 362
—, Scrotalhämatom 384
— unbekannten Ursprungs 191
—, Zustand nach 227
organische bzw. funktionelle Symptome, Sexualbeschwerden 679
Organminderwertigkeit 436
Organvollextrakt 224
Orgasmus, Ausbleiben des 551, 647
—, Beischlafsfähigkeit 675
—, Cervixsekret 295
—, Saugbewegung 295, 317

Orgasmus, Störung 679
—, Zeitpunkt des Eintritts 648
Orgastische Impotenz 679
Origines 171
Orthopädische Behandlung 527
Ossifikationen 274
Osteochondrose 120
Osteoporose 120
Ovar-Aplasie 180
Ovarialdysgenesie 173
Ovarien 484
Ovarium 99
Overprotection 478
Ovotestis 38
Ovulation 233
—, Terminbestimmung 232, 233
Oxalessigsäure 320

Pachyakrie 516
Packungseffekt 319
Panax Ginseng 754
Pangenesislehre 3
Pankreas 425
Pankreascirrhose 517
Panmyelopathie 514
Panniculus adiposus 108
Papillom 381
Parabioseversuch 90
Paradidymis 472
Paraffin-Einbettungspräparat 385
Paraplegien 164, 463
Parasiten 357
Paratyphus 379
Paraurethraldrüsen 86
Parenchymschäden 153, 165, 174
Parenteral-Injektion von Spermien oder Hodenextrakt 503
Parotitisepidemien 213
Pars pendulans penis 48
— fixa penis 48
Partnerabhängigkeit 555
partnerabhängige Potenzstörung 711
partner- und ichabhängige Sexualstörung, Beispiel 725
Parvisemie 294
—, Motilität 507
—, Polyspermie 342
—, Ursachen 366
paterne germinative Übertragung 436
pathologische Spermienformen, seelische Einwirkung 672
— Varietäten 350
Pathomechanismus 196
pektanginöse Zustände 220
Pendelhoden 518, 520
Penetrationstest 236, 377
Penicillin 495
Penis, Anatomie 42, 48

Penis, Größe 647, 669
Penisschaft 50
Penisumfang 646
Periarteriitis nodosa 428, 430
Permeabilität 80
Permutit 392, 395
Persönlichkeit, Entwicklung 700
—, Kindheit 701
—, Sexualstörung 701
Perspiration 48
Pervitin 752, 756
Petersilie 749
Petroselinum sativum 749
Pflasterkäfer 749
Pflegkindschaft 798
Pfortadersystem 89
p_H-Wert, Ejaculat 366
—, Samen, Veränderung 315
—, Spermien 325
—, —, Motilität, Quantität und Qualität 320, 324
Phagocytose 160
Phallus 34
Phantome 356
Phasenkontrastverfahren 343, 345
Phenylisopropylamin 756
Phenylisopropylmethylamin 756
2-Phenyl-3-methyl-tetrahydro-1,4-oxazinhydrochlorid 758
Phenylurie 514
Philipp von Hessen, Fertilität 29
Phimose 525
Phosgen 449
Phosphatase, alkalische 72, 73, 74, 76, 86
—, saure 73, 363
Phosphate 326, 377
—, Ejaculat 301
Phospholipide 320
Phosphor 307, 755
Phosphormolybdänsäure 386
Physikalische Einflüsse 449
Physiko-therapeutische Maßnahmen 231
Physiologie der männlichen Keimdrüsen 87
Pigment, goldgelbes 62
Pigmentablagerung 203
Pigmentcirrhose 138, 426, 517
Pigmentierung 109, 112
Pigmentkörper, hellgelbe 358
Pikrinsäuregemisch nach BAZIN 386
Pilze 308, 357, 358
Pilzelemente 153
Pilzkrankheiten 129
Pirie-Syndrom 513
Pituglandol 329
Placebo 225
Placenta 99

Planta pedis 48
Plasma, basophiles Verhalten 73
Plasmalogen 72
Plasmareaktion nach FEULGEN 385
Plasmazellansammlung 214
Plica genitalis 31
— mesonephritica 31
— urogenitalis 31
Pluriglanduläre Insuffizienz 514, 515
Pockenvirus 443
Pollution, Protoplasmatropfen 312
—, Pubertät 113
—, Spermatorrhoe 688
Polycytospermie 365, 367, 369
polynucleäre Granulocyten 409
Polyposis nasi 515
Polyspermie 337, 341
—, Aborte 374
—, Alter 507
—, Mißbildungen 374
—, Motilität 318
—, relative 337, 342, 368
—, Spermiogrammbeurteilung 364
—, Trübung 288
—, Verdünnen 326
Posides 171
positiver Sippenbefund 418
postcoitaler Test 283, 538
postdystrophische Asthenie 684
postklimakterischer Harn 91
Potatoren 480
Potentia coeundi 674
— —, Alter 506
— —, Begutachtung 532, 534
— —, cerebrale Krankheitszustände 165
— —, Diabetes 425
— —, Einschätzung der Schädigungsfolgen 553
— —, Ejaculationsreflexe, fehlende 463
— —, funktionelle Aspermie 370
— —, Gehirn- und Rückenmarkskrankheiten 429
— —, Gewohnheitssache 649
— —, Hirntrauma 165
— —, Kastrat, präpuberaler 121
— —, Mastdarmresektion 457
— —, Schädeltraumen 465
— generandi, Alter 218, 506, 511
— —, Begutachtung 532, 534
— —, Einschätzung der Schädigungsfolgen 553
— —, Stirnhirnverletzung 165
Potenzholz 752
Potenzstörung, analer Mechanismus 707

Potenzstörung, hysterische 707
—, ichabhängige 711
—, masochistische Potenz 708
—, oraler Mechanismus 708
—, partnerabhängige 711
—, situationsbedingte 710
Potenzverlust 221
prämenstruelle Phase 233
Prämucin 87
Pränatale Geschlechtsdifferenzierung 409
Präputialstein 362
Praeputium 50
—, Frenulum 50
—, Smegma 50
Präspermatide, Abbildung 355
—, Samenreifungsreihe 353
—, Spermiogenese 54, 55, 58
prästerile Phase 487
präventive Medizin 224
Prednison 293
Pregnenolon 99, 264
Pregnolon 254
Prehnsches Zeichen 465
Preludin 758
Priapismus 689
—, Acetylcholin 690
—, Durchblutungsstörungen 690
—, Dystrophie 690
—, Therapie 691
Priapus 2
Primordiale Gonade 37, 38
— Keimzelle 83
Privatsphäre 550
Probelaparotomie 167
Problematik der künstlichen Samenübertragung 783
Procain 224
Processus vaginalis 35
— — peritonei 34
Produktionskapazität 370
Progeria adultorum 517
— infantilis 515
Progesteron 254
Progesteronauswirkung 233
progressive Paralyse 429
Prolan 91
Proliferationsphase 233
Prontosil 496
prophylaktische Maßnahmen 518
Propion-Buttersäure 320
Propionat 102, 240
Prostaglandin 306
Prostata, Anatomie 42, 44, 45, 84
— calculi 360
—, Carcinom, Azoospermie 543
—, Drüsengewebe 85
—, Entzündung 380 s. Prostatitis
—, Expressat, Betrugsmanöver 540, 541, 542
—, —, Untersuchung 537

Prostata, Expression 284
—, Größe 671
—, —, 17-Ketosteroide 135
—, —, Oestrogen 135
—, —, Oestrogenausscheidung 406
—, Hypertrophie, Alter 506
—, —, Hämospermie 379
—, —, Pyospermie 379
—, —, Spermatorrhoe 687
—, —, Spermiogenese 427
—, Körper 86
—, Konkremente 359
—, Krankheiten 541
—, Rectaluntersuchung 281
—, Sekret 45, 288
—, —, pH-Wert 157
—, Steine 362
—, —, Hämospermie 379
—, —, Pyospermie 379
—, Testosteron 106
Prostatektomie 457
Prostatitis 438
—, chronische 688
—, —, Spermatorrhoe 688
—, Ejaculatvermehrung 380
—, Kurzwellenbehandlung 460
—, Sexualkraft 683
Proteasen 291
Proteine 307
Proteinstoffwechsel 107
Proteus vulgaris 161
Prothrombin 290
Protoplasmatropfen, Azoospermie 453
—, Description 309
—, Motilität 318
—, Nebenhodenschwanzspermien 312
—, Normospermie 363
—, Reste 357
—, Spermienreife 308
Pruralgan-Salbe, Ejaculatio praecox 678
Pseudohermaphroditismus 517
Pseudohypophysektomie 139
Pseudokryptorchismus 518, 521
Pseudomonas aeruginosa 161
Pseudopubertas interrenalis 514
— praecox 134, 135
Pseudoxanthoma elasticum 514
Psoriasisherde, Ejaculatio praecox 682
Psyche, Androgenwirkung 105, 109
psychische Alteration 447, 525
— Belastungssituationen 477
— Einflüsse 432, 433
— Folgen 445
— Impulse, Spermiogenese 673
— Konstellation 223
— Störungen 528
— Traumen 432

psychische Veränderung 553
psychisches Alter 124
psychogenbedingte Impotentia coeundi 712
— Sterilität 433
psychogene Aspermie 706
— Fertilitätsstörungen 641
— Störungen, Entwicklung 700
Psychopathen 481
psycho-physische Gesamtschau 218
Psychosen 221, 429
Psychosexuelle Probleme bei sterilen Ehen 433
Psychotherapeutische Behandlung 156
Pterygium colli 174
Ptosis 174
Ptychopetalum olacoidesBenth. 752
— uncinatum Anselmino 752
Pubarche, prämature 114
Puberaler Hoden 130
Pubertät 110, 646
—, Acceleration 110
—, Adipositas 114, 477
—, Akromegalie 111
—, Beginn 110
—, Berufskrankheiten 445
—, Entwicklung 110
—, —, schematisch 113
—, gonadotropes Hormon 528
—, Gynäkomastie 112, 114, 431
—, Hoden 66
—, —, dystoper 522
—, —, —, Operationsalter 529
—, Hodentraumen 462
—, Hodenverlust 552, 553
—, Infektionskrankheiten 444
—, Magersucht 114
—, Makromastie 112, 114
—, Mumps 441
—, normale 228
—, spermiogenetische Funktion 504
—, Umprägung 531
—, verzögerte 122
Pubertas praecox 114, 512
— tarda 228
— —, idiopathische 114
Pubeswulst, adipöser 477
Pufferkapazität 311
Pufferungskapazität 295
Punktat, Hoden 309
—, Nebenhoden 309
Purpura Schoenleini 379
— Werlhofi 379
pyknotische Kernteilung 391
— Zellen 153
Pyospermie 378, 382
—, Leukocyten 357
—, Schema 367

Quadriplegie 463
Quaestiones medicolegales 641
Qualitätsbezeichnungen (der Motilität) 314, 318
—, Messung der 314
Quantität der Spermien 317
Quecksilber 448
Querschnittslähmung, Hodenatrophie 165
—, Potentia coeundi 551
—, Prognose der Zeugungsfähigkeit 463
—, Samengewinnung 286
—, Spermiogenese 464

radioaktive Inkorporierung 490
— Isotopen 492
Radioaktivität 469
Radiologen 490
Ramicotomie 455
Rasse 525
Rasur, erste 279
Ratten-Einheiten 392, 397
Rattentest 235
Raucher 482
Rauschgiftsucht, Geschlechtsinteresse 681
Reagibilität der Tiere 396
Reaktion der Hoden 35
Rebound-Effekt 96
Rebound-Phänomen 251
—, Erholungsphase 251
—, Oestrogene 258
—, progressive Phase 251
—, Spermiogenese-Stop 184
—, Therapie bei Desquamation des Samenepithels 187
Rechtsfragen der Adoption 809
Rectaluntersuchung 281
Reduktionsteilung 55
Reduktionszeit 332
Refertilisierung 268, 533
Regenerationsfähigkeit 487, 549
Reife, Spermien 308
—, Teilung 55
Reifung, Spermien, physiologische 309
Reifungsablauf, ungeordneter 185
Reifungshemmung 255, 295
Reifungsprozeß 311, 388
Reineksche Kristalle 60
Reiterunfälle 217
Rekanalisation 458
Rekanalisierung, spontane 535
Rekanalisierungsoperation 454
Rekonvaleszentenserum 442
relative Impotenz 675
— Potenzstörung, Beispiel 728
Religionsgemeinschaften, Stellungnahme zur Insemination 785
renaler Zwergwuchs 513, 517
renotrope Wirkung 107

Rentengewährung 534
Reoperation, Verschluß 267
Reserpin 496
Resistenzprüfung 315
Resorption 312
—, Phagocytose des Gangsystems 80
Resorptionsvorgänge 160
Respirationskoeffizient 322
respiratorischer Quotient 332
Restauration 238
Restkörper 355, 356
Retardierung der Organe 124
Retentio testis 520
— —, chirurgische Behandlung 528
— —, familiäres Vorkommen 522
— —, Hodendystopie-Einteilung 518
Retention von Ca, Ejaculat 107
— von K, Ejaculat 107
— von N, Ejaculat 107
— von P, Ejaculat 107
— von S, Ejaculat 107
Rete testis 76, 79
Reticulumfibrillen 53
retroauriculäre Gefäßincision 10
— Phlebotomie 10
Rheotaxis 318
Rhexisblutungen 379
Ribonucleinsäure 184
Riesenform, Spermatocyten 388
Riesenwuchs 127, 423
Riesenzelle, Abbildung 356
—, Durchmesser 355
—, sogenannte, Spermatocyt 183
—, Spermienbeseitigung 160
Riesenzellgranulom 129
Ringerlösung, Motilität der Spermien 310
—, Vitalitätstest 332
—, Wiederbelebung, Spermien 316
Ritalin 758
Rivanol 329
Röntgendiagnostik 489
Röntgendurchleuchtung 491
Röntgenologen 445
röntgenologische Darstellung der samenableitenden Wege 158, 265, 413, 538
Röntgenschäden 178, 486, 494
Röntgenstrahlen 485, 547
Röntgentherapie 489
Röteln-Epidemie 440
Rohnaphtha 497
Rotation 318
Rothmund-Syndrom 516, 522
Rückbildungserscheinungen, seelische Einwirkung 672
Rückenmarkstumoren 551
Rückenmarksverletzungen 163, 429, 463, 546

Ruhezellkern 407
Rundzellansammlung 213
Rutenschwellkörper 48
RVO-Entscheidung 554

Säugetiere 337, 467
Säuregrad, Vagina 780
Samen 281, 287, 308, 362
—, ableitende Wege 40
—, — —, mikroskopisch 76
—, —, röntgenologisch 158
—, Befund 150
—, Beurteilung 362
—, Deponierung 295
—, Depot 80
—, Einfrierung 286
—, Epithel 71, 153, 388
—, Beurteilung des histologischen Hodenbildes 387
—, —, Desorganisation 185
—, —, —, Behandlung 251
—, —, Fehlen des 175, 180, 227
—, —, —, Hormone 177
—, —, Hypophysektomie 55
—, —, isolierte Schäden 174
—, —, normales 54
—, —, Reaktion des 212
—, —, Schaden 152, 165
—, Erguß 115
—, Faden 62
—, Flüssigkeit 287, 362
—, Gewinnung 282, 283, 774
—, —, per Masturbation 537
—, Gewinnungsmethode 376
—, Hügel 44
—, Kanälchen, Anatomie 42, 51, 52
—, —, Beschaffenheit 391
—, Konservierung 286
—, Lehre, encephalo-myelogene 3
—, Leiter, Anatomie 44
—, —, Aplasie 162
—, —, Sperre 159
—, Menge, Bedeutung 366
—, —, normale 337
—, —, Oligospermie 338, 363
—, —, pathologische 342
—, Minderwertigkeit 115, 148
—, Mutterzelle 54, 55
—, nichtcelluläre Bestandteile 358
—, Reifung 42
—, Reifungsreihe 308, 353
—, —, Beurteilung 354
—, —, Durchschnittswerte 353
—, —, Zellen der 377
—, Rückfluß 342
—, Strang 47, 281
—, Gefäßdrosselung 456
—, Theorie, hämatogene 3
—, Transport 286
—, Übertragung s. auch Insemination

Samen, Übertragung, Ejaculataufbewahrung 287
—, —, elektro-physikalisches Verfahren 285
—, —, Gefahren bei der künstlichen 773
—, —, Gegenindikationen zur künstlichen 772
—, —, homologe matrimonielle 156, 768
—, —, Indikation zur homologen 769
—, —, Indikationen 769
—, —, künstliche 293, 301, 767
—, —, —, Stellung der katholischen Kirche 785
—, —, —, der protestantischen Kirche 785
—, —, Nomenklatur 768
—, —, Problematik der künstlichen 767
—, —, Technik 774
—, Volumen 373
—, Zell-Hypoplasie 187
Sanamycin 495
(De)Sanctis-Cacchione-Syndrom 516
Sanursex 764
Sarkome 473
Satyriasis, Hypersexualität 694
Sauerstoffmangel, Alter 511
—, berufsbedingter 453
— großer Höhen 451
—, Wärmeeinflüsse 470
—, Zustände 453
Sauerstoffverbrauch, Befruchtungsfähigkeit 323
—, Ejaculatuntersuchung 377
—, Feststellung des 321
saure Phosphatase 302
— — s. auch Phosphatase
Schachbrettmuster 92
Schädeltraumen 465, 550
Schädigung der Kinder, Androgengaben 257
—, Medikamente, Chemikalien und empfängnisverhütende Mittel 493
Schäfer-Syndrom 522
Schafshypophyse 240
Schaft, Penis 48
Schambehaarung 108, 505
Scheidengewölbe 283
Schierlings-Caladium 762
Schiff-Reaktion 74
Schiffsche Lösung 409
Schiffsheizer 474
Schilddrüse 425
—, Hormon 459
—, Bildung 138
—, Präparate 262
—, Störung, Sexualstörung 682
Schindungsverletzungen 461, 462

Schizophrene 429
Schizophrenie 516
Schneidezähne, Fehlen der 174
Schnelldifferenzierung 332
Scholastische Medizin 15
Schollenstadium 397
Schornsteinfegerkrebs 449
Schußverletzungen 462, 551
schwangerschaftsverhütende Mittel 373
Schwanz 63
Schwefelkohlenstoff 449
Schweigrohr 762
Schweißausbruch 221
Schweißdrüsen 109, 111
Schweißen, autogenes 450
—, elektrisches 450
Schweißer 449, 450
Schweißsekretionsstörung 464
Schwellfähigkeit der Crura penis 692
Schwellkörper, Anatomie 48, 49
—, Priapismus 690
Schwermetallverbindungen 329
Schwertlilie 761
Schwimmhaut 174
Sclerodermia progressiva 517
Scrotalhämatom 384
Scrotaltemperatur 164
Scrotum, Anatomie 46, 48
—, Differenzierung des äußeren Genitale 34
—, Eingriffe am 459
—, Hämatom 462
—, röntgenologische Darstellung 413
—, Teilresektion 461
—, Traumen 461
—, Tumoren 473
—, Veränderungen 473
Sekretionskapazität 94
Sekretionspotential 412
Sekretorische Funktion 80
Sekretstrom 310
Sekundärinfektion bei Leistenhernien 456
Selbst-Differenzierungspotenz 348
Selbstentmannung 170
Selbstverstümmelung 462
Selektive Bestimmungsmethoden für ICSH 398
Sellerie 750
Semen Ignatii 752
Semikastration 207
Semiletalfaktoren 419
Seminom 406, 525
senile Involution 553
Senk-Spreizfüße 379
Sensibilisation 503
Sepsis 213
Septum pectiniforme 48
Sertoli 25
Sertoli-Zelle, Entwicklung 55

Sertoli-Zelle, histiochemische Untersuchung 71
—, histologisches Hodenbild 387
—, Kern 53
—, Paradestellung 179
—, Schäden 174
—, Syncytium 67
—, Tunica propria 389
—, Widerstandsfähigkeit 54
Sertoli-Zelltumoren 138, 406
Sertoly-only-cell-Syndrom 175, 178, 549
Serumgonadotropin 239, 260
— und Testosteron 259
Sex-Chromatin 407
Sexual-Anamnese 273, 415
Sexualbeschwerden, organische Symptome 679
—, körperliche Ursachen 681
Sexualentwicklungsstörung 132
Sexualerziehung 705
Sexualfunktion 654
Sexualhormone, Psyche 660
—, Überproduktion 692
Sexualität 643, 654, 655
—, Freistellung 645, 677
Sexualnot 644
Sexualreifung 88
Sexualstörungen 164, 425
—, psychogene 641
Sexualsymbolik 641
Sexualzentrum 647
—, hypothalamisches 88
sexuelle Aktivität 220, 657, 692
— Differenzierung 407
— Dysfunktion 663
— Karenz, Alter 373
— —, Dauer 281, 338, 372
— —, Motilität 371
— —, Protoplasmatropfen 312
— —, Spermienzahl 371
— —, Untersuchungsmethode des Ejaculats 376
— Leistung 648
— Reife 105, 108
— Veränderung, Alter 652
— Verhalten, Hermaphrodite 659
— —, Kastrate 657
sexueller Exzeß 231, 500
— Infantilismus 174
sexuelles Verhalten 464
Sexus, Eros 676
Siebkatheter 284
Simmonds-Sheehan-Syndrom 132
Sims-Huhner-Test 236
Sinus urogenitalis 34
situationsbedingte Potenzstörung 710
Skelet 108, 111, 120
Skeletreife 105
—, vorzeitige 134
Sklerodermie, progressive 428

Sklero-Hyalinose 190, 196, 211
Sklerohyalinotische Veränderung 190
Sklerose 192
— der Gefäße 197
—, Wand- 193
Sklerosierung 196
Skopzen 170
Skotome 220
Skythen 171
Sloughing 185
Smegmaabsonderung 112
Solanaceen 758
Soma 105, 415
somatische Prägung 108, 271
Somatisch-maskuline Differenzierung 274
— — Prägung 269
somatischer Befund 272
Somatogramm 108
Somatotropin 108
Soziallehre der Geschlechtlichkeit 644
Soziologische und ethische Probleme der iatrogenen Insemination 791
Spadones 169
Spätheimkehrer 431
—, sexuelles Verhalten 657
Spätkastrat 151
Spanische Fliegen 749
Spargel 751
Sparschaltung, Stress-Situation 139
Spasmolytica, Behandlung mit 265
Speicherung von Spermien 311
Speicherungsvorgänge, pathologische 507
Sperma 281, 287, 308, 362
— s. Ejaculat oder Samen
—, unkoaguliertes 541
spermaähnliche Flüssigkeit 540
Spermadiagramm 250, 252
Spermaelektrophorese 296
Spermagranulome 472
Spermaimmunität 499, 500
Spermainjektion bei der Frau 500
Spermainkompatibilität 499
Spermaliquor 377
Spermanachweis 540
Spermaresorption 499, 500
Sperma-Substanzen 493
Spermatide, Abbildung 183, 355
—, Deskription 58
—, Generationen der Keimzellreifung 55
—, Hodenspermien 310
—, Spermiogenese-Stop 181
Spermatocele 470
—, Definition 472
—, künstliche 421

Spermatocele, palpatorische Abgrenzung 157
—, Samenübertragung 310
Spermatocystitis 438
Spermatocyten 53, 58
—, Abbildung 183, 355
—, Bildung 310
—, Blockade 184
—, Differenzierung 31
—, Samenreifungsreihe 353
—, Spermiogenese-Stop 180
Spermatogenese-Stop 180, 546
Spermatogenetic Arrest 180
Spermatogonie, Abbildung 355
—, Bildung 310
—, Entwicklung 38
—, Samenreifungsreihe 353
—, Spermiogenese-Stop 180
—, Teilung 58, 189
Spermatolyse 329, 332
Spermatophoren 80
Spermatorrhoe 341, 541
—, Störung der Ejaculation 687
Spermatozoen 62
Sperma-Transplantation 767
Spermaübertragung s. auch Insemination und Samenübertragung 767
—, künstliche 767
Spermavolumen 337
Spermide s. auch Spermatide 55
Spermien 308
—, Abbau 371
—, Abbau der nichtejaculierten 312
—, abnorme 350
—, Agglutination 329, 330, 331, 501, 502, 503
—, Agglutinin 330
—, Altersstufen 308
—, Atmung 320
—, Beurteilung 366
—, Bewegungsintensität 236
—, Dichte 336, 366
—, Durchschnittswerte 346
—, Durchwanderungsgeschwindigkeit 236
—, Eigenbewegung 316
—, Ejaculat 347
—, Entwicklungsstufen 308
—, Färbung 344
—, Geschichte der Forschung 308
—, Geschwindigkeit 314, 315
—, Granulome 438
—, Grenze der Norm, untere 346
—, Hoden 347
—, immobilisierende Mittel 329, 541
—, — Substanzen 493
— in Helium 319
— in Luft 319
— in Sauerstoff 319
— in Stickstoffoxyd 319

Spermien, Injektion bei der Frau 500
—, Konglomerat 331
—, Konzentration der 189, 336, 337, 366
—, Kristalle 360, 361
—, Methodik der Übertragung der Spermien 775
—, Morphologie 342, 368
—, —, Fructose 304
—, —, Hämospermie 381
—, —, Nomenklatur 363
—, —, Phosphatase 302
—, Motilität 80, 312, 368
—, —, Fructose 304
—, —, isolierte 369
—, —, Nomenklatur 363
—, —, Phosphatasewerte 302
—, —, Schema 416
—, —, Veränderung 249
—, Nachweis 541
—, parenteral verabreicht 502
—, Penetration 316
—, Phagocytose der 356
—, Protoplasmatropfen 368, 372, 377
—, Quantität 317
—, Reife 308
—, Resistenz der 315
—, Resorption 330, 371, 499, 502
—, schädigende Mittel 493
—, Speicherung 311
—, Spermiogenese 55
—, Stoffwechsel 377
—, Suspension, Ionenwirkung 324
—, —, Verdünner 325
—, Transport 327
—, Vaccine 501
—, Verklumpung 356
—, Vitalität 249, 416
—, Wanderungsgeschwindigkeit 296
—, Wiederbelebung 316
—, Widerstandskraft 315
—, Zahl 323, 333, 363, 366, 376
Spermienzahl bei Säugetieren 336
—, Fructose 304
—, Gesamtzahl 336, 337
—, Hämospermie 381
—, Hyaluronidase 301
—, Motilität, Qualität 314
—, niedrige, mit Konzeption 340
—, Nomenklatur 363
—, pathologische 337
—, Phosphatase 302
—, Samenübertragung, Kaninchen 341
—, Schema 416
—, Variationen 363
Spermienzusammensetzung 352
Spermine 361

Spermiocyten 56
Spermiocytogramm 342
— s. auch Spermiogramm
—, Asthenospermie 369
—, Beurteilung 362
—, Methode 377
—, Samenreifungsreihe 353, 354
—, Tubulusschädigung 355
Spermiodensiometrie 335
Spermiogenese, anormale 255
— s. Spermatogenese
—, Depression 258
—, Erlöschen 95
—, experimentelle Untersuchungen 184
—, Funktion 504, 511
—, Häufigkeit 185
—, hemmende Mittel 494
—, Hemmung 187
—, —, Anämie 514
—, —, Brooke-Syndrom 512
—, —, Ejaculat 188
—, —, Häufigkeit 190
—, —, Hodenbild 187
—, —, Hormone 188
—, —, Klassifikation der Fertilitätsstörungen 229
—, —, klinisches Bild 188
—, —, Oestrogene 503
—, —, Schizophrenie 516
—, —, Sturge-Weber-Syndrom 516
—, —, Synopsis und Klassifikation der Fertilitätsstörungen 227
—, —, temporäre 189
—, —, Testosteron 503
—, —, Testosterongaben 251
—, —, Ursache 189
—, normale 541
—, Pubertät 55
—, Stimulierung 250
—, Stop, Ätiologie 182
—, —, Beurteilung der Zeugungsfähigkeit 549
—, —, inkompletter 189
—, —, Klassifikation der Fertilitätsstörungen 229
—, —, Krankengeschichte 418
—, —, Pathogenese 182
—, —, Synopsis und Klassifikation der Fertilitätsstörungen 227
—, —, Testosterongaben 251
—, Wiederentfaltung 256
—, Zellen 55
—, —, Abbildung 355
spermiogenetische Aktivität 149, 269
spermiogenetischer Effekt 96
Spermiogonie 53
Spermiogramm 537
— s. auch Spermiocytogramm
—, Befund 509

Spermiogramm, Deutung 366
—, Schema 416
Spermiohistogenese, Differenzierungsperiode 55, 58
—, gestörte 153
Spermiophage 53, 312, 356
spermiozide Mittel 329, 541
— Wirkung, Bakterien 358
spermiozider Effekt 328
Spermium 269
—, reifes 63
Spinalanaesthesie 456
Spinnenfingrigkeit 516
Spirem-Stadium 58
Splenektomie 427
Spontandescensus 519
Spontanheilung 243
Spontanmutationen 485, 486
Sporotrichose 444
Sportverletzungen 461, 462
Sprengstoffindustrie 453
Spritzkanal 44
Staatsangehörigkeit und Religion 811
Standardisierung des MUE 401
Standardwerte, Spermiogramm 365
Staphylococcus aureus 161
Stase 214
Status varicosus 379
Stauungen 132
Stechapfel 758
Stein im Bereich der samenabführenden Wege 379
Steinert-Krankheit 205, 513
Steinschnitt 28
Stenose samenableitender Wege 154
Stereocilien 44
Sterilisation 546, 552
Sterilisierte 533
Sterilisierung 491, 553
Sterilisierungsmittel 498
Sterilität, Beratung 270
—, Definition 533
—, funktionelle 234
—, Mutation 485
—, Normogonadotrope 227
—, Ursache 232
—, —, cervicale 236
—, —, vaginale 236
Sterilitätszellen 98
Steroide, anabolisch wirksame 107
Steroidhormon 100
— in Körperflüssigkeiten (Bestimmungsmethode) 403
Stickstoff 307
Stickstofflost 494, 495
Stimme, Veränderung 112
Stimmwechsel 646
Störung der Fertilität 664
Stoffwechsel 319
Stoffwechselbilanz 478
Stoffwechselstörungen 132

Stoffwechselverwertung 107
Strafrecht 532
Strafrechtliche Regelung 793
Strahlenempfindlichkeit 511
Strahlengefährdung 511
Strahlengenetik 484
Strahleninsulte 339, 487, 548
—, Katastrophen, Unfälle 488
Strahlenkrankheit 488
Strahlenpaß 492
Strahlenschäden 420, 483
—, Beruf 490
—, iatrogene 489
—, Prophylaxe 491
Strahlen-Schutzüberwachung 492
Strahlensensibilität 484
strahlentherapeutische Maßnahmen 460
Stratum fibrosum, Prostata 84
— musculare 84
— vasculare 84
Stress-Mechanismus 685
Stress-Situation 139, 215
Stress, unspezifischer 222
Striae distensae 112
Strichcurettage 235
Strömungsbehinderung des Blutes 456
Strömungsfiguren 310
Stromaschäden 153, 165
—, Definition 190
—, Einteilung 190
Strophanthin 496
Strychnin 752
Strychnos nux vomica 752
Sturge-Weber-Syndrom 517
Stutenserumgonadotropin 91
subfertiler Bereich 233, 363, 365
Subfertilität 363, 382, 418
Substitutionsbehandlung 238
Substitutionstherapie, endokrine Ausfallserscheinungen 530
—, FSH 244
—, ICSH 242
—, sekundärer Hodenschaden 241
—, — —, Indikation 241
—, Testosteron 245
Subtropen 474
Subvirilität 417
Subvitalfaktoren 419
Succinodehydrase 302
Sudanschwarz 72, 75
Sulfadiacin 496
Sulfonamide, Motilität 328
—, spermienschädigende Mittel 493, 495, 496
Susa nach HEIDENHAIN 386
Suspensionsmittel 325
Suspensions- und Transportmittel 80
Suspensorien 460
Sympexionskörper 358

Syncytium 67
Syndrome mit Hodenschädigung 512
synergistischer Effekt 397

Tabes dorsalis, Spermiogenesehemmung bei 429
Tagespollution, Ejaculationsstörung 678
—, Zeichen einer gesteigerten Erregbarkeit 689
Talgdrüsen, Testosteronwirkung auf 109
Talmud 4, 5
Taubstummheit, v. Waardenburg-Syndrom II, 517
Technik der künstlichen Samenübertragung 774
Temperatur, Bedeutung bei Versuchen mit Spermien 324
—, Wirkung auf Spermiogenese und Spermien 323
Temperaturmessung, Menstruationscyclus 234
Teratome 473, 525
Teratospermie, Begutachtung 548
—, Fehlgeburten 351
—, Mißgeburten 351
—, Nomenklatur 365
—, Schema 367
—, Ursache 368
Terminalbehaarung, Entwicklung 278
—, Pubertät 111
—, somatische Prägung 108
—, Verteilung 279
Testale Atrophie 207
testale Elemente 233
testales Bindegewebe 165, 391
Testes, atrophische 199
—, Tumoren 431
Testiconda 467
Testicular agenesis 172
Testierungen am Scheidenabstrich 397
Testifortan 763
Testigarant 763
Testikelhormon, unbekanntes 118
Testis, Anatomie 40
—, Traumen an 462
—, Volumen 280
Testosteron, Abbau 102
—, Abbauprodukt 101
—, anabolischer Effekt 108, 240
—, Ausscheidungsprodukte 102
—, Behandlung 249, 251
—, Bremseffekt 184
—, Bremstherapie 257, 459
—, Cyclopropionat 100
—, Depot- 239
—, Effekt 243
—, Ester 240

Testoteron, Eunuchen 304
—, Gynäkomastie 431
—, Hodendystopiebehandlung 529
—, Implantation 251
—, Kristalle 93
—, Linguette 249
—, markiertes 97
—, Önanthat 100
— -Oestradiol-Behandlung 225
—, Preßling 102
—, Propionat 96, 100
—, Spermiogeneseschädigung 459
—, Stoffwechsel 103
—, Substitution 220, 225
—, Therapie s. Behandlung 224
—, trophische Einflüsse 106
—, Umbau 102
—, Valerianat 100
—, Wirkung, anabolische 107
Tetrachlorkohlenstoff 449
Tetracyclin 495
Thallium 213, 497
Therapie, Allgemeinbehandlung 231
—, endokrine 237
—, Cortison 264
—, Depopulation 180
—, Diätetische 263
—, Hämospermie 381
—, Hodendystopie 460
—, hormonale 263
—, Klimakterium virile 653
—, Kurzwelle 460
—, medikamentöse 237
—, Mumpsorchitis 217
—, Orchitiden und Epididymitiden 444
—, Priapismen 691
—, primärer Hodenschaden, Androgenmangel 246
—, — —, Aufbaudosis 246, 247
—, — —, Erhaltungsdosis 247
—, — —, Kontrollmöglichkeiten 246
—, — — ohne Androgenmangel 247
—, —, —, erfolgreiche Behandlung 248
—, — —, Problemstellung 248
—, psychische Konstellation 223
Therapietest 225
Thiamin 329
Thigmotropismus 330
Thionin 321
Thlasiae 169
Thorium X 489
Thoriumdioxyd 489
Thrombin 290
Thrombocytopathien 379
Thyroxin 263, 329

Tiefenpsychologische Aspekte 706
Tiefkühlung 324, 327
Tiermedizin 288
Tierstämme 397
Toleranzdosen 491
Tollkirsche 758
Toloachi 758
Tonaton 763
Topochemisches Diagramm 351
Torsion, Hoden 465, 466
—, —, Dystopie 525
Torsionswaage 400
Torulose 444
Totalbestrahlung 487
Totalextrakte 238
Totgeburten 374, 510
Tragzeit-Gutachten 539
Transport des Ejaculats, extragenital 286
Transportierung 377
Transportmittel 362
Transvestiten 407
—, Hormongaben 663
Traumatische Schädigung, Hodendystopie 525
—, Sexualstörung 682
Traumen 461
—, Begutachtung 548, 550, 551
—, Hämospermie 379
—, Hypophysenstörung 132
—, Neurotiker 534
—, Pyospermie 379
—, Sexualstörungen 709
—, temporäre Oligo-Astheno-Teratospermie 367
Triäthylmelamin 494
Trichomonaden 358
Trichomonadenurethritis 460
Trichromfärbung nach MASSON 387
Triebe, Sexualität 643
Trigonum urogenitale 45
Triiodothyronine 263
Triphenyltetrapoliumchlorid 321
Tristitia post coitum 679
Trockeneis 324
Troissier-Hanot-Chaufford-Syndrom 517
trommelschlegelähnliche Anhänge 409
Tropen 449, 474
Trophödem 516
Trübungsgrad 336
Trübungsminderungs-Test 297
Trypsin 290
Tube 327
Tuber cinereum 132, 465
tuberkuloides Granulom 129
Tuberkulose 213, 444
—, isolierte, der Bläschendrüse 379
tuberöse Hirnsklerose 512
Tubulus 388

Tubulusaplasie 549
Tubulusatrophie, Eunuchoidismus 514
—, Klippel-Trenaunay 515
Tubulusdegeneration, Behandlung 251
—, Dicke der Wandung 391
—, Durchmesser 388, 389
—, Dysgenesie, Ergebnis der anormalen Entwicklung 40
—, —, bei männlichem Kernmuster 207
—, —, Geschlechtsunterschied 205
—, Fibrose, Behandlung 251
—, —, progressive 190
—, Funktion 51, 71
—, idiopathische, Einteilung 191
—, —, Deskription 207
—, —, histologisches Hodenbild 209
—, —, Klassifikation der Fertilitätsstörungen 228, 229
—, —, Klinefelter-Syndrom 199
—, —, Schema 227
—, mikroskopische Anatomie 51
—, Polycytospermie 365
—, —, Tierversuch 349
—, —, Verschluß der samenableitenden Wege 312
—, Schaden, Beurteilung des histologischen Hodenbildes 387
—, —, gestörte Spermienmotilität 318
—, —, Hodendystopie, einseitige 527
—, —, isolierter Keimepithelschaden 175
—, —, primärer Hodenschaden 152
—, —, progressiver 353
—, —, regressiver 353
—, Schatten 126, 215
—, Schwund 126
—, seminiferi contorti 43
—, Sklerose, progressive 547, 549
—, sklerosierter 209
—, spermiogenetische Aktivität 119
—, Wand 73
—, —, Alter 196
—, —, Glykoproteide 71
—, —, Mumps-Orchitis 214
—, —, Schädigung 153
—, —, Veränderung 191
—, —, —, Alter 191, 194, 195
—, —, —, Definition 191
—, —, —, Einteilung 191

Tubulusdegeneration, Weite der Lumina 391
Tumorbildung, Dystopien 525
Tumoren, Bläschendrüse 162
—, feminisierende 138
—, Hypophyse 127
—, maligne 134
—, Nebenhoden 162
—, Tunica vaginalis 162
Tunica albuginea corporis cavernosi penis 48
— —, makroskopisch 42
— —, mikroskopisch 51
— dartos 46, 164
— propria, Anatomie 51, 52
— —, Beurteilung des histologischen Hodenbildes 387, 388, 389
— vaginalis testis 46
Turbidimetrischer Test 297
Turner-Syndrom 517
—, männlich 173
—, Vererbung 419
—, weiblich 173
Turnera aphrodisiaca 753
Tutocain 326
Typhus 213, 436, 469
Tyreotoxikose 431

Überdruck der Hodenkapsel 156
Überempfindlichkeitsreaktionen, tierische Hypophysen 239
—, Hodenextrakte, Spermien 502, 503
Überernährung 477
Überproduktion an Sexualhormonen 692
Überträgerstoff 89
Übertragung der Spermien, Methodik der 775
Ulcus molle 439
Ullrich-Feichtiger-Syndrom 517, 522
Ulrich-Turner-Syndrom 517
Ultrafiltration 392
— nach MASSENBACH 394
Ultraschall 492
Umkehr-(Rebound)-Phänomen 459
—, Empfängnisverhütung 503
—, medikamentöse Azoospermie 543
Umweltfaktoren 37
—, physikalische 39
Unfälle 461
Unfallfolge 555
unspezifische Urethritis 684
Untere Grenze der Norm, Spermiocytogramm 353
— Grenzwerte, Spermiogramm 366
Unterernährung 139, 476
—, Knaben 476

Unterernährung, Sexualstörung 684
Unterhaltspflicht 810
Untersuchungsgang, Hämospermie und Pyospermie 379
Untersuchungsmethoden für die Praxis des Ejaculats 376
—, Funktionsdiagnostik der Fertilitätsstörungen 118
Untersuchungssteinchen 272
Unterwäsche, enganliegende 474
Uranbergwerkarbeiter 490
Urbach-Wiethe-Syndrom 517
Ureter, Anatomie 33
Ureterkatheter 453
Urethan 495
Urethralausstrich 408
Urethralepithelzellen 408
Urethralschleimhaut 112
Urethritis, Spermatorrhoe 688
—, unspezifische 684
Urgeschlechtszelle, Fehlanlage 178
—, Gonadenentwicklung 30
—, Lage 30
Urniere 32
Urnierenfalte 30
Urnierengeschlechtsfalte 31
Urnierenkanälchen 33
Urogenitalfalte 31
Urogenitalsinus 34
Urografin 413
Ursamenzelle 53
Uterus 327
Uterusgewicht 397
Uterusmuskulatur 317

Vacuolisierung 388
Vagina, Dauer der Spermienmotilität 327
—, Hyperacidität 236
—, Säuregrad 780
Vaginalausstrich 408
Vaginalepithelzellen 408
Vaginalpfropf 290
Vaginismus 697
Vagus-Sympathicus, Gleichgewicht 220
Vakuum-Exsiccator 395
Valerianat 101, 102
Varicellen 469
Varicocele 470, 471
—, Einschätzung der Schädigungsfolgen 552, 553
—, Operation 458
—, veränderte Spermien, Motilität 318
Variola 443
—, Hodenentzündung 213
—, Nekrosen nach 436
Vas deferens 81

vasaler Faktor, Oestrogenauswirkung 197
Vasektomie 504
—, Begutachtung 535
—, Spermiogenese 155
—, Sterilisation 458
vasektomiertes Kaninchen 159
Vaterschaft, vermeintliche 535
Vaterschafts-Gutachten 532
vegetatives Nervensystem, Veränderungen 164
— —, Schäden 164
Veränderung des sexuellen Verhaltens, Alter 652
Verängstigung, Sexualerziehung 705
Verdünner, glycinhaltige 327
— aus Milch 327
—, JVT 327
Verdünnungslähmung 315
Vererbung 418
Verfahren der biologischen Erfassung 396
Verflüssigungszeit 291, 376
Vergiftungen, Geschlechtsinteresse 681
Verlaufskurven spermiogenetischer Aktivität 255
— — —, Idealverlaufskurve 256
— — —, Initialzacke 257
— — —, Zick-Zackanstieg 257
Verletzungen 156
—, Sport 156
Verletzungsfolgen 534
Vermehrungsperide 55
Vermögensverwaltung 810
Verödungsbehandlung 471
Verödungstherapie bei Varicocelen 458
Verschluß samenableitender Wege 154
—, entzündlicher 161
—, —, Spermiogenese 160
—, —, Synopsis und Klassifikation der Fertilitätsstörungen 227, 229
—, traumatischer 161
Versicherungsrechtliche Begutachtung auf Zeugungsfähigkeit 550
— — der Fertilität 532
Versicherungsträger 554
Verstümmelung am Genitale 552, 553
Vertigo 220
Vesiculae seminalis 33
Vesiglandin 306
Vetter-Auffassungstest 717
vikariierende Sterilisation 458, 504
Viren 436
Virilismus, dissoziierter 133
Virusinfektionen 213

vis a tergo 310
Viscosimetrischer Hyaluronidase-Test 298
Vita sexualis 460
Vitalfärbung 385
Vital-Fluor-Chromierung 332
Vitalitäts-Motilitätsverhältnis 257
Vitalitätsmutation 485
Vitalitätstest 332
—, Methode 377
—, —, Nekrospermie 318
—, —, Normospermie 363
Vitamin A 261
— A-Mangel 99, 140, 184
— B 261
— B-Mangel 99, 140
— C 71, 74
— E 261, 329, 459
— E, Geschlechtsfunktion 685
— E-Mangel 99, 140, 261
Vitamine und Spurenelemente 306
Vitaminmangel, Sexualstörung 684, 685
Vitex agnus castus 762
Vogt-Syndrom 517
Vollkastrat 247
Volumen, Ejaculat 366
—, —, Alter 294
—, —, sexuelle Karenz 294
—, —, vermehrtes 293
—, —, vermindertes 294
—, —, —, jahreszeitliche Schwankung 294
voluminöse Biometrie 343
vorkonzeptionelle Behandlung, Androgen 257
Vorkühlung, Scrotum 47
Vorniere, Entwicklung 32
—, Kanälchen, Anatomie 33
Vorsteherdrüse 84
—, Anatomie 45
—, Entzündung 378

v. **Waardenburg**-Syndrom 517, 522
Wachstum 105, 108, 111
Wachstums-Anomalien 522
Wachstumsfaktor 106
Wachstumsperiode 55
Wachstums-Störung 132
Wärmeapplikation 503
Wärmeeinflüsse 462
Wärmeeinwirkung 408
Wärmeschäden 407, 449
—, Beurteilung der Zeugungsunfähigkeit 547
—, Dystopien 522
—, Häufigkeit 475
—, Histologie 523
—, Infektionskrankheiten 436
—, Motilität 318, 369
—, Tierversuch 467
— von außen 473

Wärmeschäden von innen 469
Wahrscheinlichkeitsgrad der Vaterschaft 539
Wanderhoden 518, 521
Wandverdickung, Tubuli 3, 90
Wartegg-Erzähltest 717
Wartegg-Zeichentest 716
Wasserstoffbombenexplosion 488
Wasserstoffionenkonzentration, Hodenspermien 311
Wasserstoffsuperoxyd, Spermienstoffwechsel 320
Wechselwirkung männlicher und weiblicher Verhaltensweisen 698
weiblicher Organismus, Testosteron-Wirkung auf 109
Weithalsglas, extragenitaler Transport im 286
Weltgeschichte, Erbfolge und Infertilität 28
Werner-Syndrom 517
Westphal-Strümpell-Syndrom 517
Wiedergutmachungsansprüche 533
Willkürliche Geschlechtsbestimmung 779
Wilson-Syndrom 427, 517
Windpocken 469
Wistar-Ratten 235
Wolffsche Körper, Überreste 472
Wolffsche und Müllersche Gänge 519
Wolffscher Gang 32, 33, 426

X-Chromosom 343
Xeroderma pigmentosum 516
Xerodermisches Idiotie-Syndrom 516
X-Hormon 97
Xylol 449

Y-Chromosom 343
Yohimberrinde 743, 744
Yohimbin 743, 763
—, Indikation 748
—, Nebenwirkungen 748
—, Pharmakologie 744
—, Spiegel 763
—, tierexperimentelle Erforschung der Wirkung 746
—, Toxicität 746
—, toxische und letale Dosen 747
—, Vergiftung 747
Yohimbinum 743

Zählapparat 335
Zählkammermethode 314, 334
Zahl der Spermien 333, 363, 375
Zahlenverhältnis männlicher und weiblicher Geburten 782

Zahnentwicklung 274
Zell- und Faserdarstellung 386
Zeichentest, Wartegg- 716
Zellen, degenerierte 214
—, pyknotische 214
—, Samenreifungsreihe (Spermiogenese) 355, 363
Zellgeschlechtlichkeit 654
Zellnachschub, verlangsamter 507
Zellreifungsvorgang 54
Zellverbandsystem 53
Zenkersches Gemisch 386
zentrale Hemmung 706
Zentralfibrille 62
Zentralnervöse Einflüsse 550
Zentriolen-Mitochondrien-Krankheit 351
Zeugung, künstliche 767
— und Rausch 481
Zeugungsfähigkeit 526
—, Beurteilung 546
—, frühere 417
— im hohen Alter 509
— zu einem früheren Zeitpunkt 548
— zu einem späteren Zeitpunkt 549
— zum Untersuchungszeitpunkt 545, 546
Zeugungsunfähigkeit 532
— durch Krieg oder Unfall 533
Zimmermannsche Farbreaktion 103
Zink 307
Zinkmangel 498
Zirbeldrüse 426
Zivilisationskrankheiten 446
Zivilisationsschäden 432
Zucker-Eiweißverbindungen, hochmolekulare 80
Zupfpräparat 383, 385
Zwergwuchs 228, 422
—, hypophysärer 520
Zwergwuchs-Syndrom 517
Zwillingsforschung, psychische Dauerbelastung 673
Zwischengewebe 59, 191
Zwischenhirn 88
Zwischenzellen, Beurteilung des histologischen Hodenbildes 387
—, Differenzierungsgrad 94
—, Erstgeneration 65
—, endokrine Aktivität 99, 118
—, fusiforme 391
—, maskierte Insuffizienz 95
—, Nester 391
—, Schaden 144
—, —, non-response-Form 146
—, Substitution 238
—, Synonyma 51
zygotische Geschlechtlichkeit 654

GPSR Compliance

The European Union's (EU) General Product Safety Regulation (GPSR) is a set of rules that requires consumer products to be safe and our obligations to ensure this.

If you have any concerns about our products, you can contact us on

ProductSafety@springernature.com

In case Publisher is established outside the EU, the EU authorized representative is:

Springer Nature Customer Service Center GmbH
Europaplatz 3
69115 Heidelberg, Germany